HANDBUCH DER INNEREN MEDIZIN

BEGRÜNDET VON

L. MOHR UND R. STAEHELIN

HERAUSGEGEBEN VON

H. SCHWIEGK

MÜNCHEN

ACHTER BAND

NIERENKRANKHEITEN

SPRINGER-VERLAG BERLIN HEIDELBERG GMBH 1968

NIERENKRANKHEITEN

FÜNFTE VÖLLIG NEU BEARBEITETE
UND ERWEITERTE AUFLAGE

HERAUSGEGEBEN VON

H. SCHWIEGK

MÜNCHEN

TEIL 1

BEARBEITET VON

E. BUCHBORN · K. ČAPEK · P. DEETJEN · J. EIGLER · K. FEDERLIN
R. HEINTZ · J. HELLER · H. JESSERER · A. KLEINSCHMIDT · F. KRÜCK
J. MARTINEK · E. F. PFEIFFER · R. RICHTERICH · G. RIECKER
K. THURAU · F. WAHLIG · H. WIRZ · H. U. ZOLLINGER

MIT 407 ZUM TEIL FARBIGEN
ABBILDUNGEN

SPRINGER-VERLAG BERLIN HEIDELBERG GMBH 1968

ISBN 978-3-642-95039-1 ISBN 978-3-642-95038-4 (eBook)
DOI 10.1007/978-3-642-95038-4
 Library of Congress Catalog Card Number 52-37168.
Softcover reprint of the hardcover 5th edition 1968

Titel-Nr. 5595

Vorwort

Im Jahre 1931 erschien im Rahmen der 2. Auflage des Handbuches der Inneren Medizin der Band „Nierenkrankheiten" mit den Beiträgen von F. VOLHARD: *Die doppelseitigen hämatogenen Nierenerkrankungen* und von F. SUTER: *Die ein- und beidseitig auftretenden Nierenkrankheiten (sog. chirurgische Nierenaffektionen).* Insbesondere der umfangreiche Beitrag VOLHARDs, an dem der Autor 9 Jahre gearbeitet hatte, war ein Werk von einmaliger Bedeutung, das Klinik und Forschung für Jahrzehnte beeinflußt hat. Nach dem Kriege eröffnete der von H. FREY und F. SUTER bearbeitete Band „Nierenkrankheiten" die inzwischen abgeschlossene 4. Auflage des Handbuches.

Seit dem Ende des zweiten Weltkrieges hat nun gerade auf dem Gebiet der Nierenkrankheiten eine wissenschaftlich und klinisch außerordentlich fruchtbare Entwicklung stattgefunden, durch die das Verständnis der pathophysiologischen Vorgänge, die Diagnostik und in ungewöhnlichem Maße auch die Therapie gefördert wurden. Ich erwähne nur die neuen Erkenntnisse der Nierenphysiologie durch die Entdeckung des Gegenstromprinzips und die exakte Bestimmung der Resorptions- und Exkretionsvorgänge mittels Mikropunktion aller Einzelabschnitte des Nephrons, die Fortschritte auf dem Gebiet der pathologischen Anatomie der Niere durch Einführung der Nierenbiopsie und der Elektronenmikroskopie, die Erkennung der immunpathologischen Zusammenhänge bei Nierenkrankheiten, die Differenzierung der Diagnostik durch neue Funktionsproben und schließlich die Fortschritte der Therapie durch die genaue Bilanzierung des Wasser- und Elektrolytstoffwechsels, die Anwendung der extra- und intrakorporalen Dialyse und der Nierentransplantation. Es erschien daher notwendig, für den wissenschaftlich und praktisch tätigen Internisten wieder eine handbuchartige zusammenfassende Darstellung des neuen, fast unübersehbar gewordenen Wissens auf dem Gebiete der Nierenkrankheiten zu geben. Der vorliegende Band ist daher gleichzeitig Neuauflage und Ergänzungsband für die 4. Auflage.

Die Bearbeitung des Stoffes mußte auf eine große Anzahl von Autoren verteilt werden, damit auf jedem Teilgebiet eine fachgemäße Darstellung ermöglicht wurde. Für die Erkrankungen der ableitenden Harnwege steht jetzt ein Handbuch der Urologie zur Verfügung. Im Rahmen des Handbuches der Inneren Medizin werden daher diese sog. urologischen Erkrankungen nur insoweit kurz behandelt, als sie durch Auswirkungen auf die Nieren selbst differentialdiagnostisch und therapeutisch für den Internisten von Bedeutung sind. Dieser Band trägt daher den Titel „Nierenkrankheiten".

Er eröffnet eine Reihe von Neuauflagen bzw. Ergänzungsbänden von Teilen des Handbuches der Inneren Medizin. Auch sie sollen vorwiegend ein Bild der *neuen* Forschungsergebnisse vermitteln und auf den Darstellungen der 4. Auflage aufbauen. Eine solche Neubearbeitung einzelner Bände, jeweils wenn sie notwendig erscheint, ergibt wohl am besten die Möglichkeit, das Handbuch der Inneren Medizin in seiner Gesamtheit modern und lebendig zu erhalten.

München, September 1967 H. SCHWIEGK

Inhaltsverzeichnis

Physiologie, Pathologie und Diagnostik

Die Niereninsuffizienz. Von Prof. Dr. R. HEINTZ. Mit 18 Abbildungen

Mitarbeiterverzeichnis von Band VIII/1

Buchborn, E., Prof. Dr., Medizinische Universitäts-Poliklinik, 5000 Köln-Merheim, Ostmerheimer Straße 200

Čapek, K., Dr., Physiologisches Institut der Akademie der Wissenschaften, Budejovicka 1048, Prag 4/KRC, Tschechoslowakei

Deetjen, P., Privatdozent Dr., Physiologisches Institut der Universität, 8000 München 15, Pettenkoferstraße 12

Eigler, J., Dr., Medizinische Klinik der Städtischen Krankenanstalten, 5000 Köln-Merheim, Ostmerheimer Straße 200

Federlin, K., Dr., Medizinisch-Naturwissenschaftliche Hochschule, Zentrum für Innere Medizin, 7900 Ulm a. d. Donau, Steinhövelstr. 9

Heintz, R., Prof. Dr., Klinische Anstalten der Technischen Hochschule, Innere Medizin II, 5100 Aachen, Goethestraße 27/29

Heller, J., Dr., Institut für Arbeitshygiene und Berufskrankheiten, Srobarova-Str. 48, Prag 10 — Vinohrady/Tschechoslowakei

Jesserer, H., Prof. Dr., I. Medizinische Universitätsklinik, Lazarettgasse 14, A-1000 Wien IX

Kleinschmidt, A., Prof. Dr., Städtisches Krankenhaus Ost, II. Medizinische Klinik, 2400 Lübeck, Ratzeburger Allee 160

Krück, F., Prof. Dr., Medizinische Universitäts-Poliklinik, 6650 Homburg/Saar

Martínek, J., Dr., Physiologisches Institut der Akademie der Wissenschaften, Na Cvicïsti No 2, Prag-Dejvice/Tschechoslowakei

Pfeiffer, E. F., Prof. Dr., Medizinisch-Naturwissenschaftliche Hochschule, Zentrum für Innere Medizin, 7900 Ulm a. d. Donau, Steinhövelstraße 9

Richterich, R., Privatdozent Dr., Chemisches Zentrallaboratorium des Inselspitals Bern und der Kinderklinik der Universität, CH-3000 Bern

Riecker, G., Prof. Dr., I. Medizinische Klinik der Universität, 8000 München 15, Ziemssenstraße 1

Thurau, K., Privatdozent Dr., Physiologisches Institut der Universität, 8000 München 15, Pettenkoferstraße 12

Wahlig, F., Dr., Medizinisch-Naturwissenschaftliche Hochschule, Zentrum für Innere Medizin, 7900 Ulm a. d. Donau, Steinhövelstraße 9

Wirz, H., Prof. Dr., c/o J. R. Geigy AG, CH-4000 Basel

Zollinger, H. U., Prof. Dr., Pathologisches Institut der Universität, Hebelstraße 24, CH-4000 Basel

Inhaltsverzeichnis des zweiten Teiles

Inhaltsverzeichnis des dritten Teiles

Spezielle Pathologie, Klinik und Therapie der Nierenkrankheiten

Die Isotopennephrographie

Von

J. Eigler

Mit 6 Abbildungen

Als Isotopennephrographie bezeichnet man ein nierendiagnostisches Verfahren, bei dem mit zwei Szintillationszählern nach intravenöser Injektion einer mit einem radioaktiven Element markierten harnpflichtigen Substanz die Radioaktivität von außen über beiden Nieren gemessen wird. Die graphische Registrierung der Impulszahlen gegen die Zeit ergibt eine Kurve, aus deren Verlauf Schlüsse auf die Funktion einer oder beider Nieren gezogen werden können. Die über jeder Niere registrierte Radioaktivität ist die Resultante aus allen an der renalen Aufnahme und Elimination der Testsubstanz beteiligten Funktionen. Daher ist im Einzelfall eine sinnvolle Interpretation des Kurvenverlaufs nur unter Berücksichtigung klinischer Daten möglich. Das Verfahren hat als orientierende Untersuchung in der inneren Medizin und besonders in der Urologie infolge seiner relativ einfachen Durchführbarkeit und der Möglichkeit seitengetrennter Analyse eine gewisse Bedeutung erlangt. Zur genauen quantitativen Prüfung einer Nierenfunktion reicht es jedoch nicht aus.

Ausführliche Monographien darüber liegen von Winter (1963) und von zum Winkel (1964) vor.

Die ersten Versuche zur Verwendung eines radioaktiv markierten Kontrastmittels für die Nierendiagnostik gehen auf Oeser und Billion (1952) zurück. Sie verwendeten ^{131}jodmarkiertes Amidotrizoat (Urografin) und maßen die Menge des ausgeschiedenen Kontrastmittels pro Zeiteinheit durch Bestimmung der Radioaktivität in zeitlich genau abgegrenzten Urinportionen. Kimbel hat dann als erster 1956 auf die Möglichkeit hingewiesen, die Messung der Radioaktivität über beiden Nieren nach Injektion eines markierten Kontrastmittels für die Diagnostik von Nierenkrankheiten zu verwerten. Unter Verwendung von Szintillationszählern und von ^{131}J-markiertem Acetrizoat (Urokon) gelang es Taplin et al. (1956), im Tierexperiment die prinzipielle Brauchbarkeit des Verfahrens zu beweisen. 1956 hat Winter durch Anwendung von ^{131}J-Diodon (Diodrast, Perabrodil) die Methode in die Klinik eingeführt.

I. Testsubstanzen

Als für die Isotopennephrographie besonders geeignete harnpflichtige Substanz erwies sich die mit ^{131}J-markierte Ortho-jod-hippursäure (Hippuran), die heute fast ausschließlich verwendet wird. Im Gegensatz zu den ersten Untersuchungen an Kaninchen ist das ^{131}J-Acetrizoat (Urokon) beim Menschen ungeeignet, da sich infolge seiner langsamen renalen Ausscheidung eine völlig uncharakteristische Aktivitätskurve über den Nieren ergibt. Dagegen kam das mit ^{131}J-markierte Diodon vielfach zur Anwendung (WINTER u. TAPLIN, 1958). Ein Nachteil dieser Substanz besteht darin, daß es zu 10—20% in der Leber gespeichert wird und dadurch wegen der engen anatomischen Beziehungen die Aktivitätskurve über der rechten Niere zu verfälschen vermag. Auch die Kontrastmittel Miokon und Renografin, ebenfalls mit ^{131}J markiert, wurden auf ihre Eignung als nephrographische Testsubstanzen untersucht (WINTER u. TAPLIN, 1958). Beide werden zwar nicht gleichzeitig über die Leber ausgeschieden, weisen jedoch eine gegenüber Diodrast wesentlich langsamere renale Elimination auf. Von verschiedenen Autoren ist ^{131}J-Hypaque bzw. Urografin verwendet worden (FEINE u. BAUER, 1961), das sehr schnell und vorwiegend durch glomeruläre Filtration ausgeschieden wird.

1960 gelang TUBIS et al. die Markierung der Orthojod-hippursäure mit ^{131}J. Diese Substanz wird zu etwa 20% glomerulär filtriert und zu 80% tubulär sezerniert und unterliegt nach den Untersuchungen von SMITH (1951) dem gleichen Ausscheidungsmodus wie die bei der Clearance zur Messung der renalen Durchblutung verwendete Paraamino-hippursäure. Die Orthojod-hippursäure wird fast ausschließlich durch die Nieren eliminiert. Beim Gesunden beträgt die biologische Halbwertszeit etwa 20 min, bereits 30 min nach intravenöser Injektion sind 75% der verabreichten Dosis im Urin nachzuweisen (WINTER et al., 1961). Nur 0,04% der injizierten Dosis wurden im Verlauf von 20 min aus einer Galle ableitenden Drainage gewonnen. Die Aufnahme von ^{131}J durch die Schilddrüse beträgt dabei weniger als 1% nach 24 Std (NORDYKE et al., 1960). MAGNUSSON (1962) hat umfassende Untersuchungen über die Verteilung und Biokinetik der mit ^{131}J-markierten Orthojod-hippursäure im menschlichen und tierischen Organismus durchgeführt: Eine Affinität der Orthojod-hippursäure zu Serum war kaum nachzuweisen, dagegen zeigte sie eine rasche Durchwanderung der Erythrocytenmembran. Der Gehalt an freiem ^{131}J in den verwendeten Hippuranlösungen betrug nie weniger als 3,2% der Gesamtaktivität, für gewöhnlich 4—9%. Die klinische Isotopennephrographie wird dadurch jedoch nicht wesentlich beeinträchtigt.

Die ^{131}J Orthojod-hippursäure wird heute von der pharmazeutischen Industrie in großem Umfang hergestellt und kann auch in injektionsfertigen Einzeldosen bezogen werden.

Die Menge der stets intravenös zu applizierenden Testdosis ist unter anderem von der verwendeten Apparatur und der Meßtechnik abhängig. Bei vergleichend quantitativer Auswertung wird die Dosis auf das Körpergewicht bezogen und liegt in einer Größenordnung von 0,2—0,5 µC/kg. Für qualitative Kurvenanalysen genügt eine Standarddosis in der Größenordnung von insgesamt 10—50 µC.

Die durch diese Mengen radioaktiven Materials verursachte Strahlenbelastung beträgt — bezogen auf die „Gonadendosis" — 1—2% der Röntgendosis eines intravenösen Ausscheidungsurogramms (ZUM WINKEL, 1964). Die pro Dosis injizierte Jodmenge ist wesentlich geringer als bei der normalen Ausscheidungsurographie, so daß allergische Reaktionen kaum zu befürchten sind. Lediglich GERBY und FLANAGAN (1962) berichteten über zwei geringfügige, möglicherweise allergisch bedingte Reaktionen unter insgesamt 1500 Nephrogrammen.

In jüngster Zeit ist auch eine mit ^{125}J-markierte Orthojod-hippursäure zur Anwendung gekommen (WINTER u. MYERS, 1962). Die Vorteile gegenüber ^{131}J bestehen in einer sehr viel weicheren Gammastrahlung, so daß sich eine ausgedehnte Bleiabschirmung der Szintillationszähler erübrigt und in einer besseren Impulsausbeute (hohe Photon-merit-ratio) infolge des Fehlens einer Betastrahlung.

Durch die nicht vorhandene Betastrahlung wird die Strahlenbelastung insgesamt weiter vermindert, was besonders bei der Untersuchung von Kindern von Bedeutung ist (HÖR et al., 1964). Außerdem beträgt die Halbwertszeit von ^{125}J 57,4 Tage im Gegensatz zu ^{131}J mit 8 Tagen.

II. Meßtechnik

Die apparative Meßeinrichtung besteht für gewöhnlich aus drei Teilen für jede Niere: Ein Szintillationszähler mit Bleikollimator, ein Ratemeter und ein Linienschreiber zur graphischen Registrierung der gemessenen Impulse. Die Verwendung einer dritten derartigen Meßeinheit zur Bestimmung der Radioaktivität über der Blase (Cystogramm) oder des Aktivitätsabfalls im Blut über dem Herzen hat sich als zweckmäßig erwiesen. Von SCHEER und ZUM WINKEL (1960) wurde eine Meßanordnung beschrieben, die mit Hilfe eines Magnetspeicherverfahrens die Möglichkeit bietet, gleichzeitig auf 4—6 Kanälen zu messen. Die auf den einzelnen Kanälen gespeicherten Impulse können dann nach Beendigung der Untersuchung nacheinander über ein einziges Ratemeter einem Schreiber zugeführt und graphisch dargestellt werden. Von mehreren Autoren wurde überdies eine Meßanordnung beschrieben, bei der zur Aktivitätsmessung beider Nieren nur ein, allerdings beweglicher Szintillationszähler verwendet wird, wodurch sich der apparative Aufwand insgesamt verringern läßt (CLARKE, GROOT, 1963; HÖFER et al., 1963). GAFFER und HAWLICZIK (1962) haben für ihre Meßanordnung eine sog. Impulsweiche konstruiert, die unter Verwendung eines normalen Magnetophonbandes die Registrierung der renalen Aktivitätskurven über einen 1-Kanalanalysator gestattet.

Der Szintillationszähler besteht aus einem durch Thallium aktivierten Natriumjodidkristall und einem Photomultiplikationsrohr. Der Kristall ist mit einer Bleiabschirmung umgeben. Größe des Kristalls, Form und Größe der Bleikollimatoren und der Abstand des Kristalls von der Strahlenquelle sind für die Isotopennephrographie von wesentlicher Bedeutung. Bei zu engen Kollimatoren besteht die Gefahr, nicht die ganze Niere als Strahlenquelle zu erfassen. Bei zu weiter Abschirmung können die Kurven durch Einstrahlung aus der Umgebung und von der Gegenseite verfälscht werden. Ähnliches gilt für den Abstand Szintillationskristall—Strahlenquelle (BODFISH und ROBERTI, 1960 u.a.). WINTER hat einen Kollimator angegeben, dessen Tiefe etwa 5,5 cm und dessen Durchmesser etwa 4 cm beträgt. ZUM WINKEL verwendet 2,5 cm dicke zylindrische Bleikollimatoren mit einer Öffnung von 4 cm Durchmesser. Bei ihm haben die Szintillationskristalle eine Oberfläche von $2{,}5 \times 1{,}9$ cm und sind 5 cm von der Kollimatoröffnung zurückgezogen. Dagegen empfehlen NORDYKE und TONCHEN (1963) sehr viel größere rechteckige Kollimatoren mit einer Öffnung von $15 \times 6{,}5$ cm, da sie durch Untersuchungen am Phantom feststellten, daß dann geringe Verschiebungen der Phantomnieren nicht zu einer Änderung der registrierten Kurven führen und deshalb beim Menschen die Reproduzierbarkeit des Nephrogramms verbessert wird. An der Münchener Klinik kommen Bleikollimatoren mit einer Öffnung von 7 cm Durchmesser und einer Tiefe von 7 cm sowie Szintillationskristalle mit einem Durchmesser von 4 cm zur Verwendung. Wie bereits erwähnt, kann diese starke Bleiabschirmung erheblich reduziert werden, wenn statt ^{131}J ^{125}J angewendet wird.

Im Ratemeter werden die von den Szintillationszählern abgegebenen elektrischen Impulse weiter verarbeitet und einer Registrierung zugänglich gemacht (techn. Einzelheiten siehe H. SCHWIEGK und F. TURBA (Herausgeber); Künstliche Radioaktive Isotope in Physiologie, Diagnostik und Therapie. Berlin: Springer 1961). An das Ratemeter ist ein Linienschreiber angeschlossen, der die gemessenen Impulse in Form einer Kurve gegen die Zeit aufträgt. Um verschiedene Kurven miteinander vergleichen zu können, müssen Zeitkonstante und Papiergeschwindigkeit berücksichtigt werden. Eine niedrige Zeitkonstante empfiehlt sich im Beginn einer Untersuchung, um die dann zu beobachtenden schnellen Veränderungen der Kurve zu erfassen.

III. Untersuchungstechnik

Die Isotopennephrographie kann sowohl am sitzenden als auch am liegenden Patienten durchgeführt werden. WINTER und eine Reihe anderer Autoren (TAUXE et al., 1962; STEVENS, 1962) bevorzugen die sitzende Stellung, ZUM WINKEL u.a. untersuchen ihre Patienten grundsätzlich in Rückenlage, um die Untersuchung auch bei schwerkranken Patienten durchführen zu können, und um topographische Änderungen in der Beziehung Niere—Meßkopf zu vermeiden. Die Untersuchung im Sitzen bietet den Vorteil, daß die Szintillationszähler mit den schweren Bleikollimatoren leichter bewegt und den jeweiligen Verhältnissen angepaßt werden können.

Eine genaue Lokalisation der Szintillationszähler über jeder Niere ist von entscheidender Bedeutung, weil bereits relativ geringe Abweichungen und Verschiebungen zu fälschlich pathologischen Befunden führen können (WINTER, 1961). Alle Autoren sind sich darüber einig, daß hier eine der wesentlichsten technischen Schwierigkeiten bei der Durchführung des Nephrogramms liegt. Manche Untersucher (SAETEBORG, 1960) halten diese Schwierigkeiten für so groß, daß sie die Brauchbarkeit der Methode überhaupt in Zweifel zogen, andere (SPENCER et al., 1961) haben zumindest die Möglichkeit einer quantitativen Auswertung verneint. Viele Untersucher bestimmen die Lage der Nieren auf Grund einer zuvor angefertigten Abdomenübersichtsaufnahme oder eines intravenösen Pyelogramms (FEINE u. BAUER, 1961), andere spritzen zunächst eine sehr kleine Menge radioaktives Hippuran und suchen dann mit den Szintillationszählern (YASKY und VOLPE, 1963; DORE et al., 1963) oder mit einem speziellen Audiomonitor (TAUXE et al., 1962) den Punkt maximaler Radioaktivität über beiden Nierenregionen. Abgesehen von der größeren Aufwendigkeit hat dieses Verfahren den Nachteil, daß es nur dann anwendbar ist, wenn kein erheblich pathologisches Nephrogramm zu erwarten ist. KUTZIM (1965) bestimmt die Lage der Nieren durch ein Szintigramm mit radioaktivem Salyrgan. Auch ein Röntgenbild gestattet im Einzelfall nicht immer eine absolut zuverlässige Lokalisation. Viele Untersucher verzichten daher auf derartige orientierende Voruntersuchungen und bringen die Szintillationszähler in den Bereich einer angenommenen normalen anatomischen Lage der Nieren (Taplin-Diskussion ROTH et al., 1962). Kleinere Korrekturen dieser Position lassen sich dann während der Nephrographie durchführen.

Angaben über die Vorbereitung des Patienten wechseln. Die meisten Untersucher empfehlen, daß die Patienten wenn möglich im Zustand einer ausreichenden Diurese untersucht werden sollen. Dagegen haben TAUXE et al. (1962) betont, daß Funktionsunterschiede zwischen beiden Nieren durch Dehydratation (12 Std) akzentuiert werden können. Will man im Zustand der Diurese untersuchen, erhält der Patient 30—60 min vor der Untersuchung 500—1000 ml Flüssigkeit per os, um ein Harnzeitvolumen von wenigstens 2 ml/min zu erzielen. Unmittelbar vor der Untersuchung sollte die Blase spontan entleert werden. Die Dauer der Untersuchung beträgt zwischen 15 und 30 min. Eine Registrierung der Radioaktivität über eine Zeit von 30 min hinaus bringt, von wenigen Ausnahmen abgesehen, keinen Zuwachs an Informationen. Wie bereits erwähnt, ist neben der Registrierung des Aktivitätsverlaufs über beiden Nieren die Messung des Aktivitätsabfalls über dem Herzen oder des Aktivitätsanstiegs über der Blase zweckmäßig. In jedem Fall ist auf eine möglichst konstante Meßgeometrie zu achten. Dies ist besonders dann unerläßlich, wenn eine quantitative vergleichende Auswertung der Kurven vorgenommen werden soll.

IV. Das normale Isotopennephrogramm

Ein normales, unter Verwendung von ^{131}Jodhippuran angefertigtes Nephrogramm ist in halbschematischer Form in Abb. 1 wiedergegeben. 8—15 sec nach schneller Injektion der Testsubstanz in eine Cubitalvene kommt es zu einem steilen Aktivitätsanstieg über beiden Nieren, dem nach etwa 20 sec ein weiterer, aber flacherer Anstieg folgt. Beim Nierengesunden wird in der Regel das Aktivitätsmaximum 2 bis höchstens 5 min nach der Injektion erreicht. Danach kommt es zu einem fast exponentiellen Abfall der Kurve, der nach spätestens 20 min weitgehend mit der Blutaktivität identisch ist. Bei Schreibung mit geringer Zeitkonstante läßt sich gelegentlich zwischen dem ersten und zweiten Abschnitt ein bis zu 30 sec dauerndes Plateau erkennen. Aus Abb. 1 wird die Dreiphasigkeit der Kurve ersichtlich. Bereits TAPLIN hat versucht, diese Abschnitte den renalen Funktionen zuzuordnen und sie dementsprechend als Durchblutungsphase, Sekretionsphase und Entleerungsphase bezeichnet. Diese Bezeichnungen sind nur zum Teil richtig, da renale Durchblutung, Aufnahme und Sekretion der Testsubstanz durch die Tubuluszelle und Elimination des gebildeten Urins sich dauernd überlagern und nicht scharf voneinander zu trennen sind. Es erscheint daher richtiger, einfach von einer ersten, zweiten und dritten Phase oder Segment (DORE et al., 1963) zu sprechen. Die Richtigkeit dieser Überlegungen bestätigen tierexperimentelle Untersuchungen von WACHS und MCDONALD (1962), die den initialen Anstieg des Isotopennephrogramms durch vergleichende Untersuchungen mit ^{131}Jod-markiertem Albumin und ^{131}Jod-Hippuran einer Analyse unterzogen und dabei feststellten, daß die Höhe dieser ersten Phase bereits erheblich von der Nierenfunktion selbst und nur zu einem geringeren Teil von der Radioaktivität der Umgebung und der Größe der renalen Durchblutung bestimmt wird. Zu ähnlichen Ergebnissen kamen KUTKA et al. (1963; 1964). Für eine sinnvolle Auswertung des Isotopennephrogramms sind diese Angaben von grundsätzlicher Bedeutung: *Die Nephrogrammkurve ist stets die Resultante aller an der Ausscheidung der Testsubstanz beteiligten Vorgänge* und daher von Funktionsgrößen wie Glomerulumfiltrat, effektivem Nierenplasmastrom, tubulärem Funktionsmaximum, Harnzeitvolumen und Dynamik der ableitenden Harnwege abhängig. Harnzeitvolumen und tubuläre Funktionen erwiesen sich als die wichtigsten Faktoren (WEEDEN, 1963), in Modellversuchen am Phantom zeigt die renale Durchblutung den größten Einfluß auf die Form der Renogrammkurve (PIRCHER et al., 1963). Ein abnormer Kurvenverlauf ist deshalb bei stärkerer Beeinträchtigung einer oder mehrerer der genannten Funktionsgrößen zu erwarten. Daraus ergibt sich, daß in der Regel eine nosologische Diagnostik durch die Isotopennephrographie nicht möglich ist und eine sinnvolle Interpretation des Kurvenverlaufs nur unter Berücksichtigung klinischer Daten erfolgen kann. Eine starke Reduzierung des Harnzeitvolumens infolge längeren Durstens oder durch nervöse Einflüsse infolge von Angst etc. kann bei nierengesunden Patienten bereits abnorme Aktivitätskurven mit einer Verlängerung der zweiten und einer Abflachung der dritten Kurvenphase verursachen (MEADE und SHY, 1961; ISLEY et al., 1963). In Einzelfällen sind auch stärkere Abweichungen von der Norm durch Änderung der Körperhaltung (Untersuchungen im Liegen und im Sitzen) beobachtet worden (EGERT, 1964).

Gibt man vor Beginn der Untersuchung Paraaminohippursäure in einer das tubuläre Transportmaximum für diese Substanz überschreitenden Menge oder blockiert man die tubuläre Sekretionsleistung durch Probenicid, so wird der initiale Kurvenanstieg in seiner Höhe vermindert und der Anstieg des zweiten Abschnittes fast ganz unterdrückt (ZUM WINKEL, 1963). Ist die Funktion einer Niere nur gering gestört, so gelingt es durch eine derartige PAH-Belastung vor Beginn der Isotopennephrographie gelegentlich, auch solche Funktionsstörungen zu erfassen, dis sich sonst dem Nachweis durch diese Methode entziehen würden (BLOCK et al., 1958; DE MARIA et al., 1960 und 1963).

V. Auswertung

Die Auswertung der aufgezeichneten Aktivitätskurven erfolgt im allgemeinen nach qualitativen oder semiquantitativen Gesichtspunkten. Gröbere Abweichungen vom normalen Kurvenverlauf oder deutliche Seitenunterschiede zwischen linker und rechter Niere sind auf diese Weise unschwer zu erkennen. Bei vergleichender Beurteilung müssen immer Angaben über die Meßgeometrie berücksichtigt werden. Die absolute Höhe der Kurven ist abhängig von der injizierten Menge an Radioaktivität, der Größe des Verteilungsvolumens, der Lage des Szintillationszählers, der Größe der verwendeten Kristalle und ihrem Abstand von den Nieren, sowie von Form und Größe der verwendeten Bleikollimatoren.

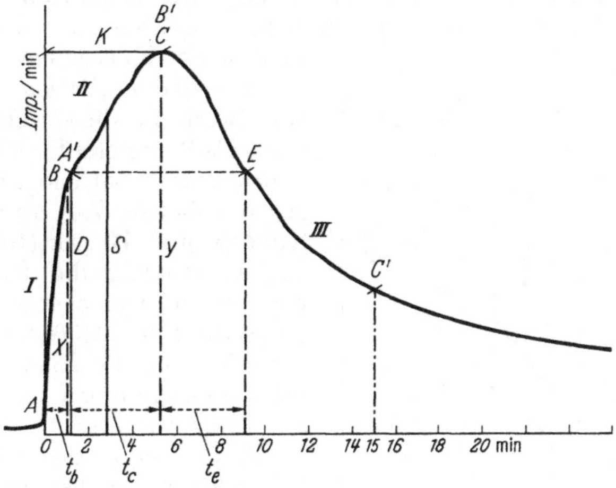

Abb. 1. Halbschematische Darstellung eines normalen Isotopennephrogramms (Aktivitätsverlauf über einer Niere). Die eingezeichneten Geraden und Buchstaben dienen den von verschiedenen Autoren angegebenen Kurvenanalysen:

D = Höhe der Phase I
S = Aktivitätshöhe 3 min nach Beginn der Phase I

Sekretionswert $SW = \frac{S}{D}$ (ZUM WINKEL)

K oder t_{max} = Zeit bis zum Erreichen des Aktivitätsmaximums

$\frac{100 \cdot (y-x)}{x}$ = prozentuale Gesamtkonzentration

$\frac{100 \cdot (y-x)}{x \cdot t_c}$ = prozentuale Konzentration pro Minute

$\frac{100 \cdot (y-x)}{x \cdot t_e}$ = prozentuale Exkretion pro Minute

Dabei bedeuten: x = Höhe der Phase I
y = Höhe des Aktivitätsmaximums
t_b, t_c, t_e = Zeitdauer der einzelnen Kurvenabschnitte
E = Schnittpunkt einer Geraden durch B (Aktivitätshöhe der Phase I) (KRUEGER et al., 1961)

Renogram — index $RI = \frac{(B'-A')^2 + (B'-C')^2}{B'^2} \cdot 100$

A' = Höhe der Phase I
B' = Höhe des Aktivitätsmaximums
C' = Aktivitätshöhe nach 15 min
(HIRAKAWA u. CORCORAN, 1963)

Für die semiquantitative Auswertung werden die Höhe der einzelnen Kurvenabschnitte und deren zeitliche Aufeinanderfolge bestimmt und zueinander in Beziehung gesetzt (Abb. 1). So messen SCHEER und ZUM WINKEL, ähnlich wie eine Reihe anderer Autoren, die Höhe der Initialphase unter Abzug des Nulleffektes in Millimetern, einen Sekretionswert (SW) als Quotienten aus der Aktivitätshöhe 3 min nach Beginn der initialen Phase (S) und der Aktivität am Ende der initialen Phase (normal über 1,25), den zeitlichen Abstand des Kurvenkulminationspunktes (K) vom Beginn der Initialphase an (normal bis zu 6 min) und als $t/2$ einen Zeitpunkt, an dem die im Kulminationspunkt bestimmte Aktivitätshöhe auf die Hälfte abgesunken ist (normal bis zu 18 min). Außerdem werden von diesen Autoren der Zeitpunkt des ersten Aktivitätsanstiegs über der Blasenregion (normal bis zu 6 min), sowie die im Urin ausgeschiedene Aktivität (normal mehr als 45% nach 30 min) und der prozentuale Abfall der Blutaktivität während 12 min gemessen. Eine Auswertung nach ähnlichen Gesichtspunkten ist auch von KRUEGER et al. (1961) (Bestimmung einer prozentualen renalen Sekretions- und Exkretionsleistung pro Minute) sowie von BOYD und MURDOCK (1962) angegeben worden. HIRAKAWA und CORCORAN (1963) verwenden einen von ihnen definierten „renogram index" (Abb. 1). TAUXE u. Mitarb. (1962) messen die Höhe der Aktivitätskurve zu genau festgelegten Zeitpunkten und erhalten auf diese Weise durch Analyse der Kurven einer größeren Zahl nierengesunder Patienten statistische Mittelwerte für die einzelnen Punkte, die ihnen als Parameter für die vergleichende Beurteilung pathologischer Nephrogramme dienen. VAN DE BERGHE (1963), KOECKE und BAUER (1963) u.a. haben zur Auswertung die Übertragung der Kurven auf semilogarithmisches Papier vorgeschlagen. Allgemein verbindliche Kriterien für die Auswertung des Isotopennephrogramms haben sich bisher nicht eingebürgert.

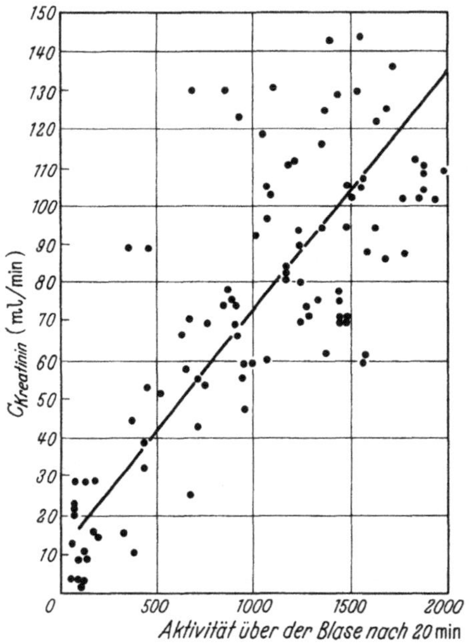

Abb. 2. Beziehung zwischen endogener Kreatinin-clearance und der im Verlauf eines Isotopennephrogramms nach 20 min über der Blase registrierten Radioaktivität (Radioisotopencystogramm) bei 100 Patienten mit verschiedenen Nephropathien. Angabe der Aktivitätshöhe in Millimeter unter Berücksichtigung von Körpergewicht und Größe der injizierten Dosis

Durch Schreibung mit sehr großer Papiergeschwindigkeit (etwa 30 cm/min) und geringer Zeitkonstante ist schließlich eine genauere Differenzierung der Phase I im sog. Vasculogramm nach WHITE (1962) und QUINN (1963) angestrebt worden.

Darüber hinaus hat es nicht an Versuchen gefehlt, zu einer quantitativen Auswertung der Nephrogrammkurven zu gelangen und die Ergebnisse mit den durch konventionelle Clearanceverfahren ermittelten Funktionsgrößen in Beziehung zu setzen. MINAMI et al. (1960) fanden die engste Korrelation zwischen renalem Plasmafluß und maximaler Radioaktivität über den Nieren (Imp./min) und eine noch deutliche Beziehung zwischen renalem Plasmafluß und der Winkeltangente des zweiten Kurvensegments, eine Korrelation fehlte beim Vergleich von RPF und der Höhe des ersten Segments (Imp./min). SCHOLZ u. Mitarb. (1963) erhielten beim Vergleich zwischen Isotopennephrographie, Hippurantest (Messung des nach 15 min im Harn ausgeschiedenen Anteils des injizierten Hippurans) und der Inulin- und PAH-Clearance die engste Korrelation ($r=0{,}87$) zwischen PAH-Clearance und Hippurantest und betonen, daß falsch-normale Hippuranteste praktisch nicht vorkommen. Dem entsprechen eigene Untersuchungen (EIGLER und SEDLACZEK), in denen bei 100 Patienten mit verschiedenen Nephropathien die endogene Kreatininclearance mit der nach 20 min über der Blase registrierten Radioaktivität (Radioisotopencystogramm) verglichen wurde (Abb. 2). Nach den Untersuchungen von KROGSGAERD und FRIIS (1964) besteht zwischen dem Maximalwert (Punkt C der Abb. 1) in Prozent der gegebenen Dosis und der Kreatininclearance eine positive Korrelation, dagegen nicht zwischen der Zeit bis zum Erreichen des Aktivitätsmaximums sowie zwischen der Halbwertszeit des dritten Kurvensegments und der Kreatininclearance. ROTH et al. (1960) konnten bei Übertragung der Nephrogrammkurven auf semilogarithmisches Papier durch Bestimmung verschiedener Winkel und Tangenten bei zwölf von 18 Fällen eine gute Korrelation zur Inulin- und PAH-Clearance feststellen. Darüber hinaus ist von verschiedenen Autoren (DENNEBERG und HEDENSKOG, 1959; WITCOFSKI et al., 1961; SWYNGEDAUW et al. 1964) die Radioaktivität im Blut bei fallendem Plasmaspiegel als zusätzlicher Parameter verwendet worden. Hierbei handelt es sich im Prinzip um sog. einzeitige Clearanceverfahren. HORST u. Mitarb. (1961) haben den Begriff der Clearanceäquivalente eingeführt und mit Hilfe eines planimetrischen Verfahrens eine quantitative Auswertung angestrebt. BECKER u. Mitarb. (1963) haben die Nephrogrammkurven auf semilogarithmisches Papier übertragen und aus den Neigungskonstanten des zweiten und dritten Kurvenabschnittes sowie aus einem durch Bestimmung der Plasmaaktivität ermittelten fiktiven Hippuranverteilungsraum oder des aktiven Blutvolumens Werte errechnet, die mit der gleichzeitig bestimmten PAH-Clearance gut korrelieren, im Einzelfall jedoch eine nicht unerhebliche Streuung aufweisen.

Man muß daher feststellen, daß das Isotopennephrogramm bei Parenchymerkrankungen der Niere in gewissem Umfang quantitative Aussagen über die Nierenfunktion gestattet, jedoch die Genauigkeit und Zuverlässigkeit der konventionellen Clearancebestimmungen nicht erreicht.

VI. Ergebnisse

Seit der Einführung der Isotopennephrographie in die Klinik ist eine große Zahl von Patienten mit diesem Verfahren untersucht worden. Die gewonnenen Ergebnisse sind im folgenden zu besprechen. Dabei ist noch einmal darauf hinzuweisen, daß aus dem Nephrogramm keine ätiologischen Diagnosen gestellt, sondern lediglich Hinweise auf Störungen der Gesamtfunktion einer oder beider Nieren bei Kenntnis anderer klinischer Daten gewonnen werden können (KLAPPROTH et al., 1962).

a) Funktionelle Störungen

Gelegentlich wird bei Nierengesunden ein „pathologisches“ Nephrogramm beobachtet, das sich durch einen stufenförmigen Abfall des dritten Segments auszeichnet. Hierbei handelt es sich um eine funktionell bedingte Störung des Urinabflusses, die oft durch bloße Wiederholung des Tests (besonders bei sehr ängstlichen Patienten), durch Lagewechsel (Nephrogramm im Liegen und im Sitzen) oder durch Gabe eines leichten Spasmolyticums zum Verschwinden zu bringen ist. Die Kenntnis dieser Befunde ist wichtig, um Verwechslungen mit organisch bedingten Abflußstörungen zu vermeiden.

b) Nierenarterienerkrankungen

Große Hoffnungen sind in die Isotopennephrographie hinsichtlich ihrer klinischen Brauchbarkeit als einem wenig aufwendigen Suchtest zur Erfassung chirurgisch korrigierbarer Nierenarterienerkrankungen mit sekundärer Hypertonie gesetzt worden. Angaben über die Treffsicherheit der Methode bei diesen Erkrankungen schwanken in weiten Grenzen, auch wenn man frühere noch nicht mit Hippuran durchgeführte Untersuchungen außer acht läßt (DOLLERY, 1960; REVELL et al., 1960). Bei Nierenarterienstenosen wurden sowohl falsch positive als auch falsch negative Nephrogramme beobachtet. Dabei stehen Berichte über eine diagnostische Sicherheit von über 90% (WINTER, 1957; BLOCK et al., 1960; HERRON und BARBOUR, 1961; TAUXE, 1961; MORGAN et al., 1962; DOIG et al.,

1963; Burbank et al., 1963) solchen mit sehr viel geringerer diagnostischer Zuverlässigkeit gegenüber (Moses et al., 1961; Dawborn u. Doyle, 1963; Oeff et al., 1963; Garnett, 1964). Verläßliche Aussagen bei Hochdruckpatienten mit Verdacht auf ein- oder doppelseitige Nierenarterienstenose werden dadurch erschwert, daß in den meisten Berichten vollständige Kontrolluntersuchungen insofern fehlen, als verständlicherweise Nierenangiographie und seitengetrennte Clearancebestimmungen nur bei den Hochdruckpatienten durchgeführt wurden, bei denen dies auf Grund allgemeiner klinischer Kriterien oder auf Grund eines einseitig pathologischen Nephrogramms indiziert schien (Straffon u. Garcia,

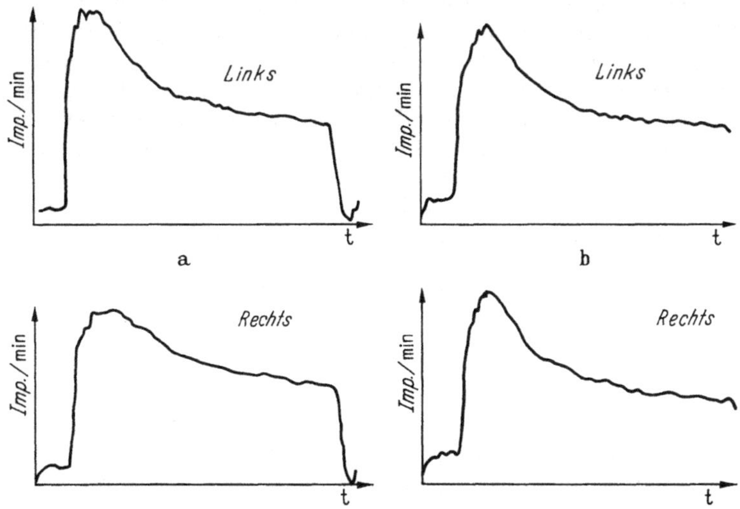

Abb. 3. Isotopennephrogramm bei rechtsseitiger Nierenarterienstenose vor (a) und nach (b) operativer Korrektur. Verzögerte Anreicherung und Elimination der Aktivität über der rechten Niere vor der Operation (a); beiderseits normaler Kurvenverlauf postoperativ (b)

1960). Winter (1961) gibt eine Treffsicherheit des Nephrogramms mit 85% an und empfiehlt deshalb zusätzlich die Anfertigung eines intravenösen Ausscheidungsurogramms und einer Nierenangiographie. Er betont (Winter et al., 1959), daß in diesen Fällen ein normales Isotopennephrogramm zwar eine renale globale Funktionsstörung, nicht aber eine Nierenarterienerkrankung als mögliche Hochdruckursache ausschließt. Dies gilt insbesondere für Veränderungen an einzelnen Segmenten (Stewart u. Haynie, 1962). Ein Seitenunterschied im Nephrogramm bei einseitiger Nierenarterienstenose ist also Ausdruck einer Funktionsstörung, und nach den Untersuchungen von Hör et al. (1964) entspricht das Ausmaß der nephrographischen Veränderungen im allgemeinen dem Grad der Stenosierung im Röntgenbild.

Als charakteristische Kurvenänderungen (Abb. 3) werden verzögertes Erreichen des Maximums und ein verlangsamter Abfall des dritten Segments gegenüber der gesunden Seite beobachtet (Scholz et al., 1963 u.a.). Lambie et al. (1962) sowie Quinn (1963) haben darüber hinaus der ersten Phase bei hoher Papiergeschwindigkeit besondere diagnostische Bedeutung beigemessen.

Bei länger bestehender essentieller Hypertonie und bei doppelseitiger Nierenarterienstenose finden sich oft ähnliche Veränderungen über beiden Nieren, diagnostisch verwertbar ist daher der deutliche Seitenunterschied.

Zusammenfassend ist festzustellen, daß die Isotopennephrographie allein als Suchtest für den Nachweis einseitiger, einen Hochdruck verursachender Nierenläsionen nicht ausreicht.

c) Parenchymerkrankungen

Die Angaben über die physiologischen Grundlagen des Isotopennephrogramms machen verständlich, warum auch klinisch schwere Nephropathien nicht unbedingt mit einem pathologischen Nephrogramm einhergehen müssen. So werden normale Nephrogramme unter anderem bei Patienten mit nephrotischem Syndrom und mit akuter und chronischer Glomerulonephritis ohne gröbere Einschränkungen der Nierenfunktion beobachtet.

Bei 132 Patienten (SCHÜTTERLE und ZUM WINKEL, 1963) mit chronischer ein- oder doppelseitiger Pyelonephritis fanden sich im Nephrogramm fälschlich negative Resultate bei einseitigen Prozessen in 25%, bei beiderseitigem Prozeß in 10% der Fälle. Spezifische Kurvenänderungen waren nicht nachzuweisen, meist war die zweite Phase abgeflacht oder verlängert. Nach DORE et al. (1962) erwies sich das Nephrogramm in Verbindung mit dem Isotopencystogramm bei chronischer

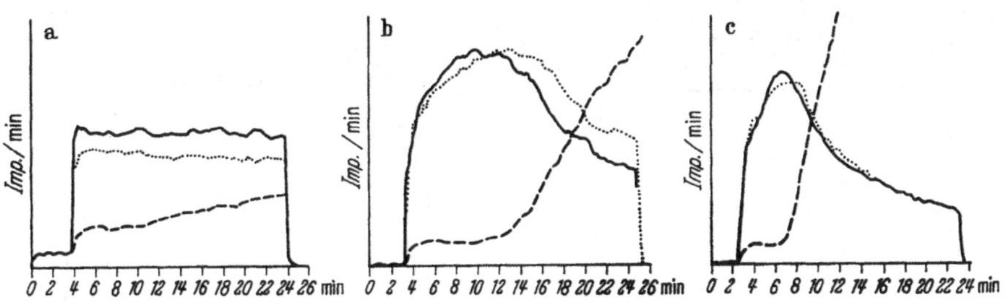

Abb. 4. Akute Niereninsuffizienz infolge Sublimatvergiftung: Isotopennephrogramm während der oligurischen (a) und der polyurischen (b) Phase sowie nach vollständiger Ausheilung (c). ——— rechte Niere; ··········· linke Niere; - - - - - - - Aktivität über der Blase

Pyelonephritis dem intravenösen Ausscheidungsurogramm zur Aufdeckung funktioneller Störungen deutlich überlegen. DODGE (1964) beobachtete bei akuter Pyelonephritis eine Erhöhung und Verzögerung des Kurvenmaximums.

Diagnostisch wertvolle Hinweise bietet das Isotopennephrogramm gelegentlich bei Patienten mit akuter Oligo/Anurie, besonders wenn die Nieren zuvor nicht wesentlich geschädigt waren. Dann kommt es bei Abflußbehinderung zu stetig ansteigender Radioaktivität über den Nieren, während bei schwerer Parenchymschädigung, z.B. infolge akuten Nierenversagens (Abb. 4) keine oder nur geringe Anreicherung des Hippurans zu beobachten ist (WAX et al., 1962; BEALL et al., 1963; ROSS et al., 1963). Durch tierexperimentelle Untersuchungen wurden diese Verhältnisse weitgehend analysiert (LIBRETTI et al., 1960; FEDOR et al., 1961; O'CONNOR et al., 1961; KRETSCHMAR et al., 1963). Bei Patienten mit chronischer Niereninsuffizienz und Azotämie findet man über den Nieren praktisch gerade, plateauartig verlaufende Aktivitätskurven und je nach Ausmaß der Insuffizienz während einer Untersuchungszeit von 20 min keinen oder nur geringen Aktivitätsanstieg über der Blase (Abb. 5). Dieser Kurventyp wurde etwas irreführend als „Isosthenuriekurve" bezeichnet (HAUGE et al., 1962). Wird die extrarenale Blutaktivität nicht gleichzeitig registriert, ist ein derartiger Kurvenverlauf von dem einer völlig funktionslosen oder fehlenden Niere nicht sicher zu unterscheiden (Abb. 6).

d) Vorwiegend urologisch-chirurgische Nierenerkrankungen

Als größte diagnostische Bereicherung erwies sich die Isotopennephrographie bei urologischen Erkrankungen. Hier sind die methodisch einfache, qualitative und semiquantitative prä- und postoperative Beurteilung der Funktion der Nieren und insbesondere der ableitenden Harnwege sowie Verlaufskontrollen über längere Zeiträume von besonderem Wert (BAUER u. FEINE, 1961; ABT u. BALKUS, 1961; HAUGE et al., 1962; FLOCKS u. WINTER, 1962; LAWRENCE et al., 1963; GASSER et al., 1963). Außerdem sind die diagnostische Abklärung der sog. „stummen Niere" (DENNEBERG, 1960; PATOIR, 1961; GASSER u. HAWLICZEK, 1964) und von Abflußhindernissen im Bereich der ableitenden Harnwege durch Steine, Tumoren (besonders des weiblichen Genitale), Strahleneinwirkung etc. (ZUM WINKEL u. SCHEER, 1960; ZUM WINKEL et al., 1961; GERBIE et al., 1961; QUINN, 1962; SCHEER und ZUM WINKEL, 1962; FARSCHIDPUR u. SCHOKNECHT, 1963; OBRANOVIC et al.,

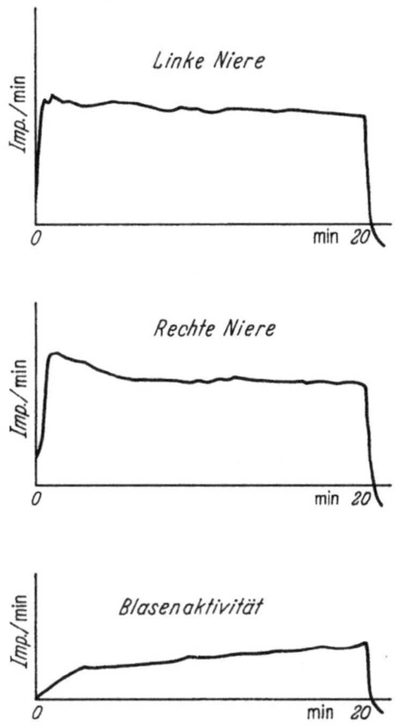

Abb. 5

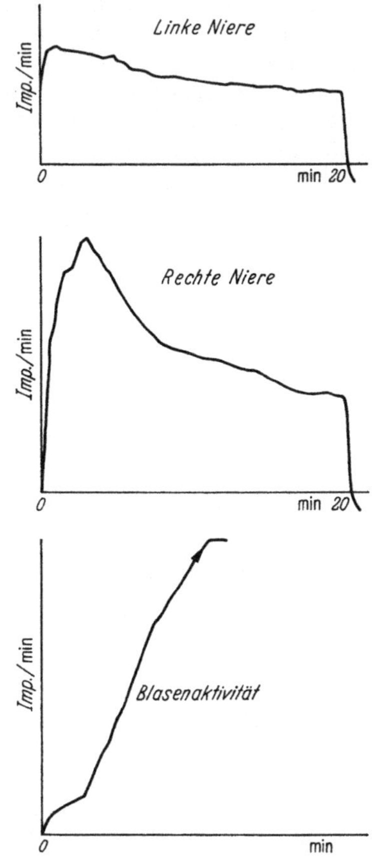

Abb. 6

Abb. 5. Isotopennephrogramm bei chronischer Pyelonephritis mit hochgradiger Niereninsuffizienz

Abb. 6. Zustand nach Nephrektomie links. Normales Isotopennephrogramm der rechten Niere. Die Aktivitätskurve über der linken Nierenregion ist mit Sicherheit nicht von einer Aktivitätskurve bei hochgradiger Niereninsuffizienz zu unterscheiden (vgl. Abb. 5)

1963; TAEFER u. ZUM WINKEL, 1963; DISCHE et al., 1963) zu nennen. Bei vollständigem Verschluß der ableitenden Harnwege und noch erhaltener Nierenfunktion kommt es zu einem fortlaufenden Anstieg der Radioaktivität über der betroffenen Niere, es fehlt also weitgehend der Abfall des dritten Segments. Allerdings ist auch dieser Kurventyp unspezifisch und gibt keinen diagnostischen Aufschluß über die Art der zugrunde liegenden Störung.

Dies gilt in gleicher Weise für die Diagnose intrarenaler Tumoren. Da überdies bei derartigen Prozessen die Nierenfunktion lange erhalten bleiben kann, ist das Isotopennephrogramm hier nur von sehr begrenztem Wert (ZUM WINKEL u. HALLWACHS, 1963; ZUM WINKEL, 1964).

Durch eine besondere Anordnung der Zählgeräte über Symphyse und Praecordium gelang LINDBJERG und BRANDT (1964) für eine Menge bis zu 200 ml Urin eine zuverlässige indirekte Bestimmung des Restharns. DODGE (1963) konnte eine spezielle nephrographische Technik mit gutem Erfolg für die Diagnose des vesicoureteralen Rückflusses entwickeln.

Eine kritische Analyse aller hier mitgeteilten Befunde zeigt, daß die Isotopennephrographie nur in relativ wenigen Fällen in der Lage ist, andere aufwendigere diagnostische Verfahren zu ersetzen. Es wurde bereits darauf hingewiesen, daß eine nosologische Diagnostik grundsätzlich nicht möglich ist. Ein normales Isotopennephrogramm schließt eine Nierenerkrankung keinesfalls aus; aber auch pathologische Kurvenverläufe sollten stets nur unter Berücksichtigung des gesamten klinischen Bildes und der möglichen Fehlerquellen beurteilt werden. Ist man sich derartiger methodischer Grenzen bewußt, so ist die Isotopennephrographie für bestimmte klinische Fragestellungen ein brauchbares Verfahren. Die Einfachheit und Schnelligkeit ihrer Durchführung lassen sie zur orientierenden Untersuchung, insbesondere größerer Gruppen als geeignet erscheinen. Besteht bei einem Patienten eine gröbere Nierenfunktionsstörung im Sinne erheblich eingeschränkter Inulin- oder PAH-Clearance, so resultiert in jedem Fall ein pathologisches Isotopennephrogramm. Ein beidseitig normales Nephrogramm läßt mit Sicherheit den Schluß zu, daß der Proband zwei funktionstüchtige, wenn auch nicht sicher gesunde Nieren besitzt. Es gibt kein anderes, weniger aufwendiges und für den Patienten schonenderes und gefahrloseres Verfahren, um eine derartige Feststellung zu treffen.

Zusammenfassend lassen sich daher folgende Vorteile der Isotopennephrographie herausstellen.

1. Gefahrlosigkeit und Vermeidung von größeren Unannehmlichkeiten für den Patienten.
2. Schnelle Durchführbarkeit und sofortige Auswertbarkeit.
3. Getrennte Beurteilung der Gesamtfunktion beider Nieren.
4. Geringe Strahlenbelastung.
5. Möglichkeit mehrfacher Wiederholung zur Kontrolluntersuchung.
6. Möglichkeit der Anwendung bei schwerkranken Patienten und bei Kindern.
7. Keine Überempfindlichkeitsreaktionen.

Dem stehen als hauptsächliche Nachteile gegenüber:

1. Relativ großer apparativer Aufwand (hohe Anschaffungskosten).
2. Mangel an spezifisch nosologischer Diagnostik.
3. Irreführung durch fälschlich positive oder fälschlich negative Kurven.

Literatur

Abt, A.F., and **V.A. Balkus:** The radio-renogram, with radio-renografin-J^{131}, as a diagnostic aid in urologic problems. J. Urol. (Baltimore) **85**, 95 (1961).

Bauer, K.M., u. **U. Feine:** Das Radioisotopennephrogramm mit J^{131} markiertem Urografin. Z. Urol. **54**, 79 (1961). — **Beall jr., A.C., P.C. Johnson, M.R. Holmann**, and **M.E. Debakey:** ^{131}J-Ortho-iodohippuric acid renograms in the differential diagnosis of renal insufficiency following aortic and renal artery surgery. Amer. Surg. **29**, 317 (1963). — **Becker, G., K.W. Schneider, A. Heidland, K. Klütsch** u. **H.J. Wölfer:** Messung der Nierendurchblutung mit dem Isotopenrenogramm. 69. Tagg Dtsch. Ges. Inn. Med. (Wiesbaden) 1963. — **Becker, G., K.W. Schneider** u. **H.J. Wölfer:** Beitrag zur Methodik und Auswertung des Isotopennephrogramms. Strahlentherapie **122**, 416 (1963). — **Berghe, H. van de:** Considérations sur l'interprétation des tracés de renogramme à l'hippuran J^{131}. Annales Radiol. **6**, 713 (1963). — **Blaufox, M.D., J.C. Campbell, D.C. Utz**, and **C.A. Owen:** The radiorenogram in experimental hypertension. Proc. Soc. exp. Biol. (N.Y.) **112**, 1069 (1963). — **Block, J.B., G.J. Hine**, and **B.A. Burrows:** The use of carrier diodrast with J^{131} diodrast. Clin. Res. **6**, 38 (1958). ~ J^{131}-diodrast studies in unilateral renal disease. Circulation **22**, 913 (1960). — **Bodfish, R.E.**, and **N.E. Roberti:** Studies of collimation and filtration in J^{131} renography. Amer. J. Roentgenol. **84**, 861 (1960). — **Boyd, J.D.**, and **H.R. Murdock jr.:** The radiorenogram as a measure of renal function. Arch. intern. Med. **109**, 654 (1962). — **Brown, F.A., R.H. Gelber, C.H. Youkeles,** and **C.R. Bennett:** Quantitative approach to the J^{131} renogram. J. Amer. med. Ass. **186**, 211 (1963). — **Burbank, M.K., J.C. Hunt, W.N. Tauxe,** and **F.T. Maher:** Radioisotopic renography, diagnosis of renal arterial disease in hypertensive patients. Circulation **27**, 328 (1963).

Clarke, K.H., and **R. de Groot:** The radioisotope renal function test using a single standard scintillation detector. Med. J. Aust. **50**, 580 (1963). — **O'Connor jr., V.J., J.V. Libretti,** and **J.T. Grayhack:** The early differential diagnosis of postoperative anuria using the radioactive renogram: an experimental study. J. Urol. (Baltimore) **86**, 276 (1961).

Dawborn, J.K., and **A.E. Doyle:** An evaluation of the radioisotope renogram. Med. J. Aust. **50**, 853 (1963). — **Denneberg, T.:** The radioactive hypaque renogram in acute renal obstruction. Acta chir. scand. **118**, 231 (1960). — **Denneberg, T.,** and **I. Hedenskog:** The radioactive hypaque renogram. Assessment of renal function with automatic external scintillation detection equipment. Acta med. scand. **165**, 61 (1959). — **Dische, S., L. Caplan,** and **S. Kramer:** The isotope renogram in carcinoma of the cervix. A preliminary report. Amer. J. Roentgenol. **90**, 149 (1963). — **Dodge, E.A.:** Vesicoureteric reflux. Diagnosis with iodine-131 sodium ortho-iodohippurate. Lancet **1963 I**, S. 303. ~ The use of the ^{131}J-labelled "Hippuran" renocystogram in the study of acute pyelonephritis. Med. J. Aust. **51**, 873 (1964). — **Doig, A., J.R. Lawrence, T. Philip, P. Tothill,** and **K.W. Donald:** ^{131}J-"hippuran" renography in detection of unilateral renal disease in patients with hypertension. Brit. med. J. **1963 I**, 500. — **Dollery, C.T.:** Detection of unilateral renal disease in hypertension with diodrast ^{131}J. Proc. roy. Soc. Med. **53**, 969 (1960). — **Dore, E.K., G.V. Taplin,** and **D.E. Johnson:** Current interpretation of the sodium jodohippurate J^{131} renocystogram. J. Amer. med. Ass. **185**, 925 (1963).

Egert, H.: Der Einfluß der Körperhaltung auf das Isotopennephrogramm. Wien. Z. inn. Med. **45**, 353 (1964). — **Eigler, J.,** u. **P. Sedlaczek:** Das Isotopencystogramm als Nierenfunktionsprüfung. (Unveröffentl. Befunde.)

Farschidpur, D., u. **G. Schoknecht:** Die Isotopennephrographie in der klinischen Praxis. Röntgenpraxis **16**, 25 (1963). — **Fedor, E.J., S.H. Lee,** and **B. Fisher:** Observations using diodrast J^{131} as an index of renal function in auto-and homotransplantation. Surg. Forum **10**, 623 (1961). — **Feine, U.,** u. **K.M. Bauer:** Zur Technik, Deutung und Indikation des Radioisotopen-Nephrogramms mit Jod^{131}-markiertem Urografin. Fortschr. Röntgenstr. **94**, 623 (1961). — **Feitel, M.,** and **W.J. Oliver:** Clinical experience with the radioactive iosopyracet (diodrast) renogram in pediatric subjects. Pediatrics **27**, 441 (1961). — **Flocks, R.H.,** and **C.C. Winter:** Diagnostic radioactive isotopes in urology. In: Handbuch der Urologie, Bd. V/1. Berlin-Göttingen-Heidelberg: Springer 1962. — **Frohlich. E.D., F.J. Fedor,** and **E.D. Freis:** Renogram using J^{131}-labelled diodrast; test for unilateral renal disease. Clin. Res. **7**, 42 (1959).

Garnett, E.S.: A trial of the radio isotope renogram. Brit. J. Urol. **34**, 332 (1964). — **Gasser, G.,** u. **F. Hawliczek:** Ein einfaches Tonbandverfahren zur Isotopennephrographie. Nucl.-Med. (Stuttg.) **3**, 97 (1962). ~ Das Arteriogramm und das Isotopennephrogramm der stummen Niere. Z. Urol. **17**, 29 (1964). — **Gasser, G., F. Hawliczek, G. Rupprecht** u. **G. Zita:** Die Isotopennephrographie in der Urologie. Wien. klin. Wschr. **75**, 749 (1963). — **Gerbie, A.B.,** and **C.L. Flanagan:** Gynecologic applications of the radioisotope renogram. Amer. J. Obstet. Gynec. **84**, 1838 (1962). — **Gerbie, A.B., C.L. Flanagan,** and **L.P. Woodbury:** The radioisotope renogram. A method of evaluation of urinary-tract dysfunction associated with gynecologic operations. Preliminary report. Obstet. and Gynec. **18**, 44 (1961).

Hauge, A., H. Göpel, A. Scholz u. **K. Oeff:** Technik und Ergebnisse der Radioisotopen-Renographie. Urologie **1**, 72 (1962). — **Herron, G.,** and **B.H. Barbour:** The hippuran renogram. Angiology **12**, 352 (1961). — **Hirakawa, A.,** and **A.C. Corcoran:** ^{131}J-O-iodohippurate excretion and a quantitative formulation of the radioisotope renogram as indices of bilateral and unilateral renal functions. J. Lab. clin. Med. **61**, 795 (1963). — **Höfer, R., H. Egert** u. **A. Roszneczky:** Ein neues einfaches Gerät zur Isotopen-Nephrographie. Nucl.-Med. (Stuttg.) **3**, 153 (1963). — **Hör, G., H.G. Heinze u. K.W. Frey:** Radioisotopen-Nephrographie im Kindesalter. Fortschr. Med. **82**, 941 (1964). — **Hör, G., H.G. Heinze, J. Numberger, H. Zimmermann** u. **H.W. Pabst:** Vergleich zwischen isotopennephrographischen und angiographischen Nierenbefunden. (Im Druck.) — **Horst, W., H. Rösler, C. Schneider** u. **B. Conrad:** Die kombinierte Untersuchung von Nierenfunktion und Nierenanatomie durch Radio-Nephrographie und Renoszintigramm. Dtsch. med. Wschr. **86**, 2485 (1961).

Isley jr., J.K., G.J. Baylin, J.A. de Maria, K.W. Sharpe, and **A.P. Sanders:** The effects of apprehension on the radiorenogram. Amer. J. Roentgenol. **90**, 141 (1963).

Kimbel, K.H.: Diskussion, in: Radioaktive Isotope in Klinik und Forschung, Bd. 2, S. 150. München u. Berlin 1956. — **Klapproth, H.J., A. Hirakawa,** and **A.C. Corcoran:** Functional significance of the radioisotope renogram: an experimental study. J. Urol. (Baltimore) 87, 77 (1962). — **Koecke, K.,** u. **H. Bauer:** Zur Auswertung des Radio-Nephrogramms. Tagungsh. d. 43. Tagg d. DRG. Fortschr. Röntgenstr., Beih. **98**, 127 (1963). — **Kretschmar, L.H., W.M. Greene,** and **D.F. McDonald:** Evaluation of renal function in shock with the radioisotope renogram. Surg. Gynec. Obstet. **117**, 733 (1963). — **Krogsgaard, A.R.,** and

Th. Friis: Isotope nephrography with ^{131}J hippuran. Acta med. scand. **176**, 17 (1964). — **Krueger, R.P., A.P. Sanders, W. de Maria,** and **G.J. Baylin:** Analysis of the radio-renogram curve. Amer. J. Roentgenol. **86**, 819 (1961). — **Kutka, M., L. Semprebene,** and **G. Scuncio:** Study of the radiohippuran renogram, vascular phase. Nucl.-Med. (Stuttgart) **3**, 406 (1963). — **Kutzim, H.:** Scintigraphie der Nieren und Nephrographie. Dtsch. Arch. klin. Med. **210**, 131 (1965).

Lamble, R.W., S. Rubin, M.B. Ozar, and **H. Statland:** Single scintillation counter and recording device; its use as a screeing test for unilateral renal hypertension. J. Amer. med. Ass. **181**, 582 (1962). — **Lawrence, J.R., A. Doig, I.C.S. Knight,** and **P. Tothill:** Value of ^{131}J-"hippuran" renography in urological investigation. Brit. med. J. **1963 I**, 504. — **Libretti, J.V., V.J. O'Connor,** and **J.T. Grayhack:** Early differential diagnosis of postoperative anuria by means of the radioisotope renogram. Surg. Forum **11**, 492 (1960). — **Lindbjerg, J.F.,** and **N.J. Brandt:** Indirect determination of the volume of residual urine with ^{131}J labelled hippuran· Acta chir. scand. **127**, 675 (1964).

Magnusson, G.: Kidney function studies with ^{131}J-tagged sodium ortho-iodohippurate. Acta med. scand., Suppl. 378 (1962). — **Maria, W. de, R.P. Krueger, A.P. Sanders, J.M. James, V.A. Politano,** and **G.J. Baylin:** Evaluation of renal function with radiorenogram. Proc. Soc. exp. Biol. (N.Y.) **104**, 762 (1960). — **Maria, W.J.A. de, R. Krueger, A.P. Sanders,** and **G.J. Baylin:** Tubular loading as a means of improving the radiorenogram. Amer. J. Roentgenol. **90**, 157 (1963). — **Meade, R.C.,** and **C.M. Shy:** The evaluation of individual kidney function using radioiodohippurate sodium. J. Urol. (Baltimore) **86**, 163 (1961). — **Minami, T., K. Ando, T. Machida, K. Nakahara, S. Horie,** and **S. Mochizuki:** Renal function test with radioisotope (radioisotope renogram). Int. J. appl. Radiat. 8, 105 (1960). — **Minami, T., K. Ando, T. Ohori,** and **T. Machida:** A study of radioisotope renogram. Urol. int. (Basel) **12**, 148 (1961). — **Morgan, J.M., T.J. Ferell, C. Lyons,** and **H.V. Murdaugh jr.:** Diagnosis of renal hypertension. The use of the radiorenogram and the role of kidney biopsy. Amer. J. Cardiol. **9**, 760 (1962). — **Moses, J.J., R.J. Prentiss, E.V. Moore, J.R. Kiser, W.F. Bethard, W.J. Tighe,** and **E.L. Whitehead:** Evaluation of the radioactive renogram in hypertension. J. Urol. (Baltimore) **85**, 679 (1961). ~ The radioactive renogram in hypertension. Canad. J. Urol. **85**, 679 (1961).

Nordyke, R.A., and **A. Tonchen:** The radiohippuran renogram. Enhanced reproductibility by changes in instrumentation and patient position. J. Amer. med. Ass. **183**, 440 (1963). — **Nordyke, R.A., M. Tubis,** and **W.H. Blahd:** Use of radioiodinated hippuran for individual kidney function tests. J. Lab. clin. Med. **56**, 438 (1960).

Obranovic, J., F. Petersen u. **H.G. Stössel:** Über die Aussagekraft des Radioisotopennephrogramms für die klinische Beurteilung bei Carcinomen der weiblichen Unterleibsorgane. 44. Tagg Dtsch. Röntgenges., 28. 4. 1963, Baden-Baden. — **Oeff, K., W. Lorenz** u. **A. Scholz:** Indikationen und Wert der Radioisotopen-Renographie. 69. Tagg Dtsch. Ges. Inn. Med., 24. 4. 1963, Wiesbaden. — **Oeser, H.,** u. **H. Billion:** Funktionelle Strahlendiagnostik durch etikettierte Röntgenkontrastmittel. Fortschr. Röntgenstr. **76**, 431 (1952).

Patoir, G.: Le néphrogramme isotopique. Acta urol. belg. **29**, 327 (1961). — **Pircher, F.J., E.A. Carr jr.,** and **M.E. Patno:** Evaluation of quantitative aspects of the radioisotope renogram. J. nucl. Med. **4**, 117 (1963). — **Pircher, F.J., A.V. Wegst,** and **V.N. Dodson:** In vitro analysis of the radioisotope renogram test. J. nucl. Med. **4**, 45 (1963). — **Poker, N., V.F. Marshall, D.V. Becker,** and **J.A. Evans:** The radioisotope renogram: a clinical evaluation and some theoretical aspects. Amer. J. Roentgenol. **84**, 866 (1960).

Quinn, J.L.: The accelerated vascular phase of the radioisotope renogram in renovascular hypertension. Amer. J. Roentgenol. **90**, 135 (1963). — **Quinn, J.L., I. Meschan, D.D. Blake,** and **R.L. Witcofski:** The usefulness of the radioisotopic renogram in radiation therapy. Radiology **78**, 266 (1962).

Revell jr., S.T.R., F.J. Borges, G. Entwisle, and **J.D. Young jr.:** An appraisal of certain tests for the detection of hypertension of unilateral renal origin. Ann. intern. Med. **53**, 970 (1960). — **Ringoir, S., L. Dewulf, J. Proesmans, P.M. van Vaerenbergh** et **R. Regniers:** Néphrogramme pré- et postopératoire dans l'hypertension par sténose de l'artère rénale. J. Urol. Néphrol. **69**, 74 (1963). — **Ross, J.C., E.C. Edwards, W. Kulke,** and **B.G. Haggart:** Recovery of renal function as demonstrated by the radioisotope renogram. Brit. J. Urol. **35**, 394 (1963). — **Roth, H.W., A. Montandon, J. Scherer, J. Stroun** u. **P. Wenger:** Isotopennephrographie mit Hypac und Hippuran bei Mensch und Tier. 5. Intern. Symposion „Radioaktive Isotope in Klinik und Forschung", Bad Gastein, Jan. 1962. — **Roth, H.W., H. Movarrekhi** et **P. Wenger:** Le néphrogramme isotopique; méthode, analyse quantitative et utilité clinique. Schweiz. med. Wschr. **90**, 286 (1960).

Saeteborg, N.-E.: The technical procedure in kidney examinations with radioactive isotopes. Acta radiol. (Stockh.) **53**, 433 (1960). — **Scheer, K.E.,** u. **K. zum Winkel:** Technische Verbesserungen der Isotopen-Nephrographie. Nucl.-Med. (Stuttg.) **1**, 219 (1960). ~ Isotopennephrographie bei Tumorkranken. 5. Intern. Symposion „Radioaktive Isotope in Klinik und Forschung", Bad Gastein, Jan. 1962. — **Scholz, A., A. Hauge** u. **K. Oeff:** Die J^{131}-Hippuran-Renographie bei inneren und urologischen Erkrankungen, insbesondere bei Hypertonus und

Nierenarterienstenose. Tagungsh. d. 43. Tagg d. DRG, Fortschr. Röntgenstr., Beih. 98, 129 (1963). — **Scholz, A., M. Kessel** u. **W. Jentsch:** Die J^{131}-Hippuran-Renographie und der J^{131}. Hippuran-Exkretionstest: Vergleichende Untersuchungen mit der Clearancemethodik. 69. Tagg Dtsch. Ges. Inn. Med., Wiesbaden, 1963. — **Schütterle, G.,** u. **K. zum Winkel:** Isotopennephrographie bei chronischer Pyelonephritis. 69. Tagg Dtsch. Ges. Inn. Med., W.esbaden 1963. — **Schwartz, F.D.,** and **M.S. Madeloff:** The use of radiohippuran in the diagnosis of unilateral renal disease. J. Urol. (Baltimore) 87, 249 (1962). — **Serratto, M. J.T. Grayhack,** and **D.P. Earle:** A clinical evaluation of the iodopyracet (diadrast) renogram. Arch. intern. Med. **103**, 851 (1959). — **Smith, H.W.:** The kidney. Structure and function in health and disease. New York 1951. — **Spencer, C.C., G.W. Callendine jr.,** and **D.J. Vincent:** Reproducibility of the radioisotope renogram. J. Lab. clin. Med. 57, 350 (1961). — **Stevens, W.E.:** The set-up for a renography program. Amer. J. Roentgenol. 88, 316 (1962). — **Stewart, B.H.,** and **T.P. Haynie:** Critical appraisal of the renogram in renal vascular disease. J. Amer. med. Ass. 181, 454 (1962). — **Straffon, R.A.,** and **A.M. Garcia:** A clinical evaluation of the radioactive diodrast renogram as a screening test in hypertension. J. Urol. (Baltimore) 83, 774 (1960). — **Strötges, M.W.,** u. **K.D. Bock:** Erfahrungen mit der Isotopennephrographie bei Hochdruckpatienten. 44. Tagg Dtsch. Röntgenges., Baden-Baden 1963. — **Swyngedauw, J., G. Giaux, A.M. Granier, F. Walberg** et **N. Bonnigue:** Apport qualitatif et quantitatif du néphrogramme isotopique. Calcul de la clearance pour le diodrast. J. Radiol. Électrol. 45, 17 (1964). —

Taeger, F., u. **K. zum Winkel:** Bedeutung und Ergebnisse der Isotopennephrographie bei Patientinnen mit Kollumkarzinom. Geburtsh. u. Frauenheilk. **23**, 621 (1963). — **Taplin, G.V., E.K. Dore,** and **D.E. Johnson:** The radiorenocystogram in chronic pyelonephritis. Radiology **79**, 923 (1962). — **Taplin, G.V., O.M. Meredith jr., H. Kade,** and **C.C. Winter:** The radioisotope renogram (an external test for individual kidney function and upper urinary tract patency). J. Lab. clin. Med. **48**, 886 (1956). — **Tauxe, W.N.:** The radioisotope renogram in renal artery disease. Proc. Mayo Clin. **36**, 684 (1961). — **Tauxe, W.N., J.G. Hunt,** and **M.K. Burbank:** The radioisotope renogram (ortho-iodohippurate J^{131}). (Standardization of technic and expression of data.) Amer. J. clin. Path. **37**, 567 (1962). — **Tubis, M., E. Posnick,** and **R.A. Nordyke:** Preparation and use of J^{131}-labelled sodium iodohippurate in kidney function tests. Proc. Soc. exp. Biol. (N.Y.) **103**, 497 (1960).

Wax, S.H., I.N. Frank, and **D.F. McDonald:** The usefulness of the radioactive renogram in the differential diagnosis of azotemia. J. Urol. (Baltimore) 88, 433 (1962). — **Wax, S.H.,** and **D.F. McDonald:** Analysis of the ^{131}I-sodium-o-iodohippurate renogram. J. Amer. med. Ass. **179**, 140 (1962). — **Wedeen, R.P.:** The radioisotope renogram in normal subjects. Amer. J. Med. **34**, **765** (1963). — **Winter, C.C.:** A clinical study of a new renal function test: the radioactive diodrast renogram. J. Urol. (Baltimore) **76**, 182 (1956). ~ Unilateral renal disease and hypertension: use of the radioactive diodrast renogram as a screeing test. J. Urol. (Baltimore) 78, 107 (1957). ~ Advances in the radioisotope renogram test. J. Urol. (Baltimore) 85, 683 (1961). ~ Diagnosis of renal hypertension and prediction of surgical outcome. J. Amer. med. Ass. **178**, 1108 (1961). ~ Radioisotope renography. A kidney function test performed with radioisotope-labelled agents. Baltimore: Williams & Wilkins Co. 1963. — **Winter, C.C., M.H. Maxwell, R.E. Rockney, C.R. Kleeman, C.R. Schmitt,** and **N.Johnson:** Results of the radioisotope renogram and comparison with other kidney tests among hypertensive persons. J. Urol. (Baltimore) 82, 674 (1959). — **Winter, C.C.,** and **W.G. Myers:** Three new test agents for the radioisotope renograms: DISA-I^{131}; EDTA-Cr ^{51}; hippuran-I^{125}. J. nucl. Med. **3**, 273 (1962). ~ J^{125}, a new radioisotope for the labelled hippuran renogram. J. Urol. (Baltimore) 88, 100 (1962). — **Winter, C.C., R.A. Nordyke, M. Tubis,** and **C. Kennedy:** Clinical experience with a new test agent for the radioisotope renogram: sodium-orthoiodohippurate-I^{131} (hippuran-I^{131}). J. Urol. (Baltimore) 85, 92 (1961). — **Winter, C.C.,** and **G.V. Taplin:** Clinical comparison and analysis of radioactive diodrast, hypaque, miokon and urokon renograms as tests of kidney function. J. Urol. (Baltimore) **79**, 573 (1958). — **Witcofski, R.L., J.E. Whitley, I. Meschan,** and **W.E. Painter:** A method and parameters for the analysis of renal function by external scintillation detector technic. Radiology **76**, 621 (1961).

Yasky, J., and **R. Volpe:** An assessment of the "radioactive renogram" using o-iodohippurate sodium (hippuran) labelled with radioactive iodine. Canad. med. Ass. J. 88, 1055 (1963).

Zum Winkel, K.: Radioisotopendiagnostik bei urologischen Tumoren. Urologe **3**, 158 (1964). — **Zum Winkel, K., J. Becker** u. **K.E. Scheer:** Die Isotopen-Nephrographie als diagnostische Methode für den Strahlentherapeuten. Strahlentherapie **116**, 489 (1961). — **Zum Winkel, K.,** u. **O. Hallwachs:** Diagnose der Nierentumoren mit spezieller Berücksichtigung von Radioisotopenverfahren. Langenbecks Arch. klin. Chir. **303**, 187 (1963). — **Zum Winkel, K.,** u. **K.E. Scheer:** Das Isotopen-Nephrogramm bei Abflußstörungen an den oberen Harnwegen. Chirurg **31**, 487 (1960). — **Zum Winkel, K., K.E. Scheer,** and **I. Kazem:** Studies of radioisotope-nephrography in patients with abdominal tumours. Brit. Radiol. **34**, 241 (1961). — **Zum Winkel, K., G. Schütterle** u. **K.E. Scheer:** Die Isotopen-Nephrographie in der Diagnostik der Nierenkrankheiten. Dtsch. med. Wschr. **86**, 1751 (1961).

Pathophysiologie und allgemeine Therapie der renalen Syndrome

Störungen der Harnkonzentrierung

Von

E. Buchborn

Mit 42 Abbildungen

A. Einleitung

Die Fähigkeit der Niere zur bedarfsweisen Verdünnung oder Konzentrierung des Harns gegenüber der osmotischen Konzentration des Plasmas und der übrigen Körperflüssigkeiten basiert auf dem Zusammenwirken des antidiuretischen Hypophysenhinterlappenhormons (ADH) und der tubulären bzw. vasculären Gegenstromsysteme im Nierenmark. Unter allen Partialfunktionen der Niere wurde diese konzentrative Nierenmarkleistung als letzte in ihrem Mechanismus aufgeklärt, obwohl die Niere als Wirkungsort des ADH schon früher (Starling und Verney 1925) erkannt worden war.

Dementsprechend spielte auch die osmoregulatorische Nierenfunktion nirgends in den historischen Theorien über die Harnbereitung eine wesentliche Rolle. So stellt noch Cushny (1926) lediglich fest, daß „bei der Konzentrierung einer Lösung auf ihrem Weg durch eine Membran weit mehr Energie verbraucht wird, als die bekannten Kräfte der Natur liefern, und die Konzentrierung des Harns muß deshalb der Lebenstätigkeit der Zellen zugeschrieben werden. Natur und Wirkungsweise dieser vitalen Kraft sind unbekannt." Volhard (1931) lokalisiert die Harnkonzentrierung in die protoplasmareichen kubischen Tubulusepithelien und sieht in deren Abplattung und Protoplasmaverarmung, z.B. bei Niereninsuffizienz, den Ausdruck einer Erschöpfung und das morphologische Korrelat der Konzentrationsschwäche, die er deshalb als „Tubulusinsuffizienz" klassifiziert.

Smith (1951) lokalisierte die „fakultative" Wasserrückresorption in den distalen Tubulus und nahm für die Harnkonzentrierung in den Sammelrohren eine thermodynamisch zunächst für möglich gehaltene (Franck u. Mayer 1947) aktive Wasserrückresorption unter dem Einfluß des ADH an. Diese Annahme wurde jedoch später ebenfalls thermodynamisch widerlegt (Brodsky, Rehm, Dennis u. Miller 1955); denn eine solche aktive Wasserrückresorption gegen einen osmotischen Gradienten würde mehr als das 1000fache der in der Niere verfügbaren Energie benötigen und mechanische Druckdifferenzen von mehr als 20 Atm. an den Tubuluswänden auftreten lassen, denen kein lebendes Gewebe standhalten könnte. Damit war einer allgemeinen Anerkennung des von Kuhn u. Ryffel (1942) formulierten und von Wirz, Hargitay u. Kuhn (1951) experimentell bestätigten Gegenstromprinzips als Grundlage der Harnkonzentrierung der Weg bereitet.

Trotz dieser späten Aufklärung des Konzentrierungsvorganges seitens der Physiologie haben seine Störungen in der klinischen Medizin schon frühzeitig und bis heute ausgiebige Beachtung als diagnostisches Kriterium gefunden. Die Ausscheidung eines dünnen, wasserähnlichen Urins wurde schon im Altertum auf

Nieren-Blasenleiden zurückgeführt und galt nach RAYER (1840) seit dem 17. Jahrhundert als Zeichen fortgeschrittener Nephropathien. Das spezifische Harngewicht wurde wohl zuerst von BRIGHT (1827) bei einzelnen Fällen als Maß der Harnkonzentration benutzt. Eine Art Konzentrationsversuch wandte zuerst CHRISTISON (1839) an, indem er das spezifische Gewicht des Morgenurins untersuchte und normal um 1,025 (1,016—1,030), bei „granular kidneys" dagegen unter 1,016 fand.

Erste systematische Untersuchungen des renalen Konzentrationsvermögens und seiner Störungen wurden nach Einführung physikalisch-chemischer Methoden durch v. KORÁNYI (1898) und seine Schule mittels der Gefrierpunktsbestimmung bzw. Leitfähigkeitsmessung von Blut und Harn angestellt. Ihr Hauptergebnis war die Feststellung, daß die Variabilität bzw. Akkommodationsbreite der molekularen Harnkonzentration beim Nierenkranken mit zunehmender Schwere seiner Erkrankung immer geringer wird, so daß sich der osmotische Druck des Harns immer mehr demjenigen des Blutes annähert: „In ihrem Wesen besteht die Funktionsstörung, die zu einer Verminderung der Veränderlichkeit des Harngefrierpunktes führt, darin, daß die kranke Niere zur Bereitung eines Harns unfähig wird, dessen molekulare Konzentration von der des Blutes wesentlich abweicht." So wurde die Molekularkonzentration des Blutes als Bezugspunkt erkannt, von dem aus das Verdünnungs- und Konzentrationsvermögen zu beurteilen ist. Seine Störung wird seit v. KORÁNYI als *Hyposthenurie* bezeichnet. Ihre Fixierung nach beiden Seiten auf die osmotische Konzentration des Blutes wurde dann von VOLHARD *Isosthenurie* genannt.

Trotz dieser grundlegenden Beobachtungen blieb eine breitere Anwendung ihrer Ergebnisse zunächst aus, weil 1. die Kryoskopie als Routinemethodik damals ungeeignet erschien und weil 2. klare pathophysiologische Vorstellungen über den Mechanismus der Harnkonzentrierung und ihrer Defekte fehlten, so daß „der neue physikalische Ausdruck für längst bekannte klinische Tatsachen nur als unergiebiges Schwelgen in Zahlen" (v. NOORDEN 1906) verurteilt wurde.

Erst der Ersatz der Gefrierpunktsmessung durch die einfachere, wenn auch ungenauere Schätzung des spezifischen Harngewichtes zusammen mit der Einführung des Volhardschen Wasser- und Konzentrationsversuches (1910) sicherte der Diagnostik von Konzentrationsstörungen allgemeine Verbreitung. Seither wurde dieses Verfahren, vielerseits bis heute noch, als häufigste aller Nierenfunktionsprüfungen angewandt, obwohl der Mechanismus der Harnkonzentrierung weiterhin zunächst unaufgeklärt blieb. Heute freilich müssen wir feststellen, daß die diagnostische Bedeutung dieser Funktionsprobe für die Beurteilung der Nierenkrankheiten zweifellos nicht selten überschätzt wurde und noch wird.

Das macht es vordringlich, die Übertragbarkeit der tierexperimentellen Befunde über die harnkonzentrierenden Funktionen des Nierenmarks auf die Verhältnisse beim Menschen zu prüfen, um vor diesem Hintergrund die Aussagefähigkeit des Konzentrationsversuches und anderer Funktionsprüfungen der konzentrativen Nierenleistungen kritisch zu analysieren und neu zu bewerten. Zugleich ergibt sich damit erstmals die Möglichkeit, eine pathophysiologisch begründete, klinische Systematik der beim Menschen vorkommenden Konzentrierdefekte zu entwerfen.

Die Kompliziertheit der jetzt bekannten konzentrativen Mechanismen im Nierenmark läßt freilich das maximale spezifische Harngewicht im Durstversuch für diese Aufgabe als unzureichenden Parameter erscheinen und zwingt uns — ohne erneut einem bloßen „Schwelgen in Zahlen" zu verfallen — zunächst zur Kryoskopie zurückzukehren, mit der die exakte Analyse des Konzentrierungsvermögens am Krankenbett durch v. KORÁNYI zu Beginn des Jahrhunderts ihren Anfang nahm.

B. Funktionelle und strukturelle Grundlagen der Harnkonzentrierung

Der Vorgang der Harnkonzentrierung nach dem Haarnadelgegenstromprinzip und unter Mitwirkung des antidiuretischen Hormons aus der Neurohypophyse ist heute so weit aufgeklärt, daß Argumente gegen diese Konzeption im ganzen bisher nicht vorgebracht werden konnten. Dagegen sind manche Details der hieran beteiligten Mechanismen und Faktoren noch unbekannt oder kontrovers. So besteht zwar heute kein Zweifel, daß die Henleschen Schleifen im Nierenmark als Gegenstrommultiplikatoren funktionieren (HARGITAY u. KUHN 1951), ohne daß sich jedoch bisher definitiv entscheiden läßt, wie der Einzelkonzentriereffekt zustande kommt, dessen Multiplikation im Gegenstrom dann erst die zur Papillenspitze ansteigende Hypertonizität des Nierenmarks ergibt (Literatur s. KUHN 1959, 1962). Der hierzu erforderliche aktive, d.h. energieverbrauchende Transportvorgang wurde zunächst in einem aktiven Na(Cl)-Transport[1] aus dem aufsteigenden in den absteigenden Schleifenschenkel vermutet (KUHN u. RAMEL 1959). Diese Auffassung liegt auch der folgenden Darstellung zugrunde. Sie zeigt, daß die vorliegenden experimentellen Ergebnisse auch den beim Menschen vorkommenden Störungen und ihrer Interpretation zugrunde gelegt werden können. Hinsichtlich der experimentellen Detailbefunde und der ausführlichen Literaturdaten wird jedoch auf den Beitrag von WIRZ verwiesen.

I. Physiologische Grundlagen

Die seit der ersten Mitteilung von WIRZ, HARGITAY u. KUHN (1950/51) zahlreich erhobenen tierexperimentellen Befunde haben die vorher geltende „unitarische" Vorstellung einer linear entlang des distalen Tubulus einphasisch ablaufenden aktiven Wasserrückresorption bzw. einer Wassersekretion widerlegt und gezeigt, daß die kontinuierliche Variabilität der osmotischen Harnkonzentration zwischen maximaler Verdünnungs- und Konzentrationsleistung auf dem Zusammenwirken von wenigstens drei lokalisatorisch und funktionell wohl unterscheidbaren Phasen beruht. Deren Einteilung hat nichts mit der früher von SMITH (1951) getroffenen, auch heute noch gültigen Unterscheidung einer proximalen Phase der passiven (obligaten) und einer distalen Phase der aktiven (fakultativen) Wasserrückresorption zu tun; doch ist der hierbei angewandte Begriff eines aktiven Wassertransportes seit seiner thermodynamischen Widerlegung für die konzentrierende Niere (BRODSKY, REHM, DENNIS u. MILLER 1955) auch aus der übrigen Biologie verschwunden.

1. Phasen der Harnkonzentrierung

Drei direkt erhobene Befunde bilden die Grundlage für das Verständnis der Konzentriervorgänge: Die Mikropunktionsergebnisse an Amphibien (WALKER, HUDSON, FINDLEY u. RICHARDS 1937), Ratten und anderen Nagern (WALKER, BOTT, OLIVER u. MACDOWELL 1941; WIRZ 1956; GOTTSCHALK u. MYLLE 1958/59) sowie am Hund (CLAPP, WATSON u. BERLINER 1963) zeigen übereinstimmend, daß die proximale Tubulusflüssigkeit immer plasmaisoton ist und so in das tubuläre Gegenstromsystem der Henleschen Schleifen eintritt. Auf dem Scheitel dieses

[1] Die Schreibweise Na(Cl)-Transport bringt zum Ausdruck, daß in den Tubuli nur Natrium aktiv transportiert wird, während Chlorid oder ein anderes begleitendes Anion aus elektrochemischen Gründen passiv dieser Bewegung folgt (KASHGARIAN, STÖCKLE, GOTTSCHALK u. ULLRICH 1963).

Systems in oder nahe der Papillenspitze finden sich unter allen Bedingungen hypertone Konzentrationen, die im tubulären Gegenstromsystem und im vasculären Gegenstromsystem der Vasa recta identisch sind (Wirz 1953, Gottschalk u. Mylle 1958, Gottschalk 1963), wobei etwa 60—70% der Osmolalität durch Natrium und ein begleitendes Anion und 10—20% durch Harnstoff gebildet werden (Gottschalk, Lassiter, Mylle, Ullrich, Schmidt-Nielsen, Pehling u. O'Dell 1960, Ullrich, Pehling u. Espinar-Lafuente 1961, Windhager 1964). Schließlich findet sich bei Ratte und Goldhamster unter allen Versuchsbedingungen (oligurische und osmotische Antidiurese, Wasserdiurese) zu Beginn des distalen Tubulus, d.h. am Ende des aufsteigenden Schleifenschenkels regelmäßig eine hypotone Flüssigkeit mit einem osmotischen U/P bis zu 0,3 bei NaCl-Diurese bzw. 0,56 während Mannitdiurese — weil Mannit im Gegensatz zu NaCl tubulär nicht rückresorbiert wird (Walker u. Mitarb. 1941, Wirz 1956, Gottschalk u. Mylle 1959, Gottschalk 1960, Lassiter, Gottschalk u. Mylle 1960). Damit sind alle theoretisch zu fordernden Prämissen für die Annahme eines konzentrierenden Gegenstromsystems im Nierenmark gegeben. — Für die Übertragung dieser Befunde auf die Verhältnisse beim Menschen hat sich die Unterteilung der einzelnen Schritte des Konzentriervorganges in drei Phasen (Buchborn 1959, Buchborn, Edel u. Anastasakis 1959) als zweckmäßig erwiesen:

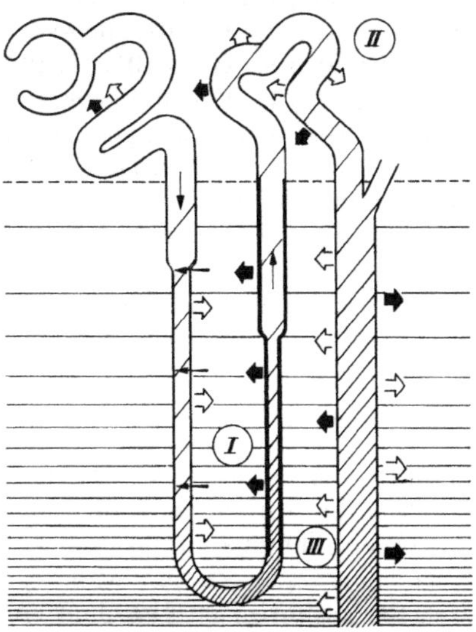

Abb. 1. Schema der Harnkonzentrierung im tubulären Gegenstromsystem des Nierenmarks mit Phasen I—III. Osmotische Konzentrationen (schraffiert) im Gewebe und in den Tubuli bzw. Sammelrohren zum Scheitel der Henleschen Schleife zunehmend. Aufsteigender Schleifenschenkel als relativ wasserimpermeabel gekennzeichnet. ➔ aktive, → passive Na-Bewegungen; ⇒ passive Wasserbewegungen (modifiziert nach Wirz)

In *Phase I* der Harnkonzentrierung (Abb. 1) kommt es zunächst zu einem aktiven Transport von Na(Cl) im Überschuß zu Wasser aus dem relativ wasserundurchlässigen dicken Teil des aufsteigenden Schleifenschenkels in das umgebende Gewebe der äußeren Markzone und den absteigenden Schleifenschenkel.

Diese Feststellung basiert darauf, daß alle Mikropunktionsbefunde (s. o.) zu Beginn des distalen Tubulus contortus, d.h. unmittelbar hinter dem Ende des aufsteigenden Schenkels, unter allen Bedingungen eine hypotone Osmolalität zwischen 100 und 150 mosm/kg mit niedrigen U/P-Quotienten auch für Natrium zwischen 0,62 bei Oligurie und 0,26 bei Mannitdiurese aufwiesen. Die gleichzeitigen Veränderungen des U/P_{Inulin} in diesen Abschnitten (Gottschalk 1961) belegten dabei, daß diese Hypotonizität durch einen Nettoverlust von osmotisch wirksamen Soluta aus dem vorgeschalteten aufsteigenden Schleifenschenkel — wofür quantitativ nur NaCl in Betracht kam — und nicht etwa aus einem Nettoeinstrom von freiem Wasser aus den Sammelrohren resultierte.

Dieser außerordentlich effektiven „Natriumpumpe" in der äußeren Markzone, die ca. 10% des filtrierten Natriums transportiert (Gottschalk 1964), entspricht ein besonders hoher O_2-Verbrauch, der mit steigender Na-Konzentration im Inkubationsmedium zunimmt (Ullrich u. Pehling 1958). Welcher Mechanismus der Konzentrierung in der inneren Markzone, entsprechend dem dünnen Teil der Henleschen Schleife zugrunde liegt, ist noch unentschieden (s. Diskussion bei Gottschalk 1964); soweit hieran eine passive Gegenstromdiffusion für Harnstoff beteiligt ist, wird ihre Rolle S. 571 erörtert. Mittels stopped-flow Mikroperfusion der dünnen Abschnitte der Henleschen Schleifen am Goldhamster ließ sich zeigen, daß hier kein aktiver Na-Transport stattfindet. Da in den gleichen Versuchen die Negativität im aufsteigenden Schleifenschenkel (—9 mV) nur bei Antidiurese, nicht jedoch bei osmotischer Diurese und bei Mikroperfusion mit isotoner Salzlösung nachweisbar war, wurde sie lediglich als Strömungspotential interpretiert. Hiernach wäre nur das Diffusionspotential von —17 mV in den Sammelrohren der inneren Markzone Ausdruck eines aktiven Na-Transportes, wie er der Nierenmarkhypertonizität zugrunde liegt (MARSH u. SOLOMON 1965). An der Ratte bestand dagegen im dünnen Teil der Henleschen Schleifen eine mittlere osmotische Konzentrationsdifferenz von 117 mosm/l zwischen auf- und absteigendem Schenkel, was für eine Beteiligung der dünnen Schleifenanteile an der Gegenstromkonzentrierung sprach (BENNETT, BERLINER u. JAMISON 1966).

Neuerdings wird entsprechend der ursprünglichen Annahme von KUHN u. RYFFEL (1942) auch eine ausschließliche Gegenstromkonzentrierung durch Diffusion und/oder Osmose diskutiert, wobei geeignete Unterschiede in den Membranpermeabilitäten für Wasser und Harnstoff zu fordern wären (NIESEL u. RÖSKENBLECK 1965b), wie sie bisher erst zum Teil nachgewiesen sind. Hierbei kann der Harnstoffkreislauf zwischen Sammelrohren und Nierenmark (ULLRICH, KRAMER u. BOYLAN 1961) zur Harnstoffanreicherung durch Gegenstromdiffusion führen und durch osmotischen Wasserfluß in einem der zuführenden Schenkel des Systems ein Einzelkonzentriereffekt entstehen, der dann im Gegenstrom multipliziert wird (NIESEL u. RÖSKENBLECK 1965a). Die notwendige Energielieferung würde dann nicht in den morphologisch wenig geeignet erscheinenden Epithelien des dünnen aufsteigenden Schleifenschenkels, sondern im distalen Konvolut mit seiner selektiven Na(Cl)-Rückresorption erfolgen, die zusammen mit einer passiven Wasserrückdiffusion unter ADH den Harnstoff zunehmend konzentriert und so die Voraussetzung für seine Rückdiffusion in den medullären Gegenstromaustausch schafft. Gegen ein Zustandekommen des Einzelkonzentriereffektes auf der Basis eines aktiven NaCl-Transportes spricht nach NIESEL u. RÖSKENBLECK (1963a, b) u.a., daß die Harnstoffkonzentration im Nierenmark unter stop flow-Bedingungen sehr langsam (O'DELL, SCHLEGEL u. COELLAR 1962), diejenigen von NaCl dagegen sehr rasch abfallen (CARRASQUER 1962); ferner die Tatsache, daß die maximale Elektrolytkonzentration im Nierenmark von Dursttieren unter Eiweißmangel und entsprechend niedriger Harnstoffausscheidung abnimmt (SCHMIDT-NIELSEN 1961).

Eine andere Möglichkeit stellt der enzymatische Auf- und Abbau kolloidaler Eiweiße entlang der Längsachse der Papille bzw. der Henleschen Schleifen mit dem Resultat einer zunehmenden Wasseraufnahme des interstitiellen kolloidalen Gels aus den Sammelrohren dar (KOEFOED u. KNUDSEN 1960). Mit derartigen Änderungen der kolloidalen Feinstruktur interstitiell eingelagerter Makromoleküle kann eine wechselnde osmotische Aktivierung einhergehen und so den Effekt der Natriumpumpe variieren. — LEVER (1965) verlegt schließlich den energieliefernden Vorgang für die Gegenstrommultiplikation anstatt in die Henleschen Schleifen in die Vasa recta, und zwar in die hydrostatische Druckdifferenz zwischen ihren haarnadelförmigen Schenkeln.

Wenn somit auch das „primum movens der Harnkonzentrierung in der inneren Markzone" vorerst noch unbekannt ist (ULLRICH 1965), resultiert doch jedenfalls aus der Vervielfältigung der „Einzeleffekte" von Na(Cl)-Transport und Harnstoffgegenstromdiffusion — begünstigt durch eine nur geringe Nierenmarkdurchblutung in den Vasa recta (KRAMER, THURAU u. DEETJEN 1960) und möglicherweise noch andere Faktoren — eine Konzentrierung von NaCl und Harnstoff entlang der Längsachse des Systems mit einer von der Basis zum Scheitel der Schleifen zunehmenden, an der Papillenspitze maximalen Nierenmarkhypertonizität (WIRZ, HARGITAY u. KUHN 1950/51, ULLRICH, DRENCKHAHN u. JARAUSCH 1955, JARAUSCH u. ULLRICH 1955, ULLRICH u. JARAUSCH 1956, APPELBOOM u. BRODSKY 1958, BARCLAY, CRAMPTON u. MATTHEWS 1959, BRAY 1960a, BOYLAN u. ASSHAUER 1962 u.a.). Dementsprechend führt eine operative *Papillektomie* an der Ratte (STERNBERG, FARBER u. DUNLAP 1956) und am Goldhamster (MARSHALL, MILLER u. FARAH 1963) zum weitgehenden Verlust des renalen Konzentrationsvermögens und am Goldhamster auch zu einer signifikanten Herabsetzung der ADH-Wirkung auf eine Wasserdiurese.

Vor Entdeckung des Gegenstromprinzips erhobene Befunde gaben schon Hinweise in dieser Richtung, blieben jedoch zunächst unverstanden und unbeachtet: HIROKAWA (1908) fand bereits einen Anstieg des osmotischen Gewebsdruckes von der Nierenrinde zum Nierenmark, der mit der Konzentration des ausgeschiedenen Endharns zunahm. Er folgerte hieraus zutreffend auf eine hypertone Flüssigkeit in den Henleschen Schleifen und Sammelrohren. Ebenso wurde ein erhöhter Chloridgehalt des Nierenmarks (GRÜNWALD 1909, FEYEL u. VIELLEFOSSE 1939) bzw. ein Anstieg der Chloridkonzentration von der Rinde zur Papille (GLIMSTEDT 1942, LJUNGBERG 1947) schon früher nachgewiesen.

Unabhängig vom genauen Mechanismus dieses zunächst vorübergehenden (präterminalen) Konzentriereffektes wird die konzentrative Kapazität dieser *Phase I* maßgeblich bestimmt von der Summation des Na(Cl)-Transportes (aufsteigender Schleifenschenkel und/oder distales Konvolut) und der Harnstoffkonzentrierung durch Gegenstromdiffusion und kann durch eine Vielzahl modifizierender Faktoren auch unter Normalbedingungen variiert werden (s. Abschnitt E, S. 558ff). Das Zusammenwirken von tubulären und vasculären Gegenstromsystemen hierbei wurde mathematisch bisher nicht genauer analysiert. Ein Versuch in dieser Richtung (PINTER u. SHOHET 1963) geht von unzutreffenden Prämissen aus und ist fehlerhaft (GOTTSCHALK 1964), so daß sich die mathematischen Bedingungen dieses Modells noch in Diskussion befinden (SHOHET u. PINTER 1964, STEPHENSON 1965). In jedem Fall stellen NaCl und Harnstoff, die in Phase I hyperton im Nierenmark angereichert werden, die Grundlage für die Nettorückdiffusion von osmotisch freiem Wasser aus den Sammelrohren in das umgebende Markgewebe ($T^c_{H_2O}$) und damit für die terminale Konzentrierung des Harns in Phase III dar.

In *Phase II*, entsprechend dem distalen Tubulus contortus, ist nun der Angriffspunkt des ADH, das die relativ wasserundurchlässige Wand dieses Abschnittes wasserdurchlässiger macht, während sich für eine permeabilitätssteigernde ADH-Wirkung am proximalen Tubulus bei Mikropunktionsuntersuchungen an der Ratte keine Anhaltspunkte ergaben (GERTZ, KENNEDY u. ULLRICH 1964).

Diese Steigerung der Wasserpermeabilität unter der Einwirkung von ADH konnte an der Ratte direkt mittels Perfusion einzelner Tubulusabschnitte gemessen werden (ULLRICH, RUMRICH u. FUCHS 1964): Während der Koeffizient der Wasserpermeabilität am proximalen Tubulus bei Wasserdiurese und bei Antidiurese mit 15,8 bzw. $17{,}4 \cdot 10^{-8}$ cm³/cm²·sec·cm H_2O gleichblieb und von ADH unabhängig war, betrug er im distalen Konvolut bei Antidiurese mit 7,6 nur etwa 40% der proximalen Wasserpermeabilität, um in Abwesenheit von ADH bei Tieren mit Diabetes insipidus auf $2{,}6 \cdot 10^{-8}$ cm³/cm²·sec·cm H_2O, d.h. um ca. 66% gegenüber dem Wert unter ADH-Einwirkung abzufallen. Prinzipiell ähnliche Unterschiede zwischen proximaler und distaler Wasserpermeabilität konnten auf indirektem Weg auch beim Hund nachgewiesen werden (TOSTESON u. WHITE 1959). Quantitativ scheint jedoch die Wasserpermeabilität bei der Ratte größer zu sein als beim Hund, da beim Hund trotz Anwesenheit von ADH während forcierter osmotischer Diurese ein hypotoner Urin ausgeschieden werden kann (WESSON, ANSLOW, RAISZ, BOLOMEY u. LADD 1950), s. hierzu auch S. 541. — Bei der Ratte erfolgt die Äquilibrierung der Tubulusflüssigkeit zur Isotonie unter ADH etwa bis zur Mitte des distalen Tubulus (GOTTSCHALK u. MYLLE 1959).

Unter der Wirkung des ADH — z.B. bei Hydropenie oder während osmotischer Diurese — diffundiert somit bei intakter ADH-Empfindlichkeit des distalen Nephron solange Wasser im Überschuß zu Harnfixa, d.h. „osmotisch frei" in das umgebende (isotone) Nierenrindengewebe, bis auch im Tubulusinnern die Isotonizität erreicht ist (WIRZ 1956, GOTTSCHALK 1961), so daß eine im Volumen von ca. 20% am Anfang auf 5% der filtrierten Wassermenge am Ende des distalen Tubulus (Phase II) reduzierte, isotone Flüssigkeit in die Sammelrohre übertritt.

Hier in den Sammelrohren erst erfolgt dann in *Phase III* bei oligurischer oder osmotischer Antidiurese die (terminale) Konzentrierung des Endharns zur Hypertonizität, indem aus den Sammelrohren so lange Wasser passiv im Überschuß zu Harnfixa entlang den osmotischen Konzentrationsgradienten in das umgebende hypertone Nierenmark zurückdiffundiert, bis Konzentrationsgleichheit zwischen diesem und der Sammelrohrflüssigkeit bzw. zwischen der Papillenspitze und dem Endharn besteht (HILGER, KLÜMPER u. ULLRICH 1958, ULLRICH 1960). Da infolge der Wasserabdiffusion aus den distalen Tubuli unter ADH-Wirkung die Harnstoffkonzentration immer mehr ansteigt (LASSITER, GOTTSCHALK u. MYLLE 1961), kommt es nun an der konzentrierenden Niere zu einer Rückdiffusion von Harnstoff aus den Sammelrohren ins Nierenmark (KLÜMPER, ULLRICH u. HILGER 1958), wo er durch Gegenstromdiffusion ebenfalls eine Konzentrierung zur Papillenspitze hin erfährt (s. S. 571).

Für die aus den Sammelrohren zurückdiffundierende Harnstoffmenge entsprechend ca. 35% des filtrierten Harnstoffs wurde eine partielle Rezirkulation zwischen Henlescher Schleife und distalem Tubulus nachgewiesen (Abb. 20) (LASSITER, GOTTSCHALK u. MYLLE 1960, GOTTSCHALK, LASSITER, MYLLE u. Mitarb. 1960), auf dessen Bedeutung für die Harnkonzentrierung S. 570ff. weiter eingegangen wird.

Je höher damit die konzentrative Kapazität der Phase I als Resultante aus aktivem Na(Cl)-Transport und Harnstoffgegenstromdiffusion ist — gemessen als $T^c_{H_2O}$ während oligurischer Hydropenie im Durstversuch bzw. als $Tm^c_{H_2O}$ unter osmotischer Diurese — desto höher ist die Kapazität der Phase III und damit die Osmolalität des ausgeschiedenen Harns.

2. Harnverdünnung

Während einer Wasserdiurese und beim Diabetes insipidus bleibt die Wasserpermeabilität des distalen Nephron (s. o.) in Abwesenheit von ADH niedrig, so daß die Äquilibrierung zwischen der hypotonen Flüssigkeit in den distalen Tubuli bzw. Sammelrohren und dem umgebenden Gewebe ausbleibt (WIRZ 1956, HILGER, KLÜMPER u. ULLRICH 1958, GOTTSCHALK 1960, JAENIKE u. BERLINER 1960) und ein hypotoner Endharn ausgeschieden wird, zumal die selektive Na(Cl)-Rückresorption im distalen Nephron weiterläuft und die Harnverdünnung weiter verstärkt (ULLRICH, DRENCKHAHN u. JARAUSCH 1955). Dabei bleibt zwar die vom tubulären Gegenstromsystem der Henleschen Schleifen erzeugte Nierenmarkhypertonizität erhalten (ULLRICH u. JARAUSCH 1956, BERLINER u. DAVIDSON 1957, GOTTSCHALK u. MYLLE 1959, BRAY 1960a, BOYLAN u. ASSHAUER 1962), ist jedoch geringer als bei Hydropenie (ULLRICH u. JARAUSCH 1956, GOTTSCHALK, MYLLE, LASSITER u. CRAWFORD 1961, LEVITIN, GOODMAN, PIGEON u. EPSTEIN 1962, SAIKA 1963, KOBINGER u. WALLAND 1964, RUIZ-GUIÑAZÚ, ARRIZURIETA u. YELINEK 1964). Die Gründe hierfür sind S. 562ff. näher erörtert.

Das Bestehenbleiben einer signifikanten Markhypertonizität und auch einer geringen Wasserpermeabilität in Abwesenheit von ADH, z.B. beim neurohypophysären Diabetes insipidus, erklärt, warum es bei sehr niedrigen Durchflußvolumina in den Sammelrohren trotzdem zur Ausscheidung eines hypertonen Endharns kommen kann; denn hierbei genügt schon eine minimale Wasserpermeabilität, um bei verlangsamter tubulärer Strömung die Rückdiffusion kleiner Mengen osmotisch freien Wassers aus den Sammelrohren in das umgebende hypertone Nierenmark zu ermöglichen, so z.B. am Hund bei hochgradiger Exsiccose nach langdauerndem Dursten beim Diabetes insipidus (SHANNON 1942) oder nach Senkung des Glomerulusfiltrates mittels kontrollierter Hypotension (KLEEMAN, MAXWELL u. ROCKNEY 1957) bzw. Vasoconstriction durch Angiotensin (PEART 1959) am Menschen oder im Tierexperiment mittels Drosselung der A. renalis (DEL GRECO u. DE WARDENER 1956, BERLINER u. DAVIDSON 1957, BLAKE 1958), nicht jedoch beim hereditären nephrogenen Diabetes insipidus (CUTLER, KLEEMAN, MAXWELL u. DOWLING 1962), im Gegensatz hierzu jedoch GAUTIER (1964). Dies weist darauf hin, daß die Sammelrohrwand normalerweise in ihrer Wasserpermeabilität ebenfalls durch ADH beeinflußt wird und macht wahrscheinlich, daß auch bei Wasserdiurese eine Wasserrückdiffusion aus den Sammelrohren ins Nierenmark stattfindet, die im Hinblick auf den osmotischen Gradienten zwischen Sammelrohren und Markgewebe bei Wasserdiurese sogar quantitativ größer sein kann als bei Antidiurese (Berliner 1960, Gottschalk 1964).

Da jedoch separate Störungen der Harnverdünnung bei Nephropathien nicht bekannt sind und die diagnostische Prüfung des Verdünnungsvermögens im Hinblick auf die Vielzahl extrarenaler Einflüsse keine spezifischen Hinweise auf die Nierenfunktion erwarten läßt, bleibt sie in diesem Beitrag unberücksichtigt.

3. ADH-Wirkungsmechanismus an der Niere

Der entscheidende *Angriffspunkt* des ADH liegt nach den vorstehenden Ausführungen im distalen Nephron, d.h. im distalen Konvolut und in den Sammelrohren, wo es — im Unterschied zum proximalen Tubulus — die Wasserpermeabilität steigert. Ob ADH darüber hinaus auch einen vasoaktiven Effekt auf den Markkreislauf ausübt und so auf hämodynamischem Weg die Harnkonzentrierung beeinflußt, läßt sich noch nicht abschließend beantworten. Immerhin läßt sich am Hund auf dem Höhepunkt einer Wasserdiurese unter ADH eine Abnahme der Nierenmarkdurchblutung parallel zum Anstieg der Harnosmolalität nachweisen (Thurau, Deetjen u. Kramer 1960) und auch am Menschen nach vasoconstrictorischen, aber nicht pressorischen ADH-Dosen wahrscheinlich machen (Buchborn 1959), s. S. 595. Eine ADH-Wirkung auf den medullären Na(Cl)-Transport bzw. auf die NaCl-Permeabilität der Henleschen Schleife und damit auf die medulläre Gewebshypertonizität wurde auf Grund von Beobachtungen an isolierten überlebenden Membranen diskutiert, an der Säugetierniere jedoch bisher nicht eindeutig nachgewiesen (Literatur s. bei Hays u. Leaf 1962, Frazier u. Leaf 1963, Orloff u. Handler 1964).

An Patienten mit ADH-„refraktärem“, nephrogenem Diabetes insipidus führte i.v. Lysin-Vasopressin allerdings zu einer (etwas verzögerten) Natriurese sowie zu prompter Diuresesteigerung mit Zunahme von C_{H_2O} (Brodehl, Gelissen u. Hagge 1965). Da sich im Tierexperiment die medulläre Natriumkonzentration bei Wasserdiurese (zirkulatorisch bedingt?) durch exogenes ADH steigern ließ (Levitin, Goodman, Pigeon u. Epstein 1962, Kobinger u. Walland 1964), wurde ein ADH-Effekt auf den Na(Cl)-Transport im aufsteigenden Schleifenschenkel angenommen, der normalerweise, d.h. bei regelrechter ADH-Wirkung auf die Wasserpermeabilität, verdeckt wird. Hiermit wäre die Zunahme von C_{H_2O} und des Harnvolumens ebenso vereinbar wie die verzögerte Natriurese (nach Anstieg der NaCl-bedingten Markhypertonizität mit Na-Diffusion aus dem Nierenmark in die Sammelrohre entlang des erhöhten Na-Konzentrationsgradienten?).

Daß die *ADH-Wirkung am distalen Nephron* in einer Steigerung der Wasserpermeabilität besteht, wurde kürzlich (s. o.) direkt nachgewiesen (Ullrich, Rumrich u. Fuchs 1964, Morel, Mylle u. Gottschalk 1965). Zuvor beruhte diese Annahme zunächst nur auf Analogieschlüssen von Befunden an isolierten, überlebenden Membranen (Froschhaut, Krötenblase), wie sie von den Arbeitsgruppen von Ussing und von Leaf gewonnen wurden, nachdem zuerst Brunn (1921) die permeabilitätssteigernde Wirkung von HHL-Hormonen auf die Amphibienhaut beobachtet hatte, die später auch zum biologischen ADH-Nachweis nutzbar gemacht wurde (Buchborn 1955/56, Lauber, Eversole u. Childs 1959).

An der isolierten Membran hatte ADH immer eine Steigerung des Nettowasserflusses entlang eines osmotischen Gradienten zur Folge, während seine gleichzeitige Wirkung auf den Natriumtransport in diesem Zusammenhang vernachlässigt werden kann. Die genauere Analyse dieser Verhältnisse ergab, daß die Steigerung der Wasserpermeabilität bzw. des Nettowasserflusses weder durch einen aktiven Wassertransport noch allein durch eine Erhöhung der freien Wasserdiffusion entsprechend dem bestehenden osmotischen Konzentrationsgefälle erklärt werden konnten (Koefoed-Johnson u. Ussing 1953, Andersen u. Ussing

1957, HAYS u. LEAF 1962, LEAF u. HAYS 1962), da nämlich der Wasserfluß immer größer war, als es rechnerisch durch alleinige Diffusionsströmung zu erwarten gewesen wäre. Stattdessen wurde von den genannten Autoren eine hydrodynamische Strömung (laminar bulk flow) durch wassergefüllte, poröse Membranstrukturen angenommen, deren Zahl bzw. Radius offenbar durch ADH vergrößert wird, so daß die Strömungspermeabilität zunimmt, ohne daß eine wesentliche Änderung in der Diffusionspermeabilität eintritt. Allerdings sind dieselben Phänomene anstatt an einer porösen auch an einer nichtporösen, flüssigen Membran unter bestimmten Bedingungen zu reproduzieren (SIDEL u. HOFFMAN 1961), doch ist in jedem Fall ein reiner Diffusionsvorgang als Interpretation der experimentellen Daten auszuschließen.

Der *celluläre Wirkungsmechanismus des ADH* an seinem tubulären Angriffsort ist bisher ebenso unbekannt wie die hierdurch ausgelösten Änderungen der Ultrastruktur. Drei Hypothesen werden in diesem Zusammenhang gegenwärtig diskutiert:

a) Eine **ADH-Wirkung unter Vermittlung der Hyaluronidase** (GINETZINSKY 1958) kann heute als widerlegt gelten. Ihre Annahme basierte darauf, daß sich die Hyaluronidaseaktivität des Harns an der Ratte bei Wasser- und Antidiurese umgekehrt proportional zur Diuresegröße, bei osmotischer Diurese dagegen konstant verhielt (GINETZINSKY 1961), während sie bei experimenteller interstitieller Nephritis am Kaninchen vermindert gefunden wurde (GINETZINSKY, HAY, JOFFE u. Mitarb. 1963). Am Menschen wurden ähnliche Befunde erhoben; vor allem bei hereditärem nephrogenem Diabetes insipidus war auch nach ADH-Injektion keine Hyaluronidaseaktivität im Harn nachweisbar (DICKER u. EGGLETON 1960a, b, 1961), ebensowenig bei einigen anderen Nephropathien (IVANOVA 1957). Schließlich führte die Injektion großer Hyaluronidasemengen an der hydratisierten Ratte, allerdings erst nach 20 min, zu einer Diuresehemmung mit Anstieg der Harnosmolalität (THORN, KNUDSEN u. KOEFOED 1961), nicht jedoch am Hund bei Applikation direkt in die A. renalis (ROSENFELD, HIRATA u. BREST 1963). Histochemisch fand sich in der Papille hydropenischer Ratten im Gegensatz zu hydratisierten Tieren eine Abnahme der Mucopolysaccharide (GINETZINSKY, KRESTINSKAYA u. Mitarb. 1960, 1962) bzw. ihrer Spaltprodukte, der Hexosamine (JACOBSON, GRIECO u. FARBER 1965). GINETZINSKY schloß hieraus, daß ADH nicht direkt die tubuläre Wasserpermeabilität beeinflußt, sondern die Freisetzung von Hyaluronidase in den Tubulusepithelien induziert, die dann erst zu einer Depolymerisation der Hyaluronsäure und anderer Mucopolysaccharidkomplexe in der intercellulären Kittsubstanz und so zu einer Permeabilitätssteigerung der Basalmembran führt.

Gegen diese Vorstellung spricht, daß die benutzten Hyaluronidasenachweise methodisch fragwürdig und nicht reproduzierbar waren (BERLYNE 1960), daß die morphologischen Veränderungen an der Papille hydropenischer Ratten nicht bestätigt werden konnten (BREDDY, COOPER u. BOSS 1961) und daß Hyaluronidase an der isolierten Membran keinen Effekt auf die Wasserpermeabilität entfaltete (LEAF 1960, BENTLEY 1962). Auch waren in den Beobachtungen von THORN u. Mitarb. (s. o.) gleichzeitige Filtratänderungen nicht auszuschließen. Der medulläre Gehalt an hyaluronidaseähnlicher Gewebsaktivität war vom Vorliegen einer Diurese bzw. Antidiurese unabhängig (KNUDSEN u. KOEFOED 1960).

b) Die **ADH-Bindung an Membranreceptoren** wurde von SCHWARTZ u. Mitarb. (1960) zum Gegenstand einer weiteren Hypothese über den ADH-Wirkungsmechanismus gemacht.

Radioaktiv markiertes ADH läßt sich als ^{131}J-ADH autoradiographisch in den distalen Tubuli und in den oberen zwei Dritteln der Sammelrohre nachweisen (DARMADY, DURANT, MATTHEWS u. STRANACK 1960). Als ^{3}H-ADH war es vor allem auf dem Höhepunkt einer Antidiurese, nicht dagegen im selben Maß während einer Wasserdiurese an die Eiweiße der Rattenniere, aber auch an der Krötenblase gebunden nachweisbar. Diese Bindung an die Erfolgsorgane nahm nach Zusatz von Cystein oder anderen Sulfhydrilinhibitoren erheblich ab (Fong, Silver, Christman u. Schwartz 1960). Der permeabilitätssteigernde Effekt des tritiummarkierten ADH an der isolierten Membran ging der Bindungsintensität parallel und wurde nach Zusatz von Stoffwechselinhibitoren vom oxydativen Stoffwechsel und vom Na-Transport unabhängig gefunden (Rasmussen, Schwartz, Schoessler u. Hochster 1960), während Bentley (1958) und Petersen u. Orloff (1964) diese Unabhängigkeit nicht bestätigen konnten. Die Bindung des ADH an seine Receptoren in den untersuchten Membranen, die seiner biologischen Wirkung auf die Wasserpermeabilität parallel lief, war vom Vorhandensein reaktionsfähiger SH-Gruppen am Erfolgsorgan abhängig und wurde durch deren Blockierung (s. o.) verhindert bzw. abgeschwächt (Schwartz, Rasmussen, Schoessler, Silver u. Fong 1960).

Hieraus wurde gefolgert, daß die ADH-abhängige Permeabilitätssteigerung durch eine (kovalente) Bindung bzw. Reaktion zwischen der Disulfidbrücke des Cystin im cyclischen Oktapeptid ADH und freien Sulfhydril-(SH-)Gruppen irgendwelcher Membranreceptoren eingeleitet oder bedingt wird, die dann zu einer Umstrukturierung der Diffusionbarriere in der Eiweißmatrix der Membran führt. Wie dabei im einzelnen die Erweiterung der postulierten Porenstruktur zustande kommen soll, bleibt jedoch auch durch diese Befunde ungeklärt.

c) **Eine Vermittlung der ADH-Wirkung durch cyclisches 3′5′-Adenosinmonophosphat** (AMP) wurde für möglich gehalten, weil dieses Nucleotid die ADH-Wirkung auf Wasserpermeabilität und Natriumtransport an der isolierten Membran in jeder Beziehung imitiert (Orloff u. Handler 1962) und weil es auch die Wirkung anderer Hormone auf ihre spezifischen Erfolgsorgane zu vermitteln scheint (Sutherland u. Rall 1960).

Der Zusatz von ADH zur isolierten Krötenblase (Handler, Butcher, Sutherland u. Orloff 1964) oder zu Nierengewebe vom Hund (Brown, Clarke, Roux u. Sherman 1963) steigert dort die Gewebskonzentration von 3′5′-AMP, indem ADH die Freisetzung einer in Zellmembranen nachweisbaren Adenylcyclase bewirkt, die ihrerseits die Umwandlung von unwirksamem ATP in wirksames cyclisches 3′5′-AMP katalysiert (Davoren u. Sutherland 1963). Die Inaktivierung des 3′5′-AMP zu ebenfalls unwirksamem 5′-AMP erfolgt durch eine Nucleotidphosphodiesterase, die durch Methylxanthin (Theophyllin) gehemmt wird (Butcher u. Sutherland 1962), weshalb Theophyllin an den untersuchten Membranen synergistisch zum permeabilitätssteigernden ADH-Effekt wirkte (Handler, Butcher u. Mitarb. 1964).

Auf Grund dieser Befunde nehmen Orloff u. Handler (1964) an, daß ADH in spezifisch geeigneten Epithelzellen die Bildung von 3′5′-AMP steigert und daß dieses der eigentliche intracelluläre Vermittler der permeabilitätssteigernden Wirkung ist, wobei folgender Reaktionsablauf angenommen wird:

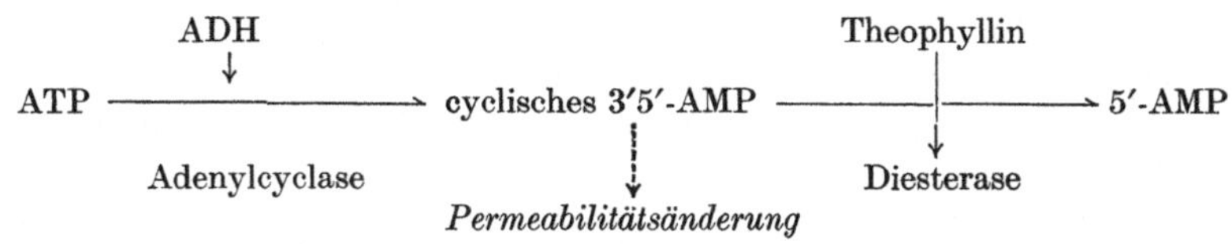

Auch durch diese Befunde bleibt freilich der genaue Mechanismus der permeabilitätssteigernden ADH-Wirkung auf bestimmte Strukturelemente der Membranen noch unaufgeklärt.

4. Nierenmarkhypertonizität beim Menschen

Ob die tierexperimentellen Befunde über die Mechanismen der Harnkonzentrierung auch auf die Verhältnisse beim Menschen übertragbar sind, läßt sich naturgemäß nur aus indirekten Indizien beantworten. Diese sind jedoch weitreichend genug, um die beim Gesunden und am Krankenbett — vor allem unter osmotischer Diurese — zu erhebenden Befunde widerspruchsfrei durch eine dem Tierexperiment entsprechende Hypertonizität des Nierenmarks und eine ebenfalls vergleichbare ADH-Wirkung auf das distale Nephron zu interpretieren, wie die Ausführungen dieses Beitrages im einzelnen belegen.

Ein direkter Beweis für das Vorliegen einer Markhypertonizität auch an — operativ oder autoptisch gewonnenen — menschlichen Nieren wurde kürzlich geführt (Berlyne u. Hoerni 1963): Es fand sich ein Anstieg der NaCl- und der Harnstoffkonzentration von der Nierenrinde zum Papillengewebe. Der Gradient dieses osmotischen Konzentrationsanstieges war mit der Osmolalität des gleichzeitig gebildeten Urins eng korreliert ($r = 0{,}75$; $P < 0{,}001$), wie Abb. 2 zeigt. Die

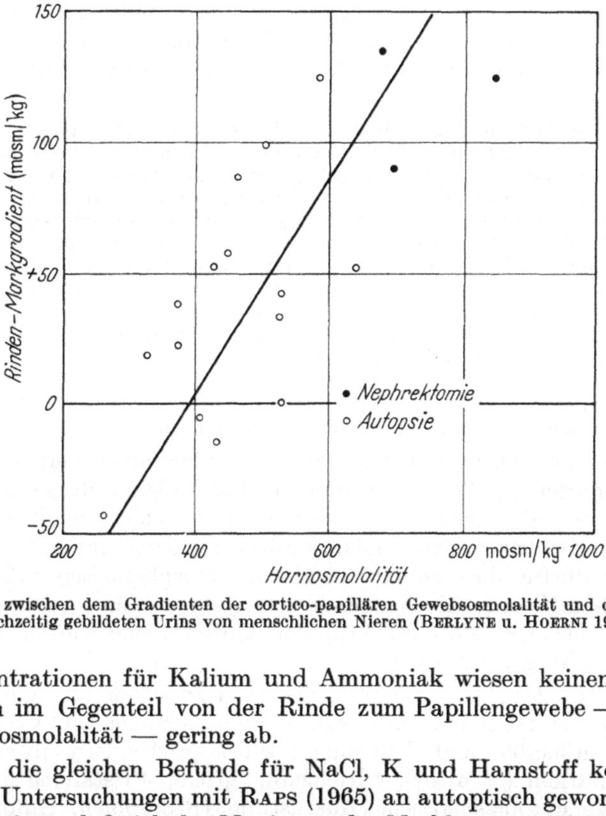

Abb. 2. Beziehung zwischen dem Gradienten der cortico-papillären Gewebsosmolalität und der Osmolalität des gleichzeitig gebildeten Urins von menschlichen Nieren (Berlyne u. Hoerni 1963)

Gewebskonzentrationen für Kalium und Ammoniak wiesen keinen Anstieg auf, sondern fielen im Gegenteil von der Rinde zum Papillengewebe — unabhängig von der Harnosmolalität — gering ab.

Prinzipiell die gleichen Befunde für NaCl, K und Harnstoff konnten wir in gemeinsamen Untersuchungen mit Raps (1965) an autoptisch gewonnenen Nieren erheben und zeigen, daß sich das Maximum der Markhypertonizität für NaCl und Harnstoff in der inneren Markzone fand, während es zur Papillenspitze hin zu einem leichten, statistisch jedoch nicht signifikanten Abfall der Konzentrationen kam. Diese Befunde machen das Funktionieren medullärer Gegenstromsysteme als Grundlage der Markhypertonizität auch beim Menschen evident.

II. Morphologische Befunde

Obwohl sich die Morphologie bisher nicht systematisch mit den Zusammenhängen zwischen Struktur und Funktion des Nierenmarks beschäftigt hat, reichen doch wichtige Daten hierzu in die Zeit vor Aufklärung des Haarnadelgegenstromprinzips zurück: Peter (1927) wies zuerst auf Beziehungen zwischen der Länge der dünnen Henleschen Schleifen und dem renalen Konzentrationsvermögen hin. Crane (1927) fand einen konzentrierten Harn ebenfalls nur bei Species mit dünner Henlescher Schleife, nämlich bei Vögeln und Säugern, bei denen allein auch das

ADH eine harnkonzentrierende Wirkung entfaltet (BURGESS, HARVEY u. MARSHALL 1933, MARSHALL 1934). Freilich ist in den konzentrationsfähigsten Nieren auch der dicke Anteil der Henleschen Schleifen am längsten (SPERBER 1944).

1. Normalbefunde

Welche Rolle speziell die *Länge der Henleschen Schleifen* für den Konzentriereffekt eines haarnadelförmig verlaufenden Gegenstromsystems spielt, wurde mathematisch von KUHN u. RAMEL (1959) analysiert. Daß die Gewebskonzentration am Scheitel des Schleifensystems in der Papillenspitze und damit die maximale Konzentrationsleistung unter anderem auch mit der Länge des Haarnadelgegenstromsystems zunimmt, wird durch die vergleichende Physiologie bestätigt:

Nieren mit ausschließlich kurzen Henleschen Schleifen wie z.B. Aplodontia (NUNGESSER, PFEIFFER, IVERSON u. WALLERIUS 1960) oder Biber und dementsprechend fehlender innerer Markzone weisen ebenso wie die Niere der Vögel mit nur wenigen und kurzen Henleschen Schleifen (VOGEL u. STOECKERT 1965) mit einer maximalen Harnosmolalität von 600 mosm/kg das geringste, Psammomys mit 100% langen Schleifen und einer maximalen Harnosmolalität von 5500 mosm/kg das stärkste Konzentrationsvermögen auf, der Mensch mit 14% und die Ratte mit 30% langen Schleifenanteilen liegen mit maximal 1200 mosm/kg bzw. 2600 mosm/kg in der Mitte zwischen diesen Extremen (O'DELL u. SCHMIDT-NIELSEN 1960). Daß jedoch der prozentuale Anteil langer Schleifenschenkel bzw. die Ausprägung der inneren Markzone nicht die einzige Ursache solcher Speciesunterschiede sind, zeigen Hund und Katze mit ebenfalls 100% langen Schleifen einerseits und Känguruhratte bzw. Springmaus mit lediglich 27 bzw. 33% langen Schleifen andererseits und trotzdem maximaler Konzentrationsleistung bis nahe 6000 mosm/kg (SCHMIDT-NIELSEN u. O'DELL 1961). Über die Rolle der Schleifenlänge für die postnatale Entwicklung des renalen Konzentrationsvermögens beim Menschen s. S. 580.

Obwohl nach den vorliegenden Mikropunktionsbefunden und Gewebsanalysen die ganz verschieden strukturierten inneren und äußeren Markzonen mit unterschiedlich dicken und langen Schleifenschenkeln zweifellos beide zur Erzeugung einer papillenwärts fortschreitenden Gewebshypertonizität für NaCl und Harnstoff befähigt sind, dürfte dies entsprechend den morphologisch faßbaren Unterschieden durch differente Mechanismen zustande kommen (SITTE 1965). Entscheidende Einblicke in diese strukturellen Unterschiede wurden erst auf elektronenoptischem Weg gewonnen:

Der *dünne Teil der Henleschen Schleifen* zeigt zwischen auf- und absteigenden Schenkeln keine auffallenden Differenzen: Beide sind lichtmikroskopisch durch eine geringe Epithelhöhe und elektronenmikroskopisch durch ein nur wenig ausgeprägtes Chondriom (= Mitochondrienzahl, -größe, -Cristareichtum) sowie nur geringe sonstige cytoplasmatische Ausrüstung (Ribosomen, endoplasmatisches Reticulum) charakterisiert (RHODIN 1959, THOENES 1965), woraus in Analogie zu anderen Tubulusabschnitten auf eine nur geringe (Netto)transportkapazität für Na(Cl) geschlossen werden könnte, sofern nicht andere als mitochondriale Energiequellen, wie z.B. eine anaerobe Glykolyse, in Betracht zu ziehen sind, die im Nierenmark eine nicht unbedeutende Rolle spielt (KEAN, ADAMS, WINTERS u. DAVIES 1961, LEE, VANCE u. CAHILL 1962). Demgegenüber entspricht der *dicke Teil des aufsteigenden Schleifenschenkels* ebenso wie der absteigende Schenkel (pars recta des proximalen Tubulus) im Innenstreifen der äußeren Markzone in jeder Hinsicht den ionentransportaktiven corticalen Tubulusabschnitten mit mitochondrienreichen Epithelien (THOENES 1961).

Die Basalmembran der Pars recta des proximalen Tubulus und des anschließenden dünnen absteigenden Schleifenschenkels fand sich an der Ratte bei Wasserdiurese, aber auch bei der Kombination von Hydratisierung und ADH-Applikation verdickt und nahm eine fibrilläre Struktur an, die bei Antidiurese nicht erkennbar war (ROBSON 1963). Möglicherweise ist dies Ausdruck einer verminderten Permeabilität für die Wasserauswärtsdiffusion bzw. die NaCl-Einwärtsdiffusion und damit eine Ursache für die bei Wasserdiurese verminderte Nierenmarkhypertonizität.

Elektronenoptische Untersuchungen der *medullären Vasa recta* zeigten, daß die arteriellen Abschnitte ein wohlausgebildetes, die venösen dagegen nur ein schmales, zudem gefenstertes Cytoplasma ihrer Capillarendothelien aufweisen (LONGLEY, BURSTONE, LASSEN, BANFIELD u. BRINDLEY 1961).

Die *Sammelrohrzellen* zeigten schließlich eine nach der Papillenspitze hin abnehmende Zahl an Mitochondrien und Ribosomen, wodurch die „Helligkeit" dieser Zellen im lichtmikroskopischen Bild erklärt wird, während nach proximal zu in den Sammelrohrwänden die „dunklen", mitochondrienreichen, sog. Schaltzellen zunehmen (RHODIN 1958, LAPP 1960, THOENES 1961). Dies spricht für die Möglichkeit, daß auch hier der (Netto)transport von Na(Cl) verglichen mit corticalen Tubulusabschnitten gering ist und könnte in Übereinstimmung mit den physiologischen Mikropunktionsbefunden darauf hinweisen, daß die terminale Harnkonzentrierung (Phase III) in den Sammelrohren nicht durch aktive Transportvorgänge in deren Epithel, sondern durch eine passive Rückdiffusion von Wasser und Harnstoff ins umgebende Nierenmark zustande kommt.

Eine Voraussetzung dieser Betrachtungsweise ist allerdings, daß die Ausprägung des Chondrioms (s. o.) einen definitiven Hinweis auf die vom oxydativen Stoffwechsel abhängige Transportkapazität eines Tubulusabschnittes darstellt, worüber ein abschließendes Urteil noch aussteht. Nur unter dieser Voraussetzung kann auch von bisher unauflöslichen Differenzen zwischen Struktur und Funktion gesprochen werden, die Anlaß zur Entwicklung neuer Modellvorstellungen über anders arbeitende, harnkonzentrierende Multiplikationssysteme geben könnten (NIESEL u. RÖSKENBLECK 1964).

Veränderungen der Sammelrohre in Abhängigkeit von der Diureseform wurden vor allem im Zusammenhang mit dem von GINETZINSKY postulierten Wirkungsmechanismus des ADH und seiner Vermittlung durch Hyaluronidase (S. 499) beschrieben.

An der Rattenniere fand sich dabei während Wasserdiurese ein enges Lumen der Sammelrohre (!) mit relativ cytoplasmareichem Epithelbelag und Metachromasie der toluidinblau gefärbten Zwischenzell-Kittsubstanz. Bei hydropenischer und osmotischer Antidiurese waren dagegen die Sammelrohre weit, ihre Epithelzellen cytoplasmaarm und praktisch frei von einer Metachromasie (GINETZINSKY 1958, STOLARCZYK u. MANITIUS 1962), woraus auf einen unterschiedlichen Mucopolysaccharidgehalt dieser Strukturen in Abhängigkeit von der ADH-induzierten Hyaluronidaseaktivität geschlossen wurde. Diese Befunde konnten allerdings von anderer Seite nicht bestätigt werden (HELLER u. LOJDA 1960, BREDDY, COOPER u. BOSS 1961), worauf im Zusammenhang mit den gewichtigeren physiologischen und methodologischen Gegenargumenten S. 499 eingegangen wird.

Histochemische Befunde über die enzymatischen Aktivitäten des Nierenmarks sind im Beitrag von RICHTERICH erörtert.

2. Pathologische Befunde

Systematisch vergleichende Untersuchungen über die Korrelation von Struktur und Funktion bei Störungen der Harnkonzentrierung stehen für die Mehrzahl der Nephropathien bisher aus. Lediglich für einige spezielle Defekte liegen eingehendere morphologische Befunde vor.

Am ausführlichsten untersucht ist die *hypokaliämische Nephropathie*, deren gewebliche Veränderungen im Bereich der harnkonzentrierenden Strukturen unabhängig von der Ätiologie der Kaliopenie sind, aber eine erhebliche Speciesabhängigkeit aufweisen (Zusammenfassung s. bei HOLLANDER 1963). Während die ersten Läsionen bei Kaliummangel am proximalen Tubulus beschrieben wurden (SCHRADER, PRICKETT u. SALMON 1937), besteht heute Übereinstimmung, daß sich an Ratte und Maus die ausgeprägtesten Alterationen im Bereich der Sammelrohre finden (SPARGO 1954, OLIVER, MACDOWELL, WELT, HOLLIDAY u. Mitarb. 1957, CRAIG u. SCHWARTZ 1957, TAUXE, WAKIM u. BAGGENSTOSS 1957): Diese zeigen eine Schwellung bzw. Hyperplasie ihrer Epithelien, so daß sie zum Teil sekundär erweitert sind. Dabei weist das Cytoplasma eine deutliche Granulierung bzw. hyaline Tropfenbildung auf, die sich bei Mikrodissektion vor allem in die innere Markzone lokalisieren ließen, während die Schwellung der hellen Zellen und eine Proliferation auch der Schaltzellen besonders im inneren Anteil der äußeren Markzone nachweisbar war (OLIVER u. Mitarb. 1957). Erst bei länger als 2 Wochen andauerndem Kaliummangel trat auch eine Verdickung der Basalmembran an den Henleschen Schleifen hinzu (MACDONALD, SABOUR, LAMBIE u. ROBSON 1962, ROBSON 1963). Normalisierung des Kaliumbestandes führte auch zur Rückbildung dieser Befunde (TAUXE, WAKIM u. BAGGENSTOSS 1957), die überdies mittels Substitution kaliumfreier Ernährung durch Rubidium oder Caesium verhindert werden konnten (FOLLIS 1943).

Die Natur der zuerst von LIEBOW, MCFARLAND u. TENNANT (1941) und von SPARGO (1954) beobachteten granulären Degeneration der Sammelrohrepithelien wurde histochemisch zunächst als Lipoprotein (CRAIG u. SCHWARTZ 1957) bzw. mitochondrialer Herkunft (PEARSE u. MACPHERSON 1957/58, MUEHRCKE u. BONTING 1958; im Gegensatz hierzu SPARGO, STRAUS u. FITCH 1960) gedeutet. Ihr Reichtum an saurer Phosphatase und anderen Hydrolasen veranlaßte zusammen mit elektronenoptischen Kriterien ihre Zuordnung zu den sog. Lysosomen (GASIC u. MORRISON 1963, MORRISON, PANNER u. GASIC 1963, MORRISON u. PANNER 1964), deren funktionelle Bedeutung freilich noch nicht endgültig geklärt erscheint.

Im Gegensatz hierzu finden sich beim Menschen — und ebenso beim Hund (SMITH, BLACK-SCHAFFER u. LASATER 1950) — kaum hypokaliämisch bedingte Veränderungen im medullären Bereich der Sammelrohre und der Henleschen Schleifen, sondern an den Tubuli contorti. Im Vordergrund steht dabei eine mit der Kaliopenie reversible vacuoläre Degeneration (PERKINS, PETERSEN u. RILEY 1950, RELMAN u. SCHWARTZ 1956, DARMADY u. STRANACK 1957, PEARSE u. MACPHERSON 1958, RANDERATH u. BOHLE 1959, FOURMAN 1960; weitere Literatur und ausführliche kasuistische Daten zur pathologischen Anatomie s. bei RELMAN u. SCHWARTZ 1958, ZOLLINGER 1966). Bei der Beurteilung des Zusammenhanges zwischen diesen Läsionen und den regelmäßig hierbei auftretenden Konzentrierdefekten (S. 638) ist zu berücksichtigen, daß länger dauernde Kaliummangelzustände gehäuft mit Pyelonephritiden einhergehen, die ihrerseits Konzentrierdefekte verursachen können (MUEHRCKE u. MCMILLAN 1963).

Die morphologischen Befunde bei *hypercalcämischer Nephropathie* sind mit disseminierten Hyperplasien und Nekrosen im äußeren Mark denjenigen bei Hypokaliämie ähnlich. Darüber hinaus besteht aber eine Neigung zur Verkalkung, vor allem der Basalmembranen, bei maximaler Ausprägung in Form einer Nephrocalcinose, die mit der Dauer und Intensität der auslösenden Hypercalcämie zunimmt und dann auch in anderen Organen auftreten kann. Ebenso wie bei Kaliopenie findet sich auch bei Hypercalcämien, unabhängig von deren Ätiologie regelmäßig ein Konzentrierdefekt vom Typ der ADH-Refraktärität des distalen Nephron bzw. eines symptomatischen nephrogenen Diabetes insipidus.

Nach kurzdauernder bzw. bei akuter Hypercalcämie finden sich beim Menschen Calciumausfällungen lediglich intraluminal im distalen Nephron mit sekundären Epitheldesquamationen in den distalen Tubuli und Sammelrohren und gelegentlicher Obstruktion der Lumina durch Kalkpräcipitate bzw. -zylinder (HERRMANN, KIRSTEN u. KRAKAUER 1949, PARFITT 1964). Chronische Hypercalcämien gehen mit unterschiedlich ausgeprägten Alterationen einher: Zuerst erfolgen Calcifizierungen der Basalmembran und benachbarter Epithelzellen vor allem der Sammelrohre, etwas weniger auch der distalen Tubuli (COHEN, FITZGERALD, FOURMAN,

Griffiths u. de Wardener 1957), bei weiterem Fortschreiten kommt es auch zu interstitieller Calcifizierung mit sekundären entzündlichen Reaktionen im Interstitium (Mortensen u. Baggenstoss 1954) als Grundlage der röntgenologisch erkennbaren Nephrocalcinose, vor allem an der Markrindengrenze.

Ähnliche Befunde wurden tierexperimentell am Affen (Kent, Vawter, Dowben u. Benson 1958), an der Ratte (Epstein, Rivera u. Carone 1958) und noch deutlicher und mehr disseminiert am Hund (Epstein, Beck, Carone, Levitin u. Manitius 1959, Carone, Epstein, Beck u. Levitin 1960) erzeugt. Die lichtmikroskopisch einheitlichen Läsionen ließen sich elektronenoptisch je nach der Ursache der Hypercalcämie (Vitamin D-Intoxikation bzw. Parathormon) noch weiter unterscheiden (Engfeldt, Rhodin u. Strandh 1962).

An der Ratte und am Affen waren Zellnekrosen und -regenerate, Verkalkungen der Basalmembran mit Übergreifen auf das umgebende Bindegewebe und zum Teil obstruktiv wirkenden Granulationen dortselbst vor allem an den Sammelrohren ausgeprägt, betrafen aber auch in den schwersten Fällen niemals mehr als ca. 10% aller Nephrone (Kent, Vawter u. Mitarb. 1958, Epstein, Rivera u. Carone 1958). Am Hund ließen sie sich mittels Mikrodissektion besonders am aufsteigenden Schenkel der Henleschen Schleife, an den distalen Tubuli contorti und an den Sammelrohren nachweisen und gingen mit vermehrtem Calciumgehalt des Nierenmarks einher (Epstein, Beck u. Mitarb. 1959).

Bei experimentellem *Magnesiummangel* mit gestörter Harnkonzentrierung fanden sich an der Ratte ebenfalls vacuoläre Degenerationen und Mitochondrienschwellungen hauptsächlich in den proximalen Tubuli, aber auch distal und in den Sammelrohren (Smith, Baxter, Lindner u. Ginn 1962).

Alle diese morphologischen Veränderungen sind zwar eindeutig an den harnkonzentrierenden Abschnitten des Nephron lokalisiert und gehen sämtlich mit Störungen des renalen Konzentrationsvermögens, vor allem mit einer ADH-Refraktärität des distalen Nephron einher (s. S. 638), was sie im einzelnen funktionell hierfür bedeuten, bedarf jedoch erst noch der Aufklärung. Weniger eindeutig und daher noch schwieriger zu interpretieren sind die vorliegenden morphologischen Beobachtungen bei einigen weiteren erworbenen Nephropathien mit Konzentrierdefekten. Das klinische Bild eines symptomatischen renalen, d.h. ADH-refraktären Diabetes insipidus ging z.B. bei *Periarteriitis nodosa* mit Atrophie der Sammelrohre und weniger auch der distalen Tubuli in der Nachbarschaft arterieller Obliterationen einher (Darmady, Griffiths, Mattingly, Spencer, Stranack u. de Wardener 1955), ähnliche Alterationen fanden sich als Grundlage einer „wasserverlierenden Nephritis“ bei Myelom bzw. obstruktiver Uropathie in Form einer Prostatahypertrophie (Roussak u. Oleesky 1954). Noch uncharakteristischer waren ähnliche funktionelle Störungen bei *Sjögren-Syndrom* mit lympho- und plasmacellulären Infiltraten und disseminierten Tubulusdegenerationen (Bucher u. Reid 1959, Kahn, Merritt, Wohl u. Orloff 1962) sowie bei multiplen renalen Mikrogranulomen bei einer normocalcämisch verlaufenden *Sarkoidose* (Panitz u. Shinaberger 1965). Während der familiäre nephrogene Diabetes insipidus ohne charakteristische morphologische Veränderungen einhergeht, fand sich ein erworbenes Bild dieser Art bei isolierter *Amyloidose* in den verdickten Basalmembranen lediglich der Sammelrohre und in den Vasa recta des Nierenmarks, während die proximalen und distalen Tubuli frei von Amyloidablagerungen waren (Carone u. Epstein 1960). Hieraus wird besonders die funktionelle Bedeutung der Sammelrohre als Ort der Rückdiffusion freien Wassers ins Nierenmark, aber auch als einer der Angriffspunkte des ADH evident. Ohne Zweifel sind von morphologischen Untersuchungen, zumal unter definierten Noxen und in Kombination mit histochemischen und elektronenmikroskopischen Methoden noch weitere wichtige Aufschlüsse zur Topik der verschiedenen konzentrierenden Mechanismen und ihrer Defekte zu erwarten.

C. Klinische Funktionsprüfungen der konzentrativen Nierenleistung

Die Bestimmung der osmotischen Blut- und Harnkonzentration erfolgt physikalisch durch Messung der Gefrierpunktserniedrigung oder approximativ als spezifisches Gewicht. Partialosmolaritäten von Einzelbestandteilen der Körperflüssigkeiten (Elektrolyte, Glucose, Harnstoff usw.) können überdies bedarfsweise mit der elektrischen Leitfähigkeit oder durch chemische Nachweismethoden erfaßt werden.

Die genannten physikalischen Meßverfahren sind seit Beginn des Jahrhunderts geläufig und bieten daher, für sich genommen, keine methodischen Probleme mehr, wenn man von der apparativen Weiterentwicklung auf dem Gebiet der Kryoskopie (vom Beckmann-Kryoskop zum Fiske- bzw. Bowman-Osmometer mit elektrometrischer Messung) einschließlich ihrer Adaptation an Mikromethoden (HARGITAY, KUHN u. WIRZ 1951) absieht. Dagegen erfordern die praktisch-klinische Bedeutung des Wasser- und Mineralhaushaltes sowie unser Kenntnisstand über den Konzentrierungsvorgang heute vielfach wieder, wie schon bei v. KORÁNYI (1896), die exakte Bestimmung der osmotischen Konzentrationen. Diese Entwicklung hat erneut eine kritische Analyse der von VOLHARD wegen ihrer Einfachheit inaugurierten spezifischen Harngewichtsbestimmung bezüglich ihrer Eignung als Maß der konzentrativen Nierenleistung im Zusammenhang mit dem Konzentrationsversuch veranlaßt, auf die hier näher einzugehen ist. Erst daran kann sich die Besprechung der mit diesen physikalischen Methoden arbeitenden und einiger anderer Funktionsprüfungen des renalen Konzentrationsvermögens anschließen.— Ergänzende Hinweise hierzu finden sich außerdem im Beitrag von KLEINSCHMIDT dieses Bandes.

I. Physikalische Bestimmungsmethoden der osmotischen Konzentration

1. Messung des spezifischen Harngewichtes

Das spezifische Gewicht bzw. die Wichte σ einer Flüssigkeit entspricht dem Verhältnis ihres Gewichts bei bestimmter Temperatur zum Gewicht eines gleichen Volumens Wasser bei 4° C. Die Messung erfolgt im Harn gravimetrisch mittels handelsüblicher Aräometer bzw. Urometer oder Hydrometer mit einer Skaleneinteilung nach BAUMÉ. Ihre Genauigkeit ist bei sorgfältiger Anwendung für klinische Zwecke ausreichend (ØSTER 1948, BJERRE-CHRISTENSEN 1952, GOLDRING 1951), wobei Eichfehler von $\pm 0{,}002$ in Kauf genommen werden (MILES, PATON u. DE WARDENER 1954), während andere Untersucher Kalibrationsfehler bis zu 0,009 fanden (AARON 1945). Die Urometer sind in Europa auf 15° C bzw. in den angloamerikanischen Ländern auf 15,56° C gleich 60° F, mithin annähernd auf Zimmertemperatur geeicht. Die genauere Messung des spezifischen Gewichtes mittels Refraktometers (RUBINI u. WOLF 1957) und ebenso mittels Westphalschem Pyknometer, in das die zu messende Flüssigkeit bis zu einer Eichmarke eingefüllt und anschließend gewogen werden muß, hat sich wegen ihrer umständlicheren Ausführung in der Klinik nicht eingebürgert. Übereinstimmung zwischen Aräometer- und Pyknometerwerten fanden SCHOEN, YOUNG u. WEISSMAN (1959). Dagegen zeigten Refraktometerwerte ebensowenig wie das Gewicht der ausgeschiedenen Harnfixa eine befriedigende Korrelation zur osmotischen Harnkonzentration, während die Refraktometerwerte eine sehr enge Korrelation mit dem gravimetrisch bestimmten Gewicht der Soluta aufwiesen, die unabhängig war von der Harnzusammensetzung (MERONEY, RUBINI u. BLYTHE 1958, GALAMBOS,

HERNDON u. REYNOLDS 1964). — Das spezifische Gewicht des enteiweißten Blutplasmas als Bezugspunkt für die renale Konzentrationsleistung beträgt 1,010 und braucht im Einzelfall nicht gemessen zu werden.

Das spezifische Gewicht gibt bekanntlich kein Maß für die von der Zahl der gelösten Teilchen abhängige osmotische Konzentration, sondern ist gleich dem Totalgewicht der gelösten Stoffe (ADDIS u. FOSTER 1922, ALVING u. v. SLYKE 1934, PRICE, MILLER u. HAYMAN 1940, MILLER, PRICE u. LONGLEY 1941, ISAACSON 1959) und damit von deren Molekülgröße bzw. Molekulargewicht abhängig. Somit stellen vor allem Makromoleküle wie Proteine, aber auch jodhaltige Röntgenkonstrastmittel oder Clearancesubstanzen wie Inulin und PAH erhebliche Fehlerquellen dar. Deshalb ist das spezifische Harngewicht einige Tage nach Durchführung solcher diagnostischer Maßnahmen nicht verwertbar. Auch soll bei stärkerer Proteinurie der Harn gekocht, filtriert und mit Aqua dest. auf sein Ausgangsvolumen aufgefüllt werden, oder es ist je 0,39% Eiweißgehalt ein Teilstrich = 0,001 vom gemessenen spezifischen Gewicht abzuziehen. Dieselbe Korrektur von 0,001 wird bei Glykosurie für je 0,27% Glucosegehalt angegeben. Schließlich ist die aktuelle Harntemperatur zu messen, die meist über dem Eichpunkt von 15° liegt. Hier ist für je 3° C bzw. 5,5° F über 15° C bzw. 60° F ein Teilstrich = +0,001 zum spezifischen Gewicht hinzuzuzählen. Lediglich bei Anwendung temperaturkompensierter Refraktometer zur Bestimmung des spezifischen Harngewichtes kann auf diese Korrektur verzichtet werden (BARRY, MCLAURIN u. PARNELL 1960). Zur Vermeidung weiterer Meßfehler ist die Benutzung eines möglichst großen Aräometers, d.h. die Messung in einer möglichst großen Harnmenge empfehlenswert, da die Graduierung großer Urometer genauer ist und besser abgelesen werden kann. Ferner ist die Berührung des Aräometers mit der Gefäßwand zur Ausschaltung adhäsiver Kräfte während des Ablesens unbedingt zu vermeiden, so daß auch aus diesem Grund kleine Urinmengen in engen Reagensgläsern ungeeignet sind. Reste von Sagrotan, Seife oder anderen oberflächenaktiven Detergentien in den Harnsammelgefäßen können ebenfalls den Meßwert störend beeinflussen und sind daher sorgfältig auszuspülen. Schaumblasen sind durch Filtrierpapier zu beseitigen. — Längeres Stehenlassen des Urins bei Zimmertemperatur läßt die osmotische Konzentration langsam ansteigen, je stärker, desto mehr Bakterien der Urin enthält (KAITZ 1961), so daß vermutlich Spaltprodukte der bakteriell bedingten ammoniakalischen Harnzersetzung hierfür anzuschuldigen sind.

Da trotzdem manchmal, z.B. bei akutem Nierenversagen, nur wenige Tropfen Urin verfügbar sind, wurden mehrfach Bestimmungsmethoden des spezifischen Gewichtes aus solch kleinen Mengen angegeben, die sich freilich nicht als rasche Routinemethoden eignen. Schon frühzeitig wurden wechselnd zusammengesetzte Lösungen aus Xylol und Tetrachlorkohlenstoff mit unterschiedlichem spezifischem Gewicht benutzt, um je nach dem Mischungsverhältnis, in dem ein hineingefallener Urintropfen schwebenblieb, Rückschlüsse auf dessen spezifisches Gewicht zu ziehen (KIRKPATRICK u. KLING 1926). Modifikationen dieser auch für Serumeiweißbestimmungen angewandten Methode des fallenden Tropfens wurden verschiedentlich zur Messung des spezifischen Harngewichtes in kleinen Mengen vorgeschlagen (MONROE u. HOPPER 1946, BROWN 1958, GOLDMAN 1959). Da die Fallgeschwindigkeit eines solchen Tropfens, z.B. in einer Brombenzin-Kerosin-Mischung, dem spezifischen Gewicht proportional ist, kann man — unter Verzicht auf eine Batterie von Testlösungen verschiedenen spezifischen Gewichtes — auch die Zeit für das Zurücklegen einer definierten Fallhöhe durch den Harntropfen als Index benutzen und dadurch die Methode weiterhin vereinfachen. Hierbei ergab sich gegenüber refraktometrisch gemessenen Werten eine Streubreite von nur ±0,0007 gegenüber ±0,0022 für die handelsüblichen Aräometer (WINSTEAD, SISSON u. MARKEY 1963).

Die nach Berücksichtigung und Ausschaltung dieser Fehlermöglichkeiten allgemein angenommene weitgehende Parallelität zwischen spezifischem Gewicht und osmotischer Konzentration (DARROW u. PRATT 1950, CORCORAN 1955) wurde neuerdings von mehreren Autoren überprüft (RAPOPORT, BRODSKY, WEST u. MACKLER 1949, DREIFUS, FRANK u. BELLET 1954, HOPPER, BOLOMEY u. WENNESLAND 1954, MILES, PATON u. DE WARDENER 1954, BALDWIN, BERMAN, HEINEMANN u. SMITH 1955, CORCORAN 1955, DUSTAN u. CORCORAN 1955, FRANK, DREIFUS u. BELLET 1955, ZARAFONETIS, MCMASTER, MOLTHAN u. STEIGER 1956, FRANK, DREIFUS, RARICK u. BELLET 1957, JOEKES, MOWBRAY u. DORMANDY

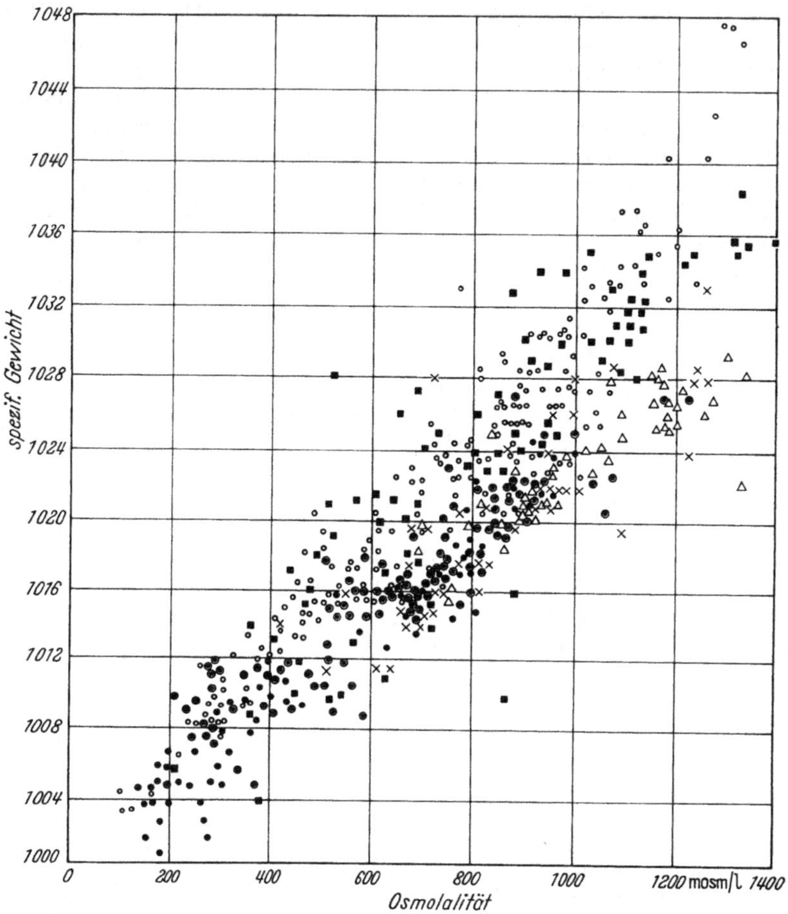

Abb. 3. Verhältnis zwischen spezifischem Gewicht und kryoskopisch bestimmter Osmolalität des Harns nach Daten der Literatur: Normalpersonen (▵) und pathologische Fälle (▪) bei JACOBSON u. Mitarb., Werte von WIJDEVELD (•), ISAACSON (×), MILES, PATON u. DE WARDENER (○) sowie FRANK, DREIFUS u. Mitarb. (◎)

1957, SCHOEN 1957, SCHOEN, YOUNG u. WEISSMAN 1959, ISAACSON 1960, JACOBSON, LEVY, KAUFMAN, GALLINEK u. DONELLY 1962).

Einige Ergebnisse dieser Untersuchungen bezüglich des Verhältnisses zwischen spezifischem Harngewicht und kryoskopisch gemessener Harnosmolarität sind in Abb. 3 dargestellt. Die Streuung der spezifischen Gewichte um den zugehörigen Wert der Osmolarität ist dabei allerdings beträchtlich. Sie wird von MILES, PATON u. DE WARDENER (1954) je größer gefunden, desto höher die Harnkonzentration ist, andere Beobachtungen beschreiben die Streuung in den mittleren Gewichtsbereichen zwischen 1,010 und 1,020 als maximal (SCHOEN, YOUNG u. WEISSMAN 1959). Dies zeigt, wie unsicher *im Einzelfall* die Beurteilung des Konzentrationsvermögens aus dem spezifischen Harngewicht ist.

So beobachteten auch JACOBSON u. Mitarb. (1962) bei einem spezifischen Gewicht von 1,016 osmotische Konzentrationen zwischen 550 und 910 mosm/l und bei einem spezifischen Gewicht von 1,023 Osmolaritäten von 770—1170 mosm/l, d. h. Schwankungen bis zu 400 mosm/l. Umgekehrt zeigten Urine mit einem spezifischen Gewicht von 1,017—1,022 sowie von 1,026—1,036 dieselbe osmotische Konzentration (MILES, PATON u. DE WARDENER 1954). Schließlich fanden FRANK, DREIFUS, RARICK u. BELLET (1957) gelegentlich Urine mit einem spezifischen Gewicht von 1,020, deren Osmolarität nur 400—500 mosm/l betrug.

Damit werden aber auch Begriffe wie derjenige der Isosthenurie als einer Fixierung des spezifischen Gewichtes um den mit 1,010 angenommenen Mittelwert für enteiweißtes Blutplasma fragwürdig. Abgesehen davon, daß die Isosmolarität des Harns um 300 mosm/l empirisch einem spezifischen Harngewicht zwischen 1,006 und 1,008 entsprach (MILES, PATON u. DE WARDENER 1954, SCHOEN, YOUNG u. WEISSMAN 1959, JACOBSON, LEVY u. Mitarb. 1962, HARROW

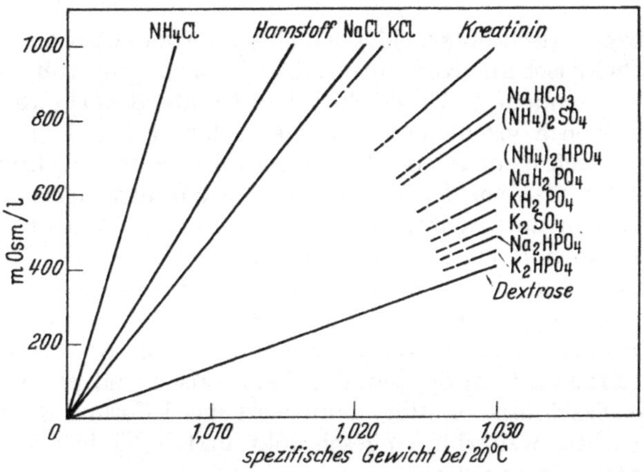

Abb. 4. Beteiligung einzelner Lösungsbestandteile des Harns am Wert des spezifischen Harngewichtes und der Harnosmolarität (nach ISAACSON 1959)

u. SLOANE 1965), so daß 96% der Harne mit einem spezifischen Gewicht von 1,010 hyperton waren, fand sich auch kein wirklich isosthenurischer Harn mit fixierter osmotischer Konzentration. Vielmehr schwankten auch bei Patienten mit einem konstanten spezifischen Harngewicht von 1,010 die Osmolaritäten von Tag zu Tag zwischen 300 und 570 mosm/l (JOEKES, MOWBRAY u. DORMANDY 1957, SCHOEN, YOUNG u. WEISSMAN 1959, JACOBSON, LEVY, KAUFMAN, GALLINEK u. DONNELLY 1962).

Die Ursache für diese Diskrepanzen zwischen spezifischem Gewicht und osmotischer Konzentration liegt in erster Linie in der unterschiedlichen und im Einzelfall unbekannten Zusammensetzung der Harne. Die Korrelation zwischen spezifischem Gewicht und Osmolarität ist nämlich für die einzelnen Harnbestandteile außerordentlich different (PRICE, MILLER u. HAYMAN 1940, ISAACSON 1959), so daß sie in unterschiedlichem Maße am Wert des spezifischen Gewichtes einerseits und der Harnosmolarität andererseits beteiligt sind (Abb. 4). Die sauren Salze außer NH_4Cl sowie Glucose erhöhen das spezifische Gewicht wesentlich stärker als die Osmolarität, während umgekehrt Harne, in denen Harnstoff, NaCl, NH_4Cl und KCl überwiegen, relativ niedrigere spezifische Gewichte bei hohen Osmolaritäten aufweisen können.

Das erklärt nicht nur, warum eine Glykosurie zur Fehlerquelle in der Beurteilung des Konzentrationsvermögens werden kann, sondern auch warum die Diskrepanz zwischen spezifischem Gewicht und Osmolarität mit der Harnkonzentration zunimmt. Auch ein weiterer, lange bekannter Befund wird hierdurch verständlich: Spontan gelassene Harne weisen bei alkalischer Reaktion ein mit $1{,}013 \pm 0{,}005$ durchschnittlich niedrigeres spezifisches Gewicht auf als saure Harne mit $1{,}020 \pm 0{,}005$ (ZIEGLER u. BRICE 1937). Ein hieraus vermuteter Unterschied in der tubulären ADH-Empfindlichkeit in Abhängigkeit vom pH des Urins (CZACZKES, ELIAKIM u. ULLMANN 1961) verschwindet, sobald anstatt des spezifischen Gewichtes die Osmolarität als Maß der Harnkonzentration genommen wird (CURTIS u. DE WARDENER 1963).

Abschließend kann damit festgestellt werden:

1. Der gemeinhin unterstellten Parallelität zwischen osmotischer Konzentration und spezifischem Harngewicht, die unter anderem VOLHARD zur Grundlage seines Konzentrationsversuchs machte, liegt eine statistisch zwar signifikante, im Einzelfall jedoch unzuverlässige Korrelation mit beträchtlicher Streubreite zugrunde.

2. Bei den diagnostisch entscheidenden Grenzwerten zwischen noch normalem und schon pathologischem Konzentrationsvermögen gestattet das spezifische Harngewicht keine eindeutige Unterscheidung. Da überdies ein „normales" spezifisches Gewicht einen Konzentrierdefekt, wie noch zu zeigen sein wird, nicht ausschließt, eignet es sich nicht für die Erfassung initialer oder diskreter Störungen, ebensowenig für Urteile über das *Ausmaß* einer Konzentrationsstörung.

3. Die Indikation zur Benutzung des spezifischen Harngewichtes als einer groben, orientierenden Suchmethode beschränkt sich auf den Nachweis ausgeprägter Hyposthenurien und — bei konstant zusammengesetzter Kost — auf die Demonstration sog. Isosthenurien. Berücksichtigt man freilich, daß die meisten dieser Patienten auch einen erhöhten Serumspiegel von Kreatinin oder anderen harnpflichtigen Produkten aufweisen, der diagnostisch und prognostisch wesentlich präzisere Rückschlüsse erlaubt, dann wird der Informationswert des spezifischen Harngewichtes weiterhin eingeschränkt, und es bleibt als nahezu einziger Vorteil die Einfachheit, mit der es zu messen ist.

Es braucht hiernach kaum noch betont zu werden, daß das spezifische Gewicht nicht unmittelbar mit der konzentrativen Nierenleistung zu tun hat und deshalb keine quantitative Signifikanz besitzt — was nur langsam zum Allgemeingut in der praktischen Medizin wird — und daß es deshalb selbstverständlich auch für jede wissenschaftliche Untersuchung ungeeignet ist. Es sollte daher durch die Bestimmung, oder allenfalls durch die Berechnung der Harnosmolarität ersetzt werden.

Erst recht sind alle Vorschläge zu weiterer Simplifizierung in der Beurteilung des Konzentrationsvermögens mittels des spezifischen Gewichtes abzulehnen.

So empfahl BECHER (1941) zu den Hundertern der 24 Std-Harnmenge die letzten beiden Zahlen des spezifischen Gewichtes zu addieren. Summenwerte unter 30 sollen auf „renale Störungen" verdächtig, unter 22 für manifeste Niereninsuffizienz wahrscheinlich sein. Ähnlich multipliziert SARRE (1960) — jedoch unter Hinweis auf die Unzuverlässigkeit dieses Vorgehens — die letzten beiden Zahlen des spezifischen Harngewichtes (im Tagesdurchschnitt) mit 2,2 und mit der Tagesharnmenge in Litern, wobei das Produkt normalerweise mehr als 60 betragen soll.

2. Bestimmung der osmotischen Konzentration

Der *osmotische Druck verdünnter Lösungen*, wie sie auch in den Körperflüssigkeiten vorliegen, ist nach VAN'T HOFFs Theorie der Lösungen (1887) proportional der Anzahl gelöster Teilchen (n) in einem bestimmten Volumen (v) und ferner proportional der absoluten Temperatur T

$$P = \frac{n}{v} \cdot RT = c \cdot RT$$

(c = Konzentration; R = Gaskonstante = 0,0821).

Man kann sich sein Zustandekommen so veranschaulichen, daß die gelösten Moleküle an einer für sie undurchlässigen, semipermeablen Membran, wie sie z.B. näherungsweise auch in den Zellwänden vorliegt, bei ihren thermischen Bewegungen abprallen und ihre kinetische Energie den Molekülen des Lösungsmittels mitteilen, so daß auf diese ein von der Membran ins Innere der Lösung gerichteter Zug einwirkt, der zum Einstrom von Lösungsmittel und damit zur „Verdünnung" führt. Der osmotische Druck einer Lösung wird also nicht unmittelbar von dieser selbst ausgeübt, sondern gleicht dem Druck, den man *benötigt*, um osmotisch bedingte Bewegungen des Lösungsmittels durch eine semipermeable Membran zu verhindern. Die für die Strömung des Lösungsmittels (Osmose) verantwortliche treibende Kraft, der osmotische Zug hat also das umgekehrte Vorzeichen wie der osmotische Druck.

Für das Verständnis osmotisch bedingter Wasserverschiebungen im Organismus und ebenso der Harnkonzentrierung genügt anstelle des osmotischen Druckes die Konzentration an osmotisch wirksam gelösten Teilchen in den Körperflüssigkeiten. Als Maß dieser Konzentration einer Flüssigkeit werden ihre Molarität oder Molalität bzw. gleichbedeutend — in der Biologie jedoch gebräuchlicher — ihre Osmolarität bzw. Osmolalität benutzt. Die Mola*r*ität (Osmola*r*ität) bezeichnet die Konzentration aller in einer Lösung osmotisch wirksamen Teilchen in Mol (Osmol) *pro Liter* Lösung (Litermolarität), die Mola*l*ität (Osmola*l*ität) dagegen *pro Kilogramm* Wasser (Kilogrammolarität). Ein Mol (Osmol) ist gleich der Masse bzw. Anzahl von $6{,}023 \cdot 10^{23}$ Molekülen (Loschmidtsche bzw. Avogadrosche Zahl) und entspricht dem Molekulargewicht des jeweiligen Stoffes in Gramm. $^1/_{1000}$ mol (osm) ist 1 mmol (mosm).

Mol und Osmol unterscheiden sich voneinander nur für gelöste Substanzen, da die Moleküle von Leitern (Elektrolyte) in Lösung in mehrere Ionen dissoziieren. Deshalb ist ein Mol an gelösten Nichtleitern (z.B. Glucose, Harnstoff) gleich einem Osmol, während ein Mol gelöster Elektrolyte, z.B. NaCl in Lösung zwei Osmol (Na^+ und Cl^-) liefert. Sobald es sich, wie in den Körperflüssigkeiten, um wäßrige Lösungen handelt, sind mol und osm und die zugehörigen Konzentrationsmaße beliebig gegeneinander vertauschbar. Da der Dissoziationsgrad nämlich keine Konstante darstellt, wird das Osmol unter Annahme einer vollständigen Dissoziation definiert: 1 osm = 1 mol der reinen undissoziierten Substanz dividiert durch die Anzahl der Ionen, in die das Molekül der undissoziierten Substanz bei vollkommener Dissoziation zerfallen würde.

Der Unterschied von Osmola*r*ität und Osmola*l*ität wird im medizinischen Sprachgebrauch trotz ihrer eindeutigen begrifflichen Definition häufig nicht beachtet oder verwechselt. Der in der Literatur meist üblichen Angabe in mosm/l entspricht die Benutzung des Osmolaritätsbegriffes. Die kryoskopische Bestimmung der osmotischen Konzentration ergibt jedoch für nicht zu konzentrierte Lösungen ein Maß für das zahlenmäßige Verhältnis von gelösten Molen zu Lösungsmittelmolen und damit für die Osmolalität.

In 1 kg Wasser ist die Zahl der Lösungsmittelmole immer gleich groß; in 1 Liter Wasser ist sie dagegen je kleiner, desto konzentrierter die Lösung ist, weil mit steigender Konzentration und Temperatur ein zunehmender Anteil des Lösungsraumes durch das Eigenvolumen der gelösten Substanz(en) beansprucht wird. Deshalb ist auch die Osmolarität im Gegensatz zur Osmolalität temperaturabhängig.

Bei wenig konzentrierten Lösungen ist somit die Differenz zwischen Osmolarität und Osmolalität minimal und praktisch zu vernachlässigen. Bei höherkonzentrierten und eiweißhaltigen Lösungen wie z.B. bei Serum ist der Unterschied dagegen beträchtlich, da nicht nur 1,6% des Lösungsraumes durch kristalloid gelöste Substanzen, sondern weitere 5% durch die Serumproteine beansprucht werden, deren mittleres spezifisches Volumen zwischen 0,718 und 0,735 angegeben wird. Deshalb liegt bei normalem Eiweißgehalt die Serumosmolalität (mosm/kg) um 6—8% höher als die Serumosmolarität (mosm/l). Die Angaben über Osmolarität bzw. Osmolalität im vorliegenden Beitrag richten sich nach den zitierten Originalarbeiten.

a) Kryoskopische Messung der Osmolalität

Die Bestimmung der Osmolalität aus der Gefrierpunktserniedrigung einer Lösung beruht auf der Eigenschaft der Dampfdruckerniedrigung aller Lösungen gegenüber dem reinen Lösungsmittel.

Der über einer Flüssigkeit herrschende Dampfdruck wird nach NETTER bestimmt von der Zahl der Lösungsmittelteilchen, die pro Zeiteinheit durch die Oberflächeneinheit treten. Das reine Lösungsmittel schickt immer beim Verdampfen mehr Teilchen in den Dampfraum als eine Lösung. Jede Lösung bewirkt also gegenüber dem reinen Lösungsmittel eine Dampfdruckerniedrigung, die abhängt von der Relation der Molekelzahlen des verdampfenden und des gelösten Stoffes.

Die Dampfdruckerniedrigung einer Lösung ist somit proportional der molalen Konzentration des oder der gelösten Stoffe und damit unabhängig von deren Art. Sie hat zur Folge, daß der Siedepunkt einer Lösung (Dampfdruck = Atmosphärendruck) höher und der Gefrierpunkt niedriger sein muß als der des reinen Lösungs-

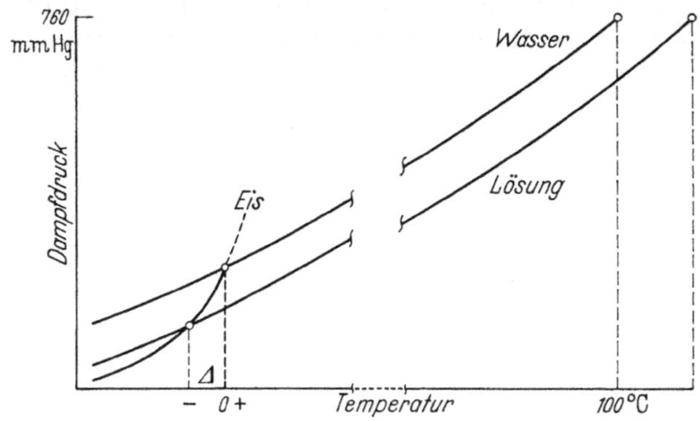

Abb. 5. Dampfdruckkurven einer Lösung und des Lösungsmittels in fester (Eis) und flüssiger Form (Wasser) am Gefrierpunkt und Siedepunkt

mittels (Abb. 5). Die Dampfdruckkurven von Lösungsmittel und Lösung verlaufen nahezu parallel, so daß die Verschiebung des Siede- bzw. Gefrierpunktes nicht nur der Dampfspannungserniedrigung, sondern mit dieser auch der molalen (osmolalen) Konzentration proportional ist.

Nach NETTER bestehen bei der Gefrierpunkttemperatur Wasser und Eis nebeneinander im Gleichgewicht, so daß die Dampfspannung über beiden gleich sein muß. Da der Dampfdruck des Eises mit fallender Temperatur rascher abfällt als der über unterkühltem Wasser und da die Dampfdruckkurve einer Lösung immer tiefer liegt als die des Lösungsmittels (Wasser), schneidet die Dampfdruckkurve der Lösung diejenige des Eises bei niedrigerer Temperatur als die des reinen Wassers (Abb. 5).

Die Gefrierpunktserniedrigung (Δ) eines Nichtleiters bzw. einer „idealen" Lösung (ohne Dissoziation, Wasserbindung, interionische Wechselwirkungen) beträgt bei einfacher molaler Konzentration (1 mol in 1 kg Wasser) 1,86° C. Man erhält hiernach die osmotische Konzentration einer unbekannten (nichtidealen) Lösung, indem man ihren kryoskopisch bestimmten Gefrierpunkt durch die molale Gefrierpunktserniedrigung $\Delta = 1{,}86^0$ dividiert:

$$\text{Osmolalität (in osm/kg)} = \frac{\text{gemessene Gefrierpunktserniedrigung}}{\text{molale Gefrierpunktserniedrigung}}\,.$$

Da eine einfache molale Lösung einen osmotischen Druck von 22,4 Atm. ausübt, ergibt die Multiplikation der Osmolalität einer Lösung mit 22,4 ihren osmotischen Druck in Atm. bei 0° C und die Multiplikation mit 25,6 denjenigen bei 38° C.

Das *Kryoskop* zur Messung der Gefrierpunktserniedrigung, wie es durch v. KORÁNYI (1897) in die Medizin eingeführt wurde, geht auf BECKMANN (1896) zurück. Sein Nachteil war zunächst, daß es einen zu großen zeitlichen Arbeitsaufwand und mit 5—10 ml zu große Flüssigkeitsvolumina benötigte, die erst durch neuere Modifikationen auf ca. 1 ml reduziert wurden. Die bis heute entscheidende apparative Weiterentwicklung erfolgte im elektrometrisch arbeitenden und selbsttätig anzeigenden Fiske-Osmometer. Es schuf erst die methodischen Voraussetzungen für eine rationelle Anwendung der Kryoskopie, die heute allgemein anstelle der ungenauen Bestimmung des spezifischen Gewichtes zu fordern ist. Demgegenüber sind andere Modifikationen des Osmometers, in denen die Unterkühlung durch Verdampfung von Äther oder durch Preßluft erfolgt, weniger optimal in Anwendung und Zuverlässigkeit.

Die für ihre Bedienung und für die Durchführung kryoskopischer Untersuchungen wichtigen Vorschriften und Hinweise zur Ausschaltung von Fehlerquellen finden sich in den einschlägigen Handbüchern der physikalisch-chemischen Analyse und der biologischen Arbeitsmethoden.

b) Berechnung der osmotischen Konzentration

Wenn eine kryoskopische Messung der osmotischen Harnkonzentration nicht möglich ist, kommt ihre behelfsmäßige Berechnung aus den Konzentrationen der hauptsächlich osmotisch wirksamen Harnbestandteile in Betracht. Am einfachsten ist die Berechnung der Osmolalität als das Zweifache der wichtigsten Kationen-Konzentrationen (Na, K, NH_4) zuzüglich der Nichtelektrolyte Harnstoff und Kreatinin sowie Protein und Glucose, sofern vorhanden. Die Kationen-Konzentrationen werden unter der vereinfachenden Annahme, daß sie alle als Chloride vorliegen, mit 0,93 als dem mittleren osmotischen Koeffizienten 0,2-molarer Lösungen von NaCl, KCl und NH_4Cl multipliziert. Die Nichtleiter werden rechnerisch als ideale Moleküle behandelt, d.h. ihre osmotische Aktivität wird ihrer molaren Konzentration gleichgesetzt:

Osmolarität $= 2 \cdot (\text{Na} + \text{NH}_4 + \text{K}) \cdot 0{,}93 + \text{Harnstoff}$ (in mmol/l), wobei 100 mg-% Harnstoff 16,7 mmol/l entsprechen.

Nun ist der osmotische Druck verdünnter Mischlösungen, wie sie in den Körperflüssigkeiten vorliegen, nicht nur von der Konzentration, Ionenart und Wertigkeit der Lösungsbestandteile, sondern vor allem vom *Dissoziationsverhalten* der einzelnen Moleküle abhängig. Dieses hinwiederum wird nicht nur vom Konzentrationsgrad der einzelnen Molekülarten, sondern auch von der Gesamtkonzentration der Mischlösung und von den Einzelkonzentrationen aller übrigen Lösungsbestandteile modifiziert; auch kommt es durch interionische Kraftwirkungen zu einer Wirkungsminderung der Ionen, die selbst für die total dissoziierten starken Elektrolyte einen osmotischen Koeffizienten unter 1,0 zur Folge hat. Da somit das Dissoziationsverhalten inkonstant und empirisch nicht meßbar ist, ist eine exakte Berechnung der osmotischen Konzentration selbst bei Kenntnis aller Einzelbestandteile prinzipiell nicht bzw. nur approximativ möglich.

Näherungswerte, die in der oben angegebenen Weise ermittelt wurden, ergaben mit steigender Harnkonzentration meist überhöhte Werte der osmotischen Konzentration, die bei einer Harnosmolarität von 500—600 mosm/l maximal war und 5—20% betrug. Dies war besonders ausgeprägt bei forcierter Natriurese, z.B. unter Saluretica und bei alkalischem pH des Urins (Roscoe 1960).

Ausschlaggebend für diese Berechnungsfehler im Vergleich mit der kryoskopisch bestimmten Osmolalität sind nicht nur Änderungen im Dissoziationsverhalten, sondern vor allem Variationen auf der Anionenseite. Chlorid hat mit 0,92 bei 0,2-molarer Lösung einen besonders hohen osmotischen Koeffizienten. Basisches Phosphat HPO_4'' z.B., wie es sich vermehrt in alkalischen Urinen findet, hat dagegen einen Koeffizienten von nur 0,38, während derjenige von H_2PO_4' wiederum 0,95 beträgt, so daß wechselnde H-Ionenkonzentrationen eine wesentliche Fehlerquelle darstellen. Aber auch wenn man Cl und PO_4 zusätzlich zu den Kationen und Nichtelektrolyten bestimmt, erhält man in allen Fällen um 7—11% zu niedrige Werte (Yardley 1958, Roscoe 1960), weil ein Teil der Anionen hierbei unberücksichtigt bleibt. Auch dieser Fehler ist pH-abhängig: er nimmt mit steigendem pH ab, d.h. je alkalischer der Urin ist, desto mehr müssen osmotisch wenig aktive Bestandteile, wie z.B. Citrat, im nichtanalysierten Anionenrest vorliegen.

Zusammenfassend ergibt sich, daß berechnete Werte der osmotischen Harnkonzentration meist zu hoch sind gegenüber den kryoskopisch ermittelten Werten, zumal bei alkalischer Harnkonzentration. Sie bieten daher keinen nennenswerten

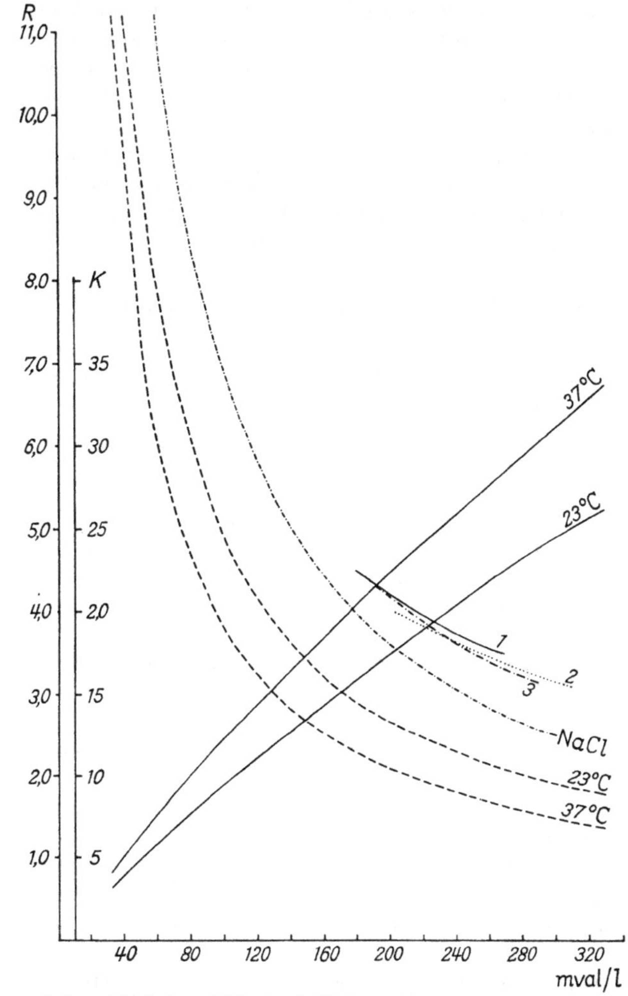

Abb. 6. Beziehung zwischen elektrischem Widerstand (R) bzw. elektrischer Leitfähigkeit ($\varkappa$) und Ionenkonzentration (mval/l) am Beispiel von NaCl-Lösung, verschiedenen Serumproben (1—3) und einer harnähnlichen Lösung (Na 180, K 100, NH_4 50; Cl 200, PO_4 50 und SO_4 mval/l) bei 23 und 37° C, ------ = R; —— = $\varkappa$

Vorteil gegenüber der Bestimmung des spezifischen Gewichts als Maß der Harnkonzentration. Dagegen erlauben sie bei alleiniger Berücksichtigung der zweifachen Kationen-Konzentration verwertbare Hinweise darauf, welcher Anteil der Gesamtosmolalität durch Elektrolyte bedingt ist.

c) Bestimmung der elektrischen Leitfähigkeit

Ein genaueres Maß für die Konzentration der dissoziierten Elektrolyte und ihre Partialosmolalität in einer Salzlösung erhält man durch Bestimmung der elektrischen Leitfähigkeit bzw. ihres reziproken Wertes, des elektrischen Widerstandes. Beide sind abhängig von der Zahl der stromtransportierenden Ionen in der Lösung eines bestimmten Salzes. Ihre Messung erfolgt konduktometrisch mittels einer Wheatstoneschen Brückenschaltung unter Wechselstrom in einer Meßzelle von bekannter und konstanter Widerstandskapazität. Bezüglich der physikalischen Grundlagen und der Meßtechnik sei auf die Lehrbücher der Elektrochemie verwiesen.

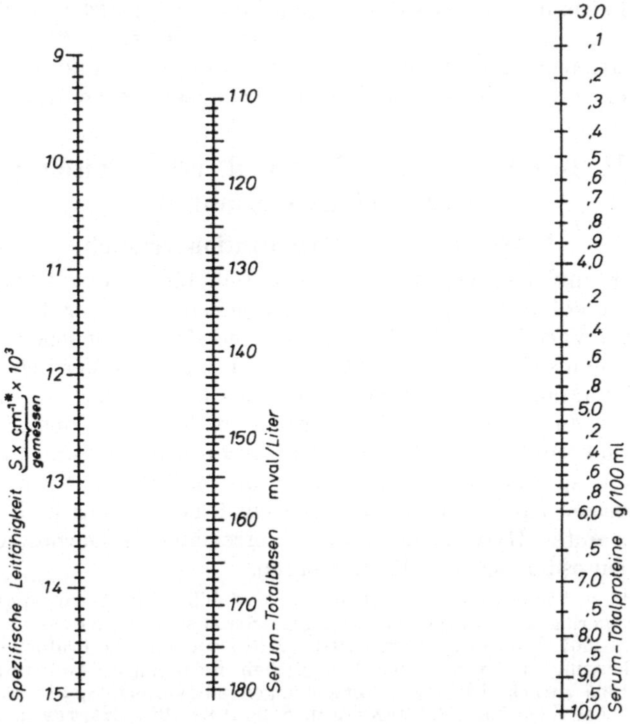

Abb. 7. Nomogramm zur Bestimmung der Serumgesamtelektrolytäquivalente aus spezifischer Leitfähigkeit und Totalproteingehalt (nach LUFKIN u. SUNDERMAN)

Da die Ionen, je nach ihrer Hydratation, Gestalt und Ladung (Wertigkeit) und in Abhängigkeit von weiteren Faktoren (Viscosität, Temperatur) unterschiedliche Wanderungsgeschwindigkeiten im elektrischen Feld aufweisen, besitzt auch jeder Elektrolyt bzw. jedes Ion seine spezifische Leitfähigkeit. Deshalb gibt es keine unmittelbare Umrechnung von Leitfähigkeits- oder Widerstandswerten in Elektrolytkonzentrationen. Für Plasma wurde eine empirische Formel angegeben (HAMBURGER, RICHET, CROSNIER u. FUNCK-BRENTANO 1962):

$$E = \frac{1{,}8 \cdot 10^6}{\varrho \cdot (100 - 0{,}25\,P)},$$

wobei E die Elektrolytkonzentration (mval/l), ϱ den spezifischen Widerstand des Plasmas bei 37° C (Ωcm) und P die Gesamteiweißkonzentration (g/l) bezeichnen. Einer normalen Gesamtkonzentration an Plasmaelektrolyten von 310 mval/l entspricht dann z.B. ein spezifischer Widerstand von 71 Ωcm.

Für Leitfähigkeitsmessungen im Urin müssen zuvor (nichtlinear verlaufende) Eichkurven mit Standardlösungen geeigneter Elektrolytzusammensetzung angelegt werden (Abb. 6). Für grob orientierende Werte der Ionenkonzentration kann bei Zugrundelegung eines mittleren molaren Leitvermögens von 100 Ω^{-1} cm² für alle stark dissoziierten Elektrolyte die molare Konzentration z. B. des Harns ungefähr dem zehnfachen Wert seiner spezifischen Leitfähigkeit (in Ω^{-1} cm^{-1}) gleichgesetzt werden.

Zur Bestimmung der Serum-Gesamtkationen („Totalbasen") bzw. -Anionen mittels Konduktometrie bedarf es, wie obige Formel zeigt, der Berücksichtigung des Serumgesamteiweißes, da es die Serumviscosität und auf diesem Weg den Meßwert der Leitfähigkeit maßgeblich beeinflußt. Von Lufkin u. Sundermann wurde deshalb ein Nomogramm zur unmittelbaren Ablesung der Gesamtkonzentration von Kationen oder Anionen im Serum aus der konduktometrisch gemessenen spezifischen Leitfähigkeit und dem Serumgesamteiweißgehalt angegeben (Abb. 7).

II. Durchführung und Normalwerte klinischer Untersuchungsverfahren

1. Wasser- und Konzentrationsversuch

Der Wasser- und Konzentrationsversuch stellt bis heute vielerorts die meist angewandte Nierenfunktionsprüfung dar. Ausgehend von der Erkenntnis einer eingeschränkten Variabilität der Harnmenge und der osmotischen Harnkonzentration bei Niereninsuffizienz (v. Korányi 1897) strebt der Versuch eine Prüfung der Niere auf maximale Leistungsfähigkeit ihres Konzentrierungs- und Verdünnungsvermögens an. Seine weite Verbreitung in der von Volhard (1910) angegebenen Form beruht auf seiner einfachen Durchführbarkeit und auf der leichten Bestimmung des spezifischen Harngewichtes als Maß der maximal erreichbaren Harnkonzentration. An dessen Stelle tritt freilich heute mehr und mehr die Bestimmung der unter Hydropenie maximal erreichbaren Harnosmolalität bzw. eines maximalen osmotischen U/P-Quotienten.

Frühere Untersucher prüften zunächst nur die Variabilität der Harnmenge in Abhängigkeit von relativ geringen Flüssigkeitsbelastungen (Strauss 1902, Kövesi u. Róth-Schulz 1904, Grünwald 1907, Vaquez u. Cottet 1910). Eine systematische Prüfung der maximalen Konzentrationsleistung in Form einer biologischen Belastungsprobe wurde erst durch Volhards bis 1905 zurückreichende Untersuchungen inauguriert. Später angegebene Verfahren mit ähnlicher Zielsetzung (Hedinger u. Schlayer 1914, Hefter u. Siebeck 1914, Mosenthal 1915) konnten sich dagegen wegen ihrer Kompliziertheit nicht durchsetzen.

Die praktische Durchführung des Volhardschen Wasser- und Konzentrationsversuches kann als bekannt vorausgesetzt werden. Eine sorgfältige Analyse des zweckmäßigsten Vorgehens wurde neuerdings von Bock u. Krecke (1957) vorgelegt. Dort ebenso wie im Handbuchbeitrag von Kleinschmidt finden sich weitere Hinweise und Literaturangaben.

Zahlreiche Modifikationen des ursprünglichen Vorgehens wurden seither mitgeteilt (Siebeck 1920, Addis u. Shevky 1922, Pratt 1926, Lashmet u. Newburgh 1932, Storey 1951 u.a.). Wichtig ist hierbei gegenüber Volhard der Verzicht auf den vorangehenden Wasserversuch mit morgendlichem Beginn des Durstversuches und zeitlicher Beschränkung auf meist 24 Std Hydropenie. Bei Erreichen der als „normal" angesehenen Harnkonzentration kann der Versuch hierdurch früher abgebrochen werden bzw. braucht bei spontaner Ausscheidung eines oberhalb dieses Normwertes konzentrierten Harns gar nicht begonnen zu werden (Nonnenbruch 1941).

a) Wasserversuch

Die orale Zufuhr von 1500 ml Flüssigkeit zur Erzielung eines minimalen spezifischen Harngewichtes von 1,001—1,004 (Alving u. v. Slyke 1934, Pilgerstorfer 1948, Storey 1951, Dustan u. Corcoran 1955) bzw. einer minimalen Harnosmolalität von 40—80 mosm/l (Kleeman, Epstein u. White 1956, Schoen

1957) als Nierenfunktionsprobe wird heute übereinstimmend für entbehrlich gehalten. Wir kennen nämlich keine Nephropathie mit *isolierter* Störung der Verdünnungsfähigkeit. Vor allem aber hängt das Ergebnis des Wasserversuches in erster Linie nicht von einer Nierenpartialfunktion, sondern von extrarenalen Faktoren ab, die zudem im Einzelfall nicht abgrenzbar sind. Dies war auch VOLHARD geläufig:

„Wir haben es bei dieser Belastungsprobe nicht nur mit der Niere zu tun, sondern mit dem ganzen komplizierten System der „Peripherie", das den Wasser- und Salzhaushalt regelt und unter alimentären, hormonalen, vasomotorischen, nervösen, ja psychischen Einflüssen steht" (1931); so daß er später (1942) „geneigt war, auf den Wasserversuch zu verzichten und sich mit der Konzentrationsprobe zu begnügen".

Dies wird dadurch unterstrichen, daß zahlreiche Abwandlungen des Wasserversuches seit langem verschiedentlich zur Diagnostik nichtrenaler Störungen im Wasser- und Mineralhaushalt angewandt wurden.

Hierher gehört z.B. die Prüfung auf latente Herzinsuffizienz (KAUFFMANN 1921), auf Leberfunktionsstörungen, Fettsucht, Myxödem (Thyreoidin-Wasserversuch), Diabetes insipidus (Hypophysin-Wasserversuch), Hypopituitarismus und Nebennierenrindeninsuffizienz (ROBINSON, POWER u. KEPLER 1941).

Unabhängig von solchen extrarenalen Einflüssen sind zwar auch die Wasserausscheidungsfähigkeit und das maximale Verdünnungsvermögen bei manchen Nephropathien pathologisch vermindert, doch bietet auch hierbei der Wasserversuch keine diagnostischen Informationen, die über den Konzentrationsversuch hinausgehen, im Gegenteil: Die Durchführung einer Wasserbelastung wenige Stunden vor dem Durstversuch kann dessen Ausfall oft störend beeinflussen (SIEBECK 1920, BECHER 1939).

b) Konzentrationsversuch

Normal- und Mittelwerte eines maximalen Konzentrationsvermögens im 24-stündigen Durstversuch sind auf Grund einiger repräsentativer Untersuchungsreihen in Tabelle 1 zusammengestellt.

Für das *spezifische Gewicht* stimmen die meisten Autoren in einer unteren Normgrenze von 1,025—1,026 überein, sofern der Wert unter Vermeidung aller methodischen Fehlerquellen bestimmt wurde. Auch ergab eine Verlängerung der Durstperiode über 24 Std hinaus meist keine signifikante Verbesserung der Konzentrationsleistung mehr und wird daher heute nicht mehr geübt.

Nahezu alle Normalkollektive aus Tabelle 1 enthielten aber bis zu 10% und mehr Probanden, die den angegebenen unteren Normwert nicht erreichten. Manchmal gelang dies erst bei einem zweiten Durstversuch. Allerdings wurde gelegentlich auch eine Abnahme des Konzentrationsmaximums beim zweiten Versuch beobachtet (MILES, PATON u. DE WARDENER 1954). Die Versuchswiederholung ist jedenfalls bei einer isolierten Hyposthenurie ohne sonstige Hinweise auf eine Nephropathie immer indiziert, ehe hieraus diagnostische Schlüsse gezogen werden.

Freilich bleiben auch dann noch einzelne Fälle mit scheinbar ungenügendem Konzentrationsvermögen bei sonst Gesunden übrig. Die sehr sorgfältige Analyse von BOCK u. KRECKE (1957) zeigt, daß Modifikationen der Versuchsdurchführung (z.B. Tageszeit, Körperhaltung, Verzicht auf Standardkost) hierfür ursächlich kaum in Frage kommen. Dagegen mögen die später (S. 558) zu erörternden modifizierenden Einflüsse auf die normale Harnkonzentrierung einen Teil solcher Resultate erklären. Sie unterstreichen erneut die bedingte Aussagefähigkeit des Konzentrationsversuches gerade in den diagnostisch wichtigsten Grenz- und Frühfällen. Deshalb haben einige Autoren mit 1,020—1,024 wesentlich niedrigere untere Normwerte für das maximale spezifische Gewicht vorgeschlagen (siehe Tabelle 1).

Tabelle 1. *Normalwerte des Konzentrationsvermögens*

Autor	Unterer Normwert	Mittelwert	n
a) Maximales spezifisches Gewicht			
VOLHARD 1910	>1,025	1,030	
ADDIS u. SHEVKY 1922	1,026	1,032 ± 0,0028	75
LASHMET u. NEWBURGH 1930	1,029	1,031 ± 0,0025	10
ALVING u. v. SLYKE 1934	1,026		
FISHBERG 1939	1,022		
NONNENBRUCH 1941	1,025		
SCHNEEBERG 1947	1,026		
ØSTER 1948	1,026	1,026	200
STOREY 1951	1,020	1,025	96
BJERRE-CHRISTENSEN 1952	1,026	1,031	93
FRANK, DREIFUS, RARICK u. BELLET 1957		1,031 ± 0,004	32
BOCK u. KRECKE 1957	1,026	1,035 ± 0,004	175
DE WARDENDER 1958	1,022		
CASTALDI, EDWARDS u. WHYTE 1960	1,026		71
WIJDEVELD 1961	1,024	1,029	19
b) Maximale Osmolalität (mosm/kg)			
RAPOPORT, BRODSKY u. WEST 1949		1182 ± 18	15
MILES, PATON u. DE WARDENER 1954	>850	935	19
FRANK, DREIFUS, RARICK u. BELLET 1957	>850	1076 ± 167	32
BOYARSKY u. SMITH 1957		790	12
SCHOEN, JOUNG u. WEISSMAN 1959	>800		12
LINDEMAN, v. BUREN u. RAISZ 1960	>950	1189 ± 26	14
ISAACSON 1960	>900	1027 ± 110	63
WIJDEVELD 1961	>850	1018	19
JACOBSON, LEVY, KAUFMANN u.a. 1962	>850	1023	26
c) Maximaler osmotischer U/P-Quotient			
RAPOPORT, BRODSKY u. WEST 1949		3,8	15
MILES, PATON u. DE WARDENER 1954		3,3	19
JOHNSON, SARGENT u.a. 1955		5,0 (maximal)	4
BOYARSKI u. SMITH 1957 (nach 12 Uhr!)	3,3	2,8 ± 0,36	12
FRANK, DREIFUS, RARICK u. BELLET 1957		3,8	32
EPSTEIN, KLEEMAN u. HENDRIKX 1957	3,4	4,0	5
DORHOUT MEES 1959	3,4		10
RAISZ u. SCHEER 1959	3,6	4,0	4
LINDEMAN, v. BUREN u. RAISZ 1960	3,3	4,0	14
WIJDEVELD 1961	3,1	3,6	19
JACOBSON, LEVY, KAUFMAN u.a. 1962	>3,0	3,6	26

Eine von der Kooperation des Patienten abhängige Fehlerquelle, nämlich die unvollkommene Einhaltung der Flüssigkeitskarenz, läßt sich oft aus der Gesamtharnmenge während des 24stündigen Durstversuches erkennen: Sie beträgt im Mittel beim Gesunden 575 ± 180 ml/24 Std, so daß ihre obere Grenze für den 2 s-Bereich bei ca. 900 ml/24 Std zu veranschlagen wäre (BOCK u. KRECKE 1957), sofern keine renal bedingte Zwangspolyurie und keine (latente) Ödemausschwemmung vorliegt. Abgesehen von einer Ödemausschwemmung kann auch die Gewichtsabnahme während des Durstversuches von ca. 1 kg für seine exakte Durchführung verwertet werden.

Unter Verzicht auf eine quantitative Feindiagnostik des Konzentrationsvermögens lassen sich jedoch auf Grund vergleichender Untersuchungen von endogener Kreatininclearance und maximalem spezifischem Gewicht (r = 0,79) immerhin orientierende Aussagen über den Schweregrad einer Parenchymerkrankung machen (CASTALDI, EDWARDS u. WHYTE 1960): Wenn das spezifische Harngewicht im Durstversuch über 1,018 ansteigt, dann ist eine Nephropathie als Ursache subjektiv wahrnehmbarer Symptome unwahrscheinlich.

Genauer und auch weniger schwankend (Tabelle 1b), bisher allerdings auch weniger zahlreich untersucht, sind dagegen die Werte der *maximalen Harn-*

osmolalität im Konzentrationsversuch. 850 mosm/kg werden hier allgemein als unterer Normwert akzeptiert.

Gleichzeitige Bestimmungen der Serumosmolalität mit Berechnung des *osmotischen U/P-Quotienten* am Ende des Durstversuches komplizieren das Verfahren durch die Notwendigkeit zur Blutabnahme, ohne seine Aussage zu präzisieren (Frank, Dreifus, Rarick u. Bellet 1957, Jacobson, Levy u. Mitarb. 1962). Die nur geringfügigen Schwankungen der Serumosmolalität zwischen 275 und 312 mosm/kg bei nichtazotämischen Patienten beeinflussen den U/P-Quotienten so gering, daß sie vernachlässigt werden können. Eine Harnosmolalität von mehr als 850 mosm/kg geht in jedem Fall mit einem U/P von 3,1 einher. Exogene Gabe von ADH am Ende eines Durstversuches erhöht den erreichten maximalen U/P-Quotienten nicht weiter, gelegentlich nimmt er sogar etwas ab (Raisz, McNeely u. Saxon 1958). Die höchsten in der Literatur mitgeteilten Werte vom Menschen wurden bei jungen Männern im Durst- und Hungerzustand bei täglicher Ernährung mit 100 g Glucose mit 4,8 (Gamble u. Butler 1944) und mit 5,0 an chronisch dehydrierten Versuchspersonen unter hoher Eiweißzufuhr angegeben (Johnson, Sargent, Nielsen u. Lichton 1955).

Schließlich wird mancherseits noch die (negative) *Clearance des freien Wassers* (C_{H_2O} bzw. C_W) bzw. mit positiven Zahlenwerten

$$T^c_{H_2O} = C_{osm} - V$$

als Maß der Harnkonzentrierung oder auch der ADH-Wirkung benutzt, seit die Berechnung der osmolaren bzw. osmolalen Clearance $\left(C_{osm} = \frac{U_{osm} \cdot V}{P_{osm}}\right)$ sowie der Clearance des (osmotisch) freien Wassers ($C_{H_2O} = V - C_{osm}$) von Wesson u. Anslow (1952) eingeführt und die osmotische Diurese zur quantitativen Beurteilung der konzentrativen Nierenleistungen angewandt wird. Unter den Bedingungen der Harnkonzentrierung im einfachen Durstversuch ist die Benutzung von C_{H_2O} bzw. $T^c_{H_2O}$ jedoch unstatthaft.

Wie Abb. 8 schematisch zeigt, ist unter diesen Bedingungen die Größe von $T^c_{H_2O}$ für eine bestimmte osmotische Harnkonzentration bzw. den zugehörigen U/P-Wert allein abhängig von der pro Zeiteinheit ausgeschiedenen Menge an Harnfixa und nimmt mit dieser — und damit auch mit dem Harnzeitvolumen — proportional zu. Im Gegensatz zum osmotischen U/P oder zur Harnosmolalität (U_{osm}) ist daher $T^c_{H_2O}$ unter den Bedingungen des Konzentrationsversuches kein unmittelbares Maß der Konzentrationsleistung, sondern nur „ein neuer physikalischer Ausdruck zum unergiebigen Schwelgen in Zahlen" (v. Noorden 1906).

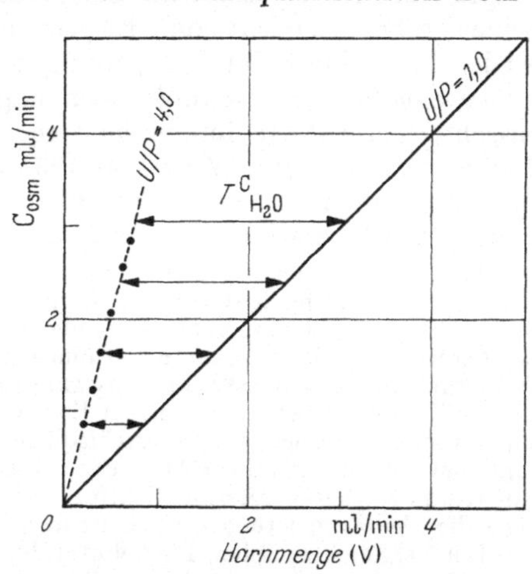

Abb. 8. Schematische Darstellung der Beziehung zwischen $T^c_{H_2O}$ und Menge der ausgeschiedenen Harnfixa (C_{osm}) bzw. Harnzeitvolumen (V) für einen konstanten osmotischen U/P von 4,0 während maximaler Hydropenie (Harnmenge < 1,0 ml/min)

Anders liegen die Verhältnisse, wenn $T^c_{H_2O}$ maximal und konstant wird ($Tm^c_{H_2O}$) und damit unabhängig von C_{osm} und V, wie dies unter forcierter osmotischer Diurese der Fall ist. Hierüber handelt ein späterer Abschnitt (S. 526).

Eine vom osmotischen U/P-Quotienten abgeleitete Größe ist der von Krück (1963) vorgeschlagene Rückdiffusionsquotient für freies Wasser ($T^c_{H_2O}/V$), der angibt, wievielmal mehr von dem insgesamt in die Sammelrohre eintretenden Flüssigkeitsvolumen (C_{osm}) in das hypertone Nierenmark zurückdiffundiert als ausgeschieden wird. Er beträgt unter Hydropenie beim Gesunden $2{,}6 \pm 0{,}47$, d.h. die rückdiffundierende osmotisch freie Wassermenge ist im Durstversuch normalerweise 2,6mal größer als das Harnzeitvolumen. Der Informationswert dieses abgeleiteten und daher weniger anschaulichen Quotienten geht nicht über denjenigen der maximal im Durstversuch erreichten Harnkonzentration hinaus. — Dasselbe gilt für die ebenfalls von U/P_{osm} abhängige „Reabsorptionsfraktion" des Wassers (WOJTCZAK, KRZYMANSKI u. CZEKALSKI 1963):

$$RF^{c}_{H_2O} = T^{c}_{H_2O}/C_{osm},$$

die normalerweise 70% von C_{osm} beträgt.

c) Indikation und Aussagefähigkeit des Konzentrationsversuches

Die *Indikation* zur Durchführung eines Konzentrationsversuches ist gegeben bei Verdacht auf eine nichtazotämische Nephropathie oder auf extrarenal bedingte Nierenfunktionsstörungen, sofern nicht bereits der Spontanurin eine sicher normale Konzentrationsleistung (spezifisches Gewicht $> 1{,}028$; Harnosmolalität > 900 mosm/kg) bestätigt. Azotämische bzw. zur Azotämie neigende Fälle stellen eine *Kontraindikation* dar.

Jede länger dauernde Hydropenie bei Niereninsuffizienz führt nämlich infolge Verminderung der extracellulären Flüssigkeit einschließlich der Plasmamenge zu weiterer Herabsetzung der Glomerulusfiltration (MERTZ 1962). Auch liegt bei jeder eindeutigen und anhaltenden Erhöhung der harnpflichtigen Produkte im Blut bereits ein beträchtlicher Parenchymuntergang mit konsekutiver osmotischer Diurese und hierdurch bedingter Hyposthenurie vor, so daß der Konzentrationsversuch in diesem Stadium keine diagnostisch wichtige Information mehr abgibt (SCHWAB 1963), jedoch die Azotämie verstärkt und so das Befinden des Patienten verschlechtert.

Bezüglich seiner *Aussagefähigkeit* stellt der Konzentrationsversuch eine einfach auszuführende und wenig belästigende Suchmethode zur qualitativen Routinediagnostik des Konzentrationsvermögens und zur approximativen Erfassung seiner gröberen Defekte dar. Er prüft eine Nieren*partial*funktion, gestattet jedoch weder den Schluß, daß bei „einer gut ausfallenden Wasser- und Konzentrationsprobe *sämtliche* Partialfunktionen ungestört sind", noch daß eine „hyposthenurische Nierenstarre immer eine schwere Beeinträchtigung sämtlicher Partialfunktionen anzeigt" (VOLHARD 1931). Je fortgeschrittener freilich eine diffuse Nephropathie ist, desto wahrscheinlicher wird eine parallele Beeinträchtigung zahlreicher Partialfunktionsgrößen.

Trotzdem erscheint es im Rahmen einer differenzierten nephrologischen Diagnostik nicht statthaft, das maximale spezifische Gewicht im Durstversuch lediglich auf Grund korrelationsstatistischer Berechnungen als einen gleichbedeutenden Indicator der Nierenfunktion zu bewerten wie z.B. die endogene Kreatininclearance, die Harnstoffclearance oder den Harnstoff-N-Spiegel im Blut (CASTALDI, EDWARDS u. WHYTE 1960). Jede dieser Größen erfaßt ja andere Teilfunktionen und kann im Einzelfall unabhängig verändert sein. Deshalb besagt es auch wenig, wenn bei ganz unterschiedlichen Nierenerkrankungen das Ergebnis des Konzentrationsversuches und der PAH-Clearance nicht übereinstimmen (DEUTSCH 1954). Man kann auf Grund solcher Vergleiche nicht den Konzentrationsversuch für manchmal empfindlicher oder die Clearancemethodik als meist unsicherer klassifizieren (SARRE 1958).

Ein Vergleich zwischen Phenolrotprobe und Konzentrationsversuch als Parameter tubulärer Partialfunktionen erfolgt im Zusammenhang mit der Erörterung der sog. tubulären Insuffizienz (s. S. 552), ebenso werden die Ergebnisse des Konzentrationsversuches und der osmotischen Diurese später (S. 548) verglichen.

Keine Aussage gestattet der Konzentrationsversuch allein über die spezielle Art und das quantitative Ausmaß des Konzentrierdefektes oder der Grundkrankheit, ausgenommen beim zentralen Diabetes insipidus. Ebensowenig ermöglicht er eine Differenzierung zwischen pathogenetisch verschiedenen Formen der Konzentrationseinschränkung, insbesondere nicht zwischen ADH-abhängigen und ADH-unabhängigen Defekten. Beide können beim Menschen gegenüber physiologischen Dosen von endogenem oder exogenem ADH refraktär sein.

Ehe daher Rückschlüsse aus einer Konzentrationsschwäche im Durstversuch gezogen werden, bedarf es entweder einer Interpretation im Zusammenhang mit ergänzenden nephrologischen Befunden und nach Möglichkeit in Kenntnis der vorliegenden Nierenerkrankung oder einer zusätzlichen Untersuchung mittels osmotischer Diurese. Letztere ist insbesondere unentbehrlich zur Sicherung einer tubulären ADH-Refraktärität als Ursache einer Hyposthenurie, sofern nicht das Grundleiden (z.B. familiärer Diabetes insipidus renalis, Hypokaliämie, Hypercalcämie usw.) diese schon wahrscheinlich macht.

Pathophysiologisch stellt der Durstversuch zur Prüfung der maximalen Harnkonzentration entgegen früheren Annahmen noch keine maximale Beanspruchung des Konzentrationsmechanismus bzw. des ihm zugrunde liegenden Natriumtransportes im Nierenmark dar.

Im proximalen und distalen Tubulus ist die Na(Cl)-Rückresorption durch einen maximal erreichbaren transtubulären, chemischen Gradienten entsprechend 30—50 mval (proximal) bzw. 120 mval (distal) limitiert (WINDHAGER u. GIEBISCH 1961). Die unterschiedlichen Maxima für den proximalen und distalen Konzentrationsgradienten spiegeln unter anderem auch die differente Wasserpermeabilität dieser Tubulusabschnitte (s. S. 496) wider: Eine hohe Wasserpermeabilität im proximalen Tubulus verhindert die Ausbildung ebenso hoher Konzentrationsunterschiede wie im distalen Tubulus. Wird der limitierende Konzentrationsgradient überschritten, dann überwiegt der passive Na-Influx den aktiven Na-Efflux und ein weiteres Absinken der intratubulären Na-Konzentration bleibt aus.

Auch die natriumtransportierenden Nephronabschnitte im Nierenmark — Henlesche Schleife und Sammelrohre — sind zur Erzeugung derartiger Konzentrationsgradienten für Natrium befähigt (WINDHAGER 1964), die sich besonders im aufsteigenden Schleifenschenkel finden, wie sich aus der regelmäßig niedrigen NaCl-Konzentration in der hypotonen Flüssigkeit am Beginn des distalen Tubulus contortus (s. S. 494) ableiten läßt. Daß der der Harnkonzentrierung zugrunde liegende aktive Na-Transport aus dem aufsteigenden Schleifenschenkel im Durstversuch einer derartigen Gradientenlimitierung unterliegt, ergibt sich am Menschen daraus, daß die hierbei maximal erreichte Harnosmolalität bzw. der maximale osmotische U/P-Quotient bis zu einem Harnzeitvolumen von 1,0 ml/min konstant bleiben, auch wenn die Ausscheidung an Harnfixa (C_{osm}) und proportional mit ihr das Harnzeitvolumen innerhalb bestimmter Grenzen zu- oder abnehmen (BOYARSKY u. SMITH 1957, HULET u. SMITH 1961).

Da hierbei die pro Minute ins Nierenmark zurückdiffundierende osmotisch freie Nettowassermenge ($T^c_{H_2O}$) wechseln muß (Abb. 8), muß sich proportional dazu auch die Natriumrückresorption aus dem aufsteigenden Schenkel ändern. Sonst könnte der maximale U/P-Wert im Durstversuch und mit ihm die maximale Nierenmarkhypertonizität nicht konstant bleiben. — Daß U/P_{max} bei Diuresegrößen unterhalb 0,5 ml/min wieder abnimmt (ROSCOE 1956/57), liegt vermutlich daran, daß dann Glomerulusfiltrat und filtrierte Solutamenge und damit der Natriumeinstrom ins tubuläre Gegenstromsystem vermindert sind.

Die einfachste Erklärung für die Proportionalität zwischen dem (die Nierenmarkhypertonizität verdünnenden) Nettowassereinstrom ($T^c_{H_2O}$) und dem (diese Hypertonizität erhöhenden) aktiven Natriumtransport liegt in der kritischen Limitierung des Natriumtransportes durch einen maximalen Konzentrationsgradienten: Der Na-Transport kann nur gesteigert werden, wenn und insoweit zuvor der (maximale) Konzentrationsgradient für Natrium durch den Einstrom von osmotisch freiem Wasser aus den Sammelrohren, d.h. durch Verdünnung der Nierenmarkhypertonizität vorübergehend vermindert wurde.

Mit steigender Ausscheidung an Harnfixa (C_{osm}), d.h. mit steigendem Flüssigkeitseinstrom in die Sammelrohre, z.B. bei osmotischer Diurese, nimmt auch der Einstrom an osmotisch freiem Wasser ($T^c_{H_2O}$) ins Nierenmark immer weiter zu (Abb. 8) und erreicht (Abb. 13) schließlich ein Maximum ($Tm^c_{H_2O}$), so daß nunmehr auch die pro Zeiteinheit aus dem aufsteigenden Schleifenschenkel abtransportierte Natrium*menge* ein konstantes Maximum erreichen muß.

Das gab Veranlassung zu der Vermutung, daß unter diesen Bedingungen die Gradientenlimitierung des Na-Transportes durch eine „Rate"-Limitierung desselben abgelöst worden sei (HULET u. SMITH 1961), die alsdann limitierend für den Konzentriereffekt wird, so daß mit steigender osmotischer Diurese — entsprechend den tatsächlichen Beobachtungen — die Markhypertonizität und der maximale U/P-Wert des Harns abzusinken beginnen. Eine solche Limitierung durch eine maximal pro Zeiteinheit transportierte *Menge* an Natrium ist zwar bisher nicht definitiv auszuschließen, jedoch nach den vorliegenden Befunden unwahrscheinlich.

Daß unter den Bedingungen der zunehmenden bzw. forcierten osmotischen Diurese, anders als beim Durstversuch, nicht ein maximaler Konzentrationsgradient (entsprechend U/P_{max}), sondern eine maximal pro Minute transportierte Natriummenge (entsprechend $Tm^{c}_{H_2O}$) den Konzentriereffekt zu limitieren scheint, hat seine Ursache darin, daß 1. der Natriumtransport ins Nierenmark nicht unendlich rasch verläuft (Membranpermeabilität bzw. -widerstand für NaCl!), weshalb bei zunehmender Strömungsgeschwindigkeit der Einzelkonzentriereffekt im Gegenstromsystem und seine Vervielfachung geringer werden müssen (KUHN 1959) und daß 2. jede Zunahme der osmotischen Diurese zu einer Steigerung der Nierenmarkdurchblutung führt (THURAU, DEETJEN u. KRAMER 1960), die den Konzentrationsgradienten durch einen „Auswascheffekt" reduziert, s. aber auch S. 543. Daß trotz dieser Abflachung des Konzentrationsgradienten maximale Natriummengen transportiert werden, läßt sich tierexperimentell belegen.

So nimmt z.B. an der Ratte die proximal-tubuläre Na(Cl)-Rückresorption während osmotischer Diurese erheblich ab, ohne daß die Natriurese zunimmt, so daß vermehrt Natrium im Bereich der Henleschen Schleife rückresorbiert worden sein muß (WINDHAGER u. GIEBISCH 1961), nachdem die distale Na(Cl)-Rückresorption unter diesen Bedingungen keine Steigerung aufwies (GIEBISCH, KLOSE u. WINDHAGER 1964).

Die Transportkapazität des aufsteigenden Schleifenschenkels für Natrium als Grundlage der Harnkonzentrierung (Phase I) wird demnach unter den Bedingungen der osmotischen Diurese maximal belastet, und wesentlich stärker bezüglich der transportierten Natriummenge pro Zeiteinheit als im Durstversuch. Deshalb wurde ergänzend die osmotische Diurese in die Diagnostik der Harnkonzentrierung und ihrer Störungen auch beim Menschen eingeführt (s. S. 526). Durstversuch und osmotische Diurese geben so einander ergänzende Aspekte der konzentrativen Nierenleistungen.

2. Der Adiuretin-Test

a) Durchführung und Ergebnisse

Um die mit dem Konzentrationsversuch verbundene Belästigung durch langdauerndes Dursten zu vermeiden und um die maximale Harnkonzentration auch bei Kontraindikation zum Durstversuch bestimmen zu können, wurde als verkürztes Verfahren die Applikation von exogenem ADH (Tonephin, Pitressin, Pituitrin o.ä.) empfohlen (BRUNN 1921, SODEMANN u. ENGELHARDT 1943), ohne daß die Patienten hierbei noch dursten mußten. Einige Ergebnisse vergleichender Untersuchungen über die maximale spezifische Harnkonzentration im Durstversuch und im ADH-Test sind in Tabelle 2 zusammengestellt. Lediglich SODEMANN u. ENGELHARDT (1942) registrierten bei Nierengesunden 2 Std nach 10 E Pitressin höhere spezifische Gewichte als im Durstversuch nach FISHBERG. Die meisten früheren Untersucher fanden nach 2,5—10 E ADH subcutan die maximale Harnkonzentration nach beiden Verfahren übereinstimmend. Sie bejahten deshalb den ADH-Test als gleichwertigen Ersatz für den lästigeren und längerdauernden Konzentrationsversuch (WALL 1943, SCHNEEBERG, LIKOFF u. RUBIN 1943, HORNE

Tabelle 2. *Harnkonzentrierung im Durstversuch und im ADH-Test*

Autoren	Krankengut (N = Normale)	n	ADH	Vergleich der maximalen Harnkonzentration (KV = Konzentrationsversuch)
Brunn 1921				KV > ADH
Sodemann u. Engelhardt 1942	N, Nierenkranke	36	subcutan	N: KV < ADH
Wall 1943	N, Hypertoniker, Nierenkranke	64		KV = ADH
Taylor, Pierce u. Page 1945	N, verschied. Pat.	98		stark wechselnd
Schneeberg 1947	N, verschied. Pat.	136		Differenz in 69% < 0,004 89% < 0,006
Horne u. Morris 1947	N, verschied. Pat.	81		N: KV = ADH
Rapoport, Brodsky u.a. 1950	Diabetes insipidus	3	i.v.	KV(N) > ADH (Diabetes)
Leaf, Mamby u.a. 1952	Diabetes insipidus			KV(N) > ADH Diabetes()
Miles, Paton u. de Wardener 1954	N, verschied. Pat.	19	subcutan (Depot)	N: KV > ADH Hyposthenurie KV = ADH
West, Traeger u. Kaplan 1955	N	5	i.v.	Uosm: KV > ADH U/P: KV = ADH
Lowther 1955	N	83	subcutan	KV = ADH
De Wardener u. del Greco 1955	Diabetes insipidus	4	i.v.	KV(N) > ADH (Diabetes)
Jones u. de Wardener 1956	N	49	subcutan (Depot)	KV > ADH
Vest u. Stalder 1956	N (Kinder)	47	i.m.	KV > ADH
Alexander, Filbin u.a. 1959	Diabetes insipidus	16	i.v., i.m.	KV(N) → ADH (Diabetes)
Winberg 1959	Kinder (N, Pat.)		i.m. (Depot)	KV > ADH (Hydratisation) KV = ADH (Durst)
Leumann 1962	Kinder (N, Pat.)	35	i.m.	KV > ADH

u. Morris 1947, Schneeberg 1947, Lowther 1955). Ähnliche Stellung nehmen Bjerre-Christensen (1952), Laroche u. Paolaggi (1954) sowie Dettmar u. Brenner (1953) ein.

Zahlreiche Nachuntersucher aus den letzten Jahren kamen jedoch zu der Feststellung, daß in den ersten 1—2 Std nach exogener ADH-Gabe an nichtdurstende bzw. unmittelbar vor der Injektion hydratisierte Patienten eine um 100—300 mosm/kg geringere Harnkonzentration erreicht wird als im Durstversuch (Taylor, Pierce u. Page 1945, Little, Wallace, Whatley u. Anderson 1947, Miles, Paton u. de Wardener 1954, White, Kurtz u. Rubin 1945, West, Traeger u. Kaplan 1955, Jones u. de Wardener 1956, de Wardener 1956, Epstein, Kleeman u. Hendrikx 1957), auch bei Kindern (Vest u. Stalder 1956, Winberg 1959, Leumann 1962). Nach 4—5 Std ADH-Dauerinfusion wurde dann auch an hydratisierten Normalpersonen derselbe U/P-Wert wie im Durstversuch erreicht (West, Traeger u. Kaplan 1955, Raisz, McNeely u. Saxon 1958). Dieselben Beobachtungen konnten regelmäßig bei Patienten mit Diabetes insipidus gemacht werden (Rapoport, Brodsky, West u. Makler 1948, Leaf, Mamby Rasmussen u. Marasco 1952, de Wardener u. Del Greco 1955, Alexander, Filbin u. Fruchtman 1959, Schröder u. Härtel 1965), ebenso beim experimentellen Diabetes insipidus der Ratte (Alexander 1958) und des Hundes

(SHANNON 1942). Besonders groß war die Differenz zwischen Durstversuch und ADH-Test, wenn letzterer nach mehrtägiger forcierter Hydratisierung ausgeführt wurde (EPSTEIN, KLEEMAN u. HENDRIKX 1957, BARLOW u. DE WARDENER 1959).

Dagegen wurde die im Durstversuch erreichte maximale Konzentrationsleistung (osmotischer U/P) *nicht* beeinträchtigt, wenn eine ADH-Infusion am Ende einer Durstperiode und *vor* Beginn der Rehydratisierung begann (WEST, TRAEGER u. KAPLAN 1955, JONES u. DE WARDENER 1956, RAISZ, MCNEELY u. SAXON 1958).

Daß die maximale Harnkonzentration im Durstversuch meist höher liegt als im ADH-Test ohne Hydropenie bzw. am hydratisierten Organismus läßt sich auf mehrere Ursachen zurückführen; sie werden auf S. 562 eingehender erörtert.

Nach alledem erscheint der kurzfristig durchgeführte ADH-Test anstelle eines Durst- bzw. Konzentrationsversuches nicht als gleichwertiger Ersatz. Er ist nur geeignet zum Nachweis eines Diabetes insipidus bzw. zur Differenzierung seiner zentralen und nephrogenen Form, schließlich eventuell auch zur Beurteilung des Konzentrationsvermögens im Stadium der Ödemausschwemmung oder zur Kontrolle eines nicht eindeutig ausgefallenen Durstversuches sowie bei Kindern, denen langdauernder Durst nicht zugemutet werden kann.

Wichtig für die praktische Testdurchführung ist jedoch die Verabfolgung physiologischer, ausschließlich diuresehemmender ADH-Dosen (1—5 mE/kg intravenös oder 10—20 mE/kg intramuskulär). Höhere Dosen wirken vasoconstrictorisch (Hautblässe, pektanginöse Beschwerden) und pressorisch und beeinflussen so die harnkonzentrierenden Mechanismen eventuell von der intrarenalen Hämodynamik aus. Dadurch wird eine Aussage über die *physiologische* ADH-Wirkung auf die Harnkonzentrierung unmöglich. Ähnlich wie nach Adrenalin kann es auch nach solchen pressorisch wirksamen, hohen ADH-Dosen manchmal sogar zu einer Diuresesteigerung („Druckdiurese" s. S. 592) kommen, die dann zu Unrecht als paradoxe ADH-Wirkung aufgefaßt wird, wie sie z.B. von LEUPOLD (1955) beschrieben wurde.

Abgesehen vom zentralen Diabetes insipidus ist bisher kein Krankheitsbild bekannt, bei dem die endogene ADH-Produktion unter Hydropenie ungenügend wäre, um eine maximale tubuläre ADH-Wirkung zu gewährleisten. Ist dagegen der tubuläre Angriffsort des ADH geschädigt oder ist der medulläre Konzentriermechanismus durch modifizierende Faktoren (z.B. endogene osmotische Diurese bei Schrumpfnierenerkrankungen) oder strukturelle Läsionen in seinem Wirkungsgrad abgeschwächt, dann kann man von physiologischen, d.h. ausschließlich diuresehemmenden ADH-Dosen auch keine Besserung der konzentrativen Nierenleistung mehr erwarten, sondern sie höchstens durch unphysiologisch hohe, vasopressorische ADH-Dosen infolge einer vasoconstrictorischen Drosselung der Nierenmarkdurchblutung vortäuschen (BUCHBORN 1959, siehe Abb. 25).

b) Prüfung der tubulären ADH-Empfindlichkeit

Die vorstehend erörterte Durchführung des ADH-Testes strebt neben einer — fragwürdigen — Abkürzung des Konzentrationsversuches eine Unterscheidung zwischen zentralem bzw. neurohypophysärem und nephrogenem Diabetes insipidus an. Eine *quantitative* Beziehung zwischen verschieden starker ADH-Wirkung und dem Ausmaß der Harnkonzentrierung gestattet darüber hinaus verschiedene Grade der tubulären ADH-Empfindlichkeit in Form einer Dosis-Wirkungskurve am Menschen zu „titrieren" (HOLLANDER, WILLIAMS, FORDHAM u. WELT 1957, RAISZ, MCNEELY u. SAXON 1958, BUCHBORN 1961). Prinzipiell ähnliche Beobachtungen wurden am Hund beschrieben (ORLOFF, WAGNER u. DAVIDSON 1957).

Als Wirkungsindex kommen hierfür die Abnahme von C_{H_2O} gegenüber dem Maximalwert bei forcierter Wasserdiurese am Gesunden, d.h. ΔC_{H_2O} (HOLLANDER, WILLIAMS u. Mitarb. 1957) oder der Absolutwert von C_{H_2O} (RAISZ, MCNEELY u.

SAXON 1958) oder, vor allem bei spontaner (Anti)diurese einfach die absolute oder prozentuale Veränderung des Harnzeitvolumens, ΔHZV in Betracht (BUCHBORN 1961, SCHRÖDER u. HÄRTEL 1965).

Unabhängig vom benutzten Wirkungsindex für den tubulären ADH-Effekt zeigten diese Untersuchungen übereinstimmend, daß die „Empfindlichkeit" des

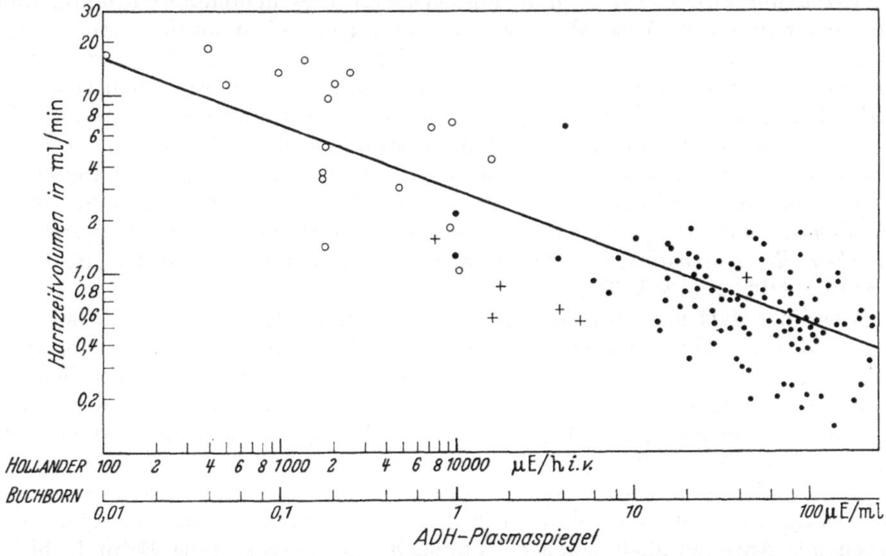

Abb. 9. Synopsis endogener und exogener ADH-Plasmaaktivitäten in Relation zum Harnzeitvolumen bei Wasserdiurese und spontaner Antidiurese. Werte von LAUSON (+), HOLLANDER u. Mitarb. (o) und BUCHBORN (•)

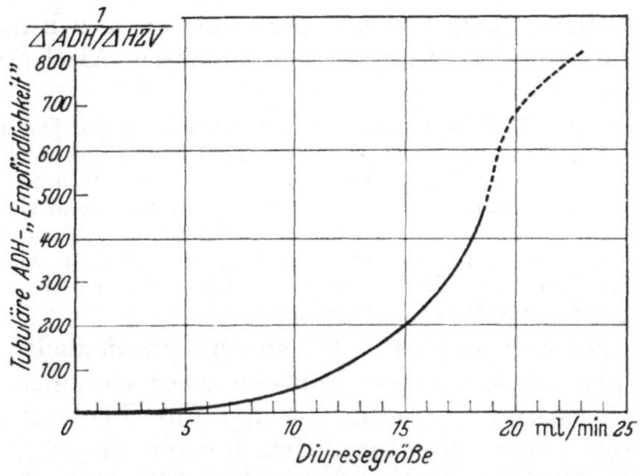

Abb. 10. „Empfindlichkeit" der harnkonzentrierenden Tubulusabschnitte gegenüber ADH nach den Werten von Abb. 9. Siehe auch Text

distalen Nephron gegenüber ADH bei maximal forcierter Wasserdiurese bzw. Hydratisierung des Organismus am größten ist und mit zunehmender Hydropenie immer geringer wird (Abb. 9). Als Maß der tubulären ADH-Empfindlichkeit wurde dabei die Reziproke der Differenzquotienten $\frac{1}{\Delta \text{ ADH-Dosis}/\Delta\ C_{H_2O}}$ (HOLLANDER u. Mitarb.) oder $\frac{1}{\Delta \text{ ADH-Spiegel}/\Delta \text{ HZV}}$ (BUCHBORN) benutzt.

Die hieraus resultierende Empfindlichkeitskurve des distalen Nephron (Abb. 10) zeigt, daß das Maximum an Empfindlichkeits*zuwachs* bei maximal möglicher Wasserdiurese von

18—20 ml/min und sein Minimum beim Übergang der Wasserdiurese zur spontanen (Anti)-diurese um 1—2 ml/min liegt. Dies stimmt überein damit, daß ADH nach heutigen Kenntnissen in erster Linie für den volumenvermindernden Effekt bei Wasserdiurese, die ADH-unabhängigen medullären Gegenstromsysteme dagegen für die Hypertonizität bei Hydropenie maßgeblich sind.

Bei maximaler Wasserdiurese genügen somit bereits minimale ADH-Mengen zur Erzeugung erheblicher volumenmindernder, diuresehemmender Effekte, während bei minimaler Wasserdiurese und vor allem bei spontaner oder hydropenischer Antidiurese wesentlich größere ADH-Dosen bzw. ADH-Plasmaspiegel für eine minimale Wirkung notwendig sind, bzw. bei Antidiurese auch maximale ADH-Mengen keine weitere Steigerung der Konzentrationsleistung (osmotischer U/P) mehr bewirken. Die Dosis-Wirkungsrelation ist also bei Wasserdiurese eine andere als bei Antidiurese (Raisz, McNeely u. Saxon 1958), und zwar *besteht zwischen dem ADH-Plasmaspiegel* (bzw. der exogenen ADH-Dosis) *und dem Harnzeitvolumen* (bzw. ΔC_{H_2O}) *eine negative log-log-Beziehung entsprechend einer hyperbolischen Regressionsfunktion für nichtosmotische Diuresen zwischen 0,15 und 20 ml/min* (Buchborn 1961).

Allerdings darf man aus den hieraus ableitbaren „Empfindlichkeits"schwankungen des distalen Nephron gegenüber ADH nicht unmittelbar auf echte Änderungen in der ADH-Sensibilität des tubulären Substrats schließen. Vielmehr handelt es sich eher um eine bei den einzelnen Diuresezuständen unterschiedliche Interferenz zwischen den direkt ADH-abhängigen und den hiervon unabhängigen Teilmechanismen der Harnkonzentrierung, wobei als modifizierender Faktor (s. Abschn. E) besonders die Menge der ausgeschiedenen Harnfixa (C_{osm}) zu berücksichtigen ist (Orloff, Wagner u. Davidson 1957). Aus diesem Grund und wegen der Aufwendigkeit solcher Untersuchungen haben diese Befunde bisher keine diagnostische Bedeutung erlangt und wurden auch nicht auf Nierenkranke ausgedehnt.

Prinzipiell die gleichen Bedenken sind gegenüber der von Bellens (1957) vorgeschlagenen Methodik einer Prüfung der tubulären ADH-Sensibilität angebracht.

Er benutzt als indirektes Maß derselben den Schnittwinkel α der Dosis-Wirkungsgeraden für ADH-Dosis (x) und Harnzeitvolumen (y) bei Wasserdiurese nach 1000 ml Flüssigkeitszufuhr mit der Ordinaten. Dieser $\sphericalangle \alpha$ schwankt nach seinen Befunden beim Gesunden zwischen $< 25—50^0$, beim neurohypophysären Diabetes insipidus fand sich ein „Grenzwert" von 64^0, beim familiären nephrogenen Diabetes insipidus mit fehlender tubulärer ADH-Empfindlichkeit lag der Winkel um 90^0. Im logarithmischen Raster werden entsprechende Winkelkoeffizienten K gefunden: Beim Gesunden 1,8—4,6; bei nephrogenem Diabetes insipidus an Hemizygoten 0, bei Heterozygoten um 0,3.

Noch weniger statthaft erscheint es, eine unterschiedliche tubuläre ADH-Empfindlichkeit nach Injektion bzw. Infusion einer einzelnen ADH-Dosis bei nicht exakt standardisierter Wasserdiurese und Ausscheidung der Harnfixa zu konstatieren, wie dies in der Literatur mehrfach getan wurde.

Dagegen hat die Einführung der osmotischen Diurese in die Diagnostik der konzentrativen Nierenleistungen und ihrer Störungen auch die Möglichkeit eröffnet, eine partielle oder komplette ADH-Refraktärität des distalen Nephron am Menschen zu diagnostizieren und von anderen Konzentrierdefekten zu unterscheiden (Buchborn, Edel u. Anastasakis 1959), wie auf S. 544 ausführlicher behandelt wird.

3. Osmotische Diurese

Am Anfang unserer systematischen Kenntnisse über die Harnkonzentrierung standen die kryoskopischen Untersuchungen v. Korányis (1898). Ihre Umständlichkeit ersetzte Volhard dann seit 1910 durch die einfachere, wenn auch ungenauere Schätzung des spezifischen Harngewichts im Wasser- und Konzentrationsversuch und sicherte damit erst der Diagnostik der Konzentrierdefekte am Krankenbett ihren Platz. Die heute bekannte Kompliziertheit der harnkonzentrierenden Mechanismen zwingt uns nun, erneut zum Kryoskop zurückzukehren, wenn wir ihre Störungen über die qualitativ-deskriptive Betrachtungsweise des Durstversuches hinaus wissenschaftlich untersuchen und quantifizieren sowie diagnostisch zutreffend beurteilen wollen. Diese methodische Rückwendung zu kryoskopischen Verfahren war eng verknüpft mit Untersuchungen über die

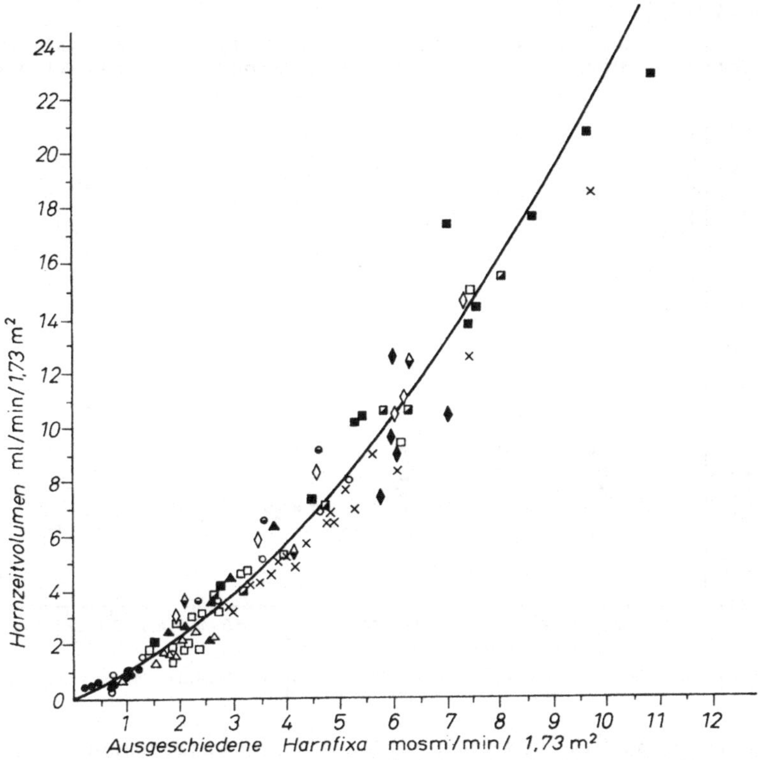

Abb. 11. Beziehung zwischen Harnzeitvolumen und Menge der pro Zeiteinheit ausgeschiedenen Harnfixa: Glucose (×), Harnstoff (□), Kreatinin (○), Sorbose (◇), Natrium-PAH (▲), NaCl (△), Mannit (■), Na_2SO_4 (♦), Xylose (◊), Rohrzucker (◪), Sorbit (◓) (RAPOPORT, BRODSKY, WEST u. MACKLER)

osmotische Diurese (McCANCE 1945, HERVEY, McCANCE u. TAYLER 1946, RAPOPORT, BRODSKY u. WEST 1949a, b; WESSON u. ANSLOW 1952, ZAK, BRUN u. SMITH 1952), die gegenüber den modernen Methoden der Gewebsanalyse, der tubulären Mikropunktionen und der Mikrokatheterisierung der Sammelrohre nicht nur tierexperimentell, sondern auch am Menschen anwendbar sind.

Ausgangspunkt dieser Entwicklung vor Entdeckung bzw. allgemeiner Anerkennung des Haarnadelgegenstromprinzips als Grundlage der Harnkonzentrierung war die erstmals von McCANCE (1945) am Menschen beschriebene, später ausführlicher analysierte hyperbolische Beziehung zwischen Harnmenge und Ausscheidung osmotisch wirksamer Harnfixa (RAPOPORT, BRODSKY u. WEST 1949, RAPOPORT, BRODSKY, WEST u. MACKLER 1949). Hiernach nimmt die Diuresegröße (ml/min) mit der ausgeschiedenen Menge osmotisch wirksamer Harnfixa (mosm/min bzw. in heute gebräuchlicher Formulierung: C_{osm}) zu (Abb. 11) und gleichzeitig die osmotische Harnkonzentration (mosm/kg oder osmotischer U/P) exponentiell mit dem Harnzeitvolumen (ml/min) ab, wobei sich die Harnosmolalität asymptotisch der Plasmaisotonie nähert (Abb. 12), und zwar unabhängig von der Art der ausgeschiedenen Harnfixa.

Unter Benutzung der üblichen Clearanceformel $\frac{U \cdot V}{P}$ ließ sich die Ausscheidung der Harnfixa pro Zeiteinheit (min) auch als „solute clearance“ $= \frac{\text{load}}{\text{plasma osmolarity}} = \frac{U_{osm} \cdot V}{P_{osm}}$ angeben (WEST u. RAPOPORT 1950a), entsprechend dem von WESSON u. ANSLOW (1952) eingeführten und heute allgemein gebräuchlichen Begriff der „osmolaren“ bzw. richtiger „osmola*l*en“ (SMITH 1956) Clearance C_{osm}, der gleichbedeutend ist mit der „Clearance der Harnfixasumme“ C_{Σ} (FREY, SCHIRMEISTER u. HENNING 1954).

Es ist historisch interessant, daß schon lange vor Einführung des Clearancebegriffes die gleiche rechnerische Größe, wie sie hier als „solute clearance“ bzw. osmolale Clearance

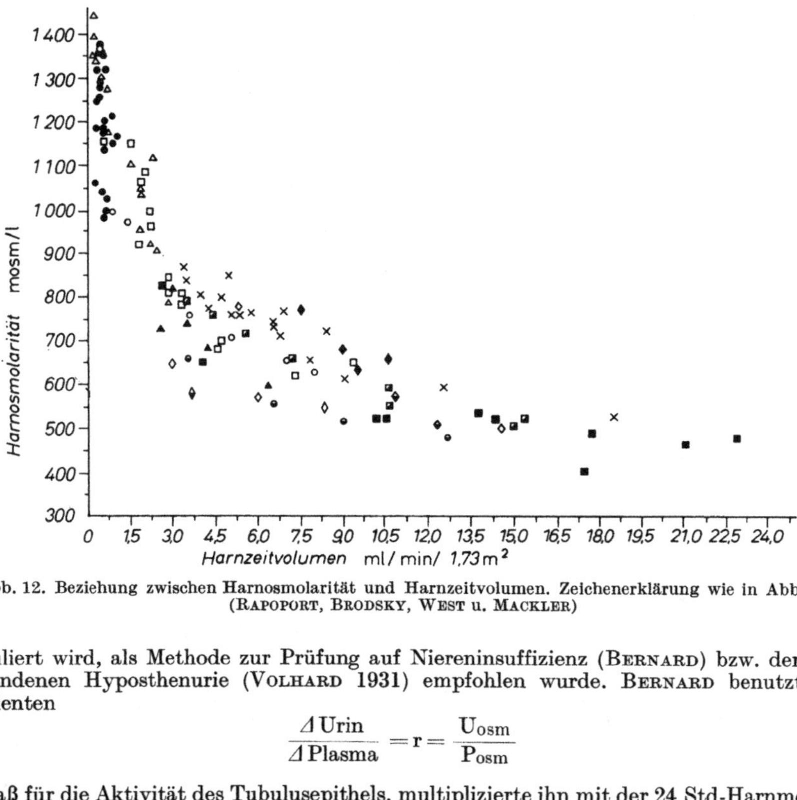

Abb. 12. Beziehung zwischen Harnosmolarität und Harnzeitvolumen. Zeichenerklärung wie in Abb. 11 (RAPOPORT, BRODSKY, WEST u. MACKLER)

formuliert wird, als Methode zur Prüfung auf Niereninsuffizienz (BERNARD) bzw. der dabei vorhandenen Hyposthenurie (VOLHARD 1931) empfohlen wurde. BERNARD benutzte den Quotienten

$$\frac{\Delta \text{ Urin}}{\Delta \text{ Plasma}} = r = \frac{U_{osm}}{P_{osm}}$$

als Maß für die Aktivität des Tubulusepithels, multiplizierte ihn mit der 24 Std-Harnmenge V und errechnete hieraus die „molekulare Elimination“ (R):

$$r \cdot V = R, \text{ entsprechend dem heutigen } \frac{U_{osm} \cdot V}{P_{osm}} = C_{osm}$$

und gab als Normalwert der „molekularen Elimination“ 3000—5000 an. Das entspräche nach Umrechnung auf den Minutenwert von C_{osm} 2,1—3,45 ml/min und stimmt größenordnungsmäßig mit den später angegebenen Normwerten überein (s. S. 530).

Da während osmotischer Diurese bei Bildung eines hypertonen Harns Wasser im Überschuß zu gelösten Stoffen vom Organismus konserviert wird, resultiert eine von WEST u. RAPOPORT (1950a) sog. „water economy“ H_2O_{ec}, die der Differenz zwischen der „solute clearance“ bzw. C_{osm} und dem Harnzeitvolumen (V) entspricht: $H_2O_{ec} = \frac{U_{osm}\ V}{P_{osm}} - V$ (BRODSKY, RAPOPORT u. WEST 1950).

Als Bezeichnung für die Nettomenge des osmotisch freien, im Überschuß zu Harnfixa während der Harnkonzentrierung rückresorbierten Wassers, d.h. für die ,,water economy" von WEST u. RAPOPORT (1950) bürgerte sich entsprechend einem Vorschlag von SMITH (1951) zunächst $T^{x}_{H_2O}$, dann $T^{c}_{H_2O}$ (WESSON 1952), r_c (ROSCOE 1959), neuerdings auch T^c_w (MAUDE u. WESSON 1963, WESSON 1965) ein, während FREY, SCHIRMEISTER u. HENNING (1954) in Anlehnung an WESSON u. ANSLOW (1948) T_{H_2O} mit negativem Vorzeichen benützten, ebenso wie heute auch die sog. Clearance des freien Wassers C_{H_2O} mit negativem Vorzeichen für die bei der Harnkonzentrierung zurückgenommene Menge freien Wassers in Gebrauch ist. Rechnerisch sind diese Ausdrücke gleichlautend mit der tautologisch so genannten ,,Reinigungsclearance" Q_{H_2O} (SCHÜCK 1953), die allerdings einer ganz anderen Konzeption entsprang, so daß heute gilt

$$H_2O_{ec} = T^{x}_{H_2O} = T^{c}_{H_2O} = r_c = Q_{H_2O} = (-T_{H_2O}) = (-C_{H_2O}) = T^c_w = C_{osm} - V.$$

Nach den Befunden von WEST u. RAPOPORT (1950a) am Menschen und am Hund nahm der Wert für diese rückresorbierte, osmotisch freie Nettowassermenge $T^{c}_{H_2O}$ mit steigender osmotischer Diurese bis zu einem konstanten Maximum von 6—8 ml/min (BRODSKY 1952, BRODSKY, RAPOPORT, GRAUBARTH u. LEVKOFF 1952) zu, das später als $Tm^{c}_{H_2O}$ bezeichnet wurde (ZAK, BRUN u. SMITH 1954). WESSON (1952) führte die Messung dieser pro Minute aus einem virtuellen, isotonischen Tubulusharnvolumen (C_{osm}) rückresorbierten, osmotisch freien Wassermenge $T^{c}_{H_2O}$ bzw. $Tm^{c}_{H_2O}$ als Maß der konzentrativen Nierenleistung ein.

Aus der Reproduzierbarkeit der rechnerischen Beziehung zwischen Harnosmolalität und Harnzeitvolumen unabhängig von der Art der ausgeschiedenen Harnfixa und der zur osmotischen Diurese führenden Agentien wurde geschlossen, daß es räumlich entfernt, nämlich distal zu den die *chemische* Harnzusammensetzung modifizierenden proximalen Tubuli zur Änderung der *osmotischen* Harnzusammensetzung komme (WEST u. RAPOPORT 1950a). Der mit einem konstanten Maximum funktionierende Rückresorptionsmechanismus $T^{c}_{H_2O}$ wurde im Hinblick auf den Ort der Zylinderbildung von SMITH (1951) tentativ in die Sammelrohre lokalisiert, nachdem die zur Harnverdünnung und zur Wasserdiurese führende Rückresorption von NaCl aus der isotonen Tubulusflüssigkeit in den distalen Tubuli vermutet wurde. WESSON u. ANSLOW (1952) präzisierten diese Vorstellungen dahingehend, daß die Harnkonzentrierung im distalen Nephron in zwei unabhängigen Phasen ablaufe: 1. wird unter ADH das bei einer Wasserdiurese durch die distal-tubuläre Natriumrückresorption osmotisch freigesetzte Wasser (C_{H_2O}) pari passu mit Natrium rückresorbiert, so daß ein isotoner Tubulusharn (C_{osm}) resultiert, aus dem 2. ein notwendigerweise distaler, nämlich in den Sammelrohren angenommener, separater Prozeß Wasser im Überschuß zu Harnfixa entnimmt und so den Harn hypertonisch macht ($T^{c}_{H_2O}$), über dessen Abhängigkeit vom ADH zunächst keine Aussagen möglich waren.

In den folgenden Jahren fanden die tierexperimentellen Daten über das Funktionieren der medullären Gegenstromsysteme bei der Harnkonzentrierung allgemeine Anerkennung. Vergleiche zwischen ihnen und den vor allem am Menschen gewonnenen Befunden unter osmotischer Diurese wurden erstmals von WELT (1956) für möglich gehalten, eine systematische Übertragung wurde zuerst von uns vorgenommen (BUCHBORN 1959, BUCHBORN, EDEL u. ANASTASAKIS 1959a, b). Seither ist eine wechselseitige Interpretation direkter tierexperimenteller Befunde und der mehr indirekten Schlußfolgerungen aus Untersuchungen bei osmotischer Diurese allgemein akzeptiert und vielfach in Gebrauch und wurde damit auch zur Grundlage für eine pathophysiologisch orientierte, klinische Systematik der beim Menschen vorkommenden Konzentrierdefekte (BUCHBORN u. ANASTASAKIS 1961, BUCHBORN 1964).

a) Definition, Physiologie, Methodik

Eine osmotische Diurese liegt vor, wenn es im Gefolge einer über die Norm vermehrten Ausscheidung osmotisch wirksamer Harnbestandteile (Harnfixa) zu einer Diuresesteigerung über die Spontandiurese hinaus kommt, wobei die osmotische Harnkonzentration von ihrem maximalen U/P exponentiell zur Plasmaisotonie absinkt. Als Ausscheidungsnorm der Harnfixa beim Gesunden wurde eine osmolale Clearance $C_{osm} = 2{,}3-2{,}5$ ml/min/1,73 m² festgestellt (Frey, Schirmeister u. Henning 1954, Smith 1957, Schück u. Smahelova 1958, Raisz u. Scheer 1959, Krück 1963).

Die *Definition* dieser Diureseform als „Salzdiurese" und ihre Abgrenzung von der Wasserdiurese und Spontandiurese erfolgte erstmals 1906 durch Frey. Er beobachtete nach i.v. Zufuhr von hypertonischen Zucker-, Harnstoff- und Salzlösungen (NaCl, $NaNO_3$, Na_2SO_4) eine sofort einsetzende Harnflut mit gleichzeitiger Annäherung der Gefrierpunktserniedrigung (= Osmolalität) im Harn an diejenige des Plasmas. Als erster erkannte Shannon (1938) zutreffend, daß es nichtresorbierte, osmotisch aktive Primärharnbestandteile sind, die die passive Rückdiffusion von Wasser im proximalen Tubulus hemmen und so zum Einstrom großer Flüssigkeitsmengen in die distalen Tubulusabschnitte und zur Diuresesteigerung führen.

Die Auslösung einer osmotischen Diurese gelingt nach ausreichender oraler Zufuhr, zuverlässiger und prompter nach i.v. Infusion hypertonischer Lösungen, z.B. von NaCl, Na_2SO_4, Harnstoff, Glucose, Saccharose, Mannit und anderer Zucker bzw. höherwertiger Alkohole, die glomerulär entsprechend ihrer erhöhten Plasmakonzentration vermehrt filtriert, im proximalen Tubulus aber gar nicht oder nicht genügend resorbiert werden. Man kann mit demselben Ergebnis auch die proximale Rückresorption der normalen, osmotisch aktiven Primärharnbestandteile pharmakologisch hemmen, z.B. diejenige von Natrium durch Saluretica oder von Glucose durch Phlorhidzin. Jede hierdurch ausgelöste Diuresesteigerung erfüllt die einleitend genannten Bedingungen einer osmotischen Diurese, am eindeutigsten, wenn der Organismus hydropenisch ist und nicht gleichzeitig auch eine Wasserdiurese und damit eine gemischte Diureseform besteht. Für diagnostische Zwecke ist heute nahezu ausschließlich die Mannitdiurese in Gebrauch.

Schon die ersten systematischen Untersuchungen dieser Diureseform (McCance 1945, Hervey, McCance u. Tayler 1946, Rapoport, Brodsky, West u. Mackler 1949) zeigten, daß die bereits S. 527 erörterten konstanten Beziehungen zwischen Menge der ausgeschiedenen Harnfixa (C_{osm}), osmotischer Harnkonzentration und Harnmenge unabhängig von der Art der zur osmotischen Diurese führenden Agentien und von der Harnzusammensetzung waren (Abb. 11 und 12). Auch durch die Größe des Glomerulusfiltrates und durch die Höhe der Plasmaspiegel für die benutzten Fremdstoffe wurden diese Beziehungen nur insoweit bestimmt, als diese die Menge der im Harn ausgeschiedenen Soluta (C_{osm}) modifizierten (Rapoport, Brodsky u. West 1949, Thompson u. Barrett 1954). Ebenso waren sie unbeeinflußt durch die Konzentration der Infusionslösungen, die Dauer der vorbestehenden Hydropenie und durch Hg-Diuretica (Ladd 1952).

Die wichtigste der mit diesen Untersuchungen verknüpften ursprünglichen Fragestellungen nach einer thermodynamischen Berechnung der osmotischen Nierenarbeit bei der Harnkonzentrierung im distalen Nephron (Rapoport, Brodsky u. West 1949, Rapoport, West u. Brodsky 1949) ist bedeutungslos geworden, seit 1955 — abgesehen von der inzwischen erfolgten Entdeckung des Haarnadelgegenstromprinzips — die hierbei zugrunde gelegte Annahme einer einphasisch ablaufenden, aktiven Wasserrückresorption bzw. einer tubulären Wassersekretion thermodynamisch widerlegt worden war (Brodsky, Rehm, Dennis u. Miller).

Von den *physiologischen Wirkungen* einer osmotischen Diurese ist die Zunahme der Harnstoffausscheidung (Shannon 1938) und der Natriurese proportional zur Diuresesteigerung am längsten bekannt (Wesson u. Anslow 1948, Relman, Goodyer u. Peterson 1949, Rapoport, West u. Brodsky 1949, Cizek u. Holmes 1950) und von allen späteren Untersuchern bestätigt worden.

Das Ausmaß der osmotisch bedingten Natriurese ist dabei unter anderem von der nutritiven Natriumzufuhr (Simmons, Harvey u. Hoshiko 1954), vom Hydratationsgrad (Ladd 1952) und von der Art des osmotisch wirksamen Agens (Rapoport u. West 1950a) abhängig. Dagegen wird die Ausscheidung von K, Mg, Ca und PO_4 nicht unmittelbar von der osmotischen Diurese beeinflußt (Rapoport, West u. Brodsky 1949, Lambie 1960, Wesson 1962, Gonick,

COBURN, RUBINI, MAXWELL u. KLEEMAN 1964 u.a.). Als Ursache der gesteigerten Natriurese wurde eine Hemmung der proximal-tubulären Na-Rückresorption angenommen (WESSON u. ANSLOW 1948, MUDGE, FOULKS u. GILMANN 1949, WILLIAMS, HOLLANDER, STRAUSS, ROSSMEISL u. MCLEAN 1955) und schließlich auch direkt durch Tubuluspunktion an der Ratte bestätigt (WINDHAGER u. GIEBISCH 1961).

Eine weitere, regelmäßig zu beobachtende Wirkung osmotischer Diuresen beim Gesunden und im Tierexperiment ist eine Zunahme der Nierendurchblutung um durchschnittlich 20% und des Glomerulusfiltrates um ca. 6% (BALDWIN, BERMAN, HEINEMANN u. SMITH 1954, BROD, FEJFAROVÁ u. CHYTIL 1954, BÁLINT, KISS u. SZALAY 1957, BUCHBORN, EDEL u. ANASTASAKIS 1959, SAVLOV u. SCHLEGEL 1960, BRAUN u. LILIENFELD 1963; nicht so WEST u. RAPOPORT 1950b), einschließlich einer Zunahme der Nierenmarkdurchblutung am Hund (THURAU, DEETJEN u. KRAMER 1960). Bei diagnostischen Untersuchungen mittels osmotischer Diurese ist es daher zweckmäßig, diese Nierenfunktionsgrößen in einer Vorperiode zu bestimmen.

Der Mechanismus dieser renalen Durchblutungssteigerung unter osmotischer Diurese, z.B. nach Mannit wird einmal in einer meßbaren Erhöhung des intrarenalen Gewebsdruckes infolge gesteigerter Tubulusfüllung gesehen, wodurch der intra/extravasculäre Druckgradient und damit die transmurale Wandspannung der muskulären Arteriolen vermindert wird, die ihrerseits im Rahmen der Autoregulation der Nierendurchblutung die renale Hyperämie bewirkt (THURAU 1963). Zum anderen ließ sich tierexperimentell zeigen, daß die maximale Senkung der Natriumkonzentration im distalen Tubulus (Macula densa), wie sie durch eine Mannitdiurese erzeugt wird, zu einer maximalen Tonusherabsetzung des Vas afferens und so zur Steigerung der Nierendurchblutung und Glomerulusfiltration führen kann (THURAU u. SCHNERMANN 1965).

Morphologische Veränderungen an den Tubulusepithelien nach osmotischer Diurese wurden zuerst von LAMAY, MAYER u. RATHERY (1906) beschrieben und als „osmotische Nephrose“ (ALLEN 1951) bzw. „Zuckerspeicherniere“ (ZOLLINGER 1948) klassifiziert. Entgegen pathologisch-anatomischen Vermutungen sollen sie nicht zu schwerwiegenden Nierenfunktionsstörungen führen (SARRE u. KNORR 1963; dort ausführlichere Literaturangaben). Nach hypertonischen Mannitlösungen am Menschen wurden sie unter anderen von DOBERNECK, SCHWARTZ u. BARRY (1962) beobachtet.

Die *Methodik* der osmotischen Diurese zur Diagnostik der konzentrativen Nierenleistungen findet sich detailliert in der Literatur beschrieben (ZAK, BRUN u. SMITH 1952, BALDWIN, BERMAN, HEINEMANN u. SMITH 1954, BUCHBORN, EDEL u. ANASTASAKIS 1959, BUCHBORN u. ANASTASAKIS 1961). Dabei wird zu diagnostischen Zwecken praktisch ausschließlich Mannit in hypertoner Lösung (10%ig) mit oder ohne einen Zusatz von 1—10 mE/kg/h ADH zur Infusionslösung benützt, das abgesehen von passagerem Durstgefühl und gelegentlichen Kopfschmerzen gut vertragen wird, sofern es pyrogenfrei ist. Führt man dagegen die Untersuchungen mit hypertonen NaCl-Infusionen aus, kommt es nicht nur zu wesentlich stärkeren subjektiven Beschwerden, sondern infolge der andersartigen Untersuchungsbedingungen auch zu anderen quantitativen Ergebnissen (GOLDBERG, MCCURDY u. RAMIREZ 1965), s. S. 543.

Eine Anwendung von Harnstoff als osmotisches Agens verursacht beim Gesunden Müdigkeit und wäre beim azotämischen Nierenkranken kontraindiziert; auch schwächen der größere Verteilungsraum und die partielle tubuläre Rückdiffusion die diuretische Wirkung des Harnstoffs gegenüber Mannit ab. Hypertonische oder unresorbierbare Elektrolytlösungen beeinflussen gleichzeitig auch den Elektrolythaushalt und führen regelmäßig zu Übelkeit und Erbrechen. Hypertonische Glucoselösungen sind bei diabetischer Stoffwechsellage unangebracht.

Höherkonzentrierte Mannitlösungen (12,5—25%ig), wie sie therapeutisch in kleineren Mengen zur Anwendung kommen, verursachen infolge stärkerer Dehydratation und Hyponatriämie verstärkte subjektive Beschwerden; isotonisches Mannit (5%ig) schließt bei ungenügender Hydropenie das Auftreten von Mischdiuresen nicht genügend zuverlässig aus. — Die Ergebnisse mit und ohne ADH-Zusatz zur Mannitinfusion sind nicht signifikant voneinander verschieden (ZAK, BRUN u. SMITH 1954, GIEBISCH u. LOZANO 1959).

Mannitinfusionen nach vorheriger Clearanceuntersuchung unter Standardbedingungen führen mit 1000—1500 ml bei 12—20 ml/min Infusionsgeschwindigkeit nach 15—30 min am Gesunden zu einer 1—2stündigen osmotischen Diurese mit einem Maximum von 20—30 ml/min. Damit ist Gelegenheit zur Messung von 6—12 Perioden von C_{osm} alle 7—10 min mit entsprechenden Blutentnahmen gegeben. Die Bestimmung der Harn- und Serumosmolalität zur Berechnung von C_{osm} erfolgt kryoskopisch, Zeitnahme, Blasenentleerung und Harnmengenbestimmung werden nach den üblichen Clearancestandardbedingungen (s. Beitrag KLEINSCHMIDT) vorgenommen.

Die einzelnen osmotisch wirksamen Harnfixa können bedarfsweise zur Berechnung ihrer Partialosmolalitäten mittels geeigneter Nachweismethoden erfaßt werden. Die Gesamtheit der osmotisch wirksamen Elektrolyte wurde auch in Form einer „Leitfähigkeitsclearance" (C_K) ermittelt (SHEDROVILZKY, NIJENSOHN u. Mitarb. 1961, GOEBEL 1967).

Nebenwirkungen treten bei diagnostischer Anwendung neben den schon genannten, geringen subjektiven Beschwerden in Form von passageren Serumänderungen auf:

Während der osmotischen Diurese mit Mannit nehmen Natrium um durchschnittlich 12,3 mval/l ($\pm$5,15), Chlorid um 8,6 ($\pm$4,0) mval/l ab, Kalium bleibt unverändert. Das Gesamteiweiß nimmt infolge einer mittleren Plasmavolumenzunahme von 17 ($\pm$7) % — die bei hypervolämischen Zuständen ein Lungen- oder Hirnödem begünstigen kann, wenn der diuretische Effekt verzögert einsetzt — im Mittel um 0,98 ($\pm$0,6) g-% ab. Die Serumosmolalität steigt während der Mannitinfusion um 15—30 mosm/kg an (BUCHBORN, EDEL u. ANASTASAKIS 1959); die Mannitkonzentration im Serum beträgt dabei mehr als 350 mg-% (DORHOUT MEES 1959a).

Diese Veränderungen können gelegentlich hyponatriämische Beschwerden von einigen Stunden Dauer, bei Hypertonikern oft aber auch eine Besserung des subjektiven Befindens hervorrufen. Der hiergegen empfohlene Zusatz von 0,45—0,9% NaCl zum Mannit steigert die Hypertonizität der Lösung weiter und verstärkt damit nach unseren Erfahrungen auch die subjektiven Beschwerden.

Eine aufsteigende Infektion ist trotz mehrstündigen Blasenkatheterismus bei den hohen Diuresegeschwindigkeiten in der Regel nicht zu befürchten, bei vorbestehender pyelonephritischer Infektion hat sich Antibiotica-Prophylaxe gegen Rezidivneigungen als nützlich erwiesen.

Eine *methodische Vereinfachung* besteht im Verzicht auf eine Blasenkatheterisierung (DORHOUT MEES 1959a) und auf die Blutentnahme, so daß ein mittlerer Wert für die Serumosmolalität von 315—325 mosm/kg angenommen werden muß. Aus der alleinigen Messung der Harnosmolalität und sorgfältiger Feststellung der spontan entleerten Harnzeitvolumina können dann ohne Clearanceberechnung die für die diagnostische Praxis notwendigen Schlüsse gezogen werden (BUCHBORN u. ANASTASAKIS 1961), s. auch S. 536.

b) Berechnung der Ergebnisse; Normalwerte

Die Entwicklung der Begriffsbildung für eine quantifizierende Beurteilung der Harnkonzentrierung unter osmotischer Diurese wurde bereits auf S. 529 kurz dargestellt. Im folgenden wird nur die heute allgemein gebräuchliche Nomenklatur und Berechnungsweise von WESSON u. ANSLOW (1952) berücksichtigt, soweit sie praktisch bedeutsam ist. Ursprünglich handelte es sich dabei nur um eine mathematische Formulierung der Ergebnisse, der zunächst weder eine funktionelle Bedeutung noch eine anatomische Lokalisation zugeordnet werden konnte (WESSON 1952), um so mehr als damals der Mechanismus der Harnkonzentrierung noch weitgehend unaufgeklärt war. Auf die Aussagefähigkeit solcher Befunde vor dem Hintergrund unserer *heutigen* Kenntnisse wird erst im nächsten Abschnitt eingegangen.

Ausgangspunkt für die quantitative Analyse der renalen Konzentrationsleistung am Krankenbett ist, daß die proximale Tubulusflüssigkeit mit dem

Plasma bei allen Diureseformen isoton ist (WALKER, BOTT, OLIVER u. MACDOWELL 1941, WIRZ 1956). Die Aktivität der konzentrierenden Mechanismen ergibt sich dann aus dem Quantum an Wasser, das pro Minute aus diesem isotonen Tubulusharn im Überschuß zu Harnfixa, d.h. frei von osmotisch gelösten Bestandteilen, zurückgenommen wird; die Aktivität des Verdünnungsvorganges ist gleich dem Quantum an Wasser, das ohne Soluta, d.h. „osmotisch frei" diesem isotonen Tubulusharn „zugefügt" wird, indem es durch die tubuläre Rückresorption von Na(Cl) von seinen osmotisch wirksamen Soluta befreit wird. In ähnlicher Weise werden auch andere Tubulusleistungen in der Dimension eines dem Tubulusharn entnommenen (z.B. Tm_G) oder zugefügten (z.B. Tm_{PAH}) *Quantum* beurteilt.

Die Kenntnis dieser Flüssigkeitsvolumina bzw. Wasserbewegungen erhalten wir durch rechnerische Unterteilung des ausgeschiedenen Harnzeitvolumens (V) in zwei virtuelle Fraktionen: Die „*osmolale Clearance*" (C_{osm}) entspricht dem Flüssigkeitsvolumen, in dem die pro Minute ausgeschiedenen Harnfixa (osmolal load) isoton gelöst sind:

$$C_{osm} = \frac{U_{osm} \cdot V}{P_{osm}} \tag{1}$$

Ebenso wie andere Clearances ist C_{osm} als „solute clearance" (WEST u. RAPOPORT 1950a) ein Maß für das Plasmavolumen, das pro Minute in der Niere von den osmotisch wirksamen Soluta geklärt wurde, ohne daß die Bildung des isotonen Harnvolumen C_{osm} zunächst einem bestimmten, anatomisch definierbaren Tubulusabschnitt zuzuordnen war.

Wenn der ausgeschiedene Harn isoton ist, wird also $C_{osm} = V$. Nun ist aber der Endharn in der Regel nicht isoton. Ist er hypoton, d.h. wird er durch Rückresorption von Elektrolyten — vor allem Na(Cl) — im Überschuß zu Wasser verdünnt, dann enthält er neben dem Volumen, in dem die Harnfixa isoton gelöst sind (C_{osm}), noch einen weiteren virtuellen Volumenanteil an osmotisch freigesetztem Wasser, der als „*Clearance des freien Wassers*" (C_{H_2O}) bezeichnet wird, so daß das ausgeschiedene Harnzeitvolumen immer die algebraische Summe aus C_{osm} und C_{H_2O} ist:

$$V = C_{osm} + C_{H_2O} \tag{2}$$

$$C_{H_2O} = V - C_{osm} = \left[1 - \frac{U_{osm}}{P_{osm}}\right] \cdot V. \tag{3}$$

Wird der Harn aber zur Hypertonizität konzentriert, dann muß ihm umgekehrt Wasser im Überschuß zu Harnfixa entnommen worden sein und rechnerisch ein Defizit an osmotisch freiem Wasser bestehen, so daß dessen Clearance einen negativen Wert annimmt ($-C_{H_2O}$). Dieses aus der isotonen Tubulusflüssigkeit entnommene Wasservolumen fehlt also an der Flüssigkeitsmenge, in der die ausgeschiedenen Harnfixa vor Beginn der Konzentrierung isoton gelöst waren und müßte dem Endharn wieder zugesetzt werden, um ihn isoton zu machen. Rechnerisch ist es dabei vorteilhafter, $-C_{H_2O}$ mit positivem Vorzeichen zu behandeln und als $T^c_{H_2O}$ (c = concentrating) zu bezeichnen:

$$T^c_{H_2O} = C_{osm} - V \tag{4}$$

$$V = C_{osm} - T^c_{H_2O}. \tag{5}$$

Für spezielle Fragestellungen wurden einige weitere abgeleitete Indices berechnet (VILLAMIL, NIJENSOHN, DE LA RIVA, BADANO u. TAQUINI 1960). Da die glomerulär filtrierte Menge an Soluta gegeben ist als Produkt aus Glomerulusfiltrat (Gf) und Serumosmolalität $Gf \cdot P_{osm}$ und sich die bei Wasserdiurese distal im Überschuß zu Wasser rückresorbierte Menge an Harnfixa mit $C_{H_2O} \cdot P_{osm}$ errechnet, folgt

$$\frac{C_{H_2O}}{Gf} \cdot 100$$

als Maß für den von den glomerulär filtrierten Soluta distal rückresorbierten Prozentsatz (normal 7—16%). Da sich unter maximaler Wasserdiurese das Harnzeitvolumen (V) der

Flüssigkeitsmenge annähert, die in den distalen Tubulus eintritt, ist $V \cdot P_{osm}$ gleich der distalen Beladung mit Harnfixa. Dann definiert

$$\frac{V}{Gf} \cdot 100$$

die prozentuale Fraktion der glomerulär filtrierten Soluta, die in den distalen Tubulus eintritt (normal 11,3—18,4%), und

$$\frac{C_{H_2O}}{V} \cdot 100$$

entspricht der prozentualen Fraktion der distalen Harnfixa (load), die distal bei Wasserdiurese reabsorbiert wird (normal 71—89%). Schließlich bezeichnet

$$\frac{C_{osm}}{Gf} \cdot 100$$

die im Urin prozentual von den glomerulär filtrierten Soluta ausgeschiedenen Harnfixa. — Man muß sich jedoch bei diesen Ableitungen vergegenwärtigen, daß sie nur approximativ zutreffen, da sie z.B. nicht die Menge an osmotisch freiem Wasser berücksichtigen, die auch in Abwesenheit von ADH, wie z.B. bei maximaler Wasserdiurese zurückdiffundieren kann (Villamil, de la Riva, Yeyati u. Enero 1961).

Ein Vorzug der Berechnung nach Gl. (1) bis (5) ist dagegen, daß sie summativ nur die Nettowasserbewegungen während der Harnkonzentrierung und -verdünnung widerspiegelt, ohne die gleichzeitig und parallel hiermit ablaufenden Austausch-, Sekretions- und Rückresorptionsprozesse von Elektrolyten und die Diffusionsvorgänge für Nichtleiter berücksichtigen zu müssen. Inwieweit und unter welchen Bedingungen die hiermit zu berechnenden Größen trotzdem Einblicke in einzelne Phasen der Harnkonzentrierung gestatten, wird im nächsten Abschnitt erörtert.

Da alle Nierenfunktionsgrößen auch von der Zahl der funktionierenden Nephrone abhängen, wäre zumal in pathologischen Fällen ihre Relativierung auf diese Zahl zweckmäßig, um zu erkennen, ob ihre Verminderung nur eine Folge der Parenchymreduzierung oder Ausdruck einer isolierten Partialfunktionsstörung ist. Ein exaktes Maß für die Zahl der funktionierenden Nephrone gibt es jedoch nicht. Dagegen ist die Korrelation zwischen Glomerulusfiltrat (Gf) und tubulären Funktionsgrößen (Tm) seit langem erwiesen, wenn sie auch bekanntlich nicht konstant und für erkrankte und gesunde Nieren nicht identisch sein muß. Immerhin sind bei einseitigen Nephropathien die Quotienten Gf/Tm_{PAH}, Gf/Tm_G und Gf/Tm_{PO_4} bei Vergleich mit der gesunden Kontrollniere seitengleich (Bricker, Kime, Morrin u. Orlowski 1960). Nimmt also bei Nephropathien das Filtrat im Einzelnephron zu, dann korrelieren die tubulären Funktionsgrößen an der Gesamtniere nicht mehr mit der Zahl der funktionierenden Nephrone, sondern mit der glomerulären Filtrationsrate. Als entsprechend korrigierte, prozentuale Größen erhält man dann

$$\frac{C_{H_2O}}{Gf} \cdot 100 = C_{H_2O} \text{ pro 100 ml/min Glomerulusfiltrat,}$$

$$\frac{T^c_{H_2O}}{Gf} \cdot 100 = T^c_{H_2O} \text{ pro 100 ml/min Glomerulusfiltrat.}$$

Es wurde zuerst von Brodsky (1952) darauf hingewiesen, daß die bei der Harnkonzentrierung in Form der „water economy" H_2O_{ec} bzw. als $T^c_{H_2O}$ meßbare Menge an osmotisch frei rückresorbiertem Wasser mit zunehmender osmotischer Diurese ein vom weiteren Diureseanstieg unabhängiges Maximum erreicht, das für den Menschen mit 5—7 ml/min angegeben und später als $Tm^c_{H_2O}$ (m = maximal) bezeichnet wurde (Zak, Brun u. Smith 1954).

Dieses Maximum für $T^c_{H_2O}$ wird vom Gesunden bei einer (osmotischen) Diurese zwischen 4,2 und 6,0 ml/min, im Mittel bei 4,7 ± 0,54 ml/min erreicht (Boyarski u. Smith 1957), bei eingeschränkter Nierenfunktion auch schon bei niederer Diuresegeschwindigkeit. Wegen der individuellen Schwankungsbreite dieses Grenzwertes ist es bei diagnostischen Untersuchungen zweckmäßig, erst $T^c_{H_2O}$-Werte oberhalb einer Diurese von 8—10 ml/min am Gesunden der Berechnung von $Tm^c_{H_2O}$ zugrundezulegen, zumal hier meist Diuresen von 20—30 ml/min erreicht werden.

Sobald für $T^c_{H_2O}$ mit steigender osmotischer Diurese ein Maximum erreicht ist ($Tm^c_{H_2O}$), ist der weitere Diurese*zuwachs* isoton (Abb. 13). Demnach wird der harnkonzentrierende Effekt der konstant rückresorbierten Menge osmotisch freien Wassers ($Tm^c_{H_2O}$) mit zunehmender Diurese (V) und Ausscheidung osmotisch wirksamer Harnfixa (C_{osm}) immer geringer, so daß die osmotische Harnkonzentration (osmotischer U/P oder U_{osm}) asymptotisch zur Plasmaisotonie absinken

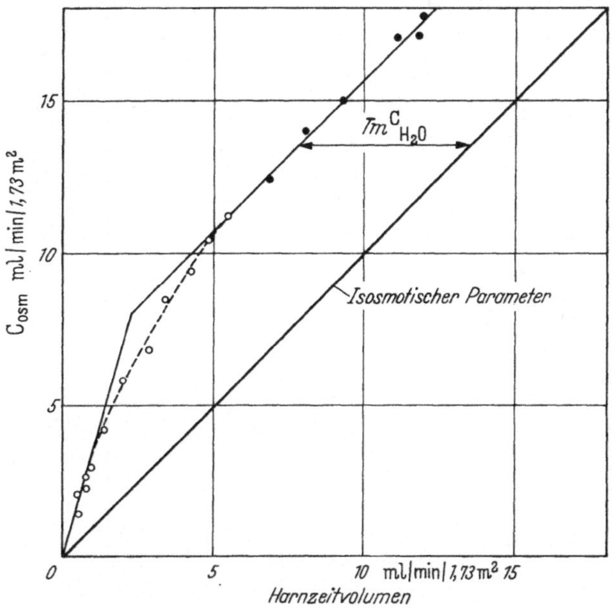

Abb. 13. Bestimmung der maximalen Nettowasserrückdiffusion $Tm^c_{H_2O}$ (•) aus Harnzeitvolumen (V) und osmolaler Clearance (C_{osm}) beim Gesunden während forcierter osmotischer Diurese (Mannit 10%). Die Werte für die Nettowasserrückdiffusion $T^c_{H_2O}$ bei maximaler Antidiurese und beginnender osmotischer Diurese (o) entsprechen den Befunden von BOYARSKY u. SMITH

muß (Abb. 12). Die Ursache für dieses zunächst empirisch von McCANCE (1945) beobachtete gesetzmäßige Verhalten liegt somit in der mathematischen Konsequenz aus der Tatsache, daß die Rückresorption von osmotisch freiem Wasser ($T^c_{H_2O}$) schließlich ein Maximum ($Tm^c_{H_2O}$) erreicht, wie sich unmittelbar aus folgender Umformung ablesen läßt:

$$T^c_{H_2O} = C_{osm} - V = \frac{U_{osm} \cdot V}{P_{osm}} - V \tag{4}$$

$$\text{osmotischer } U/P = 1 + \frac{T^c_{H_2O}}{V}. \tag{6}$$

Die *graphische Darstellung* dieser Verhältnisse kann sowohl in der von WESSON u. ANSLOW (1952) inaugurierten und heute allgemein gebräuchlichen Form der Abb. 13 geschehen und gestattet dann auch die graphische Interpolation eines mittleren $Tm^c_{H_2O}$-Wertes aus den Einzelmeßgrößen von C_{osm} und V. Ebenso zeigt sie, daß bei Ausscheidung eines isotonen Harns ($C_{osm} = V$; $T^c_{H_2O} = O$) die Beziehungsgrade zwischen C_{osm} und V als isotoner bzw. isosmotischer Parameter zum „Bisektor" des Koordinatensystems wird. Die Wiedergabe entsprechend den ursprünglichen Befunden (Abb. 12) von RAPOPORT, BRODSKY, WEST u. MACKLER (1949) macht dagegen das exponentielle Absinken der Harnosmolalität mit steigender Diuresegeschwindigkeit unmittelbar evident und gibt zugleich die Schwankungsbreite der Norm (Abb. 14). Die zugrunde liegende Exponentialfunktion gestattet bei Benutzung eines semilogarithmischen Rasters die Linearisierung der Beziehung zwischen osmotischem U/P und Harnzeitvolumen. Hierauf

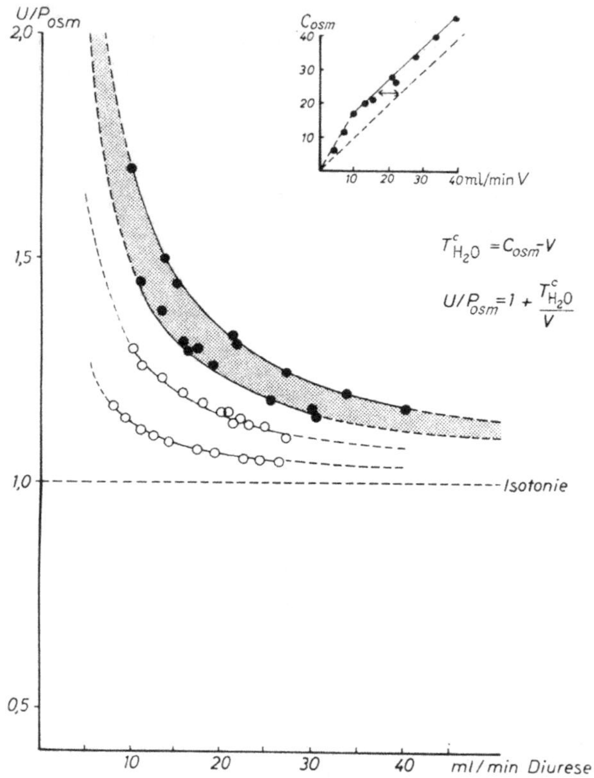

Abb. 14

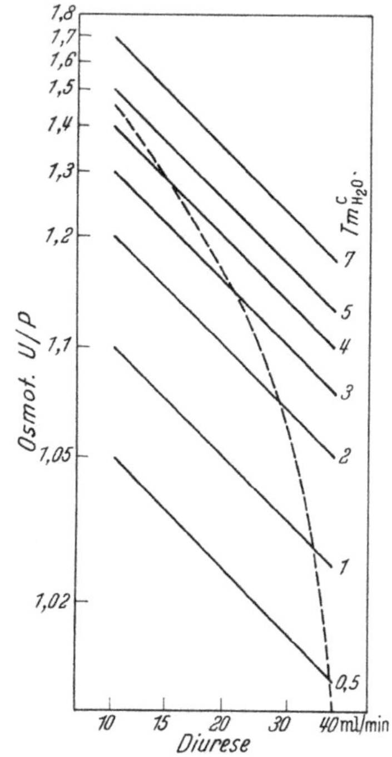

Abb. 15

Abb. 14. Beziehung zwischen $Tm^c_{H_2O}$ (rechts oben) und exponentiellem Absinken von osmotischem U/P mit dem Harnzeitvolumen (V) bei osmotischer Diurese am Gesunden (•), Schwankungsbreite der Norm schraffiert, und bei zwei Kranken mit pathologischer Verminderung der konzentrativen Kapazität in Phase I (○)

Abb. 15. Diagramm zur Ablesung des Wertes von $Tm^c_{H_2O}$ aus dem osmotischen U/P-Wert und dem Harnzeitvolumen (V) bei osmotischer Diurese (10% Mannit). Störungen der Phase I bzw. III manifestieren sich lediglich in Parallelverschiebungen der für einige $Tm^c_{H_2O}$-Werte angegebenen Geraden, Störungen der Phase II (-------) sind durch Fehlen dieser Parallelität charakterisiert (BUCHBORN u. ANASTASAKIS 1961)

basiert das Diagramm (Abb. 15) zur Ablesung der $Tm^c_{H_2O}$-Werte aus osmotischem U/P und V ohne Durchführung der Clearanceberechnung (BUCHBORN u. ANASTASAKIS 1961). Weniger anschaulich ist demgegenüber der Ersatz der unmittelbar gemessenen Größen osmotischer U/P bzw. U_{osm} durch den empirisch gefundenen reziproken Ausdruck $\frac{1}{U/P-1}$ zwecks Linearisierung der Beziehung zwischen Harnkonzentration und Flußgröße (RAISZ, AU u. SCHEER 1959), wie Abb. 16 zeigt.

Die *statistische Bearbeitung* der Meßwerte aus jeder Einzeluntersuchung erfolgt nach den Regeln der Korrelationsstatistik. Die Neigung der Regressionsgraden b (= slope) von V auf C_{osm} muß als Ausdruck eines isotonen Diuresezuwachses nach

Erreichen eines konstanten Maximalwertes von $Tm^c_{H_2O}$ dem isosmotischen bzw. isotonen Parameter („Bisektor") in der graphischen Darstellung der Abb. 13 parallel laufen, d.h. $b \sim 1{,}0$. Die Schwankungsbreite um diesen zu postulierenden Idealwert von $b = 1{,}0$ ist für die einzelnen Untersuchungskollektive an Gesunden aus Tabelle 3 zu entnehmen. Der Korrelationskoeffizient r (Tabelle 3) gibt

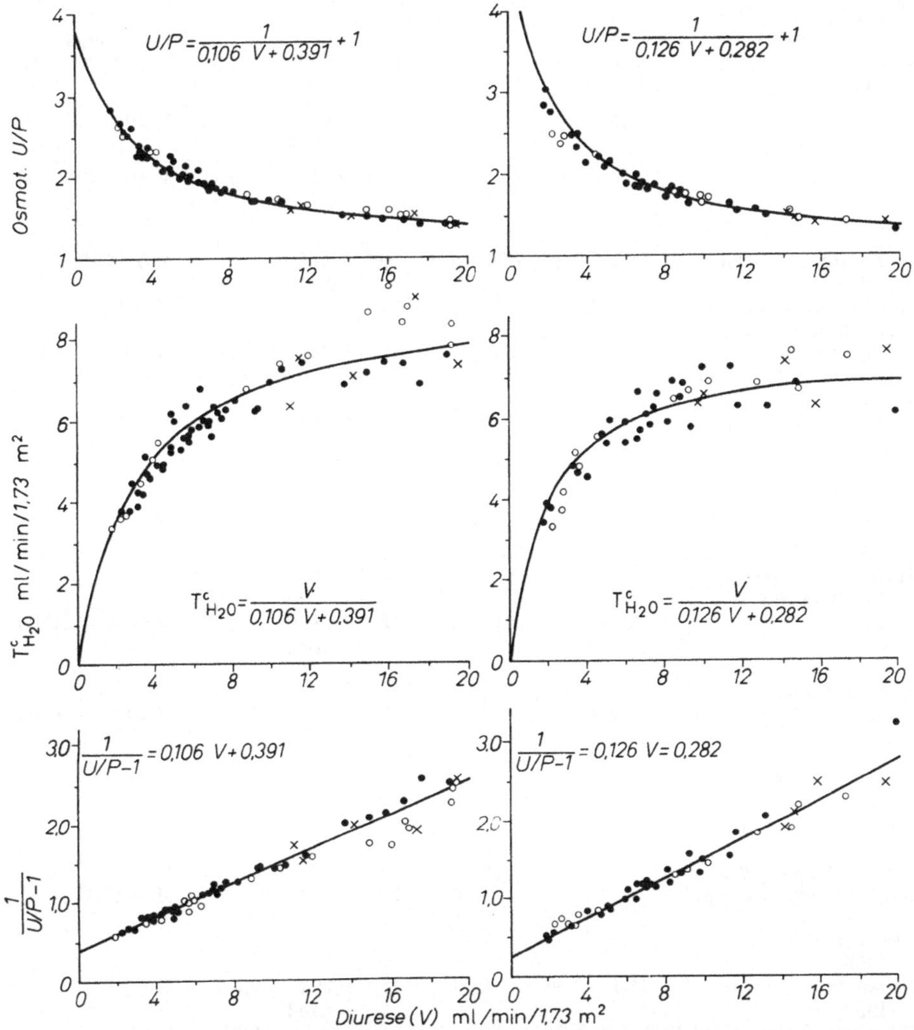

Abb. 16. Parameter der konzentrativen Nierenleistung unter osmotischer Diurese mit isotonem Mannit (•), Harnstoff (o) und hypertonem Mannit (×) bei zwei gesunden Versuchspersonen (RAISZ, AU u. SCHEER)

in üblicher Weise ein Maß für die Enge der Regression von V auf C_{osm} und ist in der Regel sehr nahe bei $r = 1{,}0$ gelegen, also maximal.

Die Berechnung eines solchen Korrelationskoeffizienten r sagt allerdings mathematisch deshalb wenig aus, weil die Variable V sowohl in C_{osm} als in V eingeht, so daß korrelierte Fehler seitens V, z.B. durch Harnsammelfehler unentdeckt bleiben müssen (BOYARSKI u. SMITH 1957), zugleich ein Vorteil gegenüber anderen Clearanceverfahren! Gleichwohl ist die Berechnung von r unmittelbar aus C_{osm} und V physiologisch insofern sinnvoll, als C_{osm} theoretisch auch ohne Benützung von V aus der renalen av-Differenz der Osmolalität und dem gleichzeitigen renalen Plasmadurchstrom berechnet werden kann (HULET u. SMITH 1961).

Tabelle 3. *Normalwerte der konzentrativen Nierenleistung während osmotischer Diurese*

Autoren	$Tm^{c}_{H_2O}$ ml/min	$\frac{Tm^{c}_{H_2O} \cdot 100}{Gf}$ %	n	b	r	Diureseart: M = Mannit U = Harnstoff ADH(-Zusatz)
a) Erwachsene Normalpersonen						
BRODSKY (1952)	5—7					verschieden
ZAK, BRUN u. SMITH (1954)	5,1 ± 1,5		21	1,033 ± 0,075	0,9989	M 10%, Ø ADH
	5,7 ± 2,0		13	0,978 ± 0,084	0,9973	M 10% + ADH + Hydropenie
	4,1 ± 1,0		8	0,917 ± 0,058	0,9987	M 10% + ADH < 1 Liter Wasser
BOYARSKY u. SMITH (1955)	4,99 ± 0,8	5,06 ± 1,26	9	1,114 ± 0,112		M 5—10%
EPSTEIN, KLEEMAN u. HENDRIKX (1957)	6,39	6,46	14			M 10%
BUCHBORN, EDEL u. ANASTASAKIS (1959)	5,47 ± 0,5	5,5 ± 0,76	16	0,996 ± 0,087	0,960 ± 0,066	M 10% + ADH
DORHOUT MEES (1959a)	5,7 ± 1,1		10			M
RAISZ, AU u. SCHEER (1959)	6,54	4,9	8	0,984		M 10%, U 30%
GOLDBERG, MCCURDY u. RAMIREZ (1965)	6,1 ± 0,7	6,0	7	1,02 ± 0,06		M 10%
KLÜTSCH u.a. (1965)	6,55 ± 0,87	5,6 ± 1,5	25			M 15% + 0,9% NaCl
b) Gesunde Kinder (2—15 Jahre)						
WHITTEN u. YOUNES (1960)	5,2 ± 1,4	5,3 ± 1,45	12	1,082 ± 0,082		M 10% + ADH
c) Neugeborene						
EDELMANN, BARNETT u. TROUPKOU (1960)	3,77	7,7	9			M 10% + ADH
d) Tierexperimente:						
Hund						
WEST u. RAPOPORT (1950)	6—8					
PAGE u. REEM (1952)		6,2—7,6	2			M
BRICKER, DEWEY u.a. (1959)	—	5—8	20			M + ADH
EPSTEIN, BECK u.a. (1959)	3,57	5,8	7			
GIEBISCH u. LOZANO (1959)	2,95 ± 0,86	4,25	11	0,994 ± 0,152	0,985	M
MAUDE u. WESSON (1963)	5,47 ± 1,7				0,85	U
	6,35 ± 1,2		6			U mit NaCl
GOODMAN, COHEN, LEVITT u. KAHN (1964)	3,7—6,3		10			M 7—10% + ADH
	1,4—2,5		7			
CHISHOLM (1964)		5,63	5			
Ratte						
CORCORAN u.a. (1956)		8,0				
KOIKE u. KELLOGG (1957)		5,0	6			M 1,37 molar
DICKER (1957)	0,016*		9			M 20%
Seehund						
PAGE u.a. (1954)	> 10,0					NaCl

* in ml/min/100 g

Behandelt man dagegen die Korrelation zwischen C_{osm} und V als lineare Gleichung

$$\frac{U_{osm} V}{P_{osm}} = aV + b \tag{7}$$

und dividiert dann beide Seiten durch V, so kann man die Korrelationskoeffizienten a und b für die beiden jetzt unabhängigen Variablen osmotischer U/P und 1/V innerhalb der physiologisch sinnvollen Grenzen einschließlich ihrer Standardabweichungen berechnen. Ein solches Vorgehen ist allerdings bisher in der Literatur nur von HULET u. SMITH (1961) zur Auswertung angewandt worden.

Die *Normalwerte* für $Tm^c_{H_2O}$ und für $\frac{Tm^c_{H_2O}}{Gf} \cdot 100$ einschließlich der zugehörigen statistischen Angaben sind nach den vorliegenden Literaturdaten auf Grund von Untersuchungen am Menschen und tierexperimentellen Befunden in Tabelle 3 zusammengefaßt. Im Gegensatz zum Menschen zeigen die Werte beim Hund zwischen den einzelnen Tieren, aber auch am selben Tier an verschiedenen Tagen eine beträchtliche Variabilität (GIEBISCH u. LOZANO 1959, EARLEY, KAHN u. ORLOFF 1961, GOODMAN, COHEN, LEVITT u. KAHN 1964).

c) Aussagefähigkeit der Untersuchungen mittels osmotischer Diurese

Eine Interpretation quantitativer Größen, wie sie mittels osmotischer Diurese nach Mannitinfusion beim Menschen, aber auch an Hund und Ratte zu gewinnen sind und im vorhergehenden Abschnitt abgeleitet wurden, wurde auf dem Boden des Haarnadelgegenstromprinzips erstmals 1959 gegeben (BUCHBORN; BUCHBORN, EDEL u. ANASTASAKIS; RAISZ, AU u. SCHEER). Die zum Verständnis erforderlichen Befunde und die zugehörigen Literaturhinweise über das Funktionieren der medullären Gegenstromsysteme im Zusammenwirken mit dem ADH finden sich S. 493ff. und im Beitrag von WIRZ dargestellt.

Die Fähigkeit der Niere zur bedarfsweisen Änderung der Harnkonzentration im Dienste einer Konstanterhaltung der osmotischen Konzentration in den Körperflüssigkeiten beruht vor allem auf dem Zusammenwirken von ADH und medullären Gegenstromsystemen, das allerdings auch beim Gesunden durch eine Vielzahl modifizierender Faktoren beeinflußt werden kann (s. Abschnitt E, S. 558ff.).

Nach dem über die Phasen I—III der Harnkonzentrierung S. 494 ausführlicher Erläuterten wird die regelmäßig hypoton aus dem aufsteigenden Schleifenschenkel austretende Flüssigkeit in Phase II unter der Wirkung des ADH, d.h. bei Antidiurese einschließlich osmotischer Diurese wieder isoton und tritt so in die Sammelrohre über. Der Wert für die osmolale bzw. Harnfixa-Clearance (C_{osm}) entspricht diesem in die Sammelrohre übertretenden isotonen Nettovolumen, an dem — unabhängig von intermediären Austausch-, Rückresorptions- und Diffusionsvorgängen — in Phase III die terminale Harnkonzentrierung zur Hypertonizität erfolgt. Dabei ist es für die Betrachtung am Menschen gleichgültig, *wo* anatomisch im Verlauf des distalen Tubulus die Isotonizität erreicht wird; im Tierversuch an der Ratte etwa in der Mitte desselben (ULLRICH u. RUMRICH 1963). Entscheidend für die quantitative Analyse der Harnkonzentrierung ist dagegen, welche osmotisch freie Nettowassermenge ($T^c_{H_2O}$) aus welcher isotonen Ausgangsmenge (C_{osm}) beim Durchgang durch die Sammelrohre in Phase III ins hypertone Nierenmark zurückdiffundiert. C_{osm} ist nach Gl. (1) direkt meßbar, $T^c_{H_2O}$ nach Gl. (4) zu berechnen.

$T^c_{H_2O}$ bzw. $Tm^c_{H_2O}$ bezeichnen somit die pro Minute aus den Sammelrohren ins hypertone Nierenmark zurückdiffundierende Nettowassermenge, d.h. die konzentrative Kapazität der Phase III. Da dieser passiven Wasserrückdiffusion neben der medullären Harnstoffkonzentrierung durch Gegenstromdiffusion jedoch primär wahrscheinlich ein aktiver Na(Cl)-Transport aus dem aufsteigenden Schleifenschenkel ins Nierenmark zugrunde liegt, gilt $T^c_{H_2O}$ letztlich als Maß für die konzentrative Kapazität der Phase I und damit in erster Linie ihrer „Natriumpumpe" im aufsteigenden Schenkel, somit also als Maß für den grundlegenden Vorgang der Harnkonzentrierung. Folgende Aussagen über den Mechanismus der Harnkonzentrierung beim Menschen und seine Störungen lassen sich hieraus ableiten:

α) Untersuchungen unter maximaler Antidiurese entsprechen den Bedingungen des Volhardschen Konzentrationsversuches, geben aber nicht nur wie dieser Maximalwerte für spezifisches Harngewicht, Harnosmolalität (U_{osm}) oder osmotischen U/P, sondern durch Berechnung von C_{osm} und $T^c_{H_2O}$ weitergehende Einblicke in die Funktion der Phase I.

Entgegen dem Verhalten bei osmotischer Diurese sinkt bei maximal oligurischer Antidiurese die osmotische Harnkonzentration bei geringfügiger Steigerung der ausgeschiedenen Harnfixa (zwischen C_{osm} von 1—3 ml/min) *nicht* ab, sondern bleibt beim normal ernährten Gesunden bis zu einer Diuresegeschwindigkeit von $0{,}97 \pm 0{,}19$ ml/min/1,73 m² mit $\pm 0{,}1$ um den erreichten maximalen U/P-Wert konstant (BOYARSKY u. SMITH 1957, HULET u. SMITH 1961), unter hypertonen NaCl-Infusionen sogar bis 2,0 ml/min (SCHROEDER u. HÄRTEL 1965). Solange also bei einer oligurischen Antidiurese unterhalb eines Harnzeitvolumens von ca. 1,0 ml/min C_{osm} und V geringfügig zunehmen, wird der maximale osmotische U/P trotzdem konstant gehalten, so daß unter diesen limitierenden Bedingungen

$$T^c_{H_2O} = C_{osm} - V = \frac{U_{osm} \cdot V}{P_{osm}} - V \qquad (4)$$

übergeht in

$$\frac{T^c_{H_2O}}{V} = \text{osmotischer } U/P = \text{const.} \qquad (8)$$

Wie Abb. 8 zu erkennen gibt, besteht für diesen oligurischen Bereich der Antidiurese bis $V = 1{,}0$ ml/min eine einfache lineare Proportionalität zwischen $T^c_{H_2O}$ und V; der Tangens des Neigungswinkels der Beziehungsgeraden zwischen C_{osm} und V (b = slope) gibt dabei den maximalen U/P-Wert an. Hiernach ist die Harnkonzentration (maximales U/P) je höher, desto größer $T^c_{H_2O}$ pro Einheit der Harnmenge (V) ist.

Diese Konstanz der maximalen Harnkonzentration (U/P oder U_{osm}) trotz geringer Schwankungen der Harnfixaausscheidung (C_{osm}) und der Diuresegeschwindigkeit bis zu 1,0 ml/min ist gleichbedeutend damit, daß auch die maximale Hypertonizität im Nierenmark in diesem Bereich konstant bleibt, um so mehr als bei diesen langsamen Diuresegeschwindigkeiten und maximaler ADH-Aktivität mit einer vollständigen osmotischen Äquilibrierung zwischen dem Markgewebe und dem Sammelrohrinhalt auf der Papillenspitze zu rechnen ist (HULET u. SMITH 1961). Sieht man vom Harnstoffanteil an der Nierenmarkhypertonizität ab, dann ist diese durch den Na(Cl)-Transport aus dem aufsteigenden Schleifenschenkel ins Nierenmark bedingt. Bleibt also die Nierenmarkhypertonizität bzw. der maximale osmotische U/P des Endharns bei oligurischer Antidiurese konstant, dann muß der medulläre Verdünnungseffekt durch den Einstrom von $T^c_{H_2O}$ aus den Sammelrohren durch einen ebenso starken Konzentrierungseffekt seitens des Na-Transports aus der Schleife ins Nierenmark ausgeglichen werden.

Aus der Konstanz der maximalen Harnkonzentration unter den Bedingungen einer maximalen Antidiurese trotz (geringer) Änderungen von C_{osm} und V folgt somit, daß Änderungen von $T^c_{H_2O}$ (Abb. 8) von proportionalen Änderungen des Na-Transportes in der aufsteigenden Schleife begleitet werden. Das steht in Übereinstimmung mit den heute aus Mikropunktionen und Perfusionsbefunden direkt abgeleiteten Charakteristika einer Gradientenlimitierung des Na-Transportes im proximalen Tubulus und im aufsteigenden Schleifenschenkel (WINDHAGER u.

GIEBISCH 1961, ULLRICH, SCHMIDT-NIELSEN, O'DELL, PEHLING, GOTTSCHALK u. Mitarb. 1963, GIEBISCH, KLOSE u. WINDHAGER 1964, GIEBISCH u. WINDHAGER 1964; dort weitere Literatur). Je mehr Wasser ($T^c_{H_2O}$) aus den Sammelrohren mit steigendem Einstrom von Harnfixa (C_{osm}) verdünnend in das hypertone Nierenmark einströmt, desto geringer muß der (limitierende) transtubuläre Konzentrationsgradient für Na zwischen Lumen des aufsteigenden Schenkels und medullärem Interstitium werden und desto stärker kann der Na-Transport mit dem Resultat konstant und maximal bleibender Markhypertonizität zunehmen.

Zusammenfassend gibt somit die zusätzliche Berechnung von C_{osm} und $T^c_{H_2O}$ bei einem unterhalb 1,0 ml/min wechselnden V im Durstversuch — ungeachtet der hiermit möglichen Einblicke in die Physiologie der Harnkonzentrierung — für die klinische Diagnostik keine Information, die über die Kenntnis des maximalen osmotischen U/P-Quotienten oder die maximal bei Hydropenie erreichbare Harnosmolalität hinausgeht.

β) Untersuchungen unter forcierter osmotischer Diurese geben über den einfachen Durstversuch hinaus Einblick in die Kinetik der harnkonzentrierenden Vorgänge im Nierenmark und gestatten überdies die klinische Unterscheidung ADH-abhängiger und ADH-unabhängiger Konzentrierdefekte beim Menschen. Entscheidend für die quantitative Beurteilung der konzentrativen Kapazität der medullären Gegenstromsysteme (Phase I) ist zunächst die unter forcierter osmotischer Diurese (Mannit) meßbare Größe der maximalen Nettowasserdiffusion aus den Sammelrohren ins hypertone Nierenmark (Phase III), deren Normalwerte ($Tm^c_{H_2O}$) Tabelle 3 enthält. Die untere Grenze, an der $T^c_{H_2O}$ bei steigender osmotischer Diurese beginnt, maximal zu werden ($Tm^c_{H_2O}$) und konstant zu bleiben, lag bei normal ernährten Gesunden im Mittel bei $4{,}7 \pm 0{,}54$ ml/min/1,73 m² (BOYARSKY u. SMITH 1957).

Die (innerhalb einer minimalen Schwankungsbreite) regelmäßig beim Gesunden und den meisten Nierenfunktionsstörungen vorhandene individuelle Konstanz von $Tm^c_{H_2O}$ ($b \sim 1{,}0$) bei sinkender Markhypertonizität dürfte in erster Linie aus einem konstanten Gleichgewicht zwischen zunehmendem aktivem Auswärtstransport von Natrium ins Nierenmark und steigendem zirkulatorischem Na-Abtransport durch die medullären Vasa recta resultieren, sofern die Permeabilität bzw. Leitfähigkeit der transportaktiven Membran im aufsteigenden Schleifenschenkel als unverändert angenommen werden und vom zusätzlichen Konzentriereffekt des Harnstoffs zunächst abgesehen werden kann. Eine wichtige Voraussetzung dieses Gleichgewichtes und damit eine mögliche Erklärung für die Verknüpfung der ihm zugrunde liegenden Na-Bewegungen bzw. die Konstanz von $Tm^c_{H_2O}$ liegt offenbar darin, daß Mannit im Gegensatz zu hypertonen NaCl-Infusionen die Na-Konzentration am Ende des proximalen Tubulus und in der Henleschen Schleife herabsetzt (GOLDBERG, MCCURDY u. RAMIREZ 1965) und dadurch einen kritischen Na-Konzentrationsgradienten erzeugt, der den weiteren Na-Transport limitiert (s. u.).

Dieses Gleichgewicht ist möglicherweise unter anderem auch speciesabhängig, da es z. B. bei der Ratte unter Mannit immer (GOTTSCHALK u. MYLLE 1959), am Hund dagegen auch unter sog. Normalbedingungen häufig nicht nachweisbar ist (WESSON, ANSLOW, RAISZ, BOLOMEY u. LADD 1950, ANSLOW u. WESSON 1955, GOLDSMITH, BEASLEY, WHALLEY, RECTOR u. SELDIN 1961, GOODMAN, COHEN, LEVITT u. KAHN 1962). Die von früheren Untersuchern (ZAK, BRUN u. SMITH 1952, BALDWIN, BERMAN, HEINEMANN u. SMITH 1955) diskutierten Einzelbefunde vom Menschen mit progredient steigendem $T^c_{H_2O}$ ohne Erreichen eines Maximalwertes konnten, soweit sie nachuntersucht wurden, nicht verifiziert (BOYARSKY u. SMITH 1957) und auch von uns an über 300 Patienten nicht bestätigt werden. Anders liegen die Verhältnisse bei einer distal-tubulären ADH-Refraktärität und bei osmotischer Diurese nach hypertonen NaCl-Infusionen. (s. u.).

Als Grundlage der Konstanz von $Tm^c_{H_2O}$ bzw. der maximalen Nettowasserrückdiffusion ins Nierenmark wurde unter anderem eine sog. rate-Limitierung des Natriumtransportes mit einer maximal pro Zeiteinheit aus dem aufsteigenden Schenkel transportierten Na-*Menge* (Tm^{loop}_{Na}) vermutet (HULET u. SMITH 1961), s. hierzu jedoch S. 521.

Für eine solche rate-Limitierung des Na-Transportes haben jedoch die direkten Tubuluspunktionen und -perfusionen nirgends einen Anhalt ergeben, im Gegenteil weist die „Natriumpumpe" im aufsteigenden Schenkel eine der stärksten Transportkapazitäten überhaupt auf (WINDHAGER u. GIEBISCH 1961), so daß auch hier wie sonst im Tubulus eine Gradientenlimitierung des Na-Transportes wahrscheinlich ist.

Von anderer Seite wird auf die Ähnlichkeit zwischen den aus einem konstanten $Tm^c_{H_2O}$ ableitbaren mathematischen Beziehungen und enzymkinetischen Gleichungen (MICHAELIS-MENTEN) hingewiesen (RAISZ, AU u. SCHEER 1959b):

Umformung der linearen Gl. (7) in die reziproke Regressionsgleichung

$$\frac{1}{U/P-1} = aV + b \tag{9}$$

$$\text{und} \ \frac{1}{T^c_{H_2O}} = \frac{1}{Tm^c_{H_2O}} + \frac{1}{(U/P\,max-1)} \cdot \frac{1}{V} \tag{10}$$

entspricht nach RAISZ u. Mitarb. der Lineweaver-Burk-Modifikation der klassischen Michaelis-Menten-Gleichung für die Beschreibung einer enzymatischen Kinetik, wobei $T^c_{H_2O}$ der Reaktionsgeschwindigkeit, V der Substratkonzentration und $Tm^c_{H_2O}$ bzw. maximaler U/P den Geschwindigkeits- und Konzentrationsmaxima entsprechen würden. Es muß vorerst offenbleiben, inwieweit Enzyme, die am Na-Transport in der Henleschen Schleife beteiligt sind, ihre Wirkung in diesen mathematischen Analogien widerspiegeln.

Darüber hinaus sind die rechnerischen Beziehungen zwischen C_{osm}, $T^c_{H_2O}$ und V nach Gl. (10) unter osmotischer Diurese analog der Langmuirschen Adsorptions-Isotherme, die die Limitierung eines passiven Wassertransportes entlang eines osmotischen Konzentrationsgefälles unter vorübergehender Adsorption der transportierten Moleküle an eine semipermeable Membran beschreibt und diese Limitierung bei großen Flüssen auf die Endlichkeit der adsorbierenden Oberfläche bezieht (RAISZ, AU u. SCHEER 1959b).

Wahrscheinlicher ist, daß es sich auch hierbei nur um eine formale Übereinstimmung handelt, um so mehr als im Gleichgewicht entsprechend $Tm^c_{H_2O}$ die Adsorptions- und Desorptionsgeschwindigkeiten der adsorbierten Teilchen einander gleich sind. Eine analoge Gleichheit der Teilchenbewegungen ist aber auch gegeben, wenn der Na-Transport ins Gewebe (= „Adsorption") und der Abtransport mit dem Markkreislauf (= „Desorption") bei endlicher Zahl der Einzeleffekte einander gleichen.

Deshalb erscheint es begründet, die Konstanz von $Tm^c_{H_2O}$ während Mannitdiurese als Gleichgewichtsresultante 1. aus dem gradientenlimitierten Na-Transport aus dem aufsteigenden Schenkel ins Nierenmark, 2. aus der Vervielfältigung dieses Einzeleffektes im Gegenstrom und 3. aus dem zirkulatorischen Na-Abtransport in den Vasa recta aufzufassen. Jeder dieser Vorgänge verändert sich unter osmotischer Diurese in definierbarer, wenn auch im einzelnen nicht meßbarer Weise: der Na-Transport in der Schleife nimmt nach tierexperimentellen Befunden maximal zu (WINDHAGER u. GIEBISCH 1961), die Vervielfältigung des konzentrativen Einzeleffektes nimmt mit steigender Strömungsgeschwindigkeit in jedem Gegenstromsystem ab (KUHN u. RAMEL 1959), so daß sich die in der exponentiellen Abnahme der Harnkonzentration erkennbare Verringerung der Nierenmarkhypertonizität unter osmotischer Diurese im Tierversuch mittels stop flow an der Ratte (VOGEL u. STOECKERT 1965), aber am Hund auch unmittelbar nachweisen läßt (MALVIN u. WILDE 1959) — nicht ebenso ausgeprägt an der Ratte (CROSS 1962, 1964); die Nierenmarkdurchblutung steigt unter osmotischer Diurese regelmäßig an (THURAU, DEETJEN u. KRAMER 1960).

Daß die hiermit verbundene „Auswaschung" des hypertonen Nierenmarks nicht allein zirkulatorischer Natur ist, sondern auch auf die beschleunigte Durchströmung des *tubulären* Gegenstromsystems zurückgeht, erkennt man nach Drosselung der tubulären Durchströmungsgeschwindigkeit mittels partieller Ureterokklusion. Bei unveränderter Nieren(mark)durchblutung kommt es hiernach zum osmotischen U/P-Anstieg im Harn und zur Zunahme der Nierenmarkhypertonizität (ABBRECHT u. MALVIN 1960), d.h. zur partiellen Umkehr des Auswascheffektes.

Daß bei Mannitdiurese ein gradientenlimitierter Na-Transport aus dem aufsteigenden Schleifenschenkel ins Nierenmark für die Konstanz von $Tm^c{}_{H_2O}$ verantwortlich ist, wird durch Befunde unter osmotischer Diurese nach hypertonen NaCl-Infusionen (3%) am hydropenischen Menschen wahrscheinlich gemacht (GOLDBERG, MCCURDY u. RAMIREZ 1965), die allerdings in den Untersuchungen mit 2,5% NaCl i.v. von PORUSH, GOLDSTEIN, EISNER u. LEVITT (1961) keine eindeutige Bestätigung finden! Hierbei kommt es im Gegensatz zu Mannit nicht zu einem konstanten Maximum für $T^c{}_{H_2O}$, vielmehr steigt dieser Wert kontinuierlich mit der Diuresegröße und mit C_{osm} bis auf 10 ml/min und mehr an, so daß kein isotoner, sondern ein *hyper*toner Diuresezuwachs mit einem b(slope) von $1{,}27 \pm 0{,}12$ ($p < 0{,}005$) resultiert. Dieselben Beobachtungen wurden nach hypertoner NaCl-Infusion an der Ratte (GOTTSCHALK u. MYLLE 1959) und am Seehund (PAGE, SCOTT-BAKER, ZAK, BECKER u. BAXTER 1954), nicht jedoch am Hund (GOLDBERG, RAMIREZ, WANICUR u. ELKINTON 1964) beschrieben.

Die Befunde unter hypertoner Salzdiurese sprechen dafür, daß hierbei der Na-Transport aus dem aufsteigenden Schleifenschenkel in das Nierenmark im Gegensatz zu Mannit stärker ist und kein Maximum aufweist. Das Maximum unter Mannit ($Tm^c{}_{H_2O}$) kommt daher vermutlich so zustande, daß Mannit die Na-Konzentration am Ende des proximalen Tubulus und in der Henleschen Schleife regelmäßig herabsetzt und so einen unter hypertoner NaCl-Infusion und auch bei spontaner Antidiurese nicht vorhandenen Na-Konzentrationsgradienten erzeugt, der schließlich für den Na-Transport im aufsteigenden Schleifenschenkel und damit auch für $T^c{}_{H_2O}$ limitierend wird, so daß $Tm^c{}_{H_2O}$ ein „Pseudo"maximum wäre. Da jedoch die Kinetik der Nierenmarkhypertonizität mit exponentiellem Abfall während steigender osmotischer Diurese nach den Befunden von GOLDBERG u. Mitarb. (1965) für hypertones NaCl und Mannit praktisch identisch ist, wird die Aussagefähigkeit von Untersuchungen mittels Mannitdiurese bezüglich der konzentrativen Kapazität der Phase I und des ihr zugrunde liegenden Na-Transportes nicht beeinträchtigt; vielmehr gestattet erst der durch Mannit erzeugte Na-Konzentrationsgradient das Hervortreten und die Erfassung des gradientenlimitierten Na-Transportmaximum in diesem wichtigen Abschnitt des harnkonzentrierenden Gegenstromsystems.

Sofern also während der Untersuchung nicht Faktoren zur Wirkung kommen, die wie vasoaktive Substanzen, hypertone NaCl-Infusionen oder Saluretica den Natriumtransport oder die Nierenmarkdurchblutung akut ändern, gibt die Größe $Tm^c{}_{H_2O}$ ein Maß für die maximale konzentrative Kapazität der medullären Gegenstromsysteme und damit der Phase I der Harnkonzentrierung. Dabei ist $T^c{}_{H_2O}$ bzw. $Tm^c{}_{H_2O}$ ein Index für die Nettobewegung osmotisch freien Wassers aus den Sammelrohren in das hypertone Nierenmark und reflektiert den dieser Wasserbewegung zugrunde liegenden aktiven Na(Cl)-Transport. Jede Einschränkung von $Tm^c{}_{H_2O}$ unterhalb der normalen Schwankungsbreite (Tabelle 3) — insbesondere in Relation zum Glomerulusfiltrat $\left(\frac{Tm^c{}_{H_2O}}{Gf} \cdot 100\right)$ als approximativem Maß des funktionstüchtigen Parenchyms — weist auf eine eingeschränkte Kapazität der harnkonzentrierenden Gegenstromsysteme (Phase I bzw. III) hin, die je nach ihrer Ursache irreversibler oder vorübergehender Natur sein kann. Abgesehen vom numerischen Ausdruck für $Tm^c_{H_2O}$ zeigt die hieraus nach Gl. (6) ableitbare exponentielle Beziehung zwischen osmotischer Harnkonzentration und Harnzeitvolumen bei graphischer Darstellung anschaulich eine gegenüber der Norm veränderte Kinetik des Gegenstromsystems und seiner konzentrativen Kapazität (Abb. 14).

Hiervon konnten wir unter osmotischer Diurese, nicht dagegen im einfachen Durstversuch, eine *distal-tubuläre ADH-Refraktärität*, also eine *Störung der Phase II der Harnkonzentrierung* (s.o.) als Ursache einer Hypo-(oder Iso-)sthenurie abgrenzen (BUCHBORN 1959, BUCHBORN, EDEL u. ANASTASAKIS 1959a, b; BUCHBORN u. ANASTASAKIS 1961, BUCHBORN 1964a, b).

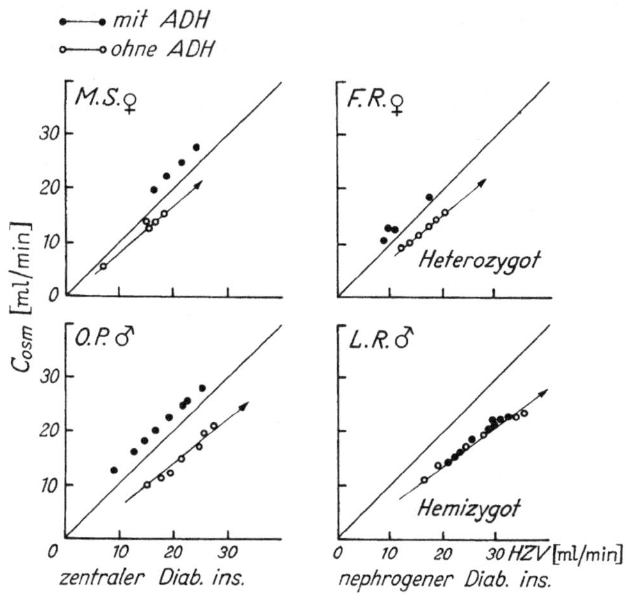

Abb. 17. Hypotoner Diuresezuwachs als Charakteristikum einer Phase II-Störung bei neurohypophysärem links) und nephrogenem (rechts) Diabetes insipidus und seine Beseitigung durch ADH-Substitution nur bei der neurohypophysären (ADH-Mangel-)Form

Ausgangspunkt für die Differenzierung der distal-tubulären ADH-Refraktärität mittels osmotischer Diurese (Mannit) waren Befunde bei Patienten mit neurohypophysärem Diabetes insipidus ohne ADH-Substitution und ebenso beim hemizygoten hereditären nephrogenen Diabetes insipidus (BUCHBORN, EDEL u. ANASTASAKIS 1959). Hierbei fanden wir regelmäßig — abweichend vom normalerweise vorhandenen isotonen Diuresezuwachs mit konstantem $Tm^c_{H_2O}$ und einem Wert für b (slope)$\sim$1,0 — einen *hypotonen* Diuresezuwachs mit Werten für b signifikant unterhalb 1,0, so daß schließlich trotz osmotischer Diurese ein hypotoner Harn ausgeschieden wurde (Abb. 17).

Dieser Befund wurde beiläufig schon von DE WARDENER u. DEL GRECO (1955) an Patienten mit zentralem Diabetes insipidus erhoben und unzutreffenderweise als Argument gegen die von H. W. SMITH vertretene Auffassung verwendet, wonach der Harn den proximalen Tubulus immer isoton verläßt, ehe er im distalen Nephron der Konzentrierung oder Verdünnung unterworfen wird. Auch BRODSKY u. RAPOPORT (1951) beschrieben schon die Ausscheidung eines hypotonen Urins während osmotischer Diurese bei Patienten mit neurohypophysärem Diabetes insipidus (ohne ADH-Substitution) und schlossen hieraus auf eine tubuläre Wassersekretion. — Patienten mit Diabetes insipidus, bei denen durch sehr kleine ADH-Dosen gerade eben ein hypertoner Urin erzeugt wurde, schieden bei Erhöhung von C_{osm} wiederum einen hypotonen Harn aus (DE WARDENER u. DEL GRECO 1957). Als Normalbefund wurde ein hypotoner Diuresezuwachs bei osmotischen Diuresen am Hund beschrieben (ANSLOW u. WESSON 1955, LEVINSKY u. BERLINER 1959, BRESLER, MONROE u. GILMARTIN 1960) und durch Natriumentzug verstärkt gefunden (GOLDSMITH, BEASLEY, WHALLEY, RECTOR u. SELDIN 1961). Die Vermutung, daß beim Hund entgegen den Punktionsbefunden an der Ratte vielleicht immer eine hypotone Flüssigkeit in die Sammelrohre eintritt, so daß bei großen Harnvolumina eine Äquilibrierung mit dem hypertonen Nierenmark ausbleibt — was neuerdings durch Untersuchungen mit tritiummarkiertem Wasser direkt nachgewiesen werden konnte (WHITE u. ROLF 1963) —, kann für den Menschen nicht zutreffen, da wir hier bei Diuresegeschwindigkeiten bis zu 60 ml/min am Normalen immer einen isotonen Diuresezuwachs fanden. Andere Untersucher fanden dagegen auch beim Normalen während extremer Diuresen oberhalb 25—30 ml/min manchmal eine langsame Abnahme von $T^c_{H_2O}$, selbst dann, wenn vorher ein konstanter Wert von $Tm^c_{H_2O}$ vorlag (STEIN, LEVITT, GOLDSTEIN, PORUSH, EISNER u. LEVITT 1962, EISNER, PORUSH, GOLDSTEIN u. LEVITT 1962, PORUSH, GOLDSTEIN, EISNER u. LEVITT 1961, RAISZ, AU u. SCHEER 1959b, nur bei Mannitol-, nicht bei Harnstoffdiurese). Diese Abnahme von $T^c_{H_2O}$ bei hohen Diuresegeschwindigkeiten war besonders regelmäßig vorhanden, wenn anstatt hypertonischer Mannitlösung eine isotone Mannitinfusion verabfolgt wurde (ZAK, BRUN u. SMITH 1954, RAISZ, AU u. SCHEER 1959b).

Der hypotone Diuresezuwachs mit Ausscheidung eines hypotonen Harns trotz osmotischer Diurese spricht unter Berücksichtigung aller experimentellen Befunde dafür, daß bei fehlender oder ungenügender ADH-Wirkung auf die Wasserpermeabilität des distalen Tubulus der hypoton aus dem aufsteigenden Schleifenschenkel austretende Harn im distalen Tubulus contortus (Phase II) nicht isoton wird, sondern hypoton in die Sammelrohre übertritt. Daß dieser charakteristische hypotone Diuresezuwachs nur durch ein Fehlen der ADH-Wirkung beim Menschen bedingt ist, zeigt seine Beseitigung beim zentralen bzw. neurohypophysären Diabetes insipidus durch exogene ADH-Substitution (Abb. 17), während beim ADH-refraktären nephrogenen Diabetes insipidus die Hypotonizität des Diuresezuwachses naturgemäß auch durch ADH-Substitution unbeeinflußt bleibt.

Selbst wenn aus den Sammelrohren bei sehr kleinen Durchflußvolumina, z. B. im extremen Durstzustand bei Tieren mit Diabetes insipidus (SHANNON 1942) oder nach akuter reversibler, zirkulatorisch bewirkter Senkung des Glomerulusfiltrates (DEL GRECO u. DE WARDENER 1956, BERLINER u. DAVIDSON 1957, BLAKE 1958) bzw. am Menschen nach akuter Reduzierung der Nierendurchblutung und des Glomerulusfiltrates durch kontrollierte Hypotension (KLEEMAN, MAXWELL u. ROCKNEY 1957) auch ohne ADH noch eine geringfügige Wasserrückdiffusion in das Nierenmark stattfinden und so trotz fehlender ADH-Wirkung ein etwas hypertoner Harn gebildet werden kann, treten doch bei osmotischer Diurese zunehmend größere Volumina einer hypotonen Flüssigkeit in das distale Nephron über und erscheinen trotz dieser ADH-unabhängigen Wasserrückdiffusion im Endharn.

Ausgehend vom pathophysiologisch eindeutigen Befund des hypotonen Diuresezuwachses am Modell des hereditären nephrogenen Diabetes insipidus lassen sich formal übereinstimmende Fälle mit unterschiedlicher Ausprägung des hypotonen Diuresezuwachses auch bei einer Reihe erworbener Nephropathien und Nierenfunktionsstörungen als Ausdruck einer partiellen oder kompletten ADH-Refraktärität des distalen Nephron bzw. einer Phase II-Störung der Harnkonzentrierung nachweisen (s. S. 623ff.).

γ) Untersuchungen unter geringer osmotischer Diurese betreffen die Diuresegröße zwischen 1,0 und etwa 6,0 ml/min, d.h. den zwischen den Bedingungen unter α) und β) gelegenen intermediären Bereich. Es war nämlich schon frühzeitig aufgefallen (WELT 1956), daß der Übergang von der oligurischen Antidiurese mit einem maximalen und konstanten osmotischen U/P-Wert zur polyurischen osmotischen Antidiurese mit maximalem und konstantem $T^c_{H_2O}$ nicht abrupt, sondern fließend erfolgt. Hierbei nimmt der Wert für osmotischen U/P von seinem Maximum allmählich ab, während sich $T^c_{H_2O}$ gleichzeitig seinem Maximum ($Tm^c_{H_2O}$) nähert, wie Abb. 13 auf Grund der Befunde von BOYARSKY u. SMITH (1957) zeigt. Die langsame Zunahme von $T^c_{H_2O}$ mit Abrundung („splay") der sonst linearen Beziehung zwischen C_{osm} und V in diesem intermediären Bereich des Überganges von maximaler Antidiurese zur beginnenden osmotischen Diurese (Abb. 13) entspricht formal den „Titrationskurven" anderer, einer maximalen Kapazität zustrebender Tubulusfunktionen, z.B. der Glucose- oder Aminosäurenrückresorption. Der „splay" der konzentrativen Titrationskurve im Diuresebereich von 1,0—6,0 ml/min dürfte dieselbe Bedeutung haben wie dort, nämlich auf die Streuung von Nephron-Einzelmaxima um einen Mittelwert bei anatomisch und funktionell ungleicher Nephronpopulation hinweisen.

d) Untersuchungen unter der Wirkung von Diuretica ermöglichen am Menschen klinisch-pharmakologische Aussagen über ihren Wirkungsmechanismus und Angriffspunkt in verschiedenen Nephronabschnitten. Im einzelnen ist folgende Methodik für diese spezielle Fragestellung geeignet (BUCHBORN 1959, HEINE-

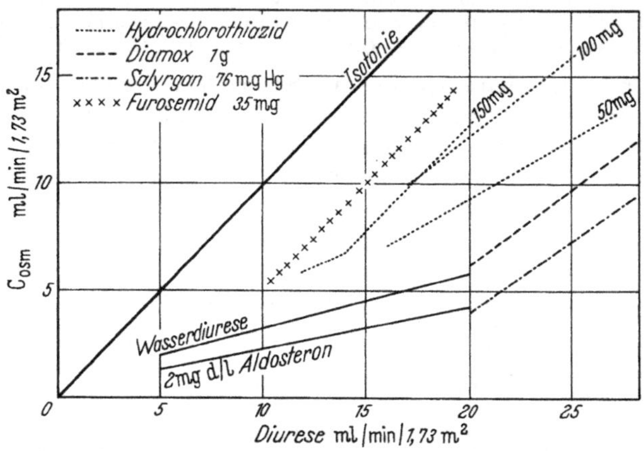

Abb. 18. Veränderung der Clearance des freien Wassers (C_{H_2O}) durch verschiedene Saluretica und durch Aldosteron während forcierter Wasserdiurese am Gesunden als Ausdruck eines Angriffspunktes im distalen Nephron (nach BUCHBORN 1959)

MANN, DEMARTINI u. LARAGH 1959, BUCHBORN, ANASTASAKIS u. EDEL 1961, GOLDBERG, MCCURDY, FOLTZ u. BLUEMLE 1964, BUCHBORN u. ANASTASAKIS 1964):

Unter forcierter *osmotischer Diurese* weist die Verminderung von $Tm^c_{H_2O}$ unmittelbar nach i.v. Injektion eines Diureticum auf eine pharmakologisch bewirkte Herabsetzung der konzentrativen Kapazität im Gegenstromsystem (Phase I) hin. Sie kann bedingt sein durch eine Steigerung der Nierenmarkdurchblutung mit beschleunigtem zirkulatorischem Na-Abtransport (Natriurese unverändert) oder durch eine partielle Hemmung des Na-Transportes aus dem aufsteigenden Schleifenschenkel ins Nierenmark (Natriurese gesteigert). Das pharmakologisch ausgelöste Auftreten eines hypotonen an Stelle des normalen isotonen Diuresezuwachses weist auf eine saluretisch bedingte (partielle) ADH-Refraktärität des distalen Tubulus (Phase II) hin.

Unter *forcierter Wasserdiurese* spricht die Verminderung von C_{H_2O} relativ zu einem bestimmten Harnzeitvolumen (V) für eine osmotische Diurese infolge partieller Hemmung der proximalen Natriumrückresorption (Abb. 18).

Formal gleicht dieser Befund einer Phase II-Störung infolge ADH-Refraktärität während osmotischer Diurese. Tatsächlich liegt hier eine postglomerulär ausgelöste osmotische Diurese vor, bei der es infolge der forcierten Hydratisierung und mangels hypertoner Infusionen unresorbierbarer Substanzen nicht zu einer Erhöhung der Serumosmolalität und infolgedessen auch nicht zur endogenen ADH-Ausschüttung kam.

Eine weitergehende Verminderung von C_{H_2O} unter forcierter Wasserdiurese und Einwirkung eines Saluretikum bis zu einem konstanten Minimalwert entsprechend einem $Tm^{d}_{H_2O}$, wie er sonst nur beim maximal hydratisierten Hund beobachtet wird (WESSON u. ANSLOW 1952), weist auf eine partielle Hemmung der Na-Rückresorption in dem Abschnitt hin, in dem bei Ausscheidung eines hypotonen Harns osmotisch freies Wasser durch Na(Cl)-Rückresorption gebildet wird, nämlich im distalen Nephron vom aufsteigenden Schleifenschenkel bis zu den Sammelrohren.

Wie die hiermit gewonnenen Aussagen über die distal-tubuläre Wirkung der einzelnen Diuretica (s. S. 595) zeigen, sind die skizzierten virtuellen Wirkungstypen in der Regel nicht rein verwirklicht, sondern kommen in wechselnder Kombination vor. Wieweit sich diese auf Grund der heutigen Kenntnisse in Einzeleffekte auflösen läßt, wird versuchsweise in Tabelle 4 dargestellt.

Tabelle 4. *Diuretica-Wirkungen auf Parameter der Harnkonzentrierung und -verdünnung*

Angriffspunkt	*Verdünnung* Wasserdiurese und Diabetes insipidus	*Konzentrierung* Hydropenie: Durstversuch	*Konzentrierung* Hydropenie: Osmotische Diurese
Proximaler Tubulus	C_{osm} und V zunehmend $C_{H_2O} \sim$ proportional zunehmend	C_{osm} und V zunehmend $T^c_{H_2O}$ zunehmend	ohne Einfluß
Henlesche Schleife	C_{H_2O} abnehmend C_{osm} und V zunehmend	C_{osm} und V zunehmend $T^c_{H_2O}$ (relativ) abnehmend	C_{osm} und V ansteigend $Tm^c_{H_2O}$ abnehmend bis 0
		Markdurchblutung↗: Natriumkonzentration im Harn unverändert Na-Transport↘: Natriumkonzentration im Harn ansteigend	
Distales Nephron a) Hemmung des Na-Transportes:	C_{H_2O} stark abnehmend bis konstantes Minimum ($Tm^d_{H_2O}$)	$T^c_{H_2O}$ in Beziehung zu C_{osm} und V nicht verändert	ohne Einfluß
proximal und distal:	$C_{osm} > C_{H_2O}$ zunehmend		
distal:	$C_{osm} >$ V zunehmend		
b) ADH-Refraktärität: (Wasserpermeabilität)	—	—	hypotoner Diuresezuwachs $T^c_{H_2O}$ (virtuell) negativ

4. Clearancemethoden zur Bestimmung der Wasserrückresorption

Die gesamte tubuläre Wasserrückresorption vom Beginn des proximalen Tubulus bis zum Ende der Sammelrohre ergibt sich als Differenz aus Glomerulusfiltrat (Gf) und Endharnvolumen (V)

$$T_{H_2O} = Gf - V,$$

sie kann also nach clearancemäßiger Bestimmung des Glomerulusfiltrates leicht berechnet werden.

Um exakte Werte zu erhalten, ist zu berücksichtigen, daß das Glomerulusfiltrat in ml *Plasma* pro Minute berechnet wird, daß jedoch Plasma infolge seines Eiweißgehaltes nur ca. 94% Wasser enthält. Die genaue Menge des glomerulär filtrierten Wassers beträgt demnach:

$$C_W = Gf \cdot (100 - \text{g-\% Plasmaeiweiß})/100.$$

Weitere Ungenauigkeiten können sich bei sehr langdauernden Urinsammelperioden mit langen Verweilzeiten des Harns in der Blase durch eine transurethrale und transvesicale Rückdiffusion von Wasser (bei hypotonem Harn) bzw. Harnsoluta (bei hypertonem Harn) ergeben, wie sie am Hund nachgewiesen wurden (LEVINSKY u. BERLINER 1959a, RAPOPORT, NICHOLSON u. YENDT 1960).

Wichtiger als die absolute Menge des tubulär rückresorbierten Wassers ist sein prozentualer Anteil am Glomerulusfiltrat $\frac{T_{H_2O}}{Gf} \cdot 100$, der zwischen 99,7 bei maximaler Antidiurese und ca. 85% bei forcierter Wasserdiurese, bis zu 40% und weniger bei osmotischer Diurese schwanken kann. Schon aus dieser großen Schwankungsbreite ist ersichtlich, daß die Bestimmung der prozentualen Wasserrückresorption wenig zur Charakteristik der verschiedenen Diureseformen und praktisch gar nichts zu einer quantitativen Analyse und damit zum Verständnis der Harnkonzentrierung und -verdünnung beiträgt. Das gilt ebenso für die hiervon abhängigen U/P-Quotienten der nur glomerulär filtrierten Substanzen wie Inulin oder Kreatinin, aus denen sich unmittelbar die prozentuale Wasserrückresorption errechnen läßt, so daß z.B. ein Konzentrationsindex für Inulin von U/P 4, 10, 20, 100 und 200 einer tubulären Wasserrückresorption von 75, 90, 95, 99 und 99,5% entspricht. Anders liegen die Verhältnisse in der experimentellen Medizin, wo sich aus dem unterschiedlichen Verhalten solcher Konzentrationsindices für verschiedene Substanzen in definierten Tubulusabschnitten wichtige Rückschlüsse über isolierte Nettobewegungen für diese Soluta bzw. für Wasser ableiten lassen.

5. Ergebnisse vergleichender Untersuchungen

Es wurde schon darauf hingewiesen, daß der Volhardsche Durstversuch zur Bestimmung des maximalen spezifischen Harngewichtes bzw. der maximalen Harnosmolalität oder des osmotischen U/P_{max} und die Parameter der konzentrativen Nierenleistung unter osmotischer Diurese ($Tm^c_{H_2O}$ und $\frac{Tm^c_{H_2O}}{Gf} \cdot 100$) einander ergänzende Aspekte des renalen Konzentrationsvermögens liefern, wie auch vergleichende Untersuchungen beider Verfahren zeigen.

Die *Korrelation zwischen maximalem spezifischem Harngewicht und den Ergebnissen der osmotischen Diurese ($Tm^c_{H_2O}$)* ist auf Grund der Daten von BALDWIN, BERMAN, HEINEMANN u. SMITH (1955), BOYARSKY u. SMITH (1957) sowie MEIER-EWERT u. BUCHBORN (1964) für 129 Gesunde und verschiedene Grade der Hypoisosthenurie bei Nierenkranken in Abb. 19 dargestellt. Die lineare Beziehung zwischen beiden entspricht einem Korrelationskoeffizienten von $r = 0{,}60$ ($P < 0{,}001$), dessen Streuung im wesentlichen auf die Fehlerquellen (s. S. 506) der spezifischen Harngewichtsbestimmung zurückzuführen sein dürften.

Praktisch wichtig ist, daß 48% der Fälle mit einem normalen spezifischen Gewicht ($> 1{,}025$) einen Wert für $Tm^c_{H_2O}$ unterhalb der unteren Normgrenze von 4,4 ml/min (Tabelle 3) aufweisen. Umgekehrt erreichten 83% der Fälle mit intakter Kapazität der Phase I, d.h. $Tm^c_{H_2O} > 4{,}4$ ml/min auch normale spezifische Gewichte im Durstversuch. Diskrete Einschränkungen in der konzentrativen Kapazität der medullären Gegenstromsysteme (Phase I bzw. III) können demnach unter osmotischer Diurese bereits erkennbar sein, während sie unter den Bedingungen der Hydropenie mit weniger maximaler Belastung des renalen Konzentrationsvermögens bzw. des zugrunde liegenden Na(Cl)-Transportes oft noch latent bleiben.

Ein *Vergleich zwischen maximalem osmotischem U/P (Durstversuch) und osmotischer Diurese* ergab an 29 Patienten und Normalpersonen trotz etwa gleichgroßer Streuung insofern eindeutigere Verhältnisse, als alle Versuchspersonen mit normalem $Tm^c_{H_2O}$ ($>$ 4,5 ml/min) auch einen regelrechten osmotischen U/P_{max} von mehr als 3,5 aufwiesen (DORHOUT MEES 1959b). Auch hierdurch wird die Überlegenheit der kryoskopisch bestimmten über die gravimetrisch geschätzte Harnkonzentration als Maß der Konzentrationsleistung im Durstversuch unterstrichen.

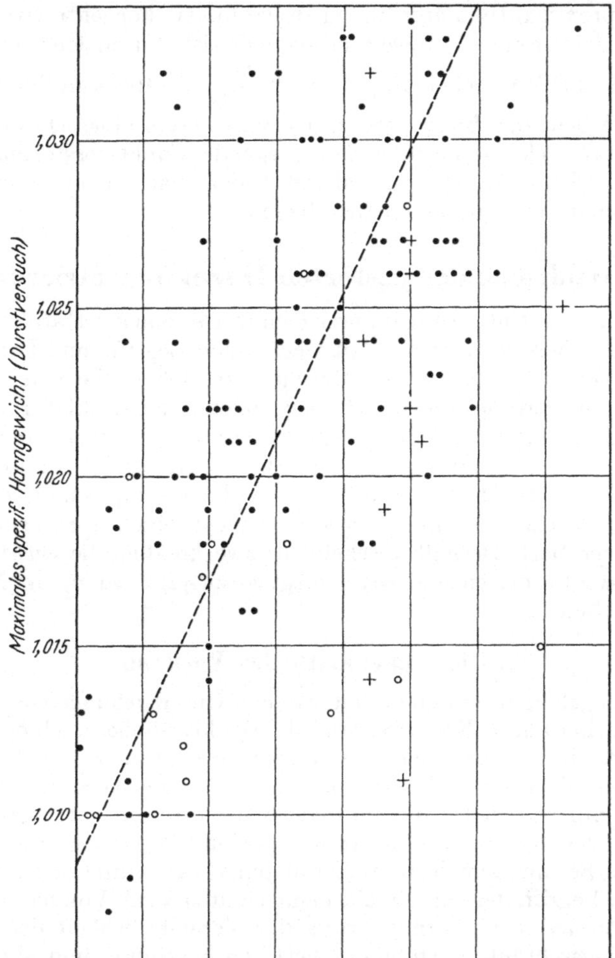

Abb. 19. Beziehung zwischen maximal im Durstversuch erreichtem spezifischen Harngewicht und Werten für $Tm^c_{H_2O}$ während osmotischer Diurese (10% Mannit) nach Befunden von BALDWIN u. Mitarb. (○), BOYARSKY u. SMITH (+) und MEIER-EWERT u. BUCHBORN (●)

Vergleiche zwischen proximal-tubulärer (prozentualer) PSP-Ausscheidung und konzentrativer Nierenleistung unterstrichen die begrifflichen Schwierigkeiten der Abgrenzung einer sog. tubulären Insuffizienz im Sinne von WOLLHEIM u. MOELLER (1952), s. S. 552. Obwohl die Einschränkung der Phenolrot- (PSP-) Ausscheidung und des renalen Konzentrationsvermögens definitionsgemäß diesen nosologischen Begriff determinieren, ergab sich zwischen beiden qualitativen Verfahren nur eine geringe positive Korrelation (SCHREITER 1963, HEALY, EDWARDS u. WHYTE 1964).

Benutzt man als genaueres Maß einer separaten oder überwiegenden medullären Funktionsstörung den Wert $\frac{Tm^{c}_{H_2O}}{Gf} \cdot 100$, dann wird die Korrelation an 28 Patienten mit $r = 0{,}653$ ($P < 0{,}001$) enger (Hertel 1962). Diese Relativierung auf das Glomerulusfiltrat als approximatives Maß des funktionstüchtigen Parenchyms macht deutlich, daß die vorliegende Korrelation zunächst nur Ausdruck eines gleichsinnigen proximal-tubulären und medullären bzw. konzentrativen Funktionsrückganges im Gefolge eines Parenchymschwundes ist. Nur in den (wenigen) Fällen, in denen sowohl PSP-Ausscheidung als auch $\frac{Tm^{c}_{H_2O}}{Gf} \cdot 100$ signifikant stärker als die Filtratgröße bzw. das funktionstüchtige Parenchym eingeschränkt sind, läßt sich eine separate oder wenigstens überwiegende Funktionsstörung des proximalen und/oder distalen Nephron wahrscheinlich machen und rechtfertigt den Begriff einer separaten „tubulären Insuffizienz“.

D. Syndrome der gestörten Harnkonzentrierung

Die geschichtliche Entfaltung unserer Kenntnisse von der Harnkonzentrierung und -verdünnung ließ im Lauf der Zeit wechselnde Begriffe und Definitionen für die am Krankenbett beobachteten Störungen entstehen, die von einer rein deskriptiven bis zur pathophysiologisch begründeten Nomenklatur reichen. Ihre theoretischen Grundlagen sind nicht selten überholt. Trotzdem sind manche der hierbei beschriebenen Syndrome und ihre Benennungen im klinischen Sprachgebrauch geblieben. Einige haben dabei einen Bedeutungswandel erfahren oder werden von verschiedenen Autoren bzw. in verschiedenen Sprachgebieten unterschiedlich interpretiert. Deshalb erscheint es zweckmäßig, die wichtigsten dieser Syndrome kurz zu erörtern und wenn möglich zu präzisieren, um Mißverständnisse auszuschalten.

1. Die Nomenklatur bei Volhard

Bekanntlich gehen die ersten systematischen Untersuchungen der osmotischen Harnkonzentration auf v. Korányi zurück. Die klassische, auch heute noch allgemein gebräuchliche Nomenklatur ihrer Störungen stammt von Volhard bzw. fand zusammen mit seinem Wasser- und Konzentrationsversuch allgemeine Anerkennung. v. Korányi hatte das normale Konzentrationsvermögen, durch welches der Harn über die osmotische Konzentration (*σθένος* = Kraft, Stärke, Konzentration) des Serums zur Hypertonizität eingeengt wurde, als *Hypersthenurie* bezeichnet, ein Begriff, der heute nicht mehr benützt wird. Von hier aus definierte er die *Hyposthenurie* als „Verminderung der Veränderlichkeit des Harngefrierpunktes mit eingeschränkter Differenz zwischen Maximum und Minimum, bzw. Annäherung derselben an eine mittlere molekulare Konzentration, nämlich diejenige des Blutes“. Diese Definition der Hyposthenurie als einer Einschränkung des maximalen Konzentrations- und Verdünnungsvermögens ist seither allgemein akzeptiert.

Falsch ist dagegen die gelegentlich im angloamerikanischen Schrifttum (z. B. bei Morgan, Forrest u. Lowe 1955, Allen 1963) vertretene Begriffsbestimmung der Hyposthenurie als einer Einschränkung des Konzentrationsvermögens auf Werte unterhalb der Plasmaisotonie! Hierbei handelt es sich vielmehr um eine mehr oder minder komplette *Asthenurie* (s. u.).

Volhard ergänzte dies durch den Begriff der *Isosthenurie* als einer unter den Bedingungen des Durstversuches „nach beiden Seiten fixierten Hypo- oder Asthenurie mit Übereinstimmung der molekularen Konzentration zwischen Blut und Harn“, nämlich um ein spezifisches Gewicht von 1,010.

Seine Gleichsetzung von Isosthenurie und Asthenurie (1949) als einer absoluten Konzentrationsschwäche ist sprachlich nicht folgerichtig, so daß die meisten Autoren heute die *Asthenurie* als das völlige oder weitgehende Unvermögen der Niere zur Harnkonzentrierung über die Konzentration des Wassers hinaus definieren, wie es etwa den Diabetes insipidus kennzeichnet.

Als Folge einer Hypo- oder Isosthenurie war schon lange eine kompensatorische Polyurie bekannt, die seit VOLHARD als *Zwangspolyurie* bezeichnet und heute als osmotische Diurese in den zahlenmäßig verminderten Nephronen verstanden wird.

Ihr Zwangscharakter drückt sich darin aus, daß sie auch bei Wasserentzug weiterbesteht, so daß es im Durstversuch zu erheblicher Gewichtsabnahme und bedrohlicher Exsiccose kommen kann. Ihr kompensatorischer Charakter äußert sich darin, daß sie mit steigendem Angebot harnpflichtiger Substanzen zunimmt, nach Einschränkung der nutritiven NaCl- oder Stickstoffzufuhr geringer wird oder aufhört.

Kommt es zu fortschreitender Nierenschrumpfung, dann bleiben immer weniger funktionstüchtige Einheiten übrig, so daß trotz Fortdauer einer osmotischen Diurese das Harnvolumen immer kleiner wird und aus der Zwangspolyurie zunächst eine *Pseudonormalurie* und schließlich eine terminale Oligurie wird.

Eine weitere Form der oligurischen Hyposthenurie findet sich bei leichteren, rasch vorübergehenden Fällen von akutem Nierenversagen, bei denen sich keine wesentliche Azotämie entwickelt. Die Nierenfunktion erscheint daher häufig normal, so daß NONNENBRUCH (1956) hierbei von einer *Hyposthenurie-N* (normal) sprach.

2. Nephrogener Diabetes insipidus und verwandte Syndrome

Als nephrogener Diabetes insipidus wird seit WILLIAMS (1946) das familiär vorkommende, hereditäre Krankheitsbild einer tubulären ADH-Refraktärität bezeichnet, bei dem ständig ein maximal verdünnter Harn ausgeschieden wird und eine entsprechende Polydipsie besteht. Diese Asthenurie ist weder durch exogenes ADH im Adiuretinversuch noch durch endogene ADH-Ausschüttung im Durstversuch wesentlich zu beeinflussen.

In der Folgezeit wurde auch bei einer Reihe erworbener Nephropathien ein ähnliches Unvermögen zur Harnkonzentrierung mit ständiger Ausscheidung eines hypotonen Harns beobachtet, das ebenfalls mehr oder minder ADH-refraktär erschien und daher vielfach als erworbener oder *symptomatischer nephrogener Diabetes insipidus* bezeichnet wird. Dies ist freilich insofern meist ungenau, als nur selten eine komplette Asthenurie mit hochgradiger Polyurie und Polydipsie wie beim echten Diabetes insipidus vorliegen, so daß man besser von einem diabetes-insipidus-ähnlichen Zustand sprechen sollte.

Auch das vielbenützte Synonym der *wasserverlierenden Nephritis* (ROUSSAK u. OLEESKY 1954) bzw. der obstruktiven *wasserverlierenden Uropathie* (EARLEY 1956), speziell als sog. *Dekompressions-Syndrom* nach plötzlicher Beseitigung eines Abflußhindernisses (STURTZ u. BURKE 1958) ist nur für einen Teil der Fälle zutreffend, da nicht immer eine Nephritis als Grundkrankheit bestehen muß. Eine *primär distale Tubulusinsuffizienz* (RODECK 1956) trifft ebenfalls nicht das Spezifische dieses Defektes, da andere distal-tubuläre Funktionen wie der Ionenaustausch oder die Acidifizierung nicht obligat zusammen mit der ADH-Empfindlichkeit gestört sind.

Wir selbst konnten die komplette und inkomplette ADH-Refraktärität des distalen Nephron auf Grund des hypotonen Diuresezuwachses bei osmotischer Diurese von den andersartigen Defekten des Gegenstromsystems (Phase I bzw. III der Harnkonzentrierung) abgrenzen und haben diese Fälle daher als *Phase II*-

Störung zusammengefaßt (BUCHBORN 1959, BUCHBORN, EDEL u. ANASTASAKIS 1959).

Damit lassen sich beim Menschen alle Fälle mit hypotonem Diuresezuwachs unter osmotischer Diurese als *tubuläre ADH-Refraktärität* von den Konzentrierdefekten infolge gestörter konzentrativer Kapazität der medullären Gegenstromsysteme pathophysiologisch abtrennen und je nach ihrer Ausprägung und Ätiologie in partielle und komplette sowie in hereditäre und erworbene bzw. symptomatische Formen unterteilen (BUCHBORN 1965).

3. Tubuläre Insuffizienz

Auch der Begriff der tubulären Insuffizienz geht auf VOLHARD zurück. Er definierte (1931) als „Tubuliinsuffizienz ein Konzentrationsunvermögen, das nur dadurch kompensiert werden kann, daß die Glomeruli mehr leisten, d.h. durch eine Polyurie", so daß „jede Tubuliinsuffizienz, die zur Niereninsuffizienz führt, mit einer Abnahme der maximalen Leistungsfähigkeit der Glomeruli verbunden sein muß".

Als Ursachen solcher quantitativer oder qualitativer Tubuliinsuffizienz nannte er a) eine zahlenmäßige Verminderung der sekretorischen Elemente, entweder durch partielle Nephrektomie oder durch Ausschaltung der meisten Glomeruli von der Zirkulation, z.B. durch fortschreitende Schrumpfnierenerkrankungen mit konsekutivem Untergang der zugehörigen Tubuli; ferner b) qualitative Veränderungen der Tubuli z.B. in Form einer akuten Nekrose, chronisch degenerativer Veränderungen oder obstruktiv bedingter Druckatrophie der Epithelien bzw. im Zusammenhang mit einer Regeneration noch unreifer Epithelzellen.

WOLLHEIM (1952) nahm diesen Begriff der tubulären Insuffizienz mit seinem führenden Symptom eines eingeschränkten Konzentrationsvermögens wieder auf und erweiterte ihn durch die überwiegend proximal-tubulär bedingte Einschränkung der Phenolrot-(PSP-)Ausscheidung, ergänzte ihn aber durch weitere fakultative Symptome *glomerulärer* Natur wie geringe Proteinurie, Cylindrurie, Mikrohämaturie, ferner durch die interstitiell-entzündlich bedingte Leukocyturie. Im Hinblick auf obige Ausführungen VOLHARDs erscheint jedoch die Begründung von WOLLHEIM (1963), daß die (Wieder)einführung des Begriffes einer tubulären Insuffizienz notwendig sei, da diese Störungen nicht im Volhardschen Einteilungsschema der Nierenkrankheiten berücksichtigt waren, schwer verständlich. Richtig hieran ist lediglich, daß das akute Nierenversagen, das bisher in den meisten Fällen als akute tubuläre Insuffizienz aufgefaßt wurde, ebenso wie die erst in den letzten zwei Jahrzehnten eingehender beschriebenen tubulären Partialfunktionsstörungen von VOLHARD nicht, wie es heute geschieht, in einer besonderen Gruppe tubulärer Erkrankungen zusammengefaßt wurden. In der Mehrzahl der Fälle von tubulärer Insuffizienz im Sinne von WOLLHEIM handelt es sich jedoch um das Syndrom der hypo- bzw. isosthenurischen Konzentrationsstörung, das als Begleiterscheinung zahlreicher Nephropathien unterschiedlicher Ätiologie geläufig ist. Seine Häufigkeit wurde freilich durch die Untersuchungen von WOLLHEIM u. MOELLER zutreffender als früher erkannt, ohne daß hierdurch allein schon das Volhardsche Schema der Nosologie in Frage gestellt würde, an dessen Erweiterungsbedürftigkeit im übrigen nicht zu zweifeln ist.

Sieht man von der Methodenkritik gegen die Phenolrotausscheidung (s. Beitrag KLEINSCHMIDT) und gegen das spezifische Gewicht als Maß der renalen Konzentrationsleistung (s. S. 506) ab, dann ist dem Begriff der tubulären Insuffizienz (WOLLHEIM) folgendes entgegenzuhalten:

1. Die osmotische Diurese beim Gesunden, z.B. infolge einer akuten Harnstoffüberladung ist trotz der hierbei auftretenden hyposthenurischen Polyurie entgegen der Auffassung von WOLLHEIM (1963) nicht als passagere tubuläre Insuffizienz bzw. Überschreitung der tubulären

Leistungskapazität zu klassifizieren, wird doch Harnstoff gar nicht tubulär aktiv bearbeitet, so daß — wenn überhaupt — nur eine glomeruläre und nicht eine tubuläre Suffizienzgrenze überschritten wird, sofern man nicht, wie allgemein üblich, auch den Begriff der (glomerulären) Niereninsuffizienz nur auf das Vorliegen einer länger dauernden bzw. dauerhaften Azotämie beschränken will. Jedenfalls ist bei dieser Form von Hyposthenurie die Tubulusfunktion, speziell diejenige im Bereich der harnkonzentrierenden Mechanismen, nicht geschädigt oder eingeschränkt, vielmehr nur aus zirkulatorischen (THURAU, DEETJEN u. KRAMER 1960) oder physikalischen Gründen (KUHN u. RAMEL 1959) modifiziert.

2. Auch bei Nierenkranken ist nicht jede Hypo- oder Isosthenurie Ausdruck einer primären oder überwiegenden Tubulärinsuffizienz. Besonders bei den glomerulonephritischen und pyelonephritischen, aber auch bei den vasculären Schrumpfnierenerkrankungen sind die zahlenmäßig verminderten Nephrone morphologisch sogar hypertrophiert und funktionell gesteigert aktiv, da sie durch die azotämisch erhöhte Osmolalität des Primärharns und durch die Erhöhung der Filtratgröße im Einzelnephron osmotisch und volumenmäßig überladen werden, so daß wiederum eine osmotische Diurese in den übriggebliebenen Nephronen resultiert.

3. Entsprechend zeigten vergleichende Bestimmungen von PSP-Ausscheidung (proximaler Tubulus), Clearancewerten (Glomerulusfiltrat, effektiver Nierenplasmastrom) sowie von $Tm^{c}_{H_2O}$ bei osmotischer Diurese (distales Nephron) jeweils am selben Patienten (HERTEL 1962), daß der Begriff der tubulären Insuffizienz im genauen Sinn, d.h. als Ausdruck einer primär oder überwiegend tubulären Nephropathie nur in *den* wenigen Fällen berechtigt ist, in denen nicht auch eine parallele Einschränkung anderer renaler Funktionsgrößen einfach als Ausdruck eines Parenchymunterganges mit zahlenmäßiger Verringerung der funktionstüchtigen Nephrone vorliegt.

4. Die Klassifizierung einer mit eingeschränktem Konzentrationsvermögen einhergehenden Nephropathie als tubuläre Insuffizienz gestattet ebenso wie die Begriffe der Hypo- und Isosthenurie, mit denen sie praktisch synonym ist, über die rein deskriptive Bezeichnung hinaus keine weitere Differenzierung hinsichtlich des pathogenetischen Mechanismus; im Gegenteil, sie subsummiert gegenüber der Volhardschen Nomenklatur *alle* konzentrativen Defekte unter *einem* Oberbegriff, ohne daß damit ein Gewinn für das pathophysiologische Verständnis oder die diagnostische Differenzierung dieser Störungen verbunden ist.

Hiernach erscheint der Begriff der Tubulärinsuffizienz, wie ihn schon VOLHARD und neuerdings besonders WOLLHEIM und MOELLER (1952) benutzten, nämlich als einheitliches Syndrom aller Konzentrationsstörungen gleich welcher Ätiologie, Pathogenese und Ausprägung, als zu umfassend und zu wenig differenzierend, um hieraus eine grundlegende Neuordnung der nephrologischen Nosologie (WOLLHEIM 1963) abzuleiten. Schon VOLHARD (1931) hatte demgegenüber auf das Unspezifische einer Hypo- oder Isosthenurie hingewiesen, und dieser Hinweis erscheint auch im Hinblick auf die heutigen Kenntnisse über die harnkonzentrierenden Mechanismen unverändert gültig.

4. ADH-Überproduktion und „Antidiabetes insipidus"

In den letzten Jahren erschien eine Reihe kasuistischer Mitteilungen, vor allem von metastasierenden Bronchialcarcinomen, bei denen sich eine in ihrem Mechanismus noch ungeklärte ADH-Überproduktion wahrscheinlich machen ließ (WINKLER u. CRANKSHAW 1938, SCHWARTZ, BENNETT, CURELOP u. BARTTER 1957, ROBERTS 1959, SCHWARTZ, TASSEL u. BARTTER 1960, ROSS 1963, BARTTER 1963, DE SOUZA, DELAERE, THAON, RUDLER u. MACH 1964; dort weitere Literatur). Neben Bronchialcarcinomen wurde in einem Teil der Fälle auch eine cerebral bedingte ADH-Mehrproduktion vermutet (EPSTEIN u. LEVITIN 1959, CARTER, RECTOR u. SELDIN 1959), ferner wurden Einzelfälle mit Dermatomyositis, Steatorrhoe und Ulcera ventriculi als Grundkrankheit beschrieben (Literatur s. bei DE SOUZA u. Mitarb. 1964). Die charakteristische Symptomatik dieser Fälle bestand in einer Hyponatriämie (minimal bis 100 mval/l Na^+) mit Hypotonizität des Plasmas (minimal bis 202 mosm/kg) bei gleichzeitiger Ausscheidung eines natriumreichen, hypertonen Urins (450—600 mosm/kg) trotz (hoch)normalem Glomerulusfiltrat und regelrechter Nierendurchblutung.

Die Untersuchungen zur Pathogenese (Schwartz, Bennett, Curelop u. Bartter 1957, Schwartz, Tassel u. Bartter 1960, Ross 1963, de Souza, Delaere u. Mitarb. 1964) wiesen darauf hin, daß bei den hier vorkommenden extremen Hypotonizitäten des Plasmas (s. o.) normalerweise keine ADH-Ausschüttung mehr erfolge (Verney 1947, Leaf u. Mamby 1952a, Buchborn 1956). Wenn trotzdem ein hypertoner Urin ausgeschieden wird, obwohl ein hochnormales Glomerulusfiltrat besteht — bei vermindertem Glomerulusfiltrat kann bekanntlich auch in Abwesenheit von ADH ein hypertoner Urin ausgeschieden werden (del Greco u. de Wardener 1956; Berliner u. Davidson 1957) — dann muß die ADH-Ausschüttung inadäquat („inappropriate") hoch sein, d.h. es muß eine Überproduktion bestehen. Infolge der hiermit einhergehenden Expansion der Körperwasserräume, die sich neben der Verdünnungshyponatriämie in einer Hypervolämie manifestiert, kommt es zu einer Hemmung der Aldosteronsekretion und damit als weiteres Charakteristikum dieser Störung zu einer persistierenden Natriurese trotz exzessiver Hyponatriämien.

Bezüglich der Harnkonzentrierung ist also das Zusammentreffen von extrem hypotonem Plasma und Ausscheidung eines in den meisten Fällen konstant hypertonen Urins charakteristisch, so daß es sich ähnlich wie beim neurohypophysären Diabetes insipidus um eine primär extrarenale Störung handelt, in diesem Fall des renalen Verdünnungsvermögens. Pathophysiologisch entspricht diese Störung in jeder Hinsicht der experimentellen Wasserintoxikation nach kombinierter ADH- und Wasserzufuhr am Menschen (Leaf, Bartter, Santos u. Wrong 1953) bzw. am Hund (Levinsky, Davidson u. Berliner 1959) und an der Ratte (Cheek u. West 1956). Welcher Art und Lokalisation die pathologische Bildung diuresehemmender bzw. harnkonzentrierender Stoffe ist, ist noch nicht definitiv geklärt. de Souza u. Mitarb. (1964) fanden die persistierende Antidiurese weder durch Alkohol- noch durch Calciuminfusionen beeinflußbar. Das spricht dafür, daß es sich nicht um eine ADH-ähnliche Substanz neurohypophysären Ursprungs handelt sowie für das Vorliegen eines vom ADH abweichenden peripheren Wirkungsmechanismus. Möglicherweise wird ein diuresehemmendes Peptid von den meist kleinzelligen Bronchialcarcinomen selbst gebildet und konnte auch in Einzelfällen im Tumorgewebe und in extrathorakalen Metastasen postmortal nachgewiesen werden (Bower u. Mason 1964), was zugleich die Unbeeinflußbarkeit ihrer renalen Wirkung durch Calcium erklären würde.

Im Gegensatz zu diesem gut abgegrenzten Bild einer Verdünnungshyponatriämie und Plasmahypotonizität infolge ADH-Überproduktion (Schwartz-Bartter-Syndrom) sind andere Syndrome, wie sie früher als *primäre Oligurie* (Veil 1922) oder „*Antidiabetes insipidus*" (Grassheim 1929) beschrieben und ebenfalls zum Teil auf eine ADH-Überproduktion zurückgeführt wurden (Taubert u. Zielen 1955), nicht eindeutig definiert. Das hierzu mitgeteilte kasuistische Material (Übersicht bei Esser u. Schäfer 1950) ist nach heutigen Kenntnissen pathogenetisch völlig heterogen und reicht von der hydropischen Dekompensation im Rahmen eines sekundären Aldosteronismus über zahlreiche andere Endokrinopathien einschließlich der HVL-Insuffizienz bis zu prämenstruellen und psychogenen Störungen, so daß diese Begriffe heute gegenstandslos sind.

5. Psychogen ausgelöste Konzentrierdefekte

Der sog. *psychogene Diabetes insipidus* gehört als neurotische Potomanie (Achard u. Ramond 1905), Dipsomanie (compulsive drinking) zu den Suchtkrankheiten. Er imitiert zwar den echten Diabetes insipidus mit Polydipsie und Polyurie, doch ist hierbei die Polydipsie primär, während eine Störung der Harnkonzentrierung in Form einer asthenurischen Polyurie zwar oft vorgetäuscht wird, bei geeigneter Untersuchung jedoch ausgeschlossen werden kann (s. u.). Die Bezeichnung als psychogener Diabetes insipidus ist also eigentlich ungenau. Kleeman, Maxwell u. Witlin (1958) sprachen daher von *funktioneller Isosthenurie,* wobei „Asthenurie" wiederum exakter gewesen wäre. Bei einem Teil der

Fälle mit zwangsneurotisch ausgebildeter Polydipsie kann es sich durchaus um organische, z.B. postencephalitische Veränderungen im Mittelhirn bzw. im Hypothalamus handeln (BARTON 1965a), in denen eine Läsion des Durst- bzw. Trinkzentrums vorliegt.

Differentialdiagnostische Schwierigkeiten zwischen echtem und psychogenem Diabetes insipidus können sich daraus ergeben, daß auch beim Nierengesunden mehrtägiges oder noch länger dauerndes, forciertes Wassertrinken von 7—12 Litern täglich zu einer vorübergehenden Abnahme des renalen Konzentrationsvermögens, möglicherweise infolge Abschwächung der tubulären ADH-Empfindlichkeit führen kann (DE WARDENER u. HERXHEIMER 1957, EPSTEIN, KLEEMAN u. HENDRIKX 1957, BARLOW u. DE WARDENER 1959, KLEEMAN, MAXWELL u. WITLIN 1958, JAENIKE u. WATERHOUSE 1961, WEEDEN 1961, YOON u. HONG 1961, CHAPDELAINE u. LANTHIER 1963, DASHE, CRAMM, CRIST, HABENER u. SOLOMON 1963, BECK, BERTHAUX, MARTEAU, CHATELAN u. VIGNALOU 1964; dort s. weitere Kasuistik aus der französischen Literatur). Die hierdurch bedingten Unterschiede im Ausfall des ADH-Testes bei neurohypophysärem Diabetes insipidus je nach Dauer und Intensität einer gleichzeitigen Hydropenie bzw. der Hydratation sind S. 562 erörtert.

Die Unterscheidung von echtem neurohypophysärem und psychogenem Diabetes insipidus kann dadurch erschwert sein, daß aus den eben genannten Gründen sowohl ein rigoros durchgeführter Durstversuch als auch die Infusion hypertoner NaCl-Lösung oder Nicotinapplikation nach länger dauernder Polydipsie in beiden Fällen negativ ausfallen können, d.h. nicht von einer Harnkonzentrierung gefolgt sind (WEEDEN 1961). Aber auch die Abgrenzung des psychogenen vom nephrogenen Diabetes insipidus kann aus denselben Gründen erschwert sein. Das entspricht der geläufigen Erfahrung, daß die Neueinstellung eines neurohypophysären Diabetes auf ADH-Substitution anfangs oft nur unbefriedigend gelingt, ehe nach mehreren Tagen oder Wochen erst die erwartete antidiuretische Wirkung voll einsetzt, s. S. 564.

Zur sicheren Beurteilung eines eventuell psychogenen Diabetes insipidus ist deshalb nicht nur eine einmalige Untersuchung ausreichend; vielmehr muß in zweifelhaften Fällen zunächst eine kombinierte Behandlung aus ADH-Substitution, NaCl-armer Kost und langsamer Entwöhnung von großen Trinkmengen eingeleitet und der Durstversuch (ohne ADH-Substitution) nach diesem konditionierenden Training (DECOURT, BERNARD-WEIL u. MICHARD 1960), eventuell mehrfach wiederholt werden, um die Diagnose zu sichern und auf demselben Weg eine psychotherapeutische Besserung einzuleiten, die natürlich bedarfsweise eine ergänzende Tiefenanalyse erfordert. — Neuerdings weisen ROMANI u. ALBEAXU-FERNET (1965) erneut darauf hin, daß die effektive Plasmaosmolarität bei fünf Patienten mit echtem Diabetes insipidus mit einem Mittelwert von 319 ± 8 mosm/l signifikant von der effektiven Plasmaosmolarität bei primär psychogener Potomanie (fünf Patienten) mit einem Mittelwert von 291 ± 2 mosm/l gegenüber 301 ± 4 mosm/l bei Gesunden (nach zwölfstündiger Flüssigkeitskarenz) verschieden sei und hierauf eine differentialdiagnostische Unterscheidung begründet werden könne. Ähnliche Kriterien wurden schon früher von DREIFUS, FRANK u. BELLET (1954) sowie von BARLOW u. DE WARDENER (1959) angegeben. Nach siebenstündigem Dursten war beim Normalen die Serumosmolalität mit $286 \pm 5{,}5$ mosm/kg gegenüber einem Ausgangswert von $285 \pm 4{,}4$ mosm/kg praktisch unverändert; bei neurohypophysärem Diabetes insipidus betrug sie zu Beginn des Durstversuches $297 \pm 11{,}5$ mosm/kg, an seinem Ende $309 \pm 6{,}5$ mosm/kg, während sie bei primärer Polydipsie vor und nach dem Durstversuch unverändert zwischen 270 und 288 mosm/kg verblieb, ähnlich wie nach experimentell induzierter Polydipsie am Gesunden (284—294 mosm/kg). Eine erhöhte Serumosmolalität findet sich hiernach nur bei echtem Diabetes insipidus mit oder ohne Durstversuch, nicht dagegen unter beiden Bedingungen bei psychogener Dipsomanie (DASHE, CRAMM, CRIST, HABENER u. SOLOMON 1963, BARTON 1965b).

Die genannten Schwierigkeiten einer Differenzierung infolge einer psychogen auslösbaren, reversiblen Abschwächung der tubulären ADH-Empfindlichkeit dürften auch die Erklärung dafür abgeben, daß früher vielfach eine scharfe Grenze

Tabelle 5. *Störungen der Harnkonzentrierung*

	Störungen der Phase I: Veränderte Kapazität der medullären Gegenstromsysteme						*Störungen der Phase II:* Fehlende ADH-Wirkung	
	Kapazität (relativ) erhöht		Kapazität vermindert				ADH-Refraktärität des distalen Nephron	ADH-Mangel
Diagnostik:								
1. Konzentrationsversuch	Normosthenurie		Hyposthenurie	Normosthenurie	(Normo-), Hypo- oder Isosthenurie		Hypo-, Iso- oder Asthenurie	Asthenurie
2. ADH-Test	Normosthenurie		Hyposthenurie	Normosthenurie	(Normo-), Hypo- oder Isosthenurie		Hypo-, Iso- oder Asthenurie	Hyposthenurie
3. Osmotische Diurese								
a) Diuresezuwachs	isoton						hypoton	
b) $Tm^{c}_{H_2O}$	erhöht	normal	normal	vermindert	vermindert	vermindert	nicht meßbar	nicht meßbar
4. Glomerulusfiltrat (Gf)	normal	vermindert	normal	<50 % vermindert	normal oder <50 % vermindert	>50 % vermindert	ohne Einfluß	ohne Einfluß
5. Quotient $Tm^{c}_{H_2O}/Gf$	erhöht	erhöht	normal	normal	vermindert	vermindert	nicht meßbar	nicht meßbar
Vorkommen:								
a) Irreversibel oder organisch				Nephrocirrhosen: ohne Azotämie initiale bzw. einseitige, vorwiegend glomerulär oder vasculär bedingt	ohne Azotämie initial, vorwiegend interstitiell-pyelonephritisch bedingt, medullär lokalisiert	mit Azotämie fortgeschrittene Schrumpfnieren mit endogener osmotischer Diurese	1. Hereditärer nephrogener Diabetes insipidus 2. Chronische interstitielle und Pyelonephritiden 3. Hypertonie, maligne Sklerose 4. Multiples Myelom, Morbus Boeck 5. Periarteriitis nodosa 6. Sicca-Syndrom (Sjögren) 7. Obstruktive Uropathien	Neurohypophysärer Diabetes insipidus
b) Reversibel metabolisch	Harnstoffzufuhr				1. Neugeborene 2. Eiweißmangelkost 3. Hypothermie		1. Hypokaliämie 2. Hypercalcämie 3. Furosemid, Ethacrynsäure	

	3% NaCl-Infusion				4. Hypoxie 5. Akutes Nieren-versagen		4. Forcierte Hydratisierung 5. Akutes Nierenversagen (initiale polyurische Phase) 6. Epidemischer Diabetes insipidus?
c) Reversibel zirkulatorisch (gesteigerte Markdurchblutung)		Gf-Senkung: Ganglioplegica, akute diffuse Glomerulonephritis	Lebercirrhose?		1. „Druckdiurese“ (Adrenalin, Hypertensin, Vasopressin, „Urina spastica“?) 2. Purinkörper (Coffein, Euphyllin) 3. Ergotrope Kreislaufeinstellung (Hyperthyreose, Fieber, Pyrogene, Arbeit, Anämien?) 4. Entzündliche Hyperämie 5. Experimenteller hämorrhagischer Schock		
d) Reversibel zirkulatorisch (kritisch verminderte Markdurchblutung)			Sichelzellanämie				

zwischen nervöser Polydipsie und echtem Diabetes insipidus überhaupt bezweifelt wurde (Jores, in Handbuch der inneren Medizin, Bd. VII/1), wozu wir uns heute nicht mehr berechtigt sehen (Buchborn 1960). Damit entfällt der Diabetes insipidus zumindest als zwingendes Beispiel dafür, daß nur eine psycho-somatische Betrachtung das Krankheitsgeschehen vollkommen erfassen kann.

Andererseits gelingt es auch beim psychisch Gesunden nach zehntägiger forcierter Wasserzufuhr infolge der zwischenzeitlich eingetretenen tubulären ADH-Refraktärität oft nicht mehr, ihm das Weitertrinken abzugewöhnen, weil nun tatsächlich ein induzierter Diabetes insipidus mit echter Einschränkung des Konzentrationsvermögens hinzugetreten ist. Zuerst hat Kunstmann (1933) auf dieses Persistieren des Durstgefühls nach vorübergehender willkürlicher Steigerung der Wasserzufuhr hingewiesen, an dem man eindrucksvoll die Genese organischer Veränderungen aus primär psychischen Ursachen erkennen kann.

Ein anderer Mechanismus scheint der *hypnotisch ausgelösten Wasserdiurese* (Marx 1926) bei hydropenischen Normalpersonen zugrundezuliegen, denen das Wassertrinken lediglich suggeriert wurde. Diese hypnotisch ausgelöste Wasserdiurese geht mit Ausscheidung freien Wassers (positive Werte für C_{H_2O}) einher, kann jedoch durch Gaben von ADH vor Beginn der Hypnose verhindert werden (Hulet, Shapiro, Schwarcz u. Smith 1963). Das spricht dafür, daß hierbei nicht eine Veränderung der tubulären ADH-Empfindlichkeit infolge forcierten Trinkens, sondern eine psychogene Beeinflussung der ADH-Ausschüttung aus dem HHL vorliegt.

6. Klinische Differentialdiagnose der gestörten Harnkonzentrierung

Eine diagnostische Differenzierung und Quantifizierung der beim Menschen vorkommenden Störungen der konzentrativen Nierenleistung ist am Krankenbett mittels Konzentrationsversuch, ADH-Test, Clearancemethoden und Untersuchung während osmotischer Diurese mit 10% Mannit möglich. Es gelingt damit, die verschiedenen Formen hypo-, iso- und asthenurischer Konzentrierdefekte bestimmten Pathomechanismen zuzuordnen und so eine pathophysiologische Systematik zu begründen. Ihre Darstellung und Erläuterung erfolgt detailliert im Abschnitt über die speziellen Störungen der Harnkonzentrierung S. 604ff. Hier wird nur eine kurze synoptische Zusammenstellung der heute verfügbaren Unterscheidungsmöglichkeiten und der hiermit abgrenzbaren Syndrome gegeben (Tabelle 5).

E. Modifizierende Einflüsse auf die normale Harnkonzentrierung

Die Grundlage für die Harnkonzentrierung besteht zwar im Zusammenwirken der medullären Gegenstromsysteme und des ADH im distalen Nephron, diese basalen Mechanismen unterliegen aber der Einwirkung einer Vielzahl zum Teil extrarenaler Faktoren metabolischer, endokriner, zirkulatorischer und auch pharmakologischer Natur. Das macht es von vornherein wahrscheinlich, daß die Resultante hieraus — sei sie als Maximum des spezifischen Harngewichtes, der Harnosmolalität oder des osmotischen U/P-Quotienten im Durstversuch bzw. als maximale Nettowasserrückdiffusion ($Tm^c_{H_2O}$) während osmotischer Diurese bestimmt — in wechselnder Weise modifiziert werden kann. Die Kenntnis dieser modifizierenden Einwirkungen ist nicht zuletzt für eine kritische Beurteilung klinischer Konzentrierdefekte wesentlich, zumal wenn diese nur qualitativ im Durstversuch festgestellt wurden und wenn ihre Diagnose auf Grenzwerten in der

Nähe des (von verschiedenen Autoren unterschiedlich definierten) Normbereiches beruht. Die hier zu erörternden Faktoren greifen teils unmittelbar an den konzentrierenden Mechanismen an, teils nur indirekt durch Veränderung ihrer Wirkungsbedingungen.

I. Metabolische Faktoren

Sie entstammen vor allem dem Wasser-, Elektrolyt- und Säure-Basenhaushalt, ferner dem Eiweißstoffwechsel und thermischen Milieueinflüssen; experimentell kann ihre Rolle durch Anwendung von Stoffwechselinhibitoren geprüft werden. Auch im Zusammenhang mit Reifungs- und Alterungsvorgängen können Stoffwechselfaktoren zur Wirkung kommen.

1. Menge und Zusammensetzung ausgeschiedener Harnfixa

Die Untersuchungen über die osmotische Diurese (s. S. 527) hatten gezeigt, daß sich die pro Zeiteinheit ausgeschiedene *Menge osmotisch wirksamer Harnbestandteile* (C_{osm}) umgekehrt verhält wie die Osmolalität des Harns. Die qualitative Zusammensetzung der Harnfixa ist hierfür zunächst gleichgültig (Hervey, McCance u. Tayler 1946, Rapoport, Brodsky, West u. Mackler 1949). Dieselbe Beziehung — wenn auch mit etwas größerer Streuung und veränderter mathematischer Relation — gilt prinzipiell auch für die intermediären Bereiche einer beginnenden osmotischen Polyurie zwischen 2 und 6 ml/min (West, Traeger u. Kaplan 1955, Boyarsky u. Smith 1957). Sie wurde schließlich auch für eine maximale Oligurie (0,24—1,7 ml/min) nach 18stündigem Dursten beschrieben (Raisz u. Scheer 1959): Geringe, akute Veränderungen in der Ausscheidung der Harnfixa (C_{osm} 0,9—5,1 ml/min) zeigten auch in den Fällen extremer Oligurie eine signifikant inverse Beziehung zwischen osmotischem U/P und C_{osm} bzw. Harnzeitvolumen.

Im Gegensatz hierzu wurde von anderer Seite nach 14stündigem Dursten, bei durchschnittlich etwas älteren Versuchspersonen, für Oligurien unterhalb 1 ml/min trotz (geringerer) Änderungen in der Menge der ausgeschiedenen Harnfixa (C_{osm} 0,7—3,5 ml/min) der maximale osmotische U/P bei der Einzelperson konstant gefunden (Boyarsky u. Smith 1957, Hulet u. Smith 1961, Hulet u. Richardson 1962). Unterhalb 0,5 ml/min Harnzeitvolumen nahm U/P_{max} (infolge verminderten Glomerulusfiltrates ?) wieder ab (Roscoe 1956/57).

Sieht man von den widersprüchlichen Befunden bei Oligurien unterhalb 1 ml/min ab, dann ist das maximal bei Hydropenie erreichbare spezifische Gewicht oder der osmotische U/P-Quotient je niedriger, desto mehr gelöste Stoffe im Zusammenhang mit nutritiven und metabolischen Einflüssen innerhalb einer bestimmten Zeit mit dem Harn eliminiert werden. Die Erklärung hierfür ist physikalischer Natur: der Konzentriereffekt jedes Gegenstromsystems verhält sich umgekehrt wie die Durchflußgeschwindigkeit bzw. das Durchflußvolumen (Kuhn u. Ramel 1959), die ja mit steigender Menge auszuscheidender Harnfixa (C_{osm}) zunehmen müssen.

In der *qualitativen Zusammensetzung der Harnfixa* prävalieren Harnstoff und Natrium mit einem begleitenden Anion. Obwohl die ersten Untersuchungen (s. o.) die Relation zwischen Harnosmolalität und Menge der ausgeschiedenen Harnfixa bei osmotischer Diurese unabhängig von deren qualitativer Zusammensetzung fanden, haben detailliertere Untersuchungen später gezeigt, daß bei den meisten Species der Gehalt des Tubulusharns an Harnstoff und Natrium nicht gleichgültig für das maximale Konzentrationsvermögen ist. Beide werden ja in den Gegenstromsystemen des Nierenmarks hypertonisch angereichert, so daß Änderungen ihres Angebots an den Gegenstrommechanismus auch Änderungen der von ihnen erzeugten Nierenmark(partial)hypertonizität erwarten lassen. Die Rolle des Harnstoffs wird dabei in einem späteren Abschnitt gesondert besprochen (s. S. 566).

Ein *erhöhtes Natriumangebot* von oral 20 g NaCl/24 Std (BOYARSKY u. SMITH 1957, EPSTEIN, KLEEMAN, PURSEL u. HENDRIKX 1957) bzw. parenteral in Form 2,5%iger NaCl-Infusion (HULET u. SMITH 1961) hatte am Menschen keinen Einfluß auf die Maximalwerte des osmotischen U/P im Durstversuch bzw. auf die Werte von $T^c_{H_2O}$ während mittelgradiger osmotischer Diuresen unterhalb von $Tm^c_{H_2O}$. Dagegen nahm während forcierter osmotischer Diurese der Wert für $Tm^c_{H_2O}$ bei Normalpersonen von durchschnittlich 5,3 ml/min (10%ige Mannitinfusion) auf 7,0 ml/min (2,5%ige NaCl-Infusion) zu (PORUSH, GOLDSTEIN, EISNER u. LEVITT 1961), nicht dagegen nach oraler Gabe von 20 g NaCl (EPSTEIN, KLEEMAN, PURSEL u. HENDRIKX 1957). Unter noch höheren NaCl-Konzentrationen (3% NaCl i.v.) wurde von GOLDBERG, MCCURDY u. RAMIREZ (1965) ein $Tm^c_{H_2O}$ überhaupt vermißt und stattdessen ein kontinuierlicher Anstieg von $T^c_{H_2O}$ mit der Diuresegröße bzw. mit C_{osm} bis auf 10 ml/min und mehr beschrieben (s. S. 543).

Am *Hund* verhielt sich der osmotische U/P während osmotischer Diurese, unabhängig von der Größe des Glomerulusfiltrates, nach 10% Mannit ebenso wie nach 255—285 mM/l NaCl-Infusion (HERMS, ABRECHT, ALZAMORA u. MALVIN 1963, GOLDBERG, RAMIREZ, WANICUR u. ELKINTON 1964). Auch unter isotoner NaCl-Infusion war bei wechselnder Filtratgröße (durch einseitige Nierendrosselung) $T^c_{H_2O}$ unabhängig von der glomerulär filtrierten, aber auch von der relativ hierzu ausgeschiedenen Na-Menge (LEVITT, GOLDSTEIN u. STEIN 1963), so daß der Hemmeffekt steigender Na-Beladung auf die tubuläre Na-Rückresorption den Na-Transport im aufsteigenden Schleifenschenkel offenbar unverändert läßt und erst distal hiervon zur Wirkung kommt. An der *Ratte* hatte dagegen eine stark hypertone, 5—7%ige NaCl-Infusion im Vergleich mit hypertonem, 25%igem Mannit höhere $T^c_{H_2O}$-Werte und mithin eine stärkere Harnkonzentrierung zur Folge (GOTTSCHALK u. MYLLE 1959). HULET u. SMITH (1961) sehen die Erklärung für diese Speciesunterschiede darin, daß bei der Ratte das Glomerulusfiltrat und damit die glomerulär filtrierte Na-Menge relativ zur Na-Rückresorptionskapazität des proximalen Tubulus und der Henleschen Schleife niedriger sind als z.B. beim Menschen. Infolgedessen sinkt die tubuläre Na-Konzentration bei steigender Mannitdiurese unterhalb des Gradienten ab, der den Na-Transport aus dem aufsteigenden Schleifenschenkel ins Nierenmarkgewebe limitiert. Nach hypertoner NaCl-Infusion ließ sich dagegen neuerdings unmittelbar durch Mikropunktion nachweisen, daß die Na-Resorption aus dem aufsteigenden Schleifenschenkel eine starke Zunahme erfährt, wie sich aus den gegenüber Normbedingungen unverändert niedrigen Na-Konzentrationen im Anfangsteil des distalen Tubulus folgern ließ (GIEBISCH, KLOSE u. WINDHAGER 1964, LASSITER, MYLLE u. GOTTSCHALK 1964). Das Resultat ist eine Erhöhung der natriumbedingten Nierenmarkhypertonizität und damit der konzentrativen Kapazität der Phase I der Harnkonzentrierung bei der Ratte.

Na-Restriktion bzw. *Na-Entzug* sind demgegenüber zwar bei der Ratte (BAKER, LEVITIN u. EPSTEIN 1961) ohne Einfluß auf das renale Konzentrationsvermögen, nicht jedoch beim Menschen (MCCANCE 1945, STEIN, LEVITT, GOLDSTEIN, PORUSH, EISNER u. LEVITT 1962) und beim Hund (LEVINSKY, DAVIDSON u. BERLINER 1959, GOLDSMITH, BEASLEY, WHALLEY, RECTOR u. SELDIN 1961, GOODMAN, COHEN, LEVITT u. KAHN 1964). An der nach Peritonealdialyse hyponatriämischen Ratte fand sich eine schwere, reversible und ADH-refraktäre Einschränkung des Konzentrationsvermögens (BAKER, LEVITIN u. EPSTEIN 1961).

Beim Menschen blieb allerdings die maximale Harnosmolalität im 16stündigen Durstversuch (plus 5 E Depotpitressin) ebenso wie unter Na-Beladung auch durch Na-Restriktion unbeeinflußt. Dagegen sank $Tm^c_{H_2O}$ während osmotischer Diurese (10% Mannit) von durchschnittlich 5,88 ml/min bzw. 6,5 ml/100 ml Gf unter reichlicher Salzzufuhr (> 250 mval Na/24 Std) auf 4,29 ml/min bzw. 5,1 ml/100 ml Gf nach Salzrestriktion (25 mval Na/24 Std) bei 12 gesunden Versuchspersonen ab.

Daß unter Na-Restriktion zwar $Tm^c_{H_2O}$, nicht aber der maximale osmotische U/P verändert werden (MCCANCE 1945), erklären STEIN u. Mitarb. (1962) dadurch, daß bei der maximalen Hydropenie des Durstversuches in Kombination mit der Ausscheidung eines elektrolytärmeren Harns bei renaler Na-Retention infolge Na-Restriktion Harnstoff quantitativ einen größeren Anteil an der Harnosmolalität und an der Nierenmarkhypertonizität aufweist, so daß ein Effekt des Na-Entzuges auf die maximal im Durstversuch erreichbare osmotische Harnkonzentration ausbleibt bzw. maskiert wird. Unter osmotischer Diurese hat dagegen eine infolge Na-Restriktion gesteigerte proximal-tubuläre Na-Rückresorption offenbar einen verminderten Na-Einstrom in das Gegenstromsystem der Henleschen Schleifen und infolgedessen einen verminderten Na-Transport aus dem aufsteigenden Schleifenschenkel ins Nierenmark zur Folge.

Erhöht man nämlich bei Na-Entzug das Na-Angebot an den aufsteigenden Schleifenschenkel durch pharmakologische Hemmung der proximalen Na-Rückresorption, z.B. durch Theophyllin (STEIN u. Mitarb. 1962), dann nimmt $Tm^{c}_{H_2O}$ und damit die Nierenmarkhypertonizität wieder zu. Freilich bedürfen diese Ergebnisse wegen der nicht nur natriuretischen, sondern auch hämodynamischen Theophyllinwirkung unter anderem auch auf die Nierenmarkdurchblutung (BUCHBORN, ANASTASAKIS u. EDEL 1961) der Nachprüfung mit einem ausschließlich natriuretisch wirksamen, hauptsächlich proximal angreifenden Salureticum unter den Bedingungen der Na-Restriktion.

Am *Hund* wird durch diätetische Na-Restriktion sowohl die maximale osmotische Harnkonzentration unter Hydropenie als auch die maximale Nettowasserrückdiffusion aus den Sammelrohren ins Nierenmark ($Tm^{c}_{H_2O}$) herabgesetzt (LEVINSKY, DAVIDSON u. BERLINER 1959, GOLDSMITH, BEASLEY. WHALLEY, RECTOR u. SELDIN 1961), im Gegensatz dazu fanden allerdings MANITIUS, LEVITIN u. EPSTEIN (1961) die maximale Harnosmolalität unbeeinflußt.

Und zwar nahm in den Versuchen von GOLDSMITH u. Mitarb. (1961) der maximale osmotische U/P-Wert nach 24stündigem Dursten von $4{,}1 \pm 0{,}7$ (bei 1,5 mval/kg/24 Std Na-Zufuhr) auf $3{,}5 \pm 0{,}6$ bei Na-Restriktion (0,02 mval/kg/24 Std) signifikant ab ($P < 0{,}001$). $Tm^{c}_{H_2O}$ bei osmotischer Diurese (Mannit 10%) verminderte sich unter den gleichen Bedingungen von durchschnittlich $4{,}4 \pm 1{,}6$ auf $2{,}1 \pm 1{,}1$ ml/100 ml Gf ($P < 0{,}001$). Gleichzeitig ging der isotone Diuresezuwachs unter normaler Na-Zufuhr nach Na-Restriktion in einen hypotonen Diuresezuwachs über, dessen pathophysiologische Bedeutung an anderer Stelle eingehender erörtert wird (s. S. 545). GOODMAN u. Mitarb. (1964) variierten die Methode des akuten Natriumentzuges, indem sie zweimal hintereinander am gleichen Tag eine Mannitdiurese (7—10%) auslösten, deren erste zu einer negativen Na-Bilanz führte, so daß die Natriurese während der zweiten signifikant zurückging, weil Na-konservierende Mechanismen in Aktion traten. Dabei ging $Tm^{c}_{H_2O}$ bei unverändertem Glomerulusfiltrat von durchschnittlich 4,5 auf 2,6 ml/min zurück.

Die beim Hund unter Na-Restriktion nachweisbare Hyposthenurie wird durch Aldosteronantagonisten nicht beseitigt, so daß sich der Konzentrierdefekt nicht auf eine gesteigerte endogene Aldosteronsekretion zurückführen läßt. Glucocorticoide normalisieren dagegen sowohl das Glomerulusfiltrat als die Konzentrationsleistung. Andererseits ging eine Verminderung der glomerulär filtrierten Na-Menge bei Verdünnungshyponatriämie ohne Einschränkung des renalen Konzentrationsvermögens einher (GOLDSMITH, BEASLEY, WHALLEY, RECTOR u. SELDIN 1961). Hieraus läßt sich folgern, daß auch beim Hund die Verminderung des proximalen Na-Angebotes an die Henlesche Schleife der maßgebliche Faktor für die Herabsetzung der konzentrativen Gegenstromkapazität ist.

Zusammenfassend ergibt sich für den Menschen hieraus, daß das Ausmaß der Na-Zufuhr bzw. -Ausscheidung modifizierend auf die konzentrative Nierenleistung einwirkt: Na-Restriktion vermindert die Hypertonizität des Nierenmarks und die konzentrative Kapazität der medullären Gegenstromsysteme (Phase I), gesteigerte Na-Zufuhr erhöht sie, wie beim Menschen vor allem aus den Veränderungen von $Tm^{c}_{H_2O}$, nicht dagegen der maximalen Harnosmolalität im Durstversuch ersichtlich ist.

2. Wasser- und Elektrolytstoffwechsel

Der *Hydratationsgrad des Organismus* wurde in seiner Bedeutung für die konzentrative Nierenleistung bereits S. 562 im Zusammenhang mit dem Ausfall des ADH-Testes während Hydropenie bzw. bei Diabetes insipidus erörtert. Dort finden sich auch die zugehörigen Literaturhinweise über entsprechende vergleichende Untersuchungen (Tabelle 2). Ebenso wurde auch auf die psychogen ausgelöste Herabsetzung der tubulären ADH-Empfindlichkeit und des Konzentrationsvermögens infolge langdauernden forcierten Trinkens bei Dipsomanie schon auf S. 555 kurz eingegangen. Dabei hatte sich gezeigt, daß es an maximal hydratisierten Normalpersonen ebenso wie beim zentralen Diabetes insipidus auch durch hohe ADH-Dosen nicht gelingt, maximale Harnkonzentrationen derselben Höhe wie beim Gesunden im Durstversuch zu erzeugen.

Besonders exakt und über die bloß vergleichende Auswertung des ADH-Testes hinausgehend sind in dieser Hinsicht die Befunde von Epstein, Kleeman u. Hendrikx (1957): Nach dreitägiger Trockenkost betrug die maximale Harnosmolalität für acht gesunde Versuchspersonen unter ADH-Infusion im Mittel 1,182 mosm/kg und der osmotische U/P 3,99. Sie waren damit signifikant ($P < 0{,}01$) höher als bei derselben Kost mit Flüssigkeitszugang ad libitum und ADH-Infusion: 902 mosm/kg bzw. osmotischer U/P 3,20. Eine weitere Herabsetzung erfuhren diese Maximalwerte nach dreitägiger forcierter Hydratisierung mit täglich 6—7 Liter Wasser, nämlich auf eine Harnosmolalität von 758 mosm/kg und einen osmotischen U/P von 2,61, ebenfalls unter Infusion von 200 mE ADH/Std.

Die Analyse dieser Verhältnisse mittels osmotischer Diurese (10% Mannit) ergab bei Hydropenie an fünf gesunden Versuchspersonen einen durchschnittlichen Wert für die Nettowasserrückdiffusion aus den Sammelrohren ins Nierenmark ($Tm^c_{H_2O}$) von 6,68 ml/min entsprechend 6,46 ml/100 ml Gf gegenüber einer signifikant ($P < 0{,}01$) niedrigeren konzentrativen Kapazität der medullären Gegenstromsysteme (Phase I) von $Tm^c_{H_2O} = 4{,}08$ ml/min entsprechend 3,78 ml/100 ml Gf nach dreitägigem forciertem Trinken. Ähnlich hatten schon Zak, Brun u. Smith (1952) während der hypertonen Mannitinfusion $Tm^c_{H_2O}$ beim hydropenischen Gesunden mit $5{,}7 \pm 2{,}0$ ml/min höher gefunden als nach Aufnahme von ca. 1 Liter Wasser mit $Tm^c_{H_2O} = 4{,}1 \pm 1{,}0$.

Als *Ursachen für diese Herabsetzung des renalen Konzentrationsvermögens durch eine kurzdauernde Hydratisierung* und damit auch für den unterschiedlichen Ausfall des ADH-Testes an hydratisierten und hydropenischen Patienten (s. S. 562) kommen, zum Teil auf Grund experimenteller Befunde, verschiedene Mechanismen in Betracht:

1. Sicherlich nur gering wiegt die Tatsache, daß im hydratisierten Zustand Serumosmolalität und spezifisches Gewicht des enteiweißten Blutplasmas niedriger sind als im Durstzustand. Trotz gleicher Konzentrationsleistung kann dadurch die Harnosmolalität geringer werden. Der hierdurch bedingte Fehler wird bei Benützung des osmotischen U/P-Quotienten als Maß der Konzentrationsleistung eliminiert. Dementsprechend nähern sich die Ergebnisse des Durstversuches denjenigen des ADH-Testes ohne Hydropenie etwas an (West, Traeger u. Kaplan 1955).

2. Medulläres Interstitium und Tubulusflüssigkeit sowie das Blut der Vasa recta werden zwar auch bei Wasserdiurese bzw. bei Diabetes insipidus im Tierversuch gegenüber dem Plasma hyperton gefunden (Berliner u. Davidson 1957, Bray 1960a, Boylan u. Asshauer 1962), doch ist diese medulläre Hypertonizität geringer als bei Hydropenie (Ullrich u. Jarausch 1956, Gottschalk 1961,

LEVITIN, GOODMAN, PIGEON u. EPSTEIN 1962, SAIKA 1963, RUIZ-GUIÑAZÚ, ARRIZURIETA u. YELINEK 1964).

So betrug z.B. die osmotische Gesamtkonzentration des Papillengewebes am Hund 381—458 mosm/kg H_2O während maximaler Wasserdiurese, 780—880 mosm/kg H_2O nach zusätzlicher ADH-Infusion und 1645 mosm/kg H_2O nach 24stündiger Hydropenie (BOYLAN u. ASSHAUER 1962, LEVITIN, GOODMAN u. Mitarb. 1962). Im Durchschnitt liegt sie somit nach Hydratisierung um 50% niedriger als bei Hydropenie. Bei Ratten mit Diabetes insipidus fand sich die Flüssigkeit in den Henleschen Schleifen in Scheitelnähe 400 mmol/l konzentrierter als in den benachbarten Sammelrohren (GOTTSCHALK u. MYLLE 1959). Auch unter ADH-Dauerinfusion gelingt es an hydratisierten Tieren nicht, eine ebenso hohe Markhypertonizität zu erzielen wie unter Hydropenie (s. o.), wobei sowohl die Na-Konzentration als auch die ^{22}Na-Anreicherung nach ^{22}Na-Infusionen im Nierenmark weniger hyperton ist, wenn die Tiere gewässert sind als wenn sie dursten (PERLMUTT 1962); ähnliche Befunde, jedoch ohne Isotopen berichten RUIZ-GUIÑAZÚ u. ARRIZURIETA (1962).

Dagegen fand JAENIKE (1963), allerdings nicht auf Grund direkter Gewebsanalysen, daß sich beim Hund die medulläre Partialosmolalität für NaCl im Durstversuch und unter ADH-Infusionen am hydratisierten Organismus nicht unterscheiden. Er folgerte hieraus, daß die höhere Harnkonzentration bei Hydropenie im Gegensatz zu ADH plus Hydratisierung durch einen Anstieg lediglich der medullären Harnstoffkonzentration bedingt sein müsse (s. S. 569).

3. Unter den möglichen Mechanismen einer Herabsetzung der Nierenmarkhypertonizität durch Hydratisierung trotz Anwesenheit von ADH ist zunächst eine Erhöhung des Glomerulusfiltrates mit Zunahme der glomerulär filtrierten Harnfixa und konsekutiv vermehrtem Durchflußvolumen in den Henleschen Schleifen zu diskutieren. Das Glomerulusfiltrat nimmt nach Überwässerung zu (LEVINSKY, DAVIDSON u. BERLINER 1959a). Es fehlt hierbei jedoch eine Korrelation zwischen C_{osm} und Harnosmolalität, so daß deren Abnahme während prolongierter ADH-Infusion nicht auf ein erhöhtes Glomerulusfiltrat zurückgeführt werden kann (JAENIKE u. WATERHOUSE 1961).

Eine weitere wesentliche Ursache ist darin zu sehen, daß im Durst mit Exsiccose und Hämokonzentration die Viscosität und der Hämatokrit des Blutes erhöht und damit seine Strömungsgeschwindigkeit auch in den Nierenmarkcapillaren verlangsamt ist. So weist REUBI (1958) auf eine bei abnehmendem Hämatokrit verminderte renale PAH-Extraktion als (mögliches) Indiz einer beschleunigten Durchblutung des menschlichen Nierenmarks hin.

Im Tierexperiment am Hund ist die Nierenmarkdurchblutung tatsächlich unter maximaler Hydratisierung gegenüber dem Durstzustand beschleunigt und wird durch ADH-Infusionen zwar verlangsamt, ohne jedoch die Werte bei hydropenischer Antidiurese zu erreichen (THURAU, DEETJEN u. KRAMER 1960). Indirekt spricht auch die Zunahme der O_2-Spannung im Harn bei Wasserdiurese für eine beschleunigte Markdurchblutung (HONG, BOYLAN, TANNENBERG u. RAHN 1960), weil hierdurch die Gegenstromdiffusion für Sauerstoff in den medullären Vasa recta vermindert werden muß, so daß mehr O_2 in die Papillenspitze gelangt und in den Endharn übertreten kann.

Damit wird eine partielle Auswaschung der Nierenmarkhypertonizität als Ursache der trotz ADH verminderten Harnkonzentration am hydratisierten Organismus wahrscheinlich, wie zuerst BERLINER, LEVINSKY, DAVIDSON u. EDEN (1958) vermuteten. Weitere Ursachen, z.B. im Zusammenhang mit volumenregulatorischen Effekten bei Überwässerung sind dadurch nicht ausgeschlossen. So postulierte CRABBÉ (1962) bei Dehydratation mit Hypovolämie eine erhöhte Aldosteronsekretion als weitere Teilursache einer erhöhten Markhypertonizität infolge aldosteronbedingter Vermehrung des Na-Transportes ins Nierenmark (s. S. 585). In allen diesen Fällen einer nur kurzdauernden Hydratisierung liegt somit eine überwiegend zirkulatorisch bedingte Verminderung in der konzentrativen Kapazität der medullären Gegenstromsysteme (Phase I) vor.

Anders liegen die Verhältnisse bei *langdauernder forcierter Hydratisierung:* Hier führt die tägliche Zufuhr von 7—12 Liter Wasser über 12 Tage zunächst wieder zur Abnahme der im 26stündigen Durstversuch maximal erreichbaren Harnosmolalität von 1042—1185 mosm/l auf 453-468 mosm/l. Auch nach exogener ADH-Zufuhr am hydratisierten Organismus steigt nach dieser 12tägigen Trinkperiode die Harnosmolarität nurmehr auf 407—512 mosm/l gegenüber 865—885 mosm/l vorher an. Am chronisch (15 Tage) überwässerten Hund sinkt der maximal erreichbare osmotische U/P im Durstversuch von 6,0 auf 1,5 ab (Davis, Howell u. Hyatt 1954, Levinsky, Davidson u. Berliner 1959a). Unter osmotischer Diurese (25% Mannit) kommt es dann aber nicht nur wie bei kurzdauernder Überwässerung zur Abnahme von $Tm^{c}_{H_2O}$ (s. o.), sondern zu einem hypotonen Diuresezuwachs mit Ausscheidung eines hypotonen Harns (de Wardener 1956, de Wardener u. Herxheimer 1957, Yoon u. Hong 1961). Ähnlich kommt es auch bei Kombination einer solchen forcierten Hydratisierung mit zehntägiger Dauerapplikation von ADH (Depotpitressin) trotz hoher ADH-Aktivität zur Ausscheidung eines hypotonen Harns (Jaenike u. Waterhouse 1961).

Alle diese Befunde sprechen dafür, daß es nach langdauernder Überwässerung beim Menschen zu einer echten distal-tubulären ADH-Refraktärität im Sinne eines induzierten nephrogenen Diabetes insipidus kommt. Dieser erklärt offenbar auch das Phänomen der „Gewöhnung“ bzw. des Trinkzwanges Gesunder sowie dipsomaner Neurotiker gegenüber abundanten Trinkmengen; ebenso wie die häufigen differentialdiagnostischen Schwierigkeiten bei der Unterscheidung eines nichtbehandelten — sekundär ADH-refraktären — neurohypophysären und eines primär nephrogenen Diabetes insipidus. Das für diese Unterscheidung zweckmäßige Vorgehen ist S. 555 bereits erörtert worden.

Der genaue Mechanismus dieser meist inkompletten tubulären ADH-Refraktärität infolge chronischer Überwässerung ist bisher nicht bekannt.

Trotz Zunahme der extracellulären Flüssigkeit und negativer Na-Bilanz stiegen die Serumnatriumspiegel während der Hydratisierungsperiode von 145 auf 155 mval/l an, so daß 410 bzw. 720 mval Na aus dem Zellinnern ausgetreten sein mußten, wodurch einer Zellschwellung entgegengewirkt wurde (de Wardener u. Herxheimer 1957). Lediglich bei gleichzeitiger ADH-Applikation kommt es trotz ebenfalls negativer Na-Bilanz zu einer Verdünnungshyponatriämie, die die Quantifizierung des intracellulären Na-Austrittes erschwert. — Für eine Änderung des intracellulären Milieus als Ursache der reversiblen ADH-Refraktärität spricht auch der langsame zeitliche Ablauf: Sie ließ sich unter den Versuchsbedingungen von Jaenike u. Waterhouse nicht vor dem 7. Tag der Überwässerung nachweisen; ihre Rückbildung erforderte in einem Fall psychogener Polydipsie 7—10 Tage anhaltender Dehydratation, ehe der Urin im Durstversuch wieder auf 800 mosm/l konzentriert werden konnte (de Wardener u. del Greco 1958). — An der isolierten Membran (Krötenblase) kommt es bei Verdünnung des umspülenden Mediums auf 69% der Isotoniewerte ebenfalls zu einer erheblichen Verminderung der Nettowasserbewegung unter dem Einfluß von ADH, d.h. zu einer partiellen ADH-Refraktärität in vitro (Hays u. Leaf 1960/61).

Zusammenfassend führt beim Menschen kurzfristige Überwässerung mit oder ohne ADH-Verabfolgung zu einer Hyposthenurie, die auf einer wahrscheinlich überwiegend zirkulatorisch (Nierenmarkdurchblutung!) bedingten Herabsetzung der konzentrativen Gegenstromkapazität (Phase I) beruht. Länger dauernde Überwässerung hat dagegen parallel mit intracellulären Elektrolytveränderungen, speziell mit einem cellulären Na-Austritt, eine meist inkomplette tubuläre ADH-Refraktärität (Phase II-Störung) mit Iso- oder Asthenurie zur Folge. Sie entspricht dem Bild eines symptomatischen nephrogenen Diabetes insipidus und kann als solcher schwer abtrennbar auch einer länger dauernden, primär psychogenen Dypsomanie überlagert sein.

Neben diesen konditionierenden Einflüssen des Wasserhaushaltes auf die harnkonzentrierenden Mechanismen bedürfen solche aus dem *Elektrolytstoffwechsel* hier keiner ausführlichen Darstellung. Die Rolle des Natrium wurde im vorigen Abschnitt behandelt. *Hypokaliämie* und *Hypercalcämie* als Ursache von Konzentrierdefekten werden unter den speziellen Störungen im nächsten Kapitel detailliert besprochen.

Über die Rolle eines *Magnesiummangels* liegen nur widersprechende tierexperimentelle Befunde vor.

An Ratten ließ sich nach 14tägiger Mg-Mangeldiät neben Störungen der Harnacidifizierung und einer erheblich verstärkten Phosphaturie ein vermindertes Konzentrationsvermögen im Durstversuch ähnlich wie bei einer Hypokaliämie nachweisen: Gegenüber einer maximalen Harnosmolarität von 2900 mosm/l wurden nurmehr 2000 mosm/l erreicht (SMITH, BAXTER, LINDNER u. GINN 1962). MANITIUS u. EPSTEIN (1962) vermissen dagegen bei Mg-Mangel mit Kaliopenie aber ohne gleichzeitige Hypokaliämie eine Beeinträchtigung des renalen Konzentrationsvermögens. — Befunde vom Menschen liegen hierzu noch nicht vor.

3. Säure-Basenhaushalt

Ein Einfluß des Säure-Basenhaushaltes auf die Harnkonzentrierung wurde zuerst von ZIEGLER u. BRICE (1937) beschrieben. Sie fanden an 10000 Harnproben von Nephritikern das durchschnittliche spezifische Gewicht saurer Urine mit $1{,}020 \pm 0{,}0047$ höher als dasjenige alkalischer Harne mit $1{,}013 \pm 0{,}0048$, deren mittlere Tagesmenge zugleich größer war. Die Schlußfolgerung einer verminderten tubulären Empfindlichkeit gegenüber endogenem ADH bei Ausscheidung eines alkalischen Urins (CZACZKES, ELIAKIM u. ULLMANN 1961) ist jedoch nicht zwingend; denn der Quotient $\frac{\text{Osmolalität}}{\text{spezifisches Gewicht}}$ im Harn ist z.B. für Natriumbicarbonat größer als — abgesehen von NH_4Cl — für die sauren Harnsalze, vor allem für die Phosphate (ISAACSON 1959). Saure Salze können also bei gleicher Osmolalität höhere spezifische Harngewichte bedingen und dadurch eine intensivere Konzentrationsleistung vortäuschen.

Tierexperimentell war an hydropenischen Hunden die Diuresegröße in ihrer Relation zur Harnkonzentrierung nach Infusionen von NaH_2PO_4 und von $NaHCO_3$ unabhängig vom pH des Urins und nur der Menge ausgeschiedener Harnfixa (C_{osm}) korreliert (BRODSKY 1955). An hydratisierten Hunden unter Äthanolinfusion (zur Ausschaltung der endogenen ADH-Ausschüttung) wurde dagegen die Wirkung kleiner ADH-Dosen zwischen 0,28 und 12,6 μE/min/kg vom pH des Urins abhängig gefunden: Am ausgeprägtesten war die diuresehemmende ADH-Wirkung nach (hypotonen) NH_4Cl-Infusionen bei einem Urin-pH 5—6, schwächer nach hypotoner NaCl-Infusion (pH 6—7), am schwächsten nach $NaHCO_3$-Infusion (pH 7—8), so daß eine Abschwächung der tubulären ADH-Wirkung durch Alkalose angenommen wurde (ULLMANN, CZACZKES u. MENCZEL 1960, 1965). Es ist jedoch darauf hinzuweisen, daß die als Wirkungsindex benutzten Veränderungen von C_{H_2O} unter den gewählten Versuchsbedingungen kein eindeutiges Maß der tubulären ADH-Empfindlichkeit abgeben (s. S. 519). Unter osmotischer Diurese wird $T^c_{H_2O}$ am Hund durch Alkalisierung nicht verändert; dagegen nimmt an der Ratte mit hydropenischer Antidiurese die maximale Harnosmolalität unabhängig von einer etwaigen Hypokaliämie und von C_{osm} nach Alkalibelastung ab (GOODMAN u. LEVITIN 1965).

Am Menschen, vor allem an Patienten mit neurohypophysärem Diabetes insipidus, waren die Resultate ähnlich wie in den Tierversuchen uneinheitlich. CZACZKES, ELIAKIM u. ULLMANN (1961) fanden die Abnahme von C_{H_2O} bzw. den Anstieg der Harnosmolarität nach 20—90 mE ADH i.v. an drei Patienten mit Diabetes insipidus (initiale Diuresegröße 13 ml/min mit C_{H_2O} 8—12 ml/min) während isotoner $NaHCO_3$- bzw. NaCl-Infusionen bei saurem Urin-pH um 6,0 ausgeprägter als bei alkalischem Urin-pH um 7,5. Diese Befunde konnten jedoch trotz praktisch gleicher Untersuchungsbedingungen und Patienten nicht bestätigt werden (CURTIS u. DE WARDENER 1963). Dabei war auch an Normalpersonen die maximal nach i.m. Depotpitressin erreichbare Harnosmolalität nach vorangegangener oraler Belastung mit NH_4Cl bzw. $NaHCO_3$ unabhängig vom Urin-pH.

Gegen eine Abschwächung der tubulären ADH-Empfindlichkeit durch eine isolierte Alkalose, wie sie auf Grund einiger der vorstehenden Untersuchungen vermutet wurde, sprechen schließlich auch die Beobachtungen an isolierten, überlebenden Membranen (Krötenblasenhaut): Hier wurde die ADH-Wirkung auf die Wasserpermeabilität durch *Abnahme* des pH-Wertes im umgebenden Medium abgeschwächt (Bentley 1958). Und zwar fand sich ein Wirkungsoptimum für ADH bei einem pH von 7,4 mit deutlicher Wirkungsabnahme bei pH 7,0 und vollkommenem ADH-Wirkungsverlust bei pH 6,5. Gleichzeitig nahm die Bindung zwischen der Disulfidbrücke des tritiummarkierten Arginin-ADH und den als Receptoren am Erfolgsorgan angesehenen Sulfhydrilgruppen mit fallendem pH ab, so daß die an der isolierten Membran nachweisbare pH-Abhängigkeit der ADH-Wirkung auf die Wasserpermeabilität des biologischen Substrats durch eine Lockerung der Verbindung zwischen Hormon und Endorgan zu erklären wäre (Schwartz, Rasmussen, Schoessler, Silver u. Fong 1960). Auch in den Untersuchungen von Gulyassy u. Edelman (1963) wurde die Wirkung von Arginin-ADH auf die Wasserbewegung entlang eines osmotischen Gradienten durch die Krötenblasenmembran bei einem von pH 8,4 abfallenden pH des Mediums abgeschwächt. Demgegenüber nahm die Wirkung von cyclischem Adenosin-3′5′-phosphat, das möglicherweise den permeabilitätssteigernden ADH-Effekt vermittelt (Orloff u. Handler 1962), mit fallendem pH zwischen 8,4 und 7,0 zu. Eine kinetische Analyse der Verhältnisse spricht dafür, daß zwischen ADH und H^+-Ionen eine kompetitive Hemmung an den cellulären Receptoren der Membran besteht, wobei die Dissoziationskonstante pK der Receptoren mit 7,45 berechnet wurde (Gulyassy u. Edelman 1963). Der Wassertransport durch die Membran unabhängig vom ADH wird durch pH-Änderungen nicht beeinflußt. Der stimulierende Einfluß des ADH auf den Na-Transport an isolierten Membranen verhält sich additiv zu einem gleichsinnigen Einfluß einer Acidose, so daß der ADH-Effekt auf den Na-Transport im Gegensatz zu dem auf die Wasserpermeabilität pH-unabhängig erscheint (Leaf, Keller u. Dempsey 1964).

Am Menschen liegen jedoch bisher keine schlüssigen Beweise für eine Modifizierung des Konzentriereffektes einschließlich der tubulären ADH-Empfindlichkeit durch isolierte Änderungen im Säure-Basenhaushalt vor.

4. Harnstoff und Eiweißstoffwechsel

Harnstoff, das quantitativ wichtigste stickstoffhaltige Endprodukt aus dem Eiweißstoffwechsel, ist gemeinsam mit NaCl zugleich auch der wichtigste, hyperton im Nierenmark angereicherte, osmotisch wirksame Harnbestandteil. Deshalb ist es von vornherein wahrscheinlich, daß modifizierende Einflüsse auf die Harnkonzentrierung seitens des Eiweißstoffwechsels auf dem Weg über die Menge der Harnstoffausscheidung ausgehen.

Erste Vermutungen in dieser Richtung reichen bis zum Beginn des Jahrhunderts zurück (Ambard u. Papin 1909), wahrscheinlich gemacht wurden sie durch die Tierversuche an Ratten von Gamble u. Mitarb. (1929, 1934). Weitgehend aufgeklärt wurde die Rolle des Harnstoffs bei der Harnkonzentrierung jedoch erst mit der Entdeckung des Gegenstromprinzips. Die zum Verständnis notwendigen tierexperimentellen Befunde sind eingehender im physiologischen Beitrag von Wirz abgehandelt und bedürfen hier nur einer kurzen Darstellung. Übersichten hierzu finden sich bei Schmidt-Nielsen (1958, 1960, 1961), Schmidt-Nielsen u. Laws (1963) sowie Schmidt-Nielsen u. O'Dell (1961).

a) Ältere Befunde vor Entdeckung des Gegenstromprinzips

Daß für Harnstoff weniger an Wasser zur renalen Ausscheidung benötigt wird als für äquimolare Salzmengen und daß maximale Harnstoffkonzentrationen in einem bereits maximal salzkonzentrierten Urin erreicht werden können, wurde schon lange angenommen (Ambard u. Papin 1909, Davies, Haldane u. Peskett 1922). Erste beweisende Befunde wurden dann an der Ratte erhoben.

Bei freigegebener Flüssigkeitsaufnahme war die Trinkmenge für äquimolare Salzmengen in der Nahrung, unabhängig von der Art der Salze ($NaHCO_3$, KCl, NaH_2PO_4, NaCl, Na_2SO_4) jeweils gleich, für äquimolare Harnstoffmengen dagegen signifikant geringer (Gamble, Putnam

u. McKhann 1929). Daß zur Ausscheidung von Harnstoff demnach eine geringere Wassermenge notwendig sei als für osmotisch gleiche Salzmengen und daß mithin die Harnkonzentration der Harnstofftiere höher sein müsse als nach Salzbelastung, wurde später durch direkte Harnanalysen bestätigt. Dabei übten andere Nichtelektrolyte (Glucose, Galaktose, Kreatinin) nicht denselben Effekt auf die Harnkonzentrierung aus wie Harnstoff (Gamble, McKhann, Butler u. Tuthill 1934).

Beiläufig wurde auch am hydropenischen Hund — nach Nierenteilresektion zur Erzielung einer experimentellen Hyposthenurie — bei reichlicher Fleischnahrung (Hayman, Shumway, Dumke u. Miller 1939) und an der Känguruhratte nach Harnstoffzulagen (Schmidt-Nielsen u. Mitarb. 1948) das renale Konzentrationsvermögen erhöht gefunden.

Damit hatte Gamble erstmals eine „economy of water in renal function referable to urea“ beschrieben. Sie wurde zwar in der Folgezeit zunächst in Frage gestellt (Gilman 1937, Smith 1951, Hendrikx u. Epstein 1958), weil bei seinen Versuchen die Wasserzufuhr nicht limitiert, kein exogenes ADH verabfolgt und somit keine maximale Konzentrationsleistung erzwungen wurde. Nachuntersuchungen unter Beachtung dieser Einwände kamen jedoch zu denselben Ergebnissen (s. u.), und schließlich wurde die „Wasserökonomie“ des Harnstoffs durch die Entdeckung des Gegenstromprinzips voll bestätigt, seit Ullrich u. Jarausch (1956) die hypertone Konzentrierung von Harnstoff im Nierenmark (Hund) direkt nachwiesen.

b) Neuere tierexperimentelle Befunde

Unsere Kenntisse von der (modifizierenden) Rolle des Harnstoffs bei der Harnkonzentrierung basieren auf folgenden Daten:

1. Die zuerst von Gamble (1934) beschriebene „Wasserökonomie“ mit Steigerung der maximal im Durstversuch erreichbaren osmotischen Harnkonzentration (U_{osm} bzw. osmotischer U/P) durch vermehrte Eiweiß- bzw. Harnstoffzufuhr wurde seither unter exakten Versuchsbedingungen sowohl an der Ratte (Hendrikx u. Epstein 1958, Crawford, Doyle u. Probst 1959, Radford 1958, 1959, Bray u. Preston 1961), als auch am Hund (Levinsky u. Berliner 1959b), ferner an der Katze (Prentiss, Wolf u. Eddy 1959, Wolf, Prentiss, Douglas u. Swett 1959) sowie an einigen Wüstennagern wie Känguruhratte und Springmaus (Schmidt-Nielsen, Schmidt-Nielsen u. Brokaw 1948), nicht jedoch an Biber, Schwein und Sandrennmaus (Psammomys) bestätigt (Schmidt-Nielsen, O'Dell u. Osaki 1961).

2. Ebenso wie im Durstversuch ließ sich unter den Bedingungen der osmotischen Diurese eine Zunahme der Nettowasserrückdiffusion aus den Sammelrohren ins Nierenmark ($T^c_{H_2O}$; $Tm^c_{H_2O}$) durch gesteigerte Harnstoffzufuhr an der Ratte (Kellogg u. Koike 1955, Koike u. Kellogg 1957, 1963, Gottschalk u. Mylle 1959) und am Hund (Anslow u. Wesson 1955, Levinsky u. Berliner 1959b, Jaenike 1960, Maude u. Wesson 1963, Herms, Abbrecht, Alzamora u. Malvin 1963, Manitius, Pigeon u. Epstein 1963) nachweisen.

3. Wie chemische Analysen des Nierenmarks zeigten, macht Harnstoff ca. $^1/_2$—$^1/_3$ der medullären Gesamtkonzentration aus und steigt bei *Antidiurese* am Hund linear von der Markrindengrenze zur Papillenspitze an (Ullrich u. Jarausch 1956, Levitin, Goodman, Pigeon u. Epstein 1962, Ruiz-Guiñazú, Arrizurieta u. Yelinek 1964), ebenso an der Ratte (Schmidt-Nielsen 1958). Dabei setzte harnstoffarme Kost die Harnstoffkonzentration bzw. ihren Anstieg bei sonst unverändertem medullärem NaCl-Gehalt herab (Levinsky u. Berliner 1959b). Bei *Wasserdiurese* war am Hund (Ullrich u. Jarausch 1956, Levitin u. Mitarb. 1962, Ruiz-Guiñazú u. Mitarb. 1964) sowie an der Ratte (Saika 1963) zwar der NaCl-Gehalt, nicht jedoch oder kaum die Harnstoffkonzentration des Nierenmarks gegenüber dem Plasma hyperton. Während *osmotischer Diurese* schließlich war die mittlere Harnstoffkonzentration im Nierenmark des Hundes

mit 84% niedriger als im gleichzeitig ausgeschiedenen Harn (=100%), jedoch weniger stark herabgesetzt als bei Wasserdiurese mit 63% (JAENIKE 1961).

4. Die medulläre Harnstoffkonzentration im Durstzustand war am Hund in der Regel niedriger als diejenige des gleichzeitig ausgeschiedenen Harns (ULLRICH u. JARAUSCH 1956, LEVINSKY u. BERLINER 1959b, LEVINSKY, DAVIDSON u. BERLINER 1959b, MANITIUS, PIGEON u. EPSTEIN 1963, HERMS, ABBRECHT u. Mitarb. 1963). Lediglich an der Ratte (BRAY u. PRESTON 1960) und beim Schaf (SCHMIDT-NIELSEN u. O'DELL 1959) war das Konzentrationsgefälle umgekehrt, d.h. im Mark fanden sich höhere Harnstoffkonzentrationen als im gleichzeitig gebildeten Urin. Neuere Untersuchungen an der Ratte (TRUNIGER u. SCHMIDT-NIELSEN 1964) zeigten, daß nur bei eiweißarm ernährten Tieren ein solches Gefälle zwischen medullärer Harnstoffkonzentration und derjenigen der Sammelrohre (Endharn) bestand, das durch gleichzeitige Gabe einer NaCl-reichen Kost noch verstärkt wurde. Bei eiweißreicher Kost war dagegen die Harnstoffkonzentration in den Sammelrohren höher als im Nierenmark.

SCHMIDT-NIELSEN (1960) postulierte hieraus zunächst einen aktiven Harnstofftransport, wie er von Fröschen und Elasmobranchiern bekannt ist und für die Ratte schon früher vermutet wurde (SOSNOWICK 1953). Eine andere Erklärungsmöglichkeit wäre die Rückdiffusion von Harnstoff aus dem konzentrierten Ureteren- und Blasenharn in das umgebende Blut, die bei sehr langsamer Ureterpassage maximal 30—40% betragen und einen falsch niedrigen Harnstoffwert im Endharn vortäuschen kann (LEVINSKY u. BERLINER 1959a, RAPOPORT, NICHOLSON u. YENDT 1960), was rechnerisch auch für die Verhältnisse beim Menschen wahrscheinlich gemacht wurde (GAUTIER u. KOHLI 1961). Eine weitere Erklärung, die die Annahme eines aktiven Harnstofftransportes entbehrlich machen würde, ist eine renale Harnstoffsynthese, die an zellfreien Nierenrindenhomogenaten nachgewiesen werden konnte (CARLISKY, BRODSKY u. HUONG 1962, CARLIŠKY 1963).

Das Harnstoffkonzentrationsgefälle zwischen Sammelrohr und Nierenmark verläuft bei Psammomys und Goldhamster vom Inneren der Sammelrohre über intermediäre Werte im Blut der Vasa recta (GOTTSCHALK 1964) zu den in gleicher Tiefe befindlichen Henleschen Schleifen (GOTTSCHALK, LASSITER, MYLLE, ULLRICH, SCHMIDT-NIELSEN, PEHLING u. O'DELL 1961). Auch wenn hiernach über den Mechanismus der Harnstoffbewegung zwischen Sammelrohr und Nierenmark heute noch kein abschließendes Urteil möglich ist, sprechen doch die tierexperimentellen Befunde sowohl für eine Rückdiffusion aus den Sammelrohren ins Mark als auch — unter bestimmten Bedingungen, z.B. bei eiweißarmer Diät — für einen aktiven Transport von den Sammelrohren in das umgebende Mark, und zwar für Harnstoff, Methylharnstoff und Acetamid, weniger für Thioharnstoff (TRUNIGER u. SCHMIDT-NIELSEN 1964). Eine medulläre Harnstoffneubildung ebenso wie eine Harnstoffsekretion aus den Vasa recta ins Mark läßt sich dagegen nicht wahrscheinlich machen.

5. An der konzentrierenden Niere des Goldhamsters und der Ratte nimmt bei Mikrokatheterisierung der Sammelrohre (KLÜMPER, ULLRICH u. HILGER 1958) bzw. bei Mikropunktion der distalen Tubuli (LASSITER, GOTTSCHALK u. MYLLE 1961) U/P_{Inulin} stärker zu als $U/P_{\text{Harnstoff}}$. Das spricht dafür, daß nicht nur Wasser, sondern auch Harnstoff die Sammelrohre, in geringerem Maß auch die distalen Tubuli verläßt, wobei jedoch die distale Harnstoffpermeabilität sowohl bei Antidiurese wie bei Wasserdiurese mit $11{,}3 \cdot 10^{-4}$ mm/sec um ca. 40% geringer ist als die proximale von $19{,}1 \cdot 10^{-4}$ mm/sec $(D/\Delta x)$ (ČAPEK, RUMRICH u. ULLRICH 1965). Der Harnstoff tritt offenbar aus den Sammelrohren vor allem in die absteigenden Schleifenschenkel über, da seine Konzentration an der Spitze der Henleschen Schleifen maximal gefunden wird (LASSITER, GOTTSCHALK u. MYLLE 1961).

Für eine Harnstoffrückdiffusion aus den Sammelrohren ins Nierenmark an der konzentrierenden Niere spricht ferner, daß am Ende des proximalen Tubulus nurmehr 50% des filtrierten Harnstoffs nachweisbar sind, während die Menge zu Beginn des distalen Tubulus wieder annähernd der filtrierten Harnstoffmenge entspricht (GOTTSCHALK 1961, LASSITER, MYLLE u. GOTTSCHALK 1964), so daß Harnstoff aus den Sammelrohren in den absteigenden Schleifenschenkel und in den distalen Tubulus rezirkulieren muß. In ähnlichem Sinn ist zu interpretieren, daß C^{14}-Harnstoff nach Injektion in die A. renalis im Vergleich zu gleichzeitig injiziertem, markiertem Kreatinin bei Antidiurese eher in der V. renalis als im Urin erscheint, während diese zeitliche Differenz bei Diuresesteigerung verschwindet (CHINARD, ENNS, GORESKY u. NOLAN 1959).

Bei osmotischer Diurese (5% NaCl) bleibt dagegen an der Ratte die Harnstoffkonzentration entlang des ganzen distalen Nephron einschließlich der Sammelrohre praktisch unverändert (LASSITER, MYLLE u. GOTTSCHALK 1964), so daß hierbei offenbar keine wesentliche transtubuläre und transmedulläre Nettobewegung von Harnstoff stattfindet.

6. Die Permeabilität der Sammelrohrwand für Harnstoff wird durch ADH ähnlich, wenn auch in geringerem Maß erhöht als für Wasser, wie am Hund (JAENIKE 1961, 1963, 1964), an der Ratte (CROSS 1964) und an der in vitro perfundierten Rattenpapille gezeigt wurde (GARDNER u. MAFFLY 1963, 1964):

C^{14}-Harnstoff reichert sich unter ADH schneller im Mark an und äquilibriert sich zugleich schneller zwischen Mark und Urin als bei Wasserdiurese, d.h. in Abwesenheit von ADH (JAENIKE 1961). An der isolierten Rattenpapille, d.h. unter Ausschaltung eines funktionierenden Gegenstromsystems und seiner osmotischen Gradienten, kommt es ebenfalls in Anwesenheit von ADH zu einer verstärkten Anreicherung des Gewebes mit perfundiertem C^{14}-Harnstoff, nicht jedoch von C^{14}-Rohrzuckerlösung (GARDNER u. MAFFLY 1963). Wurde in diesen Versuchen isotones durch hypertones Perfusat ersetzt, dann bewirkte ADH zwar keinen Konzentrationsanstieg von Wasser und Harnstoff mehr im Papillengewebe, doch nahm der Gesamtgehalt von Wasser und Harnstoff außerhalb der Sammelrohre zu (GARDNER u. MAFFLY 1964). Es wurde deshalb neben Veränderungen der Sammelrohrpermeabilität ein „solvent drag" als Ursache der Harnstoffbewegungen angenommen, wie er sich für Harnstoff auch an der Krötenblase unter ADH nachweisen läßt (LEAF u. HAYS 1962).

Daß die Harnstoffpermeabilität der Sammelrohrwand unter ADH geringer zunimmt als für Wasser, geht schon aus dem Anstieg der Harnstoffkonzentration in den Sammelrohren von der Tiefe des äußeren Marks zur Papillenspitze hin trotz gleichzeitiger Wasserrückresorption (Anstieg von U/P_{Inulin}!) hervor (KLÜMPER, ULLRICH u. HILGER 1958). Hieran mag freilich die wesentlich höhere Diffusionsgeschwindigkeit für Wasser im Vergleich zu Harnstoff nicht unwesentlich mitbeteiligt sein. Aber unter einer ADH-Applikation steigt während Wasserdiurese die Harnstoffkonzentration im Harn bei maximalen ADH-Dosen (300 μE) langsamer an als die von Inulin und Elektrolyten, weil nun stärker als bei minimalen ADH-Dosen Harnstoff ins Nierenmark zurückdiffundiert (JAENIKE 1964).

Prinzipiell gleichsinnige Befunde ließen sich auch an der isolierten, überlebenden Membran erheben:

An der Krötenblase nimmt die Permeabilität für Harnstoff ebenfalls unter ADH zu, so daß sich das Verhältnis von Wasser- zu Harnstoffpermeabilität von 1:32 (ohne ADH) auf 1:6 (mit ADH) vermindert; dagegen war eine Permeabilitätssteigerung unter ADH für ähnlich konfigurierte Harnstoffanaloga nur gering (Acetamid) oder gar nicht (Thioharnstoff) nachweisbar (HAYS, LAMDIN, MAFFLY u. LEAF 1959, MAFFLY, HAYS, LAMDIN u. LEAF 1960). Auch am intakten Tier (Hund) wurde dementsprechend die maximale renale Konzentrationsleistung unter Hydropenie zwar durch Harnstoff und geringer auch durch Acetamid (Methylharnstoff), kaum jedoch durch 1,2-Propandiol und gar nicht mehr durch 1,3-Dimethylharnstoff erhöht (RABINOWITZ u. KELLOG 1963), während C^{14}-Thioharnstoff und C^{14}-Rohrzucker ebenfalls unwirksam waren (BRAY 1960b). — An der intakten Ratte war die Verteilung von C^{14}-markiertem Methylharnstoff und Acetamid dieselbe wie diejenige von Harnstoff, während diejenige von Thioharnstoff eine geringere Diffusibilität zeigte (TRUNIGER u. SCHMIDT-NIELSEN 1964).

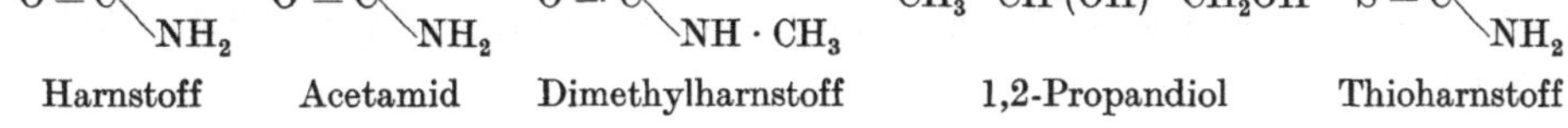

Harnstoff Acetamid Dimethylharnstoff 1,2-Propandiol Thioharnstoff

Ob hierbei die Harnstoffpermeabilität und ihre Beeinflußbarkeit entlang der ganzen Sammelrohrausdehnung gleich ist oder ob sie in den distalsten Sammelrohrabschnitten ausgeprägter ist als in den proximalen, bedarf wohl noch weiterer Klärung, erscheint aber für die Verhältnisse beim Menschen vorerst wenig bedeutsam.

Der Verlauf des Harnstoffprofils im Mark der konzentrierenden Hundeniere spricht für eine uniforme Harnstoffpermeabilität (ULLRICH, KRAMER u. BOYLAN 1961). Der Verlauf der Harnstoffkonzentration im Sammelrohr des Goldhamsters (KLÜMPER, ULLRICH u. HILGER 1958), das medulläre Harnstoffprofil an harnstoffarm ernährten Schafen (SCHMIDT-NIELSEN u. O'DELL 1959) und Befunde bei Stop-flow-Untersuchungen am Hund (KIIL u. AUKLAND 1960a, b) lassen eher daran denken, daß der distalste Abschnitt der Sammelrohrwände besonders harnstoffpermeabel ist (AUKLAND 1961). Auch sein Epithel unterscheidet sich histologisch von demjenigen höherer Sammelrohrabschnitte (VIMTRUP u. SCHMIDT-NIELSEN 1952).

7. Die hypertone Konzentrierung von Harnstoff in der konzentrierenden Niere zusätzlich zu NaCl läßt alte Befunde über die Harnstoffausscheidung und -clearance besser verstehen: Akute Zunahme des Harnzeitvolumens (Wasserdiurese) läßt am Hund auch die Harnstoffclearance in Relation zum Glomerulusfiltrat erheblich ansteigen — „exaltation" — (SHANNON 1936), offenbar als Ausdruck einer in Abwesenheit von ADH verminderten Harnstoffpermeabilität der Sammelrohre und eines Abstroms des medullären Harnstoffpools. Auch plötzliche Aufhebung des erhöhten Ureterdruckes bei Gegendruck-Stop-flow läßt die ausgeschiedene Harnstoffmenge vorübergehend sogar die filtrierte Harnstoffmenge überschreiten (KIIL u. AUKLAND 1961). Die hieraus berechnete Harnstoffmenge aus dem Nierenmark des Hundes betrug 4,8—29,8 mg (KIIL u. AUKLAND) bzw. 32 mg (SHANNON).

Umgekehrt geht eine plötzlich einsetzende Diuresehemmung mit einer Abnahme der Harnstoffausscheidung (AUSTIN, STILMAN u. v. SLYKE 1921) bzw. der Harnstoffclearance (CHASIS u. SMITH 1938) in Relation zum Glomerulusfiltrat einher („abatement"), möglicherweise infolge des hierbei erfolgenden „Aufbaus" eines hypertonen Harnstoffpool im Nierenmark. Hierher gehören schließlich auch die lange bekannten Beobachtungen über die Abhängigkeit der Harnstoffclearance vom Harnfluß (MÖLLER, MCINTOSH u. v. SLYKE 1929) und über eine „anomale Harnstoffextraktion" mit vorübergehender Überschreitung der arteriellen durch die nierenvenöse Harnstoffkonzentration bei akutem Übergang von Wasserdiurese zu Antidiurese (GORDON, ALVING, KRETZSCHMAR u. ALPERT 1937).

c) Bedeutung des Harnstoffs für die Harnkonzentrierung

Die experimentellen Daten des vorhergehenden Abschnittes belegen im einzelnen, daß es einen intrarenalen Kreislauf des Harnstoffs gibt (Abb. 20): Während ca. 50% des filtrierten Harnstoffs, weitgehend unabhängig von der Diureseform, der passiven Rückdiffusion aus den proximalen Tubuli unterliegen, gleicht doch die zu Beginn des distalen Tubulus bei Antidiurese nachweisbare Harnstoffmenge etwa wieder dem filtrierten Quantum (GOTTSCHALK 1961). Der hierbei entsprechend einem Konzentrationsgefälle für Harnstoff zwischen Sammelrohrflüssigkeit und Nierenmark mit ca. 60—70% der filtrierten Menge in die Medulla zurückdiffundierende Harnstoff rezirkuliert über die Henlesche Schleife wieder in die distalen Tubuli und Sammelrohre, so daß bei Antidiurese nur 15—20% gegenüber 70—80% des filtrierten Harnstoffs bei Wasserdiurese im Endharn ausgeschieden werden (ULLRICH, KRAMER u. BOYLAN 1961, GOTTSCHALK 1961, ULLRICH 1962 u.a.). Das ist einer der Gründe, warum bei niereninsuffizienten Patienten durch große Trinkmengen bzw. Wasserdiuresen eine bessere Elimination des Harnstoffs als des quantitativ wichtigsten N-haltigen Endprodukts aus dem Eiweißstoffwechsel erzielt werden kann als bei zu stark eingeschränkter Flüssigkeitszufuhr.

Die hierdurch bedingte passive Anreicherung von Harnstoff im Nierenmark wird weiterhin gefördert durch eine Gegenstromdiffusion (SCHOLANDER u. KROG 1957) des Harnstoffs innerhalb der Vasa recta, die verhindert, daß größere Harnstoffmengen mit dem Nierenmarkkreislauf zur V. renalis abtransportiert werden. Möglicherweise verstärkt die Drosselung der Nierenmarkdurchblutung bei Antidiurese (THURAU, DEETJEN u. KRAMER 1960) noch diesen Effekt und erhöht so weiterhin die medulläre Harnstoffhypertonizität (JAENIKE 1964). Daß es sich bei den Nierenmarkgefäßen tatsächlich um eine passive Gegenstromdiffusion handelt, deren Intensität der Diffusibilität der jeweiligen Substanzen entspricht, zeigten für markiertes Krypton, Natrium und Albumin an der Ratte LASSEN u. LONGLEY (1961).

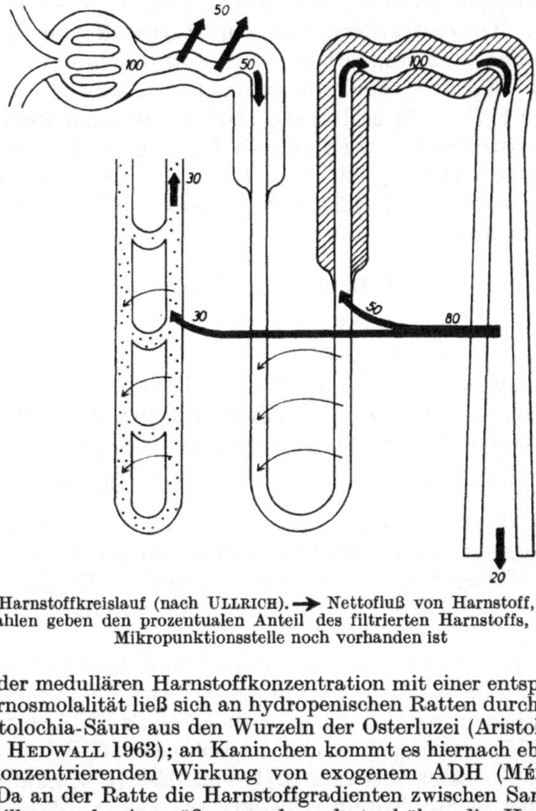

Abb. 20. Intrarenaler Harnstoffkreislauf (nach ULLRICH). ➔ Nettofluß von Harnstoff, → Gegenstromdiffusion von Harnstoff. Die Zahlen geben den prozentualen Anteil des filtrierten Harnstoffs, der an der betreffenden Mikropunktionsstelle noch vorhanden ist

Eine Senkung der medullären Harnstoffkonzentration mit einer entsprechenden Abnahme der maximalen Harnosmolalität ließ sich an hydropenischen Ratten durch einmalige Injektion von 30 mg/kg Aristolochia-Säure aus den Wurzeln der Osterluzei (Aristolochia Clematitis L.) erzielen (PETERS u. HEDWALL 1963); an Kaninchen kommt es hiernach ebenfalls zu einer Aufhebung der harnkonzentrierenden Wirkung von exogenem ADH (MÉHES, DECSI, VARGA u. KOVÁCS 1958). Da an der Ratte die Harnstoffgradienten zwischen Sammelrohrinhalt bzw. Endharn und Papillengewebe je größer wurden, desto höher die Harnstoffkonzentration im Urin anstieg, wurde eine toxisch bedingte Abnahme der Harnstoffpermeabilität in den Sammelrohrwänden, möglicherweise auch in den proximalen Tubuli angenommen.

Die Bedeutung des Harnstoffs für die Harnkonzentrierung liegt somit darin, daß der harnstoffbedingte Anteil der Markhypertonizität osmotisch weitgehend die hohe Harnstoffkonzentration in den Sammelrohren äquilibriert, so daß die medulläre NaCl-Hypertonizität hauptsächlich die osmotischen Effekte der Nichtharnstoff-Soluta, vor allem also der Elektrolyte auszugleichen hat (BERLINER, LEVINSKY, DAVIDSON u. EDEN 1958). Bei eiweiß- und harnstoffreicher Kost bzw. erhöhtem endogenem Eiweißkatabolismus kann dann der Endharn hypertonischer ausgeschieden werden, ohne daß der medulläre Natriumpool zur Äquilibrierung der osmotisch wirksamen Harnfixa vergrößert zu werden braucht, so daß GAMBLE recht hatte, von einer „economy of water in renal function referable to urea" zu sprechen.

Diese Wasserökonomie ist um so zweckmäßiger, als sie auch bei reichlichem Harnstoffanfall eine maximale Wasserkonservierung ermöglicht und damit für die Ökologie einzelner Species, z.B. für die Adaptation an das Landleben, zumal für Wüstentiere ausschlaggebend werden kann.

Wenn der aus den Sammelrohren zurückdiffundierende Harnstoff nicht nur in die (absteigenden) Schleifenschenkel eintritt, sondern zugleich einen Wasseraustritt aus den Schleifen ins Interstitium bzw. in die Vasa recta bewirkt (GOTTSCHALK 1964), dann ließe sich hierdurch erklären, daß vor allem bei der Ratte durch Harnstoffzufuhr nicht nur die maximale Harnosmolalität erhöht, sondern auch die maximal erreichbare Elektrolytkonzentration noch gesteigert werden kann (GAMBLE u. Mitarb. 1934, CRAWFORD, DOYLE u. PROBST 1959, BRAY u. PRESTON 1961).

Unter den Bedingungen der osmotischen Diurese besteht ebenso wie bei Wasserdiurese kein Konzentrationsgefälle für Harnstoff von den Sammelrohren zum Nierenmark, sondern zumindest bei Wasserdiurese in umgekehrter Richtung. Gleichwohl ist bei einigen Species mit gutem Konzentrationsvermögen wie z.B. Ratte (osmotischer U/P 7—9) und Hund (U/P 5—6) auch während osmotischer Diurese durch Harnstoffzulage noch eine Steigerung der konzentrativen Nierenleistung mit Zunahme von $T^c_{H_2O}$ oder von $Tm^c_{H_2O}$ zu verzeichnen (s. o.), während der Mensch (osmotischer U/P bis 4,2) hierzu offenbar nicht in der Lage ist, wie der folgende Abschnitt belegt.

d) Befunde beim Menschen

Am Menschen kann ein potenzierender Einfluß des Harnstoffs auf die renale Konzentrationsleistung nur festgestellt werden, wenn man auf das spezifische Harngewicht als Maß der osmotischen Nierenleistung verzichtet, weil Harnstoff einen relativ geringeren Beitrag zum spezifischen Gewicht leistet als andere osmotisch wirksame Harnfixa wie Elektrolyte oder Glucose (Abb. 4). Je größer somit der Harnstoffanteil im Harn ist, desto höher wird der Quotient $\frac{\text{Osmolalität}}{\text{spezifisches Gewicht}}$ und desto niedriger das spezifische Gewicht in bezug zur Harnosmolalität (MILES, PATON u. DE WARDENER 1954). Infolgedessen ist auch der Unterschied im mittleren spezifischen Harngewicht beim Durstversuch an Gesunden mit 1,025 bei proteinarmer gegenüber 1,027 bei proteinreicher Ernährung nicht signifikant (MERONEY, RUBINI u. BLYTHE 1958).

Bei kryoskopischer Messung der Harnosmolalität fand sich im *zwölfstündigen Durstversuch* unter gleichzeitiger Verabfolgung von 200 mE ADH/Std an Gesunden nach dreitägiger proteinarmer Kost (20 g/24 Std) eine mittlere Harnosmolalität von 775 mosm/kg bzw. ein osmotischer U/P von 2,74 gegenüber 958 mosm/kg bzw. einem osmotischen U/P von 3,32 ($P < 0{,}01$) nach dreitägiger Kost mit 150—200 g/24 Std Eiweiß (EPSTEIN, KLEEMAN, PURSEL u. HENDRIKX 1957). Ähnliche Befunde wurden von ORITA, URAKABE, FURUKAWA u. ABE (1966) mitgeteilt, wobei der Harnstoffanteil an C_{osm} beim eiweißreich ernährten Gesunden maximal 45% betrug, bei Niereninsuffizienz jedoch trotz gleicher Ernährung auf 20% abfiel. Ähnlich fand GOEBEL (1967) $Tm^c_{H_2O}$/Gf bei Nierengesunden und azotämischen Patienten je höher, desto größer der Harnstoffanteil an C_{osm} war. Akute Harnstoffbelastung führte dagegen innerhalb der ersten Stunden zu keiner nachweisbaren Veränderung der Konzentrationsleistung (EPSTEIN, KLEEMAN, PURSEL u. HENDRIKX 1957, RAISZ u. SCHEER 1959).

Allerdings kam es in den Versuchen von RAISZ u. SCHEER durch länger dauernde und stärkere Harnstoffbelastung eher zu einer deutlichen Zunahme von C_{osm} und damit zu einer beginnenden osmotischen Diurese, die notwendigerweise zu einer Abnahme der Harnkonzentration führen muß. Das Gleichbleiben der Harnosmolalität trotz Zunahme von C_{osm} kann unter diesen Umständen schon auf einen verstärkten Konzentriereffekt unter Harnstoff hinweisen.

Bei etwas längerer Dauer und insbesondere bei intravenöser anstatt oraler Harnstoffgabe während akuter Belastungsversuche war eine signifikante Zunahme der maximalen Harnkonzentration unter Eiweiß- bzw. Harnstoffzufuhr ebenfalls nachweisbar (SARGENT u. JOHNSON 1956, LEVINSKY u. BERLINER 1959b, STEINMETZ u. SMITH 1963, MERTZ 1965), wie Tabelle 6 zeigt. Auch am Neugeborenen

Tabelle 6. *Harnstoff und Harnkonzentrierung beim Menschen*

	U_{osm} (mosm/kg)		osmot. U/P		$Tm^c_{H_2O}$ (ml/min)		n
	a	b	a	b	a	b	
a) Erwachsene							
EPSTEIN, KLEEMANN u.a. (1957)	958	775	3,32	2,74	7,2	5,3	9
RUBINI, BLYTHE, MERONEY (1957)	1000	900	—	—	Differenz 25%		9
RAISZ, AU u. SCHEER; RAISZ u. SCHEER (1959)	1246	1160	4,25	3,93	8,7	8,5	5
STEINMETZ u. SMITH (1963)	993	795	—	—	4,45	4,39[1]	4
MERTZ (1965)	843	787	2,55	2,41	1,29	0,96[1]	5
b) Neugeborene							
EDELMANN u.a. (1960)	931	657	2,8	1,8	4,1	2,2	15
desgl. Frühgeborene (1963)	700	615	—	—	—	—	14

U_{osm} = maximale Harnosmolalität unter den Bedingungen einer meist 12stündigen Hydropenie; osmot. U/P desgl. unter Hydropenie; $Tm^c_{H_2O}$ vergleichend unter Mannit- und Harnstoffdiurese; [1] $T^c_{H_2O}$. a Protein- bzw. Harnstoffbelastung; b protein- bzw. harnstoffarm.

(EDELMANN u. BARNETT 1960, EDELMANN, BARNETT u. TROUPKOU 1960) sowie an Frühgeborenen mit Gewichten bis 1800 g waren in Abhängigkeit vom Eiweißgehalt der Nahrung prinzipiell dieselben Ergebnisse nach zwölfstündigem Wasserentzug zu erzielen (EDELMANN, BARNETT u. STARK 1963).

Unter *osmotischer Diurese* wurde zwar nach dreitägiger eiweißreicher Vorbehandlung $Tm^c_{H_2O}$ mit 7,2 ml/min gegenüber 5,3 ml/min bei eiweißarmer Diät signifikant höher ($P < 0,01$) und vom Glomerulusfiltrat unabhängig gefunden (EPSTEIN, KLEEMAN, PURSEL u. HENDRIKX 1957). Auch Neugeborene wiesen unter osmotischer Diurese (10% Mannit) bei proteinarmer Ernährung $Tm^c_{H_2O}$-Werte von 1,77—2,52 ml/min gegenüber 3,5—4,6 ml/min bei eiweißreicher Kost ($P = 0,05$) auf (EDELMANN, BARNETT u. TROUPKOU 1960). Im akuten Versuch mit Harnstoffdiurese unterschied sich jedoch $T^c_{H_2O}$ am gesunden Erwachsenen bei Harnvolumina zwischen 2 und 10 ml/min nicht signifikant von den Werten unter Mannitdiurese; eine Zunahme von $T^c_{H_2O}$ war unter akuter Harnstoffbelastung lediglich bei Harnzeitvolumina unter 1,7 ml/min, d.h. in Übereinstimmung mit dem Durstversuch (s. o.) zu verzeichnen (STEINMETZ u. SMITH 1963).

Gleichsinnige Resultate über das Verhalten von $Tm^c_{H_2O}$ lassen sich aus den Arbeiten von HERVEY, MCCANCE u. TAYLOR (1946), RAPOPORT, BRODSKY, WEST u. MACKLER (1949), LEVINSKY u. BERLINER (1959b) sowie RAISZ, AU u. SCHEER (1959b) entnehmen.

Letztere fanden lediglich bei maximalen osmotischen Diuresen oberhalb 25 ml/min, daß die unter 15% Mannitinfusion gelegentlich zu beobachtende Abnahme von $Tm^c_{H_2O}$ im Sinn eines hypotonen Diuresezuwachses (s. S. 545) unter osmotischer Harnstoffdiurese nicht bzw. nicht im selben Maß auftrat. — Kreatinin war ohne Einfluß auf das renale Konzentrationsvermögen beim Menschen (MERTZ 1965).

Die Beobachtung von SHANNON (1936) am Hund, wonach die Harnstoffausscheidung bei Einsetzen einer Wasserdiurese nach vorhergehendem, länger dauerndem Dursten stärker ansteigt, als es der Diuresezunahme entspricht („exaltation"), wurde auch am Menschen bestätigt, ebenso ein gegensinniges Verhalten („abatement") bei plötzlicher Diuresehemmung durch exogenes ADH (Gautier u. Kohli 1961, Thomas 1963, 1964). Die rechnerische Analyse der Ergebnisse durch Gautier u. Kohli versuchte wahrscheinlich zu machen, daß dies nicht allein auf die Veränderungen des medullären Harnstoffpools und der Harnstoffrückdiffusion aus den Sammelrohren ins Nierenmark zurückgeführt werden könne, daß hieran vielmehr eine Harnstoffrückdiffusion aus den postrenalen ableitenden Harnwegen (Levinsky u. Berliner 1959a) wesentlich mitbeteiligt sei. Thomas (1963) weist aber mit Recht darauf hin, daß Änderungen in der Relation der einzelnen Harnbestandteile zueinander und vor allem zu einer glomerulären Bezugssubstanz (Inulin, Kreatinin) bei *raschen* Änderungen des Harnflusses am ehesten auf Änderungen ihrer tubulären Bearbeitung suspekt sind, wie dies bei den nichtsynchronen Änderungen der Harnosmolalität, der Harnstoff- und Kreatininkonzentration der Fall war.

Zusammenfassend läßt sich somit für den Menschen feststellen, daß Harnstoff hier ähnlich wie im Tierexperiment eine Zunahme in der konzentrativen Kapazität der medullären Gegenstromsysteme (Phase I) bewirkt, die besonders im Durstversuch zum Ausdruck kommt. Unter osmotischer Diurese wird sie dagegen am Erwachsenen und Neugeborenen, aber nur nach chronischer Proteinbelastung sowie am Erwachsenen gelegentlich auch bei maximalen Harnzeitvolumina oberhalb 25 ml/min manifest. Mithin ist die modifizierende Wirkung des Harnstoffs bzw. des Eiweißumsatzes auf das renale Konzentrationsvermögen beim Menschen insgesamt weniger ausgeprägt als bei anderen Species, obwohl die Zunahme der Harnstoffausscheidung beim Menschen zu 100% für die Zunahme der Harnosmolalität verantwortlich war, beim Hund dagegen nur zu 80% (Levinsky u. Berliner 1959b). Ob dieser Speciesunterschied darauf beruht, daß beim Menschen prozentual weniger Nephrone mit Henlescher Schleife ausgestattet sind als bei Ratte und Hund (Sperber 1944) mit ihren stärkeren konzentrativen Potenzen oder ob die Gegenstromdiffusion für Harnstoff beim Menschen aus anderen Gründen weniger wirksam ist, z.B. weil etwa das aus tierexperimentellen Daten postulierte harnstoffpermeable Sammelrohrsegment hier weniger ausgedehnt ist, kann noch nicht abschließend beantwortet werden.

5. Kohlenhydratstoffwechsel

Hier ist der Diabetes mellitus zusammen mit den glucosurischen Partialfunktionsstörungen der Tubuli zu berücksichtigen. Arbeiten, die sich mit eventuell glucosurieabhängigen Konzentrationsstörungen bei letzteren befassen, liegen in der Literatur nicht vor. Auf die Korrektur des spezifischen Harngewichtes bei Glucosurie wurde bereits S. 507 eingegangen.

Die Natur der bei dekompensiertem oder schlecht eingestelltem Diabetes mellitus oft vorhandenen Polyurie und der gleichzeitig herabgesetzten Harnkonzentration wurde von Brodsky, Rapoport u. West (1950) als osmotische Diurese aufgeklärt.

Sie fanden an Diabetikern eine von der Beladung mit Glucose, Harnstoff oder Mannit unabhängige, nur von der Menge der ausgeschiedenen Harnfixa (C_{osm}) determinierte konstante Beziehung zwischen Harnosmolalität und Harnmenge, die mit den Verhältnissen bei Nichtdiabetikern übereinstimmte, so daß die Polyurie mit Abnahme der Harnkonzentration bei Glucosurie als Ausdruck einer unspezifischen, endogen bewirkten osmotischen Diurese aufzufassen ist. Auch im Durstversuch wurde nach Korrektur des Glucoseeffektes auf spezifisches Harngewicht bzw. Harnosmolarität keine Differenz im maximalen Konzentrationsvermögen zwischen Gesunden und Diabetikern ohne renale Komplikationen gefunden (Holzgreve u. Irmscher 1963). — Im Tierversuch an der Ratte war Glucose ebenso wie andere

Zucker ohne Einfluß auf die konzentrative Nierenleistung (GAMBLE, MCKHANN, BUTLER u. TUTHILL 1934, KOIKE u. KELLOGG 1957).

An hungernden Versuchspersonen nahm das renale Konzentrationsvermögen 2 Std nach einer vorangegangenen Glucoseinfusion von 3,0 auf 4,5 ml/min $Tm^{c}_{H_2O}$ signifikant zu, während gleichzeitig die Natriurese bzw. der Na-Anteil an C_{osm} abnahm (WRIGHT, GANN u. ALBERTSEN 1963). Dies spricht für eine Steigerung des Na(Cl)-Transportes aus dem aufsteigenden Schleifenschenkel ins Nierenmark nach Glucosezufuhr am hungernden Organismus, möglicherweise infolge Besserung der Energiebereitstellung durch anaerobe Glykolyse, die für den Na(Cl)-Transport im Nierenmark eine Rolle spielt (KEAN, ADAMS, WINTERS u. DAVIES 1961, LEE, VANCE u. CAHILL 1962). Eine unmittelbare Aldosteronwirkung als Ursache der parallel zur verminderten Natriurese gesteigerten Markhypertonizität ($Tm^{c}_{H_2O}$) ließ sich dagegen unwahrscheinlich machen, da Aldosteronantagonisten den natriumretinierenden Glucoseeffekt nicht aufhoben (GERSING u. BLOOM 1962).

An Kaninchen hing die Glucosekonzentration im Nierenmark vom Glucoseblutspiegel und die medulläre Glykogenkonzentration vom medullären Glucosegehalt ab; beide waren bei Wasserdiurese gesteigert und bei Antidiurese vermindert (KRAJČI-LAZÁRY, DZÚRIK u. NIEDERLAND 1963), so daß es sich weniger um einen Konzentriereffekt der Glucose durch Gegenstromdiffusion als vielmehr um energetisch bedingte Unterschiede der anaeroben Glykolyse im Nierenmark handeln dürfte. Auf diesem Wege kann also auch der Kohlenhydratstoffwechsel indirekt auf den Konzentriermechanismus einwirken.

6. Thermisches Milieu

Endogene thermische Einflüsse auf das innere Milieu liegen im *Fieber* vor, wie es im akuten Versuch durch Pyrogene erzeugt werden kann. Nach Applikation solcher Pyrogene (Pseudomonas aeruginosa) wurde erstmals am Hund eine Diuresesteigerung beschrieben (BRANDT, ZUMOFF, RUSKIN u. CASTLEMAN 1955), wobei vorübergehend der harnkonzentrierende ADH-Effekt auf eine gleichzeitige Wasserdiurese aufgehoben wurde, so daß zunächst eine Herabsetzung der tubulären ADH-Empfindlichkeit zu vermuten war (BRANDT, RUSKIN, ZUMOFF, CASTLEMAN u. ZUCKERMAN 1955). Auch am hydropenischen Hund sank die Harnosmolarität von 1150 mosm/l auf 400—500 mosm/l ab, während die Harnmenge und die Natriurese — letztere im Gegensatz zu den Verhältnissen bei vorbestehender Wasserdiurese — zunahmen. Proximal-tubuläre Partialfunktionen (Tm_{PAH}, $Tm_{Glucose}$) waren dabei nicht beeinträchtigt. Dagegen war in allen Versuchen die Nierendurchblutung parallel zur pyrogenbedingten Diuresesteigerung erhöht (BRANDT, ZUMOFF, CASTLEMAN, RUSKIN, JONES u. ZUCKERMAN 1956).

Eine Steigerung der C_{PAH} bzw. der Nierendurchblutung um ca. 60% des Ausgangswertes bei nur geringer und inkonstanter Zunahme des Glomerulusfiltrates zeigte sich regelmäßig 60—90 min nach Infusion pyrogener Inulin-Chargen am Menschen (SMITH 1939/40) und am Hund (HIATT 1942). Diese Änderungen der renalen Hämodynamik waren unabhängig vom Eintritt und Ausmaß einer Temperatursteigerung nach Pyrogenen. Sie traten auch auf, wenn Fieber durch Antipyretica verhindert oder abgeschwächt wurde (Literatur s. bei SMITH 1951).

Unter osmotischer Diurese kommt es nach Pyrogenapplikation am Hund (BRANDT, ZUMOFF u. Mitarb. 1956) und ebenso auch am Menschen (BUCHBORN 1959, EISNER, PORUSH, GOLDSTEIN u. LEVITT 1962), wiederum parallel mit einer erheblichen Zunahme der Nierendurchblutung (C_{PAH}), jedoch ohne wesentliche Änderung des Glomerulusfiltrates zu einer Herabsetzung von $Tm^{c}_{H_2O}$ um $^1/_3$—$^1/_2$ des Ausgangswertes. Wir folgerten hieraus, daß es im Rahmen der pyrogen bedingten Hyperzirkulation nicht nur zu einer Steigerung der Nieren*gesamt*durchblutung, sondern auch der Nieren*mark*durchblutung kommt, die zu partieller Auswaschung der NaCl-Hypertonizität und zur Abschwächung der Gegenstromdiffusion für Harnstoff führt, so daß eine reversible Verminderung der konzentrativen Kapazität der medullären Gegenstromsysteme (Phase I) resultiert (BUCHBORN 1959), wie dies ähnlich auch für die Wirkung von Xanthin-Diuretica wahrscheinlich zu machen war (BUCHBORN, ANASTASAKIS u. EDEL 1961). Hierdurch wäre eventuell auch die pyrogenbedingte Natriurese am hydropenischen, nicht jedoch am hydratisierten Tier zu erklären (s. o.).

Neuere tierexperimentelle Befunde stützen diese Annahme: An der Ratte (VOUDOUKIS u. BRANDT 1962) und am Hund (BRANDT, HARROP u. VOUDOUKIS 1962) nahm die Harnosmolalität und parallel hierzu auch die medulläre Natriumkonzentration nach Pyrogenen signifikant ($P < 0{,}001$) gegenüber den Kontrollen ab.

Zusammenfassend läßt sich somit die modifizierende Wirkung der Pyrogene und der durch sie fakultativ ausgelösten endogenen Hyperthermie (Fieber) mit Wahrscheinlichkeit auf eine reversible Steigerung der Nierenmarkdurchblutung mit partieller „Auswaschung“ der medullären Hypertonizität und konsekutiver Minderung der konzentrativen Kapazität der Phase I zurückzuführen. Für eine Herabsetzung der tubulären ADH-Empfindlichkeit bieten die bisherigen Befunde keine Hinweise. Daß trotzdem bei länger dauerndem Fieber vom Menschen meist ein „hochgestellter“ Urin ausgeschieden wird, kann unter anderem auf den febrilen Eiweißkatabolismus mit erhöhter Harnstoffausscheidung (s. o.) und auf eine allmähliche Abnahme der Nierendurchblutung infolge Hypovolämie durch massive extrarenale Wasserverluste zurückgeführt werden. Im übrigen steht eine kryoskopische Quantifizierung und chemische Analyse des „hochgestellten“ Urins bisher aus!

Akute exogene Hyperthermie von 38° C (rectal) bei Lufttemperaturen von 26—40° C führte am hydratisierten Nieren- und Kreislaufgesunden bereits vor Einsetzen einer Schweißsekretion zum Übergang von der Wasserdiurese zur oligurischen Antidiurese. Die Relation zwischen Harnzeitvolumen und osmotischem U/P entsprach dabei den Verhältnissen an Normalen unter thermoindifferenten Bedingungen. Glomerulusfiltrat, effektive Nierendurchblutung und Ausscheidung der Harnfixa (C_{osm}) zeigten eine annähernd parallele Abnahme um ca. 30% infolge einer Steigerung der Durchblutungsgröße in der äußeren Körperschale mit Anstieg der Hauttemperatur im Dienst der physikalischen Wärmeregulation (KAUFMANN, NIETH u. SCHLITTER 1963, 1964). Im Rahmen der verminderten Nierendurchblutung nimmt möglicherweise auch die Markdurchblutung ab, so daß der Na-Abtransport mit dem Markkreislauf verringert und so die Markhypertonizität erhöht wird, gleichzeitig ist eine ADH-Ausschüttung anzunehmen, da die unter exogener Wärmebelastung resultierende Antidiurese keine Beeinträchtigung des Konzentrationsvermögens erkennen läßt. Untersuchungen unter osmotischer Diurese stehen hierzu noch aus.

Chronische exogene Hyperthermie im tropischen Klima von 35° C führte bei Nierengesunden zu maximaler Harnosmolalität von 1030—1090, nur vereinzelt bis 1200 mosm/kg, die durch exogenes ADH nicht weiter gesteigert wurde. Während osmotischer Diurese (10% Mannit) zeigten die an das tropische Klima adaptierten Versuchspersonen regelrechte Werte für $Tm^c_{H_2O}$ um 6,2 ml/min, ebenso erreichten sie bei ausreichender Hydratisierung eine maximale Harnverdünnung bis 50 mosm/kg (KATZ, MASSRY, AGMON u. TOOR 1965).

Der Einfluß einer signifikanten *Hypothermie* auf die Harnkonzentrierung ist bisher im wesentlichen nur tierexperimentell am Hund (KELLER 1956, SEGAR, RILEY u. BARILA 1956, MOYER, MORRIS u. DE BAKEY 1957, HONG u. BOYLAN 1959) sowie an der Ratte (HONG 1957) untersucht.

An der hypothermen Ratte fand sich ähnlich wie später am Hund (s. u.) die Konzentration der Harnfixa in Relation zu einem gegebenen Harnzeitvolumen signifikant herabgesetzt (HONG 1957). Am Hund beobachteten SEGAR, RILEY u. BARILA (1956) einen herabgesetzten U/P-Quotienten für Kreatinin als Ausdruck eines generell verminderten Konzentrationsvermögens, während KELLER (1956) bei einer Kerntemperatur von 28° C eine renale Konzentrationsstörung vermißte.

Die Befunde von HONG u. BOYLAN (1959) sprechen jedoch eindeutig für einen hypotherm bedingten Konzentrierdefekt bei einer Kerntemperatur von 25° C. Die Beziehung zwischen osmotischem U/P und Harnzeitvolumen war nämlich sowohl während Hydropenie als unter osmotischer Diurese (Harnstoff) bei 25° gegenüber 37° C derart verändert (Abb. 21), daß die Werte für $T^c_{H_2O}$ und damit die konzentrative Kapazität der medullären Gegenstromsysteme (Phase I) durch Hypothermie reversibel herabgesetzt wurden. Die gleichzeitige Herabsetzung von Glomerulusfiltrat und effektiver Nierendurchblutung macht eine Steigerung der

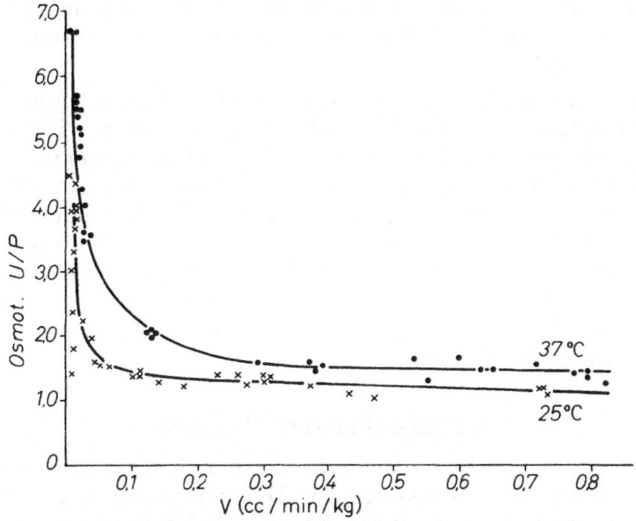

Abb. 21. Osmotischer U/P-Quotient bei 37° und 25° C an hydropenischen Hunden und während osmotischer Diurese in Abhängigkeit vom Harnfluß (HONG u. BOYLAN)

Nierenmarkdurchblutung als Ursache des reduzierten Konzentrationsvermögens unwahrscheinlich, und es ist näherliegend, eine hypotherm bedingte Herabsetzung des aktiven Na-Transportes aus dem aufsteigenden Schleifenschenkel in das Nierenmark mit Verminderung seiner Hypertonizität anzunehmen. Für eine partielle Hemmung der tubulären Na-Rückresorption und gegen ein kritisch vermindertes Na-Angebot an die Henlesche Schleife unter diesen Bedingungen spricht auch, daß die Na-Ausscheidung relativ zur glomerulär filtrierten Na-Menge (load) erhöht ist. — Ähnlich ließ sich am Menschen bei chirurgischen Eingriffen unter Hypothermie mit mäßiger Abnahme der Nierendurchblutung und des Glomerulusfiltrates eine Herabsetzung des Konzentrationsvermögens und eine Zunahme der Natriurese infolge verminderter tubulärer Na-Reabsorption beobachten (PAGE 1955, MOYER, MORRIS u. DE BAKEY 1957).

Im *Mechanismus der Kältediurese* spielen, anders als bei der hypotherm bedingten Hemmung des Na-Transportes in den Tubuli einschließlich des aufsteigenden Schleifenschenkels, Änderungen der intrarenalen Hämodynamik eine wesentliche Rolle (PABST u. THRON 1960; dort s. auch ältere Literatur).

Eine Zunahme der Harnausscheidung nach Übergang in kalte Umgebung ist bei Mensch und Tier lange bekannt und jedem geläufig. Die im Rahmen der Kälteadaptation einsetzenden Kreislaufumstellungen bestehen unter anderem in einer Abnahme des Blut- und Plasmavolumens mit Hämokonzentration bei gleichzeitiger Zunahme der extravasalen und intracellulären Flüssigkeit, ferner in einem Anstieg des zentralen Venendruckes infolge Blutverschiebung von der Körperschale zu intrathorakalen Gefäßbezirken im Dienste der physikalischen Wärmeregulation. Hieraus folgerten GAUER u. HENRY (1956) volumenregulatorische Reflexe als Ursache der Kältediurese. Eine periphere Widerstandszunahme in den Hautgefäßen (SCOTT, BAZETT u. MACKIE 1940) geht mit einer Widerstandsabnahme in den inneren Organen einschließlich der Nierenstrombahn einher (sog. Dastre-Moratsches Gesetz).

An der Niere wird in Kälte zwischen 0^0 und $+7^0$ C eine Zunahme der Diurese, der Harnfixa-Ausscheidung (C_{osm}), speziell von NaCl beobachtet, auch Nierendurchblutung und Glomerulusfiltration nehmen am Hund (PABST u. THRON 1960), weniger auch am Menschen (BADER, ELIOT u. BASS 1952, BASS 1956) zu. Spezifisches Harngewicht (ADOLPH u. MOLNAR 1946, BADER u. Mitarb.) bzw. die Harnosmolalität (PABST u. THRON) nähern sich bei vorbestehender Hydropenie der Plasmaisotonie, unterschreiten sie jedoch nur selten auf dem Höhepunkt der Kältediurese, was zudem beim Hund nach Einsetzen einer plötzlichen Polyurie die Regel ist (s. S. 545).

Das gleichsinnige Verhalten von Diuresegeschwindigkeit, Ausscheidung der Harnfixa, Glomerulusfiltrat und Nierendurchblutung ist bei Kältediurese und exogener Hyperthermie (s. o.) gleichartig, aber entgegengesetzt. Das legt den Schluß nahe, daß auch bei der Kältediurese Änderungen der intrarenalen Hämodynamik für die Diuresesteigerung mit Abnahme der Harnkonzentration ausschlaggebend sind. Dabei ist eine im Rahmen der Nierengesamtdurchblutung gesteigerte Nierenmarkdurchblutung mit partieller „Auswaschung“ der Markhypertonizität als Ursache der reversiblen Hypo- oder Isosthenurie wahrscheinlich, überdies eine Durchflußsteigerung auch im tubulären Gegenstromsystem infolge erhöhter Glomerulusfiltration möglich.

7. Energieliefernde Prozesse

Der Transport von Na(Cl) aus dem aufsteigenden Schleifenschenkel ins Nierenmark ist eine wesentliche Grundlage der Harnkonzentrierung und, wie jeder aktive Transport, von entsprechender Energiebereitstellung abhängig. In vitro weist die Nierenrinde vom Hund hauptsächlich einen aeroben Stoffwechsel auf, während im Nierenmark der O_2-Verbrauch nur $^1/_6$ der Rinde ausmacht und hier statt dessen eine glucoseabhängige, anaerobe Glykolyse in der Energielieferung überwiegt (ČAPEK u. KLEINZELLER 1960, KEAN, ADAMS, WINTERS u. DAVIES 1961, BERNANKE u. EPSTEIN 1965), so daß medullär Milchsäure als ein Endprodukt dieser Glykolyse gebildet wird (RUIZ-GUIÑAZÚ, PEHLING, RUMRICH u. ULLRICH 1961). Die Rolle dieser energieliefernden Prozesse für die Harnkonzentrierung ergibt sich aus der Wirkung von *Stoffwechselinhibitoren* im Tierexperiment (HERMS u. MALVIN 1963).

Am *Hund* führte die Injektion von Inhibitoren des aeroben Stoffwechsels (Natriumcyanid, Hydroxylamin) in die A. renalis bei unverändertem Glomerulusfiltrat zu zehnfacher Zunahme der Diurese und elffacher Zunahme der Natriurese bei gleichzeitigem Abfall der Urinosmolalität bis nahe zur Plasmaisotonie. Im Stop flow war dabei distal-tubulär, d.h. im corticalen Bereich, eine Hemmung der Natrium- und Kaliumrückresorption mit einer Steigerung der Kaliurese auf das Zweifache nachweisbar, während die Kaliumsekretion nicht affiziert war. — Inhibitoren der anaeroben Glykolyse (Jodacetat, 2,4,6-Triäthylenamin, 1,3,5-Thiazin bzw. TEM) führten ebenfalls zu einem Abfall der Harnosmolalität bis etwa 550 mosm/kg, jedoch ohne Veränderung der Natriurese und Kaliurese bei nur geringfügiger Zunahme der Diurese. Im Stop flow war eine vollständige Aufhebung der Kaliumsekretion in den distalsten (medullären) Tubulusabschnitten und in den Sammelrohren bei unveränderter Natrium- und Kaliumrückresorption im (corticalen) distalen Tubulus erkennbar. — Am *Goldhamster* wird das normalerweise negative intraluminale elektrische Potential des aufsteigenden Schleifenschenkels als Ausdruck des aktiven Na-Transportes nach Perfusion sowohl mit Cyanid (Hemmung des oxydativen Stoffwechsels) als auch mit Jodacetat (anaerobe Stoffwechselhemmung) beseitigt (WILDHAGER 1964).

Die Hemmung der aeroben Stoffwechselprozesse in der Rinde bewirkt hiernach eine Hemmung der tubulären Natriumrückresorption mit konsekutiver osmotischer Diurese und entsprechendem Abfall der osmotischen Harnkonzentration. Die Hemmung der anaeroben Glykolyse im Nierenmark affiziert dagegen die der Natrium- und Kaliumausscheidung zugrunde liegenden tubulären Transportvorgänge nicht nachweisbar, führt jedoch zu weitgehender Abnahme der (Harn- und) Nierenmarkhypertonizität, so daß der Na-Transport aus dem aufsteigenden Schleifenschenkel ins Nierenmark als Grundlage von Phase I der Harnkonzentrierung energetisch offenbar entscheidend von der anaeroben Glykolyse abhängig ist, und zwar wie die Befunde mit Jodacetat zeigen, speziell vom Embden-Meyerhof-Cyclus. Am Goldhamster führt dagegen sowohl die Hemmung des aeroben wie auch des anaeroben Stoffwechsels zur Aufhebung des aktiven Na-Transportes im aufsteigenden Schleifenschenkel.

Deshalb dürfte die Abnahme der tubulären Na-Rückresorption und des osmotischen U/P bei gleichzeitigem Diureseanstieg unter *Hypoxie* am Hund (THURAU 1961) in erster Linie ebenfalls als osmotische Diurese aufzufassen sein. Eine Abnahme von $T^c_{H_2O}$ relativ zu einem gegebenen Harnzeitvolumen in diesen Versuchen macht allerdings neben der anaeroben auch eine hypoxische Beeinträchtigung der Natrium„pumpe" im aufsteigenden Schleifenschenkel wahrscheinlich. Dem entspräche der Nachweis eines aeroben Natriumtransportes in der äußeren Markzone von Nierengewebsschnitten in vitro (ČAPEK u. KLEINZELLER 1960). Unabhängig von der Art der energieliefernden Prozesse zeigen diese Befunde, daß die konzentrative Kapazität der Phase I durch Änderungen der Energiebereitstellung modifiziert werden kann.

8. Reifung und Alterung

Eine Einschränkung des renalen Konzentrationsvermögens bei Neugeborenen wurde früher hauptsächlich auf eine herabgesetzte tubuläre ADH-Empfindlichkeit infolge mangelhaft ausgereifter Tubulusfunktion zurückgeführt. Auch altersabhängige Veränderungen der konzentrativen Nierenleistung im Durstversuch sind schon länger bekannt (LEWIS u. ALVING 1938). Beide haben in den letzten Jahren nach Entdeckung des Haarnadelgegenstromprinzips erneute Bearbeitung erfahren.

a) Perinatale Änderungen der Konzentrationsleistung

Deskriptive Befunde über eine verminderte Konzentrationsfähigkeit der Nieren bei hydropenischen Neugeborenen (THOMSON 1944, HELLER 1944, DUBS 1949, HANSEN u. SMITH 1953, MCCANCE u. WIDDOWSON 1955, FISHER, PYLE, PORTER, BEARD u. PANOS 1963 u.a.) sowie unter Flüssigkeitskarenz bei Frühgeburten (YOUNG, HALLUM u. MCCANCE 1941, SMITH, YUDKIN, YOUNG, MINKOWSKI u. CUSHMAN 1949, BARNETT, VESTERDAL, MCNAMARA u. LAUSON 1952, VESTERDAL 1955) und auch an neugeborenen Ratten (HELLER 1949, FALK 1955) liegen zahlreich vor. Der Fetus bildet während des intrauterinen Lebens einen hyptonen Urin, ebenso ist der Blasenurin des Neugeborenen hypoton, auch dann, wenn derjenige der Mutter gleichzeitig hyperton gefunden wurde (MCCANCE u. WIDDOWSON 1953). Ein Übergang zur Norm fand sich beim Menschen spätestens 30 Tage (PRATT, BIENVENU u. WHYTE 1948, PRATT u. SNYDERMAN 1953, DRESCHER, BARNETT u. TROUPKOU 1962), an der Ratte zwischen dem 10. (DLOUHÁ, KŘEČEK u. KŘEČKOVÁ 1963) und 20. Tag post natum (ČAPEK, HELLER u. ŠKOPKOVÁ 1963). Weitere Literaturangaben enthalten die Übersichten von MCCANCE (1950), C.A. SMITH (1951), HELLER (1951), COLIN u. POLINOVSKI (1960) und EDELMANN u. BARNETT (1960) sowie der Handbuchbeitrag von ČAPEK. Maximale Harnosmolaritäten nach 24stündigem Dursten zeigen von den ersten Tagen nach der Geburt bis zur Pubertät einen anfangs raschen, später langsameren, exponentiellen Anstieg mit folgenden Mittelwerten: 515 mosm/l (3. Tag), 663 mosm/l (6. Tag), 896 mosm/l (1. Monat), 1118 mosm/l (Ende 1. Jahr), 1362 mosm/l (14.—16. Jahr) (POLÁČEK, VOCEL, NEUGEBAUEROVÁ, ŠEBKOVÁ u. VECHETOVÁ 1965).

Frühere Autoren führen diese perinatale Hyposthenurie in erster Linie auf eine Abschwächung der harnkonzentrierenden ADH-Wirkung im Zusammenhang mit Reifungsvorgängen zurück (HELLER 1951), neuerdings auch wieder GAUTIER (1964).

Der ADH-Gehalt des Hypophysenhinterlappens wurde mittels biologischer Nachweisverfahren beim neugeborenen Menschen (HELLER u. ZAIMIS 1949), an neugeborenen Ratten (HELLER 1947) und Hunden (DICKER u. TAYLER 1953) gegenüber dem erwachsenen Organismus vermindert gefunden, doch hielten HELLER u. ZAIMIS (1949) die vorhandene ADH-Menge zur hypertonen Harnbildung ausreichend. Auch eine mit genügend empfindlichen Methoden nachweisbare antidiuretische Aktivität war nach NaCl-Belastung bei Neugeborenen, die bereits einen hypertonen Harn ausschieden, erst am Ende des ersten Trimenon im Serum vorhanden (HELLER u. HRADCOVA 1961, MARTÍNEK, JANOVSKÝ u. STANINCOVÁ 1963), ähnlich an der Ratte (ČAPEK, HELLER u. ŠKOPKOVÁ 1963) sowie an neugeborenen Hunden (ČAPEK u. HELLER 1961).

Vor allem war die nach exogener ADH-Applikation maximal erreichte Harnkonzentration an hydratisierten Neugeborenen geringer als bei älteren Säuglingen und Erwachsenen (HELLER 1944, 1951, DEAN u. MCCANCE 1949, AMES 1953, BARNETT u. VESTERDAL 1953, MARTÍNEK, JANOVSKÝ, STANINCOVÁ u. SLECHTOVÁ 1964), desgleichen bei Frühgeburten (BARNETT, VESTERDAL, MCNAMARA u. LAUSON 1952, CALCAGNO, RUBIN u. WEINTRAUB 1955), wobei jedoch an die schon früher erörterte (S. 562) Abschwächung der tubulären ADH-Sensibilität durch anhaltende, hier intrauterine Hydratisierung zu erinnern ist. Entscheidend waren dann Untersuchungen unter osmotischer Diurese (10% bzw. 25% Mannit) an Neugeborenen (EDELMANN, BARNETT u. TROUPKOU 1960) und Frühgeburten (CALCAGNO, RUBIN u. WEINTRAUB 1955, EDELMANN, BARNETT u. STARK 1963). Sie zeigten definitiv, daß die tubuläre ADH-Empfindlichkeit in diesem frühen Lebensalter keine Abschwächung, insbesondere keinen hypotonen Diuresezuwachs als Ausdruck einer partiellen ADH-Refraktärität des distalen Tubulus aufweist (s. S. 544). Die diesbezüglichen früheren Erklärungsversuche sind daher heute gegenstandslos.

Auch die Nettowasserrückdiffusion aus den Sammelrohren in das hypertone Nierenmark ($T^c_{H_2O}$) nimmt zwar bei Frühgeborenen zwischen dem 5. und 20. Lebenstag im Einzelfall von Null auf 2,3 ml/min zu, beträgt jedoch im Mittel 3,7—7,5 ml/min/100 ml Glomerulusfiltrat (CALCAGNO u. Mitarb.). Auch am termingerecht Neugeborenen ist der Wert für $Tm^c_{H_2O}$ während osmotischer Diurese je nach der Ernährung zwischen 8,8 ml/min (eiweißreich und flüssigkeitsarm) und 6,1 ml/min (eiweißarm und flüssigkeitsreich) pro 100 ml Glomerulusfiltrat verglichen mit dem Erwachsener hochnormal (EDELMANN, BARNETT u. TROUPKOU 1960).

Tierexperimentelle Befunde zeigten, daß nach 24stündiger Hydropenie der medulläre Konzentrationsgradient für Natrium und Harnstoff an der Ratte von der Rinde zur Papille zwischen dem 10. und 33. Lebenstag immer steiler ansteigt und zu dieser Zeit den Verhältnissen bei ausgewachsenen Tieren entspricht (ČAPEK, HELLER u. ŠKOPKOVÁ 1963), parallel dazu nimmt der medulläre Wassergehalt ab (YUNIBHAND u. HELD 1965). — Ähnlich waren die Verhältnisse bei neugeborenen Kaninchen im Vergleich zu älteren Tieren (FLEISCHAKER, GESINK u. MCCRORY 1960). Auch die Länge der Henleschen Schleifen nimmt mit dem Alter zu (PETER 1927), an der neugeborenen Ratte fehlen sie praktisch noch ganz (BOSS, DLOUHÁ, KRAUS u. KŘEČEK 1963). Die anaerobe Glykolyse ist in vitro im Nierenmark neugeborener Hunde noch intensiver als später (ČAPEK u. KLEINZELLER 1960), so daß Störungen der Energiebereitstellung nicht vorzuliegen scheinen.

Zusammenfassend ist damit eine Störung der harnkonzentrierenden ADH-Wirkung in Phase II der Konzentrierung auszuschließen. Die Erklärung der perinatalen Hyposthenurie ist in der Kombination eines — besonders bei Frühgeborenen — sehr niedrigen Glomerulusfiltrates mit einer sehr niedrigen Ausscheidung osmotisch wirksamer Harnfixa (C_{osm}) während der ersten Lebenstage (Literatur s. unter anderem bei EDELMANN u. BARNETT 1960, MCCREDIE 1964, GAUTIER 1964) zu suchen. Ein niedriges Glomerulusfiltrat bei regelrechter Zahl an Nephronen führt zu einem nur geringen Flüssigkeitseinstrom in die Henleschen Schleifen. Im Durstversuch fällt es schon nach wenigen Stunden beim Säugling rasch noch weiter ab (CALCAGNO u. RUBIN 1951), so daß die für die Konzentrierung in Gegenstromsystemen erforderliche Mindestdurchflußgeschwindigkeit (KUHN u. RAMEL 1959) offenbar nicht oder kaum erreicht wird (s. S. 587), während gleichzeitig die Blutströmung im vasculären Gegenstromsystem fetal und postnatal erhöht sein soll (LJUNGQUIST 1963) und dadurch dem Konzentriereffekt weiter entgegenwirken würde.

Hinzu kommt, daß die Harnstoffausscheidung infolge der ausgeprägt anabolen Stoffwechsellage des jungen Säuglings vergleichsweise niedriger ist als bei älteren Kindern und Erwachsenen (FOMON u. MAY 1958), so daß die Voraussetzungen für eine zusätzliche medulläre Harnstoffkonzentrierung durch Gegenstromdiffusion auch dann fehlen, wenn die Henleschen Schleifen postnatal an Länge zunehmen. Geringfügige Steigerung der Harnfixaausscheidung (C_{osm}) führt infolgedessen beim Neugeborenen (DEAN u. MCCANCE 1948) ebenso wie proteinreiche Ernährung oder Harnstoffzufuhr an hydropenischen Säuglingen (DRESCHER, BARNETT u. TROUPKOU 1962) zu einer Zunahme der Konzentrationsleistung, während diese beim Erwachsenen bei steigendem C_{osm} abnimmt. Offenbar wird beim Säugling durch diese Maßnahmen erst eine kritische Mindestdurchflußgeschwindigkeit in den medullären Gegenstromsystemen als Voraussetzung eines besseren Konzentriereffektes erreicht. So tragen anatomische, nutritive, metabolische Faktoren und die intrarenale Hämodynamik gemeinsam zur perinatalen Verminderung der konzentrativen Kapazität in Phase I bei, die demnach nur zum Teil als Reifungsvorgang anzusehen ist.

b) Harnkonzentrierung im Alter

Veränderungen der Harnkonzentrierung im Zusammenhang mit der Alterung der Nierenfunktionen wurden bisher nicht ebenso eingehend analysiert wie diejenigen der perinatalen Reifungsvorgänge. Eine Herabsetzung des mittleren spezifischen Gewichtes im Morgenurin mit dem Alter weist eine sehr große Streuung auf und dürfte daher zum Teil extrarenal bedingt sein (Literatur bei WAGNER 1955, PHILIPPSON 1962). Eine Abnahme des maximalen spezifischen Harngewichtes im Durstversuch war mit steigendem Alter ab 40. Lebensjahr, besonders deutlich nach dem 65. Lebensjahr nachweisbar (LEWIS u. ALVING 1938) und wurde wiederholt bestätigt (BEAUMONT u. ROBERTSON 1943, ØSTER 1948, BINET, LAROCHE u. MATHÉ 1952, BOCK u. KRECKE 1957, LINDEMAN, V. BUREN u. RAISZ 1960). Vergleichbare Änderungen wurden auch an der alternden Ratte beschrieben (DICKER u. NUNN 1958). Eine Prüfung der tubulären ADH-Empfindlichkeit in Abhängigkeit vom Alter strebten MILLER u. SHOCK (1953) an, indem sie an hydratisierten Gesunden den Anstieg von U/P_{Inulin} nach i.v. Injektion von 0,5 mE/kg ADH als Parameter benutzten. Dieser U/P-Wert stellt jedoch kein geeignetes Maß der Harnkonzentrierung, insbesondere nicht der ADH-Empfindlichkeit im distalen Nephron dar, sondern bezeichnet lediglich die Einengung des Primärharns durch die Gesamtheit aller tubulären Rückresorptionsvorgänge und ist infolgedessen maßgeblich unter anderem auch von der proximalen NaCl-Rückresorption und Harnstoffrückdiffusion abhängig.

Sehr erschwert wird die Untersuchung von Altersveränderungen der Nierenfunktion dadurch, daß latent verlaufende Nephropathien klinisch kaum sicher auszuschließen sind, pathologisch-anatomisch im Greisenalter aber gleichwohl häufig gefunden werden, während beim Neugeborenen zunächst mit einer zwar unreifen, aber sonst intakten Niere zu rechnen ist. Es ist ferner eine Frage der Definition, ob man die morphologischen Altersveränderungen der Niere als Ausdruck einer physiologischen Alterung oder einer pathologischen Nephrosklerose auffassen will. Im letzteren Fall wäre eine renale Konzentrationsschwäche nicht mehr als Modifizierung der normalen Harnkonzentrierung, sondern als ein spezifischer Defekt derselben zu klassifizieren. Unabhängig von dieser Frage ist gesichert, daß das Glomerulusfiltrat und die Nierendurchblutung mit dem Alter signifikant abnehmen (DAVIES u. SHOCK 1950), ebenso die Zahl der Glomeruli auf $^1/_2$—$^2/_3$ des mittleren Erwachsenenalters (MOORE 1931). Damit wäre, ähnlich wie bei anderen nephrocirrhotischen Prozessen, die Voraussetzung für eine blande endogene osmotische Diurese in den funktionsfähig verbliebenen Nephronen gegeben, die zu einer Abnahme der maximal erreichbaren Harnkonzentration führen muß (S. 530).

In diesem Sinn lassen sich die Beobachtungen von PHILIPPSON (1963) interpretieren, der etwa vom 40. Lebensjahr ab eine signifikante Abnahme der maximalen Harnstoffkonzentration nach oraler Harnstoffbelastung an hydropenischen Gesunden fand. Es bedarf jedoch noch weiterer Untersuchungen, unter anderem auch mittels osmotischer Diurese am Menschen, ehe die Frage nach der Natur dieses Alternsganges definitiv beantwortet werden kann.

II. Endokrine Faktoren

Das *antidiuretische Hormon* (ADH) der Neurohypophyse ist neben den medullären Gegenstromsystemen der entscheidende und insofern kein „modifizierender" Faktor der Harnkonzentrierung. Auf seinen normalen Wirkungsmechanismus wird S. 498 und ausführlicher im Beitrag von WIRZ eingegangen, Veränderungen der tubulären ADH-Empfindlichkeit gehören zu den speziellen Konzentrierdefekten (S. 623 ff.).

Von den übrigen endokrinen Faktoren mit modifizierender Wirkung auf Harnkonzentrierung und -konzentration sind die Steroide der Nebenniere (NNR) am eingehendsten untersucht und am wichtigsten. Klinische Hinweise hierauf lagen in der lange bekannten Isosthenurie bei Morbus Addison (KOTTKE, CODE u. WOOD 1942, REFORZO-MEMBRIVES, POWER u. KEPLER 1945) oder sekundärer NNR-Insuffizienz (Literatur bei GAUNT, BIRNIE u. EVERSOLE 1949, MOREL u. GUINNEBAULT 1961, ROBSON 1961 und im Beitrag von LABHART), z.B. infolge Panhypopituitarismus oder nach Hypophysektomie. Unberücksichtigt bleiben im folgenden Änderungen der Diuresegröße bei HVL- und NNR-Unterfunktion einschließlich ihrer Substitution, insoweit sie auf Veränderungen der renalen Hämodynamik, des Glomerulusfiltrates, der tubulären Elektrolytbearbeitung (Natrium, Kalium) unabhängig von den konzentrativen Tubulusfunktionen zurückzuführen sind; ebenso wenn es sich um primäre Stoffwechseleffekte (z.B. Eiweißkatabolismus, Appetitsteigerung) mit Beeinflussung der Harnkonzentrierung allein durch eine veränderte Harnfixaausscheidung handelt oder wenn schließlich eine unmittelbare Stimulierung des Durstzentrums in Frage kommt, wie sie in einigen Fällen (STRIBLING u. SPURR 1954, SKILLERN, CORCORAN u. SCHERBEL 1956, ROBSON u. LAMBLE 1959) zu vermuten ist.

1. Glucocorticoide

Die separate Wirkung der Glucocorticoide auf die Harnkonzentrierung wurde im wesentlichen am Menschen untersucht. Im Tierversuch zeigte Cortisol am

Hund (GIEBISCH u. LOZANO 1959) und an der Ratte (PETERS 1959) keinen Effekt auf den maximalen U/P-Wert im Durstversuch bzw. auf die Hemmung einer Wasserdiurese durch ADH, während Prednisolon diesen ADH-Effekt an der Ratte abschwächen soll (SENFT 1957).

Am Menschen wurde im Durstversuch der maximale U/P-Wert an zwei ADH-substituierten Patienten mit sekundärer NNR-Insuffizienz nach Hypophysektomie (ROBSON u. LAMBLE 1959) bzw. das maximale spezifische Harngewicht an neun Patienten mit primärer NNR-Insuffizienz (STUDER, GAUTIER u. SCHMID 1964) durch Glucocorticoidsubstitution nicht signifikant verändert. Die maximale Harnosmolalität stieg dagegen im Durstversuch nach 20 mg Prednison/24 Std um ca. 130 mosm/kg an, ohne sich zu normalisieren (GILL 1962). Am Gesunden wurden der maximal im Durstversuch erreichbare U/P-Wert und $Tm^{c}_{H_2O}$ unter osmotischer Diurese durch Cortisol nicht beeinflußt (KLEEMAN, KOPLOWITZ, MAXWELL u. DOWLING 1959). Dagegen nahm in anderen Untersuchungen die Harnosmolalität am hydropenischen Gesunden unter Cortisol im Mittel um 140 mosm/kg zu ($P < 0{,}01$), ohne daß sich Diuresegröße, Harnfixaausscheidung bzw. osmolale Clearance (C_{osm}) oder Glomerulusfiltrat nennenswert änderten (LEVITT, GOLDSTEIN u. STEIN 1963, YUNIS, BERCOVITCH, STEIN, LEVITT u. GOLDSTEIN 1964), wie dies bei vorbestehender NNR-Insuffizienz die Regel ist. Da die Zunahme der Harnosmolalität in diesen Versuchen nicht den Harnstoff, sondern die übrigen Harnfixa betraf, mußte ihr in erster Linie ein Anstieg der medullären NaCl-Hypertonizität zugrunde liegen. Tatsächlich wurde neuerdings an adrenalektomierten Ratten in Abwesenheit von Glucocorticoiden eine signifikante Reduzierung der Natriumkonzentration an der Papillenspitze gefunden, während der Protein- bzw. Harnstoffeffekt auf die Nierenmarkhypertonizität mit und ohne NNR gleichblieb (SIGLER, FORREST u. ELKINTON 1965).

In Übereinstimmung damit nahm auch die Nettowasserrückdiffusion aus den Sammelrohren ins Nierenmark ($T^{c}_{H_2O}$ bzw. $Tm^{c}_{H_2O}$) sowohl beim Gesunden (LEVITT, GOLDSTEIN u. STEIN 1963) als auch bei primärer und sekundärer NNR-Insuffizienz (ROBSON u. LAMBLE 1959, GILL 1962, YUNIS, BERCOVITCH u. Mitarb. 1964), aber auch bei Lebercirrhose (JICK, SNYDER, FINKELSTEIN, COHEN, MOORE u. MORRISON 1963, JICK, KAMM, SNYDER, MORRISON u. CHALMERS 1964) unter Glucocorticoidmedikation signifikant zu.

Neben dem renalen Konzentrationsvermögen steigern die Glucocorticoide auch die renale *Verdünnungsfähigkeit*, so daß nicht nur die maximale Wasserdiurese, sondern auch der Maximalwert des osmotisch freien Wassers (C_{H_2O}) in Relation zum gleichzeitigen Urinvolumen zunimmt (SKILLERN, CORCORAN u. SCHERBEL 1956, RAISZ, MCNEELY, SAXON u. ROSENBAUM 1957, KLEEMAN, MAXWELL u. WITLIN 1958, LINDEMANN, v. BUREN u. RAISZ 1961, GILL, GANN u. BARTTER 1962), während alle anderen Steroide — außer Aldosteron (BUCHBORN 1959, SONNENBLICK, CANNON u. LARAGH 1961) — hierauf keinen Einfluß hatten (LINDEMANN, v. BUREN u. RAISZ 1961). Dies ist jedoch nur zum Teil gleichbedeutend mit der Wiederherstellung der beim Morbus Addison fehlenden diuretischen Reaktion nach einer Wasserbelastung durch Cortison (SLESSOR 1951, OLEESKY u. STANBURY 1951, GARROD u. BURSTON 1952); denn hieran ist unter anderem auch eine cortisonbedingte Zunahme des Glomerulusfiltrates, der Harnfixaausscheidung und ein extrarenaler Einfluß auf die intra/extracelluläre Wasserverteilung sowie auf die intestinale Wasserresorption beteiligt (s. Beitrag LABHART), während eine Beeinflussung der tubulären ADH-Empfindlichkeit durch Cortisol während Wasserdiurese nicht nachweisbar war (RAISZ, MCNEELY, SAXON u. ROSENBAUM 1957).

Sowohl die vorstehenden Befunde zur Harnkonzentrierung wie auch zur Harnverdünnung sprechen — abgesehen von Veränderungen des Glomerulusfiltrates oder der Harnfixaausscheidung (C_{osm}) — dafür, daß der Natriumtransport aus dem aufsteigenden Schleifenschenkel und dem anschließenden distalen Tubulus unter Cortisol, insbesondere bei vorbestehendem Glucocorticoidmangel erhöht ist. Ob dieser Effekt unmittelbar durch eine Steigerung des Transportvorganges im distalen Nephron oder im Gefolge eines erhöhten Na-Angebotes an die Henlesche Schleife und das distale Nephron bedingt ist, bleibt vorerst offen. Die unter Cortisol erhöhte Ausscheidung von (Na + K) in den Versuchen von RAISZ u. Mitarb. (1957) sowie von YUNIS u. Mitarb. (1964) sprechen für einen vermehrten Einstrom isotoner Flüssigkeit aus dem proximalen Tubulus nach distal, möglicherweise infolge einer Normalisierung oder Erhöhung des Glomerulusfiltrates bei unveränderter *prozentualer* Na(Cl)-Rückresorption im proximalen Tubulus. Am konzentrierenden Organismus kommt es dadurch zur Zunahme der medullären NaCl-Hypertonizität, bei Harnverdünnung dagegen zu vermehrter Bildung osmotisch freien Wassers (C_{H_2O}).

2. Mineralocorticoide

Ein Einfluß von Mineralocorticoiden auf die Harnkonzentrierung ist bekannt, seit zunächst am Hund hochdosiertes Desoxycorticosteron (DOC, Cortexon) ein diabetes-insipidus-artiges Bild auslöste (RAGAN, FERREBEE, PHYFE, ATCHLEY u. LOEB 1940, FERREBEE, PARKER, CARNES, GERITY, ATCHLEY u. LOEB 1941). Es konnte in der Folgezeit auf den durch DOC induzierten Kaliummangel zurückgeführt werden (MILNE u. MUEHRKE 1957), obwohl in den erstgenannten Untersuchungen die Polyurie nach DOC durch (ungenügende ?) Kaliumchloridgaben nicht vermindert werden konnte. Die Mineralocorticoidwirkung beschränkt sich aber nicht auf diese hypokaliämisch bedingten Änderungen der konzentrativen Nierenleistung, die im folgenden unberücksichtigt bleiben und zu den speziellen Konzentrierdefekten gehören (s. S. 638).

a) Befunde am Menschen

An hydratisierten Normalpersonen betrug die mittlere Harnosmolalität nach ADH 940 ± 32 mosm/kg und stieg bei gleichzeitiger Gabe von 2 mg d,l-Aldosteron i.v. auf 1052 ± 27 mosm/kg an ($P < 0{,}02$). Umgekehrt führte Spirolacton als Aldosteronantagonist bei Hydropenie unter normaler NaCl-Zufuhr (!) zur Bildung eines weniger konzentrierten Urins als Hydropenie allein ($P < 0{,}05$), woraus auf eine Stimulierung des Na-Transportes im aufsteigenden Schleifenschenkel durch Aldosteron gefolgert wurde (CRABBÉ 1961, 1962). An salzarm ernährten Versuchspersonen wurde dagegen nach Spirolactonen eine etwas höhere Harnosmolalität als ohne diese registriert (STUDER, GAUTIER u. SCHMIDT 1964). Aldosteron selbst hatte in Dosen von 1 mg d-Aldosteron i.v. an hydropenischen Gesunden eine Zunahme der mittleren Harnosmolalität von 957 ± 27 auf 1031 ± 32 mosm/kg ($P < 0{,}05$) zur Folge (YUNIS, BERCOVITCH, STEIN, LEVITT u. GOLDSTEIN 1964).

Die hieraus von CRABBÉ (1962) gezogenen Schlußfolgerungen bezüglich eines aldosteronabhängigen Na-Transportes im aufsteigenden Schleifenschenkel ließen außer acht, daß gleichzeitig mit den Änderungen der Harnkonzentration solche der Harnmenge, der Ausscheidung und Zusammensetzung der Harnfixa auftraten, die seine Schlüsse unsicher erscheinen lassen und auch andere Deutungen gestatten. Ein genaueres Maß für den Natriumtransport im aufsteigenden Schleifenschenkel stellt die Nettowasserrückdiffusion aus den Sammelrohren in das Nierenmark ($T^c_{H_2O}$) dar, sofern der Anteil des Harnstoffs und der Nichtharnstoff-Soluta — im wesentlichen NaCl — an der Gesamtkonzentration berücksichtigt wird.

An hydropenischen Normalpersonen blieb nun bei unveränderter renaler Hämodynamik während osmotischer Diurese (10% Mannit) $T^c_{H_2O}$ bzw. $Tm^c_{H_2O}$

durch 1 mg d-Aldosteron i.v. unverändert. Gleichzeitig nahm das Harnvolumen, die *Menge* der pro Minute ausgeschiedenen Harnfixa (C_{osm}) und diejenige des NaCl ab, während die *Konzentration* der Nichtharnstoff-Soluta (d.h. NaCl) unverändert blieb und diejenige von Harnstoff zunahm (LEVITT, GOLDSTEIN u. STEIN 1963, YUNIS, BERCOVITCH u. Mitarb. 1964).

Diese Befunde sprechen entgegen der ursprünglichen Annahme (MOREL u. GUINNEBAULT 1961, CRABBÉ 1962) dafür, daß die medulläre NaCl-Konzentration, mithin auch der Na-Transport aus dem aufsteigenden Schleifenschenkel beim Menschen durch Aldosteron nicht gesteigert werden, sondern daß dieses erst im distalen Nephron die tubuläre Na(Cl)-Rückresorption erhöht. Die parallel zu Na(Cl) erfolgende passive Wasserrückdiffusion muß in dem relativ harnstoffundurchlässigen distalen Tubulus zum fortschreitenden Anstieg der Harnstoffkonzentration und so schließlich zur vermehrten Harnstoffrückdiffusion aus den Sammelrohren ins Nierenmark führen. Dadurch wird die Zunahme der Harnstoffkonzentration und der Gesamtosmolalität bei gleichbleibendem NaCl-Anteil an der Gesamtkonzentration des Endharns nach Aldosteron am hydropenischen Organismus verständlich.

Im gleichen Sinne eines überwiegend distal-tubulären Wirkungsortes für Aldosteron am Menschen sprechen die Befunde bei *Wasserdiurese*. Infolge der durch Aldosteron erhöhten distalen Na(Cl)-Rückresorption, die der Bildung osmotisch freien Wassers zugrunde liegt, nimmt dessen Menge (C_{H_2O}) in bezug zum Harnzeitvolumen nach 2 mg d,l-Aldosteron i.v. zu (BUCHBORN 1959, SONNENBLICK, CANNON u. LARAGH 1961). Aldosteron steigert somit ähnlich wie Cortisol das renale Verdünnungsvermögen, vermutlich wirken beide additiv; denn die Verminderung der Verdünnungsfähigkeit nach Wasserbelastung am adrenalektomierten Tier (RENZI, RENZI, CHART u. GAUNT 1956) wird weder am Menschen (STUDER, GAUTIER u. SCHMIDT 1964) noch am Hund (GROSS u. DETTBARN 1956) durch Mineralo- bzw. Glucocorticoidsubstitution allein, vielmehr nur durch die Kombination beider normalisiert.

Dreitägige, aber niedriger dosierte Applikation von sechsstündlich 0,3 mg d,l-Aldosteron i.m. bzw. zweitägige Verabfolgung von sechsstündlich 200 mg Spirolacton war dagegen, unabhängig von der Harnfixaausscheidung (C_{osm}), ohne Effekt auf das renale Verdünnungsvermögen bzw. auf die Werte von C_{H_2O} (LINDEMAN, v. BUREN u. RAISZ 1961).

An vier Patienten mit *Morbus Addison* war die maximale Harnosmolalität nach 16 Std Durst ohne Behandlung im Mittel auf 601 mosm/kg herabgesetzt und stieg nach 20 mg Prednison (731 mosm/kg), 10 mg DOC (737 mosm/kg) und dreitägiger Dehydratation (740 mosm/kg) gleichmäßig an. $Tm^c_{H_2O}$ betrug während osmotischer Diurese (10% Mannit) dabei ohne Behandlung im Mittel 2,3 ml/min, nach 20 mg Prednison/die 3,9 ml/min, nach 10 mg DOC/die 3,8 ml/min, nach dreitägiger Dehydratation 3,9 ml/min (GILL 1962). Auch nach diesen Befunden handelt es sich nicht um einen spezifisch durch das Fehlen von Gluco- oder Mineralocorticoiden bedingten Konzentrierdefekt. Da dieser vielmehr ebensogut durch eine Dehydratation mit Normalisierung des Serumnatriumspiegels beseitigt werden kann, ist die Annahme einer pathogenetisch bedeutsamen Verdünnung der Körperflüssigkeiten naheliegend.

b) Tierexperimentelle Befunde

Am *Hund* liegen bisher nur Beobachtungen unter chronischer DOC-Behandlung vor und zeigen hypokaliämisch bedingte Störungen der Phase II der Harnkonzentrierung mit hypotonem Diuresezuwachs bei osmotischer Diurese infolge distal-tubulärer ADH-Refraktärität (GIEBISCH u. LOZANO 1959).

An der *Ratte* wurde nach mehrtägiger DOC-Vorbehandlung ebenfalls eine verminderte diuresehemmende ADH-Wirkung festgestellt (WINTER 1952, PETERS 1959), nicht jedoch nach einmaliger Cortexonapplikation (GAUNT, LLOYD u. CHART 1957), so daß auch hier wiederum eine Kaliopenie als Ursache der ADH-Refraktärität am naheliegendsten ist. Aldosteron i.m. bewirkte nach mehreren Tagen ähnlich wie beim Menschen (s. o.) eine geringfügige Zunahme des harnkonzentrierenden ADH-Effektes (PETERS 1959). Einmalige intraperitoneale Aldosteroninjektion blieb an der Ratte ohne Effekt auf die ADH-Wirkung (NATZSCHKA u. SENFT 1959).

Das *Nierenmarkgewebe* ergab an adrenalektomierten Ratten gegenüber Normaltieren unter hypertonen NaCl-Infusionen eine Abflachung des NaCl-Gradienten von der Rinde zur Papillenspitze und seine vollständige Aufhebung während Wasserdiurese (GUINNEBAULT u. MOREL 1957, CRABBÉ u. NICHOLS 1959, SIGLER, FORREST u. ELKINTON 1965). Diese Veränderungen waren am Goldhamster noch ausgeprägter vorhanden (GUINNEBAULT 1961). Durch Aldosteronsubstitution konnten sie wieder normalisiert werden. Da sich nach Adrenalektomie an der Ratte die Na-Konzentration zu Beginn des distalen Tubulus höher als normal fand, ist die Annahme eines stimulierenden Effektes der Mineralocorticoide auf den Na-Transport im aufsteigenden Schleifenschenkel gut begründet.

Zusammenfassend ist somit anders als in den Tierexperimenten beim Menschen bisher nicht auf eine unmittelbare Einwirkung der Mineralocorticoide auf den Na-Transport im aufsteigenden Schenkel der Henleschen Schleife zu schließen. Ebenso sind ADH-refraktäre Störungen der distal-tubulären Wasserpermeabilität, wie sie besonders nach hochdosierten DOC-Gaben, aber auch beim klinischen Bild des primären Aldosteronismus (Conn-Syndrom) vorkommen, primär hypokaliämisch bedingt und so nur mittelbare Folge des Mineralocorticoidexzesses. Die bisher beobachteten Daten sprechen somit für einen hauptsächlich distal-tubulären Angriffspunkt des Aldosterons beim Menschen: Die Folge ist eine Steigerung des renalen Verdünnungsvermögens und auch der renalen Konzentrationsleistung in Phase I infolge gesteigerter Harnstoffrückdiffusion ins Nierenmark bei Aldosteroneinwirkung am Gesunden. Die Nierenmark- und Tubulusbefunde an adrenalektomierten Tieren mit Herabsetzung des medullären NaCl-Gradienten sprechen dagegen für eine Mineralocorticoidwirkung auf den Na-Transport im aufsteigenden Schleifenschenkel. Allerdings fehlen bei NNR-Ausfall auch die Glucocorticoide, und kommt auch ein vermindertes Glomerulusfiltrat in Betracht, das durch Aldosteronsubstitution ebenfalls normalisiert werden könnte.

3. Sonstige Hormone

Für *Insulin* wurde am Menschen nach 20 E i.v. während osmotischer Diurese (Glucose 30%, Mannit) ein antidiuretischer Effekt ohne Veränderungen der renalen Hämodynamik beobachtet. Er manifestierte sich in einer Verminderung des Harnzeitvolumens und der Elektrolytausscheidung sowie in einem Anstieg der Elektrolytkonzentration im Harn und des U/P_{Inulin} (MILLER u. BOGDONOFF 1954). Während Wasserdiurese fanden diese Autoren im Gegensatz zu MURDAUGH, SIEKER u. MANFREDI (1959) keinen solchen Effekt. Da MURDAUGH u. Mitarb. den antidiuretischen Insulineffekt durch vorherige Alkoholinfusionen verhindern konnten, schlossen sie auf eine ADH-Ausschüttung als Ursache der diuresehemmenden Insulinwirkung. MERTZ (1962) fand bereits nach 4 E Altinsulin i.v. bei spontaner Diurese (2 ml/min) eine Verminderung der Harnmenge ($P < 0{,}05$) und von C_{osm} bei gleichzeitigem Anstieg von osmotischem U/P ($P < 0{,}02$). Keiner der zur Charakterisierung dieser „Antidiurese“ gewählten Parameter läßt bisher ein Urteil über ihren Mechanismus zu. Das gilt auch für den diuresesteigernden Effekt hoher subcutaner Altinsulindosen an Kaninchen und Ratten (HELLER u. HILLMANN 1961).

Die Wirkung der *Schilddrüsenhormone* wurde tierexperimentell zunächst aus Beobachtungen bei *Hypothyreose* beurteilt:

An der Ratte wurde bei thyreoprivem bzw. thyreostatisch bewirktem Hypothyreoidismus unabhängig von der NNR-Funktion eine Steigerung der Diurese und der Ausscheidung von Natrium sowie Kalium beobachtet, die sich unter Thyroxinsubstitution wieder normalisierten (STEPHAN, JAHN u. METZ 1959). Diese Veränderungen gingen mit einer Abnahme der Harnstoffkonzentration und der Gesamtosmolarität im Harn ($P < 0{,}01$) ohne signifikante Änderungen in der Harnstoffausscheidung einher. Intraperitoneale Harnstoffbelastungen, die von Normaltieren unter Anstieg der Harnosmolarität eliminiert wurden, führten jedoch bei Hypothyreose zu keinem solchen Konzentrationsanstieg (STEPHAN, JAHN, REVILLE u. URBAN 1961/62). Auch unter osmotischer Diurese (20% Mannit) war die konzentrative Kapazität bei den hypothyreoten gegenüber den Normaltieren vermindert, die NaCl-Konzentration im Harn dabei relativ erhöht, so daß ursächlich eine primäre Störung der tubulären Na(Cl)-Reabsorption mit konsekutiver Abnahme der Harnkonzentration angenommen wurde (JAHN, REVILLE u. STEPHAN 1963).

Am Menschen wirkt *Thyroxin* neben anderen Hormonen wie *Adrenalin* oder vasoconstrictorische Dosen von *Vasopressin* und seinen Analoga indirekt auf den Konzentriervorgang ein, indem sie die intrarenale Hämodynamik, speziell die Nierenmarkdurchblutung beeinflussen. Diese Effekte werden als hämodynamische Faktoren im nächsten Abschnitt behandelt.

Die Verminderung des renalen Konzentrationsvermögens unter der Einwirkung des *Parathormons* erfolgt durch Erzeugung einer Hypercalcämie und gehört mit dieser zu den speziellen Konzentrierdefekten (s. S. 641).

III. Hämodynamische Faktoren

Der Konzentriereffekt jeden Gegenstromsystems ist unter anderem maßgeblich vom Durchfluß pro Zeiteinheit abhängig (KUHN u. RAMEL 1959, ULLRICH, KRAMER u. BOYLAN 1961). Von den medullären Gegenstromsystemen wird die Stromstärke im *tubulären* System der Henleschen Schleifen wesentlich durch die glomeruläre Filtratgröße mitbestimmt und ist über diese auch mit der Hämodynamik der Gesamtniere verknüpft; vor allem entscheidet die Größe des Glomerulusfiltrates aber — neben der proximal-tubulären Na(Cl)-Rückresorption — über den Natrium- und Harnstoffeinstrom in die Schleifen. Das parallel zu den Henleschen Schleifen verlaufende *vasculäre* Gegenstromsystem der Vasa recta kann seinen Durchfluß auch unabhängig von Änderungen der Nierengesamtdurchblutung ändern, da die Nierenmarkdurchblutung nach tierexperimentellen Befunden im Gegensatz zum Rindenkreislauf nicht der sog. Autoregulation der Nierendurchblutung unterworfen ist (KRAMER, THURAU u. DEETJEN 1960), sondern druckpassiv durchströmt wird.

1. Glomerulusfiltrat

Ältere *Tierexperimente* am hydropenischen Hund hatten bei geringer Senkung des Glomerulusfiltrates (und der Nierendurchblutung) infolge partieller Drosselung der A. renalis zu einem Anstieg (BLAKE 1958), nach einer Filtratverminderung auf 40—60% dagegen zu einer Abnahme der Harnosmolarität (LEAF, KERR, WRONG u. CHATILLON 1954) geführt. Eine genauere Dosierung der Nierenarteriendrosselung und damit auch der Senkung des Glomerulusfiltrates zeigte in ähnlicher Weise, daß eine Filtratverminderung um nur 10—30% mit einem Anstieg der Harnosmolalität bis zu 40% des Ausgangswertes einherging, so daß bisher als maximal geltende osmotische U/P-Werte für den Hund überschritten wurden;

erst eine Senkung des Glomerulusfiltrates um 50% und mehr reduzierte wiederum die maximal im Durstversuch erreichbare Harnosmolalität. Die Harnstoffkonzentrationen im Nierenmark, vor allem an der Papillenspitze, verhielten sich dabei wie die Harnosmolalitäten, bei starker Drosselung des Glomerulusfiltrates nahm außerdem auch die medulläre Natriumkonzentration um 20—40% ab (LEVINSKY, DAVIDSON u. BERLINER 1958/59).

Diese Befunde zeigen zunächst, daß eine nur geringe Einschränkung des Glomerulusfiltrates (und der Nierendurchblutung!) offenbar C_{osm} und die aus den Sammelrohren ins Nierenmark verdünnend zurückdiffundierende Menge freien Wassers einschränkt, so daß Markhypertonizität und Harnkonzentration zunehmen. Möglicherweise ist hieran auch eine gleichzeitige Minderung der Nierenmarkdurchblutung mit vermindertem zirkulatorischem „Auswasch"effekt beteiligt! Erst eine wesentlich stärkere Filtratsenkung reduziert dann auch die Markhypertonizität sowohl bezüglich ihres Harnstoff- als ihres Natriumanteils, was die Annahme eines kritisch verminderten Angebotes von konzentrationsfähigen Soluta an die Gegenstrommechanismen nahelegt.

Auch nach passagerer Nierenischämie im Anschluß an eine Drosselung der Nieren*vene* kommt es zu vorübergehender Beeinträchtigung des Konzentrationsvermögens mit Abnahme von $T^c_{H_2O}$ und osmotischem U/P während isotoner und hypertoner (2,5%) NaCl-Infusionen am narkotisierten Hund (SELKURT, ELPERS u. WOMACK 1964). Dabei ist das Glomerulusfiltrat ebenfalls herabgesetzt, ebenso C_{osm} und C_{PAH}. Da der medulläre Natriumgradient bei Gewebsanalysen gleichzeitig normal gefunden wurde, schlossen die Autoren auf eine tubuläre ADH-Refraktärität als Ursache des verminderten Konzentrationsvermögens. Da jedoch Befunde unter osmotischer Diurese zur Bestimmung von Tm_{H_2O} nicht vorliegen, steht der Beweis für diese Annahme noch aus. Ebenso bedarf es weiterer Untersuchungen des Harnstoffanteils an diesen Befunden, da es z.B. durch Verlangsamung der Nierenmarkdurchblutung nach Nierenvenendrosselung sowohl zu einem verminderten Abtransport des Natriums als zugleich auch zu einer Verminderung der Gegenstromdiffusion für Harnstoff gekommen sein kann, die eine trotz herabgesetzter Filtratgröße gleichbleibende medulläre Na-Konzentration bei vermindertem Konzentrationsvermögen ebenfalls erklären würden.

Während *osmotischer Diurese* am Hund bleibt unter Mannit eine Beeinträchtigung des Konzentrationsvermögens trotz Verminderung des Glomerulusfiltrates und der Nieren(mark)durchblutung aus (LEVINSKY, DAVIDSON u. BERLINER 1959b). Isolierte Drosselung des Glomerulusfiltrates ohne Herabsetzung der Nierengesamtdurchblutung durch partielle Ureterdrosselung vermindert dagegen bei jeder Filtratgröße die Harnosmolalität mit zunehmender Mannitzufuhr und entsprechender Diuresesteigerung (HERMS, ABBRECHT, ALZAMORA u. MALVIN 1963), offenbar infolge des gesteigerten Durchflusses im tubulären Gegenstromsystem, dem entgegen den Verhältnissen bei gleichzeitiger Drosselung der Nieren(mark)durchblutung (A. renalis) keine Verminderung der Markdurchblutung entgegenwirkt.

Hält man jedoch in gleicher Versuchsanordnung die Mannitzufuhr niedriger und drosselt den Durchstrom im tubulären System darüber hinaus noch durch eine partielle Ureterdrosselung, dann steigen Harnosmolalität und Markhypertonizität wieder an, am stärksten wenn die Filtratgröße um ca. 70% eingeschränkt ist (ABBRECHT u. MALVIN 1960). Noch weitere Senkung des Filtrats läßt schließlich den für jeden Konzentriereffekt notwendigen Mindestdurchfluß (KUHN u. RAMEL 1959) unterschreiten, so daß die Konzentrationsleistung wiederum abgeschwächt wird (HERMS, ABBRECHT u. MALVIN 1962).

Wurde die osmotische Diurese anstatt durch Mannit oder durch hypertone NaCl-Infusionen mittels Harnstoffinfusionen ausgelöst, dann nahm das Konzentrationsvermögen trotz sinkenden Glomerulusfiltrates und unabhängig von Änderungen der Nierendurchblutung regelmäßig zu, um sein Maximum bei einer Filtratgröße von 50% der Norm zu erreichen und bei weiterer Senkung des Glomerulusfiltrates mit entsprechend vermindertem Harnstoffeinstrom ins Nierenmark wieder abzunehmen (HERMS, ABBRECHT, ALZAMORA u. MALVIN 1963). Der

Harnstoffanteil an der Gesamtosmolarität des Harns nahm mit sinkendem Glomerulusfiltrat zu, um ebenfalls bei einem Filtrat von 50% des Ausgangswertes mit 90% sein Maximum zu erreichen.

Bei *Wasserdiurese*, d.h. bei fehlender ADH-Wirkung, kann die akute Senkung des Glomerulusfiltrates zur Ausscheidung eines hypertonen Urins führen (DEL GRECO u. DE WARDENER 1956, BERLINER u. DAVIDSON 1957, KLEEMAN, MAXWELL u. ROCKNEY 1958), weil das verminderte Na-Angebot an das distale Nephron die Bildung von osmotisch freiem Wasser durch distale Na(Cl)-Rückresorption einschränkt und die verlangsamte Durchströmung der Sammelrohre zugleich die Rückdiffusion des wenigen osmotisch freien Wassers ins hypertone Nierenmark auch in Abwesenheit von ADH ermöglicht. LEAF, KERR, WRONG u. CHATILLON (1954) konnten allerdings bei ähnlicher Versuchsanordnung zur glomerulären Filtratsenkung keinen hypertonen Endharn erzeugen. Weitere Untersuchungen (VAN GIESEN, REESE, KIIL, RECTOR u. SELDIN 1964) zeigten, daß das unterschiedliche Verhalten der Harnosmolalität bei Senkung des Glomerulusfiltrates während Wasserdiurese abhängt von der Na-Menge im Endharn: Bei niedriger Na-Ausscheidung stieg die Harnosmolalität nach Filtratsenkung an, bei hoher Ausscheidung fiel sie ab. Bei erhöhter Natriurese (nach Infusion von NaCl-Lösung) gelangt somit trotz Filtratsenkung mehr Natrium als bei praktisch natriumfreier Wasserdiurese in das distale Nephron, so daß die Bildung osmotisch freien Wassers nicht eingeschränkt wird und trotz einer gewissen Wasserrückdiffusion die Harnosmolalität absinkt. Dementsprechend ist für jede gegebene Größe C_{osm} die Menge des bei Wasserdiurese gebildeten, osmotisch freien Wassers (C_{H_2O}) je größer, desto mehr NaCl an den ausgeschiedenen Harnfixa beteiligt ist (BURG, PAPPER u. ROSENBAUM 1961). Nicht jeder Anstieg der Harnosmolalität, während einer Wasserdiurese muß daher Ausdruck einer verminderten glomerulären Filtratgröße sein, vielmehr kann die Harnosmolalität bei jeder Filtratgröße je nach dem Na-Angebot an das verdünnende distale Nephron zu- oder abnehmen (VAN GIESEN, REESE u. Mitarb. 1964).

Zusammenfassend sprechen die vorstehenden Befunde dafür, daß eine mäßige parallele Senkung von Glomerulusfiltrat und Nieren(mark)durchblutung infolge verminderter Durchflußgeschwindigkeit im tubulären *und* vasculären Gegenstromsystem zunächst zu einem gesteigerten Konzentrationsvermögen führen. Eine weitere Senkung des Filtrates und der filtrierten Harnstoffmenge führt jedoch schließlich zu kritischer Verminderung des Harnstoffangebots an die medullären Gegenstromsysteme, so daß die medulläre Harnstoffkonzentration und damit die Harnkonzentration abnehmen. Wird das Harnstoffangebot durch Harnstoffinfusionen plus osmotische Diurese erhöht, dann gelingt es auch, die konzentrative Kapazität trotz verminderten Glomerulusfiltrates wieder zu normalisieren. Änderungen der Na-Zufuhr blieben dagegen ohne Effekt (HERMS, ABBRECHT u. Mitarb.).

Wird schließlich die Filtratgröße nicht in allen Nephronen annähernd gleichmäßig reduziert, sondern wird ein wesentlicher Teil der Glomeruli vollständig ausgeschaltet — durch Abklemmung eines Nierenarterien*astes* (BLAKE 1958) oder durch Injektion gefäßverlegender Mikrokügelchen in die Nierenstrombahn (MALVIN 1964) — dann kommt es unter allen Umständen zu einer Abnahme der maximal erreichbaren Harnosmolalität infolge Ausbildung einer osmotischen Diurese in den funktionstüchtig verbliebenen Nephronen, ähnlich den Verhältnissen bei chronischer Niereninsuffizienz oder experimentellen einseitigen Nephropathien (BRICKER, KIME, MORRIN u. ORLOWSKI 1960).

Am *Menschen* bewirkte eine nur geringe Senkung des Glomerulusfiltrates zunächst einen Anstieg der Harnosmolalität bei gleichzeitiger Abnahme der ausgeschiedenen Harnfixa (C_{osm}). Eine weitere Filtratsenkung auf ca. 60% am

Gesunden nach venöser Stauung der Beine oder unter kontrollierter Hypotonie mittels Ganglienblockern führte dann aber ebenfalls zur Abnahme der Osmolalität, der Harnstoff- und der Na-Konzentration im Harn, während diejenige von Kalium unabhängig von der nutritiven Na-Zufuhr anstieg (LEVITT, LEVY u. POLIMEROS 1958/59). Bei Patienten mit Azotämie nahm dagegen die Harnstoffkonzentration und die Gesamtosmolalität im Harn unter denselben Bedingungen und in Analogie zu den Tierexperimenten mit Harnstoffinfusionen zu. Auch hier steigert die superponierte osmotische Diurese bei Niereninsuffizienz wiederum das Harnstoffangebot an das Nierenmark und erleichtert damit seine Konzentrierung durch Gegenstromdiffusion trotz weiterer Verminderung der Filtratgröße. Prinzipiell entsprechen damit die Befunde am Menschen den tierexperimentellen Ergebnissen und legen eine gleichlautende Interpretation (s. o.) nahe.

2. Nierendurchblutung

Die Durchflußgeschwindigkeit im vasculären Gegenstromsystem der Markcapillaren kann im wesentlichen auf zweierlei Weise verändert werden: 1. kann es bei unveränderter Nierengesamtdurchblutung, z.B. druckpassiv zu einer isolierten Änderung der Markdurchblutung kommen; 2. können Änderungen der Nierengesamtdurchblutung, eventuell unter (partieller) Ausschaltung der sog. Autoregulation des Nierenkreislaufs, auch die Durchblutung in den Vasa recta modifizieren. Inwieweit darüber hinaus unter pathologischen Bedingungen eine lokalisierte, z.B. entzündliche oder postischämische Hyperämie im Nierenmark auch zu einer Beeinflussung medullärer Konzentriermechanismen beitragen kann, wird diskutiert.

Jede Steigerung der Stromstärke im vasculären Schleifensystem der Vasa recta kann durch beschleunigten Abtransport osmotisch wirksamer Substanzen (NaCl, Harnstoff) aus dem Mark dem Konzentriereffekt im tubulären Gegenstromsystem entgegenwirken (BERLINER, LEVINSKY, DAVIDSON u. EDEN 1958, GOTTSCHALK u. MYLLE 1959). MALVIN u. WILDE (1959) haben in diesem Zusammenhang zuerst von einer „Auswaschung“ der medullären Hypertonizität infolge erhöhten Durchstroms, allerdings im tubulären Gegenstromsystem (bei osmotischer Diurese) gesprochen. Dabei wurde zunächst eine konstante Markdurchblutung bzw. zirkulatorische Na-Entnahme unterstellt, bis dann besonders auf den „Spüleffekt“ der Nierenmarkdurchblutung hingewiesen wurde (ULLRICH, KRAMER u. BOYLAN 1961).

Die im inneren Nierenmark des Hundes mit ca. 1% (KRAMER, THURAU u. DEETJEN 1960, LILIENFELD u. MAGANZINI 1960/61, THORBURN, KOPALD, HERD, HOLLENBERG, O'MORCHOE u. BARGER 1963) bzw. in der äußeren Markzone mit etwa 6% der Nierengesamtdurchblutung (THORBURN u. Mitarb. 1963, DEETJEN, BRECHTELSBAUER u. KRAMER 1964) außerordentlich geringe Durchblutung stellt damit eine wesentliche Voraussetzung für Aufbau und Erhaltung der Nierenmarkhypertonizität dar: Die annähernd gleichgroßen Stromstärken in den parallel geschalteten vasculären und tubulären Schleifensystemen verhindern durch diese größenordnungsmäßige Abstimmung, daß der Aufbau osmotischer Konzentrationsgradienten im einen System durch das andere gestört wird (KRAMER, THURAU u. DEETJEN 1960).

a) Separate Änderung der Nierenmarkdurchblutung

Die lichtelektrische Messung mittlerer capillärer Farbstoffpassagezeiten an narkotisierten Hunden als Maß der Markdurchblutung relativ zur Rindendurchblutung ergab, daß eine *Zunahme der Markdurchblutung* schon bei den physiologischen Diureseformen vorliegen kann: Mit zunehmender Wasserdiurese und osmotischer Diurese (Glucose) nimmt auch die Blutströmungsgeschwindigkeit in den Markcapillaren bis zu 70% zu, während Antidiurese erreicht sie dagegen ein Minimum. Bei gleichbleibendem Glomerulusfiltrat ließ sich hierbei eine enge inverse Korrelation zwischen Strömungsgeschwindigkeit im vasculären Gegenstromsystem und osmotischem U/P des gleichzeitig gebildeten Urins feststellen (Abb. 22), jedenfalls in einem U/P-Bereich zwischen 0,5 und 2,0 (THURAU, DEETJEN u. KRAMER 1960).

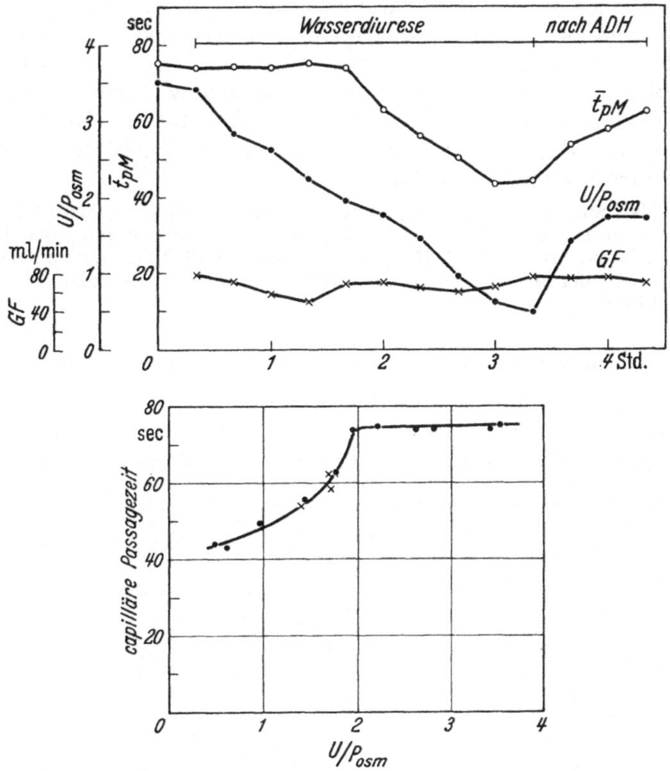

Abb. 22. Verhalten der mittleren capillären Passagezeit im Nierenmark und des osmotischen U/P bei zunehmender Wasserdiurese und anschließender Hemmung der Diurese durch ADH (oben) sowie die Relation beider zueinander (unten) bei Wasserbelastung (o) und nach ADH-Hemmung (×) (THURAU, DEETJEN u. KRAMER)

Daß die erhöhte Strömungsgeschwindigkeit bei Wasserdiurese mit einem vermehrten medullären Blutvolumen einhergeht, ergab sich aus Messungen der medullären Erythrocyten- und Albuminverteilung an Kanichen und Katze (ULFENDAHL 1962). Ähnliche Untersuchungen an der Nierenpapille des Hundes machten es wahrscheinlich, daß die medulläre Durchblutungssteigerung während osmotischer Diurese (20% Mannit) weniger durch eine Steigerung der Blut*zu*fuhr zum Nierenmark als vielmehr durch den verminderten Wasseraustritt aus den Vasa recta ins (weniger hypertonische) Nierenmark und vor allem durch den erhöhten Einstrom von osmotisch freiem Wasser aus den Sammelrohren unter den Bedingungen von $Tm^{c}_{H_2O}$, d.h. hauptsächlich durch einen erhöhten Blut*aus*strom aus dem Mark mit konsekutiver Auswaschung seiner Hypertonizität zustande kommt (GOLDBERG u. LILIENFELD 1963). — Für eine erhöhte Nierenmarkdurchblutung am hydratisierten gegenüber dem hydropenischen menschlichen Organismus sprach die Erhöhung der O_2-Spannung im Harn bei Wasserdiurese (HONG, BOYLAN, TANNENBERG u. RAHN 1960), die auf eine Verminderung der O_2-Gegenstromdiffusion infolge erhöhter Blutstromgeschwindigkeit hinweist.

Diese Befunde sprechen dafür, daß bereits die normale Variabilität der Harnkonzentration neben der Menge der ausgeschiedenen Harnfixa (C_{osm}) und der

ADH-Wirkung auch durch die Markdurchblutung mitbestimmt wird, deren Änderungen auf solche der Flüssigkeits- und Blutverteilung bzw. der Blutviscosität in den Markcapillaren zurückgeführt werden (THURAU u. Mitarb.).

Neben der Zunahme führte auch eine *Verminderung der Markdurchblutung* infolge Ureterkompression bei Mannitdiurese (stop flow), die zugleich mit einer Verminderung der medullären O_2-Spannung einherging (KRAMER, DEETJEN u. SUGIOKA 1964), zu einer Reduzierung der medullären NaCl- und Harnstoffkonzentration (JAENIKE u. BRAY 1960, KESSLER 1960, BOYLAN u. ASSHAUER 1962), wobei freilich auch andere Parameter, so z.B. der Na-Einstrom ins Gegenstromsystem verändert werden. Jedenfalls war das renale Konzentrationsvermögen nach Aufhebung des experimentellen Stop flow zunächst vermindert (SELKURT 1963). Ähnliche Befunde nach Beseitigung einer länger dauernden Ureterkompression beim Menschen (WILSON, REISMAN u. MOYER 1951) sind demgegenüber komplexer Natur und gehen zum Teil auch mit einer tubulären ADH-Refraktärität einher (s. S. 637).

In ihrem Mechanismus ebenso ungeklärt wie eine verminderte Markdurchblutung ist bisher auch die verminderte Konzentrierfähigkeit nach Unterbindung der Lymphgefäße (KAISERLING u. SOOST-MEYER 1939, ROMUALDI u. MONACI 1947). Es kommt hierbei zu einer Polyurie mit verminderter Rückresorption sowohl von Wasser als auch von NaCl (FÖLDI u. ROMHÁNYI 1953).

b) Änderungen des renalen Perfusionsdruckes („Druckdiurese")

Im Unterschied zur Nierenrindendurchblutung ist diejenige der inneren Markzone nicht der sog. Autoregulation unterworfen; denn sie kann in Abhängigkeit vom arteriellen Perfusionsdruck, und zwar gleichsinnig mit diesem variiert

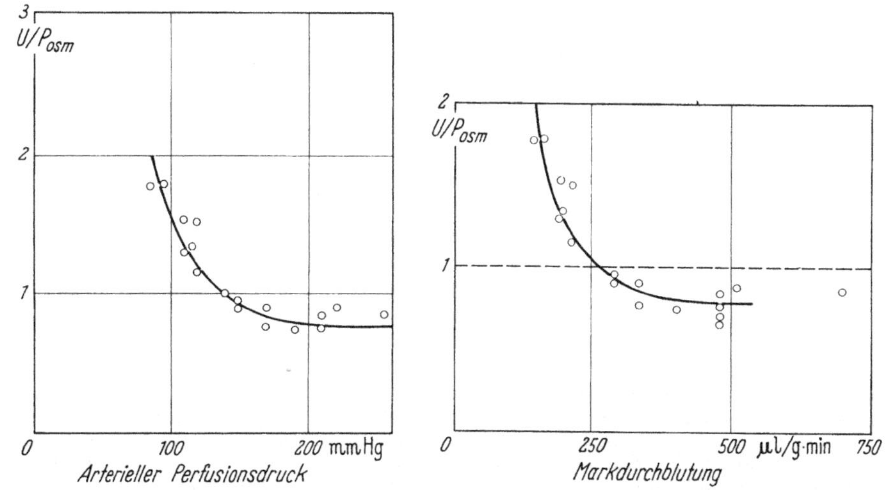

Abb. 23. Beziehung des arteriellen Perfusionsdruckes in der A. renalis zum osmotischen U/P des Endharns (links) sowie (rechts) zwischen Nierenmarkdurchblutung und osmotischem U/P (THURAU u. DEETJEN)

werden (THURAU, DEETJEN u. KRAMER 1960), während Nierengesamtdurchblutung und Glomerulusfiltrat praktisch gleich bleiben (SELKURT 1951, SHIPLEY u. STUDY 1951 u.a.). Dementsprechend ist im Tierexperiment (Hund) der osmotische U/P-Wert sowohl mit der Markdurchblutung als auch mit dem Perfusionsdruck verknüpft (Abb. 23) und zeigt ein inverses, annähernd hyperboles Verhältnis zur Durchblutungs- bzw. Druckgröße (THURAU u. DEETJEN 1962). Die Abnahme des osmotischen U/P und von $T^c_{H_2O}$ unter steigendem Perfusionsdruck geht an der Hundeniere tatsächlich mit einer Beseitigung des Na-Gradienten zwischen äußerer Markzone und Papille einher (SELKURT, WOMACK u. DAILEY 1965), wobei die Filtratgröße (C_{Kr}) konstant blieb, so daß sich eindeutig ein zirkulatorischer Auswascheffekt der Markhypertonizität unabhängig von der glomerulären Filtration demonstrieren ließ. Hiernach ist die — auch am Menschen — lange bekannte „Druckdiurese", d.h. eine Zunahme des Harnzeitvolumens bei arterieller Drucksteigerung jedoch ohne Veränderung des Glomerulusfiltrates (GOLL 1854, RICHARDS u. PLANT 1922, GREEN, WEDELL, WALD u. LEARNED 1952 u.a.) in erster Linie auf eine Zunahme der druckabhängigen Nierenmarkdurchblutung zurückzuführen. Der genaue Charakter dieser „Druckdiurese" wurde an Menschen bisher nicht analysiert, doch kam es bei nichthydropenischen Normalpersonen nach Infusion von Adrenalin oder Noradrenalin zur Ausscheidung eines gegenüber der Vorperiode verdünnten Urins (NICKEL, SMYTHE, PAPPER u. BRADLEY 1954). Wird diese Katecholaminwirkung durch gleichzeitige Gabe eines Adrenolyticum aufgehoben, dann geht die „Druckdiurese" in eine Oligurie über (LEISER u. CORCORAN 1956). Im übrigen können die Ergebnisse solcher Untersuchungen erheblich dadurch variieren, daß die allgemeine renale Vasoconstriction zu einer Drosselung des Glomerulusfiltrates und damit auch des Natriumeinstroms in die Henleschen Schleifen, zugleich aber zu einer druckpassiven Mehrdurchblutung des Nierenmarks führen kann, so daß je nach der Interferenz zwischen diesen beiden Einflüssen sowohl oligurische als auch polyurische Reaktionen beobachtet werden, wie sie z.B. für Katecholamine am hydratisierten Hund beschrieben wurden (ERÄNKÖ, KARVONEN, LAAMANEN u. PITKÄNEN 1953).

Untersuchungen an der isoliert durchströmten Rattenniere zeigen, daß nicht jede Steigerung der Natriurese im Gefolge eines erhöhten Perfusionsdruckes Ausdruck einer vermehrten Nierenmarkdurchblutung sein muß, sondern daß hieran auch andere Mechanismen, z.B. Dehnungsreceptoren im Bereich des juxtaglomerulären Apparates (Macula densa?) beteiligt sein können, die z.B. auf humoralem Weg Einfluß auf die distal-tubuläre Na-Rückresorption ins Nierenmark nehmen (TOBIAN, COFFEE, FERREIRA u. MEULI 1964, THURAU u. SCHNERMANN 1965). Eine renininduzierte selektive Verminderung der medullären Durchblutung wurde von BROWN, DAVIES, LEVER u. ROBERTSON (1965) für möglich gehalten.

c) Änderungen der Nierengesamtdurchblutung

Am Menschen liegen bisher systematische Untersuchungen über separate Änderungen der Stromstärke bzw. des Perfusionsdruckes im Markkreislauf nicht vor, weil geeignete Methoden zu ihrer direkten Erfassung fehlen.

In der Annahme, daß PAH im Nierenmark überhaupt nicht aus dem Blut extrahiert wird, in der Rinde dagegen einer kompletten Extraktion unterliegt, schlug REUBI (1958) die Berechnung der Nierenmarkdurchblutung aus der renalen PAH-Extraktion vor:

$$\text{Markdurchblutung} = \text{RBF}\ (1 - E_{PAH}).$$

Die hierzu notwendige Konzentrationsgleichheit für PAH im arteriellen und medullären Nierenblut ließ sich bei Mikropunktion der Vasa recta jedoch nicht bestätigen; vielmehr war die PAH-Konzentration als Ausdruck einer Gegenstromdiffusion hier gegenüber dem Arterienblut erhöht (SCHNERMANN u. THURAU 1965).

Erste Hinweise am Menschen auf einen Zusammenhang zwischen Nierenmarkdurchblutung und renalem Konzentrationsvermögen ergaben sich bei unseren Untersuchungen mit Euphyllin (BUCHBORN, ANASTASAKIS u. EDEL 1961). Unter osmotischer Diurese (Mannit 10%) am Gesunden bewirkt Euphyllin i.v. im Gegensatz zu allen Saluretica für 15—25 min eine signifikante Verminderung des Wertes für $Tm^{c}_{H_2O}$, d.h. der Nettorückdiffusion von Wasser ins Nierenmark bis nahe Null, und zwar je stärker, desto ausgeprägter die *Zunahme der effektiven Nierengesamtdurchblutung* ist (Abb. 24). Da $Tm^{c}_{H_2O}$ ein Maß für die Nierenmarkhypertonizität bzw. den ihr zugrunde liegenden Na-Transport ist, sprechen diese Befunde für eine zirkulatorisch bedingte Abnahme der Markhypertonizität und damit der konzentrativen Kapazität in Phase I der Harnkonzentrierung im Sinne eines Auswascheffektes.

Entgegengesetzte Veränderungen fanden wir am Menschen während akuter *Verminderung der Nierengesamtdurchblutung* unter vasoconstrictorisch, jedoch nicht vasopressorisch wirksamen Vasopressindosen (BUCHBORN 1959): Es kam nach 1,5 E Vasopressin i.v. während osmotischer Diurese zu reversibler Zunahme

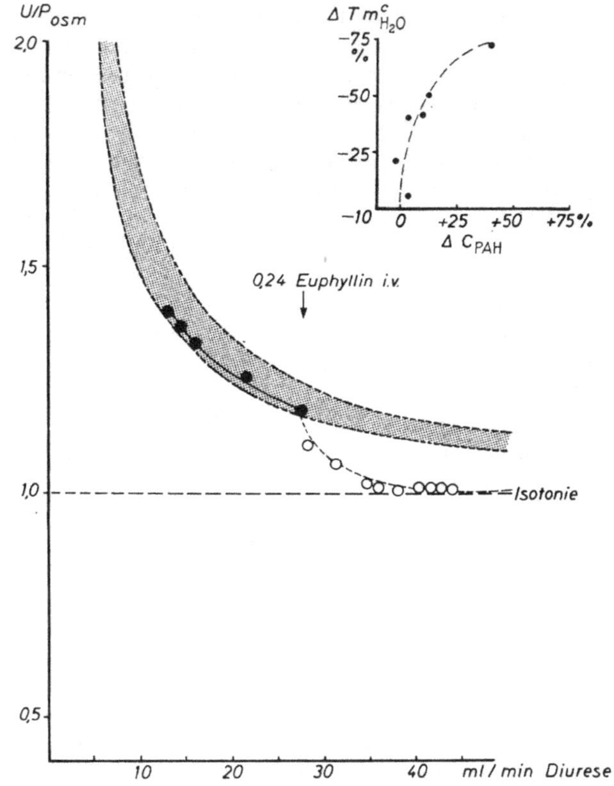

Abb. 24. Verhalten des osmotischen U/P während osmotischer Diurese am Gesunden vor (•) und nach (o) i.v. Injektion von 0,24 Euphyllin, Normbereich schraffiert. Rechts oben: Beziehung zwischen prozentualer Zunahme der Nierengesamtdurchblutung (C_{PAH}) und prozentualer Verminderung der Nettowasserrückdiffusion ($Tm^c_{H_2O}$)

von $Tm^c_{H_2O}$, die auf eine akute Zunahme der Markhypertonizität, vermutlich infolge plötzlicher Durchflußminderung im vasculären Gegenstromsystem bei verminderter C_{PAH} hinwies (Abb. 25).

Prinzipiell ähnliche Mechanismen sind auch für anders ausgelöste Änderungen der (intra)renalen Hämodynamik zu vermuten: Bei Hydropenie kam es während schwerer *Muskelarbeit*, die immer mit einer Abnahme des effektiven Nierenplasmastroms und des Glomerulusfiltrates einhergeht (Literatur s. EPSTEIN, GOODYER, LAWRASON u. RELMAN 1951) bei verminderter Ausscheidung von Natrium und Gesamtsoluta (C_{osm}) regelmäßig zur Abnahme des osmotischen U/P bzw. von $T^c_{H_2O}$ (RAISZ u. SCHEER 1957, RAISZ, AU u. SCHEER 1959a, KATZ, MASSRY, AGMON u. TOOR 1965). Hieran kann sowohl ein vermindertes Angebot von Harnfixa an das Nierenmark infolge reduzierten Filtrats als auch eine separate, druckpassive Mehrdurchströmung der Vasa recta infolge arbeitsbedingter Steigerung von Blutdruck und Herzminutenvolumen beteiligt sein. Unter forcierter osmotischer Diurese (Mannit 5% + NaCl 0,36%) zeigte $Tm^c{}_{H_2O}$ keine wesentlichen Änderungen, jedenfalls keine Verminderung trotz Herabsetzung von C_{osm}, so daß die Markhypertonizität nicht vermindert erschien; möglicherweise, weil unter osmotischer Diurese von Anfang an eine erhöhte Nieren(mark)durchblutung vorliegt. Während Wasserdiurese führte körperliche Belastung (60 Watt/15 min) zwar zur Abnahme der Diurese, der Natriurese und von C_{osm}, jedoch zu keinen signifikanten Änderungen des osmotischen U/P (KAUFMANN, NIETH, HECKERMANN u. FRANKE 1963).

Bei *Änderungen der Körperhaltung*, und zwar beim Übergang vom Stehen zum horizontalen Liegen kam es an hydropenischen Normalpersonen und ebenso an essentiellen Hypertonikern zur Diuresesteigerung mit proportionaler Zunahme

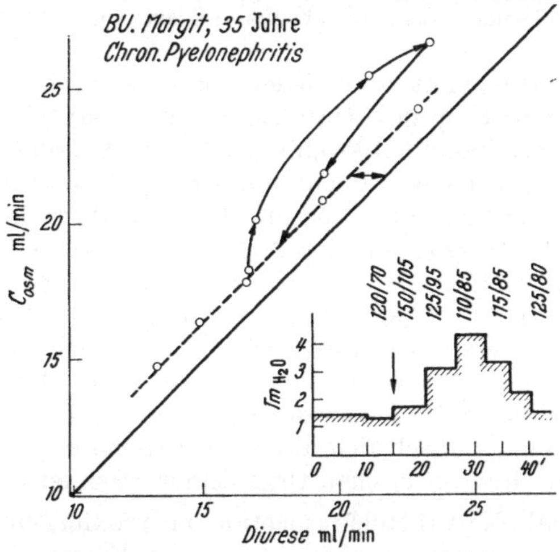

Abb. 25. Akute Zunahme der Wasserrückdiffusion ins Nierenmark während generalisierter Vasoconstriction nach rascher Injektion von 1,5 E ADH i.v. während osmotischer Diurese (o) vor, (•) nach ADH. Glomerulusfiltrat konstant, C_{PAH} reduziert (BUCHBORN 1959)

der Natriurese und von C_{osm}, so daß osmotischer U/P konstant blieb und $T^c{}_{H_2O}$ zunahm (HULET u. SMITH 1961, HULET u. RICHARDSON 1962). Dies zeigt ebenso wie übereinstimmende Ergebnisse von BURG, PAPPER u. ROSENBAUM (1958, 1961), daß die unter diesen Bedingungen zu verzeichnende Zunahme der Nierengesamtdurchblutung im Liegen offenbar nicht zu einer genügenden Veränderung der Markdurchblutung führt, um das renale Konzentrationsvermögen zu beeinflussen.

IV. Pharmakologische Faktoren

Zahlreiche Pharmaka zeigen unter anderem Nebenwirkungen auf die Nierenfunktion und können dabei auch eine Polyurie oder Oligurie hervorrufen. Ihre renalen Angriffspunkte sind vielfältig und betreffen nur zum Teil die harnkonzentrierenden Mechanismen der medullären Gegenstromsysteme oder der distaltubulären ADH-Wirkung, zu einem wesentlichen Teil bedürfen sie noch der Aufklärung. Sie werden hier nur insoweit erörtert, als die pharmakologisch bedingten Diureseänderungen auf eine wahrscheinliche Beeinflussung der Harnkonzentrierung und -verdünnung zurückgeführt werden können.

1. Diuretica

Diuretica im engeren Sinn hemmen nach PITTS (1958) partiell die tubuläre Natriumrückresorption und bewirken so die Mehrausscheidung von Natrium und einem begleitenden Anion (Chlorid, Bicarbonat) und erst in deren Gefolge auch eine Diuresesteigerung, weshalb sie vielfach auch als Saluretica bezeichnet werden. So war es naheliegend, daß von ihnen auch die Na(Cl)-Rückresorption im aufsteigenden Schenkel der Henleschen Schleife gehemmt und so die NaCl-bedingte Markhypertonizität bzw. die konzentrative Kapazität des tubulären Gegenstromsystems (Phase I der Harnkonzentrierung) beeinträchtigt werden kann. Die zur Beurteilung dieser Fragestellung verfügbaren Untersuchungsmethoden am Menschen und ihre Aussagefähigkeit sind S. 546 dargestellt.

Eine hemmende Wirkung auf den tubulären Natriumtransport wurde unter experimentellen Bedingungen auch von Herzglykosiden gesehen; so kam es am hydropenischen Hund nach Injektion von Digitalis in die Nierenarterie zu einer Herabsetzung des renalen Konzentrationsvermögens mit akuter Abnahme von $T^c_{H_2O}$, die mit einer Reduzierung des Na(Cl)-Transportes im aufsteigenden Schleifenschenkel erklärt wurde (KUPFER u. KOSOVSKY 1962).

Der tubuläre Angriffspunkt der meisten Diuretica wurde bisher, vor allem auf Grund von (indirekten) Stop-flow-Untersuchungen, hauptsächlich in den proximalen Tubulus verlegt. Direkte Mikropunktionsbefunde unter freiem Fluß an der Hundeniere in situ machen es jedoch wahrscheinlich, daß am hydropenischen Tier Hg-Diuretica, Thiazide, Furosemid und Ethacrynsäure die proximale Na(Cl)-Rückresorption sogar *steigern*; lediglich Acetazolamid hatte eine geringe Hemmwirkung auf den proximalen Na(Cl)-Transport und nur unter Mannit war diese maximal ausgeprägt (DIRKS, CIRKSENA u. BERLINER 1966). Hiernach ist es wahrscheinlich, daß die Natriurese hauptsächlich distal-tubulär bewirkt wird und daß der hiermit einhergehende Na-Verlust alsbald durch eine (humoral vermittelte ?) Steigerung der proximalen Na-Rückresorption kompensiert wird. Dies bestätigt die klinische Erfahrung, wonach sich die natriuretische und diuretische Wirkung eines Saluretícum am hydropenischen Organismus rasch erschöpft.

Da die prozentuale Na(Cl)-Rückresorption im proximalen Tubulus nach den Befunden von GERTZ (1963) unabhängig von der Filtratgröße konstant bleibt — vermutlich weil eine Änderung der Filtratgröße im Einzelnephron auch den Tubulusdurchmesser und damit die resorbierende Tubulusoberfläche gleichsinnig ändert — und da auch die Mikropunktionsbefunde von DIRKS u. Mitarb. unabhängig von den Änderungen des Glomerulusfiltrates waren, ist nicht auszuschließen, daß zwar die untersuchten Saluretica den proximalen Na(Cl)-Transport ebenso hemmen wie im distalen Nephron, daß aber hierdurch gleichzeitig die Tubulusdurchmesser erweitert und die Na(Cl)-Rückresorption auf diese Weise wieder gesteigert wird. Das Ergebnis wäre jedenfalls, daß eine Änderung des proximalen Na-Transportes unter Diuretica nicht nachweisbar ist. Das schließt nicht aus, daß hohe Dosen von Saluretica, wie z.B. 50 mg Furosemid i.v. am Gesunden einen prozentual so erheblichen Teil des Glomerulusfiltrates zur Ausscheidung bringen, daß selbst eine komplette Hemmung der distal-tubulären Na-Rückresorption nicht zur Erklärung ausreicht (BUCHBORN u. ANASTASAKIS 1964).

Immerhin machen es die Befunde von DIRKS u. Mitarb. zunächst wahrscheinlich, daß mittlere Dosen von Saluretica keinen wesentlichen Hemmeffekt auf die proximale Na(Cl)-Rückresorption ausüben, und daß daher nach ihrer Applikation auch nicht mit einem veränderten Flüssigkeitseinstrom in das medulläre Gegenstromsystem zu rechnen ist, sofern nicht in der der Mikropunktion unzugänglichen pars recta noch ein Hemmeffekt wirksam wird. Die folgende Befundinterpretation läßt daher eine mögliche diuretica-spezifische Änderung des Flüssigkeitseinstroms in die Henlesche Schleife am hydropenischen Organismus unberücksichtigt.

a) Quecksilber-Diuretica

Die Beurteilung der Wirkung von Hg-Diuretica auf die harnkonzentrierenden und -verdünnenden Mechanismen wird dadurch erschwert, daß die einzelnen Handelspräparate unterschiedliche Zusätze von Theophyllin als Lösungsvermittler enthalten, das zusätzliche Effekte auf die renale Hämodynamik einschließlich der Markdurchblutung entfaltet. An der *konzentrierenden Niere* wird die Nettorückdiffusion von freiem Wasser aus den Sammelrohren in das hypertone Nierenmark ($T^c_{H_2O}$) unter Hg-Diuretica bis zu 2,4 ml/min bzw. um 36—48 % niedriger gefunden als bei gleich starken osmotischen Diuresen ohne Hg-Zusatz (GROSSMANN, WESTON, BORUN u. LEITER 1955, AU u. RAISZ 1960, LAMBIE u. ROBSON 1961, PORUSH, GOLDSTEIN, EISNER u. LEVITT 1961). Die Herabsetzung des renalen Konzentrationsvermögens im Durstversuch geht also unter Hg-Diuretica über den Effekt hinaus, der allein von der saluretisch bewirkten Steigerung der Soluta-Ausscheidung (C_{osm}) zu erwarten wäre. Wird jedoch die Hg-Applikation nach Einleitung einer ausgeprägten osmotischen Diurese durchgeführt, bleibt $T^c_{H_2O}$ bzw. $Tm^c_{H_2O}$ am Hund (BRODSKY u. GRAUBARTH 1953) und am Menschen (LADD 1952, WELT, GOODYER, LARAGH, ABELE u. MERONEY 1953, ZAK, BRUN u. SMITH 1954, AU u. RAISZ 1960, PORUSH, GOLDSTEIN, EISNER u. LEVITT 1961, BUCHBORN u. ANASTASAKIS 1964) immer unverändert. Die Nierenmarkhypertonizität der Ratte für Natrium ist unter Hg-Medikation nicht signifikant vermindert (HELLER, ŠKRHOVÁ u. VOSTÁL 1965).

An der *verdünnenden Niere* unter den Bedingungen der Wasserdiurese waren die Befunde weniger einheitlich: Hg-Diuretica steigerten am hydratisierten Organismus in jedem Fall die Diurese unter gleichzeitiger Zunahme der ausgeschiedenen Harnfixa (C_{osm}). Trotzdem erfuhr die Menge des osmotisch frei ausgeschiedenen Wassers (C_{H_2O}) in einigen Beobachtungen (WESSON u. ANSLOW 1952, CAPPS, WIGGINS, AXELROD u. PITTS 1952, DALE u. SANDERSON 1954, MILLER u. RIGGS 1958, BLACKMORE 1959, BECKER 1960, GOLDSTEIN, LEVITT, HAUSER u. POLIMEROS 1961, BECKER u. GINN 1962) keine weitere Zunahme, während von anderen Autoren an Patienten mit Diabetes insipidus (HEINEMANN u. BECKER 1958) und hydratisierten Gesunden (BUCHBORN 1959, HEINEMANN, DEMARTINI u. LARAGH 1959) im Gegensatz hierzu ein weiterer Anstieg von C_{H_2O} zusammen mit C_{osm} beschrieben wurde. Die letztgenannten Befunde können sowohl für einen überwiegend proximalen Effekt als auch für einen verhältnismäßig schwachen distalen Angriff der Hg-Diuretica auf die Na(Cl)-Rückresorption sprechen, während ein Konstantbleiben von C_{H_2O} trotz steigender Diurese und C_{osm} eine stärkere partielle Hemmung der Na(Cl)-Rückresorption am Ort der Bildung freien Wassers, d.h. im distalen Nephron anzeigen würde (BUCHBORN 1959), wie aus Tabelle 4 zu entnehmen ist.

Ein Teil dieser Befundunterschiede ließ sich auf den Theophyllinzusatz der meisten Hg-Präparate zurückführen: Die von HEINEMANN u. Mitarb. (1958/59) beschriebene, für 45—60 min anhaltende initiale Zunahme von C_{H_2O} zugleich mit C_{osm} und Diuresegröße blieb aus, wenn theophyllinfreie Hg-Diuretica benützt wurden (GOLDSTEIN, LEVITT, HAUSER u. POLIMEROS 1961, BECKER u. GINN 1962). Deshalb wurde die Hg-spezifische Wirkung erst in der zweiten Phase der Hg-Diurese mit Konstanz von C_{H_2O} trotz weiter steigender C_{osm} und Diuresegeschwindigkeit gesehen, die nach dem S. 546 Gesagten auf eine partielle Hemmung der distalen Na(Cl)-Rückresorption durch Hg hinweisen würde.

Zusammenfassend lassen sich diese Befunde so interpretieren, daß die Abnahme von $T^c_{H_2O}$ unter Hg am hydropenischen Organismus auf eine partielle Hemmung des Na(Cl)-Transportes im Bereich der Henleschen Schleife hinweist, nachdem für eine Zunahme der Markdurchblutung unter Hg kein Anhalt vorliegt. Unter forcierter osmotischer Diurese ist diese Hemmung des Na-Transportes im Schleifenschenkel nicht mehr nachweisbar, wie die Konstanz von $Tm^c_{H_2O}$ unter Hg belegt.

Eine Erklärung dafür kann darin liegen, daß nun dem Schleifensystem wesentlich mehr angeboten wird, so daß die Wirkungsvoraussetzungen für ein Salureticum an der Henleschen Schleife reduziert sind. Auch ein möglicher Hemmeffekt des Hg auf die distale Na(Cl)-Rückresorption mit Konstantbleiben von C_{H_2O} trotz zunehmender C_{osm} und Diurese, d.h. eine Beeinträchtigung der maximalen Harnverdünnung ist offenbar nur unter bestimmten Versuchsbedingungen oder in bestimmten Phasen der Hg-Diurese vorhanden und bei Vergleich therapeutischer Dosen am Menschen jedenfalls schwächer ausgeprägt (Abb. 18) als z.B. bei den Thiaziden und bei Furosemid (Buchborn 1959, Heinemann, Demartini u. Laragh 1959, Buchborn u. Anastasakis 1964).

b) Sulfonamid-Diuretica

Über *Carboanhydrasehemmer* vom Typ des Diamox liegen nur wenige Untersuchungen vor: Am Gesunden fand sich bei Hydropenie die passive Nettowasserrückdiffusion ins hypertone Nierenmark ($T^c_{H_2O}$) im Mittel um 1,2 ml/min niedriger als bei gleichgroßer osmotischer Diurese ohne Diamox (Au u. Raisz 1960), so daß auch hier die Nierenmarkhypertonizität herabgesetzt und der Na-Transport im aufsteigenden Schleifenschenkel partiell gehemmt erschien, sofern man auf die Annahme einer gesteigerten Nierenmarkdurchblutung verzichtet. Auch an der Ratte fand sich die Nierenmarkhypertonizität des Natriums nach Acetazolamid deutlich herabgesetzt (Heller, Škrhová u. Vostál 1965). Dementsprechend ließ sich auch durch Mikropunktion eine Hemmung des Na-Transportes im aufsteigenden Schleifenschenkel der Ratte unter Diamox nachweisen (Meng 1965). — Während forcierter Wasserdiurese nahm C_{H_2O} am Menschen (Buchborn 1959), an der Ratte (Crawford u. Kennedy 1959) und am Hund (Earley, Kahn u. Orloff 1961) mit C_{osm} und Harnmenge zu, so daß kein Anhalt für eine nennenswerte, osmotisch wirksame Hemmung der distalen Na(Cl)-Rückresorption am Ort der Harnverdünnung vorlag.

Die *Benzothiodiazine* vom Typ der Chlorothiazidderivate üben am hydropenischen Menschen keinen nachweisbaren Effekt auf die Harnkonzentrierung aus: Im Durstversuch wird die Nettorückdiffusion freien Wassers ($T^c_{H_2O}$) am Gesunden gegenüber gleich großen osmotischen Diuresen nicht beeinflußt (Au u. Raisz 1960). Ebenso bleibt die maximale Nettorückdiffusion von Wasser ins hypertone Nierenmark ($Tm^c_{H_2O}$) bei osmotischer Diurese durch Thiazide unverändert (Heinemann, Demartini u. Laragh 1959, Buchborn, Anastasakis u. Edel 1961).

Im Tierexperiment war an der Ratte unter Thiaziden während osmotischer Diurese (Glucose) ebenfalls keine Änderung der Elektrolytkonzentration im Nierenmark nachweisbar (Baer, Brooks, Noll u. Beyer 1962). Ebenso blieb am Hund unter Benzhydroflumethiazid, Chlorthalidon und Chlorthiazid unter 2—5%iger NaCl-Infusion ein Einfluß auf $T^c_{H_2O}$ aus (Suki, Rector u. Seldin 1965). Dagegen wurde an der durstenden Ratte unter Thiazidwirkung eine Herabsetzung der medullären Natrium- und Harnstoffkonzentration beschrieben (Kobinger 1965), die unter Chlorothiazid (stärkere Carboanhydrasewirkung?) ausgeprägter war als unter Hydrochlorothiazid (Heller, Škrhová u. Vostál 1965), von Dow u. Irvine (1966) allerdings nicht bestätigt wurde.

Unter den Bedingungen der Wasserdiurese bewirken Thiazide sowohl am Menschen (Buchborn 1959, Heinemann u. Mitarb. 1959, Dies u. Rivera 1963) als auch am Hund (Earley, Kahn u. Orloff 1961) und an der Ratte (Suki, Rector u. Seldin 1965) bei steigender Ausscheidung an Wasser und Harnfixa (C_{osm}) ein Konstantbleiben, in einzelnen Fällen sogar eine Verringerung der Ausscheidung freien Wassers (C_{H_2O}), d.h. die maximale Harnverdünnung wird durch eine zusätzliche Hemmung der distalen Na(Cl)-Rückresorption im verdünnenden, corticalen Tubulussegment eingeschränkt. Ähnliche Verhältnisse wurden nach oraler Thiazidmedikation am Menschen registriert (ORLOFF, WAGNER u. DAVIDSON 1958).

Ein ganz anderes Verhalten weisen demgegenüber ein sulfonamidiertes Nichtthiazid, *Furosemid* und das Nichtsulfonamid *Ethacrynsäure*, ein ungesättigtes Keton der Aryloxyessigsäure auf: Während forcierter Wasserdiurese ist unter Furosemid die Hemmung der tubulären Na(Cl)-Rückresorption im distalen Nephron mit Reduzierung von C_{H_2O} auf einen konstanten Minimalwert, der im Einzelfall zwischen 4,5 und 8,5 ml/min liegt, stärker ausgeprägt als bei jedem anderen bisher verfügbaren Salureticum (Abb. 18), weicht aber im übrigen nicht von deren Wirkung an der verdünnenden Niere ab (BUCHBORN u. ANASTASAKIS 1964). Gleichsinnige Befunde wurden am hydratisierten Hund für Furosemid (SUKI, RECTOR u. SELDIN 1965) und für Ethacrynsäure (BAER, MICHAELSON, JONES, RUSSO u. BEYER 1966) erhoben.

Dagegen fanden wir am hydropenischen Gesunden unter zunehmender osmotischer Diurese nach Furosemid i.v. in allen Fällen mit konstantem $Tm^c_{H_2O}$ in der Vorperiode eine fortschreitende Abnahme dieses Wertes bis auf Null, zum Teil sogar auf negative Werte von $T^c_{H_2O}$, d.h. einen hypotonen Diuresezuwachs mit Ausscheidung eines hypotonen Harns trotz osmotischer Diurese. Ähnlich wurde nach oraler Gabe von Ethacrynsäure ein hypotoner Diuresezuwachs, jedoch ohne Negativierung von $T^c_{H_2O}$ beschrieben und hieraus auf eine Hemmung des Na(Cl)-Transportes im aufsteigenden Schleifenschenkel geschlossen (GOLDBERG, MCCURDY, FOLTZ u. BLUEMLE 1964), wie sie auch für Furosemid in Betracht zu ziehen ist. Hieran kann im Hinblick auf die gleichzeitige Zunahme des effektiven Nierenplasmastroms (C_{PAH}) von durchschnittlich 27% des Ausgangswertes vor Furosemid weiterhin auch eine Steigerung der Nierenmarkdurchblutung beteiligt sein.

Die Negativierung von $T^c_{H_2O}$ im Rahmen des hypotonen Diuresezuwachses — wie sie sich nach i.v. Applikation übrigens auch für Ethacrynsäure nachweisen ließ (BUCHBORN u. ANASTASAKIS 1964) — und die hierdurch gegebene formale Übereinstimmung mit einem nephrogenen Diabetes insipidus (s. S. 544) machen es wahrscheinlich, daß beide Diuretica die Harnkonzentrierung nicht nur durch eine Herabsetzung der konzentrativen Kapazität des tubulären Gegenstromsystems (Phase I), sondern darüber hinaus auch durch eine reversible ADH-Refraktärität des distalen Nephron (Phase II) im Sinne eines symptomatischen Diabetes insipidus renalis beeinträchtigen.

Tierexperimentelle Daten bestätigen diese kombinierte Wirkungscharakteristik: Durch Mikropunktion ließ sich an der Ratte unter Furosemid eine starke Hemmung des Na-Transportes im aufsteigenden Schleifenschenkel nachweisen (DEETJEN 1965, MALNIC, VIEIRA u. ENOKIBARA 1965). Beim Hund war die Natriumhypertonizität im Nierenmark nach Furosemid entsprechend vermindert (HOOK u. WILLIAMSON 1965). An der isolierten, überlebenden Froschhaut beeinflußte Furosemid im Gegensatz zu Thiaziden nicht nur unmittelbar den Na-Transport, sondern verminderte auch die Permeabilität der porösen Membran für Anionen (KARGER u. NAGEL 1964), so daß ein quasi ADH-antagonistischer Effekt analog zu den Befunden am Menschen vermutet wurde. Prinzipiell gleiche Befunde für Furosemid und Ethacrynsäure wurden von EIGLER, CARL u. EDEL (1966) an der isolierten Krötenhaut erhoben.

c) Xanthine

Die Hauptwirkung der Xanthinderivate bzw. Purine auf die Nieren liegt nicht in einer Hemmung der tubulären Na(Cl)-Rückresorption, sondern in einer Steigerung der Nierendurchblutung. Infolgedessen wurde die Wirkung von *Euphyllin* bereits im Zusammenhang mit der Rolle der Nierenmarkdurchblutung erörtert (s. S. 593). Es ließ sich zeigen, daß dieser Purinabkömmling während osmotischer

Diurese am Menschen eine akute Verminderung der Nierenmarkhypertonizität ($Tm^{c}_{H_2O}$) bis nahe Null auslöst, die der gleichzeitigen Zunahme der Nierengesamtdurchblutung (C_{PAH}) korreliert war (Abb. 24), so daß eine Steigerung der Nierenmarkdurchblutung als Ursache dieser renalen Konzentrationsschwäche wahrscheinlich ist (BUCHBORN, ANASTASAKIS u. EDEL 1961). Formal ähnliche Befunde wurden in anderem Zusammenhang als „Zumischung einer Wasserdiurese zur osmotischen Diurese" auch nach *Coffein* am Menschen beschrieben (FREY u. SCHIRMEISTER 1954), so daß auch für dieses Xanthinderivat eine Wirkung auf die Nierenmarkdurchblutung anzunehmen ist. Eine vorübergehende Abnahme der natriumbedingten Nierenmarkhypertonizität an der Ratte 15 min nach Euphyllin (nicht jedoch 1—2 Std nach der Applikation, auf dem Höhepunkt der Wirkung natriuretischer Pharmaka) wurde ebenfalls auf eine erhöhte Nierenmarkdurchblutung bezogen (HELLER, ŠKRHOVÁ u. VOSTÁL 1965).

Daß Euphyllin darüber hinaus aber auch einen relativ schwachen natriuretischen Effekt, mithin eine geringe Hemmwirkung auf die Na(Cl)-Rückresorption ausübt, ließ sich sowohl an der isolierten, überlebenden Froschhaut (LINDERHOLM 1952) als auch am Menschen nach vorangehendem NaCl-Entzug zeigen (STEIN, LEVITT, GOLDSTEIN, PORUSH, EISNER u. LEVITT 1962): Die nach NaCl-Restriktion zu beobachtende Abnahme der Nierenmarkhypertonizität ($Tm^{c}_{H_2O}$) wird durch Euphyllin wieder normalisiert, möglicherweise infolge erhöhten NaCl-Einstroms in das medulläre Gegenstromsystem nach partieller Hemmung der proximalen Na(Cl)-Rückresorption.

d) Saluretische Behandlung der Asthenurie bei Diabetes insipidus

Schon zu Beginn der Anwendung von Hg-Diuretica wurde beobachtet, daß diese bei Diabetes insipidus das Harnvolumen und die Trinkmenge herabsetzten und so einen paradoxen „diuresehemmenden" Effekt ausübten (BAUER u. ACHNER 1924). Doch erlangte diese Beobachtung wegen der bei chronischer Hg-Anwendung befürchteten toxischen Wirkung und der Notwendigkeit parenteraler Applikation keine praktische Bedeutung. Für die oral voll wirksamen Benzothiodiazine wurde sie zunächst an drei Fällen von hereditärem nephrogenem Diabetes insipidus wiederentdeckt (REERINK, BRONGERS u. SCHOUTEN 1959) und alsbald auch für die neurohypophysäre Form dieses Krankheitsbildes am Menschen (CRAWFORD u. KENNEDY 1959) und experimentell ausgelöste Erkrankungen an der Ratte (KENNEDY u. CRAWFORD 1959, 1961) bestätigt.

Seither liegt eine Fülle gleichlautender Erfahrungen für beide Formen des Diabetes insipidus, jedoch bisher nicht für symptomatische Fälle von renalem Diabetes insipidus vor (CRAWFORD, KENNEDY u. HILL; GILBERT-DREYFUS, SEBAOUN u. DELZANT; HAVARD u. WOOD; LINKE; NITSCHKE u. GOETZKE; O'DOHERTY u. SLATER; PORTWOOD u. LUSK; REYES, GÓMEZ u. BRADFORD 1960; ALEXANDER u. GORDON; CALESNICK u. BRENNER; GAYER u. KAUFMANN; KOVÁCS, DÁVID LÁSZLÓ; REIMER, STOEFFLER u. TRETENHAHN; WEBER u. GAUTIER 1961; CRAWFORD, FROST, WELSH u. TERRY; EARLEY u. ORLOFF; GILLENWATER; GOODMAN u. CARTER; ROBSON u. LAMBIE 1962; FORSTER; SCHOTLAND, GRUMBACH u. STRAUSS; SKADHAUGE; WENZL, STICKLER, SCHOLZ u. RANDALL 1963; GAYER; IRMSCHER, BÖHM u. ZIMMERMANN 1964; BABA, LANT u. WILSON; MIGONE u. AMBROSOLI 1965).

Die Wirksamkeit der Thiazide in der Behandlung der Asthenurie bei Diabetes insipidus basiert auf der oben beschriebenen Beobachtung, daß sie bei Diabetes insipidus (HEINEMANN u. BECKER 1958) und ebenso bei forcierter Wasserdiurese am Gesunden zu einer dosisabhängigen Verminderung des freien Wassers (C_{H_2O}) relativ zur Menge der ausgeschiedenen Harnfixa (C_{osm}) und damit zu einer Erhöhung der Harnosmolalität führen (Abb. 18), die vom ADH unabhängig ist und sich auf die partielle Blockierung der Na(Cl)-Rückresorption am Ort der Harnverdünnung im distalen Tubulus zurückführen läßt (HEINEMANN, DEMARTINI u. LARAGH 1959, BUCHBORN 1959a). Diese relativ verminderte Bildung von osmotisch freiem Wasser hat zunächst zur Folge, daß die mit der Nahrung zugeführten mineralischen Harnfixa, vor allem NaCl, in einem kleineren Wasservolumen als bei maximaler Harnverdünnung eliminiert werden können (BUCHBORN 1959b), ohne daß jedoch hierdurch ein hypertoner Harn gebildet werden kann.

Eine saluretische Dauertherapie führt daher beim Diabetes insipidus im Gefolge der primär renalen Wirkung zum Absinken der bei jedem nicht oder ungenügend behandelten Patienten erhöhten Serumosmolarität (BARLOW u. DE WARDENER 1959) um 3—10 mosm/l parallel mit der Senkung des Serumnatriumspiegels, so daß sich auch das Durstgefühl verringert (REERINK u. Mitarb. 1960, ALEXANDER u. GORDON 1961, WEBER u. GAUTIER 1961, ROBSON u. LAMBIE 1962, EARLEY u. ORLOFF 1962). Die initiale Erhöhung der Natriurese und der Harnosmolalität senkt allerdings das Harnzeitvolumen zunächst noch nicht maximal. Als mitentscheidend für den Dauereffekt wird daher auch die Verminderung des Gesamtnatriumbestandes im Organismus (GOODMAN u. CARTER 1962) und parallel hierzu der extracellulären Flüssigkeitsmenge (LINKE 1960, IRMSCHER, BÖHM u. ZIMMERMANN 1964) bzw. des Körpergewichts (LINKE 1960, HAVARD u. WOOD 1960, NITSCHKE u. GOETZKE 1960, GAYER u. KAUFMANN 1961, ROBSON u. LAMBIE 1962) angesehen, nach deren Stabilisierung die Natriurese wieder zur Norm zurückzugehen pflegt, ohne daß der diuresehemmende Thiazideffekt nachläßt (KENNEDY u. HILL 1963). Ein von GUTMAN (1963) und SKADHAUGE (1963) vermuteter extrarenaler Thiazideffekt auf das Durstzentrum ist am Menschen bisher nicht nachgewiesen worden.

Diese therapeutischen Ergebnisse, die besonders für den nephrogenen Diabetes insipidus bedeutsam sind, da er ja gegen eine ADH-Substitutionsbehandlung refraktär ist, werden allerdings nur erreicht bei Vermeidung reichlicher nutritiver Natriumzufuhr und auch übermäßiger NaCl-Restriktion.

Letztere kann die distale Na(Cl)-Rückresorption mittels eines durch Saluretica unbeeinflußbaren sekundären Aldosteronismus herabsetzen (KAHN 1962) und so die Harnverdünnung wieder steigern (CUTLER, KLEEMAN, MAXWELL u. DOWLING 1962, EARLEY u. ORLOFF 1962). Gleicht man dagegen die saluretisch erzeugte negative Na-Bilanz durch reichliche Kochsalzzufuhr wieder aus, dann bleibt der diuresemindernde Effekt der Thiazide aus (HAVARD u. WOOD 1961, CUTLER u. Mitarb. 1962). Ebenso führt Ersatz des NaCl durch KCl in der Nahrung zum Verlust des diuresehemmenden Thiazideffektes (KENNEDY u. HILL 1963).

Optimal ist eine Kost mit 2—4 g NaCl pro die als Grundlage einer Therapie mit täglich 1—2 Tabletten eines Thiazidpräparates, mit der eine Herabsetzung der Harnmenge um 25—50% gegenüber unbehandelten Fällen und damit vor allem auch eine ungestörte Nachtruhe erreicht werden kann.

Frühere Beobachtungen einer ähnlich „diuresehemmenden“ Wirkung bei einigen, aber nicht bei allen Fällen von neurohypophysärem Diabetes insipidus mit tubulären Hemmsubstanzen vom Typ des *Benemid* bzw. *Longazid* (BACHMANN 1953/54, POLSTER 1957) haben seither an Bedeutung verloren und blieben in ihrem genauen Mechanismus unaufgeklärt. — Aldosteronantagonisten vom Typ der *Spirolactone* hatten keinen Einfluß auf die Polyurie bei Diabetes insipidus (LINKE 1960), ebensowenig *Triamteren* (BABA, LANT u. WILSON 1965). Wurden Spirolactone in Kombination mit Thiaziden gegeben, hoben sie deren diuresemindernden Effekt auf (KENNEDY u. HILL 1963). Auch Acetazolamid bzw. *Diamox* blieb bei experimentellem Diabetes insipidus (Ratte) ohne Wirkung auf die Polyurie (CRAWFORD u. KENNEDY 1959). — *Furosemid*, dessen Wirkung auf die distale Na(Cl)-Resorption und damit auf die Verminderung von C_{H_2O} relativ zu C_{osm} in therapeutischen Dosen ausgeprägter war als bei allen anderen Saluretica (BUCHBORN u. ANASTASAKIS 1964), wurde von GAYER (1964) als weniger geeignet zur saluretischen Therapie des Diabetes insipidus bezeichnet. Möglicherweise ist dies auf die gleichzeitige Herabsetzung der tubulären ADH-Sensibilität bzw. der distal-tubulären Wasserpermeabilität unter Furosemid zu beziehen, die sich allerdings gegenüber der ADH-Refraktärität bei hemizygotem nephrogenem Diabetes insipidus nicht additiv verhält, sondern auch hier die Bildung osmotisch freien Wassers (C_{H_2O}) relativ zu C_{osm} vermindert. Hinzukommt die relativ kurze Wirkungsdauer des Furosemid, die es ebenfalls für die Dauerbehandlung ungeeignet erscheinen läßt (BABA, LANT u. WILSON 1965).

2. Vasoaktive und neuroplegische Pharmaka

Insoweit vasoaktive Substanzen wie die *Katecholamine* Adrenalin und Arterenol, die *Purinkörper* Euphyllin und Coffein und vasoconstrictorische Dosen von *Vasopressin* (ADH) die renale Hämodynamik beeinflussen und dabei auch die Harnkonzentrierung variieren, wurden sie bereits im vorhergehenden Kapitel besprochen.

Von den über das vegetative Nervensystem gefäßwirksamen Pharmaka wurde das postganglionär angreifende Adrenolyticum *Piperoxan* (Benzodioxan) bei Patienten mit Phäochromocytom (CORCORAN, DUSTAN u. PAGE 1956) und bei Normalpersonen während einer blutdrucksteigernden Katecholamininfusion (LEISER u. CORCORAN 1956) diuresehemmend gefunden, sofern gleichzeitig eine Senkung des erhöhten Blutdrucks zustande kam. Die Harnosmolalität wurde nicht untersucht. Möglicherweise handelte es sich hierbei um die Beseitigung einer zuvor bestehenden „Druckdiurese" (S. 592) infolge pharmakologischen „Entzugs" der Katecholaminwirkung. Auch das Parasympathicomimeticum *Carbachol* (Doryl) wirkt bei hydratisierten Normalpersonen und Kranken mit neurohypophysärem Diabetes insipidus diuresehemmend und harnkonzentrierend und soll, ähnlich wie Nicotin (s. u.) eine ADH-Ausschüttung aus der Neurohypophyse, jedoch keine Veränderung der Hämodynamik bewirken (ISRAELS 1960, LEUMANN 1962), was freilich mit der Annahme eines kompletten ADH-Mangels bei manifestem neurohypophysärem Diabetes insipidus unvereinbar erscheint.

Unter den ganglionär angreifenden Pharmaka führt das Ganglioplegicum *Hexamethonium* am hydratisierten Menschen bzw. bei neurohypophysärem Diabetes insipidus zur Diuresehemmung mit Anstieg der Harnosmolalität auf hypertone Werte trotz Abwesenheit von ADH (KLEEMAN, MAXWELL u. ROCKNEY 1957): Die induzierte Hypotension reduziert das Glomerulusfiltrat und dadurch auch das Durchflußvolumen in den Sammelrohren erheblich, so daß auch ohne ADH eine geringe Rückdiffusion von freiem Wasser ($T^c_{H_2O}$) ins hypertone Nierenmark mit Bildung eines hypertonen Endharns möglich wird.

Am hydropenischen Hund löste dagegen Hexamethonium eine Hyposthenurie aus (DEL GRECO, CORCORAN u. PAGE 1956), vermutlich weil hier die Senkung des Glomerulusfiltrates eine kritische Verminderung des Natriumeinstroms in das medulläre Gegenstromsystem der Henleschen Schleifen und so eine Herabsetzung der medullären Gewebshypertonizität bedingt. An der Ratte wurde eine Wirkung von Hexamethonium auf den antidiuretischen Effekt von Nicotin (= ADH ?) vermißt (BISSET u. WALKER 1957).

Dagegen übt das ebenfalls ganglienblockierende *Nicotin* seine diuresehemmende und harnkonzentrierende Wirkung bei Ausscheidung eines hypotonen Harns auch ohne Veränderungen der intrarenalen Hämodynamik aus, so daß eine Ausschüttung von ADH als Ursache angenommen wird. Sie bleibt beim neurohypophysären und — wegen der tubulären ADH-Refraktärität — auch beim nephrogenen Diabetes insipidus, nicht dagegen bei hypothalamischen Störungen, z.B. im Bereich der Osmoreceptoren, aus (BURN, TRUELOVE u. BURN 1945, LEWIS u. CHALMERS 1951, CATES u. GARROD 1951). Die Menge des osmotisch frei ausgeschiedenen Wassers (C_{H_2O}) wird deshalb nach Nicotin bei intakter ADH-Wirkung vermindert gefunden (MERTZ 1961).

Von den zentral angreifenden Pharmaka wirkt *Äthylalkohol* ebenfalls in erster Linie durch eine Hemmung der ADH-Ausschüttung aus dem HHL und hat so, auch im Zustand der Hydropenie, eine Wasserdiurese zur Folge (EGGLETON 1942,

Strauss, Rosenbaum u. Nelson 1950, van Dyke u. Ames 1951, Rubini, Kleeman u. Lamdin 1955, Kleeman, Rubini, Lamdin u. Epstein 1955). Dementsprechend fand sich bei chronischen Alkoholikern, vor allem unmittelbar nach einer Alkoholintoxikation, im Durstversuch ein eingeschränktes renales Konzentrationsvermögen, das sich 1—2 Wochen später wieder normalisiert hatte (Schultz u. Cowen 1954), während Alkoholgaben an chronische Alkoholiker zu einer überschießenden Wasserdiurese führten (Kissin, Schenker u. Schenker 1964).

Auch manche *Narkotica* rufen antidiuretische Effekte hervor, über deren genauen Mechanismus jedoch aus jüngster Zeit nach Aufklärung des Gegenstromprinzips keine Untersuchungen vorliegen. An diesen Effekten sind neben pharmakologischen Wirkungen auch verschiedenartige hämodynamische Einflüsse im Zusammenhang mit den operativen Eingriffen beteiligt und erschweren eine Analyse weiterhin.

Größere *Operationen*, aber auch die bloße *Allgemeinnarkose* rufen dabei in der Regel eine Herabsetzung der Nierendurchblutung, des Glomerulusfiltrates, der Ausscheidung von Harnfixa (C_{osm}) und Elektrolyten sowie eine Verminderung der Diurese hervor (Dudley, Boling, LeQuesne u. Moore 1954, Hayes, Byrnes, Goldenberg, Greene u. Tuthill 1959, Aprahamian, Vanderveen, Bunker, Murphy u. Crawford 1959). Parallel damit fand sich am Menschen auch eine Einschränkung der Harnkonzentrierung im Durstversuch bzw. nach ADH-Applikation, die am ehesten mit der Herabsetzung des Glomerulusfiltrates korrelierte (Gullick u. Raisz 1960), so daß hier eher hämodynamische als pharmakologische Faktoren mit dem Resultat eines verminderten Natriumeinstroms in die Henlesche Schleife im Vordergrund stehen dürften.

Auch die diuresehemmende Wirkung von *Morphin* ist entgegen früheren Annahmen offenbar unabhängig von einer ADH-Ausschüttung und in erster Linie einer Reduzierung der Filtratgröße korreliert, während ein Anstieg der Harnkonzentration trotz einsetzender Oligurie nicht zu verzeichnen war (Papper, Saxon, Burg, Seifer u. Rosenbaum 1957). Ähnlich waren die antidiuretischen Effekte von Thiopental, Äther, Cyclopropan und Morphium am hydratisierten Hund unabhängig von der Funktion des hypothalamo-neurohypophysären Systems und daher vermutlich hämodynamisch bedingt (Bachman 1955). Auch hier stehen aber systematische, neuere Untersuchungen noch aus.

3. Antipyretica

Eine antidiuretische Wirkung von *Amidopyrin* (Pyramidon) zeigte sich an gelegentlichen Behandlungserfolgen bei Diabetes insipidus (Scherf 1931, Balsam u. Katz 1961), ähnlich auch bei *Phenylbutazon* (Butazolidin, Irgapyrin) (Linke u. Hörlin 1952). Untersuchungen zur Aufklärung des Wirkungsmechanismus am Menschen (Hörlin, Linke u. Messmer 1955, Meiers u. Wetzels 1964) und am hydratisierten Hund (Strom u. Zemek 1964) ergaben sowohl Änderungen des Glomerulusfiltrates und der Elektrolytausscheidung als mögliche Ursachen eines veränderten Natriumeinstroms und Durchflußvolumens in der Henleschen Schleife als auch Hinweise auf einen zentralen Angriffspunkt mit Stimulierung der ADH-Ausschüttung aus dem Hypothalamus. Eine endgültige Klärung steht aber noch aus.

Phenacetin, das in einer Vielzahl analgetisch wirksamer Mischpräparate enthalten ist und möglicherweise Nierenmarkalterationen in Form von Papillennekrosen begünstigt, führte im Tierversuch (Ratte) in unphysiologisch hoher Dauermedikation zu signifikanter Herabsetzung der maximal im Durstversuch erreichten Harnosmolalität. Ähnliche Effekte zeigte der Phenacetinmetabolit N-Acetyl-p-aminophenol (NAPA), während *Acetylsalicylsäure* (Aspirin) unter gleichen Untersuchungsbedingungen wirkungslos blieb (Angervall, Lehmann u. Bengtsson 1964). Nachuntersuchungen des Phenacetineffektes auf die maximal im Durstversuch und nach exogenem ADH erreichbare Harnosmolalität an der Ratte konnten nach einjähriger Medikation keine Beeinträchtigung des Konzentrationsvermögens nachweisen (Goodman u. Hasen 1966).

F. Spezielle Störungen der Harnkonzentrierung

Ebenso wie der normale Konzentrierungsvorgang in der Niere durch modifizierende Faktoren beeinflußt werden kann, führen nun auch zahlreiche Nephropathien, aber auch extrarenal bedingte Störungen der Nierenfunktion zu einer Beeinträchtigung der konzentrativen Nierenleistung. Ihre klinische Manifestation als Iso- oder Hyposthenurie ist seit Ende des vorigen Jahrhunderts als charakteristisches Symptom einer Nierenerkrankung, vor allem der fortgeschrittenen Niereninsuffizienz geläufig. Abgesehen vom Diabetes insipidus galt jedoch keiner dieser Konzentrierdefekte als krankheitsspezifisch oder pathognomonisch. Deshalb erscheint es auch heute nicht zweckmäßig, die Einteilung der Nierenkrankheiten in glomeruläre und tubuläre Störungen vom Syndrom der „tubulären Insuffizienz" und seinem Leitsymptom einer Hyposthenurie her vorzunehmen (WOLLHEIM 1963). Damit würde das unspezifische Symptom der renalen Konzentrationsschwäche, das quer durch alle Nephropathien unabhängig von ihrer Ätiologie auftreten kann, zu einem maßgeblichen Einteilungsprinzip gemacht und ein Verlust an nosologischer Differenziertheit unausweichlich werden. Dies wird schon daraus ersichtlich, daß WOLLHEIM und MOELLER diese Funktionsstörung als weitaus häufigste Erkrankung der Niere beschrieben.

Aus diesem Grund orientiert sich auch unser Entwurf zu einer Systematik der klinischen Konzentrierdefekte (BUCHBORN u. ANASTASAKIS 1961, BUCHBORN 1964) nicht an einzelnen Krankheitsbildern, sondern versucht eine Zuordnung der am Krankenbett beobachteten Störungen zu den heute bekannten Teilmechanismen der mehrphasisch ablaufenden Harnkonzentrierung nach pathophysiologischen Kriterien. Hierzu genügte es freilich nicht, sich nur auf die qualitativen Ergebnisse des routinemäßig durchführbaren Durstversuches zu stützen, wie sie sich in der älteren Literatur vielfach niedergelegt und auch in diesem Handbuch bei den einzelnen Krankheitsbildern erwähnt finden. Vielmehr erfordert eine quantifizierende und differenzierende Analyse der Iso- und Hyposthenurie, vor allem eine Unterscheidung in die ADH-unabhängigen Störungen im Bereich der medullären Gegenstromsysteme (Phase I) und in die ADH-abhängigen Veränderungen der tubulären Wasserpermeabilität (Phase II), ergänzende Untersuchungen mittels osmotischer Diurese. Sie erst gestatten auch ein besseres Verständnis der mit dem konventionellen Durstversuch zu erhebenden Befunde. Das bedeutet selbstverständlich nicht, daß die osmotische Diurese als diagnostische Routinemethodik in Betracht kommt — hierzu ist ihr methodischer Aufwand zu groß und die diagnostische Bedeutung der unspezifischen Konzentrierdefekte zu gering —, doch sollte der Ausfall des Volhardschen Konzentrationsversuches heute nicht mehr ohne Kenntnis und Berücksichtigung ihrer Ergebnisse beurteilt werden, wenn man die in der praktischen Medizin noch häufig anzutreffenden Fehlinterpretationen dieser weit verbreiteten Funktionsprüfung vermeiden will.

I. Verminderte konzentrative Kapazität der medullären Gegenstromsysteme (Störungen der Phase I)

In Phase I der Harnkonzentrierung kommt es durch Konzentrierung von NaCl und Harnstoff in den tubulären und vasculären Gegenstromsystemen der Henleschen Schleifen und Vasa recta zur Hypertonizität des Nierenmarks (s. S. 494 und Abb. 1). Sie stellt die Grundlage für die passive Nettowasserrückdiffusion aus den Sammelrohren in das hypertone Markgewebe ($T^c_{H_2O}$ bzw. $Tm^c_{H_2O}$) und damit für die terminale Konzentrierung des Endharns in Phase III dar. Deshalb lassen sich separate Störungen der Phase I und III mit den am Krankenbett verfügbaren Methoden bisher nicht voneinander trennen. Ob sie überhaupt isoliert vorkommen, ist nicht bekannt, auch wenn es theoretisch möglich erscheint.

Da der Phase III lediglich eine passive Wasserrückdiffusion entlang der in Phase I erzeugten osmotischen Gradienten für NaCl und Harnstoff zugrunde liegt, müßte es sich bei eventuell isolierten Defekten der Phase III in erster Linie um Störungen der Wasser- und/oder Harnstoffpermeabilität, also um eine partielle oder komplette ADH-Refraktärität der Sammelrohrwand handeln, wie sie sonst die distal-tubulären Störungen der Phase II charakterisiert. Ein solches Krankheitsbild mit ADH-Refraktärität und symptomatischem Diabetes insipidus renalis wurde bisher nur einmal als isolierte Amyloidose in der Basalmembran der Sammelrohre mit Iso- bzw. Asthenurie beschrieben (CARONE u. EPSTEIN 1960), doch wurden Untersuchungen mittels osmotischer Diurese nicht angestellt. — Eine durch Aristolochiasäure zu erzielende, toxisch bedingte Herabsetzung der Sammelrohrwandpermeabilität für Harnstoff wurde als Ursache einer Hyposthenurie bei hydropenischen Ratten (PETERS u. HEDWALL 1963) und Kaninchen (MÉHES, DECSI, VARGA u. KOVÁCS 1958) vermutet, s. S. 571.

In der Literatur fehlen im übrigen bisher klinisch-differenzierende Untersuchungen über das eventuelle Vorkommen unterschiedlicher Grade der Sammelrohrwandpermeabilität für Wasser und Harnstoff als Ursache von Konzentrierdefekten, wie sie nach dem Vorgehen von JAENIKE (1964) methodisch möglich wären.

Deshalb ist es vorerst begründet, jede Einschränkung des renalen Konzentrationsvermögens, die im Durstversuch mit einer Hypo- oder Isosthenurie (oder auch mit normaler Konzentrierleistung) einhergeht und bei osmotischer Diurese eine Verminderung von $Tm^{c}_{H_2O}$ mit erhaltenem isotonem Diuresezuwachs aufweist, als herabgesetzte konzentrative Kapazität der medullären Gegenstromsysteme und damit als Störung der Phase I der Harnkonzentrierung zu klassifizieren. Ihre Pathogenese kann freilich vielfältig sein, je nachdem ob es sich in den funktionsfähig gebliebenen Nephronen um eine irreversible Erhöhung der Durchflußgeschwindigkeit im tubulären Gegenstromsystem der Henleschen Schleifen infolge osmotischer Diurese bei Schrumpfnierenerkrankungen oder um strukturelle Läsionen im Bereich des Nierenmarks handelt, oder aber um reversible Ursachen metabolischer (z. B. Eiweißmangelkost) oder zirkulatorischer Art (z. B. „Druckdiurese“) mit gesteigerter Nierenmarkdurchblutung und entsprechender „Auswaschung“ der Nierenmarkhypertonizität als Grundlage dieser renalen Konzentrationsschwäche. Die metabolisch bedingten Modifikationen in der Kapazität der Phase I der Harnkonzentrierung wurden bereits S. 559 erörtert.

1. Endogene osmotische Diurese bei Niereninsuffizienz

Im Verlauf aller Schrumpfnierenerkrankungen und bei sonstigen Verminderungen des funktionsfähigen Nierenparenchyms nimmt mit der Zahl der funktionierenden Nephrone auch diejenige der filtrierenden Glomeruli und damit die Gesamtgröße des Glomerulusfiltrates ab. Die Folge ist eine chronische Retention harnpflichtiger Substanzen (Azotämie). Daß jede derartige Niereninsuffizienz bei genügender Ausprägung mit einer Einschränkung des renalen Konzentrationsvermögens einhergeht, ist vor allem seit v. KORÁNYI (1898) geläufig. Ein Zusammenhang zwischen diesem Konzentrierdefekt und der numerischen Verringerung der „sekretorischen Elemente“ (Nephrone) wurde dann auf Grund tierexperimenteller Beobachtungen nach Nierenteilresektion (BRADFORD 1899, PÄSSLER u. HEINECKE 1905, MARK 1925, 1928) vor allem von VOLHARD (1931) erkannt, wobei ja das zurückbleibende Nierengewebe zunächst normal, wenn auch quantitativ unzureichend ist. Auf Grund der hiernach auftretenden histologischen Veränderungen folgerte er jedoch zugleich auf das Vorliegen einer tubulären Schädigung. Folgende Feststellungen wurden von ihm (1931) hierzu getroffen:

„Eines ist zweifellos, der typische Harn (bei Niereninsuffizienz) stammt nicht von den ‚kranken‘, sondern von den wenigen noch ‚gesunden‘, d. h. leistungsfähigen Elementen, und sein typisches Verhalten (der Hypo- bzw. Isosthenurie) verdankt er lediglich dem Umstande, daß die *Zahl* der erhaltenen Elemente *zu klein* geworden ist.“ — „Bei insuffizientem Nierenrest stehen alle Elemente beständig unter einem abnormen Diuresereiz, so daß ihnen die Zeit fehlt zur Erholung, zu genügender assimilatorischer Anbildung des bei der Sekretion verbrauchten kolloiden Zellmaterials. Die Zelle kehrt unter dem unaufhörlich wirkenden Diuresereiz nicht mehr zu ihrer normalen Form zurück, das Lumen bleibt dauernd erweitert, das Epithel niedrig.“

Damit lassen sich die zwei gegenwärtig wesentlichen Hypothesen über die Pathogenese des Konzentrierdefektes bei chronischer Niereninsuffizienz — die von Volhard begründete Annahme einer „tubulären Insuffizienz“, die dann von Wollheim u. Moeller (1952) weitergeführt wurde, und die „intact nephron hypothesis“ (Bricker, Morrin u. Kime 1960), wonach die in einer erkrankten Niere funktionsfähig verbliebenen, zahlenmäßig reduzierten Nephrone funktionell intakt sind — in ihren gedanklichen Anfängen trotz ihrer Gegensätzlichkeit, zumindest für das deutsche Sprachgebiet, beide bis auf Volhard zurückführen.

a) Pathophysiologie

Ausgangspunkt für die Aufklärung des Konzentrierdefektes bei chronischer Niereninsuffizienz waren Tierexperimente mit partieller Resektion von $^2/_3$—$^3/_4$ des funktionsfähigen Nierengewebes bzw. Unterbindung mehrerer Äste der A. renalis nach kontralateraler Nephrektomie mit dem Ziel einer Reduzierung der im übrigen jedoch intakt bleibenden Parenchymmasse.

Bradford (1899) beobachtete hiernach beim Hund als erster regelmäßig einen Anstieg des Rest-N und eine erhebliche Polyurie, wobei das spezifische Gewicht des Harns von 1,030—1,050 auf 1,010—1,020 zurückging. Eine ähnlich fixierte Hyposthenurie wurde unter vergleichbaren experimentellen Bedingungen auch von Mark (1925, 1928), Lundin u. Mark (1925), Anderson (1926) u.a. (Literatur s. bei Chanutin u. Ferris 1932, Hayman, Shumway, Dumke u. Miller 1939) beschrieben. Lundin u. Mark fanden die Hyposthenurie besonders bei eiweißreicher Ernährung der Tiere ausgeprägt und beobachteten zuerst histologisch an dem im übrigen gesunden Nierenrest eine maximale Erweiterung der Tubuli mit Abplattung ihrer Epithelien.

Die Erweiterung der Tubuli und ihre Epithelabflachung im quantitativ ungenügenden Nierenrest kennen wir heute als morphologisches Charakteristikum einer osmotischen Diurese (Brunner, Kuschkinsky, Peters u. Vorherr 1958, Bohle, Atzler, Sanwald, Klesman u. Plewa 1962). Volhard interpretierte diesen zuerst von Mayer u. Rathery (1909) erhobenen Befund jedoch zunächst als Ausdruck einer tubulären Schädigung bzw. als „Reaktion auf eine Nieren-(Tubuli-)Insuffizienz“. Hier liegt zweifellos eine wesentliche Quelle für das mancherseits anhaltende Mißverständnis der Hyposthenurie bei chronischer Niereninsuffizienz“ als einer „tubulären Insuffizienz“ (s. S. 552).

Erste Indizien gegen diese Interpretation wurden von Hayman, Shumway, Dumke u. Miller (1939) beigebracht. Sie fanden ebenso wie zuvor Mark nach Nierenteilresektion am Hund eine durch exogenes ADH nicht beeinflußbare, hyposthenurische Polyurie. Die Kreatininclearance als Maß des Glomerulusfiltrates erfuhr durch die Resektion eine wesentlich geringere Reduzierung als es der entfernten Gewebsmenge ($\sim$ Zahl der Glomeruli) entsprach (Abb. 26), so daß sie damals auf eine relative Zunahme der Filtratgröße im Einzelnephron mit konsekutiv gesteigerter Durchflußgeschwindigkeit in den Tubuli und entsprechend verminderte Zeit für eine normale tubuläre Rückresorption schlossen. Da eine weitere Senkung des Glomerulusfiltrates und der Durchblutung am Nierenrest durch Erhöhung des onkotischen Plasmadruckes bzw. Blutdrucksenkung das spezifische Harngewicht wieder ansteigen ließ, so daß die bestehende Hyposthenurie praktisch beseitigt wurde, erschien die Annahme einer tubulären Schädigung entbehrlich. Ähnliche Ergebnisse wurden an der Ratte erhoben (Platt, Roscoe u. Smith 1952), wobei zusätzlich eine Gewichtszunahme des Nierenrestes von durchschnittlich 66% innerhalb 2—3 Wochen infolge einer Hypertrophie vor allem der Glomeruli und proximalen Tubuli einschließlich Henlescher Schleife festgestellt wurde, wie sie an menschlichen Schrumpfnierenfällen OLIVER (1950) beschrieben hatte. Auch hierbei nahm das Glomerulusfiltrat um mehr als 40% pro Gewichtseinheit verbliebenen Nierengewebes zu und legte eine entsprechende Filtratzunahme im Einzelnephron nahe.

Deshalb kam erstmals PLATT (1951, 1952) in Analogie zu den Befunden von McCANCE (1945) und von RAPOPORT u. Mitarb. (1949) an Normalpersonen (Abb. 11) zu der Feststellung, daß es sich auch bei der Hypo- und Isosthenurie infolge Reduzierung des Nierenparenchyms durch experimentelle Eingriffe oder durch fortgeschrittene Schrumpfnierenerkrankungen um eine *osmotische Diurese* handele; denn wie am Gesunden nach exogener Zufuhr schwer oder nicht resorbierbarer Substanzen (z. B. Harnstoff, Mannit, Zucker) nimmt auch bei jeder Niereninsuffizienz die Menge der glomerulär filtrierten, osmotisch wirksamen Soluta — in erster Linie Harnstoff — ebenso wie das Filtratvolumen pro Zeiteinheit im Einzelnephron erheblich zu. Dieses erfährt infolgedessen, ähnlich wie nach Infusionen hypertoner oder schwer resorbierbarer Lösungen eine osmotische und volumenmäßige Mehrbeladung, wobei die tubuläre Rückresorption der Gesamtharnfixa und des begleitenden Wassers von normal 97—99% auf 70% und weniger zurückgeht (SMITH 1956). Dieses relative Überwiegen der glomerulär filtrierten über die tubulär rückresorbierten Primärharnbestandteile wird auch als „glomerulotubuläres Ungleichgewicht" (imbalance) bezeichnet (FREMONT-SMITH, FREMONT-SMITH, DAILEY, SOLOMON, STETTEN u. CARROLL 1930). Daß es im Sinne einer osmotischen Diurese auch bei chronischen, azotämischen Nephropathien eine pathogenetisch wichtige Rolle für die Hyposthenurie spielt, wurde auf Grund der annähernd linearen Relation zwischen Harnzeitvolumen und Menge der ausgeschiedenen Harnfixa (in mosm/min) an niereninsuffizienten Patienten wahrscheinlich gemacht (NICKEL, LOWRANCE, LEIFER u. BRADLEY 1953, WHITE u. RUBIN 1954).

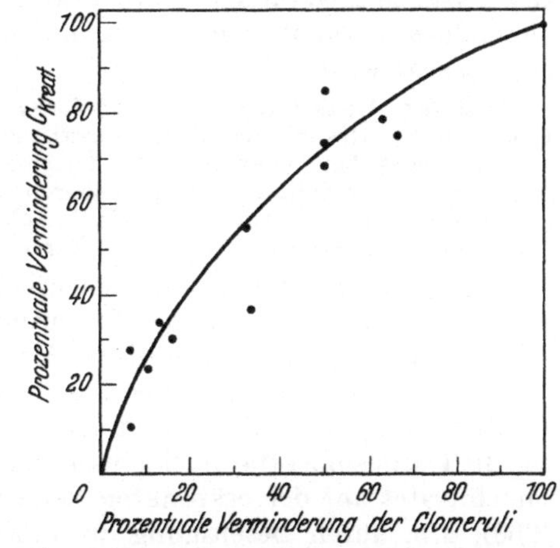

Abb. 26. Beziehung zwischen numerischer Verminderung der Glomeruli und Abnahme der endogenen Kreatininclearance nach subtotaler Nephrektomie am Hund (HAYMAN, SHUMWAY, DUMKE u. MILLER)

Das Vorliegen einer osmotischen Diurese im Sinne einer volumenmäßigen und osmotischen Mehrbeladung des Einzelnephrons als Hauptursache der Hypo- bzw. Isosthenurie bei chronischer Niereninsuffizienz kann nach Aufklärung des Gegenstromprinzips als Grundlage der Harnkonzentrierung als gesichert gelten, wie insbesondere die zahlreich vorliegenden Untersuchungen mittels osmotischer Diurese bei Mensch und Tier (s. S. 527) bestätigt haben. Ergänzende Befunde haben das pathophysiologische Verständnis weiter gefördert.

Offen ist z.B. noch die Frage, ob der Konzentrierdefekt azotämischer Nephrocirrhosen in erster Linie auf ein gesteigertes Durchflußvolumen mit oder ohne erhöhter Durchflußgeschwindigkeit in den funktionsfähig verbliebenen, jedoch erweiterten Tubuli, vor allem aber in den medullären Gegenstromsystemen oder auf die osmotische Mehrbeladung zurückzuführen ist.

Daß die osmotische Mehrbeladung der Tubuli weniger bedeutsam ist, zeigt z.B. das Bestehenbleiben der renalen Konzentrationsschwäche nach vorübergehender Beseitigung der chronischen Azotämie durch eine Hämodialyse bei fünf Patienten mit chronischer Niereninsuffizienz (FRANKLIN, NIALL u. MERRILL 1960). Auch ist das Ausmaß der Hyposthenurie und der Zwangspolyurie nicht dem Serum-Harnstoffspiegel korreliert (FISCHER, EGEDY u. SKOLNIK 1962). Wurde dagegen bei azotämischen Patienten das Glomerulusfiltrat vorübergehend durch kontrollierte Hypotension mittels Ganglioplegica um durchschnittlich 58% gesenkt, dann zeigte der maximale osmotische U/P-Wert einen geringen Anstieg (FRANKLIN, NIALL u. MERRILL 1960), der bei einer Filtratsenkung von durchschnittlich 67% (Ausgangswerte zwischen 4 und 24 ml/min C_{Inulin}) noch deutlicher ausgeprägt war (LEVITT, LEVY u. POLIMEROS 1959). Die Herabsetzung des Durchflußvolumens im Einzelnephron führt demnach beim azotämischen Patienten, im Gegensatz zum Gesunden, zum *Anstieg* der osmotischen Harnkonzentration, weil die endogene osmotische Diurese hiernach beseitigt und das Durchflußvolumen normalisiert wird.

Daß der Anstieg des Konzentrationsvermögens nach vorübergehender Senkung des Glomerulusfiltrates und damit der osmotischen Beladung der Tubuli nicht ausgeprägter war, kann zumindest bei den am weitesten fortgeschrittenen Fällen auch daran liegen, daß hier die Ausscheidung der Soluta pro Einzelnephron schon so extrem war, daß die Relation zwischen Harnzeitvolumen und osmotischem U/P (Abb. 17) bereits im flach asymptotisch der Isotonie zustrebenden Schenkel der Regressionskurve verläuft.

Hiernach scheint jedenfalls das erhöhte Durchflußvolumen im Einzelnephron von größerer pathogenetischer Bedeutung für die renale Konzentrationsschwäche zu sein als lediglich die osmotische Mehrbeladung. In diese Richtung weist auch der Befund bei einseitiger experimenteller Nephrocirrhose am Hund, wonach der Quotient $T^c_{H_2O}$/Gf auf der erkrankten Seite herabgesetzt ist, sich jedoch ebenso wie die Harnosmolalität nach einseitiger Drosselung der A. renalis und des Glomerulusfiltrates auf der erkrankten Seite normalisiert (BRICKER, MORRIN u. KIME 1960), d.h. durch Beseitigung des erhöhten Durchflußvolumens in den Einzelnephronen korrigiert werden kann.

Alle diese Ergebnisse zeigen, daß die konzentrativen Mechanismen in den zahlenmäßig verminderten, funktionstüchtig gebliebenen Nephronen nicht grundlegend gestört, sondern intakt, jedoch durch reversible funktionelle Adaptationen modifiziert sind (PLATT 1952, BULL 1955, WELT 1956, BRICKER, DEWEY, LUBOWITZ, STOKES u. KIRKENSGAARD 1959), wobei die Erhöhung der Filtratgröße in den residualen Einzelnephronen mit gesteigertem tubulärem Durchflußvolumen, vor allem in den medullären Gegenstromsystemen, daneben aber die endogene osmotische Diurese mit ihrer osmotischen Mehrbeladung die Hauptrolle spielen dürften. Dagegen bietet weder die Unbeeinflußbarkeit der hieraus resultierenden Hypo- bzw. Isosthenurie durch ADH noch das histologische Bild einschließlich der Mikrodissektion Anhaltspunkte für eine primäre oder überwiegende Schädigung der Tubulusepithelien im Sinne einer sog. tubulären Insuffizienz, sofern nicht z.B. gleichzeitig, wie in manchen klinischen Fällen, Hinweise auf das Vorliegen einer distal-tubulären ADH-Refraktärität (Phase II-Störung) gegeben sind.

b) Klinische Befunde

Befunde über Hypo- und Isosthenurie bei glomerulären, vasculären und pyelonephritischen Schrumpfnierenerkrankungen, wie sie im Durstversuch durch Messung des maximalen spezifischen Gewichtes erfaßt werden, finden sich zahlreich in der älteren Literatur und auch in den speziellen Kapiteln dieses Handbuchs. Kryoskopisch bestimmte und damit exaktere Werte der maximalen Harnosmolalität wurden für chronisch azotämische Nephropathien bisher nur vereinzelt mitgeteilt (SCHÜCK, ŠMAHELOVÁ u. ŠTRÍBRNÁ 1959, ROSCOE 1959, KRÜCK 1963).

Die ersten Untersuchungen mittels *osmotischer Diurese* an 17 Patienten mit chronisch azotämischen Nierenerkrankungen (BALDWIN, BERMAN, HEINEMANN u. SMITH 1955) wurden ebenso wie gleichsinnige Befunde an sieben Patienten (DORHOUT MEES 1959b) noch ohne Berücksichtigung des harnkonzentrierenden Gegenstromprinzips publiziert. Eine Interpretation derartiger klinischer Befunde auf dem Boden der experimentellen Daten über die medullären Gegenstromsysteme erfolgte zuerst 1959 (BUCHBORN; BUCHBORN, EDEL u. ANASTASAKIS) und wurde seither auf mehr als 300 Patienten mit verschiedenen Nephropathien erweitert (BUCHBORN, ANASTASAKIS, EDEL u. EIGLER 1963, BUCHBORN, ANASTASAKIS, EDEL, EIGLER u. RENNER 1963, DOIG, LAWRENCE u. KNIGHT 1963, KLÜTSCH, HEIDLAND, FOERTH u. v. PARISH 1965, ANASTASAKIS u. BUCHBORN 1966).

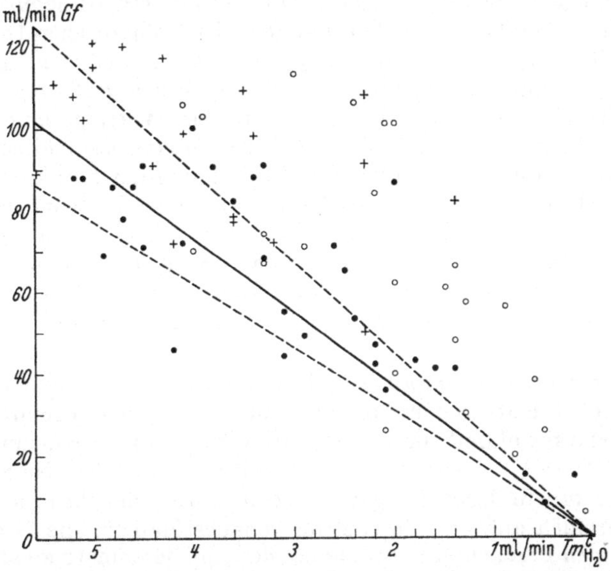

Abb. 27. Verminderung der konzentrativen Kapazität der medullären Gegenstromsysteme (Phase I), gemessen als $Tm^c_{H_2O}$ in Relation zur Reduzierung des gleichzeitig bestimmten Glomerulusfiltrates bei chronischen diffusen Glomerulonephritiden (•), chronischen interstitiellen bzw. Pyelonephritiden (○) und vasculären Nephropathien (+). Der eingezeichnete Streubereich entspricht einem mittleren Normalwert für $Tm^c_{H_2O}$/100 ml Gf von 5,5 ± 1,0 ml/min (ANASTASAKIS u. BUCHBORN)

Die Darstellung unserer Befunde (Abb. 27) zeigt, daß bei nur geringer bis mäßiger Reduzierung des Glomerulusfiltrates (Gf) infolge beginnender, noch nicht azotämischer Nephrocirrhose auf dem Boden einer *chronischen Glomerulonephritis* oder einer primär *vasculären Nephropathie*, vor allem der Hochdruckkrankheiten, die Filtratgröße (Gf) und die maximale Nettowasserrückdiffusion ins Nierenmark ($Tm^c_{H_2O}$) parallel abnehmen, so daß auch der Quotient $Tm^c_{H_2O}$/Gf zunächst innerhalb der Norm verbleibt.

Dieselben Befunde ließen sich am Hund bei experimentell erzeugten *einseitigen Nephropathien* (Pyelonephritis, Masugi-Nephritis, Aminonucleosidnephritis, disseminierte Mikroinfarzierung) erheben, wobei das Nierenparenchym zwar einseitig reduziert und geschädigt war, eine Azotämie jedoch durch die intakte kontralaterale Niere verhindert wurde, so daß die Auswirkungen der Parenchymverminderung ohne gleichzeitige osmotische Überladung der funktionsfähig verbliebenen Nephrone beurteilt werden kann (BRICKER, DEWEY, LUBOWITZ u. STOKES 1958, BRICKER, DEWEY, LUBOWITZ, STOKES u. KIRKENSGAARD 1959, BRICKER, KIME, MORRIN u. ORLOWSKI 1960).

Jede dieser *einseitigen, nephrocirrhotisch verlaufenden Nephropathien* führte unabhängig von ihrer Ätiologie und von der Art der angewandten osmotischen Diurese (Mannit, 5% NaCl, Harnstoff) ebenfalls zu paralleler Abnahme des

Glomerulusfiltrates und der medullären Nettowasserrückdiffusion ($Tm^c_{H_2O}$) um 50—65% des Ausgangswertes auf der erkrankten Seite mit entsprechender Abnahme des maximalen osmotischen U/P-Wertes im Durstversuch. Der Quotient $Tm^c_{H_2O}/Gf$ blieb trotz geringfügiger Herabsetzung gegenüber der gesunden Seite auch hier innerhalb der Normbreite. Dasselbe Verhalten fand sich auch bei einseitiger, nichtazotämischer pyelonephritischer Schrumpfniere am Menschen (Bricker, Dorhout Mees, Klahr, Orlowski, Rieselbach u. Todd 1963, Gombos 1963).

Eine mittelgradige Reduzierung der Filtratgröße als eines approximativen Maßes des Nierenparenchyms ruft demnach, auch wenn sie noch keine Azotämie bewirkt, bereits eine Herabsetzung der konzentrativen Kapazität der medullären Gegenstromsysteme (Phase I) und damit eine geringe Hyposthenurie hervor, die freilich unter den vereinfachenden Bedingungen des Volhardschen Durstversuches unentdeckt bleiben kann. Der normale Quotient $Tm^c_{H_2O}/Gf$ zeigt dabei, daß die Konzentrationsleistung relativ zur (verminderten) Filtratgröße regelrecht bleibt, d.h. daß sie lediglich Ausdruck einer numerischen Verringerung der funktionierenden bzw. konzentrierenden (medullären) Funktionseinheiten ist, so daß hierbei kein Anhalt für eine unmittelbare Schädigung der harnkonzentrierenden Mechanismen, z.B. im Sinne einer tubulären Insuffizienz besteht. Dies trifft nach Abb. 27 auch für die klinischen Fälle chronischer Schrumpfnierenerkrankungen im nichtazotämischen Initial- oder Latenzstadium, d.h. etwa bis zu einer Einschränkung des Glomerulusfiltrates beider Nieren auf ca. 50—60% der Norm zu; lediglich chronische Pyelonephritiden bilden hier häufig eine Ausnahme (s. u.).

Je weiter die Nierenschrumpfung und dadurch die Abnahme der Filtratgröße fortschreiten, desto deutlicher nimmt nun auch $Tm^c_{H_2O}/Gf$ gegenüber der Norm ab, d.h. desto stärker nimmt die konzentrative Kapazität der medullären Gegenstromsysteme (Phase I) relativ zu Gf ab. Da mit abnehmendem Nierenparenchym die Filtratgröße pro funktionsfähig verbliebenem Einzelnephron ansteigt (s. o.), hört Gf jetzt freilich auf, ein hinreichend genaues Maß für die Größe des noch funktionstüchtigen Parenchyms, vor allem auch im Nierenmark zu sein (Bricker, Morrin u. Kime 1960, Coburn, Gonick, Rubini u. Kleeman 1963). Deshalb ist es im klinischen *Einzelfall* nicht zu entscheiden, ob die Abnahme von $Tm^c_{H_2O}/Gf$ Ausdruck einer unmittelbaren, selektiven Schädigung medullärer Strukturen, z.B. der langen Henleschen Schleifen oder der Vasa recta ist oder ob sie nur die Verstärkung der osmotischen Diurese durch Zunahme der Azotämie oder der Filtratgröße im Einzelnephron widerspiegelt oder auch durch eine entzündliche Hyperämie mit verstärkter „Auswaschung" der Nierenmarkhypertonizität bedingt ist (s. S. 622). Selbstverständlich kann auch eine Kombination dieser Möglichkeiten vorliegen, für deren jede es Indizien gibt.

Für eine Zunahme des Einzelnephronfiltrates sowie für das Bestehen einer osmotischen Diurese infolge fortschreitenden Parenchymunterganges und damit für eine zunehmende Stromstärke auch in den konzentrierenden Gegenstromsystemen sprechen sowohl morphologische wie funktionelle Daten. Besonders bei der *chronischen Glomerulonephritis* fand sich im Tierexperiment am Hund (Oliver, Bloom u. McDowell 1941), aber ebenso auch bei menschlichen Schrumpfnierenfällen (Oliver 1953) mittels Mikrodissektion eine kompensatorische Hypertrophie der Glomeruli und der proximalen, nicht jedoch im gleichen Maß auch der distalen Tubulusabschnitte.

Daß die Zunahme des Einzelnephronfiltrates mehr zu adaptativen Veränderungen medullärer bzw. distaler Tubulusfunktionen führt, zeigt sich auch daran, daß die Parameter proximaler Tubulusfunktionen Tm_{PAH}/Gf und $Tm_{Glucose}/Gf$ auch bei azotämischen Patienten noch normal sein können (BROD u. CHYTIL 1953), ebenso bei einseitigen Nephropathien am Hund auch dann noch, wenn $Tm^c{}_{H_2O}/Gf$ schon reduziert erschien (BRICKER, MORRIN u. KIME 1960).

In dieselbe Richtung weist weiterhin der Befund, daß auch die Quotienten C_{osm}/Gf und $U_{Na}V/Gf$ bei einseitigen Nierenerkrankungen höher sind als auf der gesunden Seite, d.h. daß auf der erkrankten Seite eine osmotische Diurese im Einzelnephron besteht; ferner daß diese Unterschiede durch Senkung des Filtrats auf der erkrankten Seite (Drosselung der A. renalis) aufgehoben werden können (BRICKER, MORRIN u. KIME 1960). Sobald also unter osmotischer Diurese bei chronischer diffuser Glomerulonephritis die konzentrative Nierenleistung in Phase I relativ stärker eingeschränkt ist als das Glomerulusfiltrat, d.h. $Tm^c{}_{H_2O}/Gf$ unter der Norm liegt, wird das Vorliegen einer endogenen osmotischen Diurese

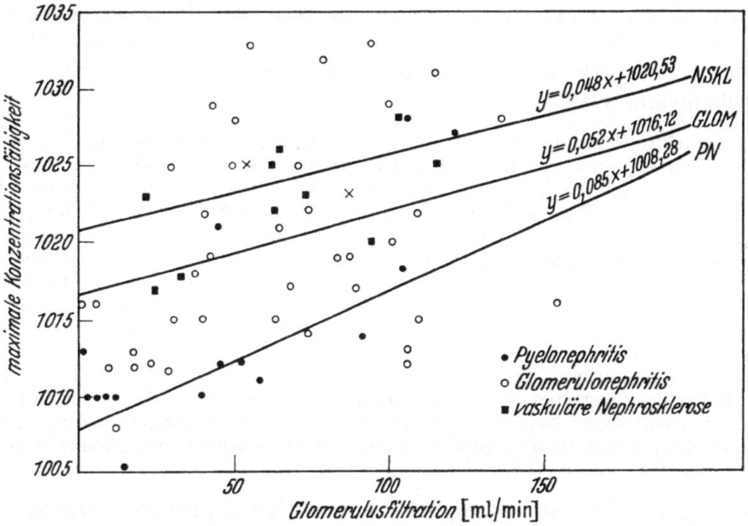

Abb. 28. Verhältnis von Glomerulusfiltrat ($C_{Kreatinin}$) und maximalem spezifischem Harngewicht im Durstversuch bei verschiedenen Gruppen von Nephropathien (BROD 1964)

mit relativem Überwiegen der Filtratgröße pro Einzelnephron als wesentliche Ursache der Hypo- oder Isosthenurie wahrscheinlich.

Bei *akuter diffuser Glomerulonephritis* lag $Tm^c{}_{H_2O}/Gf$ übrigens oberhalb der durchschnittlichen Norm (BALDWIN, BERMAN, HEINEMANN u. SMITH 1955), d.h. Gf ist stärker eingeschränkt als die medulläre Funktionsgröße. Dies Verhalten entspricht den Befunden bei geringer bis mäßiger Senkung der Filtratgöße am gesunden Organismus *ohne* zahlenmäßige Reduzierung der funktionierenden Nephrone (s. S. 587) und weist auf das Vorliegen proliferativ-exsudativer Veränderungen als Ursache der Filtratminderung an *allen* Glomeruli hin.

Vasculäre Nephropathien mit geringer bis mäßiger Herabsetzung des Glomerulusfiltrates, jedoch noch ohne Azotämie (Gf > 60 ml/min) wiesen entgegen der von DE LEON, DREIFUS u. BELLET (1960), nicht jedoch im selben Ausmaß von TIBBLIN u. VIKGREN (1964) beobachteten Einschränkung der maximalen Harnosmolalität bei *essentieller Hypertonie* anläßlich quantitativer Analyse von osmotischem U/P und $T^c{}_{H_2O}$ während maximaler oligurischer Antidiurese keine Einschränkung der konzentrativen Kapazität in Phase I auf (HULET u. RICHARDSON 1962). Auch bei stärkerer Einschränkung des Glomerulusfiltrates infolge vasculär bedingter *Nephrosklerose* war das maximal im Durstversuch erreichbare spezifische Harngewicht relativ zu einer bestimmten Filtratgröße weniger stark eingeschränkt als bei glomerulo- und pyelonephritischen Nephrocirrhosen (BROD 1957) (siehe Abb. 28). Eine Einschränkung des renalen Konzentrationsvermögens bei essentieller Hypertonie fanden BALDWIN, GOMBOS u. CHASIS (1965) und ähnlich MERTZ

(1966) auf Zustände mit niedriger Ausscheidung von Harnfixa (C_{osm}) beschränkt. Sie verschwand bei Zunahme von C_{osm}, so daß von BALDWIN u. Mitarb. eine erhöhte proximale Na(Cl)-Rückresorption als Ursache vermutet wurde. Eine Korrelierung zwischen Blutdruck und $Tm^c_{H_2O}$/100 ml Gf ergab unter osmotischer Diurese (10% Mannit) bei Hochdruckpatienten keinen statistisch erfaßbaren Zusammenhang zwischen Hochdruck und konzentrativer Kapazität der Phase I der Harnkonzentrierung und damit keinen Anhalt für eine permanente „Druckdiurese" (ANASTASAKIS u. BUCHBORN 1966), wie sie als Ursache eines verminderten Konzentrationsvermögens bei essentieller Hypertonie von HANENSON, RICANATI u. POLASKY (1963) postuliert wurde.

Bei renalem Hochdruck infolge *einseitiger Nierenarterienstenose* spielen Seitenunterschiede des renalen Konzentrationsvermögens zwar eine gewisse diagnostische Rolle (Literatur s. bei STAMEY, NUDELMAN, GOOD, SCHWENTKER u. HENDRICKS 1961, HULET, RICHARDSON u. HAGEDORN 1963), sind aber im Einzelfall in ihrem Pathomechanismus vieldeutig.

Sofern die Herabsetzung des Glomerulusfiltrates nicht zu hochgradig ist, so daß die filtrierte Na-Menge für eine ausreichende NaCl-Hypertonizität im Nierenmark genügt, ist die Harnosmolalität (U_{osm}) auf der gedrosselten Seite während Antidiurese gleich oder höher als kontralateral. Dabei ist die Na-Ausscheidung und somit auch C_{osm}/Gf auf der gedrosselten Seite niedriger als auf der gesunden (BALDWIN 1961); die Senkung des Glomerulusfiltrates führt offenbar zu einem verminderten Durchfluß in den medullären Gegenstromsystemen und damit zu einem besseren Konzentriereffekt in Phase I. — Im Unterschied hierzu wird U_{osm} bei einseitiger Pyelonephritis niedriger und C_{osm}/Gf höher als auf der gesunden Seite während Antidiurese gefunden (HULET, RICHARDSON u. HAGEDORN 1963). Bei experimenteller einseitiger Drosselung der A. renalis an der Ratte wichen die Verhältnisse insofern von menschlichen Fällen mit einseitiger Nierenarterienstenose ab, als hier die Harnosmolalität und der U/P_{Inulin} auf der gedrosselten Seite der dehydrierten Tiere nicht erhöht, sondern nach isotoner NaCl-Infusion sogar hypoton war, weshalb auf eine ungenügende osmotische Äquilibrierung in den Sammelrohren infolge verminderter Wasserpermeabilität (?) geschlossen wurde (PETERS, BRUNNER u. GROSS 1964).

Eine gelegentliche Steigerung des renalen Konzentrationsvermögens wurde ähnlich wie bei akuter diffuser Glomerulonephritis schließlich bei *Lebercirrhose mit Ascites* beschrieben, da die maximale Harnosmolarität bei neun Cirrhotikern nach 10 Std Durst im Mittel 813 gegenüber 677 mosm/l bei den Kontrollen betrug (SCHÜCK, HOENIG u. ŠMAHELOVÁ 1960), während andere Untersucher entgegengesetzt hierzu nach 16 Std Durst bei 27 Patienten mit Lebercirrhose wechselnden Schweregrades und ohne strenge Natriumrestriktion im Mittel 651 mosm/l gegenüber 812 mosm/l bei einer Kontrollgruppe chronisch Kranker fanden (GIGLI u. GIOVANETTI 1951, JICK, KAMM, SNYDER, MORRISON u. CHALMERS 1964).

Diese Befunde von JICK u. Mitarb. waren unabhängig vom absoluten und relativen Anteil des Natrium und des Harnstoffs an der Gesamtmenge der ausgeschiedenen Harnfixa. Sie gingen mit einem annähernd normalen Wert von durchschnittlich $4,8 \pm 0,44$ ml/min für $Tm^c_{H_2O}$ bzw. einem $Tm^c_{H_2O}$/Gf von 5,68 einher, so daß das von SCHEDL u. BARTTER (1960) postulierte ungenügende Na-Angebot an den aufsteigenden Schleifenschenkel infolge gesteigerter proximaler Natriumrückresorption als Erklärung unwahrscheinlich wird. Inwieweit eine von JINK u. Mitarb. vermutete Steigerung der Nierenmarkdurchblutung infolge periglomerulärer Shuntbildungen bei Cirrhotikern für die verminderten osmotischen U/P-Werte im Durstversuch tatsächlich vorliegt, bedarf weiterer Untersuchungen.

2. Lokale Läsionen des Nierenmarks

Bei der im vorhergehenden Abschnitt umrissenen Gruppe von Nephropathien wurde die konzentrative Kapazität der medullären Gegenstromsysteme durch eine volumenmäßige und osmotische Mehrbeladung des Einzelnephrons infolge zahlenmäßiger Verminderung der harnkonzentrierenden Funktionseinheiten eingeschränkt, ohne daß die medullären Strukturen selbst hiervon affiziert erschienen. Die Effektivität der harnkonzentrierenden Gegenstromsysteme kann nun aber auch unmittelbar durch primäre oder überwiegende Lokalisation von Krankheitsprozessen im Markgewebe beeinträchtigt werden.

Es wurde S. 610 schon darauf hingewiesen, daß an einer relativ stärkeren Beeinträchtigung der konzentrativen Kapazität mit Abnahme des Quotienten $Tm^c_{H_2O}/Gf$ sowohl ein Überwiegen der Filtratgröße pro Einzelnephron als auch eine direkte Schädigung des Nierenmarks beteiligt sein kann, worüber im Einzelfall eine Entscheidung nicht möglich ist, sofern eine Azotämie besteht. Wenn jedoch das Glomerulusfiltrat gar nicht oder nur mäßig eingeschränkt ist, so daß noch keine Azotämie vorliegt, dann wird bei niedrigem Quotienten $Tm^c_{H_2O}/Gf$ eine direkte Funktionsstörung der harnkonzentrierenden Markelemente wahrscheinlich. Dies gilt insbesondere für die charakteristische Disseminierung entzündlicher bzw. narbiger Herde im Nierenmark bei *interstitiellen und pyelonephritischen Nephropathien.* Systematische Untersuchungen über diesen Zusammenhang von Struktur und Funktion stehen allerdings noch aus. Auch bedarf die Frage, inwieweit eine hierbei auftretende medulläre Hyperämie zur Hyposthenurie führen kann, weiterer Klärung (s. S. 622).

Eine Einschränkung des maximalen Konzentrationsvermögens im Durstversuch findet sich schon in manchen Fällen von *akuter Pyelonephritis* mit noch normalem Glomerulusfiltrat (WINBERG 1958), auch in Einzelfällen *akuter interstitieller Nephritis* (LINNEWEH 1957), ja schon bei einer signifikanten Bakteriurie Gravider ohne sonstige Nierensymptomatik als Ausdruck einer latenten oder ruhenden Pyelonephritis (KAITZ 1961). Inwieweit überhaupt die während einer *Gravidität* beobachteten Einschränkungen des renalen Konzentrationsvermögens (HAYMAN, MARTIN u. MILLER 1939) ebenfalls Ausdruck einer latenten Pyelonephritis oder Folgen einer veränderten intrarenalen Hämodynamik sind, ist aus den vorliegenden Befunden nicht zu entscheiden. Eine früher vermutete (DIECKMANN 1960) verminderte tubuläre ADH-Empfindlichkeit während der Gravidität konnte nicht bestätigt werden (ASSALI, DIGNAM u. LONGO 1959, VORHERR u. FRIEDBERG 1964). — Besonders bei *chronischer Pyelonephritis* ist gut belegt, daß hier schon lange vor Einsetzen einer Azotämie die maximal im Durstversuch erreichbare Harnkonzentration in Bezug zur Filtratgröße signifikant niedriger liegt (Abb. 28) als z.B. bei primär glomerulären oder vasculären Nephropathien (RAASCHOU 1954, BROD 1956, 1957, 1963, BROD, PRAT u. DEJDAR 1960, KLEEMAN, HEWITT u. GUZE 1960, BONOMINI 1963, WOJTCZAK, KRZYMAŃSKI u. CZEKALSKI 1963, GANZ 1963, KAITZ u. LONDON 1964). Ähnliche Beobachtungen wurden bei der ebenfalls interstitiell lokalisierten *endemischen Balkannephritis* (HALL, DAMMIN, GRIGGS, FAJGELJ, ZIMONJIC u. GAON 1965) sowie bei *experimenteller Pyelonephritis* an der Ratte gemacht (SHAPIRO, BRAUDE u. SIMIENSKI 1959, BECK, FREEDMAN, LEVITIN, FERRIS u. EPSTEIN 1961). Sie gingen bei normaler Filtratgröße mit morphologisch nachweisbaren Läsionen vor allem im Bereich der Sammelrohre und mit einer Verminderung des medullären Harnstoff-, nicht jedoch des medullären Na(Cl)-Gehaltes einher (GONICK, FOOS, RUBINI u. GUZE 1963, GONICK, GOLDBERG, RUBINI u. GUZE 1965), so daß auf eine verminderte Sammelrohrpermeabilität für Harnstoff (und Wasser?) bei intaktem Na(Cl)-Transport im tubulären Gegenstromsystem geschlossen wurde. — Die medullären Konzentrationsgradienten zwischen Nierenrinde und Papillenspitze waren für Natrium, Harnstoff und Gesamtosmolarität zwar vorhanden, aber bei experimenteller Pyelonephritis signifikant niedriger als normal (HELLER, VOSTAL u. LOJDA 1963). — Die Hyposthenurie bei *chronischer Hydronephrose* des Menschen, die meist ebenfalls mit einer Pyelonephritis einhergeht (ERICSSON, WINBERG u. ZETTERSTRÖM 1955, BERLYNE 1961, BERLYNE u. MACKEN 1962) resultiert offenbar aus dem Zusammenwirken mehrerer Faktoren (Verminderung des Glomerulusfiltrates, veränderte Hämodynamik und direkte Alteration des Nierenmarkgewebes).

Im Hinblick auf diese zum Teil schon länger geläufigen Beobachtungen am Krankenbett ist bemerkenswert, daß sich bei Untersuchungen mittels osmotischer Diurese die frühesten und deutlichsten Herabsetzungen des Quotienten $Tm^c_{H_2O}/Gf$, d.h. die ausgeprägtesten isolierten Defekte in der konzentrativen Kapazität der medullären Gegenstromsysteme (Phase I) bei Fällen mit *chronischer Pyelonephritis* (Abb. 27) fanden (BUCHBORN, EDEL u. ANASTASAKIS 1959b, DOIG, LAWRENCE u. KNIGHT 1963, KLÜTSCH, HEIDLAND, FOERTH u. v. PARISH 1965, ANASTASAKIS u. BUCHBORN 1966). Ob die als anhaltendes Residuum nach *akutem epidemischem hämorrhagischem Fieber* (Korea) nachweisbare Herabsetzung von $Tm^c_{H_2O}/Gf$ ebenfalls Ausdruck interstitiell-pyelonephritischer Gewebsveränderungen sind (RUBINI, JABLON u. MCDOWELL 1960), bedarf weiterer Klärung. — Selbstverständlich sind die bei chronischer interstitieller und Pyelonephritis gehäuft vorkommenden Fälle mit ADH-Refraktärität des distalen Nephron (Störungen der Phase II), wie auf S. 623 dargelegt wird, hiervon abzutrennen.

3. Gesteigerte Durchblutung des Nierenmarks

Die modifizierende Rolle hämodynamischer Faktoren bei der Harnkonzentrierung, insbesondere von Änderungen der Nieren*mark*durchblutung am gesunden Organismus und unter pharmakologischen Einflüssen wurde bereits S. 590 bzw. S. 599 behandelt. Eine Steigerung der Nierenmarkdurchblutung durch Steigerung des Perfusionsdruckes oder der Stromstärke in den Vasa recta führte hierbei zu einer „Auswaschung" der Markhypertonizität und so zu einer Herabsetzung des renalen Konzentrationsvermögens. Daß solche Mechanismen als Ursache einer akuten Hyposthenurie auch beim Menschen vorkommen können, ergaben Beobachtungen nach Euphyllininjektionen (BUCHBORN, ANASTASAKIS u. EDEL 1961). Inwieweit sie für eine Verminderung des renalen Konzentrationsvermögens auch bei klinischen Syndromen pathogenetisch bedeutsam sind, läßt sich bisher nur aus einzelnen Befunden vermuten, bedarf jedoch noch genauerer Klärung.

a) „Druckdiurese"

Es wurde schon darauf hingewiesen, daß arterielle Drucksteigerungen mit konsekutiv gesteigertem Perfusionsdruck auch im (nicht der Autoregulation unterliegenden) Markkreislauf, z.B. nach Infusion von Katecholaminen an (nicht-hydropenischen!) Normalpersonen zur Ausscheidung eines verdünnten Urins führt (NICKEL, SMYTHE, PAPPER u. BRADLEY 1954). Diese „Druckdiurese" kann durch gleichzeitige Gaben von Adrenolytica unterdrückt werden (LEISER u. CORCORAN 1956). Auch an hydropenischen Hypertonikern wurde nach Gaben von 10 E Pitressin (!) i.m. parallel mit starken pressorischen Reaktionen (RR diastolisch >150 mm Hg) das Einsetzen einer „anomalen Diurese" mit Abnahme der Harnosmolalität und gleichzeitiger Natriurese (Abb. 29) beobachtet (HULET u. RICHARDSON 1962). Möglicherweise lag auch hierbei eine Druckdiurese mit Auswaschung der medullären Natriumhypertonizität und konsekutiver Hyposthenurie sowie Zunahme der Natriurese vor, um so mehr als die Harnosmolalität nicht unter die Plasmaisotonie absank, so daß eine Wasserdiurese auszuschließen war. Ähnlich führt Hypertensin an Hypertonikern im Gegensatz zu seinem Effekt an Normotonikern zu einer Steigerung der Diurese und Natriurese, während es bei regelrechten Blutdruckverhältnissen (infolge einer renalen Vasoconstriction?) Oligurie und erhöhte tubuläre Na-Rückresorption bewirkt (BROWN u. PEART 1962).

Eine akute Diuresesteigerung fand sich an hydropenischen Versuchspersonen auch im Zusammenhang mit sog. Stress-Situationen, die durch induzierte Angst- und Spannungszustände hervorgerufen wurden (HINKLE, EDWARDS u. WOLFF 1951); allerdings ging hierbei die mittlere Abnahme des spezifischen Harngewichtes gegenüber der Vorperiode von $0{,}008 \pm 0{,}0015$ ($P < 0{,}002$) in manchen Fällen mit der Ausscheidung eines hypotonen Harns einher! Ähnliche Beobachtungen, z.B. bei Soldaten vor dem Fronteinsatz, jedoch auch hier wieder mit Bildung eines hypotonen Harns (SHEBA 1948) führten zum Begriff einer „emotional diuresis" (DUNBAR 1938). Eine Katecholaminausschüttung im Verlauf solcher Situationen erscheint möglich, erklärt allerdings nicht die Bildung eines *hypotonen* Urins.

Inwieweit ein solcher Mechanismus auch für die plötzliche Harnflut („*Urina spastica*") nach paroxysmalen Tachykardien, Hochdruckkrisen beim Phäochromocytom oder nach Gallenkoliken verantwortlich ist, bedarf weiterer Untersuchungen am Menschen. Gegen die vermutete Mitwirkung von Dehnungsreceptoren in den großen, herznahen Venen und im rechten Vorhof mit konsekutiver Abnahme der ADH-Ausschüttung aus dem HHL spricht, daß es bei einseitiger Perfusion der Niere unter erhöhtem Druck in der kontralateralen Niere nicht zur Ausscheidung eines hypotonen Harns kam (SELKURT, WOMACK u. DAILEY 1965).

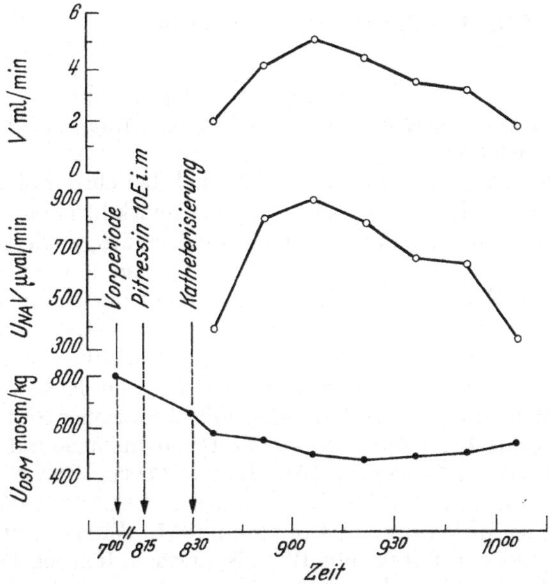

Abb. 29. „Anomale" Diurese und Natriurese bei einem hydropenischen Hypertoniker nach intramuskulärer Applikation von 10 E Pitressin (HULET u. RICHARDSON 1962)

Im Tierversuch (Hund) führte die Perfusion der Niere in situ unter erhöhtem Druck (200 mm Hg) zur Abnahme des osmotischen U/P, zur Natriurese und zu einer Diuresesteigerung; gleichzeitig war die medulläre Natriumhypertonizität der Papille auf einen niedrigeren, der äußeren Markzone entsprechenden Werte reduziert, womit die zirkulatorisch bedingte „Auswaschung" des Nierenmarks weiter wahrscheinlich wird (SELKURT, WOMACK u. DAILEY 1965). Daß hierbei gelegentlich auch ein hypotoner Harn ausgeschieden wurde, entspricht einer auch bei anderer Gelegenheit beobachteten Speciesbesonderheit des Hundes (s. S. 545).

b) Hyperzirkulatorische Kreislaufzustände

Neben der Steigerung des Perfusionsdruckes kann auch eine auf andere Weise bewirkte Erhöhung der Stromstärke bzw. der Kreislaufzeit in den Vasa recta zu einer Auswaschung der Markhypertonizität und damit zu einer Beeinträchtigung der konzentrativen Nierenleistungen führen. Da der Markkreislauf nicht der Autoregulation des Nierengesamtkreislaufes unterliegt (KRAMER, THURAU u. DEETJEN 1960), ist eine medulläre Mehrdurchströmung bei Hyperzirkulationszuständen des großen Kreislaufs infolge gesteigerten Herzminutenvolumens mit entsprechender Verkürzung der Kreislaufzeiten zu erwarten, wie sie für Anämien und Hyperthyreosen hämodynamisch am besten untersucht sind. Beide gehen auch mit einer fakultativen Verminderung des renalen Konzentrationsvermögens einher.

α) *Anämien*

Die Annahme einer gesteigerten Nierenmarkdurchblutung bei der anämisch bedingten Hyperzirkulation geht auf Reubi (1960) zurück. Er ging davon aus, daß in vitro nur corticale, nicht jedoch medulläre Nierengewebsschnitte PAH aus dem umgebenden Medium aufnehmen (Taggart 1954) und folgerte, daß die renale PAH-Extraktion (E_{PAH}) in vivo ebenfalls nur durch das Rinden-, nicht jedoch durch Markgewebe erfolge.

Normalerweise beträgt die renale PAH-Extraktion ca. 91%, d.h. 91% des durch die Niere zirkulierenden Plasmas müssen das PAH-extrahierende Rindengewebe durchströmen. Reubi (1960) nimmt an, daß die restlichen 9% der Durchblutung des nicht-PAH-extrahierenden Markgewebes entsprechen:

$$\text{Markdurchblutung} = \text{RBF}\,(1 - E_{PAH}) + \left(\frac{\text{RBF}}{E_{PAH}}\right) - C_{PAH}$$

$$E_{PAH} = \frac{P_{PAH} - R_{PAH}}{P_{PAH}} \qquad \text{RBF} = \frac{C_{PAH}}{E_{PAH}}\left(\frac{1}{100 - \text{Hämatokrit}}\right),$$

wobei P_{PAH} der peripheren PAH-Plasmakonzentration und R_{PAH} der PAH-Konzentration im Nierenvenenblut entsprechen.

Nach dieser Berechnungsweise findet sich auch bei chronischen Anämien eine mit fallendem Hämatokrit zunehmende Nierenmarkdurchblutung, die durch Transfusion von Erythrocytenkonzentraten wieder rückgängig gemacht werden kann (Reubi, Vorburger u. Keller 1962). Ebenso kommt es nach rascher Albumininfusion mit Abnahme des Hämatokrit nicht nur zu einer Steigerung der Nierengesamtdurchblutung (C_{PAH}), sondern auch zu einer Verminderung der renalen PAH-Extraktion (Cargill 1948), die Reubi an eine Zunahme der Nierenmarkdurchblutung unter den oben genannten Prämissen denken ließ. Interessant in diesem Zusammenhang ist, daß Patienten mit chronischer *Sichelzellanämie* eine dem Grad der Anämie korrelierte, reversible Hyposthenurie aufweisen (Josephs 1928, McCrory, Goren u. Cornfeld 1953, Kunz, Pratt, Mellin u. Cheung 1954, Keitel, Thompson u. Itano 1956, Heinemann u. Cheung 1957, Zarafonetis, Steiger, Molthan, McMaster u. Colville 1957, Whitten u. Younes 1958, Levitt, Hauser, Levy u. Polimeros 1960, Schlitt u. Keitel 1960). Damit entsteht die Frage, ob eine bei chronischer Anämie zu vermutende Steigerung der Nierenmarkdurchblutung über eine „Auswaschung" der Markhypertonizität zu einer mit der Anämie reversiblen Hyposthenurie führen kann?

Eine Prämisse der Berechnungsweise von Reubi (1958, 1960) wäre, daß das mit sekretorischem Tubulusepithel nicht in Berührung gekommene Blut in den medullären Vasa recta dieselbe PAH-Konzentration wie das übrige arterielle Blut des Organismus, speziell in der Nierenarterie, aufweisen müßte (Thurau 1964); denn die gleiche PAH-Menge, die ins Mark fließt, müßte es auch wieder verlassen. Auch dürften keine weiteren Nebenschlüsse, z.B. in Nierenkapsel und -becken bestehen, aus denen ebenfalls PAH nicht extrahiert wird. Mikropunktionsuntersuchungen am Goldhamster ergaben demgegenüber jedoch, daß die PAH-Konzentration in den Markgefäßen, zumal während Antidiurese im Mittel achtmal höher liegt als im arteriellen Plasma (Schnermann u. Thurau 1965). PAH muß also im Nierenmark (aus den Sammelrohren bzw. Henleschen Schleifen) zurückdiffundieren und durch Gegenstromdiffusion in den Markgefäßen weiter konzentriert werden, so daß die oben vorgeschlagene Berechnungsweise nicht geeignet ist, Änderungen der Markdurchblutung beim Menschen mit genügender Genauigkeit zu erfassen und die Befunde bei chronischer Anämie schlüssig zu interpretieren.

Eine Beantwortung der Frage nach der Pathogenese der Hyposthenurie bei *Sichelzellanämie* ließ sich von Untersuchungen mittels osmotischer Diurese erwarten, da jede medulläre Hyperzirkulation zur Herabsetzung von $Tm^c_{H_2O}$ — absolut und relativ zum Glomerulusfiltrat — führen müßte. Während nun zwar im konventionellen Durstversuch bei allen Kranken mit unbehandelter Sichelzellanämie eine vom Grad derselben abhängige, reversible Hyposthenurie vorliegt (Kunz, Pratt, Mellin u. Cheung 1954, Keitel, Thompson u. Itano 1956, Zara-

FONETIS, McMASTER, MOLTHAN u. STEIGER 1956, SCHLITT u. KEITEL 1960), fand sich die konzentrative Kapazität der medullären Gegenstromsysteme (Phase I) bei normalen Werten von $Tm^c_{H_2O}$ nicht eingeschränkt (HEINEMANN u. CHEUNG 1957, LEVITT, HAUSER, LEVY u. POLIMEROS 1960, WHITTEN u. YOUNES 1960). Diese, sonst bisher bei keiner anderen Form renaler Konzentrationsschwäche beschriebene Konstellation mit Hyposthenurie und regelrechtem $Tm^c_{H_2O}$ schließt das Vorliegen einer medullären Hyperzirkulation als Ursache der Hyposthenurie aus.

Daß im Gegenteil eine *Verminderung der Nierenmarkdurchblutung* der reversiblen Hyposthenurie im Durstversuch bei Sichelzellanämie zugrunde liegt, wurde durch PERILLIE u. EPSTEIN (1963) wahrscheinlich gemacht und von BERNSTEIN (1966) bestätigt.

Sie beobachteten eine nur bei Trägern des pathologischen S-Hämoglobins vorkommende, rasch reversible Sichelzellbildung innerhalb weniger Sekunden nach Einbringung der Erythrocyten in vitro in ein hypertones Milieu (Salzlösungen, Mannit- oder Zuckerlösungen) zwischen 500 und 1200 mosm/kg analog der medullären Hypertonizität, nicht jedoch in Harnstofflösungen mit 900 mosm/kg. Gleichzeitig nahm die Viscosität der Sichelzellerythrocyten mit der Hypertonizität des Milieus bis auf das Doppelte zu. Normale Erythrocyten zeigten unter denselben Bedingungen und beim selben Grad der Schrumpfung durch Entwässerung diese Veränderungen nicht. Die Viscositätszunahme der Sichelzellerythrocyten war durch die dehydrativ bedingte Zunahme der intracellulären Konzentration des S-Hämoglobins mit molekularer Aggregation und konsekutiver Gelbildung bedingt.

Hiernach kommt es bei Patienten mit Sichelzellanämie (S-Hämoglobin) unter den Bedingungen der hydropenischen Antidiurese durch die ausgeprägte Markhypertonizität zur Sichelzellbildung in den medullären Capillaren, die zu erheblicher Zunahme der Blutviscosität im Markkreislauf und peristatischer Verlangsamung der medullären Zirkulation führt. Während diese sonst — bei geringerer Ausprägung — infolge verzögerten zirkulatorischen Na-Abtransportes aus dem Markgewebe den Konzentriereffekt steigern kann (ULLRICH, KRAMER u. BOYLAN 1961), ist sie bei der Sichelzellbildung offenbar so intensiv, daß es im Lauf der Zeit durch lokal disseminierte Markhypoxien zu regressiven Veränderungen bis zur ischämischen Nekrose im Papillengewebe kommen kann (MOSTOFI, VAN DER BRUEGGE u. DIGGS 1957, BERNSTEIN u. WHITTEN 1960). Die Vermeidung von Durstzuständen, d.h. die Verordnung einer ständig vermehrten Flüssigkeitszufuhr sind deshalb für die Prophylaxe solcher Spätfolgen wichtig (BERNSTEIN 1966). Es liegt nahe, daß es durch diese Peristase und Hypoxie auch zu einer Beeinträchtigung des (freilich partiell anaeroben!) Na-Transportes aus dem aufsteigenden Schleifenschenkel und so zur Hyposthenurie kommt. Für eine dauerhafte Störung des tubulären Na-Transportes während nichtoligurischer Zustände fand sich dagegen kein Anhalt (HATCH, AINSWORTH u. AZAR 1966). Unter osmotischer Diurese schließlich wird die Markhypertonizität vermindert und die Markdurchblutung erhöht, so daß das Sichelzellphänomen ausbleibt und regelrechte $Tm^c_{H_2O}$-Werte resultieren. Damit stimmt überein, daß wiederholte Transfusionen normaler Erythrocyten (A-Hämoglobin) den renalen Konzentrierdefekt bei Kindern, weniger gut jedoch bei Erwachsenen mit meist schon irreversiblen Gewebsläsionen des Nierenmarks beseitigen (KEITEL, THOMPSON u. ITANO 1956, v. EPS, ROMENY-WACHTER, PORTE-WIJSMAN, SCHOUTEN u. BOUDIER 1966). Bei homozygoten Anlageträgern (SS-Hb) war der Konzentrierdefekt schon in der Jugend ausgeprägt, bei Heterozygoten (AS-Hb bzw. SC-Hb) bildete er sich erst mit zunehmendem Alter deutlicher aus, andere Hämoglobinopathien (AC- und CC-Hb) wiesen keine Hyposthenurie im Durstversuch auf (v. EPS, ROMENY-WACHTER u. Mitarb. 1966).

Eine andere Erklärung geben WELT u. LYLE (1963): Sie gehen davon aus, daß bei Sichelzellanämie die juxtamedullären Glomeruli vergrößert gefunden werden

(BERNSTEIN u. WHITTEN 1960) und vermuten, daß hierdurch das Filtrat im Einzelnephron erhöht wird. Da jedoch die juxtamedullären Glomeruli zugleich die Nephrone mit den langen Henleschen Schleifen und so für die konzentrative Leistung bestimmend sind, wäre die erhöhte tubuläre Durchströmung dieser Nephrone für die Hyposthenurie im Durstversuch verantwortlich, während sich dieser Defekt unter osmotischer Diurese, d.h. bei erhöhtem Durchfluß in *allen* Nephronen ausgleichen soll, so daß $Tm^c_{H_2O}$ trotzdem normal sein kann.

Warum bei Krankheitsbildern mit erhöhten Kreislaufzeiten, wie z.B. der *Herzinsuffizienz* oder beim *Myxödem*, die wahrscheinlich auch mit einer verlangsamten medullären Zirkulation und klinisch regelmäßig mit einem hochgestellten Urin einhergehen, nach eigenen Untersuchungen mittels osmotischer Diurese (ANASTASAKIS u. BUCHBORN 1966) nicht etwa erhöhte, sondern normale Werte für $Tm^c_{H_2O}$ bzw. $Tm^c_{H_2O}/Gf$ gemessen wurden, bedarf noch der Erklärung. Die von SPRITZ, FRIMPTER, BRAVEMAN u. RUBIN (1959) bei einigen Fällen von Herzinsuffizienz beschriebene Einschränkung von $Tm^c_{H_2O}$ bzw. von $T^c_{H_2O}$ (SCHÜCK u. ŠMAHELOVÁ 1958) steht hierzu nicht im Widerspruch, da ihre Werte nicht unter exakten Bedingungen einer zuverlässig ausgelösten osmotischen Diurese bestimmt wurden. Bei Myxödempatienten fand sich vor und nach einer Substitutionstherapie mit Thyroxin keine Einschränkung der maximal im Durstversuch nach 16 Std Hydropenie (+300 mE ADH i.v.) erreichbaren Harnosmolalität (BLOOMER, CANARY u. KYLE 1961).

β) *Hyperthyreose*

Auch bei der mit einem Hyperzirkulationszustand, d.h. mit erhöhtem Herzminutenvolumen und erhöhter Blutdruckamplitude einhergehenden Hyperthyreose ist eine Hyposthenurie, die nach Behandlung der Schilddrüsenüberfunktion verschwindet, schon länger bekannt (WESTON, HOROWITZ, RUBLER u. GROSSMAN 1954, WESTON, HOROWITZ, GROSSMAN, HANENSON u. LEITER 1956). Sie ist allerdings nicht in allen Fällen nachweisbar (EPSTEIN u. RIVERA 1958), kann aber auch bei Normalen nach Gabe von Thyroxin vorübergehend erzeugt werden (WESTON u. Mitarb. 1956). Myxödempatienten zeigten nach Gabe von Thyreoidea sicca eine Verminderung des vorher regelrechten Konzentrationsvermögens im zwölfstündigen Durstversuch (BEAUMONT u. ROBERTSON 1943).

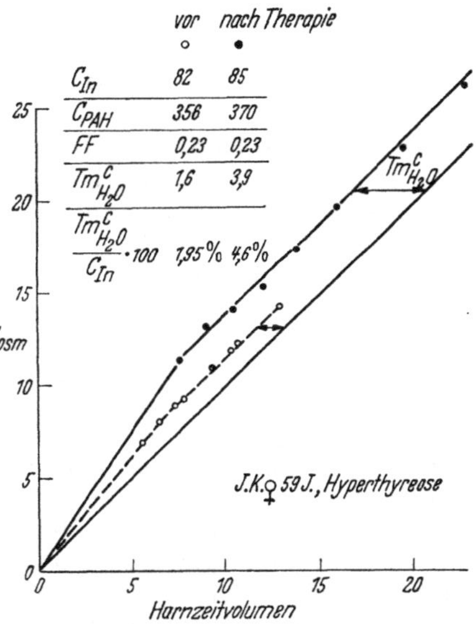

Abb. 30. Verhalten der Nierenmarkhypertonizität ($Tm^c_{H_2O}$) bei einem Patienten mit Hyperthyreose vor und nach thyreostatischer Therapie (BUCHBORN, ANASTASAKIS, EDEL u. Mitarb. 1963)

Ebenso ist schon aus der älteren Literatur bekannt, daß bei Ödempatienten mittels Thyreoidea sicca eine Polyurie induziert werden kann (EPPINGER 1917), desgleichen im Tierversuch am Kaninchen (FUJIMAKI u. HILDEBRANDT 1924), am Hund (DIX, ROGOFF u. BARNES 1935) und an der Ratte (SWANN 1939, GAUNT 1944). Umgekehrt kann die Polyurie des Diabetes insipidus durch Thyreoidektomie am Hund (MAHONEY u. SHEEHAN 1935), an der Katze (INGRAM u. FISHER 1937), aber auch beim Menschen (BLOTNER u. CUTLER 1941) gemindert, durch Tyroxingaben dagegen verstärkt werden (WHITE, HEINBECKER u. ROBINSON 1938, HARE, PHILIPS, BRADSHAW, CHAMBERS u. HARE 1944).

Geht die Hyperthyreose, wie dies nicht selten der Fall ist, mit einer ausgeprägten Hypercalcämie einher, dann kann sich diese Hyposthenurie bis zum Bild eines symptomatischen nephrogenen Diabetes insipidus steigern, der bei Wasserentzug gelegentlich rasch zum Bild einer thyreotoxischen Krise mit hochgradiger

Dehydratation führen kann (WIJDEVELD, JANSEN u. MAJOOR 1959). Er weist jedoch mit einer ADH-Refraktärität eine andersartige Pathogenese (s. S. 641) auf als der möglicherweise zirkulatorisch bedingte Konzentrierdefekt bei normocalcämischen Hyperthyreosen. Eine Herabsetzung des Glomerulusfiltrates, eine veränderte Ausscheidung der Harnfixa oder ein beschleunigter ADH-Abbau ließen sich als Ursache der Hyposthenurie ausschließen (WIJDEVELD u. JANSEN 1960).

Bei Untersuchungen mittels osmotischer Diurese fanden wir bei einigen, jedoch nicht bei allen normocalcämischen Fällen von Hyperthyrose die medulläre Gewebshypertonizität, kenntlich an einer Verminderung der Nettowasserrückdiffusion $Tm^c_{H_2O}$ (Abb. 30), signifikant ($P < 0{,}001$) niedriger als nach Beendigung einer thyreostatischen Therapie mit Senkung des zuvor erhöhten Grundumsatzes (BUCHBORN, ANASTASAKIS, EDEL, EIGLER u. RENNER 1963). Dieser Befund spricht für eine reversibel verminderte konzentrative Kapazität der medullären Gegenstromsysteme (Phase I), entweder im Rahmen der allgemeinen Hyperzirkulation durch eine erhöhte Nierenmarkdurchblutung oder — weniger wahrscheinlich — durch eine hyperthyreotisch bedingte Beeinträchtigung des Na-Transportes aus dem aufsteigenden Schleifenschenkel ins Nierenmark.

c) Hypozirkulation im Schock

Eine isolierte Mehrdurchblutung des nicht der Autoregulation unterworfenen Markkreislaufs ließ sich für die „Druckdiurese" wahrscheinlich machen. Auch im Schock ist eine alleinige Mehrdurchblutung der medullären Vasa recta relativ zur vasoconstrictorisch eingeschränkten corticalen Nierendurchblutung als Ursache eines renalen Konzentrierdefektes zu vermuten: An die im experimentellen hämorrhagischen Schock am Hund während der hypotonen Phase zu beobachtende Anurie schließt sich nach Retransfusion in der normovolämischen Phase eine Polyurie mit Ausscheidung eines iso- oder hypotonen Urins an. Etwa 5 Std nach Beseitigung des Schocks waren die hypertonen Ausgangswerte des osmotischen U/P wieder erreicht, C_{osm} jedoch noch nicht wieder voll normalisiert (Abb. 31). Bemerkenswert war, daß die Restitution des normalen Konzentrationsvermögens und der glomerulären Filtratgröße linear miteinander korreliert waren (Abb. 32), so daß ein reversibles Mißverhältnis zwischen Glomerulusfiltrat und Nierenmarkdurchblutung als Ursache der posthämorrhagischen Hyposthenurie zu vermuten war (KRAMER u. DEETJEN 1961, KRAMER 1962, SELKURT 1962, SELKURT u. ELPERS 1963).

Gewebsanalysen des Nierenmarks vom Hund ergaben, daß 30 min nach Beendigung der hämorrhagischen Hypotension der corticomedulläre Konzentrationsgradient noch erhalten, nach 60 min auf 50% reduziert und nach 180 min praktisch vollkommen beseitigt war (Abb. 33), während die zeitlichen Verhältnisse beim Wiederaufbau der medullären Hypertonizität nicht ebenso eindeutig an Gewebsanalysen, jedoch weitgehend aus dem Verhalten des osmotischen U/P abzulesen waren (BOYLAN u. ASSHAUER 1962). Unter vergleichbaren experimentellen Bedingungen fanden sich während der hypovolämischen Phase, nach Aufhören der Glomerulusfiltration, die Natriumkonzentration und die Serumosmolalität im Nierenvenenblut höher als im Nierenarterienblut, während sich die Verhältnisse während der Restitution der konzentrativen Kapazität umkehrten, wie Abb. 31 zeigt (SELKURT 1962), d. h. es wurde während der Anurie aus der Niere Na(Cl) „ausgewaschen", während der Wiederherstellung des Konzentrationsvermögens dagegen „eingelagert".

Nach diesen Tierexperimenten ist die Nierendurchblutung im hämorrhagischen Schock auf 7% der Norm (SELKURT 1962), die Nierenmarkdurchblutung dagegen nur auf 25% des Ausgangswertes (KRAMER 1962) eingeschränkt, so daß auch nach Sistieren der Glomerulusfiltration — während der Anurie — eine residuale Durchblutung vor allem der medullären Vasa recta, wesentlich geringer dagegen auch der corticalen Gefäße bestehen bleibt. Das Ausbleiben von NaCl und anderem osmotischen Material aus dem Primärharn muß bei persistierendem Markkreislauf zu einer langsamen Ausspülung der Markhypertonizität führen, wie sie im Nieren-

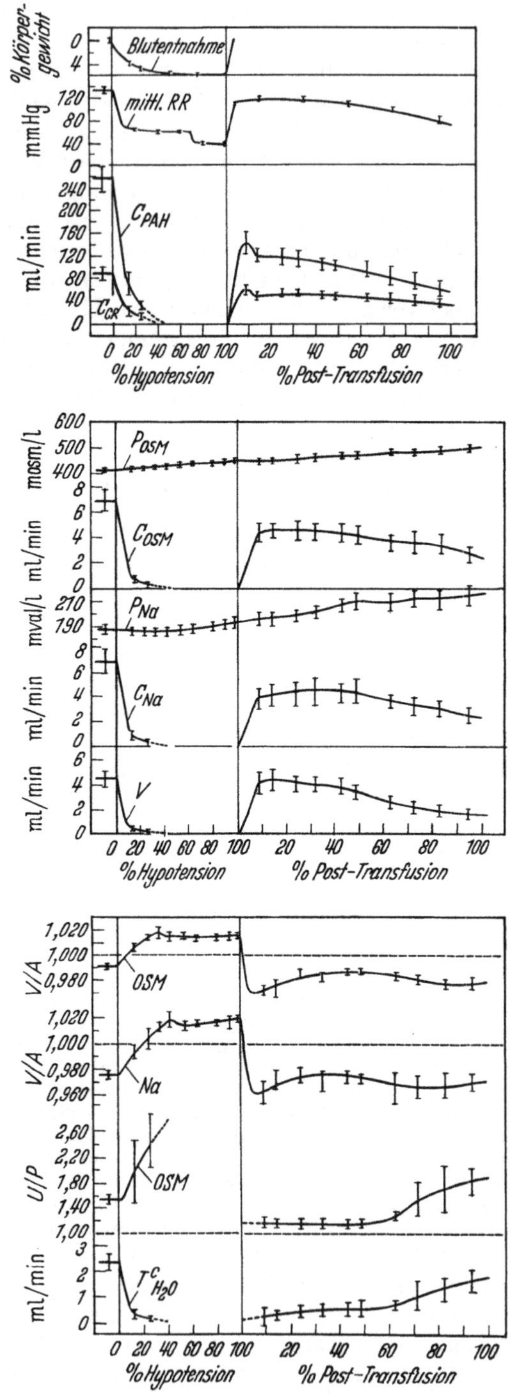

Abb. 31. Nierenhämodynamik, osmolale (C_{osm}) und Natriumclearance (C_{Na}), Harnmenge, renale av-Differenzen für Na und Osmolalität sowie Parameter der konzentrativen Nierenleistung (osmotischer U/P; $T^c_{H_2O}$) vor, während und nach hämorrhagischem Schock am Hund (Selkurt 1962)

venenblut und im Papillengewebe direkt nachweisbar ist. Die Folge nach Wiedereinsetzen der Glomerulusfiltration und der Diurese ist eine hyposthenurische Polyurie infolge zirkulatorisch bedingter, reversibler Aufhebung der Markhypertonizität und damit Einschränkung der konzentrativen Kapazität der Gegenstromsysteme, deren tubuläre bzw. vasculäre Durchströmung in einem passageren Mißverhältnis zueinander stehen.

Es läßt sich aus den vorliegenden Daten nicht entscheiden, ob die von KRAMER u. DEETJEN (1961), nicht jedoch von SELKURT (1962) posthämorrhagisch beobachtete Ausscheidung eines *hypotonen* Harns eine Specieseigentümlichkeit, ähnlich wie bei osmotischer Diurese ist, oder ob ihr eine rasch vorübergehende tubuläre ADH-Refraktärität zugrunde liegt, wie sie zu Beginn der polyurischen Phase bei menschlichen Schocknierenfällen beobachtet wird (s. S. 636).

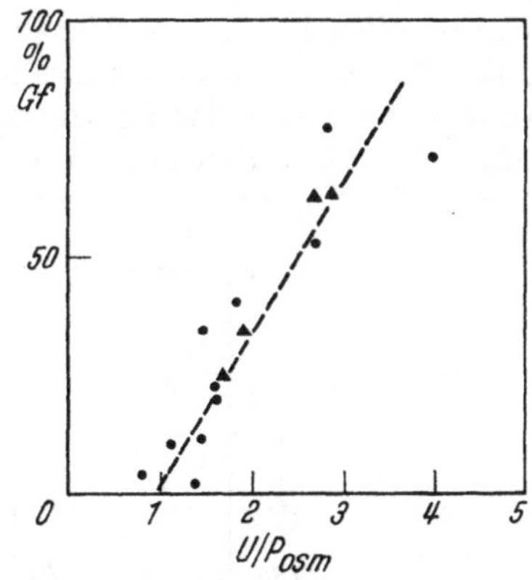

Abb. 32. Beziehung zwischen osmotischem U/P und prozentualer Erholung des Glomerulusfiltrates 5 Std nach Beendigung eines dreistündigen hämorrhagischen Schocks am Hund (•) bzw. nach Absetzen einer dreistündigen, blutdrucksenkenden Histamindauerinfusion (▲) (KRAMER u. DEETJEN 1961)

In der polyurischen Phase des *akuten Nierenversagens* beim Menschen ist eine Hyposthenurie lange bekannt und wurde teils auf eine echte Schädigung der harnkonzentrierenden Mechanismen, teils auf eine Überwässerung während der vorangehenden oligo-anurischen Phase, teils auf eine azotämisch bedingte osmotische Diurese bezogen. Eine Hyposthenurie bleibt jedoch — gemessen als maximale Harnosmolalität nach ADH-Applikation — über Wochen und Monate auch dann nachweisbar, wenn die Überwässerung durch sorgfältige Bilanzierung vermieden wird und die Azotämie abgeklungen

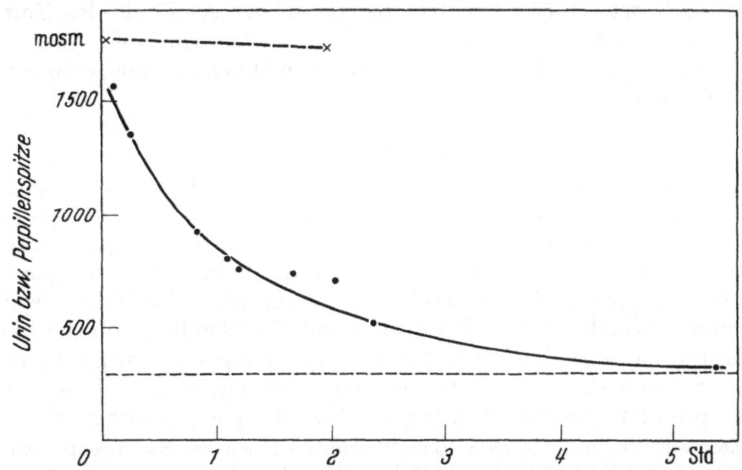

Abb. 33. Beziehung zwischen Dauer des experimentellen hämorrhagischen Schocks und der Hypertonizität der Nierenpapille ——; Konstanz der Papillenosmolarität in der nichtdurchströmten Niere ------ (nach BOYLAN u. ASSHAUER)

ist (WARD, RICHARDS u. WRONG 1966). Bei Untersuchungen mittels osmotischer Diurese fand sich nach Abklingen einer initialen ADH-Refraktärität des distalen Nephron während der oligurischen und der initialen polyurischen Phase ebenfalls eine eingeschränkte konzentrative Kapazität der medullären Gegenstromsysteme (Phase I): Sowohl der Absolutwert der Nettowasserrückdiffusion ins Nierenmark ($Tm^c_{H_2O}$) als auch der Quotient $Tm^c_{H_2O}$/Gf waren signifikant und reversibel eingeschränkt (Baldwin, Berman, Heineman u. Smith 1955, Anastasakis u. Buchborn 1966). Da ihre Normalisierung, im Gegensatz zu den experimentellen Beobachtungen, mehrere Wochen in Anspruch nahm (Abb. 34), muß vorerst offen bleiben, ob hieran tatsächlich nur eine isolierte und relative Mehrdurchblutung des Nierenmarks oder nicht auch eine gewebliche Alteration der Na-transportierenden Abschnitte des aufsteigenden Schleifenschenkels beteiligt ist. Ähnliches gilt für die iso- bzw. hyposthenurische Polyurie der frisch *transplantierten Niere*, die sicherlich durch mehrere Faktoren bedingt ist (Magee, Hume,

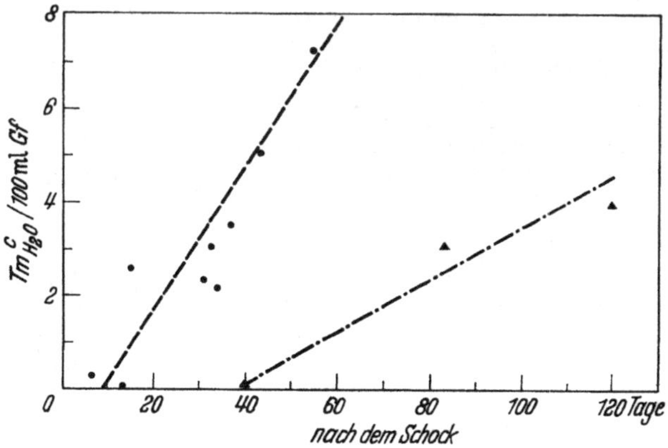

Abb. 34. Restitution der konzentrativen Kapazität der Phase I ($Tm^c_{H_2O}$/100 ml Gf) nach akutem Nierenversagen mittleren Schweregrades mit mehrtägiger Oligo-Anurie (•) und in einem besonders schweren Fall mit 20tägiger Anurie bei Hämolyseniere (▲)

Kauffman u. Bower 1964), bei der aber neben der Azotämie des Empfängerorganismus als Ursache einer osmotischen Diurese ebenfalls eine „Auswaschung" der Markhypertonizität während der Perfusion anläßlich der Transplantation eine Rolle spielen dürfte.

d) Entzündliche Hyperämie

Eine entzündlich bedingte Hyperämie des Nierenmarks wurde als weitere Ursache einer zirkulatorisch verminderten Markhypertonizität bzw. Hyposthenurie, vor allem auf Grund experimenteller Befunde, für die Pyelonephritis diskutiert (Kleeman, Hewitt u. Guze 1960, Santos u. Metcoff 1963), erscheint jedoch bisher nicht genügend gesichert. Insbesondere gestatten die bisher verfügbaren Untersuchungsmethoden beim Menschen keine Entscheidung, ob die häufig bei Pyelonephritis frühzeitig nachweisbare Einschränkung von $Tm^c_{H_2O}$/Gf (s. S 613) durch eine solche entzündliche Hyperämie oder durch gewebliche Läsionen medullärer Strukturen mit Beeinträchtigung des Na-Transportes bedingt ist.

Bemerkenswert ist, daß das hypertone Nierenmarkmilieu bei Hydropenie das Angehen einer experimentellen Pyelonephritis (Ratte) begünstigt, während es durch eine chronische Wasserdiurese verhindert werden kann (Andriole u. Epstein 1965). Als Erklärung hierfür kommt in Betracht, daß hypertone Natrium- und Harnstoffkonzentrationen, wie sie im Nierenmark vorkommen, die Phagocytose von Colikeimen durch menschliche Leukocyten hemmen (Chernew u. Braude 1962). Ähnlich wird auch das zur humoralen Infektabwehr notwendige Komplement durch hypertone Salzlösungen gehemmt (Kabat u. Mayer 1949). Auch die Bakterien selbst überleben im hypertonen Milieu besser als im isotonen, da ihre eigene intracelluläre Osmolalität höher ist als diejenige der Säugetiere, so daß sie in hypertonem Milieu besser vor einer durch Antibiotica induzierten Lysis geschützt sind, wobei sie z. B. in hypertonem Urin in die sog. Sphäroplastenform übergehen (Braude, Simienski u. Jacobs 1961, Kalmanson u. Guze 1965).

Auch ein weiterer, kürzlich postulierter Mechanismus relativ gesteigerter Nierenmarkdurchblutung durch *gehäufte Shuntbildungen im Bereich der* (juxtamedullären ?) *Glomeruli bei Lebercirrhose* bedarf weiterer Untersuchungen. Hiernach soll das Zusammentreffen einer Hyposthenurie im Durstversuch mit normalen Werten von $Tm^c_{H_2O}$ bzw. $Tm^c_{H_2O}/Gf$ während osmotischer Diurese — eine Konstellation, die sonst bisher nur für die Sichelzellanämie beschrieben wurde (s. S. 616) — auf eine gesteigerte Nierenmarkdurchblutung bei Hydropenie durch den oben genannten Mechanismus bedingt sein, während bei forcierter osmotischer Diurese die Markdurchblutung sowieso erhöht ist und daher keine erkennbaren Auswirkungen auf die normal erscheinenden Parameter der Nierenmarkhypertonizität ($Tm^c_{H_2O}$) habe (JICK, KAMM, SNYDER, MORRISON u. CHALMERS 1964).

II. ADH-Refraktärität des distalen Nephron (Störungen der Phase II)

Eine komplette oder inkomplette Refraktärität des distalen Nephron, d.h. des distalen Tubulus contortus und der Sammelrohre, ließ sich am Menschen erstmals eindeutig mittels osmotischer Diurese von anderen Konzentrierdefekten abgrenzen und als Störung der Phase II der Harnkonzentrierung (s. S. 544) klassifizieren (BUCHBORN 1959, BUCHBORN, EDEL u. ANASTASAKIS 1959a, b). Wie auf S. 544 im einzelnen dargelegt wurde, liegt das Charakteristikum dieser Störung, unabhängig von ihrer speziellen Ätiologie in einem *hypotonen Diuresezuwachs mit tatsächlicher oder virtueller Ausscheidung eines hypotonen Harns trotz osmotischer Diurese und ADH-Substitution* (Abb. 17). Im Gegensatz dazu findet sich bei den zuvor besprochenen Störungen der Phase I ein *isotoner* Diuresezuwachs, d.h. die Harnkonzentration sinkt unter osmotischer Diurese weder reell noch virtuell unter die Plasmaisotonie ab, sondern nähert sich ihr lediglich asymptotisch an (Abb. 14).

Bei osmotischer Diurese werden *große* Flüssigkeitsvolumina in das distale Nephron eingeschwemmt. Bei fehlender oder abgeschwächter ADH-Wirkung auf die Wasserpermeabilität des distalen Nephron (Phase II) treten als Folge der Na(Cl)-Rückresorption aus dem aufsteigenden Schleifenschenkel ins Nierenmark (Phase I) immer größere *hypotone* — anstatt wie bei intakter ADH-Wirkung isotone — Flüssigkeitsmengen in die Sammelrohre über. Hier bleibt mangels ADH-Wirkung eine Äquilibrierung mit dem umgebenden hypertonen Markgewebe ebenfalls aus, so daß trotz osmotischer Diurese und Anwesenheit von ADH ein hypotoner Harn ausgeschieden wird.

Das Vollbild des nephrogenen Diabetes insipidus kann auch im Durstversuch erfaßt werden, da infolge seiner Asthenurie konstant ein hypotoner Harn gebildet wird. Dagegen sind die inkompletten Formen einer meist erworbenen tubulären ADH-Refraktärität im konventionellen Durstversuch meist nicht von anders bedingten Formen einer Konzentrationsschwäche zu unterscheiden, da erstens nach sehr langem Dursten bei kleinen Harnmengen auch in Abwesenheit von ADH noch ein leicht hypertoner Urin durch ADH-unabhängige Wasserrückdiffusion ins Nierenmark gebildet werden kann (S. 545), und weil zweitens auch die Hyposthenurie infolge verminderter konzentrativer Kapazität der Gegenstromsysteme (Störungen der Phase I), insbesondere bei Vorliegen einer endogenen osmotischen Diurese, nicht durch exogene ADH-Applikation beeinflußt wird. Deshalb bedarf es zum Nachweis zumal der inkompletten Formen einer distal-tubulären ADH-Refraktärität und zu ihrer Differenzierung von anderen Formen der Hypo- oder Isosthenurie der Untersuchung mittels osmotischer Diurese.

Der Prototyp dieser Form der renalen Konzentrationsschwäche ist der familiäre nephrogene Diabetes insipidus, dessen hemizygote Merkmalsträger eine komplette ADH-Refraktärität sowohl gegenüber dem regelrecht gebildeten endogenen als auch gegenüber exogenem ADH aufweisen, so daß sie sowohl im Durstversuch wie im Adiuretintest (Tonephin, Pitressin o.ä.) nur einen stark verdünnten, wasserähnlichen Harn (Asthenurie) bei entsprechender Polydipsie ausscheiden. Im Gegensatz hierzu ist bei zentralem Diabetes insipidus mit seinem neurohypophysär bedingten ADH-Mangel das renale Konzentrationsvermögen nach Beseitigung der chronischen Polydipsie durch ADH-Substitution im Durstversuch und unter osmotischer Diurese regelrecht (Abb. 17 und 36), so daß dieses Krankheitsbild nicht zu den Störungen der Harnkonzentrierung im engeren Sinn gehört. Häufiger als das Vollbild des hereditären nephrogenen Diabetes insipidus sind im klinischen Krankengut erworbene bzw. symptomatische, meist inkomplette, renal oder extrarenal bedingte Formen der tubulären ADH-Refraktärität als Ursache einer Hypo- oder Isosthenurie anzutreffen. Einen Zugang zu ihrer Pathophysiologie finden wir jedoch erst von dem wohldefinierten Modell aus, wie es im familiären Vollbild dieser Funktionsstörung vorliegt.

1. Familiärer nephrogener Diabetes insipidus

Als „nephrogener Diabetes insipidus“ wurde von Williams (1946) ein familiär vorkommendes Krankheitsbild bezeichnet, dessen Heredität zuerst 1945 von Forssman in Schweden erkannt und dessen Symptomatik, bis heute gültig, gleichzeitig von Waring in den USA als „kongenitaler Defekt des Wasserstoffwechsels“ beschrieben wurde.

Einzelne Berichte über Fälle von ADH-refraktär erscheinendem Diabetes insipidus reichen allerdings weiter zurück (Veil 1923, Haymann u. Fanconi 1926, Elmer, Kedzierski u. Scheps 1928, de Lange 1935, Biggart 1935, Fanconi 1938, Falta 1938 u.a.), so daß Biggart (1937) etwa 5—15% aller Patienten mit Diabetes insipidus zu dieser Gruppe zählt. Die Angaben in diesen Mitteilungen lassen jedoch retrospektiv keine sichere Unterscheidung zwischen kongenitalem nephrogenem Diabetes insipidus und symptomatischen, diabetes-insipidus-ähnlichen Bildern infolge ADH-Refraktärität bei erworbenen Nephropathien oder Nierenmißbildungen zu. Die erste exakte Beobachtung stammt von Forssman (1942), der bei genetischen Untersuchungen über den erblichen Diabetes insipidus eine Familie mit acht an Diabetes insipidus erkrankten Männern fand, von denen drei bei Testung mit Pitressin ADH-refraktär waren. Nach späterer Erweiterung seines Materials knüpfte er (1945, 1954, 1955) hieran die Hypothese, daß es sich um eine Mutation des an das X-Chromosom gebundenen Gens für den erblichen Diabetes insipidus handelt.

Die charakteristische Symptomatik dieser recessiv geschlechtsgebunden erblichen Form des nephrogenen Diabetes insipidus umfaßt nach der ersten Beschreibung (Waring, Kajdi u. Tappan 1945): 1. Beginn kurz nach der Geburt, 2. unregelmäßiges und unerklärliches Fieber, 3. chronische Obstipation, 4. Erbrechen während der ersten drei Lebensmonate, 5. Polydipsie und Polyurie, die nicht auf ADH ansprechen, 6. hohe Serumwerte für Na und Cl, 7. hohe elektrische Hautwiderstände, 8. rapid einsetzende Exsiccose bei Wasserentzug, 9. Unfähigkeit zur Bildung eines Harns mit hohem spezifischem Gewicht, 10. familiäres Vorkommen und 11. alleiniges Auftreten bei Knaben (?).

a) Genetik

Die meisten bisher mitgeteilten Fälle (Tabelle 8) gehorchen dem zuerst von Forssman (1942, 1945) erkannten recessiv-geschlechtsgebundenen Erbgang (Abb. 35). Dabei tritt das Vollbild in der Regel nur an den hemizygoten männlichen Merkmalsträgern zutage, ohne daß eine unmittelbare Übertragung von Vätern auf Söhne vorkommt. Die heterozygoten Frauen sind hierbei Konduktorinnen, die entweder dauernd symptomfrei bleiben (Forssman 1945, Waring, Kajdi u. Tappan 1945, Williams u. Henry 1947, Flax u. Gersh 1955, Carré u. McCoy 1959) oder ein abgeschwächtes Erscheinungsbild der Erkrankung

(WALKER u. RANCE 1954, WEST u. KRAMER 1955, CARTER u. SIMPKISS 1956, LINNEWEH, BUCHBORN u. DELBRÜCK 1957, WATTIEZ u. Mitarb. 1957, KEITEL u. BLAKELY 1957, CHILDS u. SIDBURY 1957, GLASER 1958, GAMBIHLER 1961, CENANI u. FRIEDERISZICK 1963) oder eine passagere Manifestation während der Gravidität zeigen (FORSSMAN 1955, CONTI, ERCOLI u. CIAMPALINI 1955, WATTIEZ, LOEB, BELLENS u. v. GEFFEL 1957, WIJFFELS 1959, GAMBIHLER 1961). Bei den heterozygoten weiblichen Merkmalsträgern zeigt der genetische Defekt somit eine wechselnde Penetranz bzw. unterschiedliche Expressivität.

Von SIEBNER (1965) wurde darauf hingewiesen, daß diese variierende Penetranz der Anlage durch die sog. Lyon-Hypothese erklärt wird. Hiernach wird eines der beiden X-Chromosome der weiblichen Frucht um den 16. Fetaltag heteropyknotisch und dadurch genetisch inaktiv. Ob das väterliche oder das mütterliche X-Chromosom in der Einzelzelle inaktiviert wird, bleibt dem Zufall überlassen, so daß der Prozentsatz, mit dem jeder der beiden Zellstämme an der Zellpopulation eines Organismus beteiligt ist, von Frau zu Frau variiert und eine wechselnde Penetranz verständlich macht.

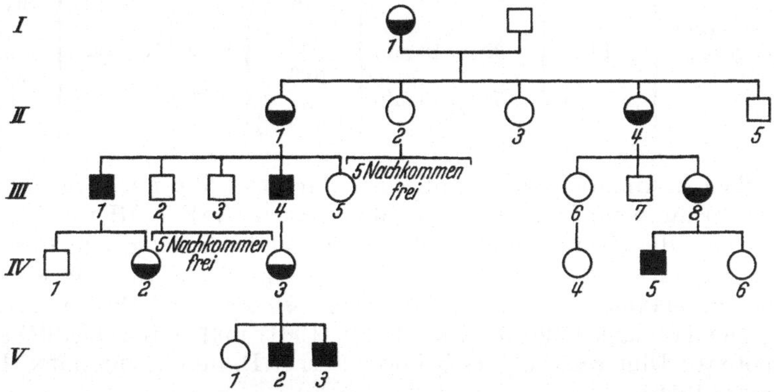

Abb. 35. Erbgang in einer Familie mit hereditärem nephrogenem Diabetes insipidus. ▪ hemizygote männliche Genträger; ◒ heterozygote weibliche Merkmalsträger mit dauernder oder passagerer Teilmanifestation; ▫ symptomfreie männliche und ∘ weibliche Nachkommen

Durch die wahrscheinliche Koppelung der Anlage an ein X-Chromosom wird auch das Vorkommen sporadischer Fälle (z. B. DANCIS, BIRMINGHAM u. LESLIE 1948, McDONALD 1955, BIANCHI u. SAPUTO 1955, FORSSMAN 1955, BOER 1956, CLEMENS u. LAQUENS 1957, ROYER u. LESTRADET 1958, FRANÇOIS u. Mitarb. 1961) verständlich, bei denen die Übertragung des recessiven Gens infolge geringer oder fehlender Penetranz bei den heterozygoten Konduktorinnen über mehrere Generationen erscheinungsfrei erfolgen kann.

Ein andersartiger, nämlich autosomal dominanter Erbgang wurde auf Grund einiger Familienstammbäume (CANNON 1955, CAMELIN, DUTEL u. REBOUL 1957, KAPLAN, YUCEOGLU u. STRAUSS 1959) von ROBINSON u. KAPLAN (1960) postuliert. Da jedoch CANNON keine Angaben über die Feststellung der ADH-Refraktärität machte und ROBINSON u. KAPLAN zahlreiche heterozygote weibliche Merkmalsträger mit unterschiedlicher Expressivität der Symptome als gleichwertig in ihrer Analyse berücksichtigten, erscheint die Annahme zweier unabhängiger Genotypen für den hereditären nephrogenen Diabetes insipidus vorerst nicht gesichert. Ebenso sind einige Mitteilungen über eine volle Ausprägung des genetischen Defektes bei weiblichen Anlageträgern (HAYMANN u. FANCONI 1926 ?, DANCIS, BIRMINGHAM u. LESLIE 1948, DEBRÉ, ROYER u. LESTRADET 1955, WEST u. KRAMER 1955, ORLOFF u. WALSER 1956, KEITEL u. BLAKELY 1957, CRAWFORD u. KENNEDY 1959, FRANÇOIS u. Mitarb. 1961, STEPHAN 1961, CUTLER, KLEEMAN, MAXWELL u. DOWLING 1962, SCHOTLAND, GRUMBACH u. STRAUSS 1963, BRODEHL

u. BRAUN 1964) bezüglich des Grundleidens und des familiären Vorkommens zu unvollständig, um ihre Bedeutung, z. B. als Ausdruck einer Homozygotie bei Konsanguinität abschließend beurteilen zu können.

Entscheidend für die Frage des Erbganges ist eine zuverlässige Erfassung heterozygoter Merkmalsträger mit „intermediärer“ oder latenter Symptomatik durch eine quantifizierende Analyse der abgeschwächten Funktionsstörung. In der Literatur wurden hierfür verschiedene Kriterien angegeben (Tabelle 7), so

Tabelle 7. *Erfassung von Heterozygoten beim nephrogenen Diabetes insipidus*

	Spezifisches Gewicht Morgenurin	Hemmung einer Wasserdiurese durch 10 mE ADH	ADH-Test (K)	osmot. U/P	maximaler U_{osm}	Diuresezuwachs bei osmotischer Diurese
Komplette Form (Hemizygotie)	< 1,010	—	0 (0)	< 1	< 295	maximal hypoton
Intermediäre Form (Heterozygotie)	< 1,018	—32 ml/10 min	(+) (0,3)	1—3	300—850	mäßig hypoton
Normale	> 1,018	—55 ml/10 min	+ (1,8—4,6)	> 3	> 850	isoton

die dreimalige Bestimmung des spezifischen Harngewichtes im Morgenharn bzw. die Verminderung einer Wasserdiurese 10 min nach 2 mE ADH i.v. (CARTER u. SIMPKISS 1956), die Hemmung einer Wasserdiurese nach steigenden Dosen ADH (WATTIEZ u. Mitarb. 1957), bzw. der hieraus abgeleitete Winkelkoeffizient K (s. S. 526), die maximale Harnkonzentrierung (osmotischer U/P bzw. maximaler U_{osm}) im Durstversuch (BRODEHL u. BRAUN 1964) und unterschiedliche Grade eines hypotonen Diuresezuwachses bei osmotischer Diurese (BUCHBORN, EDEL u. ANASTASAKIS 1959).

b) Pathogenese

Der entscheidende pathogenetische Unterschied zwischen nephrogenem und zentralem Diabetes insipidus liegt darin, daß es sich bei letzterem um einen neurohypophysär bedingten ADH-Mangel handelt, bei dem auch unter extremen Durstbedingungen mit ausgeprägter Hyperosmolarität des Serums mittels biologischer Nachweisverfahren keine antidiuretische Aktivität im Plasma erfaßbar ist, während bei der nephrogenen Form antidiuretische Plasmaaktivitäten vergleichbar derjenigen Gesunder unter ähnlichen Untersuchungsbedingungen gefunden wurden (LUDER u. BURNETT 1954, MCDONALD 1955, LINNEWEH, BUCHBORN u. DELBRÜCK 1957, WATTIEZ, LOEB, BELLENS u. VAN GEFFEL 1957). Infolgedessen gelingt es zwar beim zentralen, nicht jedoch beim nephrogenen Diabetes insipidus durch exogene ADH-Substitution die Asthenurie im Durstversuch (Abb. 36) bzw. den hypotonen Diuresezuwachs bei osmotischer Diurese (Abb. 17) zu beseitigen. Auch synthetisches Lysin- und Arginin-ADH ist ebenso wie Oxytocin nicht in der Lage, den Konzentrierdefekt aufzuheben (ORLOFF u. BURG 1960).

Daß an seiner Entstehung eine beschleunigte Inaktivierung des zirkulierenden ADH (HANKISS 1957), z. B. durch Vorliegen inaktivierender Antikörper beteiligt ist, wurde bereits durch WILLIAMS u. HENRY (1947) unwahrscheinlich gemacht und auch dadurch widerlegt, daß alle Nebenwirkungen hoher ADH-Dosen, z. B. abdominale Sensationen und Hautblässe an Patienten mit familiärem nephrogenem Diabetes insipidus in normaler Dauer und Ausprägung auftreten (WILLIAMS u. HENRY 1947, DANCIS, BIRMINGHAM u. LESLIE 1948, MACDONALD 1955, ORLOFF u. BURG 1960). — Für eine pathogenetisch bedeutsame Empfindlichkeitsänderung der die ADH-Ausschüttung steuernden hypothalamischen Osmoreceptoren (GAUTIER u. PRADER 1956) fanden sich bisher keine verwertbaren Hinweise, ihr widerspräche auch die Unbeeinflußbarkeit des Konzentrierdefektes durch hohe exogene ADH-Gaben. Das schließt nicht aus, daß durch chronische Hyperosmolarität, wie sie bei unbehandelten Säuglingen mit hereditärem nephrogenem Diabetes insipidus vorkommt, unter anderem auch zu einer reversibel veränderten Osmoreceptorenempfindlichkeit beitragen kann (DROESE, STOLLEY, FREISLEDERER, BUCHBORN, RIECKER u. KOCZOREK 1959).

Alle vorliegenden Befunde machen es wahrscheinlich, daß der pathogenetisch entscheidende Faktor des hereditären nephrogenen Diabetes insipidus in einer genetisch determinierten ADH-Refraktärität des distalen Nephron, d.h. also in einer Störung der „Endorgansensibilität“ (DANCIS u. Mitarb. 1948) liegt, wie sie ähnlich für die hereditäre Androgenresistenz der testiculären Feminisierung oder für den familiär gehäuften Pseudohypoparathyreoidismus angenommen wird. Der Chromosomenstatus bei einem Hemizygoten (BUCHBORN 1965) und bei einem homozygoten (?) Mädchen mit dem Vollbild der Erkrankung (BRODEHL u. BRAUN 1964) erbrachte keine chromosomalen Anomalien, so daß ein Gendefekt im molekularen Bereich wie bei anderen angeborenen Stoffwechselstörungen wahrscheinlich wird. Es ist bisher jedoch weder im einzelnen bekannt, ob hierdurch eine abnorme Proteinsynthese mit dem Ergebnis eines enzymatisch bewirkten Defektes induziert wird, noch welche der S. 498 diskutierten, permeabilitätssteigernden ADH-Wirkungsmechanismen am distalen Nephron hierbei affiziert sind. Autoptisch und bioptisch konnten charakteristische morphologische Befunde lichtmikroskopisch und mittels Mikrodissektion bisher nicht erhoben werden (WARING, KAIJDI u. TAPPAN 1945, MACDONALD 1955, FLAX u. GERSH 1955, KIRMAN, BLACK, WILKINSON u. EVANS 1956, ERAK, BAIE, FREKOVIE u. RAIE 1957, WATTIEZ u. Mitarb. 1957, BUCHBORN 1965), elektronenmikroskopische und histochemische Untersuchungen stehen noch aus.

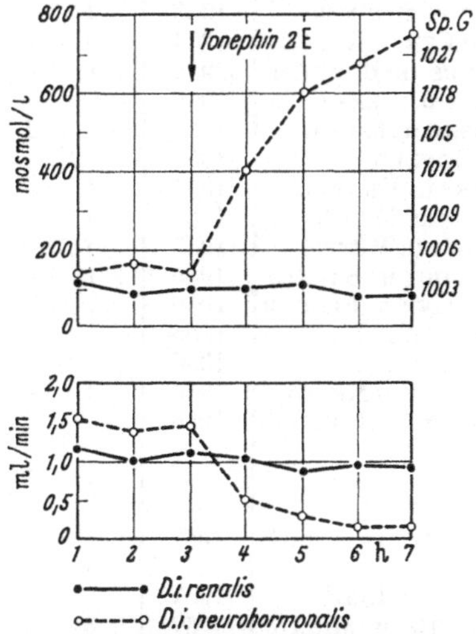

Abb. 36. ADH-Test bei einem Kind mit familiärem nephrogenem Diabetes insipidus —— und bei gleichaltrigem Kind mit neurohypophysärem Diabetes insipidus --------, oben Harnosmolarität, unten Harnminutenvolumen (CENANI u. FRIEDERISZICK 1963)

c) Klinische Symptomatik

Das klinische Bild findet sich in zahlreichen kasuistischen Mitteilungen (Tabelle 8) und zusammenfassend in mehreren Übersichten (ELLBORG u. FORSSMAN 1955, RODECK 1956, WIJFFELS 1959, LESTRADET 1960, ORLOFF u. BURG 1960, LINNEWEH u. JARAUSCH 1961, STEPHAN 1961) dargestellt und entspricht bei charakteristischer Ausprägung an männlichen Säuglingen der Erstbeschreibung durch WARING u. Mitarb. (1945). Seine Symptome weisen auf den zugrunde liegenden distal-tubulären Defekt bzw. auf die bei Flüssigkeitsverlust oder -entzug rapid einsetzende Dehydratation des Organismus hin. Sie treten bald nach der Geburt, spätestens im 3.—6. Monat bei Übergang auf künstliche Ernährung zutage. Künstliche Nahrung enthält nämlich wesentlich mehr ausscheidungspflichtige Soluta bzw. läßt sie im intermediären Stoffwechsel entstehen als Frauenmilch mit ihrem geringen Salzgehalt und ihren hochwertigen Eiweißen, die nur zu relativ geringem Harnstoffanfall führen. Deshalb droht die kritische Dehydratation am ehesten nach dem Abstillen der hemizygoten männlichen Säuglinge, vor allem wenn nicht gleichzeitig das zugeführte Flüssigkeitsvolumen erhöht wird und insbesondere in Unkenntnis der Diagnose bei den scheinbar sporadischen Fällen ohne

Tabelle 8

Autoren	Jahr	Gesamt			Untersucht			Polydipsie in Gravid.	Retardiert		max. spez. Gew.	†	
		■	◒	⊙	■	◒	⊙		somat.	psych.			
Forssman	1945	11	—	6	3	—	2	+	+	++	1008	4	
Forssman	1955	2	—	1	2	—	—	∅	+	++	—	0	
Forssman	1955	1	—	—	1	—	—	—	+	++	—	0	
Waring	1945	6	—	1	6	—	—	—	—	—	—	1	
Williams u. Henry	1947	7	—	7	7	—	—	—	+	—	—	0	
Dancis u. Mitarb.	1948	—	1	—	—	1	1	—	—	—	—	0	
Guard	1953	2	—	—	2	—	—	—	+	++	—	1	
Kao u. Steiner	1953	2	—	1	1	—	—	—	+	—	1001	0	
Walker u. Rance	1954	6	2	4	1	—	—	∅	+	—	—	0	
Luder u. Burnett	1954	1	—	—	1	—	—	—	+	+	1007	0	Fam. A
Flax u. Gersh . .	1955	8	—	8	1	—	1	—	+	—	1010	0	
Debré u. Mitarb.	1955	—	1	3	—	1	—	—	+	—	—	0	
McDonald . . .	1955	1	—	—	1	—	—	—	+	—	1023	1	
West u. Kramer	1955	4	2	1	2	—	—	∅	+	—	1009	0	
Conti u. Mitarb.	1955	4	—	2	4	—	—	+	+	+	1003	0	
Maggi u. Mitarb.	1955	5	—	—	1	—	—	—	—	+	—	0	
Bianchi u. Saputo	1955	1	—	—	1	—	—	—	—	—	—	0	
Gautier u. Prader	1956	1	2	—	1	2	—	∅	+	—	1011	0	
Boer	1956	1	—	—	1	—	—	—	—	—	—	0	
Garrod	1956	1	1	—	—	1	—	—	—	—	1010	0	
Kirman u. Mitarb.	1956	4	—	—	2	—	—	—	+	++	—	1	Fam. C
Carter u. Simpkiss	1956	—	2	—	—	2	—	∅	—	—	—	0	Fam. C
		—	1	2	—	1	2	∅	—	—	—	0	Fam. A
		1	7	—	—	7	—	∅	—	—	—	0	Fam. D
		1	—	2	—	—	2	∅	—	—	—	0	Fam. I
Linneweh u. Mitarb.	1957	1	3	—	1	1	—	∅	+	—	1010	0	Fam. W
		4	2	—	1	1	—	∅	+	++	1020	0	Fam. D
Erak u. Mitarb.	1957	2	—	—	2	—	—	—	+	++	—	0	
Wattiez u. Mitarb.	1957	3	1	3	1	1	—	+	+	+	1006	1	
Gautier u. Simpkiss	1957	1	—	1	1	—	—	—	+	+	1010	0	
Camelin u. Mitarb.	1957	7	1	—	7	1	—	—	—	—	—	1	
Keitel u. Mitarb.	1957	2	1	1	2	1	—	—	+	—	—	0	
Neiman u. Mitarb.	1957	5	—	1	1	—	—	—	—	—	—	4	
Clement u. Laquens	1957	1	—	—	1	—	—	—	?	?	—	0	
Hillman u. Mitarb.	1957/58	2	—	1	1	—	—	—	+	++	1002	0	
Glaser	1958	4	5	1	1	—	—	—	—	—	1008	0	
Kaplan u. Mitarb.	1958	4	4	—	3	1	—	∅	+	+	—	0	
Royer u. Lestradet	1958	1	—	—	1	—	—	—	—	—	—	0	
Melendro u. Mitarb.	1958	—	2	—	—	2	—	—	—	—	1003	0	
Zaficek u. Mitarb.	1958	2	—	—	2	—	—	—	+	+	—	0	
Bruni u. Mitarb.	1959	1	1	—	1	1	—	∅	+	+	1020	0	
Carré u. Mitarb.	1959	4	—	5	1	—	1	∅	+	∅	1005	0	
Wijffels	1959	1	—	1	1	—	—	+	+	++	1016	0	
Lelong	1960	1	1	—	1	1	—	∅	+	∅	—	0	
Schoen	1960	5	5	—	3	—	—	—	+	—	—	0	
Boletti	1960	1	2	—	1	2	—	—	?	?	—	0	
Gambihler . . .	1961	5	6	—	1	2	—	∅	—	++	1007	2	Fam. R
		3	4	1	1	1	—	+	+	—	1008	1	Fam. K
		1	2	—	1	1	—	∅	+	+	1010	0	Fam. F
		1	1	1	1	—	—	∅	+	?	1005	0	Fam. B
		1	—	1	1	—	—	∅	+	?	1002	0	Fam. P
Stephan	1961	2	1	—	2	1	—	—	+	—	1006	1	
Campbell	1961	5	3	—	1	—	—	—	—	—	1009	1	
Loeb u. Mitarb.	1961												
François u. Mitarb.	1961	1♀	—	—	1♀	—	—	—	—	—	1008	0	
Weber u. Gautier	1961	3	2	1	3	—	—	+	+	+	1010	0	
Wenzl u. Mitarb.	1961	2	—	—	2	—	—	—	—	—	1003	0	
Cutler u. Mitarb.	1962	5	3	—	4	—	—	—	—	—	1006	0	
Cenani u. Mitarb.	1963	3	2	1	2	1	—	—	—	+	1009	0	Fam. D
		3	5	1	2	1	—	—	+	+	1010	1	Fam. K
		1	6	—	1	1	—	—	+	—	—	0	Fam. S
Schotland u. Mitarb.	1963	1	—	—	—	—	—	—			1002	0	
Brodehl u. Braun	1964	1	1	—	1♀	—	—	—	—	—	1002	1 ?	
		160	83	58									

Familienerfahrung mit „water babies". Bei diesen und ebenso bei den zu spät diagnostizierten und entsprechend lange unbehandelten Fällen ist auch die *Prognose* am schlechtesten: 20% der Hemizygoten sterben innerhalb der ersten 3 Lebensjahre an der nicht erkannten oder ungenügend behandelten Exsiccose und ihren Komplikationen, während die durchschnittliche Mortalität dieses Lebensalters in hochzivilisierten Ländern auf 5—7% zu veranschlagen ist (BUCHBORN 1960).

Polydipsie. Die Gefahr der Dehydratation wird noch dadurch erhöht, daß ein Durstgefühl anfangs regelmäßig fehlt (MACDONALD 1955, GAUTIER u. PRADER 1956, LINNEWEH, BUCHBORN u. DELBRÜCK 1957) so daß zuerst FANCONI (1938) von einem Diabetes insipidus *occultus* sprach. Erst im Lauf einiger Wochen bis Monate nach Einleitung einer konsequent bilanzierenden Flüssigkeitssubstitution, spätestens im Lauf des 2. Lebensjahres stellt sich das Durstgefühl ein. Bei freiem Flüssigkeitszugang entsprechen die Tagestrinkmengen dann denjenigen bei neurohypophysär bedingten Formen des Diabetes insipidus und hängen dabei unter anderem von der nutritiven Zufuhr an ausscheidungspflichtigen Soluta ab; heterozygote Konduktorinnen mit Teilmanifestation konsumieren dabei recht genau die Hälfte an Flüssigkeit der hemizygoten Merkmalsträger.

Das verspätete Einsetzen eines Durstgefühls wurde zunächst auf eine mangelhafte autonome Reifung des Durstzentrums bzw. der (damit identischen?) Osmoreceptoren in der ersten Lebenszeit bezogen (GAUTIER u. PRADER 1956), von anderen Autoren (LINNEWEH 1958, KERPEL-FRONIUS 1959, STEPHAN 1961) dagegen auf hyperosmolar bedingte Schädigung mit „Sollwertverstellung" dieser Zentren zurückgeführt, die nach therapeutischer Normalisierung des Wasserhaushaltes langsam reversibel ist. Allerdings war das Einsetzen des Durstgefühls nicht gesetzmäßig von der Dauer und Güte der vorangegangenen Behandlung abhängig (CENANI u. FRIEDERISZICK 1963).

Bei Erwachsenen schaltet das Durstgefühl bei freiem Flüssigkeitszugang jede Gefährdung aus. Interkurrente Erkrankungen oder Operationen, z. B. mit Bewußtseinstrübung (Narkose) der Patienten und Ausschaltung des Durstgefühls oder mit Unvermögen zu oraler Wasseraufnahme können in Kombination mit falschen pflegerischen Maßnahmen, zumal in Unkenntnis des kongenitalen, von den Betroffenen nicht selten dissimulierten Defektes rasch zu lebensbedrohlicher Exsiccose führen.

Fieber. Eine unregelmäßige und gegen Chemotherapie refraktäre Hyperthermie ist vom Grad der Dehydratation abhängig und daher als „Durstfieber" aufzufassen. Sie führt nicht selten zum Verdacht auf Typhus, Septicämie, Otitis media, Pneumonie oder Meningitis und zu entsprechenden therapeutischen, eventuell auch operativen Eingriffen (STEPHAN 1960). Gelegentlich bedeuten allerdings Dauerinfusionen von Antibiotica zugleich die erste ausreichende Flüssigkeitszufuhr und täuschen dann einen antibiotischen Effekt vor (NEIMANN, PIERSON, LASCOMBES u. GENTIN 1957). Das Fieber ist oft von erhöhter Schweißneigung begleitet, die aber infolge des ebenfalls erhöhten Schweißelektrolytgehaltes (FANCONI 1938, GAUTIER u. PRADER 1956, WATTIEZ u. Mitarb. 1957, LESTRADET 1960) möglicherweise nicht zu genügender Wasserverdunstung und damit nur zu ungenügendem Wärmeentzug beiträgt (LINNEWEH u. JARAUSCH 1961).

Obstipation und Erbrechen. Sie treten als Begleiterscheinung der Exsiccose ebenfalls erst bei Übergang auf künstliche Ernährung zutage (LUDER u. BURNETT 1954, ELLBORG u. FORSSMAN 1955, BROER 1956, GAUTIER u. PRADER 1956, KIRMAN u. Mitarb. 1956, GAUTIER u. SIMPKISS 1957). Nicht selten geben sie, da es sich ja um männliche Säuglinge handelt, Anlaß zur Fehldiagnose eines Pylorospasmus.

Hyperelektrolytämie. Hypernatriämien mit Werten bis zu 195 mval/l und eine Hyperchlorämie bis 170 mval/l, entsprechend einer Serumosmolalität von 370 mosm/kg sind diagnostisch ausschlaggebende Hinweise auf die unbehandelte

Dehydratation bei asthenurischer Polyurie. Die Hyperelektrolytämie geht mit anderen Zeichen einer hypertonen Dehydratation (Hyperproteinämie, erhöhter Hämatokrit, Normokaliämie, leichte metabolische Acidose und mäßige Azotämie) einher (Gautier 1964). Für diese sprechen auch die Rastlosigkeit und Unruhe der Kinder mit häufigem nächtlichem Schreien — das durch Flüssigkeitsgaben meist beruhigt werden kann — sowie die Neigung zur Hyperthermie, während eine isotone Dehydratation im Gegensatz hierzu eher durch Apathie und Hypothermie gekennzeichnet ist.

Psychosomatische Retardierung. 70% der im Schrifttum mitgeteilten, auswertbaren Fälle (Tabelle 8) weisen eine psychische Retardierung bis zum Vollbild

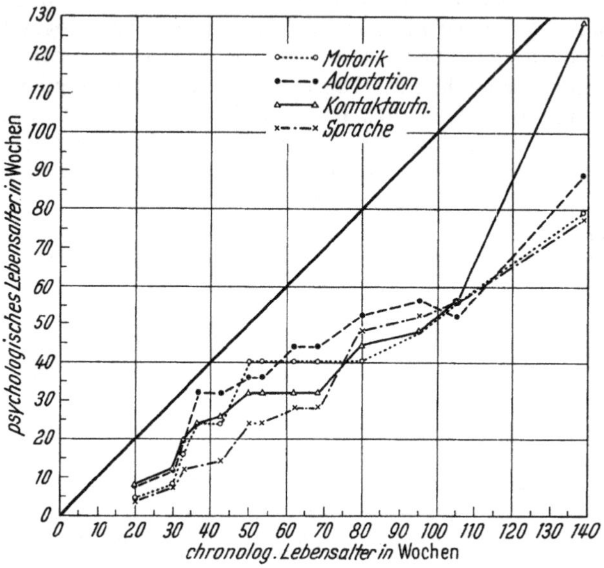

Abb. 37. Psychische Entwicklung eines Kindes mit nephrogenem Diabetes insipidus (Wijfels 1959)

irreversiblen Schwachsinns auf (Buchborn 1960). Sie betrifft in erster Linie Fälle, die erst spät diagnostiziert oder ungenügend behandelt wurden, so daß die chronische Hyperosmolarität als maßgebliche Noxe angesehen wurde (Forssman 1955). Rechtzeitige Einleitung der Behandlung kann dagegen später zu einer Normalisierung der psychischen Retardierung beitragen (Abb. 37).

Schwere Hirnschädigung mit wechselnden Graden des Schwachsinns wurde vor allem im kindlichen Alter auch nach ätiologisch anders ausgelösten Hypernatriämien wiederholt beschrieben (Rapoport 1947, Finberg u. Harrison 1955, Weil u. Wallace 1956, Skinner u. Moll 1956, Droese, Stolley u. Mitarb. 1957, Finberg 1959) und ließ sich auch experimentell (Girard 1956, Finberg 1958), nicht jedoch durch alleinige Hyperosmolarität ohne Hyperelektrolytämie (Harnstoffinfusionen) reproduzieren (Finberg 1958).

Im Gefolge einer extracellulären Hyperelektrolytämie kommt es demnach durch intracelluläre Wasserverarmung mit Zunahme der Na-Konzentration zu schwerwiegenden, schließlich irreversiblen Stoffwechselstörungen der Gehirnzellen mit entsprechenden funktionellen Ausfällen. Entscheidender als die intracelluläre Wasserverarmung dürfte dabei jedoch die intracelluläre Hypertonizität sein, da die extracelluläre Flüssigkeit bei ungenügend hydratisierten Patienten mit nephrogenem Diabetes insipidus wesentlich stärker vermindert war als die intracelluläre Phase (Friis-Hansen, Skadhauge u. Zetterström 1963). Demgegenüber dürfte eine Mitverursachung der Entwicklungsverzögerung durch eine Übermüdung der

Kinder infolge ständigen Trinkenmüssens und Urinierens weniger ausschlaggebend sein, da optimal behandelte und hydratisierte Kinder noch mehr trinken und urinieren als unbehandelte, sich jedoch trotzdem besser entwickeln.

Immerhin ergaben sehr sorgfältige Untersuchungen (Hillman, Neyzi, Porter, Cushman u. Talbot 1957), daß sich die psychomotorische Aktivität eines gesunden Kindes bei regelrechter Kuhmilchernährung zu 7% auf Trinken, zu 29% auf Schlafen und zu 64% auf „Spielen" einschließlich sozialer Kontaktaufnahme verteilt, während ein gleichaltriger und gleich ernährter Patient mit nephrogenem Diabetes insipidus 28% für Trinken und 51% für Schlafen benötigt, so daß nur 21% der Zeit für das Sammeln von Erfahrungen übrigbleibt. So wird die Müdigkeit der Kinder zu einem der limitierenden Faktoren für die psychomotorischen Energien, welche ihnen für die spielende und lernende Zuwendung zu ihrer Umwelt übrigbleibt. Zumindest die reversiblen Anteile der intellektuellen Entwicklungsverzögerung mögen hier eine wesentliche Ursache haben.

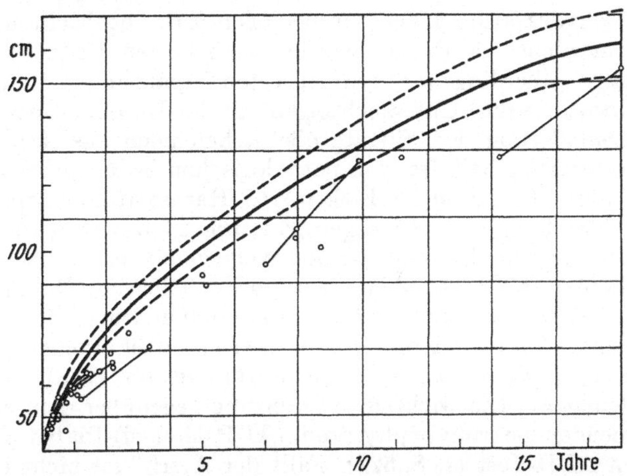

Abb. 38. Körpergrößen bei 24 Patienten mit nephrogenem Diabetes insipidus im Vergleich zur Wachstumskurve gesunder Knaben, nach eigenen Beobachtungen und Angaben der Literatur (aus Buchborn 1960)

Eher läßt sich die somatische Retardierung, die vor allem in den ersten Lebensjahren nachweisbar ist (Abb. 38), später noch aufholen. Dieses hypocalorisch bedingte, mangelhafte Gedeihen führt übrigens zusammen mit dem Fieber meist die Eltern zum Arzt. Während 75% der in der Literatur beschriebenen jugendlichen Patienten einen Minderwuchs aufwiesen, zeigten alle erwachsenen Merkmalsträger durchschnittliche Normgrößen, so daß der somatische Entwicklungsrückstand zwischen 14. und 18. Lebensjahr noch aufgeholt werden kann (Buchborn 1960), wobei sich nicht selten eine mäßige Adipositas einstellt (Lestradet 1960).

Polyurie. Neben der Polydipsie ist sie zumindest jenseits des Säuglingsalters das führende Symptom der Erkrankung und unmittelbarer Ausdruck der fehlenden ADH-Wirkung infolge distal-tubulärer ADH-Refraktärität. Die Harnmengen liegen bei normal ernährten Hemizygoten um 8—12 Liter täglich und mehr, Heterozygote mit Teilmanifestation der Anlage trinken bei gleicher Kost recht genau die Hälfte. Schon bei 3 Monate alten Säuglingen fand sich bei genauer Messung mittels Blasenkatheter die Tagesharnmenge auf das 4—5fache der Norm, d.h. auf 1,5—2 Liter erhöht (Linneweh u. Jarausch 1961). Salzbelastung und eiweißreiche Kost steigern die zur Ausscheidung der Harnfixa notwendige Flüssigkeitsmenge, salz- und eiweißarme Kost wirken umgekehrt flüssigkeitssparend.

Von der Durchführung eines NaCl-Belastungsversuches (Hickey-Hare oder Carter-Robbins) sollte wegen der damit verbundenen Gefahren einer akut bedrohlichen Hyperosmolarität jedoch abgesehen werden, zumal er diagnostisch nicht weiterführt. Das spezifische Harngewicht, zum Teil auch das Harnzeitvolumen, blieben hierbei unbeeinflußt (Kao u. Steiner 1953, Camelin, Dutel u. Reboul 1957, Lestradet 1960).

Entscheidend ist das Vorliegen einer Asthenurie im Durst- und im ADH-Versuch mit 0,5 E ADH/m² (Abb. 36), wobei letzterer die Abgrenzung vom zentralen bzw. neurohypophysären Diabetes insipidus ermöglicht. Ebenso wie bei diesem (Kleeman, Maxwell u. Rockney 1957) können allerdings extreme Grade der Dehydratation auch bei der nephrogenen Form zur Ausscheidung eines leicht hypertonen Harns mit spezifischem Gewicht über 1,010 (s. Tabelle 8) bzw. bis zu 600 mosm/l entsprechend einem osmotischen U/P von 1,55 führen. Auch hier ist jedoch auf die Gefahren eines zu lange ausgedehneten Durstversuches hinzuweisen! Sorgfältige Untersuchungen von Cutler, Kleeman, Maxwell u. Dowling (1962) konnten an Patienten mit hereditärem nephrogenem Diabetes insipidus bei Dehydratation keinen hypertonen Urin beobachten, solange das Glomerulusfiltrat nicht vermindert wurde; nach dessen Reduzierung stieg die Harnosmolalität — allerdings am hydratisierten Organismus — nur bis zur Isotonizität an. Ebenso exakte Untersuchungen mit der Kombination von Dehydratation und Verminderung der Filtratgröße stehen noch aus. Der Harn ist bei normaler Hydratisierung hell, frei von pathologischen Sedimentbestandteilen und mit niedrigen Konzentrationen für Elektrolyte, Harnstoff und Kreatinin.

Eine sekundäre Folge der ständigen Polyurie ist die röntgenologisch nachweisbare Erweiterung aller harnableitenden Wege vom Nierenbecken bis zur Blase bereits im Kleinkindesalter, vor allem aber bei Erwachsenen. Dabei besteht keine Blasenatonie, sondern sogar ein erhöhter Blaseninnendruck, der den Patienten offenbar eine soziale Anpassung mit länger dauernder willkürlicher Unterdrückung der Blasenentleerung gestattet (Cenani u. Friederiszick 1963).

Differentialdiagnose. Die wichtige Abgrenzung gegenüber dem ebenfalls hereditär vorkommenden neurohypophysären (ADH-Mangel)-Diabetes insipidus erfolgt durch den ADH-Test (s. S. 522). Fällt der ADH-Test nicht eindeutig aus, weil zu hohe, vasoconstrictorische ADH-Dosen benutzt wurden oder ein exzessiver Durstversuch vorangegangen ist, kann die Untersuchung mittels osmotischer Diurese die Klärung in Form eines hypotonen Diuresezuwachses bringen (Abb. 17).

Dabei ist zu berücksichtigen, daß auch bei lange unbehandelten, an große Trinkmengen gewöhnten Patienten mit zentralem Diabetes insipidus und ebenso bei psychogener Polydipsie (Dipsomanie) eine erworbene, reversible ADH-Refraktärität bestehen kann (s. S. 564), die nach mehreren Tagen einer ADH-Substitution bzw. bei Dipsomanie nach länger dauernder Einschränkung des Flüssigkeitskonsums abklingt, während sie beim hereditären nephrogenen Diabetes insipidus irreversibel ist.

Umgekehrt ist zu vermeiden, bei Vorliegen einer ADH-Refraktärität allein aus der maximalen Erweiterung der ableitenden Harnwege auf eine angeborene Hydronephrose oder Blasenmißbildung zu schließen, da diese Erweiterung ebenso wie bei anderen polyurischen Syndromen auch beim nephrogenen Diabetes insipidus vorkommt (s.o.). Einzelne Symptome des Krankheitsbildes beim Säugling geben nicht selten zu Fehldiagnosen Anlaß; so können anhaltendes Fieber zur Diagnose eines kryptogenen Infekts, Erbrechen zur Annahme (und Operation!) einer Pylorusstenose, Gedeihstörung und Obstipation zur Vermutung eines Subileus bzw. einer Darmmißbildung führen. Beim hereditären nephrogenen Diabetes insipidus treten allerdings alle obengenannten Symptome beim Säugling obligat auf, solange er unbehandelt ist, während z.B. die zentrale Form des hereditären Diabetes insipidus nur ganz ausnahmsweise mit einer solchen Symptomatik einhergeht (Ellborg, Forssman u. Heister 1957).

Die differentialdiagnostische Abgrenzung von anderen Formen der (erworbenen) ADH-Refraktärität, die besonders im Hinblick auf sporadische Fälle der nephrogenen erblichen Form wichtig sein kann, muß per exclusionem gegenüber allen anderen in Frage kommenden Grundkrankheiten einschließlich Mißbildungen erfolgen, wie sie in den folgenden Abschnitten erwähnt werden, siehe hierzu auch Tabelle 4.

d) Therapie

Soweit es sich um diätetische Maßnahmen im Säuglingsalter handelt, sei auf das spezielle pädiatrische Schrifttum verwiesen (GAUTIER u. SIMPKISS 1957, HILLMAN, NEYZI u. Mitarb. 1957, LESTRADET 1960, LINNEWEH u. JARAUSCH 1961, CENANI u. FRIEDERISZICK 1963, sowie kasuistische Mitteilungen, Tabelle 8). Sobald das Durstgefühl ausgebildet und vor allem freier Flüssigkeitszugang gewährleistet ist, ergeben sich bei älteren Kindern und Erwachsenen keine diätetischen Probleme mehr, es sei denn bei interkurrenten Erkrankungen und Operationen mit der Notwendigkeit parenteraler Flüssigkeitszufuhr.

Von medikamentösen Maßnahmen scheidet eine ADH-Substitution, wie sie bei der neurohypophysären Form möglich ist, aus. Grundlagen und Durchführung der Therapie mit Saluretica wurden bereits auf S. 600ff. behandelt.

2. Symptomatische ADH-Refraktärität bei Nephropathien

Der erbliche nephrogene Diabetes insipidus stellt als isolierte Funktionsstörung ein wohldefiniertes Modell auch für die Abgrenzung erworbener bzw. symptomatischer Formen einer distal-tubulären ADH-Refraktärität dar. Da diese in der Mehrzahl der Fälle jedoch nur inkomplett ausgeprägt ist, entspricht ihr klinisches Bild nur selten einem voll ausgebildeten renalen Diabetes insipidus, sondern bietet im Durstversuch häufiger nur eine Hypo- oder Isosthenurie. Diese ist nicht ohne weiteres von den Störungen der Phase I der Harnkonzentrierung abzutrennen, zumal beide — wenn auch aus verschiedenen Gründen — gegenüber exogenem ADH refraktär sein können. Die exakte Differenzierung der inkompletten ADH-Refraktärität als Ursache einer renalen Konzentrationsschwäche beim Menschen gelang in der klinischen Diagnostik erst mittels osmotischer Diurese. Dabei ist sie gegenüber den Störungen der Phase I durch einen hypotonen Diuresezuwachs mit tatsächlicher oder virtueller Ausscheidung eines hypotonen Urins trotz osmotischer Diurese und ADH-Substitution gekennzeichnet (Abb. 17).

Je nach Ausprägung des Konzentrierdefektes und zunächst in Unkenntnis des genauen Pathomechanismus wurden hierfür verschiedene Nomenklaturen in Vorschlag gebracht: „Wasserverlierende Nephritis“ (ROUSSAK u. OLEESKY 1954) bzw. „wasserverlierende Uropathie“ (EARLEY 1956), „Dekompressionssyndrom“ (STURTZ u. BURKE 1958) oder pathophysiologisch begründet „Phase II-Störung“ (BUCHBORN 1959). Am umfassendsten erscheint beim gegenwärtigen Kenntnisstand über die Pathogenese dieser Störungen beim Menschen die Bezeichnung als *tubuläre ADH-Refraktärität* mit Unterteilung in partielle und komplette sowie hereditäre und erworbene bzw. symptomatische Formen.

a) Vorkommen

Das größte Kollektiv mit 38 Fällen einer erworbenen tubulären ADH-Refraktärität auf dem Boden einer Uro- oder Nephropathie mit charakteristischen Symptomen bei der Untersuchung mittels osmotischer Diurese wurde bisher von uns beobachtet (BUCHBORN, ANASTASAKIS, EDEL, EIGLER u. RENNER 1963, ANASTASAKIS u. BUCHBORN 1966). Die Häufigkeit dieses Defektes entsprach etwa 25% der beobachteten renalen Konzentrationsstörungen. Am häufigsten trat die symptomatische ADH-Refraktärität bei *chronischer interstitieller bzw. Pyelonephritis* auf, in unserem Krankengut mit 16 Fällen, deren maximale spezifische Gewichte im Durstversuch zwischen 1,005 und 1,027 lagen, so daß auch hier — ähnlich wie bei den Störungen der Phase I — der regelrechte Ausfall des Konzentrationsversuches eine signifikante, wenn auch diskrete Störung der Harnkonzentrierung nicht ausschließt. Ein hypotoner Diuresezuwachs während osmotischer Diurese wurde weiterhin bei sechs Patienten mit chronischer Pyelonephritis von KLÜTSCH, HEIDLAND, FOERTH u. v. PARISH (1965) sowie in einem Fall bereits in der Arbeit von BALDWIN u. Mitarb. (1955) beschrieben. Hierher gehören auch einige kasuistische Mitteilungen über die Ausscheidung eines mit 1,002—1,008 konstant hypo-

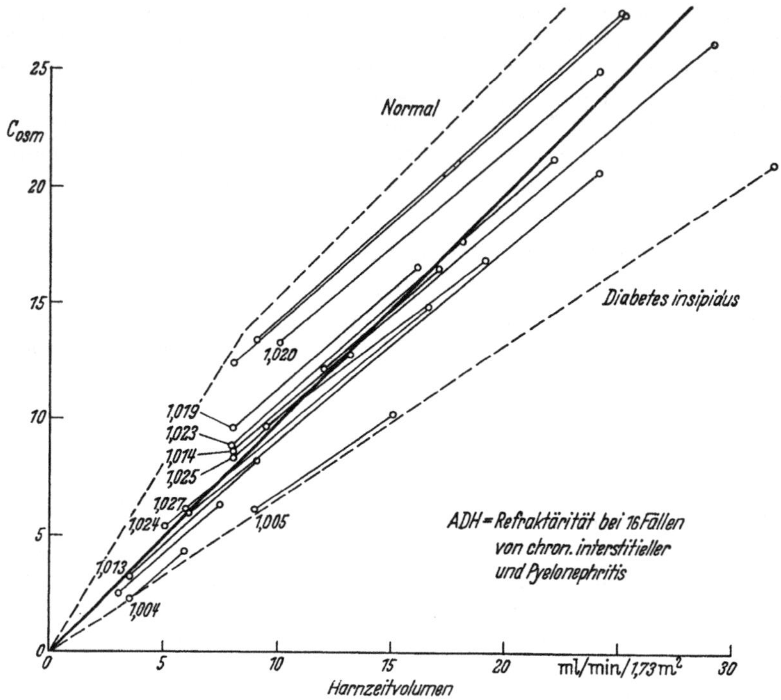

Abb. 39. Hypotoner Diuresezuwachs unter osmotischer Diurese mit 10% Mannit bei 16 Patienten mit chronischer interstitieller bzw. Pyelonephritis (BUCHBORN, ANASTASAKIS, EDEL, EIGLER u. RENNER 1963)

tonen Urins selbst nach exogener ADH-Applikation bei meist azotämischen Pyelonephritikern, die allerdings nicht mittels osmotischer Diurese verifiziert wurden (MORGAN, FORREST u. LOWE 1955, GODAL u. KERSTEN 1956, KLEEMAN u. EPSTEIN 1957).

Die Ausprägung des hypotonen Diuresezuwachses war bei unseren 16 Patienten von Fall zu Fall verschieden (Abb. 39). Deshalb wird die Plasmaisotonie in manchen Fällen nur virtuell, nicht jedoch bei realiter vorkommenden Diuresegrößen unterschritten (Abb. 40). Der Übergang zwischen einer nur angedeuteten Hypotonie des Diuresezuwachses, aber mit einem schon signifikant unter 1,0 liegenden Regressionskoeffizienten b (slope), und dem Vollbild des nephrogenen Diabetes insipidus mit Ausscheidung eines hypotonen Urins schon bei kleinen Harnzeitvolumina einer osmotischen Diurese ist dabei fließend. Da hierbei auch die Glomerulusfiltration und die Ausscheidung der Harnfixa in wechselndem Umfang verändert sind, läßt sich diese graduelle Abstufung des hypotonen Diuresezuwachses nicht ohne weiteres mit verschiedenen Graden einer ADH-Refraktärität gleichsetzen.

Weitere Nephropathien mit hypotonem Diuresezuwachs während osmotischer Diurese als Ausdruck einer symptomatischen ADH-Refraktärität betrafen in unserem Krankengut vier Patienten mit *chronischer diffuser Glomerulonephritis* (maximales spezifisches Harngewicht im Durstversuch 1,007—1,030), ein ebensolcher Fall wurde bereits von BALDWIN u. Mitarb. (1955) mitgeteilt. Zehn unserer Patienten wiesen eine *Hochdruckkrankheit*, zum Teil als *maligne Sklerose* ver-

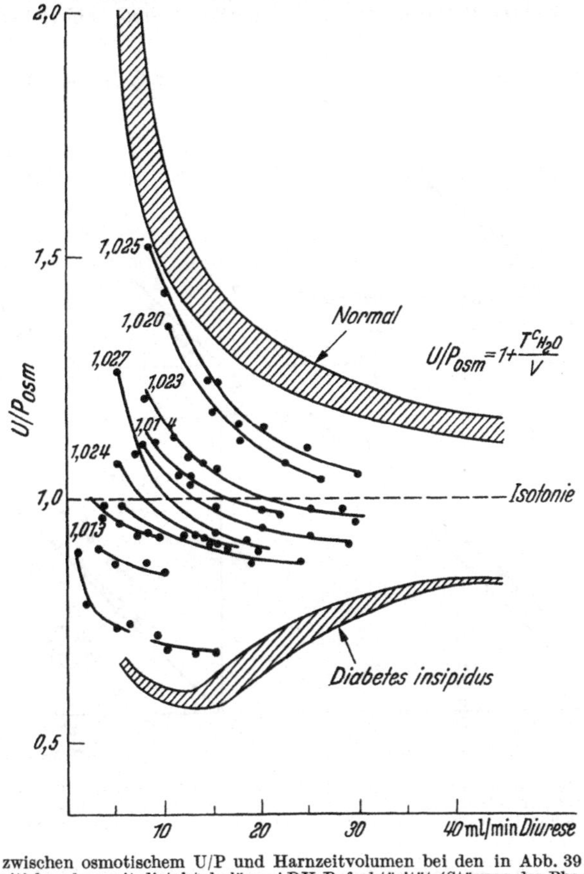

Abb. 40. Beziehung zwischen osmotischem U/P und Harnzeitvolumen bei den in Abb. 39 dargestellten Pyelonephritiskranken mit distal-tubulärer ADH-Refraktärität (Störung der Phase II)

laufend auf. Inwieweit das Auftreten einer Phase II-Störung als Komplizierung der chronischen Glomerulonephritis bzw. der malignen Sklerose durch eine chronische Pyelonephritis aufzufassen ist (BROD 1954), läßt sich aus den vorliegenden Daten nicht entscheiden.

Einige kasuistische Mitteilungen über symptomatische Diabetes insipidus-ähnliche Bilder mit konstanter Ausscheidung eines hypotonen Urins auch während Hydropenie und nach ADH-Applikation, die hiernach ebenfalls zur Gruppe der symptomatischen ADH-Refraktärität zu zählen sind, betrafen gleichfalls überwiegend interstitiell lokalisierte Veränderungen: Zwei Fälle mit *Periarteriitis nodosa* (DARMADY, GRIFFITHS, SPENCER, MATTINGLY, STRANAK u. DE WARDENER 1955, BUCHBORN 1965), von denen derjenige von DARMADY zumindest anfangs auch eine Hypokaliämie aufwies; vier Patienten mit *Sicca-Syndrom (Sjögren)*, deren Hyposthenurie in einem hierauf untersuchten Fall mit einem sehr deutlichen hypotonen Diuresezuwachs einherging (KAHN, MERRITT, WOHL u. ORLOFF 1962); ein Kranker mit nicht hypercalcämischer *Sarkoidose* ohne neurohypophysären Diabetes insipidus, dessen ADH-Refraktärität nach Cortisolbehandlung der bioptisch nachgewiesenen granulomatösen Nierenveränderungen ausheilte (PANITZ u. SHINABERGER 1965); ein Patient mit *multiplem Myelom* gab Veranlassung zur Namengebung der „wasserverlierenden Nephritis" (ROUSSAK u. OLEESKY 1954); die isolierte Lokalisation einer *Amyloidose* zwischen Basalmembran und Epithelzellen der Sammelrohre lag dem Fall eines erworbenen nephrogenen Diabetes insipidus zugrunde (CARONE u. EPSTEIN 1960). Auch bei der angeborenen, meist erst im höheren Lebensalter manifest werdenden *Cystenniere* wird in der Regel bei Filtratgrößen unterhalb 50 ml/min ein konstant hypotoner Urin, auch während Hydropenie ausgeschieden (PRÁT 1960). Die Häufigkeit einer Hyposthenurie, allerdings ohne Berücksichtigung der Filtratgröße bzw. der Azotämie, wurde für Cystennieren schon in früheren Arbeiten betont (HIGGINS 1952, DALGAARD 1957). In ihrer Pathogenese vorerst ungeklärt sind zahlreiche Fälle von ADH-

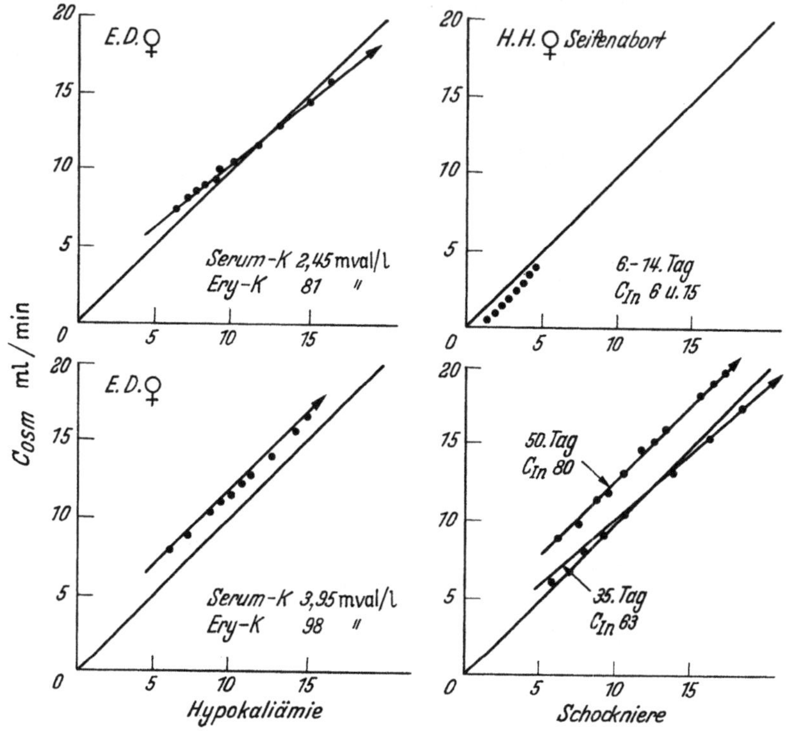

Abb. 41. Beispiele für reversiblen hypotonen Diuresezuwachs während osmotischer Diurese als Ausdruck einer passageren, symptomatischen ADH-Refraktärität des distalen Nephron bei Hypokaliämie und intracellulärer Kaliopenie (Erythrocytenwerte) sowie bei zwei Fällen mit Schockniere im beginnenden polyurischen Stadium

refraktärem *endemischem Diabetes insipidus* in Indien, für die sowohl eine nutritiv-toxische als auch eine infektiöse Ätiologie in Betracht zu ziehen ist (CHANDRACHUD, PRAYAG, SHAH u. BHIDE 1954, BHIDE u. LEWIS 1955).

Daß auch die *polyurische Phase nach akutem Nierenversagen*, zumindest teilweise, mit einem reversiblen renalen Diabetes insipidus einhergeht, wird auf Grund klinischer Beobachtungen schon lange vermutet und z.B. durch das Ausbleiben einer Harnkonzentrierung zur Iso- bzw. Hypertonizität nach endogener ADH-Stimulierung mittels Nicotinapplikation an vier Patienten in den ersten Tagen nach Beginn der polyurischen Phase nahegelegt (MERTZ u. SARRE 1962). Ein hypotoner Diuresezuwachs als Beweis für diese Annahme wurde bei akutem Nierenversagen infolge eines Transfusionszwischenfalls zuerst von BALDWIN u. Mitarb. (1955) beschrieben und auch von uns in allen sieben hierauf zu Beginn der polyurischen Phase mittels osmotischer Diurese untersuchten Fällen von Schockniere (6) bzw. akuter interstitieller Nephritis (1) beobachtet (BUCHBORN, ANASTASAKIS, EDEL, EIGLER u. RENNER 1963). Diese reversible ADH-Refraktärität des distalen Nephron (Abb. 41) geht jedoch nach wenigen Tagen, schon zu Beginn der polyurischen Phase, in eine alleinige Störung der Phase I der Harnkonzentrierung über (s. S. 621). Ein Persistieren der ADH-Refraktärität nach akutem Nierenversagen in einem Fall von MERTZ u. SARRE (1962) ist auf eine chronische Pyelonephritis bei Nephrolithiasis zurückzuführen.

Einige kasuistische Mitteilungen über das Bild eines ADH-refraktären Diabetes insipidus im Zusammenhang mit nicht näher definierten *Nierenmißbildungen* (DYGGVE u. SAMSOE-JENSEN 1947, HINDEMITH u. REINWEIN 1950) lassen offen, ob hierbei eine begleitende chronische Pyelonephritis oder Abflußbehinderungen ausschlaggebend waren.

Pathogenetisch maßgeblich sind mechanische Abflußbehinderungen für die Ausbildung eines postoperativ reversiblen, diabetes insipidus-ähnlichen Bildes bei *obstruktiven Uropathien*, meist mit *Hydronephrosen*. Auf ihr Vorkommen speziell nach Dekompression einer Hydronephrose wiesen zuerst WILSON, REISMAN u. MOYER (1951) hin. Auch bei einem der Fälle mit „wasserverlierender Nephritis" von ROUSSAK u. OLEESKY (1954) handelte es sich um einen postoperativ geheilten Defekt bei Hydronephrose infolge Prostatavergrößerung. Gleichlautende Berichte stammen von MORGAN, FORREST u. LOWE (1955), die erstmals die ADH-Refraktärität hierbei nachwiesen, ferner von BRICKER, SHAWAYRI, REARDAN, KELLOG, MERRILL u. HOLMES 1957) über vier Fälle, von DORHOUT MEES (1960) und von BERLYNE (1961) über sieben Fälle. In drei dieser Fälle fanden sich unter osmotischer Diurese (Mannit) negative Werte für $T^c_{H_2O}$, so daß eine ADH-Refraktärität gesichert ist. Das postoperative Verschwinden der ADH-refraktären Asthenurie bei angeborenen Abflußbehinderungen (Blasenhalshypertrophie, Ureterabgangsstenose) bei Kindern beschreiben ERICSSON, WINBERG u. ZETTERSTRÖM (1955), EARLEY (1956) und WINBERG (1959), in einem Fall von periureteraler bzw. retroperitonealer Fibrose mit Ureterkompression KNOWLAN, CORRADO, SCHREINER u. BAKER (1960). Einseitige Hydronephrosen führen zu einer abgeschwächten Form der „wasserverlierenden Uropathie" (STURTZ u. BURKE 1958, ZETTERSTRÖM, ERICSSON u. WINBERG 1958) mit weniger bedrohlicher Dehydratationsneigung, doch läßt sich die ADH-refraktäre Asthenurie bei seitengetrennten Nierenuntersuchungen auf der erkrankten Seite eindeutig nachweisen.

b) Pathogenese

Experimentelle Untersuchungen am Hund liegen hierzu nur für die obstruktiven Uropathien bzw. die Hydronephrose vor: Die Herabsetzung des renalen Konzentrationsvermögens bei *akuter Hydronephrose* ging mit einer möglicherweise hämodynamisch bedingten Veränderung der medullären NaCl- und Harnstoffhypertonizität einher (JAENIKE u. BRAY 1960). Bei *länger dauernder Hydronephrose* fand sich nach sieben, noch nicht jedoch nach 4 Tagen Okklusion ein irreversibler Konzentrierdefekt (KERR 1954, GOVAN 1961), der aber nicht näher analysiert wurde. Einseitige *chronische Hydronephrose* zeigte nach einer Woche ebenfalls bereits eine deutliche Hyposthenurie, wobei jedoch die Harnosmolalität im Durstversuch immer noch über der Plasmaisotonie gefunden wurde, so daß eine ADH-Refraktärität nicht bewiesen ist. Auch hierbei fehlte der normale corticomedulläre Konzentrationsgradient für NaCl und Harnstoff. Als Ursache wurde eine Kombination von Senkung der Filtratgröße, Alteration des tubulären Natriumtransportes und lokalen Änderungen der medullären Hämodynamik vermutet (BERLYNE u. MACKEN 1962), die auch beim Menschen zusammenwirken dürften. Daß hieran tatsächlich auch eine ADH-Refraktärität beteiligt sein kann, zeigte CHISHOLM (1964) bei einseitiger experimenteller Hydronephrose: Auf der obstruierten Seite betrug der maximale osmotische U/P-Wert im Durstversuch 0,98, unter osmotischer Diurese (10% Mannit) fand sich hier ein hypotoner Diuresezuwachs, während die Kontrollniere regelrechte Werte für $Tm^c_{H_2O}$ aufwies.

Die Gesamtheit der vorliegenden klinischen und experimentellen Befunde läßt keinen Zweifel, daß allen Fällen von erworbenem bzw. symptomatischem nephrogenem Diabetes insipidus im Verlauf verschiedener Nephropathien und obstruktiver Uropathien eine mehr oder weniger komplette tubuläre ADH-Refraktärität zugrunde liegt.

3. Extrarenal bedingte symptomatische ADH-Refraktärität

Die extrarenal bedingten Formen einer symptomatischen ADH-Refraktärität bieten gelegentlich zwar auch ein diabetes insipidus-ähnliches Syndrom, kommen aber häufiger in inkompletter Ausprägung vor. Sie sind, soweit bisher bekannt, metabolisch bedingt und mit bzw. nach der auslösenden Stoffwechselstörung reversibel. Ein Beispiel hierfür wurde in der ADH-Refraktärität nach mehrtägig anhaltender, forcierter Hydratisierung des intakten Organismus schon unter den die Harnkonzentrierung modifizierenden Faktoren gegeben (s. S. 564). Auch eine akute Dehydratation wurde beim Säugling als Ursache eines transitorischen renalen Diabetes insipidus beschrieben (CHAPTAL, JEAN, CRASTES DE PAULET, SIMON u. GUILLAUMOT 1957). Klinisch am wichtigsten sind als auslösende Ursachen die *Hypokaliämie* und *Hypercalcämie*, während Einflüsse eines Mg-Mangels auf die konzentrative Nierenleistung bisher nur experimentell untersucht wurden (s. S. 565). Die pathologisch-anatomischen Veränderungen der hypokaliämischen bzw. kaliopenischen und der hypercalcämischen Nephropathien finden sich bereits S. 503ff. erörtert.

a) Hypokaliämie

Beobachtungen über das Auftreten von renaler Konzentrationsschwäche im Zusammenhang mit gastrointestinal bedingten Kaliummangelzuständen bei Diarrhoen oder Laxantienabusus reichen mehr als 15 Jahre zurück (PERKINS, PETERSEN u. RILEY 1950, LUFT, RINGERTZ u. SJÖGREN 1951, SCHWARTZ u. RELMAN 1953, RELMAN u. SCHWARTZ 1955—1958, CONN u. JOHNSON 1956, MILNE, MUEHRCKE u. HEARD 1957, HOLLANDER 1957). Morphologische Nierenläsionen nach experimentellem Kaliummangel wurden an Ratten noch früher beschrieben (SCHRADER, PRICKETT u. SALMON 1937). Zusammenfassende Übersichten geben weiterhin unter anderem STANBURY, GOWENLOCK u. MAHLER (1958), WELT, HOLLANDER u. BLYTHE (1960) und HOLLANDER (1963); s. auch den Handbuchbeitrag von RIECKER.

Ätiologisch kommt eine Vielzahl von Faktoren in Betracht. Am wichtigsten bzw. häufigsten sind gastrointestinale Kaliumverluste (Enterocolitiden, Cholera, Ruhr, Sprue und andere Malabsorptionszustände, manche Formen von Inselzelladenomen aus der Gruppe des Zollinger-Ellison-Syndroms, Ureterosigmoidostomie, dann vor allem Laxantienabusus und auch profuses Erbrechen bzw. Drainagen und Fisteln des Magen-Darmtraktes), ferner renale Kaliumverluste (sog. kaliumverlierende Pyelonephritiden, polyurisches Stadium des akuten Nierenversagens, Fanconi-Syndrom, renale Acidosen sowie vor allem Diureticaabusus, insbesondere bei gleichzeitigem Hyperaldosteronismus), sog. Mineralocorticoidexzeß (Conn-Syndrom, Cushing-Syndrom, Corticosteronüberproduktion, Medikation mineralotroper Steroide, z.B. DOCA, Cortisolderivate) und seltener ein nutritiv bedingter Kaliummangel, z.B. im Zusammenhang mit anhaltendem Erbrechen und bei Anorexia nervosa.

α) *Klinische Befunde*

Seit den ersten Befunden über eine Hypo- bzw. Isosthenurie bei Kaliopenie verschiedener Ätiologie gilt dieser Konzentrierdefekt mit Polyurie und Polydipsie hierbei als charakteristische und häufigste, wenn auch nicht einzige Nierenfunktionsstörung des schweren Kaliummangels beim Menschen (DUSTAN, CORCORAN u. FARREL 1955, CONN 1955, DUSTAN, CORCORAN u. PAGE 1956, BROOKS,

McSwiney, Prunty u. Wood 1957, Milne u. Muehrcke 1957, Hollander, Winters, Bradley, Holliday, Williams, Oliver u. Welt 1958, Walker u. Carpenter 1958, Levitin, Manitius u. Epstein 1960, Halsey 1961, Rubini 1960/61, Buchborn, Anastasakis, Edel u. Mitarb. 1963, Buchborn 1965). Eine vollständige Zusammenstellung der kasuistischen Arbeiten gibt Hollander (1963), für den primären Aldosteronismus (Conn-Syndrom) mit kaliopenischen Konzentrierdefekten u.a. Koczorek (1963). — Inwieweit die Polydipsie bei Kaliummangel neben tubulären auch noch extrarenale Ursachen, z.B. im Bereich des hypothalamischen Durstzentrums besitzt (Kleeman u. Maxwell 1959, Fourman u. Leeson 1959), bleibt im vorliegenden Rahmen unerörtert.

In der Mehrzahl der Fälle lag das maximale spezifische Harngewicht im Durstversuch unter 1,015, in einer geringeren Zahl von Fällen blieb es unter 1,010 und wurde, sofern vergleichende Untersuchungen angestellt wurden, durch exogene ADH-Gaben nicht weiter gesteigert. In der Regel bildete sich der Konzentrierdefekt einige Wochen bis Monate nach Ausschaltung der Ursache, z.B. durch Operation eines NNR-Tumors, bzw. nach Normalisierung des Kaliumbestandes wieder zurück, wobei die zeitliche Korrelierung von struktureller und funktioneller Restitution bisher am Menschen nicht genauer untersucht wurde. In einer Reihe von Fällen, vor allem mit primärem Aldosteronismus (Relman u. Schwartz 1957), die nach Beseitigung der Stoffwechselstörung keine oder keine vollständige Rückbildung des kaliopenischen Konzentrierdefektes aufwiesen, ließ sich entweder eine vorbestehende oder durch die langdauernde Hypokaliämie induzierte, chronische Pyelonephritis als Ursache der persistierenden Hyposthenurie wahrscheinlich machen (Milne u. Muehrcke 1957), ohne daß die Häufigkeit dieser Kombination bisher genauer abgeschätzt werden kann.

Sorgfältige Untersuchungen von Rubini (1961) zeigten an Gesunden nach kaliumarmer Ernährung, daß die während Hydropenie (mit und ohne ADH-Verabfolgung) maximal erreichte Harnosmolalität bei einem bilanzmäßigen Kaliumdefizit von 200 mval abzunehmen begann und daß die Hyposthenurie bei einem bilanzmäßigen Defizit entsprechend 340—400 mval K maximal ausgeprägt war, ohne daß die maximale Harnosmolalität, zumindest solange die osmolale Clearance (C_{osm}) niedrig war, diejenige des Plasmas unterschritt. Zugabe von Harnstoff bzw. eiweißreiche Ernährung ließ während ausgeprägter Kaliopenie die maximale Harnosmolalität bei zwei von drei Versuchspersonen noch um 100 mosm/kg ansteigen. Der Konzentrierdefekt war von der (oft normalen) Größe des Glomerulusfiltrates unabhängig.

Untersuchungen mittels osmotischer Diurese (10% Mannit) ergaben bei hypokaliämischen Patienten mit hyposthenurischer Polyurie und Polydipsie übereinstimmend einen durch ADH-Substitution nicht zu beeinflussenden hypotonen Diuresezuwachs, der bei niedrigen Harnvolumina noch eine mäßig hypertone und erst bei forcierter osmotischer Diurese eine hypotone Urinausscheidung zur Folge hatte (Rubini 1961, Buchborn, Anastasakis, Edel u. Mitarb. 1963, Anastasakis u. Buchborn 1966) und der sich nach Ausgleich der Kaliopenie wieder zurückbildete (Abb. 41), wobei die Normalisierung von $Tm^{c}_{H_2O}$ längere Zeit in Anspruch nahm als die des maximalen osmotischen U/P im Durstversuch (Rubini 1961). Diese Befunde bieten somit alle Kriterien einer inkompletten ADH-Refraktärität des distalen Nephron (Phase II-Störung) als einer der Ursachen der kaliopenischen Hyposthenurie.

β) Tierexperimentelle Befunde

Ein Diabetes insipidus-ähnliches Bild wurde am *Hund* zuerst nach DOCA-Medikation beschrieben (Ragan, Ferrebee, Phyfe u. Mitarb. 1940, Ferrebee,

Parker, Carnes u. Mitarb. 1941, Mulinos, Spingarn u. Lojkin 1941), wobei sich das maximale spezifische Harngewicht eingeschränkt fand und die Polydipsie bzw. Polyurie nach (unvollständiger?) Kaliumsubstitution unbeeinflußt blieb. Diätetischer Kaliumentzug ohne DOCA-Medikation führte am Hund ebenfalls zu einer nach 3—7 Wochen maximalen Steigerung des Wasserumsatzes, wobei das renale Konzentrationsvermögen nicht untersucht wurde (Smith u. Lasater 1950). Ebenso wie beim Menschen kam es am kaliopenischen Hund während osmotischer Diurese (20% Mannit) zu einem ADH-refraktären hypotonen Diuresezuwachs mit Ausscheidung eines hypotonen Harns bei höheren Harnzeitvolumina (Giebisch u. Lozano 1959), so daß eine partielle ADH-Refraktärität des distalen Nephron infolge Kaliummangel wahrscheinlich wurde. Die gleichzeitige Herabsetzung der medullären Natriumkonzentration legte außerdem eine Beeinträchtigung des Na-Transportes aus dem aufsteigenden Schleifenschenkel nahe (Manitius, Levitin, Beck u. Epstein 1960).

An der *Ratte* ließ sich durch Kaliummangel ebenfalls eine Polyurie und Polydipsie erzeugen (Brokaw 1953, Milne u. Muehrcke 1957, Hollander, Winters, Williams, Bradley, Oliver u. Welt 1957), die ADH-refraktär war (Richter 1958, Senft u. Natzschka 1959) und deren Hyposthenurie in erster Linie vom Ausmaß des Kaliumdefizits (Warner u. Hollander 1961/62), weniger von dessen Dauer und gar nicht von den gleichzeitigen Störungen des Säure-Basenhaushaltes abhängig war (Holliday, Segar, Bright u. Egan 1960); auch ließ sich eine primäre Polydipsie als Ursache ausschließen (Blythe, Newton, Lazcano u. Welt 1960). — Die Natriumkonzentration des Nierenmark- bzw. Papillengewebes fand sich an kaliopenischen Ratten während Hydropenie gegenüber normal ernährten Kontrollen herabgesetzt (Eigler, Salassa, Bahn u. Owen 1960/62, Manitius, Levitin, Beck u. Epstein 1960, Wilson u. Kissane 1962), ebenso diejenige von Harnstoff (Manitius u. Mitarb. 1960). Bei Mikropunktion war die Hypotonizität des Tubulusharns zu Beginn und seine Isotonizität am Ende des distalen Tubulus wie bei normalen Kontrollen (Gottschalk, Mylle, Winters u. Welt 1958).

Die herabgesetzte Natriumkonzentration im Nierenmark kaliopenischer Ratten spricht für einen herabgesetzten Natriumtransport aus dem aufsteigenden Schleifenschenkel ins Nierenmark; gegen eine solche Beeinträchtigung des medullären Na-Transports spricht andererseits der normale Mikropunktionsbefund an kaliopenischen Tieren. Auf eine zusätzliche distal-tubuläre ADH-Refraktärität mit Herabsetzung der Wasserpermeabilität des distalen Nephron einschließlich der Sammelrohre weist die Verminderung des Quotienten aus medullärer Na-Konzentration und Osmolalität des Endharns bei Kaliummangel hin, wie sie von Manitius u. Mitarb. gefunden, von Eigler u. Mitarb. jedoch verneint wurde, sobald sie als Kontrollen Tiere mit gleicher Endharnosmolalität wie bei Kaliopenie benutzten. Im selben Sinn spricht, daß an isolierten überlebenden Membranen in vitro eine niedrige Kaliumkonzentration in den umgebenden Flüssigkeitsmedien trotz Anwesenheit von ADH die Wasserpermeabilität herabsetzt (Bentley 1959). Gegen eine solche verminderte Permeabilität der auch morphologisch erheblich veränderten Sammelrohrwände (s. S. 504) wurde schließlich die regelrechte medulläre Verteilung von markiertem Harnstoff und Thioharnstoff bei Kaliummangel ins Feld geführt (Bray 1963). Ebenso fand sich bei Hamstern eine regelrechte osmotische Äquilibrierung zwischen Sammelrohren, Vasa recta und Henlescher Schleife ohne Hinweis auf eine kaliopenisch verminderte Wasserpermeabilität der Tubuluswände (Gottschalk, Mylle, Jones, Winters u. Welt 1965). Eine zusätzliche Mitwirkung des bei kaliopenischen Ratten vermindert gefundenen Glomerulusfiltrates an der herabgesetzten Markhypertonizität wurde schließlich von Holliday u. Egan (1962) demonstriert.

Die aus diesen Befunden zur Frage nach der Pathogenese der ADH-refraktären Hyposthenurie an kaliopenischen Nagern gezogenen Schlußfolgerungen lassen bisher weder eine definitive Entscheidung zwischen einer Herabsetzung der konzentrativen Kapazität in Phase I durch Verminderung des medullären Na-Transportes und einer distal-tubulären ADH-Refraktärität in Phase II zu noch gestatten sie eine zuverlässige Abwägung des Anteiles beider an einem Zusammenwirken dieser Faktoren. Dasselbe gilt aus methodischen Gründen für die Beobachtung eines eingeschränkten renalen Konzentrationsvermögens am *Kaninchen* bei Kaliummangel (KERPEL-FRONIUS, ROMHÁNYI, GÁTI u. DOBÁK 1960).

b) Hypercalcämie

Der vom neuromuskulären Verhalten bekannte Antagonismus zwischen Kalium und Calcium kommt auch an der Niere zum Ausdruck: Die durch eine *Hypo*kaliämie ausgelösten Konzentrierdefekte sind praktisch identisch mit denjenigen bei *Hyper*calcämie und Hypercalciurie. Dementsprechend gleichen sich auch die pathogenetischen Überlegungen bezüglich der Hyposthenurie bei beiden Bedingungen weitgehend. Klinisch steht allerdings bei der fortgeschrittenen hypercalcämischen Nephropathie die Niereninsuffizienz mit oder ohne Nephrocalcinose bzw. Nephrolithiasis häufig mehr im Vordergrund als die Störungen der Harnkonzentrierung, die gleichwohl als Leitsymptom hypercalcämisch bedingter Nierenfunktionsstörungen gelten.

Aus den kasuistischen Mitteilungen ergeben sich folgende ätiologische Faktoren als Ursache einer Hypercalcämie mit Polyurie und Polydipsie: Eine gesteigerte Calciumfreisetzung aus dem Knochensystem steht im Vordergrund bei Endokrinopathien (Hyperparathyreoidismus, Hyperthyreose), bei einigen Neoplasien (osteolytische Knochenmetastasen, multiples Myelom, akute Leukämie, aber auch Carcinome ohne Knochenmetastasen), nach länger dauernder Immobilisation (posttraumatisch; poliomyelitische und andere Paralysen) und bei Morbus Paget; eine exzessive Zufuhr und/oder gesteigerte intestinale Resorption von Calcium ist ausschlaggebend bei der Vitamin D-Intoxikation, beim Milch-Alkalisyndrom, nach AT 10-Überdosierung bei Hypoparathyreoidismus und bei der idiopathischen infantilen Hypercalcämie, als Teilfaktor überdies bei der Sarkoidose (Morbus Boeck).

Übersichten über die hypercalcämische Nephropathie mit besonderer Berücksichtigung der Konzentrierdefekte geben unter anderem ALBRIGHT, BAIRD, COPE u. BLOOMBERG 1934, ALBRIGHT u. REIFENSTEIN 1948, HELLSTRÖM 1954, EDVALL 1958, EPSTEIN 1960, PARFITT 1964. Die pathologisch-anatomischen Befunde hierbei finden sich S. 504 dargestellt.

α) *Klinische Befunde*

Am längsten bekannt und am häufigsten beschrieben ist eine Polyurie infolge hypercalcämisch bedingter renaler Konzentrationsschwäche beim Hyperparathyreoidismus (MANDL 1926; ältere Literatur s. in den genannten Übersichten; BRUCE u. STRONG 1955, GILL u. BARTTER 1961), nicht selten unter dem Vollbild eines erworbenen nephrogenen Diabetes insipidus (ALLEN 1931, GUTMAN, SWENSON u. PARSONS 1934, WERNLY 1942, ALBRIGHT u. REIFENSTEIN 1948, COHEN, FITZGERALD, FOURMAN, GRIFFITHS u. DE WARDENER 1957). Ähnliche Befunde wurden, wenn auch zahlenmäßig weniger oft mitgeteilt für die Sarkoidose (KLATSKIN u. GORDON 1953, GLECKLER 1956, DELLER, BRODZIAK u. PHILLIPS 1959, ELLMAN u. PARFITT 1960), die Vitamin D-Intoxikation (ANNING, DAWSON, DOLBY u. INGRAM 1948, DORHOUT MEES 1957, EPSTEIN 1963, PARFITT 1964), bei akuter Leukämie (MAWDSLEY u. HOLMAN 1957), für manche Fälle von hypercalcämischer Hyperthyreose (RIEBER u. SILVER 1952, EPSTEIN, FREEDMAN u. LEVITIN 1958, KÖNIG u. GUBLER 1959, WIJDEVELD u. JANSEN 1960), das Milch-Alkalisyndrom (DUFAULT u. TOBIAS 1954, ZEFFREN u. HEINEMANN 1962) sowie bei Knochenmetastasen, vor allem bei multiplem Myelom und infolge Mamma- und Bronchialcarcinom (HERMANN, KIRSTEN u. KRAKAUER 1949, SWYER, BERGER, GORDON u. LASZLO 1950, GERBRANDY u. HELLENDOORN 1958, SANDERSON 1959b), wobei vor allem KENNEDY, TIBBETTS, NATHANSON u. AUB (1953) auf die häufige Auslösung der Hypercalcämie und Polyurie durch eine Androgen- oder Oestrogenbehandlung der Knochenmetastasen hingewiesen haben.

Unabhängig von der speziellen Ätiologie der Hypercalcämie war das spezifische Gewicht bzw. die Harnosmolalität im Durstversuch immer herabgesetzt, oft bis zur Isosthenurie, manchmal bis zur Asthenurie. Die Faktoren, welche die Ausprägung und Reversibilität des Defektes bestimmen, sind im Einzelfall weniger leicht zu beurteilen als bei der Hypokaliämie, da jede chronische Hypercalcämie auch zu schwerwiegenden strukturellen Nierenveränderungen mit Nephrocalcinose, Fibrose und Schrumpfniere führt, die auch nach Beseitigung der auslösenden Ursache weiterhin Konzentrationsstörungen bewirken können. Ob dabei Übergänge von ADH-abhängigen zu ADH-unabhängigen Formen der Hyposthenurie vorkommen, ist bisher nicht bekannt.

Eine geringere Abnahme des renalen Konzentrationsvermögens ließ sich an hydropenischen Menschen und Primaten auch durch Calciuminfusionen hervorrufen (LEVITT, HALPERN, POLIMEROS, SWEET u. GRIBETZ 1958, GROSSMAN, MINES, GOLDMAN u. WOLFMAN 1958). Die hierbei regelmäßig zu beobachtende Steigerung der Ausscheidung von Na und Cl (WOLF u. BALL 1949, FREEDMAN, MOULTON u. SPENCER 1958, HÄNZE 1959, VERBANCK, KAHN, u. POTVLIEGE 1963) und damit von C_{osm} kann die Abnahme der Harnosmolalität nicht ausschließlich im Sinn einer osmotischen Diurese erklären, da der Urin am hydropenischen Menschen hierbei manchmal hypoton wird (GROSSMAN, MINES u. Mitarb. 1958), wie es bei der tubulären ADH-Refraktärität beobachtet wird. Andererseits wurde der diuresehemmende ADH-Effekt auf eine Wasserdiurese durch Ca-Infusionen mit Erhöhung des Serumcalciumspiegels nicht beeinflußt (YOFFEE u. DINGMAN 1959/60).

Entsprechend den komplexen pathogenetischen Bedingungen kann die hypo- oder asthenurische Polyurie unmittelbar mit Beseitigung der Hypercalcämie, z. B. nach operativer Beseitigung eines Nebenschilddrüsenadenoms, verschwinden, bei fortgeschrittener Nephrocalcinose bzw. Nephrocirrhose, eventuell zusammen mit einer Azotämie aber auch unverändert weiterbestehen bleiben. Von der glomerulären Filtratgröße ist dies jedoch unabhängig (ZEFFREN u. HEINEMANN 1962). Eine primäre (hypothalamisch bedingte) Polydipsie als Ursache der Polyurie dürfte nur ausnahmsweise eine Rolle spielen (FOURMAN u. LEESON 1959).

Die Beurteilung kann weiterhin dadurch erschwert werden, daß die zuvor hypercalcämische Nephropathie durch Hinzutreten einer Niereninsuffizienz normo- oder hypocalcämisch werden oder zu renalen Kaliumverlusten führen kann, so daß der Konzentrierdefekt hypokaliämisch potenziert wird.

Solche Kombinationen von hypercalcämischer und hypokaliämischer Nephropathie mit schweren Konzentrationsstörungen wurden unter anderem bei Hyperparathyreoidismus (BOETTIGER 1954), Vitamin D-Intoxikation (VERNER, ENGEL u. MCPHERSON 1958), Mammacarcinom (FRASER 1960) sowie experimentell an der Vitamin D-vergifteten, hypercalcämischen Ratte (FERRIS, LEVITIN, PHILLIPS u. EPSTEIN 1962) beobachtet. Kaliumzufuhr war jedoch bei normokaliämischen Normalpersonen während akuter Calciuminfusionen (GROSSMAN, MINES u. Mitarb. 1958) und bei normokaliämischen, Vitamin D-vergifteten Ratten (EPSTEIN, RIVERA u. CARONE 1958) nicht in der Lage, die hypercalcämisch bedingte Hyposthenurie zu unterdrücken oder abzuschwächen.

Die Frage ob die Hypercalcämie selbst oder die hiermit einhergehende Hypercalciurie für die renale Konzentrationsstörung ausschlaggebend sind, läßt sich aus klinischen Daten dahingehend beantworten, daß Zustände mit Hypercalciurie ohne Hypercalcämie (z. B. Hyperthyreose, Cushing-Syndrom, Akromegalie, manche Fälle von Immobilisation, Knochenmetastasen, Morbus Paget oder Sarkoidose) in der Regel ohne Beeinträchtigung der konzentrativen Nierenleistung einhergehen. Lediglich die nicht obligat hypercalcämische idiopathische Hypercalciurie geht häufiger mit einem verminderten spezifischen Harngewicht im Durstversuch einher (PARFITT, HIGGINS, NASSIM, COLLINS u. HILB 1964), möglicherweise infolge Nephrocalcinose (HARRISON u. GHOSE 1963) oder Pyelonephritis (MORTENSEN u. BAGGENSTOSS 1954). Das Vorliegen einer tubulären ADH-Refraktärität ist jedenfalls in diesen Fällen bisher nicht erwiesen. Vielmehr ließ sich bei zwei Fällen von Hypercalciurie ohne Hypercalcämie zwar eine Verminderung, jedoch keine Negativierung von $Tm^c_{H_2O}$ (GILL u. BARTTER 1961), also lediglich ein Hinweis auf eine Störung der Phase I der Harnkonzentrierung, d.h. der konzentrativen Kapazität der medullären Gegenstromsysteme beobachten.

Dagegen ergab sich bei allen daraufhin untersuchten Fällen einer hypercalcämischen Hyposthenurie beim Menschen unter osmotischer Diurese (10 bzw. 25% Mannit) ein mehr oder minder ausgeprägter, jedoch signifikant hypotoner Diuresezuwachs trotz ADH-Substitution (COHEN, FITZGERALD u. Mitarb. 1957, WALKER u. CARPENTER 1958, GILL u. BARTTER 1961, ZEFFREN u. HEINEMANN 1962, BUCHBORN, ANASTASAKIS, EDEL u. Mitarb. 1963, ANASTASAKIS u. BUCHBORN 1966). Hiernach ist ebenso wie bei Hypokaliämie das Vorliegen einer partiellen ADH-Refraktärität des distalen Nephron (Phase II-Störung) als Ursache der hypercalcämischen Konzentrationsschwäche anzunehmen. Beseitigung der Hypercalcämie führt auch zur Aufhebung des hypotonen zugunsten eines isotonen Diuresezuwachses mit normalen Werten für $Tm^c_{H_2O}$ (GILL u. BARTTER 1961). Es wurde schon mehrfach darauf hingewiesen, daß bei Vorliegen einer Phase II-Störung kein Urteil mehr darüber abgegeben werden kann, ob außerdem auch noch eine Störung der Phase I, z.B. infolge verminderten medullären Natriumtransportes vorliegt oder nicht.

β) *Tierexperimentelle Befunde*

Gegenüber den klinischen Beobachtungen bieten sie unter anderem den Vorteil, daß strukturelle Nierenläsionen im akuten bzw. kurzfristigen Versuch ausbleiben und so der Mechanismus der hypercalcämischen Konzentrationsschwäche eindeutiger analysiert werden kann. An der hydropenischen *Ratte* sank die maximale Harnosmolalität ohne jede sonstige Nierenfunktionsstörung bei einer Hypercalcämie um 13 mg-% infolge einer milden Vitamin D-Intoxikation von 2600 auf 1600 mosm/kg ab (EPSTEIN, BECK, RIVERA, LEVITIN u. CARONE 1958, EPSTEIN, RIVERA u. CARONE 1958). Die Herabsetzung des renalen Konzentrationsvermögens war bei gleich stark ausgeprägter Nephrocalcinose bzw. bei gleich stark erhöhtem renalem Calciumgehalt nach Vitamin D-Intoxikation deutlicher als nach alleiniger oraler Calciumzufuhr (SANDERSON 1959a). Der corticomedulläre Konzentrationsgradient für Natrium und damit die medulläre Natriumkonzentration waren nach Vitamin D-Intoxikation (MANITIUS, LEVITIN, BECK u. EPSTEIN 1960, EIGLER, SALASSA, BAHN u. OWEN 1960/1962) bzw. nach exzessiver Calciumzufuhr (PORTER u. WELLS 1964) auf ca. die Hälfte normaler Tiere herabgesetzt.

Am *Hund* führte eine Hypercalcämie von 13—21 mg-% nach i.v. Calciuminfusion während osmotischer Diurese nur zu einer geringen Abnahme der maximalen Nettowasserrückdiffusion aus den Sammelrohren ins Nierenmark ($Tm^c_{H_2O}$) und des Glomerulusfiltrates (BECK, LEVITIN u. EPSTEIN 1959), während eine gleichstarke Hypercalcämie von 15—20 mg-% infolge einer 24stündigen Applikation hoher Dosen von Parathyreoideaextrakt nicht nur den maximalen osmotischen U/P-Wert von 3—7 auf 1—2 absinken ließ, sondern unter osmotischer Diurese (5% Mannit in 0,7 % NaCl) trotz ADH-Substitution einen charakteristischen hypotonen Diuresezuwachs auslöste (EPSTEIN, BECK, CARONE, LEVITIN u. MANITIUS 1959), s. Abb. 42.

An der überlebenden, isolierten Amphibienmembran in vitro vermindert eine Erhöhung der Ca-Konzentration im umgebenden Medium den permeabilitätssteigernden Effekt von ADH für Wasser (BENTLEY 1959, PETERSEN u. EDELMAN 1962/64), aber auch die Natriumpermeabilität der Membran bzw. ihren Netto-Na-Transport (CURRAN, HERRARA u. FLANIGAN 1962). Ebenso wird der ADH-Effekt auf den „Porenradius“ an Nierengewebsschnitten von Necturus durch Calciumzusatz aufgehoben (WHITTEMBURY, SUGINO u. SOLOMON 1960).

Die experimentellen Befunde am Hund entsprechen denjenigen am Menschen und machen das Vorliegen einer reversiblen, distal-tubulären ADH-Refraktärität, d.h. eine Störung der Phase II der Harnkonzentrierung wahrscheinlich. Inwieweit darüber hinaus noch eine Beeinträchtigung des medullären Na-Transportes aus dem aufsteigenden Schleifenschenkel ins Nierenmark beteiligt ist, wie aus den Beobachtungen am Nierenmarkgewebe der Ratte gefolgert wurde, bedarf weiterer Untersuchungen, unter anderem auch durch Mikropunktion und Perfusion. Die Befunde an der isolierten Membran lassen eine Kombination beider pathogenetischer Mechanismen am Effekt der Hypercalcämie auf die Harnkonzentrierung möglich erscheinen.

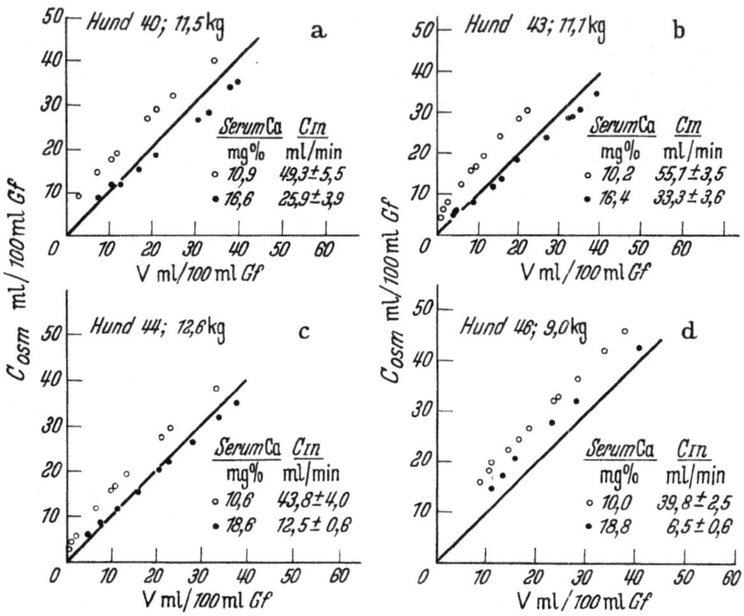

Abb. 42. Hypotoner Diuresezuwachs (•) bei vier Hunden während osmotischer Diurese nach 24stündiger Parathyreoidea-Extraktgabe mit konsekutiver Hypercalcämie und nach Normalisierung des Konzentrationsvermögens (o) (EPSTEIN, BECK, CARONE, LEVITIN u. MANITIUS 1959)

Die vorstehende Übersicht zeigt, daß sich die Mehrzahl der beim Menschen vorkommenden Konzentrierdefekte einem bestimmten Pathomechanismus zuordnen läßt. Auch wenn die hiermit gewonnene Ordnung in Zukunft noch mancher Erweiterung und Korrektur bedarf, lassen sich doch nur wenige Hyposthenurien bisher noch nicht eindeutig definieren, so z.B. beim seltenen Krankheitsbild des Angiokeratoma corporis diffusum Fabry (FESSAS, WINTROPE u. CARTWRIGHT 1955, COLLEY, MILLER, HUTT, WALLACE u. DE WARDENER 1958) oder der Markschwammniere (PENNISI u. BUNTS 1960, CUKIER 1964, FELTS, HEADLEY, WHITLEY u. YOUNT 1964); andere sind noch in einigen Details ungeklärt, so z.B. in der Gravidität, nach Nierentransplantation, im Hunger, bei Herzinsuffizienz, bei hyperzirkulatorischen Zuständen, wie z.B. bei den verschiedenen Anämieformen, um nur einige Probleme zu nennen.

Unabhängig von solchen noch offenen Teilfragen ist der vorgelegte Entwurf zu einer Systematik der konzentrativen Nierenleistungen und ihrer Störungen insoweit vorläufig, als er von der Annahme ausgeht, daß der gegenwärtige Kenntnisstand der Physiologie über das Funktionieren der medullären Konzentriermechanismen im ganzen zutreffend ist, mögen auch Einzelheiten noch nach weiterer Klärung verlangen. Schließlich basiert die klinische Befundinterpretation zur Harnkonzentrierung über weite Strecken unvermeidlich auf Analogieschlüssen, weil am Menschen manche experimentelle Methoden wie tubuläre Mikropunktion und -perfusion, Stop flow-Techniken oder chemische Gewebsanalysen nicht anwendbar sind. Deshalb kann der Kliniker im Gegensatz zu den Grundlagenwissenschaften mit ihrem unmittelbaren Zugang zu den Naturvorgängen seine Folgerungen vielfach nur aus Sekundär- oder Tertiärphänomenen ziehen. Trotz dieser unterschiedlichen methodischen Prämissen lassen sich experimenteller und klinischer Erkenntnisbereich weitgehend zu widerspruchsfreier Deckung bringen, wie diese Darstellung zu zeigen versucht. Dies ist ein wesentliches Indiz dafür, daß die Ergebnisse des Tierexperiments und die Beobachtungen am Krankenbett ein und dieselbe Realität intendieren.

Literatur

Aaron, H.: The accuracy of clinical urinometers. Amer. J. clin. Path. **9**, 70 (1945). — **Abbrecht, P.H.,** and **R.L. Malvin:** Flow rate of urine as a determinant of renal countercurrent multiplier system. Amer. J. Physiol. **199**, 919 (1960). — **Achard, C.,** et **L. Ramond:** Potomanie chez un enfant. Bull. Soc. méd. Hôp. Paris **1905**, 380. — **Addis, T.,** and **M.G. Forster:** The specific gravity of the urine. Arch. intern. Med. **30**, 555 (1922). — **Addis, T.,** and **M.C. Shevky:** A test of the capacity of the kidney to produce a urine of high specific gravity. Arch. intern. Med. **30**, 559 (1922). — **Adolph, E.F.,** and **G.W. Molnar:** Exchanges of heat and tolerances to cold in men exposed to outdoor weather. Amer. J. Physiol. **146**, 507 (1946). — **Albright, F., P.C. Baird, O. Cope,** and **E. Bloomberg:** Studies on the physiology of the parathyroid glands. IV. Renal complications of hyperparathyroidism. Amer. J. med. Sci. **187**, 49 (1934). — **Albright, F.,** and **E.C. Reifenstein jr.:** The parathyroid glands and metabolic bone disease. Baltimore: Williams & Wilkins 1948. — **Alexander, C.S.:** Production of diabetes insipidus in the rat. Proc. Soc. exp. Biol. (N.Y.) **99**, 142 (1958). — **Alexander, C.S., D.M. Filbin,** and **S.A. Fruchtman:** Failure of vasopressin to produce normal urine concentration in patients with diabetes insipidus. J. Lab. clin. Med. **54**, 566 (1959). — **Alexander, C.S.,** and **G.B. Gordon:** Chlorothiazide derivatives for diabetes insipidus. Arch. intern. Med. **108**, 218 (1961). — **Allen, A.C.:** The kidney. New York: Grune & Stratton 1951; 2. Aufl. 1963. — **Allen F.N.:** A diabetes-insipidus-like syndrome in hyperparathyroidism. Proc. Mayo Clin. **6**, 684 (1931). — **Alving, A.S.,** and **D.D. v. Slyke:** Significance of concentration and dilution tests in Bright's disease. J. clin. Invest. **13**, 969 (1934). — **Ambard, L.,** et **E. Papin:** Étude sur les concentrations urinaires. Arch. int. Physiol. 8, 437 (1909). — **Ames, R.G.:** Urinary water excretion and neurohypophysial function in full term and premature infants shortly after birth. Pediatrics **12**, 272 (1953). — **Anastasakis, S.,** u. **E. Buchborn:** Störungen der Harnkonzentrierung bei chronischen Nephropathien. Klin. Wschr. **44**, 289 (1966). — **Anderson, H.:** Experimental renal insufficiency. Arch. intern. Med. **37**, 297 (1926). — **Andriole, V.T.,** and **F.H. Epstein:** Prevention of pyelonephritis by water diuresis; evidence for the role of medullary hypertonicity in promoting renal infection. J. clin. Invest. **44**, 73 (1965). — **Angervall, L., L. Lehmann,** and **U. Bengtsson:** The renal concentrating capacity in albino rats after long-term consumption of phenacetin NAPA (N-acetyl-p-aminophenol) and acetylsalicylic acid. Acta med. scand. **175**, 155 (1964). — **Anning, S.T., J. Dawson, D.E. Dolby,** and **J.T. Ingram:** The toxic effects of calciferol. Quart. J. Med. **17**, 203 (1948). — **Anslow jr., W.P.,** and **L.G. Wesson jr.:** Effect of sustained, graded urea diuresis on water and electrolyte excretion. Amer. J. Physiol. **180**, 605 (1955). — **Appelboom, J.W.T.,** and **W.A. Brodsky:** Osmotic activity of renal papillae of dogs during formation of hypertonic urine. Fed. Proc. **17**, 5 (1958) (Abstract). — **Aprahamian, H.A., J.L. Vanderveen, J.P. Bunker, A.J. Murphy,** and **J.D. Crawford:** Influence of general anesthetics on water and solute excretion in man. Ann. Surg. **150**, 122 (1959). — **Assali, N.S., W.J. Dignam,** and **L. Longo:** Renal function in human pregnancy. III. Effects of antidiuretic hormone (ADH) on renal hemodynamics and water and electrolyte near term and post partum. J. clin. Endocr. **20**, 581 (1959). — **Au, W.Y.W.,** and **L.G. Raisz:** Studies on the renal concentrating mechanism. V. Effect of diuretic agents. J. clin. Invest. **39**, 1302 (1960). — **Aukland, K.:** Renal tubular permeability to urea, with special reference to accumulation of urea in the renal medulla. Scand. J. clin. Lab. Invest. **13**, 646 (1961). — **Austin, J.H., E. Stillman,** and **D.D. v. Slyke:** Factors governing the excretion rate of urea. J. biol. Chem. **46**, 91 (1921).

Baba, W.I., A.F. Lant, and **G.M. Wilson:** The action of oral diuretics in diabetes insipidus. Proc. roy. Soc. Med. **58**, 911 (1965). — **Bachmann, H.:** Antidiuretischer Effekt bei Diabetes insipidus nach p-Carboxy-benzol-sulfo-di-n-butylamid (Longazid). Münch. med. Wschr. **1953**,

582. ~ Die Beeinflussung der Wasser- und Kochsalzausscheidung beim Diabetes insipidus durch p-Carboxy-benzolsulfo-di-n-butylamid. Klin. Wschr. 32, 783 (1954). — **Bachmann, L.:** The antidiuretic effects of anesthetic agents. Anesthesiology 16, 939 (1955). — **Bader, R. A., J. W. Eliot,** and **D. E. Bass:** Renal and hormonal mechanisms of cold diuresis. J. appl. Physiol. 4, 649 (1952). — **Baer, J. E., A. V. Brooks, R. M. Noll,** and **K. H. Beyer:** Effect of hydrochlorothiazide on renal electrolyte gradient in glucose diuresis and experimental diabetes insipidus. J. Pharmacol. exp. Ther. 137, 319 (1962). — **Baer, J. E., J. K. Michaelson, C. B. Jones, H. F. Russo** u. **K. H. Beyer:** Die Wirkung von 2,3-Dichlor-4-(2-methylenbutyryl)-phenoxy-essigsäure (Etacrynsäure) auf die Urinkonzentration und auf den renalen Soluten-Gradienten. Arzneimittel-Forsch. 16, 373 (1966). — **Baker, G. P., H. Levitin,** and **F. H. Epstein:** Sodium depletion and renal conservation of water. J. clin. Invest. 40, 867 (1961). — **Baldwin, D. S.:** Function of the separate kidneys in hypertension of unilateral renal origin. Progr. cardiovasc. Dis. 4, 134 (1961). — **Baldwin, D. S., H. J. Berman,** and **H. O. Heinemann:** Urinary concentrating process during antidiuresis in renal disease. J. clin. Invest. 33, 917 (1954). — **Baldwin, D. S., H. J. Berman, H. O. Heinemann,** and **H. W. Smith:** The elaboration of osmotically concentrated urine in renal disease. J. clin. Invest. 34, 800 (1955). — **Baldwin, D. S., E. A. Gombos,** and **H. Chasis:** Urinary concentrating mechanism in essential hypertension. Amer. J. Med. 38, 864 (1965). — **Bálint, P., E. Kiss,** and **S. Szalay:** Renal blood flow in water deprivation oliguria and in osmotic diuresis. Acta physiol. Acad. Sci. hung. 12, 137 (1957). — **Balsam, T.,** and **H. M. Katz:** Diabetes insipidus succesfully treated with oral aminopyrine. J. Amer. med. Ass. 176, 1112 (1961). — **Barclay, J. A., R. F. Crampton,** and **D. M. Matthews:** Henle's loops and the sodium content of the medullae of mammalian kidneys. J. Physiol. (Lond.) 147, 48P (1959) (Abstract). — **Barlow, E. D.,** and **H. E. de Wardener:** Compulsive water drinking. Quart. J. Med. 28, 235 (1959). — **Barnett, H. L.,** and **J. Vesterdal:** The physiologic and clinical significance of immaturity of kidney function in young infants. J. Pediat. 42, 99 (1953). — **Barnett, H. L., J. Vesterdal, H. McNamara,** and **H. D. Lauson:** Renal water excretion in premature infants. J. clin. Invest. 31, 1069 (1952). — **Barry, K. G., A. W. McLaurin,** and **B. L. Parnell:** A practical temperature-compensated hand refractometer (the TS Meter): its clinical use and application in estimation of total serum proteins. J. Lab. clin. Med. 55, 803 (1960). — **Barton, R.:** Diabetes insipidus and obsessional neurosis. Lancet 1965 I, 133 (a). ~ Diabetes insipidus and obsessional neurosis. Lancet 1965 I, 491 (b). — **Bass, D. E.:** Electrolyte excretion during cold diuresis. Fed. Proc. 13, 8 (1954). — **Bauer, J.,** u. **B. Aschner:** Die therapeutische Wirkung des Novasurols bei Diabetes insipidus. Zbl. inn. Med. 1924, 682. — **Beaumont, G. E.,** and **J. D. Robertson:** The renal function in myxedema. Brit. med. J. 1943 II, 578. — **Becher, E.:** Einfache quantitative klinisch-chemische Blut- und Harndiagnostik, 3. Aufl. Jena: Gustav Fischer 1941. — **Beck, D., L. Freedman, H. Levitin, T. Ferris,** and **F. H. Epstein:** The effect of experimental pyelonephritis on renal concentrating ability in the rat. Yale J. Biol. Med. 34, 52 (1961). — **Beck, D., H. Levitin,** and **F. H. Epstein:** Effect of intravenous infusions of calcium on renal concentrating ability. Amer. J. Physiol. 197, 1118 (1959). — **Beck, H., P. Berthaux, J. Marteau, Chatelain** et **J. Vignalou:** Guérison d'un syndrome polyuropolydipsique avec hyposensibilité chez un potomane. Sem. Hôp. Paris 40, 707 (1964). — **Becker, E. L.:** Free water formation in normal dogs. Fed. Proc. 19, 230 (1960). — **Becker, E. L.,** and **H. E. Ginn:** Free water excretion in normal dogs. Amer. J. Physiol. 202, 1131 (1962). — **Bellens, R.:** Étude de la sensibilité à l'hormone antidiurétique du sujet normal et de patients atteints de diabète insipide. Ann. Endocr. (Paris) 18, 492 (1957). — **Bennett, C. M., R. W. Berliner,** and **R. L. Jamison:** Countercurrent multiplication and exchange in the mammalian kidney. Proc. 3rd Int. Congr. Nephrol. 1966. — **Bentley, P. J.:** The effects of neurohypophysial extracts on water transfer across wall of the isolated urinary bladder of the toad Bufo marinus. J. Endocr. 17, 201 (1958). ~ The effects of ionic changes on water transfer across the isolated urinary bladder of the toad Bufo marinus. J. Endocr. 18, 327 (1959). ~ Hyaluronidase, corticosteroids and the action of neurohypophysial hormone on the urinary bladder of the frog. J. Endocr. 24, 407 (1962). — **Berliner, R. W.:** Diskussionsbemerkung. Circulation 21, 875 (1960). — **Berliner, R. W.,** and **D. G. Davidson:** Production of hypertonic urine in the absence of pituitary antidiuretic hormone. J. clin. Invest. 36, 1416 (1957). — **Berliner, R. W., N. G. Levinsky, D. G. Davidson,** and **M. Eden:** Dilution and concentration of the urine and the action of antidiuretic hormone. Amer. J. Med. 24, 730 (1958). — **Berlyne, G. M.:** Urinary hyaluronidase. Nature (Lond.) 185, 389 (1960). ~ Distal tubular function in chronic hydronephrosis. Quart. J. Med. 30, 339 (1961). — **Berlyne, G. M.,** and **M. A. Hoerni:** Urine-concentrating mechanism in man. Nature (Lond.) 199, 78 (1963). ~ The urine concentrating mechanism in man. Proc. 2nd Int. Congr. Nephrol. 1963, p. 610. — **Berlyne, G. M.,** and **A. Macken:** On the mechanism of renal inability to produce a concentrated urine in chronic hydronephrosis. Clin. Sci. 22, 315 (1962). — **Bernanke, D.,** and **F. H. Epstein:** Metabolism of the renal medulla. Amer. J. Physiol. 208, 541 (1965). — **Bernard, L.:** La cryoscopie et ses applications cliniques. Rev. Méd. (Paris) 29, 200. — **Bernstein, J.,** and **C. F. Whitten:** A histologic appraisal of the kidney in sickle cell anemia. Arch. Path. 70, 407 (1960). — **Bernstein, R. E.:** Parameters of urinary concentrating

ability in adult Africans with sickle cell trait (SCT). Proc. 3rd Int. Congr. Nephrol. Washington 1966. — **Bhide, N.K.,** and **R.A. Lewis:** Phenol red (PSP) excretion in epidemic diabetes insipidus. Indian. J. med. Sci. **9**, 597 (1955). — **Bianchi, D.L.,** e **V. Saputo:** Il diabete insipido resistente ala pitressina. Studio di un caso clinico. Acta paediat. lat. (Reggio Emilia) 8, 492 (1955). — **Biggart, J.H.:** Diabetes insipidus. Brain **58**, 86 (1935). ~ The anatomical basis for resistance to pituitrin in diabetes insipidus. J. Path. Bact. **44**, 305 (1937). — **Binet, L., C. Laroche** et **G. Mathé:** Contribution à l'étude du rein sénile. Presse méd. **60**, 1211 (1952). — **Bisset, G.W.,** and **J.M. Walker:** The effects of nicotine, hexamethonium and ethanol on the secretion of the antidiuretic and oxytocic hormones of the rat. Brit. J. Pharmacol. **12**, 461 (1957). — **Bjerre-Christensen, K.:** The pitressin test of renal concentrating capacity. Acta med. scand. **142**, 215 (1952). — **Blackmore, W.P.:** Comparative effects of chlorothiazide and mersalyl (mersalyl sodium and theophylline) on the kidney. J. Pharmacol. exp. Ther. **125**, 303 (1959). — **Blake, W.D.:** "Low pressure" kidney and the water concentrating mechanism. J. clin. Invest. **37**, 878 (1958). — **Bloomer, H.A., J.J. Canary,** and **L.H. Kyle:** Renal concentrating ability in patients with myxedema. Metabolism **10**, 469 (1961). — **Blotner, H.,** and **E.C. Cutler:** Total thyroidectomy in the treatment of diabetes insipidus. J. Amer. med. Ass. **116**, 2739 (1941). — **Blythe, W.B., M. Newton, F. Lazcano,** and **L.G. Welt:** Effect of water restriction on urinary concentrating ability of K-depleted rats. Amer. J. Physiol. **199**, 912 (1960). — **Bock, K.D.,** u. **H.-J. Krecke:** Der Konzentrationsversuch als klinische Nierenfunktionsprobe. Dtsch. Arch. klin. Med. **204**, 499 (1957). — **Boettiger, L.E.:** Hypopotassemia in hyperparathyroidism. Acta med. scand. **148**, 51 (1954). — **Bohle, A., Ch. Atzler, R. Sanwald, E. Klesmann** u. **J. Plewa:** Beitrag zur Morphologie der Niere bei osmotischer Diurese. Z. ges. exp. Med. **135**, 481 (1962). — **Boletti, M.,** e **A. Disertorie:** Su tre casi di diabete insipido pitressino resistente o nefrogene. Acta paediat. lat. (Reggio Emilia) **12**, 727 (1959). — **Bonomini, V.:** Disturbances of concentrating capacity in pyelonephritis. Proc. 2nd Int. Congr. Nephrol. 1963, p. 274. — **Boss, J.M.N., H. Dlouhá, M. Kraus,** and **J. Křeček:** The structure of the kidney in relation to age and diet in white rats during the weaning period. J. Physiol. (Lond.) **168**, 196 (1963). — **Bower, B.F.,** and **D.M. Mason:** Measurement of antidiuretic activity (ADA) in plasma and tumor in carcinoma of the lung with inappropriate antidiuresis. Clin. Res. **12**, 121 (1964). — **Boyarsky, S.,** and **H.W. Smith:** Renal concentrating operation at low urine flows. J. Urol. (Baltimore) **78**, 511 (1957). — **Boylan, J.W.,** and **E. Asshauer:** Depletion and restauration of the medullary osmotic gradient in the dog kidney. Pflügers Arch. ges. Physiol. **276**, 99 (1962). — **Bradford, J.R.:** The results following partial nephrectomy and the influence of the kidney on metabolism. J. Physiol. (Lond.) **23**, 415 (1899). — **Brandt, J.L., J. Harrop,** and **I. J. Voudoukis:** Clin. Res. **10**, 42 (1962). — **Brandt, J.L., H.D. Ruskin, B. Zumoff, L. Castleman,** and **S. Zuckerman:** Inhibition of renal tubular responsiveness to antidiuretic hormone by pyrogens. Proc. Soc. exp. Biol. (N.Y.) 88, 451 (1955). — **Brandt, J.L., B. Zumoff, L. Castleman, H.D. Ruskin, A. Jones,** and **S. Zuckerman:** Studies of the effects of large doses of bacterial pyrogen in the dog. 1. The renal handling of salt and water. J. clin. Invest. **35**, 1080 (1956). — **Brandt, J.L., B. Zumoff, H.D. Ruskin,** and **L. Castleman:** Effect of large doses of pyrogen on water and solute diuresis. Fed. Proc. **14**, 17 (1955). — **Braude, A.I., J. Siemienski,** and **I. Jacobs:** Trans. Ass. Amer. Phycns **74**, 234 (1961). — **Braun, W.E.,** and **L.S. Lilienfeld:** Renal hemodynamic effects of hypertonic mannitol infusions. Proc. Soc. exp. Biol. (N.Y.) **114**, 1 (1963). — **Bray, G.A.:** Freezing point depression of rat kidney slices during water diuresis and antidiuresis. Amer. J. Physiol. **199**, 915 (1960a). ~ Distribution of urea, thiourea-C^{14} and sucrose-C^{14} in dog kidney during antidiuresis. Amer. J. Physiol. **199**, 1211 (1960b). ~ Effect of potassium depletion on distribution of urea and thiourea-C^{14} in rat kidney. Amer. J. Physiol. **204**, 109 (1963). — **Bray, G.A.,** and **A.S. Preston:** Effect of urea on urine concentration in the rat. J. clin. Invest. **40**, 1952 (1961). — **Breddy, P., G.F. Cooper,** and **J.M.N. Boss:** Antidiuretic hormone and renal collecting tubules. Nature (Lond.) **192**, 76 (1961). — **Bresler, E., J. Monroe,** and **J. Gilmartin:** Hyposmolar urine formation during plasma hyperosmolarity. Fed. Proc. **19**, 228 (1960). — **Bricker, N.S., R.R. Dewey, H. Lubowitz,** and **J.M. Stokes:** The nature of the "defect" in concentrating and diluting mechanisms of the diseased kidney. J. clin. Invest. **37**, 881 (1958). — **Bricker, N.S., R.R. Dewey, H. Lubowitz, J. Stokes,** and **T. Kirkensgaard:** Observations on the concentrating and diluting mechanisms of the diseased kidney. J. clin. Invest. **38**, 516 (1959). — **Bricker, N.S., E.J. Dorhout Mees, S. Klahr, Z.B. Orlowski, R.E. Rieselbach,** and **L.E. Todd:** The rate limiting and adaptive events in tubular and glomerular functions of the chronically diseased kidney. Proc. 2nd Int. Congr. Nephrol. 1963, p. 39. — **Bricker, N.S., S.W. Kime jr., P.A.F. Morrin,** and **T. Orlowski:** The influence of glomerular filtration rate, solute excretion and hydratation on the concentrating mechanism of the experimentally diseased kidney in the dog. J. clin. Invest. **39**, 864 (1960). — **Bricker, N.S., P.A.F. Morrin,** and **S.W. Kime:** The pathologic physiology of chronic Bright's disease. An exposition of the "intact nephron hypothesis". Amer. J. Med. **28**, 77 (1960). — **Bricker, N.S., E.I. Shawayri, J.B. Reardan, D. Kellog, J.P. Merrill,** and **J.H. Holmes:** An abnormality in renal function resulting from urinary tract obstruction. Amer. J. Med. **23**,

554 (1957). — **Bright, R.:** Reports of medical cases. London: Longmans, Rees, Orme, Brown & Green 1827. — **Brod, J.:** Chronic pyelonephritis and hypertension. 3rd Int. Congr. Intern. Med. 1954, p. 122. ~ Chronic pyelonephritis. Lancet **1956 I**, 973. ~ Chronische Pyelonephritis. Berlin: VEB Volk u. Gesundheit 1957. ~ Functional aspects of the differential diagnosis of renal disease. Postgrad. med. J. **39**, 121 (1963). ~ Die Nieren. Berlin: VEB Volk u. Gesundheit 1964. — **Brod, J., u. M. Chytil:** Über die Ursache der hohen Nierenschwelle für Glukose bei den chronischen Nierenerkrankungen. [Tschechisch.] Čas. Lék. čes. **92**, 9 (1953). — **Brod, J., M. H. Fejfarová u. M. Chytil:** Hämodynamische und Funktionsänderungen der Nieren bei der osmotischen Diurese. [Tschechisch.] Physiol. bohemoslov. **3**, 153 (1954). — **Brod, J., V. Prat, and R. Dejdar:** Early functional diagnosis of chronic pyelonephritis with some remarks on the pathogenesis of the pyelonephritic contracted kidney. In: Biology of pyelonephritis (E. L. Quinn and E. H. Kass ed.). Boston: Little & Brown 1960. — **Brodehl, J., u. L. Braun:** Familiärer nephrogener Diabetes insipidus mit voller Ausprägung bei einem weiblichen Säugling. Klin. Wschr. **42**, 563 (1964). — **Brodehl, J., K. Gelissen u. W. Hagge:** Die Wirkung des Vasopressins beim Diabetes insipidus renalis. Klin. Wschr. **43**, 72 (1965). — **Brodsky, W. A.:** Osmotic diuresis on hydropenic man. Meth. med. Res. **1952**, 192. ~ Effect of acidosis and alkalosis on excretion of water and solutes during periods of hydropenia and of overhydration in dogs. Amer. J. Physiol. **180**, 183 (1955). — **Brodsky, W. A., and H. N. Graubarth:** Mechanism of mercurial diuresis in hydropenic dogs. Amer. J. Physiol. **172**, 67 (1953). — **Brodsky, W. A., S. Rapoport, H. N. Graubarth, and A. H. Levkoff:** Osmotic diuresis as a measurement of renal function in man. J. appl. Physiol. **5**, 62 (1952). — **Brodsky, W. A., S. Rapoport, and C. D. West:** The mechanism of glycosuric diuresis in diabetic man. J. clin. Invest. **29**, 1021 (1950). — **Brodsky, W. A., W. S. Rehm, W. H. Dennis, and D. G. Miller:** Thermodynamic analysis of the intracellular osmotic gradient hypothesis of active water transport. Science **121**, 302 (1955). — **Broer, M. A.:** Een Geval van nephrogene Diabetes insipidus. Maandschr. Kindergeneesk. **24**, 204 (1956). — **Brokaw, A.:** Renal hypertrophy and polydipsia in potassium-deficient rats. Amer. J. Physiol. **172**, 333 (1953). — **Brooks, R. V., R. R. McSwiney, F. T. G. Prunty, and F. J. Y. Wood:** Potassium deficiency of renal and adrenal origin. Amer. J. Med. **23**, 391 (1957). — **Brown, E., D. L. Clarke, V. Roux, and G. H. Sherman:** The stimulation of adenosine 3′,5′-monophosphate production by antidiuretic factors. J. biol. Chem. **238**, 852 (1963). — **Brown, J. J., D. L. Davies, A. F. Lever, and J. I. S. Robertson:** Plasma renin concentration in human hypertension. I. Relationship between renin, sodium and potassium. Brit. med. J. **1965 II**, 144. — **Brown, J. J., and W. S. Peart:** The effect of angiotensin on urine flow and electrolyte excretion in hypertensive patients. Clin. Sci. **22**, 1 (1962). — **Brown, M. E.:** Measurements of the specific gravity of urine by means of single gradient column. Amer. J. clin. Path. **29**, 188 (1958). — **Bruce, J., and J. A. Strong:** Maternal hyperparathyroidism and parathyroid deficiency in child, with account of effect of parathyroidectomy on renal function, and of attempt to transplant part of tumor. Quart. J. Med., N.S. **24**, 307 (1955). — **Bruni, R., e L. Massimo:** Descrizione di un caso di diabete insipido pitressino-resistente con particolare riferimento al trattamento dietetico. Minerva pediat. **11**, 857 (1959). — **Brunn, F.:** Pituitrin zur Nierenfunktionsprüfung. Med. Klin. **1921 II**, 871. — **Brunner, H., G. Kuschinsky, G. Peters u. H. Vorherr:** Veränderungen der Form der Tubuli und des Wassergehaltes der Nieren bei Mannit- und Sulfatdiurese der Ratte. Naunyn-Schmiedebergs Arch. exp. Path. Pharmak. **233**, 57 (1958). — **Buchborn, E.:** Adiuretin und Serumosmolarität. Klin. Wschr. **34**, 953 (1956). ~ Klinik der Harnkonzentrierung und -verdünnung. In: Diurese und Diuretica, S. 39. Berlin-Göttingen-Heidelberg: Springer 1959a. ~ Diskuss. zu F. Pitts. In: Diurese und Diuretica, S. 166. Berlin-Göttingen-Heidelberg: Springer 1959b. ~ Der Diabetes insipidus. In: Klinik der Gegenwart, Bd. X, S. 83. 1960. ~ Familiärer nephrogener Diabetes insipidus. In: Die Prognose chronischer Erkrankungen, Hrsg. F. Linneweh, S. 133. Berlin-Göttingen-Heidelberg: Springer 1960. ~ Zur Endokrinologie des distalen Nephron. II. ADH Plasmaspiegel und konzentrative Nierenleistungen. Klin. Wschr. **39**, 17 (1961). ~ Klinische Pathophysiologie der Harnkonzentrierung. Schweiz. med. Wschr. **94**, 1273 (1964). ~ Nephrogener Diabetes insipidus und symptomatische ADH-Refraktärität. In: Normale und pathologische Funktionen des Nierentubulus. 3. Sympos. Ges. Nephrol. 1964, S. 247. — **Buchborn, E., u. S. Anastasakis:** Störungen der Harnkonzentrierung. Internist **2**, 611 (1961). ~ Angriffspunkt und Wirkungsmechanismus von Furosemid am distalen Nephron des Menschen. Klin. Wschr. **42**, 1127 (1964). — **Buchborn, E., S. Anastasakis u. H. Edel:** Zum Wirkungsmechanismus des Euphyllin als Diureticum. Klin. Wschr. **39**, 784 (1961). — **Buchborn, E., S. Anastasakis, H. Edel, and J. Eigler:** Studies of defects of urine concentration using osmotic diuresis. Excerpta med., Int. Congr. Ser. **67**, 22 (1963). — **Buchborn, E., S. Anastasakis, H. Edel, J. Eigler u. E. Renner:** Die osmotische Diurese in der Beurteilung und Differenzierung von Störungen der Harnkonzentrierung. Verh. dtsch. Ges. inn. Med. **69**, 702 (1963). — **Buchborn, E., H. Edel u. S. Anastasakis:** Zur Endokrinologie des distalen Nephron. Klin. Wschr. **37**, 347 (1959a). ~ Funktionsstörungen des distalen Nephron. Verh. dtsch. Ges. inn. Med. **65**, 298 (1959b). — **Bucher, U. G., and L. Reid:** Sjögren's syndrome: report of a fatal case with pulmonary and

renal lesions. Brit. J. Dis. Chest 53, 237 (1959). — **Bull, G.M.:** The uremias. Lancet 1955 I, 731, 777. — **Burg, M.B., S. Papper,** and **J.D. Rosenbaum:** Factors influencing the diuretic response to ingested water (Abstract). J. clin. Invest. 37, 882 (1958). ~ Factors influencing the diuretic response to ingested water. J. Lab. clin. Med. 57, 533 (1961). — **Burgess, W.W., A.M. Harvey,** and **E.K. Marshall:** The site of the antidiuretic action of pituitary extracts. J. Pharmacol. exp. Ther. 49, 237 (1933). — **Burn, J.H., L.H. Truelove,** and **I. Burn:** The antidiuretic action of nicotine and of smoking. Brit. med. J. 1945 I, 403. — **Butcher, R.W.,** and **E.W. Sutherland:** Adenosine 3′,5′-phosphate in biological materials. I. Purification and properties of cyclic 3′,5′-nucleotide phosphodiesterase and use of this enzyme to characterize adenosine 3′,5′-monophosphate in human urine. J. biol. Chem. 237, 1244 (1962).

Calcagno, P.L., and **M.I. Rubin:** Effect of dehydration produced by water deprivation, diarrhea and vomiting on renal function in infants. Pediatrics 7, 328 (1951). — **Calcagno, P.L., M.I. Rubin,** and **D.H. Weintraub:** Studies on the renal concentrating and diluting mechanisms in the premature infant. J. clin. Invest. 33, 91 (1954). — **Calesnick, B.,** and **S.A. Brenner:** An observation of hydrochlorothiazide in diabetes insipidus. J. Amer. med. Ass. 176, 1088 (1961). — **Camelin, A., L. Dutel** et **M. Reboul:** Diabète insipide néphrogénique. J. Urol. Néphrol. 63, 666 (1957). — **Campbell, W.G.:** Vasopressin-resistant diabetes insipidus associated with cytological changes in the supraoptic and paraventricular nuclei. Lancet 1961 II, 522. — **Cannon, J.F.:** Diabetes insipidus: clinical and experimental studies with considerations of genetic relationship. Arch. intern. Med. 96, 215 (1955). — **Čapek, K.,** and **J. Heller:** Antidiuretic activity of the plasma and posterior pituitary lobe during ontogenesis in the dog. Physiol. bohemoslov. 10, 522 (1961). — **Čapek, K., J. Heller,** and **J. Škopková:** The influence of dehydration and adrenalectomy on concentration gradients of sodium and urea in rat kidney during development. Proc. 2nd Int. Congr. Nephrol. 1963, p. 644. — **Čapek, K.,** and **A. Kleinzeller:** Transport of cations and water in kidney slices during ontogenesis. Proc. 1st Int. Congr. Nephrol. 1960, p. 680. — **Čapek, K., G. Rumrich** u. **K.J. Ullrich:** Permeabilität der corticalen Tubulusabschnitte von Ratten für Harnstoff. Pflügers Arch. ges. Physiol. 283, R24 (1965). — **Capps, J.N., W.S. Wiggins, D.R. Axelrod,** and **R.F. Pitts:** The effect of mercurial diuretics on the excretion of water. Circulation 6, 82 (1952). — **Cargill, W.H.:** Effect of the intravenous administration of human serum albumin on renal function. Proc. Soc. exp. Biol. (N.Y.) 68, 189 (1948). — **Carlisky, N.J.:** Possible sources of urea in frog kidney homogenate. Fed. Proc. 22, 277 (1963). — **Carlisky, N.J., W.A. Brodsky,** and **K.C. Huong:** Biosynthesis of urea by the kidney in relation to the mechanism of urea excretion. Fed. Proc. 21, 427 (1962). — **Carone, F.A.,** and **F.H. Epstein:** Nephrogenic diabetes insipidus caused by amyloid disease. Amer. J. Med. 29, 539 (1960). — **Carone, F.A., F.H. Epstein, D. Beck,** and **H. Levitin:** The effects of transient hypercalcemia induced by parathyroid extract upon the kidney. Amer. J. Path. 36, 77 (1960). — **Carrasquer, G.:** Zit. Niesel u. Röskenbleck 1963a. — **Carré, I.J.,** and **J.E. McCoy:** Hereditary pitressin-resistant diabetes insipidus. Acta paediat. (Uppsala) 48, 223 (1959). — **Carter, C.,** and **M. Simpkiss:** The "carrier" state in nephrogenic diabetes insipidus. Lancet 1956 II, 1069. — **Carter, N.W., F.C. Rector jr.,** and **D.W. Seldin:** Pathogenesis of persistent hyponatremia with water retention in cerebral disease. Clin. Res. 7, 273 (1959). — **Castaldi, P.A., K.D. Edwards,** and **H.M. Whyte:** Urinary specific gravity as measure of renal function. Med. J. Aust. 1, 847 (1960). — **Cates, J.E.,** and **O. Garrod:** The effect of nicotine on urinary flow in diabetes insipidus. Clin. Sci. 10, 146 (1951). — **Cenani, A.,** u. **F.K. Friederiszick:** Familiärer renaler Diabetes insipidus. Z. Kinderheilk. 88, 318, 329 (1963). — **Chandrachud, C.N., V.S. Prayag, K.V. Shah,** and **N.K. Bhide:** Clinical manifestations and investigations of polyuria and polydipsia. Medicine 1954 I, 73. — **Chanutin, A.,** and **E.B. Ferris jr.:** Experimental renal insufficiency produced by partial nephrectomy. Arch. intern. Med. 49, 767 (1932). — **Chapdelaine, A.,** and **A. Lanthier:** Compulsive polydipsia with defective renal concentrating capacity. Canad. med. Ass. J. 88, 1184 (1963). — **Chaptal, J., R. Jean, A. Crastes de Paulet, L. Simon** et **R. Guillaumot:** Diabète insipide transitoire d'origine rénale probable au décours d'un syndrom de déshydratation aiguë du nourrisson. Arch. franç. Pédiat. 14, 599 (1957). — **Chasis, H.,** and **H.W. Smith:** The excretion of urea in normal man and in subjects with glomerulonephritis. J. clin. Invest. 17, 347 (1938). — **Cheek, D.B.,** and **C.D. West:** Effect of desoxycorticosterone on distribution of water and electrolyte excretion during enforced hydration in the dog and rat. Amer. J. Physiol. 184, 69 (1956). — **Chernew, I.,** and **A.I. Braude:** Depression of phagocytosis by solutes in concentration found in the kidney and urine. J. clin. Invest. 41, 1945 (1962). — **Childs, B.,** and **J.B. Sidbury:** A survey of genetics as it applies to problems in medicine. Pediatrics 20, 177 (1957). — **Chinard, F.P., T. Enns, C.A. Goresky,** and **M.F. Nolan:** Observations on the renal handling of urea in cats and dogs. Fed. Proc. 18, 203 (1959). — **Chisholm, G.D.:** Bilateral renal clearance studies in experimental obstructive uropathy. Proc. roy. Soc. Med. 57, 571 (1964). — **Christison, R.:** On granular degeneration of the kidneys and its connection with dropsy, inflammation and other diseases. Philadelphia: A. Waldie 1839. — **Cisek, L.J.,** and **J.H. Holmes:** Chloride excretion during osmotic diuresis in the dog. Amer. J. Physiol. **160**, 536 (1950). — **Clapp, J.R., J.F. Watson, and R.W. Berliner:** Osmolality, bicarbonate concentration, and water reabsorption in proximal tubule of the dog nephron. Amer. J. Physiol. **205**, 273 (1963). — **Clement, J.V., y R.P. Laquens:** Diabetes insipido pitressin resistente en el lactanto. Rev. Soc. Pediat. (La Plata) **18**, 22 (1957). — **Coburn, J.W., H.C. Gonick, M.E. Rubini, and C.R. Kleeman:** Studies of isosthenuria of renal disease. Excerpta med., Int. Congr. Ser. **67**, 27 (1963). — **Cohen, S.I., M.G. Fitzgerald, P. Fourman, W.J. Griffiths, and H.E. de Wardener:** Polyuria in hyperparathyreoidism. Quart. J. Med. **26**, 423 (1957). — **Colin, J., et C. Polonovski:** Le travail de régulation du rein dans le métabolism de l'eau. Mod. Probl. Paediat. **6**, 57 (1960). — **Colley, J.R., D.L. Miller, M.S.R. Hutt, H.J. Wallace, and H.E. de Wardener:** The renal lesion in angiokeratoma corporis diffusum. Brit. med. J. **1958I**, 1266. — **Conn, J.W.:** Primary aldosteronism, a new clinical syndrome. J. Lab. clin. Med. **45**, 3 (1955). — **Conn, J.W., and R.D. Johnson:** Kaliopenic nephropathy. Amer. J. clin. Nutr. **4**, 523 (1956). — **Conti, C., G. Ercoli e L. Ciampalini:** Il diabete insipido nephrogeno. Rass. Fisiopat. clin. ter. **27**, 851 (1955). — **Corcoran, A.C.:** Electrometric urinometry. J. Lab. clin. Med. **46**, 141 (1955). — **Corcoran, A.C., D. del Greco, and G.M.C. Masson:** Osmotic (mannitol) diuresis in the anesthetized rat. Effectiveness of water conserving mechanisms. Amer. J. Physiol. **187**, 515 (1956). — **Corcoran, A.C., H.P. Dustan, and I.H. Page:** Antidiuresis and other renal responses to piperoxan in pheochromocytoma. Circulation **14**, 221 (1956). — **Crabbé, J.:** Stimulation by aldosterone of sodium transport in the loop of Henle. Nature (Lond.) **191**, 817 (1961). ~ The role of aldosterone in the renal concentration mechanism in man. Clin. Sci. **23**, 39 (1962). — **Crabbé, J., and G. Nichols:** Effects of adrenalectomy and aldosterone on sodium concentration in renal medulla of hydropenic rats. Proc. Soc. exp. Biol. (N.Y.) **101**, 168 (1959). — **Craig, J.M., and R. Schwartz:** Histochemical study of the kidney of rats fed diets deficient in potassium. Arch. Path. **64**, 245 (1957). — **Crane, M.M.:** Observations on the function of the frogs kidney. Amer. J. Physiol. **81**, 232 (1927). — **Crawford, J.D., A.P. Doyle, and H.J. Probst:** Service of urea in renal water conservation. Amer. J. Physiol. **196**, 545 (1959). — **Crawford, J.D., L. Frost, M. Welsh, and M.L. Terry:** Relations between pharmacologic activity and molecular structure of certain saliuretic sulfonamids. J. Pharmacol. exp. Ther. **135**, 382 (1962). — **Crawford, J.D., and G.C. Kennedy:** Chlorothiazide in diabetes insipidus. Nature (Lond.) **183**, 891 (1959). — **Crawford, J.D., G.C. Kennedy, and L.E. Hill:** Clinical results of treatment of diabetes insipidus with drugs of the chlorothiazide series. New Engl. J. Med. **262**, 737 (1960). — **Cross, R.B.:** The effect of vasopressin on urea and electrolyte distribution in the kidney. Aust. J. biol. Sci. **25**, 111 (1962). ~ The effects of osmotic diuresis and vasopressin upon the distribution of sodium, potassium and urea in the rat kidney. Aust. J. exp. Biol. med. Sci. **42**, 523 (1964). — **Cukier, J.:** La maladie kystique des pyramides rénales (rein en éponge). Presse méd. **72**, 2741 (1964). — **Curran, P.F., F.C. Herrara, and W.J. Flanigan:** Sites of Ca and antidiuretic hormone action on Na transport by frog skin. Fed. Proc. **21**, 145 (1962). — **Curtis, J.R., and H.E. de Wardener:** Effect of urine pH on the changes in urine concentration produced by vasopressin. Clin. Sci. **24**, 159 (1963). — **Cushny, A.R.:** Die Absonderung des Harnes, übers. v. Noll u. Püschel. Jena: Gustav Fischer 1926. — **Cutler, R.E., C.R. Kleeman, M.H. Maxwell, and T. Dowling:** Physiologic studies in nephrogenic diabetes insipidus. J. clin. Endocr. **22**, 827 (1962). — **Czaczkes, J.W., M. Eliakim, and T.D. Ullmann:** Diminished antidiuretic response to pitressin in diabetes insipidus during the infusion of sodium bicarbonate solution. J. Lab. clin. Med. **57**, 938 (1961).

Dale, R.A., and P.H. Sanderson: The mode of action of a mercurial diuretic in man. J. clin. Invest. **33**, 1008 (1954). — **Dalgaard, O.Z.:** Bilateral polycystic disease of the kidneys. A follow-up of two hundred and eighty four patients and their families. Kopenhagen: Munksgaard 1957. — **Dancis, J., J.R. Birmingham, and S.H. Leslie:** Congenital diabetes insipidus resistent to treatment with pitressin. Amer. J. Dis. Child. **75**, 316 (1948). — **Darmady, E.M., J. Durant, E.R. Matthews, and F. Stranack:** Location of ^{131}J pitressin in the kidney by autoradiography. Clin. Sci. **19**, 229 (1960). — **Darmady, E.M., W.J. Griffiths, H. Spencer, D. Mattingly, F. Stranak, and H.E. de Wardener:** Renal tubular failure with polyarteriitis nodosa. Lancet **1955I**, 378. — **Darmady, E.M., and F. Stranack:** Microdissection of the nephron in disease. Brit. med. Bull. **13**, 21 (1957). — **Darrow, D.C., and E.L. Pratt:** Fluid therapy. Relation to tissue composition and the expenditure of water and electrolyte. A. Amer. med. Ass. **143**, 365 (1950). — **Dashe, A.M., R.E. Cramm, C.A. Crist, J.F. Habener, and D.H. Solomon:** A water deprivation test for the differential diagnosis of polyuria. J. Amer. med. Ass. **185**, 699 (1963). — **Davies, D.F., and N.W. Shock:** Age changes in glomerular filtration rate, effective renal plasma flow, and tubular excretory capacity in adult males. J. clin. Invest. **29**, 496 (1950). — **Davies, H.W., J.B.S. Haldane, and G.L. Peskett:** The excretion of chlorides and bicarbonates by the human kidney. J. Physiol. (Lond.) **56**, 269 (1922). — **Davis, J.O., D.S. Howell, and R.E. Hyatt:** Effect of chronic pitressin administration on electrolyte excretion in normal dogs and in dogs with experimental ascites. Endocrinology **55**, 409 (1954). — **Davoren, P.R., and E.W. Sutherland:** The cellular location of adenyl cyclase in the pigeon erythrocyte. J. biol. Chem. **238**, 3016 (1963). — **Dean, R.F.A., and R.A. McCance:**

The renal responses of infants and adults to the administration of hypertonic solutions of sodium chloride and urea. J. Physiol. (Lond.) 109, 81 (1949). — **Debré, R., P. Royer** et **H. Lestradet:** Les insuffisances congénitales du tubule rénal chez l'enfant. Sem. Hôp. Paris 32, 235 (1955). — **Decourt, J., E. Bernard-Weil** et **J.P. Michard:** Sur la guérison possible par une méthode combinée de persuasion et de conditionnement de syndromes polyuro-polydipsiques présentant certains critères considérés comme caractéristique des diabètes insipides vrais. Sem. Hôp. Paris 36, 361 (1960). — **Deetjen, P.:** Mikropunktionsuntersuchungen zur Wirkung von Furosemid. Pflügers Arch. ges. Physiol. 284, 184 (1965). — **Deetjen, P., H. Brechtelsbauer** u. **K. Kramer:** Hämodynamik des Nierenmarks. III. Mitt. Farbstoffpassagezeiten in äußerer Markzone und V. renalis. Die Durchblutungsverteilung in der Niere. Pflügers Arch. ges. Physiol. 279, 281 (1964). — **Del Greco, F., A. Corcoran,** and **I.H. Page:** Hyposthenuria and other renal effects of hexamethonium in the hydropenic anesthetized dog. J. Pharmacol. exp. Ther. 117, 434 (1956). — **Del Greco, F.,** and **H.E. de Wardener:** The effect on urine osmolality of a transient reduction in glomerular filtration rate and solute output during a "water" diuresis. J. Physiol. (Lond.) 131, 307 (1956). — **Deller, D.J., I.A. Brodziak,** and **A.D. Phillips:** Renal failure in hypercalcemic sarcoidosis. Brit. med. J. 1959I, 1278. — **Dettmar, H.,** u. **W. Brenner:** Der Adiuretintest als Nierenschnellfunktionsprüfung bei der Prostatahypertrophie. Z. Urol. 46, 221 (1953). — **Deutsch, E.:** Klinisch-prognostische Bedeutung der Clearance-Technik. In: Symposium über Physiopathologie der Niere. Göttingen 1954. — **Dicker, S.E.,** and **M.G. Eggleton:** Urinary hyaluronidase and antidiuretic activity in nephrogenic diabetes insipidus. Proc. 1st Int. Congr. Nephrol. 1960, p. 609. ~ Antidiuretic activity and hyaluronidase in human urine. J. Physiol. (Lond.) 151, 44P (1960a). ~ Hyaluronidase and antidiuretic activity in urine of man. J. Physiol. (Lond.) 154, 378 (1960b). — **Dicker, S.E.,** and **J. Nunn:** Antidiuresis in adult and old rats. J. Physiol. (Lond.) 141, 332 (1958). — **Dicker, S.E.,** and **C. Tyler:** Estimation of the antidiuretic, vasopressor, and oxytocic hormones in the pituitary glands of dogs and puppies. J. Physiol. (Lond.) 120, 141 (1953). — **Dieckmann, W.J.:** Toxemia of pregnancy. New York: Mosby 1960. — **Dies, F.,** and **A. Rivera:** A possible mechanism of action of the antidiuretic effect of benzothiodiazine derivatives. Clin. Pharmacol. Ther. 3, 172 (1963). — **Dirks, J.H., W.J. Cirksena,** and **R.W. Berliner:** Micropuncture study of the effect of various diuretics on sodium reabsorption by the proximal tubules of the dog. J. clin. Invest. 45, 1875 (1966. — **Dix, A.S., J.M. Rogoff,** and **B.O. Barnes:** Diuresis of hyperthyreoidism. Proc. Soc. exp. Biol. (N.Y.) 32, 616 (1935). — **Dlouhá, H., J. Křeček,** and **J. Křečková:** Water diuresis and the effect of vasopressin in infant rats. Physiol. bohemoslov. 12, 443 (1963). — **Doberneck, R.C., F.D. Schwartz,** and **K.G. Barry:** On the nature of the nonspecific nephropathy attributed to mannitol. Proc. Soc. exp. Biol. (N.Y.) 110, 795 (1962). — **Doig, A., J.R. Lawrence,** and **I.C.S. Knight:** Observations on the excretion of solute, water and electrolytes in chronic renal disease with particular reference to the intact nephron hypothesis. Proc. 2nd Int. Congr. Nephrol. 1963, p. 767. — **Dorhout Mees, E.J.:** Disturbed waterreabsorption by the renal tubules in two patients with hypercalcaemia. Acta med. scand. 157, 199 (1957). ~ Role of osmotic diuresis in impairment of concentrating ability in renal disease. Brit. med. J. 1959I, 1156 (a). ~ Relation between maximal urine concentration, maximal water reabsorption capacity, and mannitol clearance in patients with renal disease. Brit. med. J. 1959I, 1159 (b). ~ Reversible water losing state caused by incomplete ureteric obstruction. Acta med. scand. 168, 193 (1960). — **Dow, J.W.,** and **R.O.H. Irvine:** The effect of diuretics on cortico-medullary gradients of electrolytes and urea in the rat kidney. Proc. IIIrd Int. Congr. Nephrology Washington 1966. — **Dreifus, L.S., M.N. Frank,** and **S. Bellet:** Determination of osmotic pressure in diabetes insipidus: New diagnostic test. New Engl. J. Med. 251, 1091 (1954). — **Drescher, A.M., H.L. Barnett,** and **V. Troupkou:** Water balance in infants during water deprivation. Amer. J. Dis. Child. 104, 366 (1962). — **Droese, W., H. Stolley, W. Freislederer, E. Buchborn, G. Riecker** u. **K.H.R. Koczorek:** Chronische Hyperosmolarität bei Hirnschäden an Hand eines Falles von Cyklopenventrikel. Klin. Wschr. 37, 918 (1959). — **Dubs, E.:** Osmolarity of urine infant. Amer. J. Dis. Child. 77, 114 (1949). — **Dudley, H.F., E.A. Boling, L.P. LeQuesne,** and **F.D. Moore:** Studies on antidiuresis in surgery: Effects of anesthesia, surgery and posterior pituitary antidiuretic hormone on water metabolism. Ann. Surg. 140, 354 (1954). — **Dufault jr., F.X.,** and **G.J. Tobias:** Potentially reversible renal failure following excessive calcium and alkali intake in peptic ulcer therapy. Amer. J. Med. 16, 231 (1954). — **Dunbar, H.F.:** Emotions and bodily changes. New York: Columbia University Press 1938. — **Dustan, H.P.,** and **A.C. Corcoran:** Functional interpretation of renal tests. Med. Clin. N. Amer. 39, 947 (1955). — **Dustan, H.P., A.C. Corcoran,** and **G.L. Farrel:** The renal water concentration defect in primary aldosteronism: Differentiation from diabetes insipidus. J. Lab. clin. Med. 46, 809 (1955) (Abstract). — **Dustan, H.P., A.C. Corcoran,** and **I.H. Page:** Renal function in primary aldosteronism. J. clin. Invest. 35, 1257 (1956). — **Dyggve, H.,** and **T. Samsoe-Jensen:** A peculiar case of renal insufficiency simulating diabetes insipidus. Acta paediat. (Uppsala) 34, 174 (1947). — **Dyke, H.B. van,** and **R.G. Ames:** Alcohol diuresis. Acta endocr. (Kbh.) 7, 110 (1951).

Earley, L.E.: Extreme polyuria in obstructive uropathy: report of case of "water losing nephritis" in infant, with discussion of polyuria. New Engl. J. Med. **255**, 600 (1956). — **Earley, L.E., M. Kahn,** and **J. Orloff:** The effects of infusions of chlorothiazide on urinary dilution and concentration in the dog. J. clin. Invest. **40**, 857 (1961). — **Earley, L.E.,** and **J. Orloff:** The mechanism of antidiuresis associated with the administration of hydrochlorothiazide to patients with vasopressin-resistant diabetes insipidus. J. clin. Invest. **41**, 1988 (1962). — **Edelmann jr., C.M.,** and **H.L. Barnett:** Role of the kidney in water metabolism in young infants. J. Pediat. **56**, 154 (1960). — **Edelmann, C.M., H.L. Barnett,** and **H. Stark:** Rate of urea excretion as a factor in renal water conservation. Proc. 2nd Int. Congr. Nephrol. 1963, p. 620. — **Edelmann jr., C.M., H.L. Barnett,** and **V. Troupkou:** Renal concentrating mechanisms in newborn infants. Effect of dietary protein and water content, role of urea, and responsiveness to antidiuretic hormone. J. clin. Invest. **39**, 1062 (1960). — **Edelmann jr., C.M., V. Troupkou,** and **H.L. Barnett:** Renal concentrating ability in newborn infants. Fed. Proc. **18**, 40 (1959). — **Edvall, C.A.:** Renal function in hyperparathyroidism. A clinical study of 30 cases with special reference to selective renal clearance and renal vein catheterization. Acta chir. scand., Suppl. **229** (1958). — **Eggleton, M.G.:** The diuretic action of alcohol in man. J. Physiol. (Lond.) **101**, 172 (1942). — **Eigler, J., H. Carl** u. **H.H. Edel:** Zum Wirkungsmechanismus der Etacrynsäure. Klin. Wschr. **44**, 417 (1966). — **Eigler, J.O.C., R.M. Salassa, R.C. Bahn,** and **C. Owen jr.:** Renal distribution of sodium and potassium: relationship to concentrating ability of the kidney in potassium depleted and vitamin D intoxicated rats. J. Lab. clin. Med. **56**, 807 (1960). ~ Renal distribution of sodium in potassium-depleted and vitamin-intoxicated rats. Amer. J. Physiol. **202**, 1115 (1962). — **Eisner, G.M., J.G. Porush, M.H. Goldstein,** and **M.F. Levitt:** An appraisal of free water reabsorption (T^cH_2O) in man. J. Mt. Sinai Hosp. **29**, 38 (1962). — **Ellborg, A.,** and **H. Forssman:** Nephrogenic diabetes insipidus in children. Acta paediat. (Uppsala) **44**, 209 (1955). — **Ellborg, A., H. Forssman,** and **B. Heister:** A case of the pituitary type of genetic diabetes insipidus simulating the nephrogenic type. Acta paediat. (Uppsala) **46**, 294 (1957). — **Ellman, P.,** and **A.M. Parfitt:** The resemblance between sarcoidosis with hypercalcaemia and hyperparathyroidism. Brit. med. J. **1960 II**, 108. — **Elmer, A.W., J. Kedzierski** u. **M. Scheps:** Ein Fall von Diabetes insipidus. Wien. klin. Wschr. **41**, 591 (1928). — **Engfeldt, B., J. Rhodin,** and **J. Strandh:** Study of the kidney ultrastructure on hypervitaminosis D. Acta chir. scand. **123**, 145 (1962). — **Eppinger, H.:** Zur Pathologie und Therapie des menschlichen Ödems, zugleich ein Beitrag zur Lehre von der Schilddrüsenfunktion. Berlin: Springer 1917. — **Eps v., L.W.S., C.C. ter Haar Romeny-Wachter, L.W. la Forte-Wijsman, H. Schouten,** and **A.M.S. Boudier:** Maximal renal concentration in sickle cell disease and other hemoglobinopathies, its relation to age and renal hemodynamics. Proc. 3rd Int. Congr. Nephrol. Washinton 1966. — **Epstein, F. H.:** Calcium and the kidney. J. chron. Dis. **11**, 255 (1960). ~ Nephropathy of hypercalcemia. In: Diseases of the kidney (M.B. Strauss and L.G. Welt, eds.), p. 652. London: Churchill 1963. — **Epstein, F.H., D. Beck, F.A. Carone, H. Levitin,** and **A. Manitius:** Changes in renal concentrating ability produced by parathyroid extract. J. clin. Invest. **38**, 1214 (1959). — **Epstein, F.H., D. Beck, M.J. Rivera, H. Levitin,** and **F.A. Carone:** Selective inhibition of renal concentrating ability by experimental hypercalcemia. J. clin. Invest. **37**, 892 (1958). — **Epstein, F.H., L.R. Freedman,** and **H. Levitin:** Hypercalcemia, nephrocalcinosis, and reversible renal insufficiency associated with hyperthyroidism. New Engl. J. Med. **258**, 782 (1958). — **Epstein, F.H., A.V.N. Goodyer, F.D. Lawrason,** and **A.S. Relman:** Studies of the antidiuresis of quiet standing: The importance of changes in plasma volume and glomerular filtration rate. J. clin. Invest. **30**, 63 (1951). — **Epstein, F.H., C.R. Kleeman,** and **A. Hendrikx:** The influence of bodily hydration in the renal concentrating process. J. clin. Invest. **36**, 629 (1957). — **Epstein, F.H., C.R. Kleeman, S. Pursel,** and **A. Hendrikx:** The effect of feeding protein and urea on the renal concentrating process. J. clin. Invest. **36**, 635 (1957). — **Epstein, F.H.,** and **H. Levitin:** "Cerebral salt-wasting": an example of sustained inappropriate release of antidiuretic hormone. J. clin. Invest. **38**, 1001 (1959). — **Epstein, F.H.,** and **M.J. Rivera:** Renal concentrating ability in thyrotoxicosis. J. clin. Endocr. **18**, 1135 (1958). — **Epstein, F.H., M.J. Rivera,** and **F.A. Carone:** The effect of hypercalcemia induced by calciferol upon renal concentrating ability. J. clin. Invest. **37**, 1702 (1958). — **Eränkö, O., M.J. Karvonen, A. Laamanen,** and **M.E. Pitkänen:** The antidiuretic action of adrenaline and noradrenaline in the water-loaded dog. Acta pharmacol. (Kbh.) **9**, 345 (1953). — **Erak, P., D. Baie, Z. Frekovie** et **F. Raie:** Quelques remarques sur l'exploration fonctionelle et pathohistologique du diabète insipide familial pitresso-résistant. 16e Congr. pédiatr. Langue franç. 1957, p. 25. — **Ericsson, N.O., J. Winberg,** and **R. Zetterström:** Renal function in obstructive uropathy. Acta paediat. (Uppsala) **44**, 444 (1955). — **Esser, H.,** u. **E.L. Schäfer:** Zur Symptomatologie des sogenannten „Antidiabetes insipidus". Acta neuroveg. (Wien) **1**, 276 (1950).

Falk, G.: Maturation of renal function in infant rats. Amer. J. Physiol. **181**, 157 (1955). — **Falta, W.:** Über Diabetes insipidus. Münch. med. Wschr. **85**, 1425 (1938). — **Fanconi, G.:** Contributo alla patologia del metabolismo del cloruro di sodio. (Il diabete insipido occulto.)

Riv. Clin. pediat. **36**, 708 (1938). — **Felts, J.H., R.N. Headley, J.E. Whitley,** and **E.H. Yount:** Medullary sponge kidney. J. Amer. med. Ass. **188**, 233 (1964). — **Ferrebee, J.W., D. Parker, W.H. Carnes, M.K. Gerity, D.W. Atchley,** and **R.F. Loeb:** Certain effects of desoxycorticosterone: the development of "diabetes insipidus" and the replacement of muscle potassium by sodium in normal dogs. Amer. J. Physiol. **135**, 230 (1941). — **Ferris, T.F., H. Levitin, E.T. Phillips,** and **F.H. Epstein:** Renal potassium wasting induced by vitamin D. J. clin. Invest. **41**, 1222 (1962). — **Fessas, P., M.M. Wintrobe,** and **G.E. Cartwright:** Angiokeratoma corporis diffusum universale (Fabry); first American report of rare disorder. Arch. intern. Med. **95**, 469 (1955). — **Feyel, P.,** et **R. Vieillefosse:** Les sécrétions rénales de l'urée et des chlorures; études cytophysiologiques. Arch. Anat. micr. Morph. exp. **35**, 5 (1939). — **Finberg, L.:** Pathogenesis of lesions in the nervous system in hypernatremic states. I. Clinical observations of infants. Pediatrics **23**, 40 (1959). — **Finberg, L.,** and **H.E. Harrison:** Hypernatremia in infants. Pediatrics **16**, 1 (1955). — **Finberg, L., C. Luttrell,** and **H. Redd:** Pathogenesis of lesions in the nervous system in hypernatremic states. II. Experimental studies of gross anatomic changes and alterations of chemical composition of the tissues. Pediatrics **23**, 46 (1958). — **Fischer, A., S. Egedy** u. **J. Skolnik:** Beiträge zum Pathomechanismus der Hyposthenurie. Acta med. Acad. Sci. hung. **18**, 197 (1962). — **Fishberg, A.M.:** Hypertension and nephritis. Philadelphia: Lea & Febiger 1939. — **Fisher, D.A., H.R. Pyle jr., J.C. Porter, A.G. Beard,** and **T.C. Panos:** Control of water balance in the newborn. Amer. J. Dis. Child. **106**, 137 (1963). — **Flax, L.J.,** and **I. Gersh:** Congenital renal tubular disfunction. Amer. J. Dis. Child. **89**, 602 (1955). — **Fleischaker, G.H., O.J. Gesink,** and **W.W. McCrory**· Effect of age in distribution of urea and electrolyte in kidneys of young rabbit. Amer. J. Dis. Child. **100**, 557 (1960). — **Földi, M.,** u. **G. Romhányi:** Untersuchungen über den Lymphstrom der Niere. Acta med. Acad. Sci. hung. **10**, 35 (1953). — **Follis jr., R.H.:** Histological effects in rats resulting from adding rubidium or caesium to a diet deficient in potassium. Amer. J. Physiol. **138**, 246 (1943). — **Fomon, S.J.,** and **C.D. May:** Metabolic studies of normal full-term infants fed pasteurized human milk. Pediatrics **22**, 101 (1958). — **Fong, C.T.O., L. Silver, D.R. Christman,** and **I.L. Schwartz:** On the mechanism of action of the antidiuretic hormone (vasopressin). Proc. nat. Acad. Sci. (Wash.) **46**, 1273 (1960). — **Forssman, H.:** Om ärftlighetsgången vid diabetes insipidus. Nord. Med. **16**, 3211 (1942). ~ On hereditary diabetes insipidus. Acta med. scand., Suppl. **159** (1945). ~ Form of diabetes insipidus characterized by sex-linked inheritance and unresponsiveness to antidiuretic hormone. New genotypic entity. Acta endocr. (Kbh.) **16**, 355 (1954). ~ Two different mutations of the X-chromosome causing diabetes insipidus. Amer. J. hum. Genet. **7**, 21 (1955). ~ Is hereditary diabetes insipidus of nephrogenic type associated with mental deficiency. Acta psychiat. scand.. **30**, 577 (1955). — **Forster, R.:** Endokrine Polyurie. Praxis **52**, 148 (1963). — **Fourman, P.:** Rein et potassium. J. Urol. méd. chir. **66**, 601 (1960). — **Fourman, P.,** and **P.M. Leeson:** Thirst and polyuria, with a note on the effects of potassium deficiency and calcium excess. Lancet **1959 I**, 268. — **Franck, J.,** and **J.E. Mayer:** An osmotic diffusion pump. Arch. Biochem. **14**, 297 (1947). — **François, R., R. Gilly, H. Duc** et **G. Humbert:** Diabète insipide néphrogénique occulte chez un nourrisson. Pédiatrie **16**, 501 (1961). — **Frank, M.N., L.S. Dreifus,** and **S. Bellet:** Hormonal and electrolyte influences in congestive heart failure. Amer. J. med. Sci. **229**, 638 (1955). — **Frank, M.N., L.S. Dreifus, F. Rarick,** and **S. Bellet:** Urinary osmolar concentration in the hydropenic state as a measure of renal tubular function: A test for early renal impairment: Preliminary report. Amer. J. med. Sci. **233**, 121 (1957). — **Franklin, S.S., J.P. Niall,** and **J.P. Merrill:** The influence of solute load on the isosthenuria of renal disease. J. clin. Invest. **38**, 1005 (1960). — **Fraser, T.R.:** A case of carcinoma of the breast. Brit. med. J. **1960 I**, 1632. — **Freedman, P., R. Moulton,** and **A.G. Spencer:** The effect of intravenous calcium gluconate on the renal excretion of water and electrolytes. Clin. Sci. **17**, 247 (1958). — **Fremont-Smith, F., M. Fremont-Smith, M.E. Dailey, P. Solomon, D. Stetten jr.,** and **M.P. Carroll:** Sudies in edema. I. The mechanism of water diuresis in man (Abstract). J. clin. Invest. **9**, 7 (1931). — **Frey, E.:** Der Mechanismus der Salz- und Wasserdiurese. Pflügers Arch. ges. Physiol. **112**, 71 (1906). — **Frey, J.,** u. **J. Schirmeister:** Über Besonderheiten der Filtrationsdiurese. Naunyn-Schmiedebergs Arch. exp. Path. Pharmak. **223**, 122 (1954). — **Frey, J., J. Schirmeister** u. **H. Henning:** Die „Clearance der Harnfixasumme" (C_Σ) unter verschiedenen Absonderungsarten der gesunden Nieren und ihre Beziehungen zur renalen Wasserbearbeitung. Naunyn-Schmiedebergs Arch. exp. Path. Pharmak. **223**, 107 (1954). — **Friis-Hansen, B., E. Skadhauge,** and **R. Zetterström:** Fluid and electrolyte metabolism in nephrogenic diabetes insipidus. Two cases. Acta paediat. (Stockholm), Suppl. **146**, 57 (1963). — **Fujimaki, Y.,** u. **F. Hildebrandt:** Über den Einfluß von Thyroxin auf die Diurese. Naunyn-Schmiedebergs Arch. exp. Path. Pharmak. **102**, 226 (1924).

Galambos, J.T., E.G. Herndon jr., and **G.H. Reynolds:** Specific gravity determination: Fact or fancy? New Engl. J. Med. **270**, 506 (1964). — **Gambihler, G.:** Untersuchungen über den nephrogenen Diabetes insipidus. Diss. München 1961. — **Gamble, J.L.,** and **A.M. Butler:** Measurement of renal water requirement. Trans. Ass. Amer. Phycns **58**, 157 (1944). —

Gamble, J.L., C.F. McKhann, A.M. Butler, and **E. Tuthill:** An economy of water in renal function referable to urea. Amer. J. Physiol. **109**,139 (1934). — **Gamble, J.L., M.C. Putnam,** and **C.F. McKhann:** The optimal water requirement in renal function. I. Measurements of water drinking by rats according to increments of urea and of several salts in the food. Amer. J. Physiol. 88, 571 (1929). — **Ganz, K.:** Die Einschränkung des Urinkonzentrationsvermögens als Frühsymptom der chronischen interstitiellen destruktiven Nephritiden. Med. Klin. **58**, 871 (1963). — **Gardner, K.D.,** and **R.H. Maffly:** The effect of vasopressin on rat collecting tubule permeability to urea studied in vitro. Proc. 2nd Int. Congr. Nephrol. 1963, p. 641. — **Gardner jr., K.O.,** and **R.H. Maffly:** An in vitro demonstration of increased collecting tubular permeability to urea in the presence of vasopressin. J. clin. Invest. **43**, 1968 (1964). — **Garrod, O.:** Nephrogenic diabetes insipidus. Lancet **1956II**, 1354. — **Garrod, O.,** and **R.A. Burston:** The diuretic response to ingested water in Addison's disease and panhypopituitarism and the effect of cortisone thereon. Clin. Sci. **11**, 113 (1952). — **Gasic, G.,** and **A.B. Morrison:** Mucopolysaccharides of renal collecting tubule cells in potassium deficient rats. Proc. Soc. exp. Biol. (N.Y.) **112**, 871 (1963). — **Gauer, O.H.,** u. **J.P. Henry:** Beitrag zur Homöostase des extraarteriellen Kreislaufs. Klin. Wschr. **34**, 356 (1956). — **Gaunt, R.:** The effect of thyroxin on water diuresis and water intoxication in the rat. Fed. Proc. **3**, 12 (1944). — **Gaunt, R., J.H. Birnie,** and **W.J. Eversole:** Adrenal cortex and water metabolism. Physiol. Rev. **29**, 281 (1949). — **Gaunt, R., C.W. Lloyd,** and **J.J. Chart:** The adrenal-neurohypophyseal interrelationship. In: The neurohypophysis (H. Heller ed.). London: Butterworth Sci. Publ. 1957. — **Gautier, E.:** Neonatal hyperosmolality, an instance of unresponsiveness to antidiuretic hormone. Nutricia Symposion, p. 83. Leiden: Kroese 1964. — **Gautier, E.,** u. **P. Kohli:** Wirkung plötzlicher Änderungen des Urinflusses auf die Harnstoffausscheidung. Schweiz. med. Wschr. **91**, 1636 (1961). — **Gautier, E.,** et **A. Prader:** Un cas de diabète insipide néphrogène chez un nourrisson avec absence initiale de soif (diabète insipide occulte). Helv. paediat. Acta **11**, 45 (1956). — **Gautier, E.,** and **M. Simpkiss:** The management of nephrogenic diabetes insipidus in early life. Acta paediat. (Uppsala) **46**, 354 (1957). — **Gayer, J.:** Therapie des Diabetes insipidus mit Salidiuretica. Dtsch. med. Wschr. **89**, 2246 (1964). — **Gayer, J.,** u. **W. Kaufmann:** Zur Therapie des Diabetes insipidus mit Sali-Diuretica. Dtsch. med. Wschr. **86**, 1256 (1961). — **Gerbrandy, J.,** and **H.B.A. Hellendoorn:** Renal failure during acute hypercalcemia in patients with metastasized mammary carcinoma. Clin. chim. Acta **3**, 435 (1958). — **Gersing, A.,** and **W.L. Bloom:** Glucose stimulation of salt retention in patients with aldosterone inhibition. Metabolism **11**, 302 (1962). — **Gertz, K.H., G.C. Kennedy** u. **K.J. Ullrich:** Mikropunktionsuntersuchungen über die Flüssigkeitsrückresorption aus den einzelnen Tubulusabschnitten bei Wasserdiurese (Diabetes insipidus). Pflügers Arch. ges. Physiol. **278**, 513 (1964). — **Giebisch, G., R.M. Klose,** and **E.E. Windhager:** Micropuncture study of hypertonic sodium chloride loading in the rat. Amer. J. Physiol. **206**, 687 (1964). — **Giebisch, G.,** and **R. Lozano:** The effects of adrenal steroids and potassium depletion on the elaboration of an osmotically concentrated urine. J. clin. Invest. **38**, 843 (1959). — **Giebisch, G.,** and **E.E. Windhager:** Renal tubular transfer of sodium, chloride and potassium. Amer. J. Med. **36**, 643 (1964). — **Giesen, G. van, M. Reese, F. Kill, F.C. Rector jr.,** and **D.W. Seldin:** The characteristics of renal hypoperfusion in dogs with acute and chronic reductions in glomerula filtration rate as disclosed by the pattern of water and solute excretion after hypotonic saline infusions. J. clin. Invest. **43**, 416 (1964). — **Gigli, G.,** e **S. Giovanetti:** La funzione renale nella cirrosi epatica. Riv. Gastro-ent. **3**, 79 (1951). — **Gilbert-Dreyfus, J., J. Sebaoun,** and **G. Delzant:** The use of chlorothiazide (and of hydrochlorothiazide) in the syndrome of polyurodipsia. II. Therapeutic interest and physiopathology. Ann. Endocr. (Paris) **21**, 423, 430 (1960). — **Gill, J.R.:** An explanation for the impairment in renal concentrating ability in Addison's disease. Clin. Res. **10**, 248 (1962). — **Gill jr., J.R.,** and **F.C. Bartter:** On the impairment of renal concentrating ability in prolonged hypercalcemia and hypercalciuria in man. J. clin. Invest. **40**, 716 (1961). — **Gill jr., J.R., D.S. Gann,** and **F.C. Bartter:** Restoration of water diuresis in Addisonian patients by expansion of the volume of extracellular fluid. J. clin. Invest. **41**, 1078 (1962). — **Gillenwater, J.J.:** The antidiuretic properties of chlorothiazide in diabetes insipidus in dogs. Fed. Proc. **21**, 427 (1962). — **Gilman, A.:** The relation between blood osmotic pressure, fluid distribution and voluntary water intake. Amer. J. Physiol. **120**, 323 (1937). — **Ginetsinsky, A.G., L.M. Hay, W.I. Joffe, T.W. Krestinskaya, M.M. Sokolova,** and **M.G. Zaks:** The changes of the hyaluronidase-hyaluronic acid system in experimental pathology of the kidney. Proc. 2nd Int. Congr. Nephrol. 1963, p. 624. — **Ginetzinsky, A.G.:** Role of hyaluronidase in the reabsorption of water in renal tubules: The mechanism of action of the antidiuretic hormone. Nature (Lond.) **182**, 1218 (1958). ~ Relationship between urinary hyaluronidase and diuresis. Nature (Lond.) **189**, 236 (1961). — **Ginetzinsky, A.G.,** and **T.V. Krestinskaya:** Cytological changes in the kidney as related to urine flow. Physiol. bohemoslov. **11**, 1 (1962). — **Ginetzinsky, A.G., T.V. Krestinskaya, J.V. Natochin, M.G. Sax,** and **L.K. Titova:** Evolution of the substrate acted upon by antidiuretic hormone. Physiol. bohemoslov. **9**, 166 (1960). — **Girard, F.:** Les hématomes sousduraux. Étude expérimentale. Acta paediat. (Uppsala) **45**, 618 (1956). — **Glaser, L.H.:** A case of nephrogenic diabetes insipidus. Brit. med. J. **1958II**, 780. — **Gleckler, W.J.:** Hypercalcemia and renal insufficiency due to sarcoidosis: Treatment with cortisone. Ann. intern. Med. **44**, 174 (1956). — **Glimstedt, G.:** Quantitative histotopochemische Untersuchungen über die Nieren. I. Die Verteilung der Chloride. Z. mikr.-anat. Forsch. **52**, 335 (1942). — **Godal, H.C., and K.R. Reksten jr.:** Water-losing nephritis. Nord. Med. **55**, 914 (1956). — **Goebel, D.:** Quantitative Erfassung und Anteil der Nichtelektrolyte im Urin bei der Harnkonzentrierung während osmotischer Diurese. Dissertation München 1967. — **Goldberg, A.H., and L.S. Lilienfield:** Effect of hypertonic mannitol on accumulation rate and distribution of albumin in the renal papilla. Proc. Soc. exp. Biol. (N.Y.) **113**, 795 (1963). — **Goldberg, M., D.K. McCurdy, E.L. Foltz, and L.W. Bluemle jr.:** Effects of ethacrynic acid (a new saluretic agent) on renal diluting and concentrating mechanisms: Evidence for site of action in the loop of Henle. J. clin. Invest. **43**, 201 (1964). — **Goldberg, M., K. McCurdy, and M.A. Ramirez:** Differences between saline and mannitol diuresis in hydropenic man. J. clin. Invest. **44**, 182 (1965). — **Goldberg, M., M.A. Ramirez, D.M. Wanicur, and J.R. Elkinton:** Renal composition during hypertonic saline and mannitol diuresis in hydropenic dogs. Fed. Proc. **23**, 362 (1964). — **Goldman, A.S.:** A simple rapid method for determination of specific gravity of small samples of urine. Pediatrics **24**, 814 (1959). — **Goldring, W.:** Clinical application of current tests of renal function. J. Amer. med. Ass. **153**, 1245 (1953). — **Goldsmith, C., H.K. Beasley, P.J. Whalley, F.C. Rector jr., and D.W. Seldin:** The effect of salt deprivation on the urinary concentrating mechanism in the dog. J. clin. Invest. **40**, 2043 (1961). — **Goldstein, M.H., M.F. Levitt, A.D. Hauser, and D. Polimeros:** Effect of meralluride on solute and water excretion in hydrated man: comments on site of action. J. clin. Invest. **40**, 731 (1961). — **Goll, F.:** Über die Abhängigkeit der Wasserabsonderung von dem Aortendruck. Z. rat. Med., N.F. **4**, 86 (1854). — **Gombos, E.A.:** Renal concentrating and diluting capacity in chronic pyelonephritis. Proc. 2nd Int. Congr. Nephrol. 1963, p. 281. — **Gonick, H.C., J.W. Coburn, M.E. Rubini, M.H. Maxwell, and C.R. Kleeman:** Effect of urea osmotic diuresis on potassium excretion. Amer. J. Physiol. **206**, 1118 (1964). — **Gonick, H.C., R.Y. Foos, M.E. Rubini, and L.B. Guze:** Correlation between pathology and function in experimental pyelonephritis. Studies on concentrating ability. Proc. 2nd Int. Congr. Nephrol. 1963, p. 287. — **Gonick, H.C., G. Goldberg, M.E. Rubini, and L.B. Guze:** Functional abnormalities in experimental pyelonephritis. I. Studies on concentrating ability. Nephron **2**, 193 (1965). — **Goodman, A.D., and w.D. Carter:** A study on the mechanism of the antidiuretic action of chlorothiazide in diabetes insipidus. Metabolism **11**, 1033 (1962). — **Goodman, A., and H. Levitin:** Effect of urinary pH on the renal concentrating mechanism. Amer. J. Physiol. **208**, 847 (1965). — **Goodman, A.I., and J. Hasen:** Urinary enzyme activity and concentrating ability in rats during chronic administration of anagesics. Proc. 3rd Int. Congr. Nephrology, Washington 1966. — **Goodman, B., J.A. Cohen, M.F. Levitt, and M. Kahn:** Renal concentration in the normal dog: effect of an acute reduction in salt excretion. Amer. J. Physiol. **206**, 1123 (1964). — **Gordon, W., A.S. Alving, N.R. Kretzschmar, and L. Alpert:** Variations in the extraction of urea by the kidney and their relation to the amount of urea reabsorbed, Amer. J. Physiol. **119**, 483 (1937). — **Gottschalk, C.W.:** Osmotic concentration and dilution in the mammalian nephron. Circulation **21**, 861 (1960). ~ Micropuncture studies of tubular function in the mammalian kidney. Physiologist **4**, 35 (1961). ~ Micropuncture study of composition of loop of Henle fluid in desert rodents. Amer. J. Physiol. **204**, 532 (1963). ~ Osmotic concentration and dilution of the urine. Amer. J. Med. **36**, 670 (1964). — **Gottschalk, C.W., W.E. Lassiter, M. Mylle, K.-J. Ullrich, B. Schmidt-Nielsen, C. Pehling, and R. O'Dell:** Micropuncture study of the composition of fluid from loops of Henle and collecting ducts in the rodent papilla. Proc. 1st Int. Congr. Nephrol. 1960, p. 12. — **Gottschalk, C.W., and M. Mylle:** Evidence that mammalian nephron functions as a countercurrent multiplier system. Science **128**, 594 (1958). ~ Micropuncture study of osmolality of renal tubular fluid in the hydropenic rat during osmotic diuresis. Fed. Proc. **17**, 58 (1958). ~ Micropuncture study of mammalian concentrating mechanism: evidence for countercurrent hypothesis. Amer. J. Physiol. **196**, 927 (1959). — **Gottschalk, C.W., M. Mylle, N.F. Jones, R.W. Winters, and L.G. Welt:** Osmolality of renal tubular fluids in potassium-depleted rodents. Clin. Sci. **29**, 249 (1965). — **Gottschalk, C.W., M. Mylle, W.E. Lassiter, and J.D. Crawford:** Micropuncture study of osmolality of renal tubular fluid in rats and hamsters with experimental diabetes insipidus. Proc. 1st Int. Congr. Nephrol. 1960, p. 12. — **Gottschalk, C.W., M. Mylle, R.W. Winters, and L.G. Welt:** Micropuncture study of the osmolality of renal tubular fluid in potassium-depleted rats. J. clin. Invest. **37**, 898 (1958). — **Govan, D.E.:** Experimental hydronephrosis. I. J. Urol. (Baltimore) **85**, 432 (1961). — **Grassheim, K.:** Über „primäre Oligurie", ihr Wesen und die Ursachen ihrer Entstehung. Z. klin. Med. **110**, 469 (1929). — **Green, D.N., H.G. Wedell, M.H. Wald, and B. Learned:** The relation of water and sodium excretion to blood pressure in human subjects. Circulation **6**, 919 (1952). — **Gross, F., and W.D. Dettbarn:** Water and salt loading in adrenalectomized dogs treated with cortexone, aldosterone, and 9-α-fluorocortisol. Acta endocr. (Kbh.) **22**, 335 (1956). — **Grossman, J., M. F. Mines, A. G. Goldman,** and **M. Wolfman:** Effects of calcium on urine concentrating ability (Abstract). J. clin. Invest. **37**, 899 (1958). — **Grossman, J., R. E. Weston, E. R. Borun,** and **L. Leiter:** Factors influencing the course of mercurial diuresis during pitressin infusion in normal subjects. J. clin. Invest. **34**, 1611 (1955). — **Grünwald, M. F.:** Beiträge zur funktionellen Nierendiagnostik. Dtsch. Arch. klin. Med. **88**, 133 (1907). ~ Beiträge zur Physiologie und Pharmakologie der Niere. Naunyn-Schmiedebergs Arch. exp. Path. Pharmak. **60**, 360 (1909). — **Guard, H. L.:** Pitressin-resistant diabetes insipidus. Nephrogenic function defect. Report of a case. M. Bull. US Army Europ. **10**, 185 (1953). — **Guinnebault, M.:** Zit. F. Morel et M. Guinnebault 1961. — **Guinnebault, M.,** et **F. Morel:** Rôle de la surrénale dans les mécanismes de concentration de l'urine. C.R. Acad. Sci. (Paris) **244**, 2741 (1957). — **Gullick, H. D.,** and **L. G. Raisz:** Changes in renal concentrating ability associated with major surgical procedures. New Engl. J. Med. **262**, 1309 (1960). — **Gulyassy, P. F.,** and **I. S. Edelman:** The pH dependence of the antidiuretic action of vasopressin in vitro. Proc. 2nd Int. Congr. Nephrol. 1963, p. 605. — **Gutman, A. B., P. C. Swenson,** and **W. B. Parsons:** The differential diagnosis of hyperparathyroidism. J. Amer. med. Ass. **103**, 87 (1934). — **Gutman, J.:** An extrarenal effect of hydrochlorothiazide. Experentia (Basel) **19**, 544 (1963).

Hänze, S.: Die Wirkung von Calcium auf die Funktion des distalen Nierentubulus. Klin. Wschr. **37**, 31 (1959). — **Halsey, F. Y.:** Water excretion in potassium-deficient man. J. clin. Invest. **40**, 2215 (1961). — **Hamburger, J., G. Richet, J. Crosnier** et **J. L. Funck-Brentano:** L'insuffisance rénale. In: Handbuch der Urologie, Bd. IV. Berlin-Göttingen-Heidelberg: Springer 1962. — **Handler, J. S., R. W. Butcher jr., E. W. Sutherland,** and **J. Orloff** (unpubl.): Zit. J. Orloff and J. S. Handler 1964. — **Hanenson, I. B., E. Ricanati,** and **N. Polasky:** Studies on the mechanism of the abnormal sodium excretion in arterial hypertension. Circulation **28**, 867 (1963). — **Hankiss, J.:** Ein Fall von Diabetes insipidus, der pitressinrefraktär schien. Münch. med. Wschr. **99**, 1418 (1957). — **Hansen, J. J.,** and **C. A. Smith:** The effects of withholding fluid intake in the immediately post-natal period. Amer. J. Dis. Child. **84**, 477 (1952). — **Hare, K., D. M. Philips, J. Bradshaw, G. Chambers,** and **R. S. Hare:** The diuretic action of thyroid in diabetes insipidus. Amer. J. Physiol. **141**, 187 (1944). — **Hargitay, B.,** u. **W. Kuhn:** Das Multiplikationsprinzip als Grundlage der Harnkonzentrierung in der Niere. Z. Elektrochem. **55**, 539 (1951). — **Harrison, A. R.,** and **R. R. Ghose:** Nephrocalcinosis. Proc. roy. Soc. Med. **56**, 925 (1963). — **Harrow, B. R.,** and **J. A. Sloane:** Value of the concentration test in the determining renal function. Postgrad. Med. **37**, 48 (1965). — **Hatch jr., F. E., T. E. Ainsworth,** and **S. H. Azar:** Studies on the urinary concentrating defect in sickle cell anemia. Proc. 3rd Int. Congr. Nephrol. Washington 1966. — **Havard, C. W. H.,** and **P. H. N. Wood:** Antidiuretic properties of hydrochlorothiazide in diabetes insipidus. Brit. med. J. **1960 I**, 1306. — **Hayes, M. A., W. P. Byrnes, I. S. Goldenberg, N. M. Greene,** and **E. Tuthill:** Water and electrolyte changes during operation and convalescence. Surgery **46**, 123 (1959). — **Hayman jr., J. M., J. W. Martin jr.,** and **M. Miller:** Renal function and the number of glomeruli in the human kidney. Arch. intern. Med. **64**, 69 (1939). — **Hayman jr., J. M., N. P. Shumway, P. Dumke,** and **M. Miller:** Experimental hyposthenuria. J. clin. Invest. **18**, 195 (1939). — **Haymann, K.,** u. **G. Fanconi:** Zum Chemismus des Diabetes insipidus. Z. ges. exp. Med. **51**, 588 (1926). — **Hays, R. M., E. Lamdin, R. H. Maffly,** and **A. Leaf:** Permeability of the toad bladder to urea and the effect of neurohypophyseal hormone. Fed. Proc. **18**, 66 (1959). — **Hays, R. M.,** and **A. Leaf:** Inadequacy of the pore theory to account for the action of neurohypophysial hormones on water and solute movements across a living membrane. J. clin. Invest. **39**, 995 (1960). ~ The problem of clinical vasopressin resistance: in vitro studies. Ann. intern. Med. **54**, 700 (1961). — **Healy, J. K., K. D. G. Edwards,** and **H. M. Whyte:** Simple tests of renal function using creatinine, phenolsulphonphthalein, and pitressin. J. clin. Path. **17**, 557 (1964). — **Hedinger, M.,** u. **C. R. Schlayer:** Über die Prüfung der Nierentätigkeit durch Probemahlzeit. Dtsch. Arch. klin. Med. **114**, 120 (1914). — **Hefter, J.,** u. **R. Siebeck:** Untersuchungen an Nierenkranken. Das „Konzentrationsverhältnis" von Stickstoff und Chlor bei gesunden und kranken Nieren. Dtsch. Arch. klin. Med. **114**, 497 (1914). — **Heinemann, H. O.,** and **E. L. Becker:** Effect of a mercurial diuretic on the excretion of "free water" in diabetes insipidus. J. appl. Physiol. **12**, 51 (1958). — **Heinemann, H. O.,** and **M. W. Cheung:** Renal concentrating mechanism in sickle cell anemia. J. Lab. clin. Med. **49**, 923 (1957). — **Heinemann, H. O., F. Demartini,** and **J. H. Laragh:** The effect of chlorothiazide on renal excretion of electrolytes and free water. Amer. J. Med. **26**, 853 (1959). — **Heller, H.:** The renal function of newborn infants. J. Physiol. (Lond.) **102**, 429 (1944). ~ Antidiuretic hormone in pituitary glands of newborn rats. J. Physiol. (Lond.) **106**, 28 (1947). ~ Effects of dehydration on adult and newborn rats. J. Physiol. (Lond.) **108**, 303 (1949). ~ The water metabolism of newborn infants and animals. Arch. Dis. Childh. **26**, 195 (1951). — **Heller, H.,** and **E. J. Zaimis:** The antidiuretic and oxytocic hormones in the posterior pituitary glands of newborn infants and adults. J. Physiol. (Lond.) **109**, 162 (1949). — **Heller, J.,** and **L. Hradcova:** The physiology of antidiuretic hormon. VI. The antidiuretic activity of plasma in human infants. Physiol. bohemoslov. **9**, 351 (1960). — **Heller, J.**, and **Z. Lojda:** The physiology of the antidiuretic hormone. VII. Histological notes on Ginetzinsky's theory of the action of antidiuretic hormone. Physiol. bohemoslov. **9**, 504 (1960). — **Heller, J., V. Škrhová**, and **J. Vostál:** The effect of various diuretic agents on renal electrolyte and urea concentration gradients in rats. Experientia (Basel) **21**, 454 (1965). — **Heller, J., J. Vostál**, and **Z. Lojda:** Experimental pyelonephritis in rats: Concentration gradients in renal tissue. Excerpt. med., Int. Congr. Ser. **67**, 76 (1963). — **Heller, S.**, u. **G. Hillmann:** Untersuchungen über den Einfluß von Insulin auf die renale ^{131}J-Excretion. Z. ges. exp. Med. **134**, 493 (1961). — **Hellström, J.:** Primary hyperparathyroidism. Observations in a series of 50 cases. Acta endocr. (Kbh.) **16**, 30 (1954). — **Hendrikx, A.**, and **F.H. Epstein:** Effect of feeding protein and urea on renal concentrating ability in the rat. Amer. J. Physiol. **195**, 539 (1958). — **Herms, W., P.H. Abbrecht, F. Alzamora**, and **R.L. Malvin:** Urinary osmolality as a function of flow rates in several diuretic states. Amer. J. Physiol. **204**, 548 (1963). — **Herms, W., P.H. Abbrecht**, and **R.L. Malvin:** Effects of sodium and urea load on urine concentration under conditions of reduced GFR and RPF. Fed. Proc. **21**, 427 (1962). — **Herms, W.**, and **R.L. Malvin:** Effect of metabolic inhibitors on urine osmolality and electrolyte excretion. Amer. J. Physiol. **204**, 1065 (1963). ~ Effects of aerobic and anaerobic metabolic inhibitors on renal concentrating ability and electrolyte transport. Proc. 2nd Int. Congr. Nephrol. 1963, p. 614. — **Herrman, J.B., E. Kirsten**, and **J.S. Krakauer:** Hypercalcemic syndrome associated with androgenic and estrogenic therapy. J. clin. Endocr. **9**, 1 (1949). — **Hertel, E.:** Zur Verwertbarkeit der Phenolrot-Probe in der Diagnostik der tubulären Insuffizienz. Diss. München 1962. — **Hervey, G.R., R.A. McCance**, and **R.G.O. Tayler:** Forced diuresis during hydropenia. Nature (Lond.) **157**, 338 (1946). — **Hiatt, E.P.:** The effect of denervation on the filtration rate and blood flow in dog kidneys rendered hyperemic by administration of pyrogen. Amer. J. Physiol. **136**, 38 (1942). — **Higgins, C.C.:** Bilateral polycystic kidney disease: review of 94 cases. Arch. Surg. **65**, 318 (1952). — **Hilger, H.H., J.D. Klümper** u. **K.J. Ullrich:** Wasserrückresorption und Ionentransport durch die Sammelrohrzellen der Säugetierniere. Pflügers Arch. ges. Physiol. **267**, 218 (1958). — **Hillman, D.A., O. Neyzi, P. Porter, A. Cushman**, and **N.B. Talbot:** Study of relations between homeostatic limitation in renal capacity to conserve water and the physical, intellectual, and emotional development of a child with renal diabetes insipidus. Amer. J. Dis. Child. **94**, 547 (1957). ~ Renal (vasopressin-resistant) diabetes insipidus. Definition of the effects of a homeostatic limitation in capacity to conserve water on the physical, intellectual and emotional development of a child. Pediatrics **21**, 430 (1958). — **Hindemith, H.**, u. **H. Reinwein:** Diabetes insipidus, Kleinwuchs, Infantilismus. Mißbildung der ableitenden Harnwege. Wien. med. Wschr. **1950**, 139. — **Hinkle, L.E., C.J. Edwards**, and **S. Wolf:** Occurrence of diuresis in humans in stressful situations and possible relation to diuresis of early starvation. J. clin. Invest. **30**, 809 (1951). — **Hirokawa, W.:** Über den osmotischen Druck des Nierenparenchyms. Hofmeisters Beitr. chem. Physiol. u. Path. **11**, 458 (1908). — **Hollander jr., W.:** The effect of potassium depletion on the kidneys. N.C. med. J. **18**, 505 (1957). ~ Nephropathy of potassium depletion. In: Diseases of the kidney (M.B. Strauss and L.G. Welt, eds.), p. 675. London: Churchill 1963. — **Hollander jr., W., T.F. Williams, C.C. Fordham III**, and **L.G. Welt:** A study of the quantitative relationship between antidiuretic hormone (vasopressin) and the renal tubular reabsorption of water. J. clin. Invest. **36**, 1059 (1957). — **Hollander jr., W., R.W. Winters, J. Bradley, M.A. Holliday, T.F. Williams, J. Oliver**, and **L.G. Welt:** Effect of potassium repletion on the renal structural changes and the renal concentrating defect produced by potassium depletion. Amer. J. Med. **25**, 123 (1958). — **Hollander jr., W., R.W. Winters, T.F. Williams, J. Bradley, J. Oliver**, and **L.G. Welt:** Defect in the renal tubular reabsorption of water associated with potassium depletion in rats. Amer. J. Physiol. **189**, 557 (1957). — **Holliday, M.A.**, and **T.J. Egan:** Changes in GFR and C_{H_2O} before and after repair of K deficiency in rats. Amer. J. Physiol. **202**, 773 (1962). — **Holliday, M.A., W.E. Segar, N.H. Bright**, and **T. Egan:** The effect of potassium deficiency on the kidney. Pediatrics **26**, 950 (1960). — **Holzgreve, H.**, and **K. Irmscher:** Studies of renal concentrating ability in diabetes mellitus by cryoscopy. Excerpta med., Congr. Ser. **67**, 80 (1963). — **Hong, S.K.:** Renal function during hypothermia and hibernation. Amer. J. Physiol. **188**, 137 (1957). — **Hong, S.K.**, and **J.W. Boylan:** Renal concentrating operation in hypothermic dogs. Amer. J. Physiol. **196**, 1150 (1959). — **Hong, S.K., J.W. Boylan, A.M. Tannenberg**, and **H. Rahn:** Total and partial gas tensions of human bladder urine. J. appl. Physiol. **15**, 115 (1960). — **Hook, J.B.**, and **H.E. Williamson:** Effect of furosemide on renal medullary sodium gradient. Proc. Soc. exp. Biol. (N.Y.) **118**, 372 (1965). **Hopper jr., J., A. Bolomey**, and **R. Wennesland:** Chronic renal insufficiency. Part I. Appraisal of the patient. Part II. Treatment. Ann. intern. Med. **41**, 18 (1954). — **Huf, E.G.**, and **J. Wills:** Influence of some inorganic cations on active salt and water uptake by isolated frog skin. Amer. J. Physiol. **167**, 255 (1951). — **Hulet, W.H.**, and **J.R. Richardson:** Postural natriuresis and renal concentrating capacity in essential hypertension. Amer. J. Med. **33**, 27 (1962). — **Hulet, W. H., J. R. Richardson jr.**, and **C.W. Hagedorn:** Renal hemodynamics, tubular excretion, and urine-concentrating capacity in the separate kidneys of subjects with essential hypertension. J. Lab. clin. Med. **62**, 787 (1963). — **Hulet, W. H., T. Shapiro, B. E. Schwarcz,** and **H. W. Smith:** Water diuresis after hypnotic suggestion in hydropenic subjects. J. appl. Physiol. **18**, 186 (1963). — **Hulet, W. H.,** and **H. W. Smith:** Postural natriuresis and urine osmotic concentration in hydropenic subjects. Amer. J. Med. **30**, 8 (1961).

Ingram, W. R., and **C. Fisher:** The effects of thyroidectomy, castration, anterior lobe administration and pregnancy upon experimental diabetes insipidus in the cat. Endocrinology **21**, 273 (1937). — **Irmscher, K., P. Böhm** u. **H. Zimmermann:** Zur Wirkung der Sali-Diuretica beim Diabetes insipidus. Dtsch. Arch. klin. Med. **209**, 289 (1964). — **Isaacson, L. C.:** Urinary osmolality and specific gravity. Lancet **1959 I**, 72. ~ Urinary osmolality in thirsting normal subjects. Lancet **1960 I**, 467. — **Israels, A. L. M.:** Enkele aspecten van de diagnostiek van hypophysaire insufficientie bij kinderen. Diss. Groningen 1960. — **Ivanova, L. N.:** Hyaluronic activity of urine in necrotic nephritis. Bull. exp. Biol. Med. **44**, 12 (1957).

Jacobson, A., A. J. Grieco, and **S. F. Farber:** Hexosamine analysis of renal papillae in diuretic and antidiuretic rats. Proc. Soc. exp. Biol. (N.Y.) **115**, 1153 (1964). — **Jacobson, M. H., S. E. Levy, R. M. Kaufman, W. E. Gallinek,** and **O. W. Donnelly:** Urine osmolality. Arch. intern. Med. **110**, 83 (1962). — **Jaenike, J. R.:** Urea enhancement of water reabsorption in the renal medulla. Amer. J. Physiol. **199**, 1205 (1960). ~ The influence of vasopressin on the permeability of the mammalian collecting duct to urea. J. clin. Invest. **40**, 144 (1961). ~ Acute effects of the administration of vasopressin during water diuresis in the dog. J. clin. Invest. **42**, 161 (1963). ~ The relative rates of urea and water permeation in the distal nephron of the intact kidney. J. clin. Invest. **43**, 45 (1964). — **Jaenike, J. R.,** and **R. W. Berliner:** A study of distal renal tubular functions by a modified stop flow technique. J. clin. Invest **39**, 481 (1960). — **Jaenike, J. R.,** and **G. A. Bray:** Effects of acute transitory urinary obstruction in the dog. Amer. J. Physiol. **199**, 1219 (1960). — **Jaenike, J. R.,** and **C. Waterhouse:** The renal response of sustained administration of vasopressin and water in man. Clin. Endocr. Metab. **21**, 231 (1961). — **Jahn, H., P. Réville** et **F. Stephan:** Corrélation entre l'excrétion du sodium et la concentration osmolaire totale des urines chez le rat hypothyroidien. C.R. 2ième Congr. Int. Néphrol. 1963, p. 618. — **Jarausch, K. H.,** u. **K. J. Ullrich:** Zur Technik der Entnahme von Harnproben aus einzelnen Sammelrohren der Säugetierniere mittels Polyäthylencapillaren. Pflügers Arch. ges. Physiol. **264**, 88 (1957). — **Jick, H., D. E. Kamm, J. G. Snyder, R. S. Morrison,** and **Th. C. Chalmers:** On the concentrating defect in cirrhosis of the liver. J. clin. Invest. **43**, 258 (1964). — **Jick, H., J. G. Snyder, E. M. Finkelstein, J. L. Cohen, E. W. Moore,** and **R. S. Morrison:** On the renal site and mode of action of glucocorticoid in cirrhosis. J. clin. Invest. **42**, 1561 (1963). — **Joekes, A. M., J. F. Mowbray,** and **K. Dormandy:** Oliguria with urine of "fixed" specific gravity. Lancet **1957 II**, 864. — **Johnson, R. E., F. Sargent II, T. W. Nielsen,** and **I. J. Lichton:** Osmotic concentrating ability: Measure of renal function in man. Amer. J. Physiol. **183**, 632 (1955) (Abstract). — **Jones, R. V. H.,** and **H. E. de Wardener:** Urine concentration after fluid deprivation and pitressin tannate in oil. Brit. med. J. **1956 I**, 271. — **Josephs, H.:** Clinical aspects of sickle cell anemia. Bull. Johns Hopk. Hosp. **43**, 397 (1928).

Kabat, E. A., and **M. M. Mayer:** Experimental immunochemistry, 1st ed., p. 105. Springfield (Ill.): Ch. C. Thomas 1948. — **Kahn, M.:** Effect of chlorothiazide on electrolyte excretion in intact and adrenalectomized rats. Amer. J. Physiol. **202**, 1141 (1962). — **Kahn, M., A. D. Merritt, M. J. Wohl,** and **J. Orloff:** Renal concentrating defect in Sjögren's syndrome. Ann. intern. Med. **56**, 883 (1962). — **Kaiserling, H.,** u. **T. Soostmeyer:** Die Bedeutung des Nierenlymphgefäßsystems für die Nierenfunktion. Wien. klin. Wschr. **52**, 1113 (1939). — **Kaitz, A. L.:** Urinary concentrating ability in pregnant women with asymptomatic bacteriuria. J. clin. Invest. **40**, 1331 (1961). — **Kaitz, A. L.,** and **A. M. London:** Osmolar urinary concentrating ability and pyelonephritis in hospitalized patients. Amer. J. med. Sci. **248**, 7 (1964). — **Kalmanson, C. M.,** and **L. B. Guze:** Role of protoplasts in pathogenesis of pyelonephritis. J. Amer. med. Ass. **190**, 1107 (1964). — **Kao, Y.-C. M.,** and **M. M. Steiner:** Diabetes insipidus in infancy, resistant to pitressin. Pediatrics **12**, 400 (1953). — **Kaplan, S. A., A. M. Youceoglu,** and **J. Strauss:** A study of the spectrum and genetics of nephrogenic diabetes insipidus. Amer. J. Dis. Child. **96**, 590 (1958). ~ Vasopressin resistant diabetes insipidus. J. Dis. Child. **97**, 308 (1959). — **Karger, W.,** u. **W. Nagel:** Wirkungsweise verschiedener Pharmaka auf ionenaktive Membranen. Tagg Dtsch. Ges. Physiol., Bad Nauheim 1964. — **Kashgarian, M., H. Stöckle, C. W. Gottschalk,** and **K. J. Ullrich:** Transtubular electrochemical potentials of sodium and chloride in proximal and distal renal tubules of rats during antidiuresis and water diuresis (Diabetes insipidus). Pflügers Arch. ges. Physiol. **277**, 89 (1963). — **Katz, A. I., S. Massry, J. Agmon,** and **M. Toor:** Concentration and dilution of urine in permanent inhabitants of hot regions. Israel J. Med. Sci. **1**, 968 (1965). — **Kauffmann:** Über den Diureseversuch unter Hochlagerung der Beine und seine diagnostische Bedeutung. Berl. klin. Wschr. **1921**, 1246. — **Kaufmann, W., H. Nieth, H. Heckermann** u. **M. Franke:** Nierenhämodynamik und Exkretionsfunktion unter den Bedingungen körperlicher Belastung. Verh. dtsch. Ges. inn. Med. **69**, 721

(1963). — **Kaufmann, W., H. Nieth** u. **J. G. Schlitter:** Renaler Konzentrierungsmechanismus bei exogener Wärmebelastung. Klin. Wschr. **41**, 205 (1963). ~ Nierenhämodynamik bei exogener Wärmebelastung. Klin. Wschr. **42**, 39 (1964). — **Kean, E. L., P. H. Adams, R. W. Winters,** and **R. E. Davies:** Energy metabolism of the renal medulla. Biochim. biophys. Acta (Amst.) **54**, 474 (1961). — **Keitel, H. C.,** and **J. Blakely:** The urine volume and solute concentration in children with pitressin-resistant diabetes insipidus given a low mineral solute milk. J. Dis. Child. **93**, 84 (1957). — **Keitel, H. G., D. Thompson,** and **H. Itano:** Hyposthenuria in sickle cell anemia: A reversible renal defect. J. clin. Invest. **35**, 998 (1956). — **Keller, A. D.:** The physiology of induced hypothermia. Pub. 451; Nat. Acad. Sci.-Nat. Res. Counc., Washington 1956, p. 61. — **Kellogg, R. H.,** and **T. I. Koike:** Difference between mannitol and urea diuresis in the rat (Abstract). Amer. J. Physiol. **183**, 633 (1955). — **Kennedy, B. J., D. M. Tibbetts, I. T. Nathanson,** and **J. C. Aub:** Hypercalcaemia, a complication of hormone therapy of advanced breast cancer. Cancer Res. **13**, 445 (1953). — **Kennedy, G. C.,** and **J. D. Crawford:** Treatment of diabetes insipidus with hydrochlorothiazide. Lancet **1959 I**, 866. ~ A comparison of the effects of adrenalectomy and of chlorothiazide in experimental diabetes insipidus. J. Endocr. **22**, 77 (1961). — **Kennedy, G. C.,** and **L. E. Hill:** Electrolyte conservation during the treatment of diabetes insipidus with benzothiadiazines. Quart. J. exp. Physiol. **48**, 248 (1963). — **Kennedy, J. H., G. A. Sabga, R. W. Hopkins, I. Penn, P. Bernardo,** and **F. A. Simeone:** Urine volume and osmolarity. Arch. Surg. 88, 155 (1964). — **Kent, S. P., G. F. Vawter, R. M. Dowben,** and **R. E. Benson:** Hypervitaminosis D in monkeys; a clinical and pathological study. Amer. J. Path. **34**, 37 (1958). — **Kerpel-Fronius, E.:** Pathologie des Salz- und Wasserhaushaltes. Budapest: Ungar. Akad. d. Wiss. 1959. — **Kerpel-Fronius, E., G. Románhyi, B. Gáti,** and **E. Dobák:** Influences of depletion of potassium, of sodium, or of water on function and structure of the kidney. Pediatrics **26**, 939 (1960). — **Kerr, W. S.:** Effects of complete ureteral obstruction for one week on kidney function. J. appl. Physiol. **184**, 521 (1954). — **Kessler, R. H.:** Acute effects of brief ureteral stasis on urinary an renal papillary chloride concentration. Amer. J. Physiol. **199**, 1215 (1960). — **Kiil, F.,** and **K. Aukland:** Renal tubular localization of water and sodium reabsorption in antidiuresis and water diuresis. Scand. J. clin. Lab. Invest. **12**, 277 (1960a). ~ The role of urea in the renal concentration mechanism. Scand. J. clin. Lab. Invest. **12**, 290 (1960b). ~ Effect of high ureteral pressure on urine concentration during water diuresis. Scand. J. clin. Lab. Invest. **13**, 268 (1961). ~ Renal concentration mechanism and hemodynamics at increased ureteral pressure during osmotic and saline diuresis. Scand. J. clin. Lab. Invest. **13**, 276 (1961). — **Kirkpatrick, J.,** and **D. H. Kling:** A simplified method for the determination of specific gravity of a few drops of urine. J. Amer. med. Ass. **87**, 487 (1926). — **Kirman, B. H., J. A. Black, R. H. Wilkinson,** and **P. R. Evans:** Familial pitressin-resistant diabetes insipidus with mental defect. Arch. Dis. Childh. **31**, 59 (1956). — **Kissin, B., V. J. Schenker,** and **A. C. Schenker:** Hyperdiuresis after ethanol in chronic alcoholics. Amer. J. med. Sci. **248**, 660 (1964). — **Klatskin, G.,** and **M. Gordon:** Renal complications of sarcoidosis and their relationship to hypercalcemia, with a report of two cases simulating hyperparathyreoidism. Amer. J. Med. **15**, 484 (1953). — **Kleeman, C. R.,** and **F. H. Epstein:** An illustrative case of chronic pyelonephritis with persistently hypotonic urine. Amer. J. Med. **23**, 488 (1957). — **Kleeman, C. R., F. H. Epstein,** and **C. White:** The effect of variations in solute excretion and glomerular filtration on water diuresis. J. clin. Invest. **35**, 749 (1956). — **Kleeman, C. R., W. L. Hewitt,** and **L. B. Guze:** Pyelonephritis. Medicine (Baltimore) **39**, 3 (1960). — **Kleeman, C. R., J. Koplowitz, M. H. Maxwell,** and **J. T. Dowling:** The effect of the acute and chronic administration of hydrocortisone on the release, inactivation and action of antidiuretic hormone (Abstract). Clin. Res. Proc. **7**, 111 (1959). — **Kleeman, Ch. R.,** and **M. H. Maxwell:** Contributory role of extrarenal factors in the polyuria of potassium depletion. New Engl. J. Med. **260**, 268 (1959). — **Kleeman, C. R., M. H. Maxwell,** and **R. Rockney:** Production of hypertonic urine in humans in the probable absence of antidiuretic hormone. Proc. Soc. exp. Biol. (N.Y.) **96**, 189 (1957). — **Kleeman, C. R., M. H. Maxwell,** and **S. Witlin:** Functional isosthenuria. Arch. intern. Med. **101**, 1023 (1958). — **Kleeman, C. R., M. E. Rubini, E. Lamdin,** and **F. H. Epstein:** Studies on alcohol diuresis. II. The evaluation of ethyl alcohol as an inhibitor of the neurohypophysis. J. clin. Invest. **34**, 448 (1955). — **Klümper, J. D., K. J. Ullrich** u. **H. H. Hilger:** Verhalten des Harnstoffs in den Sammelrohren der Säugetierniere. Pflügers Arch. ges. Physiol. **267**, 238 (1958). — **Klütsch, K., A. Heidland, H. Foerth** u. **E. v. Parish:** Quantitative Erfassung der Konzentrationsschwäche bei Pyelonephritis. Med. Welt **1965**, 585. — **Knowlan, D., M. Corrado, G. E. Schreiner,** and **R. Baker:** Periureteral fibrosis, with a diabetes insipidus-like syndrome occurring with progressive partial obstruction of a ureter unilaterally. Amer. J. Med. **28**, 22 (1960). — **Knudsen, P. J.,** and **J. Koefoed:** Determination of mucolytic activity in serum, kidney extract and urine. Proc. 1st Int. Congr. Nephrol. 1960, p. 574. — **Kobinger, W.:** Die Beeinflussung der maximalen Harnkonzentration sowie der Natrium- und Harnstoffgradienten im Nierengewebe durch ein Thiaziddiureticum. Naunyn-Schmiedebergs Arch. exp. Path. Pharmak. **249**, 501 (1965). — **Kobinger, W.,** u. **A. Walland:** Die Wirkung von Vasopressin auf die Konzentrationsgradienten von Natrium und Harnstoff im Nierengewebe bei verschiedenen Diuresezuständen. Naunyn-Schmiedebergs Arch. exp. Path. Pharmak. **246**, 538 (1964). — **Koczorek, Kh. R.:** Primärer Aldosteronismus (Conn-Syndrom). Internist (Berl.) **5**, 32 (1964). — **Koefoed, J.**, and **P. J. Knudsen:** Countercurrent concentration by a colloid degradation water pump. Proc. 1st Int. Congr. Nephrol. 1960, p. 571. — **König, M. P.**, u. **R. Gubler:** Hypercalcämie bei Hyperthyreose. Schweiz. med. Wschr. **89**, 369 (1959). — **Kövesi** u. **Róth-Schulz:** Pathologie und Therapie der Niereninsuffizienz bei Nephritiden. Leipzig: Georg Thieme 1904. — **Koike, T. I.**, and **R. H. Kellogg:** Osmotic diuresis in the unanesthetized hydropenic rat. Amer. J. Physiol. **191**, 45 (1957). ~ Effect of urea loading on urine osmolality during osmotic diuresis in hydropenic rats. Amer. J. Physiol. **205**, 1053 (1963). — **Korányi, A. v.:** Physiologische und klinische Untersuchungen über den osmotischen Druck thierischer Flüssigkeiten. Z. klin. Med. **33**, 1 (1897); **34**, 1 (1898). — **Kottke, F. J., C. F. Code**, and **E. H. Wood:** Urine dilution and concentration tests in adrenalectomized dogs. Amer. J. Physiol. **136**, 229 (1942). — **Kovács, K., M. A. Dávid**, and **F. A. László:** Action of hydrochlorothiazide administered in cases of diabetes insipidus and psychogenic polydipsia. Acta med. Acad. Sci. hung. **17**, 301 (1961). — **Krajci-Lazáry, B., R. Dzúrik**, and **T. R. Niederland:** On the concentrating mechanism and carbohydrate metabolism in renal medulla. Excerpta med., Congr. Ser. **67**, 95 (1963). — **Kramer, K.:** Das akute Nierenversagen im Schock. In: Schock-Symposion der CIBA, Stockholm 1962 (K. D. Bock, ed.), S. 149. Berlin-Göttingen-Heidelberg: Springer 1962. — **Kramer, K.**, u. **P. Deetjen:** Hämorrhagischer Schock und akutes Nierenversagen. In: I. Sympos. Ges. Nephrol. Freiburg i. Br. 1961, S. 44. — **Kramer, K., P. Deetjen** u. **Sugioka:** Zit. K. Thurau 1964. — **Kramer, K., K. Thurau** u. **P. Deetjen:** Hämodynamik des Nierenmarks. 1. Mitteilung. Capilläre Passagezeit, Blutvolumen, Durchblutung, Gewebshämatokrit und O_2-Verbrauch des Nierenmarks in situ. Pflügers Arch. ges. Physiol. **270**, 251 (1960). — **Krück, F.:** Quantitative Diagnostik der renalen Konzentrationsfunktion bei glomerulären und tubulären Erkrankungen. Verh. dtsch. Ges. inn. Med. **69**, 691 (1963). — **Kuhn, W.:** Haarnadelgegenstromprinzip als Grundlage der Harnkonzentrierung in der Niere. Klin. Wschr. **37**, 997 (1959). ~ Mechanismus der Harnkonzentrierung der Niere. In: Glomeruläre und tubuläre Nierenerkrankungen (E. Wollheim, ed.), S. 3. Stuttgart 1962. — **Kuhn, W.**, u. **A. Ramel:** Aktiver Salztransport als möglicher (und wahrscheinlicher) Einzeleffekt bei der Harnkonzentrierung in der Niere. Helv. chim. Acta **42**, 628 (1959). — **Kuhn, W.**, u. **K. Ryffel:** Herstellung konzentrierter Lösungen aus verdünnten durch bloße Membranwirkung: Ein Modellversuch zur Funktion der Niere. Hoppe-Seylers Z. physiol. Chem. **276**, 145 (1942). — **Kunstmann, D.:** Über die Wirkung der Zufuhr großer Wassermengen auf den Organismus. Naunyn-Schmiedebergs Arch. exp. Path. Pharmak. **170**, 701 (1933). — **Kunz, H. W., E. L. Pratt, G. W. Mellin**, and **M. W. Cheung:** Impairment of urinary concentration in sickle cell anemia. Pediatrics **13**, 352 (1954). — **Kupfer, S.**, and **J. D. Kosovsky:** The effects of intrarenal arterial injection of digitalis glycosidea on urinary concentration. Fed. Proc. **21**, 435 (1962).

Ladd, M.: Renal excretion of sodium and water in man as affected by prehydration, saline infusion, pitressin and thiomerin. J. appl. Physiol. **4**, 602 (1952). — **Lambie, A. T.:** Mechanisms of potassium loss by the kidney. In: Water and electrolyte metabolism (C. P. Stewart and T. Strengers, ed.), p. 131. Amsterdam: Elsevier 1961. — **Lambie, A. T.**, and **J. S. Robson:** The effect of mersalyl on the renal tubular reabsorption of solute free water. Clin. Sci. **20**, 123 (1961). — **Lamy, H., A. Mayer** et **F. Rathery:** Modifications histologiques du rein au cours de l'élimination de l'eau et des cristalloides. J. Physiol. Path. gén. **8**, 624 (1906). — **Lange, C. de:** Über erblichen Diabetes insipidus. Jb. Kinderheilk. **145**, 1 (1935). — **Lapp, H.:** Elektronenmikroskopische Untersuchungen zur Funktion des Nierenmarkes der Ratte. Verh. dtsch. Ges. Path. **44**, 294 (1960). — **Laroche, C.**, et **J. Paolaggi:** L'exploration des fonctions rénales par les épreuves de concentration. Rev. Prat. (Paris) **1954**, 709. — **Lashmet, F. H.**, and **L. H. Newburgh:** An improved concentration test of renal function. J. Amer. med. Ass. **99**, 1396 (1932). — **Lassen, N. A.**, and **J. B. Longley:** Countercurrent exchange in vessels of renal medulla. Proc. Soc. exp. Biol. (N.Y.) **106**, 743 (1961). — **Lassiter, W. E., C. W. Gottschalk**, and **M. Mylle:** Micropuncture study of net transtubular movement of water and urea in the rat kidney (Abstract). J. clin. Invest. **39**, 1004 (1960). ~ Composition of loop of Henle and collecting ducts fluids in the hamster papilla. Fed. Proc. **19**, 369 (1960). ~ Micropuncture study of net transtubular movement of water and urea in nondiuretic mammalian kidney. Amer. J. Physiol. **200**, 1139 (1961). — **Lassiter, W. E., M. Mylle**, and **C. W. Gottschalk:** Net transtubular movement of water and urea in saline diuresis. Amer. J. Physiol. **206**, 669 (1964). — **Leaf, A.:** Some actions of neurohypophyseal hormones on a living membrane. J. gen. Physiol. **43**, 175 (1960). — **Leaf, A., F. C. Bartter, R. F. Santos**, and **O. Wrong:** Evidence in man that urinary electrolyte loss induced by pitressin is a function of water retention. J. clin. Invest. **32**, 868 (1953). — **Leaf, A.**, and **R. M. Hays:** Permeability of the isolated toad bladder to solutes and its modification by vasopressin. J. gen. Physiol. **45**, 921 (1962). — **Leaf, A., A. Keller**, and **E. F. Dempsey:** Stimulation of sodium transport in toad bladder by acidification of mucosal medium. Amer. J. Physiol. **207**, 547 (1964). — **Leaf, A., W. S. Kerr jr., O. Wrong**, and **J. Y.**

Chatillon: Effect of graded compression of the renal artery on water and solute excretion. Amer. J. Physiol. **179**, 191 (1954). — **Leaf, A.,** and **A.R. Mamby:** The normal antidiuretic mechanism in man and dog; its regulation by extracellular fluid tonicity. J. clin. Invest. **31**, 54 (1952). — **Leaf, A., A.R. Mamby, H. Rasmussen,** and **J.P. Marasco:** Some hormonal aspects of water excretion in man. J. clin. Invest. **31**, 914 (1952). — **Lee, J.B., V.K. Vance,** and **G.F. Cahill jr.:** Metabolism of C^{14}-labeled substrates by rabbit kidney cortex and medulla. Amer. J. Physiol. **203**, 27 (1962). — **Leiser, A.E.,** and **A.C. Corcoran:** Antidiuretic response to piperoxan as diagnostic test of pheochromocytoma. J. Amer. med. Ass. **162**, 540 (1956). — **Lelong, M., D. Alagille, C. Gentil** et **P. Chaon:** Diabète insipide néphrogenique occulte chez un nourrisson de 2 mois. Arch. franç. Pédiat. **17**, 249 (1960). — **Leon, A.C. de, L.S. Dreifus,** and **S. Bellet:** Urinary osmolar concentration: A means of evaluating early renal function changes in essential hypertension. Amer. J. med. Sci. **239**, 144 (1960). — **Lestradet, H.:** Le diabète insipide néphrogénique idiopathique héréditaire. Mod. Probl. Pädiat. **6**, 376 (1960). — **Leumann, E.P.:** Der Vasopressintest in der Pädiatrie. Diss. Zürich 1962. — **Leupold, H.:** Über paradoxe Hypophysinwirkung auf den Wasserhaushalt. Acta endocr. (Kbh.) **18**, 99 (1955). — **Lever, A.F.:** The vasa recta and countercurrent multiplication. Acta med. scand., Suppl. **434**, 1 (1965). — **Levinsky, N.G.,** and **R.W. Berliner:** Changes in composition of the urine in ureter and bladder at low urine flow. Amer. J. Physiol. **196**, 549 (1959a). ~ The role of urea in the urine concentrating mechanism. J. clin. Invest. **38**, 741 (1959b). — **Levinsky, N.G., D.G. Davidson,** and **R.W. Berliner:** Effects of reduced glomerular filtration on urine concentration in the presence of antidiuretic hormone (Abstract). J. clin. Invest. **37**, 910 (1958). ~ Changes in urine concentration during prolonged administration of vasopressin and water. Amer. J. Physiol. **196**, 451 (1959a). ~ Effects of reduced glomerular filtration on urine concentration in the presence of antidiuretic hormone. J. clin. Invest. **38**, 730 (1959b). — **Levitin, H., A. Goodman, G. Pigeon,** and **F.H. Epstein:** Composition of the renal medulla during water diuresis. J. clin. Invest. **41**, 1145 (1962). — **Levitin, H. ,A. Manitius,** and **F.H. Epstein:** Urinary dilution in potassium deficiency. Yale J. Biol. Med. **32**, 390 (1960). — **Levitt, M.F., M.H. Goldstein,** and **R.M. Stein:** Effect of physiological stimuli on salt reabsorption at separate nephron sites in dog and man. Proc. 2nd Int. Congr. Nephrol. 1963, p. 544. — **Levitt, M.F., M.H. Halpern, D.P. Polimeros, A.Y. Sweet,** and **D. Gribetz:** The effect of abrupt changes in plasma calcium concentrations on renal function and electrolyte excretion in man and monkey. J. clin. Invest. **37**, 294 (1958). — **Levitt, M.F., A.D. Hauser, M.S. Levy,** and **D. Polimeros:** The renal concentrating defect in sickle cell disease. Amer. J. Med. **29**, 611 (1960). — **Levitt, M.F., M.S. Levy,** and **D. Polimeros:** Effect of reduction in filtered load on solute and water excretion in hydropenic man. J. clin. Invest. **37**, 911 (1958). ~ The effect of a fall in filtration rate on solute and water excretion in hydropenic man. J. clin. Invest. **38**, 463 (1959). — **Lewis, A.A.G.,** and **T.W. Chalmers:** A nicotin test for the investigation of diabetes insipidus. Clin. Sci. **10**, 137 (1951). — **Lewis jr., W.,** and **A.S. Alving:** Changes with age in renal function in adult men: clearance of urea; amount of urea nitrogen in blood; concentrating ability of kidneys. Amer. J. Physiol. **123**, 500 (1938). — **Liebow, A.A., W. McFarland,** and **R. Tennant:** The effects of potassium deficiency on tumor-bearing mice. Yale J. Biol. Med. **13**, 523 (1941). — **Lilienfeld, L.S.,** and **H.C. Maganzini:** Regulation of medullary blood flow. Proc. 1st Int. Congr. Nephrol. 1960, p. 562. — **Lilienfeld, S., H. Maganzini,** and **H. Bauer:** Renal medullary blood flow. Fed. Proc. **19**, 363 (1960). — **Lindeman, R.D., H.C. van Buren,** and **L.G. Raisz:** Osmolar renal concentrating ability in healthy young men and hospitalized patients without renal disease. New Engl. J. Med. **262**, 1306 (1960). ~ Effect of steroids on water diuresis and vasopressin sensitivity. J. clin. Invest. **40**, 152 (1961). — **Linderholm, H.:** Active transport of ions through frog skin with special reference to the action of certain diuretics. Acta physiol. scand. **27**, Suppl. 97 (1952). — **Linke, A.:** Die Behandlung des Diabetes insipidus mit saluretischen Sulfonamiden. Md. Welt. **1960**, 968. — **Linke, A.,** u. **W. Hörlin:** Behandlung des Diabetes insipidus mit Pyramidon, Irgapyrin und Butazolidin. Verh. dtsch. Ges. inn. Med. **58**, 424 (1952). — **Linneweh, F.:** Zur Klinik der Harnwegsinfektionen. III. Nierenfunktionsstörungen bei Harnwegsinfektionen. Dtsch. med. Wschr. **82**, 499 (1957). ~ Diabetes insipidus renalis. Mschr. Kinderheilk. **106**, 169 (1958). — **Linneweh, F., E. Buchborn** u. **B. Delbrück:** Familiärer renaler Diabetes insipidus. Klin. Wschr. **35**, 321 (1957). — **Linneweh, F.,** u. **K.-H. Jarausch:** Diabetes insipidus renalis. In: Kongenitale Störungen des Wasser- und Elektrolythaushaltes, Symposion Kassel 1961, S. 25. ~ Diabetes insipidus renalis. Klin. Wschr. **39**, 501 (1961). — **Little, J.M., S.L. Wallace, E.C. Whatley,** and **G.A. Anderson:** Effect of pitressin on the urinary excretion of chloride and water in the human. Amer. J. Physiol. **151**, 174 (1947). — **Ljungberg, F.:** On the reabsorption of chlorides in the kidney of the rabbit. Acta med. scand., Suppl. **186** (1947). — **Ljungquist, A.:** Fetal and postnatal development of the intrarenal arterial pattern in man. A mikro-angiographic and histologic study. Acta paediat. (Uppsala) **52**, 443 (1963). — **Loeb, H., R. Wattiez** et **R. Bellens:** Diabète insipide pitressine-résistant. Helv. paediat. Acta **16**, 378 (1961). — **Longley, J.B., M.S. Burstone, N.A. Lassen, W.G. Banfield,** and **D.C. Brindley:** Retia mirabilia in the medulla of mammalian kidneys. Proc. 1st Int. Congr. Nephrol. 1960, p. 561. — **Lowther, C.P.:** The use of pitressin as a test of renal function. Glasg. med. J. **36**, 35 (1955). — **Luder, J.,** and **D. Burnett:** A congenital renal tubular defect. Arch. Dis. Childh. **29**, 44 (1954). — **Lufkin** u. **Sundermann:** Zit. H. Weller, Neuere Methoden im klinisch-chemischen Laboratorium auf physikalisch-chemischer Grundlage. Med. Laborat. **17**, 99 (1964). — **Luft, R., N. Ringertz,** and **B. Sjögren:** Two cases of cryptogenetic hypokalemia with pathological anatomical findings. Acta endocr. (Kbh.) **7**, 196 (1951). — **Lundin, H.,** and **R. Mark:** Feeding of protein to partially nephrectomized animals. J. metab. Res. **7**, 221 (1925).

MacDonald, M.K., M.S. Sabour, A.T. Lambie, and **J.S. Robson:** The nephropathy of experimental potassium deficiency. Quart. J. exp. Physiol. **47**, 262 (1962). — **MacDonald, W.B.:** Congenital pitressin resistant diabetes insipidus of renal origin. Pediatrics **15**, 298 (1955). — **Macpherson, C.R.,** and **A.G.E. Pearse:** Histochemical changes in the potassium-depleted kidney. Brit. med. Bull. **13**, 19 (1957). — **Maffly, R.H., R.M. Hays, E. Lamdin,** and **A. Leaf:** The effect of neurohypophyseal hormones on the permeability of the toad bladder to urea. J. clin. Invest. **39**, 630 (1960). — **Magee, J.H., D.M. Hume, H.M. Kauffman,** and **J.D. Bower:** Massive diuresis following renal homotransplantation. Proc. Soc. exp. Biol. (N.Y.) **116**, 480 (1964). — **Maggi, R., C.J.C. Diaz** y **H. Vecchio:** Diabetes insipida resistante al pitressin en un miño de 9 años. Sem. méd. (Argent.) **196**, 15 (1955). — **Mahoney, W.,** and **D. Sheehan:** Effect of total thyroidectomy upon experimental diabetes insipidus in dogs. Amer. J. Physiol. **112**, 250 (1935). — **Malnic, G., F.L. Vieira,** and **H. Enokibara:** Effect of "furosemid" on chloride and water excretion in single nephrons of the kidney of the rat. Nature (Lond.) **208**, 80 (1965). — **Malvin, R.L.:** Renal function as affected by intraarterial injection of plastic microspheres. J. Lab. clin. Med. **63**, 551 (1964). — **Malvin, R.L.,** and **W.S. Wilde:** Washout of renal countercurrent Na gradient by osmotic diuresis. Amer. J. Physiol. **197**, 177 (1959). — **Mandl, F.:** Klinisches und Experimentelles zur Frage der lokalisierten und generalisierten Ostitis fibrosa. Langenbecks Arch. klin. Chir. **143**, 245 (1926). — **Manitius, A.,** and **F.H. Epstein:** Renal concentrating ability in potassium depletion induced by deficiency of magnesium. Fed. Proc. **21**, 309 (1962). — **Manitius, A., H. Levitin, D. Beck,** and **F.H. Epstein:** On the mechanism of impairment of renal concentrating ability in potassium deficiency. J. clin. Invest. **39**, 684 (1960). ~ On the mechanism of impairment of renal concentrating ability in hypercalcemia. J. clin. Invest. **39**, 693 (1960). — **Manitius, A., H. Levitin,** and **F.H. Epstein:** Unpubl. Zit. G.P Baker, H. Levitin u. F.H. Epstein 1961 (s. d.). — **Manitius, A., G. Pigeon,** and **F.H. Epstein:** Mechanism by which dietary protein enhances renal concentrating ability. Amer. J. Physiol. **205**, 101 (1963). — **Mark, R.E.:** Ergebnisse partieller Nierenexstirpation am Tier. Z. ges. exp. Med. **46**, 1 (1925). ~ Untersuchungen über die Nierenfunktion. Ergebnisse partieller Nierenarterienunterbindungen am Hunde. Z. ges. exp. Med. **59**, 601 (1928). — **Marsh, D.J.,** and **S. Solomon:** Analysis of electrolyte movement in thin Henle's loops of hamster papilla. Amer. J. Physiol. **209**, 1119 (1965). — **Marshall, E.K.:** The comparative physiology of the kidney in relation to the theories of renal secretion. Physiol. Rev. **14**, 133 (1934). — **Marshall, S., T.B. Miller,** and **A.E. Farah:** Effect of renal papillectomy on ability of the hamster to concentrate urine. Amer. J. Physiol. **204**, 363 (1963). — **Martínek, J., M. Janovský,** and **V. Stanincová:** Concentration mechanisms in young infants. Proc. 2nd Int. Congr. Nephrol. 1963, p. 647. — **Martínek, J., M. Janovský, V. Stanincová,** and **R. Slechtová:** The effect of vasopressin on the water diuresis and excretion of Na, Cl, K and urea in infants. Nephron **1**, 322 (1964). — **Marx, H.:** Untersuchungen über den Wasserhaushalt. II. Die psychische Beeinflussung des Wasserhaushaltes. Klin. Wschr. **5**, 92 (1926). — **Maude, D.L.,** and **L.G. Wesson jr.:** Renal water absorption during saline and urea osmotic diuresis in the dog. Amer. J. Physiol. **205**, 477 (1963). — **Mawdsley, C.,** and **R.L. Holman:** Hypercalcemia in acute leukemia. Lancet **1957 I**, 78. — **Mayer, A.,** et **F. Rathery:** Recherches sur l'histophysiologie de la sécretion urinaire chez les mammifères. Arch. Anat. micr. Morph. exp. **11**, 143 (1909). — **McCance, R.A.:** The excretion of urea, salts, and water during periods of hydropenia in man. J. Physiol. (Lond.) **104**, 196 (1945). ~ Renal physiology in infancy. Amer. J. Med. **9**, 229 (1950). — **McCance, R.A.,** and **E.M. Widdowson:** Renal function before birth. Proc. roy. Soc. B **141**, 488 (1953). ~ Le métabolisme et les fonctions rénales durant les deux premiers jours de la vie. J. Urol. (Paris) **61**, 569 (1955). — **McCredie, D.:** Counter-currents, growth and concentration of the urine. Med. J. Aust. **51**, 332 (1964 II). — **McCrory, W.W., N. Goren,** and **D. Cornfeld:** Demonstration of impairment of urinary concentration ability or "pitressin-resistance" in children with sickle cell anemia. Amer. J. Dis. Child. **86**, 512 (1953). — **Méhes, J., L. Decsi, F. Varga** u. **S. Kovács:** Selektive chemische Ausschaltung der Harnkanälchen 1. Ordnung beim Kaninchen. Naunyn-Schmiedebergs Arch. exp. Path. Pharmak. **234**, 548 (1958). — **Meier-Ewert, H.:** Vergleichende Untersuchungen zur klinischen Beurteilung von Störungen der Harnkonzentration. Inaug.-Diss. München 1964. — **Meiers, H.G.,** u. **E. Wetzels:** Phenylbutazon und Nierenfunktionen. Arzneimittel-Forsch. **14**, 252 (1964). — **Melendro, J.C.,** y **P.S de Calvo:** Diabetes insípida nefrógena familiar. Med. clín. (Barcelona) **30**, 270 (1958). — **Meng, K.:** Mikropunktionsuntersuchungen über den renalen

Wirkungsmechanismus von Hydrochlorothiazid und Acetazolamid. Naunyn-Schmiedebergs Arch. exp. Path. Pharmak. 251, 170 (1965). — **Meroney, W.H., M.E. Rubini,** and **W.B. Blythe:** The effect of antecedent diet on urine concentrating ability. Ann. intern. Med. 48, 562 (1958). — **Mertz, D.P.:** Über die Wirkung von Nicotin auf den Harnkonzentrierungsmechanismus. Naunyn-Schmiedebergs Arch. exp. Path. Pharmak. 242, 247 (1961). ~ Insulin und Nierenfunktion. In: II. Symp. Ges. Nephrol. Bern 1962, S. 207. ~ Die Nierenhämodynamik als natriumbewahrendes Prinzip. Z. ges. exp. Med. 136, 11 (1962). ~ Zur Frage einer Beteiligung von Nichtelektrolyten am Vorgang der Harnkonzentrierung beim Menschen. Klin. Wschr. 43, 661 (1965). ~ Harnkonzentrierung bei essentieller Hypertonie. Dtsch. med. Wschr. 91, 529 (1966). — **Mertz, D.P.,** u. **H. Sarre:** Der renale Diabetes insipidus in der polyurischen Phase des akuten Nierenversagens. Klin. Wschr. 40, 23 (1962). — **Migone, L.,** e **S. Ambrosoli:** Sull' antidiuresi indotta dai saluretici nel diabete insipido. Minerva nefrol. 12, 1 (1965). — **Miles, B.E., A. Paton,** and **H.E. de Wardener:** Maximum urine concentration. Brit. med. J. 1954II, 901. — **Miller, J.H.,** and **M.D. Bogdonoff:** Antidiuresis associated with administration of insulin. J. appl. Physiol. 6, 509 (1954). — **Miller, J.H.,** and **N.W. Shock:** Age differences in the renal tubular response to antidiuretic hormone. J. Geront. 8, 446 (1953). — **Miller, M., J.W. Price,** and **L.P. Longley:** Effect of varying intake of protein and salts on the composition and specific gravity of urine. J. clin. Invest. 20, 31 (1941). — **Miller, T.B.,** and **D.S. Riggs:** Mercurial diuresis in dogs with diabetes insipidus (Abstract). Fed. Proc. 19, 363 (1960). — **Milne, M.D., R.C. Muehrcke,** and **B.E. Heard:** Potassium deficiency and the kidney. Brit. med. Bull. 13, 15 (1957). — **Möller, E., J.F. McIntosh,** and **D.D. v. Slyke:** Studies of urea excretion. II. Relationship between urine volume and the rate of urea excretion by normal adults. J. clin. Invest. 6, 427 (1929). — **Moeller, J.:** Nierenfunktionsprüfungen bei tubulärer Insuffizienz. Verh. dtsch. Ges. inn. Med. 58, 216 (1952). — **Monroe, L.,** and **J. Hopper jr.:** A simple method of determining the specific gravity of small samples of urine. J. Lab. clin. Med. 31, 934 (1946). — **Moore, R.A.:** The total number of glomeruli in the normal human kidney. Anat. Rec. 48, 153 (1931). — **Morel, F.,** et **M. Guinnebault:** Les mécanismes de concentration et de dilution de l'urine. J. Physiol. (Paris) 53, 75 (1961). — **Morel, F., M. Mylle,** and **C. W. Gottschalk:** Tracer microinjection studies of effect of ADH on renal tubular diffusion of water. Amer. J. Physiol. 209, 179 (1965). — **Morgan, H. G., A. P. M. Forrest,** and **K. G. Lowe:** Acquired renal disease simulating diabetes insipidus. Lancet 1955II, 645. — **Morrison, A.B.,** and **B.J. Panner:** Lysosome induction in experimental potassium deficiency. Amer. J. Path. 45, 295 (1964). — **Morrison, A.B., B. Panner,** and **G. Gasic:** Lysosomes in the renal papillae of rats: formation induced by potassium-deficient diet. Science 142, 1066 (1963). — **Mortensen, J.D.,** and **A.H. Baggenstoss:** Nephrocalcinosis: A review. Amer. J. clin. Path. 24, 45 (1954). — **Mosenthal, O.H.:** Renal function as measured by the elimination of fluid, salt and nitrogen and the specific gravity of the urine. Arch. intern. Med. 16, 733 (1915). — **Mostofi, F.K., C.F. van der Bruegge,** and **L.W. Diggs:** Lesions in kidneys removed for unilateral hematuria in sickle-cell disease. Arch. Path. 63, 336 (1957). — **Moyer, J. H., G. Morris,** and **M. E. DeBakey:** Hypothermia. I. Effect on renal hemodynamics and on excretion of water and electrolytes in dog and man. Ann. Surg. 145, 26 (1957). — **Mudge, G. H., J. Foulks,** and **A. Gilman:** Effect of urea diuresis on renal excretion of electrolytes. Amer. J. Physiol. 158, 218 (1949). — **Muehrcke, R.C.,** and **S.L. Bonting:** Electronmicroscopic and ultramicro-biochemical studies of the potassium-depleted kidney. Clin. Res. 6, 413 (1958). — **Muehrcke, R.C.,** and **J.C. McMillan:** The relationship of "chronic pyelonephritis" to chronic potassium deficiency. Ann. intern. Med. 59, 427 (1963). — **Mulinos, M.G., C.L. Spingarn,** and **M.E. Lojkin:** A diabetes insipidus-like condition produced by small doses of desoxycorticosterone acetate in dogs. Amer. J. Physiol. 135, 102 (1941). — **Murdaugh jr., H.V., R.R. Robinson,** and **E.M. Doyle:** The mechanism of insulin antidiuresis. J. Lab. clin. Med. 53, 569 (1959).

Natzschka, J., u. **G. Senft:** Der Einfluß von Corticosteroiden auf die Vasopressinwirkung. Naunyn-Schmiedebergs Arch. exp. Path. Pharmak. 237, 334 (1959). — **Neimann, N., M. Pierson, G. Lascombes** et **G. Gentin:** Diabète insipide néphrogène du nourrisson. Arch. franç. Pédiat. 14, 1083 (1957). — **Netter, H.:** Theoretische Biochemie. Berlin-Göttingen-Heidelberg: Springer 1959. — **Nickel, J.F. P.B. Lowrance, E. Leifer,** and **S.E. Bradley:** Renal function, electrolyte excretion and body fluids in patients with chronic renal insufficiency before and after sodium deprivation. J. clin. Invest. 32, 68 (1953). — **Nickel, J.F., C.McC. Smythe, E.M. Papper,** and **S.E. Bradley:** Study of mode of action of adrenal medullary hormones on sodium, potassium and water excretion in man. J. clin. Invest. 33, 1687 (1954). — **Niesel, W.,** u. **H. Röskenbleck:** Die Bedeutung der Stromgeschwindigkeiten in den Gefäßsystemen der Niere und der Schwimmblase für die Aufrechterhaltung von Konzentrationsgradienten. Pflügers Arch. ges. Physiol. 277, 302 (1963a). ~ Möglichkeiten der Konzentrierung von Stoffen in biologischen Gegenstromsystemen. Pflügers Arch. ges. Physiol. 276, 555 (1963b). ~ Gegenstromkonzentrierungsprozesse ohne Mitwirkung aktiver Transportvorgänge. In: Sekretion und Exkretion, hrsg. v. K. E. Wohlfarth-Bottermann, S. 371. Berlin-Heidelberg-New York: Springer 1965a. ~ Konzentrierung von Lösungen unterschiedlicher Zusammensetzung durch alleinige Gegenstromdiffusion und Gegenstromosmose als möglicher Mechanismus der Harnkonzentrierung. Pflügers Arch. ges. Physiol. **283**, 230 (1965b). — **Nitschke, U.**, u. **D. Goetzke:** Beeinflussung des Diabetes insipidus durch Saluretika. Dtsch. med. Wschr. **51**, 2246 (1960). — **Nonnenbruch, W.:** Über die Beurteilung der Nierenfunktion in der Praxis. Med. Welt **15**, 577 (1941). ~ Das extrarenale Nierensyndrom. Dtsch. Arch. klin. Med. **189**, 56 (1956). — **Noorden, C. v.:** Die Krankheiten der Nieren. In: Handbuch der Pathologie des Stoffwechsels. Berlin: August Hirschwald 1906. — **Nungesser, W.C., E.W. Pfeiffer, D.A. Iverson,** and **J.F. Wallerius:** Evaluation of renal countercurrent hypothesis in Aplodontia. Fed. Proc. **19**, 362 (1960).

O'Dell, R., and **B. Schmidt-Nielsen:** Concentrating ability and kidney structure. Fed. Proc. **19**, 366 (1960). — **O'Dell, R.M., J.U. Schlegel,** and **J. Coellar:** Concentrations of I^{131} labelled hippuran and urea in the kidney under conditions of stop flow. Proc. Intern Physiol. Congr. Leiden **22**, II, 270 (1962). — **O'Doherty, N.J.,** and **R.J. Slater:** Therapy of diabetes insipidus with chlorothiazide. Amer. J. Dis. Child. **100**, 719 (1960). — **Oleesky, S.,** and **S.W. Stanbury:** Effect of oral cortisone on water diuresis in Addison's disease and hypopituitarism. Lancet **1951 II**, 664. — **Oliver, J.:** When is the kidney not a kidney? J. Urol. (Baltimore) **63, 373** (1950). — **Oliver, J., F. Bloom,** and **M. MacDowell:** Structural and functional transformations in the tubular epithelium of the dog's kidney in chronic Bright's disease and their relation to mechanisms of renal compensation and failure. J. exp. Med. **73**, 141 (1941). — **Oliver, J., M. MacDowell, L.G. Welt, M.A. Holliday, W. Hollander jr., R.W. Winters, T.F. Williams,** and **W.E. Segar:** The renal lesions of electrolyte imbalance. I. The structural alterations in potassium-depleted rats. J. exp. Med. **106**, 503 (1957). — **Orita, Y., S. Urakabe, T. Furukawa,** and **H. Abe:** Effect of urinary urea/nonurea ratio on renal concentrating ability and renal water economy. Proc. 3rd Int. Congr. Nephrol. Washington 1966. — **Orloff, J.,** and **M. Burg:** Vasopressin-resistant diabetes insipidus. In: The metabolic basis of inherited disease (J.B. Stanbury, J.B. Wyngaarden and D.S. Fredrickson, eds.). New York: McGraw-Hill Book Co. 1960. — **Orloff, J.,** and **J.S. Handler:** The similarity of effects of vasopressin, adenosin-3'5'-phosphate (cyclic AMP) and theophylline on the toad bladder. J. clin. Invest. **41**, 702 (1962). ~ The cellular mode of action of antidiuretic hormone. Amer. J. Med. **36**, 686 (1964). — **Orloff, J., H.N. Wagner jr.,** and **D.G. Davidson:** The effect of variations in solute excretion and vasopressin dosage on the excretion of water in the dog. J. clin. Invest. **37**, 458 (1958). — **Øster, J.:** Addis-Shevky concentration test. Acta med. scand. **129**, 513 (1948).

Pabst, K., u. **H.L. Thron:** Kältediurese beim unnarkotisierten Hund. Pflügers Arch. ges. Physiol. **270**, 585 (1960). — **Pässler** u. **Heinecke:** Versuche zur Pathologie des Morbus Brightii. Verh. dtsch. path. Ges. **9**, 99 (1905). — **Page, I. H.:** Effects of hypothermia on renal function. Amer. J. Physiol. **181**, 171 (1955). — **Page, I. H.,** and **G. H. Reem:** Urinary concentrating mechanism in the dog. Amer. J. Physiol. **171**, 572 (1952). — **Page, L.B., J.C. Scott-Baker, G.A. Zak, E.L. Becher,** and **C.F. Baxter:** The effect of variation in filtration rate on the urinary concentrating mechanism in the seal, Phoca vitulina L. J. cell. comp. Physiol. **43**, 257 (1954). — **Panitz, F.,** and **J.H. Shinaberger:** Nephrogenic diabetes insipidus due to sarcoidosis without hypercalcemia. Ann. intern. Med. **62**, 113 (1965). — **Papper, S., L. Saxon, M.B. Burg, H.W. Seifer,** and **J.D. Rosenbaum:** The effect of morphine sulfate upon the renal excretion of water and solute in man. J. Lab. clin. Med. **50**, 692 (1957). — **Parfitt, A.M.:** Hypercalcaemic nephropathy. Med. J. Aust. **1964 II**, 127. — **Parfitt, A.M., B. Higgins, J.R. Nassim, J.A. Collins,** and **A. Hilb:** Metabolic studies in patients with hypercalciuria. Clin. Sci. **27**, 463 (1964). — **Pearse, A.G.E.,** and **C.R. Macpherson:** Renal histochemistry in potassium depletion. J. Path. Bact. **75**, 69 (1958). — **Peart, W.S.:** Hypertension and the kidney. II. Experimental basis of renal hypertension. Brit. med. J. **1959 I**, 1421. — **Pennisi, S.A.,** and **R.C. Bunts:** J. Urol. (Baltimore) **84**, 246 (1960). — **Perillie, P.E.,** and **F.H. Epstein:** Sickling phenomenon produced by hypertonic solutions: a possible explanation for the hyposthenuria of sicklemia. J. clin. Invest. **42**, 570 (1963). — **Perkins, J.P., A.B. Petersen,** and **J.A. Riley:** Renal and cardiac lesions in potassium deficiency due to chronic diarrhea. Amer. J. Med. **8**, 115 (1950). — **Perlmutt, J.H.:** Influence of hydration on renal function and medullary sodium during vasopressin infusion. Amer. J. Physiol. **202**, 1098 (1962). — **Peter, K.:** Untersuchungen über Bau und Entwicklung der Niere. Jena: Gustav Fischer 1927. — **Peters, G.:** Der Einfluß von Nebennierenrindenhormonen auf die Vasopressin-Wirkung bei Wasserdiurese intakter Ratten. Naunyn-Schmiedebergs Arch. exp. Path. Pharmak. **235**, 344 (1959). — **Peters, G., H. Brunner,** and **F. Gross:** Isotonic saline diuresis and urinary concentrating ability in renal hypertensive rats. Nephron **1**, 295 (1964). — **Peters, G.,** and **P.R. Hedwall:** Aristolochic acid intoxication: a new type of impairment of urinary concentration ability. Arch. int. Pharmacodyn. **145**, 334 (1963). — **Petersen, M.,** and **J. Orloff:** Unpubl. Zit. J. Orloff and J.S. Handler 1964. — **Petersen, M.J.,** and **I.S. Edelman:** Reversibility of calcium inhibition of vasopressin action on the toad bladder. Fed. Proc. **21**, 146 (1962). ~ Calcium inhibition of the action of vasopressin on the urinary bladder of the toad. J. clin. Invest. **43**, 583 (1964). — **Philippson, C.:** Morphologische und funktionelle Alternsveränderungen der Nieren. Z. Alternsforsch. **16**, 111, 346 (1962/63). — **Pilgerstorfer, W.:** Die Nephritiden. Wien: Urban & Schwarzenberg 1948. — **Pinter, G. G.,** and **J. L. Shohet:** Origin of sodium concentration profile in the renal medulla. Nature (Lond.) **200**, 955 (1963). — **Pitts, R. F.:** Some reflections on mechanism of action of diuretics. Amer. J. Med. **17**, 745 (1958). — **Platt, R.:** Renal failure. Lancet **1951 I**, 1239. ~ Structural and functional adaptation in renal failure. Brit. med. J. **1952 II**, 1313, 1372. — **Platt, R., M. H. Roscoe,** and **H. W. Smith:** Experimental renal failure. Clin. Sci. **11**, 217 (1952). — **Poláček, E., J. Vogel, L. Neugebauerová, M. Sěbková,** and **E. Věchetová:** The osmotic concentrating ability in healthy infants and children. Arch. Dis. Childh. **40**, 291 (1965). — **Polster, H.:** Die Behandlung des kindlichen Diabetes insipidus mit Longacid. Klin. Wschr. **35**, 1189 (1957). — **Porter, R. W.,** and **C. H. Wells:** Urinary concentrating ability changes and associated renal tissue sodium concentration changes induced by calcium excess. Tex. Rep. Biol. Med. **22**, 165 (1964). — **Portwood, R. M.,** and **W. C. Lusk:** The nature of the antidiuretic response to hydrodiuril. Clin. Res. **8**, 63 (1960). — **Porush, J. G., M. H. Goldstein, G. M. Eisner,** and **M. F. Levitt:** Effect of organomercurials of the renal concentrating operation in hydropenic man: comments on site of action. J. clin. Invest. **40**, 1475 (1961). — **Prát, V.:** Zit. in: J. Brod, Die Nieren. Berlin 1964. — **Pratt, E. L., B. Bienvenu,** and **M. M. Whyte:** Concentration of urine solutes by young infants. Pediatrics **1**, 181 (1948). — **Pratt, E. L.,** and **S. E. Snyderman:** Renal water requirement of infants fed evaporated milk with and without added carbohydrate. Pediatrics **11**, 65 (1953). — **Pratt, J. H.:** The dilution and concentration tests of renal function. Boston med. surg. J. **195**, 203 (1926). — **Prentiss, P. G., A. V. Wolf,** and **H. A. Eddy:** Hydropenia in cat and dog; ability of the cat to meet its water requirements solely from a diet of fish or meat. Amer. J. Physiol. **196**, 625 (1959). — **Price, J. W., M. Miller,** and **J. M. Hayman jr.:** The relation of specific gravity to composition and total solids in normal human urine. J. clin. Invest. **19**, 537 (1940).

Raaschou, F.: Studies of chronic pyelonephritis with special reference to the kidney function. Kopenhagen: Munksgaard 1948. — **Rabinowitz, L.,** and **R. H. Kellogg:** Enhancement of renal concentrating ability in the dog by urea and related compounds. Amer. J. Physiol. **205**, 112 (1963). — **Radford jr., E. P.:** Factors modifying renal concentrating mechanism in rats. Fed. Proc. **17**, 127 (1958). ~ Factors modifying water metabolism in rats fed dry diets. Amer. J. Physiol. **196**, 1098 (1959). — **Ragan, C., J. W. Ferrebee, P. Phyfe, D. W. Atchley,** and **R. F. Loeb:** Syndrome of polydipsia and polyuria induced in normal animals by desoxycorticosteron acetate. Amer. J. Physiol. **131**, 73 (1940). — **Raisz, L. G., W. Y. W. Au,** and **R. L. Scheer:** Studies on the renal concentrating mechanism. III. Effect of heavy exercise. J. clin. Invest. **38**, 8 (1959a). ~ Studies on the renal concentrating mechanism. IV. Osmotic diuresis. J. clin. Invest. **38**, 1725 (1959b). — **Raisz, L. G., W. F. McNeely,** and **L. Saxon:** Studies on the renal concentrating mechanism. I. Role of vasopressin. J. Lab. clin. Med. **52**, 437 (1958). — **Raisz, L. G., W. F. McNeely, L. Saxon,** and **J. D. Rosenbaum:** The effects of cortisone and hydrocortisone on water diuresis and renal function in man. J. clin. Invest. **36**, 767 (1957). — **Raisz, L. G.,** and **R. L. Scheer:** Impairment in renal concentrating capacity with heavy exercise. Clin. Res. Proc. **5**, 203 (1957). ~ Studies on the renal concentrating mechanism. II. Effect of small acute changes in solute excretion. J. clin. Invest. **38**, 1 (1959). — **Randerath, E.,** u. **A. Bohle:** Morphologische Grundlagen akuter extrarenal bedingter Nierenfunktionsstörungen. Verh. dtsch. Ges. inn. Med. **65**, 250 (1959). — **Rapoport, A., T. F. Nicholson,** and **E. R. Yendt:** Movement of electrolytes across the wall of the urinary bladder in dogs. Amer. J. Physiol. **198**, 191 (1960). — **Rapoport, S.:** Hyperosmolarity and hyperelectrolytemia in pathologic conditions of childhood. Amer. J. Dis. Child. **74**, 682 (1947). — **Rapoport, S., W. A. Brodsky,** and **C. D. West:** Excretion of solutes and osmotic work of the "resting" kidney of hydropenic man. Amer. J. Physiol. **157**, 357 (1949). — **Rapoport, S., W. A. Brodsky, C. D. West,** and **B. Mackler:** Urinary flow and excretion of solute during osmotic diuresis in hydropenic man. Amer. J. Physiol. **156**, 433 (1949). — **Rapoport, S., C. D. West,** and **W. A. Brodsky:** Excretion of solutes and osmotic work during osmotic diuresis of hydropenic man. The ideal and the proximal and distal tubular work; the biological maximum of work. Amer. J. Physiol. **157**, 363 (1949). — **Raps, D.:** Untersuchungen zur Markhypertonizität an menschlichen Nieren. Diss. München 1965. — **Rasmussen, H., I. L. Schwartz, M. A. Schoessler,** and **G. Hochster:** Studies on the mechanism of action of vasopressin. Proc. nat. Acad. Sci. (Wash.) **46**, 1278 (1960). — **Rayer:** Traité des maladies des reins. Paris 1840. — **Reerink, H., E. E. Brongers,** and **H. Schouten:** Use of chlorothiazide in treatment of three cases of nephrogenic diabetes insipidus. Ned. T. Geneesk. **103**, 2347 (1959). — **Reforzo-Membrives, J., M. H. Power,** and **E. J. Kepler:** Studies on the renal excretion of water and electrolytes in cases of Addison's disease. J. clin. Endocr. **5**, 76 (1945). — **Reimer, E. E., G. Stoeffler** u. **W. Tretenhahn:** Symptomatische Behandlung des Diabetes insipidus. Münch. med. Wschr. **103**, 2396 (1961). — **Relman, A. S., A. V. N. Goodyer,** and **E. Peterson:** Effect of mannitol on salt excretion during water diuresis. J. appl. Physiol. **1**, 601 (1949). — **Relman, A. S.,** and **W. B. Schwartz:** Nephropathy of potassium-depletion; clinico-pathologic entity. J. clin. Invest. **34**, 959 (1955). ~ The kidney in potassium depletion. Amer. J. Med. **24**, 764 (1958). — **Renzi, A.A., M. Renzi, J.J. Chart,** and **R. Gaunt:** The effects of aldosterone and other steroids on water intoxication and renal function. Acta endocr. (Kbh.) **20**, 47 (1956). — **Reubi, F.:** Objections à la théorie de la séparation intrarénale des hématies et du plasma. Helv. med. Acta **25**, 516 (1958). ~ The renal blood flow. Mod. Probl. Pädiat. **6**, 3 (1960). — **Reubi, F.C., C. Vorburger,** and **H.M. Keller:** The renal extraction of sodium paraaminohippurate in anemic subjects before and after a red cell transfusion. Clin. Sci. **23**, 213 (1962). — **Reyes, M.P. de los, R. Gomez,** and **I. Bradford:** Hydrochlorothiazide and diabetes insipidus. Lancet **1960I**, 650. — **Rhodin, J.:** Electron microscopy of the kidney. Amer. J. Med. **24**, 661 (1958). — **Richards, A.H.,** and **O.H. Plant:** Urine formation in the perfused kidney. Amer. J. Physiol. **59**, 144 (1922). — **Richter, H.S.:** Action of antidiuretic hormone in potassium depleted rats. Proc. Soc. exp. Biol. (N.Y.) **97**, 141 (1958). — **Rieber, C.W.,** and **S. Silver:** Hyperthyroidism associated with diabetes insipidus: relief of both diseases after treatment with radioactive iodine. Ann. intern. Med. **37**, 379 (1952). — **Roberts, H.J.:** The syndrome of hyponatremia and renal sodium loss probably resulting from inappropriate secretion of antidiuretic hormone. Ann. intern. Med. **51**, 1420 (1959). — **Robinson, F.J., M.H. Power,** and **E.J. Kepler:** Two new procedures of recognition and exclusion of Addison's disease. Proc. Mayo Clin. **16**, 577 (1941). — **Robinson, M.G.,** and **S.A. Kaplan:** Inheritance of vasopressin-resistant ("nephrogenic") diabetes insipidus. Amer. J. Dis. Child. **99**, 164 (1960). — **Robson, J.S.:** The influence of endocrine disease on the renal excretion of water. In: Water and electrolyte metabolism (C.P. Stewart and Th. Strengers, eds.), p. 109. Amsterdam 1960. ~ Factors affecting renal concentrating ability: electron-microscopic study of the kidney during antidiuresis, diuresis and potassium depletion. In: Hormones and the kidney (P.C. Williams, ed.), p. 105. London and New York: Academic Press 1963. — **Robson, J.S.,** and **A.T. Lambie:** Cortisone-induced polyuria following hypophysectomy. Amer. J. Med. **26**, 769 (1959). ~ The effect of chlorothiazide in diabetes insipidus with particular reference to the osmolarity of the serum. Metabolism **11**, 1041 (1962). — **Rodeck, H.:** Die primäre distale Tubulusinsuffizienz (nephrogener Diabetes insipidus). Kinderärztl. Prax. **24**, 496 (1956). — **Romhai, J.-D.,** et **M. Albeaux-Fernet:** Les conditions de l'osmolarité plasmatique dans les syndromes polyuro- polydipsiques. Presse méd. **73**, 277 (1965). — **Romualdi, G.,** e **M. Monaci:** Le modificazione della funzione dei reni in corso di linfostasi in animali normali e nell'ipertrofia vicariante. Arch. De Vecchi Anat. pat. **9**, 973 (1947). — **Roscoe, M.H.:** The biphasic response of solute excretion to changes in urine flow. Acta med. scand. **156**, 277 (1956/57). ~ Concentration of the urine in normal subjects and those with renal failure. Acta med. scand. **164**, 395 (1959). ~ A comparison of calculated and estimated osmolarities of urine. J. clin. Path. **13**, 514 (1960). — **Rosenfeld, J.B., K. Hirata,** and **A. Brest:** The effect of hyaluronidase on the renal concentrating mechanism in the dog. Amer. J. med. Sci. **245**, 761 (1963). — **Ross, E.J.:** Hyponatraemia syndromes associated with carcinoma of the bronchus. Quart. J. Med. **32**, 297 (1963). — **Roussak, N.J.,** and **S. Oleesky:** Water-losing nephritis. Syndrome simulating diabetes insipidus. Quart. J. Med. **23**, 147 (1954). — **Royer, P.,** et **H. Lestradet:** Zit. H. Lestradet. — **Rubini, M.E.:** Water excretion in K deficiency. Proc. 1st Int. Congr. Nephrol. 1960, p. 607. ~ Water excretion in potassium-deficient man. J. clin. Invest. **40**, 2215 (1961). — **Rubini, M.E., S.B. Blythe,** and **W.H. Meroney:** Effect of the type of urinary solute on the process of urine concentration. J. clin. Invest. **36**, 926 (1957). — **Rubini, M.E., S. Jablon,** and **M.E. McDowell:** Renal residuals of acute epidemic hemorrhagic fever. Arch. intern. Med. **106**, 378 (1960). — **Rubini, M.E., C.R. Kleeman,** and **E. Lamdin:** Studies on alcohol diuresis. I. The effect of ethyl alcohol ingestion on water, electrolyte and acid-base metabolism. J. clin. Invest. **34**, 439 (1955). — **Rubini, M.E.,** and **A.V. Wolf:** Refractometric determination of total solids and water content of serum and urine. J. biol. Chem. **225**, 869 (1957). — **Ruiz-Guiñazú, A.,** y **E.E. Arrizurieta:** Acción de la pitresina sobre el gradiente osmótico medular renal. Medicina (B. Aires) **22**, 167 (1962). — **Ruiz-Guiñazú, A., E.E. Arrizurieta,** and **L. Yelinek:** Electrolyte, water, and urea content in dog kidneys in different states of diuresis. Amer. J. Physiol. **206**, 725 (1964). — **Ruiz-Guiñazú, A., G. Pehling, G. Rumrich** u. **K.J. Ullrich:** Glucose- und Milchsäurekonzentration an der Spitze des vasculären Gegenstromsystems im Nierenmark. Pflügers Arch. ges. Physiol. **274**, 311 (1961).

Saika, T.C.: Composition of the renal medulla and cortex during water diuresis and antidiuresis. Proc. 2nd Int. Congr. Nephrol. 1963, p. 635. — **Sanderson, P.H.:** Functional effects of renal calcification in rats. Clin. Sci. **18**, 67 (1959a). ~ Hypercalcaemia and renal failure in multiple secondary carcinoma of bone. Brit. med. J. **1959II**, 275. — **Santos, D.,** and **J. Metcoff:** Effect of acute pyelonephritis on renal papillary and urine concentration of solutes in weanling rats. Proc. 2nd Int. Congr. Nephrol. 1963, p. 286. — **Sargent II, F.,** and **R.E. Johnson:** The effects of diet on renal function in healthy men. Amer. J. clin. Nutr. **4**, 466 (1956). — **Sarre, H.:** Die klassischen Nierenfunktionsproben und ihr klinischer Wert. Mod. Probl. Pädiat. **6**, 177 (1960). — **Sarre, H.,** u. **R. Knorr:** Führt die sog. osmotische Nephrose oder Zuckerspeicherniere zur Niereninsuffizienz? Klin. Wschr. 41, 311 (1963). — **Savlov, E.D.,** and **J.U. Schlegel:** Effect of osmotic diuresis on renal blood flow. Proc. Soc. exp. Biol. (N.Y.) 104, 276 (1960). — **Schedl, H.P.,** and **F.C. Bartter:** An explanation for and experimental correction of the abnormal water diuresis in cirrhosis. J. clin. Invest. 39, 248 (1960). — **Scherf, D.:** Pyramidon beim Diabetes insipidus. Wien. Arch. inn. Med. 22, 457 (1931). — **Schlitt, L.E.,** and **H.G. Keitel:** Renal manifestations of sickle cell disease: a review. Amer. J. med. Sci. 239, 773 (1960). — **Schmidt-Nielsen, B.:** Urea excretion in mammals. Physiol. Rev. 38, 139 (1958). ~ Urea excretion. In: Nierensymposion Göttingen 1959 (K. Kramer u. K.J. Ullrich, eds.), S. 82. Stuttgart 1960. ~ Concentrating mechanism of the kidney from a comparative viewpoint. Amer. Heart J. 62, 579 (1961). — **Schmidt-Nielsen, B.,** and **D.F. Laws:** Invertebrate mechanisms for diluting and concentrating the urine. Ann. Rev. Physiol. 25, 631 (1963). — **Schmidt-Nielsen, B.,** and **R. O'Dell:** Effect of diet on distribution of urea and electrolytes in kidneys of sheep. Amer. J. Physiol. 197, 856 (1959). ~ Distribution and active uptake of urea in renal tissue. Fed. Proc. 18, 138 (1959). ~ Structure and concentrating mechanism in the mammalian kidney. Amer. J. Physiol. 200, 1119 (1961). — **Schmidt-Nielsen, B., R. O'Dell,** and **H. Osaki:** Interdependence of urea and electrolytes in production of a concentrated urine. Amer. J. Physiol. 200, 1125 (1961). — **Schmidt-Nielsen, K., B. Schmidt-Nielsen,** and **A. Brokaw:** Urea excretion in desert rodents exposed to high protein diets. J. cell. comp. Physiol. 32, 361 (1948). — **Schneeberg, N.G.:** Concentration test of renal function using posterior pituitary injection. Arch. intern. Med. 80, 193 (1947). — **Schneeberg, N.G., W.B. Likoff,** and **I.E. Rubin:** The pituitrin concentration test of renal function. J. Lab. clin. Med. 28, 757 (1943). — **Schnermann, J.,** u. **K. Thurau:** Mikropunktionsversuche zum Verhalten der PAH-Konzentration im Vasa recta-Blut der Goldhamsterniere. Pflügers Arch. ges. Physiol. 283, 171 (1965). — **Schoen, E.J.:** Minimum urine total solute concentration in response to water loading in normal men. J. appl. Physiol. 10, 267 (1957). ~ Renal diabetes insipidus. Pediatrics 26, 808 (1960). — **Schoen, E.J., G. Young,** and **A. Weissman:** Urinary specific gravity versus total solute concentration: A critical comparison. J. Lab. clin. Med. 54, 277 (1959). — **Scholander, P.F.,** and **J. Krog:** Countercurrent heat exchange and vascular bundles in sloths. J. appl. Physiol. 10, 405 (1957). — **Schotland, M.G., M.M. Grumbach,** and **J. Strauss:** The effects of chlorothiazide in nephrogenic diabetes insipidus. Pediatrics 31, 741 (1963). — **Schrader, G.A., C.O. Prickett,** and **W.D. Salmon:** Symptomatology and pathology of K and Na deficiencies in the rat. J. Nutr. 14, 85 (1937). — **Schreiter, G.:** Bestimmung der Harnosmolarität während einer minimalen Wasserbelastung bei gesunden und nierenkranken Kindern. Dtsch. Gesundh.-Wes. 18, 1857 (1963). — **Schröder, R.,** u. **M. Härtel:** Experimentelle Untersuchungen über das antidiuretische Hormon. I. Die Wirkung von Tonephin auf die Harnkonzentrierung bei Infusion von Glucose und verschieden konzentrierten Salzlösungen. Klin. Wschr. 43, 97 (1965). — **Schubert, G.E., E. Bürger** u. **A. Bohle:** Zur dynamischen Morphologie des Nephrons nach Injektion verschiedener osmotischer Diuretica. Z. Kreisl.-Forsch. 51, 1014 (1962). — **Schück, O.:** Kritik der Nierenclearance. [Tschechisch.] Čas. Lék. čes. 92, 755 (1953). — **Schück, O., V. Hoenig,** and **R. Šmahelová:** Liver cirrhosis and the elaboration of hypertonic urine. Rev. Czech. Med. 6, 112 (1960). — **Schück, O.,** e **R. Šmahelová:** La funzione osmotica dei reni nell'insufficienza cardiaca cronica. Minerva nefrol. 5, 119 (1958). — **Schück, O., R. Šmahelová** u. **J. Štríbrná:** Die osmotische Funktion der Nieren bei chronischer Niereninsuffizienz. Klin. Wschr. 37, 293 (1959). — **Schultz, E.H.,** and **J. Cowen:** Abnormalities in urine concentration function in alcoholics. Quart. J. Stud. Alcohol 15, 379 (1954). — **Schwab, M.:** Methodik und Indikation moderner Nierenfunktionsprüfungen. Verh. dtsch. Ges. inn. Med. 69, 299 (1963). — **Schwartz, I.L., H. Rasmussen, M.A. Schoessler, L. Silver,** and **C.T.O. Fong:** Relation of chemical attachment to physiological action of vasopressin. Proc. nat. Acad. Sci. (Wash.) 46, 1288 (1960). — **Schwartz, W.B., W. Bennett, S. Curelop,** and **F.C. Bartter:** A syndrome of renal sodium loss and hyponatremia probably resulting from inappropriate secretion of antidiuretic hormone. Amer. J. Med. 23, 529 (1957). — **Schwartz, W.B.,** and **A.S. Relman:** Metabolic and renal studies in chronic potassium depletion resulting from over use of laxatives. J. clin. Invest. 32, 258 (1953). — **Schwartz, W.B., D. Tassel,** and **F.C. Bartter:** Further observations of hyponatremia and renal sodium loss probably resulting from inappropriate secretion of antidiuretic hormone. New Engl. J. Med. 262, 743 (1960). — **Scott, J.C., H.C, Bazett,** and **G.C. Mackie:** Climatic effects on cardiac output and circulation in man. Amer. J. Physiol. 129, 102 (1940). — **Segar, W.E., P.A. Riley,** and **T.G. Barila:** Urinary composition during hypothermia. Amer. J. Physiol. 185, 528 (1956). — **Selkurt, E.E.:** Effect of pulse pressure and mean arterial pressure modification on renal hemodynamics and electrolyte and water excretion. Circulation 4, 541 (1951). ~ Osmolar and free water clearance during hemorrhagic shock in the dog. Proc. Soc. exp. Biol. (N.Y.) 111, 626 (1962). ~ Effect of ureteral blockade on renal blood flow and urinary concentrating ability. Amer. J. Physiol. 205, 286 (1963). — **Selkurt, E.E.,** and **M.J. Elpers:** Influence of hemorrhagic shock on renal hemodynamics and osmolar clearance in the dog. Amer. J. Physiol. 205, 147 (1963). — **Selkurt, E.E., M.J. Elpers,** and **I. Womack:** Effects of renal venous occlusion on renal hemodynamics and concentrating ability. Amer. J. Physiol. 207, 989 (1964). — **Selkurt, E.E., I. Womack**, and **W.N. Dailey:** Mechanism of natriuresis and diuresis during elevated renal arterial pressure. Amer. J. Physiol. 209, 95 (1965). — **Senft, G.:** Qualitative und quantitative Beziehungen zwischen Nebennierenrinde und Neurohypophyse bei der Regulation des Wasser- und Salzhaushaltes. Naunyn-Schmiedebergs Arch. exp. Path. Pharmak. 232, 256 (1957). — **Senft, G.,** u. **J. Natzschka:** Der Einfluß eines Kaliumdefizits auf die antidiuretische Wirkung von Vasopressin. Naunyn-Schmiedebergs Arch. exp. Path. Pharmak. 237, 344 (1959). — **Shannon, J.A.:** Glomerular filtration and urea excretion in relation to urine flow in the dog. Amer. J. Physiol. 117, 206 (1936). ~ The renal reabsorption and excretion of urea under conditions of extreme diuresis. Amer. J. Physiol. 123, 182 (1938). ~ The control of the renal excretion of water. I. The effect of variations in the state of hydration on water excretion in dogs with diabetes insipidus. J. exp. Med. 76, 371 (1942). — **Shapiro, A.P., A.I. Braude,** and **J. Simienski:** Hematogenous pyelonephritis in rats. IV. Relationship of bacterial species to the pathogenesis and sequelae of chronic pyelonephritis. J. clin. Invest. 38, 1228 (1959). — **Sheba, C.:** Zit. S. Wolff, J.B. Pfeiffer, H.S. Ripley, O.S. Winter and H.G. Wolff, Hypertension as a reaction pattern to stress: summary of experimental data on variations in blood pressure and renal blood flow. Ann. intern. Med. 29, 1056 (1948). — **Shedrovilzky, H., C.M. Nijensohn, S. Epszteyn, R. Falicov, S. Drajer, J. Neuman** e **I. Berconsky:** Una nueva prueba de funcion renal: El "clearance" de conductividad. Rev. Asoc. méd. argent. 75, 1 (1961). — **Shipley, R.E.,** and **R.S. Study:** Changes in renal blood flow, extraction of inulin, glomerular filtration rate, tissue pressure and urine flow with acute alterations of renal artery blood pressure. Amer. J. Physiol. 167, 676 (1951). — **Shohet, J.L.,** and **G.G. Pinter:** Derivation of the partial differential equations utilized in a model describing the Na concentration profile in the renal medula. Nature (Lond.) 204, 689 (1964). — **Siebeck, R.:** Die Beurteilung und Behandlung der Nierenkranken. Tübingen: Koch 1920. — **Siebner:** Diskussion zu Buchborn. In: Normale und pathologische Funktionen des Nierentubulus. 3. Sympos. Ges. Nephrol. 1964, S. 263. — **Sigler, M.H., J.N. Forrest jr.,** and **J.R. Elkinton:** Renal concentrating ability in the adrenalectomised rat. Clin. Sci. 28, 29 (1965). — **Simmons, D.H., R.B. Harvey,** and **T. Hoshiko:** Effect of sodium intake on sodium loss due to mannitol diuresis. An empirical test for renal sodium-retaining activity. Amer. J. Physiol. 178, 182 (1954). — **Sitte, H.:** Beziehungen zwischen Zellstruktur und Stofftransport in der Niere. In: Sekretion und Exkretion, hrsg. v. K.E. Wohlfarth-Bottermann, S. 342. Berlin-Heidelberg-New York: Springer 1965. — **Skadhauge, E.:** Investigations into the thiazide-induced antidiuresis in patients with diabetes insipidus. Acta med. scand. 174, 739 (1963). — **Skillern P.G., A.C. Corcoran,** and **A.L. Scherbel:** Renal mechanisms in coincident Addison's disease and diabetes insipidus: effects of vasopressin and hydrocortisone. J. clin. Endocr. 16, 171 (1956). — **Skinner, A.L.,** and **F.C. Moll:** Hypernatremia accompanying infant diarrhea. Amer. J. Dis. Child. 92, 562 (1956). — **Slessor, A.:** Studies concerning the mechanism of water retention in Addison's disease and hypopituitarism. J. clin. Endocr. 11, 700 (1951). — **Smith, C.A.:** The physiology of the newborn infant. Springfield (Ill.): Ch.C. Thomas 1951. — **Smith, C.A., S. Yudkin, W. Young, A. Minkowski,** and **M. Cushman:** Adjustment of electrolytes and water following premature birth. Pediatrics 3, 34 (1949). — **Smith, H.W.:** The physiology of the renal circulation. Harvey Lect. 166 (1939/40). ~ The kidney, structure and function in health and disease. New York: Oxford University Press 1951. ~ Principles of renal physiology. New York: Oxford University Press 1956. ~ Salt and water volume receptors. Amer. J. Med. 23, 623 (1957). — **Smith, S.G., B. Black-Schaffer,** and **T.E. Lasater:** Potassium deficiency syndrome in rat and dog. Arch. Path. 49, 185 (1950). — **Smith, S.G.,** and **T.E. Lasater:** A diabetes insipidus-like condition produced in dogs by a potassium deficient diet. Proc. Soc. exp. Biol. (N.Y.) 74, 427 (1950). — **Smith, W.O., D.J. Baxter, A. Lindner,** and **H.E. Ginn:** Effect of magnesium depletion on renal function in the rat. J. Lab. clin. Med. 59, 211 (1962). — **Sodeman, W.A.,** and **H.T. Engelhardt:** A renal concentration test employing posterior pituitary extract. Amer. J. med. Sci. 203, 812 (1942). — **Sodemann, W.A.,** and **H.T. Engelhardt:** Renal concentration test employing posterior pituitary injection; modified procedure. J. Amer. med. Ass. 122, 1070 (1943). — **Sonnenblick, E.H., P.J. Cannon,** and **J.H. Laragh:** The nature of the action of intravenous aldosterone: evidence for a role of the hormone in urinary dilution. J. clin. Invest. 40, 903 (1961). — **Sosnowick, H.:** The secretion of urea by the kidney of the laboratory rat. J. Physiol. (Lond.) 126, 11 P (1953). — **Souza, R.C. de, J. Delaere, A. Thaon, J.C. Rudler** et **R.S. Mach:** Le syndrome de Schwartz-Bartter: Carcinome du poumon avec sécrétion inadéquate d'hormone antidiurétique. Schweiz. med. Wschr. 94, 1805 (1964). — **Spargo, B.:** Kidney changes in hypokalemic alkalosis in the rat. J. Lab. clin. Med. 43, 802 (1954). — **Spargo, B., F. Straus,** and **F. Fitch:** Zonal renal papillary droplet change with potassium depletion. Arch. Path. 70, 599 (1960). — **Sperber, I.:** Studies on the mammalian kidney. Zool. Bidrag Uppsala 22, 415 (1944). — **Spritz, N., G.W. Frimpter, W.S. Braveman,** and **A.L. Rubin:** Osmole and water excretion in mercurial diuresis in congestive heart failure. Circulation 19, 600 (1959). — **Stahl, J., F. Stephan** et **H. Jahn:** Les mécanismes des polyuries. Rev. Prat. (Paris) **6**, 565 (1956). — **Stamey, T.A., I.J. Nudelman, P.H. Good, F.N. Schwentker,** and **F. Hendricks:** Functional characteristics of renovascular hypertension. Medicine (Baltimore) **40**, 347 (1961). — **Stanbury, S.W., A.H. Gowenlock,** and **R.F. Mahler:** Interrelationship of potassium deficiency and renal disease. In: An International Symposion on Aldosterone (A.F. Muller and C.M. O'Connor, eds.), p. 155. Boston: Little & Brown 1958. — **Starling, E.H.,** and **E.B. Verney:** The secretion of urine as studied on the isolated kidney. Proc. roy. Soc. B **97**, 321 (1925). — **Stein, R.M., B.H. Levitt, M.H. Goldstein, J.G. Porush, G.M. Eisner,** and **M.F. Levitt:** The effects of salt restriction on the renal concentrating operation in normal hydropenic man. J. clin. Invest. **41**, 2101 (1962). — **Steinmetz, P.R.,** and **H.W. Smith:** Urea and the renal concentrating operation in man. Amer. J. Med. **35**, 727 (1963). — **Stephan, F., H. Jahn** et **B. Metz:** Action de l'insuffisance thyroidienne sur l'excrétion rénale de l'eau, du sodium et du potassium chez le rat. C.R. Soc. Biol. (Paris) **248**, 1227 (1959). — **Stephan, F., H. Jahn, P. Reville** et **M. Urban:** Effet de l'insuffisance thyroidienne sur la concentration de l'urée dans les urines du rat. C.R. Soc. Biol. (Paris) **252**, 1389 (1961). ~ Abaissement du pouvoir osmotique des urines du rat par l'hypothyroidisme chronique. C.R. Soc. Biol. (Paris) **254**, 571 (1962). — **Stephan, U.:** Langanhaltendes therapieresistentes Fieber beim Säugling als Zeichen einer Störung des Wasserstoffwechsels. Neue Z. ärztl. Fortbild. **49**, 528 (1960). ~ Probleme des Diabetes insipidus im Säuglingsalter. Med. Welt (Stuttg.) **10**, 453 (1961). — **Stephenson, J.L.:** Ability of counterflow systems to concentrate. Nature (Lond.) **206**, 1215 (1965). — **Sternberg, W.H., E. Farber,** and **C.E. Dunlap:** Histochemical localisation of specific oxidative enzymes: Localisation of diphosphopyridine nucleotide and triphosphopyridine nucleotide diaphorases and succindehydrogenase system in kidney. J. Histochem. Cytochem. **4**, 266 (1956). — **Stolarczyk, J.,** and **A.J. Mantius:** Morphology of the collecting tubules in diuretic and antidiuretic rats. Proc. Soc. exp. Biol. (N.Y.) **110**, 849 (1962). — **Storey, W.E.:** Variations in urinary dilution and concentration among healthy males under simple standard conditions. Ann. intern. Med. **34**, 737 (1951). — **Strauss, H.:** Die Harnkryoskopie in der Diagnostik doppelseitiger Nierenerkrankungen. Z. klin. Med. **47**, 337 (1902). — **Strauss, M.B., J.D. Rosenbaum,** and **W.P. Nelson:** The effect of alcohol on the renal excretion of water and electrolyte. J. clin. Invest. **29**, 1053 (1950). — **Stribling, S.H.,** and **C.L. Spurr:** Polydipsia as mechanism for production of cortisone "diuresis" (Abstract). J. Lab. clin. Med. **44**, 936 (1954). — **Strom, L.,** and **L. Zemek:** Studies on the antidiuretic action of aminopyrine. Metabolism **13**, 365 (1964). — **Studer, H., E. Gautier** u. **A. Schmid:** Der Einfluß der Mineralocorticoide auf die Verdünnungs- und Konzentrationsmechanismen der Niere. Schweiz. med. Wschr. **94**, 326 (1964). — **Sturtz, G.S.,** and **E.C. Burke:** Obstructive water-losing uropathy. J. Amer. med. Ass. **166**, 45 (1958). — **Suki, W., F.C. Rector,** and **D.W. Seldin:** The site of action of furosemide and other sulfonamide diuretics in the dog. J. clin. Invest. **44**, 1458 (1965). — **Sutherland, E.W.,** and **T.W. Rall:** The relation of adenosine 3′5′-phosphate and phosphorylase to the actions of catecholamines and other hormones. Pharmacol. Rev. **12**, 265 (1960). — **Swann, H.G.,** and **P.E. Johnson:** Thyroid function in diabetes insipidus in the rat. Endocrinology **24**, 397 (1939). — **Swyer, A.J., J.S. Berger, H.M. Gordon,** and **D. Laszlo:** Hypercalcemia in osteolytic metastatic cancer of the breast. Amer. J. Med. **8**, 724 (1950).

Taggart, J.V.: In: The kidney: A Ciba Foundation Symposion. London: Churchill 1954. — **Taubert, M.,** u. **V. Zielen:** Primäre Oligurie. Ärztl. Wschr. **10**, 110 (1955). — **Tauxe, W.N., K.G. Wakim,** and **A.H. Baggenstoss:** The renal lesions in experimental deficiency of potassium. Amer. J. clin. Path. **28**, 221 (1957). — **Taylor, R.D., J.D. Pierce,** and **I.H. Page:** Use of posterior pituitary extract in tests of urinary concentration. Amer. J. med. Sci. **209**, 235 (1945). — **Thoenes, W.:** Die Mikromorphologie des Nephron in ihrer Beziehung zur Funktion. II. Funktionseinheit: Henlesche Schleife — Sammelrohr. Klin. Wschr. **39**, 827 (1961). — **Thomas, S.:** Washout and re-accumulation of urea during diuresis and antidiuresis. In: Hormones and the kidney (P.C. Williams, ed.), p. 121. London and New York: Academic Press 1963. ~ Solute excretion in man during changing urine flow occuring spontaneously and induced by vasopressin injection. J. clin. Invest. **43**, 1 (1964). — **Thompson, D.D.,** and **M.J. Barrett:** Urine flow and solute excretion during osmotic diuresis. Amer. J. Physiol. **176**, 33 (1954). — **Thomson, J.:** Observations on the urine of the newborn infant. Arch. Dis. Childh. **19**, 169 (1944). — **Thorburn, G.D., H.H. Kopald, J.A. Herd, M. Hollenberg, C.C.C. O'Morchoe,** and **A.C. Barger:** Intrarenal distribution of nutrient blood flow determined with krypton^{85} in the unanesthetized dog. Circulat. Res. **13**, 290 (1963). — **Thorn, N.A., P.J. Knudsen,** and **J. Koefoed:** Antidiuretic effect of large doses of bovine testicular hyaluronidase in rats. Acta endocr. (Kbh.) **38**, 571 (1961). — **Thurau, K.:** Renal Na-reabsorption and O_2-uptake in dogs during hypoxia and hydrochlorothiazide infusion. Proc. Soc. exp. Biol. (N.Y.) **106**, 714 (1961). ~ Fundamentals of renal circulation. Proc. 2nd Int. Congr. Nephrol. 1963, p. 51. ~ Renal hemodynamics. Amer. J. Med. **36**, 698 (1964). — **Thurau, K.,** u. **P. Deetjen:** Die Diurese bei arteriellen Drucksteigerungen (mit einem theoretischen Beitrag von H. Günzler, Gegenstromsysteme mit Stoffzufuhr durch die Außenwände). Pflügers Arch. ges. Physiol. **274**, 567 (1962). — **Thurau, K., P. Deetjen** u. **K. Kramer:** Hämodynamik des Nierenmarks. II. Wechselbeziehung zwischen vasculärem und tubulärem Gegenstromsystem bei arteriellen Drucksteigerungen, Wasserdiurese und osmotischer Diurese. Pflügers Arch. ges. Physiol. **270**, 270 (1960). — **Thurau, K., K. Kramer, P. Deetjen,** and **H. Brechtelsbauer:** Renal medullary blood flow and its relation to renal function. Fed. Proc. **19**, 360 (1960). — **Thurau, K.,** u. **J. Schnermann:** Die Natriumkonzentration an den Maculadensa-Zellen als regulierender Faktor für das Glomerulumfiltrat (Mikropunktionsversuche). Klin. Wschr. **43**, 410 (1965). — **Tibblin, G.,** and **P. Vikgren:** Urine osmolality in a population study of hypertension. Bull. Wld Hlth Org. **31**, 345 (1964). — **Tobian, L., K. Coffee, D. Ferreira,** and **J. Meuli:** The effect of renal perfusion pressure on the net transport of sodium out of distal tubular urine as studied with the stop-flow technique. J. clin. Invest. **43**, 118 (1964). — **Tosteson, D.C.,** and **H.L. White:** Permeability of different segments of the renal tubule to water. Fed. Proc. 18, 161 (1959). — **Truniger, B.,** and **B. Schmidt-Nielsen:** Intrarenal distribution of urea and related compounds: effects of nitrogen intake. Amer. J. Physiol. **207**, 971 (1964).

Ulfendahl, H.R.: Distribution of red cells and plasma in rabbit and cat kidneys. Acta physiol. scand. **52**, 1 (1962). — **Ullmann, T.D., W.J. Czaczkes,** and **J. Menczel:** Modification of the antidiuretic effect of vasopressin by acid and alkaline loads. J. clin. Invest. **44**, 754 (1965). — **Ullmann, T.D., W.J. Czaczkes,** and **J. Menczel:** Diminished pitressin sensitivity during secretion of alkaline urine. Proc. 1st Int. Congr. Nephrol. 1960, p. 696. — **Ullrich, K.J.:** Function of the collecting ducts. Circulation **21**, 869 (1960). ~ Das Gegenstromsystem im Nierenmark. Medizinische **1962**, 1. ~ Permeabilität der kortikalen Nephronabschnitte in Beziehung zu Transportvorgängen und Struktur. In: Sekretion und Exkretion, hrsg. v. K.E. Wohlfahrt-Bottermann, S. 392. Berlin-Heidelberg-New York: Springer 1965. — **Ullrich, K.J., F.O. Drenckhahn** u. **K.H. Jarausch:** Untersuchungen zum Problem der Harnkonzentrierung und -verdünnung. Über das osmotische Verhalten von Nierenzellen und die begleitende Elektrolytanhäufung im Nierengewebe bei verschiedenen Diuresezuständen. Pflügers Arch. ges. Physiol. **261**, 62 (1955). — **Ullrich, K.J.,** u. **K.H. Jarausch:** Untersuchungen zum Problem der Harnkonzentrierung und Harnverdünnung. Pflügers Arch. ges. Physiol. **262**, 537 (1956). — **Ullrich, K.J., K. Kramer,** and **J.W. Boylan:** Present knowledge of the counter current system in the mammalian kidney. Progr. cardiovasc. Dis. **3**, 395 (1961). — **Ullrich, K.J.,** u. **G. Pehling:** Aktiver Natriumtransport und Sauerstoffverbrauch in der äußeren Markzone der Niere. Pflügers Arch. ges. Physiol. **267**, 207 (1958). — **Ullrich, K.J., G. Pehling,** and **M. Espinar-Lafuente:** Protein and sodium concentration within the vasa recta during antidiuresis. Proc. 1st Int. Congr. Nephrol. 1960, p. 13. ~ Wasser- und Elektrolytfluß im vasculären Gegenstromsystem des Nierenmarkes. Pflügers Arch. ges. Physiol. **273**, 562 (1961). — **Ullrich, K.J.,** and **G. Rumrich:** Water permeability in the proximal and distal tubule of the rat kidney. Proc. 2nd Int. Congr. Nephrol. 1963, p. 638. — **Ullrich, K.J., G. Rumrich** u. **G. Fuchs:** Wasserpermeabilität und transtubulärer Wasserfluß corticaler Nephronabschnitte bei verschiedenen Diuresezuständen. Pflügers Arch. ges. Physiol. **280**, 99 (1964). — **Ullrich, K.J., B. Schmidt-Nielsen, R. O'Dell, G. Pehling, C.W. Gottschalk, W.E. Lassiter,** and **M. Mylle:** Micropuncture study of composition of proximal and distal tubular gluid in rat kidney. Amer. J. Physiol. **204**, 527 (1963).

Vaquez, H., et **J. Cottet:** Recherches et considérations cliniques sur le rhythme de la sécrétion urinaire et sur la diurèse provoquée par ingestion d'eau (polyurie epérimentale). Bull. Soc. méd. Paris **29**, 648 (1910). — **Veil, W.H.:** Über primäre Oligurie. Dtsch. Arch. klin. Med. **139**, 192 (1922). ~ Physiologie und Pathologie des Wasserhaushaltes. Ergebn. inn. Med. Kinderheilk. **23**, 648 (1923). — **Verbanck, M., R.J. Kahn** et **P. Potvliege:** Le fonctionnement rénal dans l'hypercalcémie chronique expérimentale. U. Urol. Néphrol. **69**, 399 (1963). — **Verner, J.V., F.L. Engel,** and **H.T. McPherson:** Vitamin D intoxication: Report of two cases treated with cortisone. Ann. intern. Med. 48, 765 (1958). — **Verney, E.B.:** Antidiuretic hormone and the factors which determine its release. Proc. roy. Soc. B **135**, 25 (1947). — **Vest, M.,** u. **G. Stalder:** Zum Pitressintest im Kindesalter. Ann. paediat. (Basel) **186**, 36 (1956). — **Vesterdal, J.:** The renal excretion of water and osmotically active substances in young infants. Helv. paediat. Acta **10**, 166 (1955). — **Villamil, M.F., C.M. Nijensohn, I.J. de la Riva, B.N. Badano,** and **A.C. Taquini:** Water and solute excretion in chronic renal failure. The influence of postural changes. Acta physiol. lat.-amer. **10**, 68 (1960). — **Villamil, M.F., I.J. de la Riva, M. Yeyati,** and **M.A. Enero:** Solute excretion in chronic renal failure. Proc. 1st Int. Congr. Nephrol. 1960, p. 592. — **Vimtrup, B.,** and **B. Schmidt-Nielsen:** The histology of the kidney of kangaroo rats. Anat. Rec. **114**, 515 (1952). — **Vogel, G.,** u. **I. Stoeckert:** Vergleichende stop-flow-Untersuchungen an Nieren mit geringem und ausgeprägtem Konzentrierungsvermögen und wenig und gut ausgebildetem System der Henleschen Schleife — Versuche am Truthuhn (Meleagris pavo L.) und an der weißen Ratte (Rattus rattus). Pflügers Arch. ges. Physiol. **283**, 151 (1965). — **Volhard, F.:** Über die funktionelle Unterscheidung der Schrumpfnieren. Verh. dtsch. Ges. inn. Med. **27**, 735 (1910). ~ Die doppelseitigen hämatogenen Nierenerkrankungen. In: Handbuch der inneren Medizin, 2. Aufl., Bd. VI. Berlin: Springer 1931. ~ Nierenerkrankungen und Hochdruck, 1. Aufl. Leipzig: Johann Ambrosius

Barth 1942. — **Vorherr, H.,** u. **V. Friedberg:** Über die Wirkung von Adiuretin auf die Diurese in der Schwangerschaft. Klin. Wschr. **42**, 201 (1964). — **Voudoukis, I. J.,** and **J.L. Brandt:** Effect of pyrogens on urine tonicity and renal papillary sodium concentration in the rat. Proc. Soc. exp. Biol. (N.Y.) **111**, 97 (1962).

Wagner, R.: Vom Altersschicksal der menschlichen Niere. Z. ges. inn. Med. **10**, 105 (1955). — **Walker, A.M., P.A. Bott, J. Oliver,** and **M.C. MacDowell:** The collection and analysis of fluid from single nephrons of the mammalian kidney. Amer. J. Physiol. **134**, 580 (1941). — **Walker, A.M., C.L. Hudson, T. Findley jr.,** and **A.N. Richards:** The total molecular concentration and the chloride concentration of fluid from different segments of the renal tubule of amphibia. Amer. J. Physiol. **118**, 125 (1937). — **Walker, N.F.,** and **C.P. Rance:** Inheritance of nephrogenic diabetes insipidus. Amer. J. hum. Genet. **6**, 354 (1954). — **Walker, W. G.,** and **C.C. Carpenter:** The effects of hypokalemia and hypercalcemia on the renal-concentrating mechanism. Clin. Res. **6**, 285 (1958). — **Wall, H.C.:** Renal concentration test using solution of posterior pituitary. Arch. intern. Med. **71**, 456 (1943). — **Ward, E. E., P. Richards,** and **O. M. Wrong:** Urine concentration after acute renal failure. Nephron **3**, 289 (1966). — **Wardener, H.E. de:** Vasopressin tannate in oil and urine concentration test. Lancet **1956 I**, 1037. ~ The effect of obsessional polydipsia on the kidney's ability to concentrate the urine. Int. Congr. Physiol. **20**, 241 (1956). ~ The kidney. London: Churchill 1958. — **Wardener, H. E. de,** and **F. del Greco:** The influence of solute excretion rate on the production of a hypotonic urine in man. Clin. Sci. **14**, 715 (1955). ~ Certain factors concerned in the final concentration of the urine. Renal Assoc. (Lond.) 30.10.1957. — **Wardener, H.E. de,** and **A. Herxheimer:** The effect of a high water intake on the kidney's ability to concentrate the urine in man. J. Physiol. (Lond.) **139**, 42 (1957). — **Waring, A. J., L. Kajdi,** and **V.A. Tappan:** A congenital defect of water metabolism. Amer. J. Dis. Child. **69**, 323 (1945). — **Warner, J.F.,** and **W. Hollander jr.:** The effect of altering magnitude but not duration of potassium deficit on the renal concentrating defect of potassium depleted rats. Clin. Res. **9**, 37 (1961). ~ Duration and intensity of potassium deficit as factors in the renal concentrating defect of potassium depleted rats. Clin. Res. **10**, 257 (1962). — **Wattiez, R., H. Loeb, R. Bellens** et **R. van Geffel:** Diabète insipide pitressino-résistant. Helv. paediat. Acta **12**, 643 (1957). — **Weber, J.W.,** u. **E. Gautier:** Pitressinresistenter Diabetes insipidus. Therapie mit Salidiuretica. Helv. paediat. Acta **16**, 565 (1961). — **Weeden, R.:** Prolonged functional depression of antidiuretic mechanisms in psychogenic polydipsia simulating diabetes insipidus. Ann. intern. Med. **54**, 805 (1961). — **Weil, W.B.,** and **W.M. Wallace:** Hypertonic dehydration in infancy. Pediatrics **17**, 171 (1956). — **Welt, L. G.:** The influence of disease on the renal excretion of water. Yale J. Biol. Med. **29**, 299 (1956). — **Welt, L. G., A.V.N. Goodyer, J.H. Laragh, W.A. Abele,** and **W.H. Meroney:** Site of saluretic action on an organic mercurial compound. J. appl. Physiol. **6**, 134 (1955). — **Welt, L. G., W. Hollander jr.,** and **W.B. Blythe:** The consequences of potassium depletion. J. chron. Dis. **11**, 213 (1960). — **Welt, L. G.,** and **C.B. Lyle:** The kidney in sickle cell anemia. In: Diseases of the kidney (M.B. Strauss and L. G. Welt, edit.). London: Churchill 1963. — **Wenzl, J.E., G.B. Stickler, D.A. Scholz,** and **R.V. Randall:** Nephrogenic diabetes insipidus: Report on two patients treated with chlorothiazide. Proc. Mayo Clin. **36**, 543 (1961). — **Wernly, M.:** Hyperparathyreoidismus und Niereninsuffizienz. Beitrag zur Kenntnis der Nephrocalzinose. Z. klin. Med. **140**, 226 (1942). — **Wesson jr., L. G.:** Electrolyte excretion studies in the dog. Meth. med. Res. **1952**, 175. ~ Magnesium, calcium, and phosphate excretion during osmotic diuresis in the dog. J. Lab. clin. Med. **60**, 422 (1962). ~ Physiology of the kidney. In: Handbuch der Urologie, Bd. II/1. Berlin-Heidelberg-New York: Springer 1965. — **Wesson jr., L. G.,** and **W. P. Anslow jr.:** Excretion of sodium and water during osmotic diuresis in the dog. Amer. J. Physiol. **153**, 465 (1948). ~ Effect of osmotic and mercurial diuresis on simultaneous water diuresis. Amer. J. Physiol. **170**, 255 (1952). — **Wesson jr., L. G., W. P. Anslow jr., L. G. Raisz, A.A. Bolomey,** and **M. Ladd:** Effect of sustained expansion of extracellular fluid volume upon filtration rate, renal plasma flow and electrolyte and water excretion in the dog. Amer. J. Physiol. **162**, 677 (1950). — **West, C.D.,** and **S. Rapoport:** Urine flow and solute excretion of hydropenic dog under "resting" conditions and during osmotic diuresis. Amer. J. Physiol. **163**, 159 (1950a). ~ Glomerular filtration rate and renal plasma flow during mannitol loading in hydropenic dogs. Proc. Soc. exp. Biol. (N.Y.) **74**, 716 (1950b). — **West, C.D., J. Traeger,** and **S.A. Kaplan:** A comparison of the relative effectiveness of hydropenia and of pitressin in producing a concentrated urine. J. clin. Invest. **34**, 887 (1955). — **West, J.R.,** and **J. G. Kramer:** Nephrogenic diabetes insipidus. Pediatrics **15**, 424 (1955). — **Weston, R.E., H.B. Horowitz, J. Grossman, I.B. Hanenson,** and **L. Leiter:** Decreased antidiuretic response to beta-hyophamine in hyperthyroidism. J. clin. Endocr. **16**, 322 (1956). — **Weston, R.E., H.B. Horowitz, S. Rubler,** and **J. Grossman:** Metabolic studies demonstrating increased resistance of hyperthyroid patients to pitressin tannate administration. J. clin. Invest. **33**, 972 (1954). — **White, A. G., M. Kurtz,** and **G. Rubin:** Comparative renal responses to water and the antidiuretic hormone in diabetes insipidus and in chronic renal disease. Amer. J. Med. **16**, 220 (1954). — **White, A. G.,** and **G. Rubin:** Physiological mechanisms regulating rate of urinary flow in renal disease. Proc. Soc. exp. Biol. (N.Y.) **86**, 30 (1954). — **White, H.L., P. Heinbecker,** and **E.C. Robinson:** Effects of thyroid, dinitroorthocresol on urine output of thyroidectomized dogs with moderate diabetes insipidus. Proc. Soc. exp. Biol. (N.Y.) **38**, 439 (1938). — **White, H.L.,** and **D. Rolf:** Diffusion of titrated water into collecting duct urine in the dog. Amer. J. Physiol. **205**, 715 (1963). — **White, H.L., D.C. Tosteson,** and **D. Rolf:** Roles of blood and urine flows in distributing THO and Na^{22} within kidney. Fed. Proc. **19**, 365 (1960). — **Whittembury, G., N. Sugino,** and **A.K. Solomon:** Effect of antidiuretic hormone and calcium on equivalent pore radius of kidney slices from Necturus. Nature (Lond.) **187**, 699 (1960). — **Whitten, C.F.,** and **A.A. Younes:** Evaluation of the $Tm^{c}{}_{H_2O}$ in children with sickle cell anemia. Amer. J. Dis. Child. **96**, 446 (1958). ~ A comparative study of renal concentrating ability in children with sickle cell anemia and in normal children. J. Lab. clin. Med. **55**, 400 (1960). — **Wijdeveld, P.G.A.B.:** Renal concentrating and water excreting capacity in hyperthyroidism. Diss. Utrecht 1961. — **Wijdeveld, P.G.A.B.,** and **A.P. Jansen:** Renal concentrating and water-excreting capacity in hyperthyreoidism. Clin. chim. Acta **5**, 618 (1960). — **Wijdeveld, P.G.A.B., A.P. Jansen** en **C.L.H. Majoor:** Nefrogene diabetes insipidus bij hyperthyreoidie. Ned. T. Geneesk. **103**, 2486 (1959). — **Wijffels, J.C.H.M.:** Nephrogene Diabetes insipidus. Maandschr. Kindergeneesk. **27**, 293 (1959). ~ Nephrogene diabetes insipidus. Diss. Leiden 1959. — **Williams, R.H.:** Nephrogenic diabetes insipidus occuring in males and transmitted by females. J. clin. Invest. **25**, 937 (1946). — **Williams, R.H.,** and **C. Henry:** Nephrogenic diabetes insipidus: transmitted by females and appearing during infancy in males. Ann. intern. Med. **27**, 84 (1947). — **Williams, T.F., W. Hollander, jr., M.B. Strauss, E.C. Rossmeisl,** and **R. McLean:** Mechanism of increased renal sodium excretion following mannitol infusion in man. J. clin. Invest. **34**, 595 (1955). — **Wilson, B., D.D. Reisman,** and **C.A. Moyer:** Fluid balance in the urological patient: Disturbances in the renal regulation of the excretion of water and sodium salts following decompression of the urinary bladder. J. Urol. (Baltimore) **66**, 805 (1951). — **Wilson, D.M.,** and **J.M. Kissane:** Quantitative histochemistry of the kidney. The distribution of electrolytes in the kidneys of potassium deficient and normal rats in varying states of hydration. Lab. Invest. **2**, 45 (1962). — **Winberg, J.:** Renal concentrating capacity during acute, non-obstructive urinary tract infections in infancy and early childhood. Acta paediat. (Uppsala) **47**, 635 (1958). ~ Renal function in water losing syndrome due to lower urinary tract obstructions before and after treatment. Acta paediat. (Uppsala) **48**, 149 (1959). ~ Determination of renal concentration capacity in infants and children without renal disease. Acta paediat. (Uppsala) **48**, 318 (1959). — **Windhager, E.E.:** Electrophysiological study of renal papilla of golden hamsters. Amer. J. Physiol. **206**, 694 (1964). — **Windhager, E.E.,** and **G. Giebisch:** Micropuncture study of renal tubular transfer of sodium chloride in the rat. Amer. J. Physiol. **200**, 581 (1961). — **Winkler, A.W.,** and **O.F. Crankshaw:** Chloride depletion in conditions other than Addison's disease. J. clin. Invest. **17**, 1 (1938). — **Winstead, M., N.D. Sisson,** and **R.L. Markey:** Falling drop method for determination of specific gravity of urine. Amer. J. clin. Path. **39**, 235 (1963). — **Winter, C.A.:** Comparison of the effect of cortisone acetate and desoxycorticosterone acetate upon water balance. In: Anterior pituitary secretion and hormonal influences on water metabolism. - Ciba Found. Coll. Endocr., vol. 6 (G.E.W. Wolstenholme. ed.). London: Churchill 1952. — **Wirz, H.:** Der osmotische Druck des Blutes in der Nierenpapille. Helv. physiol. pharmacol. Acta **11**, 20 (1953). ~ Der osmotische Druck in den corticalen Tubuli der Rattenniere. Helv. physiol. pharmacol. Acta **14**, 353 (1956). — **Wirz, H., B. Hargitay,** and **W. Kuhn:** The concentration process in mammalian kidney located by a microcryoscopic method. XVIIIth Congr. Int. Physiol. Kopenhagen 1950. ~ Lokalisation des Konzentrierungsprozesses in der Niere durch direkte Kryoskopie. Helv. physiol. pharmacol. Acta **9**, 196 (1951). — **Wojtczak, A., M. Krzymański,** and **S. Czekalski:** Criteria of evaluation of impairment of renal concentrating ability in chronic renal disease. Proc. 2nd Int. Congr. Nephrol. 1963, p. 276. — **Wolf, A.V.,** and **S.M. Ball:** Effect of intravenous calcium salts on renal excretion in the dog. Amer. J. Physiol. **158**, 205 (1949). — **Wolf, A.V., P.G. Prentiss, L.G. Douglas,** and **R.J. Swett:** Potability of sea water with special reference to the cat. Amer. J. Physiol. **196**, 633 (1959). — **Wollheim, E.:** Über die tubulären Funktionsstörungen der Niere. Verh. dtsch. Ges. inn. Med. **58**, 211 (1952). ~ Neue Klassifizierung der Nierenkrankheiten. Regensburg. Jb. ärztl. Fortbild. **11**, 279 (1963). — **Wright, H.K., D.S. Gann,** and **K. Albertsen:** Effect of glucose and sodium excretion and renal concentrating ability after starvation in man. Metabolism **12**, 804 (1963).

Yardley, H.J.: Clin. chim. Acta **3**, 280 (1958). — **Yoffee, H.F.,** and **J.F. Dingman:** Studies of the effect of calcium on the antidiuretic action of vasopressin. Clin. Res. **7**, 272 (1959). ~ Effect of hypercalcemia on antidiuretic action of vasopressin. Metabolism **9**, 995 (1960). — **Yoon, M.C.,** and **S.K. Hong:** Effect of prolonged bodily hydration on the renal concentrating operation. J. appl. Physiol. **16**, 815 (1961). — **Young, W.F., J.L. Hallum,** and **R.A. McCance:** The secretion of urine by premature infants. Arch. Dis. Childh. **16**, 243 (1941). — **Yunibhand, P.,** u. **U. Held:** Nierenmark und Urinosmolalität nach der Geburt bei der Ratte unter Flüssigkeitsentzug. Helv. physiol. pharmakol. Acta **23**, 91 (1965). ~ Der Einfluß der zunehmenden Hydropenie auf Nierenmark, Serum und Urin bei Albinoratten. Helv. physiol. pharmakol. Acta **23**, 139 (1965). — **Yunis, L.S., D.D. Bercovitch, R.M. Stein, M.F. Levitt,** and **M.H. Goldstein:** Renal tubular effects of hydrocortisone and aldosterone in normal hydropenic man: comment on sites of action. J. clin. Invest. **43**, 1668 (1964).

Zaficek, M., u. **J. Volefnik:** Diabetes insipidus renalis. Čs. Pediat. **13**, 827 (1958). — **Zak, G.A., C. Brun,** and **H.W. Smith:** The mechanism of formation of osmotically concentrated urine during the antidiuretic state. J. clin. Invest. **33**, 1064 (1954). — **Zarafonetis, C.J.D., J.D. McMaster, L. Molthan,** and **W.A. Steiger:** Apparent renal defect in sicklemic individuals. Amer. J. med. Sci. **232**, 76 (1956). — **Zeffren, J.L.,** and **H.O. Heinemann:** Reversible defects in renal concentrating mechanism in patients with hypercalcemia. Amer. J. Med. **33**, 54 (1962). — **Zetterström, R., N.O. Ericson,** and **J. Winberg:** Separate renal function studies in predominantly unilateral hydronephrosis. Acta paediat. (Uppsala) **47**, 540 (1958). — **Ziegler, E.E.,** and **A.T. Brice:** Reaction and specific gravity of the urine in relation to nephritis. (A study of ten thousand urinanalyses.) Ann. intern. Med. **11**, 768 (1937). — **Zollinger, H.U.:** Experimenteller Beitrag zur Frage der Mitochondrienfunktion. Experientia (Basel) **4**, 312 (1948). ~ Niere und ableitende Harnwege. Berlin-Heidelberg-New York: Springer 1966.

Die Niereninsuffizienz*

Von

R. Heintz

Mit 18 Abbildungen

Die Niereninsuffizienz besteht in ihrem *Kern* aus der Unfähigkeit der Nieren, ihrer Aufgabe als Ausscheidungs- und Regelorgan nachzukommen. Im komplexen Geschehen bei Niereninsuffizienz muß man unterscheiden:

einerseits die als Niereninsuffizienz in engerem Sinne anzusehende renale Funktionseinschränkung, andererseits die dadurch hervorgerufenen biochemischen Veränderungen des Blutes mit ihren Auswirkungen auf die funktionelle, biochemische und morphologische Integrität des Organismus.

Dazu kommen dann möglicherweise wieder Rückwirkungen der extrarenalen Veränderungen auf die Nierenfunktion. Erst die Gesamtheit der renalen und der extrarenalen Erscheinungen und ihrer Wechselwirkungen füllen den Begriff „Niereninsuffizienz" und „Urämie" aus.

Bei Niereninsuffizienz besteht also nicht nur eine Funktionseinschränkung der Nieren, sondern auch eine dadurch ausgelöste Funktionseinschränkung anderer Organe und Organsysteme, die — unbehandelt — bei akuter Niereninsuffizienz in vielen, bei chronischer Niereninsuffizienz in praktisch allen Fällen zum Exitus letalis in der urämischen Intoxikation führt. Die Ausscheidungsstörung der Nieren führt zu biochemischen Veränderungen des Blutes und der Körperflüssigkeiten, die ihrerseits wiederum schwere, teils reversible, teils irreversible und tödliche Veränderungen in biochemischen und physiko-chemischen Abläufen des Zellmetabolismus hervorrufen. Die Urämie ist also ein biochemisches Problem.

Dabei muß an die häufige Verwechslung oder gar fälschliche Gleichsetzung von „Urämie"-Symptomen und „Symptomen bei Nierenerkrankungen" erinnert werden. Man muß bei Nierenkrankheiten unterscheiden zwischen Symptomen, die mit und die ohne Niereninsuffizienz auftreten können. Symptome bei Niereninsuffizienz, die nicht in Zusammenhang mit der Niereninsuffizienz stehen wie Hypertonie, Ödeme, sekundäre Herzinsuffizienz usw. gehören nicht zum Komplex der Niereninsuffizienz.

Übersicht der gebräuchlichen Begriffe

a) Der Begriff der *Niereninsuffizienz* wird in der älteren wie in der neueren Literatur verschieden weit gefaßt:

Einschränkung der Leistungsfähigkeit der Nieren (Becher, 1939), Einschränkung der Leistungsbreite der Nieren (Sarre, 1959), Unfähigkeit der Nieren zur Kompensation und Anpassung (Merrill, 1955), Klinisches Bild der Urämie mit Stickstoffretention und Acidose (Reubi, 1960),

Versagen der exkretorischen Nierenfunktion mit Stickstoffretention und Störungen des Wasser- und Elektrolytstoffwechsels (Hamburger u. Mitarb., 1962),

* Die bei der Niereninsuffizienz auftretenden Störungen des Wasser- und Elektrolytstoffwechsels, des Säure-Basenhaushalts, des Calcium- und Phosphatstoffwechsels und die renale Anämie werden in anderen Kapiteln dieses Handbuches behandelt.

Akutes Nierenversagen: Abnahme der Harntagesausscheidung unter 400 ml (DE WARDENER, 1957);

Chronisches Nierenversagen: nierenbedingte Störung des inneren Milieus (DE WARDENER).

Nach der in Theorie und Praxis am weitesten verbreiteten Auffassung, wird man Niereninsuffizienz definieren als die Unfähigkeit der Nieren, die Konzentration der harnpflichtigen Stickstoffsubstanzen im Blut normal zu halten; bei akuter Niereninsuffizienz ist außerdem in jedem Falle von Anfang an eine schwere Störung der regulativen Funktion der Nieren zum Ausgleich der Wasser- und Elektrolytbilanz des Organismus vorhanden. Bei chronischer Niereninsuffizienz treten Regulationsstörungen des Wasser- und Elektrolytstoffwechsels erst später auf.

Schließlich sind noch einige andere oft gebrauchte Begriffe zu erläutern:

Nierenfunktionsstörung ist der übergeordnete Begriff für jede Abweichung der Nierenfunktion von der qualitativen oder quantitativen Norm. Die Funktionsstörung kann für die Kranken relativ bedeutungslos sein, wie z. B. die renale Glykosurie, sie kann aber auch alle lebenswichtigen Ausscheidungsaufgaben der Nieren betreffen, so daß es zu einer lebensbedrohlichen Ausscheidungsstörung der Nieren kommt.

Von *Partialstörung* spricht man, wenn eine bestimmte Einzelfunktion der Nieren beeinträchtigt ist, wie die schon erwähnte Rückresorption von Zucker in den Tubuli (renale Glykosurie), erhöhte Wasserausscheidung durch die Nieren (Diabetes insipidus renalis), pathologische Ausscheidung von Aminosäuren (Aminazidurie) oder von Elektrolyten (z. B. Phosphatdiabetes), verminderte Ausscheidung von Wasserstoffionen (hyperchlorämische renale Acidose) u. ä. Demnach bedeutet *nicht jede Nierenfunktionsstörung auch Niereninsuffizienz*. Der Begriff Niereninsuffizienz wird enger gefaßt als der Begriff Nierenfunktionsstörung.

Einige Autoren *unterscheiden* auch *zwischen Niereninsuffizienz und Urämie*. Die Urämie ist nach ihrer Ansicht ein klinisches Spät- oder Endstadium der Niereninsuffizienz: ein klinisches Intoxikationssyndrom (CARTER und RECTOR, HEINTZ, 1964; LOSSE, 1963; REUBI, 1960; SCHREINER und MAHER; SELDIN). Andere Autoren machen keinen Unterschied zwischen Niereninsuffizienz und Urämie (ROSENHEIM und ROSS). Beispielsweise sind aber der physische Zustand und die biochemischen Veränderungen bei Kranken mit einer benignen Nephrosklerose und leichten Azotämie (Reststickstoff i. S. 60—70 mg-%) deutlich verschieden von dem Zustand eines Nierenkranken mit einer Nichteiweißstickstoff-Konzentration im Plasma von 150 mg-% sowie cerebralen, neuromuskulären, gastrointestinalen, hämatologischen und biochemischen Symptomen in den Spätstadien einer akuten oder chronischen Niereninsuffizienz. Hinzu kommen in diesem Stadium noch die schweren Entgleisungen im Säure-Basen-, Elektrolyt- und Wasserstoffwechsel.

Statt „akute Niereninsuffizienz" wird heute auch vielfach die Bezeichnung *akutes Nierenversagen* gebraucht. Man versteht darunter im allgemeinen eine akute Niereninsuffizienz infolge akuter Oligurie oder Anurie nach einer plötzlichen exogenen oder endogenen Schädigung (Schockniere, nephrotoxische Substanzen). Bei solchen Kranken treten Oligurie und Anurie akut — innerhalb von Minuten bis zu wenigen Tagen — auf. Biochemische und klinische Zeichen einer schweren Niereninsuffizienz entwickeln sich innerhalb von einigen Tagen. Im Gegensatz dazu kann man bei chronischen Nierenkrankheiten im wesentlichen vier Stadien der Nierenfunktionsstörung unterscheiden:

1. Das Stadium der eingeschränkten Funktionsreserve bei gut erhaltener exkretorischer und regulatorischer Nierenfunktion. Nur bei Funktionsprüfungen

ist eine Funktionseinschränkung festzustellen. Manche Kranke zeigen eine leichte Erhöhung des Harnstoffs oder Reststickstoffs im Blut *innerhalb normaler Grenzen.* Diese Erscheinung deutet dann auf den Übergang in das 2. Stadium hin.

2. Das Stadium der *kompensierten Retention* (SARRE). Dabei besteht eine *konstante,* leichte bis mäßige Erhöhung des Reststickstoffes bzw. der Nichteiweiß-Stickstoff-Substanzen im Blut ohne Tendenz zu weiterem Anstieg. Als Meßgrößen dienen in diesem Stadium vor allem die Konzentrationen des Reststickstoffs, des Harnstoffs und des Kreatinins im Serum. Bei der kompensierten Retention hat sich ein Gleichgewicht zwischen der anfallenden und ausgeschiedenen Menge der harnpflichtigen Substanzen eingestellt. Allgemeine körperliche Belastungen wie Anstrengungen, Diätfehler (hohe Eiweißzufuhr), Infektionen, Flüssigkeitseinschränkung oder -entzug können zu einem akuten, reversiblen Anstieg des Reststickstoffs führen (SELDIN u. Mitarb., 1963).

3. Stadium der *dekompensierten Retention.* Die harnpflichtigen Substanzen im Blut steigen an, zunächst langsam, dann schneller. Neben der Azotämie treten Acidose, Elektrolytstörungen und Wasserausscheidungsstörungen deutlich hervor. An diesem Punkt der schweren exkretorischen Funktionseinschränkung kommt es zum allgemeinen Intoxikationssyndrom der vorgeschrittenen Niereninsuffizienz.

4. Das urämische Spätstadium der Niereninsuffizienz ist neben den vorgenannten biochemischen Veränderungen durch Zeichen einer allgemeinen Intoxikation gekennzeichnet: cerebrale, hämatologische, neuromuskuläre, kardiale, gastrointestinale, ossale u. a. Symptome werden manifest.

b) *Primär funktionelle Niereninsuffizienz* [Syn. extrarenale Azotämie, insuffisance rénale fonctionelle (HAMBURGER u. Mitarb., 1962)].

Schließlich kann eine Azotämie aus einer Nierenfunktionsstörung resultieren, die nicht durch eine Einschränkung der exkretorischen Leistungs*fähigkeit* der Nieren hervorgerufen ist. Die Funktionskapazität der Nieren ist dabei normal, kann aber infolge extrarenaler Einflüsse nicht voll ausgenutzt werden. Das ist der Fall bei starken Einschränkungen der Nierendurchblutung durch Herzinsuffizienz, Kreislaufschock, Dehydration. Hierbei sind Glomerulusfiltrat wie Nierenblutstrom herabgesetzt. Die Nieren sind nicht krank, aber der für ihre Funktion erforderliche Nierenblutstrom und Systemblutdruck wird durch extrarenale Krankheitsvorgänge nicht mehr erreicht. Es handelt sich um eine funktionelle Niereninsuffizienz oder — mit etwas älterer Bezeichnung — um eine extrarenale Azotämie. Diese Azotämie wird noch verstärkt, wenn neben den genannten Störungen der Nierendurchblutung ein verstärkter Eiweißabbau mit erhöhtem Anfall harnpflichtiger Substanzen vorhanden ist (HEINTZ, 1955; HEINTZ und RUPPERT, SARRE). Allerdings ist hervorzuheben, daß in manchen Fällen eine scharfe Grenze zwischen „funktionell" und „organisch" bedingter Niereninsuffizienz nicht zu ziehen ist. Eine viertelstundenlange renale Ischämie kann zunächst zu einer funktionellen Insuffizienz führen. Für den Übergang zur „organischen" Schockniere ist dann ein zeitlicher Faktor, d. h. die Dauer der Ischämie, maßgebend.

Häufig wird versucht, zwischen glomerulärer und tubulärer Niereninsuffizienz zu unterscheiden. Diese Unterscheidung hat wissenschaftlich-heuristische und didaktische Berechtigung. Man kann aber in der Gesamterscheinung einer Niereninsuffizienz nicht eine reine glomeruläre oder tubuläre Insuffizienz erkennen, sondern nur einzelne Erscheinungen des Gesamtbildes dem glomerulären oder tubulären Anteil des Nephrons zuschreiben. Es handelt sich um einzelne Partialstörungen, aus denen sich jede echte Niereninsuffizienz zusammensetzt.

Ätiologie

Zahlreiche akute und chronische Nierenkrankheiten können einer Niereninsuffizienz zugrunde liegen (Tabelle 1).

Tabelle 1

akute und chronische Glomerulonephritis
akute und chronische Pyelonephritis
maligne Nephrosklerose Fahr } vasculäre Schrumpfniere
Arterio-Arteriolosklerose } vasculäre Schrumpfniere
akute toxische tubuläre Nekrose
Schockniere
Cystennieren
diabetische Nephropathie
Plasmocytomniere
Embolie oder Thrombose der Aa. renales
Tuberkulose der Nieren
Amyloidose der Nieren (primäre und sekundäre)
Gichtniere
Panarteriitis nodosa der Nieren
akute und chronische interstitielle Nephritis
Wegenersche Granulomatose
Carcinomatose der Nieren
Sklerodermieniere
Nierenrindennekrose
Nephrocalcinose
Harnabflußstörungen u. ä.

Besonders zu erwähnen sind erst in den letzten Jahren bekannt gewordene Ursachen einer Niereninsuffizienz. In Australien (Queensland) wurde eine „endemische" chronische Nephritis beobachtet, die als Folge einer chronischen Bleiintoxikation in der Jugend angesehen wird (Henderson, 1954, 1955, 1958). Weiterhin ist die ätiologisch noch ungeklärte endemische Nephropathie mit Niereninsuffizienz in einigen Gebieten Bulgariens und Jugoslawiens zu erwähnen (Radonic, Pouhlev u. Mitarb.). Histologisch ist sie einer chronischen interstitiellen Nephritis oder hämatogenen Pyelonephritis ähnlich. Sie kann zu chronischer Niereninsuffizienz und Urämie führen. Schwermetall-Intoxikation, Ernährungsfaktoren und Infektionen werden ätiologisch in Erwägung gezogen. Schließlich ist das bis vor einigen Jahren wenig bekannte Krankheitsbild der „periureteralen Fibrose" oder „retroperitonealen Granulomatose" besonders zu erwähnen: ein Granulationsgewebe im Bindegewebe um die Ureteren herum führt zur Ummauerung und Kompression der Ureteren. Oberhalb der Einengung kommt es zum Hydroureter und zur Hydronephrose mit Niereninsuffizienz (Ormond, Samellas). Ätiologie und Formalgenese des Granulationsgewebes sind nicht geklärt.

Chronische Glomerulonephritis und chronische Pyelonephritis sind bei chronischer Niereninsuffizienz am häufigsten als Grundkrankheit zu finden. Verschiedene Untersucher fanden bei chronischer Urämie häufiger eine chronische Pyelonephritis als eine chronische Glomerulonephritis (Raaschou, Brod). Anhand der Autopsiebefunde bei 321 an chronischer Urämie verstorbenen Kranken fanden wir in 26,1% eine chronische Pyelonephritis, in 34,9% eine chronische Glomerulonephritis als Ursache der Niereninsuffizienz (Tabelle 2).

Die unterschiedliche Häufigkeit der Pyelonephritis bei verschiedenen Autoren ist sehr wahrscheinlich durch eine ungleiche Zusammensetzung des Krankengutes mitbedingt: nach unseren Untersuchungen ist die prozentuale Verteilung der Nierenerkrankungen mit letaler Urämie im Obduktionsgut verschieden gegen-

Tabelle 2. *Anteil von Pyelonephritis, Glomerulonephritis und vasculärer Schrumpfniere an Urämietodesfällen*

Untersucher	Chronische Pyelonephritis %	Chronische Glomerulonephritis %	Vasculäre Schrumpfniere %
RAASCHOU	57,8	22,5	12,4
BROD	35,2	18,8	14,5
DOLEJSKY u. HEINTZ	26,1	34,9	12,5

über dem prozentualen Anteil der zur tödlichen Urämie führenden Nierenerkrankungen in der Inneren Medizin, der Chirurgie und der Frauenheilkunde (Abb. 1). In der Inneren Medizin war die Glomerulonephritis mit 39,5% wesentlich häufiger als die Pyelonephritis mit 19,2%. In der Chirurgie hatte dagegen die Pyelonephritis mit 76,0% bei weitem den Hauptanteil an den zum Tode führenden

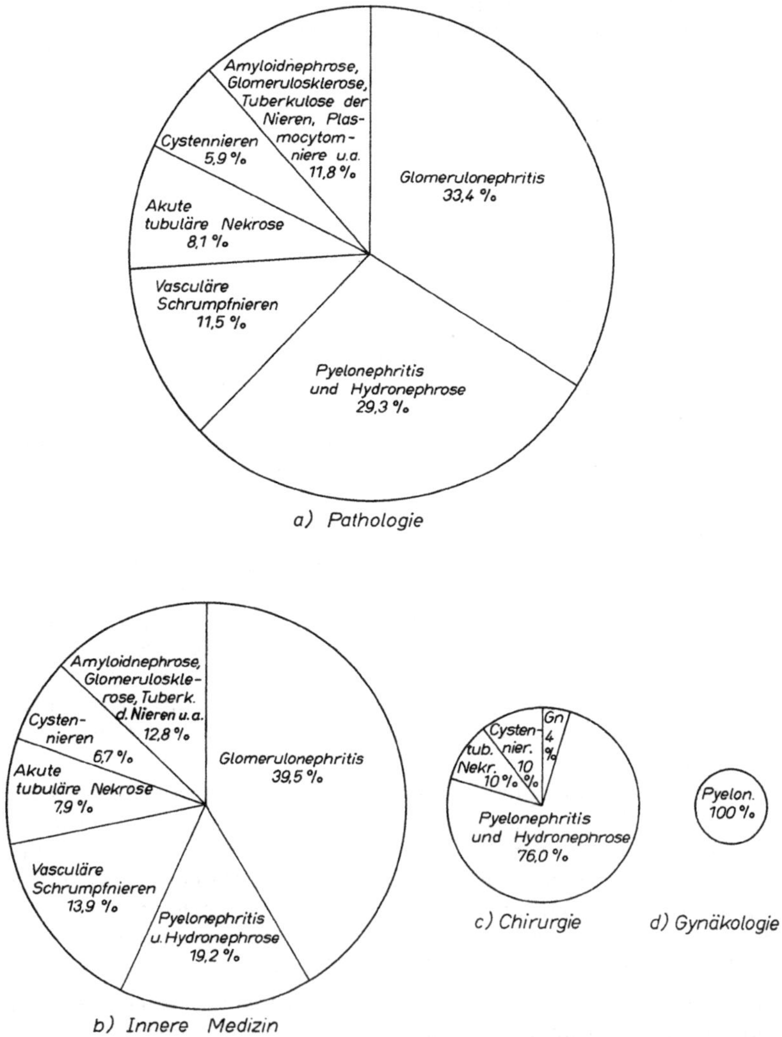

Abb. 1. Anteil der Nierenkrankheiten an den Urämietodesfällen der Pathologie (321 Fälle); Inneren Medizin (266 Fälle); Chirurgie (50 Fälle); Gynäkologie (5 Fälle). Größe der Kreisflächen entspricht der Anzahl der Patienten. Gn = Glomerulonephritis. (Nach DOLEJSKY)

Urämien, während die Glomerulonephritis mit 4,0% weit zurücktrat. In der Frauenklinik waren alle von uns festgestellten Urämie-Todesfälle an Pyelonephritis erfolgt.

Ein verschieden großer Anteil der Urämie-Todesfälle aus den Spezialdisziplinen am Sektionsgut der einzelnen Autoren könnte also einen Unterschied in der Häufigkeit von Pyelonephritis und Glomerulonephritis bedingen. Sehr wahrscheinlich spielen aber auch subjektive Gesichtspunkte bei der Auslese des zu bearbeitenden Materials eine Rolle.

Pathologische Physiologie

1. Progressive Einschränkung der exkretorischen Kapazität

Die quantitativen und qualitativen Einschränkungen der Nierenfunktion bei chronischen Nierenkrankheiten, die schließlich zur chronischen Niereninsuffizienz führen, werden nach einer älteren Anschauung auf die Einschränkung der Gesamtzahl funktionsfähiger Nephronen sowie auf die Desorganisation der Funktion in den einzelnen, noch tätigen Nephronen zurückgeführt. Diese Auffassung paßte zu dem morphologischen Befund, daß die Nephronen bei chronischen Nierenkrankheiten im gleichen Organ sehr variantenreiche Strukturveränderungen erfahren: Oliver (1950) hat mittels der Mikrodissektions-Methode am Nephron gezeigt, daß es bei chronischen Nierenerkrankungen, z. B. Glomerulonephritis, zu herdförmigen Atrophien im Verlauf des Nephrons kommt. Der Glomerulus kann gut erhalten sein, sogar hypertrophisch gegenüber dem normalen Glomerulus, während das anschließende proximale Segment atrophiert ist. Andererseits kann in anderen Nephronen das proximale Konvolut verbreitert, verlängert und verdickt sein („kompensatorische Hypertrophie und Hyperplasie"). Das distale Konvolut kann durch Zelldetritus und coaguliertes Eiweiß verschlossen werden und zu einer Erweiterung des gesamten Nephrons auf diese Art führen. Eine erkrankte Niere, gleichgültig, ob es eine glomerulonephritische, pyelonephritische oder arteriosklerotische Niere ist, besteht daher aus zahlreichen strukturell verschiedenen Einheiten. Nach Oliver sollten Unterschiede in der Struktur auch Unterschiede der Funktion bedingen. Diese morphologische Feststellung steht in Widerspruch zur „intact nephron"-Theorie, wie sie von Platt (1952) inauguriert wurde.

Platt (1952) entwickelte nämlich als erster eingehender eine neue Theorie, wonach die Änderungen der qualitativen Nierenfunktion bei chronischer Niereninsuffizienz zwar auf eine Verminderung der Zahl normal funktionierender Nephrone zurückzuführen seien, aber sekundär weitgehend durch eine Funktionsadaptation der noch vorhandenen funktionsfähigen Nephronen zustande kommen. „Wenn die Zahl der Nephronen sich vermindert, erfahren die verbleibenden Nephronen eine funktionelle und schließlich auch strukturelle Hypertrophie, so daß zunächst keine Beeinträchtigung der Gesamtfunktion zu bemerken ist" (Platt).

Verschiedene experimentelle und klinische Befunde sprechen für die Fähigkeit des Nierengewebes als Gesamtorgan wie auch des Einzelnephrons zur funktionellen Adaptation:

Nach Nephrektomie beim Menschen erreichen Nierendurchblutung und Glomerulusfiltration in der verbliebenen Niere 80% des Wertes von zwei gesunden Nieren (Weiss und Chasis, 1943; Walsh et al., 1944; Hagemann, 1948).

Bei Kranken mit Niereninsuffizienz sinkt unter strenger Restriktion der Natriumzufuhr die Natriumausscheidung nicht wie bei Normalpersonen nach 3—4 Tagen auf nahezu null ab. Die Natriumausscheidung bleibt vielmehr relativ hoch (Platt, 1952). Diesen Befund könnte man folgendermaßen deuten: Die infolge des herabgesetzten *Gesamt*glomerulusfiltrates verminderte Natriumfiltration wird durch eine adaptiv herabgesetzte Natriumrückresorption im Tubulus wieder ausgeglichen. Hieraus wäre zu erklären, weshalb die Natriumkonzentration im Blut bei Niereninsuffizienz trotz verminderter Glomerulusfiltration bei gleichbleibender Natriumzufuhr normal bleibt.

Bei Ratten läßt sich auch an gesunden Nieren eine strukturelle Hypertrophie und Funktionssteigerung des Exkretionsmechanismus durch Überfütterung mit NaCl und Harnstoff in der Aufzuchtperiode erreichen (BINET und DEJOURS, 1952).

Ebenfalls bei Ratten erhöht sich nach Entfernung einer Niere und Resektion des Gewebes der anderen Niere um $^2/_3$ das Gewicht des zurückgelassenen Nierendrittels innerhalb von 2—3 Wochen um durchschnittlich 66% (PLATT, ROSCOE und SMITH). Das Glomerulusfiltrat im Nierenrest bezogen auf die Gewichtseinheit Nierengewebe nimmt im Durchschnitt um mehr als 40% zu. Der einzelne Glomerulus scheint ungefähr das Eineinhalbfache seiner normalen Filtrationsrate zu filtrieren. Damit werden die den einzelnen Glomeruli zugehörigen Tubuli von einer übernormal hohen Filtratmenge durchströmt. Die Rückresorptionkapazität des Tubulus für Wasser wie für gelöste Substanz wird dadurch ständig in erhöhtem Maße beansprucht. Die Rückresorptionskapazität ist jedoch limitiert. Daher bleibt ein Teil des bei eingeschränkter Nephronenzahl vermehrt angebotenen Wassers und der vermehrt angebotenen gelösten Substanz im Tubuluslumen zurück. *Die Folge ist eine erhöhte Wasserausscheidung und eine geringere Variationsbreite der Osmolarität im Endharn.* Diese Funktionsänderungen können bereits auftreten, wenn noch kein erhöhter Harnstoffgehalt im Blut vorhanden ist. Liegt zusätzlich eine erhöhte Konzentration des Harnstoffs und anderer harnpflichtiger Substanzen im Plasma und damit im Glomerulusfiltrat vor, so nimmt das Angebot an gelöster Substanz noch stärker zu, was durch die damit verbundene erhöhte Osmolarität im Tubulusharn zu einer weiteren Hemmung der Wasserrückdiffusion aus dem Tubulus führt. Wiederum wird dadurch die Wasserausscheidung und die Ausscheidung gelöster Substanzen im Endharn gesteigert. *So betrachtet wäre die erhöhte Diurese und die Isosthenurie bei eingeschränkter Nephronenzahl ein physiologischer Adaptationsvorgang jedes funktionsfähigen Einzelnephrons an eine erhöhte Belastung:*

im Glomerulus sind Filtratmenge und möglicherweise auch osmotische Konzentration des Filtrats erhöht,

der zugehörige Tubulus kann seine Rückresorptionskapazität nicht in entsprechendem Ausmaß steigern,

ein Teil der vermehrt angebotenen Flüssigkeit und gelösten Substanz wird ausgeschieden.

Man kommt somit zu der scheinbar widersprüchlichen Feststellung, daß die eingeschränkte Konzentrationsfähigkeit bei Niereninsuffizienz nicht auf einer Funktionsverminderung des tubulären Systems, sondern eher auf eine erhöhte Filtration und Exkretion gelöster Substanz, also eine Funktionssteigerung in den verbleibenden Nephronen zurückzuführen ist.

BRICKER u. Mitarb. (1960, 1964) haben im Tierexperiment auf ingeniöse Weise die Funktionsänderung der einzelnen Nephronen in chronisch kranken Nieren zu ergründen versucht. Nach operativer Teilung der Harnblase von weiblichen Hunden in zwei Hälften konnte in einer Langzeitbeobachtung die Harnausscheidung aus beiden Nieren getrennt untersucht werden. In eine der beiden Nieren wurde nun entweder eine Glomerulonephritis, eine Pyelonephritis oder eine Amino-Nucleosidnephrose gesetzt. Nachdem die Erkrankung chronisch geworden war, wurde die gesunde Niere entfernt. Getrennte Nierenfunktionsuntersuchungen beider Nieren erfolgten bei gesunden Nieren, bei Erkrankung einer Niere und gesunder anderer Niere sowie an der erkrankten Niere nach Entfernung der gesunden Niere:

In der ersten Versuchsphase — beide Nieren gesund — waren Glomerulusfiltrat (GF) und maximale tubuläre Exkretionskapazität für para-Aminohippursäure (Tm PAH) in beiden Nieren gleich groß, damit auch das Verhältnis Tm PAH/GF.

Im zweiten Versuchsstadium — eine Niere gesund, eine Niere krank — war die maximale tubuläre Exkretionskapazität der kranken Niere für para-Aminohippursäure deutlich gegenüber der gesunden Niere herabgesetzt (10,1 gegenüber 41,8 mg/min). Das Verhältnis Tm PAH/GF war aber für beide Nieren gleich hoch, allerdings gegenüber dem gesunden Zustand von ungefähr 0,14 auf 0,20 angestiegen. Das bedeutet bereits eine gewisse Adaption (Funktionssteigerung) der tubulären Sekretionskapazität an die Verminderung der Gesamtzahl der Nephronen infolge Erkrankung einer Niere.

Im dritten Versuchsstadium — gesunde Niere entfernt — zeigte sich ein weiterer Anstieg der maximalen tubulären Exkretionskapazität der kranken Niere gegenüber dem zweiten Stadium um 119%, des Glomerulusfiltrates aber nur um 62%. Entsprechend war das Verhältnis Tm PAH/GF weiter auf 0,40 angestiegen. Die tubuläre Transportkapazität für para-Aminohippursäure war also anscheinend in den Nephronen der kranken Niere auf das Höchste beansprucht.

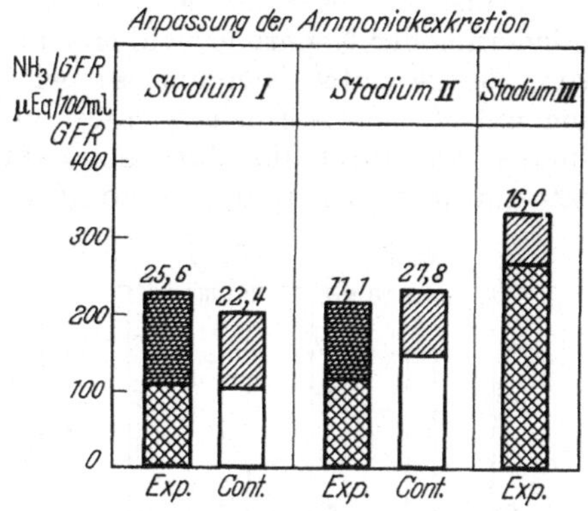

Abb. 2. Der untere Teil der einzelnen Säulen zeigt die Ammoniakexkretion in Beziehung zur Größe des Glomerulusfiltrates vor Alaninverabreichung. Die Gesamthöhe jeder Säule zeigt den Wert nach der i.v. Infusion von Alanin. Über den Säulen sind die Werte für das Glomerulusfiltrat angegeben. Exp. kranke Niere; Cont. gesunde Niere. (Bricker, Dorhout Mees, Klahr, Orlowski, Rieselbach, Todd, 1963)

Diese Feststellung ließ sich auch an der Reaktion auf die Zufuhr von Natriumacetat zeigen. Natriumacetatzufuhr steigert die renale Transportkapazität für para-Aminohippursäure. In dem vorstehend geschilderten Versuch stieg nach Zufuhr von Natriumacetat die PAH-Transportkapazität der kranken Niere nur um 48% gegenüber 92% bei gesunden Nieren an.

Die Ammoniakexkretion verhielt sich in den verschiedenen Versuchsstadien ähnlich wie die para-Aminohippursäure-Exkretion. Im zweiten Stadium — eine gesunde und eine kranke Niere — war das Verhältnis zwischen ausgeschiedenem Ammoniak und Glomerulusfiltrat in der kranken und in der gesunden Niere gleich. Nach Entfernung der gesunden Niere (Stadium III) kam es zum Anstieg des Quotienten Harnammoniak/Glomerulusfiltrat. Das spricht für eine Adaption der verbliebenen wenigen Nephronen an die erhöhte Ausscheidungsbeanspruchung (Abb. 2). Dagegen bewirkte die Infusion von Alanin, das bei normalen Nieren einen deutlichen Anstieg der Ammoniakexkretion um 70—40% hervorruft, an der kranken Niere im dritten Stadium der Versuchsanordnung — gesunde Niere entfernt — nur eine Steigerung der Ammoniakexkretion um 30%: daraus ist auf eine ständig erhöhte Ammoniakexkretion durch vermehrte Beanspruchung der Funktionsreserve bereits vor der Infusion zu schließen.

In der Versuchsphase 2 — eine gesunde und eine kranke Niere im Organismus — ist *dar Verhältnis zwischen bestimmten Nierenfunktionen und dem Glomerulusfiltrat bei jedem Tier zu jeder Zeit in der normalen und in der kranken Niere gleich hoch.* Diese Beobachtungen beziehen sich auf das Verhältnis des Glomerulusfiltrates zum effektiven Nierenplasmastrom, zur maximalen tubulären Exkretionskapazität für para-Aminohippursäure, zur maximalen Rückresorptionskapazität für Glucose, zur maximalen Phosphatausscheidung, zur Ammoniakausscheidung und zur Gesamt-Säurenausscheidung im Harn. Diese konstanten Relationen lassen eine normale Funktionsverteilung in den Nephronen der kranken Niere annehmen (Morrin u. Mitarb., 1962; Bricker u. Mitarb., 1960). Weiterhin bestand keine Differenz der „Nierenschwelle" für die Ausscheidung von Glucose im Harn bei steigender Plasma-Glucosekonzentration zwischen beiden Nieren. Demnach ist anzunehmen, daß die *Nephronen der kranken Niere* eine funktionell-*homogene Population* darstellen (Bricker, Orlowski, Kime und Morrin, 1960).

Aufschlußreich ist noch folgender Befund in den erwähnten Tierversuchen von Bricker u. Mitarb.: bei einer gesunden und einer chronisch kranken Niere im Tierorganismus kann die kranke Niere beim Wasserentzug den Harn noch auf das Doppelte der Plasmaosmolarität konzentrieren. Nach Entfernung der gesunden Niere ist dagegen die Konzentrationsfähigkeit deutlich herabgesetzt. Auch diese Beobachtung wird durch eine adaptive Funktionsänderung der Nephronen in der kranken Niere erklärt: Anstieg des Glomerulusfiltrates in jeder einzelnen „Funktionseinheit" Nephron und Auftreten einer osmotischen Diurese (s. S. 680).

Bei Menschen mit einseitiger Pyelonephritis wurde gefunden, daß die para-Aminohippursäure-Clearance im gleichen Verhältnis wie die Glomerulusfiltration vermindert ist (Abb. 3). Weiterhin sind in der gesunden und kranken Niere

Ammoniakausscheidung und titrierbare Acidität — bezogen auf 100 ml Glomerulusfiltrat — gleich hoch (Abb. 4). Die Abnahme der ausgeschiedenen Absolutmenge von Ammoniak und titrierbarer Acidität war in der kranken Niere proportional der Verminderung des Glomerulusfiltrates.

Neben Steigerung der Filtrationsleistung und der tubulären Sekretion in den erhalten gebliebenen Nephronen der kranken Niere steigt auch bei eingeschränkter Nephronenzahl die Rückresorptionsleistung für Natrium an. Der adaptive Anstieg des Natriumtransportes in den Tubuli bei Reduktion der Nephronen durch Nierenerkrankungen erfordert mehr Energie. Energieproduktion und Sauerstoffverbrauch muß also in den Nephronen der kranken Niere gesteigert sein.

Schließlich erfahren noch weitere Partialfunktionen der Nieren bei Verminderung der Nephronenzahl eine adaptive Steigerung. So stieg nach Verkleinerung der gesamten Nierenmasse bei Ratten auf $^1/_4$ des Normalgewichtes im gesunden Nierenrest die Glutaminaseaktivität um fast das Doppelte an (CARTER u. Mitarb., 1960). Kalium wird vorwiegend tubulär sezerniert. Dennoch steigt es erst in den Endstadien der Urämie bei chronischer Niereninsuffizienz im Plasma an. Vorher muß in den verbliebenen noch funktionsfähigen Nephronen über lange Zeit durch Steigerung der tubulären Kaliumsekretion die Kaliumbilanz ausgeglichen worden sein. Wenn statt 2 Millionen noch 200000 Nephrone vorhanden sind, so muß in diesen die tubuläre Kaliumsekretion um das Zehnfache gegenüber dem normalen Zustand ansteigen.

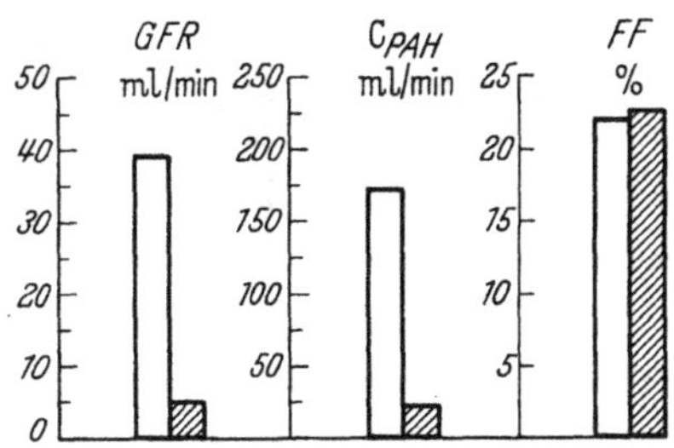

Abb. 3

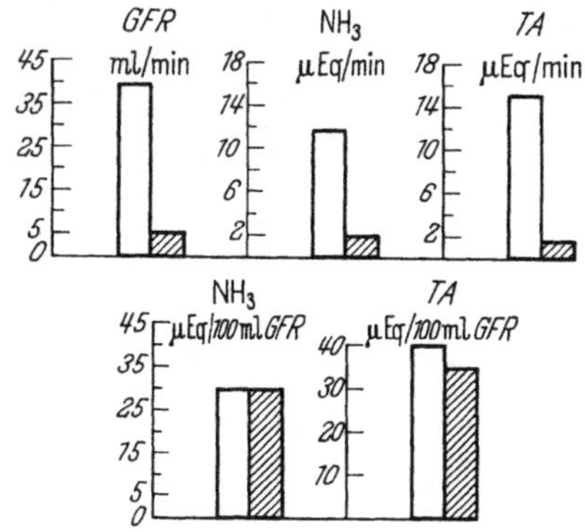

Abb. 4

Abb. 3. Werte des Glomerulusfiltrates, der PAH-Clearance und der Filtrationsfraktion für jede einzelne Niere eines Patienten, bei dem auf der einen Seite eine schwere pyelonephritische Schrumpfniere, auf der anderen Seite eine normal große Niere mit leicht eingeschränkter Funktion vorhanden war (BRICKER et al., 1963)

Abb. 4. Werte der Exkretion von Ammoniak und titrierbarer Säure bei demselben Patienten wie in Abb. 3. Bei dem Patienten war eine Säurebelastung mit Ammoniumchlorid in den 4 Tagen vor der Untersuchung vorausgegangen (BRICKER et al., 1963)

Die Plasmakonzentration des anorganischen Phosphates im Blut wird vorwiegend durch die wechselnde Rückresorption des glomerulär filtrierten Phosphates gesteuert. Normalerweise werden ungefähr 85—90% des filtrierten Phosphates rückresorbiert. Die Konzentration des Phosphates im Plasma kann aber bis zu einem Absinken des Glomerulusfiltrates auf 25 ml/min, d. h. bis ungefähr auf ein Fünftel des Normalwertes, normal bleiben. Vorher muß also die Phosphatrückresorption in den verbliebenen noch funktionstüchtigen Nephronen ansteigen.

Eine Acidose kommt bei fortgeschrittener chronischer Niereninsuffizienz fast immer vor. Doch über lange Perioden des Verlaufs kann der pH-Wert im Blut konstant bleiben. Das spricht für eine Adaptationsfähigkeit der renalen Wasserstoffionen-Ausscheidung in der kranken Niere (SCHWARTZ u. Mitarb., 1957, 1959).

Die Rückresorption von Aminosäuren bei chronisch-progressiver Nierenkrankheit ist nicht eingeschränkt. Es kommt nicht zu einer erhöhten Ausscheidung von

Aminosäuren. Auch dieser Befund weist darauf hin, daß anscheinend jedes noch funktionierende Einzelnephron in der kranken Niere eine vollwertige Funktionseinheit darstellt.

Über den Mechanismus, der auf molekularer Ebene die adaptiven Änderungen im tubulären Transport einleitet, ist wenig bekannt. Eine noch vorhandene Leistungsreserve in jedem Nephron scheint stärker ausgenützt zu werden, wofür der geringere Anstieg des PAH-Transportes nach Natriumacetat-Zufuhr gegenüber normalen Nieren spricht. Im gleichen Sinne ist auch der geringere Anstieg der absoluten Ammoniakexkretion im Harn nach Alanin-Infusion zu deuten.

Wenn bei verminderter Zahl der Nephronen die Bilanz einer harnpflichtigen Substanz ausgeglichen werden soll, so muß in jedem noch funktionsfähigen Nephron die ausgeschiedene Substanzmenge gegenüber dem gesunden Zustand ansteigen: Ein aktiver Transportmechanismus für Sekretion oder Rückresorption wird in den noch verbliebenen funktionsfähigen Nephronen sich entsprechend anpassen.

Wenn die Plasmakonzentration einer Substanz durch tubuläre Sekretion gesteuert wird, muß die Sekretionsrate für diese Substanz in jedem Nephron zunehmen.

Nur durch Filtration ausgeschiedene Substanzen müssen in jedem noch funktionsfähigen Glomerulus in übernormal großer Menge filtriert werden. Andererseits muß die Rückresorption gedrosselt werden, wenn eine Substanz zwar im Glomerulus filtriert, ihre Plasmakonzentration aber durch aktive Rückresorption gesteuert wird. Diese aktive Rückresorption muß parallel mit dem Glomerulusfiltrat zurückgehen.

Die adaptive Funktionsänderung im Nephron bei Verminderung der Nephronenzahl ist also ein differenzierter Kompensationsvorgang.

Für Substanzen, die allein oder vorwiegend durch glomeruläre Filtration eliminiert werden, bedeutet jeder ausfallende Glomerulus eine Verminderung der ausgeschiedenen Substanzmenge. Die Abnahme der Filtrationsrate kann nicht durch verminderte tubuläre Rückresorption oder erhöhte tubuläre Sekretion kompensiert werden. Diese Situation liegt für den Harnstoff und für das Kreatinin vor. Die Konzentration dieser Substanzen bleibt im Blutplasma so lange konstant, bis die im Glomerulusfiltrat ausgeschiedene Gesamtmenge geringer als die anfallende Menge ist. Dann steigt der Plasmaspiegel an. Zwangsläufig steigt damit aber die Konzentration der Substanzen im Glomerulusfiltrat an. Damit wird die ausgeschiedene Menge wieder größer. Die Plasmakonzentration wird daher nicht weiter ansteigen, sobald die erhöhte Ausscheidungsmenge im Glomerulusfiltrat der in der Zeiteinheit anfallenden Substanzmenge entspricht. Bei erhöhter Plasmakonzentration besteht dann ein Gleichgewicht zwischen Anfall und Ausscheidung. Sarre (1959) hat diesen Zustand treffend als „kompensierte Retention“ bezeichnet. Nimmt die Zahl der funktionierenden Nephronen weiter ab, so folgt wiederum eine schrittweise Erhöhung der Plasmakonzentration, bis die Ausscheidungsmenge des betreffenden Stoffes im Harn der in Plasma anfallenden Menge entspricht. Schließlich reicht die Zahl der funktionsfähigen Nephronen jedoch nicht mehr aus, um selbst bei erhöhter Plasmakonzentration (= Konzentration im Glomerulusfiltrat) die anfallende Substratmenge zu kompensieren. Es kommt zu einem raschen progredienten Anstieg dieser Substanz im Plasma. Heuchel (1958) konnte diesen Ablauf an den Serum- und Harnwerten des Kreatinins zeigen: Er fand, daß bis zu einem erhöhten Kreatininwert im Plasma von 3,0 mg-% bei Nierenkranken eine normale absolute Kreatininausscheidung im Harn vorliegt. Es ist dies eine Folge des erhöhten Produktes von Menge des Glomerulusfiltrates und Kreatininkonzentration im Glomerulusfiltrat. Mit zunehmender Niereninsuffizienz und Anstieg des Plasmakreatinins über 3 mg-% wird allerdings dieser kompensierende Mechanismus der Retention weniger und weniger wirksam (HEUCHEL, 1958).

Insgesamt können wir besonders deutlich bei der chronischen progressiven Niereninsuffizienz vier Phasen im klinischen und biochemischen Ablauf unterscheiden:

1. Eine *Initialphase* mit allmählicher Reduzierung der funktionierenden Nephronen. Wenn das Glomerulusfiltrat durch Untergang von ungefähr der Hälfte der Nephronen auf 50% des normalen Wertes zurückgeht, kommt es zu einem leichten Anstieg von Harnstoff und Kreatinin im Serum. Der Reststickstoff im Blut nähert sich der oberen Grenze des „normalen Wertes". Es resultieren daraus keine Allgemeinerscheinungen. Wenn die Kranken in diesem Stadium Beschwerden haben, so rühren sie nicht von der Niereninsuffizienz, sondern eher von anderen Symptomen des zugrunde liegenden Nierenprozesses her (Hypertonie, Ödeme, Infektion bei Pyelonephritis u. ä.). Die Konzentrationsfähigkeit der Nieren bei Wasserentzug ist durch funktionelle Adaption eingeschränkt.

2. Die *Intermediärphase* der Nephrondestruktion. Sobald die Zahl der Nephronen unter 50% des normalen Wertes absinkt, kommt es zu deutlicheren biochemischen Veränderungen. Die Reststickstoff- (Nichteiweißstickstoff-) Substanzen im Blut steigen stärker an. Mitunter kann schon eine leichte Acidose vorhanden sein. Die Konzentrationsfähigkeit wird noch stärker eingeschränkt, die Nachtharnmenge wird höher und gleicht sich der Tagesharnmenge an (Nykturie). Die Fähigkeit zur Konzentrierung des Harns nimmt mehr und mehr ab. Die Elektrolytausscheidung kann noch normal sein. Eine leichte Anämie kann auftreten. In vielen Fällen ist der Allgemeinzustand noch nicht wesentlich beeinträchtigt, allerdings können Müdigkeit, Appetitlosigkeit und Gewichtsabnahme in einigen Fällen vorhanden sein.

3. Die *Phase der fortgeschrittenen Niereninsuffizienz*. Die Zahl der Nephronen und die Menge des Glomerulusfiltrates ist unter 25—30% des normalen Wertes abgefallen. Es kommt jetzt zur progressiven, unaufhaltsamen Erhöhung der harnpflichtigen Substanzen im Blut. Vielfach tritt eine Hyperphosphatämie und eine Hypocalcämie auf. Eine Acidose wird häufiger gefunden. Die Variationsbreite für die Exkretion von Elektrolyten ist deutlich vermindert (KREUZIGER u. Mitarb.). Ein natriumfreier Harn kann nicht mehr produziert werden. Selbst bei streng natriumarmer Kost kommt es zu einer täglichen Natriumausscheidung von 1—2 g. Die Exkretionsrate für Harnstoff (relative Harnstoffausscheidung) steigt an, die absolute Harnstoffausscheidung nimmt jedoch deutlich ab. Der Harn wird isosthenurisch.

4. Die *Endphase der chronischen Niereninsuffizienz = Urämie*. Es bestehen klinisch deutliche Zeichen der Allgemeinintoxikation. Es kommt zu cerebralen, gastro-intestinalen, kardialen, cutanen und psychischen Veränderungen. In vielen Fällen treten Muskelschwund, Gewichtsverlust und Kachexie auf. Neben Harnstoff, Kreatinin und Phosphat sind im Blut auch jetzt das Sulfat, das Magnesium, die Harnsäure, die Phenole, das Guanidin stark erhöht.

Funktionell unterscheidet sich das Stadium der Niereninsuffizienz bei den verschiedenen, progressiven chronischen Nierenkrankheiten in der Regel nicht. Gelegentlich sind bestimmte Einzelfunktionen des Nephrons stärker verändert, so daß es zu besonderen pathophysiologischen und klinischen Bildern kommt wie erworbener nephrogener Diabetes insipidus, Salzverlust-Niere, Kaliumverlust-Niere u. a. Die spezielle Pathophysiologie der Nierenfunktion bei akutem Nierenversagen wird in Kap. C III besprochen.

2. Blutchemische Veränderungen bei Niereninsuffizienz

Die verschiedenen blutchemischen Veränderungen bei Niereninsuffizienz sind Indicator für den Schweregrad der Insuffizienz und zugleich Indicator für die Schwere der Allgemeinintoxikation. Denn durch diese blutchemischen Veränderungen, die Störungen des inneren Milieus, werden die allgemeinen Intoxikationserscheinungen bei chronischer Niereninsuffizienz hervorgerufen. Auf die ausführliche Darstellung der schon lange allgemein bekannten Veränderungen der Konzentration des Harnstoffs, des Kreatinins und der Harnsäure verzichten wir hier. Für diese Substanzen gilt allerdings, daß sie Gradmesser der Intoxikation aber nicht Mittler der Intoxikation sind.

a) Endsubstanzen des Eiweiß- und Nucleotidstoffwechsels

Eine ganze Reihe organischer Substanzen ist im Blut bei Urämie erhöht. Neben den schon genannten wichtigsten Stoffen des Reststickstoffs (Harnstoff, Kreatinin, Harnsäure) können Aminosäuren, Peptide, Phenol- und Indicanabkömmliche sowie das Guanidin im Blut erhöht sein.

Die Erhöhung von Harnstoff bei Nierenversagen ist am längsten bekannt (1841). Seitdem wurde immer wieder untersucht, ob der Harnstoff nicht die „toxische" Urämiesubstanz sein könnte. Im wesentlichen verliefen diese Untersuchungen immer wieder negativ. Eine der jüngsten klinischen Untersuchungen zeigte, daß zwischen Höhe des Harnstoff- und des Xanthoproteinwertes im Serum und der urämischen Bewußtseinstrübung keine Parallelität besteht. Eher ist eine Korrelation zwischen der Höhe des Residual-Stickstoffs (Nichteiweißstickstoff im Serum ohne Harnstoff-Stickstoff) und dem Benommenheitszustand festzustellen (Thölen und Bosshardt, 1958). Die toxischen Substanzen könnten also in der Nichtharnstoff-Stickstoff-Fraktion des Reststickstoffs vorhanden sein. Allerdings wurde auch in jüngerer Zeit experimentell gezeigt, daß gewisse Symptome der Urämie doch wahrscheinlich auf die Harnstofferhöhung im Blut zurückzuführen sind (Grollman und Grollman, 1959).

In diesen Untersuchungen wurde an nephrektomierten Hunden mit Hilfe der peritonealen Dialyse ein normaler Elektrolyt- und Säurebasenhaushalt aufrechterhalten. Durch Harnstoffzusatz zur Dialyseflüssigkeit konnten Harnstoffkonzentrationen im Serum zwischen 540 und 1690 mg-% erzielt werden. Bei den höchsten Harnstoffkonzentrationen kam es bei den Tieren zu Verwirrtheit, Koma, Appetitlosigkeit, Erbrechen, Diarrhoen mit teilweise schweren Darmblutungen. Diesen Untersuchungen ist allerdings entgegenzuhalten, daß sie mit Harnstoffkonzentrationen im Serum arbeiteten, wie sie bei akuter und chronischer Urämie des Menschen niemals (hohe Werte) oder nur selten (niedrige Werte) erreicht werden. Selbst die niedrigsten Harnstoffkonzentrationen der genannten Experimente kommen beim Menschen mit chronischer Urämie — wenn überhaupt — erst präfinal vor. Bei diesen Untersuchungen wurden außerdem Verschiebungen in der Elektrolytzusammensetzung der Gewebe gefunden: Mit hohen Harnstoffkonzentrationen stiegen im Gewebe die Konzentrationen von Natrium und Chlorid an, während Kalium vor allem in den Muskeln und in der Milz abfielen. Sekundäre Veränderungen der Elektrolyte im Gewebe könnten also in den erwähnten Untersuchungen in der Pathogenese der klinischen Erscheinungen eine Rolle gespielt haben.

Schloerb fand im Plasma bei 38 Hunden mit akuter Niereninsuffizienz nach beidseitiger Nephrektomie einen täglichen Anstieg des Harnstoffstickstoffs um 50 mg-% (!), des Kreatinins um 3,4 mg-%, des Allantoins um 4 mg-%, des Guanidins um 0,01 mg-% und des Methyl-Guanidins um 0,05 mg-%. In diesem Zusammenhang interessiert der Befund von Schiano und D'Onofrio an Kaninchen mit Urämie nach doppelseitiger Ureterenligatur, wonach es bei zusätzlicher Injektion von Harnstoff bei einigen Tieren zum plötzlichen Tod kam, obgleich der Reststickstoff nicht so stark zunahm, wie es der injizierten Harnstoffmenge entsprach. Die Untersucher schließen daraus auf die erhöhte Affinität bestimmter

Gewebe für Harnstoff. Vielleicht läßt sich damit die Toxicität zusätzlicher Harnstoffinjektionen erklären.

Überblickt man die Schar der bei Urämie im Plasma erhöhten Stoffwechselprodukte, so werden vor allem die Phenole, wie von BECHER (1937) vermutet, und das Guanidin als mögliche „Urämietoxine" in Betracht gezogen (Tabelle 3). Von Guanidin ist bekannt, daß es in den bei Urämie vorkommenden Konzentrationen im Serum von ungefähr 1 mg-% und höher verschiedene Stoffwechselenzyme hemmen kann (RAJAGOPALAN u. Mitarb.).

In den letzten Jahren wird für die Früherkennung einer chronischen Niereninsuffizienz der Kreatininkonzentration im Plasma größere Bedeutung als der Reststickstoff- und Harnstoffkonzentration zugemessen. KASANEN und HARRI

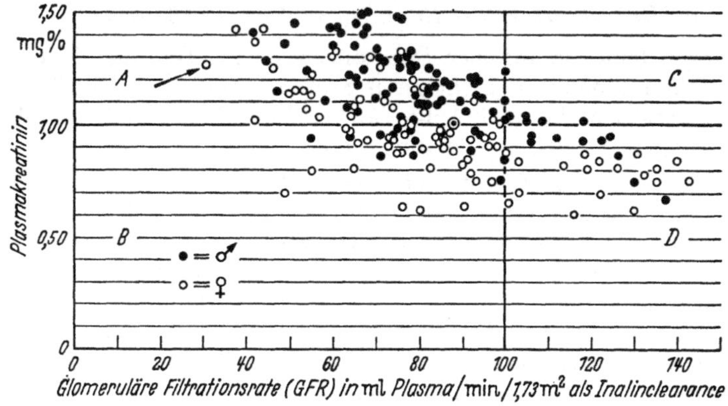

Abb. 5. Glomeruläre Filtrationsrate (GFR) und zugehöriger Wert des Plasmakreatinins bei 180 Patienten (86 Frauen, 94 Männer). *Teil A* Fälle mit eingeschränkter GFR und erhöhtem P_{Kr}-Wert. *Teil B* Fälle mit eingeschränkter GFR und einem in dem Normalbereich liegenden P_{Kr}-Wert. *Teil C* und *D* Fälle mit normaler GFR und normalem P_{Kr}-Wert. Lediglich der mit Pfeil markierte Fall zeigt eine Rest-N-Steigerung (auf 51 mg-%). Die C_{In}-Werte der drei konsekutiven Clearanceperioden differierten unter sich maximal um 12% (SCHIRMEISTER u. Mitarb., 1964)

(1959) fanden bei 220 Patienten mit chronischen Nierenkrankheiten in 45 Fällen die Kreatininkonzentration im Serum früher erhöht als die Reststickstoff- und Harnstoffkonzentration. Nur bei 4 Fällen waren Reststickstoff- und Harnstoffkonzentration bei chronischer Niereninsuffizienz vor der Kreatininkonzentration im Serum erhöht. Es besteht jedoch keine enge Beziehung zwischen Verminderung des Glomerulusfiltrates und Verhalten der Kreatininkonzentration im Plasma (MERTZ u. Mitarb., 1962). Erst bei Einschränkung des Glomerulusfiltrates auf weniger als ein Drittel — d. h. der Inulinclearance unter 40 ml/min — wird eine regelmäßige Erhöhung der Kreatininkonzentration im Plasma gefunden. In einer Untersuchung von SCHIRMEISTER u. Mitarb. hatten 36,5% der Nierenkranken mit reduziertem Glomerulusfiltrat (Inulinclearance unter 90 ml/min) einen normalen Plasmakreatininwert. Andererseits hatte ein großer Teil der Kranken mit nur gering bis mäßig reduziertem Glomerulusfiltrat (Inulinclearance zwischen 40 und 90 ml/min) bereits ein erhöhtes Plasmakreatinin (Abb. 5). HAUGEN und BLEGEN (1955) sowie SARRE u. Mitarb. (1957) hatten demgegenüber zunächst eine engere Beziehung zwischen Glomerulusfiltrat und Plasmakreatinin angenommen (reziprok proportional bzw. invers). REUBI (1958) stellte fest, daß die Kreatininwerte im Serum vielleicht früher als die Rest-N-Bestimmung eine Niereninsuffizienz anzeigen, daß aber der jeweilige Rest-N-Wert im Serum besser mit dem klinischen Bild übereinstimmt als der Kreatininwert im Plasma.

Auch die Harnsäurekonzentration im Blut zeigt keine enge Korrelation zur Abnahme des Glomerulusfiltrates. Der diagnostische und prognostische Wert der

Harnsäurekonzentration im Plasma bei Niereninsuffizienz ist gegenüber Kreatinin, Harnstoff und Reststickstoffbestimmungen von geringem praktischem Wert.

b) Plasmaeiweißkörper

Bei anurischer akuter Niereninsuffizienz erfahren die Serumeiweißkörper anscheinend recht einheitliche Veränderungen. Der Albumin-Globulinquotient sinkt ab. Besonders die α-1-, α-2- und γ-Globuline nehmen zu. Der Anteil der α-1-Globuline liegt bei 10%, der α-2-Globuline zwischen 16 und 18% und der γ-Globuline zwischen 25 und 30% des Gesamteiweißes. Das Ausbleiben einer γ-Hyperglobulinämie soll ein prognostisch ungünstiges Zeichen sein (Dérot u. Mitarb. 1956, Finkle u. Mitarb., 1956; Finkle und Smith, 1957).

c) Zur Frage des „Urämiegiftes" im Blut

Thölen u. Mitarb. fanden bei Niereninsuffizienz eine erhöhte Konzentration von Acetoin und 2,3-Butylen-Glykol im Plasma. Bei Normalpersonen beträgt die Acetoin-Konzentration bis 10 γ-%, bei Urämie-Kranken 12—31 γ-%; die Konzentration von Butylen-Glykol liegt bei Normalpersonen im Mittel um 177 γ-%, bei Urämie-Kranken um 230—235 γ-%. Acetoin und Butylen-Glykol entstehen in der Zelle bei Störungen des oxydativen Abbaues von Pyruvat zu Acetyl-Coenzym A. Die Erhöhung der beiden Substanzen im Plasma ist wahrscheinlich nicht die Ursache, sondern die Folge einer urämisch bewirkten Zellstoffwechselstörung. Dafür spricht auch das Ergebnis der im Selbstversuch vorgenommenen Belastung mit Acetoin und Butylen-Glykol (Söling und Schnermann, zit. nach Sarre, Gessler und Heinze). Es wurden dabei Plasmakonzentrationen von 1100 γ-% Acetoin und 1900 γ-% Butylen-Glykol erzielt, ohne daß Mißempfindungen oder Bewußtseinstrübungen auftraten. Aceton und Butylen-Glykol tragen daher wahrscheinlich nicht zum urämischen Intoxikationssyndrom bei. Immerhin weisen die Untersuchungen von Thölen u. Mitarb. auf Störungen des intracellulären Kohlenhydratstoffwechsels und oxydativen Pyruvatabbaues hin, worauf noch im Abschnitt Zellstoffwechsel bei chronischer Niereninsuffizienz eingegangen wird.

An dieser Stelle stellt sich die Frage, ob es ein „Urämie"-Gift im Blut gibt. Insgesamt liegen bisher für keine der bei Urämie im Blut erhöht gefundenen organischen Substanzen ausreichende Beweise vor, um sie sicher als Mittler in der Pathogenese des Urämie-Syndroms anzusehen.

Andererseits gibt es zahlreiche Hinweise, daß im Komplex der biochemischen Veränderungen bei chronischer Niereninsuffizienz und Urämie toxische Substanzen oder Substanzgruppen im Plasma vorhanden sind. Dafür sprechen besonders die in den letzten Jahren mit der extrakorporalen und intrakorporalen Hämodialyse gesammelten Erfahrungen. Es ist eine einfache und allgemeine Beobachtung bei Behandlung mit der Hämodialyse, daß als erste Erscheinung eines günstigen Effektes der Dialyse die urämischen Patienten schon 1—2 Std nach Beginn bei anfänglich getrübtem Bewußtsein eine Aufhellung des Bewußtseinszustandes zeigen, obgleich zu dieser Zeit die üblichen harnpflichtigen Substanzen im Blut wie Harnsäure, Harnstoff, aromatische Substanzen u. a. noch nicht erheblich abgesunken sind. Auch sind hier die Untersuchungen von Henkin, Levine u. Maxwell (1963) zu erwähnen. Sie fanden an HeLa-Zellen nach Inkubation im Urämieserum morphologische Veränderungen toxischer Natur. Eine toxische Substanz war nach extrakorporaler Dialyse indirekt auch in der Dialysierflüssigkeit nachzuweisen. Die Inkubation der Zellkulturen mit der Dialysierflüssigkeit ergab dieselben toxischen Zellveränderungen, wie sie mit dem Serum der dialysierten Patienten hervorzurufen waren. Die toxische Aktivität im Serum wurde durch

Erhitzen auf 100° für 10 min aufgehoben, aber nicht durch Erhitzen auf 56° für 10—30 min. Danach ist anzunehmen, daß die cytotoxische Substanz nicht zu den einfachen Molekülen, wie Salz, Zucker oder Aminosäuren gehört, und daß anscheinend das Serumkomplement bei der cytotoxischen Wirkung keine Rolle spielt. Die cytotoxischen Substanzen sind nach Ansicht der Untersucher an Eiweiß gebunden oder selbst Eiweißkörper.

BOCK u. Mitarb. fanden in Urämie-Erythrocyten ein vermindertes Gesamt- und reduziertes Glutathion, was allerdings von WERNZE und KOCH nicht bestätigt wurde. FEHÉR u. Mitarb. (1958, 1959, 1960) gewannen aus dem Serum und Liquor urämischer Hunde (Nephrektomie) eine dialysierbare, kleinmolekulare Substanz, die bei Ratten und Mäusen — intraperitoneal injiziert — Temperatursenkung, Spasmen, Atonie und Tod verursachte. Dabei bestand keine Blutdrucksenkung. Nach Säurehydrolyse nahm die Wirkung des Extraktes zu. Die Intoxikationserscheinungen nach Injektion des Stoffes gingen seinem N-Gehalt parallel. Wirkstoff des Extraktes und seine Wirkungsweise wurden nicht näher geklärt. Die Parameter zur Wirkungsmessung sind daher wenig spezifischer Natur. Immerhin hatten die Serumextrakte von gesunden Kontrolltieren nicht die oben erwähnten Wirkungen. Die vermutete toxische Substanz ist kleinmolekular, denn sie ist dialysierbar und wurde durch Trypsin angedaut.

HICKS u. Mitarb. (1962) haben versucht aus dem Dialysat nach extrakorporaler Dialyse bei Kranken mit akuter und chronischer Niereninsuffizienz toxische Stoffwechselprodukte zu gewinnen. Sie haben die Dialysierflüssigkeit mit aktiver Tierkohle versetzt und angesäuert. Der Tierkohlenrückstand wurde gereinigt, konzentriert und mehrmals mit Äthyl-Acetat extrahiert, anschließend chromatographisch untersucht. Zahlreiche Aminosäuren und aromatische Verbindungen wurden identifiziert. Es fanden sich verschiedene Phenolsäuren, die normalerweise auch im Harn ausgeschieden werden, sowie Phenolsäuren der 2-Hydroxy-Reihe, die im normalen Harn nicht vorhanden sind. Es fehlen allerdings Untersuchungen darüber, ob die nachgewiesenen Substanzen tatsächlich in irgendeiner Weise toxisch sind oder sein könnten.

HEINTZ und RENNER konnten nachweisen, daß Hemmwirkungen des Serums von Kranken mit chronischer Urämie auf den cellulären Sauerstoff- und Kohlenhydratstoffwechsel nach extrakorporaler Dialyse deutlich vermindert waren (S. 699). Diese Hemmwirkungen nahmen mit zunehmender Verdünnung eines hemmenden Urämieserums ab. Aus den Ergebnissen der Dialyse und dieses Verdünnungsversuches ist ebenfalls zu schließen, daß im Serum von Urämie-Kranken stoffwechseltoxische Substanzen vorhanden sind. Folgende Feststellungen können diese Substanzen charakterisieren:

Die unbekannte Substanz oder Substanzen sind dialysierbar, sie müssen daher niedrigmolekular sein.

Der Molekülradius dürfte nach jeder Richtung nicht größer als 30 Å sein, denn das entspricht dem Porenradius der Dialysiermembran. Das Molekül dürfte nicht stark asymmetrisch sein, denn es muß eine Porenlänge von 80 μ passieren.

Die Substanzen dürften nicht stark ionisiert sein, um nicht von der Cellophanmembran angezogen oder abgestoßen zu werden. Ihre Bindung an die Plasmaeiweißkörper kann nicht sehr fest sein, oder es muß ein Gleichgewicht zwischen gebundenen und im Plasma frei vorhandenen toxischen Stoffen bestehen.

Die toxischen Substanzen dürften in Beziehung zum Eiweißkatabolismus stehen, denn es ist eine alte und immer neu bestätigte Erfahrung, daß durch hohe Eiweißzufuhr — enteral oder parenteral — oder erhöhten Eiweißabbau bei Infektionen, Blutungen u. ä., der urämische Intoxikationszustand rasch verschlechtert wird (BORST, ADDIS, s. S. 738ff.).

Ammoniak im Plasma bei Urämie spielt in diesem Zusammenhang keine Rolle. Die Ammoniakkonzentration im Plasma ist bei chronischer Urämie im Vergleich zu Normalwerten nicht signifikant erhöht (HEINTZ und R. LOSSE, 1962, THÖLEN und BOSSHARDT, 1958).

BAKER fand bei Menschen, Hunden und Kaninchen in der Urämie das Bindungsvermögen des Plasmaalbumins für Phenolsulphonphthalein vermindert. Es wird vermutet, daß statt Phenolsulphonphthalein während der Urämie eine andere Substanz (Lipoide ?) an das Albumin gebunden werden. Als Herkunftsort der Lipoide wird die Leber angenommen. Es wurde bisher nicht gezeigt, ob und welche Bedeutung diesem Befund zukommt. Auch liegen keine Untersuchungen über die Auswirkung dieser veränderten Bindung von Phenolsulphonphthalein im Plasma auf die Phenolsulphonphthalein-Ausscheidung im Harn vor.

Tabelle 3. *Durchschnittswerte für die Blutkonzentration von Harnstoff-Stickstoff, Guanidin und Kreatinin mit Standardabweichung*[1]

Urämische Symptome	Nr. der Patienten	Harnstoff-Stickstoff (mg-%)	Phenol (mg-%)	Guanidin (mg-%)	Kreatinin (mg-%)
Normal	29	15,0 ± 3,9	0,78 ± 0,13	0,178 ± 0,052	1,6 ± 0,26
0	53	43,7 ± 28,9	1,01 ± 0,37	0,305 ± 0,142	3,3 ± 2,3
+	25	77,3 ± 49,7	1,06 ± 0,40	0,425 ± 0,253	5,9 ± 4,6
++	20	97,5 ± 41,0	1,39 ± 0,47	0,614 ± 0,360	8,5 ± 4,4
+++	9	193,9 ± 69,6	2,27 ± 0,44	1,192 ± 0,446	16,2 ± 6,3
++++	12	163,5 ± 64,3	2,36 ± 0,64	1,203 ± 0,368	18,8 ± 7,0

[1] Urämische Symptome sind nach dem klinischen Schweregrad mit 0 bis ++++ angegeben (OLSEN et al., 1951).

OLSEN, BASSETT und HILDERMAN verglichen die Konzentration von Harnstoff, Phenol, Guanidin und Kreatinin im Plasma mit der Schwere der klinischen Symptome bei Urämie (Tabelle 3). Sie bestimmten an 29 Normalpersonen die Normalwerte für Harnstoff-N mit 15,0 ± 3,9, für Phenol mit 0,78 ± 0,13, für Guanidin mit 0,178 ± 0,052 und für Kreatinin mit 1,6 ± 0,26 mg-%. Bei Betrachtung des Gesamtkollektivs ergab sich keine strenge Parallelität zwischen der Zunahme der Blutkonzentrationen der genannten Substanzen mit der Schwere der klinischen Symptome. Die Verlaufsbeobachtung bei Einzelpersonen über einen längeren Zeitraum erbrachte allerdings eine Parallelität zwischen dem Anstieg der blutchemischen Werte und der Verstärkung der urämischen Symptome. Ein Vergleich zwischen der Blutkonzentration der vier untersuchten Substanzen untereinander zeigte ebenfalls keine strenge Korrelation. Auffallend war, daß bei extrarenaler Urämie (Urämie ohne primär renale Erkrankung) die Harnstofferhöhung deutlicher war als die Erhöhung von Kreatinin, Phenol und Guanidin. Auch andere Untersucher fanden eine stärkere Erhöhung von Kreatinin, Phenol und Indican im Blut bei primär renaler Azotämie als bei sog. extrarenaler Azotämie (BEINHAUER und HEINTZ). GABERMAN u. Mitarb. fanden keine Parallelität zwischen der Phenolkonzentration im Blut und der Schwere der klinischen urämischen Symptome. Allerdings zeigt ein hoher Phenolwert eine ungünstige Prognose der Urämie an. Das gilt jedoch nur für die chronische Urämie, nicht für die reversible akute Urämie (akutes Nierenversagen).

Der Phenolkonzentration im Serum bei niereninsuffizienten Patienten kommt nach WARRES nur beschränkte diagnostische Bedeutung zu. Gegenüber einem normalen Phenolwert im Serum von 1—2 mg-% ist bei Urämie der Phenolwert im Blut immer über 2,1 mg-% erhöht (GABERMAN et al., WARRES). Mitunter wird aber auch bei Patienten mit sicheren urämischen Zeichen keine Erhöhung der Phenolkonzentration im Blut gefunden (WARRES). Es besteht keine Parallele zwischen der Intensität der Urämie und der Phenolkonzentration im Blut. Eine erhöhte Phenolkonzentration im Blut bei Urämie kann eine erhöhte Konzentration von Brenzkatechinaminderivaten vortäuschen, wenn diese mit der EDTA-Kompensationsmethode bestimmt werden. Bei Bestimmung der Brenzkatechinaminwerte mit der spezifischeren Trihydroxyindol-Methode ist der Gehalt von Adrenalin und Noradrenalin im Plasma bei Urämie-Patienten normal.

Die Konzentration von Indikan im Serum beträgt bei gesunden Personen $0{,}104 \pm 0{,}007$ mg-% (KASANEN, 1957). Nach KASANEN ist das Serumindikan ein besseres Kriterium für die Nierenfunktion als Rest-N und Harnstoff, jedoch in seiner diagnostischen Bedeutung dem Serumkreatinin und der Phenolsulphonphthalein-Ausscheidung ungefähr gleichzusetzen.

d) Aminosäuren im Plasma

Verschiedentlich wurden die Aminosäuren im Plasma bei Urämie auch in jüngerer Zeit untersucht. Aminosäuren sind bei Niereninsuffizienz im Plasma nicht regelmäßig erhöht (ROSEN u. Mitarb., 1958). Während einer extrakorporalen Dialyse werden Aminosäuren dialysiert, der Plasmaspiegel bleibt dabei aber praktisch konstant. Es wird daraus der Schluß gezogen, daß in umgekehrter Korrelation zur Höhe der Aminosäure-Plasmakonzentration der Zufluß von Aminosäuren aus dem extravasalen Raum gesteigert oder vermindert wird.

Die Serumkonzentrationen der verschiedenen Aminosäuren wurden bei chronischer und akuter Niereninsuffizienz von BOCK und GEROK (1961) bestimmt: Bei chronischer Niereninsuffizienz wie auch bei akuter Niereninsuffizienz waren schon bei geringen Retentionsgraden die Asparaginsäure und 3-methyl-Histidin signifikant erhöht. Bei chronischer Niereninsuffizienz stiegen mit zunehmender Retention Glycin und Prolin an und erst bei starker Retention auch Glutaminsäure und Methionin. Keine systematischen Konzentrationssteigerungen zeigten im Serum das Phenylalanin, Tyrosin, Serin, Threonin, Ornithin, Arginin, Lysin und Histidin. Bei Niereninsuffizienz durch Nierenamyloidose fand sich eine Verminderung der Prolinkonzentration im Serum, während das Prolin bei Patienten mit chronischer Glomerulonephritis und Pyelonephritis regelmäßig erhöht ist. Die Asparaginsäure, das Glycin und die Glutaminsäure sind bei Urämie fast ausschließlich in ihrer gebundenen Form erhöht. Die Zunahme der gebundenen Monoaminobicarbonsäuren bei Niereninsuffizienz ist vielleicht durch eine verminderte Desamidierung in der Niere bedingt. Weiterhin diskutieren die Autoren, ob die Zunahme der Serumkonzentration von Prolin, Glutaminsäure und Asparaginsäure bei Urämie vielleicht mit einer Störung im Harnstoffcyclus in Beziehung steht. Vielleicht ist im Zusammenhang mit der Erhöhung des Glycins bei Urämie die mitunter im urämischen Organismus gefundene Ablagerung von Calciumoxalat zu sehen. Unter 200 Urämiefällen fanden BEDNAR u. Mitarb. (1961) 128mal Calciumoxalatkristalle in den Hauptstücklumina der Nierentubuli aber auch in den Muskelzellen und im Interstitium des Myokards, gelegentlich auch in anderen Geweben. Biochemisch wird die Oxalsäure auf die Oxydation des bei Urämie stets erhöhten Glycins zurückgeführt. Glyoxalsäure wird nämlich bei hoher Konzentration zu Oxalsäure oxydiert. Möglicherweise kann aber auch Oxalsäure aus Uracil entstehen.

FRIMPTER u. Mitarb. (1961) fanden die Gesamtkonzentration an freiem α-Aminostickstoff im proteinfreien Plasma bei Urämie-Patienten nicht erhöht (3,4—5,7 mg-%). Die Salzsäure-Hydrolyse des enteiweißten Plasmas dieser Patienten ergab jedoch einen mittleren Anstieg des α-Aminostickstoffs von 1,5 auf 3 mg-% gegenüber einer Anstiegsquote im hydrolysierten, enteiweißten

Plasma bei Gesunden von ungefähr 0,6 mg-%. Anscheinend sind also die konjugierten Aminosäuren im Plasma bei Urämie erhöht. Bei dem Versuch, diese Substanzen mittels Ionen-Austauschersäulen zu isolieren (Amberlite 1 R 120), konnte hauptsächlich das Dipeptid Phenylacetylglutamin nachgewiesen werden. SALISBURY u. Mitarb. (1957) fanden bei urämischen Menschen und bei nephrektomierten urämischen Hunden im Plasma das freie Arginin, das Glycin und das Prolin erhöht. Andere Aminosäuren, z. B. Methionin und Threonin, waren erniedrigt. RECHENBERG fand einen erhöhten Mucoproteidstickstoff im enteiweißten Serumfiltrat bei chronischer Niereninsuffizienz. Es zeigt sich, daß der Mucoproteidstickstoff im Serum fast linear mit steigendem Rest-N zunimmt. Andere Untersucher fanden bei akuter Niereninsuffizienz ebenfalls einen Anstieg des Mucoproteids im Serum (ELKIS u. Mitarb., 1960). Sie führen den Anstieg auf eine verminderte Ausscheidung zurück.

e) Citrat im Plasma

NORDMANN u. Mitarb. (1959) fanden den Citratgehalt des venösen Plasmas bei 41 Patienten mit akuter Niereninsuffizienz signifikant gegenüber dem gesunden Zustand vermindert ($1{,}20 \pm 0{,}13$ mg-% gegenüber der Norm von $1{,}54 \pm 0{,}09$ mg-%). Der Mittelwert der Citratkonzentration im Plasma bei 25 chronisch Nierenkranken war gegenüber dem Normalwert nicht deutlich verändert ($1{,}44 \pm 0{,}17$ mg-%). Andererseits fanden PIERCE u. Mitarb. (1957) die Citratkonzentration im arteriellen Blut deutlich erhöht. Erhöhte Citratkonzentration im arteriellen und erniedrigte im venösen Blut lassen auf eine erhöhte Citratnutzung des arteriellen Blutes in der Peripherie des Gewebes bei Urämiekranken schließen. Diese Feststellung ließ sich auch durch Citrat-Infusionen stützen (PIERCE u. Mitarb., 1957). PIERCE u. Mitarb. untersuchten weiterhin den Citratgehalt im Blut der Cubitalvene, der A. brachialis oder radialis, der Nierenvene, der Lebervene und einmal aus der Pulmonalarterie. Das Blut aus der Lebervene enthielt deutlich mehr Citrat als das von allen anderen Stellen gewonnene Blut. Möglicherweise bildet bei Urämie die Leber vermehrt Citrat und verursacht dadurch eine Citraterhöhung im arteriellen Blut.

3. Störungen des intermediären Stoffwechsels

a) Kohlenhydratstoffwechsel

Über Hyperglykämie bei Niereninsuffizienz und Urämie wurde von verschiedenen Autoren berichtet (COHEN u. Mitarb., 1960, 1962; TEUSCHER u. Mitarb., 1962, 1963; PERKOFF u. Mitarb., 1958; WESTERVELT und SCHREINER, 1962). Die Blutzuckerwerte können sowohl bei akuter wie chronischer Urämie erhöht sein. Allerdings ist für die Bestimmung des Blutzuckers nur eine glucosespezifische, enzymatische Bestimmungsmethode brauchbar. Es ist darauf hinzuweisen, daß mit nichtspezifischen Blutzuckerbestimmungsmethoden bei niereninsuffizienten und urämischen Patienten im allgemeinen höhere Blutzuckerwerte als mit den spezifischen (enzymatischen) Bestimmungsmethoden gefunden werden. Die erhöhten Werte bei den reduktometrischen Methoden werden wahrscheinlich durch vermehrt zurückgehaltene reduzierende Substanzen im Plasma bei Niereninsuffizienz hervorgerufen (z. B. Kreatinin, Harnsäure u. a.). Auch die sog. „true glucose"-Methode nach SOMOGYI-NELSON ergibt gegenüber der enzymatischen Methode zu hohe Werte.

Bei Anwendung der enzymatischen Methode besteht eine signifikante Differenz zwischen den Nüchternblutzuckerwerten bei gesunden Personen und bei niereninsuffizienten Kranken erst bei stark erhöhten Rest-N-Werten. Mit der enzymatischen Methode fanden TEUSCHER u. Mitarb. bei gesunden Personen mit einem Rest-N-Mittelwert von 25 mg-% einen mittleren Nüchternblutzucker von 75 mg-%. Bei einer Hyperazotämie ohne das klinische Bild der Urämie betrug der Nüchternblutzucker im Mittel 81 bzw. 101 mg-% (Rest-N-Mittelwert 85 bzw. 100 mg-%). Bei 60 Patienten mit dem klinischen Bild der Urämie und einem mittleren Rest-N von 209 mg-% betrug der enzymatisch bestimmte Nüchtern-

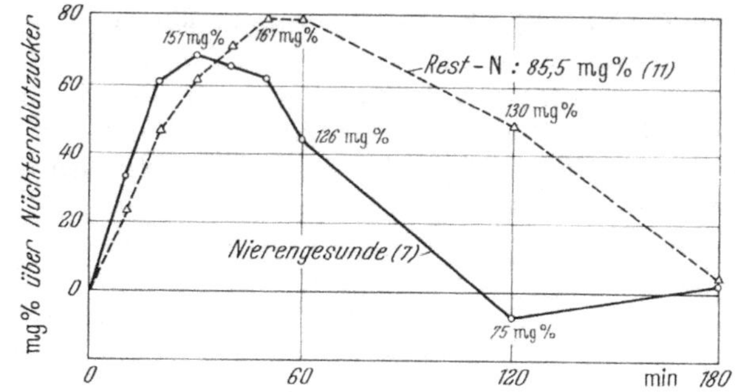

Abb. 6. Orale Glucosebelastung bei sieben normalen Kontrollen (o——o) und elf hyperazotämischen Patienten (---------) mit 30 g Glucose/m². Kohlenhydratreiche Ernährung während der drei vorhergehenden Tage. Verzögerter Abfall des enzymatisch bestimmten Blutzuckers bei Niereninsuffizienz [TEUSCHER et al.: Klin. Wschr. **41**, 706 (1963)]

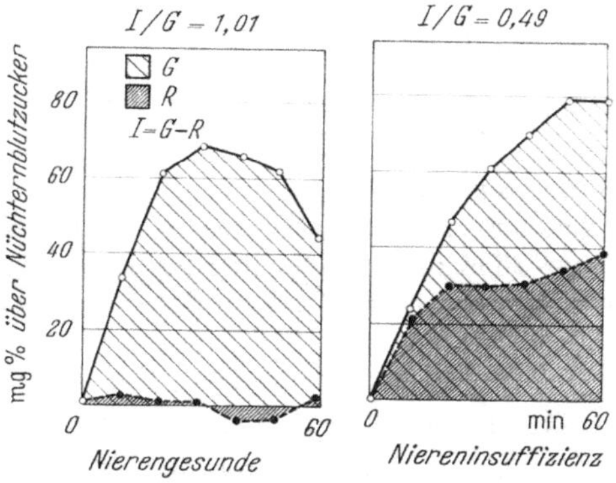

Abb. 7. Untersuchung des „insulinsensibilisierenden Faktors“ nach HIMSWORTH. Obere Kurven (o——o): orale Glucosebelastung bei sieben normalen Kontrollen und elf hyperazotämischen Patienten (30 g Glucose/m²). Untere Kurven (•---------•): orale Glucosebelastung + krist. Insulin i.v. (5 E/m²). Gleiche Patientengruppe, Verminderung der Insulinempfindlichkeit (*I/G*) bei Niereninsuffizienz auf die Hälfte gegenüber normalen Kontrollen. *G* Fläche, die durch Glucosebelastungskurve während 60 min bestrichen wird. *R* Fläche, die durch kombinierte Glucose-Insulin-Belastungskurve während 60 min bestrichen wird. *I/G* = Ausmaß des „insulinstabilisierenden Faktors“ [TEUSCHER et al.: Klin. Wschr. **41**, 706 (1963)]

blutzucker 111 mg-% und lag damit signifikant über den Nüchternwerten von gesunden Personen. Bestimmungen nach der unspezifischen Methode von HAGEDORN-JENSEN ergaben zu große Differenzen: 87 bzw. 154 mg-%.

Bei der oralen Glucosebelastung mit 30 g Glucose/m² Körperoberfläche zeigten niereninsuffiziente Patienten mit einem mittleren Rest-N von 85 mg-% eine verminderte Glucosetoleranz (Abb. 6). Aufgrund der Ergebnisse der Insulinbelastung führen die Untersucher die Blutzuckererhöhung bei Urämiekranken auf eine verminderte Insulinsensibilität zurück (Abb. 7). In weiteren Untersuchungen fand sich eine deutliche Korrelation zwischen Rest-N und Blutzuckeranstieg bei Niereninsuffizienz (Abb. 8), wenn auch eine erhebliche Streuung der Werte vorhanden ist.

Gelegentlich findet sich auch bei Patienten im urämischen Koma eine Erhöhung der Plasmaketonkörper. Diese erreichen aber nicht die hohen Werte wie bei einer diabetischen Acidose. Eine Azetonurie ist mit der Ketonämie bei Urämie nicht verbunden. Es erscheint möglich, daß die Vermehrung der Ketonkörper im Blut bei Urämie weniger Folge einer verminderten Insulinsensibilität als Folge einer Bildung von Hungerazeton bei den komatösen Patienten ist.

PERKOFF u. Mitarb. (1958) sowie WESTERVELT und SCHREINER (1962) fanden eine verminderte Wirkung des Insulins bei Urämie im Glucose-Insulin-Toleranztest. Nach PERKOFF u. Mitarb. steht die verminderte Insulinwirkung bei jüngeren

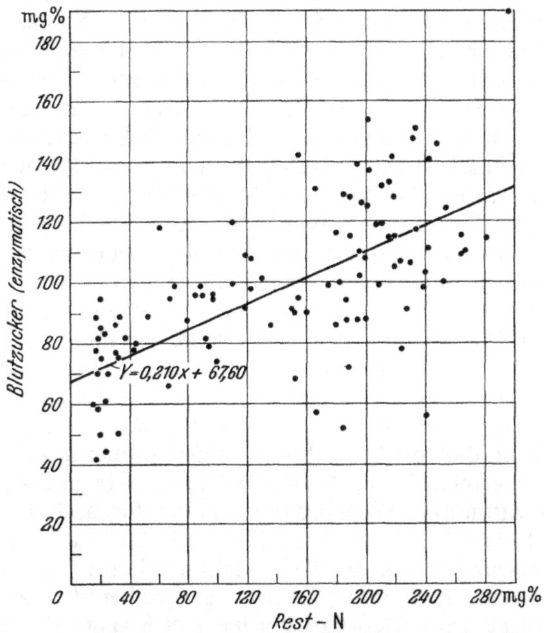

Abb. 8. Korrelation von Rest-N zu enzymatisch bestimmtem Blutzuckerwert bei 20 nierengesunden und 84 hyperazotämischen Patienten. Es findet sich eine lineare Korrelation zwischen den beiden Größen ($P < 0{,}001$) [TEUSCHER et al.: Klin. Wschr. **41**, 706 (1963)]

urämischen Patienten in direkter Korrelation zur Höhe der Harnstoffkonzentration im Plasma; bei älteren Patienten ist diese Korrelation nicht vorhanden. Die Untersucher stellten weiterhin fest, daß die intravenöse Zufuhr von Harnstoff bei normalen Hunden zu einer diabetischen Glucose-Toleranzkurve führen kann. Allerdings zeigten sich die gleichen Veränderungen nach Zufuhr einer isoosmotischen NaCl-Lösung. Bei drei normalen Versuchspersonen wurde über mehrere Tage Harnstoff oral zugeführt. Danach zeigte sich ein verzögertes Verschwinden der Glucose aus dem Blut im Glucosebelastungstest. Die Untersucher folgern, daß der Harnstoff eine spezifische, in Einzelheiten noch unbekannte Wirkung auf den Glucosestoffwechsel bei der Urämie habe.

SCHIANO und CORTESE fanden bei Kaninchen 14 Std nach Beginn einer durch Ureterenligatur herbeigeführten Urämie gegenüber normalen Kontrolltieren eine Erniedrigung des Leberglykogengehaltes. Für eine Verminderung des Leberglykogens bei Urämie sprechen auch Untersuchungen von COHEN u. Mitarb. (1960). Sie fanden bei urämischen Nierenkranken im Adrenalintest eine herabgesetzte Glykolyse. Damit erklären die Untersucher eine bei Niereninsuffizienz im Insulin-Toleranztest beobachtete verzögerte Rückkehr des Blutzuckers zu normalen Werten. Die Autoren fanden außerdem gelegentlich eine spontane Hyperglykämie bei nicht diabetischen Kranken mit Niereninsuffizienz. Sie erklären insgesamt ihre widersprechenden Befunde — Hyperglykämie einerseits und herabgesetzte Glykolyse andererseits — mit einer Blockierung der hepatischen Glykogenbildung bei Urämie. Auch bewirkt die Injektion von Glucagon bei Nierenkranken im Vergleich zu Stoffwechselgesunden einen geringeren Blutzuckeranstieg. Die orale Glucosebelastung ergibt bei Nierenkranken eine Kurve, deren Werte höher als bei Gesunden und niedriger als bei Zuckerkranken liegt (COHEN, 1962). Es läßt sich bei der Prüfung der Glucosetoleranz sowie der Insulinempfindlichkeit bei niereninsuffizienten Kranken eine Störung des Kohlenhydratstoffwechsels nachweisen, die vor dem Auftreten einer Nüchternhyperglykämie festzustellen ist. Die Ursache für die Störung des Kohlenhydratstoffwechsels ist nicht bekannt. Als pathogenetische Hypothesen wurden eine gesteigerte Gluconeogenese durch Corticosteroide (BACH, BRAUN und KOMER, 1962) oder eine erhöhte Glykolyse durch Katecholamine bei Urämie diskutiert. Auch an eine Schädigung der Pankreasinseln wird gedacht, ist jedoch nicht bewiesen. Schließlich wird diskutiert, ob durch das bei Urämie erhöhte Gluthation im Plasma ein insulininaktivierendes Ferment in seiner Wirkung verstärkt werden könnte.

Paradoxerweise stehen diesen Störungen der Glucoseverwertung und der Insulin-Empfindlichkeit bei Urämie die „Besserungen" eines Diabetes mellitus im Verlauf einer Niereninsuffizienz gegenüber. Häufiger wird der Insulinbedarf eines Patienten mit Diabetes mellitus und fortschreitender diabetischer Nephropathie (M. Kimmelstiel-Wilson) mit Zunehmen der Niereninsuffizienz geringer. Zunächst geht das Ausmaß der Glucosurie zurück. Die Abnahme einer Glucosurie bei Niereninsuffizienz ist schon lange bekannt (VON NOORDEN und NAUNYN). Später wurde erkannt, daß mit Fortschreiten einer Glomerulosklerose ein Diabetes mellitus sich auch in seinen Blutzuckerwerten und in seinem Insulinbedarf bessert (MCMANUS, 1949). ZUBROD u. Mitarb. fanden einen durchschnittlich um 9 E verminderten Insulinbedarf bei Diabetes mellitus mit Auftreten einer Niereninsuffizienz. Insulineinsparungen bis zu 50% stellten HATCH u. Mitarb. bei einem Drittel ihrer Fälle von Kimmelstiel-Wilson gegenüber dem Zeitpunkt vor der Niereninsuffizienz fest. Diese Befunde wurden von KALLIOMÄKI u. Mitarb. (1961) bestätigt. Diese Autoren glauben, daß der erhöhte Harnstoff ähnlich wie Sulfonylharnstoffe den erhöhten Blutzucker senken könne. Von anderer Seite wird angenommen, daß bei Niereninsuffizienz Insulin im Stadium der Hyperazotämie nicht mehr normal abgebaut werde, so daß es länger wirke (ALLGOUD, 1961, RICKETTS u. Mitarb., 1961, 1963). Schließlich werden noch erörtert ein verminderter Insulinbedarf bei eingeschränkter Nahrungszufuhr im Laufe einer Niereninsuffizienz und eine erhöhte Durchlässigkeit der ödematösen Zellmembranen bei Nierenkranken für Glucose (MOENCH, 1960). Die Diskrepanz zwischen verminderter Insulinempfindlichkeit von nichtdiabetischen Kranken mit Niereninsuffizienz und einer Verminderung des Insulinbedarfs bei Diabetes-Kranken mit Niereninsuffizienz ist letztlich nicht geklärt.

b) Eiweißstoffwechsel

Die Größe des Eiweißumsatzes bei chronischer Niereninsuffizienz kann sich — teilweise abhängig von der Eiweißzufuhr — auf verschieden hohem Niveau einspielen. Einerseits ist bekannt, daß bei eiweißarmer Kost (20 g Eiweiß/Tag) ein relatives Wohlbefinden und schließlich ein konstantes Körpergewicht bei den Kranken vorhanden sein kann. Andererseits liegen Untersuchungen vor, daß bei chronischer Niereninsuffizienz und Urämie der Eiweißumsatz erhöht ist. HERNDORN (1958) u. Mitarb. fanden bei Niereninsuffizienz einen erhöhten endogenen

Stickstoff-Stoffwechsel. Es bestand kein erhöhter Stickstoffbedarf infolge einer eventuell bestehenden Proteinurie. Die Untersucher folgern, daß bei Niereninsuffizienz eine höhere Stickstoffzufuhr als bei Gesunden notwendig ist. Auf Rückwirkungen einer erhöhten Eiweißzufuhr auf den Allgemeinzustand und die Retention harnpflichtiger Substanzen sowie die damit verbundene Verstärkung der urämischen Intoxikation wird nicht eingegangen. Auch BIGALLI u. Mitarb. (1960) fanden bei Niereninsuffizienz stärkeren Grades eine negative Eiweißbilanz. Der erhöhte Eiweißabbau trat dann auf, wenn das Glomerulusfiltrat unter 40 ml abgefallen war. Vorher war der Eiweißhaushalt ausgeglichen bei gleicher Kost. Als Ursache der negativen Eiweißbilanz werden zwei Faktoren genannt: Acidose und verminderte Nahrungsaufnahme.

MÜTING und SHIVARAM (1959) fanden bei 20 Kranken mit Niereninsuffizienz — ohne Unterscheidung von akuter und chronischer Niereninsuffizienz — eine Verminderung des Serum-Albumins auf durchschnittlich 2,5 g-% bei Erhöhung der α-2- und γ-Globuline. Der α-Amino-Stickstoff war um 50% im Serum erhöht. Die Xanthoproteinreaktion im Serum war auf das Vierfache des Normalwertes erhöht, hauptsächlich durch Phenolkörper. Viermal wurden auch im Liquor Indolderivate gefunden, die bei Gesunden im Liquor nicht nachweisbar sind. Auch war bei den niereninsuffizienten Kranken der α-Amino-Stickstoff im Liquor cerebrospinalis deutlich erhöht. Die Verfasser schreiben der Erhöhung der genannten Substanzen im Liquor eine Bedeutung für die Entstehung des Coma uraemicum zu (über Aminosäuren im Serum bei Niereninsuffizienz s. S. 690).

c) *Fettstoffwechsel*

Erhöhte Cholesterin- und Lipoproteinkonzentrationen im Serum werden häufig bei gestörter Nierenfunktion gefunden. Der Pathogenese sind LEVIS u. Mitarb. an einer Versuchsreihe von 31 nephrektomierten Hunden nachgegangen. Die Hunde wurden durch Peritonealdialyse am Leben erhalten, Cholesterin- und Lipoproteinkonzentration im Serum vor und eine Zeitlang nach der Operation untersucht. Während der ersten 5 Tage nach der Operation stiegen Cholesterin und „lower density“ Lipoproteide im Blut deutlich an und blieben danach konstant hoch. Demgegenüber vermindern sich die „high density“ (S 1—10) Lipoproteide nach der Nephrektomie rasch. Die Untersucher nehmen an, daß die beschriebenen Lipidveränderungen Folge einer Nebennierenrindenstimulierung seien, da ähnliche Veränderungen nach Cortison-Behandlung beobachtet werden. ROGUSKI und PSOJOWA (1961) haben die Blutkonzentration an Ketonkörpern bei akutem und chronischem Nierenversagen bestimmt. Bei gesunden Personen betrug der Wert 1,2 mg-% im Serum, bei akuter Niereninsuffizienz war die Konzentration erhöht auf Werte zwischen 3,2—52,7 mg-%, bei chronischer Niereninsuffizienz auf 2,3—18,5 mg-%. Unter einer Blutdialyse gingen die Werte deutlich zurück. Die Untersucher führen die erhöhte Konzentration an Ketonkörpern bei Niereninsuffizienz auf Unterernährung und fettreiche Diät zurück.

d) *Energieumsatz*

Über den Energieumsatz bei akuter und chronischer Niereninsuffizienz liegen bisher wenig Untersuchungen vor. Die Kenntnisse darüber sind aber für die Ökonomie der Nahrungszufuhr bei akuter und chronischer Niereninsuffizienz — Anteil von Kohlenhydraten, Fetten, Eiweiß an der Kalorienzufuhr — von Bedeutung. BINET u. Mitarb. (1951) haben bei einem Patienten mit akuter Anurie über 14 Tage in den ersten 18 Tagen eine Hyperventilation um 70% gegenüber der Norm festgestellt. Es handelte sich nicht um eine acidotische Atmung. Der Grundumsatz lag in dieser Zeit um 15—20% über dem Normalwert, der respiratorische

Quotient betrug 1,0 bei fast vollständiger Nahrungskarenz außer einer täglichen Glucosezufuhr von 50—120 g. Es ist also in dieser Zeit ein erheblicher Teil der körpereigenen Kohlenhydratreserven umgesetzt worden.

In der Periode der Polyurie lag der respiratorische Quotient bei 0,7—0,8, um sich dann auf ungefähr 0,92 einzuspielen. In der anurischen Phase werden nach diesen Untersuchern Kohlenhydrate und Eiweiß ungefähr im Verhältnis von 4:1 abgebaut, während in der anschließenden polyurischen Phase das Verhältnis von Eiweiß, Fett und Kohlenhydraten ungefähr 4,1:11:6,5 lautet. Wahrscheinlich werden die umgesetzten Nahrungsstoff-Mengen individuell verschieden sein; immerhin zeigt die Untersuchung, daß besonders Kohlenhydrate und Fette in der oligurisch-anurischen Phase zur Deckung des Energiebedarfs eingesetzt werden können.

SCHLOERB untersuchte bei 38 Hunden mit akuter Niereninsuffizienz (doppelseitige Nephrektomie) systematisch die Zusammensetzung des Plasmas und das Körpergewicht. Die Überlebenszeit der nephrektomierten Tiere war in diesen Untersuchungen im Vergleich zu Beobachtungen am Menschen relativ kurz: $4{,}5 \pm 1$ Tag. Nach der Nephrektomie erhielten die Tiere lediglich 200 ml 10%ige Glucose täglich intravenös. Der tägliche Gewichtsverlust betrug 1,5% des Ausgangs-Körpergewichts. Der tägliche Verlust an Körperwasser (Tritium-Methode) betrug 2% und an fester Körpersubstanz 1,2%. Täglich wurden bei den Tieren im Durchschnitt 107 ± 6 g Fett abgebaut. Die Menge des Fettabbaues war unabhängig von der Anfangshöhe des Körpergewichtes. Die Veränderungen sind von Tier zu Tier und von Tag zu Tag in engen Grenzen variabel. Allerdings lassen sie sich nur in ihrer Qualität, nicht in ihrer Quantität auf den Menschen übertragen.

4. Zellstoffwechsel bei chronischer Niereninsuffizienz

Neben dem alten Urämieproblem, welche Substanzen die urämische Intoxikation verursachen, ergibt sich mit zunehmender Kenntnis des Zellstoffwechsels in den letzten Jahren die Frage nach dem cellulären Angriffsort der toxisch-urämisch wirkenden Substanz oder Substanzgruppe bzw. des urämischen „Milieus". Besonders in den Spätstadien der Urämie können sich klinisch zahlreiche Symptome zeigen, die für celluläre Stoffwechselstörungen in verschiedenen Organen sprechen: urämische Psychose, urämische Bewußtseinsstörungen bis zum Koma, urämische Neuropathie, urämische Anämie.

Nach der Literatur sind die Untersuchungen über urämiebedingte Zellstoffwechselstörungen bisher nicht zahlreich. Allgemeine Hinweise auf zelltoxische Wirkungen urämischen Serums geben Beobachtungen in Gewebekulturen: Knochenmark zeigt im homologen azotämischen Kulturmedium eine Verminderung der Erythroblasten und eine verzögerte Reifung. Im heterologen Suspensionsmedium waren Erythroblasten und Reifungswerte normal (SACCHETTI, 1953). Die Reifung von Normoblasten war im urämischen Serum gegenüber Normalserum signifikant geringer nach 24 Std (MARKSON und RENNIE, 1956). HENKIN u. Mitarb. (1963) fanden an HeLa-Zellen nach Inkubation im Serum von Kranken mit subakuter und chronischer Glomerulonephritis morphologische Veränderungen toxischer Natur. Diese Veränderungen mit dem Krankenserum traten nicht auf, wenn vor der Blutentnahme zur Serumgewinnung eine extrakorporale Dialyse bei den Kranken vorgenommen worden war. Anscheinend wurde also durch die Dialyse ein zelltoxischer Faktor aus dem Plasma entfernt. Allerdings war die toxische Wirkung des Serums bei subakuter und chronischer Glomerulonephritis nicht an eine Niereninsuffizienz gebunden. Die toxischen Wirkungen fanden sich nicht nach Inkubation mit Seren von Patienten mit anderen Nierenkrankheiten.

Thölen, Bigler und Staub fanden bei Kranken mit chronischer Niereninsuffizienz eine erhöhte Acetoin- und 2,3-Butylenglykol-Konzentration im Serum (s. S. 687). Nach Stoffwechseluntersuchungen an Leber- und Gehirnhomogenaten der Ratte entstehen beide Substanzen vermehrt in azidotischem Milieu sowie bei Sauerstoff- und Coenzym A-Mangel (Bigler, Thölen und Staub, 1961). In zusätzlichen experimentellen Untersuchungen wurde festgestellt, daß durch biogene Amine (Tyramin, Dopamin, Tryptamin) die Acetoinbildung aus Brenztraubensäure durch Rattenleberhomogenat und Rattenhirnhomogenat gesteigert wird (Bigler, Thölen und Staub, 1961). Die Untersucher vermuten eine narkotische Wirkung des Acetoins und verweisen auf eine zeitliche Korrelation zwischen urämischer Bewußtseinsstörung und Vermehrung der Residual-N-Substanzen, zu denen auch die biogenen Amine gehören. Die Frage bleibt offen, ob dieser Mechanismus auch beim Menschen eine Rolle spielt. Entgegen der ursprünglichen Annahme der Autoren dürften jedoch diese Substanzen nicht für die urämische Symptomatologie verantwortlich sein (s. S. 687). Schnermann (1962) fand bei einem Patienten mit chronischer Hepatitis Blutwerte von 1580 γ-% Acetoin und 2450 γ-% Butylenglykol nach Acetoinbelastung. Der Patient gab jedoch keine Mißempfindungen an.

Andererseits geben jedoch die Befunde einer erhöhten Acetoin- und 2,3-Butylenglykol-Konzentration im Plasma bei Urämie indirekte Hinweise auf eine Störung des intracellulären Kohlenhydratabbaues bei Urämie. Thölen u. Mitarb. erwägen eine Verminderung des oxydativen Abbaues von Pyruvat zu Acetyl-Coenzym A. Die verminderte Bildung von Acetyl-Coenzym A kann weiterhin eine Abnahme der energiereichen Phosphate im Zellstoffwechsel zufolge haben. Auf einem anderen Wege kamen Heintz und Renner zu ähnlichen Schlüssen (1964, 1965). Sie untersuchten in der Warburg-Apparatur im Serum von Kranken mit chronischer Urämie den Sauerstoffverbrauch und verschiedene Stoffwechselfunktionen von Nierengewebe, Nierenmitochondrien und Hirnhomogenaten. Die Gewebe stammten von Ratten, gelegentlich wurde auch menschliches Gewebe untersucht. Das Urämieserum wurde mit der von Krebs und Henseleit angegebenen Ringer-Bicarbonat-Lösung in verschiedenen Konzentrationen verdünnt. In Serienuntersuchungen wurden den Ansätzen verschiedene Stoffwechselsubstrate wie Pyruvat, L-β-Hydroxybutyrat, Acetacetat und Glucose hinzugegeben und ihre Utilisation gemessen. Die Untersucher fanden drei Komplexe von Störungen an Nierengewebe und Nierenmitochondrien im Urämieserum:

1. Der Verbrauch von Pyruvat, L-β-Hydroxybutyrat und Acetacetat durch Nierengewebe ist im Urämieserum vermindert. Auf der anderen Seite ist die Lactatbildung stark gesteigert, und die Neubildung von Citrat im Nierenhomogenat herabgesetzt (Abb. 9). Die Lokalisation dieser Störungen im Zellstoffwechsel zeigt das Schema Abb. 10. Demnach spricht die herabgesetzte Utilisation von Pyruvat, Acetacetat und L-β-Hydroxybutyrat einerseits, die verminderte Entstehung von Citrat andererseits für eine Hemmung in der Bildung der aktivierten Essigsäure, des Acetyl-Coenzyms A. Dieser verminderten Bildung von Acetyl-Coenzym A liegt nicht nur eine Verminderung des oxydativen Abbaues von Pyruvat zu Acetyl-Coenzym A zugrunde, sondern auch eine verminderte Bildung des Acetyl-Coenzyms A aus Endprodukten des intracellulären Fettsäureabbaues wie Acetacetat und L-β-Hydroxybutyrat.

2. Es fand sich bei der Untersuchung des Gewebestoffwechsels mit der Warburg-Methode im Urämieserum eine herabgesetzte Glucose-Glykogen-Neubildung. Dieser Befund deutet auf eine gestörte Bereitstellung von Oxydationsenergie hin, worauf auch andere Ergebnisse hinweisen.

3. Nierenmitochondrien zeigen nämlich in einer bestimmten Fraktion von Urämieseren einen herabgesetzten Sauerstoffverbrauch und einen relativ noch stärker verminderten Verbrauch von anorganischem Phosphat (RENNER und HEINTZ, 1965; HEINTZ und RENNER, 1966). Das spricht für die verminderte

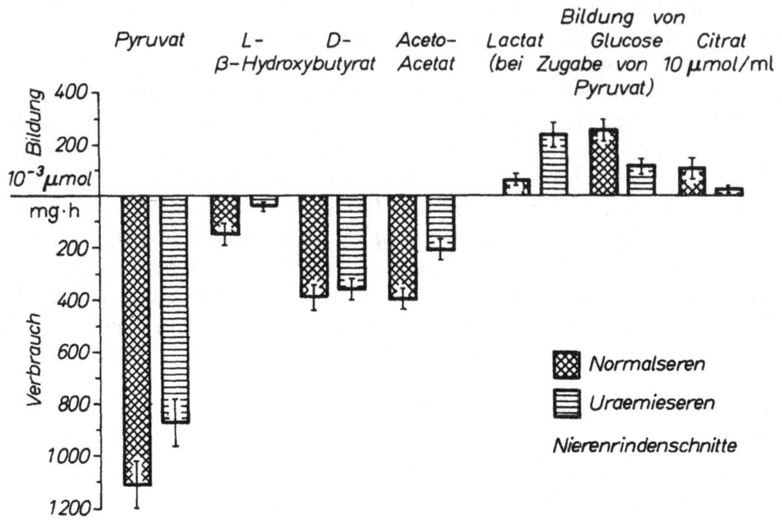

Abb. 9. Stoffwechseluntersuchungen an Nierenrindenschnitten im urämischen Serum: der Verbrauch von Pyruvat, L-β-Hydroxybutyrat und Acetoacetat sowie die Bildung von Glucose und Citrat ist vermindert, die Bildung von Lactat erhöht (nach HEINTZ und RENNER, 1964, 1965, 1966)

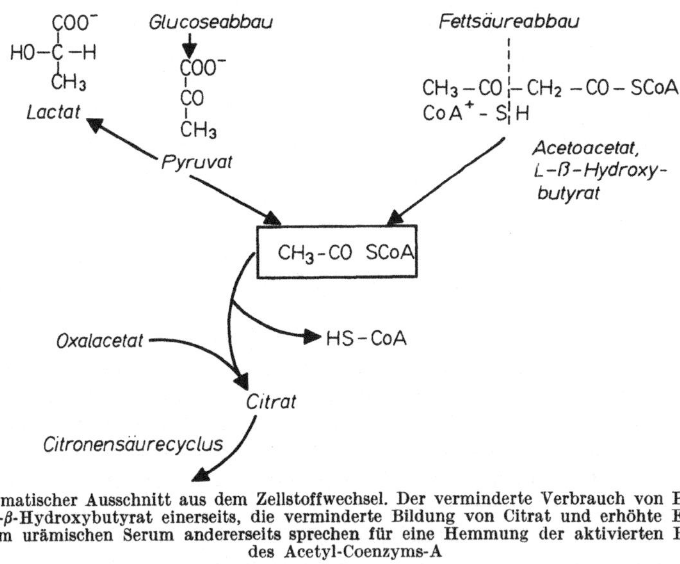

Abb. 10. Schematischer Ausschnitt aus dem Zellstoffwechsel. Der verminderte Verbrauch von Pyruvat, Acetoacetat und L-β-Hydroxybutyrat einerseits, die verminderte Bildung von Citrat und erhöhte Entstehung von Lactat im urämischen Serum andererseits sprechen für eine Hemmung der aktivierten Essigsäure, des Acetyl-Coenzyms-A

Bildung von energiereichen Phosphatverbindungen im urämischen Serum. Weiterhin ist der Energie erfordernde Prozeß des PAH-Transportes in die Nierenzellen (Tubuluszellen) im urämischen Serum signifikant eingeschränkt (RENNER u. HEINTZ, 1966). Auch Hirnhomogenat zeigt im Urämieserum gegenüber der Inkubation im Normalserum einen deutlich herabgesetzten Glucose- und Pyruvatverbrauch. Andererseits waren die Lactatbildung und der Aminosäurenverbrauch des Hirnhomogenates gesteigert.

Gerade die Störungen der Kohlenhydratverwertung sind vielleicht für die Gehirnzelle bei Urämie von besonderer Bedeutung, deckt sie doch ihren Energiebedarf hauptsächlich aus dem Kohlenhydratabbau. Ist der Kohlenhydratabbau ungenügend, so werden statt Glucose vermehrt Aminosäuren abgebaut. Wird der Gehirnzelle jedoch mit dem Serum erhöht Glucose angeboten, so nimmt der Glucoseverbrauch wiederum zu, während der Aminosäurenabbau zurückgeht. In diesen Untersuchungen sind nun noch zwei weitere Befunde interessant:

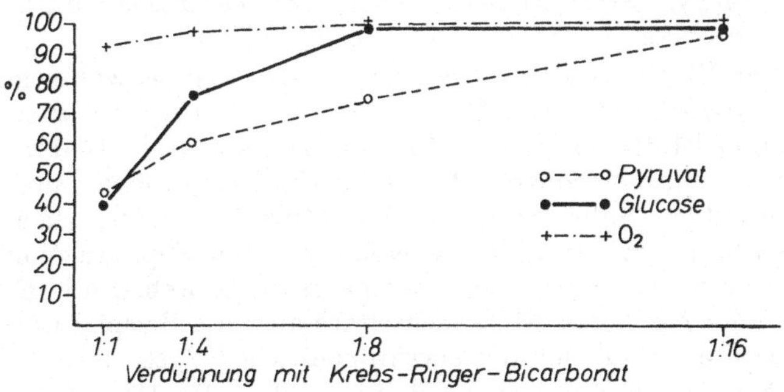

Abb. 11. O_2-Verbrauch, Pyruvatutilisation und Glucoseneubildung von Nierenrindenschnitten in Urämieserum zunehmender Verdünnung. 10 µmol Pyruvat/ml Medium. Parameter in % der Kontrollwerte (nach RENNER u. HEINTZ, 1965; HEINTZ u. RENNER, 1966)

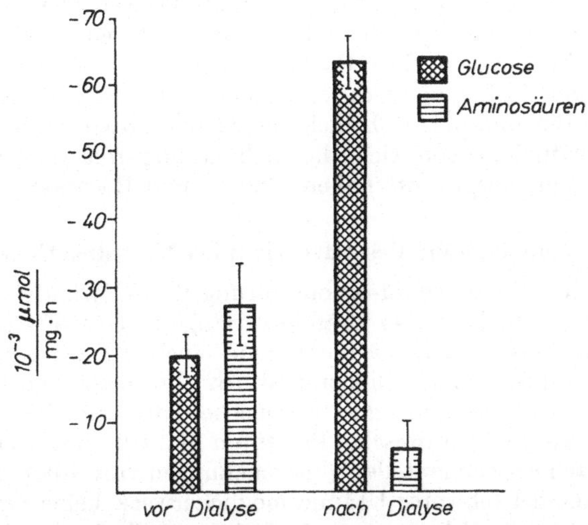

Abb. 12. Glucose- und Aminosäurenverbrauch von Gehirnhomogenaten im urämischen Serum vor und nach Hämodialyse des urämischen Serumspenders. Vor Dialyse niedriger Glucose- und hoher Aminosäurenverbrauch, nach Dialyse „Normalisierung" des Gehirnstoffwechsels mit hohem Glucose- und niedrigem Aminosäurenverbrauch (nach RENNER und HEINTZ, 1965; 1966)

1. Mit zunehmender Verdünnung des Urämieserums nehmen seine Hemmwirkungen auf die verschiedenen gezeigten Stoffwechselvorgänge ab (Abb. 11).

2. Nach Hämodiayse ruft das Urämieserum die gezeigten Stoffwechselstörungen nur noch abgeschwächt oder überhaupt nicht mehr hervor. Besonders am Beispiel des Glucose- und Aminosäurenverbrauchs von Gehirnhomogenaten läßt sich das zeigen (Abb. 12).

Bei Untersuchungen am Menschen wurde eine Abnahme des cerebralen Sauerstoff- und Glucoseverbrauchs bei Urämie beobachtet (HEYMAN u. Mitarb., 1951; SCHEINBERG, 1954; GOTTSTEIN, 1966).

Nierenschnitte von Kaninchen, bei denen durch Ureterenligatur für ungefähr 24 Std eine Urämie erzeugt worden war, konnten in vitro aus Brenztraubensäure, Bernsteinsäure und α-Ketoglutarsäure keine Glucose bilden (Schiano und Cortese). Nach diesen Befunden haben anscheinend die Nieren urämischer Tiere die Fähigkeit zur Glykoneogenese verloren. Allerdings wurden diese Untersuchungen in dem unphysiologischen Milieu einer Elektrolytlösung vorgenommen.

Insgesamt muß ein Teil der Urämiesymptome — unabhängig von Störungen des Elektrolyt- und Wasserhaushaltes — nach älteren und neueren Untersuchungen als ein echtes Intoxikationssyndrom angesehen werden:

Bei schwerer Niereninsuffizienz werden im Organismus wahrscheinlich kleinmolekulare Substanzen aus dem Eiweißstoffwechsel zurückgehalten. Sie wirken toxisch auf den Zellstoffwechsel und können beispielsweise die Bildung von Acetyl-Coenzym A hemmen, eine zentrale Stelle für die Energiegewinnung, den Abbau und Umbau wichtiger Substanzen des Zellstoffwechsels. Zusätzlich hemmen sie die oxydative Phosphorylierung, was ebenfalls die Energieproduktion vermindert. Die Störungen wirken sich vielleicht besonders an Geweben mit Engpässen des Stoffwechsels oder mit hoher Stoffwechselrate aus. Als Beispiel wäre hier an die Gehirnzellen und an die Zellen des erythropoetischen Systems zu denken.

Zu den oben erwähnten Untersuchungen über die Hemmung der Acetyl-Coenzym A-Bildung im urämischen Milieu würden gut die therapeutischen Versuche von Dérot und Rathery passen, die eine Behandlung der akuten Urämie mit Coenzym A versuchten (300—450 γ/die, Gesamtdosen zwischen 600—7100γ). Die Untersucher wollen eine günstige Einwirkung auf den Allgemeinzustand der Patienten beobachtet haben. Die Beobachtungsergebnisse sind jedoch zu allgemeiner Natur und bisher nicht durch objektive Parameter belegt, so daß die Wirksamkeit der Behandlung noch nicht beurteilt werden kann. Auch bei chronischer Niereninsuffizienz soll sich die Behandlung mit Coenzym A auf den Allgemeinzustand gut ausgewirkt haben (Dérot und Rathery).

5. Immunologische Besonderheiten bei Niereninsuffizienz

Bei der Erörterung von Zellfunktionsstörungen im Verlaufe der Urämie und Niereninsuffizienz ist auch die bei Urämie verlängerte Überlebenszeit von Hauttransplantaten zu erwähnen. Es ist hieraus auf eine geringere Antikörperbildung im urämischen Organismus zu schließen (Smiddy, Burwell und Parsons, 1961). Hume u. Mitarb. beobachteten, daß urämische Patienten Nierentransplantate länger tolerieren als nichturämische Patienten (Hume, Merrill, Miller und Thorn, 1955). Nach experimentellen Untersuchungen von Gowland und Smiddy (1962) besteht aber bei schwerer Urämie möglicherweise keine verminderte, sondern nur eine verzögerte Bildung von Antikörpern. Sie konnten bei Kaninchen mit akuter, schwerer Urämie nach intravenöser Erstimmunisierung mit Rinderserum-Albumin eine gegenüber normalem oder nur leicht urämischem Kaninchen verzögerte Elimination des Antigens aus der Blutbahn feststellen. Bei einer Zweitimmunisierung einige Wochen später wurde auch bei schwer urämischen Kaninchen das Antigen normal schnell aus der Blutbahn eliminiert. Bei diesen Tieren war nach der Zweitimmunisierung der Antikörpertiter gleich hoch wie bei normalen Kaninchen. Aus der verzögerten Elimination bei Erstimmunisierung schließen sie auf eine verzögerte Bildung von Antikörpern, die normalerweise einige Tage nach Erstimmunisierung die Eliminierung des Antigens aus der Blutbahn fördern.

Mit einer normal starken, aber verzögerten Antikörperbildung lassen sich auch einige andere immunologische Befunde bei Urämie erklären. So wird eine transplantierte Niere bei Homotransplantation auf einen urämischen Kranken weniger rasch als bei nicht-niereninsuffizienten Kranken abgestoßen (HUME u. Mitarb., 1955). Ähnliches wurde von MANNICK u. Mitarb. (1960) bei urämischen Hunden beobachtet. Auch die Überlebenszeit von Hauttransplantaten ist bei urämischen Patienten (COUCH u. Mitarb., 1957; DAMMIN u. Mitarb., 1957) und bei Kaninchen mit akuter Urämie verlängert (SMIDDY u. Mitarb., 1957). Andererseits ist bei urämischen Patienten die Produktion von bestimmten cellulären und zirkulierenden Antikörpern anscheinend gut erhalten. Die Mantoux-Reaktion wird in normaler Zahl und normalem Umfang positiv gefunden (DAMMIN u. Mitarb., 1957), die Antikörperbildung nach Impfung mit Tetanus-Toxoid ist normal (BALCH, 1955). Auch die Bildung von Diphtherie-Antikörpern nach einer Impfung mit gereinigtem Diphtherie-Toxoid ist normal (STOLOFF u. Mitarb., 1958).

6. Enzyme und Enzymsubstrate im Blut und Harn bei Niereninsuffizienz

In den letzten Jahren galt — der Entwicklung verbesserter Nachweismethoden parallel gehend — Enzymbestimmungen im Blut und Harn bei Niereninsuffizienz besondere Aufmerksamkeit.

Bei akuter Niereninsuffizienz kann die Diastasekonzentration im Blut erhöht sein (MERONEY u. Mitarb., 1956). Gelegentlich wurden Werte wie bei akuter Pankreatitis beobachtet. Eine Beziehung zur Höhe des Reststickstoffs im Blut wurde nicht gefunden. Andere Untersucher fanden nur eine geringe und nicht regelmäßige Erhöhung der Blutdiastase bei Niereninsuffizienz (HAMBURGER u. Mitarb., 1962). Die Urindiastase zeigte keine eindeutigen Veränderungen.

HEIFETZ u. Mitarb. (1956) fanden bei 18 von 33 Kranken mit einer Azotämie einen erhöhten Diastasewert im Serum. Normale Diastasewerte im Serum sollen prognostisch ungünstiger sein als erhöhte Werte bezüglich des Ausganges der Niereninsuffizienz. Bei erhöhter Serumdiastase waren auch die Harn-Diastase werte im Durchschnitt erhöht.

Bei 42 Patienten mit chronischer Niereninsuffizienz wurde von GROSS u. Mitarb. (1960) in keinem Falle eine erhöhte Serumamylase gefunden. Bei drei Fällen mit chronischer Glomerulonephritis fand sich eine erhöhte Lipaseaktivität im Serum. Insgesamt lassen diese Untersuchungsergebnisse den Bestimmungen von Serum-Lipase und Serum-Amylase bei chronischer Niereninsuffizienz keine Bedeutung zuerkennen.

Bei akuter und chronischer Niereninsuffizienz wurde im Plasma eine erhöhte Tripeptidasekonzentration gefunden (RICHET u. Mitarb., 1957). Mit einer von GRASSMANN und HEYDE (1929) angegebenen Methode fanden sich bei gesunden Personen Tripeptidasemengen von $4{,}45 \pm 1{,}1$ μE/ml Plasma. Bei akuter Niereninsuffizienz im Zusammenhang mit Zellzerfall (Anurie post abortum, Anurie durch Hämolyse bei Bluttransfusionen, posttraumatische Anurie) lagen die Werte zwischen 10 und 25 μE/ml. Aber auch bei toxischen Anurien, urologischen Anurien, anurischen Glomerulonephritiden waren die Werte erhöht. Auch bei chronischer Niereninsuffizienz lag die Enzymaktivität zwischen 6 und 15 μE/ml Plasma. Die Tripeptidaseaktivität scheint im Einzelfalle dem Eiweißkatabolismus parallel zu gehen. Sie stellt eine einfache Methode für die halbquantitative Messung des Eiweißkatabolismus dar. Bei akuter Niereninsuffizienz geht mit Rückgang der Tripeptidaseaktivität im Plasma auch eine Verminderung des Eiweißabbaues einher. Fälle mit Hämolyse und Anurie zeigen die höchsten Tripeptidasewerte im Serum. Die erhöhte Tripeptidaseaktivität scheint somit weniger eine Folge der Nierenkrankheit als eine Folge der zur Nierenschädigung führenden Allgemeinerkrankung zu sein. Auch bei anderen Gewebszerfallprozessen ohne Nierenbeteiligung (Operationen, Infektionen) kann es zu Erhöhung der Plasmatripeptidase kommen (RICHET u. Mitarb., 1957).

WEST und ZIMMERMANN (1958) fanden bei 43 von 71 Nierenkranken eine erhöhte Lactatdehydrogenase (LDH) im Serum. Die Glutaminsäure-Oxalessigsäure-Transaminase (GOT) war dagegen nur bei sechs Kranken erhöht. Bei vier dieser sechs Kranken war der Anstieg wahrscheinlich durch eine gleichzeitig vorhandene Leberparenchymschädigung bedingt. Die Höhe der LDH stand in keiner Beziehung zur Höhe des Reststickstoffs im Serum. Es fanden sich erhöhte Werte bei Patienten mit und ohne Azotämie. Es bestand auch keine Korrelation zur Alkalireserve, zur Proteinurie, Cholesterinkonzentration und zur Anämie. Eine reziproke Korrelation bestand zwischen der Höhe der Fermentaktivität und den Albuminwerten in dem Serum. Eine Störung der Fermentausscheidung über die Niere als Ursache der LDH-Erhöhung im Serum bei Nierenerkrankungen ist unwahrscheinlich. Auch ein vermehrter Einstrom aus den geschädigten Nierenzellen scheint als Ursache für den LDH-Anstieg nicht in Betracht zu kommen, da die Niere außer LDH auch sehr viel GOT enthält, die bei Nierenaffektionen nur in Einzelfällen erhöht ist. Die Ursache der LDH-Erhöhung bei Nierenerkrankungen ist in den Einzelheiten nicht bekannt.

LOSSE u. Mitarb. fanden bei akuter Niereninsuffizienz nach Hämolyse eine deutlich erhöhte LDH im Serum. Dieser Befund läßt sich u. U. zur ätiologischen Differentialdiagnose einer akuten Niereninsuffizienz heranziehen. Eine erhöhte LDH im Serum spricht in solchen Fällen für eine Hämolyse, die per se oder über einen Kreislaufschock zur Niereninsuffizienz geführt haben könnte.

Bei experimenteller ischämischer Nierenschädigung war anschließend im Blut keine Erhöhung der reichlich in Nieren und Leber vorhandenen D-Aminosäureoxydase nachzuweisen (LEVEY u. Mitarb., 1961). Auch im Urin der Versuchstiere (Hunde) war keine Enzymaktivität festzustellen, obwohl in den geschädigten Nieren die D-Aminosäureoxydase-Konzentration deutlich vermindert war.

ROSALKI und WILKINSON (1959) fanden bei acht von neun Fällen mit Nierenzellnekrosen eine erhöhte Lactatdehydrogenase *im Urin* (Normalwerte im Urin 16000 E/24 Std $\pm$ 7500 E). Die LDH wurde spektrophotometrisch nach WROBLEWSKI bestimmt. Auch die Glutamin-Oxalat-Transaminase war bei fünf untersuchten Fällen mit Nierenzellnekrosen im Urin erhöht. Es erscheint wahrscheinlich, daß der Anstieg der Urin-LDH- und der Urin-GOT-Aktivität bei akuter Niereninsuffizienz auf einem akuten Zellschaden beruht, was auch von SCHWEIGER festgestellt wurde (1966). Außerdem besteht jedoch noch eine Korrelation zwischen LDH-Ausscheidung im Urin und der Proteinurie. Die LDH ist selbst ein Protein und mit erhöhter Proteinurie wird sie vermehrt im Urin ausgeschieden. CROCKSON stellte eine Relation zwischen LDH-Clearance/Proteinclearance von 70:100 fest. Die LDH-Ausscheidung im Urin ist weiterhin anscheinend sowohl vom Grad der Proteinurie wie auch vom Ausmaß einer renalen Zellschädigung abhängig (SCHWEIGER, 1966). POJER stellte bei 27 Patienten mit Nierenerkrankungen eine statistisch signifikante Aktivitätssteigerung im Harn für Lactatdehydrogenase, Glutamat-Oxalat-Transaminase und Glutamat-Pyruvat-Transaminase fest. Besonders hohe Aktivitätssteigerungen fanden sich in Fällen mit ausgeprägter renaler Insuffizienz. Dieser Autor konnte allerdings im Gegensatz zu anderen Untersuchern keine sichere Relation zwischen den Enzymaktivitäten einerseits und dem Ausmaß der Proteinurie oder der Ausscheidung cellulärer Elemente im Harn feststellen. Er vertritt die Ansicht, daß die gesteigerte Enzymaktivität im Harn Ausdruck einer Nephropathie ist und daß diesen Enzymuntersuchungen eine prognostische Bedeutung besonders für die Niereninsuffizienz zukomme.

Verschiedene Enzyme und Substrate des Intermediärstoffwechsels wurden bei Niereninsuffizienz im Blut untersucht, ohne daß sich immer die pathophysiologische, diagnostische oder prognostische Bedeutung des Befundes klar erkennen läßt:

Die Ribonucleaseaktivität im Blutplasma wurde bei 23 Patienten mit Harnstoffkonzentrationen über 46 mg-% gegenüber den Normalwerten deutlich erhöht gefunden (RABINOVITCH, LIEBERMAN und RAUSTO).

Die Brenztraubensäure im Blut (normal 0,09—0,71 mg-%) kann bei Niereninsuffizienz bis ungefähr auf das Zehnfache erhöht sein (BISERTE und DASSONVILLE).

PAPENBERG, BOCK und NIETH fanden im Blut bei Niereninsuffizienz eine Verminderung des organisch gebundenen Phosphats zugunsten der anorganischen Phosphorsäure, eine Erniedrigung des Quotienten ATP/ADP, eine Vermehrung der Uridinphosphatglucose, eine Verminderung von 2,3-Diphosphoglycerinsäure, einen gegenüber der Norm auf 1,0 verminderten Quotienten von NADPH/NADP.

JAHRMÄRKER fand bei 30 nicht ausgewählten akuten und chronischen Urämiekranken in allen Fällen das anorganische Plasma- und Erythrocytenphosphat erhöht. Der Gehalt der Erythrocyten an Adenosin-Triphosphat war in den Erythrocyten *gelegentlich* leicht erniedrigt, meistens aber normal oder erhöht (normal 1,50 µmol ATP/ml Erythrocyten; bei Urämie 2,25 µmol/ml Erythrocyten). Der ATP/ADP-Quotient war in den Erythrocyten meistens nicht signifikant verändert, das AMP war unauffällig. Das 2,3-Diphosphoglycerat war in den Erythrocyten erhöht (7,9—14,2 gegenüber 3,3—8,5 µmol/ml Erythrocyten). JAHRMÄRKER fand in den Erythrocyten insgesamt einen erhöhten Adenin-Nucleotidgehalt trotz Acidose, was er auf ein vermehrtes Phosphatangebot infolge der Niereninsuffizienz zurückführt. Einen ähnlichen Befund erhoben BERTOLINI u. Mitarb. (1961), die bei chronischer Urämie einen erhöhten anorganischen P und „leicht hydrolysierbaren P" (etwa dem ATP-Gehalt entsprechend) fanden. Sie führen darauf die leichte Lädierbarkeit der Erythrocyten bei Urämie zurück. Demgegenüber hatten BOCK, LÖHR und WALLER (1962) einen erniedrigten Adenin-Nucleotidgehalt der Erythrocyten bei Urämie gefunden. Sie erklären diesen Befund durch die acidosebedingte Hemmung der Erythrocyten-Hexokinase.

THEIL u. Mitarb. (1961) fanden bei akuter Niereninsuffizienz in den Erythrocyten eine Verminderung des Glutathions. Seine Stabilität gegenüber Acetylphenylhydrazin war herabgesetzt. Auch bei chronischer Niereninsuffizienz war die Glutathionstabilität herabgesetzt, die Aktivität der Glucose-6-phosphatdehydrogenase signifikant gesteigert.

BOCK, LÖHR und WALLER (1962) stellten bei Kranken mit Urämie einen verminderten Gehalt der Erythrocyten an reduziertem Glutathion (GSH) fest. WERNZE und KOCH fanden die GSH-Werte in den Erythrocyten bei Niereninsuffizienz im normalen Bereich (durchschnittlich $66{,}0 \pm 7{,}1$ mg/100 ml Erythrocytenmasse). Die Werte waren bei 26 Patienten niemals erniedrigt, eher erhöht (Mittelwert 89,8 mg/100 ml Erythrocytenmasse). Auch war die GSH-Instabilität gegenüber Acetylphenylhydrazin im Vergleich zu dem Befund mit Erythrocyten gesunder Personen nicht verstärkt (Beutler-Test). Die GSH-Abnahme betrug 19,7% gegenüber 15,8% bei Normalen.

In diesem Zusammenhang interessieren in vitro-Untersuchungen über die Hemmung von Enzymen durch Harnstoff (RAJAGOPALAN u. Mitarb.). Es fanden sich Hemmwirkungen erst bei Harnstoffkonzentrationen, die höher sind als sie jemals unter pathologischen Zuständen vorkommen: Leber-Aldehydoxydase wird in ihrer Wirkung auf N-Methyl-Nicotinamid bei einer Harnstoff-Konzentration von 4800 mg-% gehemmt, die Xanthinoxydase in ihrer Wirkung auf Purine und Aldehyd erst bei einer Harnstoffkonzentration von 1200 mg-%, die Lactatdehydrogenase bei einer Harnstoffkonzentration von 9000 mg-% (= 1,5 M); Histidase, Urikase, Tyrosinase, L-Aminosäureoxydase werden bei 0,7; 2,5; 1,7 und 1,4 molarer Konzentration von Harnstoff gehemmt. Chymotrypsin, Hexokinase und Ribonuclease werden von Konzentrationen unter 3 Molar (= ca. 18000 mg-%) nicht beeinflußt. Guanidin ist dagegen 10—80mal wirksamer als Harnstoff in seiner Wirkung als kompetitiver Hemmstoff.

7. Hormonuntersuchungen im Blut und Harn bei Niereninsuffizienz

Bei der sog. *salzverlierenden Nephropathie* finden sich normale Ausscheidungswerte im Harn für mineralaktive Nebennierenrindenhormone (THORN u. Mitarb., 1960). In acht Fällen liegen Nebennieren-Autopsie-Befunde vor. In fünf Fällen fand sich eine Vergrößerung, in einem Fall ein Adenom, bei zwei Fällen waren die Nebennierenrinden unverändert. Da in keinem Falle Hinweise auf ein Cushing-Syndrom oder auf Virilismus bestand, ist anzunehmen, daß die Nebennierenrindenhyperplasie bei salzverlierender Nephropathie durch die Stimulation der Aldosteronproduktion hervorgerufen wird. Die erhöhte Natriumausscheidung im Urin bei salzverlierender Nephropathie spricht nicht auf die Zufuhr von Desoxycorticosteron an.

Die Ausscheidung von 17-Ketosteroiden im Urin ist bei Patienten mit chronischer Niereninsuffizienz erniedrigt (PEKKARINEN und KASANEN, 1958). KARL und TORBICA (1960) fanden bei einer erniedrigten Inulin- oder Kreatininclearance eine verminderte Ausscheidung von veresterten 17-Hydroxycorticosteroiden im Urin. Mit einer spezifischen Nachweismethode für Katecholamine (Trihydroxyindol-Methode) wurde bei Niereninsuffizienz im Blut kein erhöhter Wert für Adrenalin und Noradrenalin gefunden (ZILELI u. Mitarb., 1958). Die Normalwerte bei Adrenalin waren 0,0—0,7 µg/l Plasma, für Noradrenalin 1,7—3,2 µg/l Plasma gegenüber Werten von 0,09—0,9 bzw. 1,5—3,0 bei Niereninsuffizienz. Dagegen werden mit der Äthylendiamin-Methode bei Niereninsuffizienz zu hohe Werte für Adrenalin und Noradrenalin gefunden, weil mit dieser Methode wahrscheinlich auch die im Blut bei Niereninsuffizienz erhöhten Phenole nachgewiesen werden.

Die Konzentration an freien und gebundenen 17-Hydroxycorticosteroiden im Plasma wird durch eine Niereninsuffizienz verändert (PEKKARINEN u. Mitarb., KASANEN u. Mitarb.). Frühzeitig, manchmal bevor der Reststickstoff im Plasma erhöht ist, sind besonders die abendlichen Werte von freien 17-Hydroxycorticosteroiden im Plasma erhöht (die Konzentration der 17-Hydroxycorticosteroide zeigt eine Tagesrhythmik mit unterschiedlichen Werten am Morgen und Abend). Insgesamt findet sich bei Niereninsuffizienz nur *abends* eine Erhöhung der *freien* 17-Hydroxycorticosteroide im Plasma, während die gebundenen 17-Hydroxycorticosteroide bei Niereninsuffizienz sowohl morgens wie abends im Plasma erhöht sind. Ohne Beachtung der Tagesrhythmik fanden ENGLERT u. Mitarb. (1955) sowohl die freien als auch die konjugierten 17-Hydroxycorticosteroide bei Niereninsuffizienz erhöht. Die Harnausscheidung der 17-Hydroxycorticosteroide ist wahrscheinlich direkt vom Glomerulusfiltrat abhängig. Bei Niereninsuffizienz kann man daher aus der Ausscheidungsgröße der 17-Hydroxycorticosteroide keine Schlüsse auf die Nebennierenfunktion ziehen.

Im Gegensatz zu den Untersuchungen von KASANEN u. Mitarb. fanden BLAER, MORGEN und BECK bei chronischer Niereninsuffizienz keine Erhöhung der freien und gebundenen 17-Hydroxycorticosteroide im Plasma. Nach den Untersuchungen von BLAER u. Mitarb. waren jedoch die freien und mit Glucuronsäure veresterten 17-Hydroxycorticosteroide bei *akutem* Nierenversagen im Plasma vermehrt. Die Hämodialyse bei drei Patienten mit akutem Nierenversagen änderte die Konzentration der freien 17-Hydroxycorticosteroide nicht, dagegen sanken die veresterten 17-Hydroxycorticosteroide gering ab. PEKKARINEN und KASANEN fanden die veresterten 17-Hydroxycorticoide bei Nierenkranken dreimal höher als bei Normalen. Die Clearance für 17-Hydroxycorticoide war dagegen bei Patienten mit Nierenerkrankungen auf ein Drittel gegenüber dem Normalwert herabgesetzt.

8. Vitaminkonzentrationen im Blut bei Niereninsuffizienz

MAHER u. Mitarb. (1960) haben bei einem urämischen Patienten eine verminderte Folinsäurekonzentration im Blut vor der Hämodialyse und eine normale Konzentration nach der Dialyse gefunden. HEGSTROM u. Mitarb. (1961, 1962) haben während der intermittierenden Langzeit-Hämodialyse bei chronischen urämischen Patienten das Auftreten einer peripheren Neuropathie mit Sensibilitätsstörungen und motorischen Ausfällen beobachtet. Die Neuropathie sprach besser auf häufigere Dialysen als auf Vitamin B-Behandlung an. Das „burning feet"-Syndrom besserte sich bei wöchentlich zweimaliger Hämodialyse mit oder ohne gleichzeitige Anwendung von Pyridoxin.

LASKER u. Mitarb. (1963) haben bei chronisch urämischen Kranken unter der periodischen Hämodialyse sechs Vitamine untersucht: Folsäure, Vitamin B_{12}, Thiamin, Biotin, Pantothensäure und Nicotinsäure. Die Konzentrationen dieser Vitamine im Plasma wurden durch peritoneale Dialyse oder Hämodialyse nicht beeinflußt. Bei chronisch urämischen Patienten, die durch die intermittierende Dialyse am Leben erhalten wurden, fand sich ein niedriger Folsäure- und Nicotinsäurespiegel im Blut. Die Biotinkonzentration war dagegen erhöht. Die erniedrigte Nicotinsäurekonzentration im Blut war allerdings nur in zwei von drei Fällen vorhanden. Die erniedrigten Konzentrationen von Folsäure fanden sich jedoch in allen sechs untersuchten Fällen. Vitamine in der Dialyseflüssigkeit wurden wegen ihrer niedrigen Konzentration nicht bestimmt. Die Autoren erklären den unveränderten Vitaminspiegel im Blut nach der Dialyse mit einer verstärkten Freisetzung von Vitaminen aus dem Gewebe in das Blut. Die Befunde waren im Prinzip bei peritonealer und extrakorporaler Hämodialyse gleich. Trotz des niedrigen Folsäurespiegels im Blut wurde bei keinem der chronisch urämischen Patienten eine makrocytäre Anämie gesehen, alle hatten eine normocytämische Anämie. Bei zwei Patienten war die Biotinkonzentration im Blut erhöht. Möglicherweise ist dies die Folge einer Blockierung der Biotinausnutzung oder der Freisetzung von Biotin aus einer geschädigten Leber. Beide Patienten hatten eine deutliche periphere Neuropathie in den unteren Extremitäten mit fehlenden tiefen Sehnenreflexen, Verlust des Vibrationsempfindens aber gut erhaltener Tiefensensibilität. Einer der Patienten entwickelte außerdem ein „burning feet"-Syndrom bei niedrigen Nicotinsäurekonzentrationen im Blut. Auf die Verabreichung von Nicotinsäureamid besserte sich bei dem Patienten dieses Syndrom, jedoch kehrten die Reflexe und das Vibrationsempfinden nicht zurück. Die Autoren diskutieren für die unbeeinflußten Vitaminkonzentrationen im Blut nach der Dialyse auch eine feste Bindung der Vitamine an die Plasmaglobuline. Die erniedrigten Folsäurekonzentrationen waren möglicherweise auf eine verminderte Nahrungsaufnahme zurückzuführen. Die Folsäure spielt im Purin-, Pyrimidin- und Aminosäurenhaushalt eine wichtige Rolle. Wie weit in diesem Bereich Veränderungen durch den niedrigen Folsäurespiegel im Blut bei chronischer Urämie hervorgerufen werden, ist nicht untersucht.

9. Liquorveränderungen bei Niereninsuffizienz

Die organischen Substanzen des Liquors erfahren bei Niereninsuffizienz verschiedene Veränderungen. In der Regel kommt es zu einem Anstieg verschiedener Aminosäuren im Liquor (Tabelle 4). 12 von 21 analysierten Aminosäuren stiegen

Tabelle 4. *Freie Aminosäuren in Urin, Serum und Liquor bei schwerer Niereninsuffizienz*

	Urin (mg/24 Std)				Serum (mg-%)				Liquor (mg-%)			
	Normal (20)*		Niereninsuffizienz (20)		Normal (20)		Niereninsuffizienz (20)		Normal (20)		Niereninsuffizienz (20)	
	M	σ	M	σ	M	σ	M	σ	M	σ	M	σ
Asparaginsäure	12	6	7	4	**0,7**	0,18	**1,4**	0,49	**0,13**	0,03	**0,25**	0,10
Glutaminsäure	**37**	13	**19**	12	**1,4**	0,29	**2,2**	0,79	0,27	0,13	0,60	0,31
Lysin	31	15	32	21	**1,3**	0,26	**1,9**	0,52	0,36	0,15	0,71	0,67
Arginin	14	2	10	6	1,0	0,17	1,2	0,35	**0,20**	0,06	**0,41**	0,18
Histidin . . .	81	27	41	39	1,5	0,25	1,6	0,44	0,26	0,08	0,50	0,25
Tyrosin . . .	14	3	11	7	**1,3**	0,22	**2,0**	0,68	**0,18**	0,06	**0,49**	0,28
Tryptophan . .	14	3	11	7	**1,3**	0,19	**1,9**	0,62	**0,20**	0,06	**0,41**	0,13
Phenylalanin .	12	5	9	7	1,2	0,21	1,5	0,39	**0,19**	0,06	**0,61**	0,38
Oxyprolin . . .	∅	—	∅	—	∅	—	∅	—	∅	—	∅	—
Prolin	∅	—	∅	—	1,7	0,33	1,7	0,36	**0,27**	0,08	**0,51**	0,21
Cystin	45	12	42	33	**1,2**	0,17	**1,9**	0,65	0,24	0,09	0,42	0,16
Methionin . . .	24	9	13	11	**0,5**	0,11	**0,9**	0,33	**0,13**	0,03	**0,35**	0,19
Taurin	87	31	**42**	30	**1,2**	0,24	**1,9**	0,78	0,32	0,12	0,87	0,53
Leucin	11	4	12	9	**1,1**	0,23	**2,2**	0,67	**0,23**	0,05	**0,51**	0,24
Isoleucin . . .	5	1	4	3	0,6	0,18	0,8	0,32	0,12	0,03	0,22	0,15
Valin	28	10	16	11	2,0	0,48	2,7	0,94	0,36	0,11	0,79	0,64
Glycin	**185**	67	**47**	32	**2,2**	0,29	**4,4**	1,49	**0,39**	0,17	**1,92**	0,88
Alanin	37	15	26	18	**2,2**	0,27	**4,2**	1,51	**0,34**	0,10	**0,97**	0,41
Serin	30	11	20	13	1,9	1,31	1,8	0,83	0,28	0,11	0,46	0,21
Threonin . . .	15	5	11	9	1,1	0,20	1,5	0,54	**0,18**	0,06	**0,36**	0,13
Glutamin . . .	49	14	26	20	**2,0**	0,22	**4,4**	1,29	**0,45**	0,18	**1,17**	0,31
Summe	731		399		27,4		42,1		5,00		12,53	
α-Amino-N . .	**113**	29	**68**	40	**4,1**	0,19	**6,5**	1,17	**0,85**	0,31	**1,74**	0,57
cm³ 24 Std-Urin	875	240	640	356	—		—		—		—	

* Zahl der untersuchten Personen. — Die Differenz der fettgedruckten Werte ist statistisch gesichert ($p < 0{,}01$). Tabelle nach MÜTING u. CHIVARAM.

bei akuter und chronischer Niereninsuffizienz im Liquor an (MÜTING). Am stärksten war der Anstieg von Glykokoll (Glycin). Auch die Oxalsäure, möglicherweise aus Glykokoll gebildet, ist im Liquor bei Niereninsuffizienz höher als in normalen Liquores. Der α-Amino-N im Liquor betrug 0,82 mg-% bei Gesunden, 1,74 mg-% bei niereninsuffizienten Kranken.

Eine starke Erhöhung erfahren im Liquor Indican, Indol, Indolessigsäure und andere Indolderivate. Auch die freien Phenole steigen im Liquor an. Weiterhin wurden papierchromatographisch Phenol, p-Kresol, m-Kresol, p-Oxyphenylbrenztraubensäure, p-Oxyphenylessigsäure und noch andere Phenolkörper gefunden (MÜTING). Nach Arbeiten von HICKS u. Mitarb. können Phenolkörper verschiedene Enzymsysteme des Gehirns schädigen. Von MÜTING wird daher der erhöhten Phenolkonzentration im Liquor eine pathogenetische Bedeutung für das Urämie-Syndrom zugeschrieben. Er folgt damit den früher von BECHER (1937) geäußerten Anschauungen.

In der Regel liegt bei unbehandelter akuter und chronischer Niereninsuffizienz die Harnstoffkonzentration im Plasma etwas höher als im Liquor. Der Konzentrationsquotient Liquor/Plasma beträgt nach Untersuchungen von EDEL u. Mitarb. 0,93. Einen noch stärkeren Konzentrationsunterschied als für Harnstoff besteht bei akuter und chronischer Niereninsuffizienz für Kreatinin. Der Liquor/Plasma-Quotient beträgt bei unbehandelten Patienten 0,44 (EDEL u. Mitarb., 1965). Es muß daher angenommen werden, daß bei Gesunden wie bei azotämischen Patienten eine Blut-Liquorschranke für Kreatinin besteht. Die Eiweißkonzentrationen im Liquor sind bei Niereninsuffizienz in der Regel höher als in normalen Liquores. Es wurden bei unbehandelten Kranken mit akuter und chronischer Niereninsuffizienz Werte um 100 mg-% gefunden (SCHEITLIN und HUNZIGER, 1962; MÜTING, 1965). Die osmotische Konzentration im Plasma und im Liquor zeigt bei chronischer Niereninsuffizienz keine signifikanten Unterschiede. SCHEITLIN und HUNZIGER (1962) fanden dagegen im Liquor bei *akuter* Niereninsuffizienz eine im Mittel um 12 mosm/l höhere osmotische Konzentration im Serum als im Liquor. In ihren Untersuchungen waren die Harnstoffkonzentrationen im Serum z. T. auch deutlich höher als im Liquor, so daß der Liquor/Serum-Quotient für Harnstoff unter 0,90 lag. Der Unterschied in der Harnstoffkonzentration von Serum und Liquor war besonders bei Kranken mit starkem Eiweißkatabolismus ausgeprägt.

Wirkungen der Niereninsuffizienz auf den Organismus

1. Klinischer Allgemeinzustand

Trotz starker und anhaltender Einschränkung der Nierenfunktion mit Niereninsuffizienz kann das subjektive Befinden der Patienten lange Zeit ungestört sein (NEWBURGH und CAMERA, 1951). Immer wieder kommen Fälle zur Beobachtung, bei welchen erst das schwerste Stadium der Niereninsuffizienz zur subjektiv empfundenen Einschränkung der körperlichen Leistungsfähigkeit führt. Bis dahin sind die Kranken wohlauf und arbeitsfähig. In solchen Fällen bedeuten subjektive Beschwerden wie Müdigkeit, Appetitlosigkeit, Nausea, Erbrechen bereits das Finalstadium der chronischen Niereninsuffizienz, das unbehandelt innerhalb von Wochen zum Exitus letalis führt. Mitunter kann durch konservative Therapie (physische Schonung, Normalisierung des Elektrolyt- und Wasserhaushaltes, Diuresesteigerung, Infusion von Erythrocytenkonzentrat, Calorienzufuhr in Form von Kohlenhydraten u. ä.) der Zustand wieder für kurze Zeit gebessert werden. Nach Untersuchungen von EFFERSØE (1957) ist bei chronischer Niereninsuffizienz das Befinden der Patienten relativ gut und die Lebenserwartung kann mehrere Jahre betragen, so lange die Serumkreatininkonzentration unter 11 mg-% bleibt. Bei einem Anstieg der Kreatininkonzentration im Serum auf 15 mg-% und höher ist nur noch mit einer Überlebenszeit von 3—6 Monaten zu rechnen. Sobald kardiovasculäre Symptome wie Hypertonie und Herzinsuffizienz bestehen, läßt die Kreatinin-Konzentration keine prognostischen Schlüsse auf die Lebenserwartung zu. In der Regel endet aber die chronische Niereninsuffizienz ebenso wie die akute Niereninsuffizienz mit einer Oligurie-Anurie. Nicht immer bedeutet jedoch bei chronischer Niereninsuffizienz die überraschend eintretende Anurie das Ende. Sie kann reversibel sein, wenn sie durch eine akute Exacerbation der zugrunde liegenden Nierenerkrankung (chronische Glomerulonephritis, Pyelonephritis) im Anschluß an einen Infekt oder durch Exsiccose, Operationstrauma, Kreislaufschock ausgelöst wurde (VALLERY-RADOT u. Mitarb., 1955). Gerade in solchen Fällen kann die Anwendung einer ein- oder mehrmaligen extrakorporalen Hämodialyse das akute Stadium überwinden helfen, wonach es dann wieder zu einer Besserung der Nierenfunktion mit Anstieg der Diurese kommt.

2. Nierensymptome

Bei manchen Kranken mit chronischer Niereninsuffizienz sind unmittelbar auf die Nieren hinweisende Symptome spärlich und uncharakteristisch. Sie entsprechen meistens eher der zugrundeliegenden Nierenerkrankung als der Niereninsuffizienz. Kranke mit Niereninsuffizienz im Verlaufe einer mit nephrotischem Syndrom einhergehenden Nierenerkrankung (chronische Glomerulonephritis, Amyloidnephrose, diabetische Glomerulosklerose) zeigen eine starke Eiweißausscheidung (DOLEJSKY). Geringe Eiweißausscheidungen finden sich bei Cystennieren und bei chronischer Pyelonephritis. Andererseits findet man auch bei chronischer Glomerulonephritis mit Niereninsuffizienz gelegentlich sehr geringe Ausscheidung an Eiweiß, ebenso wie bei primär-vasculärer Schrumpfniere. Selten wird auch eine schwere Niereninsuffizienz ohne Proteinurie gefunden (KALLIOMÄKI und KASANEN, 1957). Bei den Untersuchungen muß man jedoch eventuell die Verdünnung des Harns bei großer Polyurie berücksichtigen.

Für eine Niereninsuffizienz ist das Auftreten von breiten Cylindern im Harnsediment charakteristisch. Ihr Durchmesser ist gegenüber den „normalen" Cylindern um das Mehrfache vergrößert. Die größere Breite ist auf die Entstehung der Cylinder in den Sammelröhren bei stark herabgesetzter Harnproduktion in den zugehörigen Nephronen zurückzuführen. Ihr Auftreten ist fast immer mit einer Azotämie oder Urämie verbunden. Sie können als hyaline, granulierte, Wachs- und Zellcylinder erscheinen (LIPPMAN, 1957).

Bei Vergleich der corpusculären Zellelemente im Harnsediment bei 100 Fällen von chronischer Glomerulonephritis, 24 Fällen von maligner Nephrosklerose und 28 Fällen von chronischer Pyelonephritis mit Urämie fand DOLEJSKY im *Kollektiv* — nicht charakteristisch für den Einzelfall — bei chronischer Glomerulonephritis das Überwiegen einer Erythrocyturie über eine Leukocyturie in 35,6%, bei maligner Nephrosklerose in 25,5%, bei chronischer Pyelonephritis in 10,7%. Das Umgekehrte — Leukocyturie die Erythrocyturie überwiegend — fand sich bei 18,6% der chronischen Glomerulonephritis, bei 12,2% der malignen Nephrosklerose, aber bei 64,3% der chronischen Pyelonephritis. Das spezifische Gewicht des Harns bei Niereninsuffizienz durch chronische Glomerulonephritis, chronische Pyelonephritis und Arterio-Arteriolosklerose mit Schrumpfniere ist nach Untersuchungen von DOLEJSKY um 1010 in Form einer Gaussschen Verteilung gruppiert. Die Verteilung erstreckt sich bei vasculären Schrumpfnieren (150 Bestimmungen) zwischen 1001 und 1019, bei chronischer Glomerulonephritis mit Niereninsuffizienz zwischen 1001 und 1019, bei chronischer Pyelonephritis mit Niereninsuffizienz zwischen 1002 und 1016 (114 Bestimmungen bei chronischer Pyelonephritis, 378 Bestimmungen bei chronischer Glomerulonephritis).

In manchen Fällen von chronischer Niereninsuffizienz — besonders bei Beteiligung des Tubulusepithels mit seinen Rückresorptionsmechanismen: interstitielle Nephritis, Pyelonephritis, Hydronephrose — kann es zu einer starken nephrogenen Polyurie kommen, die einem zentralen Diabetes insipidus ähnlich sehen kann (ASTEROTH und KREUZIGER). Es liegt dann ein erworbener renaler Diabetes insipidus vor. Dabei findet sich keine Isosthenurie, sondern meistens eine Hyposthenurie. In solchen Fällen ist das Tubulusepithel unempfindlich für antidiuretisches Hormon, wodurch die tubuläre Wasserrückresorption stark herabgesetzt ist (ROUSSAK und OLESKY, 1954). Trotz einer Diurese von mehreren Litern kann es zu einer progredienten Niereninsuffizienz mit Urämie kommen (HEINTZ und PFEIFFER, 1960).

Die blutchemischen Zeichen einer Niereninsuffizienz (Harnstoff-, Kreatinin-, Rest-N-Anstieg) treten in der Regel dann auf, wenn die Inulin-Clearance weniger als 25—30%, die Harnstoff-Clearance weniger als 20% des normalen Wertes betragen (untere Grenze 90 ml/min bzw. 75 ml/min).

Eine Oligurie-Anurie im Verlauf einer chronischen Niereninsuffizienz kann sich als Endstadium einer Schrumpfniere 2—3 Wochen präfinal entwickeln. Eine nochmalige Besserung der Harnausscheidung tritt in vielen Fällen nicht mehr ein. Andererseits kann im Verlauf einer chronischen Niereninsuffizienz eine reversible Oligurie-Anurie infolge einer Exsiccose durch Erbrechen oder Durchfälle oder auch infolge einer Exacerbation des zugrundeliegenden entzündlichen Prozesses wie chronische Glomerulonephritis oder Pyelonephritis auftreten (VALLERY-RADOT, 1955). In diesen Fällen ist häufig eine Besserung durch entsprechende Behandlung mit Flüssigkeitszufuhr, durch Ausgleich des Elektrolytstoffwechsels oder Beseitigung eines extrarenalen Infektes möglich.

Der Harnstoffgehalt im Urin ist bei chronischer Niereninsuffizienz ständig vermindert. Der für Harnstoff-Stickstoff gebildete Quotient aus Harnstoffkonzentration im Urin und Harnstoffkonzentration im Serum wurde von PERLMUTTER u. Mitarb. (1959) bei 18 nierengesunden Kranken anhand von 100 Bestimmungen zwischen 14—113 festgestellt. Mit zwei Ausnahmen lag er immer über 20. Der höchste Harnstoff-Stickstoff-Wert im Serum betrug 24 mg-%, im Urin 1750 mg-%. Bei 12 Kranken mit chronischer Niereninsuffizienz betrug der Harnstoff-Stickstoff im Serum 23—290 mg-%, im Urin 141—750 mg-%. Der Quotient „Harnstoff-Stickstoff im Harn/Harnstoff-Stickstoff im Serum“ lag zwischen 1—13, meistens unter 10. Nach diesen Untersuchungen deutet ein Quotient unter 14 auf eine Nierenerkrankung hin. Azotämie mit einem Harnstoff-Quotienten über 20 sind nicht auf eine Schädigung des Nierenparenchyms, sondern auf extrarenal bedingte Einschränkung der Nierenfunktion (zeitweilige Ischämie, vermehrter Eiweißzerfall) zurückzuführen.

Häufig wird in den letzten Jahren wieder, wie zu Beginn der funktionellen Nierenpathologie um die Jahrhundertwende, die Bestimmung der osmotischen Konzentration im Harn der etwas ungenaueren Bestimmung des spezifischen Gewichtes vorgezogen. Nach FRANK u. Mitarb. (1957) soll ein spezifisches Gewicht unter 400 mosm/l nach 14stündigem Durst Ausdruck einer schweren Nierenkrankheit sein. Eine Einschränkung des Konzentrationsvermögens liege jedoch schon vor, wenn die Harnkonzentration im Durstversuch von 14 Std unter 800 mosm/l bleibt.

Neben der Einschränkung in der Variation der Harnkonzentration und der Harnstoffkonzentration im Harn ist bei Niereninsuffizienz die verminderte renale Ausscheidung von Calcium recht charakteristisch. Die Calciumausscheidung kann auf weniger als 5 mg/100 ml Urin täglich absinken (GOLDSCHMIED, 1961). Jedenfalls zeigt sich auch hierin, daß die häufig bei Niereninsuffizienz beobachtete Hypocalcämie nicht — wie jahrzehntelang angenommen — durch eine vermehrte Calciumausscheidung im Urin hervorgerufen wird.

Auch LICHTWITZ u. Mitarb. fanden bei chronischer Nephritis eine Verminderung der renalen Calciumausscheidung in 24 Std von normalerweise 130 ± 30 mg auf 30—50 mg. Eine provozierte Hypercalcämie durch intravenöse Calciumgaben verursachte nur einen geringen Anstieg der Calciumausscheidung im Harn. Nach den Autoren zeigt eine ausbleibende Erhöhung der renalen Calciumausscheidung bei Steigerung der Calciumkonzentration im Blut immer eine erhebliche Nierenschädigung an.

3. Herz- und Kreislaufveränderungen bei Niereninsuffizienz

Elektrokardiogramm

In zahlreichen Untersuchungen wurden die elektrokardiographischen Veränderungen bei Niereninsuffizienz und Urämie beschrieben (ALVINO, 1952; HENSLER, 1956; OTTO, 1956; SCHÖLMERICH u. Mitarb., 1959; VAN LEEUWEN u. Mitarb., 1961). Über eine große Untersuchungsreihe von 120 Fällen von Urämie berichten SCHÖLMERICH u. Mitarb. (1959). Sehr verschiedene Ursachen können EKG-Veränderungen bei der Urämie bedingen, und in vielen Fällen lassen sich daher keine für Urämie typischen EKG-Veränderungen feststellen: Hypertonie, Perikarditis, Myokardschäden, Hypocalcämie, Hyperkaliämie, Digitalis verändern u. U. das EKG. Recht typisch für das EKG bei Urämie sind in vielen Fällen allerdings die Veränderungen durch Hyperkaliämie. Allerdings sind diese Veränderungen vorwiegend bei akuter Niereninsuffizienz, seltener bei chronischer Niereninsuffizienz zu sehen. Bei chronischer Niereninsuffizienz kommt es nämlich seltener zu einer Hyperkaliämie, weil häufig durch Erbrechen oder Diarrhoe extrarenale Kaliumverluste eintreten und u. U. eine Hypokaliämie hervorrufen können. Ein frühes Zeichen der Hyperkaliämie stellt die Verbreiterung des QRS-Komplexes dar (SCHRÖDER). Die EKG-Veränderungen können sich auch im Verlaufe einer Niereninsuffizienz ändern, wie HENSLER (1956) anhand der Verlaufsbeobachtung bei 18 Patienten mit chronischer interstitieller Nephritis gezeigt hat. Veränderungen im EKG wurden auch hier vorwiegend durch Elektrolytstörungen hervorgerufen. Bei der leichten chronischen interstitiellen Nephritis finden sich keine Besonderheiten im Elektrokardiogramm. Bei der mittelschweren Form, die auch als Salzverlust-Niere auftreten kann, besteht im ersten Stadium infolge der Hypocalcämie, Hypokaliämie und Hyponatriämie eine verlängerte elektrische Systole (QT-Zeit) mit verlängerter ST-Strecke, T-Abflachung und U-Welle. Der zweite Herzton liegt oft vor T-Ende im Sinne der energetisch-dynamischen Herzinsuffizienz nach HEGGLIN. Im späteren, fortgeschrittenen mittelschweren Stadium wird Kalium retiniert, und es kommt zur Normokaliämie bei weiterbestehender Hypocalcämie und Hyponatriämie. In diesem Stadium sind die U-Wellen verschwunden und auch der verfrühte Einfall des zweiten Tones wird vermißt. Das urämische Terminalstadium mit Acidose, Hypocalcämie, Hyperkaliämie und Hyponatriämie zeigt eine verlängerte ST-Strecke mit spitzen, hohen, schmalbasigen T-Zacken bei verkürzter elektromechanischer Systole.

GERTLER u. Mitarb. (1955) untersuchten bei Hunden mit akuter Urämie die Herzen auf ihre Enzymaktivität. Die Herzmuskelhomogenate der urämischen Hunde zeigten gegenüber sechs normalen Tieren eine deutlich niedrigere Cholinesteraseaktivität. Es handelt sich um eine Verminderung der echten oder Acetylcholinesterase, da sich im Reizleitungssystem keine Pseudoesterase findet. Die Autoren führen auf diese Enzymveränderung im Herzmuskel die T-Wellenveränderungen im EKG zurück.

Eine deutliche QT-Verlängerung des Elektrokardiogramms findet sich häufig bei der mit Hypocalcämie einhergehenden chronischen Niereninsuffizienz. Daneben wird von einigen Autoren gelegentlich ein akuter Blutdruckabfall als Folge einer Hypocalcämie angesehen. Andererseits erfolgt ein Blutdruckanstieg nach intravenöser Verabfolgung von Calcium.

VAN LEEUWEN u. Mitarb. (1961) beobachteten bei zwei Patienten mit schwerer Hypocalcämie von 2,1 mval/l bzw. 2,3 mval/l plötzlichen Blutdruckabfall und deutliche QT-Verlängerungen im Elektrokardiogramm. Die sofortige Infusion von 44 mval Calcium in 5%iger Dextroselösung führte zu einer Normalisierung des Elektrokardiogramms und der Calciumkonzentration im Serum sowie zu einem Blutdruckanstieg. Der Blutdruckabfall bei Hypocalcämie wird als Folge einer verminderten Kontraktionskraft des Herzens angesehen.

Herzarbeit

ANTHONISEN und HOLST errechneten bei 20 Patienten mit akuter und bei 12 Patienten mit chronischer Urämie aus den arteriellen, spektrophotometrisch gemessenen Konzentrationen von intravenös injiziertem T-1824 das Herzminutenvolumen, die mittlere Kreislaufzeit, das Schlagvolumen, das zirkulierende Blutvolumen sowie das Lungenblutvolumen. Das mittlere Herzminutenvolumen war sowohl bei akuter wie bei chronischer Urämie normal. Das Minutenvolumen zeigte jedoch eine Abhängigkeit vom Hämoglobingehalt des Blutes: das Minutenvolumen war bei Hämoglobinwerten unter 7,4 g-% signifikant höher als bei Hämoglobinwerten über 7,4 g-% in beiden Gruppen. Bei akuter und chronischer Niereninsuffizienz war die mittlere Kreislaufzeit kürzer als normal: 16,4 bzw. 16,3 sec gegenüber 20,5 sec. Die mittlere Pulsfrequenz war erhöht, das mittlere Schlagvolumen erniedrigt: 48 bzw. 49 ml, gegenüber einem Normalwert von 57 ml. Sie fanden — sofern die Patienten nicht überwässert waren — das mittlere Blutvolumen bei der akuten Urämie nicht signifikant verändert (2,71 l/m^2 Körperoberfläche gegenüber einem Normalwert von 3,04 l/m^2), bei der chronischen Urämie jedoch vermindert (2,50 l/m^2). KOPPERMANN fand dagegen mit der physikalischen Bestimmung des Minutenvolumens nach WEZLER und BÖGER eine Zunahme des Minutenvolumens bei Nierenkranken mit Eintritt der Niereninsuffizienz gegenüber dem Stadium ohne Niereninsuffizienz. Seine Untersuchungen erstreckten sich auf die chronische Niereninsuffizienz. In allen seinen Fällen war jedoch eine deutliche Hypertonie mit distolischen Blutdruckwerten von über 120 mmHg vorhanden. Er fand außerdem bei den Patienten mit Niereninsuffizienz im Durchschnitt einen kleineren arteriellen Gesamtwiderstand (dyn·sec/cm^3) als bei den Kranken ohne Niereninsuffizienz.

Urämische Perikarditis

Als häufigste Komplikation seitens des Herzens wird bei akuter, noch häufiger bei chronischer Urämie eine Pericarditis uraemica gefunden. Auf die bekannten klinischen Erscheinungen sei hier nicht ausführlich eingegangen (s. Bd. IX dieses Handbuches). Entgegen einer weit verbreiteten Meinung ist die urämische Perikarditis manchmal schmerzhaft: Präkordial-, Schulter- und Rückenschmerzen kommen vor. Die Schmerzen sind entweder auf eine begleitende subepikardiale Myokarditis oder eine vordere oder hintere Mediastinitis zurückzuführen (LOWY u. BOYD, 1960). Das Perikard selbst ist schmerzunempfindlich. Manchmal läßt sich das perikarditische Reibegeräusch nur über den hinteren Thoraxpartien hören, besonders über der linken Interskapularlinie. Häufig ist das Auftreten einer urämischen Perikarditis mit Fieberanstieg und leichter Leukocytose verbunden. In 70% hört man ein Reibegeräusch. Die Perikarditis kann bei jeder Nierenerkrankung auftreten, wenn diese zur Urämie führt. Urämische Perikarditis kommt anscheinend bei Männern doppelt so häufig wie bei Frauen vor. LOWY und BOYD (1960) fanden bei 77% der Männer mit Urämie eine Perikarditis, aber nur bei 46% der urämischen Frauen. Bei ihren insgesamt 227 Fällen mit urämischer Perikarditis lag 97mal eine serofibrinöse, 58mal eine exsudative, 25mal eine trockene, 43mal eine adhäsive, 3mal eine massiv sanguinolente und 1mal eine purulente Perikarditis vor. Auch bei akuter Urämie durch tubuläre Nekrose kann ein Perikarderguß vorkommen (HUTT und HOLMES, 1961). Zunahme des Venendruckes, Pulsus paradoxus und Niedervoltage im Elektrokardiogramm können das Auftreten bzw. Bestehen eines Perikardergusses anzeigen. Bei einer urämischen Perikarditis finden sich mitunter — wie bei einer Perikarditis anderen Ursprungs — typische elektrokardiographische Zeichen: ST-Anhebung und T-Abflachung in allen oder nur einzelnen Extremitäten- und präkordialen Ableitungen. Trotz klinisch erkennbarer Perikarditis sind aber entsprechende EKG-Veränderungen oft nicht vorhanden. Andererseits können die EKG-Veränderungen den klinischen Erscheinungen voraufgehen. Schließlich zeigen die EKG-Veränderungen ebenso wie die klinischen Erscheinungen bei urämischer Perikarditis manchmal einen rekurrierenden Verlauf (KEITH, PRUITT und BAGGENSTOSS, 1946; VAN DER VEER u. Mitarb., 1937). Es ist eine Seltenheit, daß sich eine Pericarditis exsudativa uraemica im Verlauf einer *chronischen* Niereninsuffizienz vollkommen zurückbildet. Eine solche Rückbildung wurde bei der akuten Exacerbation einer chronischen Niereninsuffizienz durch eine akute Pyelonephritis von MERIKAS u. Mitarb. (1962) beobachtet. In diesem Fall kam es zu einer Herzbeuteltamponade mit Kreislaufkollaps. Durch mehrfache Perikardpunktionen — 2,6 Liter innerhalb von 10 Tagen — wurde der akut bedrohliche Zustand behoben, und der Patient überlebte die akute Verschlechterung.

SCHREINER und MAHER (1961) zitieren aus einer schwer zugänglichen Dissertation von STOUT (1950) über eine große Zahl von urämischen Perikarditiden folgende Einzelheiten: Das Vorkommen der urämischen Perikarditis bei chronischer Niereninsuffizienz hat in den letzten Jahrzehnten anscheinend zugenommen. Die Perikarditis wird in ungefähr 40% der urämischen Kranken in den Spätstadien beobachtet. In den eigenen Fällen des Autors hatten von 248 Kranken mit Urämie infolge einer renalen Parenchymerkrankung 87 eine Perikarditis. Bei den Kranken mit postrenal obstruktiven Harnwegsverlegungen und Urämie hatten nur 14 von 105 eine urämische Perikarditis. Es bestand keine Korrelation zwischen der Retention harnpflichtiger Substanzen im Blut und dem Auftreten der Perikarditis. Bei den Urämiekranken mit Perikarditis schwankte die Harnstoffkonzentration im Blut zwischen 84 und 618 mg-%, im Mittel 309 mg-%. Ein Patient hatte einen Harnstoff unter 100 mg-%, 14 unter 200 mg-% und 25 unter 300 mg-%. In der Gruppe von chronischer Niereninsuffizienz ohne Perikarditis schwankte der Harnstoff zwischen 104 und 657 mg-%, also ungefähr im gleichen Bereich wie bei den Perikarditisfällen. In der Gruppe ohne Perikarditis waren 23 Patienten mit einem Harnstoff über 300, 11 mit einem Harnstoff im Blut über 399 mg-%. Zwischen der Perikarditis- und Nicht-Perikarditis-Gruppe ergaben sich keine Unterschiede in der Kreatinin-, Sulfat-, Kohlendioxyd-, Hämoglobin-, Calcium-, Chlorid- und Eiweiß-Konzentration sowie in der Leukocytose im Blut. Demnach besteht anscheinend keine direkte Korrelation zwischen dem Auftreten der Perikarditis und der Konzentration einer der gemeinhin gemessenen chemischen Substanzen im Blut. Eine grobe Beziehung besteht anscheinend zur Dauer des Nierenversagens. Ebenso bestand eine direkte Korrelation zum Herzgewicht, welches bei der Perikarditis-Gruppe im Durchschnitt 489 g, bei der Nicht-Perikarditis-Gruppe 425 g betrug. STOUT fand weiter, daß 18 von 21 Kranken mit Perikarditis eine röntgenologische Herzverbreiterung aufwiesen. 65% der Patienten hatte präkordiale Schmerzen und ein Reibegeräusch. Nach LOWY und BOYD kommt Herzversagen als Todesursache in der Perikarditis-Gruppe häufiger vor als in der Gruppe ohne Perikarditis. Auch wird darauf hingewiesen, daß Infektionen und Ödeme in der Perikarditis-Gruppe häufiger als in der Gruppe ohne Perikarditis zu finden seien. Gelegentlich kann es auch bei einer exsudativen urämischen Perikarditis zu einem Hämoperikard infolge der Blutungsneigung bei Urämie kommen (GUILD, PRAY und MERRILL, LANGENDORF und PIRANI, 1947; KEITH, PRUITT und BAGGENSTOSS, 1946; GOUDNER und BROWN, 1956).

Während die Pericarditis uraemica bei der chronischen Niereninsuffizienz in der Regel ein prognostisch ungünstiges Zeichen ist — der Exitus letalis ist in wenigen Tagen oder Wochen zu erwarten — hat sie bei der akuten Niereninsuffizienz bei weitem nicht diese ungünstige Prognose. Mit Besserung und Rückbildung der akuten Niereninsuffizienz verschwindet auch wieder die urämische Perikarditis (HEINTZ, 1964). Die Perikarditis bei der akuten Niereninsuffizienz kann schon am 4./5. Tag gelegentlich hörbar sein. Allerdings ist die Perikarditis seltener bei der akuten als bei der chronischen Niereninsuffizienz. WACKER und MERRILL (1954) fanden 14mal bei 77 Patienten mit akuter Niereninsuffizienz eine Perikarditis (18%). Nur in einem Falle waren Schmerzen vorhanden. Die Perikarditis trat zwischen dem 4. und 11. Tag der Niereninsuffizienz auf. Insgesamt beobachteten sie bei 40 Patienten, die an akuter Niereninsuffizienz starben 14mal eine Perikarditis. Demgegenüber sahen sie bei 22 von 43 Kranken mit chronischer Niereninsuffizienz eine Perikarditis. Von diesen 22 Patienten mit Perikarditis bei chronischer Urämie hatten sieben deutliche Brustschmerzen, mitunter quälend, in vier Fällen in die rechte Schulter ausstrahlend, mit einer zusätzlichen *Begleitpleuritis* in sechs Fällen. Die Überlebensdauer nach dem Auftreten des perikarditischen Reibens war bei den Patienten mit *chronischer* Niereninsuffizienz 1—2 Wochen. Nach anderen Berichten wird dieser Zeitraum in vielen Fällen überschritten und kann sich auf ungefähr 4 Wochen ausdehnen.

Mosimann und Pauli (1966) fanden klinisch in 4,7%, autoptisch bei 5,9% ihrer Fälle mit akutem Nierenversagen eine Perikarditis. Für das chronische Nierenversagen lauten ihre Zahlen 24,6 bzw. 33,3%. Schreiner und Maher berichten über den Autopsiebefund bei 58 Patienten mit urämischer Perikarditis. 19 dieser Verstorbenen wiesen neben der Perikarditis eine Myokarditis auf und 22 zeigten einen Perikarderguß (38%). In ihrer Serie schwankte der Reststickstoff bei den Patienten mit Perikarditis zwischen 84 und 385 mg-%. Mit einem Durchschnittswert von 217 mg-% war er signifikant höher als bei den Patienten mit Urämie ohne Perikarditis (188 mg-%). Bei dieser Beobachtungsserie war ein präkordialer Schmerz in 28% vorhanden. Eine schmerzhafte urämische Perikarditis kam öfter bei chronischer als bei akuter Niereninsuffizienz vor. Bei drei der obduzierten Fälle bestand ein Hämoperikard (5%). Bei der selteneren exsudativen Perikarditis kann der Erguß mehrere hundert und auch über 1000 ml betragen (Mosimann und Pauli). Es wurde verschiedentlich eine Herztamponade gesehen (Goodner und Brown, 1956; Guild u. Mitarb., 1964; Hutt und Holmes, 1961; Merikas u. Mitarb., 1962; Symons und Wrong, 1964). Gelegentlich wurde nach dem Überstehen der exsudativen Perikarditis unter Langzeitdialyse die Entwicklung einer konstriktiven Perikarditis gesehen (Delahaye u. Mitarb., 1966; Traeger u. Mitarb., 1964). Als offensichtlich außerordentlich seltene differentialdiagnostische Möglichkeit gegenüber den Symptomen einer Perikarditis ist eine sekundäre Mediastinalblutung bei Urämie zu erwähnen. Hierbei wurden in einem Fall ähnliche Erscheinungen (Schmerzen in der Herzgegend, EKG-Verdacht auf Perikarditis) wie bei urämischer Perikarditis beobachtet (Brown u. Mitarb., 1953).

Einzelheiten über den pathogenetischen Mechanismus, der zur Pericarditis fibrinosa oder serofibrinosa bei Urämie führt, sind nicht bekannt. Mit Besserung der Niereninsuffizienz — also vorwiegend bei der reversiblen akuten Niereninsuffizienz — kommt es auch zur Besserung der Perikarditis. Diese Besserung kann durch eine extrakorporale Hämodialyse u. ä. herbeigeführt werden. Allerdings dauert es einige Tage, bis sich eine urämische Perikarditis nach erfolgreicher Hämodialyse zurückblidet. Die urämische Perikarditis ist häufiger bei chronischer Niereninsuffizienz durch chronische Glomerulonephritis als durch chronische Pyelonephritis (Mosimann und Pauli). Als Arbeitshypothese wird daher für die Pathogenese auch ein Autoimmunprozeß diskutiert. Bei drohender Gefahr der Herztamponade muß unbedingt die Entleerung des Ergusses durch Punktion versucht werden.

Urämische Myokarditis

In den subepikardialen Bezirken des Myokards kann bei Perikarditis eine entzündliche Veränderung gefunden werden, die Lowy und Boyd möglicherweise als reaktive Entzündung auf dort histologisch manchmal nachzuweisende kristalloide Ablagerung (Harnstoff ?) ansehen. Abgesehen von diesen Befunden ist es jedoch strittig, ob es eine spezifische, urämische Myokarditis gibt. Nach experimentellen Untersuchungen von RAAB (1944), der toxische Wirkungen von urämischem Serum auf das Frosch- und Kaninchenherz feststellte, und nach neueren Untersuchungen über allgemeine zelltoxische Wirkung von Urämieserum (s. S. 696ff.) scheinen zwar Störungen des Herzzellstoffwechsels bei Urämie möglich, ein histologisches Substrat dazu ist jedoch nicht sicher bekannt. Es ist zweifelhaft, ob es eine charakteristische oder gar spezifische Myokardveränderung bei Urämie gibt. GOULEY erwähnt allerdings eine besondere Art einer Myokarddegeneration bei Niereninsuffizienz, die er einem toxischen Faktor bei der Urämie zuschreibt. Er fand eine herdförmige Sprenkelung der Muskeln vorwiegend in den subepikardialen Schichten der Wände des linken Ventrikels. Mikroskopisch bestand in diesen Abschnitten Vacuolisierung, fettige Degeneration, trübe Schwellung und hyaline Degeneration der Muskelfasern. Möglicherweise sind diese Veränderungen identisch mit den von LOWY und BOYD beschriebenen subepikardialen myokarditischen Herden. Auch SOLOMON u. Mitarb. (1942) fanden bei 35 von 50 Patienten, die in der Urämie gestorben waren, Myokardnekrosen und bei 31 akute interstitielle Myokarditis. Fettige Degeneration war in 49 der 50 Fälle vorhanden. Aber auch in diesen Untersuchungen ist die Entscheidung schwierig, ob es sich um unspezifische oder um spezifisch urämische Veränderungen handelt. LANGENDORF und PIRANI finden keine spezifischen Herzmuskelveränderungen bei Urämie. Häufig kann jedoch die der Urämie zugrunde liegende Erkrankung direkt oder indirekt zu Herzveränderungen führen: Herzveränderungen bei renaler Hypertonie, Amyloidose, Sklerodermie, Panarteriitis nodosa, Scharlach, Diphtherie, Lupus erythematodes disseminatus acutus, Streptokokkeninfektionen u. a. Feingewebliche Erscheinungen am Herzen durch die vorgenannten Erkrankungen können aber nicht der Urämie zugeschrieben werden.

Versucht man anhand einer Reihe der vorhandenen Veröffentlichungen die Herzveränderungen bei Urämie zu resümieren, so kommt man zu der Feststellung, daß die meisten urämischen Herzerscheinungen infolge Elektrolytveränderungen, Acidose, Perikarditis, Hypertonie, Arteriosklerose und Anämie hervorgerufen werden. Das gilt sowohl für die anatomischen als auch die elektrokardiographischen Herzerscheinungen. Eine Verlängerung der QT-Zeit kann der häufig bei chronischer Niereninsuffizienz vorhandenen Hypocalcämie, eine Verbreiterung des QRS-Komplexes und eine spitzgipflige Erhöhung der T-Wellen einer Hyperkaliämie, die Ausbildung von U-Wellen und von TU-Verschmelzungswellen mit ST-Senkung eventuell einer Hypokaliämie zugeschrieben werden (DEROW; HERNDON, MERONEY und PEARSON). Allerdings weist RAAB (1944, 1953) darauf hin, daß ST-Senkungen und negative T-Wellen durch einen erhöhten Gehalt des urämischen Serums an Katecholaminen hervorgerufen sein könnten. ZILELI u. Mitarb. (1958) fanden jedoch bei Niereninsuffizienz mit einer spezifischeren Nachweismethode für Katecholamine keine Erhöhung dieser Stoffe im Blut von Patienten mit Niereninsuffizienz.

Niereninsuffizienz und Blutdruck

Es gibt keine typische Auswirkung einer akuten oder chronischen Niereninsuffizienz auf den Blutdruck. Wenn eine Niereninsuffizienz mit einer Blutdrucksteigerung einhergeht, dann wird diese durch einen speziellen Gefäß- oder Parenchymprozeß in der Niere hervorgerufen (Arterio-Arteriolosklerose, chronische proliferative Glomerulonephritis, Cystennieren usw.). Besteht eine Hypertonie oder Normotonie bei einer Niereninsuffizienz, so kann es im präfinalen Stadium infolge der urämischen Intoxikation mitunter zum Abfall des Blutdruckes bis zu Kollapswerten kommen.

Beim akuten Nierenversagen verhalten sich Blutdruck und peripherer Kreislauf von Fall zu Fall sehr unterschiedlich. Man findet normalen Blutdruck, erhöhten Blutdruck, erniedrigten Blutdruck (SWAN und MERRILL, 1953; BRUN; REUBI u. Mitarb., 1962). In vielen Fällen wird die Reaktion des Blutdruckes und des peripheren Kreislaufs bei akutem Nierenversagen nicht von der Nierenerkrankung, sondern von extrarenalen Einflüssen bestimmt: Trauma, Hämolyse, schwere Allgemeininfektion, Kreislaufschock vielfältiger Genese, Überwässerung, Exsiccose. Auch spielen Ätiologie und Pathogenese des akuten Nierenversagens eine Rolle: akutes Nierenversagen bei akuter diffuser Glomerulonephritis geht in der Regel mit einer arteriellen Hypertonie, akutes Nierenversagen bei Schockniere oder toxischer tubulärer Nephropathie dagegen meistens mit normotonen oder hypotonen Blutdruckwerten einher (HEINTZ, LOSSE und BARTH, 1954). Blutdrucksteigerungen kommen aber auch im Verlauf einer Schockniere oder akuten toxischen Nephropathie vor. In der größeren Zahl dieser Fälle findet sich dann eine Überwässerung der Patienten durch eine inadäquate Infusionstherapie mit Elektrolytlösungen.

Es handelt sich also bei diesen Ausnahmen um einen iatrogenen Wasser-Elektrolythochdruck (HEINTZ, 1962). Nur bei einer geringen Zahl der Fälle von akuter tubulärer Nephropathie ist die Hypertonie, die dazu meistens erst am 5. oder 6. Tage auftritt, nicht durch eine Überwässerung zu erklären, und ihre Pathogenese bleibt offen. Bei den Kranken mit einem Volumenhochdruck durch Wasser-Elektrolyt-Therapie sinkt der Blutdruck nach Flüssigkeitsentzug mit der künstlichen Niere ab und steigt dann nicht mehr an; bei Kranken mit akutem Nierenversagen und Hypertonie durch eine diffuse Glomerulonephritis sinkt zwar der Blutdruck nach Flüssigkeitsentzug durch die extrakorporale Dialyse für einige Stunden etwas ab, steigt aber bald wieder auf höhere Werte an.

Häufiger besteht bei akutem Nierenversagen eine erhöhte Blutdruckamplitude (SWAN und MERRILL, 1953; REUBI u. Mitarb., 1962).

In einer Untersuchungsreihe von 62 Fällen zeigte sich 39mal zeitweise eine abnorm hohe Blutdruckamplitude. Meistens war der systolische Blutdruck normal oder leicht erhöht, während der diastolische erniedrigt war. Manchmal sind die Arterientöne bis 0 zu hören. Gelegentlich kann in solchen Fällen ein Capillarpuls auftreten. Möglicherweise spielen bei dem Zustandekommen dieser großen Blutdruckamplitude bei normalem systolischem Druck Anämie, Fieber und Überwässerung eine pathogenetische Rolle. Untersuchungen an einigen Fällen von akutem Nierenversagen ergaben ein erhöhtes Herzminutenvolumen und einen verminderten peripheren Widerstand bei akutem Nierenversagen (GOSSWEILER u. Mitarb., 1962).

Gefäßverkalkungen

Bei chronischer Urämie kommt es nicht selten zu röntgenologisch sichtbaren Verkalkungen der arteriellen Gefäßwände (FUNCK-BRENTANO, 1965; HEINTZ, 1967). Besonders die Arterien der unteren Extremitäten sind befallen. Es ist bisher nicht untersucht, ob diese Erscheinungen auch Bedeutung für die Durchblutung haben. Die Verkalkungen finden sich bevorzugt bei Patienten, die mit einer intermittierenden Dauer-Dialyse behandelt werden. Möglicherweise spielt für die Entstehung der Calciumniederschläge die chronische Hyperphosphatämie eine Rolle.

4. Lungenveränderungen bei Urämie

EHRICH und MCINTOSH (1932) berichteten als erste über Lungenveränderungen bei Nierenerkrankungen, und ROUBIER und PLAUCH (1934) sowie ZDANSKY (1933) wiesen auf typische röntgenologische Lungenerscheinungen bei Urämie hin.

Röntgenologische Berichte stammen weiterhin von BARDEN und COOPER (1948), SCHERMULY et al. (1964/65), frühe klinische Berichte von BASS und SINGER (1950).

Mit dem gehäuften Auftreten von akutem Nierenversagen in den Jahren nach dem zweiten Weltkrieg wurden die vorher kaum beachteten Lungenerscheinungen bei akuter und chronischer Niereninsuffizienz näher bekannt. Die Lungenerscheinungen sind Folge einer vermehrten Flüssigkeitsansammlung im Lungeninterstitium. Diese urämischen Komplikationen — vorwiegend bei akuter, aber auch bei chronischer Niereninsuffizienz — werden häufig als „urämische Lunge“ oder „Flüssigkeitslunge“ bezeichnet. Die röntgenologischen Veränderungen sind

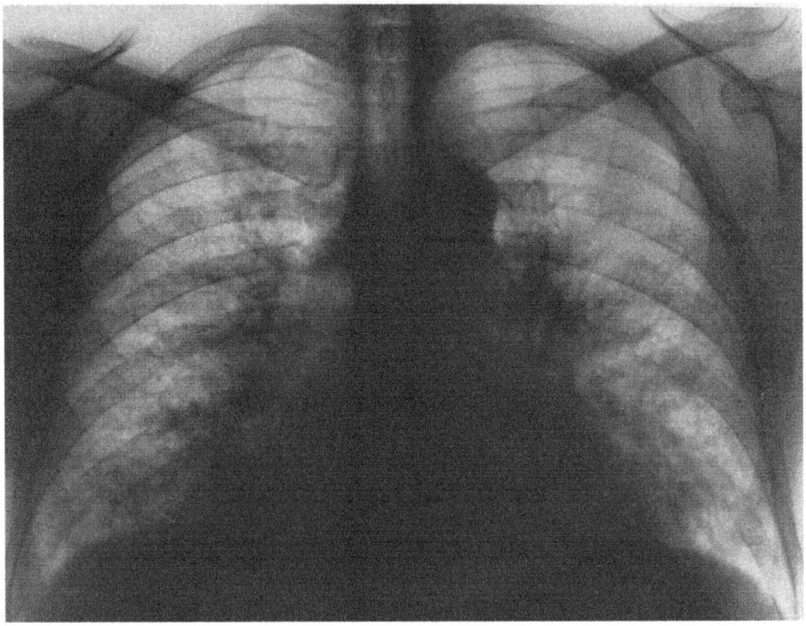

Abb. 13. „Flüssigkeitslunge“ bei akuter Niereninsuffizienz und Urämie. Typische perihiläre schmetterlingsförmige Verschleierung im Lungenparenchym. Grundleiden: Akute tubuläre Nephrose bei Tetrachlorkohlenstoffvergiftung (Röntgenabteilung der Medizinischen Universitäts-Kliniken Frankfurt a. M., Leiter: Prof. Dr. A. GEBAUER)

recht charakteristisch: Schleierartige, vorwiegend perihiläre Verdichtungen, die sich zur Lungenperipherie hin mehr und mehr aufhellen. Auf der Übersichtsaufnahme der Lungen zeigt sich dann eine schmetterlings- oder fledermausartige Form des Verdichtungskomplexes (Abb. 13).

Klinisch stehen die Klagen der Patienten über Druck und Enge auf der Brust im Vordergrund. Objektiv ist mitunter eine leichte Dyspnoe bei Bewegungen oder beim Sprechen zu bemerken. Die dyspnoischen Erscheinungen können sich selten auch bis zur starken Atemnot, anfallsweise oder als Dauerzustand, steigern. HEUCHEL (1956) weist darauf hin, daß Hustenreiz und quälender Husten die Regel ist. Weiterhin kann eine umschriebene oder über weite Lungenbezirke sich ausdehnende Klopfschalldämpfung vorhanden sein. Bei der Auskultation sind Rasselgeräusche verschiedenen Kalibers, meistens klingend und manchmal in diffuser Ausdehnung über allen Lungenteilen, zu hören. Bei manchen Kranken mit starker sog. „urämischer Lunge“ ist das typische Rasseln und Brodeln des Lungenödems vorhanden. ALWALL u. Mitarb. (1953) sowie SCHERMULY u. Mitarb. (1964/65) erwähnen andererseits, daß trotz der Verdichtungserscheinungen im Röntgenbild klinische Erscheinungen (Dyspnoe) bei den Patienten oft nicht zu beobachten sind.

HEUCHEL berichtet über einige pathologisch-anatomische und histologische Untersuchungen. Makroskopisch finden sich Lungenödem, Bronchopneumonie, Stauungslunge. Histologisch zeigen sich eine Verbreiterung der Zwischensepten, Blutungen im Zwischengewebe, Exsudat und zellige Infiltration im Zwischengewebe und regional auch in den Alveolen, ödematöse Verquellung und Auflockerung der Gefäßwände, Gefäßektasien, Verquellung der Bronchialschleimhaut. Die histologischen Erscheinungen sind nicht spezifisch. Sie sind auf Lungenstauung, Lungenödem und pneumonische Infiltration zurückzuführen. Besonders bei akutem Nierenversagen entspricht das gesamte Bild und der Krankheitsverlauf nicht der einfachen Stauungslunge, sondern ist im wesentlichen auf eine Überwässerung der Kranken zurückzuführen. Offensichtlich braucht dabei keine Linksinsuffizienz eine pathogenetische Rolle zu spielen. Wird bei Anurie zu viel Wasser zugeführt, so muß es im Körper irgendwo abgelagert werden. Auffallend bleibt allerdings, daß der Ablagerungsort relativ häufig die Lunge ist. Vielleicht spielen hierbei doch Kreislauffaktoren wie latente, akute Linksinsuffizienz und die Tatsache eine Rolle, daß das ganze Blut des Kreislaufs durch die Lunge geht und selbst prozentual nur geringe Abgaben an seröser Flüssigkeit pro Volumeneinheit Blut zur Flüssigkeitsakkumulation in den Lungen führen. Allerdings ist nach den wenigen bisher vorliegenden Untersuchungen der Lungenkreislauf bei Urämie, wenn keine Herzinsuffizienz vorliegt, anscheinend nicht beeinträchtigt. PANESI u. Mitarb. (1957) fanden bei acht Patienten mit chronischer Niereninsuffizienz den Druck in der Arteria pulmonalis normal, zwischen 18—32/6 bis 12 mmHg. Für die pathogenetisch entscheidende Bedeutung der Überwässerung sprechen zwei Beobachtungen: Bei sorgfältiger Beachtung des Ausgleichs der Flüssigkeitsbilanz kommt es nicht zu einer „urämischen" Lunge; die Lungenveränderungen können sich durch Wasserentzug bei extrakorporaler Dialyse rasch zurückbilden. Die Bezeichnung „Flüssigkeitslunge" erscheint uns danach zutreffender als „urämische" Lunge, weil die Lungenerscheinungen nicht auf die Urämie oder die urämische Intoxikation zurückzuführen sind. Diese Auffassung wird besonders auch von ALWALL, LUNDERQUIST und OLSON vertreten. Die verstärkte Verdichtung im perihilären Gebiet der Lunge wird von ZDANSKY auf die höhere Durchblutung dieser Lungenabschnitte zurückgeführt. Bei der Differentialdiagnose sind Sarkoidose, Tuberkulose, echtes kardiogenes Lungenödem, Pilzkrankheiten, Pneumokoniose und Neoplasma (Bronchialcarcinom, Lungenmetastase) abzuklären.

Die Bedeutung der Überwässerung für die Pathogenese der „Flüssigkeitslunge" wird durch folgenden Tierversuch unterstrichen (HEDVALL, 1959): Erhalten Kaninchen nach Ureterenunterbindung langsam eine isotonische Flüssigkeit intravenös in einer Menge von ungefähr 15% des Körpergewichtes, so kommt es schon nach 1—2 Tagen röntgenologisch zu teils homogenen, teils fleckigen Verschattungen der Lungen, wie sie dem Lungenödem entsprechen. Die Erscheinungen verschwinden wieder, wenn eine gleichgroße Flüssigkeitsmenge, wie sie infundiert wurde, durch Ultrafiltration dem Blut innerhalb eines Tages entzogen wird. Im weiteren Verlauf sterben die Tiere an Urämie, ohne daß neue Veränderungen an der Lunge auftreten. Die Lungenveränderungen bleiben auch aus, wenn den Tieren nach der Ureterenunterbindung keine Flüssigkeit infundiert wird.

ALVALL, LUNDERQUIST und OLSSON (1953) weisen auf das Auftreten von Pleuraergüssen neben den intrapulmonalen Veränderungen bei der Flüssigkeitslunge hin. Sie zeigten die pathogenetische Bedeutung der Überwässerung indirekt: durch Beschränkung der Flüssigkeitsaufnahme und durch drastisches Abführen waren nach wenigen Tagen die röntgenologischen Lungenveränderungen bei erheblicher Gewichtsabnahme verschwunden, obwohl sich der Reststickstoff und andere Zeichen der Urämie nicht gebessert hatten. Die Untersucher empfehlen daher statt „urämischer Lunge", „urämischer Pneumonie", „urämischer Pneumonitis" die Bezeichnung „*Flüssigkeitslunge*" zu benutzen.

Von verschiedenen Autoren wird auch eine geänderte Permeabilität der Lungengefäße bei Urämie für die Pathogenese in Betracht gezogen. Das erscheint möglich, wenn auch exakte Beweise für diese Vermutung bisher offensichtlich fehlen (HEUCHEL, 1956; HEDVALL, 1959; KABANCHIK und CLEIMAS, 1951; BASS u. Mitarb., 1952). BASS u. Mitarb. (1952) beschreiben histologisch bei Flüssigkeitslunge in den Alveolen hyaline Membranen und hyaline Ablagerungen; bei länger bestehender Urämie sind die Alveolen häufig mit hyalinen Massen ausgefüllt. Die Befunde sind denen bei „rheumatischer Pneumonie" ähnlich. Die von diesen Autoren 1952 empfohlene Therapie mit Sauerstoffbeatmung, Herz- und Acidosebehandlung läßt den therapeutisch überaus wichtigen Flüssigkeitsentzug außer acht.

NEMIR u. Mitarb. (1958) weisen darauf hin, daß die Lungenerscheinungen im Sinne der „Flüssigkeitslunge" dem Reststickstoffgehalt im Blut nicht parallel gehen. Sie bezweifeln daher die Berechtigungen der Bezeichnung „urämische Pneumonie" oder „pulmonale Azotämie". An histologischen Veränderungen der Lunge bei Urämie erwähnen sie hyaline Membranen, hyaline Ablagerungen, fibrin- und eiweißreiche Exsudate mit mononucleären Zellen in den Alveolen. Die Stärke der histologischen Veränderungen geht der Chronizität der Lungenerscheinungen parallel. Sie sind bei chronischer Urämie am stärksten ausgeprägt. Zahlenmäßig größere Untersuchungen über Lungenveränderungen bei 107 an Urämie verstorbenen Personen liegen von HOPPS und WISSLER (1955) vor. Als Vergleich diente eine Gruppe von 429 Fällen, bei denen der Tod aus anderen Ursachen eingetreten war. Von den Urämiefällen wiesen 66 (62%) Lungenveränderungen auf, die bei $^2/_3$ durch bakterielle Pneumonie, Infarkte oder chronische Lungenstauung kompliziert waren. Die unkomplizierte Urämielunge zeigt makroskopisch mäßige Gewichtszunahme und diffuse Induration. Histologisch fanden sich in den Alveolen reichlich Fibrin und dichte hyaline Massen. Auch diese Untersucher weisen auf die histologische Ähnlichkeit mit der sog. „rheumatischen Pneumonie" hin. SCHERMULY u. Mitarb. (1964/65) sahen bei 87 (23,3%) von 374 anscheinend vorwiegend *chronisch* Nierenkranken ein Lungenödem. Sie messen einer Linksinsuffizienz des Herzens die entscheidende pathogenetische Rolle für das Lungenödem zu, weil sie bei Kranken mit Lungenödem häufiger als bei Kranken ohne Lungenödem folgende Herz- und Kreislauferscheinungen fanden: Linksschaden im EKG, vermehrte Lungenvenenfüllung, Stauungsergüsse in der Pleurahöhle, Herzvergrößerung, verlängerte Lungenverweildauer im Äther-Decholin-Test. Die Autoren sehen in einer Hypervolämie (Überwässerung), Hypoproteinämie und Anämie begünstigende Faktoren.

Lungenfunktion bei Urämie

Neben der alten Beobachtung der „Acidotischen Atmung" bei Urämie liegen über die *Lungenfunktion* bei Urämie bisher wenig Untersuchungen vor. PAULI (1962) stellte fest, daß das Atemminutenvolumen mit dem Rest-N-Anstieg — also bei zunehmender Niereninsuffizienz — ansteigt. Schon vor der klinisch erkennbaren Hyperventilation, die erst manifest wird, wenn das Atemminutenvolumen auf den zweifachen Normalwert ansteigt, ist das Atemminutenvolumen erhöht. Das Atemminutenvolumen ist eher durch Zunahme der Atemfrequenz als der Atemtiefe gesteigert. Die Korrelation eines erhöhten Atemminutenvolumens bei Urämie ist enger zum Anstieg des Rest-N (als Ausdruck der urämischen Intoxikation) als zur Zunahme der H-Ionen-Konzentration im Plasma (Acidose). Nach

Pauli (1962) ist die Ansprechbarkeit (Sensibilität) des Atemzentrums auf den physiologischen Stimulus „Arterielles CO_2" erhöht. Allerdings ist auch der atemwirksame H-Ionen-Stimulus gesteigert.

5. Erscheinungen am Verdauungstrakt bei Niereninsuffizienz

Der Foetor uraemicus ist ein altbekanntes Zeichen bei Niereninsuffizienz. Im wesentlichen beruht er auf einer erhöhten Ammoniakbildung aus Harnstoff durch die Urease der Bakterien auf den Schleimhäuten des oberen Verdauungs- und Atemtraktes. Er wird nur bei erhöhten Harnstoffwerten im Blut gefunden. Eine strenge Parallelität zwischen Harnstoffkonzentration und Foetor uraemicus besteht nicht (Heintz u. R. Losse, 1961). Am stärksten und am häufigsten wird der Foetor uraemicus bei chronischer Niereninsuffizienz gefunden, während er bei akuter Niereninsuffizienz besonders in den ersten 5—7 Tagen trotz hoher Harnstoffwerte im Blut meistens fehlt. Dieser Unterschied in der Ausprägung des Foetor uraemicus ist eine gute differentialdiagnostische Hilfe zwischen chronischer und akuter Niereninsuffizienz. Der Unterschied beruht wahrscheinlich auf einer verstärkten Keimbesiedlung im Mund-Rachenraum, Oesophagus und Magen bei chronischer Niereninsuffizienz oder auf einer von der Dauer der Niereninsuffizienz abhängigen Adaption der ureasebildenden Bakterien auf den Schleimhäuten. Durch regelmäßiges Mundausspülen und Zähneputzen sowie durch Antibiotica kann der urämische Mundgeruch wesentlich gemildert oder sogar beseitigt werden (Heintz u. R. Losse).

Auch die bei Urämie-Patienten häufig festgestellte Sub- oder Anacidität des Magensaftes ist wahrscheinlich auf die gesteigerte Ammoniakproduktion auf der Magenschleimhaut zurückzuführen. Bei Urämiekranken findet sich ein erhöhter Ammoniakgehalt des Magensaftes mit verminderter freier Salzsäure und verminderter Gesamtacidität. Die Magensalzsäure wird bei Urämie teilweise von Ammoniak neutralisiert, wodurch es zur Verminderung der Gesamtacidität kommt. Freie Säure und Gesamtacidität steigen bei den Kranken wieder an, wenn die Ammoniakproduktion durch antibiotische Behandlung und die damit verbundene Zurückdrängung der Keimbesiedlung auf den Schleimhäuten gesenkt wird (Jacobs, 1957; Lieber u. Lefèvre, 1959). Wahrscheinlich ist die erhöhte Ammoniakproduktion auf den Schleimhäuten des Verdauungstraktes auch eine Mitursache der urämischen Gastritis und Colitis. Bei Patienten mit chronischer Urämie konnte sowohl endokopisch wie auch durch Gastrobiopsie fast in allen Fällen eine Gastritis festgestellt werden (Cheli u. Dudero, 1958). Die Schwere der Schleimhautveränderungen hängt von der Dauer des urämischen Zustandes und nicht von der Höhe der Harnstoffkonzentration ab.

Vor allem infektiöse, aber auch möglicherweise toxische Wirkungen sind die Ursache der häufig bei chronischer Urämie beobachteten Parotitis. Verschlechterte Mundhygiene und verminderte Abwehrkraft führen wahrscheinlich zu einer von der Mundhöhle aufsteigenden Infektion der Ohrspeicheldrüse. Meistens tritt die Parotitis einseitig auf, gelegentlich aber auch doppelseitig.

Vereinzelt wurde bei Urämie eine nekrotisierende oder hämorrhagische Pankreatitis beschrieben (v. Glahn, 1956; Merrill, 1955). Ihre Pathogenese ist ungeklärt. Klinisch ist sie an dem typischen, starken, in die linke Rumpfseite ausstrahlenden Oberbauchschmerz und an dem Anstieg der Serumdiastase zu erkennen. In den beschriebenen Fällen war eine Beziehung zwischen der Stärke der Urämie und der Langerhansschen Inselnekrose nicht vorhanden.

In einem recht hohen Prozentsatz der Kranken mit chronischer Urämie kommt es zu Darmblutungen. Manche Beobachter sehen sie in 25% der Fälle (Jacobs,

1957). Mit den Blutungen ist meistens eine Verschlechterung der Niereninsuffizienz verbunden. Die Blutungen beruhen auf Infarzierungen, Nekrosen und Ulcerationen der Colonschleimhaut. In manchen Fällen kann es zu einer schweren hämorrhagischen Colitis mit Melaena kommen. Als Ursachen werden Infektionen, Toxicität der Verdauungssekrete infolge ihres hohen Ammoniakgehaltes und Zirkulationsstörungen durch Gefäßveränderungen (Arteriosklerose, Arteriolonekrose) angesehen.

Eine anscheinend klinisch symptomlose morphologische Veränderung ist das Auftreten einer generalisierten Hämosiderose in der Milz, der Leber (Kupffersche Sternzellen) und den abdominalen und thorakalen Lymphknoten bei chronischer Niereninsuffizienz (MUIRHEAD und SHILS, 1954). Sie wird vorwiegend bei Kranken mit hochgradiger Anämie gesehen, aber auch bei Kranken ohne schwere Anämie. Häufige Bluttransfusionen waren in der Vorgeschichte der Patienten nicht vorhanden. Die Untersucher nehmen daher an, daß für die Ablagerung des Eisenpigmentes möglicherweise hämolytische Mechanismen eine Rolle spielen. Ähnliche Befunde konnten von MUIRHEAD u. Mitarb. auch bei doppelseitig nephrektomierten Kaninchen und Hunden erhoben werden (1952).

6. Komplikationen seitens des zentralen und peripheren Nervensystems bei Urämie

Neben den schon lange bekannten zentral-nervösen Erscheinungen bei Urämie wie Krampfanfällen, Somnolenz, Sopor, Stupor und Koma wurde in den letzten Jahren häufiger eine periphere Neuropathie bei Urämie beschrieben und als urämische Neuritis bezeichnet. Es fällt auf, daß bis vor einigen Jahren selbst in den Lehr- und Handbüchern diese Erscheinung bei Urämie nicht erwähnt wurde. Möglicherweise ist dies auf eine verbesserte Therapie, die dadurch verlängerte Lebenserwartung und die damit verbundene längere Einwirkung des toxischen urämischen Milieus auf die Nervenzellen zurückzuführen. SCRIBNER u. Mitarb. haben 1960 als erste auf die periphere Neuropathie bei Verlängerung des Lebens von chronisch urämischen Kranken mittels der Langzeit-Hämodialyse hingewiesen. Bei chronisch urämischen Kranken, die nicht mit einer intermittierenden Dauerdialyse behandelt werden, ist eine periphere Neuropathie („Neuritis“) nur sehr selten und in einer leichten Form zu finden: Parästhesien, Hyperästhesien und Hyperalgesien an den Fußzehen (COOMES u. Mitarb., 1965). Die Nervenleitgeschwindigkeit ist fast immer normal. Eine klinisch feststellbare Verlängerung der Achillessehnenreflexzeit bei Kranken mit Azotämie braucht jedoch nicht direkt auf einer urämischen toxischen Neuropathie zu beruhen, sondern ist meistens auf eine Hyperkaliämie oder subklinische — vielleicht urämiebedingte — Hypothyreose zurückzuführen (FANKHAUSER, MORELL und REUBI, 1966). Dagegen wird die urämische Neuropathie häufiger und in schwererer Form bei solchen Kranken mit chronischer Niereninsuffizienz beobachtet, die einer intermittierenden Dauerbehandlung mit extrakorporaler Hämodialyse unterzogen werden (FUNCK-BRENTANO und VANTELUN, 1963; SCHUPAK und MERRILL, 1965; GOMBOS u. Mitarb., 1964). Es wird daran gedacht, daß bei der Hämodialyse Substanzen aus dem Blut dialysiert werden, die für Tropik und Stoffwechsel der peripheren Nervenzellen essentiell sind. Die „urämische“ Polyneuritis wäre unter solchen Umständen also eine echte iatrogene Mangelerscheinung. Andererseits wird die urämische Neuropathie bei chronischer Urämie auf nicht genügend häufige Dialysen zurückgeführt (SCRIBNER, 1964; LINDHOLM u. Mitarb., 1963). Auf die pathogenetischen Hypothesen wird unten noch einmal eingegangen.

Die urämische Neuropathie während einer Dialyse-Dauerbehandlung äußert sich vor allem in zunächst sensiblen, dann aber auch motorischen Ausfällen.

Bevorzugt befallen werden die peripheren Nerven des Fußes, der Unterschenkel und auch teilweise der Oberschenkel, seltener die peripheren Nerven an den Händen und den Unterarmen. Die Erscheinungen sind meistens symmetrisch. Sie bestehen aus Parästhesien in Form von Kribbeln, Ameisenlaufen, Brennen (besonders auf den Fußsohlen, „burning feet"), Hitzegefühl, Ballongefühl an den Füßen, Hyper- und Hypoalgesien. Die Erscheinungen beginnen meistens peripher und wandern dann in Richtung auf den Stamm. Schließlich kommt es zu motorischen Ausfällen, wiederum besonders an Füßen und Unterschenkeln, mit Verlust der Achillessehnenreflexe, weniger häufig auch der Patellarsehnenreflexe, mit Gehstörungen infolge einer Peronaeusparese und abgeschwächter Plantar- und Dorsalflexion des Fußes. Neurogene Muskelatrophien können auftreten (Funck-Brentano und Vantelun, 1963). In schweren Fällen kommt es auch zu Ausfällen der Tiefensensibilität, damit zu Störungen des Lagesinns mit Ataxie. Elektroneurologisch finden sich eine Erhöhung der Reizschwelle und eine verlängerte Nervenleitgeschwindigkeit (Heron u. Mitarb.; Funck-Brentano u. Mitarb., 1964). Die elektroneurologischen Symptome können den klinischen Symptomen voraufgehen und sind damit als Frühzeichen der urämischen Neuropathie anzusehen.

Die Pathogenese der urämischen Neuropathie ist nicht geklärt. Zunächst dachte man an die Auswaschung von Vitaminen der B-Gruppe (besonders Niacin) aus dem Blut bei der Dialyse, wodurch es zu Stoffwechselstörungen der Nervenzellen kommen könne (Gonzalez u. Mitarb., 1963). Mitunter sprechen die Patienten auf die Zufuhr dieser Vitamine günstig an (Schupak u. Mitarb. 1965; Lindholm u. Mitarb., 1963; Lasker u. Mitarb. 1963). Meistens verhalten sich aber die Neuropathien sehr therapieresistent und sind, wenn sie einmal aufgetreten sind, während einer extrakorporalen Langzeit-Dialyse nicht zu beheben. Neuropathologisch handelt es sich dabei meistens um eine Entmyelinisation der distalen Abschnitte der peripheren Nerven (Tyler). Die periphere Neuropathie, die trotz wiederholter Dialyse resistent ist, kann sich nach einer Nierentransplantation manchmal rasch und entscheidend bessern.

In anderen Fällen wurde jedoch auch eine Besserung der neurologischen Zeichen unter häufigeren Hämodialysen beobachtet (Hegstrom u. Mitarb., 1961; Scribner, 1964; Lindholm u. Mitarb., 1963). Mit Beendigung einer vielleicht ungenügenden Dialysebehandlung nach erfolgreicher Nierentransplantation bildeten sich in einem Falle die klinischen und elektroneurologischen Zeichen der Neuropathie zurück (Funck-Brentano u. Mitarb.). Drukker hat beobachtet, daß bei chronisch urämischen Kranken unter intermittierender Dauerdialyse weniger häufig und weniger schwer eine periphere Neuropathie auftrat, wenn eine Dialyseflüssigkeit mit hoher Glucosekonzentration verwendet wurde. Das könnte auf die Rolle einer gestörten intracellulären Kohlenhydratutilisation in der Pathogenese der urämischen Neuropathie hinweisen. Die gestörte Utilisation von Glucose und Glucoseabbauprodukten durch Zellen im urämischen Milieu kann durch verstärktes Glucoseangebot ausgeglichen werden (Renner und Heintz). Damit verbessert sich vielleicht auch die Funktion der Zellen.

Differentialdiagnostisch ist nicht uninteressant, daß manche Medikamente bei Niereninsuffizienz durch ihre gestörte Ausscheidung eine erhöhte neurotoxische Wirkung haben können. Das gilt für Streptomycin, Kanamycin, Viomycin und besonders auch für das bei chronischer Pyelonephritis häufig angewendete Nitrofurantoin. Bei Durchsicht der Literatur ergibt sich in manchen Fällen die Frage, ob die „urämische" Polyneuritis nicht eher eine medikamentös-toxische Neuritis ist.

Gegenüber den peripheren Neuropathien sind die cerebralen Veränderungen und Erscheinungen bei chronischer Niereninsuffizienz und Urämie schon lange bekannt. Eine monographische Bearbeitung in jüngster Zeit erfuhr dieses Gebiet durch OLSEN (1961). Er beschreibt anhand der Untersuchungen der Gehirne von 104 an einem Nierenversagen verstorbenen Patienten die pathologisch-anatomischen Befunde bei Urämie. Die Fälle waren nicht ausgewählt, und die der Urämie zugrunde liegenden Krankheiten waren verschiedener Natur. In fast allen Gehirnen fanden sich degenerative Nervenzellen-Veränderungen. Eine Nekrose war jedoch nur in vereinzelten Fällen in umschriebenen Bezirken vorhanden. Bestimmte Bezirke wurden von den degenerativen Veränderungen bevorzugt befallen, wie die sensorischen Kerne des Gehirnstammes, die Formatio reticularis und die Hirnrinde. Auffallend war, daß die Veränderungen bei chronischer Urämie deutlicher ausgeprägt waren. Da die Nervenzelldegeneration auch bei Urämiekranken ohne besondere extrarenale Komplikationen vorkamen (Kreislaufschock, exogene Intoxikation u. a.) kann anscheinend die urämische Intoxikation die Nervenzelldegenerationen hervorrufen. Andererseits können in vielen Fällen cerebrale Ischämie und Cerebralsklerose eine entscheidende pathogenetische Rolle spielen.

Besonders scheinen frische Nekroseherde in erster Linie Folgen eines Kreislaufkollapses zu sein. Aber auch ohne Hypoxie oder andere Komplikationen können bei Urämie Nekroseherde auftreten, meistens im Pons und im Corpus striatum. Doch auch in solchen Fällen kommt eine Schädigung durch Hypertonie oder Begleitkrankheiten (Diabetes mellitus) mit Gefäßverschluß ätiologisch in Betracht. Trotz der bekannten hämorrhagischen Diathese bei Urämie kamen in dem großen Untersuchungsgut von OLSEN keine intrakraniellen Blutungen zur Beobachtung. Anzeichen für eine sog. toxisch-urämische Encephalomeningitis fanden sich nicht. OLSEN weist darauf hin, daß ein Gehirnödem nach seinen Untersuchungen bei Kranken mit urämischem Koma kein wichtiger und konstanter Befund sei.

Auf die Notwendigkeit einer Abgrenzung der echten urämischen Gehirnerscheinungen von den kreislaufbedingten (Hypertonie, Arteriolosklerose) weist auch BODECHTEL (1958) hin. Andererseits betont dieser Autor das relativ häufige Vorkommen von Hirnödem bei akuten Urämien infolge akuter Anurie. Bei den akuten, mit Krämpfen einhergehenden Nierenerkrankungen finden sich im Gehirn neben dem Ödem auch Blutextravasate und Vasodilatation, Blutfülle der Gefäße und Verquellung der Gefäßwände. Hirnödem und Hirnschwellung z. T. mit Blutungsherden, Massenblutungen und hämorrhagischen Nekrosen oder Erweichungen kommen auch bei der Schwangerschaftseklampsie vor. Sie sind aber alle nicht Folgen der Urämie, sondern des noch wenig genau mit „Dysorie" definierten Gefäßwandschadens.

Auf die pathogenetische Rolle der Hypertonie zusammen mit Flüssigkeitsretention für das Auftreten von Krampferscheinungen bei akuter Niereninsuffizienz weist BRAUN-MENENDEZ hin. Er fand bei Ratten und Hunden nach Nierenexstirpation eine Vermehrung des extracellulären Flüssigkeitsvolumens bei gleichzeitiger Hypertonie. Eine eindeutige Klärung der Zusammenhänge gelingt ihm jedoch nicht.

HEYMAN u. Mitarb. (1951) versuchten durch Bestimmung der cerebralen Durchblutungsgröße und des cerebralen Sauerstoffverbrauchs die urämische Endointoxikation auf das Gehirn zu erfassen (Methode nach KETY und SCHMIDT). Von 16 untersuchten Urämiepatienten bestand bei 9 eine allgemeine Gefäßerkrankung. Bei diesen neun Fällen fand sich eine mittelstarke Verlängerung der cerebralen Durchblutung. Die Urämiekranken ohne Gefäßerkrankung aber mit deutlichen urämischen Symptomen zeigten eine normale Durchblutung des Gehirns. Dagegen war der *Sauerstoffverbrauch* des Gehirns bei allen Urämiekranken deutlich *herabgesetzt*. Das läßt vermuten, daß das Nervengewebe für die Auswirkung einer Niereninsuffizienz sehr empfindlich ist. Es bestand keine Beziehung zwischen der Minderung des Sauerstoffverbrauchs im Gehirn und den Bewußtseinsstörungen bei Urämie. Auch bestand keine Beziehung zwischen der Senkung des Sauerstoffverbrauchs und der Rest-N-, Natrium-, Kalium- oder Chlorid-Konzentration im Serum. Weitere Einzelbefunde zur Frage der Gehirndurchblutung und des oxydativen Gehirnstoffwechsels hat GOTTSTEIN erhoben (Abb. 14). Er fand bei Kranken mit Urämie keine signifikante Erniedrigung der Gehirndurchblutung, dagegen waren Sauerstoffverbrauch und Glucoseverbrauch statistisch signifikant gegenüber nierengesunden Kontrollpersonen herabgesetzt: es besteht eine umgekehrte Korrelation zwischen Harnstoffanstieg im Serum und Sauerstoffverbrauch des Gehirns sowie zwischen der Zunahme der Acidose und der Abnahme des Glucoseverbrauchs im Gehirn (Abb. 15). KNAUFF hat festgestellt, daß bei Urämie im Blut der V. jugularis die Aminosäurenkonzentration abnimmt, die NH_3-Konzentration dagegen ansteigt.

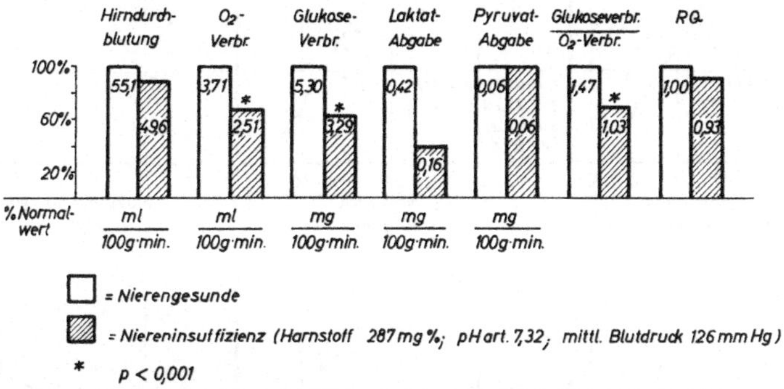

Abb. 14. Hirnzirkulation und -stoffwechsel bei chronischer Niereninsuffizienz (11) (U. GOTTSTEIN: Verh. Dtsch. Ges. Inn. Med. Wiesbaden 1966)

Untersuchungen von HEINTZ und RENNER (1965) geben ebenfalls Hinweise auf eine Störung des Stoffwechsels der Gehirnzellen durch urämisches Serum. Bei in vitro-Stoffwechseluntersuchungen in urämischem Serum (Warburg-Methode) zeigte Hirnhomogenat (graue Substanz) gegenüber Normalserum einen signifikant verminderten Pyruvat- und Glucoseverbrauch bei gesteigerter Lactatbildung. Das weist auf eine Hemmung der Pyruvatoxydation im urämischen Serum und damit wahrscheinlich auf eine Hemmung der Bildung von Acetyl-Coenzym A hin. Außerdem kam es im urämischen Serum zu einem Aminosäurenabbau durch Gehirngewebe. Nach Besserung der Urämie zeigte Hirnhomogenat im Serum des gleichen Patienten einen erhöhten Glucoseverbrauch, während der Aminosäurenabbau zurückging.

THÖLEN und BOSSARD (1959) fanden keinen Zusammenhang zwischen den cerebralen Symptomen der Urämie und einer Elektrolytstörung in der extracellulären Flüssigkeit. Normalisierung von Kalium, Natrium, Calcium, Chlorid und Bicarbonat im Serum urämischer Patienten führte zu keiner Besserung der Bewußtseinsveränderung. Auch bestand keine Beziehung zwischen der Serum-Magnesiumkonzentration und urämischen Bewußtseinsstörungen. Bei der Hälfte der Kranken mit Urämie wurde eine hohe Serum-Magnesiumkonzentration gefunden, aber es bestand bei ihnen keine Bewußtseinsstörung. Andererseits bestanden bei einem Viertel der urämischen Kranken Störungen des Bewußtseins bei normalem Serum-Magnesium. Auch steigt das Magnesium bei chronischer Niereninsuffizienz nicht um den für eine Narkose notwendigen Grad im Serum an. Andererseits ist zu fragen, ob nicht die intracellulären Magnesiumkonzentrationen entscheidend sind. Untersuchungen von HÄNZE am Megnesiumgehalt der Erythrocyten zeigen, daß das intracelluläre (Erythrocyten-) Magnesium bei chronischer Urämie in der Regel erhöht ist.

Verschiedene Untersucher haben sich in den letzten Jahren mit den elektroencephalographischen Erscheinungen bei Niereninsuffizienz und Urämie befaßt (UCHIHORI u. Mitarb., 1957; LOSSKY-NEKHOROCHEFF u. Mitarb., 1959; NOGIN u. Mitarb., 1959; KILEY und HINES, 1964; BENNHOLD, 1965 u. a.). Spezifisch urämische EEG-Veränderungen gibt es nicht. Es ist eine Verminderung der Wellenfrequenz, ein Verschwinden der α-Wellen und das Auftreten von τ-Wellen

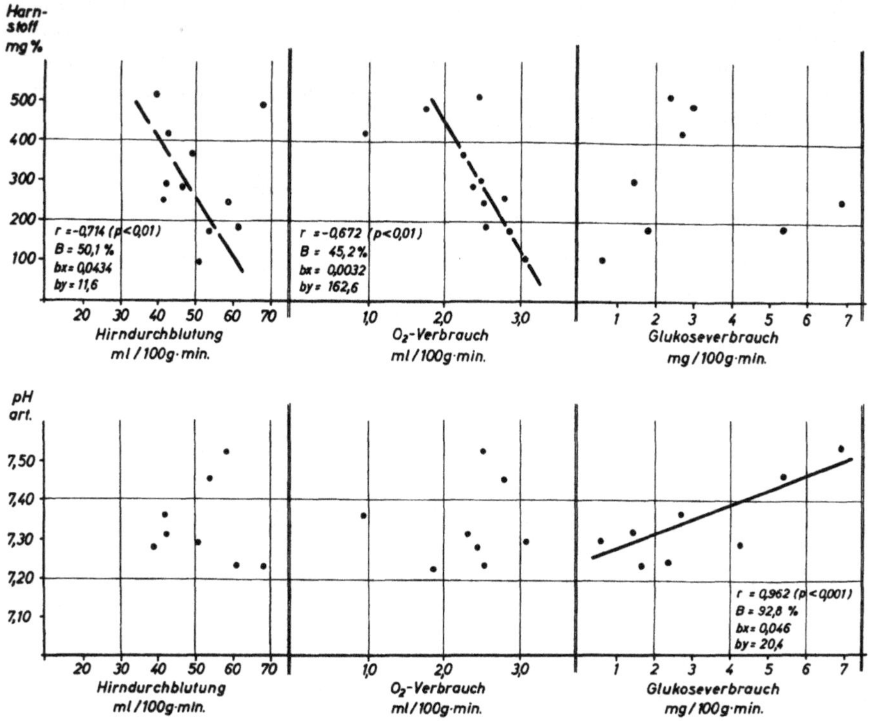

Abb. 15. Hirnzirkulation und cerebraler Stoffwechsel bei chronischer Niereninsuffizienz in Beziehung zum Harnstoff im Serum und zum arteriellen pH-Wert (U. GOTTSTEIN, Verh. Dtsch. Ges. Inn. Med. Wiesbaden 1966)

beobachtet worden. EEG-Befunde und Bewußtseinszustand oder blutchemische Veränderungen zeigen keine konstante Korrelation. Der EEG-Befund verschlechtert sich oft während oder kurz nach einer extrakorporalen Dialyse. Meistens kommt es am Tage nach der Dialyse wieder zur Besserung (PETERSON, BENNHOLD, KENNEDY u. Mitarb.). Die EEG-Veränderungen bei Hämodialyse werden von verschieden hohen Glucosekonzentrationen in der Dialyseflüssigkeit nicht beeinflußt (BENNHOLD u. Mitarb., 1965).

Der gelegentlichen Entstehung von Verwirrtheitszuständen und Muskelkrämpfen während und nach einer Hämodialyse, besonders bei chronischer Urämie, wurde in den letzten Jahren besondere Aufmerksamkeit zugewandt. Bei der extrakorporalen Hämodialyse und bei der peritonealen Dialyse können die gleichen Komplikationen auftreten, wenn sie auch bei der peritonealen Dialyse weniger häufig sind als bei der extrakorporalen Hämodialyse (TYLER, 1965). Unter 550 Patienten, die der extrakorporalen oder peritonealen Dialyse unterzogen wurden, sah TYLER 34mal Krämpfe, 6mal psychotische Erscheinungen,

4mal schwere metabolische Encephalopathien, 3mal Hirnblutungen und einmal Meningitis. Psychosen treten besonders bei bereits prämorbid psycholabilen Personen auf. Die Psychosen klingen in der Regel nach 2—3 Wochen wieder ab. Als metabolische Encephalopathie treten Ruhelosigkeit, Muskelzuckungen, Übelkeit und Erbrechen auf. Mitunter fallen die Patienten auch in einen Komazustand, dem gewöhnlich Krampfanfälle vorausgehen.

Es ist nicht ganz klar, warum einige Patienten nach einer Dialysebehandlung akut toxische Verwirrtheitszustände zeigen mit örtlicher und zeitlicher Desorientiertheit, schizoiden Wahnideen und Delirium tremens-artigen Zuständen. In den meisten Fällen verschlechtert sich unter der Dialyse das Elektroencephalogramm, bessert sich aber nach Beendigung der Dialyse entweder rasch oder innerhalb der nächsten 3 Tage (Sitprija und Holmes, 1962; Barbar u. Mitarb., 1963; Kennedy u. Mitarb., 1964).

Kennedy u. Mitarb (1962) fanden im Liquor einen deutlich geringeren Harnstoffabfall durch Hämodialyse als im Serum. Sie schließen daraus auf einen Anstieg des osmotischen Gradienten zwischen Liquor und Blut mit verstärktem Flüssigkeitseinstrom in den Liquorraum. Die dadurch auftretende Drucksteigerung im Liquorraum soll die zentralen Symptome wie Verwirrtheit und Krämpfe hervorrufen. Auch Scheitlin und Hunziger fanden bei Hämodialyse eine Umkehr des osmotischen Druckgradienten Blut-Liquor. Lag vor der Dialyse der osmotische Druck um 12 mosm/l im Serum höher als im Liquor, so lag er nach der Dialyse im Liquor um 20 mosm/l höher als im Serum. Im Gegensatz zu den genannten Untersuchern fanden Edel u. Mitarb. (1965) keinen osmotischen Druckgradienten zwischen Plasma und Liquor nach 5stündiger Dialysebehandlung. Nach ihren Untersuchungen kann ein osmotischer Gradient nicht als Ursache eines Flüssigkeitseinstroms in den Liquorraum und damit als Ursache einer intrakraniellen Drucksteigerung angesehen werden. Dennoch empfehlen die Untersucher zur Vermeidung eines „cerebralen Dialysesyndroms" zur Steigerung der Plasmaosmolalität in der letzten Stunde der Dialyse eine intravenöse Infusion von 20%iger Mannitol-Lösung in einer Dosierung von 1 g/kg Körpergewicht. Entgegen ihren Befunden schlagen sie diese Therapie zur Beseitigung eines vielleicht doch vorhandenen osmotischen Druckgradienten vor. In über 500 Dialysen, darunter bei mehr als 50 Fällen von chronischer Niereninsuffizienz, konnten wir nur in einem Falle eine deutliche Verschlechterung des Bewußtseins und einen Krampfanfall unter der Dialyse beobachten. Die von uns benutzte Dialyseflüssigkeit liegt durch Glucose- oder Saccharosezusatz stets mindestens 20—30 mosm/kg H_2O über der osmotischen Konzentration des Plasmas, wodurch ein ständiger Flüssigkeitsabstrom aus dem Blut in die Dialysierflüssigkeit bei gleichzeitigem Einstrom von osmotisch wirksamen Molekülen in die Blutbahn gewährleistet ist. Vielleicht wird damit auch einer Umkehr des osmotischen Druckgradienten Blut-Liquor vorgebeugt.

Schreiner (1959) weist auf diagnostische Schwierigkeiten bei „urämischem" Koma und „urämischer" Psychose hin. In vielen Fällen von Urämie, besonders bei akuter Niereninsuffizienz spielen neben der eigentlichen Intoxikation durch die Niereninsuffizienz zahlreiche extrarenale Krankheitsvorgänge, die oft primär vorhanden waren, eine Rolle: Kreislaufschock und Hypoxie, Intoxikation durch Infekte, Überwässerung, Exsiccose, Anämie, Unverträglichkeit von Medikamenten, Operationstrauma, Ileus, Leberkoma u. u. Diese Erscheinungen und ihre Auswirkungen laufen häufig neben der urämischen Intoxikation einher. Andererseits können auf die Urämie Apathie, Appetitlosigkeit, Nachlassen des Gedächtnisses, gesteigerte Reizbarkeit, Schlaflosigkeit, Zwangsverhalten, paranoide Gesprächs- und Trauminhalte und Claustrophobie zurückgeführt werden. Diese psychischen Störungen sind durch intermittierende Dauerdialyse zu bessern. An neurologischen Erscheinungen bei Urämie erwähnt SCHREINER Muskelzittern, Nystagmus, Mono- und Hemiplegie, Amaurose, Aphasie und Krämpfe. LOCKE u. Mitarb. (1961) fanden bei akuten Urämien nach Schock, Bluttransfusion, Abort, Blutungen, Schwangerschaft, schweren Diarrhoen und Operationen folgende u. U. rasch wechselnde Symptome: Verwirrtheit, Agitiertheit, Depression, Apathie, Stupor und Koma. Geruchsstörungen waren nicht selten vorhanden, weiterhin Nystagmus, Facialisparese, Schwankungen der Pupillenweite. Abweichungen der Reflexe — teils Areflexie, Hyporeflexie, aber auch Hyperreflexie — waren regelmäßig vorhanden. Generalisierte Krämpfe waren häufig. Weiterhin kamen vor Muskelschwäche und Muskelatrophie, Myalgie, Tremor, fibrilläre Zuckungen, Myoklonie, Kernigsches Zeichen und vorübergehend Paresen. Die Symptomatik bei den untersuchten 13 Fällen ist derart reichhaltig und vielgestaltig, daß sie von dem sonst recht uniformen Bild der echten Urämie erheblich abweicht. Es ergibt sich daher doch die Frage, ob vielleicht die zur Urämie führende Erkrankung für diese Symptome mitverantwortlich war (Schock u. a.). Ein Zusammenhang der beobachteten Störungen mit den fast täglich kontrollierten Serumkonzentrationen an Harnstoff, Kalium, Natrium, Chlorid und Alkalireserve ließ sich nicht feststellen.

Experimentell versuchte HESS (1951) Störungen des vegetativen Nervensystems bei Urämie zu klären. Bei schwerer Acidose fand er sowohl im Tierexperiment (Infusion einer 0,25 n HCl-Lösung) wie beim urämiekranken Menschen keine nennenswerten anatomischen Veränderungen im dorsalen Vaguskern. Dagegen ließen sich an den Zellen des Locus caeruleus unscharfe Grenzen des exzentrisch gelegenen Zellkerns nachweisen, das dunkle Pigment lag teilweise außerhalb der Zellen, die Glia war vermehrt. Der Untersucher leitet daraus Regulationsstörungen im Diencephalon ab, die bei Urämie zu funktionellen Störungen der Haut wie anfänglich Schwitzen und später Trockenheit führen.

7. Endokrine Erscheinungen bei chronischer Niereninsuffizienz

Die schwerwiegendste endokrine Störung stellt bei chronischer Niereninsuffizienz der sekundäre Hyperparathyreoidismus dar. Ursache und Auswirkungen dieser Störung wird in dem Abschnitt über renal bedingte Störungen des Calcium- und Phosphatstoffwechsels und renale Osteopathien abgehandelt. Dort finden sich auch weitere Hinweise auf die bei Niereninsuffizienz auftretenden Erscheinungen am Skeletsystem.

Außer dem sekundären renalen Hyperparathyreoidismus sind Störungen anderer endokriner Drüsen von klinischem Belang nicht sicher nachgewiesen. Libido und Potenz sind bei Männern selbst bei schwerer chronischer Niereninsuffizienz erhalten. Allerdings kann es im Laufe der Niereninsuffizienz zur Nekrospermie kommen. Frauen können trotz leichter Niereninsuffizienz konzipieren. RABINOWITZ und FRIEDMAN (1961) beobachteten bei Frauen mit chronischer Niereninsuffizienz unter Behandlung mit relativ niedrigen Dosen von Prochlorperazin, Trimeprazin und Perphenazin sowie Reserpin nach kurzer Zeit eine Galaktorrhoe. Sie wird auf eine gesteigerte Sekretion des lactotropen Hypophysenhormons durch niedrige Dosen von Reserpin oder Phenothiazinderivaten zurückgeführt. Unter der Urämie soll die Funktion des Hypothalamus verändert sein. Allerdings wird eine Galaktorrhoe durch die genannten Substanzen auch bei nicht urämischen Kranken gesehen (KÄSER und BERG, PFEIFFER).

BAIER u. Mitarb. (1961) untersuchten die Wirkung eines experimentell erzeugten Hyper- und Hypothyreoidismus auf die Entwicklung urämischer Erscheinungen bei nephrektomierten Hunden. Den Hunden wurde 1 g getrocknete Schilddrüse täglich gegeben. Ein Hypothyreoidismus wurde durch Thyreoidektomie hervorgerufen. Bei den hyperthyreotischen Tieren traten urämische Blutveränderungen, wie Kalium-, Magnesium- und Harnstoffanstieg im Serum schneller auf als bei Hypothyreose. Bei Hypothyreose war der Anstieg dieser Substanzen gegenüber Kontrolltieren verlangsamt.

Mielke (1952) weist auf das in der Klinik wenig beachtete Symptom eines ausgesprochenen Exophthalmus bei primärer und sekundärer Schrumpfniere hin. Die Augen erscheinen dabei etwas glanzloser als bei dem Exophthalmus der Hyperthyreose. Die Ursache dieses Exophthalmus ist nicht geklärt. Hypothetisch wird an Stoffe gedacht, die auf Zwischenhirn und Hypophyse einwirken und über diese Schaltstellen exophthalmusfördernd sind. Bei Niereninsuffizienz soll ihre Elimination gestört sein.

8. Erscheinungen am Muskel- und Skeletsystem bei Niereninsuffizienz

Im Verlaufe einer Niereninsuffizienz, besonders bei akuten Fällen, kann es zur Hyperkaliämie, zu Reflexabschwächungen und Muskelparesen kommen. Heintz und Pfeiffer (1960) haben bei einem Kranken mit chronischer Niereninsuffizienz und einem Kaliumwert im Serum von 9,0 mval/l eine Tetraplegie und eine Lähmung der Rumpfmuskulatur beobachtet. Nach Absinken des Kaliumwertes durch die Therapie auf 7—8 mval/l konnte der Patient seine Gliedmaßen und den Rumpf wieder bewegen. Solche ausgesprochenen Fälle von hyperkaliämischer Lähmung sind sehr selten, meistens finden sich nur Muskelparesen an den Extremitäten von geringen Ausmaßen neben stark abgeschwächten oder aufgehobenen Sehnenreflexen.

Andererseits treten bei chronischen Nierenerkrankungen nicht selten durch Polyurie renale Kaliumverluste auf, die zur Hypokaliämie führen können. Verstärkt werden sie u. U. durch urämisches Erbrechen und urämische Diarrhoeen. Auch in solchen Fällen kann es zu Muskelparesen und Areflexie kommen. Über die Auswirkungen des gestörten Elektrolytstoffwechsels auf Muskelfunktionen wird in dem Abschnitt über renal bedingte Störungen des Wasser-, Elektrolyt- und Säure-Basenhaushaltes gesprochen (Hypokaliämie bei Nierenerkrankungen s. Owen und Verner, 1960).

An Gelenkerscheinungen bei Urämie ist die nicht so seltene sekundäre Arthritis urica zu erwähnen (Addis, 1948; Heintz, 1964; Merrill, 1959; Schreiner und Maher). Sie tritt im Verlauf einer sich lang hinziehenden chronischen Niereninsuffizienz auf. Sie ist Folge der erhöhten Harnsäurekonzentration im Blut bei gestörter Harnsäureausscheidung durch die Niere. Möglicherweise wird die sekundäre Gicht heute bei chronischer Urämie unter der intermittierenden Langzeitdialyse häufiger als vor der Dialyseära gesehen (Hayes u. Mitarb.; Carver u. Mitarb.). Männer werden wie bei der echten Gicht öfter als Frauen betroffen. Hauptsächlich werden die typischen „Gichtgelenke" von der akuten Arthritis befallen: Großzehengrundgelenke, Mittelfußgelenke (Heintz, 1964). Sarre und Mertz (1965) haben gezeigt, daß bei chronischer Niereninsuffizienz die tubuläre Harnsäure-Rejektion ansteigt, wenn die glomeruläre Filtrationsrate weniger als die Hälfte der Norm beträgt. Sie fanden bei 342 Fällen mit Reststickstofferhöhung nur in zwei Fällen eine sekundäre Gicht. Die Gichtanfälle bei chronischer Urämie sprechen meistens gut auf Colchicintherapie an (Merrill, Schreiner und Maher). In colchicinresistenten Fällen haben wir eine gute Ansprechbarkeit auf Prednisolon in relativ kleiner Dosierung gesehen (2 bzw. 3 × 10 mg täglich 2—3 Tage). Mit dem Xanthinoxydase-Hemmer Allopurinol (4 × 100 mg/die) ließ sich bei einem

Patienten mit chronischer Urämie, Hyperuricämie und Gicht die Harnsäurekonzentration im Serum normalisieren (HAYES u. Mitarb.).

In enger pathogenetischer Beziehung zur sekundären Arthritis urica bei chronischer Niereninsuffizienz stehen wahrscheinlich die in den letzten Jahren unter der chronischen, periodischen Hämodialyse oft beobachteten periarticulären calcifizierenden Entzündungen. Diese Form der Arthritis kann bald nach den ersten extrakorporalen Dialysen aber auch erst nach monatelanger intermittierender Dialysebehandlung auftreten. Die akuten arthritischen „Anfälle" sind den Gichtanfällen ähnlich: abrupter Beginn, entzündliche Schwellung um das Gelenk, hochgradige Schmerzempfindlichkeit des entzündeten periarticulären Gewebes, gute Ansprechbarkeit auf Colchicin. Die Attacken können eine ein- oder zweimalige Erscheinung während eines längeren Dialyseprogramms sein, können aber auch sehr häufig auftreten: über 30 Anfälle im Verlauf einer mehrmonatigen Dialysetherapie (CANER und DECKER). In zwei Punkten weichen sie jedoch von dem üblichen Bild der Gichtanfälle ab:

1. Die Lokalisation der entzündlichen Erscheinungen ist anders als bei der echten Gicht. Vor allem werden vorwiegend die Weichteile von Hand- und Fußrücken, die Umgebung der Schultergelenke, der Ellenbogengelenke, der proximalen Interphalangealgelenke und der Fingergrundgelenke, sehr selten die Zehengrundgelenke und die Knie betroffen. Von den entzündlichen Erscheinungen sind nach dem klinischen Bild die Gelenksynovia, die Sehnen und Sehnenscheiden, die Schleimbeutel und die periarticulären Weichteile betroffen. Gelegentlich wird im Zentrum des weichen, entzündeten Gewebes ein stark schmerzempfindlicher Knoten getastet (CANER und DECKER, 1964). Seine Konsistanz kann hart oder auch fluktuierend sein. Mitunter verschwindet er wieder mit dem Rückgang der periarticulären Entzündung, häufiger jedoch bleibt er als Verhärtung im periarticulären Gewebe bestehen. Gelegentlich kann bei solchen akuten Attacken, wenn das Kniegelenk befallen ist, ein Gelenkserguß festgestellt werden.

2. Im Gegensatz zu echten Gichtarthritis konnten bisher bei dieser „Dialyse-Arthritis" keine Harnsäure oder Harnsäurekristalle in der Synovialflüssigkeit oder in den periarticulären Knoten durch Untersuchung im polarisierten Licht oder durch die Murexid-Probe nachgewiesen werden. Die Röntgenanalyse des veraschten Gewebes ergab im Gewebe ein Apatit, die chemische Analyse ein Hydroxyapatit (CANER und DECKER). Histochemisch ließ sich in dem befallenen Gewebe Calciumphosphat nachweisen.

Auffallend ist allerdings eine Korrelation zwischen der Häufigkeit und Schwere der Attacken einerseits und der Harnsäurekonzentration im Blut andererseits. Wurde eine Zeitlang bei den intermittierenden Dialysen der Dialysierflüssigkeit Harnsäure in einer Konzentration von 5 mg-% zugesetzt, so daß keine Harnsäure aus dem Blut in die Dialysierflüssigkeit in nennenswerter Menge übertrat, so häuften sich bei den Patienten die arthritischen Anfälle.

Mit der Häufigkeit der Anfälle nimmt auch die Ausbildung von subcutanen periarticulären Knoten zu, die nur während der akuten entzündlichen Exacerbationen schmerzhaft sind. In den Intervallen schmerzen diese Knoten meistens nicht, und es besteht keine entzündliche Reaktion in der Umgebung. Wenn die Knoten auch mitunter wieder verschwinden, so nehmen sie doch meistens an Größe und Zahl im Laufe der Monate zu, manche können Hühnereigröße erreichen. Die Gelenke, in deren Umgebung solche Knoten permanent vorhanden sind, werden auch wiederum häufiger von akuten arthritischen Anfällen befallen.

Röntgenologisch zeigt sich an den veränderten Gelenken eine deutliche Calcifikation des periarticulären Gewebes (Abb. 16). Zu Beginn im akuten Stadium sind jedoch die akut auftretenden Knoten nicht verkalkt. Die Verkalkung tritt erst im Verlaufe von Monaten oder Wochen auf. Aber auch ohne besondere Knotenbildung können die Weichteile der Sehnen, Sehnenansätze, Gelenkbänder und Gelenkkapseln Verkalkungen aufweisen. Die Stärke der Verkalkungen steht in keiner Beziehung zu der Stärke der klinischen Symptome. Sie können sich symptomlos entwickeln.

Auch an den Knochen können Veränderungen in Form von Kalkverarmung und Aufhellungen auftreten. Sie finden sich meistens an den Fingerphalangen.

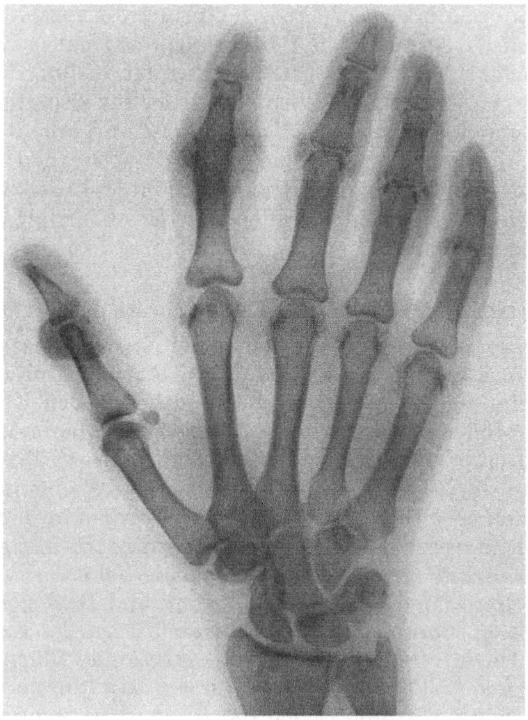

Abb. 16. Verkalkungen in den periartikulären Weichteilen der Fingergelenke bei einer 25jährigen Patientin nach 7monatiger intermittierender Peritonealdialyse wegen Niereninsuffizienz. Neben den Verkalkungen sind die Weichteilanschwellungen deutlich zu erkennen. Grundleiden: Chronische Pyelonephritis (Beobachtung von Prof. Dr. H. Losse, Leiter der Medizinischen Universitäts-Poliklinik Münster)

Die Verkalkungen können nicht mit Veränderungen der Blutcalciumkonzentrationen erklärt werden, stehen aber in Beziehung zur Phosphatkonzentration im Serum bei chronischer Niereninsuffizienz. Bei Verminderung der Serumphosphatkonzentration, z. B. durch kontinuierliche Therapie mit Aluminiumhydroxyd oral, schreiten die Verkalkungen nicht weiter voran, manche können verschwinden.

Nach den Untersuchungen von Caner und Decker ist anzunehmen, daß es sich bei der „Dialyse-Arthritis“ um die Mischform einer Harnsäure- und Kalkgicht handelt. Für die Beteiligung der Harnsäure spricht der Verlauf der arthritischen Attacke und ihre gute Ansprechbarkeit auf Colchicin, während die Verkalkungen vor allen Dingen auf die Hyperphosphatämie zurückzuführen sind. Die Verkalkungen wiederum könnten sich als Lokalisationsfaktor für erneute gichtische Anfälle auswirken. Auch von anderen Autoren wird das hohe Produkt von Ca $\times$ PO_4 als Grund für die Verkalkungen angesehen (Gonzalez u. Mitarb., 1963; Lindholm u. Mitarb., 1963).

Für die Therapie der akuten „Dialyse-Arthritis" hat sich nach den bisher vorliegenden Mitteilungen das Colchicin bewährt (CANER u. DECKER, LINDHOLM u. Mitarb.). Gegen die Verkalkungen ist eine Erniedrigung der Phosphatkonzentration im Serum durch eine phosphatarme Kost und durch orale Verabreichung von phosphatbindenden Substanzen im Verdauungstrakt zu versuchen (Aluminiumhydroxyd).

Funktionelle Niereninsuffizienz (syn. extrarenale Azotämie)

Verschiedene abnorme oder pathologische, primär-extrarenale Prozesse rufen auch bei morphologisch gesunden und funktionell normalen Nieren eine Einschränkung der renalen Ausscheidungs- und Regulationsfunktion hervor. Zwei Faktoren spielen hierbei in der Regel entweder jeder für sich allein oder — noch häufiger — zusammen eine wichtige Rolle: Ischämie und erhöhter Eiweißabbau.

Ätiologisch sind hier sehr verschiedene Zustände zu nennen: Ischämie durch Exsiccose, Kreislaufkollaps, Herzinsuffizienz; erhöhter Eiweißabbau durch gesteigerte Eiweißaufnahme, erhöhter endogener Eiweißzerfall nach Traumen, Operationen, endogener Gewebsabbau bei Tumoren (?).

1. Funktionelle Niereninsuffizienz durch temporäre Ischämie der Nieren

Häufigste Ursache der temporären Ischämie der Nieren ist der extreme Flüssigkeitsverlust. Der Flüssigkeitsverlust kann durch Erbrechen, Durchfälle, Schwitzen oder auch durch hohe renale Wasserausscheidung bei großen Urinvolumina hervorgerufen werden. Renale Wasserverluste finden sich besonders bei erhöhter Harnausscheidung durch Diuretica und bei bewußtseinsgetrübten Kranken, die weder spontan noch durch pflegerische oder ärztliche Maßnahmen ausreichend Flüssigkeit zu sich nehmen. Diese Zusammenhänge werden oft nicht erkannt, und es wird dann fälschlicherweise eine akute Niereninsuffizienz infolge einer morphologischen Nierenschädigung angenommen (Schockniere mit Tubulusnekrose u.ä.).

Im Modellversuch am Menschen haben HEINTZ und RUPPERT (1953) gezeigt, daß auch bei gesunden, normal funktionsfähigen Nieren die Exsiccose zu einer Erschwerung der Harnstoffeliminierung mit Azotämie führt (Abb. 17). Die Exsiccose war in diesem Fall durch 5tägiges Dursten bzw. durch das Trinken einer gegenüber dem Plasma hyperosmotischen Salzlösung hervorgerufen worden. Der Gewichtsverlust kann in solchen Fällen 5—8% des Ausgangskörpergewichtes innerhalb von 5 Tagen betragen. Die Konzentrationsfähigkeit der Nieren für Harnstoff bzw. die Harnstoffkonzentration im Harn ist übernormal groß. Die Harnmenge reicht jedoch nicht aus, um die anfallenden Stickstoffschlacken auszuscheiden. Die Diskrepanz zwischen Funktionsfähigkeit der Nieren und der geforderten Ausscheidungsleistung wird besonders bei zusätzlicher Zufuhr von Harnstoff bzw. eiweißhaltiger Nahrung manifest. Ähnliche Untersuchungen mit gleichem Ergebnis wurden auch von SARRE (1962) mitgeteilt. Ein typisches klinisches Beispiel hierzu ist die nachstehende Beobachtung:

Fall 1. Walter H., 38 Jahre. In der Familie keine auffallende Krankheitsbelastung. Patient hatte als Kind Masern und mit 26 Jahren Lungenentzündung.

Jetzige Krankheit: In den Tagen vor der Aufnahme hatte er während einer 14tägigen Hitzeperiode im Sommer 1957 „maßlos geschwitzt". Er hatte starke Schweißanfälle, bei denen der Körper innerhalb von wenigen Sekunden in Schweiß gebadet war. Die lange dunkle Anzughose, die er trug, sei stark von Schweiß durchtränkt worden und habe an ihrer Oberfläche einen dünnen weißlichen Salzschimmer gehabt. Sie roch stark nach Schweiß. Es sei ihm aufgefallen, daß sein Hund immer wieder an der schweiß-salzigen Hose geleckt habe. Er habe täglich etwa 3—4 Liter getrunken, keine Mineralwässer, sondern Coca-Cola, Sinalco und Canada-Dry (also zum Teil Fruchtsaftgetränke ohne Salz). Während der Hitzeperiode habe er wenig gegessen, nur viel Obst, Salat und Eis zu sich genommen.

Am Tage vor der Aufnahme habe er nachmittags ein Spannungsgefühl in der Muskulatur, zunächst in den Beinen, später am ganzen Körper verspürt. Nach einigen Stunden traten bei plötzlichen Bewegungen, die mit stärkerer Anspannung der Muskeln verbunden waren Versteifung und Krämpfe der angespannten Muskeln auf die sich langsam nach einigen Minuten wieder lösten. Einige Stunden nach dem ersten Muskelkrampf sei es zu einem allgemeinen Krampfanfall der Skeletmuskulatur gekommen, und er habe für einige Minuten vollkommen steif gelegen. Alle Muskeln seien angespannt und hart gewesen. Die Verkrampfung löste sich langsam im Verlauf von einigen Minuten. — Die Harnmenge sei in den letzten 2 Tagen auffallend gering gewesen.

Befund. Körpergewicht 69,6 kg bei 1,68 m Größe. Bei der Aufnahme traten spontane Muskelkrämpfe nicht mehr auf. Sie konnten jedoch durch Willkürbewegungen leicht ausgelöst

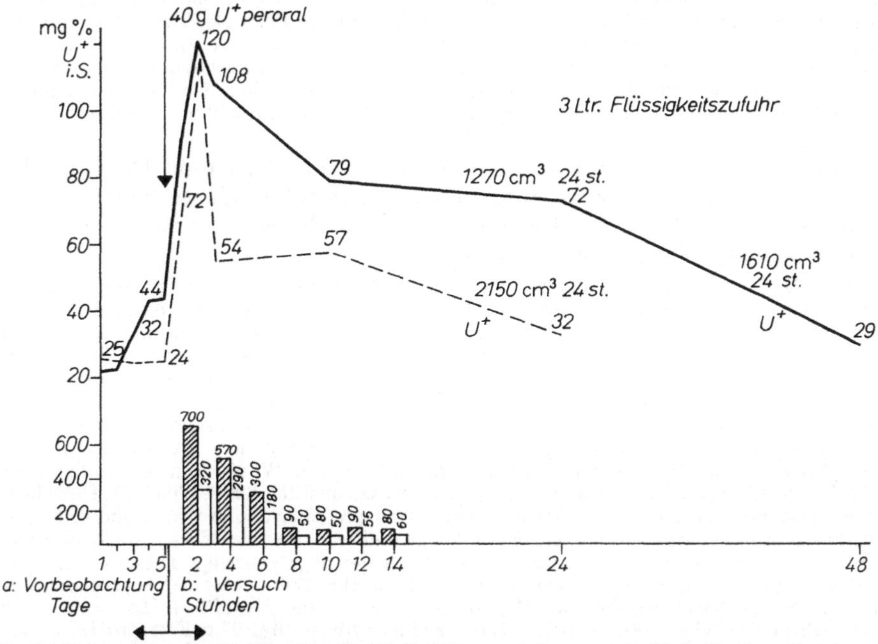

Abb. 17. Untersuchungen beim Menschen über die Beziehung zwischen normaler Hydration bzw. Exsiccose und Harnstoff im Serum. U+ Harnstoffkonzentration im Serum. a U+ im Serum bei normaler Hydration (— — —) und bei zunehmender Durst-Exsiccose und Hyperelektrolytämie (—) im Verlaufe von 5 Tagen. b U+ im Serum nach einer Harnstoffbelastung bei normaler Hydration (— —) und bei Exsiccose (—). Zweistündliche Harnausscheidung in ml nach Harnstoffbelastung: ▨ bei normaler Hydration; □ bei Exsiccose. Die 24 Sd-Harnmengen sind an den Kurven angegeben (R. Heintz: Nierenfibel. Stuttgart: Georg-Thieme-Verlag 1964)

werden. Als Zeichen einer Exsiccose blieben abgehobene Hautfalten mehrere Sekunden lang bestehen. An der Oberarmmuskulatur war ein idiomuskulärer Wulst auszulösen. Bei der klinischen Untersuchung war an den inneren Organen kein krankhafter Befund zu erheben. Neurologisch fanden sich lebhafte, seitengleiche Sehnenreflexe ohne spastische Zeichen. Pathologische Reflexe waren nicht auszulösen. Chvostek und Trousseau negativ. RR 135/105 mm Hg.

Laborbefunde. 16,8 g-% Hämoglobin, 5,24 Mill. Erythrocyten, 16200 Leukocyten. Hämatokrit 51%. Differentialblutbild normal, insbesondere keine Linksverschiebung. — Erythrocytensenkung 7/17. — Serum-Elektrolyte: Natrium 126,5 mval/l, Kalium 4,3 mval/l, Calcium 5,5 mval/l, Chlor 76,0 mval/l. Rest-N 108,6 mg-%, Indican (+), Xanthoprotein 40. Harn: Menge 200 cm³ in den ersten 24 Std, spezifisches Gewicht 1030. Proteinurie von 0,5‰ Esbach. Im Sediment ganz vereinzelt Erythrocyten und Leukocyten; massenhaft hyaline Zylinder. Argentometrisch kein Chlor nachweisbar. Der Patient erhielt in den ersten Tagen täglich 4 g NaCl i.v. und 10 g per os. Flüssigkeitszufuhr um 2000—2500 cm³ täglich. Daraufhin waren bereits nach einem Tag keine Muskelkrämpfe mehr auszulösen. Nach 4 Tagen betrug der Rest-N noch 73 mg-%, das Blutbild hatte sich der Norm genähert mit 16,0 g-% Hämoglobin, 5,0 Mill. Erythrocyten und 10300 Leukocyten. Chlor im Serum mit 80,0 mval/l immer noch stark erniedrigt. Die tägliche Harnmenge stieg auf 1500—2000 cm³ an. Weitere 5 Tage später bei Fortsetzung der Therapie betrug der Rest-N 25,6 mg-%, das Chlor im Serum war mit 106 mval/l normal, ebenso das Natrium mit 135,1, das Kalium mit 4,3 und das Calcium mit 5,3 mval/l. Im Harn war jetzt wieder Chlor nachweisbar. Blutbild und Hämatokrit hatten sich normalisiert; das Körpergewicht war als Ausdruck der aufgefüllten Körperflüssigkeit auf 73,7 kg angestiegen.

Die Konzentration der Nieren war normal bis 1029. Allerdings war sie niemals eingeschränkt, wie das spezifische Gewicht von 1030 am Aufnahmetag (bei einem Rest-N von über 100 mg-% !) zeigte.

Der Patient wurde nach insgesamt 10 Tagen ohne krankhaften Befund entlassen.

Das profuse Schwitzen hatte zu Chlor-, Natrium- und Wasserverarmung des Organismus geführt. Die Natrium- und Chlorkonzentration des Schweißes beträgt im Mittel 56 bzw. 46 mval/l. Somit ist das Auftreten einer Hypochlorämie und Hyponatriämie verständlich, wenn täglich mehrere Liter Schweiß ohne entsprechende Kochsalzzufuhr ausgeschwitzt werden. Die in Form von Säften u. ä. *ohne Kochsalz* zugeführte Flüssigkeit konnte bei unserem Patienten die Exsiccose nicht verhindern, da ohne osmotisch wirksame Substanz (Na und Cl) aufgenommenes Wasser sofort wieder über die Nieren oder (wie wahrscheinlich in diesem Falle vorwiegend) über die Schweißdrüsen ausgeschieden wird. Als Zeichen der Exsiccose fand sich eine deutliche Bluteindickung mit erhöhten Hämoglobin-, Erythrocyten-, Leukocyten- und Hämatokritwerten.

Während es sich im vorgenannten Falle um eine hypotone Dehydratation infolge der mit dem Schwitzen aufgetretenen Elektrolytverluste handelte, kann es auch zu einer hypertonen Dehydratation und Bluteindickung kommen, wie das nachfolgende Beispiel von BLAND zeigt:

Fall 2. M. C., eine 72jährige Witwe wurde am 2. Mai 1953 auf die Medizinische Abteilung eingeliefert, nachdem sie eine cerebrale Thrombose in der linken Hemisphäre mit einer schlaffen Lähmung auf der rechten Seite erlitten hatte. Bei der Aufnahme war sie stuporös, reagierte jedoch auf Reize. Ihr Blutdruck betrug 180/90 mm Quecksilber; die Pulsfrequenz betrug 65/min und die Temperatur 36,8° C. Der Blutbefund und der Hämatokrit waren normal. Die Harnanalyse ergab eine Spur Albumen und ein spezifisches Gewicht von 1018. Da es schwierig war, oral Flüssigkeit zu verabreichen, erhielt sie während der ersten 5 Tage ihres Krankenhausaufenthaltes täglich 500 cm³ einer hypotonen Kochsalzlösung und 1000—1500 cm³ einer 5%igen Glucoselösung in destilliertem Wasser mit Vitaminen intravenös. Die 24stündigen Harnvolumina betrugen durchschnittlich 800—1200 cm³. Obwohl die Paralyse bestehen blieb, wurde die Patientin besser ansprechbar und am 4., 5. und 6. Tag war sie mehrere Stunden lang bei klarem Bewußtsein und war gut orientiert. Alle Untersucher glaubten, daß sie sich erholt hätte und es wurde mit der physikalischen Therapie begonnen. Um ihren Ernährungszustand zu verbessern, und um ihre 500—1000 cm³ betragende orale Aufnahme zu erhöhen, wurde eine Magensonde am 6. Tage eingeführt. Die angewandte Sondennahrung enthielt 100 g Protein, 160 g Kohlenhydrate und 47 g Fett pro Liter. Vom 6.—11. Tag wurden täglich 1500 cm³ dieser Nahrung (150 g Protein) plus 1000 cm³ Wasser zugeführt. Am 8. Tag verschlechterte sich der klinische Zustand der Patientin zusehends und sie wurde stuporös, war desorientiert und streitsüchtig. An diesem Tag betrug ihr Harnvolumen 2800 cm³ und wies ein spezifisches Gewicht von 1025 auf. Der Harnstoff-Stickstoff im Blut betrug 90 mg-%, während er bei der Einlieferung 15 mg-% betragen hatte. Die Natriumkonzentration im Serum wies einen Wert von 152 mval/l auf und die des Chlorids 115 mval/l.

Die Bedeutung dieser biochemischen Befunde wurde zu diesem Zeitpunkt nicht richtig erkannt und da ihr Blutdruck auf 125/80 mm Hg abgefallen war, wurde vermutet, daß eine den degenerativen renalen Gefäßveränderungen aufgelagerte akute Niereninsuffizienz vorhanden war. Die Hypernatriämie wurde damit zu erklären versucht, daß eine Ausdehnung der cerebralen Schädigung die cerebralen Mechanismen der Regelung der Natrium- und Chloridausscheidung in Mitleidenschaft gezogen hatte. Die Sondenernährung wurde fortgesetzt. Der Zustand der Patientin wurde dauernd schlechter und war durch Zeichen einer fortgeschrittenen Dehydrierung und eine zunehmende Azotämie und unerklärliche Temperaturerhöhung charakterisiert. Die Harnvolumina schwankten zwischen 1500—2250 cm³/24 Std und wiesen ein spezifisches Gewicht von 1015—1022 auf. Am 9. Tag wurde der Patientin Pitressin-Tannat in Öl gegeben und das Urinvolumen verringerte sich 18 Std lang auf 400 cm³. Diabetes insipidus wurde vermutet, aber das spezifische Gewicht von 1015 und mehr schloß dies aus. Am 11. Tag wurde die Möglichkeit erwogen, daß die Hyperosmolarität die Folge der proteinreichen Sondennahrung sein könnte. An diesem Tage betrug die Serumkonzentration des Natriums 176 mval/l, die des Chlorids 135 mval/l, das Kalium 2,0 mÄq/l und das Bicarbonat 32 mva/ll. Das Natrium im Harn betrug 11 mÄq und das Chlorid 17 mval/l.

Die Sondenernährung wurde abgesetzt und es wurden insgesamt 5200 cm³ Wasser plus 100 mval Kaliumphosphat durch die Sonde und intravenös zugeführt. Die hohe Flüssigkeitsaufnahme wurde fortgesetzt und die Blut- und Harnbefunde normalisierten sich allmählich wieder. Gleichzeitig klärte sich innerhalb einer Periode von 6 Tagen auch der stuporöse Zustand. Am 30. Tag nach der Aufnahme konnte die Patientin in ein Pflegeheim entlassen werden und war in der Lage, sich selbst zu ernähren, sich zu unterhalten und sich in einem Gehstuhl fortzubewegen.

Kommentar. Diese ältere Patientin, die vorher bei guter Gesundheit war, entwickelte eine Hypernatriämie, Hyperchlorämie, Hyponatriurie, Hypokaliämie, Hypochlorurie und Azotämie, die die Folge der Therapie und der Fehldeutung der metabolischen Vorgänge waren. Sie erhielt nur 5 Tage lang eine Diät, die 150 g Protein enthielt, was jedoch für ihren renalen Mechanismus eine große Belastung an gelösten Substanzen darstellte.

Die hypertone Konzentration kommt also besonders bei bewußtseinsgetrübten Patienten vor, die eine proteinreiche Sondenernährung erhalten. Der Zwang zu einer vermehrten Harnstoffausscheidung führt in diesen Fällen bei ungenügender Flüssigkeitszufuhr zur Dehydratation und zur Azotämie.

Eine extrarenale Azotämie infolge Exsiccose kann also sowohl bei hypotoner als auch bei hypertoner Dehydratation auftreten. Die Erkennung des Unterschiedes „hypertone“ und „hypotone“ Dehydratation mit Azotämie ist für die Therapie wichtig. Bei hypertoner Dehydratation muß reichlich Flüssigkeit mit wenig osmotisch wirksamer Substanz, z. B. 5,4%ige wäßrige Glucoselösung, zugeführt werden, während bei hypotoner Dehydratation neben Wasser auch Elektrolyte (Natrium, Kalium, Chlorid usw.) verabreicht werden müssen.

Bei der hyperosmolaren Dehydratation stellt die Erhöhung der Natrium- und Chloridkonzentration im Serum, bei der hypotonen Dehydratation die Erniedrigung der Natrium- und Chloridkonzentration im Serum einen charakteristischen Befund dar. In beiden Fällen jedoch kann es zum Anstieg des Rest-Stickstoffs bzw. Harnstoffs kommen. Die Azotämie entwickelt sich umso rascher und stärker, je größer und rascher der Flüssigkeitsverlust ist. Es kann dann u. U. zu einer temporären hochgradigen Oligurie oder sogar Anurie kommen, besonders wenn mit dem Flüssigkeitsverlust noch ein Absinken des Blutdrucks (Kollaps) verbunden ist. In den ausgeschiedenen geringen Harnmengen ist das spezifische Gewicht bzw. die osmotische Konzentration *hoch.* Im Gegensatz zum Anstieg der Harnstoffkonzentration im Harn sind in diesen Fällen die Konzentrationen von Natrium und Chlorid trotz der hohen Serumkonzentrationen relativ niedrig (Heintz und Ruppert, 1953). Möglicherweise beruht in diesen Fällen die niedrige Harnkonzentration an Natrium und Chlorid auf einer verstärkten tubulären Rückresorption des Natriums und Chlorids aufgrund einer erhöhten Aldosteronproduktion.

Bei folgenden klinischen Erkrankungen findet man nicht selten eine durch Dehydratation hervorgerufene extrarenale Azotämie:

a) Zustände mit Exsiccose nach Erbrechen: Pylorusstenose, hoher Darmverschluß, Hyperemesis gravidarum u. a.

b) Exsiccose als *Komplikation einer Urämie* infolge organischer Nierenerkrankung bei langandauerndem urämischem Erbrechen, außerdem Exsiccose bei chronischer Niereninsuffizienz mit großen renalen Wasser- und Elektrolyt (Natrium und Chlorid)-Verlusten: sog. Salzverlustniere bei chronischer Pyelo- und Glomerulonephritis, Nieren-Tuberkulose, Cystennieren u. a. (Heintz, 1956).

c) Schwere Gastroenteritis, Ruhr, Cholera und andere Darmstörungen mit langdauernden Durchfällen.

d) Exsiccose im Präkoma oder Coma diabeticum (Erbrechen und große renale Wasserausscheidungen können zur Exsiccose führen).

e) Exsiccose unter forzierter Diuresetherapie mit Quecksilberpräparaten und Saluretica. Hierbei kann manchmal eine Azotämie trotz noch vorhandener Ödeme auftreten infolge einer Oligämie, wenn keine Ödemflüssigkeit ausreichend in die Blutbahn einströmt.

f) Exsiccose bei ausgedehnten Verbrennungen und nach Operationen. Bei diesen Krankheitszuständen spielt jedoch für die Genese einer Azotämie sowohl ein vermehrter Gewebszerfall (Eiweißabbau) als auch u. U. eine toxische Nierenschädigung eine Rolle (toxische Tubulusnekrose).

g) Exsiccose bei Nebennierenrindeninsuffizienz. Hierbei kann es zur Exsiccose mit Natrium- und Chloridverlusten kommen. Die Azotämie geht der Schwere der Exsiccose parallel.

Bei allen vorgenannten Zuständen mit Exsiccose und extrarenaler Azotämie kann der Ausgleich der Exsiccose und der oft vorhandenen Elektrolytstörung das klinische Bild entscheidend zum Besseren wenden.

TAKACS u. Mitarb. (1957) riefen bei 20 Hunden durch einen künstlichen Verschluß des Pylorus eine Exsiccose hervor. In allen Fällen kam es zu einem Anstieg des Reststickstoffs auf 63—213 mg-%. Dabei untersuchten sie die Nierendurchblutung 3 Tage nach der Pylorusunterbindung. In allen Fällen war die Nierendurchblutung herabgesetzt, was aber nicht nur auf einen Blutdruckabfall, sondern vorwiegend auf eine Widerstandserhöhung im Nierenkreislauf aufgrund einer Einengung der Nierengefäße beruhte. Auch das Herzminutenvolumen nahm ab, jedoch weniger deutlich als die Nierendurchblutung. Die Verminderung der Nierendurchblutung war bei denervierten Nieren weniger deutlich. Es wäre daraus zu schließen, daß die Einengung der Nierenstrombahn in der Exsiccose auch auf neuralen (Sympathicus-) Einflüssen beruht. Nach weiteren Untersuchungen von TAKACS und KALLAY nahm postoperativ die Nierendurchblutung um durchschnittlich 65% ab. Die renale Fraktion des Herzminutenvolumens ging von 15 auf 7% zurück. In der Exsiccose war die Nierendurchblutung auf der innervierten Seite geringer als auf der denervierten. Durch Dibenamininjektionen konnte der Unterschied zwischen innervierter und denervierter Niere bezüglich der Nierendurchblutung beseitigt werden. Auch das spricht für die nervale Vasoconstriction der Nierengefäße bei Exsiccose. Dagegen führt KELSALL (1951) die Diuresehemmung durch ischämischen Muskelschmerz auf eine vermehrte Adiuretinausschüttung aus der Neurohypophyse zurück. Er folgert dies allerdings nicht aus der Bestimmung des antidiuretischen Hormones im Blut, sondern indirekt aus einer Konstanz des Glomerulusfiltrates vor und während der Diuresehemmung durch Ischämie.

Schließlich ist hervorzuheben, daß auch bei echter nephrogener Azotämie infolge einer Nierenerkrankung extrarenale Einflüsse die Nierenfunktion weiter verschlechtern können. Nicht selten kann es bei Nierenkrankheiten durch extrarenale Flüssigkeitsverluste (Erbrechen, Diarrhoe) oder durch zu geringe Flüssigkeitszufuhr zu einer zusätzlichen ischämisch bedingten Nierenfunktionseinschränkung kommen. Sie sind Folge einer Oligämie mit relativer Nierenischämie (LEVY, SABIR und TICHIT, 1955). Auch durch zu geringe Flüssigkeitszufuhr kann bei Kranken mit morphologisch bedingter Nierenfunktionseinschränkung eine zusätzliche Funktionsstörung mit Verstärkung der Retentionserscheinungen auftreten (HEINTZ, 1956).

2. Die funktionelle Niereninsuffizienz (extrarenale Azotämie) bei Herzinsuffizienz

Im Verlaufe einer Herzinsuffizienz kann es zu einer mäßigen Azotämie kommen, die aber selten über einen Reststickstoff im Serum von 80—90 mg-% hinausgeht. Prinzipiell verhalten sich Nierenfunktion und Nierendurchblutung bei der Herzinsuffizienz ähnlich wie bei der Exsiccose (HEINTZ, 1956):

Oligurie, hohe osmotische Konzentration des Harnes, relativ hohe Harnstoff- und geringe Chloridkonzentration des Harns, mäßige Verringerung des Glomerulusfiltrates, stärkere Abnahme des Nierenplasmastromes, Anstieg der Filtrationsfraktion.

Bei Herzinsuffizienz liegt das Extraktionsverhältnis für Para-Aminohippursäure (PAH) innerhalb normaler Grenzen, wie die Nierenvenenkatheterisierung zeigt (Bradley, Bradley, Tyson, Cury und Blake, 1950). Die PAH-Clearance kann daher bei Herzinsuffizienz tatsächlich als Maß des renalen Plasmastromes angesehen werden.

A. J. Merrill (1946) fand den Nierenplasmastrom bei chronischer Herzinsuffizienz auf 20% und die Glomerulusfiltration auf 33% der normalen Werte herabgesetzt. Ähnliche Befunde wurden von verschiedenen Seiten mitgeteilt (Mokotoff, Ross und Leiter, 1948; Heller und Jakobson, 1950; Aas und Blegen, 1949; Sinclair-Smith u. Mitarb., 1949; Ock u. Mitarb., 1952). Bei einer Herzinsuffizienz kann die Nierenfraktion des Herzminutenvolumens von normalerweise 22—25% auf 12% abfallen. Die Glomerulusfiltration erniedrigt sich ebenfalls, jedoch geringer als der Nierenplasmastrom. Die Filtrationsfraktion steigt damit deutlich an. Dies würde besagen, daß bei Herzinsuffizienz der intraglomeruläre Filtrationsdruck gegenüber dem Systemblutdruck relativ erhöht ist. Man kann daraus auf eine Erhöhung des Strömungswiderstandes in der postglomerulären Arteriole, in der Arteriola efferens, schließen. Bei Herzinsuffizienz ist außerdem die maximale tubuäre Exkretionskapazität für PAH und die maximale tubuläre Rückresorptionskapazität für Glucose nicht oder nur gering erniedrigt, was wiederum für die normale Funktionsfähigkeit des Nierenparenchyms spricht und zeigt, daß die Azotämie tatsächlich nur auf funktionell ausgelösten hämodynamischen Störungen beruht. Dafür spricht auch die gute Rückresorptionsfähigkeit des Tubulussystems für Wasser, Natrium und Chlorid. Anstatt 99—99,5% werden bis 99,9% der Filtrationsmenge dieser Substanzen zurückresorbiert. Hierbei spielt neben einem sekundären Hyperaldosteronismus möglicherweise die veränderte intrarenale Hämodynamik (verlangsamter Blutstrom) eine Rolle (Heintz und Schneider, 1960, 1961).

Verschiedene Autoren haben gezeigt, daß sich mit der Besserung der kardialen Insuffizienz auch die Nierenfunktion und die Azotämie bessern und annähernd normal werden (Bradley und Blake, 1949; Lenegre und Himbert, 1956; Heintz, 1955). Klinisch lassen sich die Azotämie durch kardiale Insuffizienz von einer Azotämie infolge einer echten Nierenkrankheit einfach durch den Harnbefund unterscheiden. Wie oben gesagt, ist ähnlich wie bei Exsiccose das spezifische Gewicht bzw. die osmotische Konzentration im Harn bei einer extrarenalen Azotämie durch kardiale Insuffizienz hoch *infolge* Oligurie, bei einer azotämischen Nierenerkrankung findet sich dagegen eine niedrige osmotische Konzentration des Harns trotz Oligurie.

Bei Hunden wurde unter gradueller Verminderung des Minutenvolumens ein relativer Anstieg der Nierendurchblutung gefunden. Weiterhin nahm bei den Tieren die Glomerulusfiltration weniger als der Nierenplasmastrom ab, und es kam zum Anstieg der Filtrationsfraktion (Berne und Levy, 1950; Selkurt u. Mitarb., 1949). Bei Erhöhung des Nierenvenendruckes im Experiment fanden Selkurt u. Mitarb. (1949) allerdings einen parallelen Abfall von Nierendurchblutung und Glomerulusfiltrat. Die bei Herzinsuffizienz zu beobachtende relative Vermehrung des Glomerulusfiltrates (im Vergleich zur gesamten Nierendurchblutung) führen sie daher eher auf eine humoralbedingte Tonuszunahme der Vasa efferentia als auf die venöse Stauung zurück. Mit Besserung oder Beseitigung einer Herzinsuffizinz wird in der Regel auch wiederum die Nierenfunktion normal. Eine autochthone Nierenfunktionsstörung aufgrund morphologischer Nierenschäden liegt demnach der Azotämie bei Herzinsuffizienz nicht zugrunde.

3. Extrarenale Azotämie durch erhöhten Eiweißabbau

Bei zahlreichen Azotämien aufgrund primärer extrarenaler Störungen mit „funktioneller" Niereninsuffizienz — meistens hämodynamischer Natur infolge Exsiccose usw. — spielen aber noch ein gesteigerter Eiweißabbau und damit verbunden ein erhöhter Anfall der durch die Nieren auszuscheidenden stickstoffhaltigen Substanzen eine Rolle. Im einzelnen klinischen Falle sind meistens die zusammenwirkenden Faktoren wie gesteigerter Eiweißzerfall, Ischämie der Nieren, Exsiccose durch verminderte Flüssigkeitsaufnahme usw. nicht scharf voneinander zu trennen. Im Zusammenhang mit der Möglichkeit eines erhöhten Eiweißabbaues und dadurch vermehrter Belastung der Ausscheidungsfunktion der Nieren sind folgende Tatsachen zu nennen:

Bürger und Grauhan fanden bei der postoperativen Azotämie — ebenso wie später Chabanier u. Mitarb. (1933), Heusser (1936) —, daß die Nieren nach Operationen gerade bezüglich der Abbauprodukte des Eiweißstoffwechsels eine gesteigerte Ausscheidungsarbeit leisten. In diesen Beobachtungen bestand trotz guter Stickstoffausscheidung durch die Nieren bei einem fast stets hohen spezifischen Gewicht des Harns eine Azotämie. Bürger und Grauhan sahen die Ursachen der postoperativen Azotämie in einem verstärkten Eiweißabbau, der durch die traumatische Gewebsschädigung, die ischämische Nekrose und die Zersetzung des Wundsekretes im Operationsgebiet zustande käme. Von anderen Autoren wird außerdem eine allgemeine postoperative Steigerung des Eiweißstoffwechsels in Betracht gezogen (Zukschwerdt u. Mitarb., 1952).

Für die Genese der Azotämie nach großen intestinalen Blutungen spielen ähnliche Faktoren wie für die postoperative Azotämie eine Rolle. Auch dabei ist zunächst festzustellen, daß die Nierenfunktion nicht gestört ist, wie es sich aus der guten Harnstoffkonzentration und -ausscheidung durch die Nieren und aus dem hohen spezifischen Gewicht des Harns ersehen läßt (Alsted, Borst, Christiansen, Clausen, 1936; Leonhardi, Sucic).

Als Ursache für die Harnstofferhöhung nach Magen-Darm-Blutungen nimmt Borst einen verstärkten Eiweißabbau an. Er denkt an erster Stelle an Harnstoff, der aus dem Abbau des in den Magen-Darm-Kanal ergossenen Blutes stammt. In diesem Zusammenhang weist er darauf hin, daß es auch zu einer Erhöhung des Bluthar nstoffspiegels um 10—20 mg-% einige Stunden nach einer reichlichen Fleischmahlzeit kommt. Für seine Ansicht über die Entstehung der Azotämie spricht auch die Mitteilung von Markoff, daß nach einer Lungenblutung eine Azotämie nur dann auftritt, wenn viel Blut geschluckt wurde. Ebenso findet man nach langdauerndem Nasenbluten mit Blutschlucken eine Azotämie (Cain, Catton und Zarachowitsch). Clausen hat nachgewiesen, daß die orale Aufnahme von 500 cm³ Blut den Rest-N-Gehalt des Blutes innerhalb von 8 Std verdoppelt.

Einige Untersucher kommen jedoch aufgrund von Stickstoffbilanzen zu der Anschauung, daß die Azotämie nach akuter Magen-Darm-Blutung nicht allein durch Resorption der in den Darm ergossenen Blutmengen, sondern auch durch den verstärkten Abbau von körpereigenem Eiweiß mitverursacht sein müßte. Auf der anderen Seite ist bei diesen meistens älteren Untersuchungen über einen gesteigerten Eiweißanfall mit sekundärer Azotämie der in den letzten Jahren stark in den Vordergrund getretene Faktor einer Nierenischämie im Zusammenhang mit Operationen, Blutungen u.ä. nicht oder nicht ausreichend berücksichtigt oder untersucht.

Dennoch muß man aufgrund von Modellversuchen, die gerade die Auswirkung einer erhöhten Stickstoffzufuhr bzw. eines erhöhten Eiweißabbaues untersuchten, feststellen, daß auch ein erhöhter Anfall der Endprodukte des Eiweißstoffwechsels bei normalen Tieren zu einer Azotämie führen kann. Auch bei normal hydrierten gesunden Personen führt die rasche orale Zufuhr von 40 g Harnstoff (= ca. 120 g Eiweiß) zu einem stundenlang dauernden Harnstoffanstieg im Blut (HEINTZ und RUPPERT, 1953; SARRE und SCHADKHU, 1962).

Die Therapie der akuten und chronischen Niereninsuffizienz

Die verschiedenen Methoden der extrakorporalen und intrakorporalen Hämodialyse brachten in den letzten 20 Jahren einen wesentlichen Fortschritt in der Behandlung sowohl der akuten als auch der chronischen Niereninsuffizienz. Dazu kommt die Möglichkeit der Nierentransplantation, die für einzelne chronische Nierenkranke eine Verlängerung der Lebenserwartung mit sich bringt und deren Weiterentwicklung ständig Impulse für die klinische, immunologische und experimentelle Forschung gibt. Nierentransplantation und extrakorporale Dialyse werden in anderen Beiträgen dieses Bandes dargestellt.

Die weitaus größte Zahl der Kranken mit chronischer Niereninsuffizienz muß jedoch auch heute noch aus verschiedenen Gründen mit „konservativen" Maßnahmen behandelt werden.

Konservative Maßnahmen und die verschiedenen Dialysierverfahren zur Behandlung der akuten und chronischen Dialyse stellen eine symptomatische Behandlung dar. Sie zielen darauf ab, wenigstens zeitweise die durch den Ausfall der Nieren als Ausscheidungs- und Regulationsorgan entstandenen Veränderungen in der Homöostase des Organismus zu verbessern oder zu normalisieren. Im Vordergrund steht dabei die Elimination der Endprodukte des Eiweißstoffwechsels sowie die Normalisierung des Elektrolyt- und Wasserstoffwechsels und des Säure-Basen-Stoffwechsels. Demgegenüber stellt die Nierentransplantation den Versuch einer ätiologischen Behandlung dar, nämlich die Entfernung des erkrankten Organes und sein Ersatz durch eine normal funktionierende Niere.

EFFERSØE stellte 1957 einen Vergleich über die Prognose (Überlebenszeit) bei Patienten mit chronischem Nierenversagen aus der Zeit um 1930 und um 1955 an. Aus der Zeit von 1930 zieht er dabei zwölf Patienten mit chronischer Niereninsuffizienz von VAN SLYKE als Vergleichsserie heran. Er stellt fest, daß 1930 die Hälfte der Kranken nach 9 Monaten, 1955 nach 13 Monaten gestorben war. In der Serie von 1930 betrug die längste Überlebenszeit 25, in der Vergleichsserie 25 Jahre später 42 Monate. Er hält die Verlängerung der Überlebenszeit unter modernen Behandlungsgesichtspunkten bei Kranken mit chronischer Niereninsuffizienz für gesichert und führt sie auf die Behandlung von Infektionen mit Antibiotica, auf eine verbesserte Diät und die genauere Korrektur des Elektrolyt- und Wasserstoffwechsels zurück.

Harnstoff ist mengenmäßig das wichtigste Endprodukt des Eiweißstoffwechsels. Von gesunden Erwachsenen mit normalen Stoffwechsel- und Ernährungsverhältnissen werden täglich 20—30 g Harnstoff durch die Nieren ausgeschieden. Diese Harnstoffmenge entspricht ungefähr einem Eiweißabbau von 60—90 g pro Tag. Bei einer Kost, deren Eiweißgehalt nicht wesentlich diese Eiweißmenge pro Tag unter- oder überschreitet, werden im Durchschnitt 85% des gesamten durch die Nieren auszuscheidenden Stickstoffs als Harnstoff-Stickstoff, 4,5% als Kreatinin-Stickstoff und ungefähr 2% als Harnsäurestickstoff ausgeschieden (MACFATE u. Mitarb., 1954). Die einzige Bildungsstätte für Harnstoff im Organismus ist die Leber. Kreatin und Kreatinin entstehen in der Skeletmuskulatur. Kreatinin entsteht aus Kreatin durch Dehydratation. Die tägliche Kreatininbildung und -ausscheidung ist bei jedem Individuum relativ konstant und von der Muskelmasse abhängig.

Harnsäure wird aus den Purinkörpern der Nahrung und körpereigenen Purinen gebildet. Die Ausscheidungsmenge von Harnsäure im Urin ist abhängig von dem Gehalt der Nahrung an Purinkörpern und von dem Abbau körpereigener Zellen.

Die Konzentration der Nichteiweißstickstoff-Substanzen im Blut resultiert aus der Höhe ihrer Bildung und ihrer Elimination durch die Nieren. Änderung dieser beiden Faktoren können die Konzentration der Reststickstoff-Substanzen im Blut beeinflussen. Die stärksten Änderungen gehen von Störungen der Ausscheidungsfunktion der Nieren aus. Mit zunehmender Diurese steigt auch bei normalen Personen die Ausscheidung von Harnstoff im Harn an. Es kommt zu einer Verminderung der Blutharnstoff-Konzentration. Umgekehrt wird eine Verminderung der Flüssigkeitsausscheidung durch die Nieren (z.B. Exsiccose) selbst bei steigender Harnstoffkonzentration im Harn zu einer verminderten Harnstoffausscheidung und zu einem Anstieg des Blutharnstoffs im Blut führen (s. Abb. 17, S. 731). Sind in einem Zustand der Austrocknung außerdem noch zu wenig Energie liefernde Substanzen wie Kohlenhydrate und Fett vorhanden, so wird ein verstärkter Eiweißkatabolismus mit einem erhöhten Anfall von Harnstoff und anderen Reststickstoff-Substanzen eintreten.

Die konservative Therapie der Niereninsuffizienz und Urämie läuft darauf hinaus, einerseits von der Angebotsseite her den Anfall von Harnstoff und — Hand in Hand damit — vielleicht von anderen toxischen Produkten des Eiweißabbaues zu vermindern, andererseits ihre Elimination durch die Nieren zu steigern.

1. Verminderung des Angebots der Endprodukte des Eiweißstoffwechsels, Ernährung

Zahlreiche klinische und experimentelle Untersuchungen haben gezeigt, daß urämische Intoxikation und Harnstoffkonzentration im Serum bei niereninsuffizienten Tieren und Menschen durch den Eiweißghalt der Ernährung beeinflußt werden. Je höher der Eiweißgehalt der Nahrung oder der endogene Eiweißkatabolismus ist, um so stärker ist die urämische Intoxikation und die Harnstoffkonzentration im Blut.

ADDIS u. Mitarb. verfütterten an subtotal nephrektomierte Ratten eine isocalorische Diät von unterschiedlichem Eiweißgehalt. In den einzelnen Gruppen stieg die Mortalität innerhalb einer Woche nach der Operation parallel zum Eiweißgehalt der Nahrung an, und zwar von der Mortalität 0 bei Tieren, die eiweißfrei ernährt wurde bis zur Mortalität 43% bei Tieren mit einem Eiweißgehalt der Nahrung von 2,3 g/kg Körpergewicht täglich. Auch MASSON u. Mitarb. (1948) stellten fest, daß die Verabreichung einer Eiweißkost an Ratten nach einer doppelseitigen Nephrektomie die Überlebenszeit deutlich verminderte. MYLON u. Mitarb. (1948) fanden bei nephrektomierten Hunden eine Verkürzung der Überlebenszeit durch intrajejunale Verabreichung von Aminosäuren entsprechend einer hohen Eiweißdiät. In einer anderen Versuchsanordnung zeigten bilateral nephrektomierte Hunde eine verstärkte allgemeine urämische Intoxikation und eine verkürzte Überlebenszeit, wenn sie vor der Operation unter einer Eiweißdiät gehalten worden waren (MYLON und GOLDSTEIN, 1948). In der Vergleichsgruppe mit kohlenhydratreicher Kost waren nach der Operation Stickstoffretention und toxische Symptome geringer und die Überlebenszeit nahm gegenüber den eiweißreich ernährten Tieren zu.

LINDBERG und FREEMAN haben bei urämischen Ratten (doppelseitige Ureterenligatur) den Einfluß von parenteral verabreichten Eiweißhydrolysaten und Aminosäuren auf die Überlebenszeit und den Reststickstoff untersucht. Nach 48 Std war der Reststickstoff bei den Kontrollratten auf 258 mg-% angestiegen, bei mit 10%iger Dextrose parenteral ernährten Ratten auf 188 mg-%, bei Ratten, denen parenteral ein Plasmahydrolysat zugeführt wurde, auf 357 mg-% und bei Ratten, denen eine 10%ige Aminosäurenlösung zugeführt wurde, auf 381 mg-%. Die Überlebenszeit bei den urämischen Tieren wurde durch die Verabreichung einer 10%igen Aminosäurenlösung oder 10%igen Eiweißhydrolysat-Lösung gegenüber den Kontrollgruppen deutlich herabgesetzt. Die verabreichten Mengen an Eiweißhydrolysat betrugen 3 bzw. 6 g/kg Körpergewicht pro Tag. Die Überlebenszeit nahm ab mit zunehmender Menge des verabreichten Proteinhydrolysats. Am stärksten war die Überlebenszeitverkürzung, wenn Aminosäurelösungen oder Casein-Aminosäurelösungen (beide 10%ig) verabreicht wurden. Die Verkürzung der Überlebenszeit und die Verstärkung der urämischen Intoxikation ist anscheinend nicht auf eine verstärkte Harnstoffbildung zurückzuführen. Die Überlebenszeit der Tiere wurde nicht verkürzt, wenn sie Harnstoffinfusionen erhielten, die eine ungefähr gleich hohe Harnstoffkonzentration wie unter der Applikation von Plasmahydrolysat und Aminosäurelösungen zur Folge hatten. Wurden reine Aminosäuren zugeführt (in äquimolaren Lösungen: 13,8 ml oder 1,33 mol/kg/24 Std) so waren am stärksten toxisch (Überlebenszeit verkürzend) Lösungen von Histidin, Glutaminsäure, Methionin, Lysin, Arginin, Tryptophan und Phenylalanin. Ebenfalls toxisch aber weniger stark als die vorgenannten Aminosäuren waren Glycin, Alanin, Threonin, Leucin und Isoleucin.

ADDIS u. Mitarb. (1947) haben den Einfluß verschieden großer Eiweißaufnahme auf den Blutharnstoff bei normalen Personen untersucht.

Bei zehn Personen wurde der Harnstoff im Blut jeweils nach einer sechstägigen Diät mit 0,5, 1,5 und 2,5 Gesamteiweiß/kg Körpergewicht bestimmt. Bei einer Diät von 0,5 g Protein/kg Körpergewicht lag die Harnstoffkonzentration im Blut zwischen 17,8 und 24,4 mg-%, bei 1,5 g Eiweiß/kg Körpergewicht zwischen 34,9 und 48,1 mg-%, bei 2,5 g Protein/kg Körpergewicht in der Diät lag die Harnstoffkonzentration zwischen 40,4 und 56,6 mg-%. Die Abb. 18 (ADDIS u. Mitarb., 1947) zeigt den Durchschnittswert mit doppelter Standardabweichung. Bei den einzelnen Individuen ändert sich die Harnstoffkonzentration auf die Proteinzufuhr unterschiedlich. Wenn man bei allen Individuen die Harnstoffkonzentration bei einer Diät mit 0,5 g Eiweiß/kg Körpergewicht als 100% ansetzt, so beträgt der Anstieg der Harnstoffkonzentration bei einer 1,5 g Eiweiß-Diät 185—223% und bei einer 2,5 g Eiweiß-Diät 212—263%.

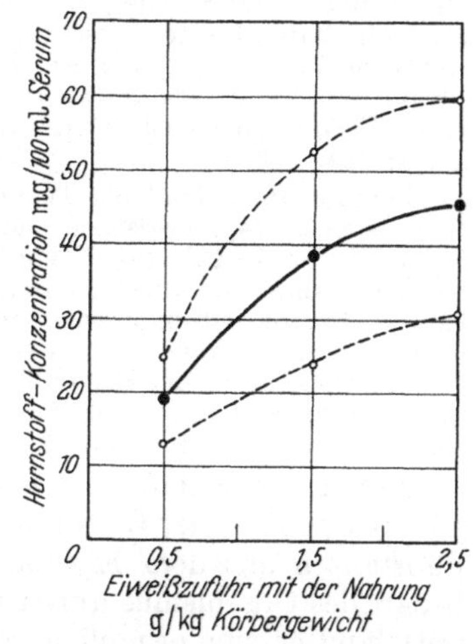

Abb. 18. Beziehung zwischen Serumharnstoffkonzentration und Proteinaufnahme bei gesunden Personen (ADDIS, BARRETT, POO u. YUEN, 1947)

Die Harnstoffkonzentration im Blut kann also bei sehr hoher Eiweißzufuhr über dem meistens als obere Normalgrenze angesehenen Wert von 45—48 mg-% liegen. Allerdings muß man bedenken, daß 2,5 g Eiweiß/kg Körpergewicht als Tagesaufnahme bei einem 70 kg schweren Menschen eine Eiweißaufnahme von 175 g täglich, entsprechend ungefähr 850 g Fleisch, bedeutet. Auf der anderen Seite sind diese Untersuchungen bei Menschen mit normaler Nierenfunktion vorgenommen worden. Bei gestörter renaler Ausscheidung für Harnstoff wird demnach bereits eine geringere Eiweißzufuhr zu einem entsprechenden Anstieg der Harnstoffkonzentration führen.

Die Untersuchungen zeigen, daß es aufschlußreich sein kann, bei Patienten mit Verdacht auf eine Niereninsuffizienz neben der Harnstoffkonzentration im Blut auch den ungefähren Eiweißgehalt in der täglichen Nahrung während der Tage vor der Harnstoffbestimmung zu kennen. Aus weiteren Untersuchungen von ADDIS u. Mitarb. (1947) ergibt sich, daß nur 2% der gesunden Menschen bei einer täglichen Eiweißaufnahme von 0,5 g/kg Körpergewicht einen Harnstoffwert im Blut über 25 mg-% haben dürften. Wenn also bei einer Diät mit niedrigem Eiweißgehalt ein Harnstoffwert von 30 oder 40 mg-% gefunden wird, so zeigt das bereits eine Ausscheidungsstörung der Nieren für Harnstoff, d.h. eine verminderte Harnstoffclearance an. Selbstverständlich ist zu berücksichtigen, daß die an gesunden jungen Menschen gewonnenen Ergebnisse nicht ohne weiteres auf Nierenkranke mit ihrer Variabilität im Abbau des endogenen und exogenen Eiweißes anzuwenden sind. LIPPMAN und PERSIKE (1947) berichten über eine Verminderung der Azotämie bei 21 ambulant mit einer niedrigen Eiweißkost ernährten urämischen Patienten. Es wurde eine Diät von 0,5 g Eiweiß/kg Körpergewicht täglich verabreicht. Zur Vermeidung einer negativen Stickstoffbilanz wurde bei einer stärkeren Proteinurie das mit dem Harn verlorene Eiweiß in der Nahrung noch zusätzlich gegeben.

Sowohl bei normalen Personen (ADDIS u. Mitarb., 1947) als auch bei Patienten mit Niereninsuffizienz (GOLDRING und CHASIS, 1944) ist es möglich, durch Änderung der Eiweißzufuhr bei gleichbleibender Nierenfunktion eine Änderung der Harnstoffkonzentration im Plasma um 400% herbeizuführen. Im Gegensatz zur Harnstoffkonzentration im Blut ist die Kreatininkonzentration im Blut nicht von der Proteinaufnahme abhängig (Barrett und Addis, 1947). Die Höhe des Eiweißabbaues wird jedoch nicht nur von dem Eiweißgehalt in der Ernährung beeinflußt. Hohe und niedrige Zufuhr von Nichteiweiß-Calorien vermindern bzw. verstärken den Eiweißkatabolismus. Die Bildung von Nichteiweiß-Stickstoffsubstanzen wird nicht nur gesteigert durch Hungern, sondern — und das noch in einem stärkeren Maße — durch „toxische Zerstörung von Körpereiweiß": Infektionen, Operationen, Hämolyse u.a. (Borst, 1948).

Masson u. Mitarb. (1949) untersuchten im Tierexperiment diätetische und hormonale Einflüsse auf den Ablauf der Urämie. Kaninchen wurden im Abstand von 7 Tagen beidseitig nephrektomiert. Nach der zweiten Nephrektomie wurde sofort die Behandlung begonnen. Am kürzesten war die Überlebenszeit der Tiere bei vollständigem Nahrungsentzug. Die Lebenserwartung war günstiger bei Protein-Fettdiät und noch länger bei Kohlenhydrat-Fettdiät. Die gleichzeitige Verabreichung von Desoxycorticosteron-Acetat oder Testosteron zeigte nur bei Kohlenhydratdiät eine Besserung der Lebenserwartung gegenüber der Behandlung ohne Hormone. Wurde bei den Tieren eine Entzündung gesetzt (Terpentinabsceß), so wurde der Ablauf der Urämie weder durch die Kost noch durch Hormongaben beeinflußt. Es kam in jedem Falle zu einem schnelleren Anstieg des Reststickstoffs im Blut als bei den Tieren ohne Terpentinabsceß.

Tanret (1952) fand bei Tieren mit akuter Niereninsuffizienz in den ersten Tagen der Oligurie einen respiratorischen Quotienten von 1,0. Daraus ist auf die Deckung des Energiebedarfs hauptsächlich aus Kohlenhydraten zu schließen. In diesem Stadium sollen daher möglichst hohe Glucosemengen oral oder intravenös gegeben werden. Mit Abfall der stickstoffhaltigen Nichteiweiß-Substanzen im Blut sinkt der respiratorische Quotient auf 0,8 ab, was für die Energiedeckung durch Fett spricht, das in dieser Periode neben Kohlenhydraten zugeführt werden soll. Zur Behandlung der chronischen Niereninsuffizienz befürwortet Tanret eine eiweißarme Kost, sofern nicht ein zusätzlicher Zustand von Eiweißzerfall vorliegt. Er gibt das Eiweißminimum mit 18 g pro Tag an.

Borst zeigte, daß bei Patienten mit Niereninsuffizienz durch eiweißfreie oder eiweißarme Kost der Eiweißkatabolismus und damit der Anfall der harnpflichtigen Substanzen aus dem Eiweißstoffwechsel deutlich abnahm, wenn der Calorienbedarf des Organismus durch Kohlenhydrate und Fette gedeckt wurde. Andererseits fand er eine erheblich gesteigerte Rate des Eiweißkatabolismus bei Infektionen während einer Niereninsuffizienz. Bei akuter Anurie kann eine eiweißfreie Kost und eine Verhütung von Infektionen den Anstieg des Blatharnstoffes auf bedrohliche Werte um etwa 3 Wochen verzögern.

Eine eiweißfreie Kost bei ausreichender Calorienzufuhr in Form von Fett und Kohlenhydraten kann bei gesunden Menschen innerhalb von wenigen Tagen die Gesamtstickstoffausscheidung im Harn auf wenige Gramm (1,4—4,0 g) reduzieren. Ein ähnlicher Effekt einer solchen Diät und damit ein verminderter Anfall von harnpflichtigen Substanzen (Harnstoff) ist auch bei Patienten mit Urämie nachzuweisen. Bei chronischer Niereninsuffizienz sollte eine tägliche Eiweißzufuhr von 25 g gegeben werden. Bluttransfusionen steigern bei Kranken mit Niereninsuffizienz den Harnstoff im Blut nicht nennenswert.

Bei einer eiweißarmen Ernährung ist zu beachten, daß Patienten mit chronischer Niereninsuffizienz zum Ausgleich der Stickstoffbilanz eine Minimumeinfuhr von Eiweiß benötigen. Patienten mit Niereninsuffizienz können sogar einen übernormal hohen endogenen Stickstoff-Stoffwechsel haben und benötigen zum Stickstoff-Äquilibrium eine vergleichbar höhere Proteinzufuhr als Normalpersonen (Herndorn u. Mitarb., 1958). Unter einer gemischten Diät (Fett-: Kohlenhydrat-Calorien 3:1) lag bei Patienten mit einem Reststickstoffanstieg auf 45—103 mg-% und einem geschätzten Calorienbedarf von ungefähr 37—30 cal/kg/Tag die zum Ausgleich der N-Bilanz notwendige Eiweißmenge bei 0,54—0,70 g/kg Körpergewicht. Eiweißzufuhr in dieser Höhe führte bei den untersuchten Fällen nicht zu einer Verstärkung der Retention harnpflichtiger Substanzen gemessen am Reststickstoff.

Kolff (1952) empfiehlt zur Behandlung der akuten und chronischen Urämie eine vorwiegend aus Kohlenhydrat und Fett bestehende Diät. Mit dieser Diät gelingt es beim akuten Nierenversagen, die Harnstoffbildung und Harnstoffausscheidung auf 2—5 g in 24 Std zu reduzieren. Allerdings zeigt die Diät keine Wirkung, wenn schwere Intoxikation, Infektionen, Gewebszertrümmerung und Gewebsnekrosen vorliegen. Dann kommt es unbeeinflußt von der diätetischen Behandlung zu einem raschen Anstieg des Blutharnstoffs und Blutkaliums. Während bei Kranken mit akuter Urämie kein Eiweiß notwendig ist, solange ihr Calorienbedarf gedeckt ist, sollen Patienten mit chronischer Urämie täglich 20 g Eiweiß erhalten. Ihre Diät soll hauptsächlich aus Reis, Butter, Zucker, Eiskrem, Kartoffeln, Gemüse und Obst bestehen.

Corcoran (1953) gibt als Grundlage für die konservative Behandlung der Urämie an: Eiweißeinschränkung, Beseitigung von Infektionen, psychische Beruhigung. Die Diät soll täglich 2000—3000 Calorien enthalten, die hauptsächlich aus Kohlenhydraten und Fett bestritten werden. Gegen Infektionen soll frühzeitig eine gezielte antibiotische Behandlung eingeleitet werden. Wesentlich ist neben den Ernährungsfaktoren auch die ständige Kontrolle des Wasser- und Elektrolythaushaltes. Bei akuter Niereninsuffizienz sind zur Dämpfung des Eiweißabbaues täglich wenigstens 400 Calorien als Kohlenhydrate notwendig. Eine normale Calorienzufuhr von 2000—2500 Kalorien hält Corcoran bei der akuten Niereninsuffizienz nicht für notwendig.

Hamburger (1955) weist darauf hin, daß eine reine Glucose-Fettkost bei chronischer Niereninsuffizienz ungünstig ist, da unter dieser Ernährung nach vorübergehender Besserung ein Anstieg des Reststickstoffs im Serum und Verschlechterung des Allgemeinzustandes auftritt. Der Eiweißgehalt der Kost bei chronischer Niereninsuffizienz soll nicht unter 20 g pro Tag liegen. Eine eiweißarme Kost unter 20 g pro Tag ist nicht länger als 2—3 Wochen angezeigt. Nach Hamburger benötigen Nierenkranke je nach Ausfall der Harnstoffclearance 20—60 g Eiweiß pro Tag. Wolthunis (1961/62) fand bei chronischer Niereninsuffizienz einen deutlichen Rückgang des Eiweißkatabolismus unter einer standardisierten eiweißarmen, kohlenhydrat- und fettreichen Diät: täglich 15 bzw. 18 g Eiweiß, 376 g Kohlenhydrate und 130 g Fett.

Unter der eiweißarmen Diät kam es für einige Monate zu einer Verminderung des Blutharnstoffs und zu einer Verbesserung des Allgemeinzustandes, wobei sich besonders Bluttransfusionen zur Hebung des Allgemeinzustandes als sehr wirksam erwiesen. Die Harnstoffclearance bei den Patienten lag zwischen 4,6 und 5% der normalen Standard-Clearance von 54 ml/ml. Nach Wolthuis ist das Ziel bei der *akuten* Urämie, den Eiweißumsatz so niedrig wie möglich zu halten, bei *chronischer* Urämie ein Stickstoffgleichgewicht bei möglichst niedrigem Eiweißumsatz zu erreichen. Also sowohl das Stickstoffgeleichgewicht als auch die Höhe des Eiweißumsatzes sind von Bedeutung. Er fand weiterhin bei gesunden Personen, daß bei eiweißarmer Diät (22 g Eiweiß/Tag) der Eiweißumsatz sich auf ein sehr niedriges Niveau einstellte, dennoch aber ein allmählicher Eiweißverlust von ungefähr 8,5 g täglich eintrat. Wenn anschließend eine vollkommen eiweißfreie, aber kohlenhydratreiche (zuckerreiche) Diät gegeben wurde, so sank der Eiweißumsatz noch weiter ab. Eine 300 g Zucker enthaltende Diät ergab gegenüber einer nur 100 g Zucker enthaltenden Diät eine Eiweißeinsparung um 29%. Der eiweißsparende Effekt von Zucker war um so größer, je besser die Individuen vor Einsatz der eiweißarmen, zuckerreichen Diät ernährt waren. Das würde z. B. für viele Kranke mit akuter Niereninsuffizienz zutreffen. Wolthuis befürwortet daher eine zuckerreiche (kohlenhydratreiche) Diät bei akuter Niereninsuffizienz mit einem täglichen Zuckergehalt von ungefähr 300—400 g im Gegensatz zu Gamble, der

100 g Zucker aufgrund seiner Experimente an gesunden, fastenden Personen für ausreichend hält. Aber nach den Untersuchungen von WOLTHUIS ist gerade die Ernährungslage der Vorperiode von Bedeutung. Bei fastenden Personen ist die Zulage von 100 und mehr Gramm Zucker weniger stark eiweißsparend als bei normal ernährten Personen. Allerdings kann ein Teil der Kohlenhydratcalorien auch durch Fettcalorien ersetzt werden, jedoch sollten zum mindesten 100 g Kohlenhydrate täglich zugeführt werden. Es zeigte sich in allen Versuchen von WOLTHUIS bei gesunden Personen, daß eine nur 20 g Eiweiß pro Tag enthaltende Diät zu einer ständig negativen Stickstoffbialnz und zu einem ständigen Eiweißverlust führte. Außerdem ist zu erwähnen, daß *Bettruhe einen zusätzlichen Eiweißabbau verursacht.*

Auch bei chronisch-urämischen Patienten ist unter einer niedrigen Eiweißzufuhr eine ständig negative Stickstoff- und Eiweißbilanz festzustellen. WOLTHUIS fand bei einem Eiweißgehalt von 18 bzw. 15 g täglich in der Kost einen täglichen Eiweißverlust von 4,8 bzw. 5,1 g. Der Stickstoff wurde überwiegend mit den Faeces ausgeschieden. Daher ist eine Zufuhr von weniger als 20 g Eiweiß täglich bei chronisch-urämischen Patienten ungünstig. Die Grunddiät nach WOLTHUIS enthält ungefähr 2000—2500 Calorien in Form von Brot, Butter Sahne, Marmelade, Karotten, Kartoffeln, 1 Ei. Es wirkt günstig, wenn Kohlenhydrate und Eiweiß zur gleichen Zeit aufgenommen werden. Die separate Aufnahme von beiden Nahrungsmitteln führt zu einem Verlust von Stickstoff. Je höher die Gesamtcalorienzahl, um so geringer ist bei eiweißfreier bzw. eiweißarmer Kost der Verlust an körpereigenem Protein. Die optimale Caloriengesamtzufuhr liegt bei ungefähr 2500—3000 Calorien pro Tag. Der eiweißsparende Effekt von 19-Nor-androstenolonphenylpropionat (Durabolin) ist um so größer, je geringer die körpereigene Produktion von androgenen Steroiden ist. Unter dem schnell wirkenden Testosteronpropionat wird manchmal am ersten Tag nach der Applikation eine gesteigerte Stickstoffausscheidung im Harn beobachtet. Ihr Zustandekommen ist nicht geklärt. Es wird eine zeitweise verbesserte Nierenfunktion erörtert, obwohl bisher eine Verbesserung der Nierenfunktion mit quantitativen Methoden unter dem Einfluß von anabolen Steroiden nicht bewiesen werden konnte. Der eiweißsparende Effekt von androgenen Hormonen bzw. anabolen Steroiden ist um so größer, je größer der Eiweißumsatz im Organismus ist. Bei schon vorhandenem niedrigem Eiweißumsatz ist der Einfluß von anabolen Steroiden bezüglich der Eiweißeinsparung nicht nennenswert, bei zahlreichen Untersuchungen an niereninsuffizienten Kranken konnte überhaupt kein eiweißsparender Effekt festgestellt werden. Urea- und Kreatininclearance verbessern sich nicht unter der Anwendung von anabolen Steroiden, obwohl die Absolutausscheidung an Harnstoff und Kreatinin in den ersten 24 Std nach der Anwendung von 250 mg Testosteronpropionat zunimmt (WOLTHUIS, BÖNE und JUNG, 1951). Aufgrund seiner Untersuchungen schlägt WOLTHUIS folgendes diätetisches Vorgehen bei akuter und chronischer Urämie vor:

a) Akute Anurie. Wichtigstes Ziel ist die Verminderung des Eiweißabbaues, Ausgleich der Stickstoffbilanz ist nicht wichtig.

Um die Ausbildung einer Ketose möglichst zu begrenzen, soll die Diät mindestens 100 g Kohlenhydrate in 24 Std enthalten. Die zusätzliche Verminderung des Eiweißkatabolismus durch Verabreichung von zusätzlichen Kohlenhydraten über 100 g täglich hinaus bei eiweißfreier Kost hängt von der Ernährung in der Vorperiode ab. Bei normaler Ernährung in der Vorperiode wirkt eine calorienreiche Kohlenhydratdiät stärker eiweißsparend. Wenn in der Vorperiode der Eiweißabbau niedrig war, kann keine deutliche Verminderung der Stickstoffausscheidung durch eine calorienreiche Diät erwartet bzw. erreicht werden.

Bei starkem endogenen Eiweißabbau infolge von Gewebsuntergang ist der Effekt einer calorienreichen Diät von großem eiweißsparendem Effekt. Anstatt von Kohlenhydraten (über 100 g pro Tag) können auch Calorien in Form von Fett zugeführt werden. Die Nahrung muß in zahlreichen kleinen Portionen gegeben werden. Das gilt auch für parenterale Ernährung. Lange sich hinziehende Bettruhe ist zu vermeiden, weil dadurch der Eiweißabbau gesteigert wird.

Ein eiweißsparender Effekt von anabolen Steroiden kann um so eher erwartet werden, je größer der Eiweißumsatz vor dem Eintritt der akuten Anurie war. Eindeutige Beweise für den eiweißsparenden Effekt der anabolen Steroide bei akuter Anurie liegen jedoch nicht vor.

b) Chronische Urämie. Auch hier sollte die Diät in jedem Falle mindestens 100 g Kohlenhydrate täglich zur Vermeidung einer Ketose enthalten. Der Gesamt-Caloriengehalt der Nahrung soll so hoch sein, daß das Körpergewicht konstant bleibt. Weniger als 20 g Eiweiß pro Tag sollte die Diät bei chronischer Niereninsuffizienz nicht enthalten, da andernfalls ein ständiger Stickstoff- und Eiweißverlust auftritt. Der eiweißsparende Effekt von Kohlenhydraten und Fett ist um so größer, je höher die mit diesen beiden Nahrungsmitteln zugeführte Gesamt-Calorienzahl ist. Das Optimum liegt ungefähr bei 2500—3000 Gesamtcalorien täglich.

Je größer die Calorienzufuhr in Form von Kohlenhydraten und Fetten ist, um so geringer ist die Harnstoffbildung, wie durch Stoffwechseluntersuchungen mit C^{14} markiertem Harnstoff nachgewiesen wurde (Robson u. Mitarb., 1965). In manchen Fällen von akuter Exacerbation einer chronischen Urämie ist es manchmal auch notwendig, eine sehr eiweißarme Diät mit einem Eiweißgehalt von ungefähr 10—15 g Eiweiß täglich zu geben.

Auch bei chronischer Niereninsuffizienz ist eine längere Bettruhe möglichst zu vermeiden. Die Eiweißzufuhr soll in Form eines hochwertigen Eiweißes erfolgen. Bei möglichst niedrigem und dabei ausbalanciertem Eiweißumsatz ist der stickstoffsparende Effekt der anabolen Steroide nicht nennenswert. Wie günstig eine starke Einschränkung der Proteinzufuhr auf Harnstoffkonzentration im Plasma und urämische Gesamtintoxikation wirken kann, wurde in jüngerer Zeit wieder durch die von Monasterio, Giovanetti und Maggiore (1963) angegebene extrem eiweißarme Diät bei hoher Gesamtcalorienzufuhr bestätigt (s. auch Giovanetti, 1964).

Diese Diät bei chronischer Urämie besteht aus Stärke, Butter, ungesalzenem Schweineschmalz, Pflanzenöl, Zucker, Honig, Marmelade, eiweißarmem Obst und Gemüse. Ein speziell hergestelltes eiweißarmes Weizenbrot (1 g-% Eiweiß) wurde verabreicht, daneben Waffelgebäck und Spaghetti aus Tapiokastärke und Pflanzenfett mit weniger als 0,5 g-% Eiweiß, während normale Spaghetti 13 g-% Eiweiß enthalten. Diese eiweißarme Basisdiät enthielt bei 1800-2500 Calorien 4—8 g Eiweiß täglich. Als zusätzliche Eiweißquelle wurde wegen seiner biologischen Hochwertigkeit noch 12 g Eiereiweiß zugelegt.

Unter der Basisdiät kam es bei 34 Kranken mit chronischer Urämie innerhalb von 2—4 Wochen zu einem starken Abfall des Harnstoffes im Plasma. Bei Kranken mit einer Harnstoffclearance zwischen 3 und 9 ml/min wurden normale Harnstoffwerte im Plasma erreicht, bei Kranken mit Clearancewerten unter 3 ml/min sank der Harnstoff zwar deutlich ab, wurde aber nicht normal im Serum. Die Harnstoffproduktion, errechnet aus der Harnstoffausscheidung im Harn, betrug unter der Basisdiät im Mittel 3,15 g/Tag. Bei Zulage von 12 g Eiereiweiß täglich kam es zu keinem erneuten Harnstoffanstieg im Plasma. Dabei war die Stickstoffbilanz ausgeglichen. Das Kreatinin im Plasma wurde durch die Diät nicht beeinflußt. Bei 25 Patienten mit chronischer Urämie besserte sich unter der Diät der Allgemeinzustand für mehr als 12 Monate. Sie wurden klinisch frei von urämischen Symptomen. Bei Patienten mit einer Harnstoffclearance unter 3 ml/min (Kreatinin im Serum zwischen 10—20 mg-%) kam es nur zu kurzdauernden symptomfreien Stadien. Auch durch intravenöse Fettinfusionen können urämische Patienten ausreichend mit Calorien versorgt werden. Allerdings gelingt es dadurch nicht, den Blutharnstoff zu senken (SCHNECKLOTH u. Mitarb., 1957).

Nach KENWARD und PARSONS (1964) soll bei Kranken mit schwerer chronischer Niereninsuffizienz (Kreatininclearance unter 15 ml/min) die tägliche Zufuhr an Nichteiweiß-Calorien mindestens 2500 pro Tag betragen. Der Stickstoff-(Eiweiß-)Gehalt der Nahrung richtet sich nach der Schwere der Niereninsuffizienz. Manche Patienten können 10 g Stickstoff täglich (=62,5 g Eiweiß) tolerieren, ohne daß es zu einem Anstieg des Harnstoffes im Blut kommt. Bei anderen Patienten sind 3,5—4,5 g Stickstoff pro Tag (ca. 22—28 g Eiweiß) die obere Grenze der Zufuhr, um einen Harnstoffanstieg zu vermeiden. Unter einer hohen täglichen Zufuhr von Nichteiweiß-Calorien ist bei niedriger Eiweißzufuhr (ca. 20—30 g täglich) eine leicht negative (1—10 g/Tag), bei höherer Eiweißzufuhr eine ausgeglichene bzw. positive Eiweißbilanz ohne Anstieg des Blutharnstoffes zu erwarten. Bei zunehmender Verschlechterung der Niereninsuffizienz (Kreatininclearance ungefähr unter 5 ml/min) kann aber nach den Untersuchungen von KENWARD und PARSONS (1964) eine positive Eiweißbilanz vorgetäuscht werden. In diesen Fällen kommt es zu einem kontinuierlichen Anstieg des Blutharnstoffes.

Die kohlenhydrathaltige, eiweißfreie Diät bei akutem Nierenversagen wurde besonders seit den Untersuchungen von BORST (1948) weithin üblich. BULL u. Mitarb. (1949) propagierten eine kohlenhydrat- und fettreiche Diät bei akutem Nierenversagen. Besonders der hohe Fettgehalt ihrer Diät verhindert aber in der Praxis wegen der damit verbundenen Übelkeit ihre Anwendung. Notwendigkeit der Fettzugabe ist bisher nicht bewiesen. Verschiedentlich wird, sofern eine Möglichkeit zur Wiederholung der extrakorporalen Dialyse besteht, auch in Fällen von akutem Nierenversagen eine eiweißenthaltende Kost befürwortet. Durch eine 35—70 g eiweißenthaltende Kost wurde unter solchen Umständen keine Verschlechterung des klinischen Zustandes beobachtet (ELLIOT u.a., 1960; TESCHAN u.a., 1960).

Bei akuter Niereninsuffizienz wird durch einen *begrenzten* Eiweißgehalt der Ernährung der Harnstoffanstieg im Blut pro Tag gegenüber einer ausschließlichen Kohlenhydraternährung nicht gesteigert (LAWSON u. Mitarb., 1962). Die Zufuhr von 40 g hochwertigen Eiweißes/Tag wirkt eher günstig auf die Harnstoffretention. Allerdings liegen auch anderslautende Befunde vor. BLAGG u. Mitarb. (1962) stellten fest, daß eine zusätzliche Milchverabreichung zur reinen Kohlenhydraternährung bei akuter Niereninsuffizienz den Harnstoff im Blut proportional zu dem Stickstoffangebot in der Nahrung ansteigen ließ. Manche Autoren raten einen höheren Gehalt der Nahrung als 100 g Kohlenhydrate/Tag an, verschiedentlich werden 200—400 Kohlenhydrate täglich empfohlen (WOLTHUIS, 1961; s. u. GJØRUP). Die Zufuhr von kleinen verträglichen Fettmengen in Form von Butter (10—12 g 4—5mal täglich) wird ebenfalls vertreten (BALME u. a., 1962). Auch gegen die Zufuhr kleiner Mengen von Eiweiß in Form eines weichgekochten Eies werden von verschiedenen Untersuchern keine Bedenken erhoben (O'DWYER, 1962; BLAGG u. Mitarb., 1962). Nicht zuletzt wird dadurch die Kost ohne zu schaden etwas abwechslungsreicher, was die Moral der Kranken bessert.

Bei akutem Nierenversagen wird Körperfett rasch mobilisiert. HYMAN (1958) und MAHER u.a. (1960) fanden einen Anstieg der nicht veresterten Fettsäuren im Serum bei akutem Nierenversagen, während ROGUSKI (1961) bei akutem Nierenversagen einen Anstieg der Ketosäuren im Serum beobachtete. GJØRUP (1958) stellte bei 19 Patienten mit akutem Nierenversagen einen durchschnittlichen Verbrauch von 1,57 Calorien pro kg Körpergewicht und Stunde fest. Der Calorienverbrauch schwankte zwischen 0,8 und 2,3 Calorien/kg Körpergewicht/Stunde. Wenn auch in die Rechnungen eine Reihe von geschätzten Zahlenfaktoren eingingen, so dürften größenordnungsmäßig die Berechnungen im tatsächlichen Bereich liegen. Die Zahlen zeigen, daß der Calorienverbrauch bei akuter Anurie in der Regel nicht deutlich erhöht ist. Die Untersuchung stützt nicht die Annahme, akutes Nierenversagen würde zu einer Stoffwechselsteigerung führen. Eher ist das von den zugrunde liegenden Krankheiten, die zum akuten Nierenversagen geführt haben, anzunehmen. GJØRUP hat weiterhin den täglichen Harnstoffanstieg bei zwei Patientengruppen mit verschieden hohem Caloriengehalt der Nahrung verglichen. Die eine Gruppe erhielt eine tägliche Calorienzufuhr in Form von intrakaval verabreichter Glucose in Höhe von 1000—2000 Calorien pro Tag (durchschnittlich 1300 Calorien pro Tag), die andere Gruppe eine Calorienzufuhr von ungefähr 200 Calorien pro Tag. In der hochcalorisch ernährten Gruppe stieg der Harnstoff im Serum täglich um 33,5 mg-% an, in der niedrigcalorisch ernährten Gruppe dagegen um 49,4 mg-%. Dieser Befund deutet auf den eiweißsparenden Effekt von Glucoseverabreichung bei akutem Nierenversagen hin. Allerdings war es nicht möglich, die Unterschiede im Anstieg der Harnstoffkonzentration zwischen den beiden Gruppen statistisch zu sichern. Weiterhin zeigte GJØRUP im Verlauf des akuten Nierenversagens bei den gleichen Patienten eine erhöhte negative Stickstoffbilanz in der Periode niedrigcalorischer Ernährung gegenüber einer Periode hochcalorischer Ernährung mit Glucose intrakaval.

Wann immer möglich, soll die Nahrungszufuhr aber oral vorgenommen werden; man soll sich jedoch nicht scheuen, bei Inappetenz, Nausea und Vomitus auf die intravenöse Kohlenhydratzufuhr überzugehen, wenn die genannten Erscheinungen die Nahrungsaufnahme einschränken.

2. Anabole Steroide

Anabole Steroide wirken bei akuter und chronischer Niereninsuffizienz mitunter eiweißsparend. Die Größe der Harnstoffproduktion kann abnehmen (ROBSON u. Mitarb., 1964). In Stoffwechseluntersuchungen bei akutem Nierenversagen wurde eine Abnahme des Eiweißabbaues durch anabole Steroide um 60—70% beobachtet (BLAGG u. PARSONS, 1960; GJØRUP u. THAYSEN, 1960). GJØRUP und THAYSEN verglichen jeweils in einer Patientengruppe von sechs bzw. sieben Fällen mit akutem Nierenversagen den täglichen Anstieg des Harnstoffstickstoffes im Serum ohne und mit Verabreichung von anabolen Steroiden. In der unbehandelten Gruppe stieg der Harnstoffstickstoff im Serum im Mittel um 23,1 mg-% täglich an. Bei den sieben Patienten, die täglich 50 mg Durabolin erhielten, kam es zu einem Anstieg des Harnstoffstickstoffes von 8,8 mg-% täglich. Als Nebenwirkung wurde in zwei Fällen leichte Virilisierung beobachtet. Ohne Wirkung blieb Durabolin bei hyperkatabolischen Patienten, d.h. Kranken mit starkem Gewebsuntergang oder mit schwerer Allgemeininfektion. Die Autoren stellen fest, daß das von ihnen angewandte anabole Steroid anscheinend nur dann die Harnstoffproduktion vermindert, wenn der tägliche Harnstoffstickstoff-Anstieg im Serum ohne Behandlung nicht über 25 mg-% liegen würde.

BLAGG und PARSONS (1960) untersuchten bei 19 Patientinnen mit Nierenkomplikationen im Anschluß an Geburten oder Frühgeburten die Wirkung von Norethandrolon im Vergleich zu Methyltestosteron und Progesteron. Der Proteinabbau wurde aus der Harnsäureproduktion errechnet. 80—100 mg Norethandrolon täglich senkten die Harnsäureproduktion um 70%. Die Wirkung von Testosteron oder Progesteron ist im Vergleich dazu geringer. Die Harnsäureproduktion nahm dabei um 22—24% bzw. 25—37% ab. In disem Zusammenhang ist festzustellen, daß Progesteron im Puerperium abweichend von seiner Wirkung bei der nichtgraviden Frau antikatabolisch wirkt. Die Autoren empfehlen daher Norethandrolon zur Routinebehandlung bei Oligurie oder Anurie kurz nach der Entbindung. In einer späteren Untersuchung stellen BLAGG, PARSONS und YOUNG (1962) fest, daß bei Patienten mit gesteigertem Eiweißabbau sowohl Glucose wie auch anabole Steroide (Norethandrolon) eiweißsparend wirken können. Der Anstieg des Harnstoffstickstoffes im Serum konnte bei akutem Nierenversagen durch Verabreichung von Norethandrolon vermindert werden. Sie empfehlen daher bei akutem Nierenversagen die Verabreichung von mindestens 100 g Glucose *und* 50 mg Norethandrolon täglich.

Auch von anderen Untersuchern wurde unter der Behandlung mit anabolen Steroiden bei akuter Niereninsuffizienz ein eiweißsparender Effekt oder eine Abschwächung des Harnstoffanstieges im Blut beobachtet (FREEDMAN und SPELCER, 1957; MCCRACKEN und PARSONS, 1958; WILKEY u. Mitarb., 1960). FREEDMAN und SPELCER (1957) sahen bei 8 von 10 Kranken mit chronischer Niereninsuffizienz (Cystennieren, Pyelonephritis, chronische Glomerulonephritis) ein Absinken des Blutharnstoffes während 14tägiger Behandlung mit 50 mg Testosteronpropionat täglich intramuskulär.

Diesen positiven Berichten über die Wirkung von anabolen Steroiden bei akuter und chronischer Niereninsuffizienz steht jedoch eine ganze Reihe von weniger günstigen Beobachtungen gegenüber. Bei nephrektomierten Tieren wurden Überlebenszeit und Harnstoffanstieg durch die Behandlung mit anabolen Hormonen nicht beeinflußt (GERBER u. COTTIER, 1961). In mehreren klinischen Untersuchungen konnte bei Niereninsuffizienz kein eiweißsparender Effekt und keine Abnahme des Harnstoffanstieges unter der Behandlung mit anabolen Steroiden festgestellt werden (MCCRACKEN und PARSONS, 1958; WOLTHUIS, 1961; THAYSEN, 1962; GONZALEZ u. Mitarb., 1963; ROBSON u. Mitarb., 1964). Der eiweißsparende Effekt der anabolen Steroide ist anscheinend von verschiedenen Faktoren abhängig, wie Geschlecht, Ernährungszustand, Höhe des Eiweißumsatzes bei Einsetzen der Medikation u.a. Bei Frauen, deren endogene Produktion von anabol wirkenden Steroiden nur gering ist, wirkt die zusätzliche Verabreichung von anabolen Steroiden günstig, d.h. Eiweißkatabolismus und Harnstoffproduktion werden gebremst (ROBSON u. Mitarb., 1964). Vielleicht liegt hierin auch der Grund, daß sich anabole Steroide besonders bei der Behandlung von Frauen mit postpartualem Nierenversagen bewährt haben (MCCRACKEN und PARSONS, 1958).

Bei Niereninsuffizienz mit hyperkatabolen Zuständen (Infektion, Trauma, Blutung, Hämolyse usw.) wird die Wirkung der anabolen Steroide neutralisiert. Aber auch bei chronischer Niereninsuffizienz mit ausgeglichener Stickstoffbilanz wirken die anabolen Steroide selbst unter günstigen Umständen (Frauen, kein Hyperkatabolismus, ausreichende Gesamtcalorienzufuhr von mindestens 1800 Calorien) nur geringfügig dämpfend auf den Eiweißstoffwechsel und die Harnstoffproduktion (ROBSON u. Mitarb.). Trotz dieser Effekte auf den Eiweißstoffwechsel wird keine wirksame Besserung der Niereninsuffizienz bzw. der Urämie beobachtet.

3. Flüssigkeits- und Elektrolytzufuhr bei Niereninsuffizienz; Ausgleich des Säure-Basen-Stoffwechsels

Die Störungen des Wasser-, Elektrolyt- und Säure-Basen-Stoffwechsels bei Niereninsuffizienz werden in anderen Beiträgen dieses Handbuches behandelt. Die Grundzüge der Therapie dieser Störungen werden ebenfalls dort erörtert. An dieser Stelle sei nur darauf hingewiesen, daß bei akuter und chronischer Niereninsuffizienz eine Beobachtung und eventuelle Behandlung des Wasser-, Elektrolyt- und Säure-Basen-Haushaltes notwendig ist. Im Zusammenhang mit der Behandlung einer Niereninsuffizienz ist es nicht selten erforderlich, z. B. nach Erbrechen oder Diarrhoen, das intravasale Flüssigkeitsvolumen aufzufüllen. Die Volumenersatztherapie sollte möglichst mit Plasma oder Plasmaexpandern vorgenommen werden. Die Behandlung mit einer Vollblutkonserve ist wegen der in gelagertem Vollblut manchmal stark erhöhten Kaliumkonzentration im Plasma nicht indiziert. Aber auch bei der Behandlung mit Plasmaexpandern ist vielleicht zu beachten, daß sie nicht vollständig über die Nieren wieder ausgeschieden, sondern im Körper abgelagert werden. Sie können dadurch unter Umständen zu einer osmotischen Nephrose führen, deren pathogenetische Bedeutung aber noch nicht ganz klar ist. Howard u. Mitarb. (1955) fanden nach intravenöser Dextraninfusion bei Patienten mit Niereninsuffizienz gegenüber Personen ohne Niereninsuffizienz innerhalb 24 Std eine geringere Dextranausscheidung im Harn. Das injizierte Dextran verschwindet jedoch aus dem Blutplasma bei Niereninsuffizienz genau so schnell wie bei Kranken ohne Niereninsuffizienz. Daraus ist zu schließen, daß große Mengen Dextran bei Niereninsuffizienz nach intravenöser Infusion gespeichert oder abgebaut werden.

4. Ungewöhnliche Behandlungsmaßnahmen bei Niereninsuffizienz

Zur Behandlung des akuten und chronischen Nierenversagens sind neben der intrakorporalen oder extrakorporalen Dialyse und neben der oben erwähnten „konservativen" Therapie noch verschiedene andere Methoden angegeben worden. Sie sind immer theoretisch verständlich begründet, wurden aber meistens nur bei einer kleinen Zahl von Patienten angewendet, so daß in der Praxis ihre überlegene Wirksamkeit gegenüber den oben genannten üblichen Methoden nicht unter Beweis gestellt ist. So wurde die tägliche intravenöse Dauerinfusion von 1000 ml 40%iger Dextroselösung = 1600 Calorien in die V. cava inferior durch einen 30 cm langen Polyäthylenkatheter angegeben. Der Katheter wird in die V. saphena eingeführt (Russel u. Mitarb., 1954).

Die Blutaustauschtransfusion hat sich zur Behandlung der akuten Niereninsuffizienz und Urämie nicht durchgesetzt, wenn auch ihre Wirksamkeit theoretisch gut begründet ist und mehrere erfolgreiche experimentelle und klinische Anwendungsversuche publiziert wurden (Snapper und Schaefer, 1951). Zur Behandlung des akuten Nierenversagens ist sie sicher nicht der extrakorporalen Dialyse gleichwertig. Man könnte sich aber vorstellen, daß bei bestimmten schweren hämolytischen Zuständen, z. B. Seifenwasseraborten, der Ersatz des intravasal hämolysierten Blutes günstig wirkt. Allerdings liegen darüber nur wenig exakte klinische oder experimentelle Untersuchungen vor.

Bernstein u. Mitarb. haben zur Behandlung der chronischen und akuten Urämie eine pergastrische intestinale Perfusion angegeben. Dabei wurde eine modifizierte Miller-Abbott-Sonde in den Magen eingelegt.

Über 8—28 Std — bei den einzelnen Patienten verschieden lang — wurden 1—3,1 Liter Perfusionsflüssigkeit perfundiert (Elektrolytlösung mit 142 oder 147 mval/l Natrium, 5 mval/l Kalium, 103 mval/l Cl, 52 mval/l Bicarbonat, 3 mval/l Magnesium und 20 g/l Glucose). 30—75 min nach Beginn des Einströmens der Flüssigkeit in den Magen kam es zu flüssigen Entleerungen aus dem Darm, die mittels eines rectal eingelegten Schlauches abgeleitet wurden. Die errechnete Harnstoffclearance mittels der Perfusion betrug bis zu 21 ml/min. Die Ausscheidung von Kreatinin war vergleichsweise viel geringer, die Ausscheidung von Phosphat und Phenol war nicht nennenswert. Zwei der behandelten neun Kranken wurden durch die Perfusionsbehandlung deutlich gebessert und ihr Tod an Urämie wurde hinausgezögert.

Während der Behandlung kam es bei den meisten Patienten zur Retention von Wasser, Natrium, Chlorid und Bicarbonat, andererseits zu einem teilweise bedrohlichen Verlust an Kalium. Die Autoren schlagen daher einen niedrigen Natrium- und Chlorgehalt und einen höheren Kaliumgehalt in der Perfusionsflüssigkeit vor. Die optimale Rate der Perfusionsmenge ist 2,5 l/Std. Die Perfusionsperioden sollten auf 6—8 Std beschränkt werden.

BERNSTEIN u. Mitarb. halten die pergastrische intestinale Perfusion für technisch einfacher und insgesamt für wirkungsvoller als die intestinale Perfusion mit der Miller-Abbott-Sonde (ROGERS u. Mitarb., 1947; MARQUIS und SCHNELL, 1948). Trotz der einfachen Handhabung, des geringen apparativen Aufwandes und des Fehlens jeden operativen Eingriffes hat sich die Methode nicht durchsetzen können. Das liegt wohl in dem insgesamt gesehen geringeren Effekt im Vergleich zur extrakorporalen Hämodialyse und peritonealen Dialyse.

Bevor seit ungefähr 1960 die intermittierende extrakorporale oder peritoneale Dialyse als Langzeitbehandlung entwickelt wurde, versuchte man gelegentlich bei chronischer Urämie eine intermittierende *intestinale* intrakorporale Dialyse. Die Dialyse erfolgte mittels Perfusion einer operativ intraabdominal isolierten Dünndarmschlinge. Durch diese Dünndarmschlinge wird alle 1—2 Wochen, je nach der Stärke des Anstiegs der harnpflichtigen Substanzen, die Dialyse vorgenommen (KOLFF, 1947; TWISS und KOLFF, 1951; THOMPSON jr. u. Mitarb., 1952; PYRAH und CARE, 1957; HEINTZ u. Mitarb., 1961). Der Auswascheffekt mit dieser Methode ist gut und das Leben von einigen Patienten konnte damit bis zu $1^1/_2$ Jahre verlängert werden. Die Methode ist umständlich und in manchen Punkten für die Patienten physisch und psychisch eine starke Belastung: die Patienten müssen zu Beginn eine schwere Abdominaloperation zur Isolierung einer ungefähr 1,8 m langen Ileumschlinge über sich ergehen lassen; die Ileumschlinge wird mit ihrem proximalen und distalen Ende links und rechts in die Bauchwand in Form eines Anus praeter eingenäht, so daß die Patienten ständig zwei Pelotten tragen müssen.

Eine ungewöhnliche Methode zur Behandlung der Urämie wurde von CRONEMILLER u. Mitarb. angegeben (1959). Sie haben bei fünf Patienten mit Niereninsuffizienz eine Drainage des Ductus thoracicus vorgenommen. Dazu wurde ein Polyäthylenkatheter in den D. thoracicus kurz vor seiner Einmündung in den Winkel zwischen der linken V. subclavia und der V. jugularis in Lokalanaesthesie eingeführt. Die abfließende Lymphe, deren Harnstoffkonzentration so hoch ist wie im Blut (Abflußmenge im Durchschnitt 1,7 ml/min), wurde durch die intravenöse Injektion gleicher Plasmavolumina ersetzt. Es kam in allen Fällen zum Absinken der stark erhöhten Harnstoffwerte im Blut, so daß bei drei Patienten im Verlaufe von 4—13 Tagen normale Blutharnstoffwerte und eine subjektive Besserung eintrat. Wenn das Verfahren von den Verfassern auch als technisch einfach angegeben wird, so dürfte es kaum zur Behandlung eines akuten oder chronischen Nierenversagens die Methode der Wahl darstellen. Extrakorporale Dialyse oder peritoneale Dialyse sind immer wirksamer und wohl kaum schwieriger auszuführen

Experimentell wurde von KRAININ (1953) eine sog. Kreuzdialyse versucht Dabei wird das Blut eines urämischen Individuums gegen das Blut eines gesunden Individuums dialysiert. Die Dialyse erfolgt durch die enge Aneinanderlagerung von zwei Cellophanschläuchen. In einem Schlauch fließt das urämische Blut, im anderen das normale Blut. Während der Zirkulation findet durch die Membranen der Konzentrationsausgleich der harnpflichtigen Substanzen statt. Das normale Blut fließt dann mit harnpflichtigen Substanzen beladen in den gesunden Organismus zurück, dessen Nieren die erhöhten harnpflichtigen Substanzen aus dem Blut entfernen. Diese Kreuzdialyse wurde anscheinend bisher nur im Modellversuch und im Tierversuch vorgenommen.

Von der bekannten Tatsache ausgehend, daß im Fieberzustand die Nierendurchblutung ansteigt, wurde tierexperimentell versucht, akutes Nierenversagen mit künstlichem Fieber durch pyrogene Substanzen (abgetötete Typhuskeime) zu behandeln (SCHEINMAN, 1949). Überzeugend positive Ergebnisse wurden dabei nicht erreicht.

Ähnlich wie MASSON u. Mitarb. (s. o.) fanden auch DESI u. Mitarb. (1959), daß die Überlebenszeit von bilateral nephrektomierten Ratten durch Doca (1 mg täglich) verlängert wird (103 Std gegenüber 72 Std bei Kontrollen). Auch die Vorbehandlung der Ratten mit somatotropen Hormonen (0,5 g täglich) verlängerte die Überlebenszeit der nephrektomierten Tiere auf 90,6 Std. Unmittelbare praktische Bedeutung haben diese Ergebnisse bisher nicht gewonnen.

In der Bekämpfung des urämischen Erbrechens haben in den letzten Jahren die Phenothiazinpräparate einen großen Fortschritt bedeutet. Das urämische Erbrechen kann damit wirksam bekämpft und meistens sogar zum Verschwinden gebracht werden. In einer Untersuchungsreihe von FRIEND und CUMMINS (1954) wurden 13 von 14 urämischen Patienten von Übelkeit und Erbrechen unter der Chlorpromazinbehandlung frei. Besonders bewährt haben sich nach eigenen Erfahrungen das Thiethylterazin (Torecan), das Trifluoropromazin (Psyquil) und das nicht zur Phenothiazingruppe gehörende Vomex A, nötigenfalls in relativ hoher Dosierung (z.B. 3×1 ml Psyquil oder 5×10 ml Vomex A täglich).

Saluretica sind auch bei Kranken mit eingeschränkter Nierenfunktion wirksam. REUBI u. Mitarb. (1960) fanden, daß eine verminderte Wirkung des Chlorothiazids auf Wasser- und Salzausscheidung erst eintrat, wenn das Glomerulusfiltrat unter 15—20 ml/min abgesunken war. Nach HAAGENSEN und NIELSEN kann auch bei chronischer Niereninsuffizienz durch Probenecid die Harnsäureausscheidung gesteigert werden. Sie verabreichten neun Patientinnen mit Niereninsuffizienz einmalig eine orale Dosis von 1 g Probenecid und 5 g Natriumbicarbonat. Die Mittelwerte der Harnsäurekonzentration im Serum vor und nach Probenecid betrugen 7,6 bzw. 6,8 mg-%. Der Mittelwert der Harnsäureausscheidung vor Probenecid betrug 325 mg/24 Std, der Mittelwert der Harnsäureausscheidung nach Probenecidgabe 568 mg/24 Std.

Literatur

Aas, A., and **E. Blegen:** The renal blood-flow and the glomerular filtration rate in congestive heart failure and some other clinical conditions. The effect of exercise and hypoxemia. A preliminary report. Scand. J. clin. Lab. Invest. **1**, 22—32 (1949). — **Addis, T., E. Barrett, W. Lew, L. G. Poo,** and **D.W. Yuen:** Danger of intravenous injection of protein solutions after sudden loss of renal tissue. Arch. intern. Med. **77**, 254 (1946). — **Addis, T., E. Barrett, L. J. Poo,** and **D. W. Yuen:** The relation between the serum urea concentration and the protein consumption of normal individuals. J. clin. Invest. **26**, 869 (1947). — **Addis, T. A.:** Glomerular nephritis. Diagnosis and treatment. New York: Macmillan & Co. 1948. — **Allgood, J. W.:** The renal clearance of j-131 during the infusion of Na.j-131 and insulin j-131. Diabetes **10**, 7—11 (1961). — **Alstedt, G.:** Studies on azotemia after haematemesis and melaena. Acta med. scand., Suppl. **78**, 900 (1936). — **Alvino, A.:** Modificazioni elettrocardiografiche in due casi di uremia grave. (Elektrokardiographische Veränderungen in zwei Fällen von schwerer Urämie.) Minerva med. **1952 I**, 439—444. — **Alwall, N., A. Lunderquist,** and **O. Olsson:** Studies on electrolyte-fluid retention. I. Uremic lung-fluid lung? On pathogenesis and therapy. (A preliminary report.) Acta med. scand. **146**, 157—163 (1953). — **Anthonisen, P.,** and **E. Holst:** Determination of cardiac output and other hemodynamic data in uremic patients using dye dilution technique. Scand. J. clin. Lab. Invest. **12**, 481—488 (1960). — **Asteroth, H.,** u. **H. Kreuziger:** Zur Differentialdiagnose des Diabetes insipidus. Med. Welt **20**, 789 (1951).

Bach, J., S. Braun u. **K. Komor:** Über die Ursache der Besserung der diabetischen Stoffwechselstörung beim Kimmelstiel-Wilson-Syndrom. Int. Symp. über die diabetische Angiopathie, Karlsburg 1962. Berlin: Akademieverlag 1963. — **Bair, G. O., W. H. Tu,** and **P. R. Schloerb:** Effect of induced hyper- and hypothyroidism upon acute uremic syndrome in nephrectomized dogs. Metabolism **10**, 261—268 (1961). — **Baker, R.:** Serum albumin in uremia: A clinical investigation correlated with reversible uremia in dogs. J. Urol. (Baltimore) **65**, 197—211 (1951). — **Balch, H. H.:** Effect of severe battle injury and of posttraumatic renal failure on resistance to infection. Ann. Surg. **142**, 145 (1955). — **Balme, R. H., J. P. Blandy, P. Brereton,** and **P. Humpherson:** Diskussions-Bemerkungen. Lancet **1962 I**, 806. — **Barden, R. P.,** and **D. A. Cooper:** The roentgen appearance of the chest in diseases affecting the peripheral vascular system of the lungs: conditions associated with increased vascular permeability. Radiology **51**, 44 (1948). — **Barrett, E.,** and **T. Addis:** The serum creatinine concentration of normal individuals. J. clin. Invest. **26**, 875 (1947). — **Bass, H. E.,** and **E. Singer:** Pulmonary changes in uremia. J. Amer. med. Ass. **144**, 819—823 (1950). — **Bass, H. E., D. Greenberg, E. Singer,** and **M. A. Miller:** Pulmonary changes in uremia. J. Amer. med. Ass. **148**, 724—726 (1952). — **Becher, E.:** Symptomatologie, Pathogenese und Therapie der akuten und chronischenPseudourämie und der echten Urämie. Ergebn. inn. Med. Kinderheilk. **56**, 194 (1939). — **Bednár, B., A. Jirásek, J. Stejskal** u. **M. Chytil:** Die sekundäre urämische Oxalose. Zbl. allg. Path. path. Anat. **102**, 289—297 (1961). — **Beinhauer, A.:** Zur Differentialdiagnose renaler und extrarenaler Azotämien durch blutchemische Untersuchungen. Inaug.-Diss. Frankfurt a. M. 1964. — **Bennholdt, I.:** Elektroencephalographische Untersuchungen bei Urämien. Gastroenterologia (Basel) **104**, 216 (1965). — **Bennhold, I., St. Kubicki,** and **M. Kessel:** The influence of glucose concentration in the dialysate on the electroencephalograms of uraemic patients. Proc. Europ. Dialysis and Transplant Ass. **2**, 13 (1966). — **Berlyne, G. M., A. B. Shaw,** and **S. Nilwarangkno:** Dietary treatment of chronic renal failure. Experiences with a modified Giovanetti diet. Nephron **2**, 129 (1965). — **Berne, R. M.,** and **M. N. Levy:** Effects on acute reduction of cardiac output on the renal circulation of the dog. J. clin. Invest. **29**, 444 (1950). — **Bernstein, L., Ph. B. O'Neil, A. Bernstein,** and **W. S. Hoffman:** Pergastric intestinal perfusion for uremia. J. Lab. clin. Med. **36**, 849—860 (1950). — **Bertolini, A. M., F. M. Quarto di Palo** e **G. Agugini:** La dinamica dei soluti nell' insufficienza renale cronica. Atti Accad. med. lombarda **16**, 296—304 (1961). ~ Le modificazioni del fosforo inorganico e degli esteri fosforici organici eritrocitari nel corso dell' insufficienza renale. Atti Accad. med. lombarda **16**, 305—308 (1961). — **Bigalli, A., M. Della Santa** e **A. Zampieri:** Il ricambio proteico nel corso delle glomerulonefriti croniche. Minerva nefrol. **7**, 130—134 (1960). — **Bigler, F., H. Thölen** u. **H. Staub:** Zur Pathogenese des Urämiesyndroms. VII. Über den Einfluß von Tyramin auf die Acetoinbildung aus Brenztraubensäure in Gehirn, Leber, Herz und Dünndarm der Ratte. Helv. physiol. pharmacol. Acta **20**, 368—372 (1962). — **Binet, L.,** et **P. Dejours:** Rein et adaptation fonctionelle à la surcharge en urée et en chlorure de sodium. Presse méd. **1952**, 1175—1176. — **Binet, L., P. Tanret, M. Bochet, Cl. Bétourné** et **G. Barrès:** Étude des échanges respiratoires au cours de l'insuffisance rénale aiguë. Bull. Soc. méd. Hôp. Paris **67**, 530—541 (1951). — **Biserte, G.,** et **B. Dassonville:** Les acides cétoniques du sang et de l'urine étude analytique; identification d'hydrazones nouvelles; applications cliniques. Clin. chim. Acta **1**, 49—62 (1956). — **Blagg, C. R.,** and **F. M. Parsons:** Norethandrolone in acute renal failure from obstetric causes. Lancet **1960 II**, 577—581. — **Blagg, C. R., F. M. Parsons,** and **G. A. Young:** Effect of dietary glucose and protein in acute renal failure. Lancet **1962 I**, 608—612. — **Bock, H. E.,** u. **W. Gerok:** Die freien und gebundenen Aminosäuren im Serum bei Niereninsuffizienz. Dtsch. med. Wschr. **86**, 704—710 (1961). — **Bock, H. E., G. W. Löhr** u. **H. D. Waller:** Beitrag zur Pathogenese renaler Anämien. Schweiz. med. Wschr. **92**, 1213—1219 (1962). — **Bock, H. E., G. Schetteler** u. **P. Schölmerich:** Nierenfunktion und Nierenkreislauf beim Herzkranken. Medizinische **1952**, 626. — **Bodechtel, G.:** Differentialdiagnose neurologischer Krankheitsbilder. Stuttgart: Georg Thieme 1958. — **Borst, J. G. G.:** Protein catabolism in uremia. Effects of protein-free diet, infections and blood transfusions. Lancet **1948 I**, 824. — **Borst, J. R.:** Disturbances in water- and salt metabolism in the final stage of chronic renal insufficiency. Acta med. scand. **136**, 1—8 (1949). ~ Endogener Eiweißabbau bei urämischen Patienten. Ned. T. Geneesk. **1952**, 1194—1199. — **Bradley, S. E.,** and **W. D. Blake:** Pathogenesis of renal dysfunction during congestive heart failure. Amer. J. Med. **6**, 470 (1949). — **Bradley, S. E., G. P. Bradley, C. J. Tyson, J. J. Curry,** and **W. D. Blake:** Renal function in renal diseases. Amer. J. Med. **9**, 766—798 (1950). — **Braun-Menendez, E.:** L'hypertension et l'éclampsie au cours de l'insuffisance rénale aiguë. Acta clin. belg. **6**, 421—441 (1951). — **Bricker, N. S., E. J. Dorhout Mees, S. Klahr, Z. B. Orlowski, R. E. Rieselbach,** and **L. E. Todd:** The rate limiting and adaptive events in tubular and glomerular functions of the chronically diseased kidney. C. R. 2. Congr. int. Néphrol. Prague 1963, 39—47 (1964). — **Bricker, N. S., S. Klahr,** and **R. E. Rieselbach:** The functional adaptation of the diseased kidney. I. Glomerular filtration rate. J. clin. Invest. **43**, 1915 (1964). — **Bricker, N. S., T. Orlowski, S. W. Kime jr.,** and **P. A. F. Morrin:** Observations on the functional homogenity of the nephron population in the chronically diseased kidney of the dog. J. clin. Invest. **39**, 1771 (1960). — **Brod, J.:** Chronic pyelonephritis. Lancet **1956 I**, 973. — **Brown, N., A. J. Tomsykoski,** and **R. C. Stevens:** Mediastinal hemorrhage secondary to uremia. Amer. J. Med. **15**, 588—590 (1953). — **Brun, Cl.:** Acute anuria. Kobenhagen: Munksgaard 1954. — **Bürger, M.,** u. **M. Grauhan:** Über postoperativen Eiweißzerfall. Z. ges. exp. Med. **27**, 97 (1922); **35**, 16 (1923). ~ Der postoperative Eiweißzerfall, sein Nachweis und seine Bedeutung. Klin. Wschr. **6**, 1767 (1927). — **Bull, G. M., A. M. Joekes,** and **K. G. Lowe:** Conservative treatment of anuric uremia. Lancet **1949 II**, 229.

Cain, A., R. Catton et **M. Zarachowitsch:** Sur quelques cas d'hyperazotémie transitoire observés au cours d'hémorrhagies gastro-intestinales et d'épitaxie déglutie. Importance du diagnostic avec les hémorrhagies d'origine urémique. Bull. Soc. méd. Hôp. Paris **54**, 260—268 (1938). — **Caner, J. E. Z.,** and **L. Decker:** Recurrent acute (? gouty) arthritis in chronic renal failure treated with periodic hemodialysis. Amer. J. Med. **36**, 571 (1964). — **Carter, N. W., O. H. Ellis**, and **D. W. Seldin:** Renal glutaminase adaptation occuring in response to reduced renal mass. Clin. Res. 8, 226 (1969). — **Chabanier, H., C. Lobo-Onell** et **E. Lélu:** A propos d'un cas d'hyperazotémie postopératoire avec déchloruration guéri par la rechloruration. Presse méd. **1933**, 987. — **Christiansen, T.:** Hyperazotemia in intraintestinal hemorrhage. Acta med. scand., Suppl. **78**, 895 (1936). — **Clausen, J.:** Studies on the relation between hyperazotemia and NaCl deficiency. Acta med. scand. **91**, 523—540 (1937). ~ Hyperazotemia in cases of acute ventricle hemorrhage. Acta med. scand., Suppl. **78**, 908 (1936). — **Cohen, B. D.:** Abnormal carbohydrate metabolism in renal disease. Blood glucose unresponsiveness to hypoglycemia, epinephrine and glucagon. Ann. intern. Med. **57**, 204—213 (1962). — **Cohen, B. D., N. Spritz, A. L. Rubin**, and **E. H. Luckey:** Hyperguanidemia and hypoglycemic unresponsiveness in renal disease. Clin. Res. 8, 227 (1960). — **Coomes, E. N., G. M. Berlyne**, and **A. B. Shaw:** Incidence of neuropathy in non-dialysed chronic renal failure patients. Proc. Europ. Dialysis and Transplant Ass. **2**, 133 (1965). — **Corcoran, A. C.:** Advances in treatment of acute and chronic renal insufficiency. J. Amer. med. Ass. **153**, 1233—1236 (1953). — **Couch, N. P., J. E. Murray, G. J. Dammin**, and **L. P. Thomas:** The fate of the skin homograft in the chronically uremic patient. Surg. Forum **7**, 626 (1957). — **Crockson, R. A.:** Lactic dehydrogenase in renal disease. Urinary concentrations and relative clearances. Lancet **1961 I**, 140—142. — **Cronemiller, Ph. D., R. L. Byron jr.**, and **H. R. Bierman:** Thoracic duct drainage in uremic states in man. Surg. Gynec. Obstet. **109**, 355—358 (1959).

Dammin, G. J., N. P. Couch, and **J. E. Murray:** Prolonged survival of skin homografts in uremic patients. Ann. N.Y. Acad. Sci. **64**, 967 (1957). — **Delahaye, J. P., A. Gonin, J. Traeger** et **G. Plauchu:** Péricardite urémique à évolution constrictive subaigue. Arch. Mal. Cœur **57**, 967—980 (1964). — **Derot, M., P. Pignard** et **M. Legrain:** Variations des protides sériques dans les tubulonéphrites anuriques. Presse méd. **1956**, 1307—1309. — **Dérot, M.**, et **M. Rathery:** La place du Co-enzyme A dans le traitement des insuffisances rénales aiguës anuriques. Thérapie **15**, 591—602 (1960). ~ Le Co-enzyme A dans le traitement des insuffisances rénales chroniques. Thérapie **15**, 603—611 (1960). — **Derow, H. A.:** The heart in renal disease. Circulation **10**, 114—128 (1954). — **Dési, I., A. Szold, P. Weisz, Th. Kádas** u. **J. Zalán:** Wirkung des somatotropen Hormons auf experimentelle Urämie. Z. ges. inn. Med. **14**, 299—300 (1959). — **Dolejsky, A.:** Urämie. Ätiologische und differentialdiagnostische Studie. Inaug.-Diss. Frankfurt a.M. 1966.

Edel, H. H., H. J. Gurland, E. Renner, J. Eigler u. **E. Buchborn:** Das Verhalten der Blut-Liquorgradienten bei Azotämie und ihre Beeinflussung durch die Hämodialyse. Klin. Wschr. **43**, 1081—1086 (1965). — **Effersoe, P.:** Relationship between renal function and clinical course in chronic renal failure, based on 29 autopsied cases. Acta med. scand. **156**, 435—448 (1957). ~ Prognosis of chronic renal failure 25 years ago and to-day. Acta med. scand. **156**, 449—454 (1957). — **Ehrich, W.**, and **J. F. McIntosh:** The pathogenesis of bronchiolitis obliterans: observations in cases of Bright's disease. Arch. Path. **13**, 69 (1932). — **Elkis, H., E. Sabbaga, R. V. Saldanha, J. B. Magaldi, T. Ribeiro de Almeida, H. Pastore, I. Nussenzveig, C. Villela de Faria**, and **V. A. Neto:** Serum mucoprotein levels in acute renal failure. Rev. Hosp. Clin. Fac. Med. S. Paulo **15**, 207—210 (1960). — **Elliott, W., M. Hill, D. N. S. Kerr**, and **R. Ashcroft:** The management of acute renal failure. Postgrad. med. J. **36**, 230 (1960).

Fankhauser, S., B. Morell u. **F. Reubi:** Veränderungen der Achillessehnen-Reflexzeit bei Patienten mit Niereninsuffizienz. Dtsch. med. Wschr. **91**, 763 (1966). — **Fehér, I., I. Dési, J. Olasz** u. **E. Szold:** Untersuchung der toxischen Wirkung des urämischen Blutes. Z. ges. inn. Med. **15**, 801—804 (1960). — **Fehér, I., I. Dési**, and **E. Szold:** Isolation of a toxic fraction from uremic blood. Experientia (Basel) **14**, 292—293 (1958). ~ Toxische Fraktionsisolierung aus urämischem Blut. Z. ges. inn. Med. **14**, 209 (1959). — **Finkle, A. L., J. F. Panish, S. J. Karg**, and **D. R. Smith:** Serum protein alterations in uremia. II. Elevated alpha-2 globulin in patients. New Engl. J. Med. **254**, 1203—1210 (1956). — **Finkle, A. L.**, and **D. R. Smith:** Serum protein alterations in uremia. I. Elevated alpha-2 globulin in dogs. J. Urol. (Baltimore) **77**, 191—197 (1957). — **Frank, M. N., L. S. Dreifus, F. Rarick**, and **S. Bellett:** Urinary osmolar concentration in the hydropenic state as a measure of renal tubular function: a test for early renal impairment: preliminary report. Amer. J. med. Sci. **233**, 121—125, 152 (1957). — **Freedman, P.**, and **A. G. Spencer:** Testosterone propionate in the treatment of renal failure. Clin. Sci. **16**, 11—22 (1957). — **Friend, D. G.**, and **J. F. Cummins:** Use of chlorpromazine in the treatment of nausea and vomiting of uremia. New Engl. J. Med. **250**, 997—999 (1954). — **Frimpter, G. W., D. D. Thompson**, and **E. H. Luckey:** Conjugated amino acids in plasma of patients with uremia. J. clin. Invest. **40**, 1208—1216 (1961). — **Funck-Brentano, J. L., P. Chaumot, J. Ph. Mery, J. Vantelon** et **J. Zingraff-Kok:** Intérêt de la mesure de la vitesse de conduction nerveuse (V.C.N.) dans la surveillance des malades urémiques soumis à des hémodialyses répétées. Proc. Europ. Dialysis and Transplant Ass. **1**, 23 (1964). — **Funck-Brentano, J. L.**, et **J. Vantelon:** Les polynéphrites des urémies chroniques traitées par hémodialyses répétées. Proc. 2. Int. Congr. of Nephrology 1963, p. 173.

Gaberman, P., D. H. Atlas, J. Isaacs, E. M. Kammerling, and **L. Ehrlich:** The relationship of xanthoproteic indices to quantitative phenol levels in various azotemic states. J. Lab. clin. Med. **37**, 544—549 (1951). — **Gaberman, P., D. H. Atlas, E. M. Kammerling, L. Ehrlich,** and **J. Isaacs:** Renal anoxia syndrome: a review and report of 22 cases. Ann. intern. Med. **35**, 148—168 (1951). — **Gamble, J. L.:** Physiological information from studies on the life raft ration. Harvey Lect. Series **42**, 247 (1946—1947). — **Gerber, W.,** u. **P. Cottier:** Zur Wirkung anaboler Hormone auf die Azotämie bei Nierenversagen. Helv. med. Acta **28**, 197—215 (1961). — **Gertler, M. M., J. Kream,** and **J. Hylin:** Mechanism of cardiac changes observed in uremia. Proc. Soc. exp. Biol. (N.Y.) 88, 439—440 (1955). — **Giovannetti, S.:** Low nitrogen diet in severe chronic uraemia; clinical experience of 18 months duration. Proc. Europ. Dialysis and Transplant Ass. **1**, 147 (1964). — **Gjørup, St.:** Protein-sparing action of glucose administered intracavally in patients with acute renal failure. Acta med. scand. **161**, 233—241 (1958). — **Gjørup, St.,** and **J. H. Thaysen:** The effect of anabolic steroid (durabolin) in the conservative management of acute renal failure. Acta med. scand. **167**, 227—238 (1960). — **Glahn, W. C. von:** Necrosis of the islands of Langerhans in renal insufficiency. Report of three cases. Lab. Invest. **5**, 236—244 (1956). — **Goldring, W.,** and **H. Chasis:** Hypertension and hypertensive disease, p. 253ff. London and Oxford: Commonwealth Fund 1944. — **Goldschmied, A.:** Diagnostic significance of urinary calcium concentration in renal insufficiency. Israel med. J. **20**, 22—29 (1961). — **Gonzalez, F. M., R. C. Pabico, H. Walker Brown, J. F. Maher,** and **G. E. Schreiner:** Further experience with the use of routine intermittent hemodialysis in chronic renal failure. Trans. Amer. Soc. Artif. intern. Organs **9**, 11 (1963). — **Goodner, C. J.,** and **H. Brown:** Report of two cases of cardiac tamponade in uremic pericarditis. J. Amer. med. Ass. **162**, 1459—1461 (1956). — **Gossweiler, N., F. Wild, R. Gurtler, M. Schmid** u. **F. Reubi:** Herzminutenvolumenbestimmung mittels der Farbstoffverdünnungsmethode bei der Niereninsuffizienz. In: Akutes Nierenversagen, hrsg. von H. Sarre u. K. Rother. Stuttgart: Georg Thieme 1962. — **Gottstein, U.:** Zirkulation, Sauerstoff- und Glukosestoffwechsel des Gehirns bei den Encephalopathien. Verh. Dtsch. Ges. inn. Med. Wiesbaden 1966. — **Gowland, G.,** and **F. G. Smiddy:** The effect of acute experimental uraemia on the immunological responses of the rabbit to bovine serum albumin. Brit. J. Urol. **34**, 274—279 (1962). — **Grassmann, W.,** u. **W. Heyde:** Alkalimetrische Mikrobestimmung der Aminosäuren und Peptide. Hoppe-Seylers Z. physiol. Chem. **183**, 32 (1929). — **Grollman, E. Fr.,** and **A. Grollman:** Toxicity of urea and its role in the pathogenesis of uremia. J. clin. Invest. **38**, 749—754 (1959). — **Gross, J. B., Th. W. Parkin, Fr. T. Maher,** and **M. H. Power:** Serum amylase and lipase values in renal and extrarenal azotemia. Gastroenterology **39**, 76—82 (1960). — **Guild, W. R., G. Bray,** and **J. P. Merrill:** Hemopericardium with cardiac tamponade in chronic uremia. New Engl. J. Med. **257**, 230—231 (1964).

Haagensen, N. R., and **B. Nielsen:** The effect of probenecid on renal excretion and plasma level of uric acid in patients with renal insufficiency. Acta pharmacol. (Kbh.) **18**, 175—178 (1961). — **Hagemann, P. O.:** Gout; review of diagnosis and management. J. Miss. med. Ass. **45**, 192—194 (1948). — **Hagemann, P. O.,** and **T. R. Chiffelle:** Ethylene glycol poisoning; clinical and pathologic study of 3 cases. J. Lab. clin. Med. **33**, 573—584 (1948). — **Hamburger, J.:** Les «clearances» urinaires ou coefficients d'épuration plasmatique. Presse méd. **59**, 689—690 (1951). ~ Directives générales concernant l'examen et le traitement des malades atteints d'hyperazotémie chronique. Rev. Prat. (Paris) **1954**, 2023—2030. ~ Quelques acquisitions récentes sur la physiopathologie et le traitement de l'insuffisance rénale. Rev. méd. Suisse rom. **75**, 465—490 (1955). — **Hamburger, J.,** et **M. Masson:** A partir de quelle limite le taux d'urée sanguine est-il pathologique? Presse méd. **1958**, 499—500. — **Hamburger, J.,** et **G. Mathe:** Sur un phénomène inédit de rupture de l'équilibre hydrique au cours de l'anoxie. Presse méd. **59**, 265—267 (1951). — **Hamburger, J., G. Mathe** et **J. Crosnier:** La ferfusion intestinale dans le traitement de l'insuffisance rénale aiguë. Bull. Soc. méd. Hôp. Paris **66**, 1716—1727 (1950). — **Hamburger, J., G. Richet, J. Crosnier** et **J.-L. Funck-Brentano:** L'insuffisance rénale. In: Handbuch der Urologie, Bd. IV, S. 258. Berlin-Göttingen-Heidelberg: Springer 1962. — **Hamburger, J., J. Sérane** et **L. Cournot:** Les regimes de restriction protidique au cours des néphropathies azotémiques. Sem. Hôp. (Paris) **1951**, 2289—2296. — **Haugen, H. N.,** and **E. M. Blegen:** Blood urea and plasma endogenous "creatinine" in renal insufficiency. Scand. J. clin. Lab. Invest. **5**, 63—66 (1953). ~ The true endogenous creatinine clearance. Scand. J. clin. Lab. Invest. **5**, 67—71 (1953). — **Hayes, Ch. P., E. N. Metz, R. R. Robinson,** and **R. W. Rundles:** The use of allopurinol (HPP) to control hyperuricemia in patients on chronic intermittent hemodialysis. Trans. Amer. Soc. Artif. intern. Organs **11**, 247 (1965). — **Hedvall, E.:** Uremic lung or fluid lung. Acta tuberc. scand., Suppl. **47**, 168—174 (1959). — **Hegstrom, R. M., J. S. Murray, J. P. Pendras, J.-M. Burnell,** and **B. H. Scribner:** Hemodialysis in the treatment of chronic uremia. Trans. Amer. Soc. Artif. intern. Organs **7**, 136 (1961). ~ Two years' experience with periodic hemodialysis in the treatment of chronic uremia. Trans. Amer. Soc. Artif. intern. Organs 8, 266 (1962). — **Heifetz, C. J., L. A. Sachar, A Birenbaum,** and **N. Sicher:** Blood and urinary diastase in renal azotemia; interrelationship and prognostic significance. J. Urol. (Baltimore) **76**, 346—349 (1956). — **Heintz, R.:** Extrarenale Azotämie und extrarenales Nierensyndrom. Ergebn. inn. Med. Kinderheilk., N. F. **6**, 336 (1955). ~ Zur Ätiologie und Klinik der Nephrokalzinose. Dtsch. med. Wschr. **81**, 625 (1956). ~ Aldactone bei der Behandlung des nephrotischen Syndroms. In: Klinische Anwendung der Aldosteron-Antagonisten, hrsg. von F. Krück, Kh. R. Koczorek u. G. Betzien. Stuttgart: Georg Thieme 1962. ~ Nieren-Fibel für Klinik und Praxis. Stuttgart: Georg Thieme 1964. — **Heintz, R., F. Görlitz** u. **E. Schneider:** Untersuchungen über die renale Harnstoff- und Inulinausscheidung bei akutem Harnstoffanstieg im Serum. Klin. Wschr. **1956**, 1227—1231. — **Heintz, R.,** u. **R. Losse:** Über den Ammoniakgehalt der Ausatmungsluft und des Blutes bei Kranken mit akuter und chronischer Niereninsuffizienz. Vortrag 1. Symposion der Ges. für Nephrologie. Freiburg 1961 und in: Akutes Nierenversagen, hrsg. von H. Sarre u. K. Rother. Stuttgart: Georg Thieme 1962. — **Heintz, R., H. Losse** u. **H. Barth:** Die Differentialdiagnose und Therapie der Urämie bei akuter Nephrose und bei akuter diffuser Glomerulonephritis. Ärztl. Forsch. **7** (I), 401 (1953). — **Heintz, R.,** u. **E. F. Pfeiffer:** Nierenfunktion und Elektrolytstoffwechsel. Münch. med. Wschr. **102**, 890 (1960). — **Heintz, R.,** u. **D. Renner:** Über Hemmwirkungen des Serums von Kranken mit hepatorenalem Syndrom und mit chronischer Urämie auf Sauerstoffverbrauch und Kohlenhydratstoffwechsel von Nieren- und Hirngewebe der Ratte. Klin. Wschr. **43**, 1167 (1965). ~ Zur Pathogenese und Therapie der Urämie. In: Aktuelle Probleme der Nephrologie. Symposium Freiburg i. Br.. 1966. Stuttgart: Georg Thieme 1966 (im Druck). — **Heintz, R., D. Renner** u. **W. Minner:** Die Behandlung der chronischen Niereninsuffizienz durch wiederholte Perfusion einer isolierten Dünndarmschlinge. Dtsch. med. Wschr. **86**, 813 (1961). — **Heintz, R.,** u. **W. Ruppert:** Extrarenale Azotämie und Nierenfunktion. Verh. dtsch. Ges. inn. Med. **59**, 340 (1953). — **Heintz, R.,** u. **E. Schneider:** Osmoregulation und renale Wasserausscheidung bei ödematösen Herz- und Leberkranken. Dtsch. Arch. klin. Med. **206**, 483 (1960). ~ Über einen renalen Faktor in der Pathogenese des Ödems der Spätstadien bei Herzinsuffizienz und Lebercirrhose. Med. Welt **3**, 130—134 (1961). — **Heller, B. I.,** and **W. E. Jacobson:** Renal hemodynamics in heart disease. Amer. Heart J. **39**, 188 (1950). — **Henderson, D. A.:** Chronic nephritis in Queensland. Aust. Ann. Med. **4**, 163 (1955). ~ The aetiology of chronic nephritis in Queensland. Med. J. Aust. **1958 I**, 377—386. — **Henkin, R. I., N. D. Levine,** and **M. H. Maxwell:** A substance toxic for Hela cells in sera and in dialysis fluid of patients with glomerulonephritis. Proc. 2. int. Congr. of Nephrology Prag 1963. — **Hensler, L.:** Elektrokardiogramm-Veränderungen bei chronisch-interstitieller Nephritis. Z. Kreisl.-Forsch. **45**, 577—586 (1956). ~ Die chronisch-interstitielle Nephritis. Dtsch. med. Wschr. **1957**, 202—207, 213—214. — **Herndorn, R. F., W. H. Meroney,** and **C. M. Pearson:** The electrocardiographic effects of alterations in concentration of plasma chemicals. Amer. Heart J. **50**, 188—202 (1955). — **Herndorn, R. F., Smith Freeman,** and **A. S. Cleveland:** Protein requirements in chronic renal insufficient patients. A study of the nitrogen minimum. J. Lab. clin. Med. **52**, 235—246 (1958). — **Hess, L.:** The relationship of the vegetative nervous system to uremia. J. nerv. ment. Dis. **113**, 136—143 (1951). — **Heuchel, G.:** Die „urämische Lunge". Z. ges. inn. Med. **11**, 62—66 (1956). ~ Kreatinin bei Gesunden und Nierenkranken in seinen Serum-Harn-Relationen. Verh. dtsch. Ges. inn. Med. **64**, 517—520 (1959). — **Heusser, H.:** Über den Stickstoff- und Chloridstoffwechsel im postoperativen Stadium. Helv. med. Acta **3**, 155 (1936). — **Heyman, A., J. L. Patterson jr.,** and **R. W. Jones jr.:** Cerebral circulation and metabolism in uremia. Circulation **3**, 558—563 (1951). — **Hicks, J. M., D. S. Young,** and **I. D. P. Wootton:** Abnormal blood constituents in acute renal failure. Clin. chim. Acta **7**, 623—633 (1962). — **Hopps, H. C.,** and **R. W. Wissler:** Uremic pneumonitis. Amer. J. Path. **31**, 261—273 (1955). — **Howard, J. M., J. P. Frawly, C. P. Artz,** and **Y. Sako:** The fate of dextran and modified gelatine in casualties with renal insufficiency. Surgery **100**, 207—210 (1955). — **Hume, D. M., J. P. Merril, B. F. Miller,** and **G. W. Thorn:** Experiences with renal homotransplantation in the human: report of nine cases. J. clin. Invest. **34**, 327 (1955). — **Hutt, M. P.,** and **J. H. Holmes:** Pericardial effusion complicating acute tubular necrosis. Arch. intern. Med. **108**, 226—230 (1961). — **Hyman, E. S.:** Disk.-Bemerkung. Trans. Amer. Soc. Artif. intern. Organs **4**, 178 (1958).

Jacobs, E.: Le retentissement digestif de l'insuffisance rénale (étude morphologique et physiopathologique). Acta gastro-ent. belg. **20**, 349—394 (1957). — **Jahrmärker, H.:** Über den Adeninnucleotidgehalt der Erythrocyten bei Niereninsuffizienz. Klin. Wschr. **42**, 123—126 (1964).

Kabanchik, M., y **M. Kleimans:** Pulmon uremico. Pren. méd. argent. **1951**, 2143—2148. — **Käser, O.,** u. **D. Berg:** Gynäkologie und gynäkologische Endokrinologie. In: R. Heintz, Erkrankungen durch Arzneimittel. Stuttgart: Georg Thieme 1966. — **Kalliomäki, J. L.,** and **A. Kasanen:** Chronic uraemia unattended by proteinuria. Acta med. scand. **157**, 427—430 (1957). — **Kalliomäki, J. L., T. K. Markkanen,** and **L. B. Sourander:** Correlation between insulin requirement and renal retention in diabetic nephropathy. Acta med. scand. **166**, 423—424 (1961). — **Karl, H. J.,** u. **M. Torbica:** Die 17-Hydroxycorticosteroide bei Patienten mit Nierenerkrankungen. Klin. Wschr. **38**, 110—117 (1960). — **Kasanen, A.:** Serum indican and endogenous indican clearance in renal insufficiency. Ann. Med. intern. Fenn. 46, 5—71 (1957). — **Kasanen, A.**, and **J. Harri:** Retention tests in the early phase of chronic renal failure. Comparison between non-protein nitrogen, urea and creatinine. Ann. Med. intern. Fenn. 48, 105—109 (1959). — **Kasanen, A.**, and **J. L. Kalliomäki:** Correlation of some kidney function tests with hemoglobin in chronic nephropathies. Acta med. scand. **158**, 213—219 (1957). — **Kasanen, A.**, and **H. Salmi:** Significance of some renal function tests in the early diagnosis of chronic pyelonephritis. Acta med. scand. **165**, 147—152 (1959). — **Keith, N. M., R. D. Pruitt**, and **A. H. Baggenstoss:** Electrocardiographic changes in pericarditis associated with uremia. Amer. Heart J. **31**, 527 (1946). — **Kelsall, A. R.:** The urinary excretion of creatinine during inhibition of water diuresis in man by ischaemic muscle pain. J. Physiol. (Lond.) **112**, 54—58 (1951). — **Kennedy, A. C., A. L. Linton**, and **J. C. Eaton:** Urea levels in cerebrospinal fluid after haemodialysis. Lancet **1962 I**, 410—411. — **Kennedy, A. C., A. L. Linton, R. G. Luke**, and **S. Renfrew:** Electroencephalographic changes during haemodialysis. Lancet **1963 I**, 408—411. — **Kennedy, A. C., A. L. Linton, S. Renfrew, R. G. Luke**, and **A. Dinwoodie:** The pathogenesis and prevention of cerebral dysfunction during dialysis. Lancet **1964 I**, 790—793. — **Kenward, D. H.**, and **F. M. Parsons:** Nitrogen balance studies in advanced chronic renal disease. Proc. 1. Conf. Europ. Dialysis and Transplant Ass. 1964, p. 153. — **Kiley, J.**, and **O. Hines:** Electroencephalographic evaluation of uremia. Proc. 2. Int. Congr. of Nephrology 1963, p. 745. — **Knauff, H. G.:** Der Aminosäure-Stoffwechsel bei der Encephalopathie (unter besonderer Berücksichtigung des Coma hepaticum). 72. Tagg Dtsch. Ges. Inn. Med. Wiesbaden, 18.—21. 4. 1966. — **Kolff, W. J.:** New ways of treating uraemia. London 1947. ~ Forced high caloric, low protein diet and the treatment of uremia. Amer. J. Med. **12**, 667—679 (1952); Ann. N. Y. Acad. Sci. **56**, 107—121 (1952). — **Krainin, M. J.:** Cross-dialysis: description of a possible method of temporary kidney substitution. Proc. Soc. exp. Biol. (N.Y.) **82**, 515—518 (1953). — **Krebs, H. A.**, u. **H. Henseleit:** Untersuchungen über die Harnstoffbildung im Tierkörper. Hoppe-Seylers Z. physiol. Chem. **210**, 33—44 (1932).

Langendorf, R., and **C. L. Pirani:** The heart in uremia. Amer. Heart J. **33**, 282—307 (1947). — **Lasker, N., A. Harvey**, and **H. Baker:** Vitamin levels in hemodialysis and intermittent peritoneal dialysis. Trans. Amer. Soc. Artif. intern. Organs **9**, 51—56 (1963). — **Lawson, L. J., J. D. Blainley, P. Dawson-Edwards**, and **S. M. Tonge:** Dietary management of acute oliguric renal failure. Brit. med. J. **1962 II**, 293—295. — **Leeuwen, A. M. van, L. W. St. van Eps, S. T. Boen**, and **R. J. Vroom:** Hypotension accompanying ECG changes in two uremic patients with severe hypocalcemia. Amer. Heart J. **61**, 264—271 (1961). — **Lenègre, J.**, et **J. Himbert:** Les conséquences circulatoires rénales du traitement de l'insuffisance cardiaque. Presse méd. **27**, 625 (1956). — **Leonhardi, G.:** Über Störungen des Eiweißstoffwechsels nach akuten Blutungen. (Die sogenannte posthaemorrhagische Azotämie.) Inaug.-Diss. Leipzig 1941. — **Levey, S., S. Koenig**, and **L. Persky:** D-amino acid oxidase activity and kidney damage. J. Urol. (Baltimore) **85**, 239—242 (1961). — **Lévy, M., M. Sapir** et **Tichit:** Poussées urémiques successives par hypochlorémie et forte élévation du volume des globules rouges par litre de sang. J. Urol. **61**, 266—269 (1955). — **Lewis, L. A., I. H. Page**, and **W. J. Kolff:** Serum lipoprotein and cholesterol changes in nephrectomized dogs maintained by peritoneal dialysis. Amer. J. Physiol. **105**, 161—165 (1958). — **Lieber, Ch. S.**, and **A. Lefèvre:** Ammonia as a source of gastric hypoacidity in patients with uremia. J. clin. Invest. **38**, 1271—1277 (1959). — **Lindberg, J. H.**, and **S. Freeman:** Effect of various protein hydrolysates and amino acids on uremic rat. J. Lab. clin. Med. **37**, 207—221 (1951). — **Lindholm, D. D., J. M. Burnell**, and **J. S. Murray:** Experience in the treatment of chronic uremia in an outpatient community hemodialysis center. Trans. Amer. Soc. Artif. intern. Organs **9**, 3—10 (1963). — **Lippman, R. W.:** Urine and the urinary sediment. Springfield (Ill.): Ch. C. Thomas 1957. — **Lippman, R. W.**, and **E. D. Persike:** Ambulatory management of azotemia and clinical uremia. Arch. intern. Med. **80**, 579 (1947). — **Locke, S., J. P. Merrill**, and **H. R. Tyler:** Neurologic complications of acute uremia. Arch. intern. Med. **108**, 519—530 (1961). — **Losse, H.:** Sekundäre Niereninsuffizienz bei Porphyrie. Verh. dtsch. Ges. inn. Med. **65**, 660—664 (1959). ~ Kurzlehrbuch der Nierenkrankheiten. Stuttgart: Schattauer 1963. — **Lossky-Nekhorocheff, I., A. Lerique-Koechlin, J. L. Funk-Brentano** et **M. Delprat:** L'E.E.G. dans les anuries aigues hyperazotémiques. Rev. neurol. **100**, 317 (1959). — **Lowy, A. C.**, and **L. J. Boyd:** Some clinical aspects of uremic pericarditis. Exp. Med. Surg. **18**, 90—97 (1960).

MacFate, R. P., C. Cohn, L. Eichelberger, and **J. A. D. Cooper:** Symposium on azotemia. Amer. J. clin. Path. **24**, 511—571 (1954). — **Maher, J. F., G. E. Schreiner**, and **T. J. Waters:** Successful intermittent hemodialysis. Longest reported maintenance of life in true oliguria (181 days). Trans. Amer. Soc. Artif. intern. Organs **6**, 123 (1960). — **Mannick, J. A., J. H. Power, J. Mithoefer**, and **J. W. Ferrebee:** Renal transplantation in azotemic dogs. Surgery **47**, 340 (1960). — **Marquis, H.**, and **F. Schnell:** The treatment of anuria by intestinal perfusion. Amer. J. med. Sci. **215**, 686 (1948). — **Masson, G., A. C. Corcoran**, and **I. H. Page:** Dietary, and hormonal influences in experimental uremia. J. Lab. clin. Med. **34**, 925—931 (1949). — **McCracken, B. H.,** and **F. M. Parsons:** Use of nilevar (17-ethyl-19-nortestosterone) to suppress protein catabolism in acute renal failure. Lancet **1958**, No 7052, 885—886. — **McManus, J. F. A.:** Development of intercapillary glomerulosclerosis. Proc. Amer. Diab. Ass. **9**, 3—6 (1949). — **Merikas, G., M. Samartzis,** and **S. Marketos:** Massive cardiac tamponade in uremic pericarditis with complete recover. New Engl. J. Med. **266**, 1089—1091 (1962). — **Meroney, W. H., N. L. Lawson, M. E. Kubini,** and **J. V. Carbone:** Some observations of the behavior of amylase in relation to acute renal insufficiency. New Engl. J. Med. **255**, 315—320 (1956). — **Merrill, A. J.:** Edema and decreased renal blood-flow in patients with chronic congestive heart failure: evidence of "forward failure" as the primary cause of edema. J. clin. Invest. **25**, 389 (1946). ~ Nutrition in chronic renal failure. J. Amer. med. Ass. **173**, 905—911 (1960). — **Merrill, J. P.:** The use of the artificial kidney in the treatment of uremia. Bull. N. Y. Acad. Med. **28**, 523—531 (1952). ~ The treatment of renal failure. New York and London: Grune & Stratton 1955. ~ Die Behandlung der Niereninsuffizienz. München u. Berlin: Urban & Schwarzenberg 1959. — **Mertz, D. P.,** u. **H. Sarre:** Über den diagnostischen Wert semiquantitativer Nierenfunktionsproben. Klin. Wschr. **40**, 692 (1962). — **Mielke, H.:** Exophthalmus bei chronischen Nierenleiden. (Eine klinische Beobachtung.) Wiss. Z. Univ. Greifswald **1**, H. 4/7, math.-nat. Reihe Nr 3/6, 139—140 (1952). — **Moench, A.:** Über den Einfluß einer aufgepfropften experimentellen Nierenschädigung auf den Verlauf des Alloxan-Diabetes der Ratte. Klin. Wschr. **38**, 343 (1960). — **Mokotoff, R., R. Ross,** and **L. Leiter:** Renal plasma flow and sodium reabsorption and excretion in congestive heart failure. J. clin. Invest. **27**, 1 (1948). — **Monasterio, G. S., S. Giovanetti** e **Q. Maggiore:** La dieta nella nefropatie. Boll. Soc. med.-chir. Pisa, Suppl. **4**, 1 (1963). — **Morrin, P. A. F., N. S. Bricker, S. W. Kime jr.,** and **C. Klein:** Observations on the acidifying capacity of the experimentally diseased kidney in the dog. J. clin. Invest. **41**, 1297 (1962). — **Mosimann, P.,** u. **H. G. Pauli:** Die urämische Perikarditis. Klin. Wschr. **44**, 738 (1966). — **Müting, D.:** Eiweißstoffwechsel und Entgiftung bei Niereninsuffizienz. 22. Tagg Dtsch. Ges. Verdau.- u. Stoffwechselkr. Wiesbaden 1964. — **Müting, D.,** u. **K. N. Shivaram:** Untersuchungen über den Eiweißstoffwechsel bei Niereninsuffizienz. Verh. dtsch. Ges. inn. Med. **65**, 635—639 (1959). — **Muirhead, E. E., F. Jones,** and **A. Grollman:** The anemia of renal insufficiency as induced by bilateral nephrectomy of the rabbit: with emphasis on its hemolytic nature. J. Lab. clin. Med. **39**, 505—517 (1952). — **Muirhead, E. E.,** and **W. F. Shields:** Erythrophagocytosis and hemosiderosis in lymph nodes, spleen and liver in patients dying of malignant hypertension, chronic glomerulonephritis and pyelonephritis and polycystic disease. Ann. intern. Med. **40**, 307—312 (1954). — **Mylon, E.,** and **P. Goldstein:** Influence of protein reserves on nephrectomized and renal artery ligated dogs. Proc. Soc. exp. Biol. (N.Y.) **69**, 198 (1948). — **Mylon, E., E. R. Smith,** and **P. Goldstein:** The kidney and nitrogen metabolism. Amer. J. Physiol. **153**, 55 (1948).

Naunyn, B.: Der Diabetes mellitus. Wien: A. Hölder 1906. — **Nemir, R. L.,** and **S. L. Beranbaum:** Pulmonary edema occurring during the course of renal azotemia. Its differential radiologic diagnosis. J. Dis. Child. **95**, 516—523 (1958). — **Newburgh, L. H.,** and **A. A. Camara:** Lack of correlation between symptoms and degree of renal impairment. Ann. intern. Med. **35**, 39—44 (1951). — **Nogi, K., M. Uchihori, D. Kobota,** and **I. Maeda:** Electroencephalographic studies of the experimental uremia. Proc. 8, Ann. Meet. Japan EEG-Soc. Electroenceph. clin. Neurophysiol. J., Suppl. 18. — **Noorden, C. v.:** Clinical treatise on the pathology and therapy of disorders of metabolism and nutrition, p. 7: Diabetes mellitus, p. 211. New York: E. B. Treat & Co. 1905. — **Nordmann, R., A. Marty** et **J. Nordmann:** La citratémie au cours de l'insuffisance rénale. Rev. franç. Étud. clin. biol. **4**, 454—461 (1959).

O'Dwyer, W. F.: Diskussionsbemerkung. Lancet **1962 II**, 806. — **Oliver, J.:** When is the kidney not a kidney? J. Urol. (Baltimore) **63**, 373 (1950). — **Olsen, N. S., J. W. Bassett,** and **H. L. Hilderman:** Blood levels of urea nitrogen, phenol, guanidine and creatinine in uremia. Amer. J. Med. **10**, 52—59 (1951). — **Olsen, St.:** The brain in uremia. A patho-anatomical study of brains from 104 patients dying in renal insufficiency, with reference to the influence of complicating factors, especially ischemia of the brain. Acta psychiat. scand. **36**, Suppl. 156, 5—128 (1961). — **Ormond, J. K.:** Bilateral ureteral obstruction due to envelopment and compression by inflammatory retroperitoneal process. J. Urol. (Baltimore) **59**, 1072—1079 (1948). ~ Idiopathic retroperitoneal fibrosis. An established clinical entity. J. Amer. med. Ass. **174**, 1561 (1960). — **Otto, H.:** Ekg-Befunde bei Urämie, Nephrosklerose und bei der Prostatikerniere unter Berücksichtigung der harnpflichtigen Substanzen im Blut und des Mineralstoffwechsels sowie azidotischer Vorgänge. Z. ges. inn. Med. **11**, 303—310 (1956). — **Owen, E. E.,** and **J. V. Verner jr.:** Renal tubular disease with muscle paralysis and hypokalemia. Amer. J. Med. **28**, 8—21 (1960).

Panesi, M, R. Romanelli, F. Ferri e **V. Rovati:** Su alcuni aspetti del circolo polmonare nelle nefropatie croniche ipertensive. Boll. Soc. ital. Cardiol. **2**, 93—97 (1957). — **Papenberg, K., H. E. Bock** u. **H. Nieth:** Phosphathaltige Metabolite im Blut unter Berücksichtigung urämischer Zustände. Klin. Wschr. **40**, 936 (1962). — **Pauli, H. G.:** Die Atemregulation bei der

Niereninsuffizienz. In: Akutes Nierenversagen (Hrsg. H. Sarre u. K. Rother). Stuttgart: Georg Thieme 1962. — **Pekkarinen, A.,** and **A. Kasanen:** The effect of testosterone on the excretion of 17-ketosteroids in patients with renal insufficiency. Acta med. scand. **162,** 327—333 (1958). ~ Plasma level, urinary excretion and clearance of 17-OHCS in renal patients after intravenous cortisol injection. Acta endocr. (Kbh.) **38,** 13—21 (1961). — **Pekkarinen, A., A. Kasanen, V. Kallio,** and **E. Tala:** On the 17-hydroxycorticosteroid content in plasma and its daily rhythm in renal insufficiency. I. The free 17-OHCS. Acta endocr. (Kbh.) **30,** 343—352 (1959). — **Perkoff, G. T., C. A. Nugent jr., D. A. Dolowitz, F. E. Stephens, W. H. Carnes,** and **F. H. Tyler:** A follow-up study of hereditary chronic nephritis. Arch. intern. Med. **102,** 733—746 (1958). — **Perkoff, G. T., C. L. Thomas, J. D. Newton, J. S. Sellman,** and **F. H. Tyler:** Mechanism of impaired glucose tolerance in uremia and experimental hyperazotemia. Diabetes **7,** 375—383 (1958). — **Perlmutter, M., S. L. Grossman, S. Rothenberg,** and **G. Dobkin:** Urine-serum urea nitrogen ratio. Simple test of renal function in acute azotemia and oliguria. J. Amer. med. Ass. **170,** 1533—1537 (1959). — **Peterson, H.:** Acute encephalopathie associated with renal hemodialysis. The reverse urea effect. Abstract. Acad. of Neurology Meetings, Minneapolis, Minnesota, 24.—27. 4. 1963. Paper No 34. ~ Acute encephalopathy occuring during hemodialysis. Arch. intern. Med. **113,** 877 (1964). — **Pierce, J. M., W. R. Guild,** and **J. P. Merrill:** Citrate metabolism in uremia. J. appl. Physiol. **11,** 231—234 (1957). — **Platt, R.:** Renal failure. Lancet **1951 I,** 1239—1242. ~ Structural and functional adaptation in renal failure. Brit. med. J. **1952,** No 4773, 1372—1377. — **Platt, R., M. H. Roscoe,** and **F. W. Smith:** Experimental renal failure. Clin. Sci. **2,** 217—231 (1952). — **Pojer, J., A. Mojzis** et **J. Tovarek:** Activité enzymatique de l'urine au cours des néphropathies. Rev. franç. Étud. clin. biol. **5,** 919—921 (1960). — **Pouhlev, A., N. Popov, A. Astroug** et **D. Dotchev:** De la néphrite endémique en Bulgarie. C.R. 1. Congr. int. Néphrol. Genève/Evian 1960, 538—540 (1961). — **Pyrah, L. N.,** and **A. D. Care:** The use of an isolated loop of ileum as an auxiliary kidney. Brit. J. Urol. **29,** 45 (1957).

Raab, W.: Cardiotoxic substances in the blood and heart muscle in uremia. (Their nature and action.) J. Lab. clin. Med. **29,** 715 (1944). ~ Hormonal and neurogenic cardiovascular disorders, p. 722. Baltimore: Williams & Wilkins Co. 1953. — **Raaschou, F.:** Studies of chronic pyelonephritis with special reference to the kidney function. Kopenhagen: Munksgaard 1948. — **Rabinovitch, M., B. Liberman,** and **N. F. Fausto:** Plasma ribonuclease activity in human uremia. J. Lab. clin. Med. **53,** 563—568 (1959). — **Rabinowitz, P.,** and **I. S. Friedman:** Drug-induced lactation in uremia. J. clin. Endocr. **21,** 1489—1493 (1961). — **Radonic, M.:** Epidémiologie, clinique, histologie et étiologie de la néphrite endémique en Yougoslavie. C. R. 1. Congr. int. Néphrol., Genève/Evian 1960, 528—537 (1961). — **Rajagopalan, K. V., I. Fridovich,** and **P. Handler:** Inhibition of enzyme activity by urea. Fed. Proc. **19,** 49 (1960). — **Rechenberger, J.:** Das Verhalten des Serum-Mucoproteinstickstoffs im Vergleich zum Reststickstoff bei der chronischen Nephritis. Verh. dtsch. Ges. inn. Med. **62,** 623—627 (1956). — **Renner, D.,** u. **R. Heintz:** Der O_2-Verbrauch von Nieren- und Hirngewebe sowie von Mitochondrien in Seren von Leber- und Nierenkranken. In: Normale und pathologische Funktion des Nierentubulus. (Hrsg. K. J. Ulrich u. K. Hierholzer). Bern u. Stuttgart: Hans Huber 1964/65. ~ Proc. 2. Conf. Europ. Dialysis and Transplant Ass. Med. Internat. Congr., September 1965. ~ Untersuchungen des Zellstoffwechsels im Serum von Kranken mit Urämie. Klin. Wschr. **44,** 1204—1209 (1966). ~ Oxygen consumption and utilization of carbohydrate and fat metabolites in kidney cortex slices and in brain homogenate using sera of chronic uraemic patients. Proc. Europ. Dialysis and Transplant. Ass. 1965, vol. II, p. 128. Amsterdam: Excerpta Med. Found. 1966. ~ Changes of cell metabolism in uraemia. 3. Int. Congr. Nephrology, Washington 25. 9. 1966. — **Reubi, F.:** Pathogénie de l'insuffisance rénale aigue. Causes infectieuses, toxiques, circulatoires, transfusionnelles et traumatiques. Acta clin. belg. **6,** 281—344 (1951). ~ La signification de la pression intrarénale en pathologie médicale. Schweiz. med. Wschr. **1956,** 385—390. ~ Faut-il préférer la mesure de la créatininémie à celle de l'urée sanguine ou de l'azote non protéique? Schweiz. med. Wschr. **88,** 1084—1087 (1958). ~ La signification clinique de la créatininémie. J. Urol. méd. chir. **65,** 236—243 (1959). ~ Nierenkrankheiten. Bern u. Stuttgart: Hans Huber 1960. — **Reubi, F., A. Goodgold** et **A. Schmid:** La présence de cellules Sternheimer-Malbin dans le sédiment urinaire est-elle liée à l'existence d'une pyélonéphrite? 21. Jahresverslg Schweiz. Ges. Inn. Med., Bern 8.—10. 5. 1953. Helv. med. Acta, Ser. A **20,** 392 (1953). — **Reubi, F., E. Schmid** et **P. Cottier:** Influence d'une réduction permanente de la filtration glomérulaire sur la réponse aux diurétiques. J. Urol. méd. chir. **66,** 145—154 (1960). — **Reubi, F., K. Strasky** u. **N. Gossweiler:** Der Kreislauf bei der akuten Niereninsuffizienz. In: Akutes Nierenversagen (Hrsg. H. Sarre u. K. Rother). Stuttgart: Georg Thieme 1962. — **Reubi, F.,** et **F. Wuethrich:** Glycosurie rénale massive consécutive à l'ingestion de ferricyanurie de potassium. Bull. Acad. roy. Méd. Belg., Livre Jubil. Paul Govaerts, 1955, 27—37 u. Acta clin. belg. **10,** 198—208 (1955). — **Richet, G., H. Villiers, R. Ardaillou** et **Lemoine:** Activité tripeptidasique du plasma au cours de l'insuffisance rénale. Contribution à l'étude du catabolisme protéique. Rev. franç. Étud. clin.

biol. 2, 808—819 (1957). — **Ricketts, H. T., H. L. Wildberger,** and **L. Regat:** The role of the kidney in the disposal of insulin in rats. Diabetes 12, 155—161 (1963). — **Robsom, A. M., R. Ashcroft,** and **D. N. S. Kerr:** The effect of a carbohydrate supplement (Beecham's HLG) on urea production. Proc. Europ. Dialysis and Transplant Ass. 2, 330 (1965). — **Robsom, A. M., B. A. Clarkson, R. W. Elliott, D. B. Horn,** and **D. N. S. Kerr:** The effect of an anabolic steroid (Decadurabolin) on urea production. Proc. Conf. Europ. Dialysis and Transplant Ass. 1, 159 (1964). — **Rogers, J. W., E. A. Sellers,** and **A. G. Gornall:** Intestinal perfusion in the treatment of uremia. Science 106, 108 (1947). — **Roguski, J.:** The content of ketone bodies, phenols, ascorbic acid and riboflavin in the blood of patients with acute renal failure and how it is affected by hemodialysis. Proc. 1. int. Congr. Nephrol. 1961, p. 625. — **Roguski, J.,** and **Z. Psujowa:** The concentrations of blood ketone bodies in patients with renal insufficiency treated with hemodialysis. Pozn. Towarzy. Przyjac. Nauk, Wydz. lek., Prace Kom. Med. doswiad. 21, 139—145 (1961). — **Rosalki, S. B.,** and **J. H. Wilkinson:** Urinary lactic dehydrogenase in renal disease. Lancet 1959 II, 327—328. — **Rosen, H., W. H. Meroney,** and **S. M. Levenson:** Plasma amino acids in patients with renal failure. Effect of extracorporeal haemodialysis. Clin. Sci. 17, 653—666 (1958). — **Rosenheim, M. L.:** Functional aspects of renal failure. Modern views on the secretion of urine. Boston: Little, Brown & Co. 1956. — **Ross, J. H.:** Recurrent focal nephritis. Quart. J. Med., N. S. 29, 391—406 (1960). — **Roubier, C.,** et **M. Plauchu:** Sur certains aspects radiographiques de l'oedème pulmonaire chez le cardiorénaux azotémiques. Arch. méd.-chir. Appar. resp. 9, 189 (1934). — **Roussak, N. J.,** and **S. Oleesky:** Water-losing nephritis. A syndrome simulating diabetes insipidus. Quart. J. Med., N. S. 23, 147—164 (1954).

Salisbury, P. F., M. S. Dunn, and **E. A. Murphy:** Apparent free amino acids in deproteinized plasma of normal and uremic persons. J. clin. Invest. 36, 1227—1232 (1957). — **Samellas, W.:** Ureteral obstruction due to compression by an idiopathic retroperitoneal inflammatory process. J. Urol. (Baltimore) 85, 928—933 (1961). — **Sarre, H.:** Nierenkrankheiten, Physiologie, Pathophysiologie, Untersuchungsmethoden, Klinik und Therapie. Stuttgart: Georg Thieme 1959. ~ Endotoxisch bedingte Nierenfunktionsstörungen. Verh. dtsch. Ges. inn. Med. 65, 269 (1959). ~ Extrarenale Azotämie im Durstzustand und bei erhöhtem Stickstoffanfall. In: Glomeruläre und tubuläre Nierenerkrankungen (Hrsg. E. Wollheim). Stuttgart: Georg Thieme 1962. — **Sarre, H., J. Gayer** u. **K. Rother:** Das Wesen der „kompensierten Retention" bei chronischen Nierenerkrankungen. Dtsch. med. Wschr. 1957, 1093—1096. — **Sarre, H., U. Gessler** u. **V. Heinze:** Die Urämie. Internist (Berl.) 6, 446—454 (1965). — **Sarre, H.,** u. **H. Mahr:** Über die Prognose der akuten diffusen Glomerulonephritis. Dtsch. med. Wschr. 1952, 522—525. — **Sarre, H.,** u. **D. P. Mertz:** Sekundäre Gicht bei Niereninsuffizienz. Klin. Wschr. 43, 1134—1140 (1965). — **Sarre, H.,** u. **P. Schadkhu:** Extrarenale Azotämie im Durstzustand und bei erhöhtem Stickstoffanfall. Klin. Wschr. 40, 179—182 (1962). — **Scheinberg, P.:** Effects of uremia on cerebral blood-flow and metabolism. Neurology (Minneap.) 4, 101 (1954). — **Scheinman, L. J.:** The use of pyrogens in the treatment of lower nephron nephrosis. J. Urol. (Baltimore) 61, 1003—1009 (1949). — **Scheitlin, W.,** u. **A. Hunziker:** Die Beeinflussung des Liquorchemismus durch Hämodialyse beim urämischen Patienten. Schweiz. med. Wschr. 92, 673—676 (1962). — **Schermuly, W., H. Nieth** u. **K. Briskamp:** Das Lungenödem bei Nierenkranken. Röntgenbild und Pathogenese. Z. klin. Med. 158, 461—500 (1964/65). — **Schiano, S.,** e **M. Cortese:** Ricerche sulla glicogenesi nell' uremia sperimentale. Sperimentale 108, 212—224 (1958). — **Schiano, S.,** e **F. D'Onofrio:** Ricerche sull' uremia sperimentale. Azoto residuo ed azoto ureico. Sperimentale 107, 435—446 (1957). — **Schloerb, P. R.:** Pattern of electrolyte, nitrogenous and body composition alterations in acute uremic syndrome in nephrectomized dogs. Metabolism 10, 59—74 (1961). — **Schneckloth, R. E., H. P. Dustan,** and **A. C. Corcoran:** Experience with the use of intravenous fat emulsions in the treatment of chronic uremia. Metabolism 6, 723—726 (1957). — **Schnermann, J.:** Inaug.-Diss. Freiburg 1962. — **Schölmerich, P., H. Nieth, E. Stein** u. **J. G. Schlitter:** Elektrokardiographische Befunde bei Urämie und Hämodialyse. Verh. dtsch. Ges. inn. Med. 65, 618—621 (1959). — **Schreiner, G. E.:** Mental and personality changes in the uremic syndrome. Med. Ann. D. C. 28, 316—323, 362 (1959). — **Schreiner, G. E.,** and **L. B. Berman:** Experience with 150 consecutive renal biopsies. Sth. med. J. (Bgham, Ala.) 50, 733—739 (1957). — **Schreiner, G. E.,** and **J. F. Maher:** Uremia: Biochemistry, pathogenesis and treatment. Springfield (Ill.): Ch. C. Thomas 1961. — **Schröder, R.:** Mitteilung auf dem Nierensymposion der Dtsch. Forsch.-Gemeinsch., Berlin, Mai 1963. — **Schwartz, W. B., P. W. Hall, R. M. Hays,** and **A. S. Relman:** On the mechanism of acidosis in chronic renal disease. J. clin. Invest. 38, 39—52 (1959). — **Schwartz, W. B.,** and **A. S. Relman:** Acidosis in renal disease. New Engl. J. Med. 256, 1184 (1957). — **Schweiger, Ch.:** Untersuchungen über den Lactatdehydrogenasegehalt und den Glutaminsäure-Oxalessigsäure-Transaminasengehalt des Blutes und des Harns bei Nierenkrankheiten. Inaug.-Diss. Frankfurt a.M. 1966. — **Scribner, B. H.:** Hemodialysis in the treatment of chronic uremia. Proc. II. Int. Congr. Nephrol. 1963. — **Scribner, B. H., J. E. Z. Caner, C. R. Burgi,** and **W. Quinton:** The technique of continous hemodialysis. Trans.

Amer. Soc. Artif. intern. Organs **6**, 88 (1960). — **Seldin, D. W., N. W. Carter,** and **F. C. Rector jr.:** Consequences of renal failure and their management (M. B. Strauss and L. G. Welt eds.), Diseases of the kidney. Boston: Little, Brown & Co. 1963. — **Selkurt, E. E., P. W. Hall,** and **M. P. Spencer:** Response of renal blood-flow and clearance to graded partial obstruction of the renal vein. Amer. J. Physiol. **157**, 40 (1949). ~ Influence of graded arterial pressure decrement on renal clearance of creatinine, p-aminohippurate and sodium. Amer. J. Physiol. **159**, 369 (1949). — **Sinclair-Smith, B., A. A. Kattus, J. Genest,** and **E. V. Newman:** The renal mechanism of electrolyte excretion and the metabolic balances of electrolytes and nitrogen in congestive cardiac failure; the effect of exercise, rest and aminophyllin. Bull. Johns Hopk. Hosp. **84**, 192, 263, 338, 369, 452, 895f, 1949. — **Smiddy, F. G., R. G. Burwell,** and **F. M. Parsons:** The effect of acute uraemia upon the survival of skin homografts. The influence of uraemia upon certain aspects of lymph-node reactivity. Brit. J. Surg. **48**, 328 (1960). ~ Influence of uraemia on the survival of skin homografts. Nature (Lond.) **190**, 732—734 (1961). — **Snapper, I.,** and **L. E. Schaefer:** Treatment of two patients with hepatorenal syndrome and acute renal failure by exsanguino transfusion. Ann. intern. Med. **34**, 692—704 (1951). — **Sölling** u. **Schnermann:** Zit. nach H. Sarre, U. Gessler u. V. Heinze, Die Urämie. Internist (Berl.) **6**, 446—454 (1965). — **Solomon, C., J. E. Roberts,** and **J. R. Lisa:** The heart in uremia. Amer. J. Path. **18**, 729 (1942). — **Sûcic, D.:** Akute Azotämie bei großen gastro-intestinalen Blutungen. Klin. Wschr. **1935 II**, 1316. — **Swann, R. C.,** and **J. P. Merrill:** The clinical course of acute renal failure. Medicine (Baltimore) **32**, 215—292 (1953). — **Symons, H. S.,** and **O. M. Wrong:** Uremic pericarditis with cardiac tamponade. A report of four cases. Brit. med. J. **1964 I**, 605—606. — **Stoloff, I. L., R. Stout, R. M. Myerson,** and **W. P. Havens jr.:** Production of antibody in patients with uremia. New. Engl. J. Med. **259**, 320—323 (1958). — **Stout, H. A.:** Uremic pericarditis. Thesis M. S. in medicine. Univ. Minnesota 1950. Zit. nach Schreiner u. Maher 1961.

Takács, L., and **K. Kállav:** Changes in renal circulation in exsiccosis. Acta med. (Bud.) **10**, 309—313 (1957). — **Takács, L., K. Kállay, G. Dudás** u. **P. Hacker:** Beiträge zur Änderung der Nierenzirkulation in der Exsikkose. Magy belorv. Arch. **10**, 71—74 (1957). — **Tanret, P.:** L'alimentation protidique au cours des néphrites azotémiques. Aliment et Vie **40**, 35—41 (1952). — **Teschan, P. E., C. R. Baxter, T. F. O'Brien, J. N. Freyhof,** and **W. H. Hall:** Prophylactic hemodialysis in the treatment of acute renal failure. Ann. intern. Med. **53**, 992 (1960). — **Teuscher, A., S. Fankhauser** u. **F. R. Küffer:** Kohlenhydratstoffwechsel bei Niereninsuffizienz. Interpretation der Blutzuckerwerte. In: Das nephrotische Syndrom (Hrsg. F. Reubi u. H. G. Pauli). Stuttgart: Georg Thieme 1962. ~ Untersuchungen zum Kohlenhydratstoffwechsel bei Niereninsuffizienz. Klin. Wschr. **41**, 706 (1963). — **Thaysen, E. H.:** Malabsorption with steatorrhea. Nord. Med. **67**, 676—678 (1962). — **Theil, G. B., Ch. E. Brodine, P. D. Doolan,** and **E. Martinez:** Red cell glutathione content and stability in renal insufficiency. J. Lab. clin. Med. **58**, 736—742 (1961). — **Thölen, H., F. Bigler,** and **H. Staub:** Pathogenesis of the uremic syndrome. Pharmacological studies on acetoin and 2,3-butylene glycol. Experientia (Basel) **17**, 359—360 (1961). — **Thölen, H.,** u. **R. Bosshardt:** Urämische Symptome und Veränderungen von Rest-N und Residual-N. Klin. Wschr. **1958**, 481—484. ~ Über den Blutammoniakgehalt urämischer Patienten. III. Über Untersuchungen der Rest-N-Fraktion bei Urämie. Klin. Wschr. **1958**, 574—576. ~ Urämische Bewußtseinsveränderungen und Elektrolytstörungen. Schweiz. med. Wschr. **1959**, 955—957. — **Thompson jr., W. S., J. J. Lewis,** and **A. S. Alving:** Physiological changes during perfusion of the isolated intestinal loop in chronic uremia. J. Lab. clin. Med. **39**, 69—83 (1952). — **Thorn, G. W., A. Goldfien, T. B. Suiter jr.,** and **G. Dammin:** Hormonal studies in salt-losing nephritis. Med. Clin. N. Amer. **44**, 1139—1154 (1960). — **Traeger, J., A. Gonin, J. P. Delhaye, B. Francois, G. Plauchu** et **A. Froment:** Péricardite urémique à évolution constrictive subaigue. Lyon méd. **96**, 383—402 (1964). — **Twiss, E. E.,** and **W. J. Kolff:** Treatment of uremia by perfusion of an isolated intestinal loop. Survival for forty-six days after removal of the only functioning kidney. J. Amer. med. Ass. **146**, 1019—1022 (1951).

Uchihori, M., D. Kobota, and **N. Nishioka:** Electroencephalogram of uremia, nephritis and nephrosis. Proc. VII. Ann. Meet. Japan. Electroenceph. clin. Neurophysiol. Soc. 1957, p. 88.

Vallery-Radot, P., P. Milliez, Cl. Laroche et **J.-L. Funck-Brentano:** Les anuries des néphrites chroniques. Presse méd. **1955**, 1663—1664. — **Veer, J. B. van der,** and **R. F. Morris:** The electrocardiographic changes in acute pericarditis. A clinical and pathological study. Amer. Heart J. **14**, 31 (1937).

Wacher, W., and **J. P. Merrill:** Uremic pericarditis in acute and chronic renal failure. J. Amer. med. Ass. **156**, 764—765 (1954). — **Wardener, H. E. de,** and **A. Herxheimer:** The effect of a water intake on the kidney's ability to concentrate the urine in man. J. Physiol. (Lond.) **139**, 42—52 (1957). — **Wardener, H. E. de:** The kidney. An outline of normal and abnormal structure and function. London: J. & A. Churchill 1960. — **Warres, H. L.:** Blood phenol in renal insufficiency. J. Urol. (Baltimore) **71**, 134—143 (1954). — **Weis, E.,** and

H. Chasis: Failure of nephrectomy to influence hypertension in unilateral kidney disease. J. Amer. med. Ass. **123**, 277 (1943). — **Welsh, C. A., J. Wellen,** and **H. C. Taylor jr.:** Changes in renal function accompanying hypertrophy of remaining kidney after unilateral nephrectomy. J. clin. Invest. **23**, 750—754 (1944). — **Wernze, H.,** u. **W. Koch:** Über den Glutathion-(GSH-) Gehalt der Erythrocyten bei chronisch renaler Insuffizienz. Klin. Wschr. **43**, 451—454 (1965). — **West, M.,** and **H. J. Zimmerman:** Serum enzymes in disease. IV. Lactic dehydrogenase and glutamic-oxalacetic-transaminase-levels in renal disease. J. Lab. clin. Med. **52**, 185—192 (1958). — **Westervelt jr., F. B.,** and **G. E. Schreiner:** The carbohydrate intolerance of uremic patients. Ann. intern. Med. **57**, 266—276 (1962). — **Wilkey, J. L., L. J. Barson, L. Kest,** and **A. Bragagni:** The effect of testosterone on the azotemic patient: an intermediary report. J. Urol. (Baltimore) **83**, 25—29 (1960). — **Wolthuis, F. H.:** Balance studies on protein metabolism in normal and uraemic men. Effect of diet, bed rest and anabolic steroids. Acta med· scand. **171**, 1—191 (1961). ~ Effect of diet, bed rest and anabolic steroids on protein metabolism. Ned. T. Geneesk. **107**, 1293—1300 (1963).

Zdansky, E.: Über das Röntgenbild des Lungenödems, gleichzeitig ein Beitrag zur Pathogenese des Lungenödems. Röntgenpraxis **5**, 248—253 (1933). — **Zileli, M. S., J. T. Hamlin, F. W. Reutter,** and **D. G. Friend:** Evaluation of catechol amine-levels in renal insufficiency. J. clin. Invest. **37**, 409—413 (1958). — **Zubrod, C. G., S. L. Eversole,** and **G. W. Dana:** Amelioration of diabetes and striking rarity of acidosis in patients with Kimmelstiel-Wilson lesions. New Engl. J. Med. **245**, 518—525 (1951). — **Zukschwerdt, L., M. Knedel** u. **H. Zettel:** Eiweißprobleme in der Chirurgie. Dtsch. med. Wschr. **1952**, 640.

Störungen des Wasser- und Elektrolytstoffwechsels bei Nierenkrankheiten

Von

Gerhard Riecker

Mit 49 Abbildungen

I. Einleitung

Die Verbreitung und die allgemeine biologische Bedeutung von Wasser und Mineralien führt dazu, daß fast kein Krankheitsbild im menschlichen Organismus ohne Rückwirkung auf den Mineralhaushalt bleibt. Daher muß man bei den klinischen Störungen des Wasser- und Mineralhaushaltes mit einer Vielzahl von möglichen pathogenen Faktoren, die oft gleichzeitig mitwirken, rechnen.

Das extrarenale Wasser-Elektrolytsystem ist mit den Nierenleistungen auf das innigste verkettet. Außerdem bestehen zwischen dem Zellstoffwechsel und der extracellulären Flüssigkeitsphase enge Wechselbeziehungen. Daher ist für das Verständnis der Störungen des Wasser-Elektrolythaushaltes das Zusammenwirken dieser drei Funktionskreise — Zellstoffwechsel, extracelluläre Flüssigkeitsphase und Nierenfunktion — ein unentbehrlicher Gesichtspunkt.

Die Grundlagenforschung der Zoologen, Botaniker und Physiologen hat unsere Kenntnisse über die physikalisch-chemischen Gesetzmäßigkeiten an Zellgrenzflächen (Netter 1959), über die biochemischen Grundlagen des aktiven Stofftransportes (Harris 1960, Wilbrandt 1963), über die Mechanismen der Harnbereitung (Ullrich, Kramer und Boylan 1961, Ullrich und Marsh 1963, Ullrich 1965, Giebisch und Windhager 1963, Pitts 1963), über die endokrine Steuerung des Mineralhaushaltes (Schrifttum bei Siegenthaler 1961, Wolff 1964), über die Volumenregulation des Organismus (Davis, Holman, Carpenter, Urquhart und Higgins 1964) und über die Elektrophysik der Zelle durch die Entwicklung der Mikropunktionstechnik (Schrifttum bei v. Muralt 1958) in den letzten 15 Jahren eindrucksvoll erweitert.

Die klinische Erfassung eines pathologischen Wasser- und Elektrolythaushaltes stützt sich gewöhnlich auf die Untersuchung der Nierenfunktion, auf Bestimmungen der Serumelektrolytkonzentrationen und auf eine Schätzung der äußeren Stoffbilanz. Sie kann ergänzt werden durch Bestimmungen der einzelnen Flüssigkeitsphasen (gesamtes Körperwasser, extracelluläre Flüssigkeit, Zellflüssigkeit), durch Gewebsanalysen, durch Messungen des muskelcellulären Membranpotentials und durch Erythrocytenanalysen. Die letztgenannten Methoden erfassen vorwiegend celluläre Substrate, um auch die intracellulären Stoffwechselstörungen in die pathophysiologische Betrachtung, in die klinische Diagnostik und in die therapeutischen Überlegungen mit einzubeziehen.

Für die Erkennung und Beurteilung der Störungen des Wasser- und Elektrolytstoffwechsels ist es zweckmäßig, wenn man zwischen der *Stoffmenge* und *Stoffverteilung* unterscheidet. Unter der Stoffmenge versteht man den gesamten

Bestand des Organismus an Wasser und Elektrolyten. Dieser Körperbestand wird durch die äußere Stoffbilanz (= Einfuhr minus Ausfuhr) determiniert. Die Regulationsmechanismen des Organismus sind darauf ausgerichtet, den Körperbestand von Wasser und Elektrolyten konstant zu halten. Verstärkte Zufuhr eines Stoffes durch den Magendarmtrakt oder auf parenteralem Wege wird normalerweise mit einer vergrößerten Ausscheidung desselben Stoffes kompensiert und umgekehrt. In der Erhaltung des normalen Stoffbestandes spielt die Niere eine entscheidende Rolle. Demzufolge führen Nierenkrankheiten nicht selten zu abnormen Schwankungen des Stoffbestandes entweder im Sinne eines Überschusses oder eines Mangels. Es liegt dann eine *Bilanzstörung* vor. Bei vermindertem Körperbestand eines Stoffes sprechen wir von einer negativen Stoffbilanz (Mangel), bei erhöhtem Körperbestand von einer positiven Stoffbilanz (Überschuß).

Für die Betrachtung der Stoffverteilung innerhalb des Organismus hat es sich als zweckmäßig erwiesen, denselben vereinfachend als biphasisches, also zweikammeriges Flüssigkeitssystem aufzufassen. Der extracelluläre Flüssigkeitsraum (EZR) umfaßt die gesamte Blutbahn und das interstitielle Flüssigkeitsvolumen, wobei zunächst unberücksichtigt bleiben soll, daß sich der interstitielle Raum wiederum in mehrere Unterabschnitte verschiedener anatomischer Struktur und physiko-chemischer Dynamik unterteilt (EDELMAN und LEIBMAN 1959). Die extracelluläre Flüssigkeit ist das die Zellen umspülende Medium. Als Intracellularraum (IZR) bezeichnen wir den Flüssigkeitsinhalt der gesamten Zellmasse des Organismus.

Ein Charakteristikum für die Wechselbeziehungen zwischen Zellen und extracellulärer Flüssigkeit ist die intra-extracelluläre Ionenverteilung. Hierfür ist ein Konzentrationsgefälle u. a. für Kalium von innen nach außen und für Natrium von außen nach innen, welches unter ständigem Energieaufwand des Zellstoffwechsels aufrechterhalten wird, typisch. Aus diesem Grunde spricht man von „Ionenpumpen", worunter man die Zellstoffwechselprozesse versteht, die den Konzentrationsausgleich der genannten Kationen an der Zellmembran verhindern.

Es dient zum besseren Verständnis dieser Eigentümlichkeiten der inneren Stoffverteilung, wenn man sich die Entwicklungsgeschichte dieses Systems vor Augen hält. Das Auftreten der ersten cellulären Lebewesen fällt in die Zeit des beginnenden Erdaltertums. Jene Mikroorganismen waren vom kambrischen Ozean, also einem natriumreichen und kaliumarmen Milieu umgeben (SMITH 1953). Die Primitivzellen jener Frühzeit waren wahrscheinlich mit denselben Funktionsprinzipien ausgerüstet, wie sie auch heute noch den Körperzellen auch höherer Gattungen eigentümlich sind: 1. Abgrenzung vom umspülenden Medium durch eine selektiv-permeable Grenzschicht, 2. Anreicherung von Proteinen, Kalium und Phosphaten im Zellinnern und 3. Elimination von Natrium in die Außenflüssigkeit.

Diese Konzentrationsunterschiede zwischen Zellflüssigkeit und Extracellularraum bilden die Grundlage für so lebenswichtige Funktionen wie der Erregung von Nervenzellen, der Sekretion von Drüsenzellen, der Resorption durch Schleimhäute, der Kontraktion muskulärer Elemente, für die Aktivierung von Fermenten, für zahlreiche Einzelfunktionen der Nierentubuluszellen und für die Konstanthaltung des Zellwassergehaltes.

Die Aufrechterhaltung der ionalen Konzentrationsdifferenzen an den Zellgrenzflächen ist, wie schon erwähnt, an einen intakten Zellstoffwechsel gebunden. Unter zahlreichen experimentellen und klinischen Bedingungen, z. B. beim Sauerstoffmangel, bei Acidose oder Alkalose, unter hormonellen Einflüssen, bei Substratmangel und unter Einwirkung von Stoffwechselgiften kann die Funktionstüchtigkeit dieser Ionenpumpen Veränderungen erleiden. Die Folge davon ist, daß

Kaliumionen aus der Zelle in die extracelluläre Flüssigkeit abwandern und Natriumionen in das Zellinnere einströmen: die physiologisch vorhandenen Konzentrationsdifferenzen streben dem physikalischen Ausgleich zu, die Zelle schwillt. Spiegelbildlich dazu nimmt in der Extracellulärflüssigkeit die Kaliumkonzentration zu und die Natriumkonzentration ab. Die Verminderung der intra-extracellulären Konzentrationsdifferenzen von Ionen und eine Zellschwellung sind daher empfindliche Kriterien einer Störung des cellulären Elektrolytstoffwechsels. Wir sprechen dann von einer *Verteilungsstörung* von Wasser und Ionen.

Begrifflich ist also eine *Bilanzstörung* durch einen pathologisch veränderten Körperbestand eines Stoffes im Sinne von Mangel oder Überschuß, eine *Verteilungsstörung* durch eine abnorme Stoffverteilung zwischen Zelle und extracellulärer Flüssigkeit bei häufig normalem Körperbestand dieses Stoffes definiert.

Dieses Einteilungsprinzip — Bilanzstörung und Verteilungsstörung — hat sich für die pathogenetische Betrachtung des Salz-Wasserhaushaltes und als diagnostisches wie therapeutisches Denkprinzip bewährt. Allerdings muß man sich vor Augen halten, daß jede dieser Störungen selten isoliert auftritt. So sind Verteilungsstörungen häufig Folgezustände von primären Bilanzstörungen (z. B. eines renal bedingten Kaliummangels) und umgekehrt. Mit Beseitigung der Mangelstörung verschwindet häufig die komplizierende Verteilungsstörung. Umgekehrt verlangt die Therapie einer primären Verteilungsstörung (z. B. cellulärer Kaliumverlust bei renal bedingter Acidose) die Substitution der sekundär in Verlust geratenen Zellelektrolyte.

Aus diesen Gründen wird der vorliegende Beitrag nicht nur die im Verlaufe von Nierenerkrankungen auftretenden Mangel- und Überschußzustände von Wasser und Elektrolyten darstellen, sondern auch auf die pathophysiologisch und klinisch bedeutungsvollen Wechselbeziehungen zwischen Zellstoffwechsel und Extracellulärflüssigkeit eingehen und die daraus folgenden allgemeinen therapeutischen Gesichtspunkte erörtern.

Niere und Volumenregulation des Kreislaufs *

Die Volumenregulation des Kreislaufs ist sowohl unter physiologischen Bedingungen als auch unter pathologischen Belastungen darauf ausgerichtet, die Durchblutung der Organperipherie aufrechtzuerhalten und dem Stoffwechselbedarf anzupassen. Sie ist das Ergebnis einer Reihe von untergeordneten, gegenseitig abgestimmter Einzelfunktionen physikalisch-chemischer, metabolischer, nervaler und hormoneller Natur. Ganz allgemein gesagt handelt es sich bei diesen Regulationssystemen um Mechanismen, die nach Art eines technischen Regelkreises funktionieren [*80*].

Für das Verständnis der biologischen Regelung müssen wir in einem solchen Regelkreis einen Fühler annehmen, der die zu regelnde Größe (z. B. den Blutdruck, die Serumosmolarität oder ein Gefäßvolumen) ständig registriert und seine Ergebnisse an Vermittler (Nerven, Hormone) weitergibt, die sinngemäß auf ein Erfolgsorgan (z. B. Niere, Vasomotorentonus) so lange einwirken, bis die Abweichung der zu regelnden Größe wieder auf den Normwert, d. h. auf die Sollgröße, einpendelt.

Blutvolumen und Nierenfunktion

Wichtigstes Erfolgsorgan der Volumenregulation des Organismus ist die Niere. Für die Richtigkeit dieser Konzeption sprechen zahlreiche Untersuchungsbefunde an Tier und Mensch, wonach akute Volumenschwankungen eine veränderte renale Wasser- und Elektrolytausscheidung zur Folge haben und auf diesem Wege wieder dem Ausgleich zustreben [*21, 71*].

---

* Die Literatur zu diesem Abschnitt befindet sich auf S. 773ff.

In grober Vereinfachung der Verhältnisse sind Änderungen des Blutvolumens mit gleichgerichteten Änderungen der Nierendurchblutung, des Glomerulumfiltrates und der Urinausscheidung von Wasser und Elektrolyten verbunden. Im Einzelfalle bestehen aber je nach der Art der induzierten Volumenänderung (Ballondehnung des linken Vorhofs, Wasserzufuhr, Salz- oder Plasmainfusion, Blutentnahme, passives Stehen, venöse Staubinden, Unterdruck- oder Überdruckatmung) und in Abhängigkeit von der Hydrierung bzw. Natriumzufuhr [*58*], vom arteriellen Blutdruck, von der intrarenalen Blutverteilung [*77*] und wegen der Mitbeteiligung nervaler und endokriner Regulationsmechanismen (ADH, Renin, Angiotensin, Aldosteron und Katecholamine) beträchtliche individuelle Unterschiede.

Ausgelöst werden diese renal vermittelten Regulationsvorgänge aber nicht nur durch ein Zuviel oder ein Zuwenig des absoluten Blutvolumens, sondern auch durch Änderungen der Blutverteilung zwischen oberen und unteren Körperregionen. Dabei scheint den dehnbaren und herznahen Gefäßabschnitten innerhalb des Thoraxraums eine besondere Bedeutung zuzukommen.

Hypervolämie

Die sog. Volumenreceptoren. Schon im Jahre 1951 hatten Welt und Orloff [*81*] sowie die Arbeitsgruppe von Strauss [*75*] eine „Volumendiurese“ beobachtet und daraufhin das Bestehen von intravasal gelegenen Volumenreceptoren postuliert. Es ist das unbestrittene Verdienst von Gauer und Henry [*27*], in den Füllungsschwankungen des zentralen Blutvolumens bzw. eines Abschnittes davon einen Parameter der allgemeinen Volumenregulation erkannt und bewiesen zu haben.

Die genannten Autoren lokalisieren die von ihnen vermuteten Volumenreceptoren in den linken Vorhof, nachdem sie auf verschiedene Weise zeigen konnten, daß allein eine Dehnung des linken Vorhofs und der innerhalb des Perikards gelegenen Lungenvenen zu einer Steigerung der Diurese führt.

Bei Dehnung des linken Vorhofs steigt die Impulsfrequenz der zentripetalen Herzvagusfasern, die die Impulse von Vorhofreceptoren übertragen zusammen mit der gesteigerten Wasserausscheidung an [*64*]. Ausschaltung dieser Impulse durch Kühlung des Vagus führt zum Verschwinden der Diuresesteigerung, was auf die nervale Vermittlung dieses Volumenreizes hindeutet [*28*]. Zur Frage des adäquaten Reizes fanden Langrehr und Kramer [*48*] eine signifikante Korrelation zwischen der Summenaktivität dieser Vorhofreceptoren und dem intrathorakalen Blutvolumen. Da aber die afferente Impulsgebung aus den dehnbaren *und* contractilen Herzabschnitten stammt und demzufolge auch den Einflüssen der Herzkontraktion und der Atmung unterliegt [*61*], erscheint es nicht gerechtfertigt, von „Volumenreceptoren“ im Sinne einer neurophysiologisch spezifischen Struktur zu sprechen. Viel wahrscheinlicher ist es, daß die Volumen-(=Dehnungs-)information dieses Herzabschnittes als einer der Faktoren, die die physiologische Wechselwirkung zwischen venösem Angebot und Herzauswurf kontrollieren, in die afferente Signalgebung eingeht.

Die Volumendiurese nach Dehnung des linken Vorhofs ist vorübergehender Natur, d.h. sie klingt trotz fortbestehenden Dehnungsreizes ab [*28, 53, 54*]. Es ist deshalb verständlich, daß bei einer chronischen Erhöhung des zentralen Blutvolumens (z.B. bei Mitralstenose oder bei chronischer Linksherzinsuffizienz) dieser Effekt ausbleibt. — Bezüglich der zentralnervösen Impulsschaltung und des efferenten Reflexbogens s. [*27*]. — Diskutiert wird außerdem, ob nicht auch die Baroreceptoren im arteriellen System [*60*], mechanisch empfindliche Receptorenfelder im Pfortadergebiet [*33*] die Nierenfunktion beeinflussen können und ob nicht überhaupt der Hydrierungszustand des gesamten Organismus einer zusätzlichen Kontrolle unterliegt [*24, 54, 62*].

Man weiß heute, daß die „Volumendiurese“ keinem einfachen Kausalnexus folgt. Neben nerval-reflektorischen Vorgängen sind eine Mitwirkung des antidiuretischen Hormons und Veränderungen der Nierenhämodynamik verantwortlich zu machen [*27, 53, 54*].

Antidiuretisches Hormon. Es gibt verschiedene experimentelle und klinische Hinweise dafür, daß die Sekretion des antidiuretischen Hormons nicht nur durch osmotische Reize, sondern auch im Rahmen der Volumenregulation des Organismus gesteuert wird. So fand Buchborn (1956) nach akuter isoonkotischer und isotonischer Plasmavolumenexpansion eine bis auf Null verminderte antidiuretische Serumaktivität [*10*]. Mit empfindlicheren Nachweismethoden kamen verschiedene Nachuntersucher [*3, 5, 84*] praktisch zu gleichen Ergebnissen.

Wäre aber die volumeninduzierte Diuresesteigerung allein das Resultat einer verminderten ADH-Sekretion, dann müßte man nach exogener Zufuhr antidiuretischen Hormons eine Verminderung der renalen Wasserausscheidung erwarten. Tatsächlich konnte man diesen inhibitorischen Effekt von Pitressin während Unterdruckatmung bei gesunden Versuchspersonen nachweisen [*8, 57*], dagegen blieb die Volumendiurese nach Ballondehnung des linken Vorhofs durch Pitressin unbeeinflußt [*50*]. Außerdem läßt sich der antidiuretische Effekt einer Überdruckatmung durch Alkohol partiell blockieren [*57*].

Bei der durch Unterdruckatmung induzierten Diurese fand man bei einem Anstieg der freien Wasserclearance keine Veränderungen der Nierendurchblutung, des Glomerulumfiltrates oder der osmolaren Clearance [*57*]. — Jedoch kommt es bei mechanischer Dehnung des linken Vorhofs im Tierexperiment zu einem Anstieg der Nierendurchblutung [*54*] und der Inulin-Clearance, wobei sich eine quantitative Relation zwischen der Änderung des Glomerulumfiltrates und der Änderung der osmolaren Clearance nachweisen läßt [*2*]. Eine immer wiederkehrende Beobachtung ist aber dabei, daß die Wassermehrausscheidung zeitlich den entsprechenden Änderungen der Salzausscheidung vorauseilt [*25*]. — Diese Untersuchungsbefunde müssen als Hinweise für die Beteiligung ADH-unabhängiger Faktoren an der sog. Vorhofdiurese aufgefaßt werden.

Renale Hämodynamik und tubuläre Funktion. Die vermehrte renale Ausscheidung von Natrium und Wasser bei Expansion des extracellulären Flüssigkeitsvolumens durch eine isotone NaCl-Infusion ist einmal bedingt durch einen Anstieg des Glomerulumfiltrates [*66*] und damit der filtrierten Natriummenge sowie der Nierendurchblutung [*56*] und zweitens durch eine verminderte tubuläre Natriumrückresorption.

Mit der Mikropunktionstechnik ist es experimentell möglich, die Natriumrückresorption am Einzelnephron und in den verschiedenen Tubulusabschnitten quantitativ zu untersuchen. Auf diese Weise gelang es in jüngster Zeit, den Mechanismus der Salzrejektion nach NaCl-Belastung näher zu beschreiben.

Unter geeigneten Versuchsbedingungen bleibt die im proximalen Tubulus rückresorbierte Fraktion des Glomerulumfiltrates auch bei erheblichen Schwankungen der glomerulären Filtration annähernd konstant; sie beträgt unter physiologischen Bedingungen etwas mehr als die Hälfte (55—65%) des Glomerulumfiltrates [*66*]. Man bezeichnet diesen Prozeß einer ziemlich genau an die Filtrationsgröße angepaßten fraktionellen Rückresorption im proximalen Tubulusabschnitt der Niere als „glomerulo-tubuläres Gleichgewicht“ [*82*].

Es sind im wesentlichen zwei Faktoren, die die Rückresorption im proximalen Tubulusabschnitt mengenmäßig determinieren: Einmal die *Rückresorptionskapazität* der Tubuluszellen und zweitens das *Tubulusvolumen* bezogen auf das Glomerulumfiltrat des Einzelnephrons.

Die Rückresorptionskapazität der proximalen Tubuluszellen kann beispielsweise von Diuretica vom Typ des Furosemid inhibiert werden [*66*]; am adrenalektomierten Tier ist diese Funktion gleichfalls eingeschränkt und normalisiert sich unter der Einwirkung von Aldosteron [*83*].

Eine Vergrößerung des Tubulusvolumens führt trotz gleichbleibender tubulärer Rückresorptionskapazität zu einer gesteigerten proximalen Rückresorption von Salz und Wasser. Hypothetisch erklärt man sich diesen Prozeß durch Eröffnung neuer Membranporen mit nunmehr vergrößerter Durchtrittsfläche in der lumenseitigen Tubulusmembran. — Umgekehrt hat eine Verkleinerung des proximalen Tubulusvolumens aus ähnlichen geometrischen Gründen eine verminderte Rückresorption zur Folge [*9*, *65*].

Eine Vergrößerung des extracellulären Flüssigkeitsraumes und des Blutvolumens durch isotone NaCl-Infusion führt einmal zu einer Erhöhung der Glomerulumfiltration, zum anderen sind im proximalen Tubulusabschnitt sowohl die Rückresorptionskapazität der Tubuluszellen als auch das Tubulusvolumen vermindert; demzufolge werden die tubulären Durchflußzeiten kürzer gefunden. Aus der verminderten tubulären Rückresorptionskapazität, dem verminderten Tubulusvolumen und der beschleunigten Durchflußzeit resultiert schließlich eine Verminderung sowohl der fraktionellen als auch der absoluten Rückresorption im proximalen Tubulusabschnitt [*65*]. Dieses Ergebnis läßt sich auch so formulieren, daß sich nunmehr das glomerulo-tubuläre Gleichgewicht auf einen neuen, nämlich niedrigeren Wert eingestellt hat (Abb. 1).

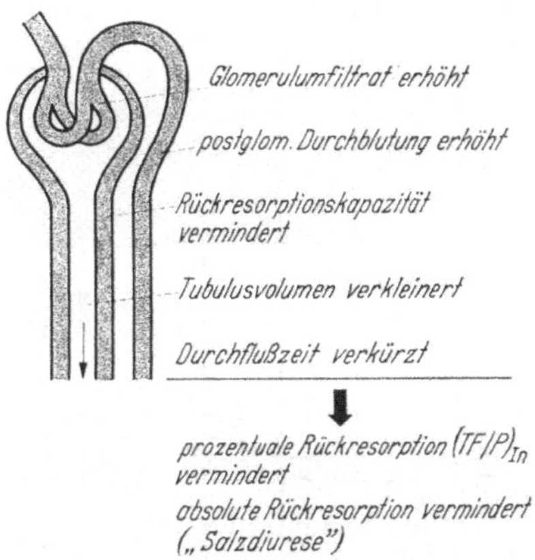

Abb. 1. Glomerulumfiltrat und proximale Tubulusfunktion nach isotoner NaCl-Belastung (Ratte). Schema nach Daten von RECTOR, BRUNNER und SELDIN (1966) [*65*]

Die Verkleinerung des proximalen Tubulusvolumens nach isotonischer NaCl-Infusion könnte man sich durch einen Anstieg des intrarenalen Gewebsdrucks infolge Verminderung des kolloidosmotischen Druckes und infolge Anstieg der postglomerulären Durchblutung entstanden denken. — Der umgekehrte Vorgang, nämlich eine Vergrößerung des Tubulusvolumens infolge einer Senkung des intrarenalen Gewebsdrucks bei erhöhtem kolloidosmotischem Druck, könnte schließlich erklären, warum nach Infusion hyperonkotischer Albuminlösungen trotz Expansion des Plasmavolumens die Salzdiurese ausbleibt [*63*].

Das Phänomen der tubulären Salzrejektion nach akuter NaCl-Belastung bleibt auch dann noch nachweisbar, wenn man das Glomerulumfiltrat durch Senkung des arteriellen Perfusionsdruckes auf Normalwerte einstellt [*65*].

Auf welchem Wege eine isotone Salzbelastung die proximal-tubuläre Rückresorptionskapazität vermindert, ist nicht bekannt. Aus Untersuchungsbefunden an gekreuzten Kreisläufen diskutiert man die Existenz eines natriuretischen Hormons [*18*, *36*, *51*] (Abb. 2). Neuerdings konnte KRÜCK [*46*, *47*] einen natriuretisch wirksamen Faktor im Urin volumenbelasteter gesunder Versuchspersonen nachweisen.

Eine Denervierung beider Nieren bleibt ohne Einfluß auf die Salzdiurese [*62*], jedoch legt die Steuerung der Aldosteronsekretion durch die Natriumbilanz [*52*] und der ADH-Sekretion durch Volumenreize (s. oben) einen verminderten hormonellen Einfluß auch auf die distale Rückresorption von Natrium und Wasser nahe.

Außerdem muß der Einfluß einer gesteigerten Nierenmarkdurchblutung auf die Harnkonzentrierung in Rechnung gestellt werden. Man weiß aus Untersuchungen von THURAU und DEETJEN (1962), daß der osmotische Gradient im Gegenstromsystem mit steigender Markdurchblutung abnimmt, wobei der osmolare U/P-Wert unabhängig von der Aktivität des ADH bis auf 0,7 absinken kann. In der klassischen Wasserdiurese mit fehlendem ADH, in der gleichzeitig zu der Mehrdurchblutung des Markes eine Permeabilitätsabnahme der distalen Harnkanälchen für Wasser auftritt, kann das osmolare U/P dann weiter absinken [77].

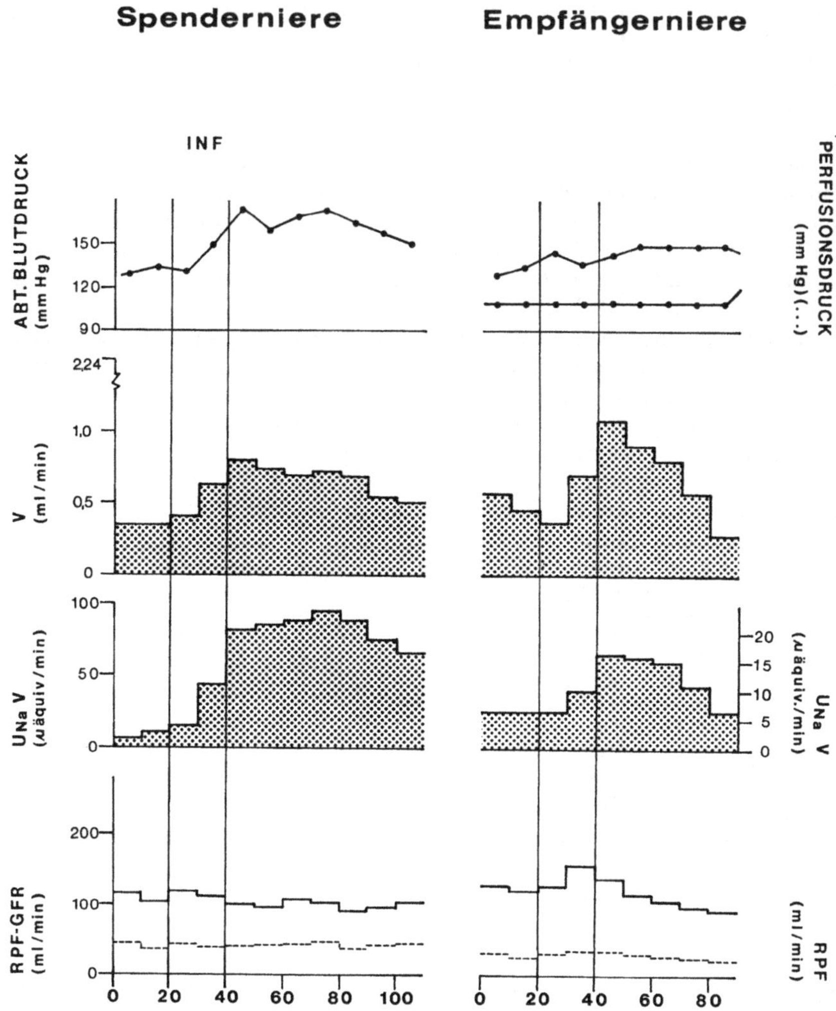

Abb. 2. Nachweis eines humoralen natriuretisch wirksamen Agens am gekreuzten Kreislauf (Empfängerniere) nach isotoner NaCl-Belastung des Spendertieres (Hund). (Aus JOHNSTON u. DAVIS, 1966 [36])

Hypovolämie

Es wurde schon eingangs darauf hingewiesen, daß bereits bei einer verhältnismäßig geringen Verminderung des Blutvolumens, des extracellulären Flüssigkeitsvolumens (z.B. nach Salzentzug) oder bei einer Umverteilung des Blutes aus den oberen in die unteren Körperregionen (im Steh-Versuch, bei Überdruckatmung und bei venöser Stauung) zusammen mit der Verminderung des Herzminutenvolumens die Glomerulumfiltration, die Nierendurchblutung und die Natrium-, Chlorid- und Kalium-Clearance abnehmen [22, 69]. Gewöhnlich sind dabei die Filtrationsfraktion [22] und im Gegensatz zur Schockniere [43] auch der osmotische U/P-Wert erhöht [59].

So gleichförmig die Korrelationen zwischen renaler Hämodynamik und der Zusammensetzung bzw. der Menge des Endharnes bei einer Hypovolämie in Erscheinung treten, so vielfältig sind doch die daran beteiligten glomerulären und tubulären Einzelprozesse und müssen bei der Interpretation berücksichtigt werden. Vor allem dann, wenn wir auf Grund dieser Untersuchungsergebnisse später nach Erklärungen für die Vorgänge bei der chronischen Herzinsuffizienz mit renaler Salz-Wasserretention suchen.

Eine der häufigsten Veränderungen bei Hypovolämie ist ein vermindertes Glomerulumfiltrat. Dabei bestehen zwischen dem Blutdruck bzw. renalem Perfusionsdruck und der Filtrationsgröße weder lineare noch konstante Beziehungen. Gewöhnlich führt eine Senkung des renalen Perfusionsdrucks zu einer überproportionalen Abnahme des Glomerulumfiltrats.

Dieses Phänomen kann man sowohl an einer Niere mit intakter Innervation als auch nach Denervierung, nach Adrenalektomie und am Diabetes insipidus-Tier [*76*] beobachten. Außerdem ist die durch einen Aderlaß hervorgerufene Filtratminderung bei gleicher Blutdrucksenkung ausgesprochener als nach einfacher Abklemmung der Aorta [*43*], was unter Umständen auf eine hormonelle Mitwirkung (Renin ?, Katecholamine ?) hinweist.

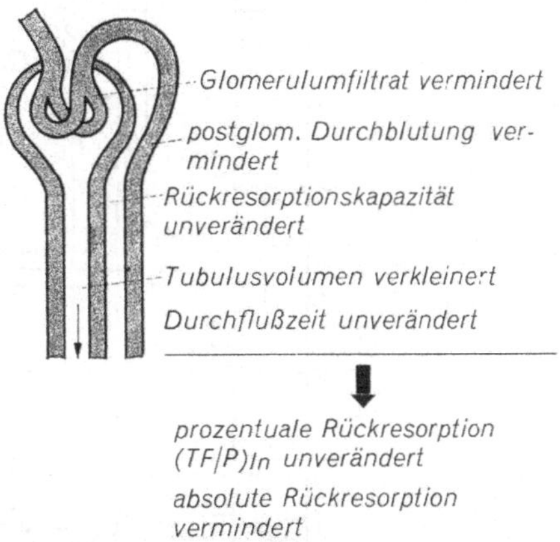

Abb. 3. Glomerulumfiltrat und proximale Tubulusfunktion während experimenteller Drosselung der Nierendurchblutung durch Constriction der Aorta oberhalb des Abgangs der Nierenarterien (Ratte). Schema nach Daten von Rector, Brunner und Seldin (1966) [*65*]

Bei experimenteller Herabsetzung der Glomerulumfiltration (z. B. durch eine Constriction der Aorta oberhalb der Nierenarterien) werden die glomerulär-filtrierte Natriummenge und das proximale Tubulusvolumen kleiner. Aus beiden Veränderungen, nämlich aus dem verminderten Filtratvolumen und dem verkleinerten Tubulusvolumen resultiert schließlich eine unveränderte Durchflußzeit des Primärharns im proximalen Tubulusabschnitt und demzufolge eine unveränderte fraktionelle Rückresorption [*65*]. Nur unter diesen speziellen Versuchsbedingungen ist es gerechtfertigt, von einem „glomerulo-tubulären Gleichgewicht" zu sprechen. Es erklärt sich aus der Konstanz des Verhältnisses Tubulusvolumen zu Glomerulumfiltrat bei gleichbleibender Rückresorptionskapazität der proximalen Tubuluszellen (Abb. 3).

Abweichungen dieser Wechselbeziehungen ergeben sich unter hypovolämischen Bedingungen zwangsläufig dann, wenn sich entweder die Rückresorptionskapazität der proximalen Tubuluszellen mitändert (z. B. unter der Einwirkung von Furosemid, am adrenalektomierten Tier [*83*] oder wenn eine akute Verminderung des Glomerulumfiltrates nicht mit einer entsprechenden Verkleinerung des Tubulusvolumens einhergeht, wie dies beispielsweise bei einer allgemeinen Verminderung des extracellulären Flüssigkeitsvolumens beobachtet werden kann [*31*]. Dann ist die mittlere Durchflußzeit verlangsamt und die fraktionelle Rückresorption gesteigert.

Erfahrungsgemäß bestehen auch keine streng quantitativen Beziehungen zwischen der Nierendurchblutung und der Diuresegröße. Dies erklärt sich allein schon aus der Tatsache, daß die für das Funktionieren des Gegenstromsystems einflußreiche Nierenmarkdurchblutung nur etwa 0,5—1% der corticalen Durchblutung beträgt [*43*], was die Aussagefähigkeit von Bruttogrößen der Nierenhämodynamik außerordentlich einschränkt. Wir wissen aus Untersuchungen von Kramer [*43*], Thurau und Deetjen [*77*], daß bei einer Hypovolämie eine verhältnisgleiche Abnahme der Rinden- und Markdurchblutung auftritt. Die verminderte Markdurchblutung erhöht den Konzentrationsgradienten im Gegenstromsystem von der Nierenbasis zur Papillenspitze mit sekundärem Anstieg der osmotischen Endharnkonzentration (U/P_{osm} bis 2,0), und zwar ohne daß sich dabei die ADH-Aktivität geändert zu haben braucht [77].

Unter diesem Gesichtspunkt versteht man dann experimentelle Befunde besser, nach denen ganglienblockierende Pharmaka eine Diuresesteigerung induzieren [19] und die renale Natriumretention bei experimenteller Herzinsuffizienz [4] oder bei Drosselung der V. cava inferior [23] durchbrechen. — Nicht zuletzt dürfte die Bedeutung der zirkulierenden vasoaktiven Substanzen (Katecholamine, Angiotensin) u.a. in einer Einwirkung auf die Nierenmarkdurchblutung zu sehen sein.

Die verminderte Filtrationsgröße ist aber nicht die einzige Ursache der auf eine Einsparung von Wasser und Elektrolyten gerichteten Hypovolämiereaktion

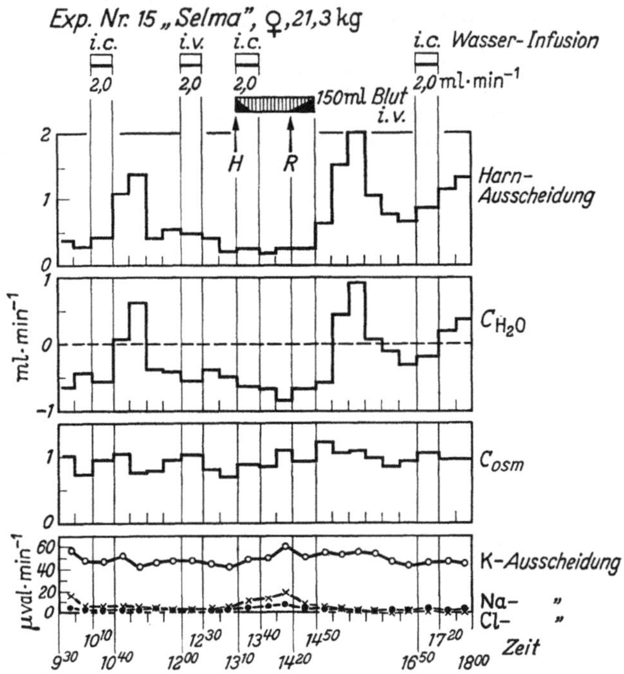

Abb. 4. Wasserdiurese nach Wasserinfusion in die A. carotis des Hundes. Durch eine Kombination des osmotischen Reizes mit einem Aderlaß wird der diuretische Effekt unterdrückt. (Aus Arndt, 1965 [1])

der Niere. Biologisch bedeutsamer sind tubuläre Funktionsänderungen, die unter der Mitwirkung hormoneller Regulationssysteme die Rückresorption von Natrium und Wasser aktivieren.

Volumenregulation und Osmoregulation. Die verminderte renale Wasserausscheidung im Durstexperiment ist ein typisches Beispiel dafür, daß auch die Osmoregulation in die Volumenregulation des Organismus eingreift, solange die Menge des osmotisch wirksamen Materials im Organismus unverändert bleibt [24]. Die Anwesenheit von antidiuretischem Hormon erhöht die Wasserpermeabilität der distalen Tubulusepithelien, und zwar ganz analog den Verhältnissen an der Froschhaut [42] und an der Krötenblase [34] (s. S. 804).

Unter bestimmten Bedingungen kann aber die Volumenregulation mit der Osmoregulation in Konkurrenz treten. Hierfür gibt uns eine Versuchsanordnung von Arndt (1965) [1] ein aufschlußreiches Beispiel (Abb. 4): Im Gegensatz zu einer intravenösen Wasserinfusion führen Wasserinfusionen in die Carotisschleife des wachen Hundes zu einer Wasserdiurese. Diese reflektorische Diurese, ausgelöst durch die Herabsetzung des osmotischen Drucks im Ausbreitungsgebiet der A.

carotis, wird durch eine Kombination des osmotischen Reizes mit einem kleinen Aderlaß unterdrückt. Die Retransfusion des entnommenen Blutes führt wieder prompt zur Diurese. — Man weiß auch aus älteren Befunden von McCance (1936) [*55*] und von Leaf und Mamby (1952) [*49*], daß bei einem chronischen Salzentzug weniger die osmotische Konzentration der Körperflüssigkeit als vielmehr die sekundäre Hypovolämie die Wasserbilanzierung bestimmt. Infolge dieser Prävalenz der Volumenregulation über die Osmoregulation kommt es dann zu einer Verdünnung der Körperflüssigkeiten mit Hyponatriämie und Absinken der osmolaren Konzentration.

Renin-Angiotensin-Aldosteron. Eine Verminderung des intravasalen Volumens durch einen Aderlaß, des extracellulären Flüssigkeitsvolumens durch einen

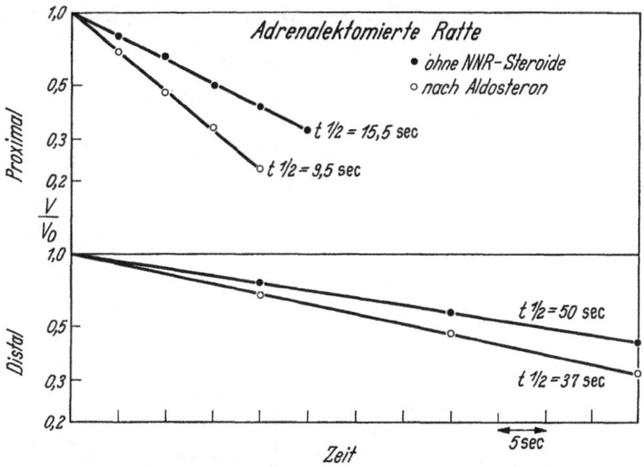

Abb. 5. Steigerung des transtubulären Nettotransports von NaCl und Wasser am proximalen und distalen Konvolut der adrenalektomierten Ratte nach Aldosteron. Untersuchungen am Einzelnephron. (Aus Wiederholt, Stolte und Hierholzer, 1966 [*83*])

chronischen Salzentzug und Veränderungen der Blutverteilung im Stehversuch oder bei venöser Stauung rufen eine Steigerung der Sekretionsrate von Aldosteron in der Zona glomerulosa der Nebennierenrinde (Normalwert: 50—250 μg/Tag) und eine gesteigerte Aldosteronausscheidung im Urin hervor [*79*].

Ferner konnte in zahlreichen Untersuchungen eine durchgehende Korrelation zwischen einer gesteigerten Aldosteronsekretion und einer gesteigerten tubulären Natriumrückresorption sowohl bei Hypovolämie als auch bei verschiedenen hydropischen Krankheitszuständen (Herzinsuffizienz, Lebercirrhose, nephrotisches Syndrom) nachgewiesen werden [*11*]. Umgekehrt liefert die diuretische Wirkung des Aldosteron-Antagonisten Spirolacton bei gesunden Versuchspersonen unter Salzentzug einen Beweis dafür, daß Aldosteron an der volumenregulatorischen Antidiurese partizipiert [*41*]. Und zwar fördert Aldosteron nach neuesten Untersuchungen am Einzelnephron sowohl im proximalen als auch im distalen Konvolut des adrenalektomierten Tieres den transtubulären Nettotransport von NaCl und Wasser (Abb. 5) [*83*]. Neben Aldosteron wirken auch andere Hormone mit mineralocorticoider Aktivität (z.B. Cortison) in dieser Weise ein.

Ausgelöst wird die gesteigerte Aldosteronsekretion in der Nebennierenrinde einmal durch Konzentrationsschwankungen der Plasmaelektrolyte (Erniedrigung der Natriumkonzentration um 13,5 mval/l, Erhöhung der Kaliumkonzentration um 1,5 mval/l [*7*]), bzw. durch eine Senkung des pH im Organismus bei Acidose [*40*] und zum zweiten durch Vermittlung des Renin-Angiotensin-Systems [*32*].

Aus experimentellen Daten geht hervor, daß eine Verminderung der Nierendurchblutung oder ein allgemeiner Natriummangel die Bildung und Freisetzung von Renin in den juxtaglomerulären Zellen stimuliert. Renin setzt das Decapeptid Angiotensin I frei, das durch ein „converting enzyme" in das Octapeptid Angiotensin II umgewandelt wird. Angiotensin II wirkt direkt auf die Nebennierenrinde und stimuliert spezifisch die Aldosteronsekretion [*32*, *79*].

Ob freigesetztes Angiotensin auch die tubuläre Rückresorption von Natrium herabsetzt, wird diskutiert [*45*]. Jedenfalls gehört zu den Gefäßwirkungen von Angiotensin eine Verminderung der glomerulären Filtration und des effektiven Nierenplasmastroms, was bei der Beurteilung von Angiotensinwirkungen auf die Wasser- und Elektrolytausscheidung berücksichtigt werden muß [*35*, *45*].

Die hämodynamische Ausregelung einer Hypovolämie wird nach diesen Befunden durch eine Verminderung der Nierendurchblutung in Gang gesetzt, wobei

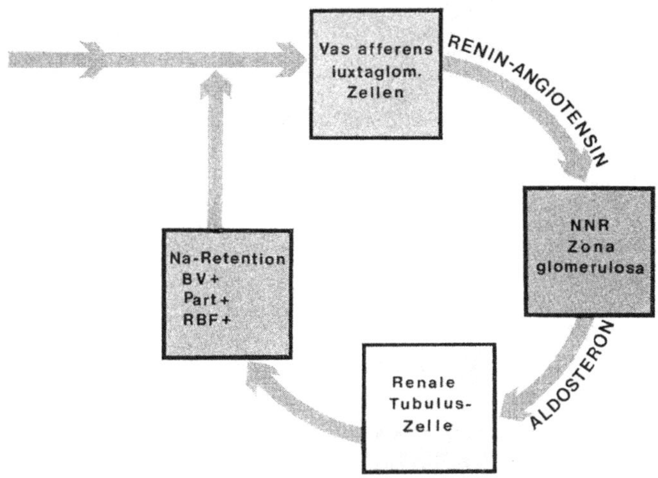

Abb. 6. Schematische Darstellung des Renin-Angiotensin-Aldosteron-Systems als Reglersystem mit negativer Rückkopplung (modifiziert nach Davis)

die anatomischen Strukturen des juxtaglomerulären Apparates als Receptoren und Renin bzw. Angiotensin als Steuerungshormone der Aldosteronsekretion wirksam sind, was letzten Endes eine glomerulär *und* tubulär vermittelte NaCl-Wasserretention zur Folge hat. Mit nachfolgendem Anstieg des Blutvolumens und Blutdrucks steigt die Nierendurchblutung wieder an und die hormonelle Stimulation wird rückläufig (Abb. 6). Mit anderen Worten: Der hormonelle Anteil der Volumenregulation arbeitet als Reglersystem mit negativer Rückkopplung [*6*].

Dagegen hat sich die Vermutung, daß auch neurale Receptoren im rechten Vorhof und im Bereich der Carotiden mit der Aldosteronsekretion gekoppelt sind, nicht bestätigen lassen [*14*, *17*]. — Auffällig ist aber der Befund der Davis-Gruppe, wonach die gesteigerte Sekretionsrate von Aldosteron unter Salzentzug nach Hypophysektomie abgeschwächt wird, was auf eine Mitwirkung des Hypophysenvorderlappens im Regulationsgeschehen hinweist. Dennoch scheint der Renin-Angiotensin-Freisetzung die primäre Rolle zuzukommen, da nach bilateraler Nephrektomie natriumverarmter Tiere die Aldosteronsekretion stark absinkt [*6*, *16*].

Ödempathogenese. Warum bei gewissen Krankheitszuständen mit Hypervolämie und Ödembildung (z.B. bei der chronischen Herzinsuffizienz) die Volumenregulation offensichtlich versagt, ist nicht völlig geklärt.

Experimentell läßt sich ein analoger Zustand erzeugen, wenn man den venösen Rückfluß zum Herzen durch Drosselung der V. cava inferior thoracalis behindert.

Hier wie dort beobachtet man eine renale Salz-Wasserretention mit gesteigerter Renin-, Angiotensin- und Aldosteronproduktion [*14*] und Ödem- bzw. Ascitesbildung, sowie das Unvermögen einen alimentären Salzüberschuß zur Ausscheidung zu bringen; d.h. das am intakten Kreislauf nachweisbare und schon geschilderte Phänomen der Salzrejektion bleibt hier aus [*12, 15*] (Abb. 7).

Während man bis vor kurzer Zeit noch der gesteigerten Mineralocorticoidsekretion die führende Rolle in der Ödempathogenese zusprach, haben Davis u. Mitarb. [*15*] durch eine ingeniöse Versuchsanordnung die Beteiligung weiterer Komponenten wahrscheinlich gemacht. Am adrenalektomierten und mit Mineralocorticoiden (Doca, Aldosteron, Cortison) substituierten Hund bewirkt eine Einengung der V. cava inferior thoracalis eine renale NaCl- und Wasserretention mit Ascitesbildung. Nach Beseitigung des Strombahnhindernisses erfolgt prompt der

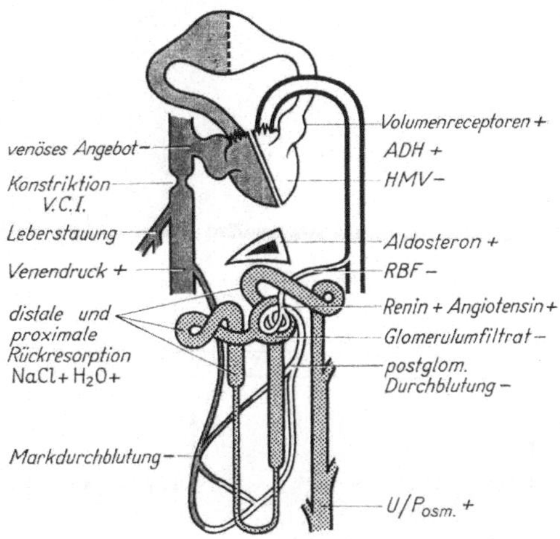

Abb. 7. Hämodynamische, renale und hormonelle Auswirkungen einer experimentellen Constriction der V. cava inferior. Einzelheiten siehe Text! Schema nach Daten von Davis, Ayers und Carpenter (1961) [*14*]

Bilanzausgleich durch überschießende Diurese, und zwar trotz Verabreichung massiver Dosen von Mineralocorticoiden (Abb. 8).

Der Einfluß eines gleichzeitig erhöhten Nierenvenendrucks und einer möglichen nervalen Mitwirkung konnte durch Verpflanzung der untersuchten Niere in den Halsbereich des Versuchstieres ausgeschlossen werden. — In diesem Zusammenhang muß daran erinnert werden, daß es weder am normalen Hund noch bei gesunden Versuchspersonen [*37, 68*] und auch nicht beim primären Aldosteronismus (Conn-Syndrom) [*13*] gelingt, mit Mineralocorticoiden eine Ödembildung zu erzwingen.

Daraus und aus anderen Experimenten mit experimenteller Herzinsuffizienz bzw. a.v.-Fisteln [*15*] geht schlüssig hervor, daß Mineralocorticoide nur dann eine natriumretinierende Wirkung mit Ödembildung entfalten, wenn gleichzeitig eine Herzinsuffizienz vorliegt oder wenn auf andere Weise (z.B. durch eine Constriction der V. cava inferior thoracalis) eine Behinderung der Zirkulation erzeugt wird.

Ob diesem Phänomen ein noch unerkanntes, extra-adrenal produziertes humorales Prinzip oder eine intrarenal ausgelöste Funktionsänderung zugrunde liegt, muß zunächst offen bleiben. Die Bedeutung dieses Mechanismus für die Klinik liegt aber auf der Hand, denn offensichtlich handelt es sich dabei um das pathogenetische Schlüsselglied in der Kette von Vorgängen, die bei der chronischen Herzinsuffizienz zur Ödembildung führen.

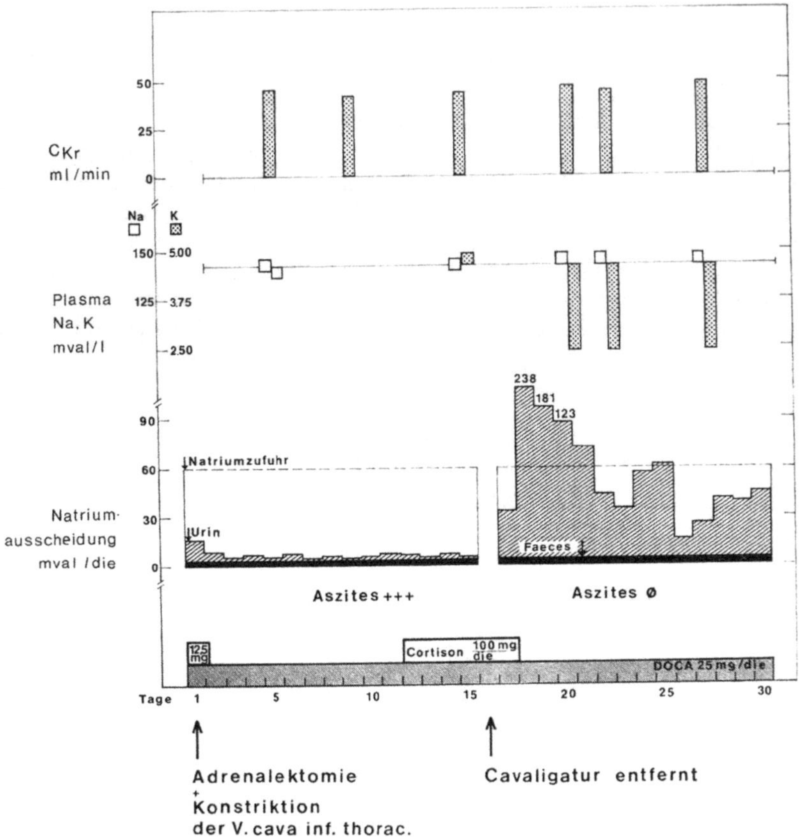

Abb. 8. Am adrenalektomierten und mit Mineralocorticoiden substituierten Hund bewirkt eine Einengung der V. cava inf. thoracalis eine renale NaCl- und Wasserretention mit Ascitesbildung. Nach Beseitigung des Strombahnhindernisses erfolgt prompt der Bilanzausgleich durch überschießende Diurese und zwar trotz Verabreichung massiver Dosen von Mineralocorticoiden. (Aus DAVIS u. Mitarb., 1964 [*15*])

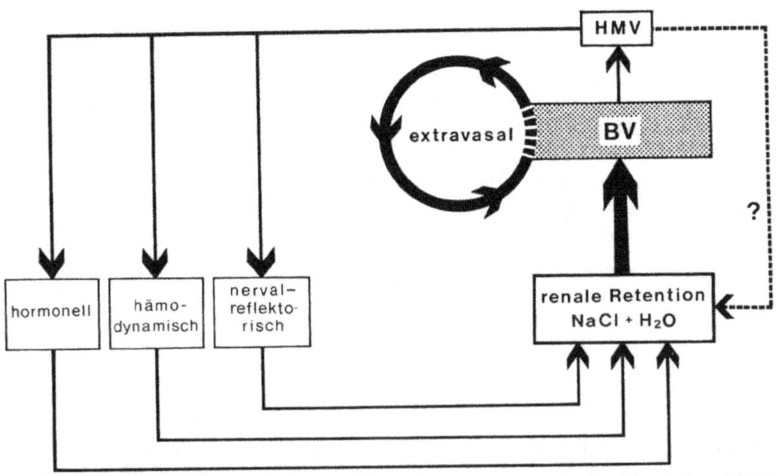

Abb. 9. Schema der Volumenregulation des Organismus, dargestellt als Reglerkreis mit negativer Rückkopplung. (Aus RIECKER, 1967 [*70a*])

Schlußfolgerungen

Die Volumenregulation des Organismus läßt sich als ein Reglersystem mit negativer Rückkopplung auffassen (Abb. 9). Eine akute Verminderung des Blutvolumens wird zunächst durch die Dehnbarkeit des kapazitiven Niederdrucksystems und durch Flüssigkeitsverschiebungen zwischen Interstitium und Gefäßbahn aufgefangen. Im weiteren zeitlichen Verlauf und vermittelt durch ein vermindertes Herzminutenvolumen kommt es auf hämodynamischem Wege und unter Beteiligung nerval-reflektorischer (Volumenreceptoren) und hormoneller Systeme (Renin, Angiotensin, Aldosteron, ADH, Katecholamine) zu einem Volumenausgleich durch renale NaCl- und Wasserretention. — Außerdem scheint an diesen Vorgängen noch ein unerkanntes humorales Prinzip extra-adrenalen Ursprungs beteiligt zu sein.

Nach diesen Erfahrungen zielt die Volumenregulation darauf ab, den Flüssigkeitsbestand des Organismus gegenüber den wechselnden Belastungen des Außenmilieus konstant zu halten. Zum anderen wird hierdurch die biologisch bedeutsame Verknüpfung zwischen venösem Angebot an beide Ventrikel und Herzminutenvolumen und damit eine optimale Organdurchblutung sichergestellt.

Literatur

[*1*] **Arndt, J. O.:** Diuresis induced by water infusion into the carotid loop and its inhibition by small hemorrhage. Pflügers Arch. ges. Physiol. **282**, 313 (1965). — [*2*] **Arndt, J. O., H. Reineck** u. **O. H. Gauer:** Ausscheidungsfunktion und Hämodynamik der Nieren bei Dehnung des linken Vorhofs am narkotisierten Hund. Pflügers Arch. ges. Physiol. **277**, 1 (1963).

[*3*] **Baratz, R. A.,** and **R. C. Ingraham:** Renal hemodynamics and antidiuretic hormone release associated with volume regulation. Amer. J. Physiol. **198**, 565 (1960). — [*4*] **Barger, A. C., F. P. Muldowney,** and **M. R. Liebowitz:** Role of the kidney in the pathogenesis of congestive heart failure. Circulation **20**, 273 (1959). — [*5*] **Baisset, A.,** et **P. Montastruc:** Modification de la diurèse après distension de l'oreillette gauche. Rôle de l'hormone antidiurétique. Path. et Biol. Semaine Hôp. **7**, 1691 (1959). — [*6*] **Binnion, P. F., J. O. Davis, T. C. Brown,** and **M. J. Olichney:** Mechanisms regulating aldosterone secretion during sodium depletion. Amer. J. Physiol. **208** (2), 655 (1965). — [*7*] **Blair-West, J. R., J. P. Coghlan, D. A. Denton, J. R. Goding, M. Wintour,** and **R. D. Wright:** The control of aldosterone secretion. In: G. Pincus, Recent progress in hormone research, vol. XIX, p. 311. New York and London: Academic Press 1963. — [*8*] **Boylan, J. W.,** and **D. E. Antkowiak:** Mechanisms of diuresis during negative pressure breathing. J. appl. Physiol. **14**, 116 (1959). — [*9*] **Brunner, F. P., F. C. Rector,** and **D. W. Seldin:** Mechanism of glomerulotubular balance. II. Regulation of proximal tubular reabsorption by tubular volume, as studied by stopped-flow microperfusion. J. clin. Invest. **45**, 603 (1966). — [*10*] **Buchborn, E.:** Adiuretin und Serumosmolarität. Klin. Wschr. **34**, 953 (1956). — [*11*] **Buchborn, E., Kh. R. Koczorek** u. **H. P. Wolff:** Aldosteronausscheidung und tubuläre Nierenfunktion. Klin. Wschr. **35**, 452 (1957).

[*12*] **Cirksena, W. J., J. H. Dirks,** and **R. W. Berliner:** Effect of thoracic cava obstruction on response of proximal tubule sodium reabsorption to saline infusion. J. clin. Invest. **45**, 179 (1966). — [*13*] **Conn, J. W.,** and **E. S. Conn:** Primary aldosteronism versus hypertensive disease with secondary aldosteronism. Recent Progr. Hormone Res. **17**, 389 (1961).

[*14*] **Davis, J. O., C. R. Ayers,** and **C. C. J. Carpenter:** Renal origin of an aldosterone-stimulating hormone in dogs with thoracic caval constriction and in sodium-depleted dogs. J. clin. Invest. **40**, 1466 (1961). — [*15*] **Davis, J. O., J. E. Holman, Ch. C. J. Carpenter, J. Urquhart,** and **J. T. Higgins:** An extra-adrenal factor essential for renal sodium retention in presence of increased sodium-retaining hormone. Circul. Res. **14**, 17 (1964). — [*16*] **Davis, J. O., C. I. Johnston, St. S. Howards,** and **F. S. Wright:** Humoral factors in the regulating of renal sodium excretion. Fed. Proc. **26**, 60 (1967). — [*17*] **Davis, J. O., M. J. Olichney, T. C. Brown, P. F. Binnion, J. Urquhart,** and **J. T. Higgins:** Effect of acute carotid arterial constriction of aldosterone secretion in dogs. Amer. J. Physiol. **209** (6), 1175 (1965). — [*18*] **de Wardener, H. E., I. H. Mills, W. F. Clapham,** and **C. J. Hayter:** Studies of the efferent mechanism of the sodium diuresis which follows the administration of intravenous saline in the dog. Clin. Sci. **21**, 249 (1961). — [*19*] **delGreco, F., A. C. Corcoran,** and **I. H. Page:**

Hyposthenuria and other renal effects of hexamethonium in the hydropenic anesthetized dog. J. Pharmacol. exp. Ther. **117**, 434 (1956).

[*20*] **Edelman, I. S.,** and **J. Leibman:** Anatomy of body water and electrolytes. Amer. J. Med. **27**, 256 (1959). — [*21*] **Elkinton, J. R.,** and **T. S. Danowski:** The body fluids. Basic physiology and practical therapeutics. Baltimore: Williams & Wilkins Co. 1955.

[*22*] **Fitzhugh, F. W., R. L. McWorther, E. H. Estes, J. V. Warren,** and **A. J. Merrill:** The effect of application of tourniquets to the legs on cardiac output and renal function in normal human subjects. J. clin. Invest. **32**, 1163 (1953). — [*23*] **Friedler, R. M., L. Belleau,** and **L. E. Earley:** Hemodynamically induced reversal of the sodium retention resulting from acute superhepatic inferior vena caval constriction. J. clin. Invest. **45**, 1009 (1966).

[*24*] **Gauer, O. H.:** Das Blutvolumen und seine Kontrollmechanismen. Elektrolytsymposion Kassel 1965. Verlag Braun-Melsungen. — [*25*] **Gauer, O. H.:** Volumenregulatorische Aspekte der Nierenfunktion. Pflügers Arch. ges. Physiol. **281**, 3 (1964). — [*26*] **Gauer, O. H.:** Kreislauf des Blutes. In: Landois-Rosemann, Lehrbuch der Physiologie des Menschen, 28. Aufl. München u. Berlin: Urban & Schwarzenberg 1960. — [*27*] **Gauer, O. H.,** and **J. P. Henry:** Circulatory basis of fluid volume control. Physiol. Rev. **43**, 423 (1963). — [*28*] **Gauer, O. H.,** u. **J. P. Henry:** Beitrag zur Homöostase des extraarteriellen Kreislaufs. Volumenregulation als unabhängiger physiologischer Parameter. Klin. Wschr. **34**, 356 (1956). — [*29*] **Gollwitzer-Meier, Kl.:** Venensystem und Kreislaufregulierung. Ergebn. Physiol. **34**, 1145 (1932). — [*30*] **Gottschalk, C. W.:** Osmotic concentration and dilution of the urine. Amer. J. Med. **36**, 670 (1964). — [*31*] **Gertz, K. H., J. A. Mangos, G. Braun,** and **H. D. Pagel:** On the glomerular tubular balance in the rat kidney. Pflügers Arch. ges. Physiol. **285**, 360 (1965). — [*32*] **Gross, F., H. Brunner,** and **M. Ziegler:** Renin-Angiotensin system, aldosterone and sodium balance. Recent Progr. Hormone Res. **21**, 73 (1965).

[*33*] **Haberich, F. J., O. Aziz** u. **P. E. Nowacki:** Über das unterschiedliche Verhalten der Diurese bei intraportalen und intracavalen Infusionen von Wasser und 0,9% NaCl-Lösung an der wachen Ratte. Pflügers Arch. ges. Physiol. **279**, R 30 (1964). — [*34*] **Hays, R. M.,** and **A. Leaf:** The state of water in the isolated toad bladder in the presence and absence of vasopressin. J. gen. Physiol. **45**, 933 (1962).

[*35*] **Jahnecke, J., J. Sökeland, A. F. Schmidt** u. **F. Krück:** Stop-flow-Untersuchungen über die Wirkung von Angiotensin auf die Natriumausscheidung des Menschen. In: F. Krück, Das Renin-Angiotensin-System. Aktuelle Probleme der Nephrologie, S. 60. Berlin-Heidelberg-New York: Springer 1966. — [*36*] **Johnston, C. I.,** and **J. O. Davis:** Evidence from cross circulation studies for a humoral mechanism in the natriuresis of saline loading. Proc. Soc. exp. Biol. (N.Y.) **121**, 1058 (1966). — [*37*] **Johnston, C. I., J. O. Davis, S. S. Howards,** and **F. S. Wright:** Cross-circulation experiments on the mechanism of the natriuresis during saline loading in the dog. Circulat. Res. **20**, 1 (1967).

[*38*] **Kaiser, D.,** u. **O. H. Gauer:** Untersuchungen über den Venentonus am Unterarm bei simulierter Schwerelosigkeit. Pflügers Arch. ges. Physiol. **289**, R. 76 (1966). — [*39*] **Kaufmann, W.,** u. **A. A. Müller:** Z. Kreisl.-Forsch. **47**, 719 (1958). Zit. O. H. Gauer [*26*]. — [*40*] **Koczorek, Kh. R., M. v. Bubnoff** u. **G. Riecker:** Acidose und Aldosteron. Klin. Wschr. **40**, 113 (1962). — [*41*] **Koczorek, Kh. R.:** Pharmakologie der Spirolaktone. In: F. Krück, Kh. R. Koczorek u. G. Betzien, Klinische Anwendung der Aldosteron-Antagonisten, S. 29. Stuttgart: Georg Thieme 1962. — [*42*] **Koefoed-Johnsen, V.,** and **H. H. Ussing:** The contributions of diffusion and flow to the passage of D_2O through living membranes. Acta physiol. scand. **28**, 60 (1953). — [*43*] **Kramer, K.:** Das akute Nierenversagen im Schock. In: Schock. Pathogenese und Therapie, S. 155. Berlin-Göttingen-Heidelberg: Springer 1962. — [*44*] **Krogh, A., E. M. Landis,** and **A. H. Turner:** The movement of fluid through the human capillary wall in relation to venous pressure and to the colloid osmotic pressure of the blood. J. clin. Invest. **11**, 63 (1932). — [*45*] **Krück, F.:** Das Renin-Angiotensin-System. In: Aktuelle Probleme der Nephrologie, S. 55. Berlin-Heidelberg-New York: Springer 1966. — [*46*] **Krück, F.:** Biologischer Nachweis eines humoralen natriuretischen Prinzips im Urin gesunder Menschen. Klin. Wschr. **45**, 30 (1967). — [*47*] **Krück, F.,** u. **M. Torbica:** Untersuchungen über die natriuretische Wirksamkeit verschiedener Urinfraktionen. Verh. dtsch. Ges. inn. Med. **72**, 391 (1966).

[*48*] **Langrehr, D.,** u. **K. Kramer:** Beziehungen der mittleren Pulsfrequenz von Vorhofrezeptoren zum thorakalen Blutvolumen. Pflügers Arch. ges. Physiol. **271**, 797 (1960). — [*49*] **Leaf, A.,** and **A. R. Mamby:** An antidiuretic mechanism not regulated by extracellular fluid tonicity. J. clin. Invest. **31**, 60 (1952). — [*50*] **Ledsome, J. R., R. J. Linden,** and **W. J. O'Connor:** The mechanisms by which distension of the left atrium produces diuresis in anesthized dogs. J. Physiol. (Lond.) **159**, 87 (1961). — [*51*] **Lichardus, B.,** and **J.W. Pearce:** Evidence for a humoral natriuretic factor released by blood volume expansion. Nature (Lond.) **209**, 407 (1966). — [*52*] **Luetscher, J. A.,** and **B. J. Axelrad:** Increased aldosterone output during sodium deprivation in normal man. Proc. Soc. exp. Biol. (N.Y.) **87**, 650

(1954). — [53] **Lydtin, H.:** Über den Einfluß der Dehnung des linken Vorhofs auf die renale Wasser- und Natriumausscheidung des wachen und narkotisierten Hundes. Verh. dtsch. Ges. Kreisl.-Forsch. **30**, 300 (1964). — [54] **Lydtin, H.,** and **W. F. Hamilton:** Effect of acute changes in left atrial pressure on urine flow in unaesthetized dogs. Amer. J. Physiol. **207**, 530 (1964).

[55] **McCance, R. A.:** Experimental sodium chloride deficiency in man. Proc. roy. Soc. B **119**, 245 (1936). — [56] **Mertz, D. P.:** Die extrazelluläre Flüssigkeit. In: Biochemie und Klinik (G. Weitzel u. N. Zöllner). Stuttgart: Georg Thieme 1962. — [57] **Murdaugh, H. V., H. O. Sieker,** and **F. Manfredi:** Effect of altered intrathoracic pressure on renal hemodynamics, electrolyte excretion and water clearance. J. clin. Invest. **38**, 834 (1959).

[58] **Pabst, K.:** Die Ausscheidungsfunktion der Niere nach schneller Infusion kochsalzhaltiger und kochsalzfreier Lösung. Pflügers Arch. ges. Physiol. **273**, 315 (1961). — [59] **Pabst, K.,** u. **O. H. Gauer:** Nierenhämodynamik und Ausscheidungsfunktion der Niere unter definierten Änderungen des Blutvolumens. Pflügers Arch. ges. Physiol. **274**, 213 (1961). — [60] **Pearce, J. W.:** The effect of vagotomy and denervation of the carotid sinus in diuresis following plasma volume expansion. Canad. J. Biochem. **37**, 81 (1959). Zit. [27]. — [61] **Pearce, J. W.,** and **J. P. Henry:** Changes in cardiac afferent nerve-fiber discharges induced by hemorrhage and adrenaline. Amer. J. Physiol. **183**, 650 (1955). — [62] **Pearce, J. W.,** and **H. Sonnenberg:** Canad. J. Physiol. Pharmacol. **43**, 211 (1965). Zit. [51]. — [63] **Petersdorf, R. G.,** and **L. G. Welt:** The effect of an infusion of hyperoncotic albumin on the excretion of water and solutes. J. clin. Invest. **32**, 283 (1953). — [64] **Paintal, A. S.:** A study of right and left atrial receptors. J. Physiol. (Lond.) **120**, 596 (1953).

[65] **Rector, F. C., F. P. Brunner,** and **D. W. Seldin:** Mechanism of glomerulotubular balance. I. Effect of aortic constriction and elevated ureteropelvic pressure on glomerular filtration rate, fractional reabsorption, transit time and tubular size in the rat. J. clin. Invest. **45**, 590 (1966). — [66] **Rector, F. C., J. C. Sellman, M. Martinez-Maldonado,** and **D. W. Seldin:** The mechanism of suppression of proximal tubular reabsorption by saline infusions. J. clin. Invest. **46**, 47 (1967). — [67] **Renkin, E. M.,** u. **J. R. Pappenheimer:** Wasserdurchlässigkeit und Permeabilität der Capillarwände. Ergebn. Physiol. **49**, 59 (1957). — [68] **Relman, A. S.,** and **W. B. Schwartz:** The effect of DOCA on electrolyte balance in normal man and its relation to sodium chloride intake. Yale J. Biol. Med. **24**, 540 (1952). Zit. [15]. — [69] **Reubi, F. C.:** Clearance tests in clinical medicine. Springfield (Ill.): Ch. C. Thomas 1963. — [70] **Riecker, G.:** Über die Beziehung zwischen Druck und Stromstärke der portalen Lebergefäße. Pflügers Arch. ges. Physiol. **262**, 37 (1955). — [70a] **Riecker, G.:** Niere und Volumenregulation des Kreislaufs. Verhandl. dtsch. Ges. Kreisl.-Forsch. Bad Nauheim **32** (1967).

[71] **Schwiegk, H.,** u. **G. Riecker:** Pathophysiologie der Herzinsuffizienz. In: Handbuch der inneren Medizin, Bd. IX/1, S. 1. Berlin-Göttingen-Heidelberg: Springer 1960. — [72] **Sjöstrand, T.:** Volume and distribution of blood and their significance in regulating circulation. Physiol. Rev. **145**, 155 (1953). — [73] **Sjöstrand, T.:** Die pathologische Physiologie der Korrelationen zwischen Herz und Gefäßsystem. Verh. dtsch. Ges. Kreisl.-Forsch. **22**, 141 (1956). — [74] **Smith, H. W.:** From fish to philosopher. Boston: Little, Brown & Co. 1953. — [75] **Strauss, M. B., R. K. Davis, J. D. Rosenbaum,** and **E. C. Rossmeisl:** "Water diuresis" produced during recumbency by the intravenous infusion of isotonic saline solution. J. clin. Invest. **30**, 862 (1951).

[76] **Thompson, D. D.,** and **R. F. Pitts:** Effects of alterations of renal arterial pressure on sodium and water excretion. Amer. J. Physiol. **168**, 490 (1952). — [77] **Thurau, Kl.,** u. **P. Deetjen:** Die Diurese bei arteriellen Drucksteigerungen. Bedeutung der Hämodynamik des Nierenmarkes für die Harnkonzentrierung. Pflügers Arch. ges. Physiol. **274**, 567 (1962).

[78] **Ullrich, K. J., G. Rumrich** u. **G. Fuchs:** Wasserpermeabilität und transtubulärer Wasserfluß corticaler Nephronabschnitte bei verschiedenen Diuresezuständen. Pflügers Arch. ges. Physiol. **280**, 99 (1964).

[79] **Wolff, H. P.:** Aldosteron und Aldosteronismus. Neue Ergebnisse und Erfahrungen. Klin. Wschr. **42**, 711 (1964). — [80] **Wagner, R.:** Probleme und Beispiele biologischer Regelung. Stuttgart: Georg Thieme 1954. — [81] **Welt, L. G.,** and **J. Orloff:** The effects of an increase in plasma volume on the metabolism and excretion of water and electrolytes by normal subjects. J. clin. Invest. **30**, 751 (1951). — [82] **Wesson, L. G., W. P. Anslow,** and **H. W. Smith:** The excretion of strong electrolytes. Bull. N.Y. Acad. Med. **24**, 586 (1948). — [83] **Wiederholt, M., H. Stolte, J. P. Brecht** u. **K. Hierholzer:** Mikropunktionsuntersuchungen über den Einfluß von Aldosteron, Cortison und Dexamethason auf die renale Natriumresorption adrenalektomierter Ratten. Pflügers Arch. ges. Physiol. **292**, 316 (1966).

[84] **Zuidema, G. D., N. P. Clarke, J. L. Reeves, O. H. Gauer,** and **J. P. Henry:** Influence of moderate changes in blood volume on urine flow. Amer. J. Physiol. **186**, 89 (1956). Zit. [27].

II. Störungen des Wasserhaushaltes bei Nierenkrankheiten

Volumen, Umsatz und Verteilung des Körperwassers

1. Physiologie

a) Normalwerte (einschließlich Gewebsanalysen)

Die bei gesunden Versuchspersonen ermittelten **Gesamtwasserwerte** liegen zwischen 42,6 und 61,8% des Körpergewichts, wobei die mit der Verdünnungsmethodik gewonnenen Werte etwas niedriger liegen als die mittels Austrocknung menschlicher Leichen durchgeführten Bestimmungen, die Werte zwischen 53,8 und 65,7% des Körpergewichts ergaben (Volkman 1881, Widdowson, McCance und Spray 1951). — Nach Edelman und Leibman (1959) beträgt das physiologische Wasservolumen zwischen 515 und 606 ml/kg bei männlichen Erwachsenen und zwischen 455 und 573 ml/kg bei weiblichen Personen (Tabelle 1). Dabei wurden

Tabelle 1. *Verteilung des Körperwassers im Organismus gesunder junger Erwachsener (Durchschnittswerte)*[1]

Verteilungsraum	Körperwasser ml/kg	% des Körpergewichts	% des Körperwassers
Gesamtes Körperwasser	600	60,0	100,0
intracellulär	330	33,0	55,0
extracellulär	270	27,0	45,0
intravasculär (Plasmavolumen)	45	4,5	7,5
interstitiell, Lymphe[2]	120	12,0	20,0
Bindegewebe, Knorpel[3]	45	4,5	7,5
Knochen[3]	45	4,5	7,5
transcellulär[4]	15	1,5	2,5

[1] Modifiziert nach Edelman u. Leibman (1959).
[2] Incl. rascher Verteilungsraum dichterer Bindegewebsabschnitte (25%).
[3] Etwa 75% des Bindegewebes und des Knochengewebes werden von Indicatorsubstanzen (z. B. Saccharose) nicht erfaßt.
[4] Durch aktiven Stofftransport der Körperzellen determiniert.

bei jüngeren Individuen höhere Wasserwerte ermittelt als bei älteren Personen. Bei Kindern bis zum 10. Lebensjahr betragen die Werte zwischen 617 und 757 ml/kg Körpergewicht.

Die relativ große Streuung des gewichtsbezogenen Körperwassers erklärt sich aus dem wechselnden Depot-Fettgehalt des Organismus. Fettgewebe enthält nämlich nur etwa 30% Wasser, es gehört zu den wasserarmen Geweben (Keys, Anderson u. Brozek 1955). Aus Analysen verschiedener Warmblütergewebe weiß man, daß die fettfreie Körpermasse, also das Magergewicht, einen ziemlich konstanten Wassergehalt von 73,2 (70—76) % besitzt (Rathbun und Pace 1945), was die Beobachtungen von Behnke, Fenn und Welham (1942) erklärt, daß mit zunehmendem Fettgehalt des Organismus der Wassergehalt pro Kilogramm Körpergewicht abnimmt. Rechnet man mit einem konstanten spezifischen Gewicht der Magermasse (lean body mass), das Behnke, Fenn und Welham (1942) mit 1,099 angeben, dann läßt sich aus diesem Erfahrungswert und dem tatsächlichen spezifischen Gewicht einer Versuchsperson deren prozentualer Fett- als auch Wassergehalt im Organismus errechnen (Osserman, Pitts, Welham und Behnke 1950). Zur Altersabhängigkeit des auf das Magergewicht bezogenen Körperwassers und betreffs Geschlechtsdifferenzen s. bei Mertz (1962).

Die Messung des gesamten Körperwassers wird gewöhnlich nach der Verdünnungsmethode vorgenommen. Als Testsubstanzen dienen Deuteriumoxyd (schweres Wasser) (Hevesy und

HOFER 1934), Tritiumoxyd („radioaktives Wasser") (PINSON 1952) oder Antipyrin (SOBERMAN, BRODIE, LEVY, AXELROD, HOLLANDER und STEELE 1949). Weiteres Schrifttum siehe bei LEPPLA 1964, ELKINTON und DANOWSKI 1955.

Der extracelluläre Flüssigkeitsraum und seine Teilvolumina werden gleichfalls nach dem Verdünnungsprinzip, und zwar mit verschiedenartigen Indicatorsubstanzen (Chlorid, Thiosulfat, Inulin, Jodalbumin, markierte Erythrocyten; Schrifttum bei ELKINTON und DANOWSKI 1955, SCHWIEGK und RIECKER 1960, MERTZ 1962) mit hinreichender Genauigkeit erfaßt. Je nach dem Verteilungsraum der betreffenden Indicatorsubstanz unterscheidet man vier Flüssigkeitsphasen des Extracellulärraumes:

1. das Plasmawasser,
2. die leicht diffusible interstitielle Flüssigkeit einschließlich der Lymphe,
3. die schwer diffusible interstitielle Flüssigkeit im dichten Bindegewebe von Haut, Muskel, Knochen und Knorpel, und
4. die transcellulären Flüssigkeitsanteile (Liquor cerebrospinalis, Galle, Urin in den ableitenden Harnwegen, der Wassergehalt des Magendarmtraktes und in den exogenen Drüsen, in den Gelenken und Augenkammern) (EDELMAN und LEIBMAN 1959, MERTZ 1962). Methodenkritik s. bei MANERY (1954).

Das extracelluläre Flüssigkeitsvolumen wird auf 45% des gesamten Körperwassers, auf 27% des gesamten Körpergewichtes und auf 270 ml/kg Körpergewicht geschätzt. Durchschnittswerte der extracellulären Teilvolumina sind in der Tabelle 1 nach Daten von EDELMAN und LEIBMAN (1959) aufgeführt. Zur Plasmavolumenbestimmung siehe bei SCHWIEGK und RIECKER (1960). Weiteres Schrifttum bei ELKINTON und DANOWSKI (1955), sowie bei MERTZ (1962).

Aus der Differenz von Gesamtkörperwasser und extracellulärem Flüssigkeitsvolumen errechnet sich der **Wassergehalt des Intracellularraumes.** Das intracellulär gelegene Flüssigkeitsvolumen beträgt rund 55% des gesamten Körperwassers oder etwa 33% des Körpergewichts bzw. 330 ml/kg Körpergewicht (Tabelle 1). Im Vergleich dazu liegen die Werte früherer Untersuchungen meist etwas höher, was sich methodologisch daraus erklärt, daß bei früheren Bestimmungen die schwer diffusible Phase der interstitiellen Flüssigkeit und die transcellulären Flüssigkeitsanteile unberücksichtigt blieben (ROBINSON 1953).

Der **Wassergehalt von Körpergeweben** wird gewöhnlich durch Trocknung ermittelt, der Wert setzt sich wiederum aus einem extracellulären und einem intracellulären Flüssigkeitsanteil zusammen. Die überwiegende Mehrzahl der experimentellen Untersuchungen wurde an Albinoratten durchgeführt. Der Wassergehalt der Skeletmuskulatur wird variabel mit 73,4 Gewichtsprozent (davon 9,4% extracellulärer Flüssigkeitsanteil) (DULCE und GÜNTHER 1960), mit 75,0 Gewichtsprozent (davon 7,5% extracelluläres und 92,6% intracelluläres Wasser) (DOSEKUN und MENDEL 1958), und mit 75,6 Gewichtsprozent (LEVITT, TURNER, SWEET und PANDIRI 1956) bzw. mit 293,5 ml/100 g Trockengewicht (davon 14,8% extracelluläres Wasser und 85,2% intracelluläres Wasser) (CORT 1962) angegeben. — Von ähnlicher Größe sind die Gewebswassergehalte der menschlichen Skeletmuskulatur. Untersuchungen von MUDGE und VISLOCKY (1949) ergaben Werte zwischen 76,4 und 80,2 Gewichtsprozent bei einem relativ hohen extracellulären Wasseranteil von 31,5%, MULDOWNEY und WILLIAMS (1964) geben als Normalwert 339 ml/100 g fettfreies Trockengewicht an. An menschlichen roten Blutzellen beträgt der Wassergehalt normalerweise 65,4 Gewichtsprozent (RIECKER 1963).

Weitere Analysenwerte siehe bei MANERY (1954), WEISBERG (1950), BEST und TAYLOR (1950), EVERETT (1946), FORBES, DEISHER, PERLEY und HARTMANN (1950), HASTINGS und EICHELBERGER (1937), HOUSSAY, LEWIS, ORIAS, BRAUN-MENENDEZ, HUG, FOGLIA und LELOIR (1951), MITCHELL (1956), SHOHL (1939), LOSERT, SENFT und SENFT (1964). — Zur Dynamik der Wasserverteilung zwischen Blutbahn und interstitiellem Gewebe siehe unten, zur Regulation des Zellwassergehaltes s. S. 782.

Täglicher Wasserumsatz, Harnvolumen und osmolare Clearance. Der Wasserbestand des Organismus hängt einmal von der äußeren Wasserbilanz (= Zufuhr minus Ausscheidung) und von der endogenen Wasserbildung (Oxydationswasser) ab. Unter normalen Umständen ist die äußere Wasserbilanz ausgeglichen, wobei die tägliche Wasserzufuhr einschließlich der Wasserzufuhr durch feste Speisen im allgemeinen zwischen 1700 und 2200 ml liegt. Der überwiegende Teil der aufgenommenen Flüssigkeitsmenge wird im Dünn- und Dickdarm resorbiert (VISSCHER, VARCO, CARR, DEAN und ERICKSON 1944).

Bei der Stoffoxydation entstehen etwa 10—15 ml Wasser pro 100 Calorien (DARROW und PRATT 1950), und zwar bei der Proteinoxydation 850 ml/kg und bei der Fettoxydation 1050 ml/kg (GRUBER und ALLGÖWER 1965), daraus errechnet sich eine tägliche endogene Wasserbildung zwischen 200 und 300 ml.

Die mit dem Speichel, Magensaft, mit der Galle, dem Pankreas- und Dünndarmsaft sezernierte Flüssigkeitsmenge wird auf etwa 8200 ml/24 Std geschätzt und schwankt in weiten Grenzen (3000—11500 ml/24 Std) (WEISBERG 1950). Der größte Teil dieser Sekretion wird gleichfalls im Dünn- und Dickdarm rückresorbiert.

Die tägliche Wasserausscheidung liegt normalerweise zwischen 1500—3000 ml, wobei auf den Urin 600—1600 ml, auf die Wasserausscheidung durch Haut und Lungen etwa 850—1200 ml und auf das Stuhlwasser rund 50—200 ml entfallen. Bei diesen Angaben handelt es sich um grobe Durchschnittswerte größerer Untersuchungsreihen, wobei die Meßwerte des Einzelfalles von der Körpertemperatur, von der körperlichen Aktivität, der Außentemperatur, des Feuchtigkeitsgehaltes der Luft etc. erheblich beeinflußt werden können. Methodisch am schwersten abzuschätzen ist der Wasserverlust durch die Perspiratio insensibilis, die in die Regulation der Körpertemperatur eingeschaltet ist. Sie beträgt beim gesunden Erwachsenen zwischen 850—1200 ml, ihr Minimalwert wird mit 0,5—0,6 ml/kg/Std angegeben (GAMBLE 1951). Erfahrungsgemäß steigt der Wasserbedarf des menschlichen Organismus um 300—500 ml je 1° C Temperaturerhöhung an (GRUBER und ALLGÖWER 1965). Die durch den Schweiß ausgeschiedene Wassermenge soll weder durch die äußere Wasserbilanz noch durch körperliche Aktivität nennenswert beeinflußt werden (ADOLPH 1947).

Setzt man den normalen Wasserumsatz des erwachsenen Menschen in Beziehung zum Wasserbestand des Organismus (Normalwerte s. S. 776), dann errechnet sich beim Erwachsenen ein täglicher Wasseraustausch von 5%, beim Säugling wird der Wasserumsatz auf das Dreifache dieses Wertes geschätzt.

Normalerweise beträgt die osmolare Clearance (UV/P_{osm}) rund 3 ml/min, was einer Ausscheidung von nicht ganz einem Milliosmol pro Minute gleichkommt. Sind Urinvolumen und osmolare Clearance von gleicher Größe, dann ist der Urin isotonisch ($UV/P = V$; $U = P$). Bei maximaler Antidiurese gesunder Versuchspersonen beträgt der maximale osmolare U/P-Quotient etwa 4,0, er liegt bei den meisten Laboratoriumstieren zwischen 8 und 10 und bei bestimmten Wüstentieren sogar noch über diesem Wert (WIRZ 1961).

Da die Nieren pro Zeiteinheit eine bestimmte Menge an Festsubstanzen zur Ausscheidung bringen müssen, wird die tägliche Urinmenge vom Glomerulusfiltrat einerseits und vom maximalen Konzentrationsvermögen der Niere andererseits determiniert.

Entzieht man einer gesunden Versuchsperson die äußere Wasserzufuhr, dann nimmt die tägliche Urinmenge auf etwa 500 cm^3 ab, das spezifische Gewicht steigt auf Werte von etwa 1032 an, was einem Verhältnis von 14 ml Urinwasser pro ausgeschiedener Festsubstanz, und in 500 ml Urin einer Ausscheidung von 35 g Festsubstanzen gleichkommt (LASHMET und NEWBURGH 1932). Ein weiteres Durstexperiment wurde von den genannten Autoren an vier Patienten mit chronischer Nephritis und eingeschränktem renalen Konzentrationsvermögen durchgeführt. Trotz einer negativen äußeren Wasserbilanz schieden diese Personen immer noch 1800 ml Urin und 33 g Festsubstanzen oder 41 ml Urin pro Gramm Festsubstanz aus. Dabei betrug das spezifische Gewicht des Urins zwischen 1010 und 1015. Infolge dieser Zwangspolyurie gingen bei den Nierenkranken 2150 ml Körperwasser verloren, bei den nierengesunden Personen betrug der Wasserverlust nur 960 cm^3.

Aus der Abb. 10 ist gleichfalls zu erkennen, daß eine empirische Beziehung zwischen dem maximalen spezifischen Gewicht und der täglichen Harnmenge besteht, wenn eine bestimmte Menge an Festsubstanzen zur Ausscheidung gebracht

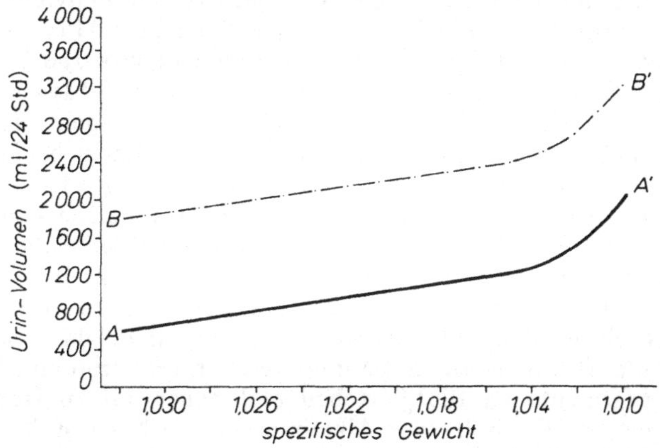

Abb. 10. Empirische Beziehung des maximalen spezifischen Gewichts des Urins und des täglichen Urinvolumens bei Ausscheidung einer bestimmten Menge an Festsubstanzen (*A'*). Addiert man zu der ermittelten Urinausscheidung den durchschnittlichen extrarenalen Wasserverlust, dann ergibt sich daraus der tägliche Wasserbedarf (*B'*) (aus LEAF und NEWBURGH 1955)

werden soll (Kurve A). Addiert man zu der ermittelten Urinausscheidung die durchschnittlichen extrarenalen Wasserverluste (Perspiratio insensibilis, Stuhlwasser), so läßt sich aus der Kenntnis des maximalen spezifischen Gewichts näherungsweise die im Einzelfall notwendige tägliche Wasserzufuhr ermitteln (Kurve B) (LEAF und NEWBURGH 1955).

Dabei muß noch berücksichtigt werden, daß zwischen dem spezifischen Gewicht des Urins und der Urinosmolarität keine strengen quantitativen Beziehungen bestehen. Beispielsweise hat eine NaCl-Lösung ein niedrigeres spezifisches Gewicht als eine osmotisch gleichwertige, also ungefähr die gleiche Teilchenzahl enthaltende Harnstofflösung (JEANNERET, ROSENMUND und ESSELLIER 1954). Auf Diskrepanzen zwischen spezifischem Uringewicht und Urinosmolarität haben schon ADDIS und FORSTER (1922), später PRICE, MILLER und HAYMAN (1940) und neuerdings GALAMBES, HERNDEN und REYNOLDS (1964) hingewiesen. Von praktischem Interesse sind Angaben von GRUBER und ALLGÖWER (1965), wonach der Wert des spezifischen Gewichtes durch eine Proteinkonzentration von 3,9 g/l oder durch eine Glucosekonzentration von 2,7 g/l um eine ganze Einheit erhöht wird. Nach Infusion von Rheomakrodex beispielsweise kann das spezifische Gewicht bis 1,045 ansteigen. Man sollte sich also in Zweifelsfällen eher nach der Urinosmolarität richten, die sich am Fiske-Osmometer leicht und zuverlässig bestimmen läßt. Weitere Daten siehe Beitrag BUCHBORN.

Bei gemischter Kost ist für praktische Belange bei einem spezifischen Gewicht von 1006 mit einer Urinosmolarität von etwa 200 mosm/l, bei einem spezifischen Gewicht von 1012 mit einer Urinosmolarität von 400 mosm/l, bei einem spezifischen Gewicht von 1024 mit einer Urinosmolarität von 800 mosm/l und bei einem spezifischen Gewicht von 1036 mit einer

Urinosmolarität von rund 1200 mosm/l zu rechnen (Darrow und Pratt 1950). Die maximal erreichbare Konzentrationsfähigkeit der menschlichen Niere beträgt demnach etwa 1400 mosm/l (Pitts und Sartorius 1950).

Bei eiweißreicher Kost ist die Gesamtmenge der harnpflichtigen Substanzen größer als bei kohlenhydratreicher Kost; außerdem wird bei hochcalorischer Kost der Abbau von körpereigenem Eiweiß vermindert und auf diesem Wege die Menge harnpflichtiger Stoffe weiter reduziert. Aus diesen Gründen ist bei Patienten mit Niereninsuffizienz und eingeschränkter Konzentrationsfähigkeit eine hochcalorische, kohlenhydratreiche und eiweiß-beschränkte Kostform geboten (Merrill 1962).

b) Diffusion und Filtration von Wasser durch Capillarwände

Der Blutkreislauf enthält nur wenige Prozentanteile des gesamten Körperwassers, er ist aber die Flüssigkeitsphase mit der größten Konvektion. Das minütliche Umlaufvolumen des Kreislaufs, das mit dem Herzminutenvolumen identisch ist, beträgt zwischen 4—6 l/min bzw. zwischen 2,8 und 4,0 l/min/m^2 (Rossier, Bühlmann und Wiesinger 1956, Schwiegk und Riecker 1960). Die gesamte Umlaufszeit des Kreislaufs dauert durchschnittlich 18 (12—24) sec (Cournand, Lequime und Regniers 1952). Entsprechend ihren Transportaufgaben ist die Blutstrombahn zwischen die stoffresorbierenden und stoffausscheidenden Organsysteme und die energieverbrauchende Organperipherie geschaltet, wobei das Stromvolumen der einzelnen Organkreisläufe durch das zentral als auch geweblich regulierte Vasomotorenspiel bestimmt wird (Wade und Bishop 1962).

Für den Stoffaustausch zwischen Blutbahn und interstitieller Flüssigkeit ist von entscheidender Bedeutung, in welcher Transportform ein Substrat im Blutplasma vorliegt. So werden Gallenfarbstoffe, freies Hämoglobin, Eisen, Kupfer, Lipide, Farbstoffe, Hormone an die Serumeiweißkörper, Serotonin, Noradrenalin und Gerinnungsfermente an Blutplättchen und Sauerstoff an Hämoglobin gebunden transportiert. Die Salze der Alkalimetalle wie NaCl, KCl oder $NaHCO_3$ befinden sich fast vollständig in freier Lösung. Für sie gelten die physikalischen Gesetze der freien Diffusion und Filtration beim Durchgang durch die Capillarmembranen des Organismus. Deswegen sind die an dieser Grenzschicht herrschenden hydrostatischen Drucke im Zusammenwirken mit den mechanischen Durchtrittseigenschaften der Capillarwände die entscheidenden Determinanten des Flüssigkeits- und Elektrolytaustausches in der Kreislaufperipherie.

Auf die Hämodynamik der capillären Endstrombahn soll hier nur kurz eingegangen werden. Sie wurde ausführlich von Landis (1931), von Schwiegk und Riecker (1960) und von Gauer (1960) dargestellt. Am arteriolären Ende der Capillare werden Drucke zwischen 20—48 mm Hg (durchschnittlich 30 mm Hg), am Scheitel der Capillarschleife zwischen 15—32 mm Hg (im Mittel 20 mm Hg) und am venösen Ende 6—18 mm Hg (durchschnittlich 12 mm Hg) gemessen. Da der präcapillare Widerstand ungleich größer ist als der postcapillare Widerstand, wirken sich venöse Druckänderungen stärker auf den mittleren Capillardruck aus als arterielle Druckänderungen (Krogh, Landis und Turner 1932), was bei allgemeiner Steigerung des Venendrucks zu einer gesteigerten Flüssigkeitsfiltration und damit zum Gewebsödem führt.

Nach den fundamentalen Beobachtungen von Starling (1896) wirkt dem intravasalen Druck die Summe aus kolloidosmotischem Druck des Blutes und Gewebsdruck (etwa 25 mm Hg) entgegen. Vom hydrostatischen Flüssigkeitsgleichgewicht sprechen wir dann, wenn die hydrostatischen Drucke auf beiden Seiten der Capillarmembran gleich groß sind und damit die Flüssigkeitsbewegung durch die Capillarwand sistiert. Unter physiologischen Umständen ist die aus der Blutbahn filtrierte

Flüssigkeitsmenge ebenso groß wie die Summe der am Capillarende rückresorbierten plus der durch die Lymphbahn abtransportierten Flüssigkeitsmenge, so daß der mittlere Gewebswassergehalt konstant bleibt. Sowohl die experimentellen Beobachtungen von LANDIS (1927) an den Capillaren des Froschmesenteriums und von PAPPENHEIMER und SOTO-RIVERA (1948) an den Capillaren des Säugetierskeletmuskels haben die Starlingsche Hypothese bestätigt, wonach die Geschwindigkeit der Flüssigkeitsbewegung durch die Capillarwände der Differenz des mittleren capillarhydrostatischen Druckes und plasmakolloidosmotischen Druckes proportional ist. Auch die klinischen Erfahrungen hinsichtlich der Ödembildung decken sich, was die lokale Flüssigkeitsfiltration anbelangt, weitgehend mit diesen Vorstellungen.

Im vergangenen Jahrzehnt haben sich die Kenntnisse über den Stoffdurchgang durch die Capillarwand durch elektronenoptische Untersuchungen und durch quantitative Messungen des Stoffdurchgangs beträchtlich erweitert. So wird der Transport von kleinen Molekülen bis zu einem Molekülgewicht von etwa 30000 durch Diffusion, Ultrafiltration und Osmose bewerkstelligt. Dabei ist der Austausch von Wasser und Elektrolyten und anderen kleinen lipoidunlöslichen Molekülen auf Wasserkanäle beschränkt, die intercellular durch die Capillarwand führen (PAPPENHEIMER 1953, RENKIN und PAPPENHEIMER 1957). Die Größe der Öffnungen wird von den genannten Autoren mit etwa 62 Å angegeben, sie besetzen rund 0,1% der gesamten Capillaroberfläche. Die Verteilungsdichte beträgt ein- bis zweimal 10^9 Poren je cm^2 Capillarwand, allerdings bestehen in den einzelnen Stromgebieten beträchtliche Unterschiede; so beträgt die Verteilungsdichte in den Glomeruluscapillaren der Niere das Hundertfache des Wertes an Muskelcapillaren.

Besteht nun auf beiden Seiten der Capillarwand eine hydrostatische Druckdifferenz, so erfolgt durch die Porenkanälchen hindurch eine hydrodynamische Strömung von Wasser und gelösten Elektrolyten im Sinne einer Ultrafiltration. Auf ähnliche Weise wirkt sich eine osmotische Druckdifferenz aus. Demzufolge addieren sich an den Capillarwänden hydrostatische und osmotische Kräfte algebraisch (RENKIN 1963). Die Porenstruktur der Capillarmembran wirkt bei diesem Flüssigkeitsdurchgang wie ein Molekularsieb, das den Durchtritt von Plasmaalbumin und Hämoglobin behindert oder zumindest extrem verlangsamt (PAPPENHEIMER 1953). Aber auch für kleinere Moleküle hängt die Durchtrittsgeschwindigkeit von ihrer Molekülgröße ab. Sowohl für künstliche als auch für natürliche Membranen gilt daher die Regel, daß die Filtratkonzentration eine komplizierte Funktion von Molekülgröße und Filtrationsgeschwindigkeit ist (RENKIN 1963, GARBY 1951). Die Flüssigkeitsbewegung durch die Capillarmembran erfolgt relativ langsam und beträgt weniger als 2% der Plasmaströmung in den peripheren Geweben (RENKIN und PAPPENHEIMER 1957).

Viel schneller erfolgt der Austausch kleiner Moleküle durch Diffusion. Bei gleicher Konzentration auf beiden Seiten der Capillarwand ist der Stoffdurchgang in beiden Richtungen gleich groß. Besteht dagegen ein Konzentrationsgradient, dann kommt es zur Nettodiffusion von gelösten Substanzen zwischen Blut und Gewebe. Infolge der kurzen Weglänge zwischen beiden Seiten der Capillarmembranen (weniger als 1 μ) gehen die transcapillären Diffusionsvorgänge so rasch vor sich, daß die Blutversorgung normalerweise einen limitierenden Faktor für die maximale Nettotransportrate darstellt (RENKIN und PAPPENHEIMER 1957). Nach Untersuchungen von CHINARD, VOSBURGH und ENNS (1955) mit Wasserisotopen werden mehr als 90% des Blutwassers in einem Durchgang durch Diffusion abgetauscht. Mit zunehmendem Molekülradius nimmt die Permeabilität der Capillarwand ab, man spricht deshalb von beschränkter Diffusion; sie ist für

Moleküle von der Größe des Hämoglobins und des Serumalbumins für einen einzelnen Durchgang unmeßbar klein (RENKIN 1963).

Für den nachweisbaren Durchgang dieser großen Moleküle ist entweder eine kleine Anzahl von sehr großen Poren in der Capillarwand in Rechnung zu stellen oder es muß ein aktiver Transport durch die Endothelzellmembran angenommen werden. Die von FAWCETT (1959) durchgeführten elektronenoptischen Untersuchungen ließen keine Löcher der geforderten Größe erkennen. Auch die von RHODIN (1962) beschriebenen Fenestrationen in den Wänden der Glomeruluscapillaren und Tubulusnetzcapillaren der Niere sind durch die Basalmembran versperrt. Zu ähnlichen Ergebnissen gelangten BENNETT, LUFT und HAMPTON (1959). Allerdings muß man berücksichtigen, daß die von PAPPENHEIMER (1953) geforderten Membranporen schon wegen ihrer Größe, aber auch wegen ihrer geringen Verteilungsdichte schwer zu fassen sind.

Als einen weiteren transmembranen Transportmechanismus erörtert PALADE (1953) das System von submikroskopischen Bläschen oder vesiculären Öffnungen im endoplasmatischen Reticulum. Aus quantitativen Überlegungen ist es aber unwahrscheinlich, daß der gesamte transcapilläre Wasserdurchgang durch solche Bläschen erfolgen kann, jedoch könnte man den Durchgang großer Moleküle (z.B. von Plamaeiweißkörpern) diesem Mechanismus möglicherweise zuschreiben. Zwar beträgt der Durchtritt von Plasmaalbumin mengenmäßig weniger als $^1/_{1000}$ von demjenigen des Wassers, doch beweist die tägliche Lymphmenge von 1 bis 2 Liter mit einer Eiweißkonzentration zwischen 1,4 und 5,3 g-% (MANERY 1954, COURTICE 1961) die beträchtliche Durchtrittsrate auch großer Moleküle durch die Capillarwände. GROTTE (1956) untersuchte das Konzentrationsverhältnis von Dextranfraktionen mit abgestuften Molekulargrößen zwischen Plasma und Lymphe. Für Moleküle mit größerem Molekulargewicht als 22000 wichen die experimentellen Resultate stark von der einfachen Porentheorie ab, was wiederum auf einen andersgearteten Transportmechanismus hinweist.

Capillarschädigende Einflüsse wie Anoxie, Kreislaufstase, Toxine, Schwermetalle etc. erhöhen die Capillarpermeabilität für Eiweißmoleküle; die interstitielle Flüssigkeit enthält dann unphysiologisch hohe Eiweißkonzentrationen. Der effektive kolloidosmotische Druck in den Capillaren sinkt daraufhin ab und führt zu einer gesteigerten Flüssigkeitsfiltration und schließlich zum Ödem (HENRY, GOODMAN und MEEHAN 1947, POCHIN 1942). Weiteres Schrifttum zum Lymphgefäßsystem und zur capillaren Mechanik siehe bei RUSZNYAK, FÖLDI und SZABO (1957), SCHWIEGK und RIECKER (1960).

c) Die Regulation des Zellwassergehaltes

Der weitaus größte Teil des Zellwassers steht den wasserlöslichen Zellsubstraten uneingeschränkt als Lösungsmittel zur Verfügung (sog. lösender Raum = solvent water). Bekanntlich sind hydrophile Kolloide, z.B. Stärke oder Eiweiß, von einem Wassermantel (Hydratationswasser) umgeben, der teilweise als „nicht-lösend" zu gelten hat (sog. nicht-lösender Raum = bound water). Beispielsweise bindet 1,0 g Globulin auf diese Weise 1,3 g Wasser. Wasserlösliche Stoffe dringen aber nur bis zu einem gewissen Grade in das Hydratationswasser ein. Daher besitzt der nicht-lösende Raum einen kleineren Volumenwert als das Hydratationswasser (NETTER 1959).

Tatsächlich ist ein gewisser Anteil des Zellwassers an Kolloide gebunden, jedoch in einer biologisch unbedeutenden Größenordnung. Auf Grund von Dampfdruckbestimmungen nimmt HILL (1930) einen nicht-lösenden Raum von weniger als 5,0% des gesamten Zellwassers an. Neuere Messungen von HUTCHINSON (1952) mit Hilfe der Verteilung von C^{14}-n-Butylalkohol und H_2O^{18} lassen sogar den Schluß zu, daß fast das gesamte Zellwasser als Lösungsmittel zur Verfügung steht. Weiteres Schrifttum siehe bei GIRAUD, LATOUR und LEVY (1950), WILLIAMS, FORDHAM, HOLLANDER und WELT (1959). Ganz im Gegensatz dazu können Pflanzenzellen bis über die Hälfte ihres Wasserbestandes nicht-lösend binden (KRAMER 1955).

Bei der physikalisch-chemischen Betrachtung des Zellwassergehaltes ist außerdem in Rechnung zu stellen, daß auch der sog. lösende Raum keine physikalisch-chemisch homogene Flüssigkeit darstellt. Dieser ist seinerseits wieder die Summe der Wasserinhalte der von Membranen umschlossenen intracellulären Strukturen, zu denen die Mitochondrien, die Lysosomen, sowie eine Anzahl von kleinen Strukturen, die als Granula und Vesikel bezeichnet werden, gehören (BRACHET 1961).

Normalwerte. Die Skeletmuskulatur hat mit 40—50% des Körpergewichts den größten Anteil an der Körperzellmasse. Der Zellwassergehalt von Skeletmuskelzellen wurde von HASTINGS und EICHELBERGER (1937) mit 593 g/kg fettfreies Feuchtgewicht und von DARROW, HARRISON und TAFFEL (1939) mit 605 g/kg fettfreies Feuchtgewicht am Hund, und von FENN, COBB, MANERY und BLOOR (1938) mit 648 g/kg Skeletmuskel bei der Katze ermittelt. Der Zellwassergehalt menschlicher Skeletmuskeln beträgt nach Daten von TALSO, SPAFFORD und BLAW (1953) 611 g/kg fettfreies Feuchtgewicht und an der Herzmuskulatur des Hundes 659 g/kg fettfreies Gewebe (LOWRY, GILLIGAN und HASTINGS 1942).

Im Vergleich dazu liegen der Zellwassergehalt von Lebergewebe mit 455 g/kg Feuchtgewicht (Kaninchen) (MANERY und BALE 1941) und von Gehirngewebe mit 457 g/kg Feuchtgewicht (Hund) (EICHELBERGER und RICHTER 1944) wesentlich niedriger.

Der normale Wassergehalt von roten Blutzellen des Menschen beträgt unter Berücksichtigung des methodisch bedingten Plasmafehlers 651 g/kg Feuchtgewicht (RIECKER und v. BUBNOFF 1959). Im Verlaufe des normalen respiratorischen Cyclus verändert sich der Zellwassergehalt der Erythrocyten um +4,0 g pro Kilogramm Feuchtgewicht (VAN SLYKE, WU und MCLEAN 1923); im venösen Blut ist der Zellwassergehalt also etwas höher als im arteriellen Blut. Ferner ist der Zellwassergehalt von Blutzellen eine Funktion ihres Alters: junge Zellen, z.B. Reticulocyten, sind wasserreicher (671 g/kg) im Vergleich zu gealterten Zellen (623 g/kg) (BERNSTEIN 1959). Weitere Daten siehe bei MANERY (1954) und bei FLEAR, CRAMPTON und MATTHEWS (1961). Zum Anteil des Zellwassergehaltes am gesamten Gewebswassergehalt s. S. 777.

Zellosmolarität und Wassergehalt. Schon unter physiologischen Bedingungen kommt es ständig zu Schwankungen der osmotischen Konzentration in der Extracellulärflüssigkeit und im Zellwasser. Jede dieser Schwankungen bedeutet eine Störung des osmotischen Gleichgewichts an den Zellmembranen, die aber sofort ihrem Ausgleich zustrebt. Auf welche Weise eine vorübergehend wirksame osmotische Konzentrationsdifferenz ausgeglichen wird, hängt von den Permeabilitätseigenschaften der Zellmembranen ab.

Hinsichtlich der Durchgängigkeit von Wasser und Teilchen unterscheiden wir folgende Membrantypen:

1. Eine Membran ist allein für Wassermoleküle, jedoch nicht für wassergelöste Teilchen durchgängig. Diese Membraneigenschaft wird als *Semipermeabilität* bezeichnet. Hier allein sind die Änderungen des Zellwassergehaltes ein quantitativer Ausdruck der Störgröße, d.h. der osmotischen Konzentrationsdifferenz zwischen intra- und extracellulärer Flüssigkeit. Nur unter diesen Bedingungen gehorcht das System den Gesetzmäßigkeiten eines idealen Osmometers.

2. Eine Membran ist für Wassermoleküle und für bestimmte, elektrisch geladene wassergelöste Teilchen durchgängig. Es handelt sich dann um eine *ionenselektive Membran.* Meistens ist dabei die Diffusion von Eiweißmolekülen am stärksten behindert, kleine Ionen, z.B. Kalium- oder Wasserstoffionen, können ungehindert passieren. Mit diesen Eigenschaften ist die Mehrzahl der Körperzellen ausgestattet.

3. Eine Membran ist für Wassermoleküle und für alle gelösten Teilchen (Kristalloide) frei durchgängig, jedoch fast proteinundurchlässig. Dies ist der Typus der *Capillarmembran* als Grenzfläche zwischen Blut und interstitieller Flüssigkeit (Einzelheiten s. S. 780).

Lange Zeit hat man den Zellmembranen des Organismus die Eigenschaft einer semipermeablen Membran zugesprochen. Dies ist in Wirklichkeit nur bedingt der Fall. Die Zellmembranen des Organismus sind nämlich ionenselektive Membranen im oben besprochenen Sinne, wobei ein Teil der behinderten Ionendurchgängigkeit durch Dimension und Ladung der Membranporen, ein anderer Teil durch aktiven Teilchentransport hervorgerufen wird. Zum Teilchentransport s. S. 785 und 865.

Der Wasserdurchgang durch die Zellmembranen erfolgt durch Membranporen, deren Radien in der Größenordnung von 4—5 Å liegen. Dabei ist die Wasserüberführung durch hydrodynamische Strömung um ein Vielfaches größer als durch Diffusion. Physiko-chemische Daten zur Wasserpermeabilität von Zellmembranen siehe bei PASSOW (1963) und bei WARTIOVAARA und COLLANDER (1960).

Die Annahme, daß Zellmembranen semipermeabel sind, geht auf Versuche von GRYNES (1896) und von HEDIN (1897) zurück, die feststellten, daß das Zellvolumen von roten Blutzellen in hypertonischen Salzlösungen abnimmt und in hypotonischen Lösungen zunimmt. EGE (1922) hat dann die Auffassung vertreten, daß nicht das Zellvolumen, sondern das Zellwasservolumen dem van't Hoff-Boyle-Mariottschen Gesetz

$$p_0 \cdot v_0 = p_1 \cdot v_1$$

folgt. Aus diesen Untersuchungen wurde der Schluß gezogen, daß die rote Blutzelle wie ein ideales Osmometer funktioniere. Eine ähnliche gesetzmäßige Abhängigkeit des Zellwassergehaltes von der molaren Konzentration der Extracellulärflüssigkeit fand OPIE (1954/55) sowie OPIE und ROTHBARD (1953) in Übereinstimmung mit viel älteren Untersuchungen von FILENE und BIBERFELD (1902), sowie von OVERTON (1902) an Gewebsschnitten von Leber, Niere und Pankreas in vitro. Auch diese Autoren haben auf das Vorhandensein einer semipermeablen Zellmembran geschlossen und aus ihren osmometerähnlichen Kurven fälschlicherweise eine gegenüber der Extracellulärflüssigkeit höhere Zellosmolarität berechnet (s. unten).

Schon EGE (1922) fiel aber auf, daß die zu beobachtenden Volumenänderungen kleiner sind als nach dem van't Hoffschen Gesetz zu erwarten wäre; sie betrugen nur 50—80% des Sollwertes nach der Osmometerregel (PONDER 1958).

Über die Deutung dieser Abweichungen ist heftig diskutiert worden. Einige Untersucher nahmen an, daß nur ein Teil des Zellwassers als lösender Raum verfügbar sei. Es wurde aber schon darauf hingewiesen, daß der osmotisch nicht verfügbare Wasseranteil, d.h. das Hydratationswasser, nur einen geringen Prozentsatz des Zellwassers ausmacht und daher nicht zur Erklärung dieser Abweichungen von der Osmometerregel herangezogen werden kann. Für rote Blutzellen wurde von ØRSKOV (1946) der osmotische Druck von Hämoglobin und von WILLIAMS, FORDHAM, HOLLANDER und WELT (1959) der elastische Widerstand der Zellmembran als Erklärung herangezogen. PONDER und ROBINSON (1934) beobachteten außerdem eine meßbare Auswanderung von Kalium aus den Erythrocyten. Elektrolytbewegungen durch die Zellmembranen von Niere, Skeletmuskulatur und Leber beobachteten auch LEAF (1956) sowie RIECKER, ZACK und RENSCHLER (1957) bei osmotisch bedingten Wasserbewegungen. Dies bedeutet aber, daß unter allen diesen Umständen die semipermeable Membraneigenschaft überhaupt nicht vorliegt und daher rechnerisch nicht unterstellt werden kann. Weitere Befunde siehe bei BURCK (1963), BURCK und NETTER (1960) und AEBI (1952).

Die Erfahrung lehrt aber, daß bei bestimmten Änderungen der osmotischen Konzentration in der Extracellulärflüssigkeit sich der Zellwassergehalt dennoch „osmometerähnlich" verändert. Hierfür ist die einfache Wasserbelastung mit Absinken der Serumosmolarität und Zellschwellung, in gesteigertem Maße die Zellschwellung bei der Wasserintoxikation infolge Harnsperre ein gut durchuntersuchtes Beispiel (STREETEN und THORN 1957, RIECKER 1957). Umgekehrt führen hypertonische Kochsalzlösungen infolge der erhöhten Serumosmolarität mindestens vorübergehend zu einer allgemeinen Zellentwässerung (v. BUBNOFF und RIECKER 1961).

Neben Veränderungen der Serumosmolarität geben auch solche der Zellosmolarität Anlaß zu Schwankungen des Zellwassergehaltes. So kommt es beispielsweise bei Erhöhung der CO_2-Spannung im Blut über die Aktivierung der Carboanhydrase in Erythrocyten und auch in anderen Zellen zu einem Anstieg der cellulären Bicarbonatkonzentration, damit zu einem Anstieg der Gesamtteilchenzahl und damit der Zellosmolarität, was wiederum einen osmotisch bedingten Wassereinstrom in die Zellen hervorruft (VAN SLYKE, WU und MCLEAN 1923). Ein anderes Beispiel vorübergehend erhöhter Zellosmolarität beschreiben WELT, ORLOFF, KYDD und OLTMAN (1950): Sie beobachteten beim Elektroschock psychiatrischer Patienten eine Verschiebung von extracellulärer Flüssigkeit in den Intracellularraum, ein Vorgang, der innerhalb 2 min nach beendeter Krampfperiode sich umkehrte. Die Untersucher erklären diese Wasserverschiebung mit einer vorübergehenden Erhöhung der Zellosmolarität während der heftigen Muskelkontraktionen. — Hierher gehört auch das Anschwellen von Zellen bei Schädigung des energieliefernden Zellstoffwechsels oder Hemmung des aktiven Ionentransports auf anderem Wege (s. unten).

Wasserverschiebungen durch Teilchentransport. Teilchenverschiebungen durch die Zellmembran sind der eigentliche Grund, warum Zellen nicht streng der Osmometerregel folgen. Aber erst durch diesen ständigen Teilchenstrom wird die Stabilität des Zellvolumens garantiert.

Man muß annehmen, daß die Zellproteine die Zellmembranen nicht in freier Diffusion passieren. Die proteinhaltige Zellflüssigkeit grenzt also an eine proteinfreie bzw. proteinarme interstitielle Flüssigkeit. Dies bedeutet aber, daß das Zellinnere einen höheren kolloidosmotischen Druck besitzt als die Außenflüssigkeit, was wiederum bewirkt, daß die Zellen eine ständige Schwellungstendenz in Richtung des kolloidosmotischen Konzentrationsausgleichs entwickeln. Dieses osmolare Ungleichgewicht wird noch durch den Donnan-Druck im Zellinnern verstärkt. Mit Hilfe eines energiefordernden, in das Außenmedium gerichteten Teilchentransports (z.B. von Natrium) wirkt die lebende Zelle diesem physikalischen Ungleichgewicht entgegen. Wenn wir annehmen, daß mit Hilfe eines solchen Natriumtransportes ebensoviel Osmol aus dem Zellinnern entfernt werden wie der osmolare Überschuß durch die Zellkolloide ausmacht, dann resultiert hieraus ein osmotisches Gleichgewicht und daraus erst ein konstanter Zellwassergehalt (LEAF 1956).

Eine Hemmung des energieliefernden Zellstoffwechsels führt zu einer Verlangsamung dieses osmotischen Teilchenstroms und demzufolge zur Zellschwellung. Die osmotische Wasserbewegung durch aktiven Teilchentransport ist daher eines der fundamentalen Prinzipien des membranumschlossenen lebenden Substrates, das osmotische Gleichgewicht an den Zellgrenzflächen aufrechtzuerhalten. Aus den genannten physikalischen Gründen sind die meisten Körperzellen mit dem

Mechanismus dieses osmotischen Gegenstroms durch aktiven Natriumtransport ausgestattet (Netter 1959).

Umgekehrt muß ein Einstrom von Teilchen in das Zellinnere zu einer erhöhten Zellosmolarität und damit auf osmotischem Wege zu einer Zellschwellung führen. Dieser Mechanismus ist beispielsweise bei der Glucosepenetration verwirklicht.

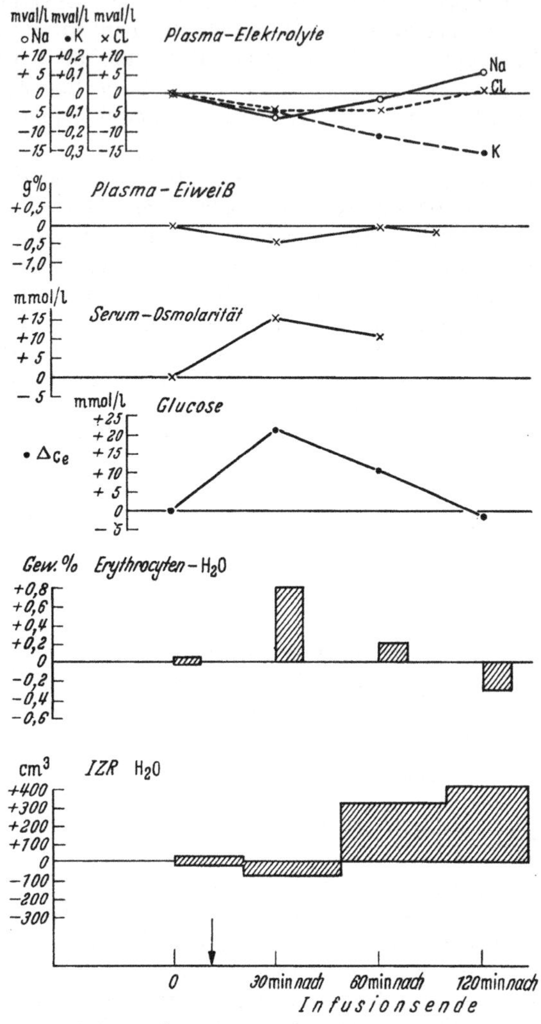

Abb. 11. Die Veränderungen des Wasser- und Elektrolytgehaltes von Erythrocyten im Vergleich zur Wasser- und Elektrolytbilanz des gesamten Intracellularraumes nach Infusion 20—26%iger Glucoselösung. Man beachte den Einstrom von Wasser in die Zellen in Abhängigkeit von der Änderung der extracellulären Glucosekonzentration (aus Riecker und v. Bubnoff 1959)

Erhöht man durch Injektion einer hypertonischen Glucoselösung die Serumosmolarität, so nimmt der Zellwassergehalt *entgegen der Osmometerregel* deutlich zu (Abb. 11). Dies ist darauf zurückzuführen, daß Glucose in den Zellraum eintritt. Die Einwanderung dieser osmotisch aktiven Teilchen erhöht die Zellosmolarität und errichtet auf diese Weise einen osmotischen Druckgradienten in dem Sinne, daß sekundär Wasser in die Zellen bis zum osmotischen Druckausgleich einströmt, und zwar trotz der durch Glucose erhöhten osmotischen Serumkonzentration. Die Injektion einer hypertonischen Glucoselösung hat also nicht eine Dehydratation, sondern eine Hyperhydratation der Zellen zur Folge (Riecker und v. Bubnoff 1959). Für klinische Verhältnisse bedeutet dieses Ergebnis, daß die Anwendung hypertonischer Glucoselösungen keine zellentwässernde Maßnahme ist. Zum Glucosetransport durch Zellmembranen siehe bei WILBRANDT (1954, 1963).

Kommt die Teilchenpermeation nicht wie bei der Glucose durch aktiven Transport, sondern in freier Diffusion zustande, so werden hierdurch keine osmotischen Wasserverschiebungen erzeugt, wenn der Konzentrationsausgleich durch Diffusion der Substanz schnell genug erfolgt. Erhöht man beispielsweise die Serumosmolarität mit Harnstoff, dann kommt es in den meisten Körperzellen zu einer passiven Harnstoffdiffusion und damit zu einem raschen Konzentrationsausgleich ohne Veränderungen des Zellwassergehaltes (WILLIAMS, SMITH, YOUNG, PARSONS und REED 1964). Aus diesen Gründen spricht man auch von der „effektiven Serumosmolarität“, die man durch Subtraktion der Harnstoffosmolarität von der gesamten Serumosmolarität ermittelt (BUCHBORN 1957).

Dagegen führt eine Erhöhung der Serumosmolarität mit nicht-permeierenden oder nur langsam permeierenden Teilchen (z. B. Natriumchlorid, Mannitol) zu einer Zelldehydratation im Sinne der Osmometerregel. Im Verlaufe von Stunden dringt aber auch NaCl bis zum vollständigen Verteilungsgleichgewicht in den Intracellularraum ein, wie EGGLETON (1951) und WOLF und MCDOWELL (1954) aus Bilanzrechnungen ermittelten; zu einem ähnlichen Ergebnis kamen BUBNOFF und RIECKER (1961) mittels Berechnung der Chloridverteilung im Organismus.

Man muß daher annehmen, daß die Serumosmolarität nur unter ganz bestimmten Bedingungen allein oder überwiegend das osmotisch wirksame Druckgefälle an den Zellgrenzflächen bestimmt. Erst wenn man die Permeabilitätseigenschaften der Zellmembran genügend genau berücksichtigt, lassen sich Voraussagen hinsichtlich osmotischer Wasserbewegungen machen. Dies gilt für Körperzellen im allgemeinen, muß aber auch für gewisse Receptorzellen (z. B. Osmoreceptoren) angenommen werden (VERNEY 1948). Im proximalen Nierentubulus, an der Gallenblase, im Dünndarm, in der Leber, im Magen und noch in einer Reihe anderer Organe wird Wasser isotonisch reabsorbiert. Um den Vorgang der Wasserreabsorption ohne das Vorhandensein eines transmuralen osmotischen Gradienten zu erklären, kann man annehmen, daß dieser Gradient nicht zwischen den beiden äußeren Flüssigkeiten liegt, sondern innerhalb der Zellen. Durch diese lokale osmotische Differenz wird dann Wasser osmotisch nachgezogen (DIAMOND 1965). Zum isotonen Flüssigkeitstransport an Nierentubuluszellen siehe ULLRICH (1965).

Die Zellosmolarität. Man muß nach den älteren kryoskopischen Messungen im Vollblut und Serum (HAMBURGER 1897, COLLINS und SCOTT 1932, ADAIR 1928), nach den Berechnungen auf Grund der Ionenverteilung (VAN SLYKE, WU und MCLEAN 1923), aus Bestimmungen der Gesamtkationenkonzentration (PLATTS und GREAVES 1957), aus Dampfdruckbestimmungen (HILL 1930, ROEPKE und BALDES 1942), sowie aus osmotischen Messungen der Zellflüssigkeit (WILLIAMS, FORDHAM, HOLLANDER und WELT 1959, DICK und LOWENSTEIN 1958) schließen, daß die Zellosmolarität des Erythrocyten im steady state derjenigen der Extracellulärflüssigkeit gleicht.

Zu demselben Ergebnis kommen Untersucher an anderen Körperzellen von Warmblütern (CONWAY und MCCORMACK 1953; CONWAY und GHEOGHEGAN 1955, MAFFLY und LEAF 1958, LEAF 1956). Immerhin hält es AEBI (1952, 1953) für möglich, daß geringere osmotische Gradienten zwischen Zellen und extracellulärer Flüssigkeit vom Zellstoffwechsel aufrechterhalten werden können.

Die Zellosmolarität von Nierentubuluszellen unterliegt dagegen starken Schwankungen, was sich aus den Vorgängen der Harnkonzentrierung mit Hilfe des Haarnadel-Gegenstromprinzips erklärt. Hierfür geben die Untersuchungen von ULLRICH, DRENCKHAHN und JARAUSCH (1955) einen Anhalt, die in Nierenpapillenschnitten von durstenden Hunden eine Zellosmolarität fanden, die der kryoskopisch bestimmten Molekularkonzentration des Endharnes annähernd gleich war (1,0 mol/l NaCl und darüber).

2. Die allgemeine Überwässerung (hypotone Hyperhydratation)

a) Ätiologie und Pathophysiologie

Von einer allgemeinen Überwässerung sprechen wir bei jenen Krankheitszuständen, bei denen der Wasserbestand des Organismus pathologisch erhöht ist. Pathogenetisch handelt es sich dabei immer um eine Bilanzstörung mit einem Überwiegen der Wasserzufuhr gegenüber der Wasserausscheidung durch Nieren und Darm. Liegt eine im Verhältnis zu den Festsubstanzen des Blutes überwiegende Wasserretention vor, so führt diese zu einer Verdünnung der Körperflüssigkeiten, was als hypotone Hyperhydratation bezeichnet wird.

Werden dagegen Wasser und Festsubstanzen in isotonischem Verhältnis retiniert, dann sprechen wir von einer isotonen Hyperhydratation; sie geht meistens mit generalisierten Ödemansammlungen einher. Dagegen entstehen hypertone Überwässerungszustände nur selten im Verlaufe von Nierenerkrankungen, ungleich häufiger werden sie bei zentral-nervösen Störungen der Osmoregulation beobachtet. Zur Differentialdiagnose der Hypernatriämie-Syndrome s. S. 887.

Da die gesunde Niere die Fähigkeit besitzt, selbst größere Mengen zugeführten Wassers rasch auszuscheiden, setzt eine positive Wasserbilanz mit Verdünnung der Körperflüssigkeiten entweder einen oligurischen bzw. anurischen Zustand der Nierenfunktion oder bei einem normalen Harnvolumen eine verminderte Verdünnungsfähigkeit des Urins und damit eine mangelhafte Steigerungsfähigkeit der renalen Wasserausscheidung bei plötzlicher Wasserbelastung voraus (Schwartz und Polak 1960).

Bei nierengesunden Personen tritt dieser Fall ein, wenn infolge starker Schweißverluste die renale Flüssigkeits- und Elektrolytausscheidung im Rahmen der allgemeinen Volumenregulation eingeschränkt ist und der Durst durch Trinken von Wasser gestillt wird, und zwar ohne gleichzeitigen Ersatz der vorausgegangenen Elektrolytverluste (Wynn und Rob 1954. Wynn 1956, Gruber und Allgöwer 1965).

Es gibt noch eine Reihe anderer extrarenaler Ursachen, die eine verzögerte renale Wasserausscheidung nach vorausgegangener Wasserbelastung bedingen; man beobachtet diese Störung nach Operationen, bei der Nebennierenrindeninsuffizienz, bei Zuständen mit portaler Hypertension, ferner bei allgemeiner Unterernährung, bei Anämien und chronischen Darmkrankheiten (Taylor 1955, 1957, Misk, Scobie und Summerskill 1958, Weir, Larsen und Rowntree 1922, Helwig, Rob und Curry 1935, Helwig und Kuhn 1938, Zimmermann und Wangensteen 1952).

Auf experimentellem Wege läßt sich eine Wasserintoxikation durch Zufuhr von Hypophysenhinterlappenhormon (z. B. von täglich 5,0 E Depot-Pitressin, i.m.), das eine Harnsperre erzwingt, bei gleichzeitiger Wasserzufuhr provozieren. Zum klinischen Bild der Wasserintoxikation s. S. 795.

Unter den organischen Nierenkrankheiten sind alle oligurischen Zustände, und solche mit leidlich normalem Harnvolumen aber verzögerter Wasserausscheidung nach einer Wasserbelastung an der Entwicklung einer allgemeinen Überwässerung beteiligt. Zu den häufigsten Ursachen einer Oligurie gehören die akute diffuse Glomerulonephritis, die subakute proliferative Glomerulonephritis, die terminalen Zustände der chronischen Pyelonephritis, der obstruktiven Uropathien (durch Prostatahypertrophie, Nierensteine, angeborene Abflußhindernisse, Ureterstrikturen nach Röntgenbestrahlung von Beckentumoren), der renalen Gefäßprozesse (maligne Nephrosklerose, Nierenarterienstenose, Nierenvenenthrombose, Periarteriitis nodosa, Lupus erythematodes), alle Formen von Schockniere (durch Blutverluste, kardiogener Schock, Hypovolämie bei Exsiccose, beim Salzmangelsyndrom, nach intravasaler Hämolyse etc.), ferner terminale Zustände bei Nierenamyloidose und Sarkoidose, außerdem von kongenitalen Nierenanomalien (Hypoplasie der Niere, Cystenniere, primäre Tubulusanomalien), bei Schwermetallvergiftungen; hierher gehören auch die Endzustände bestimmter Calciumstoffwechselstörungen (Hyperparathyreoidismus, Vitamin D-Intoxikation), das Milch-Alkali-Syndrom (Burnett) und Zustände von akutem Nierenversagen nach Einwirkung von Medikamenten (z.B. Phenylbutazon; Richardson und Alderfer 1963). Einzelheiten und Schrifttum bezüglich Störungen der Harnkonzentrierung siehe Beitrag Buchborn.

Ein Überschuß des Organismus an freiem Wasser führt zu einer hypotonen Expansion so gut wie aller Körperflüssigkeiten. Die Serumosmolarität, die Serumproteinkonzentration und die Serumelektrolytkonzentrationen sind vermindert, Plasmavolumen, Herzminutenvolumen, Extracellulärflüssigkeit und Zellwassergehalt sind vermehrt (Elkinton, Winkler und Danowski 1947). Die Verteilung eines Wasserüberschusses erfolgt durch die Konvektion des Blutkreislaufs, durch Diffusion und auf osmotischem Wege durch die Zellgrenzflächen. Aus Experimenten von Leaf, Chatillon, Wrong und Tuttle (1954) wissen wir, daß der Verteilungsraum eines verabreichten Wasservolumens sich auf das gesamte Körperwasser erstreckt, was bedeutet, daß eine hypotone Flüssigkeitsexpansion praktisch den gesamten Organismus erfaßt. Nach überschlägigen Berechnungen von Darrow und Yannet (1935) führt die Verabreichung und Resorption von 3 Liter Wasser bei einer gesunden Versuchsperson von 70 kg zu einer Verminderung der extra- und intracellulären osmotischen Konzentration von 300 mosm/l auf 280 mosm/l; dabei würde das extracelluläre Flüssigkeitsvolumen um 1,21 Liter und das intracelluläre Flüssigkeitsvolumen um 1,79 Liter ansteigen. Auch unter den Bedingungen eines Volhardschen Wasserversuchs gelangen selbst bei intakter Nierenfunktion innerhalb der ersten 30 min nach Wassereinnahme (1,5 Liter Tee) mehrere 100 cm³ resorbierter Flüssigkeit in den Intracellulärraum (Riecker 1957).

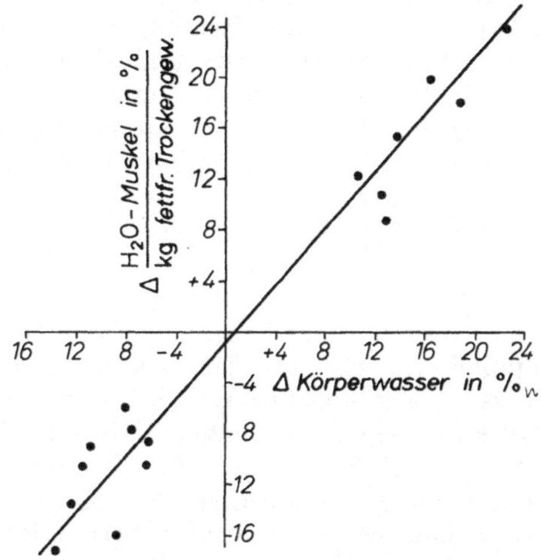

Abb. 12. Beziehung zwischen den Veränderungen des Gewebswassergehaltes und denjenigen des gesamten Körperwassers nach akuter Überwässerung bzw. Entwässerung von Hunden. $r = 0{,}98$ (aus Muldowney und Williams 1964)

Zwischen den Veränderungen des Gesamtkörperwassers und dem Wassergehalt der Skeletmuskulatur besteht eine quantitative und linear-proportionale Beziehung: Bei hypotoner Expansion des Körperwassers nimmt der Muskelwassergehalt zu und umgekehrt (Abb. 12) (Muldowney und Williams 1964). Auch der Zellwassergehalt von Erythrocyten nimmt beim allgemeinen Verdünnungssyndrom an der cellulären Expansion teil (v. Bubnoff und Riecker 1961) (Abb. 23). Zur Flüssigkeitsmechanik zwischen Zellraum und Extracellulärflüssigkeit s. S. 785. Weitere experimentelle Daten mit Skeletmuskelanalysen bei Wasserüberladung s. bei Dosekun und Mendel (1958).

Unter klinischen Bedingungen wird eine Wasserüberladung des Organismus regelmäßig von einer verminderten Serumnatriumkonzentration begleitet. Diese Hyponatriämie ist in erster Linie durch die Verdünnung der Körperflüssigkeiten bedingt (Swan und Merrill 1953, Bluemle, Potter und Elkinton 1956, Danowski und Mateer 1955); andere Untersucher wie Iseri, Batchelor, Boyle und Myers (1952), Schwartz, Tomsovic und Schwartz (1951) sowie Sirota und Kroop (1951), die Bilanzmessungen bei akuter Niereninsuffizienz mit Anurie durchführten, nehmen an, daß neben der Verdünnung auch eine Verschiebung von Natriumionen in den Zellraum dafür verantwortlich zu machen sei. Natriumverschiebungen pflegen bei nichtrenalen Erkrankungen, z.B. bei Schlafmittelintoxikation, septischen Zuständen, Mangelernährung und bei der fortgeschrittenen chronischen Herzinsuffizienz häufig aufzutreten; man bezeichnet sie als Verteilungshyponatriämie (Moore 1958, Elkinton 1956, Jahrmärker, v. Bubnoff und Riecker 1961). Letztere Untersucher fanden bei oligurischen Kranken mit Urämie noch normale Natriumkonzentrationen in roten Blutzellen; auch nach den Messungen des gesamten Körpernatriums, die von Edelman, Leibman, O'Meara und Birkenfeld (1958) durchgeführt wurden, ist zweifelhaft, ob derartigen Verteilungsstörungen eine Bedeutung bei der Entstehung der Hyponatriämie anurischer Kranken zukommt.

Der für das Verdünnungssyndrom verantwortliche Wasserüberschuß entsteht durch unkontrollierte orale und parenterale Flüssigkeitszufuhr, daneben ist aber noch die endogene Freisetzung von Wasser in Rechnung zu stellen. Das Oxydationswasser von intracellulären Proteinen beträgt ca. 0,41 ml/g, dasjenige von Fetten ca. 1,07 ml/g (Moore 1958; Elkinton und Danowski 1955). Bei untercalorischer, proteinarmer Ernährung können also auf dem Wege der katabolen Freisetzung des sog. Oxydationswassers nennenswerte Mengen in die allgemeine Wasserbilanz eingehen und zur Verdünnung der Körperflüssigkeiten beitragen. Als Faustregel kann gelten, daß ein 70 kg schwerer Erwachsener mindestens 300—400 ml Wasser pro Tag benötigt, wobei die tägliche Urinausscheidung, zusätzliche gastrointestinale Flüssigkeitsverluste, vermehrte Atmung, Fieber oder Schweißausbrüche additiv zu berücksichtigen sind (Merrill 1962). Die tägliche Kontrolle des Körpergewichts gilt als zuverlässigster Indicator der äußeren Flüssigkeitsbilanz; man geht einigermaßen sicher, wenn man bei untercalorischer Ernährung einen täglichen Gewichtsverlust von 0,2—0,3 kg toleriert. Dagegen weist eine Gewichtskonstanz in einem solchen Falle bereits auf die drohende Überwässerung hin (Merrill 1962). Zum physiologischen Wasserumsatz siehe S. 778.

Quantitative Bestimmungen der Flüssigkeitsräume wurden bei Nierenkranken von zahlreichen Untersuchern mit der Bilanztechnik, nach Verabreichung von Indicatorsubstanzen oder auf Grund von Gewebsanalysen durchgeführt. Die Abb. 13 zeigt eindrucksvoll das reziproke Verhalten von Serumnatriumkonzentration und Körpergewicht, ferner den Anteil des Oxydationswassers an der gesamten Wasserbilanz und die in Abzug zu bringenden Wasserverluste durch Perspiratio insensibilis in der oligurischen Phase des akuten Nierenversagens. — In einer Untersuchungsserie von Elkinton, Tarail und Peters (1949) an neun oligurischen bzw. anurischen Nierenkranken erhöhte sich das extracelluläre Flüssigkeitsvolumen (Mannitol-Verteilungsraum) um maximal 10 Liter, wobei weder eine durchgehende Korrelation zum Körpergewicht noch eine umgekehrte Korrelation zur Serumnatriumkonzentration zu erkennen waren. — Nach Untersuchungen von Nieth (1960) war das Gesamtkörperwasser und das extracelluläre Flüssigkeitsvolumen bei Patienten mit akuter Anurie beträchtlich erhöht, bei chronischer Niereninsuffizienz (26 Patienten) weniger stark, aber immer noch verwertbar er-

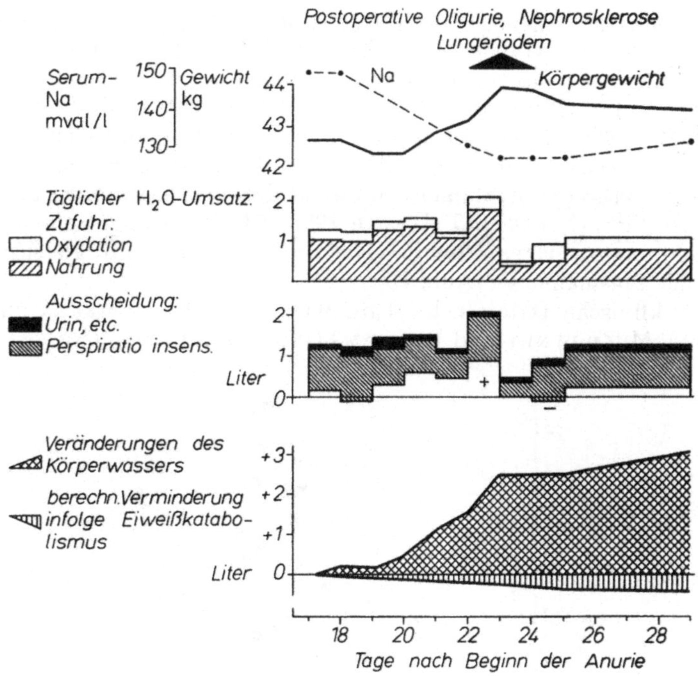

Abb. 13. Überwässerung im oligurischen Stadium des akuten Nierenversagens (aus ELKINTON und DANOWSKI 1955)

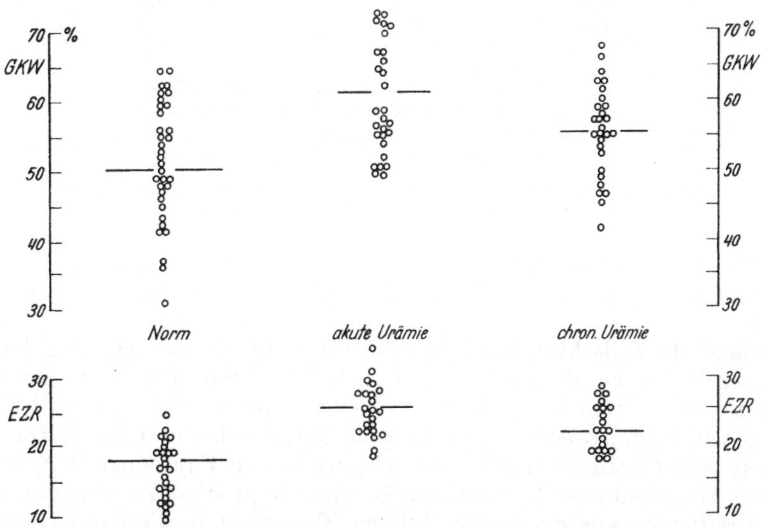

Abb. 14. Gesamtkörperwasser (Antipyrin) und extracelluläre Flüssigkeit (Thiosulfat, Inulin) bei Normalfällen, akuten Urämien im anurischen Stadium und chronischen Urämien. ——— Mittelwert (aus NIETH 1960)

höht (Abb. 14). Bei Patienten mit akuter Anurie normalisieren sich die Flüssigkeitsräume nach Ingangkommen der Diurese.

Der Verteilungsraum von Harnstoff stimmt mit dem Antipyrinraum annähernd überein, wenn man den durch Transfusion von Konservenblut bedingten Fehler berücksichtigt. Au der durch extrakorporale Dialyse ausgewaschenen Harnstoffmenge dividiert durch die Serums harnstoffkonzentration vor und nach Dialyse ließen sich gleichfalls Anhaltspunkte für eine Überwässerung bei akut-anurischen Fällen gewinnen (Nieth 1960, Sarre 1959).

Bei chronischen Urämien werden in der Regel normale oder erhöhte Gesamtblutmengen, nur selten eine Hypovolämie beobachtet (Bock und Weyand 1939). Nieth (1960) findet bei akuter Anurie verschiedener Genese und ausgeglichener Wasserbilanz meist eine Abnahme des Blutvolumens, und zwar auf Kosten des Erythrocytenvolumens, während das Plasmavolumen meist noch im Normbereich liegt (Nieth und Müller 1958). Bei einer allgemeinen Überwässerung kommt es zur Expansion des Extracellulärraums mit gleichzeitiger Vermehrung der Plasmamenge (Abb. 15).

Weitere klinische Daten s. bei Edelman, Leibman, O'Meara und Birkenfeld (1958), Muldowney und Williams (1964), Elkinton, Tarail und Peters

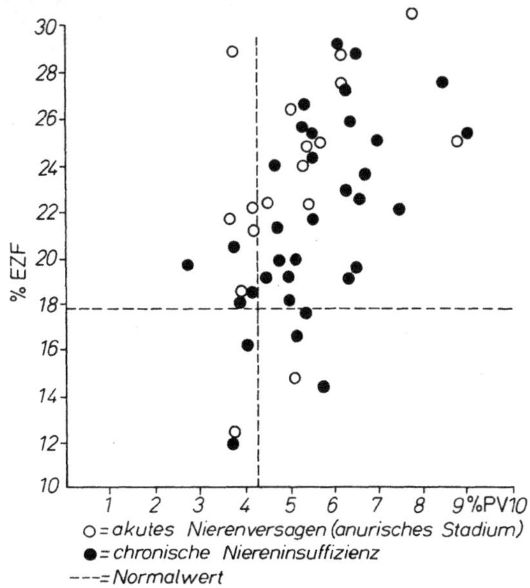

Abb. 15. Beziehung zwischen den Veränderungen des extracellulären Flüssigkeitsvolumens und des Plasmavolumens bei Niereninsuffizienz (aus Nieth 1960)

(1949), Hamburger und Richet (1952). Körperwasserbestimmungen beim nephrotischen Syndrom s. unten. Zum Lungenödem bei allgemeiner Überwässerung s. S. 800.

Pathologische Zellschwellung (einschl. Hirnödem). Die normale Regulation des Zellwassergehaltes ist darauf gerichtet, daß der aktive Teilchentransport dem Donnan-Druck der Zellflüssigkeit in dem Sinne entgegenwirkt, daß der Zellwassergehalt gleichbleibt. Zwischen den meisten Körperzellen und der Extracellulärflüssigkeit besteht ein osmotisches Gleichgewicht (zur Physiologie s. S. 787). Bei hypotoner Expansion der Körperflüssigkeiten gelangt Wasser entlang dem osmotischen Gradienten aus der extracellulären Flüssigkeit in die Körperzellen, und zwar entsprechend dem osmometerähnlichen Verhalten der Körperzellen. Davon abgesehen führt eine Schädigung des energieliefernden Stoffwechsels oder eine Hemmung des aktiven Ionentransports der Zelle (speziell des aktiven Natriumtransportes) ebenfalls zu einem Anstieg des cellulären Wassergehaltes (Leaf 1956). Auch eine Erhöhung der extracellulären Wasserstoffionenkonzentration, also eine Acidose, scheint einen wirksamen Einfluß auf die Regulation des Zellwassergehaltes auszuüben. So beschreibt Riecker (1963) sowohl bei Milchsäureacidose in vitro als auch bei Patienten mit Niereninsuffizienz regelmäßig einen deutlichen Anstieg des Zellwassergehaltes von roten Blutzellen und LEVITT, TURNER, SWEET und PANDIRI (1956) bei experimenteller Acidose einen beträchtlichen intracellulären Wasserzuwachs bei gleichzeitiger Kontraktion des extracellulären Flüssigkeitsvolumens im Skeletmuskelgewebe von Ratten. Ähnliche Befunde wurden von CORT (1962) auf experimentellem Wege und schon früher von MUDGE und VISLOCKY (1949) am menschlichen Skeletmuskelgewebe bei renaler Acidose erhoben.

Im Gegensatz zum Verdünnungssyndrom bei allgemeiner Überwässerung ist die durch eine toxische bzw. hypoxische Hemmung des aktiven Ionentransportes oder durch eine Acidose hervorgerufene Zellschwellung eine primäre Störung der intra-extracellulären Wasser*verteilung*; sie kann deshalb auch bei normaler äußerer Wasserbilanz auftreten.

Die von DULCE und GÜNTHER (1960) beobachtete leichte Zunahme des extracellulären Flüssigkeitsvolumens und die von DOSEKUN und MENDEL (1958) beschriebene leichte Zunahme des Zellwassergehaltes von Herz- und Skeletmuskulatur adrenalektomierter Ratten ist auf derartige elektrolytabhängige Wasserverschiebungen zwischen Zellraum und Extracellulärflüssigkeit zurückzuführen.

Störungen der intra-extracellulären Wasserverteilung mit cellulärer Hyperhydratation können außerdem noch während und nach Hämodialyse azotämischer Patienten auftreten. Nach experimentellen Untersuchungen von WILLIAMS, SMITH, YOUNG, PARSONS und REED (1964) sind die Verteilungsräume von Harnstoff und Kreatinin fast so groß wie das Volumen des gesamten Körperwassers, die Äquilibrierung einer Menge Harnstoff nimmt deswegen mehrere Stunden in Anspruch. Bei einer Hämodialyse stammt der größere Anteil der gewonnenen Harnstoffmenge aus der Extracellulärflüssigkeit, eine kleinere Menge aus dem cellulären Kompartment, was dazu führt, daß dabei die extracelluläre Harnstoffkonzentration vorübergehend stärker absinkt als die intracelluläre. Die Folge davon ist eine Wasserverschiebung aus dem Extracellulärraum in die Körperzellen bis zum Ausgleich des osmotischen Ungleichgewichts im Sinne einer Zellschwellung. Weiteres Schrifttum bei SHACKMAN, CHISHOLM, HOLDEN und PIGOTT (1962).

Es gibt Einzelfälle, bei denen cerebrale Symptome wie Krampfneigung, Erbrechen und Bewußtseinsstörungen während oder nach extrakorporaler Hämodialyse in Erscheinung treten. Diese Komplikation wird von SCHEITLIN und HUNZIKER (1962) auf ein Hirnödem zurückgeführt, das durch die erwähnte ungleichmäßige Harnstoffextraktion zwischen Extracellulärflüssigkeit und dem Zellraum im Sinne der schon erwähnten intra-extracellulären Verteilungsstörung von Wasser entsteht („disequilibrium syndrome"; KENNEDY, LINTON und EATON 1962). SITPRIJA und HOLMES (1962) fanden außerdem bei 37 von 38 dialysierten Patienten einen Anstieg des intraocularen Druckes, der in enger Korrelation zur Abnahme der Serumosmolarität stand. Eine regelmäßige Verschlechterung der EEG-Kurve beobachteten KENNEDY, LINTON, LUKE und RENFREW (1963) während Hämodialyse, die jedoch reversibel war, wenn ein stärkerer Abfall der Blutosmolarität durch Infusion von Lävuloselösung verhindert wurde. Weiteres Schrifttum s. EDEL (1965), RIECKER (1966). Derartige Komplikationen stellen sich häufig dann ein, wenn es sich um eine chronische Niereninsuffizienz mit hoher Blutharnstoffkonzentration handelt und die Korrektur der Azotämie rasch erfolgt oder wenn während der Hämodialyse überwässerter Kranker nicht gleichzeitig ultrafiltriert wird (GOETZE 1964). Aus diesen Gründen fordert EDEL (1965) eine frühzeitige Dialysebehandlung bei relativ niedriger Azotämie und Verabreichung hypertoner Mannitlösungen bei krampfbereiten Patienten. Zum Verhalten der Blut-Liquorgradienten bei Azotämie und ihre Beeinflussung durch

Hämodialyse, s. EDEL, GURLAND, RENNER, EIGLER und BUCHBORN (1965); ROSEN, O'CONNOR und SHALDON (1964).

Die Vorgänge, die zu einem Hirnödem führen, lassen sich nicht einfach durch einen extracellulären Flüssigkeitszuwachs im Sinne der klassischen Ödempathogenese erklären. Man weiß heute aus elektronenmikroskopischen Beobachtungen, daß ein eigentlicher Extracellulärraum im Zentralnervensystem nicht existiert, vielmehr füllen die Gliaformationen alle Spalten zwischen Neuronen und vasculären Elementen aus (DEMPSEY und WISLOCKY 1955). Demzufolge sind die Plasmamembranen der einzelnen Zellarten im Nervensystem entweder untereinander oder der Basalmembran der Capillaren unmittelbar benachbart, wobei die Entfernungen nur etwa 150—250 Å betragen (GERSCHENFELD, WALD, ZADUNAISKY und DE ROBERTIS 1959). Unter diesen Umständen müssen Bestimmungen des Extracellulärraums mit radioaktivem Natrium und Chlorid, die zu Werten bis zu 33% des Feuchtgewichts kamen, in Zweifel gezogen werden (STRUCK und KÜHN 1963).

Auch unter pathologischen Bedingungen, z.B. nach Verabreichung hypotonischer Lösungen oder unter den Bedingungen eines traumatischen Hirnödems läßt sich ein Extracellulärraum im herkömmlichen Sinne nicht erfassen. Vielmehr stellt die Astroglia das morphologische und funktionelle Zwischenglied zwischen Blutbahn einerseits und Zentralnervensystem andererseits dar. Die Fortsätze der Astrocyten grenzen sich dabei selektiv-permeabel gegen die benachbarten Membranstrukturen ab und sind wie diese mit den Mechanismen eines aktiven Kalium- und Natriumtransportes ausgestattet.

Das Einströmen von Flüssigkeit aus der Blutbahn in die gliale Struktur beim Hirnödem setzt daher, wie die experimentellen Untersuchungen von GERSCHENFELD, WALD, ZADUNAISKY und DE ROBERTIS (1959) belegen, entweder eine Hypotonie der Blutflüssigkeit oder eine Permeabilitätsstörung der Blut-Gewebsschranke voraus. Auch beim Hirnödem des Menschen finden STRUCK und KÜHN (1963) ebenso wie NIESSING und VOGELL (1960) eine Flüssigkeitseinlagerung in den Fortsätzen der Astrocyten und Nervenzellen, dagegen keine Schwellung des Zellplasmas im Ödemmaterial. Die Mitochondrien sind im ödematösen Gewebe durch Veränderungen der Matrix mit intralamellärer Auftreibung der Cristae und durch eine mehr oder weniger weitgehende Strukturauflösung geschädigt.

Ödembedingte Veränderungen der Synapsenstrukturen wurden von STRUCK und KÜHN (1963) nicht festgestellt.

In Untersuchungen von REULEN (1961) beim experimentellen Hirnödem blieb die normale Relation der Natriumkonzentration trotz Zunahme des Gewebswassergehaltes erhalten. Die celluläre Kaliumkonzentration nahm dabei ab. Die Flüssigkeitszunahme scheint demnach zellisoton vor sich zu gehen. Diese Leistung dürfte vornehmlich den Astrocyten zukommen und durch eine Hemmung des aktiven Ionentransportes hervorgerufen sein (HAGER 1964). Enge Verknüpfungen scheinen außerdem zwischen Kreislauf und Hirnschwellung zu bestehen (REULEN, HOFMANN und BAETHMANN 1964, HOFMANN und REULEN 1963). Die Verhältnisse beim menschlichen Hirnödem sind, wie schon vermerkt, weitgehend den experimentellen Befunden ähnlich (TORACK, TERRY und ZIMMERMAN 1960, STRUCK und KUHN 1963, KATZMAN, ALEU und WILSON 1963).

Neben einem Hirnödem sind noch andere Läsionen für die bei Niereninsuffizienz zu beobachtenden neurologischen Symptome verantwortlich zu machen. So fand OLSEN (1961) in pathologisch-anatomischen Nachuntersuchungen an 104 an Urämie verstorbenen Patienten Herdschädigungen vor allem in den sensorischen Kernen des Hirnstammes, in der Formatio reticularis und im Cortex cerebri. Zusätzliche generalisierte Gefäßprozesse im Sinne der Hochdruck-Encephalopathie, pyämische Mikroabscesse im Rahmen der gesteigerten Infektanfälligkeit von Urämiekranken und anoxische Schädigungen erklären den polymorphen Charakter der urämischen Hirnschädigung (BODECHTEL 1963; Übersicht s. RIECKER 1966).

b) Klinische Symptomatologie und Differentialdiagnose

Die Neigung zu Krampfattacken wird bei niereninsuffizienten Patienten durch eine begleitende Hypertonie und durch eine Überwässerung gefördert. Nach einer neueren Übersicht von EDEL (1965) beträgt die Häufigkeit eklamptischer Anfälle beim akuten Nierenversagen zwischen 5,7% (ALWALL 1963) und 12% (BLUEMLE, WEBSTER und ELKINTON 1959). Das Auftreten generalisierter Krämpfe gehört zu den dringlichen Indikationen der Hämodialyse, die neben der Besserung der präurämischen bzw. urämischen Stoffwechselstörung einen effektiven Flüssigkeitsentzug durch Ultrafiltration bewirken kann (EDEL 1965; AOYAMA und KOLFF 1957).

Cerebrale Symptome (Kopfschmerzen, Erbrechen, Verwirrtheit und Muskelzuckungen) nach Hämodialyse sind als sog. Disäquilibrium-Syndrom zu deuten. Zur Pathogenese s. S. 793.

Die akute Wasservergiftung kündigt sich gewöhnlich durch unbestimmte Symptome wie Apathie, Kopfschmerzen, Nausea und Erbrechen an. Später folgen dann Atmungsbeschleunigung, Verwirrungszustände und Krampfanfälle bis zum zentralen Koma (WYNN 1956). Bei langsamerer Entwicklung des Verdünnungssyndroms ist das klinische Bild durch Schläfrigkeit, allgemeine Schwäche, Apathie und Appetitlosigkeit zusammen mit Zuckungen der Arbeitsmuskulatur und fehlender Schweißsekretion gekennzeichnet (BLAND 1963).

Die ansteigende Gewichtskurve gilt als wichtigstes Kriterium für einen sich entwickelnden Wasserüberschuß. Erhöhte Blutdruckwerte und eine Bradykardie sind als beginnende Hirndruckzeichen zu verwerten, hingegen ist ein Papillenödem relativ spät nachzuweisen. Anfänglich sind die tiefen Sehnenreflexe gesteigert, im komatösen Stadium der Wasserintoxikation erlöschen sie. Die grobe Muskelkraft ist frühzeitig herabgesetzt, später werden wäßrige Stuhlentleerungen, gesteigerte Tränen- und Speichelsekretion beobachtet.

Im Blut ist die Hämoglobin- und Erythrocytenkonzentration sowie der Hämatokrit erniedrigt, im Plasma besteht regelmäßig eine Hyponatriämie und Hypochlorämie, ferner eine der allgemeinen Verdünnung proportionale Senkung der Gesamtproteinkonzentration gegenüber den vorher gemessenen Werten. Bei gleichzeitig bestehender Niereninsuffizienz mit metabolischer Acidose sind die verminderten Konzentrationen von Calcium und Bicarbonat durch diese mitbeeinflußt (Abb. 39), andererseits kann eine renal bedingte Hyperkaliämie durch eine gleichzeitig vorhandene Wasserüberladung mitigiert werden (SWAN und MERRILL 1953). Infolge der verminderten Serumosmolarität ist der Wassergehalt der Erythrocyten (v. BUBNOFF und RIECKER 1961) und von anderen Körperzellen (LEAF, CHATILLON, WRONG und TUTTLE 1954, MULDOWNEY und WILLIAMS 1964) erhöht. Siehe hierzu auch Abb. 23 und Abb. 12.

Die unspezifischen neurologischen Symptome der Wasserintoxikation sind gegen Hirndruckerscheinungen anderer Genese abzugrenzen. So kann eine schon bestehende Hochdruckencephalopathie mit Kopfschmerzen, Erbrechen und Stauungspapille durch eine allgemeine Überwässerung eine weitere Steigerung erfahren und zu Herdsymptomen sowie zu Krampfanfällen führen. — Die eklamptischen Anfälle im Verlaufe der akuten Glomerulonephritis oder bei Schwangerschaftsnephropathie kündigen sich gleichfalls mit heftigen Kopfschmerzen und Erbrechen an. Ähnlich wie bei der Wasserintoxikation geht auch das eklamptische Zustandsbild mit allgemeinen Hirndruckzeichen einher, daneben können im bunten Wechsel die verschiedenartigsten Symptome wie herdförmige Lähmungen Amaurosen, Hör- und Sprachstörungen, epileptiforme Anfälle auftreten. Nur in einem Teil der Fälle ist eine allgemeine Überwässerung als Ursache der sog. akuten eklamptischen Pseudourämie anzuschuldigen, Permeabilitäts- und Ernährungsstörungen des Gewebes und fokale Durchblutungsstörungen werden als weitere Faktoren diskutiert (Bodechtel 1963; Riecker 1966). Bei der Schwangerschaftsnephropathie treten die eklamptischen Anfälle häufig erst zum Zeitpunkt der Ausschwemmung der Ödeme auf (Bernsmeier 1963). — Ferner sollte bei schweren cerebralen Zustandsbildern, welche mit den Zeichen einer Nephritis einhergehen, an eine Periarteriitis nodosa und an andere nekrotisierende Angiitiden gedacht werden. Dies um so eher, als der Befall der Nieren, mit dem in 70—80% zu rechnen ist, schicksalsentscheidend werden kann (Bock 1955). Eine Abart der Krankheit, welche vorwiegend Lunge, Niere und Milz befällt, wird von Ahlström, Liedholm und Friedson als respirato-renale Form der Polyarteriitis nodosa bezeichnet. Sie ist mit der Klinge-Wegener-Churgschen Riesenzellarteriitis identisch (zit. Nieth 1961). — Differentialdiagnostisch müssen ferner durch pressorische Krisen hervorgerufene Krampfanfälle beim Phäochromocytom, welche gelegentlich mit Erhöhung der Harnstoffwerte im Blut einhergehen können, ausgeschlossen werden (Fertig, Taylor, Corcoran und Page 1951). Nach Beobachtungen von Nieth (1961) sind Patienten, die bereits früher einen Hirnschaden erlitten haben, zu eklamptischen Anfällen disponiert.

Die weniger dramatischen Zeichen der chronischen Wasserüberladung wie Apathie, Verlangsamung, Mangel an Spontaneität, Schläfrigkeit usw. sind den psychischen Veränderungen bei der stillen Urämie im Verlaufe der chronischen Niereninsuffizienz recht ähnlich und durch Berücksichtigung der äußeren Wasserbilanz, des klinischen Hergangs und der Rest-Stickstoffwerte voneinander abzugrenzen. Zu erwähnen bleibt in diesem Zusammenhang, daß eine Niereninsuffizienz auch einmal zur Ursache einer Subarachnoidalblutung mit Kopfschmerzen, Übelkeit, Erbrechen, Bewußtseinstrübung, Streckkrämpfen und meningealen Symptomen sowie Halbseitenparesen werden kann. Typisch und differentialdiagnostisch bedeutungsvoll sind dabei die Rotfärbung des Liquors bzw. eine mehr oder weniger ausgesprochene Xanthochromie (Scheid 1963).

Dagegen ist der Nachweis einer verminderten Serumnatriumkonzentration nicht ohne weiteres als Verdünnungssymptom zu werten. Die Hyponatriämie ist für sich genommen ein vieldeutiger Befund. Sie tritt außerdem beim allgemeinen Natriummangel im Verlaufe polyurischer Zustandsbilder, im Gefolge der Nebennierenrindeninsuffizienz und als Verteilungs-Hyponatriämie bei Verschiebung von extracellulärem Natrium in die Körperzellen des Organismus auf. Zur Differentialdiagnose der Hyponatriämiesyndrome s. S. 886.

3. Renale Ödeme (isotone Hyperhydratation)

a) Ätiologie und Pathophysiologie

Als häufigste Ursachen renaler Ödemzustände sind zu nennen: Die akute Glomerulonephritis, die chronische Glomerulonephritis mit nephrotischem Einschlag (degeneratives Stadium von Addis 1948; Typus-II-Nephritis nach Ellis 1942), die membranöse und lobuläre Glomerulonephritis, die diabetische Glomerulosklerose von Kimmelstiel und Wilson (1936), die Nierenamyloidose, die Nierenvenenthrombose, Lupus erythematodes disseminatus mit Nierenbeteiligung, die Schwangerschaftsnephropathie, die Nephritis bei sekundärer Lues, sekundäre Nephritiden bei Malaria und Typhus, ferner sekundäre Nierenschädigungen bei Behandlung mit Cortison, Phenylbutazon, Triäthylenmelamin, 6-Mercaptopurin, Senfgas, Tridion, Goldsalzen und die Bestrahlungsschäden der Niere (Fabre 1960). Siehe hierzu auch Handbuchbeitrag Sarre sowie Rossenbeck, Margraf und Hofmann (1966). Auch ein allgemeiner Kaliummangel kann durch renale Mitwirkung zur Salz-Wasserretention mit Ödembildung führen (SCHWARTZ und RELMAN 1953, FOURMAN und HERVEY 1955, MULLER 1958, SCHLESINGER 1953; weiteres Schrifttum s. bei SIEGENTHALER 1961, FABRE 1960).

Die Proteinurie bei Hypertonie bzw. Herzvitien mit Herzdekompensation weist häufig einen sog. *Nephrosetyp* (verstärkte Ausscheidung von Albuminen und α_1-Globulinen), bei dekompensiertem Cor pulmonale dagegen einen sog. *Serumtyp* als Folge der glomerulären Permeabilitätssteigerung auf (MÖLLER 1962). Erfahrungsgemäß wird aber nur bei extremen Stauungszuständen ein nephrotisches Syndrom mit Hypoproteinämie und Hypercholesterinämie beobachtet (DOENECKE 1962, REUBI 1960). Zur Salz-Wasserretention bei Herzinsuffizienz s. SCHWIEGK und RIECKER (1960).

Nach den auf S. 780ff. geschilderten Gesetzmäßigkeiten der Flüssigkeitsfiltration an den Capillarmembranen ist die Verminderung des kollidosmotischen Druckes im Plasma als wesentlicher Faktor der vermehrten Flüssigkeitsfiltration beim nephrotischen Syndrom anzusehen. Der Eiweißgehalt der Ödemflüssigkeit liegt im allgemeinen unter 1 g-% (VOLHARD und FAHR 1914; GOVAERTS 1936), der effektive kolloid-osmotische Druck an den Capillarmembranen ist erniedrigt. Demzufolge ist das Volumen der extracellulären Flüssigkeit und das gesamte Körperwasser vergrößert (MOORE, MCMURREY, PARKER und MAGNUS 1956, EDER, LAUSON, CHINARD, GRIEF, COTZIAS und VAN SLYKE 1954), das Plasmavolumen dagegen oft vermindert (HARRIS und GIBSON 1939, MCARTHUR 1946, STEINBECK 1953; Schrifttum bei FABRE 1960).

Nach Messungen von EDELMAN, LEIBMAN, O'MEARA und BIRKENFELD (1958) schwankt das gesamte Körperwasser bei ödematösen Nierenkranken zwischen 31,5 und 56,4 Liter (Normalwert 36,1 Liter) bzw. zwischen 63,5 und 80,8% des Körpergewichts (Normalwert 58,9% des Körpergewichts), und zwar in deutlicher Abhängigkeit vom klinischen Ödemgrad.

Die isotone Hyperhydratation des nephrotischen Syndroms betrifft hauptsächlich den extracellulären Flüssigkeitsraum, der Zellwassergehalt scheint dabei nur wenig oder überhaupt nicht vermehrt zu sein (FARBER und SOBERMAN 1956). In einem von NIETH (1960) beobachteten Fall von chronischer Nephritis mit Ödemen fand sich eine Vermehrung der intracellulären Flüssigkeitsphase auf 39% des Körpergewichts (Normalwert 33,5%) bei einem gesamten Körperwasser von 58,7% des Körpergewichts (Normalwert: 51,3).

Wird der kolloidosmotische Druck des Plasmas durch intravenöse Albuminzufuhr erhöht, dann steigen Plasmavolumen und Gesamtblutvolumen vorübergehend an und das extracelluläre Flüssigkeitsvolumen wird bei nachfolgender Ödemausschwemmung kleiner (EDER, LAUSON, CHINARD, GRIEF, COTZIAS und VAN SLYKE 1954). Ähnliche Beobachtungen wurden von FABRE, MULLER, GAUTIER und PERRIER (1958) gemacht.

Zur Pathogenese des nephrotischen Syndroms siehe Handbuchbeitrag SARRE, zur Aldosteronregulation beim nephrotischen Syndrom siehe bei SIEGENTHALER (1961).

Im Gegensatz zum nephrotischen Syndrom ist die Ursache des nephritischen Ödems, speziell bei der akuten diffusen Glomerulonephritis nicht allein in einer Kochsalz-Wasserretention der Niere zu suchen, sondern wahrscheinlich neben der eingeschränkten glomerulären Filtration in der Niere durch eine allgemeine Steigerung der Capillarpermeabilität mitbedingt (VOLHARD 1931, NONNENBRUCH 1949). KYLIN (1927) prägte den Begriff einer „Capillaropathia universalis". Quantitative Untersuchungen der Capillarpermeabilität wurden von SARRE und SOSTMANN (1942) nach der Methode von LANDIS bei Patienten mit akuter Nephritis durchgeführt. Unter einer standardisierten Venenstauung des Oberarms fand sich bei allen Patienten ein gesteigerter Flüssigkeitsverlust (8—26% des Blutvolumens) und ein gesteigerter Eiweißverlust (0,16—1,52%) im Vergleich zu Normalpersonen (Abb. 16).

Der Nachweis eines gesteigerten Eiweißdurchtritts durch die Capillarmembranen ist ein verlässliches Kriterium einer gesteigerten Capillarpermeabilität. ARNOLD (1953) ermittelte im nephritischen Ödem einen Eiweißgehalt bis 2 g-%. Im Vergleich zu Transsudaten (Herzinsuffizienz, nephrotisches Syndrom) ist das nephritische Ödem also verhältnismäßig eiweißreich. Auf diesem Wege können bei einer Ödembildung von 20 kg etwa 200—400 g Eiweiß dem Blutplasma in wenigen Tagen entzogen werden. Die hierdurch bedingte Verminderung des effektiven kolloidosmotischen Druckes bestimmt schließlich das Ausmaß des Ödems bei der akuten Nephritis, wie aus Abbildung 17 zu entnehmen ist (SARRE 1959).

Welche Faktoren zu der geschilderten Permeabilitätssteigerung der Capillaren bei akuter Nephritis führen, ist noch Gegenstand der Diskussion. So zitieren SARRE und ROTHER (1962) Befunde von EPPINGER, ROLLER und SCHOBER, die einen permeabilitätssteigernden Faktor im Blute von akuten Nephritikern fanden, der auf ein Testtier übertragen werden konnte und sich dort durch Fluorescenzaustritt aus den Capillaren nachweisen ließ.

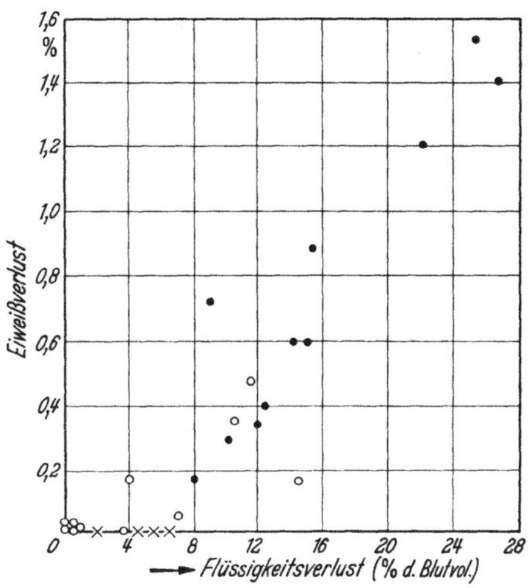

Abb. 16

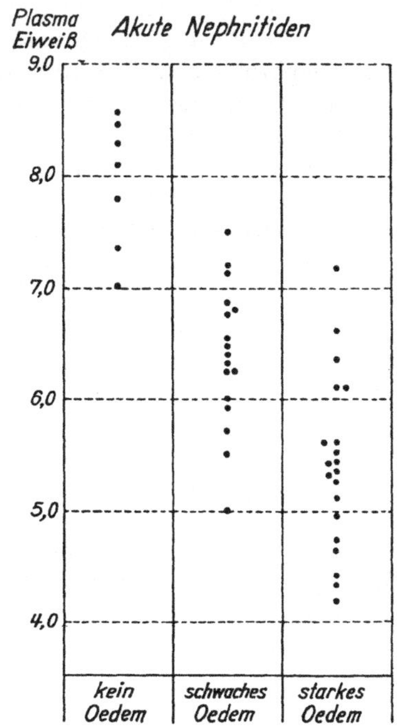

Abb. 17

Abb. 16. Eiweiß- und Flüssigkeitsverlust aus den Capillaren des Unterarms im Stau-Versuch. × Normalpersonen, • akute Nephritiden, ○ chronische Nephritiden (aus SARRE und ROTHER 1962)

Abb. 17. Abhängigkeit der Ödembildung vom Plasma-Eiweißspiegel bei 44 akuten Glomerulonephritiden (SARRE 1959)

Ungeklärt ist ferner, ob das interstitielle Gewebe dieser Kranken eine erhöhte Quellbarkeit besitzt. FÖLDI, RUSZNYAK, SZABO und VAGO (1951) fanden bei Patienten mit renalem Ödem einen stark herabgesetzten Antihyaluronidasetiter im Gegensatz zum kardialen Ödem. Die Autoren vermuten, daß die bekannte weiche Konsistenz des Ödems der Nierenkranken auf einer durch die erhöhte Hyaluronidaseaktivität hervorgerufenen Auflockerung des Bindegewebes bestehe (zit. SARRE und ROTHER 1962).

Im Verlauf der akuten Glomerulonephritis kommt es infolge der Einschränkung der glomerulären Filtration zu einer NaCl-Wasserretention mit Hydrämie und weiterer Ödembildung (WIDAL und LEMIERRE 1903, ACHARD und LOEPER 1901, VALLERY-RADOT 1918). Die Ursache dieser Retention ist in den Glomerulumläsionen zu suchen. So fand NABARRO und SPENCER (1951) unter 691

Fällen bei akuter Glomerulonephritis 35 Fälle mit Anurie oder hochgradiger Oligurie. Aber auch in nicht-anurischen Fällen ist eine beträchtliche Reduktion der glomerulären Filtration (Inulin-Clearance) die Regel, dagegen sind Nierenplasmastrom (Diodrast oder PAH-Clearance) und die maximale tubuläre Ausscheidung (Diodrast-Tm) in geringerem Maße betroffen und in manchen Fällen sogar normal (EARLE, TAGGART und SHANNON 1944). Die Drosselung des Filtrats ohne nachweisbare tubuläre Störung ist nach Ansicht vieler Autoren das wesentliche Moment für die renale Salzwasserretention bei der akuten Glomerulonephritis (FABRE 1960, HAMBURGER und RYCKEWAERT 1949, SMITH 1951).

Klinischer Befund (Gefäßfüllung!), Messungen des Plasmavolumens (Evansblue) und des Erythrocytenvolumens (radioaktiv markierte Erythrocyten) weisen bei der akuten Glomerulonephritis auf ein erhöhtes Blutvolumen hin (HARRIS und GIBSON 1939; STEINBECK 1953; MCARTHUR 1946; EISENBERG 1959). Immerhin erreicht die Flüssigkeitsretention der akuten Glomerulonephritis meist nicht den Grad an Körperwasserzuwachs wie die oligurische chronische Niereninsuffizienz, dennoch kann das extracelluläre Flüssigkeitsvolumen (Thiosulfatraum) manchmal erheblich vergrößert sein (NIETH 1960).

Hypervolämie. Eine besondere Form von isotonischer Expansion ist die auf das Blutgefäßsystem beschränkte Hypervolämie. Meist ist sie die Folge einer primären oder sekundären Polyglobulie oder entsteht nach unkontrollierter Infusion von Blut, Plasma oder von Blutersatzstoffen. Am intakten Organismus wird der größte Teil eines solchen Volumenüberschusses wieder renal zur Ausscheidung gebracht (PITTS 1963). Hingegen tritt nach Infusion hyperonkotischer Albuminlösungen auch beim gesunden Menschen eine Verminderung der Wasser- und Elektrolytausscheidung durch die Niere auf (PETERSDORF und WELT 1953). Auch bei den blutisotonischen Ersatzlösungen, deren kolloid-osmotischer Druck demjenigen des Blutes mit rund 340 mm H_2O nahekommt, muß man mit einer mehrstündigen Verweildauer der Ersatzlösung im Kreislauf rechnen.

So beträgt die Halbwertszeit von Dextran zwischen 6 und 8 Std (BADER, BADER, SOON WON KIM und COURNAND 1954, HAMMARSTEN und HELLER 1952), diejenige der MFG-Präparate („modified fluid gelatin") ungefähr 4 Std (ALBOUZE 1956, GRUBER und SIEGRIST 1962) und von Polyvinylpyrrolidon noch unter 4 Std (BADER, BADER, SOON WON KIM und COURNAND 1954, HUNZINGER, WILLENEGGER und MEIER 1954, OEFF 1959).

Die Elimination der Blutersatzstoffe erfolgt hauptsächlich durch die Nieren, bei eingeschränktem Glomerulumfiltrat bleiben die Blutersatzstoffe länger als normal in der Blutbahn, deswegen ist die Gefahr einer Übertransfusion besonders bei oligurischen Nierenkranken gegeben.

Die klinisch bedeutungsvollen Rückwirkungen einer Hypervolämie auf die Herzmechanik und auf den Lungenkreislauf sind mit den physiologischen Eigenschaften des Venensystems eng verknüpft. Unter pathologischen Bedingungen können sie die Eigenschaften dieses Kreislaufabschnittes so tiefgreifend verändern, daß schon relativ geringe Mengen zugeführten Blutes oder Plasmas zu einer Venendrucksteigerung mit Herzdilatation und Lungenödem führen, wie dies bei latenter Herzinsuffizienz und bei allen Formen von Überwässerung der Fall sein kann. Dagegen benötigen hypovolämische Krankheitszustände verhältnismäßig große Mengen von Blut, Plasma oder Blutersatzflüssigkeiten, um das dehnbare Venengefäßsystem auf physiologische Drucke zu transfundieren. Eine wirkungsvolle Volumentherapie muß daher, wenn sie komplikationslos verlaufen soll, die Hämodynamik dieses Kreislaufabschnittes in die allgemeinen Überlegungen über Dosis und Zufuhrgeschwindigkeit einer an sich indizierten Volumentherapie an hypovolämischen Kranken einbeziehen.

Nach Messungen von GAUER und HENRY (1956) verbleiben nach Infusion von 1000 cm^3 Blut etwa 995 cm^3 im dehnbaren Niederdrucksystem (Capillaren, Venensystem, rechter Ventrikel und gesamte Lungenstrombahn) und nur 5 cm^3 im wenig dehnbaren arteriellen Windkessel. Änderungen der Gesamtblutmenge wirken sich daher fast ausschließlich auf das Niederdrucksystem aus.

Auch das normale Blutvolumen des Menschen, das rund 5500 cm^3 beträgt, verteilt sich mit nur $^1/_5$ auf den arteriellen Windkessel und zu $^4/_5$ auf die dehnbaren Kreislaufabschnitte der extraarteriellen Gefäße. Dabei lagern 25—30% des gesamten Blutvolumens intrathorakal, hauptsächlich in der Lungenstrombahn; etwa gleichviel finden sich je im Abdominalkreislauf und in den Venen der abhängigen Körperabschnitte (SJÖSTRAND 1953); SCHWIEGK und RIECKER 1960).

Diese an gesunden Menschen erhobenen Befunde, die auf eine beträchtliche Dehnbarkeit und damit Volumenkapazität des Venensystems schließen lassen, stimmen recht gut mit dem Verlauf von Dehnungskurven isolierter Venen überein. Im physiologischen Druckbereich verläuft die Druck-Volumenkurve von Venen fast abszissen-parallel, d.h. selbst erhebliche Volumenzunahmen führen nur zu einem geringen Druckanstieg. Erst bei abnormer Venenfüllung nimmt die Dehnbarkeit der Venenwände ab (steiler Schenkel der Druck-Volumenkurve!), dann führen schon geringe Volumenzunahmen zu erheblichen Drucksteigerungen (GOLLWITZER-MEIER 1932). Die Dehnungscharakteristik von Venen wird teils durch plastische Nachdehnungserscheinungen, teils aber auch durch die Kontraktionseigenschaften der muskulären Wandelemente beeinflußt. Der klassische Nachweis einer venösen Vasomotion stammt von GOLTZ aus dem Jahre 1864. Seine am Froschpräparat erhobenen Ergebnisse haben sich in zahlreichen Nachuntersuchungen auch für den Warmblüter als zutreffend erwiesen.

So führen Reizungen sympathischer Nervenfasern, Adrenalin oder Kälteeinwirkungen zu einer Constriction der Venenmuskulatur. Am Ganztier führt eine Reizung der Pressoreceptoren, eine Sympathektomie oder die Anwendung ganglienblockierender Substanzen zu einer Venendilatation. Ein allgemeiner Sauerstoffmangel ruft eine zentral-reflektorische Venoconstriction hervor (Übersicht bei GOLLWITZER-MEIER 1932, FRANKLIN 1937).

Bei allen Krankheitszuständen, die mit einer vermehrten Gesamtblutmenge einhergehen, ist mit einer verminderten Dehnbarkeit des Venensystems zu rechnen. Dazu gehört nicht nur der dekompensierte renale Hochdruck, sondern auch die bei verschiedenen Nierenerkrankungen (Hypernephrom, gutartige Nierentumoren, Hydronephrose, Cystennieren) gelegentlich zu beobachtende Polyglobulie (SCHÜRMEYER und LOSSE 1962).

Horizontallagerung, der hydrostatische Druck eines Bades und die Hydrämie bei einer Hyperhydratation wirken sich aus diesen Gründen auf dieselbe Weise aus, nämlich durch einen erhöhten Venendruck im Hauptkreislauf, innerhalb des rechten Herzens und in der Lungenstrombahn. Deswegen ist das akute Lungenödem die häufigste Komplikation einer Hypervolämie (Schrifttum bei SCHWIEGK und RIECKER 1960).

Lungenödem. Der Vorgang der Ödembildung in der Lunge unterscheidet sich grundsätzlich nicht von dem in anderen Körperabschnitten. Hier wie dort übersteigt die Flüssigkeitsfiltration durch die Capillaren den Flüssigkeitsabstrom aus dem Zwischengewebe.

Daß die Ödembildung in der Lunge so deletäre Folgen für den Organismus hat, liegt in der besonderen anatomischen Struktur dieses Organs begründet. Im Verhältnis zu anderen Geweben ist nämlich der extravasale Flüssigkeitsraum der Lunge sehr klein, so daß schon bei einer relativ geringen extravasalen Flüssigkeitsansammlung das Ödem unter Ruptur der Alveolarepithelien in den Alveolarraum ausströmt und zu Störungen der Gasverteilung und vor allem der Gasdiffusion mit der Gefahr schneller Erstickung führt (MEESEN und SCHULZ 1957).

Die physiologischen Determinanten der transcapillären Flüssigkeitsfiltrationen sind:

1. Der Lungencapillardruck,
2. Der kolloidosmotische Druck des Blutes,
3. Die Eiweißpermeabilität der Capillarwände und
4. Der Gewebsdruck (intraalveolärer Druck).

Da unter normalen Bedingungen der Gewebsdruck, also der intraalveoläre Druck, fast Null ist, wird die physiologische Flüssigkeitsfiltration aus der Lungencapillare fast ausschließlich durch die Differenz von Capillardruck und kolloidosmotischem Druck des Blutes bestimmt. Der normale Lungencapillardruck beträgt im Mittel 10—12 mm Hg (HELLEMS, HAYNES und DEXTER 1949, CALAZEL, GERARD, DALEY, DRAPER und BING 1951). Er schwankt in Abhängigkeit vom postcapillären Strömungswiderstand (Mitralöffnungsfläche, Auswurf des linken Ventrikels), von der Lungengefäßelastizität, von der Lungenvasomotorik, vom Blutvolumen und damit auch vom Blutdurchfluß (ALTSCHULE 1954).

So führt ein allgemeiner Sauerstoffmangel oder ein erhöhter Gehalt der Atmungsluft an Kohlensäure zu einer Erhöhung des Pulmonalarteriendrucks durch allgemeine Vasoconstriction der arteriolären Lungenstrombahn (v. EULER und LILJESTRAND 1946; COURNAND 1947). Die Abhängigkeit der Lungenvasomotion von den Blutgasspannungen (NISELL 1950) ist ein wichtiger Teil jener Selbstregulation des Lungenkreislaufs, die nicht selten bereits klinisch manifeste Zustände von Lungenödem spontan wieder zum Verschwinden bringt. Im Gefolge der das Lungenödem begleitenden arteriellen Hypoxie kommt es nämlich zu einer arteriellen Vasoconstriction in der Lungenstrombahn und auf diesem Wege zu einem Absinken des Lungencapillardrucks mit verminderter Flüssigkeitsfiltration. Ein Hinweis dafür, die Indikation zur Sauerstofftherapie beim Lungenödem nicht nur unter dem Gesichtspunkt der respiratorischen Austauschstörung zu beurteilen.

Viel bedeutsamer ist aber der Einfluß des Lungenblutvolumens auf den Lungencapillardruck. Bei Erhöhung des postcapillären Strömungswiderstandes (Mitralstenose, Linksherzinsuffizienz) oder bei allgemeiner Vasoconstriction im Hauptkreislauf (z.B. nach Adrenalin, Arterenol, bei zentral-nervösen Schädigungen) nimmt das Lungenblutvolumen und damit auch der Druck in den Lungengefäßen zu (SARNOFF, GOODALE und SARNOFF 1952). Auch bei pathologischer Salz-Wasserretention der Niere sind Lungenblutvolumen und Lungencapillardruck als Folge der Hydrämie und Hypervolämie gesteigert.

Daß der Druckanstieg im Lungencapillarbett als eine wesentliche Ursache des Lungenödems angesehen werden muß, haben schon COHNHEIM und LICHTHEIM (1877) und WELCH (1878) erkannt. Beim kardialen Lungenödem wurden mit Hilfe von Herzkathetermessungen Werte des Lungencapillardrucks zwischen 32 und 54 mm Hg festgestellt und damit die alte Filtrationstheorie bestätigt (LAGERLÖF und WERKÖ 1949, FEJFAR 1959). Dagegen wurden bei indurativen Gewebsveränderungen der Lunge (z.B. bei chronischer Lungenstauung infolge Mitralstenose) Capillardrucke bis zu 40 mm Hg ohne Auftreten eines Lungenödems beobachtet (GROSSE-BROCKHOFF 1957).

Die Serumeiweißkörper wirken dem filtrierenden Capillardruck kolloidosmotisch entgegen. Die Differenz zwischen dem kolloidosmotischen Druck des Blutes und dem Capillardruck ergibt bei konstantem Gewebsdruck den effektiven Filtrationsdruck. Der kolloidosmotische Druck des Serums beträgt normalerweise rund 25 mm Hg, was im wesentlichen durch den Gehalt an Albumin bedingt wird (s. S. 780). Alle Krankheitszustände, die mit einer Verminderung der Serumalbuminkonzentration einhergehen, begünstigen also das Auftreten eines Lungenödems. Ist der Lungencapillardruck normal, dann führt erst eine stärkere Verminderung des Serumeiweißes zu einem Lungenödem (Paine, Butcher, Smith und Howard 1950). Bei Nierenkranken kann sich das Zusammentreffen einer Linksherzinsuffizienz infolge dekompensierten renalen Hochdrucks mit einer Hypalbuminämie (z.B. im Verlaufe eines nephrotischen Syndroms) begünstigend auf die Entstehung von Lungenödemattacken auswirken. Ferner führt die horizontale Lagerung von Ödemkranken zu einem Einstrom von Ödemflüssigkeit in die Blutbahn, was eine weitere Verminderung des kolloidosmotischen Druckes des Blutes und eine vermehrte Flüssigkeitstranssudation in die Lunge bewirkt, besonders dann, wenn bereits erhöhte Lungencapillardrucke bestehen.

Bei Intoxikationen (z.B. Urämie), septischen Zuständen oder pneumonischen Prozessen müssen zusätzliche Störungen der Capillarpermeabilität in Rechnung gestellt werden. Die Folge davon ist, daß neben Wasser und gelösten Salzen nunmehr auch Eiweiß in die Ödemflüssigkeit gelangt. Hierdurch vermindert sich der effektive kolloidosmotische Druck des Blutserums weiter, was eine Steigerung der Flüssigkeitsfiltration mit Ödembildung hervorruft und sekundär die Entstehung von Bronchopneumonien bei urämischen Kranken begünstigt.

Am häufigsten werden die als „fluid lung“ oder als „uremic lung“ beschriebenen Lungenveränderungen, die sich röntgenologisch als vom Hilus ausgehende Verdichtungsbezirke (Schmetterlingsfigur!) manifestieren und sich in diffuser Fleckung über beide Lungen, manchmal bis zur Peripherie hin erstrecken, bei Nierenkranken mit Oligurie—Anurie beobachtet. Seltener beschränken sie sich auf die basalen Lungenabschnitte. Pathologisch-anatomisch findet man eine Verdichtung der Lungenbezirke um die Lungenwurzel und histologisch eine Exsudation mit mehr oder weniger ausgeprägter Hyalinisierung und Membranbildung in den Alveolen und Bronchiolen (Alwall 1960). Unter 607 Verlaufsbeobachtungen von oligurischen bzw. anurischen Nierenkrankheiten fand Alwall (1960) diese Komplikation in 260 Fällen (=43%), die am häufigsten bei Patienten mit akutem Nierenversagen in Erscheinung trat und gewöhnlich durch eine allgemeine Überwässerung ausgelöst wurde. Pleuraergüsse wurden im gleichen Material bei 215 Patienten (=35%) festgestellt.

Auch eine Verminderung des Intrathorakaldruckes, z.B. nach Punktion eines größeren Pleuraergusses kann über eine Erhöhung des effektiven Capillardruckes zu einer Förderung der Lungenödembildung führen. Über denselben Mechanismus kommt es bei Bronchusstenosen mit inspiratorischer Atmungserschwerung gleichfalls zu einer vermehrten Flüssigkeitstranssudation in der Lunge (Drinker 1945). Weiteres Schrifttum zur Flüssigkeitsmechanik in der Lungenstrombahn siehe bei Levine, Mellins, Nassar und Fishman (1964), Paine, Butcher, Smith und Howard (1950), Uhley, Sanford, Leeds, Sampson und Friedman (1962). Zur Mechanik des intrathorakalen Blutvolumens siehe bei Gauer und Henry (1963).

b) Klinische Symptomatologie und Differentialdiagnose

Renale Ödeme beginnen häufig im Gesicht, sie sind auf Druck verschieblich und gehorchen ebensosehr den Gesetzen der Schwerkraft wie die kardialen Ödeme. Am stärksten ausgeprägt sind sie beim nephrotischen Syndrom, diskreter bei den akut entzündlichen Nierenerkrankungen. Albuminurie, Lipidurie, Hypoproteinämie, Hyperlipidämie begleiten die nephrotisch bedingten Ödemzustände. Hierdurch und durch die Eigentümlichkeiten des Grundleidens sind sie von anderen generalisierten bzw. lokalisierten Ödemen nichtrenaler Genese abzugrenzen.

Generalisierte Ödemzustände nichtrenaler Genese finden wir beim chronischen alimentären Eiweißmangel und bei der eiweißverlierenden Enteropathie. Bei beiden Zuständen besteht eine Hypoproteinämie, aber es fehlt eine Proteinurie, was differentialdiagnostisch ausschlaggebend ist. Die idiopathische Hypoproteinämie tritt gelegentlich familiär gehäuft auf (HOMBURGER und PETERMANN 1949). — Hypoproteinämie zusammen mit den Zeichen einer portalen Hypertension kennzeichnen die hepatisch bedingten Ödeme. — Zu den häufigsten Ursachen einer nichtrenalen Wassersucht zählen Leber- und Herzkrankheiten. Von der gewöhnlichen Herzinsuffizienz abzugrenzen sind wiederum die Ödeme bei der Constrictio pericardii, also beim Panzerherzen, ferner gegen die Myokardiopathien verschiedener Genese und die Einflußstauung bei Tricuspidalstenose.

Es gibt noch eine ganze Reihe anderer generalisierter Ödemzustände, die gleichfalls auf einer renalen Salz- und Wasserretention beruhen, ohne daß die Niere selbst im morphologischen Sinne erkrankt ist. Außerdem besteht bei diesen Kranken weder eine allgemeine Venendrucksteigerung noch eine nennenswerte Minderung der Plasmaproteine. In diesen Formenkreis gehören die Ödeme nach endogener und exogener Einwirkung von Mineralocorticoiden. Bekannt sind in diesem Zusammenhang Wasseransammlungen nach Überdosen von Desoxycorticosteron, wobei besonders Addisonkranke besonders empfindlich reagieren sollen. Beim Cushing-Syndrom findet man in 20% der Fälle Ödeme, hier beruhen sie auf einer Überproduktion von Hydrocortison, gelegentlich auch von Aldosteron (BROWNE, BECK, DYRENFURTH, GIROUD, HAWTHORNE, JOHNSON, MCKENSIE und VENNING 1955). Als Mach-Syndrom werden ferner idiopathische Ödeme mit Hyperaldosteronurie bezeichnet. Davon abzugrenzen ist das Conn-Syndrom, wo gleichfalls eine gesteigerte Aldosteronsekretion zusammen mit Hypokaliämie, Hypertonie und metabolischer Alkalose gefunden wird, aber gewöhnlich keine Ödeme bestehen (Schrifttum bei KOCZOREK 1964). Die cyclischen Ödeme der Frau, die prämenstruell aufzutreten pflegen, gehören ebenfalls in diese Gruppe. Auch hier spielt eine gesteigerte Aldosteronaktivität mit, eventuell unter Mitwirkung der Sexualhormone, von denen Progesteron aldosteron-antagonistische Eigenschaften hat (KOCZOREK, WOLFF und BEER 1957).

Zu den ödembildenden Medikamenten zählen Phenylbutazon, Pyrazolderivate und Succus liquiritiae; die genannten Substanzen scheinen direkt auf die Tubulusfunktion im Sinne einer gesteigerten NaCl-Retention einzuwirken.

Bei den Schwangerschaftsödemen sind die Verhältnisse nicht so überschaubar. Liegen nur geringe Knöchelödeme ohne gleichzeitige Albuminurie oder Hypertonie vor, so darf wohl die venöse Abflußbehinderung im Beckenraum zusammen mit der allgemeinen Ausdehnung der extracellulären Flüssigkeit, die während der Schwangerschaft eintritt, als Erklärung herangezogen werden. Dagegen nimmt bei einer Schwangerschaftsnephropathie der Ödemgrad zusammen mit einer Proteinurie und einem steigenden arteriellen Blutdruck zu.

Eine seltene, meist verkannte Form von extrarenal induzierter Salz-Wasserretention der Niere ist das hypokaliämische Ödem. Chronische Kaliumverluste, oft durch Laxantienabusus erzeugt, können zu einer erheblichen Natriumretention mit sekundärer Wassereinlagerung führen. Den ersten Fall beobachteten SCHWARTZ und RELMAN (1953), seitdem wurden weitere Fälle vor allem von der Genfer Klinik (FABRE 1961) verfolgt. Unter Kaliumzufuhr kommt es prompt zur Eliminierung der retinierten Flüssigkeitsmengen.

4. Die allgemeine Entwässerung (hypertone, isotone und hypotone Dehydratation)

a) Ätiologie und Pathophysiologie

Die Ursachen einer negativen Wasserbilanz liegen bei Nierenkranken häufig im Zusammenwirken einer ungenügenden exogenen Wasseraufnahme mit einer gesteigerten renalen Wasserausscheidung, also mit einer Polyurie begründet. Beim zentralen Diabetes insipidus, der familiär oder im Gefolge erworbener Läsionen des Tractus supraoptico-hypophyseus einschließlich Neurohypophyse bzw. bestimmter hypothalamischer Zentren (Traumen, Meningitis, Encephalitis, Tuberkulose, Lues cerebrospinalis, Hirntumoren, Systemerkrankungen etc.) auftritt, ist die Polyurie auf die mangelhafte Sekretion antidiuretischen Hormons zurückzuführen. Dabei sind die pathophysiologischen Voraussetzungen für die Entstehung einer renal bedingten Entwässerung des Organismus (hypertone Dehydratation) am reinsten erfüllt. Die für den ADH-Mangel so charakteristische Wasserdiurese hält so lange an, bis das Glomerulusfiltrat durch die allgemeine Dehydratation und Hypovolämie absinkt, dann wird der Urin trotz des fehlenden Adiuretins hyperosmotisch, da die Osmolarität des Tubulusurins nicht nur von der ADH-induzierten Membranpermeabilität des distalen Tubulusabschnittes, sondern auch von den Flußgeschwindigkeiten abhängt. Bei erniedrigtem Glomerulusfiltrat ist der Wasserstrom durch das Kanälchensystem klein genug, um selbst einen kleinen Wasserausstrom aus dem relativ wasserimpermeablen distalen Konvolut und aus den Sammelrohren mit Anstieg der Urinosmolarität wirksam werden zu lassen (Berliner und Davidson 1957). Bei genügend großem Glomerulusfiltrat und ADH-Mangel ist der Urin im proximalen Tubulus isoosmotisch, in der Henleschen Schleife und im Plasma der Vasa recta leicht hyperosmotisch und im distalen Tubulusabschnitt hypoosmotisch (Gottschalk 1964). Die Anwesenheit von antidiuretischem Hormon erhöht die Wasserpermeabilität der distalen Tubulusepithelien, und zwar ganz analog den Verhältnissen an der Froschhaut (Koefoed-Johnsen und Ussing 1953) und an der Krötenblase (Hays und Leaf 1962, Maffly, Hays, Lamdin und Leaf 1960).

Neuere quantitative Untersuchungen der Wasserpermeabilität, die von Ullrich und Rumrich (1963); Ullrich, Rumrich und Fuchs (1964) an normalen Ratten und Tieren mit Diabetes insipidus mit Hilfe einer Mikroperfusionstechnik durchgeführt wurden, bestätigen diese Auffassungen. Dabei betrug die Wasserpermeabilität im proximalen Tubulus durchschnittlich $17{,}4 \times 10^{-8}$ bei den Normaltieren und $15{,}8 \times 10^{-8}$ cm³/cm²/sec/cm Wasser bei den Diabetes insipidus-Ratten. Im distalen Tubulus betrugen die Werte bei den Normaltieren $7{,}6 \times 10^{-8}$ und bei den Diabetes insipidus-Tieren nur noch $2{,}6 \times 10^{-8}$ cm³/cm²/sec/cm Wasser. Hingegen ist die Frage, ob ADH auch die Permeabilität der Sammelrohrabschnitte beeinflußt, experimentell noch nicht eindeutig geklärt (Gottschalk 1964).

Unter den Bedingungen einer osmotischen Diurese mit gleichzeitigem ADH-Mangel bzw. bei tubulärer ADH-Refraktärität tritt mit steigender Diuresegröße ein immer größeres Quantum hypotoner Flüssigkeit in die Sammelrohre ein, der Endharn wird schließlich — im Gegensatz zum sonstigen Verhalten bei osmotischer Diurese — hypoton (Abb. 18), (Buchborn und Anastasakis 1961). Zur Physiologie des antidiuretischen Hormons in Beziehung zur Harnkonzentrierung siehe bei Gottschalk (1964), Orloff und Handler (1964), Buchborn (1960), Berliner, Levinsky, Davidson und Eden (1958). Zur Pathophysiologie und Klinik der Störungen der Harnkonzentrierung bei Nierenkrankheiten siehe Beitrag Buchborn in diesem Handbuch.

Die beim Diabetes insipidus centralis ausgeschiedenen Harnmengen wechseln in Abhängigkeit von Menge und Zusammensetzung der Nahrung und nehmen bei eiweißreicher und salzreicher Kost zu. Von den Kranken haben etwa 50% Tagesharnmengen von 4—8 Liter, 27% von 8—12 Liter und 23% scheiden mehr als 12 Liter aus (Beaser 1947, Buchborn 1960). Im Gegensatz zu diesem Krankheitsbild ist der familiäre wie der erworbene nephrogene Diabetes insipidus ADH-refraktär. Einzelheiten und Schrifttum bei Linneweh, Buchborn und Delbrück (1957), Rodeck (1955), Mudge (1958) Gerok (1963). Bezüglich Kasuistik über erworbenen nephrogenen Diabetes insipidus siehe Berlyne (1961), Carone und Epstein (1960).

Abgesehen vom familiären nephrogenen Diabetes insipidus gibt es eine ganze Reihe angeborener oder erworbener Tubulusanomalien, die zu einer Polyurie führen und sekundär eine allgemeine Entwässerung hervorrufen können. So sind Kaliummangelzustände häufig mit eingeschränkter Harnkonzentrierung, Isosthenurie und ADH-Refraktärität infolge gestörter tubulärer Wasserrückresorption vergesellschaftet (sog. kaliopenische Nephropathie s. S. 831). Da die Konzentrierung des Endharns normalerweise durch Rückdiffusion von osmotisch freiem Wasser in den Sammelrohrabschnitten der Niere stattfindet, liegt es nahe, die Ursache der Polyurie beim Kaliummangel auf diesen Nephronabschnitt zu lokalisieren (Manitius, Levitin, Beck und Epstein 1960, Eigler, Salassa, Bahn und Owen 1962). Die Läsion ist nach Beseitigung des Kaliummangels in den meisten Fällen reversibler Natur (Conn 1955), einige Patienten ließen aller-

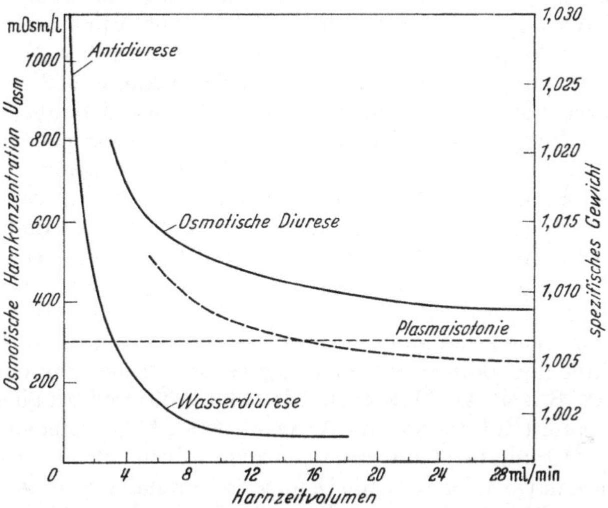

Abb. 18. Beziehung zwischen osmotischer Harnkonzentration bzw. spezifischem Harngewicht und Harnzeitvolumen bei verschiedenen Diureseformen. ------ Verhalten der osmotischen Harnkonzentration unter osmotischer Diurese bei tubulärer ADH-Refraktärität (sog. Phase II-Störung) (aus Buchborn und Anastasakis 1961)

dings eine Normalisierung vermissen (Chalmers, Fitzgerald, James und Scarborough 1956, van Buchem, Doorenbos und Elings 1956; Schrifttum bei Relman und Schwartz 1958). Zur kaliopenischen Nephropathie s. S. 831.

Nicht alle experimentellen und klinischen Verlaufsformen des Kaliummangels lassen sich allein aus Störungen der renalen Wasserrückresorption erklären. Hollander, Winters, Williams, Bradley, Oliver und Welt (1957) beobachteten bei experimentellem Kaliummangel mit Polyurie einen Abfall der Serumosmolarität, was die Untersucher unter Berücksichtigung der Elektrolytbilanz als Zeichen allgemeiner Überwässerung infolge gesteigerten Durstes deuten. Auch verschiedene klinische Beobachtungen sprechen dafür, daß ein allgemeiner Kaliummangel neben renalen Funktionsstörungen eine Polydipsie hervorrufen kann (Fourman 1954, Fourman und Leesen 1959). In einer anderen Verlaufsbeobachtung von Crane, Vogel und Richland (1956) mit primärem Aldosteronismus und Kaliummangel bestand eine Polyurie trotz eines noch erhaltenen Konzentrationsvermögens der Niere bis zu einem spezifischen Gewicht von 1027. Weiteres Schrifttum bei de Wardener (1962) und auf S. 832.

Ähnlich dem Kaliummangel verursacht eine Erhöhung der Calciumkonzentration im Plasma und Urin Störungen der Harnkonzentrierung und eine Polyurie mit fehlender Ansprechbarkeit auf exogen zugeführtes antidiuretisches Hormon (Roussak und Oleesky 1954, Grossman, Mines, Goldman und Wolfman 1958). So besteht beim Milch-Alkalisyndrom, das im Verlauf einer Sippy-Kur als iatrogene Störung auftreten kann, eine Nephrocalcinose mit Hypercalcämie, Alkalose, Polyurie und den Zeichen der Niereninsuffizienz (Burnett, Commens, Albright und Howard 1949, Epstein 1960, Pyrah und Raper 1955, Eisele 1940). Aus tierexperimentellen Befunden bei der Vitamin D-Intoxikation ist zu schließen, daß weniger die in den Tubuluszellen abgelagerten Calciumsalze als vielmehr die die Tubuli umspülende Calciumkonzentration die Störung im Gegenstromsystem bewirkt, an der wiederum, ähnlich dem Kaliummangel, die aktive Natriumrückresorption im distalen Tubulusabschnitt beteiligt zu sein scheint (Manitius, Levitin, Beck und Epstein 1960, de Wardener 1962, Eigler, Salassa, Bahn und Owen 1962).

Die Polyurie beim Fanconi-Syndrom ist einmal durch die Störung der Glucose-, Phosphat- und Aminosäurenrückresorption bedingt, in anderen Fällen besteht gleichzeitig ein nephrogener Diabetes insipidus mit ADH-Refraktärität. Klinische Beobachtungen von Stanbury (1958) konnten in einzelnen Fällen von Fanconi-Syndrom renale Kaliumverluste mit kaliopenischer Nephropathie als Mitursache der Polyurie nachweisen (Mudge 1958; Gerok 1963).

Störungen der Wasserpermeabilität in den distalen Tubulus- und Sammelrohrabschnitten dürften auch für die gestörte Harnkonzentrierung mit Ausscheidung eines hypotonen Urins bei obstruktiven Uropathien (Roussak und Oleesky 1954, Earley 1956, Sturtz und Burke 1958), bei Cystennieren, malignen Sklerosen und akuter Tubulusnekrose (Buchborn und Anastasakis 1961) und beim Plasmocytom (Roussak und Oleesky 1954) verantwortlich sein.

Störungen der Harnkonzentrierung mit Polyurie werden ferner bei Nierengefäßprozessen (Blake 1960), bei chronischer Pyelonephritis (Brod 1962, 1957), periodisch bei der Sichelzellanämie (Keitel, Thompson und Itano 1956), im polyurischen Stadium des akuten Nierenversagens, ferner bei der chronischen Nephritis (Hayman, Shumway, Dumke und Miller 1939) und bei allen Formen von osmotischer Diurese (Buchborn und Anastasakis 1961) beobachtet. So gut wie immer liegt die Störung in angeborenen, degenerativen oder entzündlichen Prozessen des Nierenmarks oder tritt im Gefolge extrarenaler Stoffwechselstörungen (z.B. Diabetes mellitus) auf, wobei die Polyurie gerade bei den letztgenannten Störungen in wechselndem Grade mit einer gleichzeitig gesteigerten Ausscheidung an Festsubstanzen vergesellschaftet sind (Diabetes salinus renalis, Blum 1929; Fanconi 1938, Thorn, Koepf und Clinton 1944). Zur Salzverlustniere s. S. 822. Aus diesem Grunde wird neben der Wasserbilanz häufig auch die Elektrolytbilanz negativ, was eine isotone oder sogar hypotone Dehydratation des Organismus zur Folge haben kann. Hierher gehört auch die Salzdiurese bei der Nebennierenrindeninsuffizienz (Schrifttum bei Fourman 1962) und unter Einwirkung diuretisch wirksamer Substanzen (s. S. 824).

Zusätzliche Wasserverluste können bei Nierenkranken auf enteralem Wege infolge Erbrechens und Diarrhoe, z.B. als Folge einer urämischen Gastritis oder Enterocolitis zu einer allgemeinen Entwässerung beitragen. Nicht zu unterschätzen sind die durch profuse Schweißausbrüche (z.B. bei Entfieberung) und auf dem Atemwege bei Tachypnoe bzw. Hyperpnoe oft unmerklich auftretenden Wasserverluste. Zusätzliche Blutungen, die im Gefolge der hämorrhagischen Blutungsdiathese bei chronischer Niereninsuffizienz im Magen-Darmtrakt aufzutreten pflegen, komplizieren das klinische Bild. Zur Symptomatologie und Differentialdiagnose s. S. 811.

Schon ältere Untersucher wie Kerpel-Fronius (1935) und Nadal, Pedersen und Maddock (1941) kamen auf Grund überschlägiger Berechnungen aus den Serumelektrolytkonzentrationen zusammen mit der äußeren Flüssigkeitsbilanz zu der Erkenntnis, daß exogene Wasserverluste auf Kosten sowohl der extracellulären als auch der intracellulären Flüssigkeitsvolumina gehen. Später führten ELKINTON und TAFFEL (1942) tierexperimentelle Untersuchungen mit quantitativer Berechnung der Veränderungen in den einzelnen Flüssigkeitsräumen durch, wobei als Indicatorsubstanzen Chlorid und Thiocyanat verwendet wurden. Im Verlaufe eines 15—20 Tage dauernden Durstversuchs verminderte sich das extracelluläre Flüssigkeitsvolumen zwischen 20 und 38% der Ausgangswerte. Bei allen Dursttieren war der gesamte Wasserverlust größer als der aus der Extracellulärflüssigkeit zu ermittelnde, woraus sich eine Minderung des intracellulären Flüssigkeitsvolumens um 30—50% errechnen ließ. Für die celluläre Dehydratation lassen sich drei Faktoren verantwortlich machen: 1. Die osmotische Verschiebung von Wasser infolge der erhöhten extracellulären Tonizität, 2. Die Freisetzung von Wasser durch Proteinabbau (negative Stickstoffbilanz!) und 3. durch celluläre und Proteinkatabolismus unabhängige Kaliumverluste. Die quantitativen Daten finden sich in der Abb. 19 aufgezeichnet. Danach treten die durch intracellulären Kaliumverlust verursachten Zellwasserverluste gegenüber den beiden anderen pathogenetischen Faktoren quantitativ deutlich zurück.

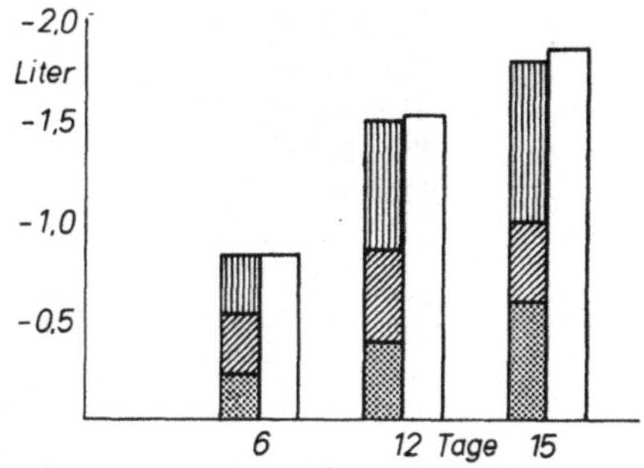

Abb. 19. Celluläre Wasserverluste während eines Durstversuches (Hund). ▒ Osmotisch bedingter Zellwasserverlust; ▨ celluläre Wasserverluste infolge kataboler Freisetzung bzw. Verlust von Kaliumionen; ▥ celluläre Wasserverluste durch hungerbedingten) Proteinabbau; □ gesamter Zellwasserverlust (berechnet aus der Differenz von Körperwasser und extracellulärem Flüssigkeitsvolumen; aus ELKINTON und TAFFEL 1942)

In einer ähnlichen experimentellen Versuchsanordnung differenzierten HOPPER, ELKINTON und WINKLER (1944) die im Verlaufe einer hypertonen Dehydratation auftretenden Veränderungen innerhalb des Extracellulärraumes, insbesondere die Veränderungen des Plasmavolumens. Sie fanden eine weitgehende Parallelität zwischen den Veränderungen des Extracellulärraumes und des Plasmavolumens bei hypertoner Dehydratation. ΔE betrug -25% und ΔPV zwischen -20 und -25% (Abb. 20). Zusammen mit der Kontraktion des extracellulären Volumens verminderte sich das Herzminutenvolumen, verlangsamte sich die Kreislaufzeit und gleichzeitig kam es zu einer Senkung des arteriellen Blutdrucks (ELKINTON, WINKLER und DANOWSKI 1947).

Analoge Veränderungen der Flüssigkeitsräume werden bei Menschen im Durstzustand, besonders eindrucksvoll beim Diabetes insipidus, beobachtet. Solange bei letzteren die äußere Wasserzufuhr geregelt ist, braucht die mittlere Serumosmolarität nicht erhöht zu sein (295 ± 15 mosm/l; BARLOW und DE WARDENER 1959). Bei exzessiver Dehydratation können aber Werte über 320 mosm/l bzw. über 155 mval/l Natrium bzw. mehr als 125 mval/l Chlorid erreicht werden (BUCHBORN 1960, BARTTER 1964). Zusammen mit dem Anstieg der Serumosmolarität sinkt der Zellwassergehalt sowohl beim dehydrierten Diabetes insipidus-Patienten als auch im Durstexperiment gesunder Versuchspersonen ab (RIECKER 1957) (Abb. 23). Die celluläre Entwässerung, die auch die Gehirnzellen erfaßt, bestimmt schließlich die klinische Symptomatik der Exsiccose, gewöhnlich tritt sie früher als die Symptome der Kreislaufinsuffizienz auf (LADELL 1943, MCCANCE und YOUNG 1944). Zur Differentialdiagnose der Hyperosmolaritätssyndrome s. S. 889.

Bei hypertoner Dehydratation steigen Hämatokrit, Serumnatriumkonzentration und Serumosmolarität proportional an. Normalerweise wird die Serumosmolarität durch folgende Beziehung determiniert:

$$\pi = 1{,}75\ Na_s + 0{,}0556\ G_p + 0{,}357\ NPN_p + 10{,}1,$$

wobei G_p die Glucosekonzentration im Plasma, Na_s die Serumnatriumkonzentration und NPN_p die Reststickstoffkonzentration im Plasma bedeuten (Abb. 21). Sind abnorm viele Nichtelektrolyte vorhanden (Diabetes mellitus, Niereninsuffizienz), dann steigt die Serumosmolarität überproportional zur Serumnatriumkonzentration an. Unter diesen Umständen und unter Berücksichtigung der Tatsache, daß ein Teil der Wasserverluste vom intracellulären Wasservolumen bestritten wird, sind Hämatokrit, Serumnatriumkonzentration und Serumosmolarität keine zuverlässigen Indicatoren, um den Grad einer bestehenden Dehydratation zu bestimmen. Erst wenn man den klinischen Hergang, die Symptomatologie und

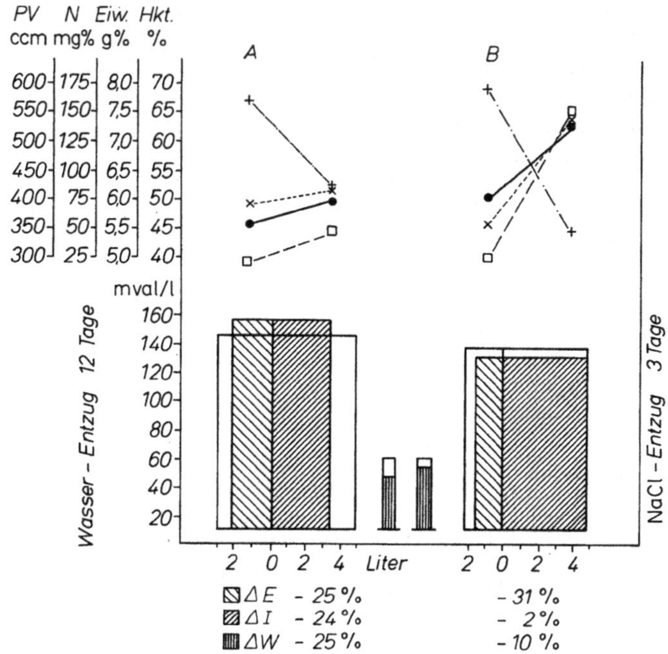

Abb. 20. Veränderungen der Flüssigkeitsräume des Organismus nach Dursten (A) und nach experimentellem NaCl-Entzug (B) (Versuche an Hunden). Im Durstversuch beobachtet man eine Schrumpfung des intra- *und* extracellulären Flüssigkeitsvolumens; im Vergleich dazu ist beim NaCl-Mangel vornehmlich das extracelluläre Flüssigkeitsvolumen betroffen, auch die Verminderung des Plasmavolumens tritt hier stärker in Erscheinung (aus HOPPER, ELKINTON und WINKLER 1944)

eventuell zusätzliche Gewebsanalysen (Muskelbiopsie, Erythrocyten) zur Beurteilung heranzieht, lassen sich im Einzelfall die entstandenen Wasserverluste grob abschätzen.

Während das klinische Bild des reinen Wasserverlustes in erster Linie durch die Symptome der cellulären Entwässerung beherrscht wird, vermindert eine isotone bzw. hypotone Entwässerung vornehmlich das extracelluläre Flüssigkeitsvolumen und führt auf diese Weise, früher als bei einer reinen Exsiccose, zu einer allgemeinen Kreislaufinsuffizienz mit sekundärem Nierenversagen. Eindrucksvoll sind in diesem Zusammenhang die Untersuchungsergebnisse von HOPPER, ELKINTON und WINKLER (1944), die bei experimenteller Peritonealdialyse (isotoner Flüssigkeitsverlust!) eine Verminderung des extracellulären Flüssigkeitvolumens um −31% hervorriefen, gleichzeitig verminderte sich das Plasmavolumen um −40%, dagegen das intracelluläre Flüssigkeitsvolumen nur um −2%. Hypovolämie und Kreislaufinsuffizienz bestimmten das experimentelle Zustandsbild (Abb. 20).

Auch an gesunden Versuchspersonen führt eine isotone bzw. hypotone Dehydratation nach Diureticaverabreichung zu einer beträchtlichen Verminderung des Plasmavolumens; LEARD und FREIS (1949) führten damit Flüssigkeitsverluste bis zu 7550 ml herbei, wobei die Kontraktion des Plasmavolumens zwischen — 210 und — 1100 ml betrug, dagegen entfiel auf den intracellulären Flüssigkeitsraum durchschnittlich nur $^1/_4$ der Gesamtverluste. Analoge Ergebnisse berichten LYONS, AVERY und JACOBSON (1944) und MELLORS, MUNTWYLER, MAUTZ und ABBOT (1942).

Wird die extracelluläre Flüssigkeitsphase infolge Salzverlustes hypoton, dann müßte es infolge der osmotischen Konzentrationsdifferenz zum Zellraum zu einem Wassereinstrom in die Zellen, also zu einer Zellschwellung kommen. Dies wird in

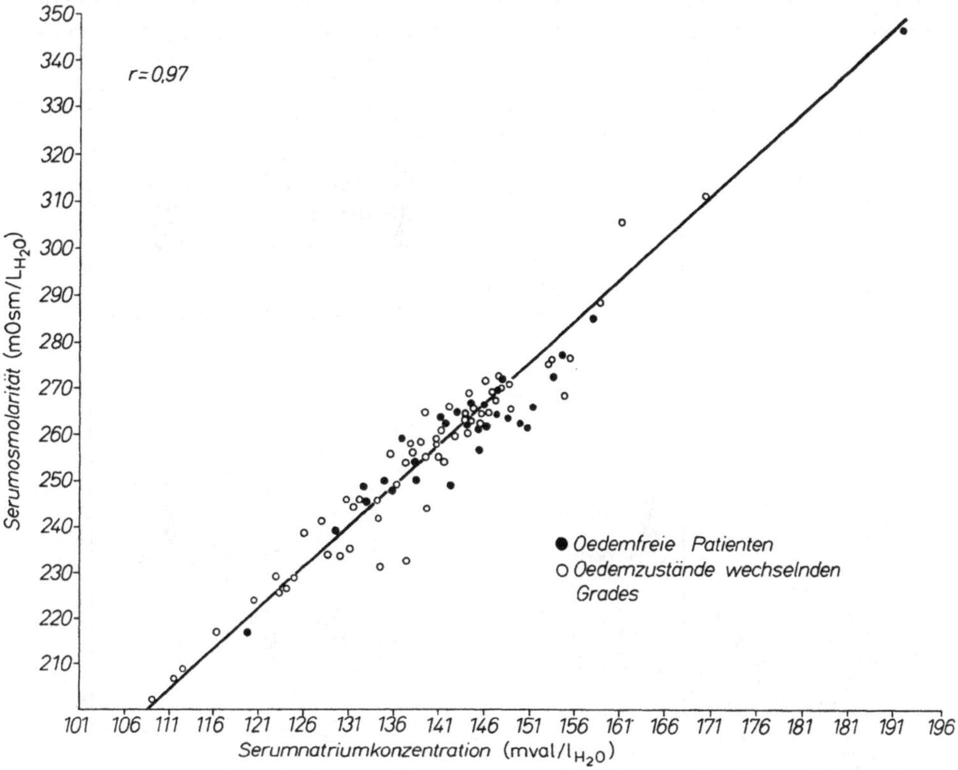

Abb. 21. Beziehung zwischen Serumosmolarität (bezogen auf Serumwasser) und Serumnatriumkonzentration (bezogen auf Serumwasser) (aus EDELMAN, LEIBMAN, O'MEARA und BIRKENFELD 1958)

Einzelfällen und vorübergehend tatsächlich beobachtet (LEARD und FREIS 1949); in den meisten Fällen vermindert sich aber im weiteren Verlauf des Salzmangelzustandes auch die Zellnatriumkonzentration, die Zellosmolarität sinkt dann ab und auf diese Weise vermindert sich der Zellwassergehalt zu normalen oder sogar unternormalen Werten. Der celluläre Natriumverlust wird einmal durch die verminderte extracelluläre Natriumkonzentration vermittelt und zum anderen muß eine Beeinflussung des aktiven Natriumtransportes infolge gesteigerter Aldosteronaktivität vermutet werden (BARTTER 1964, LOSERT, SENFT und SENFT 1964).

Auch unter klinischen Bedingungen führte eine Salzmangelexsiccose verhältnismäßig rasch zum hypovolämischen Schock. Hierher gehören nicht nur die polyurischen Verlaufsformen des akuten Nierenversagens, der chronischen Nephritis, der sog. Salzverlustnieren, eine Reihe von angeborenen oder erworbenen Tubulopathien, die Nebennierenrindeninsuffizienz oder der dekompensierte Diabetes mellitus, sondern auch iatrogen herbeigeführte Störungen dieser Art nach Mannitolverabreichung und durch unkontrollierten Gebrauch von Diuretica. In anderen Fällen ist der iatrogene hypovolämische Schock die Folge eines zu scharf geübten Salzmangelregimes oder eines übertriebenen Flüssigkeitsentzugs bei gleichzeitig forcierter Diuresetherapie

Besonders bei Patienten mit Hypoproteinämie und Verminderung des kolloidosmotischen Drucks des Blutplasmas kann eine forcierte diuretische Therapie zu gefährlichen hypovolämischen Schockzuständen führen. Unter normalen Umständen funktioniert nämlich das Flüssigkeitsgleichgewicht zwischen Niere, Blutbahn und extravasalem Ödemraum in der Weise, daß die Blutbahn als Vermittler zwischen Ödemansammlung und Niere arbeitet. Das bedeutet, daß jedes von der

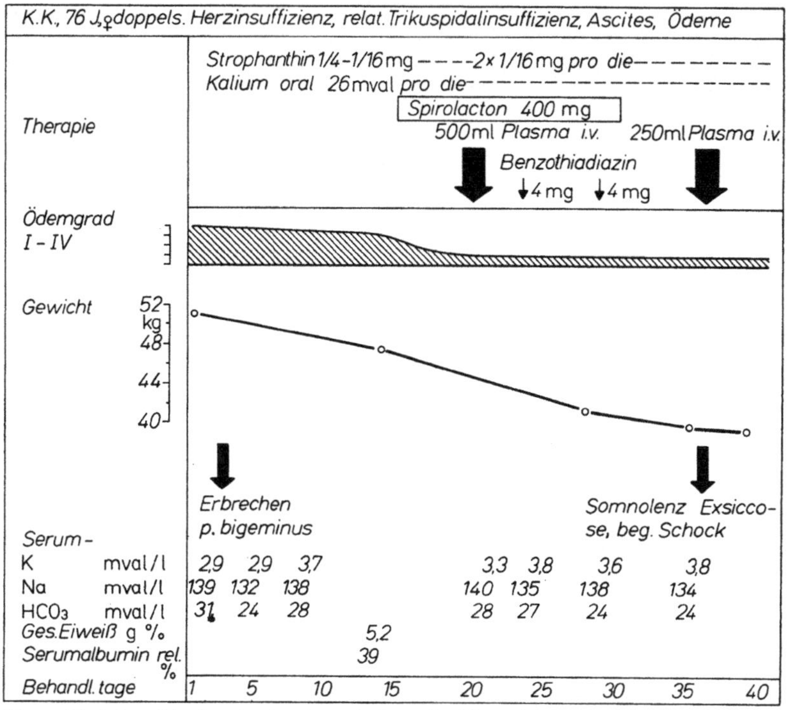

Abb. 22. Hypovolämischer Schockzustand unter entwässernder Therapie einer doppelseitigen Herzinsuffizienz mit Hypoproteinämie (aus RIECKER und GÖLDEL 1964)

Niere der Blutbahn entzogene Flüssigkeitsvolumen unmittelbar aus dem extravasalen Raum ersetzt wird, und zwar auf Grund der Flüssigkeitsmechanik an den Capillarmembranen (s. S. 780). Ein wesentliches Glied dieser Funktion ist der kolloidosmotische Druck des Blutes, der hauptsächlich durch die Serumalbuminkonzentration bestimmt wird. Ist die Serumalbuminkonzentration erniedrigt, dann ist das Flüssigkeitsgleichgewicht an der Capillarmembran in Richtung vermehrter Flüssigkeitsfiltration verschoben. In diesem Zustand kann eine diuretische Therapie zu einer bedrohlichen Minderung des Blutvolumens führen, weil der Ödemrückstrom in die Blutbahn infolge der gestörten Capillarmechanik erschwert ist. Neben den Verlaufsformen des nephrotischen Syndroms (zur Ätiologie s. S. 796) zählt die chronische Mangelernährung oder Störungen der Proteinsynthese (chronische Stauungsleber bzw. primäre Lebererkrankung) zu den häufigsten Ursachen einer Hypoproteinämie.

In der Abb. 22 ist eine derartige Verlaufsbeobachtung festgehalten. Unter Rekompensation einer Herzinsuffizienz zusammen mit diätetischem Salzentzug kam es innerhalb

3 Wochen zu beträchtlichen Gewichtsverlusten infolge überschießender Diurese. Eine prophylaktische Zufuhr von Plasma am 28. Behandlungstag verhinderte nicht, daß kurz darauf eine akute Kreislaufinsuffizienz mit Somnolenz und Bewußtlosigkeit auftrat. Nach Zufuhr von weiteren 500 cm³ Plasma besserte sich das Befinden der Patientin schlagartig, was auf die Hypovolämie als Ursache dieses Zwischenfalls hindeutet. Die Gesamtproteinkonzentration betrug 5,8 g-% (RIECKER und GÖLDEL 1964).

Die „Volumenempfindlichkeit" von dekompensierten Herzkranken, zu denen auch der dekompensierte renale Hypertonus gehört, erklärt sich aus pathologischen Veränderungen der Venenmechanik. In einem gesunden Kreislaufsystem führt die Zufuhr oder die Entnahme selbst größerer Blutvolumina nur zu geringen Venendruckschwankungen. Bei der chronischen Rechtsherzinsuffizienz geht diese Dämpfungseigenschaft des sog. Niederdrucksystems durch anatomische Veränderungen der Venenwände, durch das nachweislich erhöhte Blutvolumen durch einen gesteigerten Venomotorentonus weitgehend verloren. Hier führen bereits kleine Volumenschwankungen zu großen Venendruckschwankungen, d.h. eine schon geringe Volumenentnahme aus dem Gefäßbett erzeugt unter diesen Umständen eine deutliche Venendrucksenkung und am insuffizienten Ventrikel eine akute Minderung des Herzauswurfs. Aus den gleichen Gründen erklärt sich umgekehrt, daß eine schon relativ geringe Volumenzufuhr eine kritische Steigerung der Venendrucke und damit der Lungengefäßdrucke mit der Folge eines akuten Lungenödems hervorrufen kann, wie dies auf S. 800 ausgeführt wurde.

Aus denselben mechanischen Gründen sind therapeutische Blutentnahmen oder die Punktion von Höhlenergüssen bei gleichzeitig bestehender Herzinsuffizienz nur mit Vorsicht und in kleinen Mengen vertretbar. Gewöhnlich genügt schon ein Aderlaß von 150—250 cm³, um im Rahmen der Lungenödembehandlung die zentralen Venendrucke so weit zu senken, daß die in den Lungenraum sequestrierte Ödemflüssigkeit zur Rückresorption gelangt. Noch schonender und daher weniger komplikationsfreudig sind unblutige Maßnahmen wie heiße Beinwickel, aufrechte Körperhaltung und venöse Staubinden, wenn es darauf ankommt, den zentralen Venendruck zwecks Entlastung des rechten Ventrikels oder des Lungengefäßsystems zu senken und eine Umverteilung der Blutmenge aus den herznahen Abschnitten in die unteren Extremitäten zu bewirken.

Bei kreislaufgefährdeten Patienten kann es außerdem durch forcierte Ultrafiltration und durch die zusätzliche Belastung der parieto-venösen Fistel während einer Hämodialyse zu hypovolämischen Komplikationen kommen. In solchen Fällen ist die veno-venöse Technik vorzuziehen.

Im Verlaufe operativer Maßnahmen werden Blutverluste bis etwa 5% des zirkulierenden Volumens im allgemeinen gut vertragen. Demgegenüber erfordern Verluste um 10% bereits eine genaue Überwachung des Patienten, Verluste über 20% gelten auch bei sonst kreislaufgesunden Personen als kritisch. Erfahrungsgemäß werden Blutverluste in Narkose und in Hypothermie schlechter vertragen, hier wohl infolge der ausbleibenden bzw. verminderten kompensatorischen Vasoconstriction. Umgekehrt benötigt man zur Wiederherstellung der Zirkulation bedeutend mehr Blut, als den Verlusten entspricht. — In die chirurgische Nachsorge fallen auch Patienten mit Exsudation in große Wundhöhlen (Rectumexstirpation, Pneumektomie, Eingriffe im Retroperitoneum), wodurch erhebliche Plasmaverluste mit hypovolämischen Komplikationen auftreten können (GRUBER und ALLGÖWER 1965).

b) Klinische Symptomatologie und Differentialdiagnose

Das Leitsymptom der hypertonen Dehydratation ist der quälende Durst dieser Kranken. Die Schleimhäute sind ausgetrocknet, der Speichelfluß ist vermindert, die Sprache wird hierdurch erschwert. Die Haut ist trocken, in ausgeprägten

Fällen verstreichen gehobene Falten nur langsam, die Hals- und Extremitätenvenen sind schlecht gefüllt und füllen sich nach Ausstreichen nur verzögert auf, die Körpertemperatur ist erhöht und die Herzfrequenz beschleunigt. In fortgeschrittenen Stadien entwickeln sich cerebrale Symptome wie Unruhe, Persönlichkeitsveränderungen, Desorientiertheit, Halluzinationen, Hyperpnoe bis schließlich der Tod im tiefen Koma durch Atemstillstand eintritt.

Bei intakter Nierenfunktion besteht eine Oligurie mit hohem spezifischen Gewicht, oft sind dem Harn Spuren von Eiweiß, Erythrocyten und Cylinder beigemengt. Bei hochgradigen Wasserverlusten führt die darniederliegende Kreislauffunktion zu einer sekundären Niereninsuffizienz mit Azotämie. Entsprechend der verminderten Stoffausscheidung und der allgemeinen Wasserreduktion sind die Konzentrationen fast aller Plasmabestandteile erhöht, gleichfalls steigen Serumosmolarität und Hämatokrit an (Moore 1958).

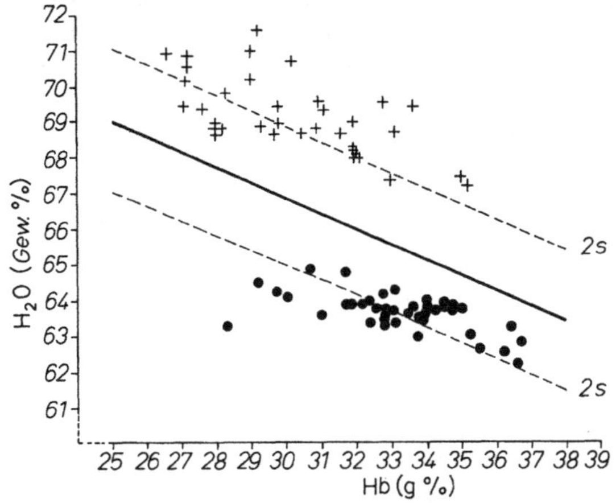

Abb. 23. Abweichungen des Zellwassergehaltes von Erythrocyten (bezogen auf die Hämoglobinkonzentration) bei Nierenkranken mit Überwässerung (+) bzw. Entwässerung (●) (aus Riecker 1965)

An durstenden Normalpersonen fand Buchborn (1960) Werte der Serumosmolarität bis nahezu 320 mosm/l, von Moore (1958) wurden sogar 340 mosm/l gegenüber einem Normalwert von 302 mosm/l gemessen.

Bei intakter Nierenfunktion und normaler Glucosekonzentration im Serum geht die Serumosmolarität der Summe der Konzentration der Elektrolyte, speziell der Serumnatriumkonzentration, weitgehend parallel (Abb. 21). Deswegen ist der Anstieg der Serumosmolarität bei allgemeiner Exsiccose zum größten Anteil durch den gleichzeitigen Anstieg der Serumelektrolytkonzentrationen bedingt. Die Hypernatriämie kann dabei Werte bis zu 170 mval/l erreichen. Bei höhergradiger Exsiccose nimmt der Anteil der Nichtelektrolyte (z.B. von Harnstoff) an der Serumosmolarität zu. Nach Untersuchungen von Buchborn (1957) entspricht ein Konzentrationszuwachs von 100 mg-% Harnstoff einem Osmolaritätsanstieg von rund 15 mosm/l. Es ist daher nicht statthaft, aus der Höhe der Serumosmolarität ohne weiteres auf den Grad der Entwässerung zu schließen.

Ein grobes Maß für die Veränderungen des Plasmavolumens im Verlaufe einer allgemeinen Entwässerung ist der Anstieg des Hämatokrits und der Gesamtproteinkonzentration im Plasma (Elkinton und Danowski 1955, Leard und Freis 1949), sie lassen sich nach folgender Formel näherungsweise berechnen:

$$\Delta PV = \frac{H_1 - H_2}{H_2\,(1 - H_1)}$$

wobei ΔPV die Veränderungen des Plasmavolumens, H_1 der Ausgangshämatokrit, H_2 der im Verlaufe der Dehydratation gemessene Hämatokrit bedeuten. Infolge des reduzierten Plasma- und Blutvolumens kommt es in fortgeschrittenen Stadien der Exsiccose zu einem Abfall des Venendrucks, zu einer Verminderung des Herzminutenvolumens, zu einer Verkürzung der Kreislaufzeiten und schließlich zu einer Verminderung des arteriellen Blutdrucks mit sekundärer Kreislaufinsuffizienz. Ausführliche Darstellung der Hämodynamik des hypovolämischen Schocks siehe bei BUCHBORN (1960), SCHNEIDER (1962). Die Symptomatologie der Kreislaufinsuffizienz steht besonders bei isotonischer Dehydratation, also bei der Salzmangelexsiccose, im Vordergrund des klinischen Bildes, während beim reinen Wassermangel die Symptome der Austrocknung und zentralnervöse Störungen in Erscheinung treten.

Zur Erkennung latenter Zustände von allgemeinem Wasserdefizit eignet sich die Bestimmung des Wassergehaltes roter Blutzellen. Er beträgt normalerweise $65{,}5 \pm 0{,}2$ Gewichtsprozente. Störungen der äußeren Wasserbilanz folgen dabei der Osmometerregel: Eine Exsiccose führt zu einer erhöhten Serumosmolarität und auf diese Weise zu einem verminderten Zellwassergehalt, eine Überwässerung hingegen vermindert die Serumosmolarität und erhöht den Zellwassergehalt (Abb. 23).

Differentialdiagnostisch sind neben renalen Wasserverlusten (s. S. 804) solche extrarenaler Genese in Rechnung zu stellen. Hierher gehören Salzwasserverluste auf gastrointestinalem Wege, durch profuse Schweißausbrüche oder nach Diureticamißbrauch, die Hypernatriämiesyndrome nach Zufuhr eiweißreicher und elektrolythaltiger Sondennahrung und die zentralen Osmoregulationsstörungen. Zur Abgrenzung einer zentral bedingten Polydipsie vom Diabetes insipidus s. S. 889. Zur Differentialdiagnose der Hypernatriämiesyndrome s. S. 888.

III. Störungen des Elektrolytstoffwechsels bei Nierenkrankheiten

A. Menge, Konzentration, Umsatz und Verteilung der Elektrolyte im Organismus

1. Gesamtes austauschbares Natrium und Kalium

a) Normalwerte. Beim gesunden Menschen beträgt das gesamte austauschbare Natrium durchschnittlich 2950 mval (männlich) bzw. 2250 mval (weiblich) oder 42,2 mval/kg Körpergewicht (männlich) bzw. 39,5 mval/kg Körpergewicht (weiblich). Unter denselben Voraussetzungen beträgt das gesamte austauschbare Kalium gesunder Individuen durchschnittlich 3250 mval (männlich) bzw. 2860 mval (weiblich) oder 45,7 mval pro Kilogramm Körpergewicht (männlich) oder 40,3 mval/kg Körpergewicht (weiblich) (EDELMAN, HALEY, SCHLOERB, SHELDON, FRIIS-HANSEN, STOLL und MOORE 1952).

Diese Durchschnittswerte unterliegen schon bei gesunden Menschen beträchtlichen Streuungen, die teils dem methodischen Vorgehen (Einzelheiten bei FORBES und PERLEY 1951), dem Lebensalter (WARNER, DOBSON, RODGERS, JOHNSTON und PACE 1952) und dem wechselnden Fettanteil (MULDOWNEY und WILLIAMS 1964) zur Last zu legen sind.

So betrug bei den letztgenannten Untersuchern das austauschbare Natrium 42,1 mval/kg Körpergewicht, jedoch 52,1 mval/kg Magergewicht; das gesamte austauschbare Kalium wurde mit 39,2 mval/kg Körpergewicht, aber mit 57,3 mval/kg Magergewicht gefunden.

Das Verhältnis des gesamten Körpernatriums zum gesamten austauschbaren Natrium liegt zwischen 0,7 und 0,76 (FORBES und LEWIS 1956). Nach den Angaben bei ELKINTON und DANOWSKI (1955) befinden sich von den 3075 mval austauschbaren Natriums 1903 mval, also rund 62%, in der extracellulären Flüssigkeitsphase (errechnet aus 142 mval/l Serumnatriumkonzentration multipliziert mit dem Thiosulfatraum) und 1172 mval in den Körperzellen (durch Subtraktion gewonnen); von den 3440 mval austauschbaren Kaliums sind durchschnittlich 3280 mval, also mehr als 83%, in den Körperzellen und nur 57,6 mval extracellulär.

Unter Berücksichtigung der intra- und extracellulären Flüssigkeitsvolumina errechnet sich die intracelluläre Kaliumkonzentration im gesamten Intracellularraum auf 124 mval/l und die intracelluläre Natriumkonzentration auf 43,2 mval/l. Nach postmortalen Ganzkörperanalysen enthält die Körpermuskulatur 60—83% des gesamten Körperkaliums (FORBES und LEWIS 1956). Rechnerisch erhaltene mittlere Zellelektrolytkonzentrationen sind aber nur als grobe Schätzwerte aufzufassen; man weiß nämlich aus der Analyse der Verteilungskinetik injizierter Kaliumisotope (z.B. von K^{42}), daß sich diese Substanz in einem „Multicompartment-System" ausbreitet und innerhalb dieser Teilräume sich zeitlich verschieden austauscht (GINSBURG und WILDE 1954). Dabei erfolgt der Austausch in der Niere, in der Lunge und im Darmtrakt relativ schnell, gefolgt von Leber, Haut und Milz. Langsamer verläuft der Austausch in der Muskulatur und am langsamsten im Gehirn und in Erythrocyten (Schrifttum bei EDELMAN und LEIBMAN 1959, LEPPLA 1964, CORSA, OLNEY, STEENBURG, BALL und MOORE 1950).

Ein wesentlicher methodischer Fortschritt ist die Messung des gesamten Kaliumbestandes des Organismus durch eine Ganzkörpermessung der γ-Strahlung der natürlichen K^{40}-Radioaktivität (ALLEN, ANDERSON und LANGHAM 1960, ONSTEAD, OBERHAUSEN und KEARY 1960, MILLER und MARINELLI 1956). Dieses Verfahren unterliegt den methodischen Begrenzungen der Isotopen-Verdünnungstechnik nicht, ferner belastet es den Patienten nicht und kann in beliebigen Abständen wiederholt werden. Im Hinblick auf die Bedeutung des Kaliumbestandes als anthropometrische Größe bestimmte OBERHAUSEN (1963) das Gesamtkalium bei über 10000 männlichen und weiblichen Personen im Alter von 5—70 Jahren. BÜCH (1964) untersuchte die Beziehung zwischen Gesamtkalium und Körperwasser bei 35 gesunden Menschen und gelangte zu Resultaten, die mit Ergebnissen von TALSO, MILLER, CARABALLO und VASQUEZ (1960), ALLEN, ANDERSON und LANGHAM (1960) sowie von REMENCHIK und MILLER (1962) übereinstimmten (Einzelheiten s. bei LEPPLA 1964). Für die kombinierte Isotopenverdünnungstechnik wurde von EDELMAN, LEIBMAN, O'MEARA und BIRKENFELD (1958) eine zweifache Standardabweichung von ± 114 mval für das austauschbare Kalium und von ± 130 mval für das austauschbare Natrium als Maß der Reproduzierbarkeit angegeben. Dieser Forderung genügen auch die Ganzkörpermessungen der natürlichen K^{40}-Radioaktivität.

Vom austauschbaren Natriumbestand des Organismus befinden sich rund 16% im Plasma, 41% in der interstitiellen Flüssigkeit und in der Lymphe, 16,5% im dichten Bindegewebe und Knorpel und rund 20% (gleichfalls austauschbar) im Knochengewebe. Absolut beträgt das austauschbare Knochennatrium 8,0 mval/kg Körpergewicht, das Gesamtknochennatrium 25 mval/kg Körpergewicht (EDELMAN und LEIBMAN 1959). Das nicht-austauschbare Knochennatrium deckt weitgehend die Differenz zwischen dem gesamten Körpernatriumbestand und dem gesamten austauschbaren Körpernatrium.

Der gesamte Elektrolytbestand des Organismus nimmt mit dem Lebensalter leicht ab (DEANE und SMITH 1952, MILLER und WILSON 1953; weiteres Schrifttum und Zahlenwerte bei EDELMAN und LEIBMAN 1959). Ferner besteht eine statistisch signifikante Korrelation zwischen dem austauschbaren Körperkalium und dem gesamten Körperwasser. Außerdem fanden EDELMAN, LEIBMAN, O'MEARA und

BIRKENFELD (1958) empirisch eine proportionale Korrelation zwischen dem Serumnatriumspiegel (Na_s) und dem Quotienten ($Na_E + K_E$)/TBW (Abb. 24), wobei Na_E das gesamte austauschbare Natrium, K_E das gesamte austauschbare Kalium und TBW das gesamte Körperwasser in Millival bzw. in Liter bedeuten. Danach ergab die Differenz zwischen je zwei aufeinanderfolgenden Untersuchungen am gleichen Patienten die folgende Regression:

$$Na_s = 0{,}83 \cdot (Na_E + K_E)/TBW + 0{,}1$$

mit einem Korrelationskoeffizienten von 0,89. Zur Bedeutung dieser Beziehung bezüglich der Pathogenese und Differentialdiagnose der Hyponatriämiesyndrome s. S. 858. Weitere Normalwerte siehe bei MUDGE und VISLOCKY (1949), JEANNERET, ROSENMUND und ESSELLIER (1954), KAUL, SCHOEPPE, KOCH und HIERHOLZER

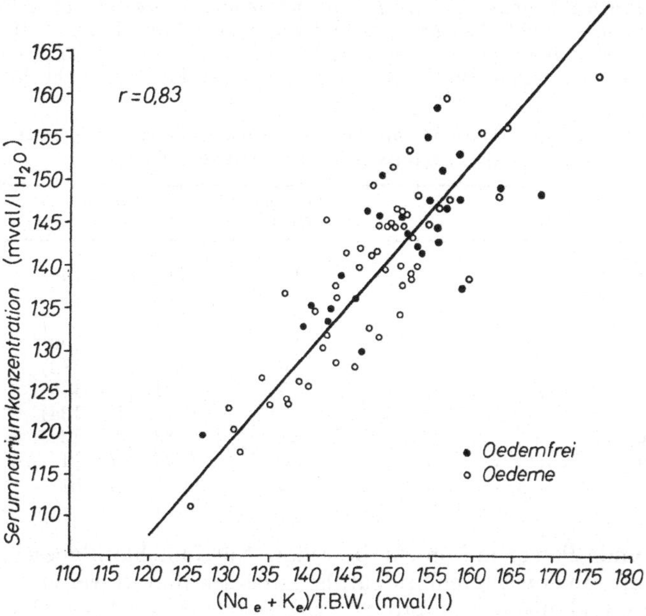

Abb. 24. Beziehung zwischen Serumnatriumkonzentration und dem Quotienten $\frac{Na_E + K_E}{TBW}$ (Na_E = gesamtes austauschbares Natrium; K_E = gesamtes austauschbares Kalium; *TBW* = Körperwasservolumen. Die Anwesenheit von Ödemen renaler und kardialer Genese beeinflußt die quantitative Beziehung zwischen beiden Größen nicht (aus EDELMAN, LEIBMAN, O'MEARA und BIRKENFELD 1958)

(1964), SCRIBNER und BURNELL (1956). Methodenkritik von Verteilungsmessungen siehe bei MANERY (1954), EDELMAN und LEIBMAN (1959), NIETH (1960), ROBINSON (1953).

Täglicher Umsatz. Normalerweise werden täglich zwischen 6 und 15 g Natriumchlorid (2—6 g Natrium, 3,7—9 g Chlor oder 100—260 mÄqu) und zwischen 2,7 und 4 g Kalium umgesetzt (FABRE 1960, KÜHNS und WEBER 1958). Der überwiegende Anteil der Elektrolyte wird durch die Nieren ausgeschieden. Bei darmgesunden Personen befinden sich 5% der gesamten Natriumausscheidung, 21% der gesamten Kaliumausscheidung und 2% der gesamten Chlorausscheidung in den Faeces (SHOHL 1939). Die Resorption von oral zugeführtem Natrium erfolgt hauptsächlich im mittleren und unteren Ileum und erreicht erst im Colon descendens die im Stuhl nachweisbaren Minimalwerte, dagegen ist die enterale Kaliumresorption bereits in den oberen Dünndarmabschnitten so gut wie abgeschlossen (Tabelle 2) (FABRE 1953).

Von den glomerulär filtrierten Elektrolyten werden 92—99% im proximalen und distalen Tubulus wieder rückresorbiert.

Die Halbwertszeit der Rückresorption isotoner NaCl-Lösung beträgt für das proximale Konvolut 10 sec, für das distale Konvolut 33 sec; für die nachweisbare NaCl-Rückresorption aus den Sammelrohrabschnitten liegen genaue Zahlen noch nicht vor (experimentelle Daten, ULLRICH 1964). Unter den Bedingungen einer osmotischen Diurese kann der proximale Tubulus die NaCl-Konzentration im Mittel nur auf 109 mval/l, die Henlesche Schleife überhaupt nicht, das distale Konvolut auf durchschnittlich 53 mval/l (10—90 mval/l) und die Sammelrohre auf etwa 1 mval/l herabsetzen; hierbei werden dann nur noch 50% der filtrierten Natriummenge proximal rückresorbiert (KASHGARIAN, STÖCKLE, GOTTSCHALK und ULLRICH 1963).

Die Natriumrückresorption erfolgt aber nicht nur entgegen einem chemischen, sondern auch entgegen einem elektrischen Gradienten: das transtubuläre Potential beträgt proximal 24 ± 7 mV (8—26 mV; Lumen negativ). Danach ist die für den transtubulären Natriumtransport erforderliche Energie ($= E_{Na} \cdot F$) am proximalen Konvolut nur halb so groß wie im distalen und nur ein Fünftel so groß wie in den Sammelrohren (ULLRICH 1964). Bezüglich der Mechanismen der Elektrolytrückresorption und -sekretion in den proximalen und distalen Tubuli bzw. im Sammelrohrabschnitt siehe Beitrag WIRZ in diesem Handbuch.

Tabelle 2. *Natrium- und Kaliumgehalt auf verschiedenen Stufen des Verdauungskanals* (FABRE, BACHMANN und RADUCO 1953)

	Zahl der Fälle	Natrium mÄq/l)	Kalium (mÄq/l)
Magen (nüchtern)	16	117 (102—134)	26 (22—29)
Magen (nach Histamin)	10	48 (40—52)	22 (18—23)
Oberes Duodenum	22	154 (71—221)	12 (6—17)
Gallenblase	17	166 (130—190)	10 (8—23)
Oberes Ileum	6	148 (129—182)	9 (8—17)
Mittleres Ileum	6	134 (99—118)	8 (6—14)
Unteres Ileum	6	92 (73—134)	9 (7—13)
Colon ascendens	6	88 (66—132)	7 (5—11)
Colon descendens	6	22 (35—11)	5 (3—9)
Rectum	12	7 (3—8)	5 (5—7)

Nierengesunde Personen können die renale Natriumchloridausscheidung weitgehend der äußeren Natriumchloridzufuhr anpassen und in weiten Grenzen (zwischen 2 mÄqu und 900 mÄqu pro 24 Std) eine ausgeglichene Natriumchloridbilanz innerhalb 24—36 Std erreichen. Die Adaptation an eine Salzbelastung ist an eine ausreichende Flüssigkeitszufuhr gebunden, da die Grenzkonzentrationen der renalen Natriumausscheidung bei 380—420 mÄqu/l Harn liegen (FABRE 1960).

Bei einer täglichen Kochsalzzufuhr zwischen 20 und 30 g wird die renale Ausscheidungskapazität für Natrium vorübergehend überschritten. In einer Versuchsreihe von GRANT und REICHSMAN (1946) wurden acht gesunde Personen einer solchen Salzbelastung unterworfen, was einen Gewichtsanstieg zwischen 0,25—2,2 kg, einen Anstieg des Plasmavolumens um 70—700 cm³ und einen Zuwachs des Blutvolumens um 300—900 cm³ zur Folge hatte; die extracelluläre Flüssigkeit vermehrte sich um 1070—3260 cm³. Diese Veränderungen wurden innerhalb der ersten 4 Versuchstage beobachtet, bis schließlich ein neues Gleichgewicht der Natriumbilanz durch eine gesteigerte renale NaCl-Ausscheidung erzielt wurde.

Die renale Kaliumausscheidung unterliegt einem dreiphasigen Vorgang, nämlich der freien Filtration, einer nahezu vollständigen Rückresorption und schließlich einer tubulären Sekretion (zur Physiologie s. bei HIERHOLZER 1964; PITTS 1963; Beitrag WIRZ). Bei gleichbleibender Kaliumkonzentration des Plasmas steigt die Kaliumausscheidung mit dem Harnvolumen an (HALL und LANGELEY 1940), bei größeren Harnvolumina bleibt die Kaliumclearance schließlich konstant. Normalerweise werden zwischen 50 und 100 mval Kalium täglich zur Ausscheidung gebracht, die maximale Ausscheidungsfähigkeit der Niere für Kalium liegt bei akuter Belastung um 200 mval, bei chronischer Belastung über 350 mval (SCHWARTZ 1955).—

In der Säugetierniere weicht die K-Konzentration der proximalen Tubulusflüssigkeit nicht erheblich von der Serum-K-Konzentration ab (BLOOMER, RECTOR und SELDIN 1963). Da aber gleichzeitig Wasser rückresorbiert wird, läßt sich errechnen, daß etwa $^3/_4$ des filtrierten Kaliums am Ende des proximalen Konvoluts, und im Anfangsteil des distalen Tubulus bereits 90%, und zwar durch aktiven Transport (MARSH, ULLRICH und RUMRICH 1963), resorbiert werden. Dagegen gelangen Kaliumionen am Ende des distalen Tubulus selbst bei maximaler Stimulierung der Kaliumexkretion (Verabreichung von Kalium, Infusion von schwer permeablen Anionen, Hemmung der Carboanhydrase) lediglich entlang eines elektrochemischen Potentialgefälles in die Tubulusflüssigkeit, d.h. aktive Transportvorgänge sind an der transtubulären K-Sekretion offenbar nicht beteiligt (HIERHOLZER 1964). Daß die Fähigkeit zur Kaliumsekretion nicht auf das distale tubuläre Segment beschränkt ist, sondern sich auch auf das Sammelrohrsystem erstreckt, belegen Ergebnisse durch Mikrokatheterisierung an der Goldhamsterniere (HIERHOLZER 1961).

Bei kaliumarmer Diät (tägl. 10—15 mÄqu) übersteigt die renale Kaliumausscheidung anfänglich die externe Kaliumzufuhr, so daß die äußere Kaliumbilanz negativ wird und im Verlaufe von Tagen und Wochen mehrere hundert mÄqu Kalium in Verlust geraten können, erst dann fällt die Urinausscheidung auf Werte von 3—5 mÄqu/Tag ab und der U/P-Quotient wird kleiner als 1,0. Eine derartige Erniedrigung der renalen Kaliumausscheidung weist bei intakter glomerulärer Funktion auf einen schweren und schon länger bestehenden allgemeinen Kaliummangel hin und schließt kaliumverlierende Nephropathien, wie sie unter anderem bei Nebennierenrindenüberfunktion oder bei gewissen renalen Tubulopathien auftreten, differentialdiagnostisch aus (RELMAN und SCHWARTZ 1963).

b) Experimentelle Untersuchungen. Die klassischen experimentellen Untersuchungen über das Verhalten der Körperelektrolyte bei Mangelzuständen wurden von DARROW und YANNET (1936) mit Hilfe der Peritonealdialyse (5%ige Glucoselösung) an Hunden durchgeführt. Das Verfahren führt zu einem Verlust an Natrium-, Chlorid- und Kaliumionen zusammen mit einer wechselnd starken Verminderung des Körperwassers; während der Versuchsperiode ist die Stickstoffbilanz infolge der verminderten Nahrungsaufnahme der Versuchstiere negativ. Rund zwei Drittel der Wasserverluste und ein ähnlich großer Anteil der Kalium- und Phosphatverluste ist dem Aufbrauch körpereigenen Proteins mit Freisetzung von Zellkalium zuzurechnen.

Nach GAMBLE (1954) werden beim Katabolismus von 2 g Protein 1 mval Kalium freigesetzt; RANDALL, HABIF, LOCKWOOD und WERNER (1949) geben einen durchschnittlichen Kaliumverlust von 2,75 mval/g Stickstoff und DARROW (1950) ein Verhältnis von 3 mval/g Stickstoff an. Den oben geschilderten Versuchen von DARROW und YANNET (1936) lag ein Berechnungsverhältnis von 2,77 mval Kalium bzw. 2,04 mval Phosphor pro Gramm Stickstoff und 0,0198 Liter Wasser pro Gramm Stickstoff zugrunde.

Die Bedeutung des cellulären Proteinstoffwechsels für den Kaliumbestand des Organismus zeigt sich eindrucksvoll in der Tatsache, daß bei Elektrolytsubstitution, aber fortbestehender negativer Stickstoffbilanz lediglich die Natrium- und Chlorbilanz zum Ausgleich gelangen. Erst bei anaboler Stoffwechsellage (positive Stickstoffbilanz) wird auch Kalium cellulär gebunden.

Aus Untersuchungen an kaliumverarmten Ratten geht hervor, daß der überwiegende Prozentsatz des in Verlust geratenen Körperkaliums aus der Skeletmuskulatur stammt (SCHWARTZ, COHEN und WALLACE 1953). — Ein Teil davon wird durch Abtausch gegen extracelluläre Natriumionen ersetzt, dennoch verbleibt beim experimentellen Kaliummangel ein Verlust an osmotisch aktiven Substanzen in der Körperzelle, was einen osmotisch bedingten Abstrom von intracellulärem Wasser zur Folge hat. Verminderte Zellkaliumkonzentrationen, erhöhte Zellnatriumkonzentrationen, erhöhter Na/K-Quotient der Zellen bei vermindertem Körperwassergehalt kennzeichnen die Situation des experimentellen Kaliummangels (SPATER, HUNT, TODD, MEARA, TERRY, CRAWFORD und TALBOT 1959). Die Überlebensquote dieser Versuchstiere wurde in den vorgenannten Experimenten durch Verabreichung von NaCl-Lösungen die zu einer nachweislichen Volumensubstitution führte, nicht entscheidend beeinflußt. Erst eine zusätzliche Zufuhr von Kalium führte zusammen mit einer Normalisierung der intracellulären Kaliumkonzentration zu einer günstigeren Prognose der Versuchstiere. Der klinische Verlauf bei einem allgemeinen Kaliummangel wird, wie hieraus eindrucksvoll hervorgeht, weniger von den sekundären Volumenveränderungen des Organismus als vielmehr von den kaliopenisch bedingten Zellstoffwechselstörungen determiniert.

Auch bei experimenteller Kaliumverarmung von gesunden Versuchspersonen durch Diureticagaben stammt der überwiegende Prozentsatz des entzogenen Körperkaliums aus der intracellulären Flüssigkeitsphase. Bei einer Verminderung des gesamten Körperkaliums um durchschnittlich 7,7% , was bei einem mittleren Ausgangswert von 3635 mval Körperkalium einer Abnahme von ca. 282 mval Kalium

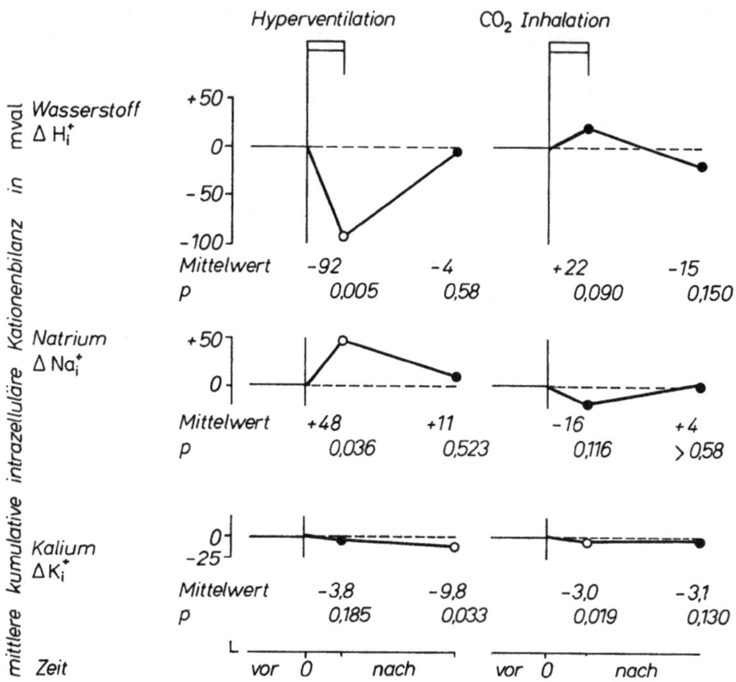

Abb. 25. Veränderungen der intracellulären Kationenbilanz nach experimenteller respiratorischer Alkalose (Hyperventilation) und nach experimenteller respiratorischer Acidose (CO_2-Inhalation). Man beachte die gegensinnigen Schwankungen von Wasserstoffionen und Natriumionen in beiden Zuständen (aus Elkinton, Singer, Barker und Clark 1955)

entspricht, verminderte sich die Plasmakaliumkonzentration um 27,5% , was einem extracellulärem Verlust von 20 mval Kalium gleichkommt. Die Kaliumkonzentration von roten Blutzellen folgt dabei richtungsmäßig der übrigen Zellbilanz (Kaul, Schoeppe, Koch und Hierholzer 1964); Riecker und Seybold 1965)

Dagegen wirkt sich ein akuter oder chronischer *Kochsalzentzug* vornehmlich auf das extracelluläre Flüssigkeitsvolumen mit sekundärer Hypovolämie aus. In einer Versuchsserie von Mertz (1962) wurden gesunde Versuchspersonen 6 Tage lang natriumarm (30 mval Natrium tägl.) und kaliumreich (100—130 mval Kalium tägl.) ernährt. Die natriumarme Kostform bewirkte bei sämtlichen Personen eine signifikante Verminderung des Extracellulärraums von normalerweise $15{,}53 \pm 1{,}56\%$ des Körpergewichts auf $11{,}39 \pm 1{,}24\%$ des Körpergewichts, die Abnahme betrug also 26,5% des Ausgangsvolumens. McCance (1938) beobachtete beim experimentellen Natriumentzug eine extracelluläre Volumenminderung um

28—38%. Nach den Befunden von HOPPER, ELKINTON und WINKLER (1944) beschränkt sich das osmotisch bedingte Wasserdefizit beim allgemeinen Salzmangel fast ausschließlich auf das extracelluläre Flüssigkeitsvolumen was zu einer beträchtlichen Reduktion des Plasmavolumens mit sekundärer Kreislaufinsuffizienz führt (Abb. 20). Siehe hierzu auch die Ausführungen auf S. 808. Weiteres experimentelles Schrifttum bei GAMBLE, ROSS und TISDALL (1923), PETERS (1935), LAVIETES, D'ESOPO und HARRISON (1935).

Den Einfluß einer veränderten Wasserstoffionenkonzentration auf die Elektrolytverteilung des Organismus belegen Untersuchungen von ELKINTON, SINGER, BARKER und CLARK (1955), die an gesunden Versuchspersonen eine respiratorische Alkalose (30 min Hyperventilation) bzw. eine respiratorische Acidose (7,5—7,7% CO_2, 21—30 min lang) herbeiführten und mit Hilfe der Chloridverteilung die Veränderungen der extracellulären Flüssigkeitsphase berechneten (Berechnungsgrundlagen s. bei DARROW 1946 sowie bei ELKINTON und WINKLER 1944). Während

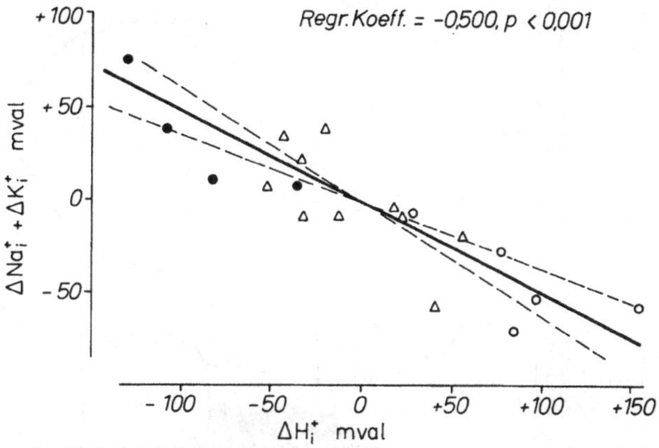

Abb. 26. Beziehung zwischen der intra-extracellulären Verschiebung von Wasserstoffionen und der Summe von Natrium-Kaliumionen bei experimenteller respiratorischer Alkalose und Acidose (aus ELKINTON, SINGER, BARKER und CLARK 1955)

der respiratorischen Alkalose wie auch während der respiratorischen Alkalose waren bei allen Versuchspersonen die äußeren Bilanzwerte von Chlorid, Natrium und Kalium infolge gesteigerter renaler Ausscheidung dieser Stoffe negativ. Während der respiratorischen *Alkalose* war die Verminderung der extracellulären Natriummenge größer als die renale Mehrausscheidung, was auf eine Verschiebung von Natriumionen in die intracelluläre Flüssigkeitsphase (+48 mval) hinweist, wenn man die Chlorverteilung als einen gültigen Indicator des extracellulären Volumens anerkennt (Abb. 25). Bei der respiratorischen *Acidose* verminderte sich das intracelluläre Natrium um —16 mval, In der Erholungsperiode waren alle beobachteten intra- und extracellulären Ionenverschiebungen rückläufig und erreichten annähernd die Ausgangswerte. In beiden Versuchsreihen war die Kaliumverschiebung weniger stark ausgeprägt, verwertbar war lediglich ein vermindertes Zellkalium während der respiratorischen Acidose.

Die geschilderten Versuchsergebnisse lassen bestimmte quantitative Korrelationen zwischen den intra-extracellulären Kationenverschiebungen auf der einen Seite und den Veränderungen der intracellulären Wasserstoffionenkonzentration auf der anderen Seite in dem Sinne erkennen, daß eine experimentell induzierte Erhöhung der intracellulären Wasserstoffionenkonzentration eine Senkung der algebraischen Summe der beiden wichtigsten Zellkationen, nämlich Natrium und Kalium, zur Folge hat und umgekehrt (Abb. 26). Bemerkenswert ist dabei die hohe Signifikanz dieser reziproken Beziehung, deren Regressionskoeffizient von durchschnittlich —0,5 besagt, daß unter den genannten experimentellen Bedingungen etwa 2 Wasserstoffionen gegen 1 Natrium- oder Kaliumion abgetauscht werden. Aus Gründen der Elektroneutralität müssen Anionenverschiebungen der gleichen Größenordnung hinzugerechnet werden.

Die Versuchsergebnisse von ELKINTON, SINGER, BARKER und CLARK (1955) sind deswegen von allgemeiner Bedeutung, weil sie die mittels Gewebsanalysen

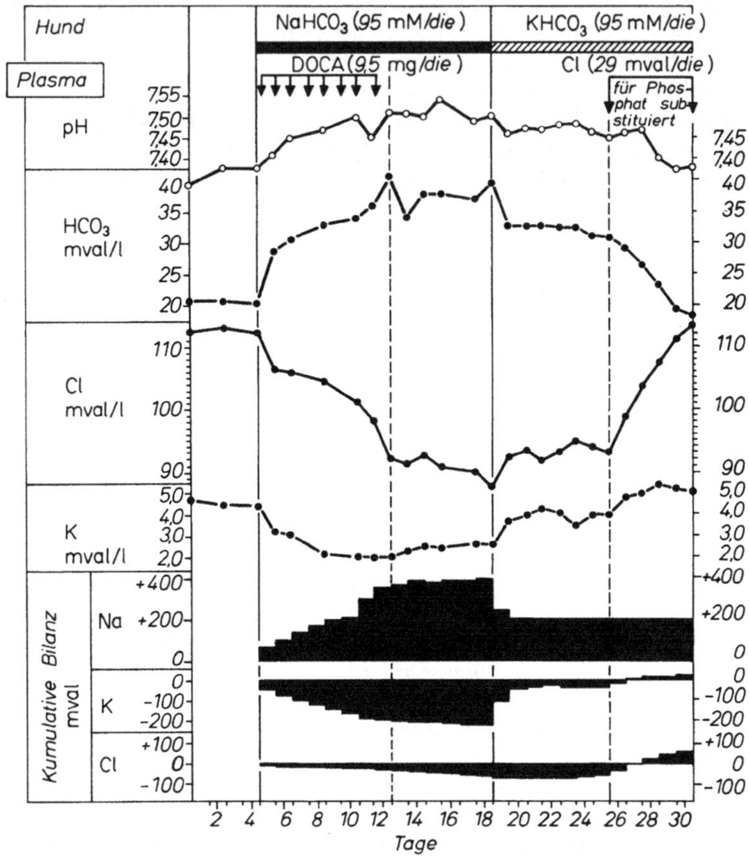

Abb. 27. Plasmakonzentrationen und kumulative Elektrolytbilanzen vor und nach Behandlung einer Alkalose mit allgemeinem Kaliummangel (K-Bilanz unter Berücksichtigung der Stickstoffbilanz mit 2,7 mval K pro Gramm Stickstoff errechnet). Man beachte das Absinken der pH- bzw. $NaHCO_3$-Werte unter Kaliumsubstitution, Normalisierung nach zusätzlicher Korrektur des Chloriddefizits (aus ATKINS und SCHWARTZ 1962)

(s. S. 841) festgestellte Abhängigkeit der cellulären Kationenkonzentration von der intracellulären Wasserstoffionenkonzentration auch für den gesamten Intracellularraum des menschlichen Organismus beweisen. Man muß daraus schließen, daß neben den Bicarbonat- und Nichtbicarbonatpuffern des Extracellulärraumes und der säureeliminierenden Eigenschaften der Nierentubuli die Körperzellen als wichtiges Puffersystem im Säuren-Basengleichgewicht durch Abtausch von Wasserstoffionen gegen Basen mitwirken. Siehe hierzu auch Beitrag KRÜCK.

Diese fundamentalen Feststellungen wurden von anderen Autoren wiederholt bestätigt. Bei akuter respiratorischer Acidose an Hunden beobachteten GIEBISCH, BERGER und PITTS (1955) gleichfalls, diesmal unter Verwendung des Radiosulfatraumes als extracelluläres Bezugssystem, Verschiebungen von Natrium und

Kalium sowie von Phosphat- und Milchsäureanionen aus dem Intracellularraum in das extracelluläre Medium.

Schwieriger überschaubar, aber den klinischen Verhältnissen ähnlicher sind chronische Experimente, wo sich Mangelzustände mit Störungen im Säure-Basengleichgewicht kombinieren. Am besten untersucht sind die Elektrolytstörungen beim experimentellen Kaliummangel mit sekundärer metabolischer Alkalose. Gewöhnlich läßt sich ein derartiger Zustand experimentell durch kaliumfreie Diät zusammen mit Verabreichung von Mineralocorticoiden bzw. Natriumbicarbonat herbeiführen (ATKINS und SCHWARTZ 1962). Entsprechend der negativen Kaliumbilanz ist dann der extracelluläre und intracelluläre Kaliumbestand vermindert, die Natriumbilanz dagegen positiv (Abb. 27) (ATKINS und SCHWARTZ 1962). Diese Beobachtungen decken sich mit anderen Beobachtungen, wonach ein Teil des in Verlust geratenen Zellkaliums durch Natriumionen ersetzt wird (COOKE, SEGAR, CHEEK, COVILLE und DARROW 1952).

Aus diesen Vorgängen erklären sich ferner Korrelationen zwischen der Plasmakaliumkonzentration und dem intracellulären Kaliumgehalt als Funktion des Blut-pH. Unabhängig von der Art der Säuerung steigt die Plasmakaliumkonzentration um 0,2 mval pro 0,1 pH-Einheit an, gleichzeitig nimmt der Zellkaliumgehalt ab; eine ähnliche quantitative Beziehung besteht bei einer Verschiebung des Blut-pH zum Alkalischen, wobei allerdings die Einzelwerte einer weiten Streuung unterliegen (SIMMONS und AVEDON 1950).

Der gesamte Elektrolytbestand im Organismus wird daher nicht nur durch die äußere Stoffbilanz determiniert, vielmehr müssen die Gesetzmäßigkeiten der intra-extracellulären Elektrolytverteilung und der cellulären Elektrolytbindung in Betracht gezogen werden. Hierher gehört der Abtausch von Zellkationen gegen Wasserstoffionen im Falle einer Acidose, die Freisetzung von proteingebundenem Kalium bei negativer Stickstoffbilanz und die Beeinflussung der tubulären Sekretion und Rückresorption von Elektrolyten bei Schwankungen der extracellulären Wasserstoffionenkonzentration mit der Folge einer gesteigerten Natrium-, Kalium- und Chloridausscheidung bei Acidose.

Der bei acidotischen Zuständen regelmäßig zu beobachtende Anstieg der Serumkaliumkonzentration ist danach in erster Linie durch die Verschiebung von Kaliumionen aus dem Intracellularraum in das extracelluläre Milieu bedingt und als eine Form von Verteilungs-Hyperkaliämie aufzufassen (Einzelheiten s. S. 847).

Bei so gut wie allen experimentellen Zuständen von allgemeinem Kaliummangel werden in erster Linie die cellulären Kaliumbestände betroffen; erst bei höhergradigen Mangelzuständen sinkt schließlich auch die extracelluläre Kaliumkonzentration ab. Dagegen wird bei einem vorherrschenden Natriummangel zuerst und vorwiegend der extracelluläre Natriumbestand reduziert, ohne daß die extracelluläre Natriumkonzentration mit letzterem streng korreliert zu sein braucht, da die Erfordernisse der Osmo- und Volumenregulation des Organismus gleichzeitig eine wechselnd große Flüssigkeitsausscheidung erzwingen, was dann als isotone bzw. hypotone Dehydratation in Erscheinung tritt.

c) Klinische Befunde. In der klinischen Routinediagnostik geben uns Verlaufskontrollen des Körpergewichts, Urinanalysen nach Menge und Konzentration der ausgeschiedenen Elektrolyte zusammen mit Serum- und Erythrocytenanalysen und unter Berücksichtigung des klinischen Verlaufs und der Art des Grundleidens genügend genauen Anhalt über die äußere Flüssigkeits- und Elektrolytbilanz des betreffenden Patienten. Nur selten dürften Messungen des gesamten austauschbaren Natriums oder Kaliums praktische Bedeutung erlangen. Vielmehr liegt der Wert derartiger Untersuchungen in der Aufklärung grundsätzlicher Fragestellungen, die die Pathogenese der verschiedenartigen Elektrolytstörungen betreffen. In erster Linie gestatten sie uns Einblick in die Gesetzmäßigkeiten der intra-extracellulären Elektrolytverteilung, ferner tragen sie zur Differenzierung zwischen Verteilungs-, Verdünnungs- und Mangelstörungen bei verminderter Serumelektrolytkonzentrationen bei und außerdem lassen sie uns die Auswirkungen therapeutischer Maßnahmen, insbesondere der Alkalitherapie oder von Natriumchlorid bzw. Kaliuminfusionen genauer verfolgen als dies mit den herkömmlichen klinischen Untersuchungsmitteln möglich wäre. Diese Gesichtspunkte sollen anhand des hierzu vorliegenden Schrifttums bei den verschiedenen Nierenkrankheiten dargestellt werden.

Natrium und Chlorid

Eine Reihe von Ursachen einer gesteigerten oder einer verminderten **Natriumausscheidung** wurden bei der ätiologischen Erörterung der klinischen Zustände mit allgemeiner Entwässerung durch Polyurie (S. 804) und derjenigen mit Überwässerung (S. 788) bereits aufgezählt. Prinzipiell sind dabei primäre Nierenkrankheiten von extrarenal induzierten Störungen zu unterscheiden. Zum Harnionogramm bei Nephropathien siehe HUNGERLAND (1964), LOSSE (1963), REUBI (1960).

Tabelle 3. *Konzentration verschiedener gelöster Substanzen im Blutplasma und im Urin auf der Höhe der polyurischen Phase einer Schockniere* (aus REUBI 1960)

		Blutplasma	Urin	Konzentrationsindex
Rest-N	mg-%	206	438	2,12
Kreatinin	mg-%	22,8	64,4	2,73
Glucose	mg-%	120	0	—
Phosphate	mg-%	17,4	19,2	1,1
Natrium	mÄq/l	130	80	0,61
Chlor	mÄq/l	97	72	0,74
Kalium	mÄq/l	6,1	31	5,1
Gefrierpunktserniedrigung		0,71°	0,90°	—
Osmolarität*		384	486	1,26
Osmolalität**		408	486	1,19
Osmolarität minus Harnstoffanteil		314	315	1,0
Spezifisches Gesicht		—	1010	—
pH		—	ca. 8,0	—

* = Konzentration in Milliosmolen/Liter Plasma
** = Konzentration in Milliosmolen/Liter Plasmawasser

Polyurisch verlaufende Nierenkrankheiten führen gewöhnlich nur bei gleichzeitigem Salzentzug oder unter zusätzlicher Diureticatherapie zu einem allgemeinen Salzmangel mit sekundärer Dehydratation. Es gibt aber Verlaufsformen von chronischer azotämischer Pyelonephritis [seltener bei Cystennieren, Nierentuberkulose, Nephrocalcinose und episodisch im polyurischen Stadium eines akuten Nierenversagens; HEINTZ und SCHNEIDER (1957); REUBI (1960)], die mit einer exzessiven Natriumchloridausscheidung einhergehen (Tabelle 3), dabei ist die Natriumclearance erhöht und die Inulin- und PAH-Clearance eingeschränkt; bei unbehandelten Patienten findet sich regelmäßig eine Hyponatriämie, Azotämie, beginnende oder ausgeprägte Acidose und gelegentlich eine erhöhte Plasmakaliumkonzentration (REUBI 1960). Derartige Verlaufsformen werden als „Diabetes salinus" (FANCONI (1937) oder als „salt-losing nephritis" (THORN, KOEPF und CLINTON 1944, bezeichnet. Im Deutschen spricht man von „Salzverlustniere". Die tägliche Natriumchloridausscheidung kann bis 25 g und mehr betragen (GJORUP 1954, HUN-

TER und MUIRHEAD 1952). Zur Abgrenzung der salzverlierenden Nephropathien von der Nebennierenrindeninsuffizienz s. S. 886. Nach exogener Zufuhr von NaCl bessert sich der Allgemeinzustand verhältnismäßig rasch, die Azotämie nimmt im Gefolge der nun erhöhten Glomerulumfiltration und Nierendurchblutung ab (Abb. 28). Von diagnostischer Bedeutung ist die fehlende Reaktion der Nieren auf NNR-Steroide sowie die bei diätetischer Natriumrestriktion unverändert anhaltende Ausscheidung des Kations (KLEINSCHMIDT und HÄNZE 1960, REUBI 1960, SCHWAB 1963). Die Schwankungsbreite der NaCl-Ausscheidung ist oft so stark eingeschränkt, daß die exogene NaCl-Zufuhr der Zwangsausscheidung quantitativ angenähert werden muß („Isonatriurie" REUBI 1960). Überdosierung von NaCl führt zu Natriumretention, peripheren Ödemen und Hypertonie. Angeborene, isolierte Störungen der tubulären Natriumrückresorption sind nicht bekannt (MUDGE

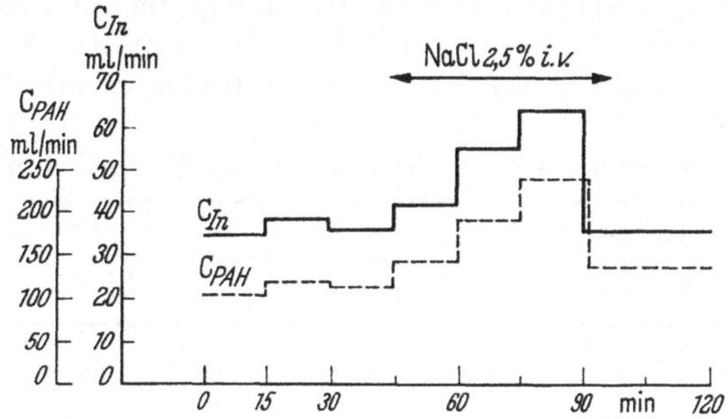

Abb. 28. Deutliche Zunahme der glomerulären Filtration (C_{In}) und der PAH-Clearance nach intravenöser Infusion einer 2,5%iger NaCl-Lösung bei Salzverlustnephritis (aus REUBI 1960)

1958). — Über die Beziehungen zwischen Störungen der Harnkonzentrierung und der Natriumausscheidung s. Beitrag BUCHBORN. Vereinzelte Fälle von renalem Salzverlust ohne organischen Nierenbefund wurden bei tuberkulöser Meningitis, nach Schädeltraumen und bei Bronchialcarcinomen beschrieben (RAPOPORT, WEST und BRODSKY 1951, VOGEL 1963).

Die Bedeutung eines allgemeinen NaCl-Mangels extrarenaler Genese für die Nierenfunktion wurde erstmals von BLUM (1929) hervorgehoben („urémie par manque de sel") (Schrifttum s. MCCANCE 1938, BAKER, LEVITIN und EPSTEIN

Tabelle 4. *Die Auswirkungen aufrechter Körperlage auf die Nierenfunktion bei einem Patienten mit arterieller Hypertension und orthostatisch bedingtem Blutdruckabfall* (aus REUBI 1963)

	Blutdruck mm Hg	V ml/min	C_{IN} ml/min	C_{PAH} ml/min	F.F.	C_{NA} ml/min	C_{Cl} ml/min	C_K ml/min
liegend	250/112	5,35	68	328	0,207	6,36	7,08	24,9
aufrecht (15°) . .	188/100	1,52	62	326	0,19	1,95	2,43	13,6
aufrecht (25°) . .	174/94	0,43	59	283	0,208	0,39	0,65	9,1

1961). Die Urinnatriumkonzentration beträgt bei einer prärenal bedingten Oligurie (z. B. nach Erbrechen, Durchfällen, Salzentzug, Punktionen) weniger als 20 mval/l, das spezifische Uringewicht über 1015 und die Urinharnstoffkonzentration über 1,2 g/100 ml (SCHWAB 1963), was zur Abgrenzung gegen die salzverlierenden Nephropathien verwertet werden kann. Siehe auch S. 762.

Über Beziehungen zwischen Glomerulumfiltration, Nierendurchblutung und Natriumclearance bei orthostatischer Hypotension unterrichtet die Verlaufsbeobachtung in Tabelle 4. Zur Nierenfunktion im Rahmen der Volumenregulation des Organismus siehe S. 762, ferner bei DAVIS, HOLMAN, CARPENTER, URQUHART und

HIGGINS (1964), WOLFF (1964), SCHWIEGK und RIECKER (1960), MERTZ (1962); zur Natriumausscheidung bei sekundärem Hyperaldosteronismus, insbesondere bei Herzinsuffizienz siehe SCHWIEGK und RIECKER (1960), RIECKER (1967).

Beim allgemeinen Kaliummangel ist die maximale Ausscheidungsfähigkeit für Natriumionen gleichfalls herabgesetzt, Natrium und Chlorid werden retiniert, was das Auftreten von Ödemen bei Patienten mit extrarenalen Kaliumverlusten erklärt (SCHWARTZ und RELMAN 1953, FOURMAN und HERVEY 1955). Nach Verabreichung von Kaliumsalzen steigt die Natriumausscheidung prompt an (BLACK und MILNE 1952, BLAHD und BASSET 1953).

Durch diuretisch wirksame Substanzen läßt sich die Natriumausscheidung auch bei Nierenkranken steigern. Indikationsgebiet ist das nephrotische Syndrom (s. Beitrag SARRE). Das Wesen der Diureticawirkung besteht bei fast allen therapeutisch verwendeten Stoffgruppen in einer Hemmung der tubulären Natriumrückresorption im proximalen oder/und distalen Abschnitt des Nephrons, dagegen wird die glomeruläre Funktion primär nur unwesentlich verändert (Tabelle 5). Nach

Tabelle 5. *Wirkungsvergleich verschiedener Diuretica* (modif. nach G. DE STEVENS 1963)

Wirkung	Xanthine und Pyrimidine	Triazine	Hg-	Sulfonamide	Thiazide und Hydrothiazide	Aldosteronantagonisten und Inhibitoren	Fursemid
Na^+-Ausscheidung	+	(+)	++	++	++	++Na>Cl	+++
Cl^--Ausscheidung			++		++		+++
K^+-Ausscheidung	(+)	(+)	+	++	+	−	+
HCO^--Ausscheidung	(+)			+++	(+)	(+)	−
bei Acidose	abgeschw. Wirkung		wirksam	unwirksam	wirksam	wirksam	wirksam
bei Alkalose . . .			unwirksam		wirksam	wirksam	wirksam
freie Wasserclearance		erhöht	erhöht	kein Anstieg	kein Anstieg		vermindert
Hemmung der Carboanhydrase	−	−	−	++	+	−	−
Wirkungseintritt .	mäßig schnell		verzögert	rasch	rasch	verzögert	rasch

Untersuchungen von REUBI (1959) führt die Anwendung beispielsweise von Chlorothiaziden bei Nierenkranken mit verminderter Filtrationsleistung sogar zu einer viel stärkeren prozentualen Hemmung der tubulären Rückresorption als beim Gesunden, was unter Umständen die Reduktion des filtrierten Natriums erheblich, wenn auch nicht in vollem Umfange kompensieren kann. Eine einfache quantitative Korrelation der erzwungenen Natriurese zum Filtrat scheint allerdings nicht zu bestehen; bei Filtrationsgrößen unter 20 ml/min beträgt der maximal durch Diuretica blockierbare Anteil der Natriumrückresorption rund 30%, eine Abnahme der Filtration unter den genannten Grenzwert bewirkt schließlich eine steile Abnahme der Natriurese (REUBI 1959). Schrifttum bei LAMBIE (1961), SENFT (1964), SIEGENTHALER (1960), BUCHBORN (1960), DE STEVENS (1963), LARIZZA, BRUNETTI, NENCI und COLI (1964) GROLLMAN (1960), KAUFMANN und SIEGENTHALER (1965). Zur aldosteronantagonistischen Wirkung von Diuretica siehe MANN, GFELLER und SIEGENTHALER (1964).

Natriumbilanz und Natriumverteilung. Bei Niereninsuffizienz mit Oligurie bzw. Anurie (2 Patienten mit „lower nephron nephrosis“, 4 Patienten mit Nephrosklerose, 1 Patient mit intercapillärer Glomerulosklerose, 1 Patient mit akuter Glomerulonephritis, 1 Patient mit Pyelonephritis und 1 Patient mit carcinomatösem Ureterverschluß) stellten ELKINTON, TARAIL und PETERS (1949) mit Hilfe der Mannitolverteilung und unter Berücksichtigung von Wasser- und Elektrolytverlusten im Stuhl und in den Sekreten fest, daß die errechnete positive äußere Natriumbilanz (+1560 mval)bei diesen Patienten mit einer Expansion der Extracellulärflüssigkeit um 13,6 Liter und mit einer Abnahme der Serumnatriumkonzentration von 143,2 auf 124,4 mval/l vergesellschaftet war. Die Chloridkonzentration erhöhte sich in dem gleichen Zeitraum von 83,2 mval/l auf 92,8 mval/l. Aus sieben von insgesamt 18 Bilanzperioden mit positiver äußerer Natriumbilanz wurde ein Anstieg des Zellnatriumgehaltes errechnet. Der Zuwachs an Zellnatrium betrug in einzelnen Fällen mehr als die Hälfte der gesamten Natriumbilanz, ohne daß eine verwertbare quantitative Korrelation zwischen äußerer Natriumbilanz und cellulärem Natriumgewinn, ebensowenig eine korrelative Beziehung zwischen Natriumbilanz und Serumnatriumkonzentration zu erkennen war.

In der polyurischen Phase der akuten Niereninsuffizienz beobachteten SWAN und MERRILL (1953) ansteigende Serumnatriumkonzentrationen (von 125 auf 140 mval/l) trotz negativer Natriumbilanz; letztere erreichte Tageswerte bis auf 150 mval und ging innerhalb 10 Tagen mit einer Reduktion des Körpergewichts um 12 kg einher. Derartige Beobachtungen erklären sich nur zu einem geringen Teil durch eine Umverteilung von cellulärem Natrium in den Extracellulärraum, in erster Linie ist hierfür die Ausscheidung eines hypotonen Urins verantwortlich zu machen.

Verlaufsbeobachtungen vor und nach Alkalitherapie bei bestehender metabolischer Acidose wurden von ELKINTON, SQUIRES und SINGER (1951) durchgeführt. In der Gruppe der polyurischen Patienten (vier Fälle mit sechs Bilanzperioden; chronischer Pyelonephritis, chronischer Glomerulonephritis, „lower nephron nephrosis“) betrug der Harnstoff-N zwischen 20 und 144 mg-%, die täglichen Urinvolumina lagen zwischen 741 und 3775 ml. In dieser Patientengruppe war unter der alkalisierenden Therapie die äußere Natriumbilanz in allen Beobachtungsperioden positiv (zwischen +75 und +725 mval), gleichzeitig betrug der Zuwachs an extracellulärem Natrium zwischen 5 und 420 mval, an intracellulärem Natrium zwischen +212 und +305 mval. In drei von vier Fällen stieg die Serumnatriumkonzentration um maximal 10 mval/l an. — In der Gruppe der oligurischen und anurischen Patienten (vier Patienten mit fünf Bilanzperioden; Lupus erythematodes diss., Nephrosklerose, interstitielle Nephritis) war die äußere Natriumbilanz mit +244 bis +752 mval in allen Beobachtungsperioden mit Alkaligaben gleichfalls positiv, die täglichen Urinvolumina betrugen zwischen 5 und 334 ml, der Harnstoff-N schwankte in diesem Patientengut zwischen 83 und 224 mg-%, der Serumkaliumspiegel zwischen 4,9 und 7,1 mval/l. Bei allen Fällen errechnete sich ein Zuwachs sowohl von extracellulärem (+65 bis +720 mval) als auch von intracellulärem Natrium (+119 bis +418 mval). Bemerkenswert ist, daß der Patient mit der höchsten extracellulären Kaliumkonzentration (7,1 mval/l) den größten cellulären Natriumzuwachs (+418 mval) erkennen ließ und im gleichen Zeitraum die größte Menge an Zellkalium (—13 mval) freisetzte. Als Folge der Natriumbicarbonatverabreichung stieg der Blut-pH um maximal 0,25 E an.

Eine Zufuhr von Natriumionen in Form von Natriumbicarbonat führt demzufolge sowohl bei polyurischen als auch bei anurischen Patienten zusammen mit der Beseitigung der metabolischen Acidose zu einer beträchtlichen Aufnahme von Natrium in den Intracellulärraum, worauf auch die Beobachtung hinweist, daß das Verteilungsvolumen einer bestimmten Menge verabreichten Natriumbicarbonats nahezu 60 Liter betrug, also wesentlich größer als das extracelluläre Flüssigkeitsvolumen war. Diese Untersuchungsergebnisse bestätigen frühere Mitteilungen von DARROW, SCHWARTZ, IANNUCCI und COVILLE (1948), DARROW (1945), daß eine metabolische

Acidose den Gewebsnatriumgehalt vermindert und daß zur Beseitigung einer metabolischen Acidose relativ große Alkalimengen verbraucht werden, um die in Verlust geratenen Kationen wieder zu ersetzen.

Untersuchungen des gesamten austauschbaren Natriums bei renalen Ödemzuständen wurden von Edelman, Leibman, O'Meara und Birkenfeld (1958) mit der Isotopentechnik durchgeführt. In Übereinstimmung mit anderen Unter. suchern (Moore, Edelman, Olney, James, Brooks und Wilson 1954, Warner, Sweet und Dobson 1953, Welt 1952, Wilson, Edelman, Brooks, Myrden, Harken und Moore 1954, Nichols und Nichols 1956) fand sich auch bei diesen Patienten keine verwertbare Korrelation zwischen der Serumnatriumkonzentration und dem austauschbaren Natrium pro kg Körpergewicht. Die Absolutwerte lagen zwischen 2247 und 4899 mval bzw. zwischen 56,2 und 70,8 mval pro kg Körpergewicht. Vergleicht man diese Werte mit den auf S. 813 angegebenen Normalwerten, dann lag bei allen untersuchten Personen ein erhöhtes

Tabelle 6. *Die Veränderungen des Körperwassers und der Elektrolyte bei Ödemzuständen renaler und kardialer Genese* (aus Edelman, Leibman, O'Meara und Birkenfeld 1958)

	1. Untersuchung	2. Untersuchung	Δ	1. Untersuchung	2. Untersuchung	Δ
	Chronische Glomerulonephritis			Hypertonie, dekompensierte Herzinsuffizienz		
Ödemgrad	ödemfrei	++		++	++	
Datum	21. 3. 56	26. 4. 56		30. 8. 56	19. 10. 56	
Körpergewicht kg . . .	47,6	51,1	+ 3,5	48,6	49,8	+ 1,2
Serumosmolarität mosm/lH_2O	261,6	207,0	— 54,6	256,4	208,0	— 48,4
Serum-Na (Na_S) mval/lH_2O	144,0	111,2	— 32,8	138,5	117,6	— 20,9
Körper-Na (Na_E) mval . .	2874	2839	— 35	3046	3734	+ 688
Körper-K (Na_E) mval . .	2017	1671	— 346	1750	1211	— 539
Körperwasser (TBW) Liter	31,5	36,0	+ 4,5	31,6	37,6	+ 6,0
$\frac{Na_E + K_E}{TBW}$ mval/l	155,4	125,3	— 30,1	151,9	131,6	— 20,3

austauschbares Gesamtnatrium vor; dem entspricht, daß bei vier von den fünf untersuchten Personen Ödeme des Grades II—IV bestanden. Sämtliche Werte ordnen sich in die physiologische Korrelation zwischen Serumnatriumkonzentration und dem Quotienten $(Na_E + K_E)/TBW$ ein; nach diesen Erfahrungen wird diese Fundamentalbeziehung auch nicht durch pH-Schwankungen wesentlich beeinflußt (Abb. 24). — An zehn weiteren Patienten mit renalen Ödemen fanden Farber und Soberman (1956) einen Durchschnittswert von 3828 mval und Maximalwerte bis zu 5600 mval bei normalen Durchschnittswerten von 2896 mval.

Bemerkenswert ist bei der in Tabelle 6 festgehaltenen Verlaufsbeobachtung, daß trotz der Wasserretention, die in diesem Fall 4,5 Liter betrug, sich das gesamte Körpernatrium nicht wesentlich vergrößerte, ja sogar leicht verminderte, was den Abfall der Serumnatriumkonzentration von 144 auf 111,2 mÄqu/l erklärt. Auch bei den Patienten mit Herzdekompensation war die Wasserretention verhältnismäßig stärker als der Gewinn an Gesamtkörpernatrium, was gleichfalls eine Senkung der Serumnatriumkonzentration im Sinne der Verdünnungshyponatriämie auf 117,6 mval/l zur Folge hatte (Edelman, Leibman, O'Meara und Birkenfeld 1958). Zur Pathogenese der Hyponatriämiesyndrome s. S. 788.

Auch andere Verlaufsbeobachtungen von Muldowney und Williams (1964) belegen die weitgehende Unabhängigkeit von Wasserretention und Natriumretention, ferner zwischen der Serumnatriumkonzentration und dem gesamten Körpernatrium. In einem anderen Falle wurden grob erhöhte Werte des austauschbaren Natriums und des Körperwassers trotz Fehlens von Ödemen gefunden, ähnliche Beobachtungen wurden von Moore, Edelman, Olney, James, Brooks und Wilson (1954) gemacht. Am häufigsten wird jedoch die Kombination von Hyponatriämie mit Ödemen und stark erhöhten Gesamtnatriumwerten festgestellt. — Nach diesen Erfahrungen spricht eine Hyponatriämie ohne gleichzeitigen Ödemnachweis eher für einen allgemeinen Natriummangel, besonders dann, wenn auch klinisch Dehydratationszeichen nachweisbar sind und, bei erhaltener renaler Konzentrationsfähigkeit, die Urinnatriumkonzentration erniedrigt ist. Dagegen kann eine Hyponatriämie bei renalen Ödemzuständen entweder durch eine vorherrschende Überwässerung oder in Kombination mit einem verminderten Körpernatriumbestand hervorgerufen werden.

In der normalen Schwangerschaft ist sowohl das gesamte Körperwasser als auch das extracelluläre und intracelluläre Flüssigkeitsvolumen, ferner das Plasmavolumen und das austauschbare Natrium und Chlorid gegenüber nichtschwangeren Personen erhöht. Es ist ein Charakteristikum der Flüssigkeitsretention bei Schwangerschaftstoxikose, daß sie ohne proportionale Vermehrung des gesamten

Tabelle 7. *Gesamtes austauschbares Natrium (Na_E) während der unkomplizierten Schwangerschaft und bei Toxikosen* (aus MacGillivray 1961)

	Zahl der Fälle	Mittelwert Na_E	Na_E/kg	Streuung und mittlere Abweichung	Na_E pro Liter Körperwasser	Streuung und mittlere Abweichung
Normale Schwangerschaft . .	12	2993	44,6	(38,2—49,6) 3,65	78,1	(70,5—90,8) 5,74
Leichtgradige Toxikose	17	2976	42,1	35,9—49,7) 4,30	72,8	(61,5—83,1) 6,53
Schwere Toxikose . .	13	3067	43,1	(36,8—49,7) 4,16	72,7	(61,5—79,0) 5,95
Normalwerte		2250	39,5		77,6	

austauschbaren Natriums und Chlorids vor sich geht, was darauf hinausläuft, daß die Menge austauschbaren Natriums pro Kilogramm Körpergewicht und pro Liter Körperwasser im Vergleich zur normalen Schwangerschaft vermindert ist (Tabelle 7 und 8) (MacGillivray 1961).

Von differentialdiagnostischem Interesse sind die Beobachtungen von Muldowney und Williams (1964), die bei Patienten mit ascendierender Pyelo-

Tabelle 8. *Gesamtes austauschbares Chlorid (Cl_E) während der unkomplizierten Schwangerschaft und bei Toxikosen* (aus MacGillivray 1961)

	Zahl der Fälle	Mittelwert Cl_E	Cl_E/kg	Streuung und mittlere Abweichung	Cl_E pro Liter Körperwasser	Streuung und mittlere Abweichung
Normale Schwangerschaft . .	7	2179	33,1	(24,9—38,8) 5,57	57,6	(46,1—68,3) 7,82
Leichtgradige Toxikose	10	2254	30,8	(26,5—34,7) 3,04	50,9	(40,3—59,0) 7,00
Schwere Toxikose . .	8	2171	29,1	(22,3—36,0) 4,54	51,0	(35,8—65,2) 10,86
Normalwerte		1700	28,5		57,0	

nephritis und Polyurie eine erhöhte Serumnatriumkonzentration (bis zu 159 mval/l) zusammen mit erhöhten Werten des gesamten austauschbaren Natriums (59,4 mval pro kg Körpergewicht) und erhöhtem Muskelnatriumgehalt (171 mval/l) beobachteten. Bezüglich der Pathogenese derartiger Störungen diskutieren die Untersucher sowie andere Autoren auf Grund ähnlicher Fälle (Berlyne 1961, Bricker, Shwayri, Reardon, Kellog, Merrill und Holmes 1957, Franklin und Merrill 1960) distale Tubulusschäden mit der Folge vermehrter Natriumretention. Auf einen derartigen Mechanismus deutet auch hin, daß bei dem von Muldowney und

WILLIAMS (1964) (Fall F. B.) untersuchten Patienten nach Beseitigung der Ureterobstruktion eine Verminderung des gesamten Körpernatriums von 3400 auf 2920 mval bzw. von 59,4 auf 51,0 mval/kg Körpergewicht eintrat.

Weiteres Schrifttum siehe bei ELKINTON und DANOWSKI (1955); zur Verminderung des Körpernatriums nach Adrenalektomie siehe LIPSETT und PEARSON (1958); über das Zusammenwirken von Nierenfunktion und extrarenalem Elektrolytstoffwechsel bei diabetischer Acidose finden sich ausführliche Angaben bei SELDIN und TARAIL (1950) und bei DANOWSKI, PETERS, RATHBUN, QUASHNOCK und GREENMAN (1949). Untersuchungen über die Kationenveränderungen bei metabolischer Alkalose nichtrenaler Ursache wurden von ELKINTON, SQUIRES und CROSLEY (1951) durchgeführt. — Gesamtnatriumbestimmungen bei Herzinsuffizienz s. JAENIKE und WATERHOUSE (1959).

Kalium

Der Kaliumbestand des Organismus und die intra-extracelluläre Kaliumverteilung werden bei Nierenkranken u. a. von der äußeren Kaliumzufuhr, von enteralen Kaliumverlusten, von der Wasserstoffionenkonzentration in den Körpersäften, von der Stickstoff- und Glykogenbilanz, von gleichzeitigen Störungen des Natriumstoffwechsels, und von Störungen des energieliefernden Zellstoffwechsels beeinflußt. Umgekehrt führen Abnormitäten des Kaliumhaushaltes ihrerseits wieder zu Nierenfunktionsstörungen. Bezüglich der kaliopenischen Nephropathie s. S. 831.

Im oligurischen Stadium des akuten Nierenversagens ist die **Kaliumausscheidung** vermindert; trotz ausgeglichener äußerer Kaliumbilanz steigt die Serumkaliumkonzentration infolge Abbaus körpereigener Proteine mit Freisetzung von Kaliumionen an. Durch Verabreichung einer hochcalorischen, aber kaliumarmen Kostform läßt sich dieser Prozeß verlangsamen (s. S. 831). Im polyurischen Stadium des akuten Nierenversagens steigt die renale Kaliumausscheidung zunehmend an. Die Urinkaliumkonzentration beträgt dabei oft ein Mehrfaches der des Blutplasmas, dagegen liegt die Urinnatriumkonzentration niedriger als die Serumnatriumkonzentration (REUBI 1960, Tabelle 3). Bei einer Diurese von 3000 ml können auf diese Weise mehr als 100 mval Kalium in Verlust geraten. Die erhöhte renale Kaliumelimination kann das polyurische Stadium überdauern.

Bei chronischer Niereninsuffizienz werden die mit der Nahrung zugeführten Kaliummengen auch dann noch ausgeschieden, wenn eine leicht erhöhte Serumkaliumkonzentration auf etwa 5,5 mval/l vorliegt. Erst bei einer groben Reduktion der Nierenparenchymmasse auf unter 10% erfährt auch die renale Kaliumausscheidung eine Reduktion (MUDGE, FOULKS und GILMAN 1948). Allerdings ist die Anpassungsfähigkeit der renalen Kaliumausscheidung auf akute Kaliumbelastungen schon vorher gestört. Während bei nierengesunden Personen die orale Zufuhr von 50—100 mval Kalium nur zu einem geringen und vorübergehenden Anstieg der Serumkaliumkonzentration führt, ruft dieselbe Menge bei Patienten mit fortgeschrittener chronischer Niereninsuffizienz zum Teil bedrohliche Anstiege der Serumkaliumkonzentration (bis auf 8 oder 9 mval/l) hervor (WINKLER, HOFF und SMITH 1941, KEITH und OSTERBERG 1947).

Abgesehen von den terminalen Stadien der chronischen Niereninsuffizienz kann eine Hyperkaliämie auch als reversible Störung z. B. durch unkontrollierte Kaliumzufuhr (Nahrungsmittel mit hohem Kaliumgehalt!), durch eine verminderte Ausscheidung infolge Dehydratation und Oligurie nach Flüssigkeitsverlusten (Erbrechen, Diarrhoen), durch eine metabolische Acidose im Sinne der Verteilungshyperkaliämie, auftreten. Auch nach großen Bluttransfusionen muß mit einem Anstieg der Serumkaliumkonzentration gerechnet werden (FEURSTEIN und

SCHROLL 1964). Mischplasma, das aus überalterten Blutkonserven genommen wurde, ist besonders kaliumreich und sollte daher mit Vorsicht verwendet werden (CLAUSS, CHALLET und HENDERSON 1956).

Kaliummangelzustände treten bei Nierenkrankheiten auf extrarenalem Wege durch Erbrechen und Durchfälle sowie durch verminderte Zufuhr bei Anorexie, aber auch im Gefolge kaliumverlierender Nephropathien bei kongenitalen oder erworbenen Tubulopathien (De Toni-Debré-Fanconi-Syndrom, renale tubuläre Acidose, Thyreotoxikose, Nierengefäßprozesse, unter Carboanhydrasehemmern und zahlreichen anderen diuretischen Substanzen oder bei chronischer Pyelonephritis) auf (MUDGE 1958, GEROK und PABST 1965, GEROK 1963, HUNT, STEARNS u.a. 1966, WETZELS, AMELUNG und DEUPMANN 1965). Die Häufigkeit der kaliumverlierenden Nephritiden ist umstritten. RELMAN und SCHWARTZ (1963) glauben

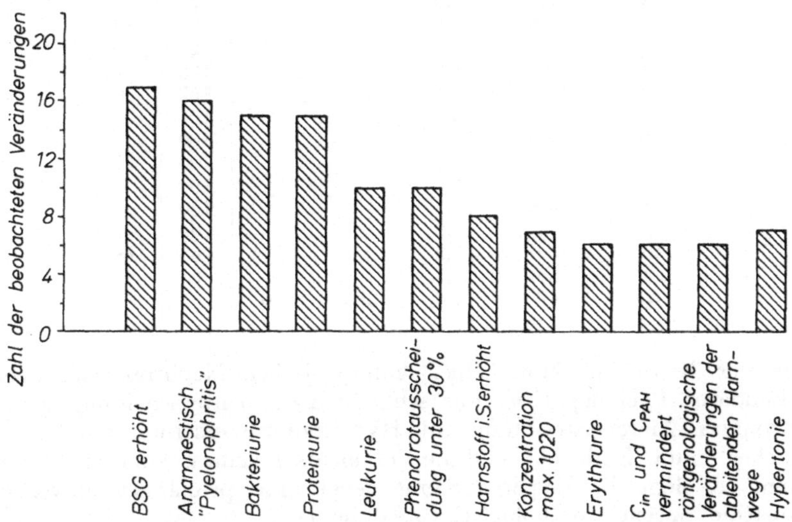

Abb. 29. Häufigkeit von Erkrankungen der ableitenden Harnwege in Anamnese und Befunden bei Patienten mit Zeichen von Kaliummangel. (Plasmakaliumkonzentration im Mittel 3,0 mval/l; Erythrocytenkaliumkonzentration 86,2 mval/l sed.) (Mittelwerte normal 4,03 mval ± 0,26 bz. 90,9 ± 2,6 mval/l sed.) (aus SCHOEPPE 1964)

in der Mehrzahl der Patienten die Entstehung eines Kaliummangels auf extrarenale Faktoren (Mangelernährung, Erbrechen, Diarrhoen) zurückführen zu können. Andere Autoren (STANBURY, GOWENDOCK und MAHLER 1958, EASTHAM und McELLIGOTT 1956, MUEHRKE und MILNE 1957) schließen auf Grund ihrer Beobachtungen auf ein häufigeres Zusammentreffen von Hypokaliämie und primär-renalem Defekt. So beobachteten MUEHRKE und McMILLAN (1963) bei 15 Patienten mit chronischem Kaliummangel 14mal anamnestisch mehrfache pyelonephritische Schübe, bei neun Patienten waren die histologischen Zeichen der chronischen Pyelonephritis, bei fünf Patienten interstitielle Fibrosen und bei einem Patienten eine Hydronephrose. Dies entspricht auch Ergebnissen von SCHOEPPE (1964), der bei 15 von 23 Patienten mit Kaliummangel eine chronische Pyelonephritis nachweisen konnte (Abb. 29).

Schrifttum bei LERNER und BRICKNER (1959), PINES und MUDGE (1951), MILNE, STANBURY und THOMSON (1952), FOSS, PERRY und WOOD (1956), SCHREINER, SMITH und KYLE (1953), SANGHUI, GUPTA, BANERJEE und BOSE (1959). Bezüglich Serumkaliumkonzentration s. S. 853. Zur kaliopenischen Nephropathie s. S. 828.

Auch der primäre Aldosteronismus (Conn-Syndrom) und das Bartter-Syndrom (vasale Angiotensin-II-Resistenz mit iuxtaglomerulärer Zellhyperplasie und Hyperaldosteronismus; Schrifttum bei HÄNZE, PIERACH und STARK 1965) führen nach längerem Verlauf zu einem Kaliummangel mit morphologischen und funktionellen

Tabelle 9a. *Kaliumclearance in Beziehung zur Serumkaliumkonzentration bei enteral entstandenem Kaliummangel während Kaliumsubstitutionstherapie* (aus REUBI 1963)

Behandlungstag	Serum-K mval/l	Kalium-clearance ml/min	Inulin-clearance ml/min	PAH-clearance ml/min	tägl. Kaliumzufuhr mval	Rest-N mg-%
1	1,7	1,8			100	99
2	2,4	1,0			125	
3	2,8	0,5			125	86
4	3,4	1,2			125	
5	3,5	1,3			125	
6	3,6	1,8			100	30
7	3,8	2,2			100	
8	4,0	5,0			100	
9	4,2	4,0			100	21
10	4,4	6,3			100	
11	4,8	8,7			100	
12	4,8	10,2			100	
13	5,0	11,2			65	18
14	5,0	12,7			65	
15	4,8	11,6	38	210	65	

Schäden der Niere im Sinne einer kaliopenischen Nephropathie, eventuell mit sekundärer Pyelonephritis, was schließlich die Unterscheidung gegenüber einer primären Nierenerkrankung mit Hyperkaliurie erschweren oder unmöglich machen kann. Einfacher sind die Verhältnisse beim unkomplizierten Conn-Syndrom, bei dem die Hypernatriämie gegen eine primär kaliumverlierende Nephropathie spricht, pathologische Sedimentbefunde fehlen, die einzige tubuläre Funktionsstörung eine Konzentrationsschwäche ist und das Glomerulusfiltrat nicht oder nur geringfügig abnimmt (EDEL 1961, KOCZOREK 1964). Differentialdiagnostisch weist eine starke Erniedrigung der renalen Kaliumausscheidung ($U/P_K < 1{,}0$) bei intakter glomerulärer Funktion auf einen höhergradigen und schon länger bestehenden allgemeinen Kaliummangel hin und schließt kaliumverlierende Nephropathien und eine Nebennierenrindenüberfunktion weitgehend aus (RELMAN und SCHWARTZ 1963).

Tabelle 9b. *Kaliumclearance in Beziehung zur Serumkaliumkonzentration während Kaliumsubstitutionstherapie bei „kaliumverlierender Nephritis“* (nach EARLE, SHERRY, EICHNA und CONAN 1951; aus REUBI 1963)

Serum-K mval/l	Kalium-clearance ml/min	tägl. Kaliumzufuhr mval
1,52	15,8	104
1,77	27,8	104
1,87	33,2	104
1,44	16,0	30
1,03	20,3	30
3,06	51,8	438
2,59	58,0	438

Die in Tabelle 9a und Tabelle 9b festgehaltenen Verlaufsbeobachtungen lassen diese Unterschiede gut erkennen. Im einen Falle (a) bestand ein Kaliummangelzustand durch enterale Kaliumverluste; Serumkaliumkonzentration und renale Kaliumclearance waren stark erniedrigt, der Rest-N erhöht. Unter der Substitutionsbehandlung blieb die Kaliumclearance trotz Normalisierung der Serumkaliumkonzentration zunächst noch erniedrigt (celluläres Kaliumdefizit?), erst nach 12 Tagen erreichte auch diese Funktion den Normalbereich. — Bei dem zweiten Beispiel handelt es sich um einen Patienten mit kaliumverlierender Nephropathie. Hier war trotz einer stark erniedrigten Serumkaliumkonzentration die Kaliumclearance unverändert hoch und stieg unter der Kaliumtherapie auf überhöhte Werte an.

Diese Einzelbefunde entsprechen anderen Beobachtungen von MAHLER und STANBURY (1956), die bei chronischer Pyelonephritis und renalem Kaliumverlust trotz erniedrigter Serumkaliumkonzentration (zwischen 2 und 3 mval/l) eine normale Kaliumclearance (zwischen 10 und 20 ml/min) beobachteten. Das unterschiedliche Verhalten der Kaliumclearance in Beziehung zum Serumkaliumspiegel kann daher zur Differentialdiagnose dieser Zustände herangezogen werden.

Zur Beeinflussung der renalen Kaliumausscheidung durch Nebennierenrindensteroide siehe bei FOURMAN (1962), ELKINTON und DANOWSKI (1955), KÜHNS und WEBER (1958), KOCZOREK (1964), KRÜCK (1964), WATSON und KATZ (1959). Über die Pathogenese renaler Kaliumverluste bei einseitiger Nierenarterienstenose berichteten SCHRÖDER, DISSMANN und DISSMANN (1965).

Auch nach operativen Eingriffen ist die renale Kaliumausscheidung, zum Teil infolge negativer Stickstoffbilanz, gewöhnlich vermehrt. Die Tagesmengen können dabei 70—150 mval und der K/N-Quotient 5 mval/g N (Normalwert: 2,5—3 mval/g N) betragen; eine Positivierung der Kaliumbilanz wird meistens erst nach dem 4.—5. Tag post op. beobachtet, falls Kalium nicht exogen zugeführt wird (GRUBER und ALLGÖWER 1965, BECKER 1965). — Zu erwähnen sind noch die K-eliminierenden Effekte von diuretisch wirksamen Substanzen (Tabelle 5; Schrifttum bei REUBI 1959, LOSSE 1961, BRAUN und SCHAUB 1961, SIEGENTHALER 1960, BUCHBORN 1960, SENFT 1964), wobei der kaliumeliminierende Effekt eines Diureticums bei natriumarmer Diät und bei pathologischer Natriumretention (Hyperaldosteronismus) verstärkt in Erscheinung tritt (MERTZ 1962, HERKEN 1963); ferner eine gesteigerte Kaliumausscheidung unter dem Einfluß einer metabolischen Alkalose (HOLLIDAY 1954), einer erhöhten Kohlensäurespannung des Blutes (ELKINTON, SINGER, BARKER und CLARK 1955) und bei Patienten mit Thyreotoxikose (SANGHUI, GUPTA, BANERJEE und BOSE 1959). — Zur allgemeinen klinischen Bedeutung des Harnionogramms siehe HUNGERLAND (1964).

Bei chronisch Kranken, untergewichtigen und unterernährten Patienten sind Kaliumverluste infolge metabolischer Freisetzung zusätzlich in Rechnung zu stellen. Man hat nachweisen können, daß schon die Bettruhe allein zu einem Überwiegen des Eiweißabbaus führt (BECKER 1965). Für praktische Schätzungen kann ein celluläres Kalium-Stickstoffverhältnis von 2,38 mval Kalium pro Gramm Stickstoff zugrunde gelegt werden (HADORN und RIVA 1951), ferner gehen mit jedem Gramm Glykogen etwa 0,36 mval Kalium verloren (KRÜCK 1964). Ein täglicher Verlust von 10 g Stickstoff entspricht einer Eiweißmenge von etwa 60 g, die in 250 g Muskeln enthalten ist. Bei konstantem Stickstoffverlust können somit 2,5 kg Muskulatur in einem Zeitraum von 60 Tagen verlorengehen (GAMBLE 1946, GRUBER und ALLGÖWER 1965). Auch wenn alle anderen Nahrungsbestandteile adäquat zugeführt werden, bleibt die Stickstoffbilanz negativ, wenn zugleich ein Natriumdefizit von mehr als 200 mval besteht (McCANCE 1938).

Ein allgemeiner Kaliummangel führt bei intakter Nierenfunktion neben einer verminderten renalen Kaliumausscheidung ($U/P_K < 1{,}0$) und einer vermehrten Wasserstoffionenexkretion mit sekundärer metabolischer Alkalose (s. Beitrag KRÜCK!) zu einer Störung der renalen Natriumausscheidung: Die maximale Ausscheidungsfähigkeit für Natriumionen ist herabgesetzt und Natrium und Chlorid werden im Zustande des Kaliummangels retiniert, was das Auftreten von Ödemen bei Patienten mit extrarenalen Kaliumverlusten erklärt (SCHWARTZ und RELMAN 1953, FOURMAN und HERVEY 1955). Nach Verabreichung von Kaliumsalzen steigt die Natriumausscheidung prompt an (BLACK und MILNE 1952, BLAND und BASSETT 1953).

Die kaliopenische Nephropathie. Es gibt experimentelle und klinische Hinweise dafür, daß ein länger dauernder allgemeiner Kaliummangel zu charakteristischen Nierenfunktionsstörungen führt, die in ausgeprägten Fällen auch morphologisch faßbar sind. Schon im Jahre 1919 wiesen JAFFE und STEINBERG (1919) auf eine „vacuoläre Nierendegeneration bei chronischer Ruhr“ hin. Erst viel später machten weitere Untersucher auf das Zusammentreffen von Darmkrankheiten mit Diarrhoe und Nierenveränderungen aufmerksam (CHIN und HU 1940, WILLIAMS und MAC MAHON 1947, ODESSKY und BURDISON 1950; JENSSEN, BAGGENSTOSS und BARGEN 1950, KULKA, PEARSON und ROBBINS 1950). Erst PERKINS, PETERSEN und RILEY (1950) erkannten schließlich die Beziehung zum enteralen Kaliummangel. Eine gründliche Bearbeitung dieser Problematik verdanken wir RELMAN und SCHWARTZ (1956, 1958), die das Krankheitsbild der „kaliopenischen Nephropathie" hinsichtlich seiner extrarenalen Verursachung, der dabei zu beobachtenden morphologischen Veränderungen und der sie begleitenden Nierenfunktionsstörungen ausführlich beschrieben haben. Die vorliegende Darstellung lehnt sich eng an die von diesen Untersuchern geschilderten Befunde an (RELMAN und SCHWARTZ 1963). Zu den extrarenalen Ursachen der kaliopenischen Nephropathie s. Tabelle 10.

Als charakteristische morphologische Veränderungen werden beim experimentellen Kaliummangel multiple Vacuolen in den Epithelzellen vornehmlich

Tabelle 10. *Klinische Ursachen für Kaliummangelzustände mit sekundären tubulären Funktionsstörungen*

Gastro-enterale Kaliumverluste		Hypercorticismus	
	Colitis ulcerosa		Cushing-Syndrom
	Enteritis regionalis		Primärer Aldosteronismus
	Cholera		Bartter-Syndrom
	Bakterielle Enteritis		Corticoidmedikation
	Sprue-Syndrom	Renale Kaliumverluste	
	Whipplesche Krankheit		Fanconi-Syndrom
	Malabsorption-Syndrom		Renale tubuläre Acidose
	Laxantienabusus		Cystinose
	Ureterosigmoidostomie		Chronische Pyelonephritis
	villöses Adenom des Dickdarmes		Diureticamedikation
	Inselzelladenome des Pankreas		Renale Gefäßprozesse

des proximalen Konvoluts beschrieben; sie reichen in ihrer Ausprägung zwischen diskreten Veränderungen des Cytoplasmas bis zu schaumiger Zellschwellung mit Obliteration des Tubulusvolumens. Jedoch finden sich diese degenerativen Zellschädigungen nur bei einer kleinen Zahl von klinischen Fällen und sind im Vergleich zum Tierexperiment graduell weniger stark ausgebildet (RELMAN und SCHWARTZ, 1956; DARMADY und STRANACK, 1957; KENNEDY und PARKER, 1960).

An kaliumverarmten Ratten sind die renalen Veränderungen beginnend nach 3 Tagen, hochgradig nach einigen Wochen fortbestehenden Kaliummangels ausgebildet. Initial erkennt man eine hydropische Schwellung und Hyperplasie der Epithelzellen in den Sammelrohren und im proximalen Konvolut der äußeren Markzone sowie eine feintropfige Einlagerung in allen Zellen der inneren Markzone und der Papille. Die Zellhyperplasie bewirkt schließlich eine Obstruktion des Tubuluslumens mit nachfolgender Dilatation der proximalen Tubulusabschnitte mit degenerativen und nekrotischen Epithelveränderungen (MILNE, MUEHRCKE und HEARD 1957, SPARGO, STRAUS und FITCH 1960).

Bioptische Serienuntersuchungen an Patienten ergaben eine Rückbildung der vacuolären Läsionen innerhalb weniger Monate nach Kaliumsubstitution (RELMAN und SCHWARTZ 1956). Auch die experimentell herbeigeführten Läsionen konnten zum Teil vollständig ausgeheilt werden (TAUXE, WAKIM und BAGGENSTOSS 1957), bei älteren Tieren wurden allerdings auch renale Dauerschäden beobachtet (FOURMAN, MCCANCE und PARKER 1956).

Klinisch wurde bei chronischen Kaliummangelzuständen eine Häufung von Pyelonephritis beobachtet (MUEHRCKE 1960). MUEHRCKE und MCMILLAN (1963) fanden bei 15 Patienten mit chronischem Kaliummangel 14mal anamnestisch mehrfache pyelonephritische Schübe, bei neun Patienten waren die histologischen Zeichen der chronischen Pyelonephritis, bei fünf Patienten interstitielle Fibrosen und nur bei einem Patienten eine Hydronephrose vorhanden. Dies kommt auch Ergebnissen von SCHOEPPE (1964) nahe, der bei 15 von 23 Patienten mit renaler Hypokaliämie eine chronische Pyelonephritis nachweisen konnte (Abb. 29). Hingegen konnten RELMAN und SCHWARTZ (1958) diesen Befund lediglich bei Patienten mit primärem Aldosteronismus bestätigen. Auch die verfügbaren experimentellen Daten sind hinsichtlich der Anfälligkeit von Kaliummangeltieren für pyelonephritische Infekte nicht beweisend (CARONE, KASHGARIAN und EPSTEIN 1959, MUEHRCKE 1959).

Die kaliopenische Nephropathie äußert sich funktionell in einem Unvermögen der Niere, den Harn bei Wasserentzug oder nach Verabreichung von antidiureretischem Hormon zu konzentrieren. In leichten und mittelgradigen Fällen von allgemeinem Kaliummangel kann die Verdünnung des Urins noch intakt sein, bei schwerem und langdauerndem Kaliumdefizit sind beide Funktionen, Konzentration und Verdünnung, beeinträchtigt (RUBINI 1961). Auch beim experimentellen Kaliummangel der Ratte dissoziierten gelegentlich beide Funktionen (LEVITIN, MANITIUS und EPSTEIN 1960).

Ein experimentell herbeigeführter Kaliummangel führt an der Niere zu einer deutlichen Verminderung der medullären Natrium- und Harnstoffkonzentration (MANITIUS, LEVITIN, BECK und EPSTEIN 1960, EIGLER, SALASSA, BAHN und OWEN 1962). Diese Beobachtung deutet auf Störungen im Haarnadelgegenstromsystem als Folge von kaliummangelbedingten Störungen des aktiven Natriumtransports, und zwar analog solchen Veränderungen an der Krötenblase bzw. an der Froschhaut bei niedriger Kaliumkonzentration der Badeflüssigkeit (HUF und WILLS 1951, USSING 1960, HAYS und LEAF 1961). Da aber die Verminderung der Urinosmolarität beim Kaliummangel größer ist als die Verminderung der medullären Osmolarität, liegen vermutlich zusätzliche Störungen, möglicherweise eine verminderte Wasserpermeabilität im distalen Konvolut oder in den Sammelrohren als weitere Ursache der gestörten Harnkonzentrierung vor. Auf diese Möglichkeit deutet der Befund von GIEBISCH und LOZANO (1959), wonach kaliumverarmte Hunde während leichter osmotischer Diurese und unter der Einwirkung von antidiuretischem Hormon einen hypotonen Urin zur Ausscheidung bringen.

Im Gegensatz dazu sind bei den primären Nephropathien (z.B. Glomerulonephritis, Pyelonephritis) Störungen der Harnkonzentrierung gewöhnlich mit Störungen der Harnverdünnung zeitlich und gradmäßig miteinander vergesellschaftet. Zum Mechanismus der Störungen der Harnkonzentrierung siehe Beitrag BUCHBORN in diesem Handbuch. Die Folge der gestörten Harnkonzentrierung beim Kaliummangel ist eine Polyurie und Polydipsie, die in Einzelfällen die Harnvolumina eines echten Diabetes insipidus erreichen kann. Ob dabei zusätzliche zentrale Störungen im Durstzentrum oder durch eine verminderte Freisetzung von antidiuretischem Hormon außerdem noch mitwirken, wird diskutiert (KLEEMAN und MAXWELL 1959, WELT, HOLLANDER und BLYTHE 1960). Erfahrungsgemäß treten diese Symptome aber erst bei höhergradigen Mangelzuständen (Serum-K $< 2{,}5$ mval/l) in Erscheinung. REUBI (1960) fand bei drei Patienten mit enteralen Kaliumverlusten außerdem eine verminderte Glomerulumfiltration, eine herabgesetzte Nierendurchblutung und eine Azotämie, RELMAN und SCHWARTZ (1956) stellten darüber hinaus eine verschieden stark ausgeprägte Minderung der Harnstoffclearance fest.

Kaliumbilanz und Kaliumverteilung. In diesem Zusammenhang sind jene Untersuchungen und klinischen Verlaufsbeobachtungen wertvoll, die uns über die Wirksamkeit gewisser therapeutischer Maßnahmen wie der Kaliumsubstitution, der Alkalitherapie oder über die Auswirkung von Glucose-Insulininfusionen auf die Gesamtbilanz und die intra-extracelluläre Kaliumverteilung Informationen liefern.

Bilanzuntersuchungen bei entzündlichen Nierenerkrankungen mit renalem Kaliumverlust (sog. potassium-losing nephritis) wurden von BROOKS, MCSWINEY, PRUNTY und WOOD (1957), CONN (1954), EASTHAM und MCELLIGOTT (1956), MAHLER und STANBURY (1956) sowie von RUSSEL, MARSHALL und STANTON (1956) durchgeführt. Eine größere kasuistische Übersicht über das Weltschrifttum neueren Datums findet sich bei MUEHRCKE und MCMILLAN (1963). Messungen des gesamten austauschbaren Kaliums ergaben bei kaliumverarmten Nephropathien Werte zwischen 33,2 und 37,9 mval/kg Körpergewicht bei gleichzeitigen Serumkaliumspiegeln von 2,4 und 2,7 mÄqu/l. Im Vergleich dazu betrug der Normalwert des gesamten austauschbaren Kaliums 40 mval/kg Körpergewicht (MULDOWNEY und WILLIAMS 1964). Unter oraler Kaliumsubstitution wurden bei diesen Patienten Bilanzgewinne zwischen +86 und +800 mval erzielt.

ELKINTON, SQUIRES und SINGER (1951) untersuchten die Auswirkungen einer Alkalitherapie zusammen mit Kaliumsubstitution bei vier Patienten mit Polyurie

Tabelle 11. *Intra-extracelluläre Kaliumverschiebungen bei Patienten mit Niereninsuffizienz* (aus ELKINTON, TARAIL und PETERS 1949)

Patient	Untersuchungsdauer	Terminale Serum-K-Konz.		mittlere Tageswerte								
		Konz. mval/l	Std vor dem Exitus	Kohlenhydratzufuhr	K-Zufuhr	K-Ausscheidung	Urinvolumen	extracelluläre Veränderungen: Vol	extracelluläre Veränderungen: K	intracelluläre Veränderungen: Total	intracelluläre Veränderungen: mit N	intracelluläre Veränderungen: Überschuß
	Tage	mval/l	Std	g	mval	mval	ml	Liter	mval	mval	mval	mval
P. McG.	1/2	8,6	6	90	30	12	330	1,6*	+64	−46	−28	−18
A. M.	4	5,7	20	175	2	4	115	3,3	+14	−16	+ 8	−24
C. K.	1	5,8	<24	180	2	25	110	0,9	− 4	−19	−12	− 7
W. M.*	6	6,4	>24	146	0	9	561	−0,2	0	− 9	− 6	− 3
W. S.	8	6,0	<24	119†	4	27	629	1,7*	+-3	−36	−20	−16
P. DeB.	7	8,1	0	119†	22	3	13	0,4*	+14	+ 5	+25	−20
L. T.	1	8,7	0	75	2	11	95	1,8	+62	−71	−13	−58
R. S.	6	8,1	3	0	0	0	0	0,3	+ 8	− 8	−14	+ 6
J. P.	2,3	7,5	15	236†	30	4	109	1,8	+18	+ 9	− 9	+18

* Aus Cl-Bilanz und Mannitolverteilung ermittelt. † Zusätzliche Insulingaben.

und Kaliummangel (chronische Pyelonephritis, chronische Glomerulonephritis, lower nephron nephrosis, sog. Tubulusinsuffizienz). Zu Beginn der Therapie lag die mittlere Serumkaliumkonzentration zwischen 2,5 und 5,1 mval/l bei einem Blutharnstoff-N zwischen 15 und 144 mg-%. In sämtlichen Beobachtungsperioden war die äußere Kaliumbilanz zwischen +55 und +536 mval positiv; gleichsinnig dazu stieg der intracelluläre Kaliumgehalt mit Absolutwerten zwischen +79 und +568 mval (Werte nach Abzug des Protein-K) an. — In einer anderen Patientengruppe wurden vier anurische Patienten (Lupus erythematodes diss., Nephrosklerose, lower nephron nephrosis) mit Serumkaliumkonzentrationen zwischen 4,9 und 7,1 mval/l und Blutharnstoff-N-Werten zwischen 83 und 224 mg-% untersucht. Die äußere Kaliumbilanz war in allen Fällen mit Werten zwischen −6 und −35 mval leicht negativ, dennoch verzeichneten fünf von sechs Bilanzperioden einen Zuwachs an extracellulärem Kalium zwischen +9 und +41 mval, und zwar als Folge der Freisetzung von Zellkalium, sei es durch die metabolische Acidose oder durch den Zellkatabolismus infolge der in allen Fällen negativen Stickstoffbilanz. Ähnliche Befunde wurden von ELKINTON, TARAIL und PETERS (1949) in einer früheren Untersuchungsserie erhoben (Tabelle 11). Für die Beurteilung therapeutischer Effekte ist noch erwähnenswert, daß die Gabe von Insulin zusammen mit Kohlenhydraten die intracellulären Kaliumbilanzen hier nicht verwertbar beeinflußten.

Nach diesen Überlegungen ist der intracelluläre Kaliumgewinn bei polyurischen Patienten durch die Verschiebung des Blut-pH zum Alkalischen zusammen mit der gleichzeitigen Kaliumsubstitution gut erklärt. Umgekehrt sind bei anurischen Patienten der gestörte Zellstoffwechsel, die negative Stickstoffbilanz und die metabolische Acidose als entscheidende Faktoren für die Anreicherung von Kaliumionen in der Extracellulärflüssigkeit anzusehen (Verteilungs-Hyperkaliämie). Bemerkenswert ist bei diesen Beobachtungen das Zusammentreffen von Hyperkaliämie und negativer äußerer Kaliumbilanz, eine weitere Erfahrung dafür, daß aus extracellulären Konzentrationsänderungen nur unsichere Schlüsse auf den jeweiligen Stoffbestand gezogen werden können, was wiederum die Notwendigkeit cellulärer Elektrolytanalysen (z. B. von Erythrocyten, Muskelgewebe) unterstreicht. Mindestens aber muß man die Mechanismen der gestörten Ionenverteilung in die Deutung derartiger Zustände mit einbeziehen.

Wie wenig Serumkaliumkonzentration und Kaliumbilanz miteinander korrelieren, zeigt außerdem eine Verlaufsbeobachtung von ELKINTON, SQUIRES und SINGER 1951). In dem beschriebenen Falle normalisierten sich unter Kaliumzufuhr sowohl die äußere als auch die celluläre Kaliumbilanz, nicht aber die Serumkaliumkonzentration: In einer siebentägigen Beobachtungsperiode wurden von den insgesamt gewonnenen 429 mval Kalium 428 cellulär aufgenommen; im gleichen Zeitraum blieb die Serumkaliumkonzentration von 2,5 mval/l unverändert. Weiteres Schrifttum siehe bei FINCH, SAWYER und FLYNN (1946), KEITH und BURCHELL (1949).

In der Mehrzahl der Fälle von ausgeprägtem Kaliummangel mit Mangelhypokaliämie steigen aber die Serumkaliumkonzentrationen nach Kaliumsubstitution an. Bei einem von ELKINTON, TARAIL und PETERS (1949) untersuchten Patienten mit Mangelhypokaliämie war der Anstieg der Serumkaliumkonzentration von 2,6 auf 3,7 mÄqu/l sowohl von einer positiven äußeren Kaliumbilanz- (+57 mval/24 Std) als auch von einem Zuwachs der cellulären Kaliummenge (+50 mval/24 Std) als Ausdruck einer erfolgreichen Substitutionstherapie begleitet.

Bei Kaliummangelzuständen mit Alkalose durch Erbrechen fanden ELKINTON, SQUIRES und CROSLEY (1951) eine Verminderung des cellulären Kaliumbestandes mit einer reziproken Erhöhung der cellulären Natriumkonzentration. In der Behandlungsphase wurde Kalium cellulär retiniert und Natrium cellulär eliminiert. Diese intracellulären Kationenverschiebungen gingen dem Abfall der extracellulären Bicarbonatkonzentration parallel.

Derartige Befunde entsprechen den Vorstellungen von DARROW, SCHWARTZ, IANNUCCI und COVILLE (1948), wonach es bei Entzug von Chlorid im Überschuß zu Natrium (Verlust von Magenflüssigkeit) mit sekundärer metabolischer Alkalose zu einem Anstieg der Zellnatriumkonzentration und zu einem Abfall der Zellkaliumkonzentration auch dann kommt, wenn die äußere Kaliumbilanz ausgeglichen ist. Es gibt aber genügend klinische Erfahrungsberichte, die darauf hinweisen, daß die von DARROW geforderten Beziehungen zwischen Zellkationenkonzentration und extracellulärer Wasserstoffionenkonzentration nicht immer einzutreffen brauchen. So führte bei ELKINTON, SQUIRES und CROSLEY (1951) die rasche Zufuhr von Chloridionen zu einer Austreibung der erhöhten Zellnatriummenge aus dem Intracellularraum, ohne aber eine gegenläufige Bewegung von Kaliumionen hervorzurufen. Auch in einem anderen Fall hatte eine Kalium- und Säureersatztherapie bei metabolischer Alkalose einen deutlichen Abfall der Zellnatriumkonzentration und der extracellulären Bicarbonat konzentration ohne gröbere Kaliumretention zur Folge.

Bestätigt werden diese kritischen Beobachtungen von EVANS (1950), ferner von VAN SLYKE und EVANS (1947), die sowohl an chirurgischen Patienten als auch bei experimentellen Untersuchungen Zustände von metabolischer Alkalose ohne celluläre Kaliumverarmung nachweisen konnten und bei denen die Korrektur der Säurebasenstörungen auch ohne Kaliumverabreichung gelang.

Die klinische und experimentelle Erfahrung lehrt also, daß eine metabolische Alkalose infolge Flüssigkeitsverluste aus dem oberen Magendarmtrakt hinsichtlich des Zellkationenbestandes verschiedene Auswirkungen haben kann: a) Cellulärer Kaliumverlust mit Anstieg der Zellnatriumkonzentration, b) Anstieg des Zell-

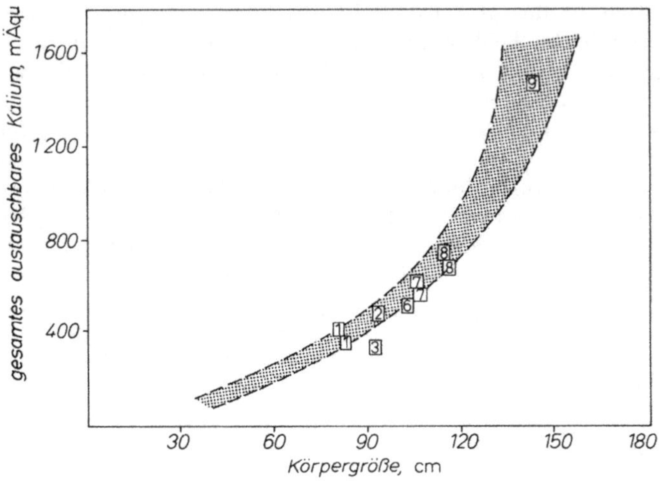

Abb. 30a. Gesamtes austauschbares Kalium in Beziehung zur Körpergröße, Normaler Streubereich (schraffierte Fläche) und Meßwerte von Patienten mit nephrotischem Syndrom (□) (aus GRIEBETZ, CORSA, COOK, KEITEL und TALBOT 1954)

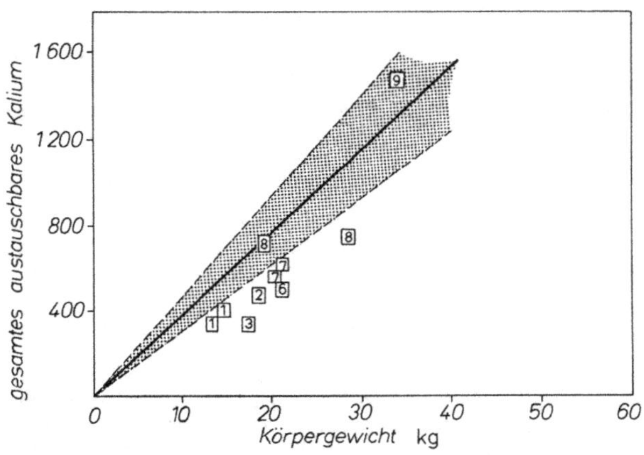

Abb. 30b. Gesamtes austauschbares Kalium in Beziehung zum Körpergewicht. Mittelwerte gesunder Personen (durchgezogene Linie), normaler Streubereich (schraffierte Fläche) und Meßwerte von Patienten mit nephrotischem Syndrom (□) (aus GRIEBETZ, CORSA, COOK, KEIDEL und TALBOT 1954)

natriums ohne Änderung der Zellkaliumkonzentration und c) Verminderung des Zellkaliums ohne Anstieg des Natriums.

Nach den vorliegenden Bilanzbefunden scheint der erste Fall die häufigste Varietät darzustellen, sie wird sowohl beim reinen (diätetischen) Kaliumverlust als auch in Kombination mit enteralen Säureverlusten beobachtet. Auf der anderen Seite lassen plötzliche und drastische Veränderungen des extracellulären Ionogramms celluläre Veränderungen gelegentlich ganz oder mindestens teilweise vermissen.

Bestimmungen des gesamten austauschbaren Körperkaliums bei renalen Ödemen lassen kein einheitliches Verhalten erkennen. Letzten Endes wird der Kaliumbestand durch die Schwankungen des Körperwassers, durch renal bedingte Veränderungen im Säure-Basenhaushalt und wirkungsvoll durch diuretische Maßnahmen wechselnd beeinflußt. GRIBETZ, CORSA, COOK, KEITEL und TALBOT (1954) fanden an nephrotischen Kindern (neun Fälle) erniedrigte Werte bezogen auf das Körpergewicht im Ödemzustand, jedoch normale Werte bezogen auf das ödemfreie Körpergewicht, auf die Körpergröße oder auf die Kreatininausscheidung im Urin in 24 Std (Abb. 30 a und 30 b). Auch die Kaliumkonzentration in roten Blutzellen fand sich unabhängig vom Ödemgrad in normalen Grenzen, was gleichfalls als Hinweis für einen normalen Zellkaliumbestand beim nephrotischen Syndrom aufzufassen ist. Dagegen errechneten FOX und SLOBODY (1951) gleichfalls an nephrotischen Kindern sowohl aus Bilanz- als auch aus Gewebsuntersuchungen eine Minderung der intracellulären Kaliumkonzentration. — Sind dagegen die renalen Ödeme und Höhlenergüsse mit einer chronischen Niereninsuffizienz, Kaliumretention und Hyperkaliämie vergesellschaftet, dann kann das gesamte austauschbare Körperkalium erhöht sein (EDELMAN, LEIBMAN, O'MEARA und BIRKENFELD 1958).

In der normalen Schwangerschaft und bei Schwangerschaftstoxikose wurden Bestimmungen des gesamten austauschbaren Körperkaliums von MACGILLIVRAY (1961) durchgeführt und bei beiden Zuständen normale Kaliumwerte (bezogen auf Körpergröße) gefunden.

In einigen Fällen mit renaler tubulärer Acidose wurden renale Kaliumverluste mit allgemeinem Kaliummangel beobachtet. In einem von LERNER und BRICKNER (1959) beobachteten Fall betrug die tägliche negative Kaliumbilanz —29 mval. Während der Beobachtungsperiode verminderte sich die Serumkaliumkonzentration auf 1,4 mval/l, wobei klinische Symptome fehlten. Das errechnete allgemeine Kaliumdefizit belief sich dabei auf etwa 10% des gesamten Körperkaliumbestandes.

Bezüglich Bilanzuntersuchungen bei hormonell-induzierten renalen Kaliumverlusten siehe bei BROOKS, MCSWINEY, PRUNTY und WOOD (1957), CHALMERS, FITZGERALD, JAMES und SCARBOROUGH 1956), MORSE, CRISCITIELLO, AMADOR, RENOLD, HARRISON, DAMMIN und THORN (1959), WATSON und KATZ (1959). Renale Kaliumverluste bei Thyreotoxikose wurden von SANGHVI, GUPTA, BÄNERJEE und BOSE (1959) beschrieben. — Untersuchungen der äußeren Kaliumbilanz und der intra-extracellulären Kaliumverteilung bei diabetischer Acidose vor und nach Therapie wurden von SELDIN und TARAIL (1950), DANOWSKI, PETERS, RATHBUN, QUASHNOCK und GREENMAN (1949) durchgeführt.

2. Gewebsanalysen

a) Normalwerte. Nach den Angaben von HARRISON, DARROW und YANNET (1936) beträgt der Gewichtsanteil des Skelets am gesamten Körpergewicht 24%, der Skeletmuskulatur 40% und von Haut und Eingeweide 36%. Muskelgewebsanalysen sind daher geeignet, zu klinisch-diagnostischen Zwecken repräsentative Hinweise auf den allgemeinen Elektrolythaushalt zu liefern. Der Kaliumgehalt menschlicher Skeletmuskulatur beträgt durchschnittlich 94 mval, der Natriumgehalt 34 mval und der Chloridgehalt 19 mval/kg fettfreies Feuchtgewicht (TALSO, SPAFFORD und BLAW 1953). Bezogen auf fettfreies Trockengewicht beträgt die mittlere Natriumkonzentration im Muskelgewebe durchschnittlich 139 mval/kg und der Kaliumgehalt 447 mval/kg (MULDOWNEY und WILLIAMS 1964). Diese Werte stimmen mit Muskelanalysen anderer Warmblüter gut überein. Weitere

Daten siehe bei ROBINSON (1950), AEBI (1952), MANERY (1954), LOSERT, SENFT und SENFT (1964), DULCE und GÜNTHER (1960); CONWAY (1957); KRÜCK (1959).

Die intracelluläre Kaliumkonzentration beträgt in der menschlichen Skeletmuskulatur zwischen 149—162 mval/l Zellwasser (MUDGE und VISLOCKY 1949), TALSO, SPAFFORD und BLAW (1953) ermittelten eine durchschnittliche intracelluläre Kaliumkonzentration von 152,7 mval/l Zellwasser. An der Skeletmuskulatur von Hunden fanden EICHELBERGER und MCLEAN (1942) eine intracelluläre Kaliumkonzentration von 161 mval/l Zellwasser und eine intracelluläre Natriumkonzentration von 10 mval/l Zellwasser. Frühere Untersuchungen von FENN, COBB, MANERY und BLOOR (1938) ergaben am Skeletmuskel von Katzen etwas höhere Kaliumkonzentrationen von 175 mval/l Zellwasser und eine intracelluläre Natriumkonzentration von 6 mval/l Zellwasser. Alle Untersuchungen wurden mit Hilfe der Chloridverteilung als Indicatorgröße des Extracellulärraums durchgeführt. Ausführliche Methodenkritik siehe bei MANERY (1954). Weitere Daten s. Tabelle 12 und WEIDMANN (1956).

Das extra-intracelluläre Konzentrationsverhältnis von Natrium beträgt an Herzmuskelzellen rund 50:1, dasjenige von Kalium etwa 1:20. Für den Skeletmuskel gilt nach BOYLE und CONWAY sowohl für den physiologischen Zustand als auch unter experimentell veränderten Bedingungen

$$Cl_e^-/Cl_i^- = K_i^+/K_e^+ = \text{ca. } 50/1.$$

Diese Relation, die einer passiven Verteilung von Kalium- und Chlorionen entspricht, liegt auch an Herzmuskelzellen vor (WEIDMANN 1956. Im Zellinnern sind außer Chloridionen noch Proteinanionen und Phosphate zur Herstellung der Elektroneutralität wirksam (LING 1962). Weitere Daten bei CONWAY (1957).

Von ähnlicher Zusammensetzung ist der Inhalt roter Blutzellen, die bei Menschen leicht zugänglich sind und deren Extracellulärraum im Blutsediment klein und mit genügender Genauigkeit bestimmbar ist. Aus diesen Gründen hat die Erythrocytenanalyse in die klinische Diagnostik der Störungen des Wasser- und Elektrolythaushaltes Eingang gefunden. Bei normalen Personen beträgt die mittlere Natriumkonzentration von Erythrocyten 16,4 ± 0,3 mval/l Feuchtgewicht, die mittlere Kaliumkonzentration 81,1 ± 0,96 mval/l Feuchtgewicht. Berücksichtigt man die durch den Plasmafehler entstandene Beimischung von extracellulärem Natrium und Kalium, dann betragen die korrigierten Werte 13,6 resp. 82,8 mval/l Feuchtgewicht (RIECKER 1960). Bei weiblichen Patienten ist die Natriumkonzentration in Erythrocyten niedriger und die Zellkaliumkonzentration höher im Vergleich zu männlichen Normalpersonen (LOVE und BURCH 1953). Gealterte Erythrocyten zeichnen sich durch einen höheren Natrium- und niedrigeren Kaliumgehalt im Vergleich zu jüngeren Zellpopulationen aus. Da der Wassergehalt von gealterten Erythrocyten relativ geringer ist im Vergleich zu Reticulocyten, reichern sich also beim Zentrifugieren in der untersten Sedimentschichtzelle die Zellen mit höherer Natriumkonzentration, in der oberen Sedimentschicht solche mit niedrigerer Natriumkonzentration an (BERNSTEIN 1959). Ähnlich anderen Körperzellen bestehen auch an Erythrocyten Konzentrationsungleichgewichte zwischen der intra- und extracellulären Chloridkonzentration. Im Zellinnern beträgt die Chloridkonzentration bei normalem Serum-pH rund 75% der Außenkonzentration; bei Verschiebung zum Alkalischen wird das Ungleichgewicht kleiner, bei Verschiebung zum Saueren wird die Konzentrationsdifferenz größer. Außerdem hängt dieses Konzentrationsverhältnis noch von der Sauerstoffsättigung des Hämoglobins ab (VAN SLYKE, WU und MCLEAN 1923).

b) Experimentelle Untersuchungen. Aus klinischen Beobachtungen von DARROW (1946), GAMBLE, WALLACE, ELIEL, HOLLIDAY, CUSHMAN, APPLETON, SHENBERG und Piotti (1951) sowie von Nichols und Nichols (1956) weiß man, daß bei der Substitution eines allgemeinen Natriummangelzustandes gewöhnlich eine größere Menge von Natrium zugeführt werden muß, als dies zur Auffüllung des extracellulären Natriumdefizits erforderlich wäre, was auf zusätzliche Natriumverluste außerhalb dieses Kompartimentes bei derartigen Zuständen hinweist. Aus Gewebsanalysen von natriumverarmten Hunden errechneten Nichols und Nichols (1956), daß bei einer Verminderung des gesamten Körpernatriums um 23% die Extracellulärflüssigkeit mit 70%, die Knochennatriumbestände mit 25% und die übrige Körperzellmasse mit nur 5% an der allgemeinen Natriumverarmung teilnehmen. Auf das Gesamtgewebe bezogen, war das Knochengewebe mit 34%, die Haut mit 26% und die Muskulatur mit 23% am gesamten experimentellen Natriumverlust beteiligt, dagegen das Sehnengewebe mit nur 9% und das Plasma mit nur 7% Anteil. Unter den muskulären Geweben war der Natriumverlust des Myokards am stärksten ausgeprägt. Paradoxerweise vermehrte sich der Natriumgehalt der Leber, eine Veränderung, wie sie auch von anderen Untersuchern (Manery 1954) unter ähnlichen Bedingungen beobachtet wurde.

Die Abhängigkeit der Gewebselektrolyte von der Plasmanatriumkonzentration untersuchten Dosekun und Mendel (1958) tierexperimentell. Bei einem Anstieg der Plasmanatriumkonzentration auf 187 mval/l (Infusion 5%iger NaCl-Lösung!) wurde ein Abfall des Gewebswassergehaltes von Herz- und Skeletmuskeln, ein nur geringer Anstieg des cellulären Natriumgehaltes des Myokards, aber ein deutlicher Anstieg der Zellnatriumkonzentration im Skeletmuskel (von 25,1 auf 39,8 mval/l Zellwasser) festgestellt. — Eine experimentelle Überwässerung der Versuchstiere führte zu einem Absinken der Plasmanatriumkonzentration von 147 auf 109 mval/l. Hierbei verminderte sich der gesamte Natriumgehalt sowohl des Herzmuskel- als auch des Skeletmuskelgewebes. Diese Verminderung des gesamten Gewebsnatriums ging in der Skeletmuskulatur vorwiegend auf Kosten des intracellulären Natriumgehaltes, an der Herzmuskulatur fast ausschließlich auf Kosten des extracellulären Natriumbestandes. Dies bedeutet, daß die celluläre Natriumkonzentration von Skeletmuskelzellen von Schwankungen der extracellulären Natriumkonzentration ungleich stärker beeinflußt wird als die der Herzmuskulatur.

Die Beziehungen zwischen der extracellulären Kaliumkonzentration und dem Elektrolytgehalt der Skeletmuskulatur wurden von Relman, Gorham und Levinsky (1961) durch Inkubation isolierter Rattenzwerchfelle in vitro untersucht. Lagen die extracellulären Kaliumkonzentrationen unter 1,0 mval/l, dann fand sich eine lineare Relation zwischen dem Muskelkaliumgehalt und der extracellulären Kaliumkonzentration. Eine Senkung der extracellulären Kaliumkonzentration von 9,5 auf 1,1 mval/l hatte eine Verminderung der Zellkaliumkonzentration (errechnet aus der Inulinverteilung!) von 167 auf 148 mval/l Zellwasser zur Folge. Dabei wurde der celluläre Kaliumverlust durch eine gleichzeitige Einwanderung von Natriumionen (Anstieg der Zellnatriumkonzentration von 11 auf 23 mval/l Zellwasser) ersetzt, so daß sich die celluläre Kationenkonzentration (Na + K) nur geringfügig, nämlich von 178 auf 172 mval/l verminderte.

Zwischen in vitro-Experimenten und den Verhältnissen in vivo scheinen aber beträchtliche Unterschiede zu bestehen. Abweichend vom oben beschriebenen Verhalten der Gewebselektrolyte vermindert sich die celluläre Kaliumkonzentration in vivo *linear* mit dem Abfall der Plasmakaliumkonzentration (Abb. 31). Dieser Befund entspricht ähnlichen Experimenten von Welt, Cap, Gehan, Winters, De Walt und Diamond (1958) und von Irvine, Saunders, Milne und Crawford (1960) (Abb. 32a) sowie von Klütsch (1965) am Myokard. In vivo verliert also die Muskelzelle mehr als 30% ihres Kaliumgehaltes, wenn die extracelluläre Kaliumkonzentration von 4,0 auf 1,0 mval/l absinkt.

Bei einem allgemeinen Kaliummangel wird ein Teil des cellulären Kaliumverlustes durch einwandernde Natriumionen ersetzt (s. Befunde auf S. 841 COOKE, SEGAR, CHEEK, COVILLE und DARROW (1952) bzw. DARROW, SCHWARTZ,

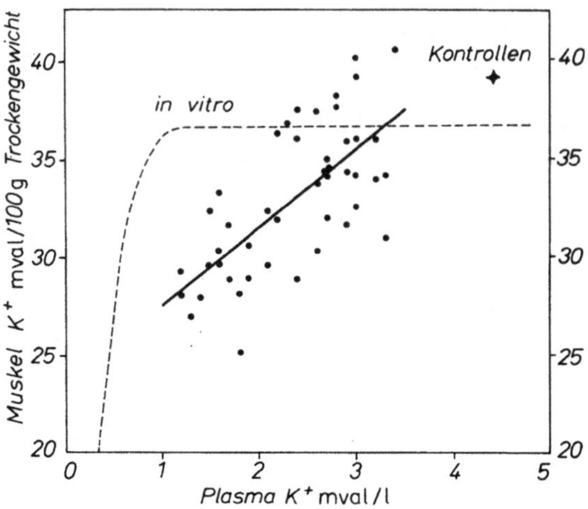

Abb. 31. Beziehungen zwischen Muskelkaliumgehalt und Plasmakaliumkonzentration in vivo (Untersuchungen am Rattenzwerchfell bei experimentellem Kaliummangel). Jeder Punkt entspricht einem Versuchstier. In vivo sinkt demzufolge der Muskelkaliumgehalt annähernd linear zur Plasmakaliumkonzentration ab; die schraffierte Linie beschreibt die Meßergebnisse am isolierten Rattenzwerchfell. Kontrolltiere (◇) (aus RELMAN, GORHAM und LEVINSKY 1961)

IANNUCCI und COVILLE (1948) errechneten einen Quotienten von Kalium- zu Natriumionen von durchschnittlich 3:2, IRVINE, SAUNDERS, MILNE und CRAWFORD (1960) geben ein Verhältnis von rund 4:3 an (Abb. 32b). Das verbleibende celluläre Defizit an Kationen wird durch Wasserstoffionen ausgeglichen, die gegen Kaliumionen abgetauscht werden. Dieser Vorgang zusammen mit einer vermehrten renalen Ausscheidung von sauren Valenzen erklärt hinreichend das Auftreten einer metabolischen Alkalose beim experimentellen oder klinischen Kaliummangel (BLACK und MILNE 1952). Der Umverteilung von Wasserstoffionen in die Körperzellen folgt ein Abfall des Zell-pH und ein Anstieg der intra-extracellulären Konzentrationsdifferenz von Wasserstoffionen (Abb. 32c und Tabelle 12) (IRVINE, SAUNDERS, MILNE und CRAWFORD 1960). Umgekehrt steigt der Zell-pH bei Kaliumsubstitution wieder an und die metabolische Alkalose verschwindet (ORLOFF, KENNEDY und BERLINER 1953).

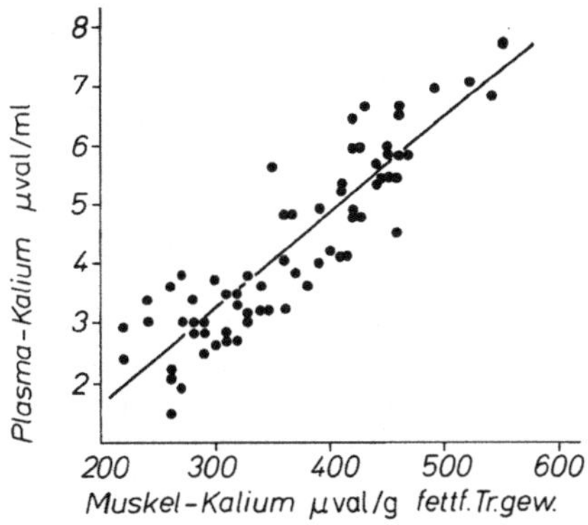

Abb. 32a. Beziehung zwischen Plasmakalium und Muskelkalium in normalen und kaliumverarmten Ratten. Die durchgezogene Linie entspricht der berechneten Regression

Zur Beziehung zwischen extracellulärer Elektrolytkonzentration und dem aktiven Ionentransport s. S. 865 sowie bei CONWAY (1957), HARRIS (1960), USSING, KRUHØFFER, THAYSEN und THORN (1960) sowie auf S. 867.

Die Auswirkungen renaler Kaliumverluste auf die Kaliumkonzentration von Skeletmuskelzellen wurden von SENFT (1964) nach Verabreichung von 50 mg/kg Chlorothiazid an nephrotischen Ratten untersucht. Bei praktisch konstanter extracellulärer Kaliumkonzentration von 5,98 mval/l verminderte sich die intracelluläre Kaliumkonzentration der Skeletmuskulatur dabei von 193,4 auf 174,4 mval/l Zellwasser und der Quotient K_i^+/K_e^+ verminderte sich von 32,84 auf 29,75. Celluläre Kaliumverluste können also auch bei normaler extracellulärer Kaliumkonzentration auftreten, wenn die äußere Kaliumbilanz negativ ist.

Abgesehen von den Einwirkungen der äußeren Elektrolytbilanz und den extracellulären Elektrolytkonzentrationen üben primäre Störungen des Säure-Basengleichgewichts einen starken Einfluß auf die Zusammensetzung von Gewebe und Zellflüssigkeit aus. Schon vor fast 20 Jahren wurde erkannt, daß quantitative Korrelationen zwischen der Serumbicarbonat- und der Zellnatriumkonzentration sowie eine umgekehrte Korrelation zwischen der Serumbicarbonatkonzentration

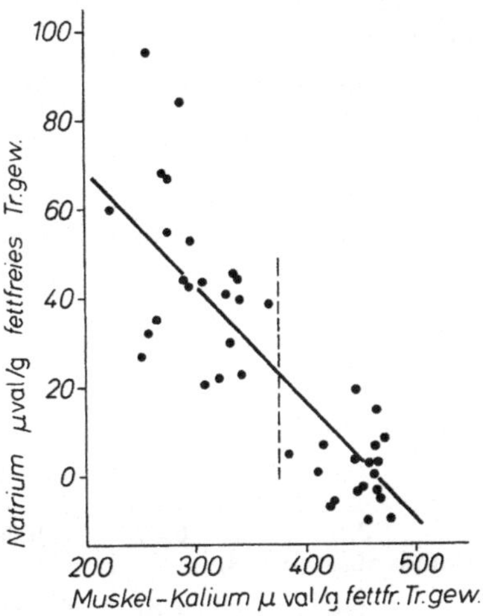

Abb. 32 b

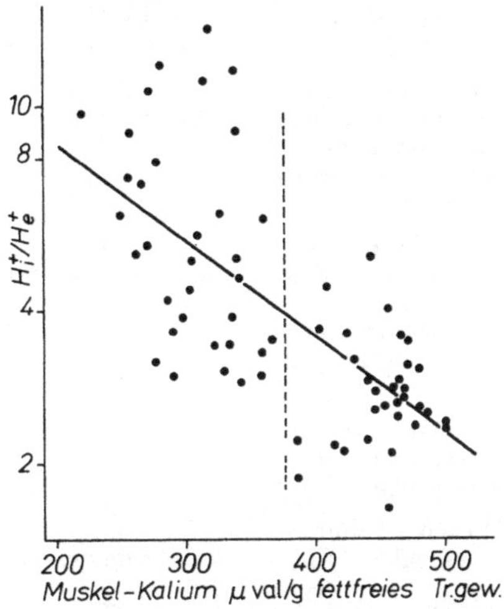

Abb. 32 c

Abb. 32b. Beziehung zwischen der Natriumkonzentration im Muskelgewebe (bezogen auf fettfreies Trockengewicht) und dem Muskelkalium (bezogen auf fettfreies Trockengewicht) in normalen (rechts) und kaliumverarmten Ratten (links). Die durchgezogene Linie entspricht der berechneten Regression. Bei allgemeinem Kaliummangel steigt die intracelluläre Natriumkonzentration an, jedoch in geringerem Ausmaß als dem intracellulären Kaliumverlust entspricht

Abb. 32c. Beziehung zwischen dem intra-extracellulären Wasserstoffionengradienten (H_i^+/H_e^+) und dem Muskelkaliumgehalt normaler (rechts) und kaliumverarmter Ratten (links). Die durchgezogene Linie entspricht der berechneten Regression. Beim Kaliummangel steigt der Wasserstoffionengradient an (Irvine, Saunders, Milne und Crawford 1960)

und dem Zellkaliumgehalt von Muskelzellen bestehen (Darrow, Schwartz, Iannucci und Coville 1948) (Abb. 33).

Die Verschiebungen im Säure-Basengleichgewicht wurden entweder durch eine kaliumarme Diät mit NaCl-Zulagen, durch Natriumbicarbonatgaben oder durch eine chloridarme Kost erzeugt. Die von den genannten Untersuchern beschriebene Korrelation zwischen Serumbicarbonatkonzentration und Kationengehalt ist also das Ergebnis gleichzeitiger Bilanz- *und* Säure-Basenstörungen, was übrigens in entsprechenden klinischen Fällen von hypokaliämischer Alkalose die Wirkungslosigkeit einer säuernden Therapie erklärt, wenn nicht gleichzeitig das Kaliumdefizit substituiert wird. Abweichungen von den von Darrow und seiner Schule festgestellten Beziehungen ergeben sich bei der allgemeinen Dehydratation, bei respiratorischer Acidose und bei zahlreichen klinischen Zuständen mit metabolischer Alkalose, worauf später Elkinton, Singer, Barker und Clark (1955) hinwiesen.

Bei respiratorischer Acidose (CO_2-Inhalation) liegen widersprüchliche Angaben vor. In einigen Fällen wurde ein Anstieg sowohl des Natrium- als auch des Kaliumgehaltes in der Muskulatur (Malorny 1948), in anderen Fällen ein hochnormaler Zellkaliumgehalt und ein vermindertes intracelluläres Natrium (Cooke, Coughlin

Tabelle 12. *Wasser- und Elektrolytgehalt in der Skeletmuskulatur von normalen und kaliumverarmten Ratten* (aus IRVINE, SAUNDERS, MILNE u. CRAWFORD 1960)

	Mittelwerte bei Kontrolltieren	Mittelwerte bei K-verarmten Ratten	t	P
a) Muskel-Kaliumgehalt μ val/g fettfr. Tr.gew.	450 (Standardabw. = 29)	307 (Standardabw. = 36)	7,25	$<0,001$
b) Wasserstoffionen-konzentration (extracellulär)/ mol/l	$4,03\times10^{-8}$ (Standardabw. = $0,23\times10^{-8}$ mittleres pH = 7,39	$3,20\times10^{-8}$ (Standardabw. = $0,20\times10^{-8}$ mittleres pH = 7,50	7,06	$<0,001$
c) Wasserstoffionen-konzentration (intracellulär) mol/l	$11,55\times10^{-8}$ (Standardabw. = $3,19\times10^{-8}$ mittleres pH = 6,94	$19,54\times10^{-8}$ (Standardabw. = $10,30\times10^{-8}$ mittleres pH = 6,71	3,71	$<0,001$
d) Wasserstoffionen-konzentrationsgradient zwischen Zellflüssigkeit und Extracellulärraum (H_i^+/H_e^+)	2,87 (mittleres pH = 0,77	6,09 (mittleres pH = 3,07)	5,24	$<0,001$
e) Konzentrations-verhältnis von D.M.O. im gesamten Muskelwasser und im Plasmawasser (C_r)	0,49 (Standardabw = 0,08)	0,35 (Standardabw. = 0,07)	5,89	$<0,001$
f) Verhältnis der extra- und intracellulären Flüssigkeitsvolumina in Muskelproben (V_r)	0,18 (Standardabw. = 0,06)	0,20 (Standardabw. = 0,07)	0,88	$0,4 > P > 0.3$
g) Plasma-Kalium mval/l	5,5 (Standardabw. = 1,0)	3,2 (Standardabw. = 0,8)	6,37	$<0,001$
h) Plasma-Natrium mval/l	140 (Standardabw. = 5,8)	148 (Standardabw. = 4,5)	4,84	$<0,001$
i) Intrazelluläre Natrium-konzentration (mval/lH_2O)	1,6 (Standardabw. = 7,7)	45,9 (Standardabw. = 19,0)	5,15	$<0,001$
j) Plasma-Chlorid mval/l	103 (Standardabw. = 7,3)	85 (Standardabw. = 8,8)	5,41	$<0,001$

und SEGAR 1952) oder eine deutliche Verminderung der Kaliumkonzentration in Skeletmuskelzellen (LADE und BROWN 1963) beobachtet.

Den Einfluß einer metabolischen Acidose auf die Gewebselektrolyte untersuchten LEVITT, TURNER, SWEET und PANDIRI (1956) tierexperimentell vor und nach Ammoniumchlorid- bzw. Salzsäureinfusionen. Diese Maßnahmen führten zu einer Mobilisation von 0,025 mval Natrium pro Gramm Knochen, von 0,015 mval Natrium pro Gramm Sehnengewebe und von 0,01 mval Natrium pro Gramm Muskelgewebe zusammen mit einer gleichzeitigen Reduktion des extracellulären Flüssigkeitsvolumens und einem Anstieg des muskulären Zellwasservolumens. Dagegen wurden gröbere Veränderungen der intracellulären Kaliumkonzentration nicht beobachtet, obwohl das extracelluläre pH auf Werte bis 7,17 bzw. 7,19 absank. Die intra-extracelluläre Elektrolytverteilung wurde dabei mit Hilfe des Chloridraumes errechnet. — Bei ähnlichen Experimenten, die von CORT (1962) durchgeführt wurden, führte die metabolische Acidose zu einem Absinken sowohl der cellulären Natrium- als auch Kaliumkonzentration in Skeletmuskelzellen zusammen mit einem Anstieg des Zellwassers; bei metabolischer Alkalose wurde ein Anstieg der Zellnatriumkonzentration festgestellt.

Für die pathophysiologische Betrachtung der Niereninsuffizienz sind Gewebselektrolytuntersuchungen an nephrektomierten Versuchstieren deswegen bedeutungsvoll, weil sie die Auswirkungen einer metabolischen Acidose auf das extrarenale System demonstrieren. So beobachteten GESSLER und CALIEBE (1961) an nephrektomierten Ratten und unter Benützung der Chloridraummethode innerhalb von 33 Std neben einer extracellulären Kalium- und Rest-N-Erhöhung und einer verminderten extracellulären Natrium-, Chlorid- und Bicarbonatkonzentration und zusammen mit der metabolischen Acidose einen Anstieg der cellulären Kalium- und Natriumkonzentrationen, eine Verkleinerung des Quotienten K_i^+/K_e^+

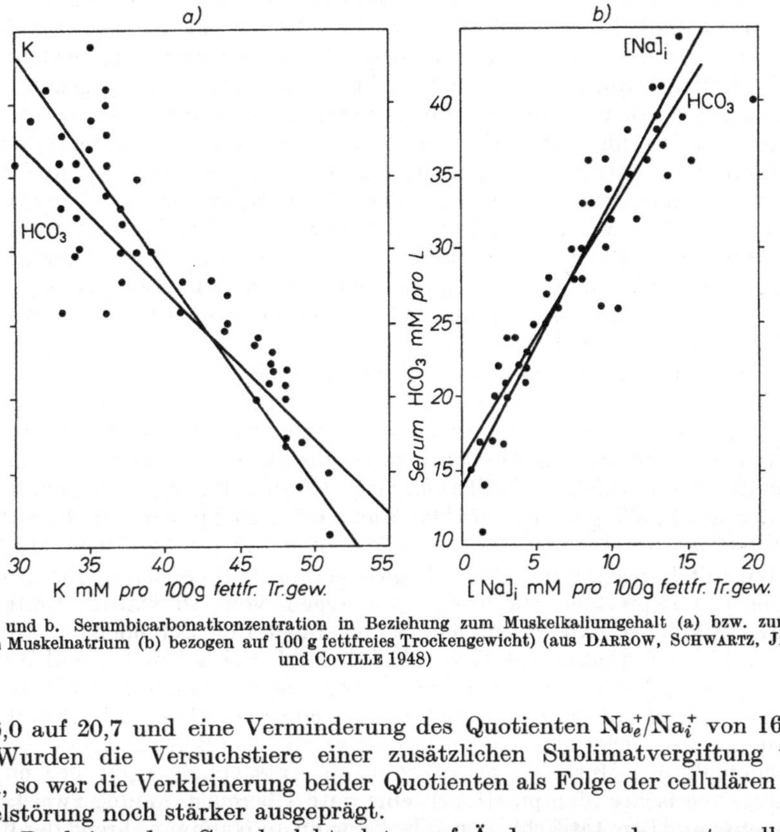

Abb. 33a und b. Serumbicarbonatkonzentration in Beziehung zum Muskelkaliumgehalt (a) bzw. zum intracellulären Muskelnatrium (b) bezogen auf 100 g fettfreies Trockengewicht) (aus DARROW, SCHWARTZ, JANNUCCI und COVILLE 1948)

von 46,0 auf 20,7 und eine Verminderung des Quotienten Na_e^+/Na_i^+ von 16,0 auf 12,4. Wurden die Versuchstiere einer zusätzlichen Sublimatvergiftung unterworfen, so war die Verkleinerung beider Quotienten als Folge der cellulären Stoffwechselstörung noch stärker ausgeprägt.

Die Reaktion der Gewebselektrolyte auf Änderungen der extracellulären Wasserstoffionenkonzentration hängt also, wie die experimentellen Befunde beweisen, von ganz verschiedenen Begleitumständen ab. Es herrscht Übereinstimmung darüber, daß die Elektrolytverschiebungen bei Acidose und Alkalose eng mit den Puffereigenschaften der Zellen, insbesondere der Skeletmuskulatur verknüpft sind, und zwar in dem Sinne, daß bei einer Erhöhung der extracellulären Wasserstoffionenkonzentration Wasserstoffionen gegen Natrium bzw. Kalium an den Zellstrukturen abgetauscht werden (Abb. 26).

Erinnert sei in diesem Zusammenhang an die auf S. 818 erwähnten Bilanzuntersuchungen von ELKINTON, SINGER, BARKER und CLARK (1955), die bei experimenteller respiratorischer Acidose gesunder Versuchspersonen ein Abtauschverhältnis von zwei Wasserstoffionen gegen ein Zellkation (Natrium bzw. Kalium) ermittelten, ferner an die Nephrektomieversuche von GIEBISCH, BERGER und PITTS (1955), die eine fast proportionale Abhängigkeit des cellulären Kaliumverlustes von der Höhe des Kohlensäuredruckes der Extracellulärflüssigkeit fanden, wobei Δ Na + K rund + 10 mval/l EZR bei einer Senkung des Blut-pH auf 6,8 betrug.

An roten Blutzellen errechnete RIECKER (1963) unter Berücksichtigung der Pufferkapazität von Erythrocyten (=95 mval H^+/pH-E/l Zellmasse) gleichfalls ein Abtauschverhältnis von annähernd 2,0.

Zum Einfluß von Nebennierenrindenhormonen auf den Gewebselektrolytgehalt siehe bei DULCE und GÜNTHER (1960), bei KRÜCK (1959), bei LOSERT, SENFT und SENFT (1964), ferner bei SWEET, LEVITT und HODES (1958).

c) Klinische Befunde. Die ersten Gewebsanalysen an nierenkranken Patienten, die die intra-extracelluläre Elektrolytverteilung (Chloridraummethode) berücksichtigten, wurden unseres Wissens von MUDGE und VISLOCKY (1949) durchgeführt. Bei drei Patienten mit renaler Acidose (ALBRIGHT, BURNETT, PARSON, REIFENSTEIN und ROSS 1946) lag die Gewebsnatriumkonzentration deutlich über dem Normwert, auch die Zellnatriumkonzentration war erhöht, während die Serumnatriumkonzentration nicht verändert war. Hingegen korrelierte die bei zwei Patienten deutlich erniedrigte Serumkaliumkonzentration mit einem gleichfalls erniedrigten Gewebskaliumgehalt und einer erniedrigten cellulären Kaliumkonzentration in den Muskelschnitten. Bei weiteren drei Patienten bestand eine Alkalose nach wiederholtem Erbrechen aus verschiedener Ursache, auch hier war die stark erniedrigte Serumkaliumkonzentration neben der verminderten Chloridkonzentration und dem durchwegs erhöhten Standardbicarbonat im Sinne einer hypochlorämischen Alkalose (pH bis zu 7,62) mit einem erniedrigten Gewebs- und Zellkalium und einem erhöhten Gewebs- und Zellnatrium vergesellschaftet.

Sowohl bei diesen Patienten als auch bei denjenigen von ALBRIGHT u. Mitarb. untersuchten Fällen (s. oben) bestand infolge der renalen Kaliumverluste eine äußere negative Kaliumbilanz, also ein allgemeiner Kaliummangel. Das reziproke Verhalten der Zellnatriumkonzentrationen in diesen Analysen ist daher als Folgezustand des bilanzbedingten Zellkaliumverlustes aufzufassen, und zwar entsprechend den auf S. 839 geschilderten experimentellen Befunden von DOSEKUN und MENDEL (1958) bzw. IRVINE, SAUNDERS, MILNE und CRAWFORD 1960). Die bei den Patienten mit hypochlorämischer Alkalose gefundenen cellulären Elektrolytveränderungen entsprechen durchwegs denjenigen von SCHWARTZ, COHEN und WALLACE (1953) auf experimentellem Wege ermittelten Befunden.

An vier Nierenkranken mit Hypokaliämie fanden MULDOWNEY und WILLIAMS (1964) in zwei Fällen ein deutlich erniedrigtes Muskelkalium, dessen Werte quantitativ gut mit dem gleichzeitig bestimmten Gesamtkörperkalium korrelierten. Die genannten Untersucher leiteten daraus eine Formel zur Berechnung des gesamten Kaliumdefizits aus Muskelkaliumanalysen ab. Tatsächlich ergibt sich mit Hilfe solcher rechnerischer Manipulationen eine gute Übereinstimmung zwischen dem berechneten und dem tatsächlichen Bilanzgewinn an Kalium während der Kaliumsubstitution dieser Patienten, was experimentelle Beobachtungen von SCHWARTZ, COHEN und WALLACE (1953) bestätigt. Auch zwischen dem Erythrocytenkalium und dem Gesamtkörperkalium besteht zumindest richtungsmäßig eine derartige Beziehung (KAUL, SCHOEPPE, KOCH und HIERHOLZER 1964, RIECKER und SEYBOLD 1965, SINGER, HOFF, FISCH und DEGRAFF 1964, HUTT 1952, LANS, STEIN und MEYER 1952).

Im menschlichen Muskelgewebe scheint die für den Gesamtorganismus gültige Tatsache, daß zwischen den Körperflüssigkeiten keine osmotischen Gradienten bestehen und daß Natrium und Kalium als die osmotisch vorherrschenden Kationen der Körperflüssigkeiten anzusehen sind, gleichfalls Gültigkeit zu haben. Dementsprechend fanden MULDOWNEY und WILLIAMS (1964) bei 49 klinischen Fällen mit Elektrolytstörungen verschiedenster Genese eine lineare Korrelation zwischen der Serumnatriumkonzentration einerseits und der Summe der Konzentrationen von Natrium und Kalium pro Liter Muskelwasser andererseits (Abb. 34). Dies bedeutet, wie schon für die Verhältnisse von Gesamtkörpernatrium und Gesamtkörperkalium auf S. 815 ausgeführt, daß bei einer Hyponatriämie ein Natrium- oder ein Kaliumdefizit oder beides zusammen bestehen kann. Werden die Meßwerte auf das fettfreie Trockengewicht bezogen und der Muskelwassergehalt gesondert in die Beurteilung des jeweiligen Falles einbezogen, dann lassen sich damit auch Überwässerungszustände mit Verdünnung der Körperflüssigkeiten gut erfassen. Kasuistik siehe bei MULDOWNEY und WILLIAMS (1964) — Weitere Gewebsanalysen mit guter Korrelation zwischen allgemeinem, Kaliumdefizit und Hypokaliämie einerseits und Muskelkaliumgehalt andererseits wurden von BROOKS, MCSWINEY, PRUNTY und WOOD (1957) durchgeführt. Bei einem Patienten mit renaler tubulärer Acidose und Boeckschem Sarkoid betrug

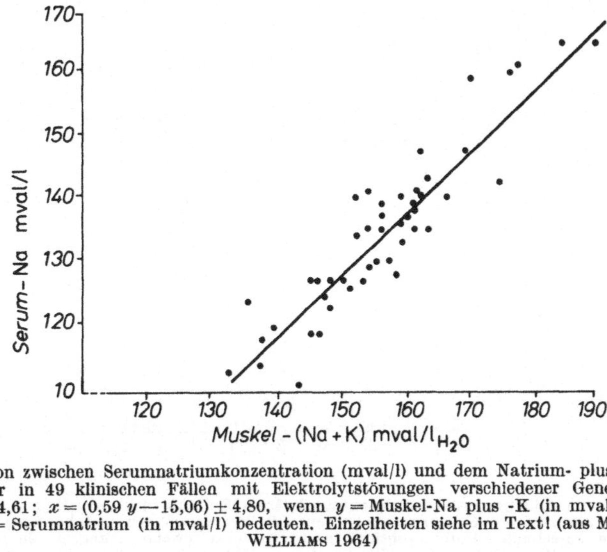

Abb. 34. Korrelation zwischen Serumnatriumkonzentration (mval/l) und dem Natrium- plus Kaliumgehalt pro Liter Muskelwasser in 49 klinischen Fällen mit Elektrolytstörungen verschiedener Genese. ($r = 0{,}92$; $y = (0{,}88\,x + 39{,}06) \pm 4{,}61$; $x = (0{,}59\,y - 15{,}06) \pm 4{,}80$, wenn y = Muskel-Na plus -K (in mval pro Liter Muskelwasser) und x = Serumnatrium (in mval/l) bedeuten. Einzelheiten siehe im Text! (aus MULDOWNEY und WILLIAMS 1964)

das Muskelkalium 300 mval/kg fettfreies Trockengewicht gegenüber einem Normalwert von 360—490 mval/kg fettfreies Trockengewicht.

In größerem Umfange liegen Untersuchungen an roten Blutzellen bei Nierenkrankheiten vor. Bei Patienten mit chronischer Nephritis, normalem Rest-N und einer Konzentrationsfähigkeit der Nieren 1020 sind gewöhnlich keine Abweichungen der intra-extracellulären Elektrolytverteilung zu erkennen. Bei 18 Fällen mit azotämischer dekompensierter chronischer Nephritis und Hyponatriämie war das Zellnatrium erhöht, das Zellkalium vermindert, demzufolge der Quotient K_i/K_e vermindert (GESSLER 1961). Noch stärker war der intra-extracelluläre Kaliumquotient bei akuter Anurie vermindert, hier durch den exzessiven Anstieg der extracellulären Kaliumkonzentration zusammen mit der gleichzeitigen Verminderung des Zellkaliums bedingt. Entsprechend den tierexperimentellen Ergebnissen bei metabolischer Acidose (GESSLER und CALIEBE 1961) fand sich auch in dieser Untersuchungsserie an klinischen Fällen eine Abhängigkeit des intra-extracellulären Kaliumquotienten zur Alkalireserve; bei dekompensierter metabolischer Acidose nimmt K_i/K_e proportional ab (Abb. 35). Diese Untersuchungsergebnisse wurden von RIECKER und SEYBOLD (1965) bestätigt. Bei 16 Verlaufskontrollen von metabolischer Acidose im Gefolge einer Niereninsuffizienz bei chronischer Glomerulonephritis oder pyelonephritischer Schrumpfniere, die von RIECKER, (1963) festgehalten wurden, war das mittlere Zellkalium auf 77 mval/l (Normwert: 88,4 mval/l) und die intra-extracelluläre Konzentrationsdifferenz für Kalium auf 72,8 (Normalwert: 84,1 mval/l) vermin-

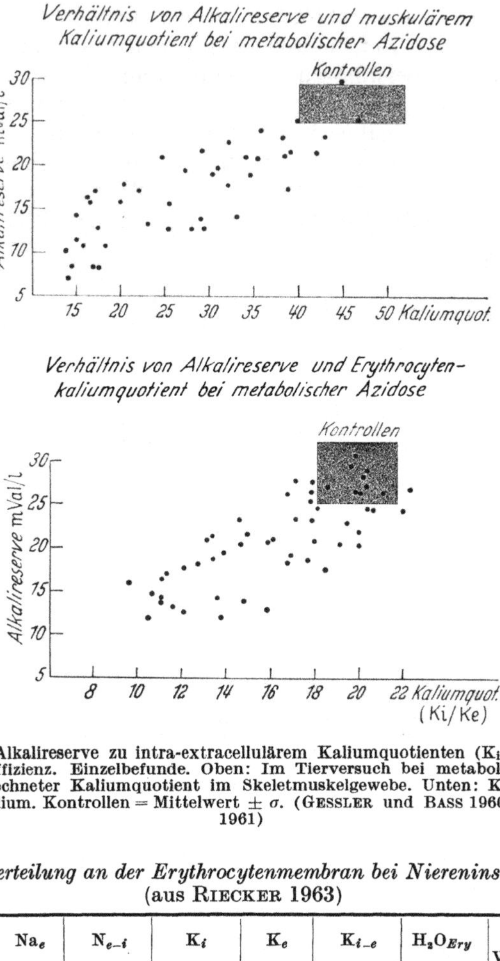

Abb. 35. Verhältnis von Alkalireserve zu intra-extracellulärem Kaliumquotienten (K_i/K_e) bei experimenteller und klinischer Niereninsuffizienz. Einzelbefunde. Oben: Im Tierversuch bei metabolischer Acidose nach der Chloridraummethode berechneter Kaliumquotient im Skeletmuskelgewebe. Unten: Kaliumquotient aus Erythrocyten- und Plasmakalium. Kontrollen = Mittelwert $\pm\,\sigma$. (GESSLER und BASS 1960, GESSLER und CALIEBE 1961)

Tabelle 13. *Kationenverteilung an der Erythrocytenmembran bei Niereninsuffizienz mit Acidose* (aus RIECKER 1963)

		Na_i mval/l	Na_e mval/l	N_{e-i} mval/l	K_i mval/l	K_e mval/l	K_{i-e} mval/l	H_2O_{Ery} Gew.-%	pH Vollblut	HCO_3 Plasma mval/l	pH_{Ery}
Normal-werte	n	20	20	20	19	20	19	20	14	20	7
	M	17,2	138,7	121,4	88,4	4,2	84,1	65,46	7,33	25,9	7,27
	p	$<0{,}01$ $>0{,}001$		$<0{,}001$	$<0{,}001$		$<0{,}001$	$<0{,}001$			
Acidose	M	15,5	130,4	114,9	77	4,6	72,8	68,29	7,17	8,1	7,04
	n	16	16	16	16	15	16	16	13	16	3

dert. Das venöse Vollblut-pH betrug dabei 7,17 (Normwert 7,33) (Tabelle 13). Die von den vorgenannten Autoren beobachtete pH-Abhängigkeit der Zellkaliumkonzentration wird durch Befunde von SCHWARZ, COHEN, LUBASH und RUBIN (1959) bestätigt, die bei vier Patienten mit hyperkaliämischer Acidose nach Infusion einer hypertonen (5%igen) Natriumbicarbonatlösung einen Abfall des extracellulären Kaliums beobachteten, ohne daß die Kaliumausscheidung zugenommen hatte. Ein ähnliches reziprokes Verhalten von Serum- und

Zellkaliumkonzentrationen ist aus der Abb. 36a zu erkennen. Siehe auch bei RIECKER (1963), KEITEL und JONES (1959).

Nach Beseitigung der Acidose, z. B. durch Hämodialyse sind die Veränderungen des Zellkaliumgehaltes wieder rückläufig. Allerdings normalisiert sich das Zellkalium nur in wenigen Fällen vollständig, da der pH-Effekt durch einen externen Kaliumverlust in die Dialyseflüssigkeit überlagert wird. In dem Krankengut von RIECKER, GURLAND, EDEL, BOLTE, EIGLER, RENNER und BUCHBORN (1963) führte die Dialyse bei Niereninsuffizienz nur dann zu einem Anstieg des Zellkaliumgehaltes, wenn die pH-Veränderungen mehr als 0,12 betrugen (acht Fälle); bei weiteren fünf Patienten mit geringem pH-Anstieg (kleiner als 0,07)

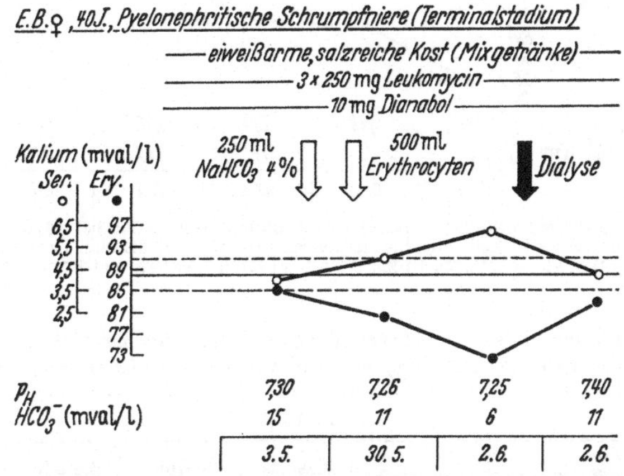

Abb. 36a. Gegensinnige Änderungen der Serumkaliumkonzentration und des Kaliumgehaltes von Erythrocyten im Terminalstadium eines Falles mit pyelonephritischer Schrumpfniere als Ausdruck einer intra-extracellulären Kaliumverteilungsstörung. Nach extrakorporaler Hämodialyse nähern sich die Meßwerte wieder dem Normbereich

verminderte sich die Zellkaliumkonzentration unter der Dialyse sogar noch weiter. Diese Beobachtungen stehen in guter Übereinstimmung mit Befunden von GESSLER (1961) während extrakorporaler Hämodialyse. Wird dagegen bei fortdauernder Acidose lediglich Kalium aus dem Organismus herausdialysiert, dann bleibt der Kaliumquotient unverändert, während sich die Plasma- und Zellkaliumkonzentration vermindern. Nach Berechnungen von SARRE (1959) stammen beim akuten Nierenversagen etwa $^4/_5$ des durch Dialyse ausgewaschenen Kaliums aus den Körperzellen.

Diese Befunde bestätigen die weiter oben geschilderten experimentellen Beobachtungen, wonach eine metabolische Acidose zu einer Umverteilung von Zellkalium in die Extracellulärflüssigkeit führt und bei Niereninsuffizienz entscheidend zum Anstieg der Serumkaliumkonzentration beiträgt. Das reziproke Verhalten von Zellkalium und extracellulärer Kaliumkonzentration charakterisiert diesen Vorgang als ionale Verteilungsstörung. Dasselbe gilt sinngemäß für das intra-extracelluläre Konzentrationsverhältnis bei einer Verteilungshyponatriämie.

Dagegen sind die Störungen der äußeren Stoffbilanz (Mangel oder Überschuß) in ausgeprägten Fällen durch die gleichsinnige Änderung von Zell- und Plasmakonzentration gekennzeichnet. So ist bei einem Kaliummangelsyndrom in den meisten Fällen sowohl die Plasma- als auch die Zellkaliumkonzentration erniedrigt (WYNGAARDEN, KEITEL und ISSELBACHER 1954, RIECKER 1964, RIECKER und SEYBOLD 1965). Umgekehrt nähern sich bei Kaliumsubstitution sowohl die cellulären als auch die extracellulären Kaliumkonzentrationen wieder der Norm als Zeichen des Bilanzausgleichs (Abb. 36b und Tabelle 14).

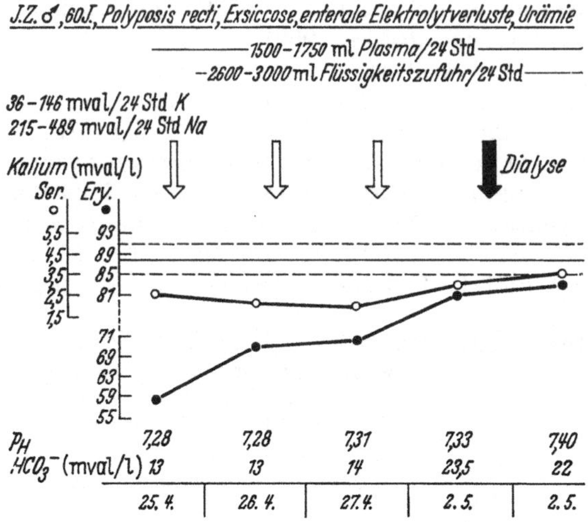

Abb. 36 b. Beziehungen zwischen cellulärer und Plasma-Kaliumkonzentration bei allgemeinem Kaliummangel. Bei Mangel-Hypokaliämie verlaufen Zell- und Plasmakonzentrationen gleichsinnig. Untersuchungen an Erythrocyten (aus RIECKER, GURLAND, EDEL, BOLTE, EIGLER, RENNER und BUCHBORN 1963)

Tabelle 14. *Korrelationen zwischen äußerer Kaliumbilanz, Plasma-Kalium und Erythrocyten-Kalium während Substitutionsbehandlung eines chronischen Kaliummangelzustandes [maligne Nephrosklerose mit kaliumverlierender Tubulopathie].* (Aus WYNGAARDEN, KEITEL und ISSELBACHER 1954)

	Erythrocyten-K mval/kg Tr.	Plasma-K mval/kg	Plasma-Na mval/kg	Plasma-Chlorid mval/kg	Serum-bicarbonat mval/l	Rest-N (Serum) mg %	Serum pH	Kalium mval 24 Std.-Bilanz
20. 10.	236	2,8	130	71	40	48	7,56	+112,4
22. 10.	247	2,9	128	77	40	57	7,55	+125,2
23. 10.	252	3,8	135	83	39	42	7,58	+ 81,0
24. 10.	262	3,6	132	86	41	38	7,55	+ 26,2
26. 10.	254	3,8	135	86	33	—	5,57	+141,2
29. 10.	258	5,3	135	99	27	—	7,58	+158,0
5. 11.	246	2,3	127	78	33	45	7,50	
7. 11.	264	3,5	130	82	32	—	7,47	} — 7,0
8. 11.	259	4,7	128	80	29	48	7,60	
10. 11.	267	4,5	128	91	25	60	7,55	} + 94,2
Normalwert	273	4,04	142	100	28	20—40	7,40	
Standardabw.	±9,5	±0,2	±1,3	±2,0	±2,2		±0,03	

* Für männliche Personen.

3. Die Serumelektrolytkonzentrationen

Die Elektrolytkonzentrationen im Serum sind Resultanten der äußeren Bilanz und der intra-extracellulären Elektrolytverteilung, außerdem werden sie durch gleichzeitige Schwankungen des Körperwassers erheblich beeinflußt. An der äußeren Elektrolytbilanz wiederum sind ganz verschiedene Faktoren, nämlich die Nahrungszufuhr, die renale Ausscheidung und zusätzliche z. B. gastro-intestinale Verluste beteiligt und in Rechnung zu stellen.

In der praktischen Medizin liefern die Umstände des Krankheitsverlaufs, zusätzliche Nierenfunktionsprüfungen und Urinanalysen zusammen mit der Beurteilung der Serumelektrolyte einschließlich des Blut-pH meist genügende Anhaltspunkte, um die Pathogenese einer abnormen Serumelektrolytkonzentration richtig aufzuschlüsseln. Als ein weiteres diagnostisches Hilfsmittel hat sich in den letzten Jahren die chemische Erythrocytenanalyse durchgesetzt, die es gestattet, Einblicke in die cellulären Veränderungen bei Störungen des Elektrolytstoffwechsels zu gewinnen.

Die nun folgende Darstellung wird sich darauf beschränken, charakteristische Konzentrationsschwankungen der Serumelektrolyte bei Nierenkrankheiten in Verknüpfung mit dem jeweiligen klinischen Verlauf und unter therapeutischen Eingriffen zu beschreiben. Bezüglich der Ätiologie und der pathophysiologischen Mechanismen wird auf die betreffenden Kapitel verwiesen.

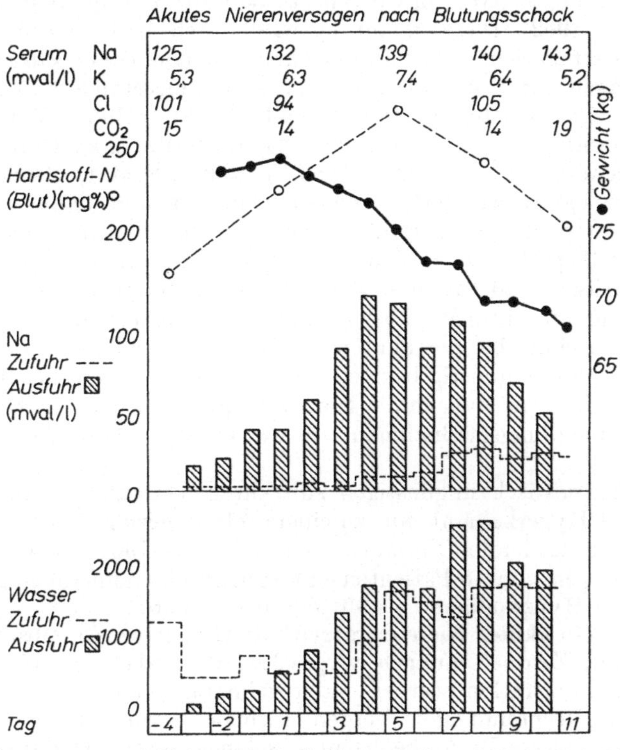

Abb. 37. Akutes Nierenversagen nach Blutungsschock. Stoffkonzentrationen im Serum bzw. Blut, Körpergewicht und Natrium- bzw. Wasserbilanz im oligurischen und polyurischen Stadium (aus Swan und Merrill 1953)

a) Hyperkaliämie. Die normale arterielle Plasmakaliumkonzentration beträgt durchschnittlich $4{,}43 \pm 0{,}06$ mval/l und die venöse Plasmakaliumkonzentration liegt mit $4{,}54 \pm 0{,}08$ mval/l etwas darüber (Grob, Liljestrand und Johns 1957). Von Jeanneret, Rosenmund und Esselier (1954) wird die normale Schwankungsbreite der Serumkaliumkonzentration mit 4,1—5,6 mval/l (= 16—22 mg-%) angegeben. Weitere Normalwerte siehe bei Edelman und Leibman (1959).

Die akute Niereninsuffizienz mit Oligurie bzw. Anurie ist die häufigste renale Ursache einer Hyperkaliämie. Sie ist eine Resultante aus äußerer Kaliumzufuhr minus renaler und enteraler Kaliumausscheidung, (Erbrechen, Durchfälle) und der durch Acidose, Zellkatabolismus und Blutzerfall bedingten Freisetzung von Kaliumionen aus dem Intracellulärraum in die extracelluläre Flüssigkeit. Auf die Bedeutung der genannten extrarenalen Faktoren weist allein schon die Tatsache hin, daß der Kaliumanstieg bei akuter Niereninsuffizienz weder mit der renalen Kaliumausscheidung noch mit anderen renalen Funktionsgrößen wie

Rest-N, Alkalireserve, Harnstoff- oder Kreatininspiegel des Blutes streng korreliert ist (Swan und Merrill 1953) (Abb. 37). Schrifttum bei Elkinton und Danowski (1955).

Im akuten Stadium der diffusen Glomerulonephritis ist der Patient weniger durch die Niereninsuffizienz als durch Blutdruckanstieg, Herzinsuffizienz und Eklampsie gefährdet (Sarre und Rother 1962). Immerhin gibt es auch Verlaufsformen mit Oligo-Anurie, bei denen zusammen mit dem endogenen Eiweißabbau eine Hyperkaliämie beobachtet wird. Dasselbe gilt sinngemäß für schwerere Verlaufsformen von akuter interstitieller Nephritis mit Niereninsuffizienz, z. B. bei Infektionen mit Leptospiren, mit Streptokokken der Gruppe A usw. (Masshoff und Hollmann 1962). Diese Erfahrung wird durch Verlaufsbeobachtungen an mehreren hundert Patienten mit akuter Glomerulonephritis bestätigt, die in den ersten 3—7 Tagen der Erkrankung eine praktisch unveränderte Kaliumkonzentration im Serum feststellten (Swan und Merrill 1953, Vallery-Radot, Milliez, Laroche, Hazard und Truffert 1953, Vallery-Radot, Laroche, Hazard, Paolaggi und Truffert 1953, Vallery-Radot, Milliez, Hazard, Paolaggi und Truffert 1954). Hopper, Connell und Fluss (1953) fanden unter 15 Patienten, die im Verlaufe einer Niereninsuffizienz starben, bei neun Kranken keine Hyperkaliämie, ebenso Elkinton, Tarail und Peters (1949), die nur bei der Hälfte von 26 Patienten mit schwerer Niereninsuffizienz einen Anstieg der Serumkaliumkonzentration über 5,5 mval/l beobachteten.

Die Hyperkaliämie bei der akuten diffusen Glomerulonephritis wird im allgemeinen prognostisch günstig beurteilt, da die Anurie in den meisten Fällen nur wenige Tage dauert und danach die Diurese spontan wieder einsetzt, so daß eingreifendere Behandlungsmaßnahmen wie die extrakorporale Dialyse nicht erforderlich sind.

Bei der prognostisch ungünstigen subakuten Verlaufsform der Glomerulonephritis ist die Hyperkaliämie nur zu einem relativ geringen Anteil eine wesentliche Teilursache des letalen Verlaufs. So gibt Nieth (1961) auf Grund von Verlaufsbeobachtungen von 15 Patienten mit subakuter Glomerulonephritis nur in zwei Fällen eine Hyperkaliämie als Mittodesursache an.

Ist dagegen ein akutes Nierenversagen mit Hämolyse, Gewebsnekrosen, Verbrennungen und Zerquetschungen vergesellschaftet, dann ist der Anstieg der Serumkaliumkonzentration stärker und regelmäßiger nachweisbar. Aber selbst bei schwereren Verbrennungen werden normale Serumkaliumkonzentrationen oder sogar verminderte Werte beobachtet, solange die renale Kaliumelimination intakt ist (Hartenbach 1961).

Da die renale Kaliumausscheidung eine Funktion der distalen Tubulusabschnitte ist, ist die Kaliumclearance relativ unabhängig vom Glomerulusfiltrat (Mudge, Foulks und Gilman 1948, Berliner, Kennedy und Hilton 1950). Dies erklärt, warum auch bei einer beträchtlichen Verminderung des Glomerulusfiltrates bei chronischer Niereninsuffizienz der Serumkaliumspiegel oft normal oder nur mäßig erhöht gefunden wird. Außerdem ist eine funktionelle Anpassung der restlichen Nephren an das erhöhte Kaliumangebot in Rechnung zu stellen, zumal die tubuläre Sekretionsrate von Kaliumionen auf das 10—20fache ansteigen kann, wie man aus Tierexperimenten bei chronischer Kaliumbelastung weiß (Thatcher und Radike 1947). Erst wenn die tägliche Harnausscheidung unter 500 ml absinkt, bildet sich auch bei der chronischen Niereninsuffizienz eine höhergradige Hyperkaliämie mit Werten über 6,5—7 mval/l aus (Keith, King und Osterberg 1943, Schwartz 1955). In mehr als der Hälfte aller chronischen Azotämien wird der Serumkaliumspiegel nicht über 5,5 mval/l gefunden (Edel 1961). Zu einem plötzlichen, wenngleich oft reversiblen Anstieg der Serumkaliumkonzentration kann es kommen, wenn im Stadium der chronischen Niereninsuffizienz Nahrungsmittel mit hohem Kaliumgehalt verabreicht werden, wenn sich durch Flüssigkeitsverluste (Erbrechen, Diarrhoe) die Nierenfunktion verschlechtert oder infolge der metabolischen Acidose Kaliumionen aus den Körperzellen in die Extracellulärflüssigkeit umverteilt werden.

Eine strenge quantitative Korrelation zwischen der Serumkaliumkonzentration und der klinischen Symptomatologie besteht nicht. Dennoch sollte einem Anstieg der Serumkaliumkonzentration über 6,0 mval/l erhöhte Beachtung geschenkt werden. Liegt gleichzeitig eine Hyponatriämie, eine Hypocalcämie oder eine Acidose vor, dann können die klinischen Symptome der Kaliumintoxikation früher als gewöhnlich in Erscheinung treten (Pezold und Kessel 1960). Die klinische Auswirkung einer Hyperkaliämie wird nämlich neben der absoluten Konzentration ganz ausgesprochen von der Schnelligkeit des Konzentrationsanstiges und von den begleitenden Natrium- bzw. Calciumkonzentrationen beeinflußt. Aus diesen Zusammenhängen erklären sich die stark streuenden Angaben hinsichtlich der letalen Kaliumkonzentration im Schrifttum (Vallery-Radot, Milliez, Laroche, Hazard und Truffert 1953, Fritzer 1962, Kaufmann 1961).

Auf die Wechselbeziehungen zwischen Zellkaliumgehalt und Serumkaliumkonzentration wurde schon wiederholt hingewiesen (S. 840 u. 848). In der Klinik lassen sie sich mit Hilfe der Erythrocytenanalyse leicht erfassen und sind besonders bei anurischen Patienten, wo die Verteilungsstörungen zwischen Zellraum und Extracellulärflüssigkeit besonders klar in Erscheinung treten, sehr eindrucksvoll. Aus der Verlaufsbeobachtung der Abb. 36a ist das reziproke Verhalten von Serumkaliumkonzentration und Zellkaliumgehalt in Abhängigkeit von der progressiven metabolischen Acidose im Verlaufe einer Niereninsuffizienz und der Rückgang dieser Veränderungen unter Dialyse deutlich zu erkennen. Bei weiteren 16 Patienten mit Niereninsuffizienz und Acidose (chronische Glomerulonephritis, pyelonephritische Schrumpfniere) war die mittlere Kaliumkonzentration von roten Blutzellen und das intra-extracelluläre Konzentrationsgefälle von Kalium bei nur leichter Erhöhung der extracellulären Kaliumkonzentration signifikant vermindert (Riecker 1963) (Tabelle 13). Weiteres Schrifttum bei Keitel und Jones (1959).

Man muß aus diesen Erfahrungen und den auf S. 840 geschilderten experimentellen Daten schließen, daß eine konstante, gering- bis mittelgradige Erhöhung der Serumkaliumkonzentration bei Patienten mit chronischer Niereninsuffizienz nicht allein als Symptom einer verminderten renalen Kaliumausscheidungsfähigkeit, sondern auch als eine Folge der intracellulären Pufferung der retinierten Säureäquivalente und daher als eine neue Gleichgewichtseinstellung der intra-extracellulären Kationenverteilung zu verstehen ist.

Dafür spricht auch die klinische Erfahrung, daß die renale Ausscheidungskapazität für Kalium noch als ausreichend angesehen werden kann, solange die täglichen Urinvolumina mehr als 1 Liter betragen. Unter diesen Umständen ist eine diätetische Kaliumrestriktion nicht indiziert (Merrill 1962, Leaf und Camara 1949). Zu den Störungen der renalen Kaliumausscheidung s. S. 828.

Nach Verabreichung von kaliumbindenden Kationenaustauschern oder während einer Peritoneal- bzw. Hämodialyse fällt die Serumkaliumkonzentration innerhalb weniger Stunden ab (Schäfer 1962, Flinn, Merrill und Welzant 1961, Losse und Strobel 1962). Das effektive Bindungsvermögen von Natriumpolystyrolsulfonat (Resonium-A) beträgt rund 1 mval Kalium pro Gramm Austauscher. In den Verlaufsbeobachtungen von Gessler (1961) wurde die Serumkaliumkonzentration bei Patienten mit chronischer Nephritis und Niereninsuffizienz durch die Hämodialyse normalisiert, hingegen verblieben die akut-anurischen Fälle auch nach Dialyse bei leicht erhöhten Werten; gleichzeitig stieg der intra-extracelluläre Kaliumquotient K_i/K_e (Erythrocyten) in Korrelation zur Alkalireserve entsprechend den auf S. 841 geschilderten Gesetzmäßigkeiten zwischen dem Zellkaliumgehalt und der extracellulären Wasserstoffionenkonzentration an. Dabei entspricht einem pH-Anstieg von 0,1 E eine durchschnittliche Senkung der Serumkaliumkonzentration von 0,6 mval/l (Burnell, Villamil, Uyeno und Scribner 1956). Ein ähnliches quantitatives Verhältnis fanden Simmons und Avedon (1950).

Im Liquor urämischer Patienten verlaufen die Kaliumkonzentrationen den Plasmakonzentrationen weitgehend parallel, liegen jedoch absolut niedriger. Scheitlin und Hunziker (1962) fanden bei neun urämischen Kranken (davon acht mit akutem Nierenversagen) eine mittlere Serumkaliumkonzentration von 6,1 mval/l und gleichzeitig eine mittlere Liquorkaliumkonzentration von 3,0 mval/l. Nach extrakorporaler Dialyse verminderte sich das Serumkalium auf 4,1 mval/l und das Liquor-Kalium auf ,6 mval/l. Gleichlautende Ergebnisse über Veränderungen des Blut-Liquorgradienten bei Azotämie und nach Hämodialyse fanden neuerdings Edel, Gurland, Renner, Eigler und Buchborn (1965).

Eine weitere Form von Verteilungshyperkaliämie wird postoperativ nach Eingriffen an kachektischen oder unterernährten Patienten mit chronischen inneren Leiden und nach traumatisierenden Operationen beobachtet. Dabei können innerhalb von 24—48 Std die Plasmakaliumkonzentrationen auf Werte zwischen 6—8 mval/l ansteigen, während die Plasmanatriumkonzentration abfällt (115 bis 125 mval/l) (Moore 1958). Ähnliche Verteilungsstörungen wurden von Riecker (1963), Jahrmärker, v. Bubnoff und Riecker (1961) bei Patienten mit schwerer Herz- und Kreislaufinsuffizienz als Folge von Energiestoffwechselstörungen der Zellperipherie beobachtet.

Bei chronisch Kranken, untergewichtigen und unterernährten Patienten ist die Freisetzung von Kalium auf metabolischem Wege zusätzlich in Rechnung zu stellen, wobei eine celluläre Kalium-Stickstoffproportion von 2,38 mval Kalium pro Gramm Stickstoff angenommen werden kann (Hadorn und Riva 1951), ferner gehen mit jedem Gramm Glykogen etwa 0,36 mval Kalium verloren (Krück 1964). Umgekehrt führen Glucoseinfusionen zusammen mit Insulin (200—300 cm³ 25—50% Glucose; 1 E Insulin pro 3 g Glucose) zu einer Senkung der Serumkaliumkonzentration, weil Kaliumionen im Prozeß der Glykogenneubildung cellulär gebunden werden (Elkinton und Danowski 1955).

Zu den hormonell induzierten Kaliumstoffwechselstörungen gehört die Hyperkaliämie bei Nebennierenrindeninsuffizienz als Folge einer verminderten renalen Kaliumausscheidung. Sie ist in den meisten Fällen von Morbus Addison nur mäßig ausgeprägt und übersteigt selten einen Wert von 7,5 mval/l (Plattner 1954). Die bekannte „Kaliumempfindlichkeit" der Addisonkranken ist eine Folge der verminderten renalen Kaliumausscheidungsfähigkeit, was dazu führt, daß neben dem Kochsalzmangel auch eine äußere Kaliumzufuhr bei Addisonkranken zur Krise führen kann (Nicholson und Spaeth 1949).

Auch das angeborene adreno-genitale Syndrom kann im Gefolge einer frühzeitig entstandenen Nebennierenrindeninsuffizienz mit einer Hyperkaliämie und Hyponatriämie vergesellschaftet sein. Schrifttum bei Kühns und Weber (1958).

Dagegen führt eine allgemeine Wasserverarmung weder im Tierexperiment (Elkinton und Taffel 1942) noch beim Menschen (Black, McCance und Young 1944) allein zu einem nennenswerten Konzentrationsanstieg (Scribner und Burnell 1956).

Zu den iatrogenen Störungen gehört neben der zu schnellen intravenösen Zufuhr von kaliumhaltigen Infusionslösungen (schneller als 12,5 mval/Std) die schnelle Infusion von Konservenblut. Zwischenfälle sind dann zu befürchten, wenn die Infusionsgeschwindigkeit von Konservenblut 350 cm³ in 15 min überschreitet und mehr als 600 cm^3 als Gesamtmenge verabreicht werden müssen (KÜHLMAYER 1951). Durch gleichzeitige Gabe von 10—20 cm^3 Calciumgluconat (10%) i.v. können derartige ungünstige Effekte bei Bluttransfusionen vermieden werden (BERNING 1958).

b) Hypokaliämie. Renale Kaliumverluste, enterale Kaliumverluste (Erbrechen, Durchfälle, Dünndarmfisteln), vermehrte Freisetzung von Kalium infolge gesteigerten Eiweißabbaus bei schweren Hungerzuständen oder durch katabole Hormonwirkungen sind die häufigsten Ursachen eines allgemeinen Kaliummangels mit Hypokaliämie. Auch bei gesunder Niere kann es durch die kaliumeliminierenden Eigenschaften von Diuretica, von Steroiden, besonders durch die Kombination beider Medikamente zu beträchtlichen Kaliumverlusten kommen (s. S. 831). Ferner führt eine länger dauernde Verabreichung von Infusionen in Form der „physiologischen Kochsalzlösung" auf dem Wege der gesteigerten Diurese und durch Verdrängung der cellulären Kaliumionen zu einem Kaliummangelzustand. Hierher gehören auch die bei Meningitis tuberculosa üblichen Natrium-PAS-Dauerinfusionen.

Bei Veränderungen der Aciditätslage sinkt der Kaliumspiegel um 0,4—1,2 mval/Liter pro 0,1 pH-Anstieg ab. Deswegen ist bei einer bestehenden Acidose eine Normokaliämie bereits auf einen Kaliummangel verdächtig und eine Hypokaliämie erfahrungsgemäß als klinisch besonders schwergradig einzuschätzen (BURNELL, VILLAMIL, UYENO und SCRIBNER 1956). Aus denselben Gründen wird verständlich, daß bei einer therapeutischen Kaliumzufuhr eine um so größere Zurückhaltung hinsichtlich Zufuhrgeschwindigkeit und Absolutdosis obwalten muß, je weniger sich das Blut-pH im gleichen Zeitraum zum Alkalischen verschiebt (JAHRMÄRKER 1959).

Die im Gefolge eines Kaliummangels auftretende Senkung der Serumkaliumkonzentration bezeichnet man sinngemäß als Mangelhypokaliämie. Dagegen entsteht bei der periodischen Muskelparalyse (SHY, WANKO, ROWLEY und ENGEL 1961, RIECKER und BOLTE 1964, 1966) und im Verlaufe der Insulinbehandlung des Diabetes mellitus (SELDIN und TARAIL 1950) durch Umverteilung von Kaliumionen aus dem Extracellulärraum in die Körperzellen eine sog. Verteilungshypokaliämie. Zur Differentialdiagnose siehe S. 884.

Wenn im Verlaufe eines akuten Nierenversagens eine Anurie-Oligurie in eine Polyurie übergeht, kann verhältnismäßig rasch das klinische Bild einer vorher bestehenden oder einer drohenden Kaliumintoxikation in dasjenige eines Kaliummangelsyndroms übergehen. Regelmäßige Kontrollen der Serumkaliumkonzentrationen zusammen mit einer Schätzung der äußeren Kaliumbilanz lassen eine derartige Entwicklung voraussehen und durch rechtzeitige Kaliumsubstitutionstherapie bekämpfen oder sogar vermeiden. Die Dauer des polyurischen Stadiums nach akutem Nierenversagen ist unterschiedlich lang. Nach etwa 3—4 Wochen kommt es zum Nachlassen der Polyurie, die einer Normurie Platz macht. Aber selbst dann, wenn die großen Urinmengen langsam wieder zurückgehen, besteht in der oft anhaltenden Reparationsphase noch ein erniedrigtes spezifisches Gewicht des Urins und häufig auch eine verstärkte renale Kaliumausscheidung (PEZOLD und KESSEL 1960).

Kontrollierter verläuft die durch eine extrakorporale Dialyse bewirkte Senkung der Serumkaliumkonzentration. Zu einer Hypokaliämie kommt es dabei so gut wie nicht, obwohl beträchtliche Kaliummengen dem Organismus entzogen werden, besonders dann, wenn die bestehende metabolische Acidose nicht oder nur geringfügig beseitigt wird (RIECKER, GURLAND, EDEL, BOLTE, EIGLER, RENNER und BUCHBORN 1963).

Unter bestimmten Voraussetzungen können entzündliche Nierenerkrankungen zu Kaliummangelzuständen führen (Ätiologie s. S. 828). Im angloamerikanischen Schrifttum werden diese Verlaufsformen als potassium-losing-nephritis bezeichnet, der gewöhnlich eine chronische Pyelonephritis oder chronische Glomerulonephritis mit Funktionsstörungen des distalen Tubulusapparates zugrunde liegen. Eine Schädigung des Tubulusapparates kann aber nicht nur eine Ursache, sondern auch Folge eines Kaliummangels sein, was als kaliopenische Nephropathie bezeichnet wird (Einzelheiten s. S. 831). Selten sind Kaliummangelzustände bei renaler tubulärer Acidose und beim De Toni-Fanconi-Syndrom. Bei einer Verlaufsbeobachtung von renaler tubulärer Acidose, die von LERNER und BRICKNER (1959) mitgeteilt wurde, sank die Serumkaliumkonzentration infolge renaler Kaliumverluste bis auf 1,4 mval/l ab, umgekehrt korrelierte der Serumkaliumanstieg während der Substitutionstherapie proportional mit der therapeutisch bewirkten Erhöhung des gesamten Kaliumbestandes. Schrifttum bei PINES und MUDGE (1951), MILNE, STANBURY und THOMSON (1952), FOSS, PERRY und WOOD (1956), SCHREINER, SMITH und KYLE (1953).

Beim nephrotischen Syndrom verhält sich die Serumkaliumkonzentration wechselnd, häufig sind die Werte normal; je stärker die Salzwasserretention in Erscheinung tritt, um so häufiger werden auch leicht- bis mittelgradige Hypokaliämien gefunden (LUETSCHER 1955, DEBRE, ROYER, LEVEQUE und LESTRADET 1954; Schrifttum bei KÜHNS und WEBER 1958). Die Verminderung der Serumkaliumkonzentration beim nephrotischen Syndrom entspricht der in Bilanz- und Gewebsuntersuchungen festgestellten allgemeinen Kaliumverarmung, insbesondere des Zellkaliumgehaltes (FOX und SLOBODY 1951), wobei zusätzliche renale Kaliumverluste im Verlaufe der Behandlung mit ACTH, Nebennierenrindensteroiden oder Kationenaustauschern sowie im Gefolge der kaliumverlierenden Eigenschaften der meisten Diuretica in Rechnung zu stellen sind (KÖRTGE 1962, KAUFMANN 1961, SIEGENTHALER 1961, LUETSCHER 1955, FLEAR 1958).

Zu den hormonell-induzierten Nephropathien mit Kaliummangelsyndrom gehören auch die Fälle mit einer Überproduktion von Mineralocorticoiden oder nach überdosierter Substitutionsbehandlung bei Morbus Addison. Die Zeichen des Kaliummangels werden gewöhnlich nach mehreren Wochen Behandlung manifest und sind mit Polyurie, Polydipsie und Hyposthenurie, die auf antidiuretisches Hormon nicht anspricht, vergesellschaftet (KUHLMANN, FERRIBEE, RAGAN, ATCHLEY und LOEB 1939, CONN 1955). In einer Verlaufsbeobachtung von WATSON und KATZ (1959) wurde ein Kaliummangelsyndrom nach täglicher Verabreichung von 1,0 mg 9-α-Fluorohydro cortison über $3^1/_2$ Monate beobachtet. Weiteres Schrifttum siehe dort, ferner bei MUDGE (1958). — Bei Patienten mit Thyreotoxikose wurden gelegentlich tubuläre Funktionsanomalien mit Hypokaliämie, Hyposthenurie, leichter Proteinurie und einem verminderten Konzentrationsvermögen der Niere beobachtet, die mit morphologischen Tubulusveränderungen verknüpft waren (SANGHVI, GUPTA, BANERJEE und BOSE 1959). Unter einer thyreostatischen Therapie oder nach Thyreoidektomie kehren die Serumkaliumspiegel gewöhnlich wieder in den Normbereich zurück, jedoch kann es Monate dauern, bis sich auch die elektrokardiographischen Veränderungen und die begleitende Myopathie normalisiert haben. (LABORIT, RISPE, MORAND und PAQUET 1957).

So gut wie fast allen diuretischen Substanzen kommt in wechselndem Ausmaß eine kaliumverlierende Eigenschaft zu. In besonderem Maße gilt dies für Quecksilberdiuretica, für diuretisch wirksame Sulfonamide sowie für Diuretica aus der Stoffgruppe der Thiazide und Hydrochlorothiazide. Am geringsten scheint die kaliumverlierende Nebenwirkung bei Fursemid ausgeprägt zu sein. Schrifttum bei DE STEVENS (1963), JAHRMÄRKER (1959) (Tabelle 5). Dagegen kommt den Aldosteronantagonisten und -inhibitoren durch ihre kaliumretinierende Wirkung eher eine Tendenz zur Hyperkaliämie zu.

Die kaliumverlierende Eigenschaft von diuretischen Substanzen läßt sich auch bei nierengesunden Personen nachweisen. So beobachteten BRAUN und SCHAUB (1961) nach 200 mg Chlorothiazid über 7 Tage einen Abfall der Serumkaliumkonzentration von 4,2 auf 3,3 mval/l. Die Ausscheidung von Kalium im Urin betrug hierbei fast das Doppelte des Normalen (+ 92%), die Kaliumclearance nahm dementsprechend erheblich zu (+ 48%), und zwar trotz gleichzeitiger Abnahme der Inulinclearance (− 28%). KAUL, SCHOEPPE, KOCH und HIERHOLZER (1964) konnten denselben Effekt mit Chlorthalidon beobachten.

Die vorgenannten Erfahrungen an nierengesunden Personen sind für den Therapieplan von arterieller Hypertonie bedeutungsvoll. Es herrscht Übereinstimmung darüber, daß bei der Langzeitbehandlung von Hypertonikern mit Thiazidverbindungen die Natriurese dieser Patienten mit einer hypochlorämischen Alkalose und einer leichten Verminderung des Serumkaliums vergesellschaftet sein kann (TALSO und CARBALLO 1960, KÜHNS, KÜPMANN und MAGNUS 1963). Da die renal induzierten Kaliumverluste zuerst die cellulären Kaliumbestände treffen und deshalb erst spät an einer verminderten Serumkaliumkonzentration erkennbar werden, sind Berichte anderer Autoren (ZIPP, BREITENBACH, BAUM und SOLTH 1962) verständlich, die unter einer Langzeittherapie mit diuretisch wirksamen Substanzen keine Hypokaliämie beobachteten. Bei Anwendung eines modifizierten Kaliumdefizit-Testes konnten KÜHNS, KÜPMANN und MAGNUS (1963) latente Kaliummangelzustände unter Thiazidbehandlung von Hypertonikern nachweisen.

Es ist allgemein bekannt, daß eine normale Serumkaliumkonzentration einen latenten Kaliummangelzustand nicht ausschließt (zur Diagnostik s. S. 881); andererseits ist eine verminderte Serumkaliumkonzentration kein obligates Symptom eines allgemeinen Kaliummangels, wenn man spezielle Formen von Verteilungshypokaliämie berücksichtigt (s. S. 885). Nach Ausschluß derartiger Prozesse ist aber eine Hypokaliämie mit Werten unter 3,1 mval so gut wie immer als Zeichen eines allgemeinen Kaliummangels zu verwerten. Nach den quantitativen Schätzungen von SCRIBNER und BURNELL (1956) entspricht ein Abfall der Serumkaliumkonzentration von 4 auf 3 mÄqu/l unter klinischen Mangelbedingungen einem absoluten Kaliumverlust von 100—200 mval, bei Serumkonzentrationen unter 3,0 mval/l bedeutet die Verminderung um 1 mval/l den Verlust sogar von 200—400 mval des gesamten Körperkaliums.

Gleichzeitige Messungen von Körperkalium und Serumkalium wurden in jüngster Zeit von KAUL, SCHOEPPE, KOCH und HIERHOLZER (1964) an gesunden Versuchspersonen durchgeführt, wobei der Kaliummangel durch Diureticamedikation hervorgerufen wurde. Vor dem induzierten renalen Kaliumverlust betrug das gesamte Körperkalium 3635 mval. Unter der Diureticamedikation trat eine Verminderung um 282 mval, d.h. um 7,7% des Gesamtbestandes ein. Im gleichen Zeitraum fiel die Plasmakaliumkonzentration von 4,2 mval auf 3,1 mval/l, d.h. um 27,5% ab. In dieser Versuchsserie entsprach also einem Abfall der Plasmakaliumkonzentration um 1,1 mval/l ein allgemeiner Kaliumverlust von 282 mval, ein Wert, der wesentlich höher liegt als der Schätzwert von SCRIBNER und BURNELL (1956).

c) **Hypernatriämie.** Die durchschnittliche Serumnatriumkonzentration liegt zwischen 136,6 und 141,8 mval/l (314—326 mg-%) (JEANNERET, ROSENMUND und ESSELLIER 1954). Bezogen auf das Serumwasser liegen die Werte etwas höher, nämlich durchschnittlich bei 153 mval/l Serumwasser (GAMBLE 1954). Von einer Hypernatriämie sprechen wir, wenn die Serumnatriumkonzentration den Wert von 150 mval/l überschreitet, meist werden dabei Chloridkonzentrationen von 115—125 mval/l erreicht. Zur Beziehung zwischen Serumosmolarität und Serumnatriumkonzentration s. S. 807 und Abb. 21.

Am häufigsten tritt eine Hypernatriämie bei allgemeiner Wasserverarmung auf. Pathogenetisch am klarsten ist sie im Durstexperiment und als Folgezustand des zentralen bzw. renalen Diabetes insipidus, wobei Serumnatriumkonzentrationen bis 190 mval/l gemessen werden. Andere Formen von Polyurie (beispielsweise nach akutem Nierenversagen, polyurische Verlaufsformen der chronischen Glomerulonephritis, bei chronischer Pyelonephritis, die Störung der Harnkonzentrierung bei Hypercalcämie und bei allgemeinem Kaliummangel) verlaufen infolge der gleichzeitig gesteigerten Natriumausscheidung meist normo- oder sogar hyponatriämisch. Auch bei der renalen hyperchlorämischen Acidose (Syndrom von LIGHTWOOD-BUTLER-ALBRIGHT) werden trotz der erhöhten Serumchloridkonzentration (110—117 mval/l; fünf Fälle) normale oder nur leicht erhöhte Serumnatriumkonzentrationen (133—150 mval/l) gefunden. Dasselbe gilt für die medikamentös bedingten hyperchlorämischen Acidosen, z. B. durch Ammoniumchlorid, durch Kationenaustauscher oder nach Carboanhydrase-hemmenden Medikamenten (REUBI 1960).

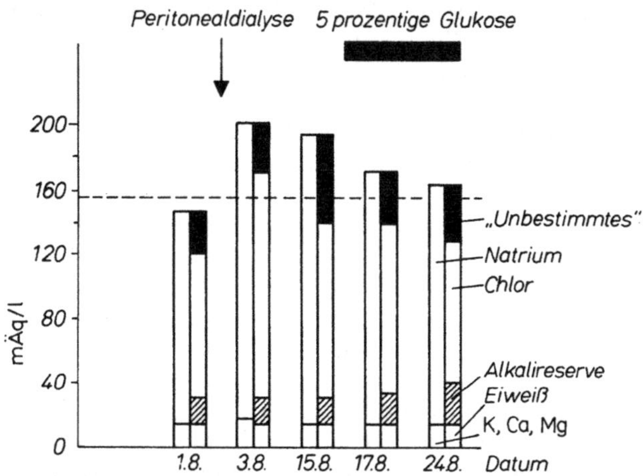

Abb. 38. Hyperelektrolytämie nach Peritonealdialyse in einem Fall von Schockniere. Nach Einsetzen der Diurese konnte diese Störung durch Glucoseinfusionen korrigiert werden (aus REUBI 1960)

Nur unter ganz besonderen Umständen führt ein allgemeiner Kochsalzüberschuß zu einer Hypernatriämie. Beim gesunden Menschen ist ein derartiger, Natriumüberschuß durch Kochsalzüberfütterung nur experimentell zu erreichen, da die normale Kochsalzausscheidungskapazität der Niere bei freier Wasserzufuhr mehr als 20 g NaCl beträgt (GRANT und REICHSMAN 1946).

Bei intakter Osmoregulation führt ein Kochsalzexzeß zu einer Ausschüttung antidiuretischen Hormons mit gesteigerter tubulärer Wasserrückresorption und damit, eine freie Wasserzufuhr vorausgesetzt, zu einer isotonischen Hyperhydratation; nur gelegentlich wird trotz dieser Regulationsvorgänge eine leicht erhöhte Serumnatriumkonzentration beobachtet. In den meisten Fällen von renalem Ödem werden normale oder leicht erniedrigte Serumnatriumkonzentrationen gemessen (KÖRTGE 1962, REUBI 1960).

Außergewöhnlich ist das Auftreten einer Plasmahypertonie nach Peritonealdialyse, die REUBI (1960) in einigen Fällen trotz Verwendung normaler Dialyselösungen (nach ABBOTT und SHEA) beobachtete. Die Hyperelektrolytämie scheint aber den Verlauf einer Anurie in keiner Weise zu beeinflussen; sobald die Diurese einsetzt, läßt sich die abnormale hohe Serumnatriumkonzentration mit Hilfe von Glucoseinfusionen auf Normalwerte korrigieren (Abb. 38).

Beim primären Aldosteronismus wird eine Hypernatriämie zusammen mit einer Vermehrung des gesamten Körpernatriums gefunden. Die Ursache der positiven Natriumbilanz liegt bei diesem Krankheitsbild in einer aldosteronbedingten, extrarenalen Natriumretention an der Darmschleimhaut, den Schweiß- und Speicheldrüsen. Dagegen scheint die renale Natriumretention nicht das entscheidende Glied zu sein, sie ist oft geringgradig ausgeprägt oder fehlt überhaupt (CONN und LOUIS 1956, CRANE, HARRIS und HOLLOWAY 1963; Übersicht bei KOCZOREK 1964).

Davon abzutrennen sind die zentralnervös bedingten Störungen der Osmoregulation mit Hypernatriämie und Hyperchlorämie (s. Abschnitt Differentialdiagnose auf S. 888). Auch beim Diabetes mellitus können sich schwere Zustände von hypersalämischer Dehydratation als Folge der Polyurie entwickeln. MERTZ (1962) macht auf Untersuchungen von ROSSIER, REUTER und FRICK (1961) aufmerksam, wonach bei Diabetes mellitus auch ohne Vorliegen von Ketose und Acidose ein reversibles hyperosmolares, hyperglykämisches Koma mit Dehydratation und Azotämie auftreten kann, wenn starke Flüssigkeitsverluste vorausgehen.

Als iatrogene Störung werden Hypernatriämie und Hyperchlorämie mit Anstieg der Serumosmolarität bei eiweißreicher Sondenernährung chronisch Kranker beobachtet. GEMPERLE (1962) beschreibt bei vier Patienten hartnäckige Diarrhoen mit zunehmender Exsiccose, allgemeiner Unruhe, Halluzinationen, Somnolenz und Koma zusammen mit Hypernatriämie und Hyperchlorämie während der Verabreichung einer 2000 Calorien-Sondennahrung mit 140 g Eiweiß, 74 g Fett und 200 g Kohlenhydraten. Das hyperosmolare Syndrom ist dabei auf die Unfähigkeit der Niere zurückzuführen, die harnpflichtigen Elemente dieser eiweißreichen und elektrolythaltigen Sondennahrung auszuscheiden. Ein ähnliches Syndrom wurde bei Säuglingen beobachtet, die mit unverdünnter Kuhmilch ernährt wurden (MOORE 1958).

Bei Säuglingen und Kleinkindern wurden mehrfach schwere Kochsalzvergiftungen durch Verwechslung von Zucker und Salz beobachtet, bei denen die aufgenommenen Kochsalzmengen zwischen 25 und 30 g täglich mehrere Tage lang betrugen. Hierbei erreichten die Serumnatriumkonzentrationen Werte bis zu 200 mval/l (MERTENS 1964, FIENBERG 1959). Vergleichbar damit ist die Hypernatriämie bei Meerwassertrinkversuchen (tägl. 500 ml Meerwasser über 5 Tage).

d) Hyponatriämie. Klinisch bedeutsam sind Erniedrigungen der Serumnatriumkonzentration unter 132 mval/l. Damit fallen die symptomlosen leichten Grade von Hyponatriämie weg, wie sie beim Eiweißmangel und konsumierenden Krankheiten und schon bei der unkomplizierten diuretischen Therapie häufig vorkommen (DANOWSKI, FERGUS und MATEER 1955, FRIEDBERG 1957, JAHRMÄRKER 1959).

Eine Hyponatriämie ist ein vieldeutiges Symptom von unterschiedlicher biologischer Bedeutung. Geht die Erniedrigung der Serumnatriumkonzentration mit einem verminderten Körpernatrium einher, dann sprechen wir von einer Mangelhyponatriämie; oft ist sie mit einer Abnahme des gesamten Körperwassers vergesellschaftet (hypotone Dehydratation). — Bei der Verdünnungshyponatriämie ist der extracelluläre Natriumbestand normal, das extracelluläre Flüssigkeitsvolumen und meistens auch das gesamte Körperwasser vermehrt (hypotone Hyperhydratation). — Sind die Wechselbeziehungen zwischen Zellnatriumgehalt und extracellulärer Natriumkonzentration gestört, dann kommt es zur Umverteilung von Natriumionen in den Zellraum. In diesem Falle ist die Serumnatriumkonzentration bei normalem oder sogar erhöhtem Körpernatrium erniedrigt; es besteht definitionsgemäß eine Verteilungshyponatriämie (Schrifttum bei JAHRMÄRKER 1959, JAHRMÄRKER, v. BUBNOFF und RIECKER 1960, 1961).

Für die pathogenetische Deutung der verschiedenen Formen von Hyponatriämie ist die von EDELMAN, LEIBMAN, O'MEARA und BIRKENFELD (1958) an gesunden Personen und Patienten gefundene Korrelation zwischen Serumnatriumkonzentration einerseits und austauschbarem Körpernatrium, austauschbarem Körperkalium und Körperwasser andererseits bedeutungsvoll. Sie läßt sich durch die Beziehung

$$\text{Serumnatriumkonzentration} = (\text{Na}_E + \text{K}_E)/\text{gesamtes Körperwasser}$$

quantitativ formulieren (Abb. 24). Danach führt nicht nur eine Erniedrigung des gesamten Körpernatriums, sondern auch ein erniedrigter Körperkaliumbestand

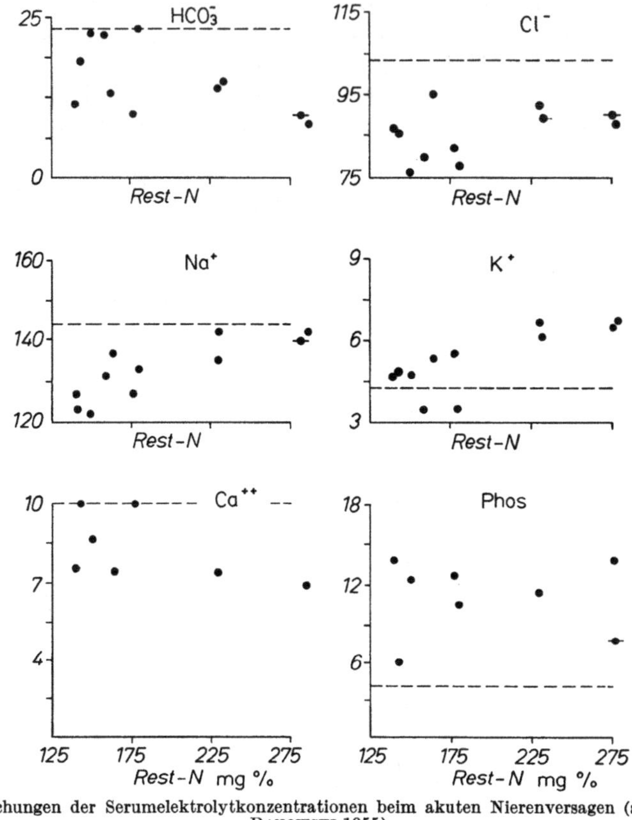

Abb. 39. Abweichungen der Serumelektrolytkonzentrationen beim akuten Nierenversagen (aus ELKINTON und DANOWSKI 1955)

oder eine Vermehrung des gesamten Körperwassers zu einer verminderten Serumnatriumkonzentration. Es ist deswegen nicht zulässig, aus der Tatsache einer verminderten Serumnatriumkonzentration ohne weiteres auf einen allgemeinen Natriummangel zu schließen.

Ein Beispiel für das Zusammenwirken der einzelnen Faktoren gibt die Tabelle 6. Im Verlaufe einer isotonischen Hyperhydratation mit Ödembildung (mit chronischer Glomerulonephritis) verminderte sich die Serumnatriumkonzentration von 144 auf 111,2 mval/l Serumwasser, d.h. nahm um —32,8 mval/l ab; gleichzeitig vermehrte sich das gesamte Körperwasser um 4,5 Liter und das Körpergewicht nahm um 3,5 Liter zu, ohne daß sich der gesamte Natriumbestand des Organismus nennenswert veränderte. Der obengenannte Quotient aus der Summe der Gesamtkationen pro Körperwasser verminderte sich dabei um —30,1. Es handelte sich demzufolge um eine Verdünnungshyponatriämie im Verlaufe der renal bedingten Ödembildung.

Bei Nierenkranken wird eine Hyponatriämie am häufigsten bei Oligurie bzw. Anurie beobachtet (Abb. 39); sie ist gewöhnlich die Folge einer Hyperhydratation infolge unkontrollierter Wasserzufuhr; abzüglich müssen extrarenale Natriumverluste durch Erbrechen, profuse Schweißausbrüche, durch gastrointestinale Drainage oder durch Diarrhoe in Rechnung gestellt werden. (Abb. 13). Außerdem ist noch ein gewisser Betrag von endogen, nämlich aus der Fettverbrennung entstandenem Wasser zu berücksichtigen. Daß in den meisten dieser Fälle der allgemeine Wasserüberschuß mit Verdünnung der Körperflüssigkeiten vorherrscht, beweist das spiegelbildliche Verhalten von Serumnatriumkonzentration und Körpergewicht

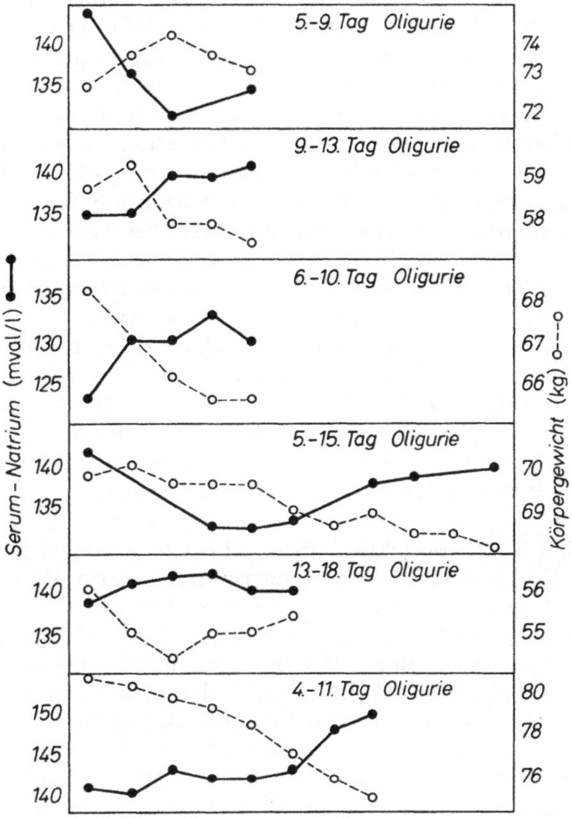

Abb. 40. Meist gegensinnige Veränderungen der Serumnatriumkonzentration und des Körpergewichts bei sechs Verlaufsbeobachtungen von akutem Nierenversagen mit Oligurie und allgemeiner Überwässerung (aus SWAN und MERRILL 1953)

(SWAN und MERRILL 1953, MERRILL 1953), ferner der Rückgang dieser Veränderungen unter Bilanzausgleich nach Flüssigkeitsrestriktion (MERRILL 1962) (Abb. 40).

In der polyurischen Phase des akuten Nierenversagens wird ein Wasserüberschuß zusammen mit der retinierten Natriummenge ausgeschieden, was im Verlaufe von 4—5 Tagen zu einem brüsken Anstieg der vordem verminderten Serumnatriumkonzentration führen kann, gleichzeitig fällt das Körpergewicht kontinuierlich ab (Abb. 40). Der anfängliche Anstieg des Harnstoff-N erklärt sich aus einer zunächst verzögerten Ausscheidung und durch die infolge der Diurese rasch einsetzenden Schrumpfung des extracellulären Flüssigkeitsvolumens.

Unabhängig von der Art des Nierenleidens können chronische sklerosierende Nephropathien eine Hyponatriämie durch vermehrte Natrium- und Chloridausscheidung verursachen. Solange eine normale Kochsalzzufuhr durch die Nahrung gesichert ist und zusätzliche Kochsalzverluste durch Diureticagebrauch oder auf enteralem Wege vermieden werden, bleibt die Natriumbilanz bei den meisten dieser Kranken trotz erhöhter Harnstoff-, Kreatinin- und Harnsäurespiegel noch ausgeglichen und die Serumnatriumkonzentration noch im Normbereich (Platt 1952). Es gibt aber Verlaufsformen von chronischer azotämischer Pyelonephritis, die mit exzessiven Salzverlusten einhergehen und deswegen auch als „salt-losing nephritis" (Thorn, Koepf und Clinton 1944) oder als Diabetes salinus (Fanconi 1937) bezeichnet werden. Auch bei Cystennieren werden vereinzelt Natriummangelzustände beobachtet (Ericson und Svanborg 1956). Die im Verlaufe einer exzessiven Polyurie ausgeschiedenen Natriumchloridmengen können bis zu 20 g pro Tag erreichen (Edel 1961). Die Inulinclearance ist meist herabgesetzt, die Natriumclearance dagegen erhöht. In fünf von Reubi (1960) mitgeteilten Fällen von Salzverlustniere betrugen die tiefsten Serumnatriumkonzentrationen zwischen 125 und 132 mval/l bei Urinvolumina zwischen 500 und 4000 ml/24 Std. Weiteres Schrifttum bei Rosenheim und Ross (1962). Salzzufuhr führt neben einer Zunahme der glomerulären Filtration und der PAH-Clearance zu einem Abfall der Reststickstoffwerte und zu einem Anstieg der verminderten Serumnatriumkonzentration zum Teil als Auswirkung einer verbesserten Kreislaufsituation nach Beseitigung der hypotonen Dehydratation (Merrill 1962).

Es wurde schon vermerkt, daß bei der renalen Ödembildung der Wasserüberschuß gelegentlich vorherrscht und sich daraus eine Verdünnungshyponatriämie entwickeln kann (Tabelle 6) (Edelman, Leibman, O'Meara und Birkenfeld 1958, Körtge 1962, Reubi 1960); die Tendenz zur Hyponatriämie kann unter einer Diureticabehandlung verstärkt in Erscheinung treten (Jahrmärker, v. Bubnoff und Riecker 1961). Weitere Ausführungen siehe Handbuchbeitrag Sarre.

Ferner werden bei Nierenerkrankungen, die mit einem allgemeinen Kaliummangel einhergehen, erniedrigte Serumnatriumkonzentrationen gefunden, und zwar auf Grund der in Abb. 15 wiedergegebenen Beziehung zwischen der Serumnatriumkonzentration und dem Gesamtkaliumbestand des Organismus. Eine gleichlautende Korrelation konnten Muldowney und Williams (1964) auf Grund von Muskelgewebsanalysen in 49 klinischen Fällen nachweisen (Abb. 34). Weitere Daten bei Wyngaarden, Keitel und Isselbacher (1954) (Tabelle 14).

Eine bei der chronischen Niereninsuffizienz erhöhte extracelluläre Wasserstoffionenkonzentration scheint auf den Serumnatriumspiegel keinen entscheidenden Einfluß auszuüben. So betrug die Serumnatriumkonzentration bei 16 Patienten mit metabolischer Acidose und Niereninsuffizienz (chronische Glomerulonephritis, pyelonephritische Schrumpfniere) 130,4 mval/l gegenüber einem Normalwert von 138,7 mval/l (Riecker 1963), bei sechs Patienten mit chronischer Nephritis änderte sich die Plasmanatriumkonzentration nach extrakorporaler Dialyse trotz Anstiegs des Standardbicarbonats von 15,6 auf 21,8 mval/l praktisch nicht (Tabelle 13); dasselbe gilt für weitere 13 Verlaufsbeobachtungen von akutem Nierenversagen (Gessler 1961).

Daß die Serumnatriumkonzentrationen nach therapeutischer Zufuhr von Natriumbicarbonat bzw. Natriumlactat nicht ansteigen, erklärt sich aus einer cellulären Aufnahme von Natriumionen bei der Verschiebung des Milieus zum Alkalischen (Elkinton, Squires und Singer 1951) (s. S. 843). Hierfür sprechen auch die von Gessler (1961) gefundenen Anstiege der Zellnatriumkonzentrationen in Erythrocyten unter der extrakorporalen Hämodialyse. Auf die Wechselbeziehungen zwischen Serumnatriumkonzentration und Zellnatriumgehalt wurde auf S. 840 ausführlich eingegangen.

Unter den hormonell induzierten renalen Salzverlusten mit allgemeinem Salzmangel und Hyponatriämie steht der Morbus Addison an erster Stelle. Von Lipsett und Pearson (1958) liegen sehr genaue Untersuchungsergebnisse über das Verhältnis von Körpernatriumbestand und Serumnatriumkonzentration vor. An sechs adrenalektomierten Patienten wurde unter einer salzarmen Kost eine negative Natriumbilanz zwischen — 241 und — 630 mval beobachtet. Dabei schien sowohl das Ausmaß der allgemeinen Natriumverarmung als auch die Geschwindigkeit ihrer Entstehung die Senkung der Serumnatriumkonzentration zu bestimmen Wie die Abb. 41 erkennen läßt, waren vier von insgesamt sechs untersuchten Patienten bereits zu Beginn der Untersuchungsperiode allgemein natriumverarmt, aber nur die Hälfte davon ließ eine Hyponatriämie erkennen. Besonders bei zwei Fällen war nun eindrucksvoll, daß es nur eines geringen zusätzlichen Natriumverlustes durch natriumarme Kost (— 268 bis — 333 mval) bedurfte, um eine

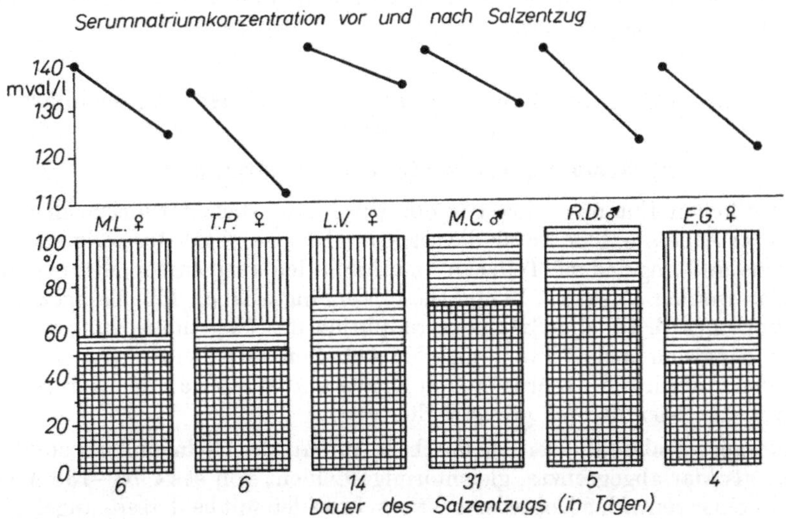

Abb. 41. Auswirkungen eines Natriumentzuges zwischen 4 und 31 Tagen auf den Körperbestand an austauschbarem Natrium und auf die Serumnatriumkonzentration. Untersuchungen an sechs Patienten mit Morbus Addison. Für die Entstehung der Hyponatriämie sind sowohl das Ausmaß als auch die Geschwindigkeit der allgemeinen Natriumverarmung von Bedeutung (aus Lipsett und Pearson 1958)

schwere Hyponatriämie zusammen mit ausgeprägten Symptomen im Sinne eines Natriummangelsyndroms hervorzurufen. In zwei anderen Fällen war die Serumnatriumkonzentration und das klinische Bild trotz eines Gesamtverlustes von — 630 bzw. — 614 mval Natrium nur leichtgradig ausgebildet. Weiteres Schrifttum zum Salzentzugstest bei Harrop, Weinstein, Soffer und Trescher (1933).

Erwähnt sei noch, daß auch die kongenitale Form des adrenogenitalen Syndroms gelegentlich mit ausgeprägten Störungen des Elektrolytstoffwechels, die denjenigen des Morbus Addison ähnlich sind, verbunden sein kann. Ähnlich wie dort werden Hyponatriämie, Hyperkaliämie und eine Verminderung des Standardbicarbonats beobachtet (Wilkins und Lewis 1948).

Enterale Flüssigkeitsverluste fördern Natriummangelzustände; so gehen pro Liter Magensaft (Fundusabschnitt) 35 mval Natrium, 15 mval Kalium und 167 mval Chlorid verloren. Die Natriumkonzentration im Pylorusabschnitt beträgt sogar 160 mval/l, die der Galle 148 mval/l, des Pankreassaftes 141 mval/l, des Jejunums 111 mval/l, des Ileums 117 mval/l und des Coecums 79 mval/l (Lockwood und Randall 1949). Bei Diarrhoen, z.B. bei der urämischen Colitis, können täglich 4—8 Liter Wasser, bis zu 130 mval Natrium, zwischen 30 und 50 mval Kalium und etwa 100 mval Chlorid und 30 mval Bicarbonat verlorengehen (Krück 1964, Mikal 1957, Watten, Morgan, Songkhla, Vanikiati und Philipps 1959).

Daß diuretisch wirkende Substanzen auf dem Wege einer gesteigerten renalen Natriumausscheidung zu einem allgemeinen Natriummangel mit Hyponatriämie führen können, lehrt die tägliche Erfahrung. Bezüglich der Pharmakologie, der klinischen Indikationen und der Nebenwirkungen sei auf die zusammenfassenden Arbeiten von de Stevens (1963), Gaunt (1959), Reubi (1959), Siegenthaler (1960) und Buchborn (1960) sowie auf die betreffenden Stellen in diesem Handbuch hingewiesen. Prinzipiell können unter Diureticaverabreichung folgende Störungen des Elektrolytstoffwechsels entstehen: 1. Eine Hyponatriämie mit Hypochlorämie infolge Salzverlustes, 2. eine hypochlorämische Alkalose infolge eines überwiegenden Chloridverlustes, 3. eine hyperchlorämische Acidose nach Überlastung mit Ammoniumchlorid. 4. eine Hyponatriämie durch überwiegenden Natriumverlust und 5. eine Hypokaliämie mit Alkalose infolge exzessiver Kaliumverluste (Fabre 1960, Jahrmärker, v. Bubnoff und Riecker 1961; Jahrmärker 1959); de Stevens 1963).

4. Die Bedeutung der Zellgrenzflächen für die intra-extracelluläre Elektrolytverteilung

a) Membranpermeabilität und Ionentransport

Der stofflichen Emanzipation von der Umgebung dienen Einrichtungen und Vorgänge der Zellen, welche durch die selektive Permeabilität der Zellmembranen für geladene und ungeladene Teilchen und durch den aktiven Ionentransport bewerkstelligt werden (Netter 1959). Diese Vorgänge haben für die spezifischen Zellfunktionen, z. B. für die Salzsäureproduktion der Magenmucosa, für die Erregungsvorgänge an den Nerven- und Muskelzellen, für die Kontraktilität von Muskelzellen und für die Resorption von Salzen und Wasser an der Darmschleimhaut und in den Nierentubuli große Bedeutung.

Membranpermeabilität. Den chemischen Aufbau der Zellmembran stellt man sich heute als klar abgegrenzte, gleichförmige Schicht von etwa 70—180 Å Dicke vor, die aus einer zentralen Doppelschicht von Lipoiden mit beiderseits angelagerten Proteinen besteht (Fernandez-Moran 1954). Einer der wichtigsten Beweise für die Existenz einer strukturierten Grenzschicht, also einer Zellmembran, ist ihre Darstellung mit dem Elektronenmikroskop, wie sie zuerst von Wolpers (1941, 1956), später von Sjöstrand (1957) durchgeführt wurde.

Diesem Aufbau und dieser Zusammensetzung wird die rasche Durchtrittsgeschwindigkeit lipoidlöslicher Moleküle zugeschrieben (Wilbrandt 1954, Kirschner 1957). Für den Durchgang wasserlöslicher Stoffe und von Wasser selbst muß der Zellmembran die Eigenschaft eines Ultrafilters im Sinne einer Porenwirkung zugeschrieben werden (Ruhland 1924, Paganelli und Solomon 1956). Wir sprechen deshalb von der Lipoid- und Filterhypothese der Permeabilität (Collander und Bärlund 1929, 1933).

An Erythrocyten beträgt die mittlere Zelloberfläche etwa 163 μ^2 (Ponder 1958). Nach Schätzungen aus der Wasserpermeabilität sind etwa 0,01—0,1% dieser Oberfläche von Porenquerschnitten belegt (Paganelli und Solomon 1956). Berücksichtigt man Schwankungen der Membrandicke, so resultiert rechnerisch eine mittlere Porenlänge von 50—500 Å bei einem mittleren Porenradius von 3,5 Å. Diese Schätzungen stimmen mit solchen von Mullins (1956), der einen mittleren Porenradius von 4,2 Å angibt, gut überein. Im Vergleich dazu beträgt der Porenradius an Capillarmembranen rund 31 Å (Pappenheimer 1953). Hieraus erklären sich die geringen Durchtrittsgeschwindigkeiten von Serumalbumin durch Capillarwände und die praktische Undurchlässigkeit der Zellmembranen für Proteine („molecular sieving").

Dagegen ist der Radius des hydratisierten Cl-Ions mit 1,2 Å sehr viel kleiner als der geschätzte mittlere Porenradius (3,5 Å). Selbst wenn man annimmt, daß das Vorhandensein einer Porenwandladung den Porenradius auf elektrostatischem Wege verkleinert, läßt sich die gute Durchgängigkeit des Cl-Ions erklären, insbesondere deswegen, weil der Ladungssinn der Porenwand positiv, also der Ionenladung entgegengesetzt ist (Sollner 1955). Dagegen ist der

Radius des hydratisierten Natriumions mit 2,6 Å ähnlich groß wie derjenige von HCO_3-Ionen, jedoch von positiver Eigenladung.

Lipoidlöslichkeit, mittlerer Ionenradius, Ionenladung und Ionenbeweglichkeit bestimmen also im Zusammenwirken mit der chemischen Struktur der Membran, der Porendimensionen und der elektrischen Porenladung die Diffusion von geladenen und ungeladenen Teilchen, sowie für Wasser zwischen Zelle und Außenflüssigkeit. Zur Gleichgewichtseinstellung diffusibler Ionen an Zellmembranen siehe bei TOSTESON (1955).

Werden zwei Flüssigkeitsphasen, in denen Elektrolyte gelöst sind, durch eine Membran getrennt, dann hängt es von den Durchtrittseigenschaften dieser Grenzflächen für Ionen ab, welche Konzentrationsdifferenzen sich auf beiden Seiten der Membran einstellen. Ist die trennende Membran für alle gelösten Teilchen frei durchgängig, dann streben vorhandene Konzentrationsdifferenzen dem Ausgleich zu. Ist dagegen die Membran für Wasser und für nichtkolloidale geladene Teilchen durchgängig, jedoch für kolloidale Proteine nicht durchlässig, dann stellen sich charakteristische Verteilungsordnungen der diffusiblen Ionen nach Art eines Donnan-Gleichgewichtes ein. Das nichtdiffusible Proteinion ist hier der donnanbestimmende Faktor. Kompliziertere Verhältnisse liegen vor, wenn die betreffende Membran nur für bestimmte Ionenarten gut durchgängig, für andere Ionen und für Proteine undurchlässig ist. Man spricht dann von ionenselektiven Membranen.

Allgemein gesagt, ist das Verteilungsgesetz nach DONNAN dadurch charakterisiert, daß sich das Verhältnis der diffusiblen Kationen zwischen innen und außen reziprok zu denjenigen der diffusiblen Anionen verhält. Nimmt man beispielsweise an, daß Cl-Ionen und K-Ionen die Membran frei passieren, dann gilt:

$$r = \frac{[Cl^-]_i}{[Cl^-]_e} = \frac{[K^+]_e}{[K^+]_i}$$

Dies gilt auch, wenn wir noch weitere, frei diffusible Ionenarten als in Lösung befindlich annehmen:

$$r = \frac{[H^+]_e}{[H^+]_i} = \frac{[K^+]_e}{[K^+]_i} = \frac{[OH^-]_i}{[OH^-]_e} = \sqrt{\frac{[Ca^{++}]_e}{[Ca^{++}]_i}} = \frac{[Cl^-]_i}{[Cl^-]_e}$$

Der Quotient r drückt die Ungleichheit der Konzentrationen der diffusiblen Ionen auf beiden Membranseiten aus. Je höher die Konzentration der impermeablen Proteinmoleküle im Zellinneren ist oder je stärker letztere dissoziieren, desto größer wird die Ungleichheit der Ionenverteilung, d.h. desto kleiner wird der Wert von r. Da sich aber wiederum die Dissoziation der Proteine mit der Wasserstoffionenkonzentration ändert, ist die Ionenverteilung auch pH-abhängig. Mit zunehmender Wasserstoffionenkonzentration wird der anionische Charakter der Proteine schwächer und r nähert sich 1,0. Sinngemäß läßt sich daher auch mit Herabsetzung der Kolloidkonzentration in Körperzellen oder durch Erhöhung der Elektrolytkonzentrationen der Donnan-Effekt verkleinern (sog. Depression des Donnan-Effektes).

Das Verteilungsgesetz besagt weiter, daß bei dialysierunfähigem Anion die Konzentration der diffusiblen Anionen außen höher, bei Kationen innen höher ist als außen. Unter den Normalbedingungen des Lebens liegen die meisten Zellproteine auf der alkalischen Seite des isoelektrischen Punktes, daher sind die Zellproteine einschließlich Hämoglobin negativ geladen (MICHAELIS 1923). Bei Hämoglobin ist noch zu berücksichtigen, daß die Sauerstoffbindung die Eiweißdissoziation des Hämoglobinmoleküls verändert; so bindet reduziertes Hämoglobin 0,5—0,7 mval weniger Alkali pro Molekül-Hb im Vergleich zu Oxy-Hb (VAN SLYKE, WU und MCLEAN 1923).

Aus diesen Überlegungen folgt, daß die Summe der diffusiblen Ionen im Zellinneren höher ist als in der Extracellulärflüssigkeit. Deswegen rufen in der Zellflüssigkeit nicht nur die impermeablen Proteinionen einen kolloidosmotischen Überdruck gegenüber der Außenlösung hervor, sondern außerdem die durch den Donnan-Effekt erhöhte osmotische Konzentration durch freidiffusible Ionen. Dies heißt aber, daß sich das Donnan-System nicht in einem osmotischen Gleichgewicht befindet; auf der Seite des impermeablen Ions, also im Zellinneren, herrscht ständig ein osmotischer Überdruck, der über den Kolloiddruck hinausgeht. Dies erklärt auch, warum Zellen eine theoretisch unendliche Schwellungstendenz entwickeln müssen, wenn der osmotische Gegendruck des aktiven Ionentransportes auf irgendeine Weise vermindert wird (NETTER 1959, LOEB 1922, 1924).

Unter biologischen Bedingungen wird also das Konzentrationsgefälle von Elektrolyten zwischen Zelle und Extracellulärflüssigkeit einmal durch physikalisch-chemische Gesetzmäßigkeiten der Zellmembranen im Sinne einer Donnan-Verteilung und zum anderen durch den energieabhängigen aktiven Ionentransport determiniert.

An so gut wie allen Zellgrenzflächen des Organismus sind außerdem elektrische Potentialdifferenzen wechselnder Größe nachweisbar, die durch die Konzentrationsdifferenzen der diffusiblen Ionen (z.B. von K^+) zwischen Zellflüssigkeit und extracellulärer Flüssigkeitsphase hervorgerufen werden:

$$E = \frac{R\cdot T}{F} \ln \frac{[Cl^-]_i}{[Cl^-]_e} = \frac{R\cdot T}{F} \ln \frac{[K^+]_e}{[K^+]_i} \; *$$

Befindet sich das System im thermodynamischen Gleichgewicht, dann sind die Teilchenbewegungen durch die Grenzschicht in beiden Richtungen gleich groß. Es gilt dann die Beziehung:

$$\frac{M_{\text{in}}}{M_{\text{aus}}} = (c_e \mid c_i) \exp (zFE \mid RT)^*$$

(USSING 1959).

Bei gleichzeitiger Flüssigkeitsströmung durch die Zellmembran werden Teilchen mitgeschleppt, was rechnerisch die obige Flux-Gleichung in folgender Weise modifiziert:

$$\ln\left(\frac{M_{\text{in}}}{M_{\text{aus}}}\right) = \ln \frac{c_e}{c_i} + \frac{zFE}{R\cdot T} + \frac{\Delta w}{D} \int_0^{x^0} \frac{1}{A} \cdot dx^*$$

Die Flux-Analyse der angegebenen Form hat den Vorteil, daß sie sich auch auf Systeme anwenden läßt, die sich nicht in einem thermodynamischen Gleichgewicht befinden. Gehorchen im konkreten Falle die beobachteten Teilchenverschiebungen den in der Flux-Gleichung enthaltenen Größen (intracelluläre und extracelluläre Ionenkonzentration, elektrische Potentialdifferenz), dann beweist dies den passiven, d.h. stoffwechselunabhängigen und nur durch die Gesetze der freien Diffusion bestimmten Ionentransport. Weichen dagegen die Meßwerte von dieser Flux-Gleichung ab, dann deutet dies auf eine Wechselwirkung der transportierten Ionen mit anderen Partikeln (Austauschdiffusion, single file diffusion) oder auf einen aktiven Ionentransport hin.

* R ist die allgemeine Gaskonstante, T die absolute Temperatur, z die Wertigkeit, F die Faraday-Konstante, Δ der Flüssigkeitsstrom pro Oberflächeneinheit, D der freie Diffusionskoeffizient, A der durchströmte Oberflächenanteil, x die Entfernung von der Membranaußengrenze, x^0 die Gesamtdicke der Membran.

b) Aktiver Ionentransport

Die Beteiligung einer stoffwechselbetriebenen Ionenpumpe in der Zellmembran als Ursache der typischen intra-extracellulären Konzentrationsdifferenzen muß immer dann angenommen werden, wenn folgende Kriterien erfüllt sind:

1. Wenn der Ionentransport entgegen dem elektro-chemischen Potential erfolgt,
2. wenn die gewonnenen Meßwerte sich nicht mit den quantitativen Beziehungen der (passiven) Flux-Gleichung (s. oben!) decken,
3. wenn sich eine Identität zwischen transportierten Ionen und gemessenem Membranstrom nachweisen läßt,
4. wenn sich eine Beziehung zwischen Ionentransport und Sauerstoffverbrauch findet und
5. wenn der Ionentransport durch Stoffwechselinhibitoren zu blockieren ist (USSING 1961).

Ionen werden an fast allen Zellgrenzflächen aktiv transportiert. Die am besten untersuchten Substrate sind Nerven-, Muskel- und rote Blutzellen.

Nach Berechnungen von GLYNN (1957) sind an einer Blutzelle etwa 1000 Reaktionsorte, d.h. ein Reaktionsort pro 0,12 μ^2 nachweisbar. An diesen Stellen werden 19,5% der Zellkaliumkonzentration pro Liter Erythrocyten pro Stunde oder 1 Molekül pro Stunde pro 131 Å^2 transportiert (SOLOMON 1952). Der Kaliuminflux an Erythrocyten beträgt $8{,}0 \times 10^{-14}$ mol/cm^2 $\times$ sec = 1,67 mval/l $\times$ Stunde. Die Halbwertszeit des intracellulären Kaliumaustausches wird mit 35,5 Std angegeben. Im Vergleich dazu beträgt der Natriuminflux $1{,}5 \times 10^{-13}$ mol/cm^2 $\times$ sec, woraus sich 3,08 mval/l $\times$ Std oder 1 Molekül/Std/71 Å^2 errechnen lassen. Bei einem Gesamtenergieverbrauch des Erythrocyten von 110 Kalorien/mol/l/Std werden nur 8,8 Kalorien/mol/l/Std für den Kationentransport aufgewendet (SOLOMON 1952).

Es gibt experimentelle Hinweise dafür, daß zumindest an Nervenzellen und Erythrocyten der aktive Natriumefflux und der aktive Kaliuminflux miteinander gekoppelt sind. So vermindert sich der Natriumefflux, wenn man die extracelluläre Kaliumkonzentration senkt (HODGKIN und KEYNES 1955, HARRIS und MAIZELS 1951). An Erythrocyten führt erst eine Verminderung der extracellulären Kaliumkonzentration unter 1,0 mval/l zu einer Hemmung des Natriumtransportes (SOLOMON 1952). Ähnliche Befunde wurden an Nierentubuluszellen von CORT und KLEINZELLER (1956) erhoben. Befunde an Muskelzellen siehe bei KEYNES (1954).

An Muskelzellen werden etwa 1,6% des Zellkaliums pro min ausgetauscht, was einem Kaliuminflux von 0,89 μmol/g Feuchtgewicht/min entspricht; an diesem Austausch ist der gesamte Zellkaliumbestand beteiligt (CALKINS, TAYLOR und HASTINGS 1954). Berechnet man die elektrochemischen Aktivitäten von Kaliumionen bei einem normalen Membranpotential von -70 mV, dann findet man eine elektrochemische Aktivität von K_i, die der von K_e gleich ist, während die elektrochemische Aktivität von Na_e zehnmal größer ist als diejenige von Na_i. Daraus folgt, daß Natrium an Muskelzellen aktiv transportiert wird, Kalium sich mindestens rechnerisch wie ein passiv transportiertes Kation verhält, ferner, daß bei Stoffwechselhemmung durch Unterkühlung von Muskelfasern der Kaliuminflux nicht unmittelbar zum Stehen kommt, was gleichfalls gegen eine „Kaliumpumpe“ spricht (CALKINS, TAYLOR und HASTINGS 1954).

Am Froschmuskel verbraucht der Nettoausstoß von 4 Natriumionen etwa 1 Sauerstoffmolekül (CONWAY, KERNAM und ZADUNAISKY 1961). Stellt man in Rechnung, daß pro Sauerstoffmolekül sechs Phosphatbindungen aufgebaut werden, dann bedeutet dies ein Verhältnis von Na/$\sim$P von 0,67 (Werte am Froschmuskel; KEYNES 1954). Ähnliche Werte (0,7) wurden an Riesenaxonen errechnet (CALDWELL, HODGKIN, KEYNES und SHAW 1960). Die energiereichen Phosphate, in erster Linie die Adenosintriphosphorsäure, sind als die unmittelbaren Energielieferanten des ionalen Transportprozesses anzusehen. Demzufolge führt die Hemmung der oxydativen Phosphorylierung durch 2,4-Dinitrophenol unmittelbar zu einer Blockierung des Ionentransportes. Umgekehrt läßt sich eine Cyanidvergiftung durch intracelluläre Injektion von ATP wieder aufheben. Hingegen bleibt eine extracelluläre Erhöhung der ATP-Konzentration ohne Einfluß (Abb. 42) (CALDWELL, HODGKIN, KEYNES und SHAW 1960).

Die Spaltung von ATP erfolgt durch eine Membran-ATPase, die SKOU (1957) in Krebsnerven, DUNHAM und GLYNN (1961) sowie POST, MERRIT, KINSOLVING und ALBRIGHT (1960) im Erythrocyten nachweisen konnten. Dieses Enzym wird durch Magnesium aktiviert und durch Herzglykoside gehemmt. Die Energieübertragung aus der Spaltung von ATP erfolgt nach der Brutto-Reaktionsgleichung:

$$\text{ATP} = \text{ADP} + \text{anorganisches Phosphat}$$

und zwar über Zwischenstufen, wobei Membranbestandteile gleichzeitig als Reaktionspartner *und* Ionenträger funktionieren. Über die Reaktionskinetik und

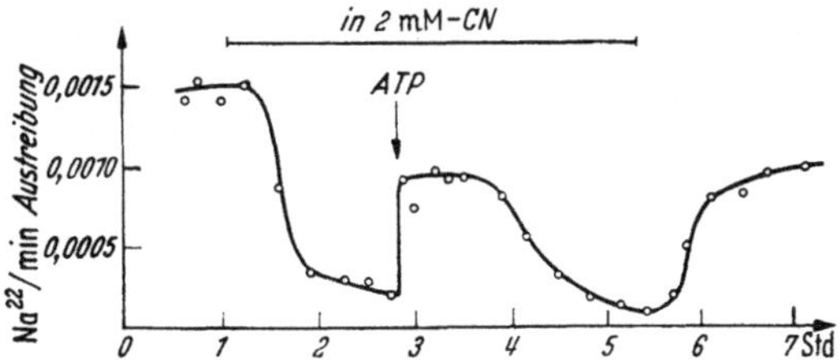

Abb. 42. Reaktivierung des Natrium-Auswärtsstroms durch die Membran von Riesennervenfasern nach Hemmung durch 2 mM Cyanid durch intracelluläre Injektion von ATP (nach CALDWELL, HODGKIN, KEYNES u. SHAW 1960)

die chemische Natur des Trägermoleküls haben POST (1962) sowie HOKIN und HOKIN (1960) spezielle Vorstellungen entwickelt, die in einer Übersicht von WILBRANDT (1963) und von SKOU 1965) synoptisch niedergelegt sind. Weitere Daten zur Carrier-Hypothese siehe bei NETTER (1961).

Außerdem beeinflussen Hormone, in erster Linie die Mineralocorticoide, unter ihnen vor allem das Aldosteron, den aktiven Ionentransport. Es führt auch beim gesunden Menschen zu einer renalen Natriumretention und gleichzeitig zu einer vermehrten Ausscheidung von Kalium- und Wasserstoffionen. Nach den tierexperimentellen Untersuchungen sind als Angriffsort dieser renalen Aldosteronwirkung die distalen Tubuluszellen (WINDHAGER und GIEBISCH 1961) und die Sammelrohrabschnitte (HILGER, KLÜMPER und ULLRICH 1958) anzusehen. In einer eindrucksvollen experimentellen Untersuchung hat CRABBE (1963) die Stimulierung des aktiven Natriumtransports durch Aldosteron an der Schleimhaut der Krötenblase im Ussing-Modell beweisen können. Hierdurch werden auch frühere Befunde von WILLIAMS und ANGERER (1959) erklärt, die am adrenalektomierten Frosch ein erniedrigtes Membranpotential und nach Injektion eines Nebennierenrindenextraktes eine Erhöhung desselben fanden. Die erwähnte Aldosteronwirkung läßt sich, wie CRABBE (1963) gleichfalls zeigen konnte, durch Spirolacton und Progesteron hemmen. Auch andere Zellsysteme scheinen aldosteronempfindlich zu sein. So fanden LOSERT, SENFT und SENFT (1964) eine Aktivierung des Natriumtransportes an Muskelzellen und Erythrocyten, MOLL und KOCZOREK (1962) eine solche am Magendarmtrakt, die gleichfalls durch Aldosteron-Antagonisten zu blockieren war. Weitere umfangreiche Untersuchungen dieser Art wurden von DULCE und GÜNTHER (1960) durchgeführt. Bezüglich der experimentellen Grundlagen des aktiven Ionentransports sei auf die umfassende Darstellung von USSING, KRUHØFFER, HESS-THAYSEN und THORN (1960) verwiesen.

Da der aktive Ionentransport durch Zellmembranen seine Energie aus dem Abbau energiereicher Phosphate empfängt, wirkt sich eine Senkung der Blutzuckerkonzentration, eine Senkung der Milieutemperatur, die Einwirkung von Stoffwechseltoxinen (z. B. bei Urämie) in einer Hemmung des aktiven Kationentransportes aus. Herzglykoside hemmen gleichfalls die Transportsysteme in Zellmembranen und zwar durch direkte Blockierung der Carrier-Komplexe (WILBRANDT 1937, SCHATZMANN 1954). Dabei ist bemerkenswert, daß der Glykosideffekt weder die Glykolyse (SCHATZMANN 1954) noch die ATP-Bildung (WHITTAM 1957) affiziert.

Eine Hemmung des aktiven Kationentransports durch eine der oben erwähnten Substanzen bzw. Maßnahmen führt zu einer Verminderung der intra-extracellu-

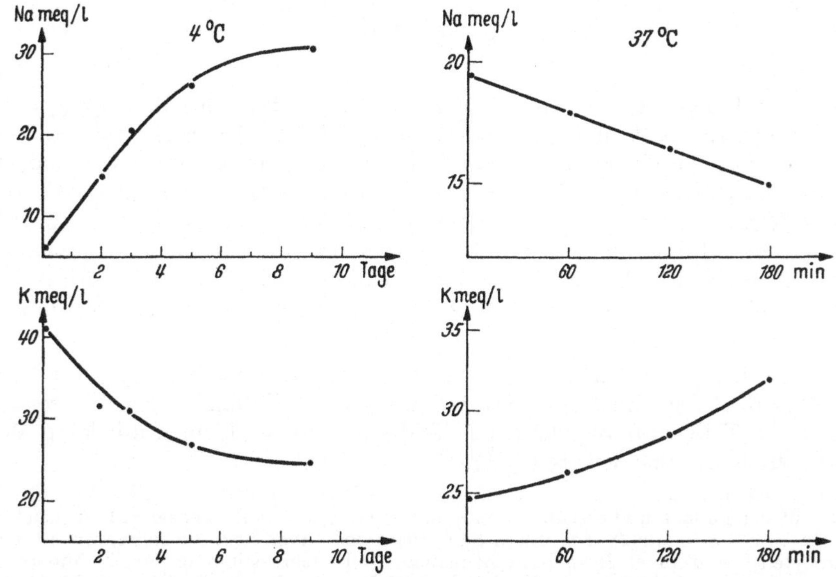

Abb. 43. Kalium- und Natriumverschiebungen durch die Membran menschlicher Erythrocyten bei 4° C (Stoffwechselreaktionen verschwindend langsam) und bei 37° C (Stoffwechsel aktiv). Ordinate: Kationengehalt der Zellen. Abszisse: Zeit. Bei 4° erfolgen die Verschiebungen entlang dem Gradienten, bei 37° entgegen dem Gradienten (die Natriumkonzentration ist außerhalb der Zelle, die Kaliumkonzentration innerhalb der Zelle höher; aus WILBRANDT 1963)

lären Konzentrationsdifferenzen; die Zellkaliumkonzentration nimmt dann ab und der Zellnatriumgehalt nimmt zu, die Zelle schwillt.

Der rückläufige Vorgang, nämlich die Wiederaufrichtung der intra-extracellulären Konzentrationsdifferenzen von Natrium und Kalium läßt sich während Aufwärmung vorher unterkühlter Zellen beobachten. In der Wärme steigt die während der Unterkühlung verminderte Zellkaliumkonzentration wieder an, um nach Stunden einen Grenzwert zu erreichen (Abb. 43). Solange die intracelluläre Kaliumkonzentration noch ansteigt, ist der Kaliuminflux größer als der Kaliumefflux. Die Differenz beider Vorgänge wird als Nettoflux bezeichnet.

WILBRANDT (1963) fand einen Kaliumnettoflux in 3 Std von + 7,5 mÄqu/l und in derselben Zeit einen Nettoefflux von Natrium von − 4 mval/l an roten Blutzellen. Allerdings schwanken die diesbezüglichen Zahlenwerte im Schrifttum beträchtlich, was sich durch die unterschiedlichen experimentellen Milieubedingungen (gewaschene Erythrocyten, Glucosesubstitution, Zusatz von Adenosin) hinreichend erklärt. Einzelheiten siehe bei BLOSTEIN, RUBINSTEIN und DENSTEDT (1961).

Auf die Einwirkung abnormer extracellulärer Ionenkonzentrationen auf die Membranpermeabilität und auf den aktiven Ionentransport wurde bereits hingewiesen. Danach vermindert sich der Natriumefflux an Nervenzellen und Erythrocyten, wenn man die extracelluläre Kaliumkonzentration senkt (HODGKIN und KEYNES 1955, HARRIS und MAIZELS 1951). An Erythrocyten führt erst eine Verminderung der extracellulären Kaliumkonzentration unter 1,0 mval/l zu einer Hemmung des aktiven Natriumtransportes (SOLOMON 1952). Der Kaliumtransport steht mit den jeweiligen Kaliumkonzentrationen in einer engen funktionellen Verknüpfung. So erhöht sich der Kaliuminflux von roten Blutzellen bei einer Erhöhung der extracellulären Kaliumkonzentration nach folgender Beziehung

$$i_{M_K} = 1{,}9 + 0{,}017\,[\mathrm{K}]_e.$$

Andererseits ist der Kaliumefflux eine Funktion der intracellulären Kaliumkonzentration

$$e_{M_K} = 0{,}014\,[\mathrm{K}]_i$$

(TOSTESON 1955).

Diesen Beziehungen ist zu entnehmen, daß auch klinische Bedingungen den aktiven Ionentransport an den Zellmembranen des Organismus tiefgreifend beeinflussen, wenn sie mit einer Senkung der Körpertemperatur, mit einer verminderten Glucosekonzentration in der Extracellulärflüssigkeit oder mit veränderten Serumelektrolytkonzentrationen vergesellschaftet sind oder auf dem Wege hormoneller bzw. toxischer Einwirkungen auf die Zellsysteme die Transportvorgänge verändern. Auch eine erhöhte Wasserstoffionenkonzentration im Verlaufe einer respiratorischen oder metabolischen Acidose verlangsamt den Nettokaliumfluß durch Zellmembranen (RIECKER und HIDDING 1964).

Zur Erklärung der durch eine Acidose bedingten Verlangsamung des Nettokaliumflux liegt die Annahme eines Abtausches von Kalium- gegen Wasserstoffionen an der Zellmembran sehr nahe. Beides sind Ionen kleinen mittleren Moleküldurchmessers (kleiner als 1,3 Å).

Das Verhältnis von cellulärer Aufnahme von Wasserstoffionen zu cellulärem Kaliumverlust läßt sich annähernd berechnen, wenn man die celluläre Pufferkapazität berücksichtigt. Nach den von BOLTE (1962) ermittelten Säuretitrationskurven liegt die Pufferkapazität von Erythrocyten bei 95 mval H^+/pH-E/l Zellmasse. Bei einer Säuerung des Zellinnern um 0,16 E müssen also rund 15,2 mval H^+ in 1 Liter Zellraum gelangt sein. Dieser Zahl steht ein mittlerer Zellkaliumverlust von 7,8 mval/l gegenüber. Das Verhältnis $H^+_{\text{ein}}/K^+_{\text{aus}}$ beträgt demnach rund 2,0. Dies bedeutet, daß fast doppelt soviel Wasserstoffionen einwandern als Kaliumionen auswandern.

In den vorausgegangenen Kapiteln wurde schon mehrfach darauf hingewiesen, daß eine metabolische Acidose die celluläre Kationenkonzentration vermindert. Als Erklärung hierfür sind verschiedene Mechanismen verantwortlich zu machen: Einmal die bei Acidose gleichfalls erhöhte intracelluläre Wasserstoffionenkonzentration mit Verminderung des Dissoziationsgrades der Zellproteine, ferner ein Abtausch von extracellulären Wasserstoffionen gegen intracelluläre Kalium- bezw. Natriumionen mit der Folge eines verminderten Ionenstroms durch die Zellmembran und außerdem noch die Beeinflussung des aktiven Ionentransports durch die nunmehr veränderten Elektrolytkonzentrationen in der Zelle und in der extracellulären Flüssigkeitsphase. Darüber hinaus ist noch zu berücksichtigen, daß abnorme extracelluläre Elektrolytkonzentrationen nicht nur den aktiven Ionentransport, sondern auch die Membranpermeabilität selbst beeinflussen (WILBRANDT 1960).

Es ist daher nicht verwunderlich, daß die bei chronischer Niereninsuffizienz, renalbedingten allgemeinen Elektrolytstoffwechselstörungen, bei chronischer Herz-Kreislaufinsuffizienz, bei Hungerzuständen und chronischen konsumierenden Prozessen beobachteten abnormen Zellelektrolytkonzentrationen mit einem geschädigten Transportsystem in den Zellmembranen einhergehen. Bei diesen Krankheitszuständen konnte RIECKER (1963) eine Verminderung des Kalium- und Natriumtransportes an roten Blutzellen als Ursache der gleichzeitig bestehenden Verteilungshyponatriämie und Verteilungshyperkaliämie nachweisen. Gestörter Ionentransport, abnorme celluläre und extracelluläre Elektrolytkonzentrationen und, wie weiter unten gezeigt wird, veränderte Membranpotentiale sind als die wichtigsten pathogenetischen Glieder für die in der Klinik zu beobachtenden cellulären Funktionsausfälle zu betrachten.

c) Grenzflächenpotentiale

Physikalisch-chemisch betrachtet, verdankt die intra-extracelluläre Potentialdifferenz, die an fast allen Körperzellen gefunden wird, ihre Entstehung den unterschiedlichen Elektrolytkonzentrationen auf beiden Seiten der Zellmembran und den elektrostatischen Eigenschaften der Membranstruktur.

Unter der Voraussetzung konstanter Ionenbeweglichkeit und eines linearen Potentialgefälles in der Zellmembran hat GOLDMAN (1944) die einzelnen Faktoren, die das Membranpotential determinieren, quantitativ zueinander in Beziehung gebracht. HODGKIN und KATZ (1949) modifizierten diese Goldman-Gleichung für die biologisch am häufigsten beteiligten monovalenten Ionen

$$E = \frac{R \cdot T}{F} \ln \frac{P_{\mathrm{Cl}}[\mathrm{Cl}]_e + P_{\mathrm{Na}}[\mathrm{Na}]_i + P_{\mathrm{K}}[\mathrm{K}]_i + \dots}{P_{\mathrm{Cl}}[\mathrm{Cl}]_i + P_{\mathrm{Na}}[\mathrm{Na}]_e + P_{\mathrm{K}}[\mathrm{K}]_e + \dots},$$

wobei E die intra-extracelluläre Potentialdifferenz, also das Membranpotential, R die allgemeine Gaskonstante, T die absolute Temperatur, F die Faraday-Konstante, P_{Cl}, P_{Na} und P_{K} die Permeabilitäten für Cl, Na und K und die mit den Indices i und e versehenen Klammern die intra- bzw. extracellulären Ionenkonzentrationen bedeuten.

Die ersten Messungen des Membranruhepotentials mit Hilfe intracellulär gelegener Elektroden wurden an den Riesennervenfasern des Tintenfisches (0,55 mm Durchmesser) von HODGKIN und HUXLEY (1945) und von CURTIS und COLE (1942) durchgeführt. Seitdem es möglich ist, Mikroelektroden mit einem extrem kleinen Spitzendurchmesser herzustellen (LING und GERARD 1949) ist die Punktion von Zellen mit einem Durchmesser von etwa 10—180 μ eine von den Physiologen routinemäßig geübte Methode.

LING und GERARD (1949) fanden bei Einzelfaserpunktionen am M. sartorius des Frosches in vitro ein mittleres Ruhepotential von 84,5 $\pm$ 3,2 mV. Am gleichen Substrat ergaben Messungen von NASTUK und HODGKIN (1950) in vitro ein mittleres Ruhepotential von 88 $\pm$ 1 mV und ein mittleres Aktionspotential von 119 $\pm$ 1 mV.

In derselben Größenordnung liegen die Meßwerte von Warmblüterzellen. So fanden TRAUTWEIN, ZINK und KAYSER (1953) am Skeletmuskel des Meerschweinchens ein Ruhepotential von 84,5 $\pm$ 0,42 mV und am Skeletmuskel der Katze ein solches von 79,5 $\pm$ 0,42 mV. Weiteres tierexperimentelles Zahlenmaterial siehe bei WEIDMANN (1956).

Menschliche quergestreifte Muskelzellen wurden bisher nur vereinzelt punktiert, so von CREUTZFELDT (1962) an einer Versuchsperson am M. vastus medialis und an fünf Patienten mit episodischer Adynamie. Ferner führte NORRIS (1962) am M. tibialis anterior und am M. extensor digitorum Messungen des Membranpotentials einzelner Zellen durch, ferner JOHNS (1960) an der unteren Extremität und SHY, WANKO, ROWLEY und ENGEL (1961) an einem nicht näher bezeichneten Muskel. Das Vorgehen der genannten Autoren lehnt sich weitgehend an die tierexperimentelle Methode an, wo unter operativer Freilegung der Muskelpartie die Mikroelektrode unter Sichtkontrolle vorgeschoben wird. Neuerdings entwickelte Beranek (1961) und unabhängig davon Riecker, Bolte und v. Bubnoff (1963) ein Punktionsverfahren, die an Menschen ohne chirurgischem Eingriff Messungen des Membranpotentials einzelner quergestreifter Muskelzellen gestatten.

Normalwerte beim Menschen. Bei der von Creutzfeldt (1962) untersuchten Normalperson wurde ein mittleres Membranpotential von 87,4 ± 8,9 mV gemessen. Bolte, Riecker und Röhl (1963) ermittelten an 19 gesunden Personen am Unterarm ein mittleres Ruhepotential der Skeletmuskelzelle von 87,2±5,2 mV. (Abb. 45)

Membranpotential und Kaliumkonzentration. An Vorhoffasern des Hundes konnten Trautwein und Dudel (1958) und am Froschsartorius Hodgkin und Horowicz (1959) eine weitgehende Abhängigkeit des Ruhepotentials von der intra-extracellulären Kaliumdifferenz, die weitgehend der quantitativen Beziehung gehorcht, wie sie die Nernstsche Gleichung ausdrückt, nachweisen:

$$E = \frac{R \cdot T}{F} \ln \frac{[K]_i}{[K]_e}\,;\; E = E_K\,.$$

Gröbere Abweichungen vom theoretischen Kaliumpotential E_K ergaben sich aber bei beiden Autoren im Bereich niedriger extracellulärer Kaliumkonzentrationen (< 10 mmol/l). Hodgkin und Horowicz (1959) kommen zu dem Schluß, daß diese Differenz durch eine zusätzliche Permeabilität für Natriumionen zu erklären ist. Modifiziert man die Nernstsche Gleichung im Sinne einer am Ruhepotential beteiligten Natriumpermeabilität und setzt $\alpha_{Na} = 0{,}01$ ein, dann kommt man den biologischen Potentialwerten erstaunlich nahe. Dabei kann bei dem vergleichsweise hohen Wert von $(K)_i$ der Wert $(Na)_i$ vernachlässigt werden. Für menschliche Muskelfasern sind die ionalen Permeabilitätsverhältnisse so gut wie unbekannt. Bolte, Riecker und Röhl (1963) errechneten unter Zugrundelegung der an-

Tabelle 15. *Errechnung von cellulären Kaliumkonzentrationen unter Zugrundelegung der Nernstschen Gleichung* (aus Bolte, Riecker und Röhl 1963)

Name	Membran-ruhepotential	K_e	Na_e	$\alpha\ Na_e$ $\alpha = 0{,}01$	K_i
L. A.	90,1±4,43	4,18	138	1,38	162,8
K. L.	88,6±0,31	3,80	135	1,35	142,0
D. R.	86,4±6,43	4,15	144	1,44	141,8

gegebenen Gleichung und der gemessenen Ruhepotentiale bzw. Plasmakalium- und -natriumkonzentrationen die intracellulären Kaliumkonzentrationen. Die Ergebnisse sind in der Tabelle 15 aufgeführt. Sie stimmen recht gut mit den in der Literatur angegebenen flammenphotometrischen Meßwerten der intracellulären Kaliumkonzentration überein (s. S. 838). Die von den genannten Autoren errechneten Werte liegen zwischen 142 und 163 mval/l Zellwasser, vorausgesetzt, daß der Aktivitätskoeffizient 1,0 und damit die chemische Konzentration der Ionenaktivität gleichgesetzt werden kann.

Prinzipiell ähnliche Verhältnisse finden sich an anderen Zellen, z. B. am Herzmuskel, wo gleichfalls das Membranpotential von dem Quotienten K_i/K_e oder bei gleichbleibender Zellkaliumkonzentration von der extracellulären Kaliumkonzentration abhängt. Weiteres Schrifttum siehe bei Muralt (1958), Reichel (1960), Ussing, Kruhøffer, Hess-Thaysen und Thorn (1960).

Nach der Ionentheorie der Erregung (HODGKIN und HUXLEY 1952) liegen den Änderungen des Membranpotentials im Zustand der Erregung Änderungen der Permeabilität der Ionen zugrunde. Beim Erregungsanstieg nimmt der Membranwiderstand infolge gesteigerter Leitfähigkeit für Natriumionen ab. Die Steilheit des Erregungsanstiegs des Aktionspotentials (dV/dt) ist dem Natriumeinstrom bei Beginn der Erregung proportional. Auch die Größe des Aktionspotentialüberschusses, die normalerweise etwa 25 mV beträgt, ist eine Funktion des Natriumtransportsystems. Diese Erregungsvorgänge werden durch das jeweils herrschende Membranruhepotential und damit auch durch die extracelluläre Kaliumkonzentration entscheidend beeinflußt.

Hypokaliämie und Membranpotential. Eine pathologische Erniedrigung der extracellulären Kaliumkonzentration wird meist von charakteristischen klinischen Symptomen verschiedenster Organe (Muskelschwäche, Somnolenz, Reflexverluste, Herzinsuffizienz, herabgesetzte Darmmotilität, Polyurie, gesteigerte Digitalisempfindlichkeit, Veränderungen im Elektrokardiogramm) begleitet. Einzelheiten

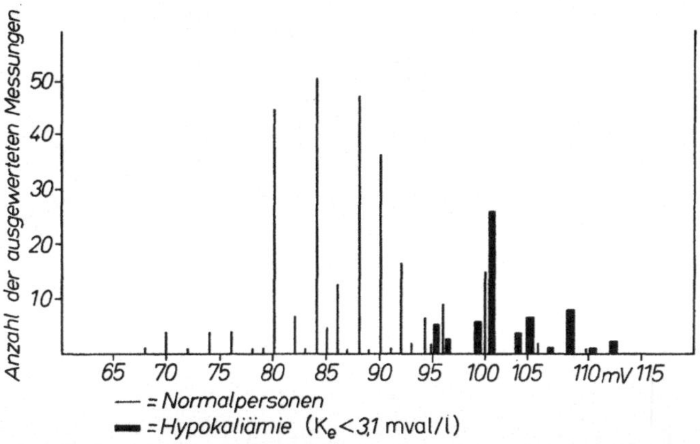

Abb. 44. Membranruhepotential von menschlichen Skeletmuskelzellen. Verteilung der Potentialwerte von 200 Zellpunktionen gesunder Personen (dünne Säulen) und von 67 Messungen bei Patienten mit Hypokaliämie und chronischem Kaliummangel (dicke Säulen). Die Werte des pathologischen Kollektivs liegen signifikant höher im Vergleich zu Normalpersonen ($p < 0{,}001$; aus RIECKER, BOLTE und RÖHL 1964)

s. S. 881. Dabei besteht zwischen dem Grade der Hypokaliämie und der klinischen Symptomatologie häufig keine sehr enge Korrelation (DREIFUS und PICK 1956). Die Ursache dieser Funktionsausfälle muß in Abnormitäten der die intra-extracelluläre Ionenverteilung regulierenden Membranprozesse gesucht werden.

Messungen des muskelcellulären Membranpotentials bei klinischer Hypokaliämie wurden in jüngster Zeit erstmals von RIECKER, BOLTE und RÖHL (1964) durchgeführt. Die Serumkaliumkonzentration lag bei fünf Patienten niedriger als 3,1 mval/l, der niedrigste Wert betrug 2,3 mval/l. Bei allen untersuchten Patienten war ein Kaliummangel die Ursache der Hypokaliämie, davon bei drei Patienten durch länger dauerndes Erbrechen (Hyperemesis gravidarum, chronische Nephritis, Entleerungsstörung des Magens), bei einem Patienten durch chronische Diarrhoe und bei dem fünften Patienten nach diuretischer Therapie entstanden.

Gewonnen wurden von den genannten Autoren 67 Meßwerte mit einem durchschnittlichen Membranpotential von 102 ± 2 mV. Als Vergleich dienten 19 gesunde Versuchspersonen, bei denen 200 Messungen vorgenommen und bei denen ein mittleres Membranpotential von $87{,}2 \pm 5{,}2$ mV ermittelt wurde. Das mittlere Membranruhepotential lag also bei den Patienten mit allgemeinem Kaliummangel um 15 mV höher im Vergleich zur normalen Gruppe. Dieser Unterschied ist statistisch signifikant und erlaubt die Aussage, daß das Kaliummangelsyndrom mit Hypokaliämie mit einer Erhöhung des Membranruhepotentials der Muskelzellen vergesellschaftet ist (Abb. 44). Die gewonnenen Meßwerte liegen dabei zwischen der theoretischen Beziehung entsprechend der Nernstschen Gleichung und der an Warmblütern (Rattenzwerchfell in vitro) empirisch gewonnenen Beziehungen zwischen extracellulärer Kaliumkonzentration und Membranpotential (Abb. 45).

Man muß aus diesen Befunden schließen, daß ein chronischer Kaliummangel mit verminderter extra- und intracellulärer Kaliumkonzentration auf die physiologisch bedeutungsvolle Verknüpfung von Ionentransport, Ionenkonzentration und Leitfähigkeit der Zellmembran einwirkt, woraus Abweichungen des Membranpotentials resultieren. Hierfür gibt es außerdem zahlreiche experimentelle Hinweise.

So führt eine erniedrigte extracelluläre Kaliumkonzentration außer einem Verlust an Zellkalium zu einem Anstieg der intracellulären Natriumkonzentration (HEPPEL 1939, MILLER

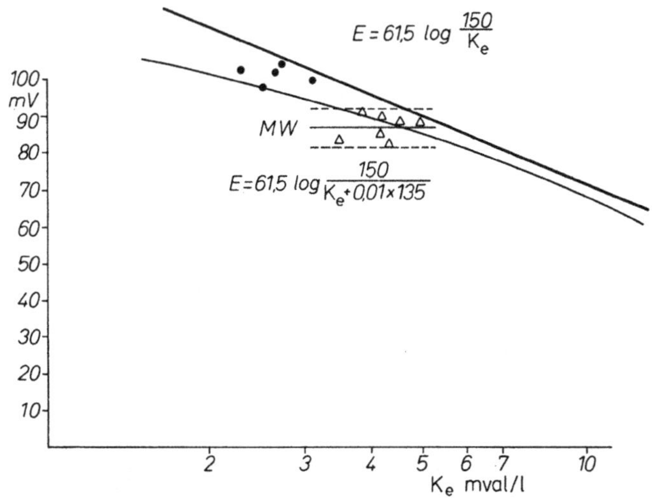

Abb. 45. Beziehungen zwischen Membranruhepotential einzelner Skeletmuskelzellen und extracellulärer Kaliumkonzentration bei gesunden Personen (▵) und bei Patienten mit Hypokaliämie und chronischem Kaliummangel (•). Die obere durchgezogene Linie entspricht der physiologischen Beziehung, wie sie sich aus der Nernst-Gleichung errechnet, die untere Linie entspricht empirisch ermittelten Meßwerten an isolierten Skeletmuskelzellen von Warmblütern. Die Veränderungen des Membranruhepotentials im chronischen Kaliummangel erklären sich demzufolge weitgehend aus der Verminderung der extracellulären Kaliumkonzentration (aus RIECKER, BOLTE und RÖHL 1964)

und DARROW 1940; siehe ferner S. 867) und zu einer Hemmung des aktiven Natriumtransportes (KEYNES 1954 am Froschmuskel; CONWAY 1960). Ferner nimmt der spezifische Membranwiderstand zu und die Permeabilität für Natrium- und Kaliumionen ab (JENERICK 1953 am Froschmuskel).

Man kann aus diesen experimentellen Daten folgern, daß die bei hypokaliämischen Patienten gefundene Hyperpolarisation der Muskelzellmembran in erster Linie durch die Erhöhung des intra-extracellulären Konzentrationsgefälles von Kalium (K_i/K_e) hervorgerufen wird. Als weitere, wenngleich nicht entscheidende Komponente ist eine verminderte Natriumpermeabilität der Zellmembran ($\alpha_{Na} < 0{,}001$) in Betracht zu ziehen.

Die klinische Bedeutung dieser Membranhyperpolarisation liegt in der Tatsache, daß die elektrische Erregbarkeit von Muskelfasern durch Änderungen des Membranpotentials beeinflußt wird. Mit zunehmendem Ruhepotential nimmt die Schwellenspannung der Fasern zu (REICHEL 1960). Nach Untersuchungen von JENERICK und GERARD (1953) am Frosch-Sartorius nimmt die Schwellenspannung quergestreifter Muskeln bei Hyperpolarisation auf 100 mV auf das Doppelte des physiologischen Wertes zu. In der Störung dieser Funktion kann man eine Erklärung für Muskelschwäche und -lähmung beim Kaliummangelsyndrom vermuten.

Auch die charakteristischen EKG-Veränderungen und Herzrhythmusstörungen werden wahrscheinlich durch derartige Abnormitäten an den Zellgrenzflächen verursacht (HOLZMANN 1957, KLÜTSCH 1965). Ähnlich den Verhältnissen an Skeletmuskelfasern ist auch das Membranruhepotential von Herzmuskelfasern (z.B. Purkinjefasern) dem Logarithmus des Quotienten aus intra- und extracellulärer Kaliumkonzentration proportional. Bei Erniedrigung der extracellulären Kaliumkonzentration steigt das Membranruhepotential entsprechend der Nernstschen Beziehung zunächst an, fällt aber bei weiterer Verminderung der Kaliumkonzentration steil ab. Dagegen bleiben Anstiegssteilheit und Überschuß des Aktionspotentials konstant, wenn das Ruhepotential mehr als 90 mV beträgt; das Natriumtransportsystem ist dann voll aktiviert und der Natriumeinwärtsstrom hat, wenn eine Erregung eingetreten ist, sein Maximum erreicht. Im Zustande der Hyperpolarisation wird im Vergleich zum Normalen eine stärkere Spannung benötigt, um den zur Auslösung der Erregung nötigen kritischen Wert des Membranpotentials, der während der elektrischen Diastole etwa bei 68 mV liegt, zu erreichen (WEIDMANN 1956; TRAUTWEIN 1961).

Im Gegensatz zu den Myokardfasern ist das Membranruhepotential von Schrittmacherzellen (z.B. Sinusknoten) schon unter physiologischen Umständen inkonstant: In der Diastole sinkt das Membranruhepotential kontinuierlich ab, deswegen spricht man von der diastolischen Depolarisation (GOLDENBERG und ROTHBERGER 1935). Gelangt das Membranpotential im Verlaufe der diastolischen Depolarisation in den Bereich des labilen Gleichgewichts, der zwischen 60 und 70 mV liegt, dann erfolgt die Auslösung des Aktionspotentials. Auf diese Weise wird eine regelmäßige Herzfrequenz garantiert. Die Herzfrequenz hängt im wesentlichen von drei Faktoren ab:

1. Vom Wert der Schwellendepolarisation,
2. von der Steilheit der diastolischen Depolarisation und
3. vom Maximalwert des Membranpotentials zu Beginn der Diastole.

So verschiebt eine vierfache Erhöhung der extracellulären Calciumkonzentration das Schwellenpotential um 8 mV in Richtung Depolarisation, die Herzfrequenz wird langsamer (WEIDMANN 1956). Temperaturänderungen wirken sich fast ausschließlich auf die Steilheit der diastolischen Depolarisation aus, deswegen geht mit steigender Temperatur die diastolische Depolarisation schneller vor sich und die Herzfrequenz steigt demzufolge an, und umgekehrt. Das Schwellenpotential bleibt dabei weitgehend konstant (TRAUTWEIN, GOTTSTEIN und FEDERSCHMIDT 1953, CORABOEUF und WEIDMANN 1954). Die Herznerven beeinflussen die Schlagfrequenz auf eine ähnliche Weise (HUTTER und TRAUTWEIN 1955).

Bei einer Senkung der extracellulären Kaliumkonzentration nimmt, ähnlich wie bei den anderen Zellsubstraten, auch am Schrittmachergewebe das Membranpotential zu; es dauert also längere Zeit, bis der Wert der Schwellendekompensation erreicht ist (DEL CASTILLO und KATZ 1955), was als Erklärung für die beim Kaliummangelsyndrom gelegentlich zu beobachtende Bradykardie gelten kann. Zum Hypokaliämie-EKG s. S. 881.

In ein einfaches Schema gebracht, führt eine erniedrigte extracelluläre Kaliumkonzentration beim allgemeinen Kaliummangel zu einer Erhöhung des Quotienten K_i^+/K_e^+ und zu einer Erhöhung des Membranruhepotentials an den verschiedenen Zellsystemen. Diese Veränderungen bedingen ihrerseits wieder eine Steigerung der nervalen und muskulären Schwellenspannung; im Extremfalle werden die erregbaren Strukturen unerregbar, was klinisch dann als Darmparalyse, Herzstillstand und zentrales Koma in Erscheinung tritt. Zur Elektrophysiologie von glatten Muskelzellen siehe bei BURNSTOCK, HOLMAN und PROSSER (1963), ferner bei BÜLBRING (1961).

Pathophysiologie der Kaliumintoxikation. Das klinische Bild der Kaliumintoxikation ist anfänglich durch Symptome, die durch eine gesteigerte nervale und muskuläre Erregbarkeit bedingt sind, später durch Lähmungen charakterisiert. Die Neigung zu ektopischer Reizbildung und zum Kammerflimmern nach Verabreichung von Kaliumsalzen ist schon lange bekannt (AUBERT und DEHN 1874), andererseits können Kaliumsalze heterotrope Reizbildungsstörungen anderer Ursache auch zum Verschwinden bringen (HERING 1915). Für die klinische Kaliumtherapie ist die Beobachtung von WIGGERS (1930) bedeutungsvoll, daß die Toxicität intravenös verabreichter Kaliumsalze nicht allein von der gesamten Dosis, sondern von der absoluten Konzentration, die das Herz erreicht, also letzten Endes von der Infusionsgeschwindigkeit abhängt. Unter experimentellen Bedingungen beginnt die Kaliumintoxikation zunächst mit atrioventriculären und intraventriculären Reizleitungsstörungen, geht dann in Anfälle von paroxysmaler Tachykardie über und endet schließlich mit Kammerflimmern (CHAMBERLAIN, SCUDDER und ZWENNER 1939).

Aus elektrophysiologischen Analysen von SCHÜTZ (1936) an Herzmuskelfasern weiß man, daß eine erhöhte extracelluläre Kaliumkonzentration die absolute Refraktärphase zusammen mit der Aktionsstromdauer verkürzt und bei starker Kaliumeinwirkung die Reizbeantwortung stark überschwelliger Reize verzögert erfolgt bis schließlich die Erregbarkeit verschwindet.

Die elektrophysiologischen Störungen an den Zellgrenzflächen sind bei steigender extracellulärer Kaliumkonzentration denjenigen beim allgemeinen Kaliummangel (s. oben) entgegengesetzt: Das Membranpotential vermindert sich dabei proportional zu logarithmischen Kaliumkonzentration im umspülenden Medium, d.h. es nähert sich dem Wert des Schwellenpotentials, der bei etwa 68 mV liegt (WEIDMANN 1956). Bei dieser durch Hyperkaliämie erzeugten Faserdepolarisation genügen schon kleinere elektrotonische Potentiale, um ein Aktionspotential (z. B. eine Extrasystole) auszulösen; einen konstanten Membranwiderstand vorausgesetzt wird die Schwellenstromstärke kleiner, da die Differenz zwischen dem Membranpotential und dem Schwellenpotential abnimmt (TRAUTWEIN 1961). Diese Erregbarkeitssteigerung bei mäßiger Erhöhung der extracellulären Kaliumkonzentration läßt sich auch an anderen Zellsubstraten, z. B. an Skeletmuskelfasern nachweisen. Steigt die extracelluläre Kaliumkonzentration weiter an, dann wird das Natriumtransportsystem der Zelle teilweise oder ganz inaktiviert, was sich in einer Abnahme der Steilheit des Erregungsanstieges des Aktionspotentials, in einem Verschwinden des Überschußpotentials und nun in einer verminderten Erregbarkeit zu erkennen gibt bis schließlich die Faser refraktär wird. Außerdem nimmt die Leitungsgeschwindigkeit am Herzen ab (BURGEN und TERROUX 1953).

Am Schrittmachergewebe führt eine Hyperkaliämie zu einer Steigerung der Schlagfrequenz, weil zu Beginn der elektrischen Diastole das Membranpotential erniedrigt ist und insofern kürzere Zeit verstreicht, bis das Schwellenpotential erreicht ist und die Faser depolarisiert (HUTTER und TRAUTWEIN 1955, DEL CASTILLO und KATZ 1955, WEIDMANN 1956). Weitere experimentelle Daten über die Beeinflussung von Herzmuskelzellmembranen durch erhöhte extracelluläre Kaliumkonzentration siehe bei GETTES, SURAWICZ und SHIVE (1962), GRUMBACH (1956), DEMELLO und HOFFMAN (1960).

Auch die Entstehung von Extrasystolen, tachykarden Anfällen und schließlich von Kammerflimmern bei Kaliumintoxikation ist mit diesen elektrischen Vorgängen an den Myokardfasern eng verknüpft.

Unter normalen Umständen ist der Membranwiderstand der Myokardfaser im Zustande der Erregung sehr niedrig. Während der ersten Phase der Repolarisation (von der Spitze bis zum Übergang ins Plateau) steigt der Membranwiderstand innerhalb weniger msec an. Auf dem Plateau ist er größer als zur Zeit der Diastole. Auf diese absolute Refraktärphase (MAREY 1955) folgt eine relative Refraktärphase. Gegen das Ende der Repolarisationsphase genügt ein relativ schwacher Stromstoß als Reiz, die Faser befindet sich in einer „supernormalen" Phase (HOFF und NAHUM 1938). In der weiteren elektrischen Diastole bleibt die zur Reizung minimal notwendige Stromstärke für das Arbeitsmyokard konstant (SCHÜTZ 1936; Abb. 46).

Die physiologische Bedeutung dieser periodisch niedrigen Schwellenstromstärken im Verlaufe der Repolarisation liegt darin, daß sie zur Erklärung der „vulnerablen Periode" herangezogen werden können. Man versteht darunter eine niedrige Flimmerschwelle unmittelbar nach der absoluten Refraktärität und am Ende der Repolarisation (WIGGERS 1949, TRAUTWEIN 1961). Diese vulnerable Periode fällt zeitlich nicht mit der supernormalen Physe zusammen (BROOKS, HOFFMAN, SUCKLING und ORIAS 1955). Zum Zeitpunkt der beiden Senken der Schwellenstromstärke der relativen Refraktärzeit, die man auch als „dips" bezeichnet, löst ein relativ schwacher Reiz eine Extrasystole am Herzen aus. Wird nun die Reizstärke zum

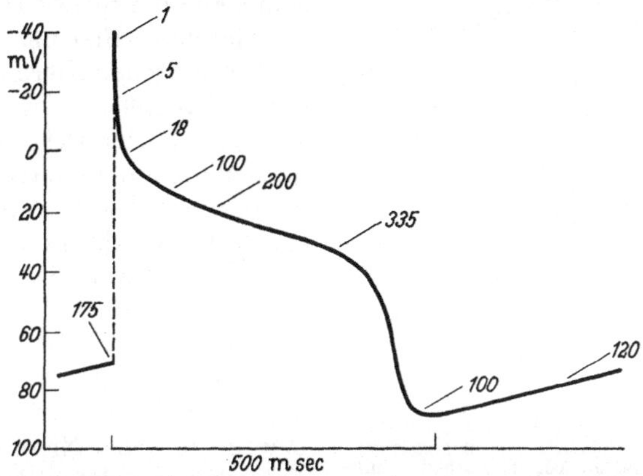

Abb. 46. Der Membranwiderstand im Verlaufe des Aktionspotentials einer Purkinje-Faser (Ziege). Die Zahlen bedeuten relative Widerstände (aus WEIDMANN 1956)

Zeitpunkt eines solchen „dip" auf ein Mehrfaches der Schwelle erhöht, dann bleibt es nicht bei einer einzelnen Extraerregung, sondern es treten öfters mehrere oder sogar eine ganze Salve von Extrasystolen auf. Bei weiterer Erhöhung der Reizstärke wird schließlich die Flimmerschwelle erreicht. Die Flimmerschwelle ist also zum Zeitpunkt der beiden dips am niedrigsten und niedriger als zu jedem anderen Zeitpunkt des Herzcyclus (Einzelheiten s. bei TRAUTWEIN 1957).

Die durch eine Kaliumüberschuß verkürzte Refraktärzeit des Herzens begünstigt zusammen mit den in diesem Zustand verlangsamten Leitungsgeschwindigkeiten die Fragmentation und Desorganisation der Erregungsleitung, indem Faserstellen mit erhöhter Erregbarkeit zwischen solchen mit verminderter Erregbarkeit liegen, was zu multiplen Erregungen und damit zu einer funktionellen Fragmentation führt. Zusätzliche anatomische Myokardläsionen, die die Leitungsgeschwindigkeit vermindern, lokale Blockaden hervorrufen oder durch Schädigung der Myokardfasern zu unregelmäßigen Refraktärzeiten führen und außerdem durch lokale Anoxie repetitive Entladungen fördern, sind als weitere flimmerauslösende Faktoren zu betrachten. Die Aktionspotentiale der flimmernden Herzen zeigen eine frequente Schlagfolge der Einzelfaser mit Verlust des Aktionspotentialüberschusses und mit einer Erniedrigung des Ruhepotentials (TRAUTWEIN und ZINK 1952).

Ähnlich den Entstehungsbedingungen des Hypokaliämie-EKGs sind auch die elektrokardiographischen Veränderungen bei erhöhter extracellulärer Kaliumkonzentration (s. S. 879) weniger diesen als vielmehr mit dem intra-extracellulären Kaliumkonzentrationsgradienten korreliert, wie KÜHNS (1955) an Hand von Herzmuskelanalysen unter experimentellen Bedingungen nachweisen konnte. Weitere

Daten siehe bei Kühns und Weber (1958). Gewöhnlich werden elektrokardiographische Veränderungen registriert, wenn die Serumkaliumwerte 6,5—7,4 mval/l übersteigen. Schwere Alterationen werden bei Kaliumkonzentrationen über 7,5 mval/l registriert (Pearson und O'Meara 1955, Friedberg 1957). Durch gleichzeitig vermindertes Serumnatrium- oder Serumcalciumkonzentrationen werden die elektrokardiographischen Veränderungen des Hyperkaliämie-EKGs verstärkt. Umgekehrt führt eine Zufuhr hypertonischer NaCl-Lösungen oder von Calciumsalzen zu einer Abschwächung dieser Phänomene. Kasuistische Beobachtungen bei Kranken mit Hyperkaliämie im Verlaufe von Niereninsuffizienz siehe bei Finch und Marchand (1943), bei Keith u.a. (1943, 1947), bei Stewart und Strengers (1961), sowie bei Currens u. Crawford (1950). [Weiteres Schrifttum siehe bei Spang (1957).]

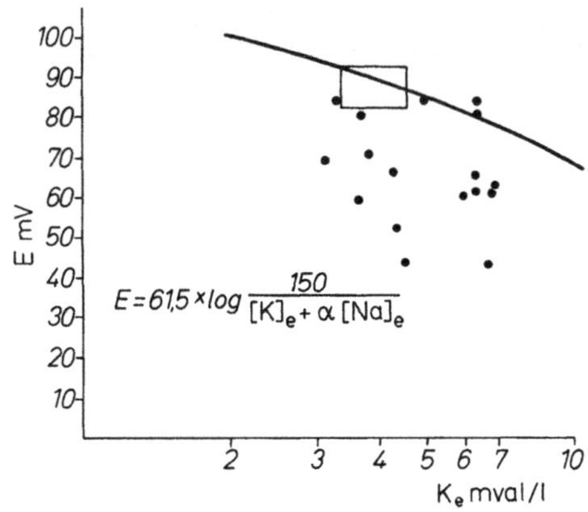

Abb. 47. Beziehungen zwischen Membranruhepotential von einzelnen Skeletmuskelzellen und extracellulärer Kaliumkonzentration bei 17 Patienten mit Niereninsuffizienz (Rest-N höher als 100 mg-%) im Vergleich zu gesunden Personen. Bei Niereninsuffizienz ist das Ruhepotential von Muskelzellen auf durchschnittlich 65,8 mV erniedrigt. Die durchgezogene Linie entspricht der physiologischen Beziehung, wie sich aus der Goldman-Gleichung errechnet (aus Bolte und Riecker 1963; durch neue Meßwerte ergänzt)

Niereninsuffizienz. Bei der akuten und chronischen Niereninsuffizienz treffen die verschiedensten Störungen des Wasser-, Elektrolyt- und Säurebasenhaushaltes aufeinander und wirken sich zusammen mit den toxischen Eigenschaften bestimmter harnpflichtiger Stoffe in schwer überschaubarer Weise auf die elektrischen Vorgänge an den Zellgrenzflächen aus.

Bolte, Riecker und Röhl (1963) fanden bei 17 Patienten mit akuter bzw. chronischer Niereninsuffizienz eine Erniedrigung des mittleren Membranpotentials von Skeletmuskelzellen auf 66,5 mV. Der Rest-N war bei allen diesen Patienten auf Werte über 100 mg-%, im Durchschnitt auf 163 mg-% erhöht, die Serumkaliumkonzentrationen lagen zwischen 3,15 und 6,9 mval/l, durchschnittlich bei 5,12 mval/l. Beachtenswert ist dabei, daß die Lage der Meßpunkte grob von der physiologischen Beziehung zwischen Membranpotential und extracellulärer Serumkaliumkonzentration abweicht (Abb. 47). — Diese Minderung des Membranpotentials bei Niereninsuffizienz stimmt mit tierexperimentellen Befunden von Matouschek (1963) gut überein. Der letztgenannte Untersucher fand am Skeletmuskel nephrektomierter Ratten in situ (48—75 Std nach der Operation) ein mittleres Ruhepotential von nur 59,8 mV; zu einem ähnlichen Ergebnis kamen Haugg (1964) am isolierten Zwerchfell urämischer Ratten (68,8 ± 3,1 mV).

Zur Erklärung dieser pathologischen Membrandepolarisation bei Patienten mit Niereninsuffizienz lassen sich verschiedene Gesichtspunkte heranziehen. Da das Membranpotential wenigstens unter physiologischen Umständen einem Kaliumdiffusionspotential sehr nahe kommt, könnte für die Potentialminderung bei Niereninsuffizienz eine verminderte celluläre Kaliumkonzentration pathogenetisch verantwortlich gemacht werden. Auf diesem Wege käme es zu einer Verminderung der intra-extracellulären Kaliumkonzentrationsdifferenz und dadurch wiederum zu einer Verminderung des Membranpotentials entsprechend den Gesetzmäßigkeiten der Nernstschen Gleichung (s. S. 870). Dieser Mechanismus wirkt sich bei Niereninsuffizienz im Falle einer Hyperkaliämie verstärkt aus, der Quotient K_i^+/K_e^+ nimmt ab.

Die hierdurch hervorgerufene Verminderung der cellulären Kaliumkonzentration ist aber ihrer Größe nach nicht ausreichend, um die bei Niereninsuffizienz beobachtete Senkung des Membranpotentials alleine zu erklären. Vielmehr müssen hierfür Störungen der Membranleitfähigkeit für Ionen, z.B. für Natriumionen, in Rechnung gestellt werden. Wie schon einleitend ausgeführt (s. S. 870) vermuten HODGKIN und HOROWICZ (1959) an der normalen Zellmembran eine Natriumpermeabilität (α_{Na}), die sich im Verhältnis zur Kaliumpermeabilität wie 0,01:1,0 verhält. Im Falle der Niereninsuffizienz müßte α_{Na} von 0,01 auf 0,05 ansteigen, um eine Potentialminderung von der beobachteten Größenordnung zu bewirken (BOLTE, RIECKER und RÖHL 1963).

Erzeugt man an einzelnen Muskelzellen von Rattenzwerchfellen unterschwellige, depolarisierende, elektrotonische Potentiale und setzt sie zu den dazu notwendigen Reizströmen in Beziehung ($\Delta U/I$), dann erhält man eine Widerstandsgröße („input resistance"), die der Summe der Leitfähigkeiten für jedes einzelne beteiligte Ion umgekehrt proportional ist. Bei niereninsuffizienten Tieren fand sich der celluläre Widerstand auf $69{,}4 \cdot 10^3$ Ohm (Normalwert: $97{,}8 \cdot 10^3$ Ohm) signifikant erniedrigt, was darauf schließen läßt, daß die Niereninsuffizienz an Skeletmuskelzellen die Leitfähigkeit für Ionen erhöht (BOLTE, MENNINGER und RIECKER 1965). Diese Veränderung läßt sich als ursächliches Moment für die Erniedrigung des Membranruhepotentials gut verstehen.

An fünf Patienten mit Niereninsuffizienz war die Schwellenreizstromstärke einzelner Skeletmuskelzellen um $2{,}4 \cdot 10^{-8}$ Amp gegenüber der Norm erhöht (BOLTE, MENNINGER u. RIECKER 1966).

Ein bisher in seiner Bedeutung nicht genügend aufgeklärter Faktor ist die bei klinischer Niereninsuffizienz häufig zu beobachtende und durch den renalen Phosphatstau verursachte Erniedrigung der Serumcalciumkonzentration. Nach verschiedenen experimentellen Befunden wirkt sich eine Erniedrigung der extracellulären Calciumkonzentration in einer relativ geringgradigen Verminderung des Membranpotentials aus (HAUGG 1964) und mit einer Senkung der Schwellenerregbarkeit der Muskelfaser vergesellschaftet sein kann. Auch an Nervenfasern ist die Steigerung der Erregbarkeit bei einer Senkung der extracellulären Calciumkonzentration eine geläufige Tatsache. Ferner fanden RIECKER und BOLTE (1964) bei klinischen Verlaufsbeobachtungen von Hypocalcämie verschiedener Genese verminderte Membranpotentiale der Muskelzellen des menschlichen Vorderarms. Auch die mechanischen Äußerungen der quergestreiften und Herzmuskulatur lassen den elektrophysiologisch bekannten Kalium-Calcium-Antagonismus erkennen. Calciumionen üben diese Wirkungen aus, ohne den Natrium- oder Kaliumgehalt der Zelle meßbar zu beeinflussen. Es ist daher nicht unwahrscheinlich, daß die bei Niereninsuffizienz erniedrigte Serumcalciumkonzentration zur pathologischen Membrandepolarisation und damit zur gesteigerten Erregbarkeit in diesem Zustand beiträgt, ohne allerdings das volle Ausmaß der beobachteten Abweichung genügend zu erklären.

Experimentelle Untersuchungen von RÖHL (1964) und von HAUGG (1964) am isolierten Rattenzwerchfell konnten weder durch akute Konzentrationserhöhungen von Kreatinin noch von Milchsäure oder Harnstoff derartige Veränderungen des Membranpotentials der Skeletmuskelzellen erzwingen.

Man muß daher annehmen, daß bei Niereninsuffizienz mehrere Faktoren an der nachweisbaren Membranläsion beteiligt sind:

1. Eine verminderte Zellkaliumkonzentration,
2. eine Erhöhung der extracellulären Kaliumkonzentration,
3. der Einfluß der verminderten extracellulären Calciumkonzentration und
4. die Einwirkung von harnpflichtigen Agentien auf die Membranstruktur mit der Auswirkung einer gesteigerten Permeabilität für Ionen.

Diese Faktoren wirken sich dann durch eine Erniedrigung des Kaliumdiffusionspotentials und durch eine Änderung des elektrischen Membranwiderstandes aus.

B. Klinische Symptomatologie und Differentialdiagnose

1. Die Kaliumintoxikation

Die Kaliumvergiftung ist die am meisten gefürchtete Komplikation des akuten Nierenversagens und nicht selten die Ursache eines tödlich endenden Verlaufes. Nach der allgemeinen Erfahrung besteht keine strenge quantitative Korrelation zwischen dem Serumkaliumspiegel und der klinischen Symptomatologie, was sich dadurch erklärt, daß die Erregbarkeit nervaler und muskulärer Substrate nicht allein durch die absolute extracelluläre Kaliumkonzentration, vielmehr durch die intra-extracelluläre Konzentrationsdifferenz zwischen Kalium, durch zusätzliche Membranfaktoren (s. S. 869) und nicht zuletzt durch den Zeitfaktor, d.h. durch das Tempo des Konzentrationsanstiegs bestimmt wird. Serumkaliumwerte von 5,5 mval/l werden meistens symptomlos vertragen, als bedrohlich sind Werte über 7,5 mval/l Kalium im Plasma anzusehen, als tödliche Konzentrationen gelten Werte über 10 mval/l mit weiter Streuung im Einzelfalle (s. S. 850). Eine gleichzeitige Verminderung der Natrium- oder Calciumkonzentration im Plasma verstärkt die Kaliumtoxicität.

Unter bestimmten Umständen können die Intoxikationszeichen bei noch erniedrigtem, normalem oder nur leicht erhöhtem Serumkaliumspiegel auftreten. Es liegen Beobachtungen vor, die bei der Substitutionsbehandlung eines Kaliummangelzustandes bei zu raschem Anstieg der extracellulären Kaliumkonzentration derartige Zwischenfälle schildern (LENZI und CANIGGIA 1951). Auf ähnliche Weise konnten SURAWICZ und GETTES (1962) auf experimentellem Wege an isolierten Kaninchenherzen einen plötzlichen Herzstillstand dann hervorrufen, wenn die auf 0,8 mÄqu/l erniedrigte Kaliumkonzentration der Badeflüssigkeit plötzlich auf Normalwerte von 4,8 mÄqu/l angehoben wurde. Elektrophysiologische Grundlagen s. S. 869 und 874. Eine intravasale Hämolyse nach Transfusion oder bei Saponinvergiftung läuft in ihrer Auswirkung auf dasselbe hinaus. Für die Prophylaxe und Therapie eines Kaliummangels gilt deshalb als Regel, bei intravenöser Kaliumchloridinfusion nicht schneller als 12,5 mval/Std und nicht mehr als 150 mval/Tag zu infundieren. In den meisten Fällen wird man mit Tagesdosen unter 100 mval sicherheitshalber selbst bei einem manifesten Kaliummangel auskommen können.

Bei Serumkaliumkonzentrationen über 6,5 mval/l sollte den klinischen und elektrokardiographischen Anzeichen einer beginnenden Kaliumintoxikation vermehrte Aufmerksamkeit geschenkt werden. Allerdings manifestiert sich das klinische Bild der Kaliumvergiftung relativ spät, manche Kranke sterben unerwartet am Herzstillstand, der sich einem Kammerflimmern anschließt und in Diastole erfolgt, ohne daß sich vorher Lähmungen im Bereich der Skeletmuskulatur manifestiert zu haben brauchen. Nach den von MERTENS (1964) zitierten Berichten entwickeln sich die hyperkaliämischen Lähmungen erst bei Anstieg des Serumkaliumspiegels über 9,5 mÄqu/l (FINCH, SAWYER und FLYNN 1946, SANDKÜHLER 1957). Das Syndrom beginnt gewöhnlich mit Heiserkeit und Schluckstörungen, innerhalb 1—2 Std kann sich eine völlige Lähmung der Stamm- und Gliedmaßen- sowie der Nackenmuskulatur entwickeln. Dabei können schwache Bewegungen oft nur noch in Fingern und Zehen sowie in den von Hirnnerven versorgten Muskeln ausgeführt werden. Gleichzeitig klagen die Patienten über ein Taubheitsempfinden und über Störungen des Lage- und Vibrationsempfindens bei fehlenden Reflexen. Die schlaffe Muskulatur reagiert im Gegensatz zur sonst sehr ähnlichen hypokaliämischen Lähmung noch auf mechanische Stimulationen, insbesondere auf Beklopfen mit Zuckungen (zit. MERTENS 1964).

In einer von HOIGNÉ (1959) mitgeteilten Verlaufsbeobachtung kam es bei einer 35jährigen Patientin mit einer chronischen Pyelonephritis (Serumkaliumspiegel 9 mÄqu/l) im Verlaufe weniger Stunden zu schlaffen Paresen, die zuerst an den unteren Extremitäten auftraten und dann in rascher Folge auch Rumpf, Arme und Hals ergriffen. Trotz der Ausdehnung der Lähmung war die Patientin bei nahezu klarem Bewußtsein. Nach Verabreichung von 12 g Natriumchlorid in hypertoner Lösung verschwanden alle Lähmungen innerhalb 45 min.

In anderen Fällen führt eine Paralyse der Atmungsmuskulatur zum tödlichen Ende. An psychischen Störungen werden von SWAN und MERRILL (1953) ängstliche Unruhe, Verwirrtheits- und Erregungszustände und Stupor berichtet.

In der überwiegenden Mehrzahl der Beobachtungen stehen aber die kardialen Symptome, nämlich Herzdilatation, Rhythmusstörungen und elektrokardiographische Veränderungen im Vordergrund der klinischen Symptomatik. Die Rhythmusstörungen werden durch eine Sinustachykardie, aber auch durch eine Sinusbradykardie, durch eine Sinusarrhythmie, durch Vorhofstillstand, durch wechselnde a.v.-Blockierung, durch einen idioventriculären Rhythmus mit Kammerbradykardie und schließlich durch Kammerflimmern und Kammerstillstand hervorgerufen (STEWART und SMITH 1941, CURRENS und CRAWFORD 1950, SPANG 1957). Bestehen schon vor der Kaliumüberladung atrio-ventriculäre Überleitungsstörungen, so werden diese durch eine Hyperkaliämie empfindlich verstärkt (STEWART und SMITH 1941). Elektrokardiographisch entwickelt sich zuerst eine spitze, symmetrische und relativ schmalbasige T-Welle von normaler oder erhöhter Amplitude. Im weiteren Verlauf kommt es zu QRS-Verbreiterung und zu einer Verlängerung des PQ-Intervalls, ferner zu einer verminderten Amplitude der R-Zacke und der P-Wellen und zu einer ST-Depression. Bei einer ausgeprägten Kaliumintoxikation verschwinden schließlich die P-Wellen, später tritt ein atrialer, nodaler oder ventriculärer Eigenrhythmus mit nun stark verklumpten Kammerkomplexen hervor. Außerdem ist die Kammererregungsdauer, gemessen an QT, verlängert, wobei KEITH, BURCHELL und BAGGENSTOSS (1944) eine gute Übereinstimmung zwischen der QT-Verlängerung und der Höhe des Kaliumspiegels feststellen konnten. Weitere Verlaufsbeobachtungen bei FINCH und MARCHAND (1943), KAUFMANN (1961), HADORN und RIVA (1951). HAMMARSTEN, GINN und SMITH (1963), DIETRICH und WOLFF (1954). Nach Beendigung der Kaliumintoxikation (z.B. nach Hämodialyse) beobachtet man gewöhnlich einen prompten Rückgang der geschilderten Abnormitäten (LEVINE, MERRILL und SOMMERVILLE 1951).

Auf der anderen Seite liefert ein unauffälliger EKG-Befund noch keinen Beweis gegen das Bestehen einer Hyperkaliämie, weil der Kaliumeffekt auf die Herzstromkurve durch vorbestehende Störungen, Myokardläsionen etc. modifiziert werden kann. In einer Verlaufsbeobachtung von EDEL (1965) wurden die inversen T-Wellen eines pathologischen Linkstyps durch eine renal-bedingte Hyperkaliämie (8,1 mval/l) zwar positiviert, ohne aber im formalen Ablauf für die schwere Elektrolytstörung charakteristisch zu sein. Schrifttum bei BELLET (1955), DODGE, GRANT und SEAVY (1953), LEVINE, VASIFDAR, LOWN und MERRILL (1952).

Da die Erhöhung der Serumkaliumkonzentration nicht ohne Rückwirkung auf das übrige Ionengleichgewicht an den erregbaren Zellmembranen bleibt (s. S. 874), sind die beschriebenen elektrokardiographischen Veränderungen komplexer Natur und von sekundären Ionen- und Permeabilitätsveränderungen mitbeeinflußt. SPANG (1957) spricht daher mit Recht von „Elektrolytstörungen mit vorwiegender Beteiligung des Kaliumanteils“. Die geschilderten elektrokardiographischen Veränderungen sind von der Art des Grundleidens weitgehend unabhängig. Bei der Kaliumintoxikation des akuten Nierenversagens treffen sie meistens ein primär ungeschädigtes Herz (SCHÖLMERICH, NIETH, STEIN und SCHLITTER 1958), in anderen Fällen finden sich zusätzliche Schädigungszeichen aus anderer Ursache

(Durchblutungsstörungen, Hypertrophieschädigung etc.) superponiert (s. oben!). Auch die Hyperkaliämie bei Morbus Addison kann Veränderungen im Sinne des unspezifischen Hyperkaliämie-EKGs hervorrufen (THOMSON 1939). Die elektrophysiologischen Grundlagen sind auf S. 869ff. abgehandelt.

Differentialdiagnose. Die häufigste Ursache einer Hyperkaliämie ist eine verminderte renale Kaliumausscheidungsfähigkeit (s. S. 828). Von den organischen Nierenkrankheiten muß die hormonell induzierte Hyperkaliämie des Morbus Addison und eines adreno-genitalen Syndroms abgegrenzt werden. Die Hyperkaliämie beim anaphylaktischen Schock, im Verlaufe einer intravasalen Hämolyse und beim Crush ist zum Teil renal bedingt, außerdem stammt eine gewisse Kaliummenge bei diesen Vorgängen aus den geschädigten Körperzellen bzw. hämolysierten Erythrocyten (Erythrocytenkalium: 80—90 mval/l Feuchtgewicht!). —

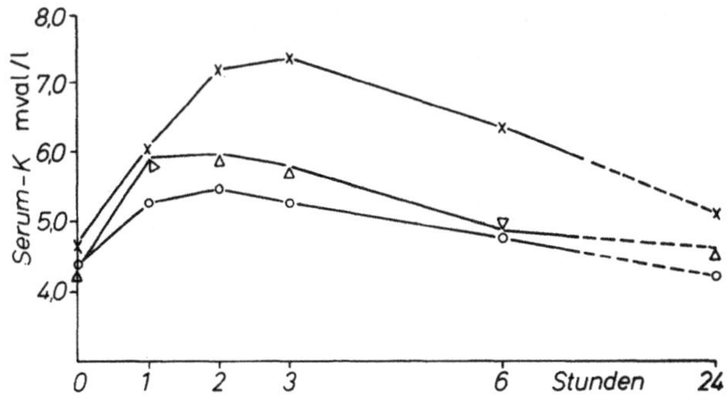

Abb. 48. Der Einfluß einer oralen Kaliumzufuhr (8 g) auf die Serumkaliumkonzentration von gesunden Personen (o), von Herzpatienten ohne manifeste Herzinsuffizienz (Δ) und mit Herzdekompensation (×). Man beachte den abnormen Anstieg der Serumkaliumkonzentration bei dekompensierter Herzinsuffizienz (aus BROWN, TANNER und HECHT 1951)

Gelegentlich werden bei akuter Pankreatitis Hyperkaliämien beobachtet. Sie entstehen durch Freiwerden von Kalium beim Gewebezerfall oder durch Hämolyse und sind bei intakter Nierenfunktion passager (GÜLZOW und ZASTROW 1965).

Eine iatrogene Kaliumintoxikation entsteht am häufigsten durch zu rasche intravenöse Zufuhr von Kaliumlösungen (Grenzdosen s. oben!). Es wurde schon darauf hingewiesen, daß eine zu schnelle Kaliumzufuhr auch bei noch bestehenden erniedrigten Serumkaliumkonzentrationen ein solches Vergiftungsbild bewirken kann. Wesentlich ungefährlicher ist die orale Kaliumzufuhr, solange die renale Kaliumausscheidungsfähigkeit intakt ist. Normalerweise steigt nach einer oralen Gabe von 8 g Kalium der Serumkaliumspiegel um nicht mehr als 1,0 mÄqu/l, also um rund 25% des Ausgangswertes an. Bei Patienten mit chronischer Herzinsuffizienz führt dieselbe orale Kaliumbelastung zu einem beträchtlichen Anstieg der Serumkaliumkonzentration, die in manchen Fällen sogar toxische Werte erreichen kann (Abb. 48) (BROWN, TANNER und HECHT 1951). Weiteres Schrifttum bei STEWART und SMITH (1941).

Differentialdiagnostisch sind ferner die periodischen Muskellähmungen zu berücksichtigen. Dabei zeichnet sich eine besondere Form der familiären periodischen Lähmung, nämlich die Adynamia episodica hereditaria dadurch aus, daß die Anfälle von schlaffer Lähmung mit einem erhöhten Serumkaliumspiegel vergesellschaftet sind (TYLER, STEPHENS, GUNN und PERKOFF 1951, STEVENS 1954, CREUTZFELDT 1961). Bei dieser Form von hyperkaliämischer, periodischer Muskelparalyse scheiden die Nieren im Anfall vermehrt Kalium aus, ganz im Gegensatz zur hypokaliämischen Form der periodischen Paralyse, wo die renale Kaliumausscheidung im Anfallsgeschehen abnimmt und Kalium aus dem Serum in die Körperzellen umverteilt wird. Zur klinischen Symptomatologie der periodischen Lähmungen siehe bei MERTENS (1964), MERTENS, SCHIMRIGK, VOLKWEIN und VOIGT (1964), RIECKER und BOLTE (1964; 1966).

Eine Hypermagnesiämie höheren Grades (Normalwerte $1{,}65 \pm 0{,}24$ mval/l) die gleichfalls bei oligurischen bzw. anurischen Nierenkrankheiten vorkommt, führt zu allgemeiner Muskelschwäche, Aufhebung der tiefen Sehnenreflexe, Somnolenz und schließlich zum Koma. Elektrokardiographisch können dabei Veränderungen beobachtet werden, die denen einer Kaliumintoxikation, recht ähnlich sind: hohe spitze T-Zacken, atrioventriculäre und intraventriculäre Reizleitungsstörungen, Verlängerung des QT-Intervalls (HAMMARSTEN, GINN und SMITH 1963, LOSSE 1963).

2. Das Kaliummangelsyndrom

Eine abnorme Senkung der Serumkaliumkonzentration führt in erster Linie zu einer Tonusverminderung der glatten und quergestreiften Muskulatur und zu charakteristischen elektrokardiographischen Veränderungen, wobei keine strenge Korrelation zwischen der absoluten Serumkaliumkonzentration und der klinischen Symptomatik besteht. Bei einer raschen Senkung der Serumkaliumkonzentration tritt das Kaliummangelsyndrom zu einem verhältnismäßig frühen Zeitpunkt (unter 3,0 mval/l) in Erscheinung (LOSSE und PORTHEINE 1959), während bei einem langsamen Absinken der Serumkaliumwerte oft sehr niedrige Konzentrationen (unter 2,0 mval/l) gemessen werden, ohne daß charakteristische Symptome nachweisbar zu sein brauchen.

Im Vordergrund des klinischen Bildes steht die allgemeine Adynamie, die in schweren Fällen in schlaffe Lähmungen der Skeletmuskulatur übergehen kann. Innerhalb weniger Stunden oder Tage kann sich hieraus die foudroyante Form des sog. Landry-Syndroms entwickeln (MERTENS 1964). Bei der drohenden Schwäche und Lähmung der Atmungsmuskulatur beobachtet man die eigentümliche Fischmaulatmung.

Begleitet werden diese Veränderungen in ausgeprägten Fällen von einer Apathie, die in schweren Fällen in Somnolenz und sogar in eine vollständige Bewußtlosigkeit (Coma hypocaliämicum) übergehen kann. Von QUASTEL (1961) wurden Bewußtseinsstörungen mit deliranten und psychotischen Zustandsbildern bis zu schwersten Graden im Sinne einer exogenen symptomatischen Psychose beschrieben. Auch SCHWAIGER und STAIB (1962) beobachteten ein auffällig häufiges Zusammentreffen von Kaliummangel und psychotischen Zustandsbildern in der postoperativen Phase. Da diese Zustände hinsichtlich ihrer Pathogenese häufig verkannt werden, wird ihnen quoad vitam eine ungünstige Prognose zugeschrieben.

Die Beobachtung, daß ein allgemeiner Kaliummangel auch zu einer Funktionsminderung der glatten Muskulatur führt, geht auf DARROW (1950) zurück. Die intestinale Parese wirkt sich auf Harnblase und vorwiegend am Dickdarm aus, läßt sich bei unerkannten Fällen durch Laxantien zunächst überwinden, was zusätzliche, jetzt enterale Kaliumverluste befördert und schließlich einen paralytischen Ileus herbeiführen kann (BERNING 1957). Bei Gebärenden kann eine Wehenschwäche Folge eines allgemeinen Kaliummangels sein.

Unter den kardiovasculären Störungen deutet das Absinken des Blutdrucks und die wiederholt beobachtete Herzdilatation auf eine Mitbeteiligung der Gefäß- und Herzmuskulatur hin.

Zum Hypokaliämie-EKG gehören folgende Alterationen:

1. Eine Abflachung der T-Welle,
2. eine Senkung der ST-T-Strecke,

3. eine präterminale T-Negativität,
4. eine Vergrößerung der U-Wellen und
5. eine Überlagerung von T-Wellenende und U-Wellenbeginn, was als T-U-Verschmelzungswellen bezeichnet wird.

Während die QT-Dauer meist frequenzgerechte Werte behält, eher an der oberen Normgrenze bleibt, wird die QU-Dauer dadurch leicht verkürzt, daß die U-Wellen in den T-Bereich hineinrücken (Lepeschkin 1961). Ist der Kaliummangelzustand mit einer Hypocalcämie vergesellschaftet, dann ist die QT-Dauer verlängert, was die Überlagerung von T- una U-Wellen begünstigt. Es kann dabei zu grotesken Deformierungen der Kammerendteile kommen, bei höhergradigen

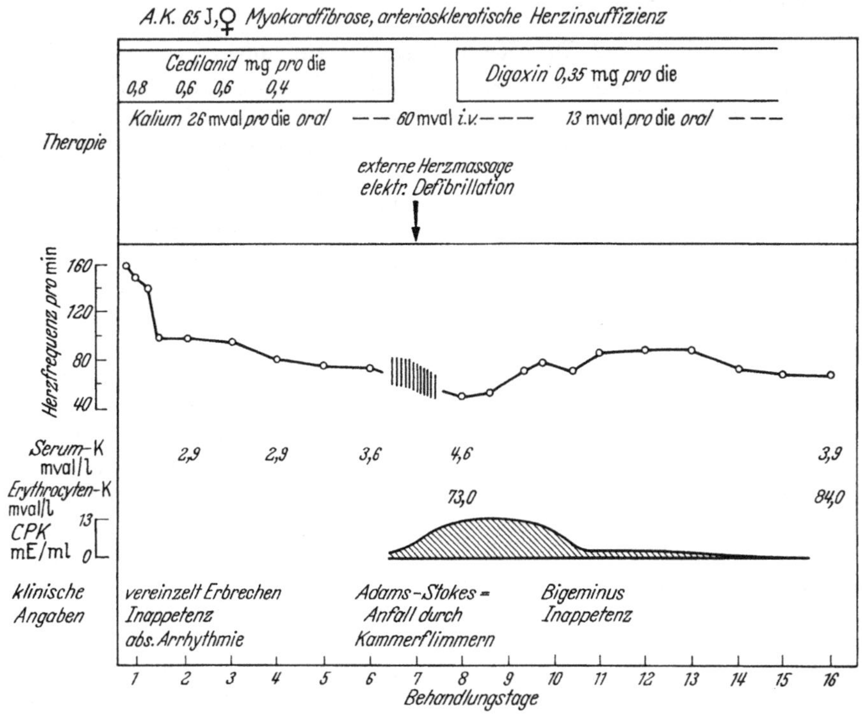

Abb. 49. Kammerflimmern bei Kaliummangel nach langdauernder Diureticamedikation kombiniert mit Herzglykosiden (Riecker und Göldel 1964)

Veränderungen ist das Bild durch eine unförmige biphasische Welle, die nach der S-Zacke beginnt, gekennzeichnet.

Die Ausprägung eines Hypokaliämie-EKG steht in keiner strengen quantitativen Korrelation zum Serumkaliumspiegel. In einer Zusammenstellung von Dreifus und Pick (1956) bestand nur in 63% der Fälle von Hypokaliämie-EKG ein Serumkaliumwert unter 3,8 mval/l, während bei einer Hypokaliämie von unter 3,8 mval/l in 75% eine Hypokaliämie gefunden wurde; unter 2,3 mval/l war stets Übereinstimmung vorhanden (Holzmann 1961). Zu ähnlichen Erfahrungen kommen auch Schwartz, Levine und Relman (1954), sowie Merrill (1952). Diese Erfahrung überrascht nicht, wenn man in Rechnung stellt, daß die Ladungsverteilung an den Herzmuskelfasern nicht allein von der extracellulären Kaliumkonzentration, sondern von dem intra-extracellulären Konzentrationsgradienten verschiedener Ionen, in erster Linie von Kalium, bestimmt wird (s. oben).

Darüber hinaus werden beim allgemeinen Kaliummangel gelegentlich Schwankungen des PR-Intervalls als Folge von a.v.-Überleitungsstörungen und außerdem

Arrhythmien beobachtet. Meistens handelt es sich dabei um Auswirkungen einer zusätzlichen Digitalismedikation. Ein allgemeiner Kaliummangel steigert bekanntlich die Empfindlichkeit für Herzglykoside, was nach Verabreichung selbst normaler Glykosiddosen zu Erscheinungen der Glykosidintoxikation mit Rhythmusstörungen, Überleitungsblockierungen, ventrikuläre und supraventrikuläre Extrasystolen, Sinustachykardien, Vorhofflattern, Bigeminus und schließlich Kammerflattern und -flimmern führen kann (s. S. 882 und Abb. 49). Außerdem sind infektiös-toxische Einflüsse, Einwirkungen von allgemeinen Stoffwechselstörungen (z.B. diabetische Acidose) und Toxinwirkungen (z.B. bei Urämie) auf das Elektrokardiogramm zu berücksichtigen (BELLET und STEIGER 1950, FRIEDBERG 1959).

Eine Glykosidintoxikation bei Kaliummangel veranschaulicht Abb. 49.

Die 65jährige Patientin wurde wegen einer dekompensierten Rechtsherzinsuffizienz mit Tachyarrhythmie stationär eingewiesen. Am Anfang der Beobachtungsperiode wurden erniedrigte Serumkaliumwerte (2,9 mval/l) gemessen. Aus diesem Grunde wurden neben einer vorsichtigen Glykosiddosierung Kalium oral zugeführt. Am 6. Behandlungstag hatte die Serumkaliumkonzentration den Normalbereich erreicht. Am 7. Behandlungstag kam es während einer Arztvisite zu einem Adams-Stokes-Anfall mit Bewußtlosigkeit, Krämpfen, Pulslosigkeit. Die nachfolgende EKG-Schreibung bestätigte die Vermutung, daß plötzlich aufgetretenes Kammerflimmern die Ursache dieser Störung war. Sofort wurde die externe Herzmassage nach KOUWENHOVEN durchgeführt und anschließend die Patientin mit mehreren Stromstößen von 2500 V, 10 msec Dauer bei einem Stromfluß von etwa 3 A erfolgreich defibrilliert und in den normalen Schrittmacherrhythmus übergeführt (RIECKER und GÖLDEL 1964). Die Erythrocytenanalyse des 8. Behandlungstages ließ immer noch verminderte Zellkaliumkonzentrationen neu erkennen, was als Hinweis auf einen noch bestehenden Kaliummangelzustand aufgefaßt werden kann und eine Erklärungsmöglichkeit für die gesteigerte Digitalisempfindlichkeit dieser Patientin bietet.

Besondere Vorsicht und Überwachung erfordert der digitalisierte Patient während einer durch Hämodialyse eintretenden Senkung der Serumkaliumkonzentration, RUBIN, ALBERT, RUBIN, LUBASH, BURTON, COHEN, BRAILOVSKY, WARREN, BRAVEMAN und LUCKOY (1958) beschreiben das Auftreten von ST-Depressionen, ventriculären Extrasystolen, Vorhoftachykardie und Knotenrhythmus bei digitalisierten Patienten in zeitlichem Zusammenhang mit der durch die Hämodialyse bewirkten Korrektur einer vorbestehenden Hyperkaliämie, Hypocalciämie, Hyponatriämie und Acidose (EDEL 1965).

HEGGLIN (1947) beschrieb bei Patienten mit Hypokaliämie ein kardiologisches Syndrom, nämlich eine verlängerte QT-Zeit im EKG und eine gleichzeitige Verkürzung der hämodynamisch wirksamen Systole; dieses Syndrom wird nach HEGGLIN als „energetisch-dynamische Herzinsuffizienz" bezeichnet. KÜHNS und WEBER (1958) fanden nur bei acht von 35 Patienten mit Hypokaliämie (zwischen 2,5 und 3,9 mval/l) ein Hegglin-Syndrom, bei 13 Kranken mit Hypokaliämie unter 2,5 mval/l war es jedoch in zehn Fällen vorhanden. Inzwischen sind andere Krankheitszustände (Hyperthyreose, totaler a.v.-Block, Veratrinvergiftung) bekannt geworden, die zwar eine derartige Dissoziation von elektrischer und mechanischer Systole aufwiesen, bei denen aber weder eine Hypokaliämie noch eine mechanisch manifeste Herzinsuffizienz nachzuweisen war. Schrifttum und experimentelles Material siehe bei RIECKER und ULLRICH (1954). Immerhin muß das Auftreten eines Hegglin-Syndroms bei Hypokaliämie als Zeichen einer schweren Stoffwechselstörung des Myokards angesehen werden. Außerdem wurden beim chronischen Kaliummangel Myokardnekrosen mit sekundärer Myokardverkalkung beschrieben (LITTMAN und MEADOWS 1963).

Als renale Auswirkung eines generalisierten Kaliummangels gilt die metabolische Alkalose (paradoxe Acidurie; GAMBLE 1947), ferner Störungen der Harnkonzentrierung mit Polyurie und Polydipsie als Folge degenerativer Veränderungen des Tubulusapparates (zur kaliopenischen Nephropathie s. S. 831).

Zur Erkennung eines Kaliummangels bei Normokaliämie müssen Bilanzuntersuchungen (ELKINTON und DANOWSKI 1955), Gewebsanalysen (MULDOWNEY und WILLIAMS 1964), Bestimmungen des Gesamtkörperkaliums mit Radiokalium (EDELMAN u. Mitarb. 1958, LEPPLA 1964) herangezogen werden.

Zur Erkennung eines latenten Kaliummangelzustandes entwickelten KÜHNS und WEBER (1958) einen sog. „Kaliumdefizit-Test" als einfache Möglichkeit, sich über das Ausmaß eines bestehenden Kaliummangels zu orientieren. Erfahrungsgemäß halten sich nämlich die Kaliumverluste beim Erwachsenen im Bereich zwischen 200—400 mval Kalium (= 8—16 g), was rund 4—7 mval/kg Körpergewicht entspricht; nur in ausgeprägten Fällen erreichen sie Werte bis zu 1000 mval (= 40 g Kalium), was einem Wert von 16 mval/kg Körpergewicht gleichkommt. Nach der Gabe von 6 g Kalium als Kaliumphosphat oder KCl i.v. steigt beim normalen Menschen die 24 Std-Ausscheidung von Kalium im Urin auf 6—8 g an. Eine Ausscheidung von weniger als 5 g pro 24 Std weist nach den Erfahrungen von KÜHNS auf einen cellulären Kaliummangel des Körpers hin. Der Test selbst darf erst nach Ausschluß einer renalen Ausscheidungsstörung für Kalium durchgeführt werden. Einzelheiten siehe bei KÜHNS und HOSPES (1956), SCHWAB und KÜHNS (1959).

Als ein weiteres Hilfsmittel zur Erkennung eines latenten Kaliummangelzustandes mit Normokaliämie hat sich die Bestimmung der Kaliumkonzentration in Erythrocyten bewährt (RIECKER 1957), KEITEL und JONES (1959), GESSLER (1962), SINGER, HOFF, FISCH und DEGRAFF (1964). Nach den Erfahrungen dieser Untersucher wird in Fällen von beginnendem Kaliummangel schon frühzeitig eine verminderte celluläre Kaliumkonzentration und eine Verminderung der intra-extracellulären Kaliumkonzentrationsdifferenz beobachtet. Beim fortschreitenden allgemeinen Kaliummangel ändern sich schließlich Zellkalium- und Serumkaliumkonzentrationen gleichsinnig, was die Störung als Mangelhypokaliämie charakterisiert. Im Gegensatz dazu verhalten sich bei der Verteilungshypokaliämie Zellkalium- und Serumkaliumkonzentrationen gegensinnig. Im Verlaufe einer Substitutionstherapie mit Kalium steigen sowohl Serumkalium- als auch Zellkaliumkonzentrationen an (Abb. 36b). Ähnliche Beobachtungen wurden schon früher von WYNGAARDEN, KEITEL und ISSELBACHER (1954) bei maligner Nephrosklerose mit kaliumverlierender Tubulopathie gemacht.

Eine Substitutionstherapie mit Kalium führte dabei zu einem Anstieg der Plasmakaliumkonzentration von 2,8 auf 4,5 mval/l und zu einem Anstieg der Zellkaliumkonzentration in Erythrocyten von 236 auf 267 mval/kg Trockengewicht (Normalwert $273 \pm 9{,}5$ mval/kg Trockengewicht) zusammen mit abfallenden Serum-pH-Werten und einer ansteigenden Plasmachloridkonzentration von 71 auf 91 mval/l (Tabelle 14).

Trotz normalisierter extracellulärer Kaliumkonzentration weist das Fortbestehen eines leicht erniedrigten cellulären Kaliumgehaltes in den Erythrocyten auf einen noch latenten Kaliummangelzustand und damit auf eine noch ungenügende Kaliumsubstitutionstherapie hin (Abb. 49).

Im Vergleich zur Erythrocytenanalyse sind Bestimmungen der cellulären Kaliumkonzentration im Muskelgewebe (MULDOWNEY und WILLIAMS 1964) oder durch Bestimmung des muskelcellulären Membranpotentials mittels Mikropunktion der Einzelzelle (RIECKER und BOLTE 1964) wesentlich aufwendiger und für Verlaufskontrollen weniger geeignet. — Angaben über die Wechselbeziehungen zwischen Zellkaliumgehalt und Serumkaliumkonzentration s. S. 846.

Differentialdiagnose. Gegenüber den renalen Ursachen eines Kaliummangels (s. S. 829) sind in erster Linie gastro-intestinale Kaliumverluste (z.B. Oesophagusneoplasmen, bei Pylorusstenose, bei Pankreatitis, Gastroenteritis, Sprue, Colitis verschiedener Genese) und eine unzureichende Kaliumzufuhr (bei Anorexia nervosa oder bei entzündlichen bzw. neoplastischen Erkrankungen des oberen Gastrointestinaltraktes) u.a. durch Messung der renalen Kaliumclearance (REUBI 1960) abzugrenzen (Tabelle 9a auf S. 830).

Die Verminderung der Serumkaliumkonzentration wird bei der Hälfte der Patienten mit Pankreasnekrosen und mittelschweren Pankreatitiden schon in der ersten Krankheitswoche beobachtet. Als Ursachen sind Erbrechen, Restriktion der Kaliumzufuhr, das kontinuierliche Absaugen des Mageninhaltes und eine erhöhte renale Kaliumausscheidung anzuschuldigen (GÜLZOW und ZASTROW 1965).

Unter den kaliumverlierenden Enteropathien sind außerdem noch Mucorrhoen zu erwähnen, die bei villösen Colonadenomen beobachtet werden (STRAUS 1963) SOLOMON, MORAN und NEBSETH 1965) und nach eigenen Beobachtungen tägliche Kaliumverluste von 300 mval und mehr hervorrufen können, ferner gewisse Pankreasadenome, die auf endokrinem Wege zu beträchtlichen enteralen Kaliumverlusten führen können (MARTINI u.a. 1964).

Die durch Hormone bzw. Hormondefizite induzierten Kaliumverluste beim Morbus Cushing, beim primären Aldosteronismus (Conn-Syndrom), beim Bartter-Syndrom (vasale Angiotensin-II-Resistenz mit iuxtaglomerulärer Zellhyperplasie und Hyperaldosteronismus; klinische Angaben s. bei HÄNZE, PIERACH und STARK 1965) und nach exogener Zufuhr von Corticoiden und ACTH sind ebenso wie der Kaliummangel bei der dibetischen Acidose auf renalem Wege ohne primäre Nierenstörung entstanden (s. S. 829). Zur Symptomatologie des primären Aldosteronismus siehe KOCZOREK (1964). Ein wichtiger differentialdiagnostischer Hinweis für das Vorliegen einer kaliumverlierenden Nephritis ist eine gleichzeitige Plasmaacidose (EASTHAM und MCELLIGOTT 1956, KLEINSCHMIDT und HÄNZE 1960).

Ferner sind die weniger häufig auftretenden Formen von Verteilungshypokaliämie in die differentialdiagnostische Betrachtung mit einzubeziehen. Hierher gehört die Senkung der Kaliumkonzentration im Verlaufe einer Alkalitherapie bei metabolischer Acidose (EDEL 1961, RIECKER, GURLAND u.a. 1963), die Verschiebung von Kaliumionen in den Zellraum unter der Wirkung von Insulin im Verlaufe der Behandlung des Diabetes mellitus (GOLDNER 1951) und die hypokaliämische Form der familiären periodischen Muskelparalyse.

Sie ist die bekannteste Verlaufsform periodischer Muskellähmungen. Die schlaffen Lähmungen treten meist nachts auf und ergreifen fast die gesamte Skeletmuskulatur (WESTPHAL 1855). Auch die Atmung wird hierdurch behindert, das Herz ist dilatiert, der Blutdruck ist erniedrigt, aber das Bewußtsein bleibt erhalten (JANTZ 1947). Stress, Corticoide (z.B. 2-α-Methyl-9-α-fluoro-hydrocortison) und kohlenhydratreiche Mahlzeiten lösen paralytische Attacken aus. Experimentell lassen sich Lähmungen durch Glucose bei gleichzeitiger Insulingabe provozieren (AITKEN, ALLOTT, CASTLEDEN und WALKER 1937). Die Verteilungsstörung von Kalium ist bei dieser Krankheit dadurch charakterisiert, daß die Skeletmuskulatur beim Beginn der Lähmungsperiode Kalium aufnimmt (ZIERLER und ANDRES 1957), das Membranpotential der unerregbar gewordenen Muskelzellen ist erniedrigt (RIECKER und BOLTE 1964, 1966).

Zu den iatrogen erzeugten Störungen gehört die Hypokaliämie nach chronischen Laxantienabusus, nach exzessiver Diuretica-Medikation (s. S. 824), während die Senkung der Serumkaliumkonzentration bei allen Formen von Überwässerung kein gröberes und kein klinisch bedeutsames Ausmaß erreicht. Zur Problematik iatrogener Elektrolytstörungen bei chirurgischen Patienten siehe bei MOORE 1958, STAIB 1965, BLAND 1963.

3. Hyponatriämiesyndrome

Bei der Mangelhyponatriämie (Ätiologie s. S. 822 und S. 857) bestimmen die Symptome der Hypovolämie (hypotone Dehydratation) das klinische Bild. Einzelheiten s. S. 824. Bei der milden Salzverarmung mit einem Defizit von ca. 20 g stehen Apathie, Schwäche, Inaktivität, Kopfschmerzen, Appetitmangel und Wadenkrämpfe im Vordergrund der klinischen Symptomatik, der Durst kann fehlen. Bei mittelschweren Fällen (ca. 35 g Salzdefizit) nimmt die allgemeine Schwäche zu, neben der Anorexie kommt es zum Erbrechen, das den Salzverlust noch steigert. Der Hautturgor ist vermindert, Kreislaufsymptome mit Hypotonie und Tachykardie herrschen vor. Bei der schweren Salzmangelexsiccose (Defizit bis ca. 50 g) kann sich die Apathie bis zum Koma steigern. (Marriott 1950, Berning 1958).

Verluste von Sekreten des Magendarmkanals durch Erbrechen, Durchfälle, Absaugen oder Drainage, nach Verabreichung von Kationenaustauschern, außer-

Tabelle 16. *Differentialdiagnose zwischen Salzverlustniere und Morbus Addison* (aus Reubi 1960)

		Nephritis mit Salzverlust	Morbus Addison
Urin	Albuminurie, Leukocyturie	+	O
	Isosthenurie, Polyurie	+	O
	Aldosteronurie	vermehrt	normal oder herabgesetzt
	17-Ketosteroide	normal	herabgesetzt
Blut	Azotämie	+	(+)
	Acidose	+	O
	Hyperglykämie nach Glucosebelastung	normal	pathologisch
Clearances (Filtrat und C_{PAH})		stark herabgesetzt	flüchtig herabgesetzt
ACTH-Test (Eosinophilentest)		normal	pathologisch
Reaktion auf DOCA		nicht vorhanden	vorhanden
Pigmentierung der Schleimhäute		nicht vorhanden	öfters vorhanden
Arterieller Blutdruck		verschieden	erniedrigt

dem starkes Schwitzen, Verluste durch Hautwunden, nach Verbrennungen entstehen auf extrarenalem Wege und sind mengenmäßig nicht zu unterschätzen, wenn man berücksichtigt, daß die Magendarmsäfte bis zu 200 mval/l Natrium enthalten (Lundsgaard-Hansen und Seen 1957; Fabre, Bachmann und Raduco 1953) (Tabelle 2).

Zur Differenzierung zwischen extrarenalen und renalen Salzverlusten sind die Natriumkonzentration im Urin und die täglich ausgeschiedene Natriummenge heranzuziehen. Bei extrarenalem Salzverlust und intakter Nierenfunktion sinkt die Urinnatriumkonzentration gewöhnlich unter 20 mval/l ab, das spezifische Harngewicht liegt über 1015 und die tägliche Urinnatriumchloridausscheidung beträgt weniger als 0,5 g (Schwab 1963, Losse 1963).

Renal verursachte Natriummangelzustände wie sie im Verlaufe von polyurischen Nierenkrankheiten, besonders ausgesprochen bei der „Salzverlustniere“ (s. S. 822) vorkommen, lassen sich von der Nebennierenrindeninsuffizienz ähnlicher Symptomatologie durch die mangelhafte Ansprechbarkeit der Natriumausscheidung auf Gaben von Mineralocorticoiden, durch die fehlende Schleimhautpigmentierung, durch anamnestische Hinweise, mit Hilfe des Harnsedimentes und anderen Kriterien, die in Tabelle 16 aufgeführt sind, abgrenzen.

Differentialdiagnostisch läßt sich der reine Wassermangel vom Salzmangelsyndrom meist gut abgrenzen, da beim reinen Wassermangel gewöhnlich eine hypertone Dehydratation mit erhöhten Serumnatriumwerten und einer erhöhten Serumosmolarität gefunden werden. Im Gegensatz zum Salzmangelsyndrom werden beim reinen Wassermangel die Kollapsneigung, das Erbrechen, das Auftreten von Krämpfen, eine Azotämie und ein Blutdruckabfall erst relativ spät, oft sogar erst im Terminalstadium beobachtet (Marriott 1950) (s. S. 813).

Ungeklärter Genese sind gewisse asymptomatische Hyponatriämien, die gleichfalls einen verminderten Gesamtnatriumbestand bei normalem oder sogar erhöhtem Flüssigkeitsvolumen aufweisen. Derartige Zustände wurden von WINKLER und CRANKSHAW (1938) bei Lungentuberkulose und Bronchialcarcinom und von SCHWARTZ, BENNETT, CURELOP und BARTTER 1956) bei weiteren zwei Patienten mit Mediastinaltumoren beobachtet. Auch das cerebrale Salzverlustsyndrom ist durch die Ausscheidung großer Mengen von Natrium und Chlorid im Harn zusammen mit Hyponatriämie und schwerer Dehydratation gekennzeichnet. Es wird meist bei cerebralen Gefäßschäden, bei akuter Encephalitis, bei bulbärer Poliomyelitis nach Schädeltraumen und bei Gehirntumoren beobachtet (WELT, SELDIN, NELSON 1952, CORT 1954, RAPOPORT, WEST und BRODSKY 1951; neuere Untersuchungsergebnisse bezüglich der gestörten Volumen- und Osmoregulation siehe bei VOGEL 1963, BARTTER 1964). — Verschiedene klinische Beobachtungen liefern Hinweise dafür, daß ein allgemeiner Kaliummangel neben renalen Funktionsstörungen mit Polyurie auch eine Polydipsie mit verminderter Serumosmolarität und Hyponatriämie hervorrufen kann (FOURMAN 1954, HOLLANDER, WINTERS, WILLIAMS, BRADLEY, OLIVER und WELT 1957, CRANE, VOGEL und RICHLAND 1956). Schrifttum bei WARDENER (1962).

Bei klinischen Zuständen mit Hyperproteinämie und Hyperlipidämie sinkt die auf Liter Plasma bzw. Serum bezogene Natriumkonzentration infolge des relativ hohen spezifischen Volumens der Protein- und Lipidkörper ab, was als „Pseudohyponatriämie" bezeichnet wird. Werden die Natriumkonzentrationen bei derartigen Zuständen auf Plasmawasser bezogen, so erhält man normale Werte (SCHWAB und KÜHNS 1959).

Bei der Verdünnungshyponatriämie liegt definitionsgemäß ein normaler Natriumbestand bei vermehrtem Flüssigkeitsvolumen des Organismus vor (hypotone Hyperhydratation). Für die Feststellung einer Verdünnungshyponatriämie müssen die pathogenetischen Mechanismen, die zu diesem Zustand führen, berücksichtigt werden. Prototyp der reinen Überwässerung ist die isolierte Störung der renalen Wasserausscheidung bei Überdosierung des antidiuretischen Hormons (z. B. in Form von Depot-Pitressin). Ein ähnliches Zustandsbild erzeugt die allgemeine Überwässerung im Gefolge einer Oligurie bzw. Anurie im Verlaufe eines akuten oder chronischen Nierenversagens. Die Symptomatologie der Verdünnungshyponatriämie ist mit derjenigen der Wasserintoxikation praktisch identisch. Ausführliche Beschreibung s. S. 795. Es ist durch eine ansteigende Gewichtskurve, durch wäßrige Stuhlentleerungen, gesteigerte Tränen- und Speichelsekretion, später durch Apathie, Kopfschmerzen, Nausea und Erbrechen, terminal durch Atmungsbeschleunigung, Verwirrungszustände und Krampfanfälle bis zum zentralen Koma charakterisiert (WYNN 1956). Im Gegensatz zur Mangelhyponatriämie ist beim allgemeinen Verdünnungssyndrom die Hämoglobin- und Erythrocytenkonzentration im Blut sowie der Hämatokritwert und die Gesamtproteinkonzentration erniedrigt; der Wassergehalt von Erythrocyten (v. BUBNOFF und RIECKER 1961) und in anderen Zellen (LEAF, CHATILLON, WRONG und TUTTLE 1954) ist vermehrt. — Bezüglich der neurologischen Symptome bei Wasserüberladung s. S. 785. Weniger dramatisch sind die Zeichen der chronischen Wasserüberladung, dabei sind die Patienten apathisch, geistig verlangsamt, man beobachtet einen Mangel an Spontaneität, Schläfrigkeit usw. Hierin sind sie den psychischen Veränderungen der stillen Urämie bei chronischer Niereninsuffizienz recht ähnlich und durch Berücksichtigung der äußeren Wasserbilanz, der Serumnatriumkonzentration und der Harnstoffkonzentration voneinander abzugrenzen.

Die Hyponatriämie beim nephrotischen Syndrom ist von der akuten und chronischen Wasservergiftung wie auch von der reinen Mangelhyponatriämie durch den klinischen Hergang, durch die generalisierten Ödeme, durch die Hypoproteinämie mit Dysproteinämie und durch die Proteinurie gut unterscheidbar. Gegenüber gewissen Formen von Verteilungshyponatriämie (s. unten) ist das Erythrocytennatrium normal oder erniedrigt und der Zellwassergehalt erhöht (JAHRMÄRKER, v. BUBNOFF und RIECKER 1961).

Eine Verdünnungshyponatriämie ist ferner die typische iatrogene Komplikation einer unkontrollierten Wasserzufuhr bei schwer dekompensierter Herzinsuffizienz, besonders wenn sie in Form von Wasserstößen verabfolgt wurde, wie sie SCHEMM (1944) als Behandlungsmethode angegeben hat (s. auch bei NEWMAN und STEWART 1948).

Das Auftreten einer Verteilungshyponatriämie ist in den meisten Fällen mit einer allgemeinen Intoxikation (Urämie, Barbiturate, Schwermetalle), an einen allgemeinen Sauerstoffmangel (respiratorische Insuffizienz beim urämischen Lungenödem), an eine schwere Herz-Kreislaufinsuffizienz (z.B. dekompensierter renaler Hochdruck) oder mit einer chronischen Mangelernährung bzw. konsumierenden Prozessen (Malignom, Systemerkrankung) verknüpft. Zur Pathogenese s. S. 857. Schrifttum siehe bei JAHRMÄRKER (1960). Die Erkennung einer Verteilungshyponatriämie stößt aus methodischen Gründen auf beträchtliche Schwierigkeiten, aber auch deswegen, weil sie gewöhnlich in Kombination mit anderen Verlaufsformen der Hyponatriämie, besonders mit einer Verdünnungshyponatriämie aufzutreten pflegt und außerdem klinisch kaum charakteristische Merkmale aufweist. Definiert ist die Verteilungshyponatriämie durch die Umverteilung von Natriumionen aus der Extracellulärflüssigkeit in den Intracellulärraum mit der Folge einer erhöhten Zellnatriumkonzentration, demzufolge ist das extra-intracelluläre Konzentrationsgefälle für Natrium vermindert.

Bilanzuntersuchungen, Messungen der Na^{24}-Verteilung und Muskelgewebsuntersuchungen sind für die klinische Routinediagnostik gewöhnlich zu aufwendig und außerdem beim gleichzeitigen Vorliegen eines Ödems durch den Fehler eines schwer bestimmbaren extracellulären Flüssigkeitsvolumens mit groben Fehlern belastet. Methodisch leichter und wiederholt zu handhaben ist die Erythrocytenanalyse. Wie schon an anderer Stelle erwähnt, nehmen die roten Blutzellen zumindest bei der Mangel- und Verdünnungshyponatriämie an der allgemeinen cellulären Elektrolytstörung teil und sind deswegen als diagnostische Hilfsmittel verwendbar. Dagegen ist die Repräsentativität der Erythrocyten für die Verteilungshyponatriämie nicht genügend gesichert. Immerhin konnten JAHRMÄRKER, v. BUBNOFF und RIECKER (1961) Fälle von schwer dekompensierter Herzinsuffizienz mit Hyponatriämie und erhöhtem Erythrocytennatrium im Sinne einer Verteilungshyponatriämie beobachten; die gegensinnigen Veränderungen von Zellkonzentration und Serumnatriumkonzentration waren unter erfolgreicher Therapie, die bei den genannten Fällen zur Rekompensation führte, wieder rückläufig. Bei 13 Nierenkranken (chronische Nephritis, Pyelonephritis, nephrotisches Syndrom bei chronischer Nephritis, maligne Hypertonie) mit Hyponatriämie von durchschnittlich 128 mval/l (120—134 mval/l) beobachteten die genannten Untersucher dagegen keinen einzigen Fall von Verteilungshyponatriämie auf Grund der Erythrocytenanalyse. Gleichlautende Befunde erhoben EDELMAN, LEIBMAN u.a. (1958) auf Grund von Gesamtkörpermessungen. Zum Auftreten von Verteilungshyponatriämie im postoperativen Verlauf siehe bei MOORE (1958).

4. Hypernatriämiesyndrome

Das klinische Bild der Hypernatriämie bei Exsiccose (hypertone Dehydratation, Diabetes insipidus, polyurische Krankheitszustände, enterale Wasserverluste) ist gut charakterisiert. Das Leitsymptom der hypertonen Dehydratation ist der quälende Durst der Kranken. Die Schleimhäute sind ausgetrocknet, der Speichelfluß mindert, die Sprache hierdurch erschwert. Die Haut ist trocken, in ausgeprägten Fällen verstreichen gehobene Falten nur langsam, die Hals- und Extremitätenvenen sind schlecht gefüllt und füllen sich nach Ausstreichen nur verzögert auf, die Körpertemperatur ist erhöht (Durstfieber!), die Herzfrequenz beschleunigt, der Puls weich, der Blutdruck in fortgeschrittenen Fällen erniedrigt. Schließlich entwickeln sich cerebrale Symptome, wie Unruhe, Persönlichkeitsveränderungen, Desorientiertheit, bis schließlich der Tod im tiefen Koma durch Atemstillstand eintritt.

Die Serumnatriumkonzentration, die Serumosmolarität und die Konzentrationen fast aller übrigen Plasmabestandteile sind erhöht. Bei hochgradigen Wasserverlusten führt die darniederliegende Kreislauffunktion zu einer sekundären Niereninsuffizienz mit Azotämie; dann nimmt der Anteil der Nichtelektrolyte (z. B. von Harnstoff) an der Serumosmolarität zu, wobei ein Konzentrationszuwachs von 100 mg Harnstoff einem Osmolaritätsanstieg von rund 15 mosm/l entspricht (Buchborn 1957). Ein grobes Maß für die Veränderungen des Plasmavolumens im Verlaufe einer Dehydratation ist der Anstieg des Hämatokrits und der Gesamtproteinkonzentration im Plasma (s. S. 812). Als wichtiger Anhaltspunkt für die allgemeine Wasserbilanz kann in diesen Fällen die Bestimmung des Zellwassergehaltes von Erythrocyten dienen. Infolge Erhöhung der Serumosmolarität vermindert sich der Zellwassergehalt (Abb. 23; Riecker, Gurland u.a. 1963).

Differentialdiagnostisch müssen beim Auftreten einer Hypernatriämie zentralnervöse Störungen der Osmoregulation, die nicht selten mit einer erhöhten Serumnatriumkonzentration einhergehen, abgegrenzt werden. Da diese Anomalien ähnlich wie manche primären Nierenerkrankungen häufig von Polyurie und Polydipsie begleitet werden, kann ihre Erkennung diagnostische Schwierigkeiten machen. Von Metz und Cooper (1958) wurde ein cerebrales Salzspeichersyndrom bei verschiedenen zentralnervösen Störungen wie Hirnblutungen, Hirntumoren, Encephalitis, bulbärer Poliomyelitis und häufig nach Hirntraumen beschrieben (Schrifttum bei Allott 1939, 1957, Higgins, Levin, O'Brien und Taylor 1954, Schwab und Kühns 1959). Fanconi (1938) beobachtete eine kindliche Regulationsstörung, die er als Diabetes insipidus hyperchloraemicus occultus bezeichnete. Es handelt sich dabei um ein Syndrom mit Polyurie, Polydipsie und erhöhten Serumelektrolytkonzentrationen. Truniger und Künzler (1962) berichten über einen 27jährigen Patienten mit chronischer Hypernatriämie und Hyperosmolarität des Serums, fehlendem Durstgefühl und den Symptomen einer Hypophysenvorderlappeninsuffizienz bei einem ektopischen Pinealom im Boden des dritten Ventrikels. — Neben diesem wohlumrissenen Krankheitsbild gibt es cerebrale Hyperelektrolytämien anderer Pathogenese, die mit einer chronischen Hyperosmolarität mit und ohne Dehydratation einhergehen können, beispielsweise bei der Thyreotoxikose, und als zentrales Schädigungszeichen nach anhaltender Dehydratation vor allem bei Säuglingen und Kleinkindern (Kerrigan 1963); ferner wurden vorübergehende Anstiege der Serumnatriumkonzentration unter der Therapie der diabetischen Acidose beobachtet (Schoolman, Dubin und Hoffman 1955; Knowles 1956). Weiteres Schrifttum zur Pathogenese der Hypernatriämie bei zentralen Läsionen siehe bei Anthoniesen, Hilden und Thomsen 1954, Droese, Stolley, Freisléderer, Buchborn, Riecker und Koczorek 1959, Weitzman und Triedman 1960).

Zu berücksichtigen bleibt ferner die Hypernatriämie beim primären Aldosteronismus (Conn-Syndrom), die mit einem vermehrten Gesamtnatrium, aber ohne Ödeme einhergeht. Im Urin ist der Natrium-Kaliumquotient normal, im

Schweiß und im Speicheldrüsensekret dagegen vermindert (Schrifttum bei KOCZOREK 1964).

Als iatrogene Störung kann eine Hypernatriämie und Hyperchlorämie nach wiederholter Verabreichung hypertoner Natrium- bzw. Natriumchloridlösungen besonders dann auftreten, wenn die Natriumausscheidungsfähigkeit der Niere herabgesetzt ist. Derartige Umstände sind beispielsweise dann vorauszusetzen, wenn im Verlauf eines protrahierten Kreislaufkollaps mit Oligurie-Anurie z.B. durch langdauernde Arterenoltherapie größere Mengen physiologischer Kochsalzlösung zugeführt werden. Die Folge ist dann eine hypertone Hyperhydratation, die sich therapeutisch nur unter weiterer, nun riskanter Zufuhr von freiem Wasser in Form von Glucoselösungen beeinflussen läßt. — Wird Penicillin-Natrium in physiologischer Kochsalzlösung verdünnt, dann werden bei einer Gabe von 80 Mill. Einheiten täglich neben den 80 mÄqu Natrium der physiologischen Kochsalzlösung zusätzlich etwa 140 mÄqu Natrium in Form von Penicillin-Natrium zugeführt, was gleichfalls eine Überschußhypernatriämie hervorrufen kann. — Hierher gehört auch die Hypernatriämie und Hyperchlorämie mit Anstieg der Sernmosmolarität bei eiweißreicher Sondenernährung Chronischkranker. Das hyperosmolare Syndrom ist dabei auf die Unfähigkeit der Niere zurückzuführen, die harnpflichtigen Elemente dieser sehr eiweißreichen und elektrolythaltigen Sondennahrungen auszuscheiden (GEMPERLE 1962). Ein ähnliches Syndrom wurde bei Säuglingen beobachtet, die mit ungenügend verdünnter Kuhmilch ernährt wurden (MOORE 1958).

Literatur

Achard, C., et **M. Loeper:** Sur la rétention des chlorures dans les tissus au cours de certains états morbides. C.R. Soc. Biol. (Paris) **53**, 346 (1901). — **Adair, G.S.:** Proc. roy. Soc. A **120**, 573 (1928). — **Addis, T.:** Glomerular nephritis. New York: MacMillan & Co. 1948. — **Addis, T.**, and **M.G. Foster:** Specific gravity of urine. Arch. intern. Med. **30**, 555 (1922. — **Adolph, E.F.:** Water metabolism. Ann. Rev. Physiol. **9**, 381 (1947). — **Aebi, H.:** Zusammenhänge zwischen Atmung, Quellung und Elektrolytgehalt überlebender Gewebsschnitte. Helv. physiol. pharmacol. Acta **10**, 184 (1952). ~ Elektrolyt-Akkumulierung und Osmoregulation in Gewebsschnitten. Helv. physiol. pharmacol. Acta **11**, 96 (1953). — **Aitken, R.S., E.N. Allott, L.I.M. Castleden** and **M. Walker:** Observation on a case of familial periodic paralysis. Clin. Sci. **3**, 47 (1937). — **Albouze, G.:** Étude d'une nouvelle gélatine fluide modifiée comme substitut du plasma. Thèse, Paris 1956. — **Albright, F., C.H. Burnett, W. Parson, E.C. Reifenstein jr.**, and **A. Ross:** Osteomalacia and late rickets. The various etiologies met in the United States with emphasis on that resulting from a specific form of renal acidosis, the therapeutic indications for each etiological sub-group and the relationship between osteomalacia and Milkman's Syndrome. Medicine (Baltimore) **25**, 399 (1946). — **Allen, T.H., E.C. Anderson,** and **W.H. Langham:** Total body potassium and gross body composition in relation to age. J. Geront. **15**, 348 (1960). — **Allott, E.N.:** Sodium and chloride retention without renal disease. Lancet **1939 I**, 1035. ~ Hypernatremia and hyperchloremia in bulbar poliomyelitis. Lancet **1957 I**,-246. — **Altschule, M.D.:** Acute pulmonary edema. New York: Grune & Stratton 1954. — **Alwall, N.:** "Fluid lung" in anuria-oliguria. A study of 607 cases. In: A. Gigon u. H. Ludwig, Pathogenese und Therapie der Ödeme. 6. Internat. Kongr. f. Innere Medizin, S. 107. Basel: Benno Schwabe & Co. 1960. ~ Therapeutic and diagnostic problems in severe renal failure. Stockholm: Svenska bokfoerlaget Bonniers 1963. — **Anthoniesen, P., T. Hilden,** and **A.Ch. Thomsen:** Electrolyte disturbances in cerebral lesions. Acta med. scand. **150**, 355 (1954). — **Aoyama, S.**, and **W.J. Kolff:** Amer. J. Med. **23**, 565 (1957). — **Arnold, O.H.:** Über die akuten diffusen Erkrankungen des Gefäßsystems. Dtsch. Arch. klin. Med. **190**, 557 (1953). — **Atkins, L.**, and **W.B. Schwartz:** Factors governing correction of the alkalosis associated with potassium deficiency; the critical role of chloride in the recovery process. J. clin. Invest. **41**, 218 (1962). — **Aubert, H.**, u. **A. Dehn:** Über die Wirkungen des Kaffees, des Fleischextraktes und der Kalisalze auf Herztätigkeit und Blutdruck. Arch. Physiol. **9**, 115 (1874).

Bader, R.A., M.E. Bader, Soon Won Kim, and **A. Cournand:** Comparative studies, in the normotensive man, of the effectiveness, retention and elimination of various plasma expanders. Surgery **35**, 366 (1954). — **Baker, G.P., H. Levitin,** and **F.H. Epstein:** Sodium depletion and renal conservation of water. J. clin. Invest. **40**, 867 (1961). — **Barlow, E.D.**, and **H.E. de Wardener:** Compulsive water drinking. Quart. J. Med. **28**, 235 (1959). — **Bartter, F.C.:** Hyper- und Hypoosmolalitätssyndrome. Fortschr. Med. **82**, 55 (1964). — **Beaser. S.B.:** Renal excretory function and diet in diabetes insipidus. Amer. J. med. Sci. **213**, 441 (1947). — **Becker, H.M.:** Aminosäurelösungen in der Chirurgie. Chirurg **36**, 53 (1965). — **Behnke, A.R., B.G. Fenn,** and **W.C. Welham:** Specific gravity of healthy man. J. Amer. med. Ass. **118**, 495 (1942). — **Bellet, S.:** Arch. intern. Med. **96**, 618 (1955). — **Bellet, S.,** and **W.A. Steiger:** Electrocardiographic patterns in hypopotassemia; observations on 79 patients. Amer. J. med. Sci. **219**, 542 (1950). — **Bennett, H.S., J.R. Luft,** and **J.C. Hampton:** Morphological classifications of vertebrate blood capillaries. Amer. J. Physiol. **196**, 381 (1959). — **Beranek, R.:** Intracellular electromyography in man. Physiol. bohemoslov. **10**, 94 (1961). — **Berliner, R.W.,** and **D.G. Davidson:** Production of hypertonic urine in the absence of pituitary antidiuretic hormone. J. clin. Invest. **36**, 1416 (1957). — **Berliner, R.W., T.J. Kennedy jr.,** and **J.G. Hilton:** Renal mechanisms for excretion of potassium. Amer. J. Physiol. **162**, 348 (1950). — **Berliner, R.W., N.G. Levinsky, D.G. Davidson,** and **M. Eden:** Dilution and concentration of the urine and the action of antidiuretic hormone. Amer. J. Med. **24**, 730 (1958). — **Berlyne, G.M.:** Distal tubular function in chronic hydronephrosis. Quart. J. Med. **30**, 339 (1961). — **Berning, H.:** Internistische Gesichtspunkte der Lähmung des Magen-Darmkanals. Chirurg **28**, 337 (1957). ~ Pathologie und Therapie des Wasser- und Elektrolythaushaltes. Gastroenterologia (Basel) **90**, 149 (1958). — **Bernsmeier, A.:** Differentialdiagnose der Zirkulationsstörungen des Gehirns, der Meningen und des Rückenmarks. In: Differentialdiagnose neurologischer Krankheitsbilder, 2. Aufl., S. 165. Stuttgart: Georg Thieme 1963. — **Bernstein, R.E.:** Alterations in metabolic energetics and cation transport during aging of red cells. J. clin. Invest. **38**, 1572 (1959). — **Best, C.H.,** and **N.B. Taylor:** Physiological basis of medical practice, 5th ed. Baltimore: Williams & Wilkins Co. 1950. — **Biglieri, E.G.,** and **P.H. Forsham:** Studies on the expanded extracellular fluid and the responses to various stimuli in primary aldosteronism. Amer. J. Med. **30**, 564 (1961). — **Black, D.A.K.:** Renal disease. Oxford: Blackwell Sci. Publ. 1962. — **Black, D.A.K., R.A. McCance,** and **W.F. Young:** A study of dehydration by means of balance experiments. J. Physiol. (Lond.) **102**, 406 (1944). — **Black, D.A.K.,** and **M.D. Milne:** Experimental potassium depletion in man. Clin. Sci. **11**, 397 (1952). — **Bland, W.H.,** and **S.H. Bassett:** Potassium deficiency in man. Metabolism **2**, 218 (1953). — **Blake, W.D.:** Complete occlusion of a renal artery branch on glomerular and tubular function. Amer. J. Physiol. **199**, 503 (1960). — **Bland, I.H.:** Clinical metabolism of body water and electrolytes. Philadelphia and London: W. B. Saunders Co. 1963. — **Bloomer, H.A., F.C. Rector,** and **D.W. Seldin:** J. clin. Invest. **42**, 277 (1963). — **Blostein, R., D. Rubinstein,** and **O.F. Denstedt:** The relation between phosphate metabolism and the transport of cations across the cell membrane in the human erythrocyte. Canad. J. Biochem. **39**, 1879 (1961). — **Bluemle, L.W., H.P. Potter,** and **J.R. Elkinton:** Changes in body composition in acute renal failure. J. clin. Invest. **35**, 1094 (1956). — **Bluemle jr., L.W., G.D. Webster jr.,** and **J.R. Elkinton:** Arch. intern. Med. **104**, 180 (1959). — **Blum, L.:** Ann. Méd. **25**, 33 (1929). — **Bock, H.E.:** Doppelseitige hämatogene Nierenerkrankungen. In: Das ärztliche Gutachten im Versicherungswesen. München: Johann Ambrosius Barth 1955. — **Bock, H.E.,** u. **L. Weyand:** Über Anämie bei Nierenkrankheiten. I. Mitt. Die Blutmauserung bei Kranken mit blassem Hochdruck. Dtsch. Arch. klin. Med. **184**, 369 (1939). — **Bodechtel, G.:** Differentialdiagnose neurologischer Krankheitsbilder, 2. Aufl. Stuttgart: Georg Thieme 1963. — **Bolte, H.-D.:** Änderungen des mittleren Zell-pH durch Säuretitration. Untersuchungen an menschlichen Erythrocyten. Inaug.-Diss. München 1962. — **Bolte, H.D., H. Menninger** u. **G. Riecker:** Auswirkungen einer experimentellen Niereninsuffizienz auf den zellulären Widerstand („input resistance") einzelner Skeletmuskelzellen. Verh. Dtsch. Ges. f. Nephrologie, Saarbrücken 1965. Berlin-Heidelberg-New York: Springer. ~ Die Schwellenreizstromstärke einzelner Skeletmuskelzellen des Menschen bei der Niereninsuffizienz. Klin. Wschr. **44**, 337 (1966). — **Bolte, H.D.,** and **G. Riecker:** Measurements of membrane potentials of individual muscle cells in man. 2nd Int. Congress of Nephrology Prag 1963. Excerpta med. (Amst.) **67** (1963). — **Bolte, H.D., G. Riecker** u. **D. Röhl:** Messungen des Membranpotentials an einzelnen quergestreiften Muskelzellen des Menschen. Klin. Wschr. **41**, 356 (1963). ~ Measurements of membrane potential of individual muscle cells in normal men and patients with renal insufficiency. Proc. II. Internat. Congr. of Nephrol. Prague 1963. — **Brachet, J.:** The living cell. Sci. Amer. **205**, 51 (1961). — **Braun, B.:** Melsunger med. Mitt. **38**, (1964). — **Braun, P.,** u. **F. Schaub:** Nierenfunktion unter Salidiuretica. Schweiz. med. Wschr. **91**, 39 (1961). — **Bricker, N. S., E.I. Shwayri, J.B. Reardon, D. Kellog, J.P. Merrill,** and **J.H. Holmes:** An abnormality in renal function resulting from urinary tract obstruction. Amer. J. Med. **23**, 554 (1957). — **Brod, J.:** Chronische Pyelonephritis. Berlin: Verlag Volk und Gesundheit. 1957. ~ Chronic pyelonephritis. In: D.A.K. Black, Renal disease. Oxford: Blackwell Sci. Publ. 1962. — **Brooks, C.McC., B.F. Hoffman, E.E. Suckling,** and **O. Orias:** Excitability of the heart. New York and London: Grune & Stratton

1955. — **Brooks, R.V., R.R. McSwiney, F.T.G. Prunty,** and **F.J.Y. Wood:** Potassium deficiency of renal and adrenal origin. Amer. J. Med. **27**, 391 (1957). — **Brown, H., G.L. Tanner,** and **H.H. Hecht:** The effects of potassium salts in subjects with heart disease. J. Lab. clin. Med. **37**, 506 (1951). — **Browne, J.S.L., J.C. Beck, I. Dyrenfurth, C.P.J. Giroud, A.B. Hawthorne, L.G. Johnson, K.R. McKensie,** and **E.H. Venning:** Cushing syndrome. Ciba Found. Coll. Endocrinol. 8, 505 (1955). — **Bubnoff, M.v.,** u. **G. Riecker:** Zellosmolarität und Zellwassergehalt. Klinische und experimentelle Untersuchungen an Erythrocyten. Klin. Wschr. **39**, 724 (1961). — **Buchborn, E.:** Effektiver osmotischer Plasmadruck und Adiuretinproduktion. Untersuchungen bei chronischer Niereninsuffizienz. Klin. Wschr. **35**, 717 (1957). ~ Der Diabetes insipidus. Klinik der Gegenwart, Handbuch der praktischen Medizin. München u. Berlin: Urban & Schwarzenberg 1960. ~ Schock und Kollaps. In: Handbuch der inneren Medizin, Bd. 9, Teil 1, S. 952. Berlin-Göttingen-Heidelberg: Springer 1960. ~ Pharmakologie neuer Diuretica. Verh. dtsch. Ges. Kreislaufforsch. 26. Tagg, S. 47 (1960). Darmstadt: Dr. Dietrich Steinkopff. — **Buchborn, E.,** u. **S. Anastasakis:** Störungen der Harnkonzentrierung. Internist **2**, 611 (1961). — **Buchem, F.S.P. van, H. Doorenbos,** and **H.S. Elings:** Conn's syndrome, caused by adrenocortical hyperplasia. Proc. kon. ned. Akad. Wet. **59**, 578 (1956). — **Büch, U.:** Antipyrin-Verteilungsvolumen und Gesamtkalium(^{40}K-Radioaktivität) bei 35 stoffwechselgesunden männlichen Erwachsenen. Diss. Homburg-Saar 1964. — **Bülbring, E.:** Die Physiologie des glatten Muskels. Pflügers Arch. ges. Physiol. **273**, 1 (1961). — **Burck, H.C.:** Die Zellschwellung als Folge des passiven Wasserwechsels. Ionenbilanzstudien an inkubierten Leberschnitten. Virchows Arch. path. Anat. **336**, 326 (1963). — **Burck, H.C.,** u. **H. Netter:** Das osmotische Verhalten als Kriterium für den Funktionszustand von Leberschnitten. Klin. Wschr. **38**, 359 (1960). — **Burgen, A.S.V.,** and **K.G. Terroux:** The membrane resting and action potentials of the cat auricle. J. Physiol. (Lond.) **119**, 139 (1953). ~ On the negative inotropic effect in the cat's auricle. J. Physiol. (Lond.) **120**, 449 (1953). — **Burnell, J.M., M.F. Villamil, B.T. Uyeno,** and **B.H. Scribner:** Effect in humans of extracellular pH change on relationship between serum potassium concentration and intracellular potassium. J. clin. Invest. **35**, 935 (1956). — **Burnett, L.H., R.R. Commons, F. Albright,** and **J.E. Howard:** Hypercalcemia without hypercalciuria or hypophosphatemia, calcinosis and renal insufficiency. New Engl. J. Med. **240**, 787 (1949). — **Burnstock, G., M.E. Holman,** and **C.L. Prosser:** Electrophysiology of smooth muscle. Physiol. Rev. **43**, 482 (1963).

Calazel, P., R. Gerard, R. Daley, A. Draper, and **R.J. Bing:** Physiological studies in congenital heart disease; comparison of right and left auricular, capillary and pulmonary artery pressures in 9 patients with auricular septal defect. Bull. Johns Hopk. Hosp. 88, 20 (1951). — **Caldwell, P.C., A.L. Hodgkin, R.D. Keynes,** and **T.I. Shaw:** The effects of injecting "energy-rich" phosphate compounds on the active transport of ions in the giant axons of Loligo. J. Physiol. **152**, 561 (1960). ~ Partial inhibition of the active transport of actions in the giant axons of Loligo. J. Physiol. (Lond.) **152**, 591 (1960). — **Calkins, E., I.M. Taylor,** and **A.B. Hastings:** Potassium exchange in the isolated rat diaphragm; effect of anoxia and cold. Amer J. Physiol. **177**, 211 (1954). — **Carone, F.A.,** and **F.H. Epstein:** Nephrogenic diabetes insipidus caused by amyloid disease. Amer. J. Med. **29**, 539 (1960). — **Carone, F.A., M. Kashgarian,** and **F.H. Epstein:** Effect of acute potassium deficiency on susceptibility to infection with particular reference to the kidney. Yale J. Biol. Med. **32**, 100 (1959). — **Castillo, J. del,** and **B. Katz:** Production of membrane potential changes in the frog's heart by inhibitory nerve impulses. Nature (Lond.) **175**, 1035 (1955). — **Chalmers, T.M., M.G. Fitzgerald, A.H. James,** and **H. Scarborough:** Conn's syndrome with severe hypertension. Lancet **1956 I**, 127. — **Chamberlain, F.L., J. Scudder,** and **R.L. Zwenner:** Electrocardiographic changes associated with experimental alterations in blood potassium in cats. Amer. Heart J. **18**, 458 (1939). — **Chin, K.Y.,** and **C.H. Hu:** Pathological lesions caused by B. dysenteriae. A study of 89 autopsied cases. Chin. med. J. (Suppl. 3) **120** (1940) — **Chinard, F.P., G.J. Vosburgh,** and **T. Enns:** Transcapillary exchange of water and of other substances in certain organs of dog. Amer. J. Physiol. **183**, 221 (1955). — **Clauss, R.H., S.J. Challet,** and **H. Henderson:** Surg. Forum **7**, 23 (1956). — **Cohnheim, J.,** u. **J. Lichtheim:** Über Hydraemia und hydrämisches Ödem. Lungenödem. Virchows Arch. path. Anat. **69**, 106 (1877). — **Collander, R.,** u. **H. Bärlund:** Acta bot. fenn. **5**, 1 (1929). ~ Acta bot. fenn. **11**, 1 (1933). — **Collins, D. A.,** and **F.H. Scott:** Amer. J. Physiol. **101**, 21 (1932). — **Conn, J W.:** Potassium-losing nephritis. Brit. med. J. **1954**, 1415. ~ Presidential adress. Part II. Primary aldosteronism: a new clinical syndrome. J. Lab. clin. Med. **45**, 6 (1955). ~ Primary aldosteronism, a new clinical syndrome. J. Lab. clin. Med. **45**, 661 (1955). — **Conn, J.W.,** and **L.H. Louis:** Primary aldosteronism, new clinical entity. Ann. intern. Med. **44**, 1 (1956). — **Conway, E.J.:** Nature and significance of concentration relations of potassium and sodium ions in skeletal muscle. Physiol. Rev. **37**, 84 (1957). ~ Principles underlying the exchanges of K and Na ions across cell membranes. J. gen. Physiol. **43**, 17 (1960). — **Conway, E.J.,** and **H. Gheoghegan:** Molecular concentration of kidney cortex slices. J. Physiol. (Lond.) **130**, 438 (1955). — **Conway, E.J., R.P.**

Kernam, and **J.A. Zadunaisky:** The sodium pump in skeletal muscle in relation to energy barriers. J. Physiol. (Lond.) **155**, 263 (1961). — **Conway, E.J.,** and **J.I. McCormack:** Total intracellular concentration of mammalian tissues compared with that of extracellular fluid. J. Physiol. (Lond.) **120**, 1 (1953). — **Cooke, R.E., F.R. Coughlin jr.,** and **W.E. Segar:** Muscle composition in respiratory acidosis J. clin. Invest. **31**, 1006 (1952). — **Cooke, R.E., W.E. Segar, D.W. Cheek, F.E. Coville,** and **D.C. Darrow:** The extrarenal correction of alkalosis associated with potassium deficiency. J. clin. Invest. **31**, 798 (1952). — **Coraboeuf, E.,** and **S. Weidmann:** Temperature effects on the electrical activity of Purkinje fibres. Helv. physiol. pharmacol. Acta **12**, 32 (1954). — **Corsa jr., L., J.M. Olney jr., R.W. Steenburg, M.R. Ball,** and **F.D. Moore:** The measurement of exchangeable potassium in man by isotope dilution. J. clin. Invest. **29**, 1280 (1950). — **Cort, J.H.:** Cerebral salt wasting. Lancet **1954 I**, 752. ~ The effect of alterations in acid-base balance on muscle and kidney tissue electrolyte gradients in the rat. Physiol. bohemoslov. **11**, 481 (1962). — **Cort, J.H.,** and **A. Kleinzeller:** The effect of denervation, pituitrin and varied cation concentration gradients on the transport of cations and water by kidney cortex slices. J. Physiol. (Lond.) **133**, 287 (1956). — **Cottier, P.:** Die Therapie der Urämie. Elektrolyt-Symposion Kassel 1963. Melsungen: B. Braun. — **Cournand, A.:** Recent observations on dynamics of pulmonary circulation. Bull. N.Y. Acad. Med. **23**, 27 (1947). — **Cournand, A., J. Lequime** et **P. Regniers:** L'insuffisance cardiaque chronique. Paris: Masson & Cie. 1952. — **Courtice, F.C.:** The transfer of proteins and lipids from plasma to lymph in the leg of the normal and hypercholesterolaemic rabbit. J. Physiol. (Lond.) **155**, 456 (1961). — **Crabbé, J.:** The sodium-retaining action of aldosterone. Bruxelles: Presses académiques Europ. S. C. 1963. — **Crane, M.G., J.J. Harris,** and **J.E. Holloway:** Exchangeable sodium and potassium in primary aldosteronism. J. Lab. clin. Med. **61**, 51 (1963). — **Crane, M.G., P.J. Vogel,** and **K.J. Richland:** Observations on a presumptive case of primary aldosteronism. J. Lab. clin. Med. 48, 1 (1956). — **Creutzfeldt, D.:** Die episodische Adynamie (Adynamia episodica hereditaria), eine familiäre hyperkalämische Lähmung. Klinische und experimentelle Untersuchung. Fortschr. Neurol. Psychiat. **29**, 529 (1961). ~ Membranpotentiale in menschlichen Muskeln bei gesunden Personen und Patienten mit Adynamia episodica hereditaria und periodischer Lähmung. Naturwissenschaften **12**, 284 (1962). — **Currens, J.H.,** and **J.D. Crawford:** The electrocardiogram and disturbance of potassium metabolism. New Engl. J. Med. **243**, 843 (1950). — **Curtis, H.J.,** and **K.S. Cole:** Membrane resting and action potentials from the squid giant axon. J. cell. comp. Physiol. **19**, 135 (1942). — **Cutler, H.H., M.H. Power,** and **R.M. Wilder:** Concentrations of sodium, chloride and potassium in blood plasma and urine of patients with Addison's disease; their diagnostic significance. Proc. Mayo Clin. **31**, 244 (1956).

Danowski, T.S., J.R. Elkinton, and **A.W. Winkler:** Deleterious effect in dogs of dry protein ration. J. clin. Invest. **23**, 816 (1944). — **Danowski, T.S., E.B. Fergus,** and **F.M. Mateer:** Low salt syndromes. Ann. intern. Med. **43**, 643 (1955). — **Danowski, T.S.,** u. **F.M. Mateer:** Zit. in Elkinton u. Danowski. — **Danowski, T.S., J.H. Peters, J.C. Rathbun, J.M. Quashnock,** and **L. Greenman:** Studies in diabetic acidosis and coma, with particular emphasis on the retention of administered potassium. J. clin. Invest. **28**, 1 (1949). — **Darmady, E.M.,** and **F. Stranack:** Microdissection of the nephron in disease. Brit. med. Bull. **13**, 21 (1957). — **Darrow, D.C.:** Body-fluid physiology; the relation of tissue composition to problems of water and electrolyte balance. New Engl. J. Med. **233**, 91 (1945). ~ Changes in muscle composition in alkalosis. J. clin. Invest. **25**, 324 (1946). ~ The retention of electrolyte during recovery from severe dehydration due to diarrhea. J. Pediat. **28**, 515 (1946). ~ Medical progress; body fluid physiology; the role of potassium in clinical disturbances of body water and electrolyte. New Engl. J. Med. **242**, 978, 1014 (1950). — **Darrow, D.C., H.E. Harrison,** and **M. Taffel:** Tissue electrolytes in adrenal insufficiency. J. biol. Chem. **130**, 487 (1939). — **Darrow, D.C.,** and **E.L. Pratt:** Fluid therapy. Relation to tissue composition and the expenditure of water and electrolyte. J. Amer. med. Ass. **143**, 364 (1950). — **Darrow, D.C., R. Schwartz, J.F. Iannucci,** and **F. Coville:** The relation of serum bicarbonate concentration to muscle composition. J. clin. Invest. **27**, 198 (1948). — **Darrow, D.C.,** and **H. Yannet:** Changes in distribution of body water accompanying increase and decrease in extracellular electrolyte. J. clin. Invest. **14**, 266 (1935). ~ Metabolic studies of the changes in body electrolyte and distribution of body water induced experimentally by deficit of extracellular electrolyte. J. clin. Invest. **15**, 419 (1936). — **Davis, J.O., J.E. Holman, C.C.J. Carpenter, J. Urquhart,** and **J.T. Higgins jr.:** An extra-adrenal factor essential for chronic renal sodium retention in presence of increased sodium-retaining hormone. Circulat. Res. **14**, 17 (1964). — **Deane, N.,** and **H. W. Smith:** The distribution of sodium and potassium in man. J. clin. Invest. **31**, 197 (1952). — **Debré, R., P. Royer, B. Leveque** et **H. Lestradet:** Le potassium plasmatique dans les néphropathies de l'enfant. Arch. franç. Pédiat. **11**, 789 (1954). — **Dempsey, E.W.,** and **G.B. Wislocky:** Electron microscopic study of blood-brain barrier in rat, employing silver nitrate as vital stain. J. biophys. biochem. Cytol. **1**, 245 (1955). — **Diamond, J.M.:** Diskussionsbemerkung. In: Sekretion und Exkretion (funktionelle und morphologische

Organisation der Zelle), S. 401. Berlin-Heidelberg-New York: Springer 1965. — **Dick, T.D.A.,** and **L. Lowenstein:** Osmotic equilibria in human erythrocytes studied by immersion refractometry. Proc. roy. Soc. B **148**, 241 (1958). — **Dietrich, H.,** u. **M. Wolff:** Kaliumtoleranz und Elektrokardiogramm. Dtsch. Arch. klin. Med. **201**, 209 (1954). — **Dodge, H.T., R.P. Grant,** and **P.W. Seavy:** Amer. Heart J. **45**, 725 (1953). — **Doenecke:** Diskussionsbemerkung. In: E. Wollheim, Glomeruläre und tubuläre Nierenerkrankungen. Stuttgart: Georg Thieme 1962. — **Dosekun, F.O.,** and **D. Mendel:** The effect of alterations of plasma sodium on the sodium and potassium content of muscle in the rat. J. Physiol. (Lond.) **140**, 190 (1958). — **Dreifus, L.,** and **A. Pick:** A clinical correlative study of the ecg in electrolyte imbalance. Circulation **14**, 815 (1956). — **Drinker, C.K.:** Pulmonary edema and inflammation. Cambridge (Mass.): Harvard Univ. Press 1945. — **Droese, W., H. Stolley, W. Freislederer, E. Buchborn, G. Riecker** u. **Kh.R. Koczorek:** Chronische Hyperosmolarität bei Hirnschäden an Hand eines Falles von Cyklopenventrikel. Klin. Wschr. **37**, 918 (1959). — **Dulce, H.J.,** u. **Th. Günther:** Steuerung des zellulären Elektrolyt- und Wassergehalts durch Hormone. Naunyn-Schmiedebergs Arch. exp. Path. Pharmak. **238**, 368 (1960). — **Dunham, E.T.,** and **I.M. Glynn:** Adenosintriphosphatase activity and the active movement of alkali metal ions. J. Physiol. (Lond.) **156**, 274 (1961).

Earle, D.P., J.V. Taggart, and **J.A. Shannon:** Glomerulonephritis. A survey of the functional organization of the kidney in various stages of diffuse glomerulonephritis. J. clin. Invest. **23**, 119 (1944). — **Earle jr., D.P., S. Sherry, L.W. Eichna,** and **N.J. Conan:** Low potassium syndrome due to defective renal tubular mechanisms for handling potassium. Amer. J. Med. **11**, 283 (1951). — **Early, L.C.:** Extreme polyuria in obstructive uropathy. Report of a case of "water-losing nephritis" in an infant with a discussion of polyuria. New Engl. J. Med. **255**, 600 (1956). — **Easthan, R.D.,** and **M. McElligott:** Potassium-losing pyelonephritis. Brit. med. J. **1956 I**, 898. — **Edel, H.H.:** Störungen des Elektrolytstoffwechsels bei chronischer Niereninsuffizienz. Internist (Berl.) **2**, 632 (1961). ~ Indikation und Risiken der Hämodialyse beim akuten Nierenversagen. Internist (Berl.) **6**, 167 (1965). — **Edel, H.H., H.J. Gurland, E. Renner, J. Eigler** u. **E. Buchborn:** Das Verhalten der Blut-Liquorgradienten bei Azotämie und ihre Beeinflussung durch die Hämodialyse. Klin. Wschr. **43**, 1081 (1965). — **Edelman, I.S., H.B. Haley, P.R. Schloerb, D.B. Sheldon, B.J. Friis-Hansen, G. Stoll,** and **F.D. Moore:** Further observations on total body water. I. Normal values throughout life span. Surg. Gynec. Obstet. **95**, 1 (1952). — **Edelman, I.S.,** and **J. Leibman:** Anatomy of body water and electrolytes. Amer. J. Med. **27**, 256 (1959). — **Edelman, I.S., J. Leibman, M.P. O'Meara,** and **L.W. Birkenfeld:** Interrelations between serum sodium concentration, serum osmolarity and total exchangeable sodium, total exchangeable potassium and total body water. J. clin. Invest. **37**, 1236 (1958). — **Eder, H.A., H.D. Lauson, F.P. Chinard, R.L. Grief, G.C. Cotzias,** and **D.D. van Slyke:** Study of mechanism of edema formation in patient with nephrotic syndrome. J. clin. Invest. **33**, 636 (1954). — **Ege, R.:** Osmotic behavior of blood corpuscles. Biochem. Z. **130**, 99 (1922). — **Eggleton, M. G.:** State of body water in cat. J. Physiol. (Lond.) **115**, 482 (1951). — **Eichelberger, L.,** and **F.C. McLean:** Distribution of calcium and magnesium between cells and extracellular fluids of skeletal muscle and liver in dogs. J. biol. Chem. **142**, 467 (1942). — **Eichelberger, L.,** and **R.B. Richter:** Water nitrogen and electrolyte concentration in brain. J. biol. Chem. **154**, 21 (1944). — **Eigler, J.O.C., R.M. Salassa, R.C. Bahn,** and **C.A. Owen jr.:** Renal distribution of sodium in potassium-depleted and vitamin D-intoxicated rats. Amer. J. Physiol. **202**, 1115 (1962). — **Eisele, C.W.:** Role of alkali therapy for peptic ulcer in formation of urinary calculi. J. Amer. Med. Ass. **114**, 2363 (1940). — **Eisenberg, S.:** Blood volume in patients with acute glomerulonephritis as determined by radioactive chromium ragged red cells. Amer. J. Med. **27**, 241 (1959). — **Elkinton, J.R.:** Hyponatremia: Clinical state or biochemical sign? Circulation **14**, 1027 (1956). — **Elkinton J.R.,** and **T.S. Danowski:** The body fluids. Basic physiology and practical therapeutics. Baltimore: Williams & Wilkins Co. 1955. — **Elkinton, J.R., R.B. Singer, E.S. Barker,** and **J.K. Clark:** Effects in man of acute experimental respiratory alkalosis and acidosis on ionic transfers in the total body fluids. J. clin. Invest. **34**, 1671 (1955). — **Elkinton, J.R., R.D. Squires,** and **A.P. Crosley jr.:** Intracellular cation exchanges in metabolic alkalosis. J. clin. Invest. **30**, 369 (1951). — **Elkinton, J.R., R.D. Squires,** and **R.B. Singer:** Intracellular cation exchanges in acidosis due to renal insufficiency. Effects of alkali therapy. J. clin. Invest. **30**, 381 (1951). — **Elkinton, J.R.,** and **M. Taffel:** Prolonged water deprivation in the dog. J. clin. Invest. **21**, 787 (1942). — **Elkinton, J.R., R. Tarail,** and **J.P. Peters:** Transfers of potassium in renal insufficiency. J. clin. Invest. **28**, 378 (1949). — **Elkinton, J.R.,** and **A.W. Winkler:** Transfers of intracellular potassium in experimental dehydration. J. clin. Invest. **23**, 93 (1944). — **Elkinton, J.R., A.W. Winkler,** and **T.S. Danowski:** Importance of volume and of tonicity of body fluids in salt depletion shock. J. clin. Invest. **26**, 1002 (1947). — **Ellis, A.:** Natural history of Bright's disease. Lancet **1942 I**, 1. — **Epstein, F.H.:** Calcium and the kidney. J. chron. Dis. **11**, 255 (1960). — **Ericson, E.,** and **A. Svanborg:** Salt losing syndrome in nephropathy. (Cases of salt losing nephritis, one with extensive soft tissue calcification.) Acta med. scand. **153**, 283 (1956). — **Euler, U.v.,** and **G. Liljestrand:** Obsrevations on the pulmonary arterial blood pressure in the cat. Acta physiol. scand. **12**, 301 (1946). — **Evans, E.I.:** Potassium deficiency in surgical patients: its recognition and management. Ann. Surg. **131**, 945 (1950). — **Everett, M.R.:** Medical biochemistry, 2nd ed. New York: Paul B. Höber Ica. 1946.

Fabre, Bachmann u. **Raduco** (1953): Zit. J. Fabre 1960. — **Fabre, J.:** Les résines d'échange cationique. Pharmacologie et conduite du traitement. Journée internat. de thérapeutique, p. 211. Paris: Doin 1953. ~ Die Oedeme. Basel: Benno Schwabe & Co. 1960. ~ Die Ödeme. In: Physiopathologie und Therapie der Salz-Wasserretention. Basel u. Stuttgart: Benno Schwabe & Co. 1960. ~ Ödeme und ihre Behandlung. Acta Clinica Geigy 1961. (Documenta Geigy.) — **Fabre, J., A.F. Muller, A. Gautier** et **C. Perrier:** Le rôle de l'aldostérone dans le syndrome néphrotique et l'emploi des corticoides dans le traitement de cette affection. Brux.-méd. **38**, 1457 (1958). — **Fanconi, G.:** Urologische Erkrankungen ohne auffälligen Harnbefund. Arch. Kinderheilk. **112**, 202 (1937). ~ Zur Pathologie des Kochsalzstoffwechsels. Verh. dtsch. Ges. inn. Med. **50**, 203 (1938). ~ (1938) Zit. Disk. votum. Helv. med. Acta **25**, 530 (1958). — **Farber, S.J.,** and **R.J. Soberman:** The total body water and total exchangeable sodium in edematous states due to cardiac, renal and hepatic diseases. J. clin. Invest. **35**, 779 (1956). — **Fawcett, D.W.:** The microcirculation (Symposium), p. 1. Urbana (Ill.): University of Illinois Press 1959. — **Fejfar, Z.:** Hemodynamic changes in acute cardiac failure. Bibl. cardiol. (Basel) **9**, 108 (1959). — **Fenn, W.O., D.M. Cobb, J.F. Manery,** and **W.R. Bloor:** Electrolyte changes in cat muscle during stimulation. Amer. J. Physiol. **121**, 595 (1938). — **Fernandez-Moran, H.:** Progr. Biophys. **4**, 112 (1954). — **Fertig, H.H., R.D. Taylor, A.C. Corcoran,** and **I.H. Page:** Renal manifestations of pheochromocytoma. Report of cases. Ann. intern. Med. **35**, 1358 (1951). — **Feurstein, V.,** u. **H. Schroll:** Die klinische Bedeutung des Kaliumanstiegs im Konservenblut. Wien. klin. Wschr. **76**, 206 (1964). — **Fienberg, L.:** Pathogenesis of lesions in the nervous system in hypernatremic states. I. Clinical observations of infants. Pediatrics **23**, 40 (1959). — **Filene, W.,** u. **H. Biberfeld:** Beiträge zur Diurese. I. Einleitende Versuche. Pflügers Arch. ges. Physiol. **91**, 569 (1902). — **Finch, C.A.,** and **J.F. Marchand:** Cardiac arrest by the action of potassium. Amer. J. med. Sci. **206**, 507 (1943). — **Finch, C.A., C.G. Sawyer,** and **J.M. Flynn:** Clinical syndrome of potassium intoxication. Amer. J. Med. **1**, 337 (1946). — **Flear, C.T.G.:** The clinical and theoretical significance of potassium depletion. Queens med. Mag. **50**, 105 (1958). — **Flear, C.T.G., R.F. Crampton,** and **D.M. Matthews:** Observations on the electrolyte and water composition of skeletal muscle in patients in congestive cardiac failure, using an in vitro method for determination of inulin space. Clin. Sci. **21**, 381 (1961). — **Flinn, R.B., J.P. Merrill,** and **W.R. Welzant:** Treatment of the oliguric patient with a new exchange resin and sorbitol. New Engl. J. Med. **264**, 111 (1961). — **Földi, M., J. Rusenyak, G. Szabó,** and **I. Vagó:** Antihyaluronidase titer of plasma in renal disease and in cardiac edema. Magy. belorv. Arch. **4**, 66 (1951). — **Forbes, G.B., R.W. Deisher, A.M. Perley,** and **A.F. Hartmann:** Effect of hyaluronidase on the subcutaneous absorption of electrolytes in humans. Science **111**, 177 (1950). — **Forbes, G.B.,** and **A.M. Lewis:** Total sodium, potassium and chloride in adult man. J. clin. Invest. **35**, 596 (1956). — **Forbes, G.B.,** and **A. Perley:** Estimation of total body sodium by isotopic dilution. I. Studies on young adults. J. clin. Invest. **30**, 558 (1951). — **Foss, G.L., C.B. Perry,** and **F.J.Y. Wood:** Renal tubular acidosis. Quart. J. Med. **49**, 185 (1956). — **Fourman, P.:** Depletion of potassium induced in man with an exchange resin. Clin. Sci. **13**, 93 (1954). ~ The adrenal cortex and the kidney. In: D.A.K. Black, Renal disease. Oxford: Blackwell Sci. Publ. 1962. — **Fourman, P.,** and **G.R. Hervey:** An experimental study of edema in potassium deficiency. Clin. Sci. **14**, 75 (1955). — **Fourman, P.,** and **P.M. Leeson:** Thirst and polyuria. With a note on the effects of potassium deficiency and calcium excess. Lancet **1959 I**, 268. — **Fourman, P., R.A. McCance,** and **R.A. Parker:** Chronic renal disease in rats following a temporary dificiency of potassium. Brit. J. exp. Path. **37**, 40 (1956). — **Fox jr., C.L.,** and **L. Slobody:** Tissue changes in the nephrotic syndrome: demonstration of potassium depletion. Pediatrics **7**, 186 (1951). — **Franklin, K.J.:** A monograph of veins. Springfield (Ill.): Ch.C. Thomas 1937. — **Franklin, S.S.,** and **J.P. Merrill:** The kidney in health: the nephron in disease. Amer. J. Med. **28**, 1 (1960). — **Friedberg, C.K.:** Fluid and electrolyte disturbances in heart failure and their treatment. Circulation **16**, 437 (1957). ~ Erkrankungen des Herzens. Stuttgart: Georg Thieme 1959. — **Fritzer, W.:** Flüssigkeits- und Elektrolyttherapie bei der akuten Niereninsuffizienz. Wien. klin. Wschr. **74**, 589 (1962).

Galambos, J.T., E.G. Herndon jr., and **G.H. Reynolds:** Specific-gravity determination. Fact or fancy? New Engl. J. Med. **270**, 506 (1964). — **Gamble, J.L.:** Physiological information gained from studies on the life-raft ration. Harvey Lect. **42**, 247 (1946—1947). ~ Lane medical lectures. Companionship of water and electrolytes in the organization of body fluids. Stanford Univ. Press 1951. ~ Chemical anatomy, physiology and pathology of extracellular fluid, 6th. ed. Cambridge, Mass.: Harvard Univ. Press 1954. — **Gamble, J.L. G.S. Ross,** and **F.F. Tisdall:** The metabolism of fixed base during fasting. J. biol. Chem. **57**, 633 (1923). —

Gamble, J. L., W. M. Wallace, L. Eliel, M. A. Holliday, M. Cushman, J. Appleton, A. Shenberg, and **J. Piotti:** Effects of large loads of electrolytes. Pediatrics **7**, 305 (1951). — **Garby, L.:** Studies on transfer of matter across membranes with special reference to isolated human amniotic membrane and the exchange of amniotic fluid. Acta physiol. scand. **40**, Suppl. 137 (1951). — **Gauer, O. H.:** Kreislauf des Blutes. In: Landois-Rosemann, Lehrbuch der Physiologie des Menschen, 28. Aufl. München u. Berlin: Urban & Schwarzenberg 1960. — **Gauer, O. H.,** u. **J. P. Henry:** Beitrag zur Homöostase des extraarteriellen Kreislaufs. Volumen, regulation als unabhängiger physiologischer Parameter. Klin. Wschr. **34**, 356 (1956). ~ Circulatory basis of fluid volume control. Physiol. Rev. **43**, 423 (1963). — **Gaunt, R.:** Comparative studies on the pharmacological effects of new diuretics Diurese und Diuretica. Ein internationales Symposion, S. 170. Berlin-Göttingen-Heidelberg: Springer 1959. — **Gemperle, M.:** Hyperelektrolytämie als Komplikation eiweißreicher Sondenernährung. Schweiz. med. Wschr. **92** (1962). — **Gerok, W.:** Nierenfunktionsstörungen bei erblichen Stoffwechselleiden. Wildunger Hefte 10. Jg., **3**, 86—196 (1963). — **Gerok, W.,** u. **K. Pabst:** Zur Pathophysiologie und Klinik der Störungen renaltubulärer Partialfunktionen. Münch. med. Wschr. **107**, 73 (1965). — **Gerschenfeld, H. M., F. Wald, J. A. Zadunaisky,** and **E. D. P. de Robertis:** Function of astroglia in the water-ion metabolism of the central nervous system. Neurology (Minneap). **9**, 412 (1959). — **Gessler, U.:** Intra- und extracelluläre Elektrolytveränderungen bei metabolischer Acidose. Untersuchungen an Erythrocyten. Klin. Wschr. **39**, 232 (1961). ~ Mineralhaushaltstörungen als Ursache und Folge von Nierenerkrankungen. Internist **3**, 672 (1962). — **Gessler, U.,** u. **L. Bass:** Mineralhaushaltstörungen bei der experimentellen Sublimatvergiftung. I. Mitt. Z. ges. exp. Med. **133**, 18 (1960). — **Gessler, U.,** u. **W. Caliebe:** Mineralhaushaltstörungen bei der experimentellen Sublimatvergiftung. Z. ges. exp. Med. **134**, 139 (1961). — **Gessler, U.,** u. **E. Kuner:** Mineralhaushaltstörungen bei der experimentellen Sublimatvergiftung. II. Mitt. EKG und Mineralhaushalt. Z. ges. exp. Med. **133**, 394 (1960). — **Gettes, L. S., B. Surawicz,** and **J. C. Shive:** Effect of high K, low K, and quinidine on QRS duration and ventricular action potential. Amer. J. Physiol. **203**, 1135 (1962). — **Giebisch, G., L. Berger,** and **R. F. Pitts:** The extrarenal response to acute acid-base disturbances of respiratory origin. J. clin. Invest. **34**, 231 (1955). — **Giebisch, G.,** and **R. Lozano:** The effects of adrenal steroids and potassium depletion on the elaboration of an osmotically concentrated urine. J. clin. Invest. **38**, 843 (1959). — **Giebisch, G.,** and **E. E. Windhager:** Characterization of renal tubular transport of sodium, chloride and water as studied in single nephrons. Amer. J. Med. **34**, 1 (1963). — **Ginsburg, J. M.,** and **W. S. Wilde:** Distribution kinetics of intravenous radiopotassium. Amer. J. Physiol. **179**, 63 (1954). — **Giraud, G., H. Latour** et **A. Levy:** Variations de l'eau totale, de l'eau libre et de l'eau liée aux proteins globulaires au cours de diverse états pathologiques. Presse méd. **58**, 949 (1950). — **Gjorup, St.:** Dan. med. Bull. **1**, 203 (1954). — **Glynn, I. M.:** The action of cardiac glycosides on sodium and potassium movements in human red cells. J. Physiol. (Lond.) **136**, 148 (1957). — **Göldel, L.,** u. **G. Riecker:** Zit. G. Riecker, Iatrogene Störungen des Wasser- und Elektrolytstoffwechsels bei Herz-Kreislaufkrankheiten. Melsunger med. Mitt. **38**, 94 (1964). — **Götze, H.:** Iatrogene Störungen des Wasser- und Elektrolythaushaltes bei akutem Nierenversagen einschließlich extracorporaler Dialyse. Melsunger med. Mitt. **38**, 89 (1964). — **Goldenberg, M.,** u. **C. J. Rothberger:** Automatie und dauernde Depolarisation einer Membranstelle der spezifischen Herzmuskulatur. Pflügers Arch. ges. Physiol. **235**, 597 (1935). — **Goldman, D. E.:** Potential, impedance and rectification in membranes. J. gen. Physiol. **27**, 37 (1944). — **Goldner, M. G.:** Diabetic coma; problems of fluid and electrolyte balance. Amer. J. dig. Dis. **18**, 234 (1951). — **Gollwitzer-Meier, K.:** Venensystem und Kreislaufregulierung. Ergebn. Physiol. **34**, 1145 (1932). — **Gottschalk, C. W.:** Osmotic concentration and dilution of the urine. Amer. J. Med. **36**, 670 (1964). — **Govaerts, P.:** Le fonctionnement du rein malade. Paris: Masson & Cie. 1936. — **Grant, H.,** and **F. Reichsman:** The effects of the ingestion of large amounts of sodium chloride on the arterial and venous pressures of normal subjects. Amer. Heart J. **32**, 704 (1946). — **Griebetz, D., L. Corsa jr., C. D. Cook, H. G. Keitel,** and **N. B. Talbot:** Measurement of total body exchangeable potassium and erythrocyte potassium in nephrotic children. J. clin. Invest. **33**, 680 (1954). — **Grob, D., Å. Liljestrand,** and **R. J. Johns:** Potassium movement in normal subjects. Effect on muscle function. Amer. J. Med. **23**, 340 (1957). — **Grollman, A.:** New diuretics and antihypertensive agents. Ann. N. Y. Acad. Sci. 88, 771—1020 (1960). — **Grosse-Brockhoff, F.:** In: Lungen und kleiner Kreislauf, S. 64. Berlin-Göttingen-Heidelberg: Springer 1957. — **Grossman, J., M. F. Mines, A. G. Goldman,** and **M. Wolfman:** Effects of calcium on urine concentrating ability. J. clin. Invest. **37**, 899 (1958). — **Grotte, D.:** Passage of dextran molecules across blood-lymph barrier. Acta chir. scand., Suppl. **211**, 1 (1956). — **Gruber, U. F.,** u. **M. Allgöwer:** Infusionsprobleme in der Chirurgie. Colloquium Zürich Juni 1964. Berlin-Göttingen-Heidelberg: Springer 1965. — **Gruber, U. F.,** u. **J. Siegrist:** Der Volumeffekt verschiedener Plasmaersatzstoffe. Langenbecks Arch. klin. Chir. **301**, 128 (1962). — **Grumbach, L.:** The initiation of ventricular tachycardia and fibrillation in isolated hearts by potassium chloride. Circulat. Res. **4**, 293 (1956). — **Grynes, G.:** Über den Einfluß gelöster Stoffe auf die roten Blutzellen in Verbindung mit den Erscheinungen der Osmose und Diffusion. Pflügers Arch. ges. Physiol. **63**, 86 (1896). — **Gülzow, M.,** u. **R. Zastrow:** Störungen des Kaliumstoffwechsels bei der akuten Pankreatitis. Med. Klin. **60**, 664 (1965).

Hadorn, W., u. **G. Riva:** Die Störungen der Kaliämie und ihre klinische Bedeutung. Schweiz. med. Wschr. 81, 761 (1951). — **Hänze, S., C.A. Pierach** u. **G. Starck:** Das Bartter-Syndrom. Vasale Angiotensin-II-Resistenz mit iuxtaglomerulärer Zellhyperplasie und Hyperaldosteronismus. Dtsch. med. Wschr. **90**, 2041 (1965). — **Hager, H.:** Die feinere Cytologie und Cytopathologie des Nervensystems. Stuttgart: Gustav Fischer 1964. — **Hall, V.E.,** and **E.E. Langeley:** Influence of rate of urine formation on potassium excretion. Proc. Soc. exp. Biol. (N.Y.) **44**, 425 (1940). — **Hamburger, H.J.:** Zbl. Physiol. **11**, 217 (1897). — **Hamburger, I.,** et **G. Richet:** Sur un phénomène de libération d'eau endogène observé notamment au cours de certaines anuries. Bull. Soc. méd. Hôp. Paris **68**, 368 (1952). — **Hamburger, J.,** et **A. Ryckewaert:** Nouveaux procédés d'exploration fonctionelle des reins. Paris: Flammarion 1949. — **Hammarsten, J.F., H.E. Ginn,** and **W.O. Smith:** Normal and abnormal potassium and magnesium metabolism, p. 569. In: J.H. Bland, Clinical metabolism of body water and electrolytes. Philadelphia and London: W.B. Saunders Co. 1963. — **Hammarsten, J.F.,** and **B.I. Heller:** The effects of dextran in subjects with normal blood volumes and in subjects after bleeding. J. Lab. clin. Med. **40**, 807 (1952). — **Harris, A.W.,** and **J.G. Gibson:** Clinical studies on blood volume. Changes in Bright's disease with or without edema. J. clin. Invest. **18**, 527 (1939). — **Harris, E.J.:** Transport and accumulation in biological systems. London: Butterworths Sci. Publ. 1960. — **Harris, E.J.,** and **M. Maizels:** Permeability of human erythrocytes to sodium. J. Physiol. (Lond.) **113**, 506 (1951). — **Harrison, H., D.C. Darrow,** and **H. Yannet:** The total electrolyte content of animals and its probable relation to the distribution of body water. J. biol. Chem. **113**, 515 (1936). — **Harrop, G.A., A. Weinstein, L.J. Soffer,** and **J.H. Trescher:** The diagnosis and treatment of Addison's disease. J. Amer. med. Ass. **100**, 1850 (1933). — **Hartenbach, W.:** Hormon-, Eiweiß- und Elektrolythaushalt bei schwersten Verbrennungen. Langenbecks Arch. klin. Chir. **297**, 490 (1961). — **Hastings, A.B.,** and **L. Eichelberger:** Exchange of salt and water between muscle and blood. I. Effect of increase in total body water produced by intravenous injection of isotonic salt solutions. J. biol. Chem. **117**, 73 (1937). — **Haugg, A.:** Messungen des Membranpotentials einzelner Skeletmuskelzellen bei experimenteller Niereninsuffizienz, sowie unter dem Einfluß pathologischer Kreatinin-, Milchsäure-, Calcium- und Magnesiumkonzentrationen. Inaug.-Diss. München 1964. — **Hayman jr., J.M., N.P. Shumway, P. Dumke,** and **M. Miller:** Experimental hyposthenuria. J. clin. Invest. **18**, 195 (1939). — **Hays, R.M.,** and **A. Leaf:** The problem of clinical vasopressin resistance: in vitro studies. Ann. intern. Med. **54**, 700 (1961). ~ The state of water in the isolated toad bladder in the presence and absence of vasopressin. J. gen. Physiol. **45**, 933 (1962). — **Hedin, S.G.:** Über die Permeabilität der Blutkörperchen. Pflügers Arch. ges. Physiol. **68**, 229 (1897). — **Hegglin, R.:** Cardiologia, fasc. II. Zürich: S. Karger 1947. — **Heintz, R.,** u. **E. Schneider:** Über das Salzmangelsyndrom hervorgerufen durch renale Kochsalzverluste bei Niereninsuffizienz (sog. „salt losing nephritis"). Dtsch. med. Wschr. **82**, 636 (1957). — **Hellems, H.K., F.W. Haynes,** and **L. Dexter:** Pulmonary "capillary" pressure in man. J. appl. Physiol. **2**, 24 (1949). — **Helwig, F.C.,** and **H.P. Kuhn:** Water intoxication. Moribund patient cured by administration of hypertonic salt solution. J. Amer. med. Ass. **110**, 644 (1938). — **Helwig, F.C., C.B. Rob,** and **D.E. Curry:** Water intoxication. Report of a fatal human case with clinical, pathologic and experimental studies. J. Amer. med. Ass. **104**, 1569 (1935). — **Henry, J.P., J. Goodman,** and **J.P. Mechan:** Effects of acute anoxia on the capillary permeability of the human arm. Amer. J. Med. **2**, 657 (1947). — **Heppel, L.A.:** The electrolytes of muscle and liver in potassium depleted rats. Amer. J. Physiol. **127**, 385 (1939). — **Hering, H.E.:** Über erregende Wirkungen des Kaliums auf das Säugetierherz. Pflügers Arch. ges. Physiol. **161**, 544 (1925). — **Herken, H.:** Das Nephrotische Syndrom, S. 151. Georg Thieme 1963. — **Hevesy, G.,** and **E. Hofer:** Elimination of water from the human body. Nature (Lond.) **134**, 879 (1934). — **Hierholzer, K.:** Mechanismus und Lokalisation des renalen Kalium- und Wasserstoffionentransportes. Melsunger med. Mitt. **38**, 18 (1964). — **Higgins, G., W. Levin, I.R.P. O'Brien,** and **W.H. Taylor:** Metabolic disorders in head injury. Lancet **1954 I**, 61. — **Hilger, H.H., J.D. Klümper,** u. **K.J. Ullrich:** Wasserrückresorption und Ionentransport durch die Sammelrohrzellen der Säugetierniere. (Mikroanalytische Untersuchungen.) Pflügers Arch. ges. Physiol. **267**, 218 (1958). — **Hill, A.V.:** State of water in muscle and blood and osmotic behaviour of muscle. Proc. roy. Soc. B **106**, 477 (1930). — **Hodgkin, A.L.,** and **P. Horowicz:** The influence of potassium and chloride ions on the membrane potential of single muscle fibers. J. Physiol. (Lond.) **148**, 127 (1959). — **Hodgkin, A.L.,** and **A.F. Huxley:** Resting and action potentials in single nerve fibres. J. Physiol. (Lond.) **104**, 176 (1945). ~ Currents carried by sodium and potassium ions through the membrane of the giant axon of Loligo. J. Physiol (Lond.) **116**, 449 (1952). ~ The components of membrane conductance in the giant axon of Loligo. J. Physiol. (Lond.) **116**, 473 (1952). ~ The dual effect of membrane potential in sodium conductance in the giant axon of Loligo. J. Physiol (Lond.) **116**, 497 (1952 c). ~ A quantitative description of membrane current and its application to conduction and excitation in nerve. J. Physiol. (Lond.) **117**, 500 (1952 d). — **Hodgkin, A. L.,** and **B. Katz:** The effect of sodium ions on the electrical activity of the giant axon of the squid. J. Physiol. (Lond.) **108**, 37 (1949). — **Hodgkin, A. L.,** and **R. D. Keynes:** Active transport of cations in giant axons from sepia and loligo. J. Physiol. (Lond.) **128**, 28 (1955). — **Hoff, H. E.,** and **L. H. Nahum:** The supernormal period in the mammalian ventricle. Amer. J. Physiol. **124**, 591 (1938). — **Hofmann, H. F.,** u. **J. Reulen:** Untersuchungen über Wasser- und Elektrolytstörungen beim experimentellen traumatischen Hirnödem. Langenbecks Arch. klin. Chir. **302**, 151 (1963). — **Hoigné, R.:** Nieren und Kaliumstoffwechsel. Schweiz. med. Wschr. **89**, 463 (1959). — **Hokin, L. E.,** and **M. R. Hokin:** Studies on the carrier function of phosphatidic acid in sodium transport. J. gen. Physiol. **44**, 61 (1960). — **Hollander jr., W., R. W. Winters, T. F. Williams, J. Bradley, J. Oliver,** and **L. G. Welt:** Defect in the renal tubular reabsorption of water associated with potassium depletion in rats. Amer. J. Physiol. **189**, 557 (1957). — **Holliday, M. A.:** Acute metabolic alkalosis: its effect on potassium and acid excretion. J. clin. Invest. **33**, 428 (1954). — **Holtmeier, H. J.:** Kochsalzentzug bei Ödemkrankheiten. In: Diurese und Diuretika. Ein internationales Symposion. Berlin-Göttingen-Heidelberg: Springer 1959. — **Holzmann, M.:** EKG und Elektrolyte. Cardiologia (Basel) **31**, 209 (1957). ~ Klinische Elektrokardiographie. Stuttgart: Georg Thieme 1961. — **Homburger, F.,** and **M. L. Petermann:** Blood **4**, 1085 (1949). — **Hopper jr., J., J. R. Elkinton,** and **A. W. Winkler:** Plasma volume of dogs in dehydration, with and without salt loss. J. clin. Invest. **23**, 111 (1944). — **Hopper jr., J., B. P. O'Connell,** and **H. R. Fluss:** Serum potassium patterns in anuria and oliguria. Ann. intern. Med. **38**, 935 (1953). — **Houssay, B. A., J. T. Lewis, O. Orias, E. Braun-Menendez, E. Hug, V. G. Foglia,** and **L. F. Leloir:** Human physiology. New York: McGraw-Hill Book Co. 1951. — **Huf, E. G.,** and **J. Wills:** Influence of some inorganic cations on active salt and water uptake by isolated frog skin. Amer. J. Physiol. **167**, 255 (1951). — **Hungerland, H.:** Methodik und klinische Bedeutung des Harnionogramms. Internist (Berl.) **5**, 56 (1964). — **Hunt, D. D., G. Stearns, J. B. McKinley, E. Froning, P. Hicks,** and **M. Bonfiglio:** Long-term study of family with Fanconi-syndrome without cystinosis (De Toni-Debré-Fanconi syndrome). Amer. J. Med. **40**, 492 (1966). — **Hunter, R. B.,** and **E. E. Muirhead:** Ann. intern. Med. **36**, 1297 (1952). — **Hunzinger, W. A., H. Willenegger** u. **A. L. Meier:** Blutvolumetrie mit J^{131}-Albumin nach Infusion von Plasmaersatzmitteln. Klin. Wschr. **32**, 777 (1954). — **Hutchinson, E.:** Behavior of human erythrocytes in aqueous alcohol solutions. Arch. Biochem. **38**, 35 (1952). — **Hutt, M. P.:** Effect of disease on erythrocyte and plasma potassium concentrations. Amer. J. med. Sci. **223**, 176 (1952). — **Hutter, O. F.,** and **W. Trautwein:** Effect of vagal stimulation on the sinus venosus of the frog's heart. Nature (Lond.) **176**, 512 (1955).

Irvine, R. O. H., S. J. Saunders, M. D. Milne, and **M. A. Crawford:** Gradient of potassium and hydrogen ion in potassium-deficient voluntary muscle. Clin. Sci. **20**, 1 (1960). — **Iseri, L. T., T. M. Batchelor, A. J. Boyle,** and **G. B. Myers:** Studies of fluid, electrolyte and nitrogen balance in acute renal insufficiency. Arch. intern. Med. **89**, 188 (1952).

Jaenike, J. R., and **C. Waterhouse:** Body fluid alterations during the development of and recovery from hyponatremia in heart failure. Amer. J. Med. **26**, 862 (1959). — **Jaffe, R. H.,** u. **H. Steinberg:** Über die vakuolare Nierendegeneration bei chronischer Ruhr. Virchows Arch. path. Anat. **227**, 313 (1919/20). — **Jahrmärker, H.:** Allgemeine Nebenwirkungen der diuretischen Therapie. Diurese und Diuretika. Ein internationales Symposion, S. 191. Berlin-Göttingen-Heidelberg: Springer 1959. ~ Störungen des Wasser- und Elektrolythaushalts bei diuretischer Therapie. Klin. Wschr. **38**, 351 (1960). — **Jahrmärker, H., M. v. Bubnoff** u. **G. Riecker:** Hyponatriämiesyndrome bei der Therapie der Herzinsuffizienz. Entstehung und Behandlung. Verh. dtsch. Ges. Kreislaufforsch., 26. Tagg, S. 138 (1960). Darmstadt: Dr. Dietrich Steinkopff. ~ Über Hyponatriämiesyndrome und ihre Analyse durch Elektrolytbestimmung in Erythrocyten. Klin. Wschr. **39**, 317 (1961). — **Jantz, H.:** Stoffwechseluntersuchungen bei paroxysmaler Lähmung. Nervenarzt 18, 360 (1947). — **Jeanneret, P., H. Rosenmund** u. **A. F. Essellier:** Wasser- und Elektrolythaushalt. Tabellen medizinisch wichtiger Zahlenwerte. Helv. med. Acta **3**, 191 (1954). — **Jenerick, H. P.:** Muscle membrane potential resistance and external potassium chloride. J. cell. comp. Physiol. **42**, 427 (1953). — **Jenerick, H. P.,** and **R. W. Gerard:** Membrane potential and treshold of single muscle fibers. J. cell. comp. Physiol. **42**, 79 (1953). — **Jenssen, E. J., A. H. Baggenstoss,** and **J. A. Bargen:** Renal lesions associated with chronic ulcerative colitis. Amer. J. med. Sci. **219**, 281 (1950). — **Johns, R. J.:**. Ass. Res. nerv. Dis. Proc. **38**, 704 (1960).

Kashgarian, M., H. Stöckle, C. W. Gottschalk, and **K. J. Ullrich:** Transtubular electrochemical potentials of sodium and chloride in proximal and distal renal tubules of rats during antidiuresis and water diuresis (Diabetes insipidus). Pflügers Arch. ges. Physiol. **277**, 89 (1963). — **Katzman, R., F. Aleu,** and **C. Wilson:** Further observations on trielthyn edema. Arch. wechsels. Internist **2**, 51 (1961). — **Kaufmann, W.,** u. **W. Siegenthaler:** Diuretische Therapie der hydropischen Herzinsuffizienz. Dtsch. med. Wschr. **90**, 2253 (1965). — **Kaul, A., W.**

Schoeppe, K.-M. Koch u. **K. Hierholzer:** Gammaspektrometrische und flammenphotometrische Untersuchungen über Kaliumgehalt und Kaliumverteilung im Menschen. Biophysik **2**, 2 (1964). — **Keitel, H.G.,** and **H.B.S. Jones:** The relationship of the cation and water content of red blood cells to plasma composition. J. Lab. clin. Med. **54**, 262 (1959). — **Keitel, H.G., D. Thompson,** and **H.A. Itano:** Hyposthenuria in sickle cell anaemia: a reversible renal defect. J. clin. Invest. **35**, 998 (1956). — **Keith, M.N.,** and **H.B. Burchell:** Clinical intoxication with potassium, its occurrence in severe renal insufficiency. Amer. J. med. Sci. **217**, 1 (1949). — **Keith, M.N., H.B. Burchell,** and **A.H. Baggenstoss:** Electrocardiographic changes in uremia associated with a high concentration of serum potassium: Report of three cases. Amer. Heart J. **27**, 817 (1944). — **Keith, N.M., H.E. King,** and **A.E. Osterberg:** Serum concentration and renal clearance of potassium in severe renal insufficiency in man. Arch. intern. Med. **71**, 675 (1943). — **Keith, N.M.,** and **A.E. Osterberg:** Tolerance for potassium in severe renal insufficiency: study of 10 cases. J. clin. Invest. **26**, 773 (1947). — **Kennedy, A.C., A.L. Linton,** and **J.C. Eaton:** Lancet **1962 I**, 410. — **Kennedy, A.C., A.L. Linton, R.G. Luke,** and **S. Renfrew:** Lancet **1963 I**, 408. — **Kennedy, G.C.,** and **R.A. Parker:** The influence of age on the acute renal effects of cortexone and of dietary potassium depletion in the rat. Quart. J. exp. Physiol. **45**, 77 (1960). — **Kerpel-Fronius, E.:** Über die Beziehungen zwischen Salz- und Wasser-Haushalt bei experimentellen Wasserverlusten. Z. Kinderheilk. **57**, 489 (1935). — **Kerrigan, G.A.:** Water and electrolyte metabolism in pediatrics. In: J.H. Bland, Clinical metabolism of body water and electrolytes, S. 263. Philadelphia and London: W.B. Saunders Co. 1963. — **Keynes, R.D.:** The ionic fluxes in frog muscle. Proc. roy. Soc. B **142**, 359 (1954). — **Keys, A., J.T. Anderson,** and **J. Brozek:** Weight gain from simple overeating. I. Character of the tissue gained. Metabolism **4**, 427 (1955). — **Kimmelstiel, P.,** and **C. Wilson:** Intercapillary lesions in the glomeruli of the kidney. Amer. J. Path. **12**, 83 (1936). — **Kirschner, L.B.:** Phosphatidylserine as a possible participant in active sodium transport in erythrocytes. Arch. Biochem. **68**, 499 (1957). — **Kleinschmidt, A.,** u. **S. Hänze:** Die Analyse der Nierenfunktion. Grundlagen und klinischer Aussagewert. Ergebn. inn. Med. Kinderheilk. **14**, 239 (1960). — **Kleeman, C.R.,** and **M.H. Maxwell:** Contributory role of extrarenal factors in the polyuria of potassium depletion. New Engl. J. Med. **260**, 268 (1959). — **Klütsch, K.:** Extra-intrazellulärer Kaliumgehalt, Blutdruck und EKG bei experimentellem Kaliumentzug mittels Hämodialyse. Arch. Kreisl.-Forsch. **47**, 246 (1965). — **Klütsch, K., A. Heidland** u. **H. Hochrein:** Das Verhalten des Plasmakaliums bei akutem Kaliumentzug mittels extrakorporaler Dialyse. Z. ges. exp. Med. **134**, 589 (1961). — **Knowles jr., H.C.:** Hypernatremia. Symposium: Water and electrolytes 1956. — **Koczorek, Kh.R.:** Primärer Aldosteronismus (Conn-Syndrom). Internist **5**, 32 (1964). — **Koczorek, Kh.R., H.P. Wolff** u. **M.L. Beer:** Über die Aldosteronausscheidung bei Schwangerschaften und bei Schwangerschaftstoxikosen. Klin. Wschr. **35**, 497 (1957). — **Koefoed-Johnsen, V.,** and **H.H. Ussing:** The contributions of diffusion and flow to the passage of D_2O through living membranes. Acta physiol. scand. **28**, 60 (1953). — **Körtge, P.:** Das nephrotische Syndrom — Pathophysiologie, Klinik und Therapie. Internist **3**, 653 (1962). — **Kramer, P.J.:** Bound water. Ruhland: Handbuch der Pflanzenphysiologie, Bd. I. S. 223, 1955. — **Krogh, A., E.M. Landis,** and **A.H. Turner:** The movement of fluid through the human capillary wall in relation to venous pressure and to the colloid osmotic pressure of the blood. J. clin. Invest. **11**, 63 (1932). — **Krück, F.:** Extrarenale Elektrolytverschiebungen unter Einwirkung von Aldosteron. Klin. Wschr. **37**, 625 (1959). ~ Iatrogene Störungen des Wasser- und Elektrolythaushaltes bei Leberkranken. Melsunger med. Mitt. **38**, 109 (1964). — **Kuhlmann, D., J.W. Ferrebee, C. Ragan, D.W. Atchley,** and **R.F. Loeb:** Toxic effects of desoxycorticosterone esters. Science **90**, 496 (1939). — **Kühlmayer, R.:** Kann die Infusion von Konservenblut auf Grund der Kaliumanreicherung im Plasma zu toxischen Schädigungen führen? Wien. klin. Wschr. **63**, 937 (1951). — **Kühns, K.:** Über den Einfluß des Kaliumions auf Elektrokardiogramm und Herzsystolendauer. Z. Kreisl.-Forsch. **44**, 4 (1955). — **Kühns, K.,** u. **K. Hospes:** Klinische Bedeutung und Anwendung eines Kaliumdefizit-Testes unter Berücksichtigung der Therapie mit 8-Dehydrocortison (Prednison). Schweiz. med. Wschr. **1956**, 783. — **Kühns, K., M. Küpmann** u. **D. Magnus:** Der Kaliumstoffwechsel unter der Behandlung der essentiellen Hypertonie mit Thiazidpräparaten. Schweiz. med. Wschr. **93**, 1692 (1963). — **Kühns, K.,** u. **H. Weber:** Störungen des Kaliumstoffwechsels und ihre klinische Bedeutung. Ergebnisse der inneren Medizin und Kinderheilkunde, Bd. 10. Berlin-Göttingen-Heidelberg: Springer 1958. — **Kulka, J.P., C.M. Pearson,** and **S.L. Robbins:** A distinctive vacuolar nephropathy associated with intestinal disease. Amer. J. Path. **26**, 349 (1950). — **Kylin, K:** Der Blutdruck des Menschen. Dresden: Theodor Steinkopff 1927.

Laborit, H., E. Rispe, P. Morand et **R. Paquet:** Étude critique des bilans hydro-électrolytiques et azotés de cinq sujets soumis à une diète à l'eau de mer de cinq jours. Rev. Méd. nav. **12**, 239 (1957). — **Ladé, R.I.,** and **E.B. Brown jr.:** Movement of potassium between muscle and blood in response to respiratory acidosis. Amer. J. Physiol. **204**, 761 (1963). — **Ladell, W.S.G.:** Effects of drinking small quantities of sea-water; experimental study.

Lancet **1943 II**, 441. — **Lagerlöf, H.**, and **L. Werkö:** Studies on the circulation in man. IV. The pulmonary capillary venous pressure pulse in man. Scand. J. clin. Lab. Invest. **1**, 147 (1949). — **Landis, E.M.:** Micro-injection studies of capillary permeability. The relation between capillary pressure and the rate at which fluid passes through the walls of single capillaries. Amer. J. Physiol. **82**, 217 (1927). ~ Micro-injection studies of capillary blood pressure in human skin. Heart **15**, 209 (1929—1931). — **Lans, H.S., I.F. Stein**, and **K.A. Meyer:** The relation of serum potassium to erythrocyte potassium in normal subjects and patients with potassium deficiency. Amer. J. med. Sci. **223**, 65 (1952). — **Larizza, P., P. Brunetti, G. Nenci** u. **L. Coli:** Klinische Erfahrungen mit dem neuen Diuretikum Fursemid. Med. Klin. **59**, 1284 (1964). — **Lashmet, F.H.**, and **L.H. Newburgh:** Comparative study of excretion of water and solids by normal and abnormal kidneys. J. clin. Invest. **11**, 1003 (1932). — **Lavietes, P.H., L.M. D'Esopo**, and **H.E. Harrison:** The water and base balance of the body. J. clin. Invest. **14**, 251 (1935). — **Leaf, A.:** On the mechanism of fluid exchange of tissues in vitro. Biochem. J. **62**, 241 (1956). — **Leaf, A.**, and **A.A. Camara:** Renal tubular secretion of potassium in man. J. clin. Invest. **28**, 1526 (1949). — **Leaf, A., J.Y. Chatillon, O. Wrong**, and **E.B. Tuttle jr.:** The mechanism of the osmotic adjustment of body cells as determined in vivo by the volume of distribution of a large water load. J. clin. Invest. **33**, 1261 (1954). — **Leaf, A.**, and **L.H. Newburgh:** Significance of the body fluids in clinical medicine. Springfield (Ill.): Ch.C. Thomas 1955. — **Leard, S.E.**, and **E.D. Freis:** Changes in the volume of the plasma interstitial and intracellular fluid spaces during hydration and dehydration in normal and edematous subjects. Amer. J. Med. **7**, 647 (1949). — **Leibman, J.**, and **I.S. Edelman:** Interrelations of plasma potassium concentration, plasma sodium concentration, arterial pH, and total exchangeable potassium. J. clin. Invest. **38**, 2176 (1959). — **Lenzi, F.**, et **A. Caniggia:** Intoxication par le chlorure de potassium chez un diabétique en coma. Importance du «gradient potassique de surface» sur l'origine des modifications ecg. par K. Cardiologia (Basel) **14**, 265 (1951). — **Lepeschkin, E:** Zit. in M. Holzmann, Klinische Elektrokardiographie, S. 387. Stuttgart: Georg Thieme 1961. — **Leppla, W.:** Bestand und Grenzwerte der Verteilung von Kalium, osmotisch aktivem Natrium und Wasser. Klinische Untersuchungen zur normalen und pathologischen Variation. Habil.-Schrift 1964, Med. Fak. Homburg (Saar). — **Lerner, B.A.**, and **P.W. Brickner:** Renal tubular acidosis and potassium loss. Amer. J. Med. **27**, 664 (1959). — **Levine, H.D., J.P. Merrill**, and **W. Sommerville:** Advanced disturbances of the cardiac mechanism in potassium intoxication in man. Circulation **3**, 889 (1951). — **Levine, H.D., J.P. Vazifdar, B. Lown**, and **J.P. Merrill:** Amer. Heart J. **43**, 437 (1952). — **Levine, O.R., R.B. Mellins, M.E. Nassar**, and **A.P. Fishman:** The quantitative assessment of pulmonary edema. J. clin. Invest. **43**, 1293 (1964). — **Levitin, H., A. Manitius**, and **F.H. Epstein:** Urinary dilution in potassium deficiency. Yale J. Biol. Med. **32**, 390 (1960). — **Levitt, M.F., L.B. Turner, A.Y. Sweet**, and **D. Pandiri:** The response of bone, connective tissue, and muscle to acute acidosis. J. clin. Invest. **35**, 98 (1956). — **Ling, G.**, and **R.W. Gerard:** The normal membrane potential of frog sartorius fibres. J. cell. comp. Physiol. **34**, 383 (1949). — **Ling, G.N.:** A physical theory of the living state. The association-induction hypothesis. New York and London: Blaisdell Publ. Co. 1962. — **Linneweh, F., E. Buchborn** u. **B. Delbrück:** Familiärer renaler Diabetes insipidus. Klin. Wschr. **35**, 321 (1957). — **Lipsett, M.B.**, and **O.H. Per ason:** Sodium depletion in adrenalectomized humans. J. clin. Invest. **37**, 1394 (1958). — **Littman, M.S.**, and **W.R. Meadows:** Massive myocardial necrosis with calcification. Report of two cases of possible hypokalemic etiology. Circulation **28**, 938 (1963). — **Lockwood, J.S.**, and **H.T. Randall:** Place of electrolyte studies in surgical patients. Bull. N.Y. Acad. Med. **25**, 288 (1949). — **Loeb, J.:** Proteins and the theory of colloidal behaviour. New York 1922. ~ Die Eiweißkörper und die Theorie des kolloidalen Zustandes. Berlin 1924. — **Losert, W., C. Senft** u. **G. Senft:** Extrarenale Wirkungen des Aldosterons und der Spirolactone. Naunyn-Schmiedebergs Arch. exp. Path. Pharmak. **248**, 450 (1964). — **Losse, H.:** Über die therapeutische Verwendung der Saluretika. Wien. med. Wschr. **1961**, 735. ~ Kurzlehrbuch der Nierenkrankheiten (Pathogenese, Diagnostik und Therapie). Stuttgart: F.-K. Schattauer 1963. — **Losse, H.**, u. **H. Portheine:** Ursache, Erkennung und Behandlung der Störungen des Kaliumhaushaltes. Anaesthesist 8, 301 (1959). — **Losse, H.**, u. **W. Strobel:** Konservative Therapie des akuten Nierenversagens. In: Akutes Nierenversagen (hrsg. H. Sarre u. K. Rother). Stuttgart: Georg Thieme 1962. — **Love, W.D.**, and **G.E. Burch:** Plasma and erythrocyte sodium and potassium concentrations in group of southern white and Negro blood donors. J. Lab. clin. Med. 41, 258 (1953). — **Lowry, O.H., D.R. Gilligan**, and **A.B. Hastings:** Histochemical changes in myocardium of dogs following experimental tempor- ary coronary arterial occlusion. Amer. J. Physiol. **136**, 474 (1942). — **Luetscher, J.A.:** Problems of electrolyte and water balance in nephrotic syndrome. Arch. intern. Med. **95**, 380 (1955). — **Lundsgaard-Hansen, P.**, u. **A. Senn:** Moderne chirurgische Wasser- und Elektrolyttherapie auf klinischer Grundlage. Helv. chir. Acta **24**, 516 (1957). — **Lyons, R.L., N.L. Avery**, and **S.D. Jacobson:** Effect of dehydration produced by mercupurin, on the plasma volume of normal persons. Amer. Heart J. **28**, 247 (1944).

MacGillivray, I.: Water and electrolyte changes in normal and pre-eclamptic pregnancies. In: C.P. Stewart and Th. Strengers, Water and electrolyte metabolism. (Proceedings of the symposium of water and electrolyte metabolism.) Amsterdam-London-New York-Princeton: Elsevier Publ. Co. 1961. — **Maffly, R.H., R.M. Hays, E. Lamdin, and A. Leaf:** The effect of neurohypophyseal hormones on the permeability of the toad bladder to urea. J. clin. Invest. **39**, 630 (1960). — **Maffly, R.H., and A. Leaf:** The intracellular osmolarity of mammalian tissues. J. clin. Invest. **37**, 916 (1958). — **Mahler, R.F., and S.W. Stanbury:** Potassium-losing renal disease. Quart. J. Med. **25**, 21 (1956). — **Malorny, G.:** Das Verhalten der Elektrolyte im Blut und Gewebe bei erhöhten CO_2-Spannungen der Atmungsluft. Naunyn-Schmiedebergs Arch. exp. Path. Pharmak. **205**, 684 (1948). — **Manery, J.F.:** Water and electrolyte metabolism. Physiol. Rev. **34**, 334 (1954). — **Manery, J.F., and W.F. Bale:** Penetration of radioactive sodium and phosphorus into extra- and intracellular phases of tissues. Amer. J. Physiol. **132**, 215 (1941). — **Manitius, A., H. Levitin, D. Beck, and F.H. Epstein:** Impairment of renal concentrating ability in potassium deficiency. J. clin. Invest. **39**, 684 (1960). — **Mann, M., J. Gfeller u. W. Siegenthaler:** Beurteilung der aldosteronantagonistischen Wirkung eines Diuretikums. Z. klin. Chem. **2**, 123 (1964. — **Marey, E.J.:** Des excitations électriques due du cœur. In: Physiologie expérimentale. Travaux du Laboratoire de M. Marey, vol. 2, p. 63. Paris: Masson & Cie. Zit. bei Brooks et al. 1955. — **Marriott, H.L.:** Water and salt depletion. Springfield (Ill.): Ch. C.Thomas 1950. — **Marsh, D.J., K.J. Ullrich u. G. Rumrich:** Pflügers Arch. ges. Physiol. **277**, 107 (1963). — **Martini, G.A., G. Strohmeier, P. Haug u. W. Gusek:** Inselzelladenom des Pankreas mit urtikariellem Exanthem, Durchfällen sowie Kalium- und Eiweißverlust über den Darm. Über eine besondere Verlaufsform des Zollinger-Ellison-Syndroms. Dtsch. Med. Wschr. **89**, 313 (1964). — **Masshoff, W., u. G. Hollmann:** Die interstitielle Nephritis. Internist **3**, 629 (1962). — **Matouschek, E.:** Über den Einfluß phosphorylierter C-3-Körper auf den Stoffwechsel urämischer Ratten. Habil.-Schr. München 1963. — **McArthur, P.:** Plasma volume in nephritis. Arch. Dis. Childh. **21**, 235 (1946). — **McCance, R.A.:** The effect of salt deficiency in man on the volume of extracellular fluids, and on the composition of sweat, saliva, gastric juice, and cerebrospinal fluid. J. Physiol. (Lond.) **91**, 280 (1938). ~ Excretion of urea, salts and water during periods of hydropenia in man. J. Physiol. (Lond.) **104**, 196 (1945). — **McCance, R.A., and W.F. Young:** Observations on water metabolism. Brit. med. Bull. **2**, 219 (1944). — **Meesen, H., u. H. Schulz:** Elektronenmikroskopische Untersuchungen des experimentellen Lungenödems. In: Lungen und kleiner Kreislauf. Berlin-Göttingen-Heidelberg: Springer 1957. — **Mello, W.C. de, and B.F. Hoffman:** Potassium ions and electrical activity of spezialized cardiac fibers. Amer. J. Physiol. **199**, 1125 (1960). — **Mellors, R.C., E. Muntwyler, F.R. Mautz, and W.E. Abbot:** Changes of the plasma volume and "available (thiocyanate) fluid" in experimental dehydration. J. biol. Chem. **144**, 785 (1942). — **Merrill, A.J.:** Significance of electrocardiogram in electrolyte disturbances. Amer. Heart J. **43**, 634 (1952). — **Merrill, J.P.:** Electrolyte changes in renal failure. Metabolism **5**, 419 (1956). ~ Acute renal failure. In: D.A.K. Black, Renal disease. Oxford: Blackwell Sci. Publ. 1962. — **Mertens, H.-G.:** Elektrolythaushalt bei Nerven- und Muskelkrankheiten. Internist **5**, 71 (1964). — **Mertens, H.-G., K. Schimrigk, U. Volkwein u. K.D. Voigt:** Elektrolyt- und Aldosteronstoffwechsel bei der Adynamia episodica hereditaria, der hyperkaliämischen Form der periodischen Lähmung. Klin. Wschr. **42**, 65 (1964). — **Mertz, D.P.:** Die extrazelluläre Flüssigkeit. In: Biochemie und Klinik (G. Weitzel und N. Zöllner). Stuttgart: Georg Thieme 1962. — **Metz, R.J.S., and W. Cooper:** Salt retention and uraemia in brain injury. Brit. med. J. **1958 I**, 435. — **Michaelis, L.:** Zit. nach van Slyke, Wu u. McLean. 1923. — **Mikal, S.:** Fluid and electrolyte balance in diarrhea. Amer. J. Proctol. 8, 299 (1957). — **Miller, C.E., and L.D. Marinelli:** Gamma-ray activity of contemporary man. Science **124**, 122 (1956). — **Miller, H.C., and D.C. Darrow:** Relation of muscle electrolyte to alterations in serum potassium and the toxic effects of injected potassium chloride. Amer. J. Physiol. **130**, 747 (1940). — **Miller, H., and G.M. Wilson:** The measurement of exchangeable sodium in man using the isotope Na^{24}. Clin. Sci. **12**, 97 (1953). — **Milne, M.D., R.C. Muehrcke, and B.E. Heard:** Potassium deficiency and the kidney. Brit. med. Bull. **13**, 15 (1957). — **Milne, M.D., S.W. Stanbury, and A.E. Thomson:** Observations on the Fanconi syndrome and renal hyperchloraemic acidosis in the adult. Quart. J. Med. **45**, 61 (1952). — **Misk, R., B.A. Scobie, and W.H. Summerskill:** Excretion of fluid in malabsorption states. Lancet **1958 II**, 390. — **Mitchell, P.H.:** A textbook of general physiology, 5th ed. New York: McGraw Hill Book Co. 1956. — **Moeller, J.:** Die Niere bei Herzinsuffizienz. In: Glomeruläre und tubuläre Nierenerkrankungen. Stuttgart: Georg Thieme 1962. — **Moll, H.Ch., u. Kh.R. Koczorek:** Über den Einfluß eines Aldosteron-Antagonisten (SC—8109) auf die Resorption von Natrium aus dem Magen-Darmtrakt von Ratten. Klin. Wschr. **40**, 825 (1962). — **Moore, F.D.:** Typische Veränderungen im Wasser-Elektrolyt-Haushalt infolge von Trauma, chirurgischem Eingriff und Krankheit. Schweiz. med. Wschr. 88, 1092 (1958). — **Moore, F.D., I.S. Edelman, J.M. Olney, A.H. James, L. Brooks, and G.M. Wilson:** Body sodium and potassium. III. Interrelated trends in alimentary, renal and cardiovascular disease; lack of correlation between body stores and plasma concentration. Metabolism 3, 334 (1954). — **Moore, F.D., J.D. McMurrey, H.V. Parker,** and **I.C. Magnus:** Body composition. Total body water and electrolytes: intravascular and extra- vascular phase volumes. Metabolism 5, 447 (1956). — **Morse, W.I., M.G. Criscitiello, E. Amador, A.E. Renold, J.H. Harrison, G.J. Dammin,** and **G.W. Thorn:** Bilateral adrenalectomy for hypertensive vascular disease. Hormonal requirements in the presence of renal insufficiency: Body potassium in chronic hyperkalemia. Amer. J. Med. **26**, 315 (1959). — **Mudge, G.H.:** The kidney and potassium. Bull. N.Y. Acad. Med. **34**, 152 (1958). ~ Clinical patterns of tubular dysfunction. Amer. J. Med. **24**, 785 (1958). — **Mudge, G.H., J. Foulks,** and **A. Gilman:** The renal excretion of potassium. Proc. Soc. exp. Biol. (N.Y.) **67**, 545 (1948). — **Mudge, G.H.,** and **K. Vislocky:** Electrolyte changes in human striated muscle in acidosis and alkalosis. J. clin. Invest. **28**, 482 (1949). — **Muehrcke, R.C.:** Prolonged potassium deficiency in chronic pyelonephritis in man and animals. In: Biology of pyelonephritis, p. 581. Boston: Little, Brown & Company. 1960. — **Muehrcke, R.C.,** and **J.C. McMillan:** The relationship of "chronic pyelonephritis" to chronic potassium deficiency. Ann. intern. Med. **59**, 427 (1963). — **Muehrcke, R.C.,** and **M.D. Milne:** Primary hyperaldosteronism, long standing potassium depletion and pyelonephritis. Clin. Res. **5**, 190 (1957). — **Muldowney, F.P.,** and **R.T. Williams:** Clinical disturbances in serum sodium and potassium in relation to alteration in total exchangeable sodium, exchangeable potassium and total body water. Amer. J. Med. **35**, 768 (1964). — **Muller, A.F.:** Aldosterone. Physiopathologie et clinique. Habil.-Schr. Genf 1958. — **Mullins, L.J.:** Abstr. Internat. Physiol. Congr. Brüssel 1956. Zit. nach Netter 1959, S. 376. — **Muralt, A. v.:** Neue Ergebnisse der Nervenphysiologie. Berlin-Göttingen-Heidelberg: Springer 1958.

Nabarro, J.D.N., and **A.G. Spencer:** Anuria in acute nephritis. Brit. med. J. **1951 II**. — **Nadal, J.W., S. Pedersen,** and **W.G.A. Maddock:** A comparison between dehydration from salt loss and from water deprivation. J. clin. Invest. **20**, 691 (1941). — **Nastuk, W.,** and **A.L. Hodgkin:** The electrical activity of single muscle fibres. J. cell. comp. Physiol. **35**, 39 (1950). — **Netter, H.:** Theoretische Biochemie. Physikalisch-chemische Grundlagen der Lebensvorgänge. Berlin-Göttingen-Heidelberg: Springer 1959. ~ Mögliche Mechanismen und Modelle für aktive Transportvorgänge. In: Biochemie des aktiven Transportes, S. 15. Berlin-Göttingen-Heidelberg: Springer 1961. — **Newman, A.A.,** and **H.J. Stewart:** Experience with Schemm regimen in treatment of congestive heart failure. Ann. intern. Med. **28**, 916 (1948). — **Nichols jr., G.,** and **N. Nichols:** Changes in tissue composition during acute sodium depletion. Amer. J. Physiol. **186**, 383 (1956). — **Nicholson, W.M.,** and **W. Spaeth:** Some clinical manifestations of abnormal potassium metabolism. Sth. med. J. (Bgham, Ala.) **42**, 77 (1949). — **Niessing, K.,** u. **W. Vogell:** Elektronenmikroskopische Untersuchungen über Strukturveränderungen in der Hirnrinde beim Ödem und ihre Bedeutung für das Problem der Grundsubstanz. Z. Zellforsch. **52**, 216 (1960). — **Nieth, H.:** Habil.-Schr. Marburg 1958. ~ Flüssigkeitsräume bei akuter und chronischer Niereninsuffizienz. Z. klin. Med. **156**, 314 (1960). ~ Bedrohliche Situationen bei akuter Glonerulonephritis. Internist **2**, 45 (1961). — **Nieth, H.,** u. **A.A. Müller:** Klin. Wschr. **36**, 60 (1958). Zit. Nieth 1960. — **Nisell, O.:** Acta physiol. scand., Suppl. **70** (1950). — **Nonnenbruch, W.:** Die doppelseitigen Nierenkrankheiten. Stuttgart: Ferdinand Enke 1949. — **Norris jr., F.H.:** Unstable membrane potential in human myotonic muscle. Electroenceph. clin. Neurophysiol. **14**, 197 (1962).

Oberhausen, E.: Die Altersabhängigkeit des Kalium- und Cäsium-137-Gehaltes des Menschen. Diss. Homburg-Saar 1963. — **Ochwadt, B.:** Die Nierenfunktion bei verändertem Kreislauf. In: E. Wollheim, Glomeruläre und tubuläre Nierenerkrankungen. Stuttgart: Georg Thieme 1962. — **Odessky, L.,** and **W.R. Burdison:** Intestinal lipodystrophy (Whipple's disease) occuring with parathyroid hyperplasia and nephrosis. Arch. Path. **49**, 307 (1950). — **Oeff, K.:** Über den Wirkungsmechanismus von kolloidalen Plasmaersatzmitteln. Anaesthesist 8, 45 (1959). — **Onstead, C.O., E. Oberhausen** u. **F. V. Keary:** Messungen des Kalium- und Cäsium-137-Gehaltes der deutschen Bevölkerung. Atompraxis **6**, 337 (1960). — **Opie, E.L.:** The Harvey lectures, series L 1954/55, New York. — **Opie, E.L.,** and **M.B. Rothbard:** Osmotic homeostasis maintained by mammalian liver, kidney and other tissues. J. exp. Med. **97**, 483 (1953). — **Orloff, J.,** and **J.S. Handler:** The cellular mode of action of antidiuretic hormone. Amer. J. Med. **36**, 686 (1964). — **Orloff, J., T.J. Kennedy jr.,** and **R.W. Berliner:** The effect of potassium in nephrectomized rats with hypokalemic alkalosis. J. clin. Invest. **32**, 538 (1953). — **Orloff, J., M. Walser, T.J. Kennedy jr.,** and **F.C. Bartter:** Hyponatremia. Circulation **19**, 284 (1959). — **Ørskov, S. L.:** Acta physiol. Scand. **12**, 202 (1946). — **Osserman, E.F., G.C. Pitts, W.C. Welham,** and **A.R. Behnke:** In vivo measurement of body fat and body water in a group of normal men. J. appl. Physiol. 2, 633 (1950). — **Overton, E.:** Beiträge zur allgemeinen Muskel- und Nervenphysiologie. Arch. Physiol. **92**, 115, 346 (1902).

Paganelli, C.V., and **A.K. Solomon:** J. gen. Physiol. **40**, 327 (1956). — **Paine, R., H.R. Butcher, J.R. Smith,** and **F.A. Howard:** Observations on the role of pulmonary congestion in the production of edema of the lungs. J. Lab. clin. Med. **36**, 288 (1950). — **Palade, G.E.:**

J. appl. Physiol. **24**, 1424 (1953). — **Pappenheimer, J.R.:** Passage of molecules through capillary walls. Physiol. Rev. **33**, 387 (1953). — **Pappenheimer, J. R.,** and **A. Soto-Rivera:** Effective osmotic pressure of the plasma ptoteins and other quantities associated with the capillary circulation in the hindlimbs of cats and dogs. Amer. J. Physiol. **152**, 471 (1948). — **Passow, H.:** Passive Permeabilität von Zellmembranen. Zur Frage der Penetration durch Poren. Verh. der Ges. Dtsch. Naturforscher und Ärzte, S. 40. Berlin-Göttingen-Heidelberg: Springer 1963. — **Pearson, C.M.,** and **M.P. O'Meara:** Ann. intern. Med. **43**, 601 (1955). — **Perkins, Petersen** u. **Kiley** (1950): Zit. Relman u. Schwartz 1962. — **Peters, J.P.:** Body water, p. 60. Springfield (Ill.): Ch.C. Thomas 1935. — **Petersdorf, R.G.,** and **L.G. Welt:** The effect of an infusion of hyperoncotic albumin on the excretion of water and solutes. J. clin. Invest. **32**, 283 (1953). — **Pezold, F.A.,** u. **M. Kessel:** Das akute Nierenversagen. Internist **1**, 85 (1960). — **Pines, K.L.,** and **G.H. Mudge:** Renal tubular acidosis with osteomalacia. Amer. J. Med. **11**, 302 (1951). — **Pinson, E. A.:** Water exchanges and barriers as studied by the use of hydrogen isotopes. Physiol. Rev. **32**, 123 (1952). — **Pitts, R.F.:** Physiology of the kidney and body fluids. Chicago: Year Book Medical Publ., Inc. 1963. — **Pitts. R.F.,** and **O.W. Sartorius:** Mechanism of action and therapeutic use of diuretics. Physiol. Rev. **2**, 161 (1950). — **Platt, R.:** Structural and functional adaptation in renal failure. Brit. med. J. **1952 I**, 1313, 1372. — **Plattner, H.C.:** Le métabolisme du potassium et ses perturbations. Paris: Masson & Cie. 1954. — **Platts, M.M.,** and **M.S. Greaves:** The composition of the blood in respiratory acidosis. Clin. Sci. **16**, 695 (1957). — **Pochin, E.E.:** Edema following ischaemia in rabbit's ear. Clin. Sci. **4**, 341 (1942). — **Ponder, E.:** Hemolysis and related phenomena. London and New York 1958. — **Ponder, E.,** and **E.J. Robinson:** Escape of potassium from rabbit red cells into hypotonic solutions. Biochem. J. **28**, 1940 (1934). — **Post, R.L.:** In: 12th Annual Conference on the Nephrotic Syndrome, hrsg. von H. Metcoff. New York: National Kidney Foundation 1962. — **Post, R.L., C.R. Merrit, C.R. Kinsolving,** and **C.D. Albright:** Membrane adenosine triphosphatase as a participant in the active transport of sodium and potassium in the human erythrocyte. J. biol. Chem. **235**, 1796 (1960). — **Price, J.W., M. Miller,** and **J.M. Hayman jr.:** Relation of specific gravity to composition and total solids in normal human urine. J. clin. Invest. **19**, 537 (1940). — **Pyrah, L.N.,** and **F.P. Raper:** Renal calcification and calculus formation. Brit. med. J. **27**, 333 (1955).

Quastel, J.H.: In: Bewußtseinsstörungen. Stuttgart: Georg Thieme 1961.

Randall, H.T., D.V. Habif, J.S. Lockwood, and **S.C. Werner:** Potassium deficiency in surgical patients. Surgery **26**, 341 (1949). — **Rapoport, S., C.D. West,** and **W.A. Brodsky:** Salt losing conditions; the renal defect in tuberculous meningitis. J. Lab. clin. Med. **37**, 550 (1951). — **Rathbun, E.N.,** and **N. Pace:** Studies on body composition. The determination of total body fat by means of the body specific gravity. J. biol. Chem. **158**, 667 (1945). — **Reichel, H.:** Muskelphysiologie. Lehrbuch der Physiologie, hrsg. von W. Trendelenburg u. E. Schütz. Berlin-Göttingen-Heidelberg: Springer 1960. — **Relman,A. S., G. W. Gorham,** and **N.G. Levinsky:** The relation between external potassium concentration and the electrolyte content of isolated rat muscle in the steady state. J. clin. Invest. **40**, 386 (1961). — **Relman, A.S.,** and **W.B. Schwartz:** The nephropathy of potassium depletion. A clinical and pathological entity. New Engl. J. Med. **225**, 195 (1956). ~ The kidney in potassium depletion. Amer. J. Med. **24**, 764 (1958). ~ The kidney and potassium metabolism. In: Renal disease, edit.: D.A.K. Black, 2. Aufl. Oxford: Blackwell 1963. — **Remenchik, A.P.,** and **C.E. Miller:** The measurement of total body potassium in man and its relation to gross body composition. "Whole body counting" symposium. Intern. Atomic Energy Agency, Vienna, Austria 1962. — **Renkin, E.M.:** Stofftransport durch die Wände der Blutkapillaren. In: Verh. Ges. dtsch. Naturforscher und Ärzte, S. 57. Berlin-Göttingen-Heidelberg: Springer 1963. — **Renkin, E.M.,** u. **J.R. Pappenheimer:** Wasserdurchlässigkeit und Permeabilität der Capillarwände. Ergebn. Physiol. **49**, 59 (1957). — **Reubi, F.:** Die Anwendung von Diuretica bei Nierenkranken. Diurese und Diuretica. Ein internationales Symposion, S. 276. Berlin-Göttingen-Heidelberg: Springer 1959. ~ Nierenkrankheiten. Bern u. Stuttgart: Hans Huber 1960. ~ Clearance tests in clinical medicine. Springfield (Ill.): Ch.C. Thomas Publ. 1963. — **Reulen, H. J., H.F. Hofmann** u. **A. Baethmann:** Die Beeinflussung des experimentellen traumatischen Hirnödems bei der Ratte mit einer Nicotinsäuretheophyllin-Verbindung. Z. ges. exp. Med. **138**, 246 (1964). — **Reulen, J.:** Elektrolytveränderungen nach experimenteller Commotio bei der Ratte. Diss. Med. Fakult. Univ. München 1961. — **Rhodin, J.A.G.:** The diaphragm of capillary endothelial fenestrations. J. Ultrastruct. Res. **6**, 171 (1962). — **Richardson, J.H.,** and **H.H. Alderfer:** Acute renal failure caused by phenylbutazone. New Engl. J. Med. **268**, 809 (1963). — **Riecker, G.:** Über den intracellulären Wasser- und Elektrolytstoffwechsel. Untersuchungen an Erythrocyten. I. Mitt. Methodik. Trink- und Durstversuche. Salzentzug und Salzzufuhr. Klin. Wschr. **35**, 1158 (1957). ~ Ionenverteilung und osmotisches Gleichgewicht an Zellmembranen. (Experimentelle und klinische Untersuchungen am Zellmodell des Erythrocyten.) Habil.-Schr. 1960 München. ~ Kationenverteilung an Erythrocyten bei Acidose. Klin. Wschr. **41**, 184 (1963). ~ Bedeutung und Diagnose zellulärer Elektrolytstörungen (mit besonderer Berücksichtigung der Leberkrankheiten). In: Leber, Haut und Skelett. 3. Lebertagg der Sozialmediziner (Herausgeber: L. Wannagat), S. 140. Stuttgart: Georg Thieme 1964. ~ Iatrogene Störungen des Wasser- und Elektrolytstoffwechsels bei Herz-Kreislaufkrankheiten. Elektrolyt-Symposion, Kassel 1964. Melsunger med. Mitt. 38, H. 102, 94 (1964). ~ Encephalopathien im Gefolge von Elektrolytstörungen (mit besonderer Berücksichtigung der Nierenkrankheiten). Verh. dtsch. Ges. inn. Med. (1966) — **Riecker, G.,** u. **H.D. Bolte:** Die Erfassung zellulärer Elektrolytstörungen in der klinischen Medizin. Réanimation et Organes Artificiels 2 (1964). ~ Membranruhepotential einzelner Skeletmuskelzellen bei hypokaliämischer periodischer Muskelparalyse. Klin. Wschr. **1966.** — **Riecker, G., H.D. Bolte** u. **M. v. Bubnoff:** Ein Verfahren zur Messung von Einzelfaserpotentialen menschlicher Muskelzellen in situ. Pflügers Arch. ges. Physiol. **277,** 231 (1963). — **Riecker, G., H.D. Bolte** u. **D. Röhl:** Hypokaliämie und Membranpotential. Mikropunktion einzelner Muskelzellen beim Menschen. Réanimation et Organes Artificiels **1,** 41 (1964). — **Riecker, G.,** u. **M. v. Bubnoff:** Über den intracellulären Wasser- und Elektrolytstoffwechsel. Untersuchungen an Erythrocyten. III. Mitt. Wasser- und Elektrolytveränderungen im Intracellulärraum nach Glucoseinfusionen. Klin. Wschr. **37,** 18 (1959). ~ Die intrazelluläre Plasmamenge im Erythrocytensediment. Untersuchungen zur Frage des Plasmafehlers bei der chemischen Analyse von Erythrocyten. Z. ges. exp. Med. **132,** 102 (1959). ~ Ionenverteilung und Zellwassergehalt. Experimentelle und klinische Untersuchungen an Erythrocyten. In: Diurese und Diuretica, S. 61. Berlin-Göttingen-Heidelberg: Springer 1959. — **Riecker, G.,** u. **H. Göldel** (1964), unveröffentlicht. — **Riecker, G., H. J. Gurland, H. Edel, H. D. Bolte, J. Eigler, E. Renner** u. **E. Buchborn:** Neue Methoden zur Erkennung von Störungen der intra-extracellulären Wasser- und Elektrolytverteilung bei Niereninsuffizienz. Verh. dtsch. Ges. inn. Med., 69. Kongr., 707 (1963). — **Riecker, G.,** u. **H. Hidding** (1964), unveröffentlicht. — **Riecker, G.,** u. **G. Seybold:** Die intrazelluläre Kaliumkonzentration bei klinischen Störungen des Kaliumstoffwechsels. Unveröffentlicht, 1965. — **Riecker, G.,** u. **K.J. Ullrich:** Über Beziehungen zwischen Systolendauer und Dauer des Kammerelektrokardiogramms („Hegglin-Syndrom"). Z. ges. exp. Med. **123,** 279 (1954). — **Riecker, G., W. Zack** u. **H.E. Renschler:** Untersuchungen zur Frage der osmotischen Konzentration von Leberzellen. Pflügers Arch. ges. Physiol. **264,** 245 (1957). — **Robinson, J.R.:** Osmoregulation in surviving slices from kidneys of adult rats. Proc. roy. Soc. (Lond.) B **137,** 378 (1950). ~ The active transport of water in living systems. Biol. Rev. **28,** 158 (1953). — **Rodeck, H.:** Diabetes insipidus und primäre Oligurie (Antidiabetes insipidus). Ergebn. inn. Med. Kinderheilk. **6,** 185 (1955). — **Roepke, R.R.,** and **E.J. Baldes:** Study of osmotic properties of erythrocytes. J. cell. comp. Physiol. **20,** 71 (1942). — **Röhl, D.:** Messungen des Membranpotentials einzelner quergestreifter Muskelfasern in situ bei Normalpersonen und bei Patienten mit Niereninsuffizienz sowie am isolierten Rattenzwerchfell in vitro unter dem Einfluß pathologischer Harnstoffkonzentrationen. Inaug.-Diss. München 1964. — **Rosen, S.M., K. O'Connor,** and **S. Shaldon:** Dialysis disequilibrium. In: St. Shaldon and G.C. Cook, Acute renal failure. Oxford: Blackwell Sci. 1964. — **Rosenheim, M.L.,** and **E.J. Ross:** Chronic renal failure. In: D.A.K. Black, Renal disease, p. 325. Oxford: Blackwell Sci. Publ. 1962. — **Rossenbeck, H.G., O. Margraf** u. **D. Hofmann:** Über das infantile nephrotische Syndrom bei kongenitaler Glomerulonephritis. Dtsch. med. Wschr. **91,** 348 (1966. — **Rossier, P.H., A. Bühlmann** u. **K. Wiesinger:** Physiologie und Pathophysiologie der Atmung. Berlin-Göttingen-Heidelberg: Springer 1956. — **Rossier, P., F. Reuter** u. **P. Frick:** Das hyperosmolare, nicht azidotische Koma bei Diabetes mellitus. Dtsch. med. Wschr. **86,** 2145 (1961). — **Roussak, N.J.,** and **S. Oleesky:** Water losing nephritis: a syndrome simulating diabetes insipidus. Quart. J. Med. **23,** 147 (1954). — **Rubin, A.L., L. Albert, M.D. Rubin, G.D. Lubash, P. Burton, B.D. Cohen, D. Brailovsky, S. Warren, W.S. Braveman,** and **H.F. Luckoy:** Circulation 18, 227 (1958). — **Rubini, M.E.:** Water excretion in potassium-deficient man. J. clin. Invest. **40,** 2215 (1961). — **Ruhland, W.:** Zbl. Bot. **63,** 321 (1924). — **Russel, G.F.M., J. Marshall,** and **J.B. Stanton:** Potassium-losing nephritis: a clinical investigation. Scot. med. J. 1, 122 (1956). — **Rusznyăk, J., M. Földi** u. **G. Szabo:** Physiologie und Pathologie des Lymphkreislaufes. Jena: VEB. Gustav Fischer 1957.

Sandkühler, S.: Über paroxysmale Lähmung bei Hyperkaliämie. Med. Klin. **52,** 208 (1957). — **Sanghvi, L.M., K.D. Gupta, K. Banerjee,** and **K. Bose:** Paraplegia, hypokalemia and nephropathy, with muscle lesions of potassium deficiency. Amer. J. Med. **27,** 817 (1959). — **Sarnoff, St.J., W.T. Goodale,** and **L.Ch. Sarnoff:** Graded reduction of arterial pressure in man by means of a thiophanium derivative. (R 02-2222). Preliminary observations on its effects in acute pulmonary edema. Circulation **6,** 63 (1952). — **Sarre, H.:** Nierenkrankheiten, 2. Aufl. Stuttgart: Georg Thieme 1959. ~ Endotoxisch bedingte Nierenfunktionsstörungen. Verh. Dtsch. Ges. Inn. Med. 65. Kongr. 1959, S. 269. — **Sarre, H.,** u. **K. Rother:** Ätiologie, Pathogenese und Therapie der akuten Glomerulonephritis. Internist **3,** 645 (1962). — **Sarre, H.,** u. **H. Sostmann:** Kapillarpermeabilität bei akuter und chronischer Nephritis. Klin. Wschr. **1942,** 8. — **Schäfer, E.:** Die Behandlung der Kaliumintoxikation bei Anurie mittels eines

Kationenaustauschers. Münch. med. Wschr. **104**, 641 (1962). — **Schatzmann, H. J.:** Die Wirkung von Desoxycorticosteron auf den aktiven Kationenaustausch an Rattenblutzellen. Experientia (Basel) **10**, 189 (1954). — **Scheid, W.:** Lehrbuch der Neurologie. Stuttgart: Georg Thieme 1963. — **Scheitlin, W.,** u. **A. Hunziker:** Die Beeinflussung des Liquorchemismus durch Hämodialyse beim urämischen Patienten. Schweiz. med. Wschr. **92**, 673 (1962). — **Schemm, F.R.:** A high fluid intake in the management of edema, especially cardiac edema. II. Clinical observation and data. Ann. intern. Med. **21**, 937 (1944). — **Schlesinger, B.:** Hypokaliémie et ileus paralytique au cours d'une gastro-entérite. Soc. franç. Pédiat. **10**, 178 (1953). — **Schneider, K.W.:** Gefäßinsuffizienz (Hypovolämie, Schock und Kollaps) als Ursache renaler Funktionsstörungen. In: E. Wollheim, Glomeruläre und tubuläre Nierenerkrankungen, S. 138. Stuttgart: Georg Thieme 1962. — **Schölmerich, P., H. Nieth, E. Stein** u. **J. G. Schlitter:** Elektrokardiographische Befunde bei Urämie und Hämodialyse. Verh. dtsch. Ges. inn. Med. **65**, 618 (1958). — **Schoolman, H.M., A. Dubin,** and **W.S. Hoffman:** Clinical syndromes associated with hypernatremia. Arch. intern. Med. **95**, 15 (1955). — **Schoeppe, W.:** Iatrogene Störungen des Wasser- und Elektrolythaushaltes bei chronischen Nephropathien. Melsunger med. Mitt. **38**, 118 (1964). — **Schreiner, G.E., L.H. Smith jr.,** and **L.H. Kyle:** Renal hyperchloremic acidosis. Amer. J. Med. **15**, 122 (1953). — **Schröder, K., Th. Dißmann** u. **W. Dißmann:** Sekundärer Aldosteronismus unter dem Bild des Conn-Syndroms bei einseitiger Nierenarterienstenose. Dtsch. med. Wschr. **90**, 759 (1965). — **Schürmeyer, E.,** u. **H. Losse:** Polyglobulie Herzens bei einphasischer Ableitung. Ergebn. Physiol. **38**, 493 (1936). — **Schwab, M.:** Methodik und Indikation moderner Nierenfunktionsprüfungen. Verh. dtsch. Ges. inn. Med. **69**, 299 (1963). — **Schwab, M.,** u. **K. Kühns:** Die Störungen des Wasser- und Elektrolytwechsels. Berlin-Göttingen-Heidelberg: Springer 1959. — **Schwaiger, M.,** u. **I. Staib:** Über „postoperative Psychosen" durch Kaliummangel. Med. Klin. **57**, 645 (1962). — **Schwartz, R., W. Bennett, S. Curelop,** and **F.C. Bartter:** Studies on the mechanism of a sodium losing syndrome in two patients with mediastinal tumors. J. clin. Invest. **35**, 734 (1956). — **Schwartz, R., J. Cohen,** and **W.M. Wallace:** Tissue electrolyte changes of the whole body muscle, erythrocyte and plasma of rats on a potassium deficient diet. Amer. J. Physiol. **172**, 1 (1953). — **Schwartz, R., E.J. Tomsovic,** and **I.L. Schwartz:** Hyperpotassemia and body water distribution in anuric child. Pediatrics **7**, 516 (1951). — **Schwartz, W.B.:** Potassium and the kidney. New Engl. J. Med. **253**, 601 (1955). — **Schwartz, W.B., H.D. Levine,** and **A. Relman:** Electrocardiogram in potassium depletion; its relation to total potassium deficit and serum concentration. Amer. J. Med. **16**, 395 (1954). — **Schwartz, W.B.,** and **A. Polak:** Electrolyte disorders in chronic renal disease. J. chron. Dis. **11**, 319 (1960). — **Schwartz, W.B.,** and **A.S. Relman:** Metabolic and renal studies in chronic potassium depletion resulting from overuse of laxatives. J. clin. Invest. **32**, 258 (1953). — **Schwarz, K.C., B.H. Cohen, G.D. Lubash,** and **A.L. Rubin:** Severe acidosis and hyperpotassemia treated with sodium bicarbonate infusion. Circulation **19**, 215 (1959). — **Schwiegk, H.,** u. **G. Riecker:** Pathophysiologie der Herzinsuffizienz. Handbuch der inneren Medizin, Bd. IX/1, S. 1. Berlin-Göttingen-Heidelberg: Springer 1960. — **Scribner, B.H.,** and **J.M. Burnell:** Interpretation of the serum potassium concentration. Metabolism **5**, 468 (1956). — **Seldin, D.W.,** and **R. Tarail:** The metabolism of glucose and electrolytes in diabetic acidosis. J. clin. Invest. **29**, 552 (1950). — **Selkurt, E.E., M. J. Elpers,** and **I. Womack:** Effects of renal venous occlusion on renal hemodynamics and concentrating ability. Amer. J. Physiol. **207**, 989 (1964). — **Senft, G.:** Zur Phamakologie neuerer Diuretica. Melsunger med. Mitt. **38**, 33 (1964). — **Shackman, R., G.D. Chisholm, A.J. Holden,** and **R.W Pigott:** Brit. med. J. **1962 II**, 355. Zit. Williams, Smith, Young, Parsons and Ree d(1964). — **Shol, A.T.:** Mineral metabolism. New York 1939. — **Shy, G.M., T. Wanko, P.T. Rowley,** and **A.G. Engel:** Studies in familial periodic paralysis. Exp. Neurol. **1**, 53 (1961). — **Siegenthaler, W.:** Behandlung der Herzkrankheiten mit Diuretika. Verh. dtsch. Ges. Kreislaufforsch. 26. Tagg, S. 57. Darmstadt: Dr. Dietrich Steinkopff 1960. ~ Klinische Physiologie und Pathologie des Wasser- und Salzhaushaltes mit besonderer Berücksichtigung der Beziehungen Aldosteron—Ödeme—Diuretica. Berlin-Göttingen-Heidelberg: Springer 1961. — **Simmons, D.H.,** and **M. Avedon:** Acid-base alterations and plasma potassium concentration. Amer. J. Physiol. **197**, 319 (1950). — **Singer, M.M., H.R. Hoff, S. Fisch,** and **A.C. DeGraff:** Red blood cell potassium. Therapeutic implications. J. Amer. med. Ass. **187**, 24 (1964). — **Sirota, J.H.,** and **I. Kroop:** Water and electrolyte disturbances in acute renal insufficiency. Fed. Proc. **10**, 126 (1951). — **Sitprija, V.,** and **J.H. Holmes:** Trans. Amer. Soc. Artificial Internal Organs 8, 300 (1962). — **Sjöstrand, F.S.:** Die funktionelle Bedeutung des Ultrafeinbaues von Gewebezellen. Einige Beiträge der Elektronenmikroskopie im Gebiete der Zellforschung. Klin. Wschr. **35**, 237 (1957). — **Sjöstrand, T.:** Volume and distribution of blood and their significance in regulating circulation. Physiol. Rev. **33**' 202 (1953). — **Skou, J. Chr.:** The influence of some cations on an adenosine triphosphatase from peripheral nerves. Biocheim. Biophys. Acta (Amst.) **23**, 394 (1957). ~ Enzymatic basis for active transport of Na and K across cell membrane. Physiol. Rev. **45**, 596 (1965). — **Slyke, D.D. van,** and **E.I. Evans:** The paradox of aciduria in the presence of alkalosis caused by hypochloremia. Ann.

Surg. **126**, 545 (1947). — **Slyke, D. D. van, H. Wu,** and **F. C. McLean:** Studies of gas and electrolyte equilibria in blood; factors controlling electrolyte and water distribution in blood. J. biol. Chem. **56**, 765 (1923). — **Smith, H. W.:** The kidney structure and function in health and disease. New York: Oxford University Press 1951. ~ From fish to philosopher. Boston: Little, Brown & Co. 1953. — **Soberman, R., B.B. Brodie, B.B. Levy, J. Axelrod, V. Hollander,** and **J.M. Steele:** The use of antipyrine in the measurement of total body water in man. J. biol. Chem. **179**, 31 (1949). — **Sollner, K.:** In: Electrochemistry in biology and medicine. New York: The Electrochemical Society Inc. Wiley 1955. — **Solomon, A. K.:** The permeability of the human erythrocyte to sodium and potassium. J. gen. Physiol. **36**, 57 (1952). — **Solomon, S. S., J.M. Moran,** and **D.C. Nebseth:** Villous adenoma of rectosigmoid accompanied by electrolyte depletion. J. Amer. med. Ass. **194**, 5 (1965). — **Spang, K.:** Rhythmusstörungen des Herzens. Stuttgart: Georg Thieme 1957. — **Spargo, B., F. Straus,** and **F. Fitch:** Zonal renal papillary droplet change with potassium. Arch. Path. **70**, 599 (1960). — **Spater, H., A. Hunt, R. Todd, P. Meara, M. Terry, J. D. Crawford,** and **N.B. Talbot:** Development and therapy of cellular sodium intoxication in potassium deficiency. Metabolism 8, 28 (1959). — **Staib, I.:** Iatrogene Störungen des Elektrolythaushaltes in Chirurgie und Narkose. II. Besondere Probleme der iatrogenen Elektrolytstörungen bei chirurgischen Patienten. Fortschr. Med. **83**, 397 (1965). — **Stanbury, S. W.:** Some aspects of disordered renal tubular function. Advanc. intern. Med. **9**, 231 (1958). — **Stanbury, S.W., A.H. Gowendock,** and **R.F. Mahler:** Potassium deficiency and renal disease. In: An international symposium on aldosterone. Edit. A.F. Muller. London: Churchill 1958. — **Starling, E.H.:** Physiological factors involved in the causation of dropsy. Lancet **1896 I**, 1267. — **Steinbeck, A. W.:** Plasma volume in glomerulonephritis. Clin. Sci. **12**, 327 (1953). — **Stephens, J. W.:** Our present knowledge of potassium in physiological and pathological process. Canad. med. Ass. J. **66**, 19 (1952). — **Stevens, G. de:** Diuretics (chemistry and pharmacology). New York and London: Academic Press 1963. — **Stevens, J.R.:** Familial periodic paralysis, myotonia, progressive amyotrophy, and pes cavus in members of a single family. Arch. Neurol. Psychiat. (Chic.) **72**, 726 (1954). — **Stewart, C.P.,** and **Th. Strengers:** Water and electrolyte metabolism. (Proceedings of the symposium on water and electrolyte metabolism.) Amsterdam-London-New York-Princeton: Elsevier Publ. Co. 1961. — **Stewart, H. J.,** and **J. J. Smith:** Changes in the electrocardiogram and in the cardiac rhythm during the therapeutic use of potassium salts. Amer. J. med. Sci. **201**, 177 (1941). — **Straus, R.:** Villous adenomas of the colon. Amer. J. Proctol. **14**, 382 (1963). — **Streeten, D.H.P.,** and **G.W. Thorn:** Use of changes in the mean corpuscular hemoglobin concentration as an index of erythrocyte hydration. J. Lab. clin. Med. **49**, 661 (1957). — **Struck, G.,** u. **M.Kühn:** Vergleichende licht- und elektronenmikroskopische Untersuchungen an der normalen und ödematös veränderten Hirnrinde des Menschen. Arch. Psych. Nervenkr. **204**, 209 (1963). — **Sturtz, G.,** and **E. C. Burke:** Obstructive water-losing uropathy. J. Amer. med. Ass. **166**, 45 (1958). — **Surawicz, B.,** and **L. S. Gettes:** Two types of cardiac arrest produced by potassium. Circulation **26**, 792 (1962). — **Swan, R. C.,** and **J.P. Merrill:** The clinical course of acute renal failure. Medicine (Baltimore) **32**, 215 (1953). — **Sweet, A.Y., M.F. Levitt,** and **H.L. Hodes:** The effect of desoxycorticosterone acetate on water and electrolyte distribution. J. clin. Invest. **37**, 65 (1958).

Talso, P. J., u. **A. J. Carballo:** Therapy **5**, 37 (1960). — **Talso, P. J., C.E. Miller, A. J. Caraballo,** and **I. Vasquez:** Exchangeable potassium as a parameter of body composition. Metabolism **9**, 456 (1960). — **Talso, P.J., N. Spafford,** and **M. Blaw:** Metabolism of water and electrolytes in congestive heart failure. I. Electrolyte and water content of normal human skeletal muscle. J. Lab. clin. Med. **41**, 281 (1953). — **Tauxe, W.N., K. G. Wakim,** and **A.H. Baggenstoss:** The renal lesions in experimental deficiency of potassium. Amer. J. clin. Path. **28**, 221 (1957). — **Taylor, W.H.:** Water diuresis in idiopathic steatorrhoea. Clin. Sci. **13**, 239, 497 (1955). ~ Water diuresis in chronic hypochronic anemia. Amer. J. Med. **23**, 507 (1957). — **Thatcher, J. S.,** and **A. W. Radike:** Tolerance to potassium intoxication in albino rat. Amer. J. Physiol. **151**, 138 (1947). — **Thomson, W. A. R.:** Potassium and T wave of electrocardiogram. Lancet **1939 I**, 808. — **Thorn, G. W., G.F. Koepf,** and **M. Clinton jr.:** Renal failure simulating adrenocortical insufficiency. New Engl. J. Med. **231**, 76 (1944). — **Torack, R.M., R.D. Terry,** and **H.M. Zimmerman:** The fine structure of cerebral fluid accumulation. II. Swelling produced by triethyl tin poisoning and its comparison with that in the human brain. Amer. J. Path. **36**, 273 (1960). — **Tosteson, D.C.:** Electrolytes in biological systems. A.M. Shanes, Ed. A. Physiol. Soc. p. 123 (1955). — **Toussaint, Ch.:** Le déficit en potassium. Acta cardiol. (Brux.) **17**, 684 (1962). — **Trautwein, W.:** Physiologie der Herzirregularitäten. In: K. Spang, Rhythmusstörungen des Herzens, S. 47. Stuttgart: Georg Thieme 1957. ~ Elektrophysiologie der Herzmuskelfaser. Ergebn. Physiol. **51**, 131 (1961). — **Trautwein, W.,** u. **J. Dudel:** Zum Mechanismus der Membranwirkung des Acetylcholin an der Herzmuskelfaser. Pflügers Arch. ges. Physiol. **266**, 324 (1958). — **Trautwein, W., U. Gottstein** u. **K. Federschmidt:** Der Einfluß der Temperatur auf den Aktionsstrom des excidierten Purkinje-Fadens, gemessen mit einer intracellulären Elektrode. Pflügers Arch.

ges. Physiol. **258**, 243 (1953). — **Trautwein, W.**, u. **K. Zink:** Über Membran- und Aktionspotentiale einzelner Myocardfasern des Kalt- und Warmblüterherzens. Pflügers Arch. ges. Physiol. **256**, 68 (1952). — **Trautwein, W., K. Zink** u. **K. Kayser:** Über Membran- und Aktionspotentiale einzelner Fasern des Warmblüterskeletmuskels und ihre Veränderung bei der Ischämie. Pflügers Arch. ges. Physiol. **257**, 20 (1953). — **Truniger, B.**, u. **D. Künzler:** Chronische Hyperosmolarität bei Hypothalamusläsion. Zur Pathogenese des Diabetes insipidus hypersalaemicus occultus. Klin. Wschr. **40**, 872 (1962). — **Tyler, F.H., F.E. Stephens, F.D. Gunn**, and **G.T. Perkoff:** Studies in disorders of muscle. VII. Clinical manifestations and inheritance of type of periodic paralysis without hypopotassemia. J. clin. Invest. **30**, 492 (1951).

Uhley, H.N., E. Sanford, E. Leeds, J.J. Sampson, and **F. Meyer:** Role of pulmonary lymphatics in chronic pulmonary edema. Circulat. Res. **11**, 966 (1962). — **Ullrich, K.J.:** Mechanismus des renalen Wasser- und Elektrolyttransportes. Melsunger med. Mitt. **38**, 7 (1964). ~ Permeabilität der kortikalen Nephronabschnitte in Beziehung zu Transportvorgängen und Struktur. In: Sekretion und Exkretion. Berlin-Heidelberg-New York: Springer 1965. — **Ullrich, K.J., F.O. Drenckhahn** u. **K.H. Jarausch:** Untersuchungen zum Problem der Harnkonzentrierung und Verdünnung. Über das osmotische Verhalten von Nierenzellen und die begleitende Elektrolytanhäufung im Nierengewebe bei verschiedenen Diuresezuständen. Pflügers Arch. ges. Physiol. **261**, 62 (1955). — **Ullrich, K.J., K. Kramer**, and **J.W. Boylan:** Present knowledge of the counter-current system in the mammalian kidney. Progr. cardiovasc. Dis. **3**, 395 (1961). — **Ullrich, K.J.**, and **D.J. Marsh:** Kidney, water and electrolyte metabolism. Ann. Rev. Physiol. **25**, 91 (1963). — **Ullrich, K.J.**, and **G. Rumrich:** Water permeability in proximal and distal tubule of the rat kidney. In: Proceedings of 2nd Internat. Congr. of Nephrology. Prague 1963. — **Ullrich, K.J., G. Rumrich** u. **G. Fuchs:** Wasserpermeabilität und transtubulärer Wasserfluß corticaler Nephroabschnitte bei verschiedenen Diuresezuständen. Pflügers Arch. ges. Physiol. **280**, 99 (1964). — **Ussing, H.H.:** Ionic movements in cell membranes in relation to the activity of the nervous system. Ergebn. Physiol **50**, 159 (1959). ~ The frog skin potential. J. gen. Physiol. **43**, 135 (1960). — **Ussing, H.H., P. Kruhøffer, J. Hess Thaysen**, and **N.A. Thorn:** The alkali metal ions in biology. II. The alkali metal ions in the organism. Handbuch der experimentellen Pharmakologie, herausgeg. von O. Eichler u. A. Farah, Bd. XIII. Berlin-Göttingen-Heidelberg: Springer 1960.

Vallery-Radot, P.: Études sur le fonctionnement rénal dans les néphrites chroniques. Paris: Masson & Cie. 1918. — **Vallery-Radot, P., C. Laroche, J. Hazard, J. Paolaggi** et **J. Truffert:** L'hyperkaliémie au cours de néphrites. Presse méd. **1953**, 1706. — **Vallery-Radot, P., D. Milliez, J. Hazard, J. Paolaggi** et **J. Truffert:** La kaliémie dans néphrites chroniques. Sem. Hôp. Paris **1954**, 4305. — **Vallery-Radot, P., D. Milliez, C. Laroche, J. Hazard** et **J. Truffert:** Étude de la kaliémie au cours de l'insuffisance rénale (d'après 54 cas). Bull. Soc. méd. Hôp. Paris **69**, 565 (1953). — **Verney, E.B.:** Die Hemmung der Wasserdiurese durch Erhöhung des osmotischen Druckes im Karotis-Plasma und ihre Vermittlung über die Neurohypophyse. Naunyn-Schmiedebergs Arch. exp. Path. Pharmak. **205**, 387 (1948). — **Visscher, M.B., R.H. Varco, C.W. Carr, R.B. Dean**, and **D. Erickson:** Sodium ion movement between the intestinal lumen and the blood. Amer. J. Physiol. **141**, 488 (1944). — **Vogel, J.H.K.:** Aldosterone in cerebral salt wasting. Circulation **27**, 44 (1963). — **Volhard, F.:** Handbuch der inneren Medizin, 2. Aufl., Bd. VI. Berlin: Springer 1931. — **Volhard, F.**, u. **K. Fahr:** Die Bright'sche Nierenkrankheit. Berlin: Springer 1914. — **Volkman, A.M.:** Zit. nach C. von Veit, Handbuch der Physiologie, Bd. 6, S. 345. F.C.W. Vogel 1881.

Wade, O.L., and **J.M. Bishop:** Cardiac output and regional blood flow. Oxford: Blackwell Sci. Publ. 1962. — **Wardener, H.E. de:** Polyuria. In: Renal disease by D.A.K. Black, p. 566. Oxford: Blackwell Sci. Publ. 1962. — **Warner, G.F., E.L. Dobson, C.E. Rodgers, M.E. Johnston**, and **N. Pace:** Measurement of total "sodium space" and total body sodium in normal individuals and in patients with cardiac edema. Circulation **5**, 915 (1952). — **Warner, G.F., N.J. Sweet**, and **E.L. Dobson:** "Sodium space" and body sodium content, exchangeable with $sodium^{24}$ in normal individuals and patients with ascites. Circulat. Res. **1**, 486 (1953). — **Wartiovaara, V.**, u. **R. Collander:** Permeabilitätstheorien. Protoplasmatologia. Handbuch der Protoplasmaforschung. Wien 1960. — **Watson, J.F.**, and **F.H. Katz:** Hypokalemic nephropathy in an adrenalectomized patient. Amer. J. Med. **27**, 844 (1959). — **Watten, R.H., F.M. Morgan, J.N. Songkhla, B. Vanikiati**, and **R.A. Philipps:** Water and electrolyte studies in cholera. J. clin. Invest. **38**, 1879 (1959). — **Weidmann, S.:** Elektrophysiologie der Herzmuskelfaser. Bern u. Stuttgart: H. Huber 1956. — **Weir, J.F., E.E. Larsen**, and **L.G. Rowntree:** Studies in diabetes insipidus; water balance and water intoxication. Arch. intern. Med. **29**, 306 (1922). — **Weisberg, H.F.:** Water and electrolyte balance. Bull. Mt Sinai Hosp. (Chic.) **2**, 65 (1950). — **Weitzman, E.D.**, and **M.H. Triedman:** Hyperosmolarity associated with a hypothalamic lesion. Neurology (Minneap.) **10**, 584 (1960). — **Welch, W.H.:** Zur Pathologie des Lungenödems. Virchows Arch. path. Anat. **72**, 375 (1878). — **Welt, L.G.:** Edema and hyponatremia. Arch. intern. Med. **89**, 931 (1952). — **Welt, L.G., M.P. Cap, E.A. Gehan, R.W. Winters, J.L. DeWalt**, and **E.L. Diamond:** The prediction of muscle potassium from blood electrolytes in potassium depleted rats. Trans. Ass. Amer. Phycns 71, 250 (1958). — **Welt, L. G., W. Hollander jr.**, and **W. B. Blythe:** The consequences of potassium depletion. J. chron. Dis. 11, 213 (1960). — **Welt, L. G., J. Orloff, D. M. Kydd**, and **J. E. Oltman:** An example of cellular hyperosmolarity. J. clin. Invest. 29, 935 (1950). — **Welt, L. G., D. W. Seldin, W. D. Nelson III:** Role of the central nervous system in metabolism of electrolytes and water. Arch. intern. Med. 90, 355 (1952). — **Westphal, C.:** Über einen merkwürdigen Fall von periodischer Lähmung aller vier Extremitäten mit gleichzeitigem Erlöschen der elektrischen Erregbarkeit während der Lähmung. Berl. klin. Wschr. 22, 489, 509 (1855). — **Wetzels, E., D. Amelung** u. **F. J. Deupmann:** Glukose-Phosphat-Aminosäuren-Diabetes (de Toni-Debré-Fanconi-Syndrom) beim Erwachsenen. Dtsch. med. Wschr. 90, 1847 (1965). — **Whittam, R.:** In: J.M. Glynn, The ionic permeability of the red cell membrane. Progr. Biophys. 8, 241 (1957). — **Widal, F.**, et **A. Lemierre:** Pathogénie de certains œdèmes brightiques. Action du chlorure de sodium ingéré. Bull. Soc. méd. Hôp. Paris 20, 678 (1903). — **Widdowson, E. M., R. A. McCance**, and **C. M. Spray:** The chemical composition of the human body. Clin. Sci. 10, 113 (1951). — **Wiggers, C. J.:** Studies on ventricular fibrillation produced by electric shock. Amer. J. Physiol. 93, 197 (1930). ~ Physiology in health and disease. Philadelphia: Lea & Febiger 1949. — **Wilbrandt, W.:** A relation between the permeability of the red cell and its metabolism. Trans. Faraday Soc. 33, 956 (1937). ~ In: Active transport and secretion, p. 136. Cambridge: Cambridge Univ. Press 1954. ~ Aktiver Transport durch Grenzflächen. Verh. der Ges. Dtsch. Naturforscher und Ärzte, S. 48. Berlin-Göttingen-Heidelberg: Springer 1963. — **Wilbrandt, W.**, and **H. J. Schatzmann:** Changes in the passive cation permeability of erythrocytes in low electrolyte media. In: Regulation of the inorganic ion content of cells, p. 34. London: J. & A. Churchill Ltd. 1960. — **Wilkins, L.**, and **R. A. Lewis:** Trans. 17 Meet. Conf. on Metabolism. Aspects of convalescence, p. 168. New York: J. Macy Jr. Found. 1948. — **Williams, F. T., C. C. Fordham, W. Hollander**, and **L. G. Welt:** A study of the osmotic behaviour of the human erythrocyte. J. clin. Invest. 38, 1587 (1959). — **Williams, M. W.**, and **C. A. Angerer:** Adrenal cortex and frog skin potentials. Proc. Soc. exp. Biol. (N.Y.) 102, 112 (1959). — **Williams, R. E., A. H. Smith, G. A. Young, F. M. Parsons**, and **G. W. Reed:** Experimentalc omparison of the rates and volumes of distribution of urea, creatinine, N-acetyl-4-aminophenazone, and tritiated water. Brit. J. Surg. 51, 544 (1964). — **Williams, R. H.**, and **H. E. MacMahon:** Gastroenterocolitis; carcinoma of pancreas; "clear cell" nephrosis. Bull. New Engl. med. Cent. 9, 274 (1947). — **Wilson, G. M., I. S. Edelman, L. Brooks, J. A. Myrden, D. E. Harken**, and **F. D. Moore:** Metabolic changes associated with mitral valvuloplasty. Circulation 9, 199 (1954). — **Windhager, E. E.**, and **G. Giebisch:** Micropuncture study of renal tubular transfer of sodium chloride in the rat. Amer. J. Physiol. 200, 581 (1961). — **Winkler, A. W.**, and **O. F. Crankshaw:** Chloride depletion in conditions other than Addisons disease. J. clin. Invest. 17, 1 (1938). — **Winkler, A. W., H. E. Hoff**, and **P. K. Smith:** Toxicity of orally administered potassium salts in renal insufficiency. J. clin. Invest. 20, 119 (1941). — **Wirz, H.:** Newer concepts of renal mechanism in relation to water and electrolyte excretion. In: C.P. Stewart and Th. Strengers, Water and electrolyte metabolism, p. 100. Amsterdam-London-New York-Princeton: Elsevier Publ. Co. 1961. — **Wolf, A. V.**, and **M. E. McDowell:** Apparent and osmotic volumes of distribution of sodium, chloride, sulfate and urea. Amer. J. Physiol. 176, 207 (1954). — **Wolff, H. P.:** Endokrine Einflüsse auf die Nierenfunktion. In: E. Wollheim, Glomeruläre und tubuläre Nierenerkrankungen. Stuttgart: Georg Thieme 1962. ~ Aldosteron und Aldosteronismus. Neue Ergebnisse und Erfahrungen. Klin. Wschr. 42, 711 (1964). — **Wolpers, C.:** Naturwissenschaften 29, 416 (1941). ~ Elektronenmikroskopische Untersuchungen der Innenstrukturen kernloser Erythrocyten. I. Reticulocyten und Pseudoreticulocyten. Klin. Wschr. 1956, 61. — **Woolley, G.**, and **F. C. Courtice:** The origin of albumin in hepatic lymph. Aust. J. exp. Biol. med. Sci. 40, 121 (1962). — **Wyngaarden, J. B., H. G. Keitel**, and **K. Isselbacher:** Potassium depletion and alkalosis, their association with hypertension and renal insufficiency. New Engl. J. Med. 250, 597 (1954). — **Wynn, V.:** Water intoxication and serum hypotonicity. Metabolism 5, 490 (1956). — **Wynn, V.**, and **C. G. Rob:** Water intoxication. Differential diagnosis of the hypotonic syndromes. Lancet 1954 I, 587.

Young, J., and **G. W. Daugherty:** Use of artificial kidney in production and study of experimental hypokalemia. Proc. Mayo Clin. 31, 357 (1956).

Zierler, K. L., and **R. Andres:** Movement of potassium into skeletal muscle during spontaneous attack in family periodic paralysis. J. clin. Invest. 36, 730 (1957). — **Zimmermann, B.**, and **O. W. Wangensteen:** Observations on water intoxication in surgical patients. Surgery 31, 654 (1952). — **Zipp, H., B. Breitenbach, P. Baum** u. **K. Solth:** Blutdruck und Serumelektrolyte während saliuretischer Behandlung der Hypertonie. Dtsch. med. Wschr. 87, 1740 (1962).

Renal bedingte Störungen des Calcium- und Phosphatstoffwechsels. Renale Osteopathien

Von

Hans Jesserer

Mit 35 Abbildungen

A. Renal bedingte Störungen des Calcium- und Phosphatstoffwechsels

Der Calcium- und der Phosphatstoffwechsel sind beim Menschen deshalb eng miteinander verbunden, weil beide Substanzen in großen Mengen im Knochen eingelagert sind und dadurch die besondere physikalische Beschaffenheit dieses Stützgewebes bestimmen. Anhaltende Störungen der Calcium- oder der Phosphatbilanz wirken sich darum in erster Linie am Skelet aus und führen dort je nach Art und Dauer zu mehr oder weniger schweren Veränderungen. Calcium ist aber auch ein Bestandteil der extracellulären Flüssigkeit und als solcher an einer Reihe physiologischer Funktionen beteiligt. Diese Funktionen sind für den Organismus sogar offenbar wichtiger als die Leistungsfähigkeit des Skelets, denn sie werden unter abnormen Bedingungen auf Kosten desselben aufrechterhalten. Sie stehen jedoch in keiner unmittelbaren Beziehung zum Phosphat, und so kommt es, daß die Regulation der biologisch aktiven Calciumkonzentration in der extracellulären Flüssigkeit vielfach genauer und in anderer Weise als die des Phosphats erfolgt. Da freilich das große Reservoir des Calciums der Knochen ist und dort eine enge Verbindung mit dem Phosphat besteht, zieht zumindest jede stärkere Veränderung der Calciumbilanz auch eine solche des Phosphathaushaltes nach sich. Es ist aber auch das Umgekehrte möglich, wie etwa dann, wenn Phosphat dem Organismus infolge einer Änderung der Nierenfunktion verlorengeht und darum zur Bindung von Calcium in der Knochengrundsubstanz nicht zur Verfügung steht oder infolge einer renalen Eliminationsstörung in gewissen Medien, wie z. B. im Darmsaft, so reichlich vorhanden ist, daß dadurch die Verwertung von Calcium beeinträchtigt wird. In jedem Falle wirkt das eine auf das andere, wenn auch oft nur mittelbar und in schwer durchschaubarer Form. Das ist auch der Grund, weshalb die Folgen derartiger Störungen vielfach bekannter sind als die Mechanismen, die sie verursachen.

1. Die physiologische Regulation der Calcium- und der Phosphatkonzentration im Blut und in der Gewebsflüssigkeit

An der Regulation der Calciumkonzentration im Blut und in der Gewebsflüssigkeit sind nach heutigem Wissen zwei Mechanismen maßgebend beteiligt: Ein einem Lösungsgleichgewicht entsprechender *physikochemischer* und ein vom Hormon der Nebenschilddrüsen vollzogener *biologischer* Mechanismus. Dazu tritt

— wenn auch in einer vorläufig noch nicht näher bekannten Weise — ein regulierender Einfluß der *Niere*. Die Steuerung der Phosphatkonzentration in den genannten Medien erfolgt hingegen nahezu ausschließlich durch die Einwirkung des Nebenschilddrüsenhormons auf die Phosphatrückresorption in den Nierentubuli. Diese Tatsache hat eine weitreichende Bedeutung. Da nämlich das zwischen gebundenem und freiem Calcium bestehende Lösungsgleichgewicht sehr empfindlich reagiert, Unterschiede in der Nebenschilddrüsenhormonproduktion hingegen erst durch entsprechende Veränderungen in der extracellulären Flüssigkeit ausgelöst werden müssen (und somit auch eine gewisse Zeit zum Wirksamwerden benötigen), zeigt der Calciumgehalt im Blut im allgemeinen viel weniger Schwankungen als der Phosphatspiegel.

Das *Calcium der extracellulären Flüssigkeit* verteilt sich einerseits auf das Blutplasma bzw. das Blutserum, und andererseits auf andere Flüssigkeiten des Körpers, wie die Gewebsflüssigkeit im engeren Sinne, das ihr entsprechende Glomerulusfiltrat der Niere, den Darmsaft, den Liquor cerebrospinalis etc. Zwischen beiden Teilen besteht jedoch insofern ein Unterschied, als sich das Calcium im Serum sowohl in einer an Eiweiß gebundenen, als auch in einer frei diffusiblen, in den übrigen Flüssigkeiten hingegen nur in diffusibler Form findet. Dementsprechend ist der Calciumgehalt in der Gewebsflüssigkeit, im Glomerulusfiltrat, im Darmsaft und in ähnlichen Medien geringer als im Blut, wenngleich er mit diesem bis zu einem gewissen Grade konform geht.

Die *Konzentration des Calciums im Serum* bewegt sich normalerweise um 10 mg-%, mit einer Spielbreite von etwa 9,4—10,8 mg-%. Davon sind etwa 35% an Eiweiß gebunden und 65% diffusibel, wovon wiederum ungefähr 60% in ionisierter und etwa 5% in komplex gebundener Form vorliegen.

Ob diese Fraktionen in ihrem Verhältnis zueinander stärkere Unterschiede aufweisen können, ist ungewiß, wenn auch nicht ganz unwahrscheinlich. Ziemlich sicher scheint es hingegen zu sein, daß die Calciumausscheidung im Harn in erster Linie von der Menge des diffusiblen Calciums im Blut bestimmt wird, und zwar deshalb, weil seine Konzentration im Glomerulusfiltrat davon abhängt. So steigt etwa die renale Calciumausscheidung nach einer intravenösen Injektion von Calcium an, wenn dadurch der Serumcalciumspiegel erhöht wird. Desgleichen nimmt die Calciumausscheidung im Harn nach einer medikamentös oder durch eine Skeletveränderung hervorgerufenen Hypercalcämie zu, wogegen eine Hypocalcämie sie verhindert und bei Blutcalciumwerten unter 7 mg-% praktisch Null werden läßt (GOLDMAN und BASSET).

Phosphor kommt im Blut in drei Formen vor, und zwar als sog. anorganischer, veresterter und als Lipoidphosphor, wobei es sich allerdings stets um Phosphat, bzw. bei der üblicherweise als „Serumphosphor" bezeichneten Fraktion um den Gehalt an P im ionisierten PO_4 handelt. Die Normalwerte des letzteren wechseln mit dem Lebensalter und anderen Umständen und sind nicht so exakt reguliert, wie der Calciumgehalt des Serums (HAMILTON, BUNCH und HIRSCHMAN). Immerhin bewegt sich aber auch der anorganische Serumphosphorspiegel beim Erwachsenen üblicherweise nur zwischen 2,5 und 4,5 mg-% (GREENBERG, WINTERS und GRAHAM). Praktisch das gesamte anorganische Serumphosphat ist dissoziiert; ein kleiner Teil dürfte an Eiweiß gebunden sein.

Biologisch aktiv sind nur die dissoziierten Ionen, also Ca^{++}, $HPO_4^{=}$ und $H_2PO_4^{-}$. In einer Elektrolytlösung sind aber nicht alle vorhandenen Ionen auch thermodynamisch aktiv, denn ihre freie Beweglichkeit wird durch interionische Anziehung gehemmt. Ionenkonzentration und -wertigkeit bestimmen diese Hemmung. Die Konzentration der thermodynamisch aktiven Ionen bezeichnet man als „Ionenaktivität". Sie kann dadurch errechnet werden, daß man die Ionenkonzentration mit einem für das betreffende Ion feststehenden Aktivitätskoeffizienten multipliziert. Für praktische Zwecke ist freilich die Bestimmung der Gesamtkonzentration der genannten Stoffe ausreichend, weil beim Calcium immer der gleiche Teil ionisiert oder diffusibel ist [Myers; Nordin (2); Walser] und beim Phosphat der eiweißgebundene Teil so klein ist, daß er unberücksichtigt bleiben kann. Die Tabelle 1 zeigt die biologischen Konzentrationen von Calcium und Phosphor im Serum nach Angaben von Neuman und Neuman.

Tabelle 1. *Die biologischen Konzentrationen von Calcium und Phosphor im Serum*

	mg-%	mval/l	mMol/l	Ionenaktivität
Calcium	10	5		
	6,5 diffusibel		1,62	$4{,}7 \cdot 10^{-4}$
	3,5 an Eiweiß gebunden			
Anorg. Phosphor . .	2,5—4,5	1,4—2,5	$HPO_4^{=}$: 0,81	$HPO_4^{=}$: $0{,}19 \cdot 10^{-3}$
			$H_2PO_4^{-}$: 0,19	$H_2PO_4^{-}$: $0{,}12 \cdot 10^{-3}$

Die Aufrechterhaltung einer bestimmten Calcium- und Phosphatkonzentration im Blut und in der Gewebsflüssigkeit, bzw. das Bestehen eines bestimmten Verteilungsverhältnisses zwischen den beiden Substanzen, ist für eine geordnete Mineralisation des Knochengewebes — und damit auch für das Wachstum und die Funktion der knöchernen Organe — wesentlich. Ja, gewisse experimentelle und klinische Erfahrungen sprechen dafür, daß auch die regelrechte Bildung von Knochengewebe sowie die Harmonie seiner Regeneration vom Angebot dieser Mineralien an den Knochenbauplätzen abhängig ist [Nordin (1); Uehlinger (4)].

Der Hauptteil der anorganischen Fraktion des Knochengewebes besteht aus Calcium und Phosphat in einem Verhältnis von ungefähr 2:1 (McLean und Urist). Die genaue chemische Zusammensetzung ist freilich noch immer nicht bekannt und wahrscheinlich auch gar nicht immer gleich. Früher wurde angenommen, daß sie aus tertiärem Calciumphosphat besteht, dem Magnesiumphosphat, Calciumcarbonat und Calciumfluorid angelagert sind. Später verglich man das Mineral des Knochens mit dem Gestein *Apatit*, einem hexagonal kristallisierenden Calciumphosphat. Eingehende Untersuchungen zeigten jedoch, daß die Moleküle der „Knochenerde" eine größere Zahl von Hydroxylgruppen aufweisen. Man ist deshalb heute der Ansicht, daß das Mineral des Knochens *Hydroxylapatit* ist, eine Verbindung, die sich in einem breiten pH-Bereich zu bilden vermag, hexagonal kristallisiert und randständige Hydroxylgruppen trägt (Brandenberger und Schinz). Dadurch ist sie befähigt, Carbonate, Citrate, Fluoride, Natrium, Kalium und Magnesium (lauter Substanzen, die sich im Knochen in zum Teil beträchtlichen Mengen finden) aufzunehmen, aber auch zusätzliche Calcium- und Phosphatkomplexe anzulagern, was bei der Aufrechterhaltung der Homöostase — sowie wahrscheinlich auch beim Aufbau von Knochengewebe [Jesserer (6)] — eine wichtige Rolle spielt.

Untersuchungen mit radioaktiven Isotopen haben jedenfalls gezeigt, daß hinsichtlich der Bindung von Calcium im Skelet zwei Arten unterschieden werden müssen, nämlich einerseits eine lockere *Adsorption* und andererseits eine fixe *Akkretion* bzw. ein fester Einbau von Calcium in Knochensalzkristalle. Die durch die Vermittlung der Hydroxylgruppen angelagerte Calciumfraktion ist leicht wieder abspaltbar und steht mit der Calciumionenkonzentration der extracellulären Flüssigkeit in einem physikochemischen Gleichgewicht. Der fest gebundene Teil ist hingegen nur durch Zerstörung der Apatitkristalle und Abbau der sie enthaltenden Knochengrundsubstanz in Freiheit zu setzen. Gleichwohl wird auch er angegriffen, wenn eine besondere Situation es erfordert oder pathologische Verhältnisse zu einer abnormen Osteoklasie führen (s. S. 914).

Obschon es sich bei der lockeren und festen Bindung von Calcium im Knochen (und das gleiche gilt bis zu einem gewissen Grade auch für das Phosphat) um physikochemisch und teleologisch verschiedenartige Vorgänge handelt, vermögen sich doch beide gegenseitig zu beeinflussen. Das geschieht etwa in der Weise, daß fest gebundenes Calcium angegriffen (und dabei Knochengewebe zerstört) wird, wenn die mobile Calciumfraktion verbraucht ist, anscheinend aber auch so, daß nicht benötigtes mobiles Calcium so lange zur Anlagerung gelangt, bis die Bindungsfähigkeit der vorhandenen Apatitkristalle erschöpft und damit die Voraussetzung zur Bildung neuer Kristalle gegeben ist. Diese stellen ihrerseits einen Reiz für eine entsprechende Produktion von Knochengrundsubstanz dar und führen so zu einer allmählichen Vermehrung von Knochengewebe, wie eine länger dauernde negative Calciumbilanz zu einer Verminderung desselben [Uehlinger (4); Nordin (1)].

Vermittler all dieser Vorgänge sind das *Blut* und die *Gewebsflüssigkeit*, und zwar die letztere sowohl in ihrer freien als auch in ihrer gebundenen Form. Die Kristalle der Knochensalze enthalten nämlich ebenso wie andere Kristallwasser, und auch die an ihrer Oberfläche adsorbierten Ionen vermögen Wasser zu binden, das mit der freien (d.h. zirkulierenden) Gewebsflüssigkeit in einem Gleichgewicht steht (P. Fourman). Hierdurch ist das Knochengewebe an den allgemeinen Stoffwechsel angeschlossen, und das ist der Grund, weshalb alle Veränderungen desselben sich auch in irgendeiner Weise am Skelet auszuwirken vermögen.

Während das Phosphat im intra- und extracellulären Raum verteilt ist, befindet sich nahezu das gesamte Calcium des menschlichen Organismus in der Zwischensubstanz des Knochengewebes und in der extracellulären Flüssigkeit, d.h. also in der Gewebsflüssigkeit und im Blut. Zwischen dem Knochengewebe und der Gewebsflüssigkeit besteht (ähnlich wie zwischen dem an Eiweiß gebundenen und dem diffusiblen Calcium) hinsichtlich des Calciumgehaltes ein Gleichgewicht derart, daß ein Anstieg oder Abfall in der letzteren durch eine Bindung oder Freisetzung von Calciumionen ausgepuffert wird. Dieser Ausgleich erfolgt außerordentlich rasch und in einem Umfang, der die Bewegungen der Mineralien bei den Resorptions- und Ausscheidungsvorgängen bei weitem übertrifft (Hastings und Huggins; Spencer, Vankinscott, Levin und Laszlo; Copp). Voraussetzung hierfür ist allerdings eine regelrechte Nebenschilddrüsenfunktion. Bei einem Mangel an Nebenschilddrüsenhormon oder einer Inaktivität desselben sinkt der Calciumspiegel in der Gewebsflüssigkeit und im Blut ab, weil in den Organismus eintretendes Calcium vom Knochen zwar aufgenommen, aber nicht wieder freigegeben wird [Uehlinger (4)]; bei einem Übermaß an Hormon kommt es hingegen zu einer abnormen Stimulierung der Osteoklasie und damit zu einer mehr oder weniger exzessiven Freisetzung von Calcium (und von Phosphat) aus den Knochensalzkristallen [Jesserer (7)]. Auf der anderen Seite zieht aber ein exogener Calciummangel nicht ohne weiteres eine Calciumverminderung in der extracellulären Flüssigkeit nach sich, da das Defizit durch Vermittlung des Nebenschilddrüsenhormons aus dem Bestande des Skelets gedeckt wird. Dazu kommt als ein weiterer Regulationsfaktor die *Niere*, die durch Drosselung der Ausfuhr in der Lage ist, bestanderhaltend zu wirken, ebenso wie sie durch Mehrausscheidung bis zu einem gewissen Grade die Funktion eines Ventiles auszuüben vermag.

Wie die *renale Steuerung der Calciumausfuhr* im einzelnen erfolgt, ist freilich noch immer nicht klar. Veranschlagt man die für die Filtration in den Glomeruli maßgebende Calciumkonzentration (entsprechend dem diffusiblen Anteil) mit 6,5 mg-%, dann würden bei 180 Liter Glomerulusfiltrat im Tag 11700 mg Calcium in den Primärharn gelangen. Da jedoch bei normaler Ernährung täglich nur etwa 300 mg (und bei Calciummangelzuständen noch weniger) mit dem Harn ausgeschieden werden, müssen 11400 mg — oder rund 97% — einer Rückresorption anheimfallen. Wo das geschieht, ist unbekannt. Histologische Befunde sprechen dafür, daß die Calciumrückresorption im Anfangsteil der Nierentubuli erfolgt (J. Fourman), andere Beobachtungen weisen auf den distalen Abschnitt hin (Howard, Wilde und Malvin).

Nicht das erschwert jedoch eine Erklärung der Steuerungsfunktion der Niere, sondern vielmehr die Tatsache, daß man nicht weiß, wie eine Mehrausscheidung von Calcium im Harn zustande kommt. Ein Agens, das — wie etwa das Nebenschilddrüsenhormon beim Phosphat — auf die tubuläre Calciumrückresorption in der Weise einwirkt, daß weniger Calcium rückresorbiert und mehr ausgeschieden wird, ist — wenn man von dem Carboanhydraseblocker

Diamox absieht [ROSENKRANZ (1)] — nicht bekannt und scheint allem Ermessen nach auch nicht zu existieren. Und doch kann nach klinischer Erfahrung kein Zweifel darüber bestehen, daß die Niere an der Aufrechterhaltung eines normalen Serumcalciumspiegels beteiligt ist. Das zeigt sich nicht nur beim primären Hyperparathyreoidismus, wo die Hypercalciurie der Hypercalcämie vorausgeht und graduell stärker ist als die Zunahme der ionisierten Calciumfraktion im Blut[1], sondern auch bei einer abnorm hohen Zufuhr von Vitamin D: Hier verläßt der Blutcalciumgehalt erst den Bereich der Norm, wenn die Eliminationsfähigkeit der Niere für Calcium überschritten wird (s. Abb. 1), und er wird bei Abklingen einer Intoxikation früher normal als die Calciumausscheidung im Harn (A. FANCONI). Gleichwohl scheint die Ausscheidungsfähigkeit der Niere für Calcium begrenzter zu sein als die für Phosphat, obschon Calciummengen von 1000 mg und mehr im Harn täglich ausgeschieden werden können, wenn die Niere gesund ist und genügend Flüssigkeit zur Verfügung steht. Darin scheint wohl auch der derzeit einzige Schlüssel zur Erklärung gelegen zu sein, zumal zwischen Calciumfreisetzung aus dem Skelet, tubulärer Phosphatrückresorption und renaler Wasserausscheidung

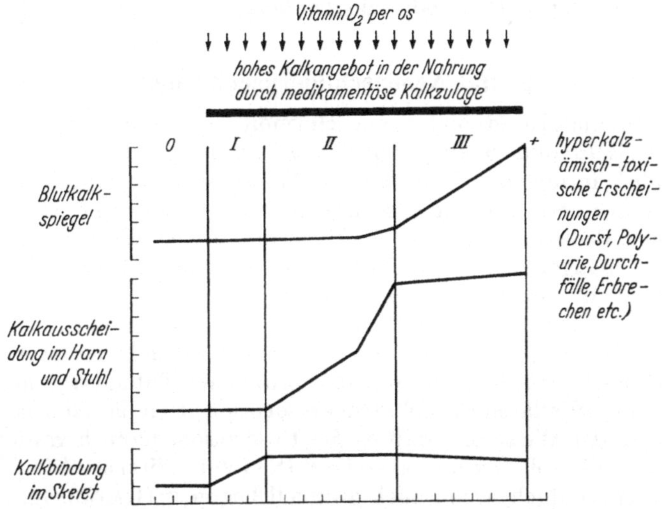

Abb. 1. Schematische Darstellung der Entwicklung einer Vitamin D-Intoxikation. Vermehrt in die Zirkulation gelangendes Calcium wird im Knochen gebunden und im Harn und im Stuhl ausgeschieden. Während dieser Phase steigt der Serumcalciumspiegel kaum an. Erst wenn die Grenze der Eliminationsfähigkeit der Niere erreicht wird, kommt es zur Hypercalcämie und ihren klinischen Folgen

auch hinsichtlich der hormonalen Beeinflussung gewisse Beziehungen zu bestehen scheinen (BERTHOUD, COURVOISIER und ZAHND; EPSTEIN, BECK, CARONE, LEVITIN und MANITIUS; ZEFFREN und HEINEMAN). Darüber hinaus führt eine Tendenz zur Hypercalcämie erfahrungsgemäß zur Polydipsie und Polyurie.

Die Calciumkonzentration im Blut und in der Gewebsflüssigkeit strebt, wenn sie durch Calciumgabe oder Calciumentzug gestört wird, sehr rasch wieder ihrem Ausgangswert zu. Diese schnelle Bewegung des Blutcalciums ist die Folge der hohen Geschwindigkeit, mit der sich das Lösungsgleichgewicht im Skelet einstellt. Die langsame Veränderung des Blutcalciums, wie sie nach Nebenschilddrüsenhormongabe oder nach Parathyreoidektomie beobachtet wird, stellt hingegen das Ergebnis biologischer Anpassungsvorgänge dar, die über eine Änderung biochemischer Prozesse am Knochen den Einfluß des Nebennierenschilddrüsen-

[1] Diese Tatsache könnte freilich noch so erklärt werden, daß es unter der Einwirkung unphysiologisch großer Mengen von Nebenschilddrüsenhormon zunächst zu einer Zunahme der Glomerulusfiltration kommt, hierdurch die „Calciumload“ ansteigt und schließlich die tubuläre Transportkapazität für Calcium überschritten wird. Eine Zunahme der Glomerulusfiltration unter dem Einfluß von Parathormon wurde im Tierversuch wiederholt beobachtet (HANDLER und COHN; JACOBS und VERBANCK; KLEIN und GOW; LAVENDER, AHO, RASMUSSEN und PULLMAN).

hormons auf die Knochenmineralien übertragen. Die Tatsache, daß es eine so erstaunlich gleichförmige Serumcalciumkonzentration gibt, hat ihren Grund somit darin, daß hier der schnell ablaufende physikochemische Vorgang des Lösungsgleichgewichtes wirksam ist. Die physiologische Nebenschilddrüsenhormonsekretion bestimmt weniger die Konstanz des Blutcalciums, als vielmehr dessen individuelle Höhe (Talmage; Schwarz).

An der Phosphatkonzentration des Blutes sind — verglichen mit der des Calciums — erheblich stärkere Schwankungen zu beobachten. Das erklärt sich daraus, daß an der Regulation der Phosphatkonzentration in der extracellulären Flüssigkeit kein rasch wirksamer physikochemischer Vorgang beteiligt ist, sondern die Niere einen ihr angebotenen Phosphatüberschuß oder ein Defizit allein durch eine Veränderung der Rückresorption (also durch einen nur langsam wirkenden biologischen Vorgang) abfängt oder ausreguliert.

2. Das Nebenschilddrüsenhormon

Die Nebenschilddrüsen bilden ein Hormon, das eine *calciummobilisierende Wirkung am Skelet* und einen *phosphatdiuretischen Effekt an der Niere* ausübt. Obschon beide Wirkungen auf verschiedene Weise zustande kommen, sind sie doch enge miteinander verknüpft, und so kommt es, daß unter physiologischen und pathologischen Bedingungen zwischen Niere und Skelet Wechselbeziehungen bestehen, deren maßgeblicher Vermittler das Nebenschilddrüsenhormon ist. Im einzelnen ist darüber heute folgendes bekannt:

Das in den Glomeruli filtrierte Phosphat wird in einem ähnlich hohen Prozentsatz wie das Calcium (s. S. 912) in den Nierentubuli rückresorbiert. Sitz dieser Funktion ist nach heutigem Wissen der proximale Tubulusabschnitt. In den Mechanismus der tubulären Phosphatrückresorption greift das Nebenschilddrüsenhormon nun in der Weise ein, daß es die Resorptionsquote herabsetzt und dadurch die renale Phosphatexkretion steigert (Samyi u. Mitarb.). Diese Wirkung ist prompt und empfindlich, wenn auch graduell begrenzt (Rasmussen). Durch sie nimmt das Nebenschilddrüsenhormon Einfluß auf den Gehalt des Serums an anorganischem Phosphat, und zwar in der Weise, daß ein Zuviel an Hormon eine *Hypophosphatämie*, ein Zuwenig hingegen eine *Hyperphosphatämie* nach sich zieht.

Ob es neben der tubulären Phosphatrückresorption auch eine tubuläre Phosphatsekretion gibt (Nichols, Schartum und Vaes), und ob diese durch das Nebenschilddrüsenhormon gefördert wird, ist vorläufig noch umstritten (Gershberg; Schwarz).

Ebenso gesichert wie die Wirkung des Nebenschilddrüsenhormons auf die tubuläre Phosphatrückresorption ist hingegen sein Effekt am Skelet. Dieser besteht darin, daß Calcium aus seiner Bindung gelöst und in der extracellulären Flüssigkeit angereichert wird. Wie das im einzelnen geschieht, ist freilich noch immer nicht hinreichend geklärt [Nordin (2)].

Sofern es sich um die Wirkung abnormer Nebenschilddrüsenhormonquantitäten handelt, ist die erste am Knochen erkennbare Veränderung eine eigenartige, zunächst örtlich begrenzte Umwandlung des Knochenmarks, die dadurch gekennzeichnet ist, daß dieses das Aussehen und die Eigenschaften embryonalen Bindegewebes (des sog. *Mesenchyms*) annimmt. Dieses hochaktive Gewebe greift die Tela ossea an und führt dadurch zu einer Freisetzung der in ihr eingelagerten Calciumsalze. Erreicht ein solcher Prozeß stärkere Ausmaße, dann entwickelt sich allmählich das Bild einer *hyperparathyreotischen Osteopathie* [Jesserer (7)], während gleichzeitig große Mengen von Calcium (und von Phosphat) in die Zirkulation und über die Niere zur Ausscheidung gelangen. Wird die Eliminationsfähigkeit der Niere überschritten — was aus den bereits genannten Gründen beim Calcium früher als beim Phosphat der Fall ist — entwickelt sich eine mehr oder weniger ausgeprägte *Hypercalcämie.*

Anders scheint die *physiologische* Einwirkung des Nebenschilddrüsenhormons auf die Calciummobilisation aus dem Skelet vonstatten zu gehen. Histologisch ist jedenfalls nichts von ihr zu erkennen, und das Vorhandensein mehrkerniger Osteoclasten ist nach heutiger Auffassung (zumindest beim Erwachsenen) bereits das Zeichen einer pathologischen Situation. Man nimmt an, daß das Nebenschilddrüsenhormon in irgendeiner Weise auf die locker gebundene Calciumfraktion im Knochengewebe Einfluß nimmt, derart, daß es die Ionisierung des Calciums fördert. Wie das geschieht, ist jedoch noch unbekannt. Beziehungen zum Citratstoffwechsel scheinen zu bestehen, doch lassen die bisherigen Kenntnisse noch keine eindeutige Interpretation zu (SCHWARZ). Sicher ist hingegen, daß eine chronische Nebenschilddrüsenunterfunktion zu einer vermehrten Bindung von Calcium im Skelet und — als Gegenteil eines Hyperparathyreoidismus (s. oben) — zu einer *Hypocalcämie* (und konsekutiver *Hypocalciurie*) führt [JESSERER (7, 9)].

Ob das Nebenschilddrüsenhormon auch direkt auf die renale Calciumausscheidung Einfluß nimmt, ist ungewiß. Die Angabe, daß es die tubuläre Calciumrückresorption fördere (WIDROW und LEWINSKY; BERNSTEIN, KLEEMAN und MAXWELL), wird durch keinerlei klinische Erfahrung gestützt (GORDAN, LOKEN, BLUM und TEAL). Hingegen spricht manches dafür, daß das Nebenschilddrüsenhormon die tubuläre Wasserrückresorption beeinflußt und durch eine Reduktion derselben diuretisch wirkt. Entsprechende Erfahrungen wurden vor allem beim primären Hyperparathyreoidismus gesammelt, bei dem eine Einschränkung der Konzentrationsfähigkeit der Niere zu den typischen Symptomen gehört. Da jedoch eine solche Veränderung zumeist mit einer Hypercalcämie vergesellschaftet ist, nehmen manche Autoren an, daß sie nur eine Folge derselben darstellt. Dem widerspricht jedoch die Tatsache, daß nach Entfernung eines Nebenschilddrüsenadenoms in der Regel eine ausgeprägte Oligurie einsetzt, die unabhängig vom allfälligen Abfall des Serumcalciumspiegels ist. Auf der anderen Seite gehört jedoch eine Einschränkung der Diluationsfähigkeit der Niere nicht zum Bilde eines chronischen Hypoparathyreoidismus.

Besondere Verhältnisse herrschen in den ersten Lebenswochen (SARRE). Die Niere des Neugeborenen ist nämlich wie viele andere höher differenzierte Organe zu dieser Zeit noch nicht voll entwickelt. Diese Unreife ist zum Teil anatomisch, vor allem aber funktionell bedingt und betrifft in erster Linie die tubulären Leistungen. So kann die Niere des Säuglings z.B. schlecht konzentrieren. Darüber hinaus finden sich aber gelegentlich auch Partialfunktionsstörungen, wie sie bei bestimmten Krankheitsbildern im späteren Leben zu beobachten sind. Derartige Störungen können auch die Regulation der Calcium- und der Phosphatkonzentration im Blut betreffen und unter Umständen sogar zu nervösen Erscheinungen vom Typus einer *Neugeborenentetanie* führen [JESSERER (4)]. Im hiesigen Zusammenhang ist es freilich bemerkenswerter, daß die Niere im frühen Kindesalter auf Parathormon nicht in der geschilderten Weise reagiert (BUCHS und GOPPELSROEDER). Das hat nicht nur eine Bedeutung hinsichtlich der möglichen Folgen einer stärkeren Phosphatbelastung (etwa durch Kuhmilch), sondern ist auch insofern von Interesse, als das Krankheitsbild des sog. *Pseudo-Hypoparathyreoidismus* (s. S. 918) seinen Ursprung in einem funktionellen Verharren der Niere auf ihrer frühkindlichen Entwicklungsstufe haben könnte.

Alle heute vorliegenden Erfahrungen sprechen dafür, daß die Nebenschilddrüsen nur *ein* Hormon produzieren, das alle bekannten Wirkungen entfaltet. Hochgereinigte Nebenschilddrüsenextrakte, die sich bei entsprechenden Prüfungen als eine Einheit erwiesen, zeigten jedenfalls sowohl eine phosphatdiuretische als auch eine calciummobilisierende Wirkung, wenngleich die erste stets viel rascher und ausgeprägter als die zweite in Erscheinung trat. Das läßt sich jedoch zwanglos mit der stärkeren Durchblutung der Niere gegenüber dem Skelet erklären und bedarf nicht der Annahme einer besonderen Hormonfraktion (RASMUSSEN). Auch neuere Befunde, nach denen die Nebenschilddrüsen außer dem bisher bekannten blutkalksteigernden Hormon ein blutkalksenkendes („Calcitonin“) bilden sollen (COPP, CAMERON, CHENEY, DAVIDSON und HENZE), gelten vorläufig nur für den

Effekt kommerzieller Nebenschilddrüsenextrakte beim Hund (SCHWARZ). Über eine entsprechende Wirkung beim Menschen liegen bisher keine Berichte vor.

Im Gegensatz zu anderen inkretorischen Drüsen werden die Gl. parathyreoideae nicht von der Hypophyse gelenkt, sondern ihre Steuerung erfolgt nach heutigem Wissen direkt über das Blut, derart, daß jede Tendenz zur Hypocalcämie oder zur Hyperphosphatämie ihre Aktivität steigert, jedes Überschreiten der normalen Ca- und PO_4-Ionenkonzentration im Blut sie hingegen bremst (CRAWFORD, OSBORNE, TALBOT, TERRY und MORRILL; HIATT und THOMPSON; BUCKNER und NELLOR; COPP und DAVIDSON; BERNSTEIN, KLEEMAN, ROCKNEY, DOWLING und MAXWELL). Auch davon ist unter physiologischen Bedingungen mikroskopisch nichts zu sehen. Wird jedoch dieser Reglermechanismus vor außergewöhnliche Aufgaben gestellt, etwa weil infolge einer glomerulären Niereninsuffizienz eine Phosphatstauung auftritt oder infolge einer länger dauernden Calciumresorptionsstörung der Blutkalkgehalt stärker abzusinken droht, dann kommt es auf Grund der geschilderten Rückkoppelung nicht nur zu einem reaktiven („sekundären") Hyperparathyreoidismus im Sinne eines zweckmäßigen Kompensationsgeschehens, sondern mit zunehmender Dauer und Schwere der Störung auch zu Veränderungen am Knochen, die dann nicht mehr physiologisch, sondern mehr oder weniger pathologisch sind (s. S. 923ff.).

Sowohl ein *primärer* (d.h. durch ein Nebenschilddrüsenadenom bedingter) als auch ein *sekundärer* (i.e. reaktiver) *Hyperparathyreoidismus* äußert sich im Bereiche des Skelets in einer allmählichen Umwandlung des normalen Knochenmarks in ein osteoklastisch und osteoplastisch hochaktives Gewebe, in dem zahlreiche mehrkernige Zellen vorhanden sind. Man nimmt an, daß sie durch Fusion einkerniger Zellen unter dem Einfluß abnormer Mengen von Nebenschilddrüsenhormon entstehen. Ihre Aktivität führt zu einem Knochenumbau, der als *Ostitis* bzw. *Osteodystrophia fibrosa generalisata* bezeichnet wird. Sekundär-hyperparathyreotische Knochengewebsveränderungen können sich aber auch zu anderen hinzugesellen und am Zustandekommen sog. gemischter metabolischer Osteopathien beteiligt sein. Das gilt im besonderen Maße für renal bedingte Knochenveränderungen.

3. Renal bedingte Störungen des Calcium- und Phosphatstoffwechsels

Wenn auch der Einfluß der Niere auf den Calciumstoffwechsel nicht in allen Einzelheiten klar ist, so gibt es doch keinen Zweifel, daß Nierenfunktionsstörungen Veränderungen in der Calciumkonzentration des Blutes und der Gewebsflüssigkeit nach sich ziehen können. Das gleiche gilt für Veränderungen der Phosphatkonzentration in den genannten Medien. Solche Nierenfunktionsstörungen können in den Glomeruli, in den Tubuli oder in beiden zugleich gelegen sein. Im einen Fall wirken sie über eine Beeinträchtigung der Filtration, im anderen über eine Störung der Rückresorption.

Länger bekannt sind die *glomerulär bedingten Störungen der Phosphat- und Calciumkonzentration im Blut.* So weiß man, daß eine Abnahme der Filtrationsleistung der Niere mit einer Tendenz zur *Phosphatstauung im Blut* einhergeht. Diese Phosphatstauung wird allerdings dadurch vermindert, daß jede Zunahme der Phosphatkonzentration im Serum einen Anreiz zu einer vermehrten Nebenschilddrüsenhormonproduktion abgibt und damit die Phosphatrückresorption in den Nierentubuli vermindert wird. Durch eine derartige Verschiebung der Verhältnisse von glomerulärer Filtration und tubulärer Rückresorption gelingt es vielfach über lange Zeit, den Serumphosphorspiegel in erträglichen Grenzen zu halten. Nimmt die Filtrationsleistung der Niere freilich weiter ab (oder wird sie durch eine unzureichende Flüssigkeitszufuhr beeinträchtigt), dann steigt der Serumphosphorspiegel weiter an und erreicht schließlich mehr oder weniger hohe Werte. In solchen Fällen ist stets auch der Reststickstoffgehalt des Blutes stärker erhöht, was im Hinblick auf die gestörte Filtrationsleistung der Niere ohne weiteres verständlich erscheint. Schwerer erklärbar ist hingegen die Tatsache, daß bei derartigen fortgeschrittenen glomerulären Nierenfunktionsstörungen stets auch eine *Hypocalcämie* beobachtet wird. Über ihr Zustandekommen wurden verschiedene Vermutungen geäußert; keine konnte jedoch ganz befriedigen, und nach heutigem Ermessen scheint es am wahrscheinlichsten, daß verschiedene Faktoren zusammenwirken.

So weiß man, daß bei glomerulärer Niereninsuffizienz ein Teil des renal nicht zur Ausscheidung gelangenden Phosphats über den Darm eliminiert wird (MARTIN und RUTISHAUSER; LICHTWITZ u. Mitarb.). Da sich im Darmsaft aber auch Calcium befindet (s. S. 910), bzw. mit der Nahrung zugeführtes Calcium sich in ihm löst, erscheint es begreiflich, daß eine abnorm hohe Phosphatkonzentration in diesem Medium eine Calciumpräcipitation und damit eine Beeinträchtigung der intestinalen Calciumresorption nach sich ziehen muß.

Eine Verminderung der intestinalen Calciumaufnahme kommt freilich auch unter anderen Umständen vor und führt erfahrungsgemäß nicht ohne weiteres zu einer Abnahme der Calciumkonzentration im Blut [JESSERER (8)]. Um eine solche im Falle der Niereninsuffizienz zu erklären, bedarf es somit noch eines weiteren Faktors.

Dieser könnte darin gelegen sein, daß durch die bei einer solchen Störung in der Regel vorhandene *Acidose* die Mineralisation neu gebildeter Knochengrundsubstanz beeinträchtigt wird und diese deshalb als unverkalktes Osteoid bestehen bleibt. Das ist nun tatsächlich sehr häufig der Fall (BERNER). Osteoid ist aber für knochenauflösende Zellen nur schwer angreifbar. Wenn somit solches Osteoid zunehmend die Knochentrabekel überzieht, wird die Freisetzung von Calcium aus dem älteren, verkalkten Knochengewebe immer mehr behindert, und so kommt es, daß das Calciumdepot des Skelets zur Deckung des Resorptionsdefizites — und damit zur Aufrechterhaltung eines normalen Serumcalciumspiegels — nicht mehr herangezogen werden kann. Im Effekt gleicht die Situation der, die vorliegt, wenn kein Nebenschilddrüsenhormon vorhanden ist, und tatsächlich bewegt sich der Blutkalkgehalt bei unbehandeltem Hypoparathyreoidismus und bei fortgeschrittener glomerulärer Niereninsuffizienz auf gleicher Höhe, nämlich zwischen 6 und 7 mg-%.

Eine derartige Hypocalcämie zieht erfahrungsgemäß eine *Hypocalciurie* nach sich, und so findet man auch bei fortgeschrittener glomerulärer Niereninsuffizienz stets eine mehr oder weniger starke Verminderung der Calciumausscheidung im Harn (LICHTWITZ u. Mitarb.; GOLDSCHMIED), und nicht — wie verschiedentlich behauptet wird (PARADE; SARRE; UEHLINGER) — eine Vermehrung derselben.

Eine durch den Phosphatstau induzierte (sowie möglicherweise durch eine konsekutive Tendenz zur Hypocalcämie verstärkte) Mehrproduktion von Nebenschilddrüsenhormon wirkt aber nicht nur auf die Phosphatrückresorption in den Nierentubuli, sondern auch am Skelet, und so wird aus einem zunächst zweckmäßigen Adaptationssyndrom allmählich eine mehr oder weniger bedeutende *Adaptationskrankheit*, die bei stärkerer Ausprägung anatomisch und klinisch einer Osteodystrophia fibrosa generalisata entspricht (ALBRIGHT, DRAKE und SULKOWITCH). In der Regel kommt es freilich nicht nur zu einer solchen Veränderung, sondern aus einem Zusammenwirken verschiedener — im Einzelfall nur selten klar überblickbarer — Faktoren zu einer Kombination osteofibrotischer, osteomalacischer und osteoporotischer Läsionen, zu denen sich vielfach noch reaktivhyperostotische Veränderungen hinzugesellen. Das ist das typische Bild der *renalen Osteodystrophie*, wie man sie in mehr oder weniger schwerer Ausbildung bei länger dauernden globalen Niereninsuffizienzen mit Reststickstofferhöhung und Acidose sieht (BERNER).

Komplizierter liegen die Dinge bei den *tubulär bedingten Störungen der Phosphat- und Calciumkonzentration* in biologischen Medien, insofern nämlich, als heute wohl kein Zweifel darüber bestehen kann, daß es solche gibt, eine genauere Erklärung ihrer Mechanismen aber auf Schwierigkeiten stößt. Gleichwohl lassen sich zumindest zwei Typen solcher Störungen auseinanderhalten (und auf dieser Basis kompliziertere Störungen in ihren Auswirkungen verstehen), nämlich einerseits der sog. *Phosphatdiabetes* (FANCONI und GIRARDET) und andererseits die sog. *idiopathische Hypercalciurie* (ALBRIGHT, BURNETT, PARSON, REIFENSTEIN und ROOS). Bei beiden handelt es sich nach heutiger Auffassung um angeborene oder erworbene Störungen bestimmter tubulärer Partialfunktionen, die defizitäre Veränderungen der Phosphat- bzw. der Calciumbilanz nach sich ziehen und damit zu entsprechenden Skeletveränderungen Anlaß geben.

Die als „*renaler Phosphatdiabetes*" bezeichnete Störung besteht im wesentlichen darin, daß die tubuläre Phosphatrückresorption nicht den üblichen Regeln gehorcht, sondern so verändert ist, daß daraus eine *Hypophosphatämie* resultiert. Sie wurde zuerst bei Kindern in einer offenbar heredopathisch bedingten Form beobachtet und so interpretiert, daß eine gegenüber der Norm verminderte Phosphatrückresorption zu einer entsprechenden Phosphaturie und zu einer Hypophosphatämie führt, die in weiterer Konsequenz eine *Mineralisationsstörung des Knochengewebes* nach sich zieht, ganz ähnlich der, die bei Fehlen von Vitamin D auftritt. Da jedoch der dem „Phosphatdiabetes" zugrunde liegende Defekt mit einem Vitamin D-Mangel offenkundig nichts zu tun hat, reagieren die ihm entspringenden Knochenveränderungen auf übliche Quantitäten von Vitamin D nicht, bzw. treten trotz einer regelrechten Versorgung mit diesem Wirkstoff auf. Mit anderen Worten: Das Krankheitsbild des „renalen Phosphatdiabetes" präsentiert sich im Wachstumsalter als eine *Vitamin D-refraktäre Rachitis*, und beim Erwachsenen als eine entsprechende *Osteomalacie*. Die erbliche Form des Leidens wird heute als „inborn error of metabolism" aufgefaßt. Eine Reihe von Beobachtungen spricht jedoch dafür, daß die maßgebliche Störung auch erworben werden kann. Sie dürfte freilich im einen wie im anderen Falle nicht auf eine Verminderung der tubulären Phosphatrückresorption beschränkt sein, sondern auch außerhalb der Niere ablaufende Reaktionen betreffen (s. S. 941).

Ein derartiger „Phosphatdiabetes" kann für sich allein oder zusammen mit anderen Störungen der tubulären Rückresorption, wie etwa von Glucose oder von Aminosäuren, auftreten, sowie mit einer Störung der tubulären Wasserstoffionenexkretion und der Ammoniakbildung vergesellschaftet sein [SWOBODA (2)]. In jedem Falle ist jedoch nach heutiger Auffassung die hyperphosphaturische Hypophosphatämie eine wesentliche Ursache der konsekutiven Osteopathie (DENT).

Bis zu einem gewissen Grade als ein Gegenstück des renalen Phosphatdiabetes ist jene Störung anzusehen, die von ALBRIGHT, BURNETT, SMITH und PARSON als *Pseudo-Hypoparathyreoidismus* bezeichnet wurde. Sie soll darauf beruhen, daß die Erfolgsorgane des Nebenschilddrüsenhormons — die Niere und das Skelet — infolge eines nicht näher definierten, grundsätzlich aber wohl auch in den Nierentubuli gelegenen Defektes auf das Inkret nicht reagieren und sich daraus das klinische und chemische Bild eines Hypoparathyreoidismus ergibt, obwohl die Nebenschilddrüsen intakt, ja infolge der durch den genannten Fehler gestörten Selbstregulation (s. S. 916) sogar überaktiv sind (MANN, ALTERMAN und HILLS). Hierbei wird zuwenig Phosphat ausgeschieden und zuviel Calcium im Skelet gebunden, mit dem Ergebnis, daß sich im Blut eine *Hyperphosphatämie* und eine *Hypocalcämie* einstellt, während das Skelet Zeichen einer Hyperossifikation aufweist (FRAME und CARTER; GENTILI und BOTTONE; REINWEIN und LINS). Es wäre denkbar, daß der an der Niere vorhandene Fehler einem Persistieren einer frühinfantilen Funktionsstufe entspricht (s. S. 915). Auf jeden Fall zeigt aber auch diese Störung, wie sehr eine normale Skeletentwicklung und Knochengewebsregeneration von einer regelrechten Nierenfunktion abhängt.

Bei der *idiopathischen Hypercalciurie* besteht der maßgebliche Fehler in einer mangelhaften Steuerung der renalen Calciumausscheidung: Auf der einen Seite wird dauernd mehr Calcium ausgeschieden als üblich, auf der anderen Seite ändert sich an bestehender Calciurie auch unter Calciumbelastung und bei Calciumentzug nur wenig (s. Tabelle 2 und 3). Es handelt sich also nicht nur um eine (von Fall zu Fall graduell verschiedene) Hypercalciurie, sondern bis zu einem gewissen Grade auch um eine Isocalciurie, und so erklärt es sich, daß die beiden klinischen Manifestationen dieser Störung einerseits *calcipenische Skeletveränderungen* und andererseits *Calciumablagerungen in den Harnwegen* sind [ALBRIGHT, HENNEMAN, BENEDICT und FORBES; JESSERER (2); KLOTZ, TUTIN und ROBEL; ZETTERSTRÖM; A. FANCONI], sofern sie nicht stumm bleibt und sich nur unter bestimmten Bedingungen in einem abnormen Verhalten der Calciumkonzentration im Harn äußert (ALBRIGHT und REIFENSTEIN; SYMON und BETT).

Tabelle 2. *Calciumausscheidung im Harn bei einem 50jährigen Mann mit Nephrolithiasis infolge idiopathischer Hypercalciurie*

Datum	Kost	mg Ca in der Harntagesmenge	mg-% Ca im Serum	mg-% P im Serum
26. 1. 56	Normalkost	537	10,4	2,3
27. 1. 56		486		
28. 1. 56		496		
30. 1. 56		489	10,8	2,7
31. 1. 56	Calcium-arme Probekost	504		
1. 2. 56		520		
2. 2. 56		546		
3. 2. 56		496		
4. 2. 56		504		
5. 2. 56		432		
6. 2. 56		448	10,4	2,2
9. 2. 56		522		
10. 2. 56		560		
11. 2. 56		480		
12. 2. 56		453		
13. 2. 56		488		
14. 2. 56		448		
15. 2. 56		420		
16. 2. 56		464	10,4	2,2
17. 2. 56		409		
18. 2. 56		400		
19. 2. 56		422		
20. 2. 56		450	10,4	2,5
22. 2. 56		396		
23. 2. 56		420	10,8	2,5

Als Ursache dieser Störung wird ein tubulärer Defekt angenommen, der wahrscheinlich in der Regel erworben wird und die Steuerung der Calciumrückresorption betrifft. Ob diese Erklärung richtig ist, erscheint allerdings nicht ganz sicher, da sich bei der „idiopathischen Hypercalciurie" stets auch eine deutliche *Hypophosphatämie* findet, die bemerkenswerterweise oft auch dann bestehen bleibt, wenn es gelingt, die klinischen Folgen der Nierenfunktionsstörung durch entsprechende therapeutische Maßnahmen zu beseitigen. Man hat diese Veränderung als Folge eines reaktiven Hyperparathyreoidismus gedeutet und ihre Entwicklung so erklärt, daß eine exogene Noxe zu einer Tubulusschädigung, diese zu einer Verminderung der Calciumrückresorption und damit zu einer Hypercalciurie führt, die über eine Neigung zur konsekutiven Hypocalcämie eine Funktionssteigerung der Nebenschilddrüsen auslöst und hierdurch den Serumcalciumspiegel normal erhält, allerdings um den Preis einer gesteigerten Phosphaturie und einer konsekutiven Hypocalcämie (ALBRIGHT, HENNEMAN, BENEDICT und FORBES). Hyperparathyreotische Knochenveränderungen wurden freilich nie gefunden,

Tabelle 3. *Verhalten der Calciumausscheidung im Harn bei einem 50jährigen Mann mit klinisch schwerer Osteomalacie infolge idiopathischer Hypercalciurie*

Datum	Kost	Medikation	mg Ca in der Harntagesmenge	mg-% Ca im Serum	mg-% P im Serum	Anmerkung
23. 4. 56	Normalkost	ø	440	9,8	2,0	klinisch und röntgenologisch floride Osteomalacie
24. 4. 56			382			
25. 4. 56			375			
26. 4. 56			412			
27. 4. 56	Calciumarme Probekost	ø	352	9,6	2,0	
2. 5. 56			341			
4. 5. 56			383			
7. 5. 56			342			
12. 5. 56			340			subjektive Verschlechterung
14. 5. 56			316			
15. 5. 56	Normalkost + täglich 2 Eßlöffel *Caplex*	60 mg Vi-De$_3$/Hydrosol i.m.	375	9,8	2,1	Behandlungsbeginn
19. 5. 56			427			
22. 5. 56			404			
26. 5. 56			418			
28. 5. 56		30 mg Vi-De$_3$/Hydrosol i.m.	390			
29. 5. 56			331			
2. 6. 56			390			
4. 6. 56			363	9,6	2,5	erste subjektive Besserung
5. 6. 56			402			
9. 6. 56			345			
11. 6. 56		30 mg Vi-De$_3$/Hydrosol i.m.	368			klinisch deutlich gebessert
12. 6. 56			330			
14. 6. 56			333	9,6	2,8	
18. 6. 56			304			
25. 6. 56		30 mg Vi-De$_3$/Hydrosol i.m.	320			weitere klinische Besserung
28. 6. 56			328			
30. 7. 56		30 mg Vi-De$_3$/Hydrosol i.m.	396	9,5	2,7	röntgenologisch erkennbare Besserung
13. 8. 56			408	9,9	2,7	
16. 8. 56		30 mg Vi-De$_3$/Hydrosol i.m.	420			klinisch geheilt entlassen

sondern sofern überhaupt welche zu beobachten waren, entsprachen sie einer Osteoporose oder einer Osteomalacie. Trotzdem hat die genannte Interpretation der Aufeinanderfolge der Veränderungen einiges für sich, zumal es zu ausgeprägteren osteomalacischen Skeletveränderungen wahrscheinlich nur dann kommt, wenn zu der tubulären Calciumrückresorptionsstörung eine ungenügende Versorgung mit Vitamin D hinzutritt [NORDIN (1)].

Inwieweit auch das Krankheitsbild der sog. *idiopathischen Hypercalcämie des Kindes* den tubulär bedingten Calciumstoffwechselstörungen zuzurechnen ist, läßt sich zur Zeit nicht sagen. Klinisch ist es durch Appetitlosigkeit, Erbrechen, Obstipation, schlechtes Gedeihen, eine Hypercalcämie und ein abnormes Verhalten der Calciurie, eine Hypercalcifikation der Wachstumszonen an den Knochen, durch Polyurie, Polydipsie sowie eventuell auch durch andere Niereninsuffizienzerscheinungen gekennzeichnet, und ähnelt damit in vieler Hinsicht einer chronischen Vitamin D-Intoxikation (FANCONI, GIRARDET, SCHLESINGER, BUTLER und BLOCK; ZETTERSTRÖM; GRIBETZ und WOLF; ZEISEL; LINDQUIST; HÖVELS und STEPHAN). Tatsächlich besteht jedoch eine solche dabei ebensowenig, wie ein Vitamin D-Mangel beim „Phosphatdiabetes“ (s. S. 918), und es ist deshalb an verwandte pathogenetische Vorgänge durchaus zu denken, zumal äußerlich recht ähnliche Krankheitsbilder sich auf der Basis primärer Nierenkrankheiten entwickeln zu können scheinen (FLETCHER).

B. Renale Osteopathien

Die Bezeichnung *renale Osteopathie* wurde ursprünglich für eine Skeletveränderung geprägt, die sich im Verlaufe langdauernder nephrocirrhotischer Prozesse bei Kindern und Erwachsenen entwickelte, klinisch, anatomisch und radiologisch recht verschiedenartige Bilder zeigte, im ganzen aber doch stets als eine mehr oder weniger schwere Komplikation einer progredienten, das Schicksal der Betroffenen bestimmenden, globalen Niereninsuffizienz imponierte (THEOPOLD). Später erkannte man, daß nicht nur solche ernste Nierenaffektionen, sondern auch vergleichsweise harmlose tubuläre Funktionsstörungen zu ausgeprägten Skeletveränderungen führen können, und daß diese das klinische Bild oft so beherrschen, daß an das Vorliegen einer Nierenerkrankung lange Zeit gar nicht gedacht wird. So wurde die Bezeichnung „renale Osteopathie" immer mehr zu einem Sammelbegriff für eine Reihe von Knochenveränderungen, deren Gemeinsamkeit in ihrer Abkunft von einer primären Nierenfunktionsstörung liegt. Man hat deshalb richtiger von *renalen* — bzw. von renal bedingten — *Osteopathien* zu sprechen, zumal nicht nur die Art der verursachenden Nierenfunktionsstörung, sondern auch die Beschaffenheit der konsekutiven Knochenveränderung von Fall zu Fall recht verschieden sein kann [BERNER; CLAREAUX; JESSERER (5); SWOBODA (2); ROSENKRANZ (2)]. Gleichwohl lassen sich die einschlägigen Krankheitsbilder zumindest grundsätzlich in zwei Gruppen teilen, nämlich in die *vorwiegend glomerulär* und in die rein *tubulär bedingten renalen Osteopathien.*

I. Skeletveränderungen als Folge glomerulärer und globaler Nierenfunktionsstörungen

1. Ätiologie und Pathogenese

Daß chronische, mit einer Einschränkung der glomerulären Filtrationsleistung einhergehende Nierenleiden Skeletveränderungen nach sich ziehen können, ist — vor allem auf Grund von Beobachtungen an Jugendlichen — seit langem bekannt (STANBURY). Kranke dieser Art fielen durch einen Entwicklungsrückstand auf, der oft mit Deformierungen der unteren Gliedmaßen verbunden war (siehe Abb. 2) und dadurch an eine Rachitis gemahnte, eine Rachitis allerdings, die sich in mancher Hinsicht — wie etwa in ihrem Ansprechen auf Vitamin D — von der üblichen Rachitis unterschied (GYÖRGY). Man sprach deshalb von einem *renalen Zwergwuchs* und von einer *renalen Rachitis,* betonte aber, daß es sich dabei um eine echte Rachitis handle, die lediglich auf eine andere Weise als die Vitamin D-Mangelrachitis zustande komme (PARSONS). Die Erkenntnis, daß entsprechende Knochenveränderungen auch bei Erwachsenen auftreten können, kam später hinzu (ALBRIGHT, DRAKE und SULKOWITCH) und hatte zur Folge, daß man sich nun eingehender mit dem Problem beschäftigte, zumal jetzt die Auffassung vertreten wurde, die „renale Rachitis" sei gar keine Rachitis, sondern eine Knochenveränderung, die durch eine exzessive Fibroosteoklasie gekennzeichnet ist, wie man sie bei einer Überfunktion der Nebenschilddrüsen sieht. Man sprach deshalb von einer „renalen Ostitis fibrosa" — oder allgemeiner von einer *renalen Osteodystrophie* (MACH und RUTISHAUSER) — und faßte damit die entsprechenden Knochenveränderungen bei Kindern und Erwachsenen zusammen, die im Gefolge länger dauernder, azotämischer Nierenfunktionsstörungen verschiedenster Genese auftraten und zu mehr oder weniger schweren Erscheinungen am Skelet führten.

1944 veröffentlichte BERNER das Ergebnis anatomischer Untersuchungen an 138 Fällen von glomerulärer Niereninsuffizienz und stellte dabei fest, daß die „renale Osteodystrophie" keineswegs immer eine exzessive Fibroosteoklasie aufweist, ja daß das sogar nur in weniger als der Hälfte der Fälle so ist, wogegen sie sich in der Regel als ein Gemisch osteofibrotischer und osteomalacischer Veränderungen darstellt. Diese Erkenntnis wurde später wiederholt bestätigt. Heute weiß man, daß im Verlaufe länger dauernder, glomerulärer Nierenfunktionsstörungen sowohl ausgeprägt osteofibrotische, als auch mehr oder weniger rein osteomalacische, aber auch osteoporotische und osteosklerotische Veränderungen auftreten können, zumeist freilich eine von Fall zu Fall wechselnde Kombination osteofibrotischer und osteomalacischer Veränderungen vorliegt [COURVOISIER, KUHN und MARTIN; DAVIS; ELLEGAST und JESSERER; STANBURY; UEHLINGER (2)]. Mitunter kann jedoch trotz gleicher Grundsituation auch jedwede Veränderung fehlen, und es ergibt sich deshalb die Frage, aus welchen Voraussetzungen heraus sich das eine oder das andere Bild entwickelt.

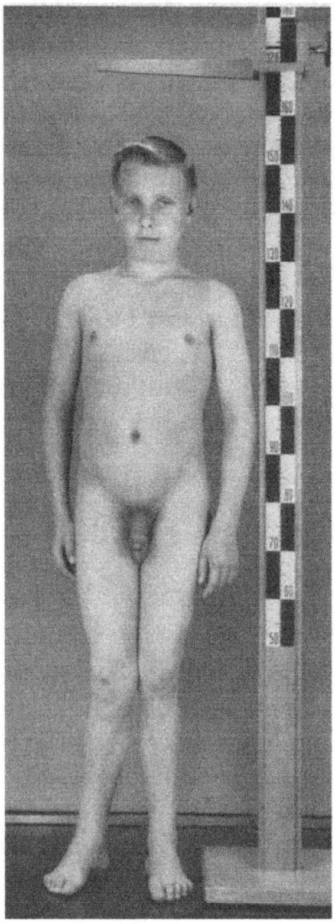

Abb. 2. 18jähriger mit „renaler Rachitis". Beachte die X-Beine und den Minderwuchs. Der Kranke starb $1^1/_2$ Jahre später an Urämie. Die Obduktion ergab eine chronische interstitielle Nephritis

Faßt man die heute darüber vorliegenden Erfahrungen zusammen, dann läßt sich keine klare Regel erkennen. Die anatomischen Nierenveränderungen sind außerordentlich mannigfaltig und reichen von verschiedenartigen Mißbildungen bis zur Arteriosklerose. Funktionell handelt es sich meist um einen globalen Schaden, und allen gemeinsam ist eine Azotämie und eine Acidose, wozu sich eine Hyperphosphatämie und eine Hypocalcämie gesellen kann, aber nicht muß, ja mitunter kann sogar eine Tendenz zur Hypercalcämie bestehen. Es ist kein Zweifel, daß die „renale Osteodystrophie" damit zusammenhängt, handelt es sich doch bei ihr offenkundig um eine *metabolische Osteopathie*, wenn auch von Fall zu Fall wechselnder Art und Schwere. Es ist auch klar, daß es sich um eine Veränderung handelt, deren Ausbildung allmählich erfolgt, und die darum in verschiedenen Stadien verschieden beschaffen sein kann. Trotzdem ist eine einfache Kausalität nicht erkennbar, und eine besonders verwirrende Tatsache ist die, daß es auch schwere azotämische Nierenkrankheiten gibt, die längere Zeit hindurch bestehen und dennoch zu keinen — oder zu keinen nennenswerten — Knochenveränderungen führen. Mehr aus didaktischen als aus anderen Gründen hat man sich deshalb heute darauf geeinigt, die osteofibrotische Komponente der renalen Osteodystrophie auf einen durch die Tendenz zur Hyperphosphatämie hervorgerufenen, *reaktiven Hyperparathyreoidismus*, die osteomalacische hingegen auf die Acidose und eine hierdurch bedingte *Verschiebung der Ca/P-Relation in der extracellulären Flüssigkeit* zurückzuführen [ALBRIGHT und REIFENSTEIN; EGER; UEHLINGER (2)]. Über die Entstehung hyperostotischer bzw. osteosklerotischer Veränderungen hat man sich noch keine einhellige Meinung gebildet. Das Zustandekommen osteoporotischer Läsionen wurde kaum diskutiert (KAYE, PRITCHARD, HALPENNY und LIGHT; STANBURY, ZIMMERMANN).

Am einfachsten läßt sich all das freilich damit erklären, daß einerseits die möglichen Funktionsstörungen im Verlaufe progredienter Nierenprozesse zahlreicher sind als die möglichen Reaktionen des Knochengewebes, andererseits aber diese wiederum über die gestörte Depotfunktion des Skelets (s. S. 911) Veränderungen der Ionenkonstellation in der extracellulären Flüssigkeit nach sich ziehen, die ihrerseits ein regelrechtes Knochenwachstum und eine geordnete Knochengewebsregeneration vereiteln. Daraus ergeben sich nicht nur von Fall zu Fall wechselnde (und nicht ohne weiteres voraussehbare) biochemische und histologische Verhältnisse, sondern auch von äußeren Einflüssen abhängige Bedingungen, deren Ergebnis am Skelet gewissermaßen das Integral aller wirksamen Einzelfaktoren darstellt. Daß das so ist, zeigt sich unter anderem am Effekt gewisser therapeutischer Maßnahmen; warum das im Einzelfall so und nicht anders ist, wird sich hingegen nur selten sicher entscheiden lassen.

2. Die Klinik der renalen Osteodystrophie

Die klinischen Erscheinungen der durch eine glomeruläre bzw. globale Niereninsuffizienz hervorgerufenen Knochenveränderungen reichen von völliger Symptomlosigkeit bis zu schwersten Skeletdeformierungen. Sie werden mitunter von Phänomenen begleitet, die zwar auch der Niereninsuffizienz entspringen, trotzdem aber oft lange nicht als solche erkannt und deshalb falsch behandelt werden (Bock). Das breiteste Spektrum zeigt in jedem Falle das *Kindesalter*.

Chronische Nierenleiden können während des Wachstums zu einem *Entwicklungsrückstand* führen, der mit den Bezeichnungen „renaler Infantilismus“ oder „renaler Zwergwuchs“ umrissen wird. Er betrifft die körperliche, geistige und sexuelle Entwicklung in gleicher Weise. Seine Ausprägung ist jedoch recht unterschiedlich, ohne daß sich sagen läßt, wovon das abhängt. Eine derartige Entwicklungshemmung ist auch nicht an das Vorhandensein einer renalen Osteodystrophie gebunden (Hamperl und Wallis; Fanconi und Prader; Loeschke), oft allerdings mit einer solchen vergesellschaftet. In einem solchen Falle wird von einer *renalen Rachitis* gesprochen, obwohl das histologische Bild der Knochenveränderung von dem einer klassischen Rachitis zumeist mehr oder weniger stark abweicht (Seidel). Klinisch ist eine solche „renale Rachitis“ stets eine *chronische*, therapeutisch eine *Vitamin D-refraktäre Rachitis*, obgleich sich auch bei ihr mit Vitamin D Besserungen erzielen lassen (Bettge und Feigel). Ihr individuelles Erscheinungsbild wird in erster Linie vom Alter der Kranken geprägt (s. Abb. 2, 3 und 4).

Das auffallendste Merkmal sind in der Regel *Beinverkrümmungen*, zu denen sich bei älteren Kindern und bei Jugendlichen der bereits erwähnte *Infantilismus* gesellt. Röntgenologisch ergeben sich je nach Fall Bilder, die sich zwischen denen einer mehr oder weniger typischen, chronischen Rachitis und denen einer hyperparathyreotischen Osteopathie bewegen (Rippmann-Homberger; Mosebach; Bettge und Feigel; Stanbury). Die Betroffenen machen oft einen ungesunden Eindruck, klagen jedoch nur wenig über Schmerzen, obwohl sie solche zweifellos zeitweise verspüren. Oft leiden sie unter einem quälenden Durst und unter häufigem Harndrang, was zur fälschlichen Annahme eines *Diabetes insipidus* führen kann, wenn auffallende Nierensymptome fehlen oder — wie in einem von uns beobachteten Fall — multiple Mißbildungen bestehen [Hindemith und Reinwein; Jores; Jesserer (3)].

Ein nicht seltener Befund bei renaler Osteodystrophie im Jugendalter sind *metastatische Kalkablagerungen* in der Haut, in den Gefäßen, in der Lunge, in den Nieren und an anderen Stellen. Sie werden auch bei Erwachsenen beobachtet, doch sind sie bei Jugendlichen häufiger, möglicherweise deshalb, weil diese länger der deletären Stoffwechselstörung einer chronischen Niereninsuffizienz widerstehen

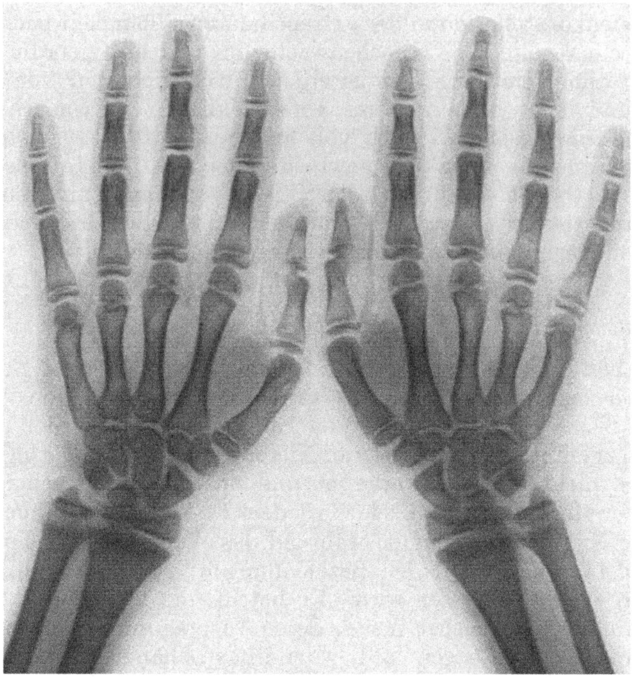

Abb. 3

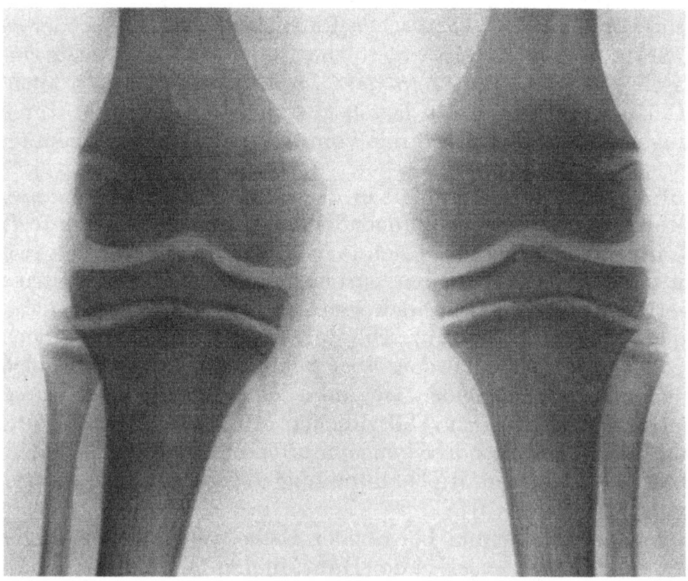

Abb. 4

Abb. 3 und 4. Typische Röntgenbilder einer „renalen Rachitis" bei einem 18jährigen. Beachte den Reifungsrückstand und die unscharfe Begrenzung der noch weit offenen Epiphysenfugen

(Bock; Brookfield, Rubin und Alexander; Huth; Jackson und Munkittik; Pendergrass und Brooks; Poniedel; Weinreich). Sie sind nicht an das Vorhandensein einer renalen Osteodystrophie gebunden, hängen jedoch zweifellos mit der abnormen Calcium-, Phosphor- und Wasserstoffionenkonzentration im Gewebe bei chronischer, globaler Niereninsuffizienz zusammen (Stanbury).

Eine renale Osteodystrophie im Kindesalter kann ferner zu Veränderungen an den Epiphysenfugen, ja unter Umständen sogar zu multiplen *Epiphysiolysen* führen (Mosebach; Weinreich).

Allen diesen Erscheinungen geht die Nierenfunktionsstörung zumeist lange voraus. Sofern man an sie denkt und sie zu erfassen trachtet, findet man stets eine *Reststickstofferhöhung im Blut*, häufig eine *Acidose*, oft eine *Hyperphosphatämie*, jedoch erst in fortgeschritteneren Stadien der Niereninsuffizienz eine deutlichere *Hypocalcämie*. Der Harn solcher Kranker ist zumeist auffallend hell, sein spezifisches Gewicht ist herabgesetzt und die Sulkowitch-Probe fällt in der Regel negativ oder nur sehr schwach (0 bis +) aus. Albumen wird gewöhnlich nur in Spuren gefunden, und auch geformte Elemente sind kaum vorhanden.

Der Blutdruck ist in der Regel nicht erhöht. Dennoch ist die Prognose schlecht, und die meisten dieser Kranken sterben schon in jungen Jahren an einer (sich durch irgendein Ereignis rasch verschlechternden) Urämie.

Das Bild der *renalen Osteodystrophie im Erwachsenenalter* ist demgegenüber etwas anders, insofern nämlich, als die Betroffenen von einer Knochenveränderung in der Regel nichts spüren. Wohl sieht man mitunter im Röntgenbild eindrucksvolle Veränderungen, zumeist ist die Diagnose einer renalen Osteodystrophie jedoch eine histologische, sei es auf Grund einer bei Lebzeiten vorgenommenen Knochenbiopsie, sei es bei der Autopsie solcher Kranker. Es gibt freilich Ausnahmen, und diese sind es vor allem, die immer wieder das Interesse auf sich ziehen, da bei ihnen die Knochenveränderungen manchmal so im Vordergrund stehen, daß sie das zugrunde liegende Nierenleiden unter Umständen längere Zeit übersehen, oder sofern ein solches bekannt ist, über dieses hinaus ein ärztliches Eingreifen erforderlich erscheinen lassen [Anderson, Mann, Kenyon, Farell und Hills; Brookfield, Rubin und Alexander; Courvoisier, Kuhn und Martin; Dent, Harper und Philpot; Jackson, Bates, Slavin und McFarland; Jesserer (3); Kähler; Kaye, Pritchard, Halpenny und Light; Stanbury, Lumb und Nicholson].

Klinisch-röntgenologisch kann sich eine renale Osteodystrophie im Erwachsenenalter als ein sog. *sekundärer Hyperparathyreoidismus*, als eine *Osteomalacie*, als eine uncharakteristische *Osteoporose*, als eine *Osteosklerose* oder als eine Kombination der einen mit der anderen Veränderung präsentieren.

Am besten bekannt ist das Bild des *renal bedingten sekundären Hyperparathyreoidismus beim Erwachsenen*. Man erklärt diese Veränderung pathogenetisch damit, daß die einer glomerulären Niereninsuffizienz innewohnende Neigung zur Hyperphosphatämie eine Funktionssteigerung der Nebenschilddrüsen auslöst, die durch eine Hemmung der tubulären Phosphatrückresorption dem Ansteigen der Phosphatkonzentration im Blut entgegenwirkt, gleichzeitig aber zu einer mesenchymalen Aktivierung des Knochenmarkes (s. S. 914) und damit zur Osteodystrophie führt. Diese Auffassung ist sicher grundsätzlich richtig, obschon darauf hingewiesen werden muß, daß gelegentlich Fälle von renaler Osteodystrophie zur Beobachtung gelangen, bei denen keine Zeichen einer abnormen Nebenschilddrüsenaktivität nachweisbar sind (Berner; Cottrel; Davis; Martin und Rutishauser). Im allgemeinen geht freilich das Ausmaß der fibroosteoklastischen Knochendestruktion einer makroskopischen Vergrößerung aller Epithelkörperchen parallel, und mitunter kann es im Verlaufe einer reaktiven Nebenschilddrüsenhyperplasie sogar zur Entwicklung von *Adenomen* kommen (BÜNGELER und DONTENWILL), die dann die Knochenveränderungen im Sinne eines „primären“ Hyperparathyreoidismus weiter verstärken (BERNER; BOCK; MOLDOVER, GECHMAN, FRIEDMAN und SNAPPER; BEVERIDGE, VAUGHAN und WALTERS; GOLDBERG und THORACK; HUTH).

Eine solche *hyperparathyreotische Osteopathie* beginnt zunächst recht diskret in der Weise, daß an einzelnen Stellen eine spindelzellige Markumwandlung mit

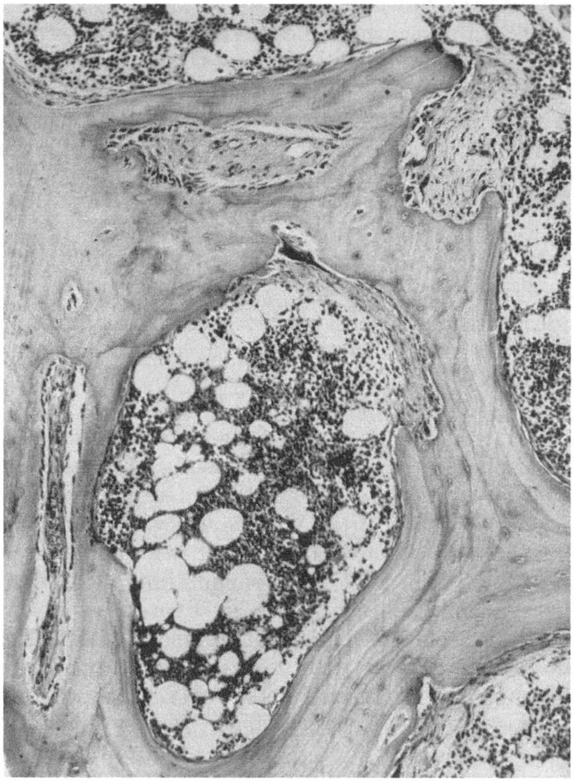

Abb. 5. Beginnende osteoklastische Knochendestruktion bei einer 62jährigen Frau mit chronischer Pyelonephritis. Beachte die charakteristische örtliche Markumwandlung und die lacunäre Osteoklasie. 90:1

oder ohne mehrkernige Osteoclasten erkennbar wird, die zu einer Auflösung, vielfach aber auch zu einer abnormen Neubildung von Knochengewebe führt. Sie nimmt mit der Dauer des Nierenleidens allmählich zu und erreicht mitunter ein Ausmaß, das eine Unterscheidung von einem primären Hyperparathyreoidismus unmöglich macht (s. Abb. 5 und 6). Es muß allerdings betont werden, daß solche Fälle Extreme darstellen, und die Regel einer wechselnden Kombination von sekundär-hyperparathyreotischen und hypocalcämisch-osteomalacischen Knochenveränderungen entspricht (Abb. 7). Sofern sich die Verhältnisse heute überblicken lassen, scheinen die schwersten osteofibrotischen Veränderungen dort aufzutreten, wo es zu der geschilderten Adenombildung kommt und eine entsprechend lange Krankheitsdauer ein weites Fortschreiten zuläßt.

Die zum Bilde eines fortgeschrittenen primären Hyperparathyreoidismus gehörenden „braunen Tumoren“ und Knochencysten werden beim sekundären Hyperparathyreoidismus kaum beobachtet, wahrscheinlich deshalb, weil die Schwere des Gundleidens dem Leben der

Kranken früher ein Ende setzt. Die mit diesen Veränderungen verwandten *hyperplastischen Knochengeschwülste* kommen jedoch auch beim renal bedingten Hyperparathyreoidismus vor, namentlich im Bereiche des Oberkiefers [JESSERER (7); FORDHAM und WILLIAMS] (Abb. 8).

Röntgenologisch präsentiert sich ein sekundärer Hyperparathyreoidismus beim Erwachsenen zunächst als eine uncharakteristische „Osteoporose", die sich allerdings bald auch am Schädel bemerkbar macht und dort zu einer eigenartigen Granulierung der Knochenstruktur und zu einem Verschwinden der Diploe führt.

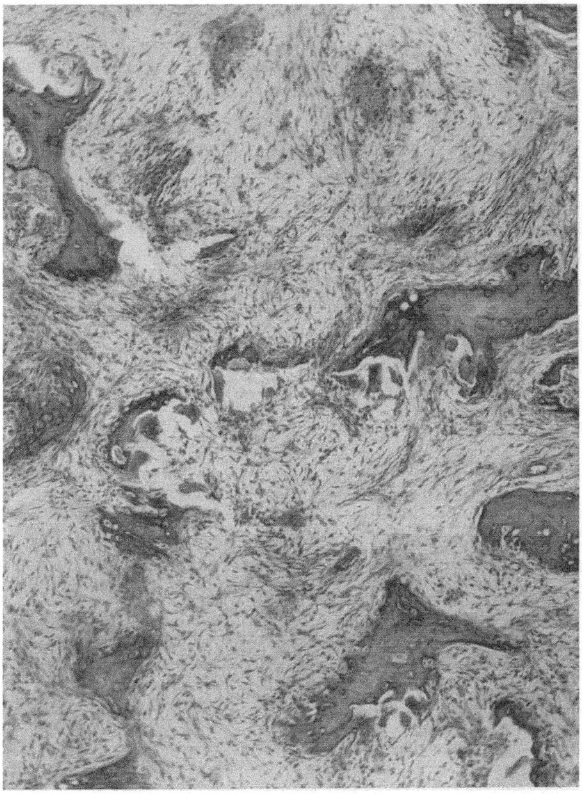

Abb. 6. Weit fortgeschrittene renale Osteodystrophie bei einem 46jährigen Mann mit postnephritischer Schrumpfniere. Beachte den Ersatz des normalen Knochenmarks durch ein mesenchymales Fasermark, das den ursprünglichen Knochen zerstört, aber auch primitiven Knochen neu gebildet hat. Das Bild ist von dem einer „Osteodystrophia fibrosa generalisata (RECKLINGHAUSEN)" nicht zu unterscheiden. 90:1

In fortgeschrittenen Fällen sieht man ferner eine Aufsplitterungr der Corticalis der langen Röhrenknochen sowie eine entsprechende Strukturumwandlung der platten Knochen, eine „Akroosteolyse" und einen Verlust der Alveolarcompacta (WELLENS und PERSYN; ELLEGAST und JESSERER; STANBURY, Abb. 9, 10 und 11). Auch hier kann schließlich eine Unterscheidung gegenüber einem primären Hyperparathyreoidismus unmöglich werden.

Trotzdem ist die Trennung eines renal bedingten sekundären Hyperparathyreoidismus von einem (unkomplizierten) primären Hyperparathyreoidismus im allgemeinen nicht schwer. Sie erfolgt auf Grund *chemischer Befunde* (s. Tabelle 4) und läßt zumeist auch eine Aussage über das Stadium der Erkrankung zu, insofern nämlich, als eine ausgeprägte Hypocalcämie, eine höhergradige Hyperphosphatämie und eine starke Reststickstoffsteigerung für eine weit fortgeschrittene renale

Veränderung spricht. Leider gibt es jedoch auch Ausnahmen von dieser Regel, und besonders schwierig liegen die Verhältnisse bei jenen Fällen, die infolge einer Adenombildung in reaktiv hyperplastischen Nebenschilddrüsen (oder auf Grund

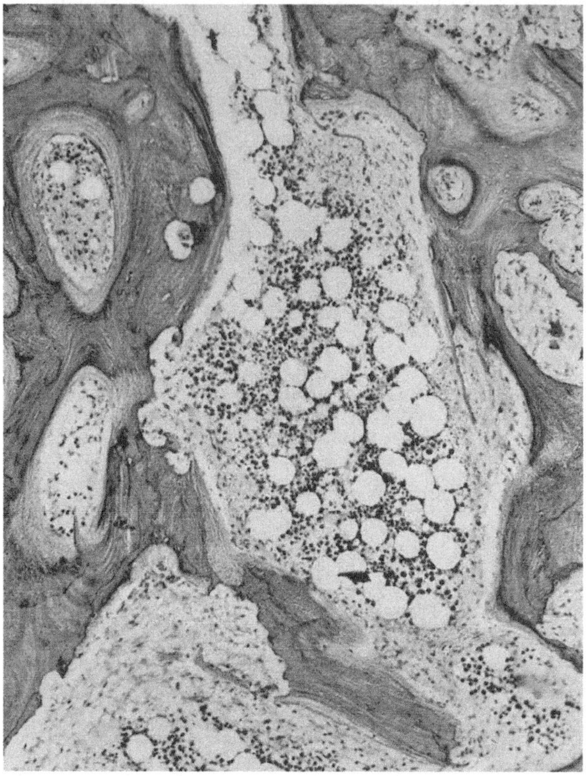

Abb. 7. Typisches histologisches Bild einer „renalen Osteodystrophie": Fibröse Markumwandlung, abnorme Osteoklasie, aber auch breite Osteoidsäume als Ausdruck einer unverminderten Osteoplasie. 68jährige Frau mit pyelonephritischer Schrumpfniere. 90:1

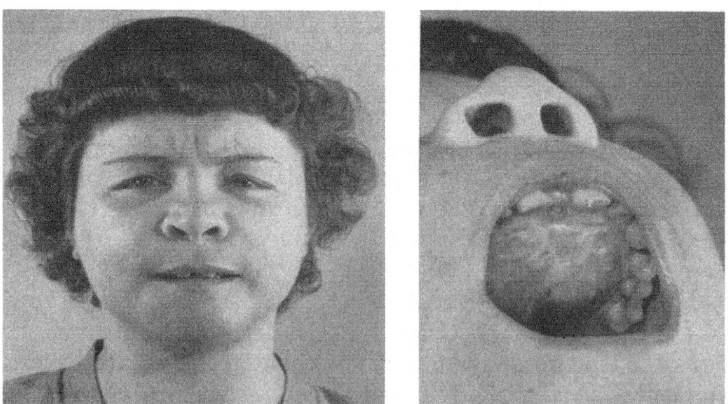

Abb. 8. Osteoklastischer Tumor im Bereiche des Oberkiefers einer 39jährigen Frau mit sekundärem Hyperparathyreoidismus als Folge einer postnephritischen Schrumpfniere

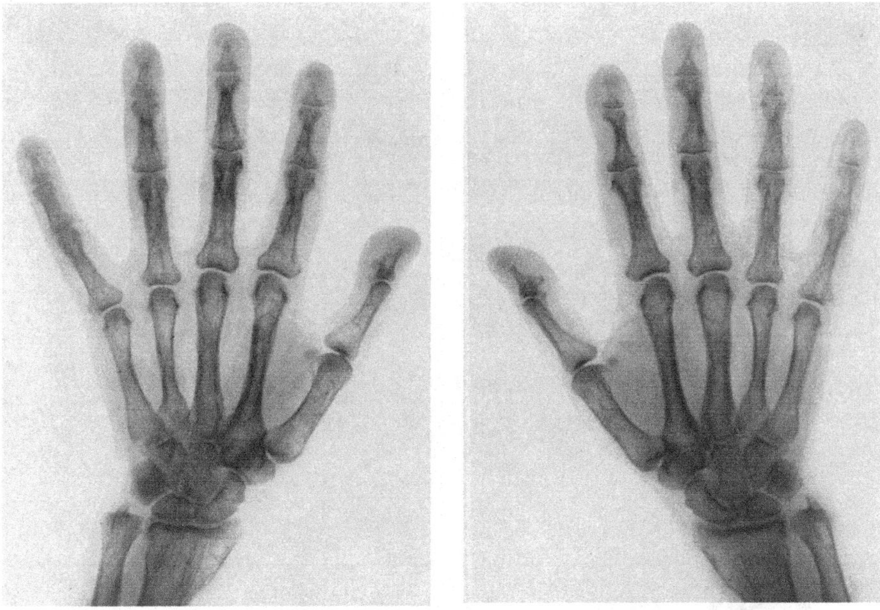

Abb. 9. Akroosteolyse und dissezierende Osteoklasie als Folge eines sekundären Hyperparathyreoidismus bei einer 39jährigen Frau mit postnephritischer Schrumpfniere

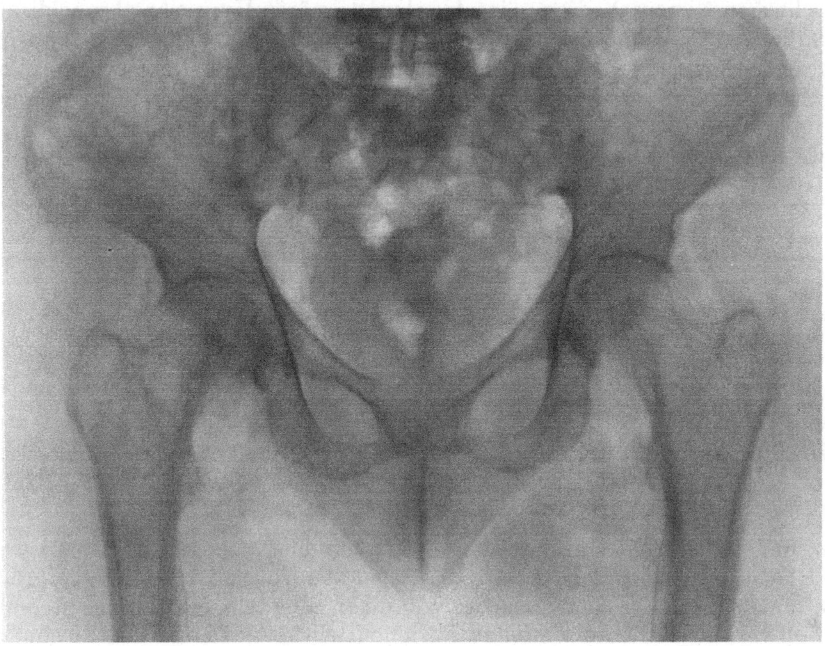

Abb. 10. Röntgenbild eines hochgradigen, renal bedingten Hyperparathyreoidismus. Eine Unterscheidung gegenüber einem primären Hyperparathyreoidismus ist in einem solchen Falle nur auf Grund chemischer Befunde möglich

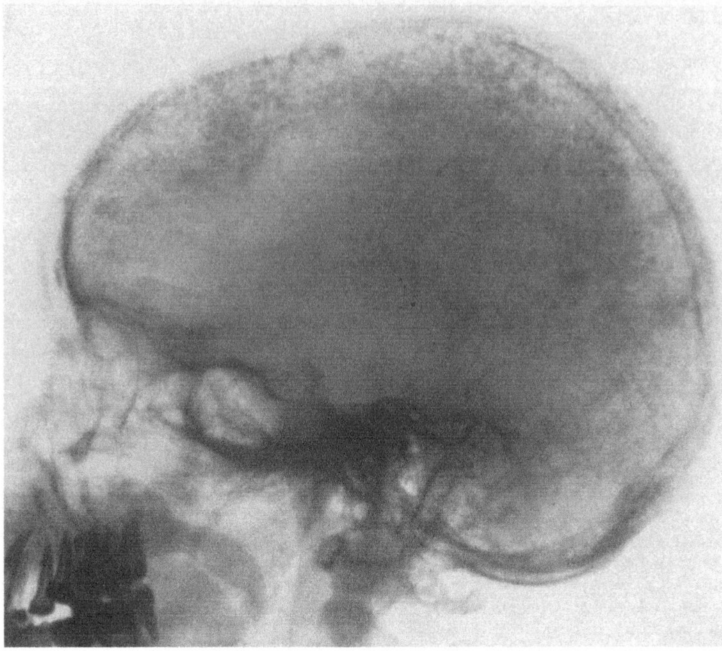

Abb. 11. Charakteristisches Röntgenbild einer hyperparathyreotischen Osteopathie im Bereiche des Schädels. Beachte die eigenartige Granulierung der Knochenstruktur und die kaum noch erkennbare Diploe

einer schweren Nierenschädigung infolge eines primären Hyperparathyreoidismus) hinsichtlich des Calcium- und Phosphorgehaltes im Serum gegenläufige Tendenzen aufweisen. Bei ihnen kann man neben einem erhöhten Reststickstoff- und Phosphorgehalt im Blut auch eine mehr oder weniger hochgradige Hypercalcämie

Tabelle 4. *Differentialdiagnostisch wichtige Befunde bei primärem und sekundärem (renal bedingtem) Hyperparathyreoidismus*

Befund	Primärer Hyperparathyreoidismus	Sekundärer Hyperparathyreoidismus
Farbe des Harnes	unauffällig	auffallend hell
Konzentration des Harnes	Hyposthenurie	Isosthenurie
Calciumausscheidung im Harn	vermehrt	vermindert
Calciumgehalt im Serum	mehr oder weniger stark vermehrt	in der Regel vermindert
Phosphorgehalt im Serum	vermindert	vermehrt
Rest-N im Blut	normal	vermehrt
Alkalische Phosphatase im Serum	mehr oder weniger stark vermehrt	mehr oder weniger stark vermehrt

finden, und selbst eine chirurgische Exploration der Nebenschilddrüsen vermag keine Klärung zu bringen, da man in der Regel alle Epithelkörperchen vergrößert findet, ohne sagen zu können, welches von ihnen allenfalls ein für die besondere Situation verantwortliches sekundäres Adenom enthält. Dennoch wäre eine derartige Information therapeutisch interessant, da durch eine Entfernung des Adenoms wenigstens für einige Zeit geholfen werden könnte (ANDERSON, MANN, KENYON, FARELL und HILLS).

Verglichen mit ausgeprägten hyperparathyreotischen Veränderungen, sind Fälle einer mehr oder weniger reinen *Osteomalacie* als Folge azotämischer Nierenfunktionsstörungen selten. Gleichwohl kommen solche vor [Courvoisier, Kuhn

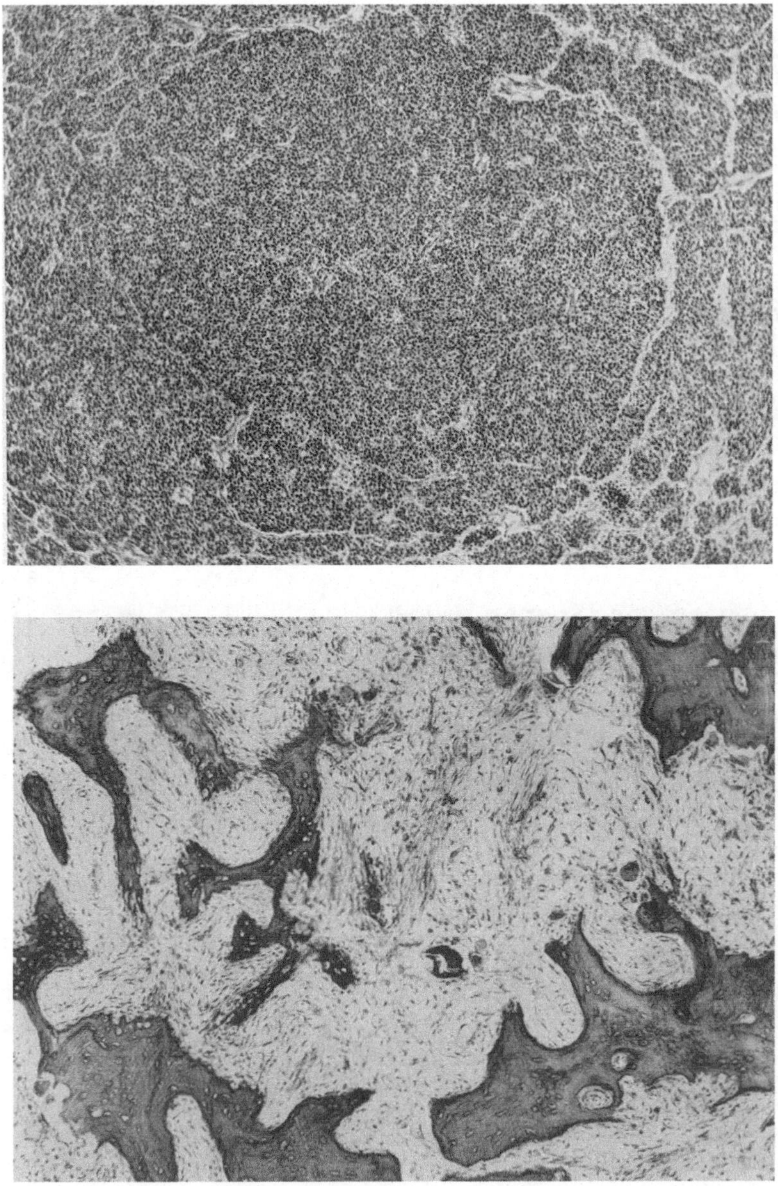

Abb. 12. Schwerste fibröse Osteodystrophie bei einem 46jährigen Mann mit postnephritischer Schrumpfniere. Reaktive Hyperplasie der Nebenschilddrüsen mit „hyperplasiogenem Adenom". 90:1

und Martin; Harrison; Jesserer (3); Stanbury; Uehlinger; Verbanck, Kraytman, Sibille und Heyman), und es ergibt sich die Frage, wie sie zu erklären sind.

Sofern entsprechende anatomische Untersuchungen darüber vorliegen, hat das Überwiegen der rachitisch-osteomalacischen Komponente im individuellen Bild der renalen Osteodystrophie nichts mit der Ätiologie der Niereninsuffizienz zu tun. Fälle von „renaler Osteomalacie“ wurden bei Mißbildungen ebenso wie bei schwerer Pyelonephritis und bei Nephrosklerose beobachtet, ohne daß eine ver-

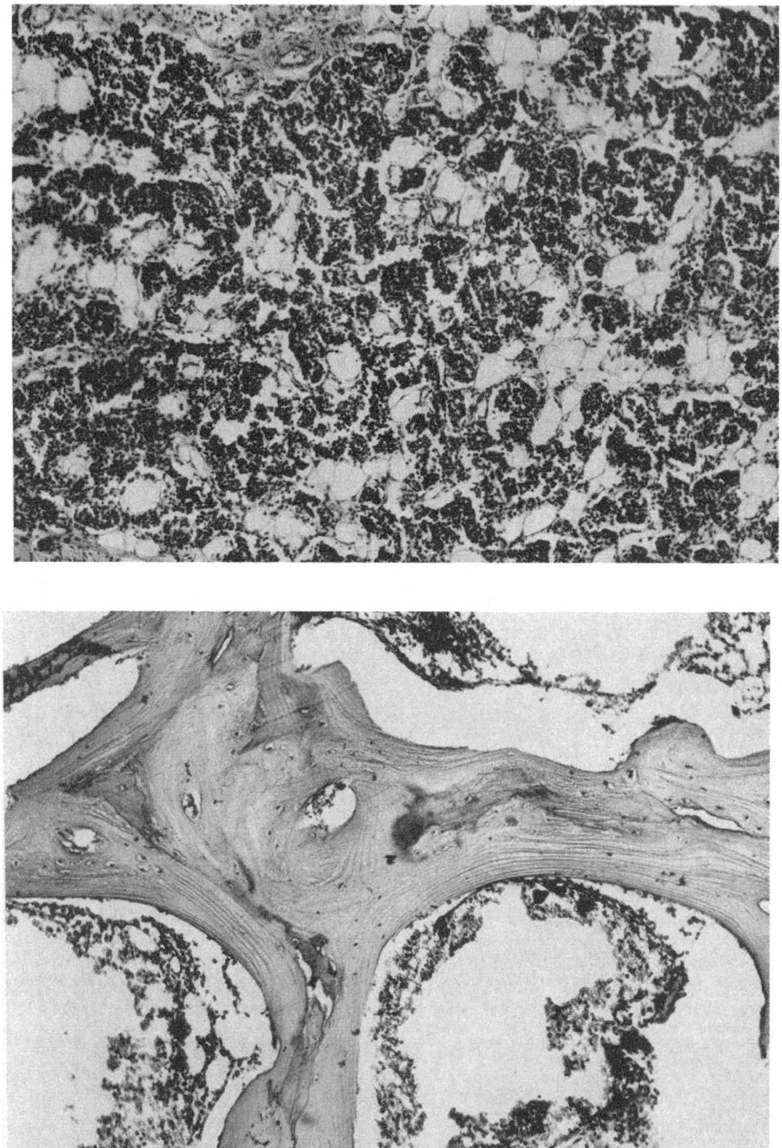

Abb. 13. Ausgeprägte „renale Osteomalacie“ bei einer 38jährigen Frau mit pyelonephritischer Schrumpfniere. Nebenschilddrüsen ohne Zeichen einer abnormen Aktivität. 90:1

gleichende Betrachtung irgendwelche Unterschiede erkennen läßt. Auffallend ist freilich, daß alle diese Fälle an den Nieren glomeruläre und tubuläre Veränderungen aufwiesen, an den Nebenschilddrüsen jedoch kaum Zeichen einer Funktionssteigerung zeigten (Abb. 12 und 13). Man muß deshalb annehmen, daß die Entwicklung osteomalacischer Erscheinungen unabhänging vom Funktionszustand der Nebenschilddrüsen erfolgt, bzw. ihre Ursache in Veränderungen hat, die nichts mit deren Tätigkeit zu tun haben. Das dürfte auch tatsächlich der Fall sein, und man neigt heute zu der Ansicht, daß es die bei chronischer azotämischer Niereninsuffizienz häufig vorhandene *Ca/P-Relationsverschiebung im Blut* ist, was die Störung der Knochengewebsmineralisation verursacht (UEHLINGER). Wie diese freilich zustande kommt, ist noch immer nicht ganz klar, und wahrscheinlich sind zumeist mehrere Faktoren daran beteiligt. Es liegt nahe, dabei an die Acidose zu denken. Eine bedeutende Rolle muß aber auch die intestinale Calciumaufnahme spielen, denn wenn man diese durch Gaben von Vitamin D fördert, verschwinden die osteomalacischen Skeletveränderungen. Darüber hinaus scheint die bei derartigen Fällen fast immer zu beobachtende Hypocalcämie mitzuspielen, wenn auch nur in der Weise, daß sie eine einmal in Gang gekommene Entwicklung beschleunigt und verstärkt.

Im ganzen erscheint heute folgender Ablauf am wahrscheinlichsten: Die bei schwereren globalen Nierenfunktionsstörungen vorhandene *Acidose* führt über eine Änderung der lokalen physikochemischen Verhältnisse zu einer initialen Störung der Calciumphosphatpräcipitation an den Knochenbauplätzen; diese wird durch eine — infolge der Anwesenheit abnormer Phosphatmengen im Darm (s. S. 917) — *verminderte intestinale Calciumresorption* weiter beeinträchtigt; in dem Maße, als für knochenauflösende Zellen schwer angreifbares *Osteoid* die Knochentrabekel überzieht, fällt auch die Speicherfunktion des Skelets aus und die Calciumkonzentration in der extracellulären Flüssigkeit sinkt bis auf etwa 6 mg-% (entsprechend der Ausscheidungsschwelle der Niere) ab; dadurch wird die Ca/P-Relation an den Knochenbauplätzen erst recht ungünstig gestaltet und der Ersatz mineralhaltiger Tela ossea durch minerallose Knochengrundsubstanz (Osteoid) schreitet beschleunigt fort. Wird die Calciumaufnahme aus dem Darm durch ein calciumresorptionsförderndes Agens gesteigert und die Calciumionenkonzentration an den Knochenbauplätzen wieder auf eine entsprechende Höhe gebracht, dann kommt es erneut zur Präcipitation und zur Bildung verkalkten Knochengewebes, ja, bei einem übermäßigen Calciumangebot können sich sogar hyperostotische Veränderungen entwickeln (STANBURY).

All das erklärt freilich nicht, weshalb die Nebenschilddrüsen bei Kranken mit „renaler Osteomalacie" keine Tendenz zur Hyperplasie zeigen. Tatsächlich ist es jedoch so, und man wird die *Pathogenese* der einschlägigen Knochenveränderungen deshalb folgendermaßen umreißen müssen: Eine mehr oder weniger hochgradige osteomalacische Komponente gehört zum typischen Bild der renalen Osteodystrophie. Sie ist jedoch normalerweise stark mit osteofibrotischen Veränderungen vermengt, weil sich zu der (auf Grund bestimmter Reaktionsabläufe sich entwickelnden) Mineralisationsstörung stets auch eine (anders bedingte) hyperparathyreotische Osteopathie hinzugesellt. Trotz ihrem gleichzeitigen Vorhandensein haben jedoch beide Veränderungen prinzipiell nichts miteinander zu tun und können deshalb unter gewissen Voraussetzungen auch jede für sich allein bestehen. Eine praktisch einer Recklinghausenschen Osteodystrophia fibrosa generalisata gleichkommende Osteopathie entwickelt sich, wenn die Nebenschilddrüsen besonders stark hypertrophieren oder sich sogar ein „hyperplasiogenes Adenom" (s. S. 926) bildet; zur Ausbildung einer Osteomalacie im Gefolge einer globalen Niereninsuffizienz kommt es hingegen dann, wenn die Nebenschilddrüsen nicht mit einer Hyperplasie reagieren. Eine Erklärung für das eine oder das andere Verhalten steht zur Zeit noch aus.

Die *Klinik* derartiger Fälle entspricht durchaus der einer — mehr oder weniger schweren — Osteomalacie beim Erwachsenen: Die Kranken klagen über „rheumatoide" Knochenschmerzen, vor allem bei bestimmten Verrichtungen, sowie

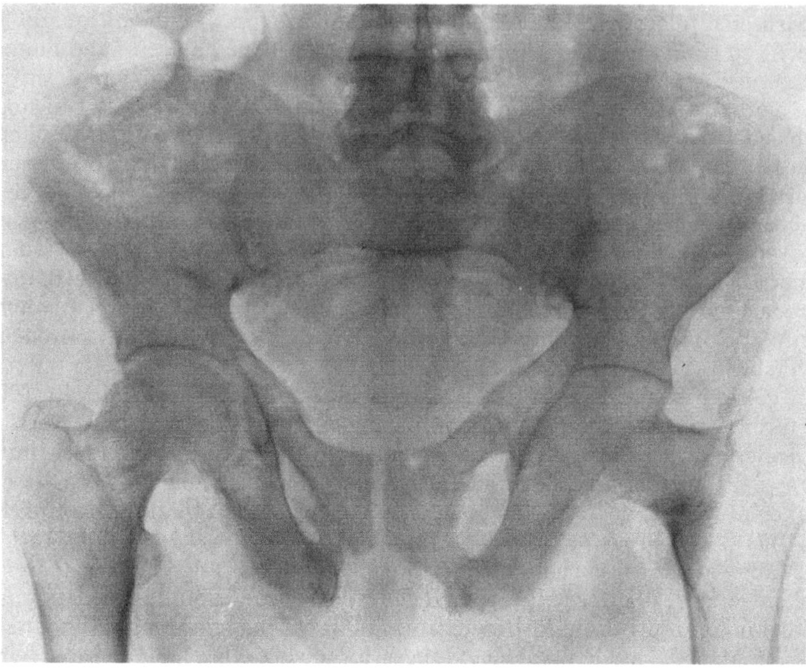

Abb. 14. Becken einer 62jährigen Frau mit ausgeprägten Zeichen einer Osteomalacie. Da es sich um eine Nonne handelte, hätte man an eine hypovitaminotische, bzw. an eine Lichtmangel-Osteomalacie denken können (ERHART). Tatsächlich sprachen jedoch alle chemischen Befunde für eine Niereninsuffizienz, und eine einige Zeit später erfolgte autoptische Untersuchung ergab eine angeborene Hydronephrose mit konsekutiver Nierenatrophie rechts sowie eine pyelonephritische Schrumpfniere links

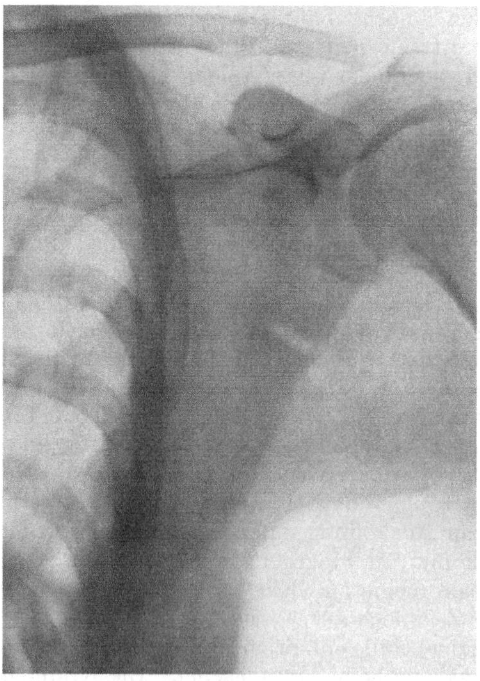

Abb. 15. Umbauzone an der Scapula einer 62jährigen Frau mit renaler Osteomalacie

über Schmerzen beim Gehen, Husten und Niesen, und sie sind äußerst empfindlich gegenüber einem federnden Druck auf den Thorax. Bei längerer Dauer der Erkrankung werden sie schließlich bettlägerig und sterben an einer hypostatischen Pneumonie oder an allgemeiner Hinfälligkeit, sofern nicht das Nierenleiden ihrem Leben schon früher ein Ende setzt.

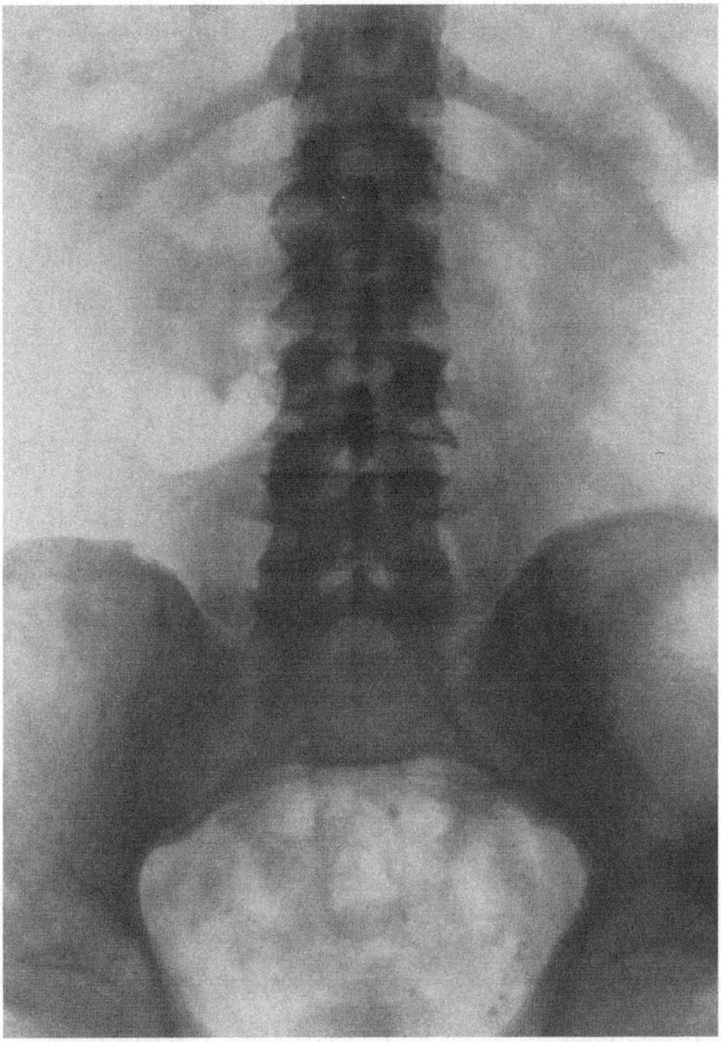

Abb. 16. Osteosklerotische Veränderungen bei einem 54jährigen Mann mit chronischer Nephritis

Röntgenologisch bieten sie das Vollbild einer Osteomalacie, wobei man dieser die Entstehung auf Grund einer azotämischen Niereninsuffizienz keineswegs ansieht (Abb. 14 und 15).

In den *chemischen Befunden* unterscheidet sich diese Osteomalacieform freilich deutlich von anderen (s. Tabelle 5). Das hervorstechendste Merkmal ist eine *Hyperphosphatämie* im Gegensatz zu der sonst vorhandenen Hypophosphatämie. Als Zeichen der globalen Niereninsuffizienz findet sich jedoch auch eine *Hyper-*

azotämie und eine *Acidose*, und nicht zuletzt zeigt der Harn Veränderungen hinsichtlich Farbe und spezifischem Gewicht, die den aufmerksamen Untersucher auf eine schwere Nierenfunktionsstörung hinweisen.

Die praktische Bedeutung dieser Osteopathie liegt darin, daß sie einerseits besser behandlungsfähig ist als eine mit stärkeren osteofibrotischen Veränderungen einhergehende renale Osteodystrophie, andererseits aber gegenüber ätiologisch anders bedingten Osteomalacieformen quoad vitam eine schlechte Prognose aufweist. Was ihre Häufigkeit betrifft, ist zu sagen, daß typische Fälle zwar absolut

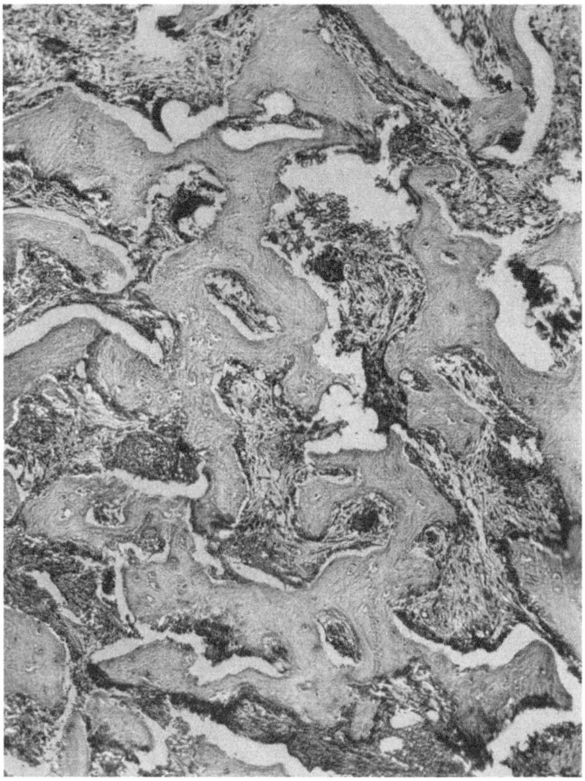

Abb. 17. Histologisches Bild zu Abb. 16. Man erkennt hyperostotisch verdickte Knochenbälkchen und eine ausgeprägte Markfibrose. Wegen dieser Veränderungen und einer gleichzeitig vorhandenen (nephrogenen) Anämie wurde zunächst an eine Osteomyelosklerose gedacht, doch wurde diese Annahme durch die sonstigen Befunde widerlegt. Biopsie aus dem Beckenkamm. 90:1

selten sind, innerhalb des Formenkreises der Osteomalacie aber doch stets mit ihnen gerechnet werden muß.

Sowohl osteofibrotische als auch osteomalacische Veränderungen können im Laufe ihrer Entwicklung mit einer Neigung zu *gesteigerter Knochenneubildung* einhergehen. Im ersten Fall äußert sich das in einem Auftreten von geflechtartigem, primitivem Knochen innerhalb des mesenchymal umgewandelten Knochenmarkes (s. Abb. 6 und 12), im zweiten in einer regen Osteoblastenaktivität und einer daraus resultierenden reichlichen Deposition von lamellär geschichteter Knochengrundsubstanz. Sind die Verhältnisse in der umgebenden Gewebsflüssigkeit so, daß eine Mineralisation erfolgen kann, dann entwickelt sich auf diese Weise eine *Hyperostose*, die allmählich zu einer Verdichtung der Spongiosa und damit zur *Osteosklerose* führt.

Fälle dieser Art wurden bei chronischen azotämischen Nierenerkrankungen, vor allem bei langdauernder Pyelonephritis, verschiedentlich beobachtet (Davis; Crawford, Dent, Lucas, Martin und Nassim; Brookfield, Rubin und Alexander; Wolf und Denko; Kaye, Pritchard, Halpenny und Light; Zimmerman; Haust, Landing, Holmstrand, Currarino und Smith), und zwar spontan ebenso, wie im Gefolge einer ausgiebigen Calcium- oder Vitamin D-Medikation (Stanbury). Sie gehen manchmal mit eindrucksvollen röntgenologischen und histologischen Veränderungen einher (s. Abb. 16 und 17), wobei diese vor allem an der Wirbelsäule, am Becken und an der Schädelbasis hervortreten, grundsätzlich jedoch überall vorhanden sind. Sie können mit hyperparathyreotischen Knochenläsionen vergesellschaftet sein, aber auch ohne solche vorkommen. Eine direkte Beziehung zur Aktivität der Nebenschilddrüsen besteht jedenfalls nicht. Auch irgendwelche kennzeichnende blutchemische Veränderungen haben sich nicht finden lassen, wenn man davon absieht, daß stets eine Hyperazotämie (jedoch z. B. nicht immer eine Acidose) besteht. Bei vergleichender Betrachtung gewinnt man vielmehr den Eindruck, daß es vor allem langdauernde Prozesse sind, die zu derartigen Skeletveränderungen führen und daß dabei neben einer ausgeprägten glomerulären Insuffizienz stets auch stärkere — wenn auch vielfach wechselnde — tubuläre Funktionsstörungen vorhanden sind. Daneben muß allerdings noch ein weiterer Faktor im Spiel sein, der sich in einer besonderen Neigung zur Proliferation äußert und zugleich die relative Seltenheit dieser Form einer renalen Osteopathie erklärt.

Wie immer dem aber auch sei, grundsätzlich ist das Vorkommen hyperostotischer Skeletveränderungen im Rahmen azotämischer Nierenkrankheiten deshalb interessant, weil es zeigt, welche Möglichkeiten einer Reparation bei renaler Osteodystrophie bestehen, und sich daraus auch gewisse Hinweise auf eine allfällige Therapie ergeben.

3. Therapeutische Möglichkeiten bei Skeletveränderungen infolge glomerulärer und globaler Nierenfunktionsstörungen

Wie bereits betont, wird das Schicksal der Kranken mit renaler Osteodystrophie vom Nierenleiden bestimmt, und die Prognose ist letzthin immer infaust. Trotzdem erweist es sich mitunter als notwendig, gegen die Skeletveränderungen etwas zu unternehmen, sei es, weil starke Beschwerden von dieser Seite bestehen oder andere Umstände dazu zwingen. In jedem Falle wird man sich freilich der Grenzen der Möglichkeiten bewußt sein müssen und auch die Gefahr einer iatrogenen Schädigung nicht übersehen dürfen. Diese ist gerade hier sehr groß, und deshalb sind eine entsprechende Auswahl der Patienten, ein klares therapeutisches Konzept und eine sorgfältige Überwachung besonders wichtig. Vor jeder Maßnahme muß jedoch das Bewußtsein stehen, daß Kranke dieser Art sich in einem äußerst labilen, von verschiedenen Kompensationsmechanismen oft nur mühsam aufrechterhaltenen chemischen Gleichgewicht befinden, das durch brüske Eingriffe zum Zusammenbruch gebracht und unter Umständen nicht wieder hergestellt werden kann. Alles was geschieht, soll deshalb überlegt und ohne plötzliche Belastung der Homöostase des Patienten erfolgen. Das gilt für gewisse Untersuchungen ebenso wie für allfällige chirurgische Interventionen.

Entsprechend der anatomischen Situation bei der renalen Osteodystrophie (s. S. 922), können sich therapeutische Bemühungen grundsätzlich auf folgende Veränderungen richten: Erstens auf die *osteomalacische Komponente,* indem eine Mineralisation des kalklosen Osteoids angestrebt wird, und zweitens auf die *fibroosteoklastische Komponente,* indem man den ursächlichen Hyperparathyreoidismus zu mildern trachtet. Eine Behandlung osteoporotischer Läsionen fällt demgegenüber praktisch kaum ins Gewicht; osteosklerotische Veränderungen stellen bereits positive Reaktionen dar und bedürfen keiner Therapie.

Da im Rahmen einer globalen Niereninsuffizienz auftretende osteofibrotische Veränderungen die Folge eines Kompensationsgeschehens sind, werden sie nur ausnahmsweise ein Grund für Gegenmaßnahmen sein können; hingegen sind höhergradige osteomalacische Veränderungen stets eine Indikation zu einer Behandlung, sofern diese nicht mit einer Gefahr für den Kranken verbunden ist. Daraus ergibt sich, daß der Entschluß zu einem aktiven Vorgehen um so eher gefaßt werden kann, je mehr das individuelle Krankheitsbild einer Rachitis oder einer Osteomalacie und je weniger es einer fibrösen Osteodystrophie entspricht. Eine Ausnahme von dieser Regel bilden lediglich Fälle, die eine so hochgradige Osteodystrophia fibrosa generalisata aufweisen, daß mit dem Bestehen eines „hyperplasiogenen Adenoms" gerechnet werden muß (s. S. 926 und Abb. 12). Die Heranziehung einer Knochenbiopsie zur genaueren Klassifizierung des Einzelfalles ist deshalb oft von Wert.

Bei *Kindern* steht zunächst der Versuch einer Korrektur der gestörten Homöostase im Vordergrund, zumal diese in jedem Falle maßgeblich am Zustandekommen der Osteopathie beteiligt ist. In Betracht kommen dabei *Gaben von Alkali*, möglichst unter Vermeidung von Kalium, sowie *Gaben von Calcium* unter Vermeidung von Phosphor. Die Verabreichung von Milch ist deshalb unzweckmäßig, Calcium lacticum hingegen geeignet [SWOBODA (2)]. Als Richtlinie kann die Höhe der Alkalireserve im Blut gelten. Dazu kommt eine *Zufuhr von Vitamin D in größeren, jedoch streng kontrollierten Dosen*, wobei einerseits das Verhalten des Röntgenbildes und andererseits das Verhalten des Reststickstoffs im Blut zu berücksichtigen ist. Operative Maßnahmen — etwa zur Korrektur von Knochendeformierungen — sollten im allgemeinen unterlassen werden, da sie stets mit der Gefahr eines akuten Nierenversagens verbunden sind. Entschließt man sich doch dazu, soll während der Dauer einer Immobilisierung jedwede Calcium- oder Vitamin D-Medikation unterbleiben und für eine ausreichende Flüssigkeitszufuhr (unter Vermeidung von Milch) gesorgt werden.

Die Ergebnisse einer solchen Behandlung sind — was die Knochenveränderungen betrifft — oft erstaunlich gut (GYÖRGY; BETTGE und FEIGEL; RUPP und SWOBODA). Es kommt ziemlich rasch zu einer Besserung des Röntgenbefundes, und auch sonst leben die Kinder auf. Das darf freilich nicht darüber hinwegtäuschen, daß die renale Grundsituation unverändert bleibt, ja durch die Notwendigkeit einer Dauerbehandlung der Osteopathie sogar eine Belastung erfährt. Man wird deshalb in jedem Falle sorgsam abwägen müssen, inwieweit eine echte Hilfe gebracht werden kann und wo ein nicht zu verantwortendes Risiko beginnt.

Bei *Erwachsenen* liegen die Dinge ähnlich. Auch hier lassen sich durch Gaben von Alkali, Calcium und Vitamin D bei osteomalacischen Veränderungen beachtliche Erfolge erzielen, die im allgemeinen sogar noch eindrucksvoller als bei Kindern sind, da eine Störung von Wachstumsvorgängen wegfällt. Die oft von starken Schmerzen geplagten Kranken beginnen sich wieder frei zu bewegen und vorhandene Frakturen oder Umbauzonen gelangen zur Abheilung [JESSERER (3); KÄHLER]. Trotzdem ist der Erfolg meist nur von kurzer Dauer, da solche Kranke in der Regel innerhalb weniger Jahre ihrem Nierenleiden erliegen (COURVOISIER, KUHN und MARTIN).

In jüngster Zeit wurde auch verschiedentlich der Versuch unternommen, Kranken mit renaler Osteodystrophie durch eine *partielle Parathyreoidektomie* zu helfen (STANBURY, LUMB und NICHOLSON; DENT, HARPER und PHILPOT; ANDERSON, MANN, KENYON, FARRELL und HILLS). Die Ergebnisse sind vorläufig nicht überzeugend. Dennoch wird man eine solche Maßnahme in Betracht ziehen dürfen, wenn entsprechende Voraussetzungen gegeben sind. Dazu gehören das Vorliegen einer höhergradigen, reinen Osteodystrophie (ähnlich wie in Abb. 6 und 12), ein normales oder sogar erhöhtes Serumcalcium und ein Zustand der Nieren, der einen operativen Eingriff vertretbar erscheinen läßt. Besondere Vorbereitungen sind nicht notwendig, lediglich die blutchemischen Verhältnisse sollen unter Kontrolle gehalten werden. Bei der Operation hat es sich als zweckmäßig erwiesen, etwa ein Drittel des vorhandenen Nebenschilddrüsenparenchyms zurückzulassen. Unter den entfernten Teilen sollte jedoch grundsätzlich das am stärksten vergrößerte Epithelkörperchen sein, da hier am ehesten mit dem Vorhandensein eines „hyperplasiogenen Adenoms“ zu rechnen ist.

Daß ein solches Adenom pathogenetisch von Bedeutung sein kann, muß daraus geschlossen werden, daß sich die Operierten zum Teil wie ein primärer Hyperparathyreoidismus verhielten, d. h. daß bei ihnen das vorher normale oder sogar erhöhte Serumcalcium absank und eine (Recalcifizierungs-)Tetanie auftrat, die eine Vitamin D-Medikation notwendig machte [Anderson, Mann, Kenyon, Farrell und Hills; Jesserer (4)]. Solchen Kranken wurde mit dem Eingriff wirklich geholfen und ihr Leben — wenn auch nur auf beschränkte Zeit — verlängert. In jedem anderen Falle muß hingegen der Wert einer Parathyreoidektomie in Zweifel gezogen werden.

II. Skeletveränderungen als Folge tubulärer Nierenfunktionsstörungen

Als in den dreißiger Jahren sich das Interesse der Pädiater den Fällen von Zwergwuchs und Rachitis zuwandte, die auf Gaben von Vitamin D nicht ansprachen, zeigte sich, daß es neben der stets mit deutlichen organischen und funktionellen Nierenveränderungen verbundenen „renalen Rachitis“ (Hamperl und Wallis) auch eine solche gab, die zwar allem Anschein nach ebenfalls renal bedingt war, jedoch nicht mit einer Azotämie und Hyperphosphatämie, sondern (ebenso wie die Vitamin D-Mangelrachitis) mit einer *Hypophosphatämie* einherging. Etwa zur gleichen Zeit wurden einige Fälle genauer studiert, bei denen überdies ein *renaler Diabetes* und eine abnorme *Ausscheidung organischer Säuren im Harn* zu beobachten war[1], und 1936 äußerte Fanconi als erster die Vermutung, daß es sich bei dem in Rede stehenden Krankheitsbild um das Ergebnis einer *tubulären Nierenfunktionsstörung* handle. Dieser Gedanke hat sich nicht nur als richtig, sondern auch als außerordentlich fruchtbar erwiesen, und heute kennt man eine ganze Reihe einschlägiger Skeletveränderungen, die zumindest teilweise einer oder mehreren tubulären Partialfunktionsstörungen ihre Entstehung verdanken [Dent; Kuhlencordt; Rosenkranz (2, 3); Swoboda (2)].

Klinisch stellen sich alle diese Nephro-Osteopathien als *chronische, nicht-hypovitaminotische Rachitis oder Osteomalacie mit Hypophosphatämie und* (soweit es sich nicht um komplizierte oder terminale Fälle handelt) *ohne Azotämie* dar, die zum Teil familiär auftreten, zum Teil aber offenkundig auch erworben werden können und deren Prognose im allgemeinen günstiger ist als die der hyperphosphatämischen Rachitis und Osteomalacie. Gewisse Merkmale gestatten eine Unterscheidung bestimmter Typen, von denen die bekanntesten heute die sog. *genuine Vitamin D-refraktäre Rachitis*, die *pseudo-hypovitaminotische Osteomalacie*, das

[1] Über die zeitliche Reihenfolge der Beobachtungen und die daraus abgeleitete Priorität der Entdeckung des „Syndroms einer renalen Rachitis mit renalem Phospho-gluco-amin-diabetes“ (sog. De Toni-Debré-Fanconi-Syndrom) wurden verschiedentlich falsche Angaben gemacht. Eine klärende Darstellung findet sich bei De Toni (2).

De Toni-Debré-Fanconi-Syndrom beim Kind bzw. die *glucosurische Osteopathie* beim Erwachsenen, die sog. *renale tubuläre Acidose* und die sog. *idiopathische Hypercalciurie* sind. Daneben gibt es freilich noch eine Anzahl von Abarten und Zwischentypen, was verständlich erscheint, wenn man sich die verschiedenen Kombinationsmöglichkeiten (angeborener oder erworbener) tubulärer oder tubuloglomerulärer Nierenfunktionsstörungen vor Augen hält. Ihre Kenntnis und individuelle Differenzierung ist vor allem hinsichtlich der Therapie wichtig, die aussichtsreich, wegen ihrer langen Dauer und der mitunter bis an die Grenze der Toxicität gehenden Medikation aber keineswegs frei von Problemen ist. Hier sollen die entsprechenden Krankheitsbilder jedoch nur soweit besprochen werden, als sie ,,renale Osteopathien" darstellen.

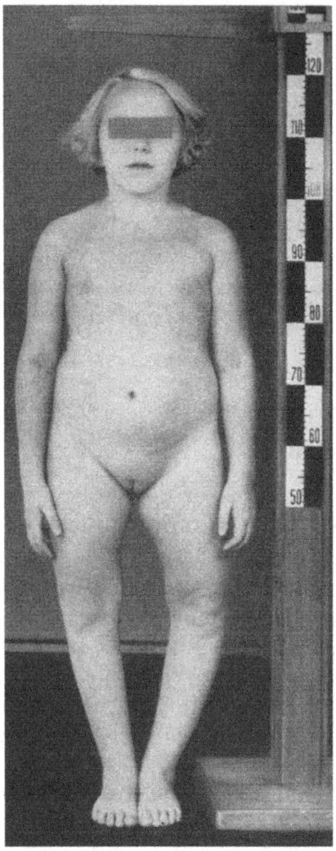

Abb. 18. Zehnjähriges Mädchen mit genuiner Vitamin D-refraktärer Rachitis. Die Erkrankung entwickelte sich trotz einer regelrechten Vitamin D-Prophylaxe. (Aus SWOBODA und RUPP)

1. Die genuine Vitamin D-refraktäre Rachitis (sog. Phosphatdiabetes)

Hierbei handelt es sich um eine im frühen Kindesalter auftretende Skeletveränderung, als deren Ursache man ursprünglich eine Einschränkung der tubulären Phosphatrückresorption ansah (FANCONI und GIRARDET). Weitere Beobachtungen zeigten jedoch, daß darüber hinaus auch eine intestinale Calciumaufnahmestörung vorhanden ist, die sich im Effekt wie ein Vitamin D-Mangel verhält. Beide Störungen zusammen führen zu einem Krankheitsbild, das durch schwere rachitische Erscheinungen geprägt wird. Durch (von Fall zu Fall verschieden) hohe Dosen von Vitamin D lassen sich diese beseitigen; wird jedoch die Medikation unterbrochen oder auch nur reduziert, treten sie in voller Stärke wieder auf.

Diese Tatsache sowie der Umstand, daß sich auch bei gutem therapeutischen Erfolg die bei diesem Leiden stets vorhandene *Hypophosphatämie* kaum vermindert, sprechen dafür, daß eine Blockade bzw. eine Unwirksamkeit bestimmter physiologischer Mechanismen vorliegt, die durch hohe Dosen von Vitamin D zwar kompensiert, nicht jedoch beseitigt werden kann. Die Störung bezieht anscheinend auch die Tubulusfunktion mit ein, derart, daß die Phosphatclearance abnorm hoch wird. Sie betrifft jedoch sicherlich nicht nur diese allein, und man muß sie heute wohl den *komplexen Enzymopathien*, bzw. den ,,inborn errors of metabolism", zuordnen (TOBLER, PRADER und TAILLARD; SWOBODA).

Die Osteopathie, die oft familiär, manchmal aber auch sporadisch auftritt, äußert sich in der Regel erst im zweiten Lebensjahr in Form einer gegen die üblichen Vitamin D-Therapie refraktären Rachitis mit Wachstumsrückstand und Beinverkrümmungen (s. Abb. 18). Sie setzt also später ein als die gewöhnliche Mangelrachitis und zeigt klinisch, röntgenologisch und histologisch das Bild einer *chronischen* (,,perennierenden") *rachitisch-osteomalacischen Skeletveränderung*, die zu einer mehr oder weniger hochgradigen Verkrüppelung der betroffenen Individuen führt (s. Abb. 19, 20 und 21). Davon abgesehen sind diese jedoch nicht krank, und die üblichen Begleiterscheinungen einer Vitamin D-Mangelrachitis fehlen ebenso wie irgendwelche Nierensymptome. Die chemischen Befunde unbehandelter Fälle unterscheiden sich nicht von denen einer hypovitaminotischen Rachitis oder Osteomalacie, weshalb man (da ja ein Vitamin D-Mangel tatsächlich nicht vorliegt) auch von einer *pseudo-hypovitaminotischen Rachitis* (bzw. Osteomalacie) sprechen kann (s. Tabelle 5).

Merkwürdigerweise verschwinden die chemischen und histologischen Aktivitätszeichen der Osteopathie bei einem Teil der Fälle mit Erreichen der Skeletreife,

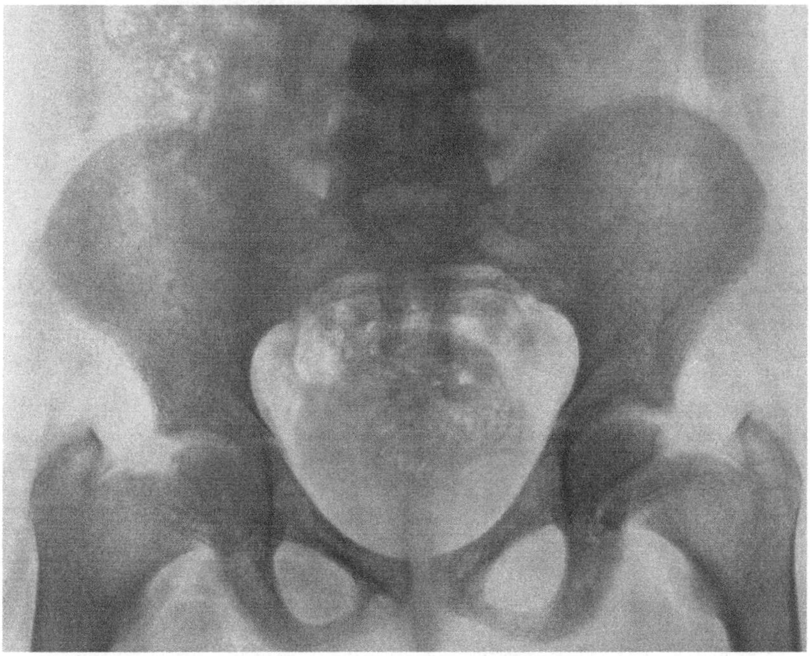

Abb. 19. Röntgenbild des Beckens eines $10^1/_2$jährigen Mädchens mit genuiner Vitamin D-refraktärer Rachitis. Beachte die eigenartige, an Honigwaben erinnernde Knochenstruktur als Ausdruck der chronischen Osteopathie

während sie bei anderen das ganze Leben hindurch in mehr oder weniger schwerer Form bestehen bleiben (s. Abb. 21 und 22). Diese Tatsache erschwert die Erklärung der Pathogenese der Knochenveränderung einigermaßen, zumal es in entsprechenden Sippen auch Individuen gibt, die wohl eine Hypophosphatämie und einen Minderwuchs, jedoch keine Rachitis oder Osteomalacie aufweisen [Swoboda (3)]. In jedem Falle ist es also eine *Hypophosphatämie*, die das Leiden kennzeichnet und die unabhängig vom individuellen Verlauf und einer allfälligen Behandlung weitgehend unverändert bestehen bleibt.

Aber auch die für die intestinale Calciumresorptionsstörung kennzeichnende *Hypocalciurie* (s. oben) bleibt unabhängig von der Floridität der Osteopathie bestehen, sofern sie nicht durch eine hochdosierte Vitamin D-Medikation beseitigt wird (s. S. 949). Diese Tatsache zusammen mit gewissen klinisch-experimentellen Erfahrungen lassen es deshalb heute zweifelhaft erscheinen, ob dem von Fanconi und Girardet postulierten *Phosphatdiabetes* wirklich die entscheidende pathogenetische Bedeutung zukommt, oder die von Albright, Butler und Bloomberg vertretene Auffassung von einer primären *Vitamin D-Resistenz* (und einer durch einen sekundären Hyperparathyreoidismus zur Aufrechterhaltung der physiologischen Calciumkonzentration in der extracellulären Flüssigkeit verursachten

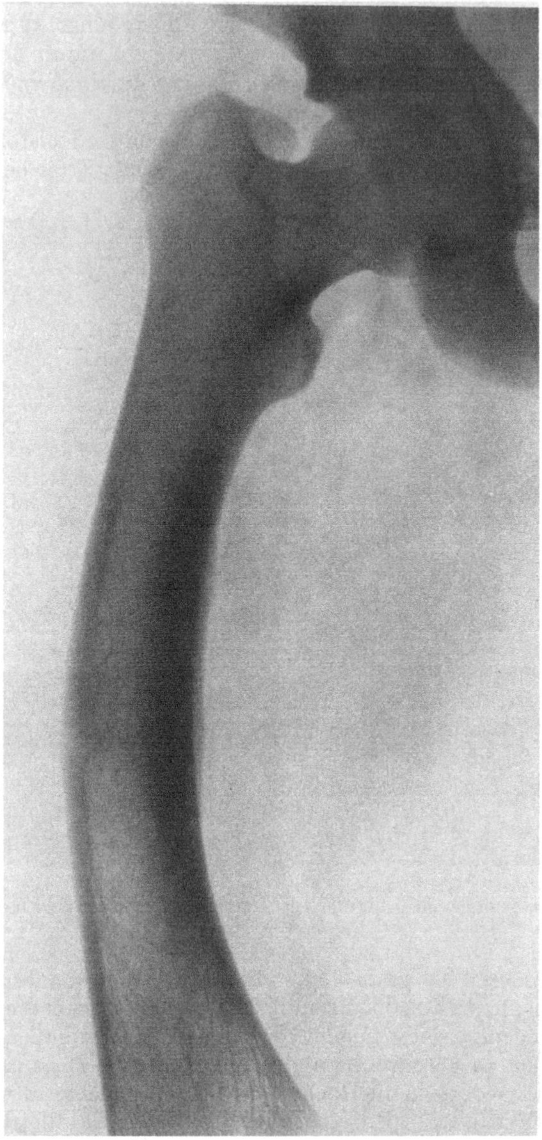

Abb. 20. Rechter Oberschenkel eines 17jährigen Jungen mit Vitamin D-refraktärer Rachitis. Abnorme Krümmung mit Umbauzone am Krümmungsscheitel

Hypophosphatämie) richtiger ist (FIELD und REISS; WHITE, BINFORD, ROBINSON und BLACKARD).

Eine Entscheidung dieser Frage auf Grund der heute vorliegenden Kenntnisse erscheint nicht möglich. Für die Auffassung von FANCONI und GIRARDET — bzw. für die Annahme einer genuinen (wenn auch nicht ausschließlichen) tubulären

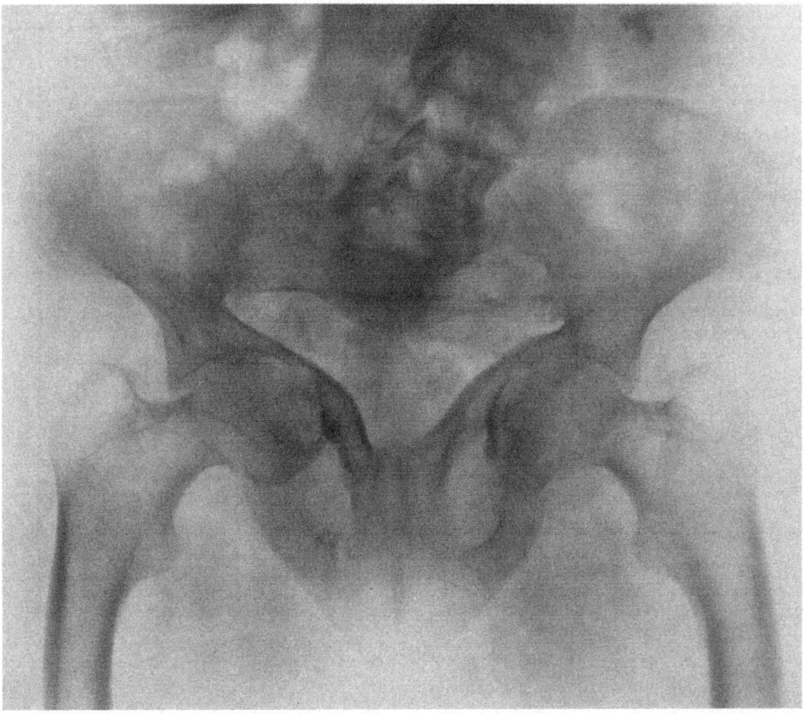

Abb. 21. „Kartenherzbecken“ bei einer 56jährigen Frau mit hochgradiger Skeletdeformierung infolge einer während des Wachstumsalters floriden Vitamin D-refraktären Rachitis

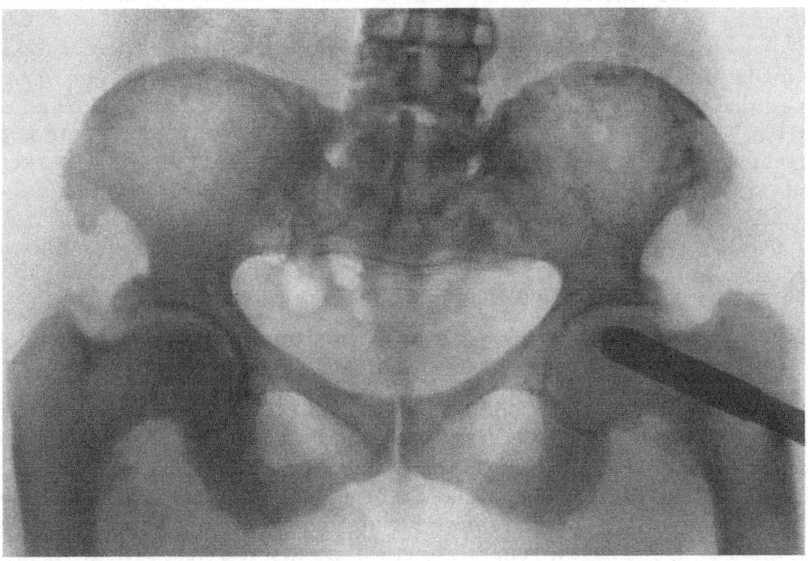

Abb. 22. Röntgenbild des Beckens einer 42jährigen Frau mit seit frühester Jugend florider Vitamin D-refraktärer Rachitis. Am linken Femurhals eine Fraktur als Folge einer durchgebrochenen Umbauzone. Trotz ausgiebiger Vitamin D-Medikation gelang es nie, den Krankheitsprozeß völlig zu beherrschen

Tabelle 5. *Übersicht der chemischen Befunde bei Rachitis und Osteomalacie verschiedenen Ursprungs*

Krankheitsbild	Ca	P	Alkalireserve im Blut	Rest-N im Blut	Alkalische Phosphatase im Serum	Reaktion des Harnes	Calciumausscheidg. im Harn	Aminosäuren im Harn
	im Serum							
Renale Rachitis und Osteomalacie	↓	↑	↓	↑	↑	sauer	↓	N
Vitaminmangelrachitis und Osteomalacie . .	N↓	↓	N	N	↑	sauer	↓	N
Genuine Vitamin D-refraktäre Rachitis. .	N	↓	N	N	↑	sauer	↓	N
Pseudo-hypovitaminotische Osteomalacie . .	N↓	↓	N	N	↑	sauer	↓	N
DeToni-Debré-Fanconi-Syndrom	N	↓	↓	N	N↑	neutral - alkal.	N↑	↑↑↑
Glucosurische Osteopathie	N	↓	N↓	N	↑	sauer - neutral	N	N↑
Renale tubuläre Acidose	N↑	↓N↑	↓	N↑	N↑	neutral - alkal.	N↑	N
Idiopathische Hypercalciurie	N	↓	N	N	N↑	sauer	↑	N

N = normal; ↑ = vermehrt; ↓ = vermindert

Nierenfunktionsstörung — spricht neben der gelegentlichen Kombination eines „Phosphatdiabetes" mit einer renalen Glucosurie oder Hyperaminoacidurie vor allem der Umstand, daß die Hypophosphatämie auch unter einer die klinischen und blutchemischen Veränderungen beseitigenden Vitamin D-Medikation nicht verschwindet, was eintreten sollte, wenn ein sekundärer Hyperparathyreoidismus ihre Ursache wäre.

Ob jedoch die Veränderung des Phosphatumsatzes in den Nierentubuli oder die Störung der intestinalen Calciumaufnahme das Maßgebende beim Zustandekommen der genuinen Vitamin D-refraktären Rachitis ist, auf jeden Fall dürfte der Fehler *genetisch verankert* sein. Wieweit von Fall zu Fall erbpathologische Unterschiede bestehen (WINTERS u. Mitarb.; PRADER, ILLIG und HEIERLI), erscheint dabei vom Standpunkt der Nephrologie weniger wichtig als die Tatsache, daß es anscheinend auch *erworbene Defekte* recht ähnlicher Art gibt, die vielleicht schon bei Kindern, sicherlich aber bei Erwachsenen vorkommen. Ein solches Krankheitsbild ist

2. Die Vitamin D-resistente (pseudo-hypovitaminotische) Osteomalacie des Erwachsenen

Das Leiden gleicht klinisch und blutchemisch weitgehend einer D-Hypovitaminose, ohne daß sich allerdings bei näherer Untersuchung ein Hinweis auf eine entsprechende Störung findet: Die Osteomalacie entwickelt sich bei normaler Ernährung, ohne Steatorrhoe, ohne Lichtmangel oder andere Umstände, die üblicherweise eine D-Hypovitaminose bedingen. Diese Tatsache ist diagnostisch richtungweisend, und sie wird charakteristisch ergänzt durch das Nicht-Ansprechen der Veränderungen auf mäßige Dosen von Vitamin D. Es handelt sich also um eine „Vitamin D-refraktäre" Osteomalacie, durchaus ähnlich der eben geschilderten „Vitamin D-refraktären Rachitis“. Im Gegensatz zu dieser tritt die Vitamin D-resistente Osteomalacie jedoch in der Regel erst nach Abschluß des Wachstums auf, und es finden sich keine klinischen oder anamnestischen Brückensymptome, die auf eine bereits früher bestandene Osteopathie entsprechender Art hinweisen.

Die Erkrankung beginnt mit Rückenschmerzen, Muskelschwäche und Gehbeschwerden. Die bis dahin gesunden Individuen nehmen auch etwas an Gewicht ab, ohne daß sich freilich ihre Schwäche daraus erklären ließe. Allmählich vermindert sich ihre Körpergröße durch eine Krümmung des Rückens und eine Verkürzung des Rumpfes, und Größenverluste von mehr als 10 cm innerhalb einiger

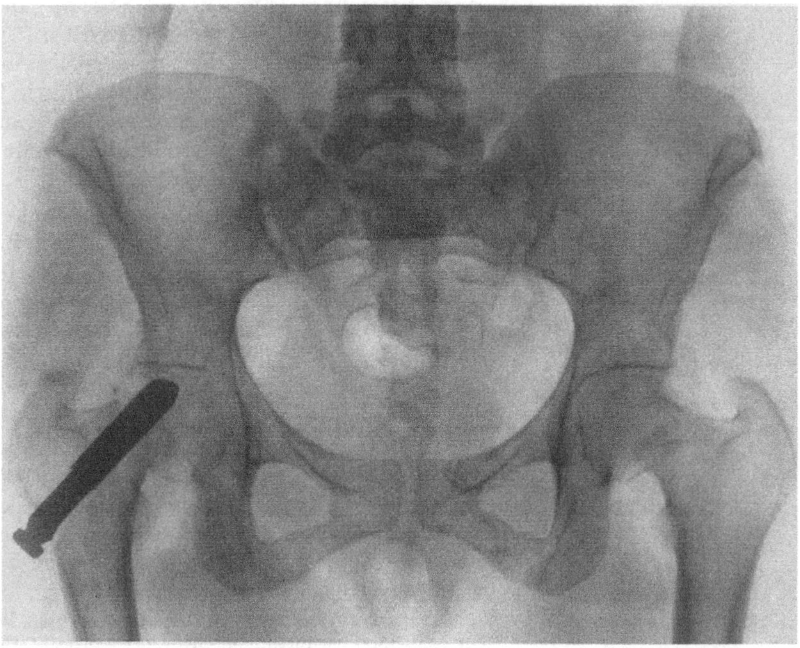

Abb. 23. Im Alter von 26 Jahren aufgetretene pseudo-hypovitaminotische Osteomalacie bei einer 42jährigen Frau. In beiden Schenkelhälsen ausgedehnte Umbauzonen, von denen die im rechten durchgebrochen ist

Jahre sind keineswegs ungewöhnlich. Verkrümmungen langer Röhrenknochen oder Deformierungen des Beckens treten hingegen kaum in Erscheinung, obschon in schwersten Fällen auch das möglich ist (JACKSON, DOWDLE und LINDER).

Wird in einem solchen fortgeschrittenen Stadium der Erkrankung eine *Röntgenuntersuchung* des Skeletes durchgeführt, dann findet man zumeist eine bereits höhergradig vermehrte Strahlendurchlässigkeit der Knochen, eine eigenartig verwaschene Knochenstruktur, sowie da und dort sog. Loosersche Umbauzonen (ELLEGAST). Was die letzteren betrifft, ist es allerdings bemerkenswert, daß sich diese bei der in Rede stehenden Osteomalacieform nicht nur an den üblichen Stellen, wie an den Schambeinästen, an den Schenkelhälsen und an den Rippen, sondern auch an der Scapula, an der Mandibula, an den Wirbelbögen, an den Mittelhandknochen und an anderen Stellen finden, offenbar deshalb, weil die Kranken während der Entwicklung ihrer Osteopathie immer wieder auch schwerere körperliche Arbeit zu leisten versuchten (JACKSON, DOWDLE und LINDER; ELLIOT; FRAME und SMITH, Abb. 23, 24 und 25).

Eine *chemische Untersuchung* ergibt in der Regel einen eben noch normalen oder mäßig verminderten Serumcalciumspiegel, eine *Hypophosphatämie* und eine Vermehrung der alkalischen Phosphataseaktivität im Blut. Daneben findet sich aber auch immer eine *Hypocalciurie* als Ausdruck einer intestinalen Calciumresorptionsstörung, während gleichzeitig eine — meist allerdings nur relative — Hyperphosphaturie auf eine Einschränkung der tubulären Phosphatrückresorption hinweist.

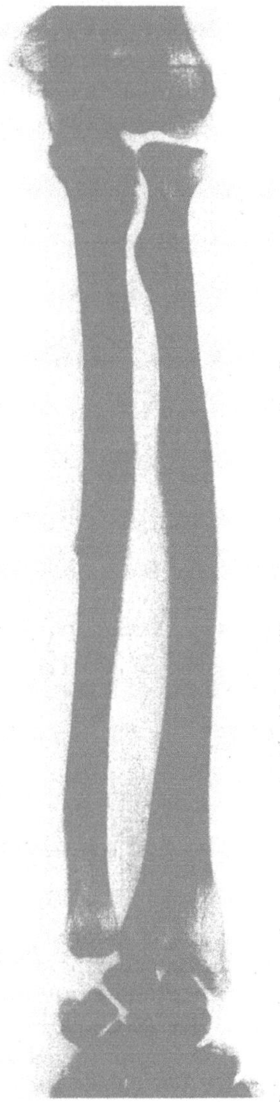

Abb. 24. Umbauzone an der linken Ulna einer 42jährigen Frau mit pseudo-hypovitaminotischer Osteomalacie

Die Ähnlichkeit mit der genuinen Vitamin D-refraktären Rachitis und Osteomalacie ist also offenkundig, und man hat deshalb das Krankheitsbild auch als *Phosphatdiabetes des Erwachsenen* bezeichnet (FRAME und SMITH). Im Gegensatz zu der entsprechenden Störung bei Kindern wurde jedoch bisher hierbei keine renale Glucosurie oder Hyperaminoacidurie beobachtet, und auch eine Störung der renalen Wasserstoffionenexkretion oder der Ammoniakbildung liegt dabei nicht vor.

Werden solche Kranke zu behandeln versucht, dann erweisen sich — wie bereits erwähnt — übliche Dosen von Vitamin D als unwirksam. Mit (von Fall zu Fall wechselnd) hohen Dosen gelingt es jedoch zumeist, die klinischen, röntgenologischen und blutchemischen Zeichen der Osteomalacie zum Verschwinden zu bringen. Eine Unterbrechung (oder auch nur eine Verminderung) der Vitamin D-Zufuhr führt jedoch bald wieder zu einer Verschlechterung und zeigt damit an, daß die Vitaminmedikation die dem Leiden zugrunde liegende Störung lediglich zu kompensieren, nicht jedoch zu beseitigen vermag (s. Abb. 26 und 27).

Über die Art dieser Stoffwechselstörung können zur Zeit nur Vermutungen geäußert werden. Es liegt nahe, Parallelen zur genuinen Vitamin D-refraktären Rachitis zu ziehen, und tatsächlich besteht der einzige Unterschied zwischen den beiden Krankheitsbildern darin, daß das eine als ein angeborenes, das andere hingegen als ein anscheinend erworbenes Leiden auftritt. Wodurch erworben, ist freilich unbekannt, und man muß sich deshalb fragen, ob die pseudo-hypovitaminotische, Vitamin D-refraktäre Osteomalacie des Erwachsenen nicht bloß eine Spätmanifestation einer genuinen Vitamin D-refraktären Rachitis darstellt, die so zustande kommt, daß ein zunächst ossär nicht kranker Erbträger durch Hinzutreten einer (nicht näher bekannten) Noxe krank wird, bzw. die in ihm genetisch verankerte Enzymopathie hierdurch zur klinischen Manifestation gelangt.

Diese Möglichkeit wäre ernstlich zu erwägen, wenn ein Hinweis darauf bestünde, daß bei derartigen Kranken schon vor Beginn ihres Leidens eine *Hypophosphatämie* vorhanden war, da eine solche nach heutiger Auffassung als ein Zeichen einer entsprechenden Belastung gewertet werden kann (WINTERS u. Mitarb.). Ein derartiger Befund hat sich jedoch begreiflicherweise bisher nie erheben lassen, da alle einschlägigen Fälle zur Zeit der Untersuchung bereits krank waren. Es erscheint deshalb von Interesse, daß derartige Erbträger erfahrungsgemäß auch dann kleinwüchsig sind, wenn sie keine rachitischen Skeletveränderungen aufweisen [SWOBODA (3)]. Das ist jedoch bei typischen Fällen von Vitamin D-refraktärer Osteomalacie der Erwachsenen nicht der Fall, und auch in ihrer Blutsverwandtschaft findet sich nichts, was auf eine entsprechende erbliche Belastung hinweisen würde. Darüber hinaus muß nochmals betont werden, daß das in Rede stehende Leiden so eindrücklich als ein im Erwachsenenalter *erworbenes* imponiert, daß man sich unbedingt auch mit der Frage auseinandersetzen muß, wie ein solches entstanden sein könnte.

Dabei ist zu berücksichtigen, daß die pseudo-hypovitaminotische, Vitamin D-refraktäre Osteomalacie des Erwachsenen nach ihren typischen chemischen Befunden ebensowenig allein auf eine tubuläre Nierenfunktionsstörung bezogen werden kann, wie die genuine Vitamin D-refraktäre Rachitis des Kindes. Eine plausible Interpretation dieser Krankheits-

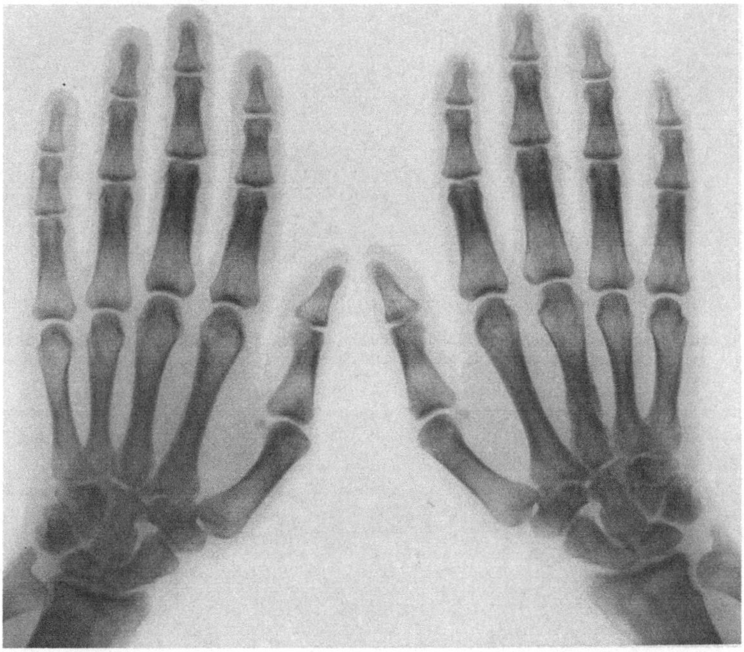

Abb. 25. Durchgebrochene und bereits wieder in Konsolidierung begriffene Umbauzone an einem Mittelhandknochen eines 29jährigen Mannes mit pseudo-hypovitaminotischer Osteomalacie

bilder muß deshalb die Entstehung der intestinalen Calciumresorptionsstörung ebenso erklären, wie die des „Phosphatdiabetes" und der Unwirksamkeit physiologischer Vitamin D-Mengen am Knochen. Es liegt nahe, dabei an einen Defekt in verwandten fermentativen Prozessen zu denken, und bei der genuinen Form fällt es auch nicht schwer, eine Genschädigung als Erklärung heranzuziehen. Wie aber kann sich ein gleicher Fehler — d.h. ein Fehler, der an der Niere, am Darm und am Knochen zur selben Zeit, jedoch in verschiedener Weise wirksam ist — irgendwann in einem bis dahin richtig funktionierenden System einstellen? Hält man sich an die bisher beobachteten Fälle, dann findet man keine Antwort auf diese Frage. Es bleibt also nichts anderes übrig, als durch weitere Beobachtungen und Untersuchungen eine solche zu finden zu trachten.

Die Behandlung der Vitamin D-refraktären Rachitis und Osteomalacie

Obwohl bei der Mangelrachitis und -osteomalacie wirksame Dosen von Vitamin D bei der „Vitamin D-refraktären" Form versagen, gelingt es mit hohen Dosen des Wirkstoffes in der Regel doch, die Störung zu überwinden und eine Knochengewebsmineralisation herbeizuführen. Ja, bei oberflächlicher Betrachtung scheint es, als ob lediglich die Empfindlichkeit gegenüber Vitamin D herabgesetzt sei und es nur eines entsprechend größeren Angebotes bedürfe, um alles zum Normalen zu bringen. In Wirklichkeit liegen die Dinge jedoch außerordent-

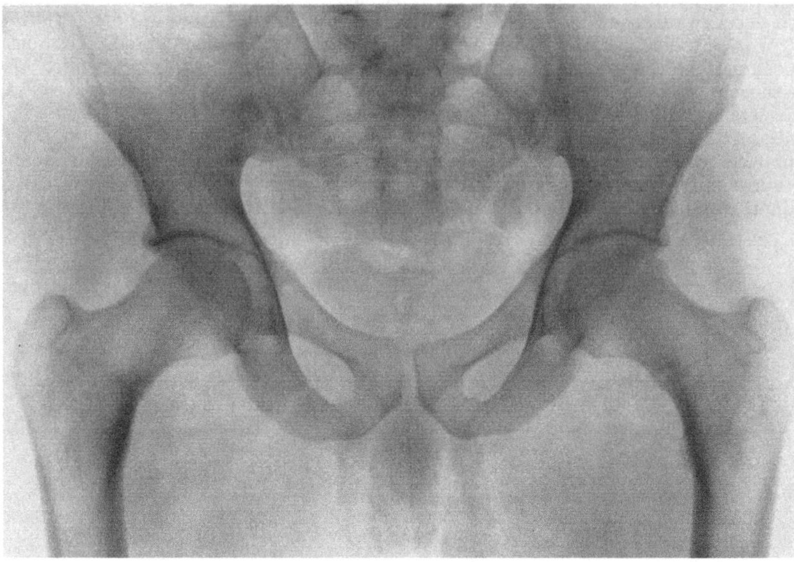

Abb. 26. Seit etwa 2 Jahren bestehende pseudo-hypovitaminotische Osteomalacie bei einem 32jährigen Mann Umbauzonen in beiden Schenkelhälsen (21. 4. 52)

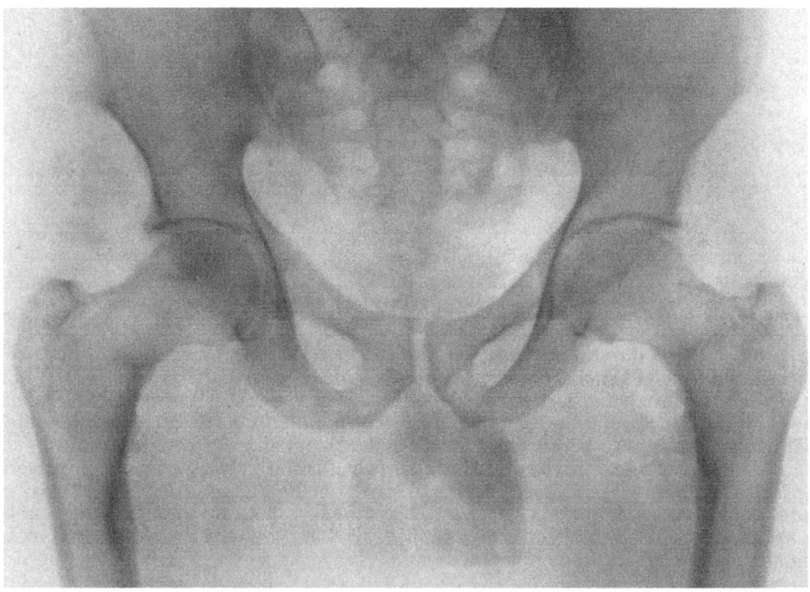

Abb. 27. Röntgenbild des Falles von Abb. 26, 9 Jahre später. Trotz Behandlung mit hohen Dosen von Vitamin D und zeitweisem gutem Erfolg sind neue Umbauzonen in beiden Oberschenkelknochen aufgetreten (19. 10. 61)

lich kompliziert, und wahrscheinlich sind es recht verschiedene Mechanismen, die unter physiologischen und unter pharmakodynamischen Dosen von Vitamin D zum Ablauf gelangen. Dafür spricht nicht zuletzt die Tatsache, daß es bei Kindern trotz Beseitigung rachitischer Veränderungen nicht gelingt, ein normales Wachstum zu erzielen, sofern man nicht außer Vitamin D andere Mittel zum Einsatz bringt. Auf der anderen Seite kann die Mineralisationsstörung verschwinden, wenn derartige Individuen — etwa im Zuge einer Operation — immobilisiert werden oder jenseits des Wachstumsalters gelangen. All das muß berücksichtigt werden, wenn man daran geht, einen Behandlungsplan bei den einschlägigen Krankheitsbildern zu erstellen. Dabei sind folgende Punkte von Bedeutung:

Da der der „Vitamin D-Resistenz" zugrunde liegende Fehler durch Vitamin D nicht beseitigt, sondern nur kompensiert werden kann, muß jede Behandlung grundsätzlich eine Dauerbehandlung sein, bei Kindern zumindest bis zum Abschluß des Wachstums. Die erforderlichen Vitamindosen sind von Fall zu Fall verschieden, liegen jedoch stets in Milligrammbereichen, also weit über den physiologischen (und damit unschädlichen) Mengen. Wirksam ist nur eine orale Vitamin D-Medikation oder eine parenterale Gabe wäßriger Vitaminpräparationen, da ölige Depots zu langsam resorbiert werden, um den gewünschten Effekt zu entfalten [JESSERER (1)]. Obwohl sich die Kranken gegenüber physiologischen Quantitäten des Wirkstoffes mehr oder weniger „resistent" verhalten, sind sie es nicht gegenüber toxischen Dosen, woraus sich vielfach ein nur sehr schmaler Bereich zwischen einer eben wirksamen und schon schädlichen Medikation ergibt. Dazu kommt, daß mehr als dreitägige Intervalle in der Verabreichung erfahrungsgemäß zu unbefriedigenden Behandlungsergebnissen führen [SWOBODA (3)], andererseits aber Vitamin D zur Kumulierung neigt, bzw. seine individuelle Toxicität mit äußeren Umständen, wie körperliche Aktivität, Flüssigkeitsversorgung, Jahreszeit und interkurrierenden Erkrankungen, schwankt, so daß eine eine Zeitlang tolerierte Dosierung plötzlich schlecht vertragen werden kann, ohne daß sich das immer rechtzeitig voraussehen läßt. Am gefährlichsten in dieser Hinsicht ist das Vitamin D_3, das als dem Menschen adäquates Vitamin am besten verwertet wird, am wenigsten riskant das (unphysiologische) Dihydrotachysterin, dessen Wirkung rascher abklingt. Es läßt sich deshalb mit Vorteil zu einer Dauermedikation heranziehen.

Praktisch geht man dabei so vor, daß man die Behandlung mit Gaben größerer Dosen von Vitamin D oder Dihydrotachysterin, wie etwa 5—20 mg täglich per os bei Kindern und etwa 15—30 mg täglich bei Erwachsenen, beginnt und diese Medikation so lange fortsetzt, bis die Sulkowitch-Probe ein deutlich positives Ergebnis (+++) zeigt. Dann reduziert man die Dosen auf Mengen, die gerade keine Hypercalcämie hervorrufen, und verabfolgt diese alle 2—3 Tage unter Kontrolle des Röntgenbefundes und der alkalischen Phosphatase im Serum.

Ein Erfolg ist dabei nicht vor einigen Wochen zu erwarten, und auch dann ist dieser nicht immer voll befriedigend. Das darf jedoch nicht entmutigen, sondern die Medikation muß unter Kontrolle des Serum- und Harncalciums, aber auch des Serumphosphors und des Reststickstoffes im Blut konsequent fortgesetzt werden.

Die (zunächst verminderte) Calciumausscheidung im Harn steigt unter den genannten Dosen verhältnismäßig rasch an und bleibt während der Medikation mehr oder weniger hoch. Das kann unter Umständen zu Calciumablagerungen in den Harnwegen führen, und es ist deshalb notwendig, auf eine entsprechende Flüssigkeitszufuhr sowie auf allfällige Harnwegsinfektionen zu achten. Das Serumcalcium soll 11 mg-% nicht wesentlich überschreiten. Der Serumphosphor bleibt auch bei gutem therapeutischen Erfolg in der Regel unter dem Normalwert. Überschreitet er diesen, und zeigt auch der Reststickstoff eine Tendenz zum Ansteigen, dann muß die Medikation bis zum Verschwinden dieser Veränderungen unterbrochen werden. Eine allgemeine Richtlinie für die Vitamin D- oder Dihydrotachysterinzufuhr gibt auch das Verhalten der alkalischen Phosphatase im Serum, die mit dem Verschwinden rachitisch-osteomalacischer Skeletveränderungen normal wird, bei Wiederauftreten von solchen jedoch erneut ansteigt, und zwar viel früher, als ein derartiger Rückfall etwa röntgenologisch erkennbar ist.

Bei unbefriedigendem Erfolg einer solchen Medikation — oder bei der Notwendigkeit einer Gabe sehr hoher Vitamin D-Dosen — erweist es sich als zweckmäßig, dem Vitamin D Prednison oder Prednisolon in Quantitäten von täglich 5—10 mg hinzuzufügen. Bei Kindern ist freilich dabei Vorsicht geboten, da eine längere Cortisongabe das Wachstum stören kann, das bei der genuinen Vitamin D-refraktären Rachitis ohnehin reduziert ist, und zwar auch dann, wenn es gelingt, die Rachitis unter Kontrolle zu bekommen [SWOBODA (3)]. Worauf das zurückzuführen ist, ist unbekannt. Möglicherweise hängt es mit der persistierenden Hypophosphatämie zusammen, da ja auch klinisch nicht kranke Erbträger der Stoffwechselstörung neben einer Hypophosphatämie einen Minderwuchs aufweisen (s. S. 941). Ein solcher (bei allen tubulär bedingten Osteopathien vorkommender) Minderwuchs läßt sich durch Gaben von Schilddrüsenhormon (FANCONI und CHASTONAY) oder von Anabolica (ROSENKRANZ und SWOBODA) günstig beeinflussen.

Die Behandlung einer Vitamin D-refraktären Rachitis kann eingestellt werden, wenn sich nach Abschluß des Wachstums die Aktivitätszeichen der Osteopathie verlieren. Andernfalls muß die Vitamin D-Medikation unter entsprechender Kontrolle weiter fortgesetzt werden.

Orthopädische Maßnahmen — die sich bei stärkeren Beinverkrümmungen vielfach als notwendig erweisen — sollen nur unter strenger Überwachung der Blut- und Harnmineralverhältnisse ausgeführt werden. Während einer Ruhigstellung ist die Vitamin D-Medikation auszusetzen, da sonst eine Intoxikation droht. Die besten Erfolgsaussichten bestehen bei jenen Fällen, die nach Abschluß des Wachstums in einem Stadium ohne Aktivität operiert werden. Will man Fehlbelastungen von Gelenken und daraus resultierende Arthrosen verhüten, kann man allerdings oft nicht so lange warten. Wiederholte Operationen sind dann unvermeidlich.

Bei Erwachsenen ist besonders auf Umbauzonen in den Schenkelhälsen zu achten, da solche stets über kurz oder lang durchbrechen und dann zumeist schwierige Repositionsprobleme schaffen. Sind entsprechende Veränderungen schon weiter fortgeschritten, ist es am besten, sie durch Bettruhe zum Abheilen zu bringen. Das ist vielfach ohne jede Medikation möglich, wie sich ja auch rachitische Veränderungen bei Kindern allein durch Ruhigstellung bessern können. Während dieser Zeit ist eine besonders sorgfältige blutchemische Überwachung angezeigt. Gaben von Anabolica können dabei von Nutzen sein. Über den Wert einer protrahierten Phosphatmedikation (die zum Ausgleich des „Phosphatdiabetes“ empfohlen wurde) gehen hingegen die Meinungen auseinander [SWOBODA (3); FRAME, SMITH, FLEMING und MANSON).

3. Das sog. De Toni-Debré-Fanconi-Syndrom und die Lignac-Fanconische Krankheit

Zwischen 1933 und 1936 beschrieben DE TONI (1), DEBRÉ, MARIE, CLÉRET und MESSIMY sowie G. FANCONI unabhängig voneinander Kinder mit einer chronischen Nierenkrankheit, einer hypophosphatämischen Rachitis, einer renalen Glucosurie und einer Hyper(amino)acidurie, und 1936 äußerte FANCONI als erster die Vermutung, daß es sich bei dieser Kombination von Veränderungen um das Ergebnis einer Störung bestimmter tubulärer Partialfunktionen handle. Diese Auffassung wurde angenommen und das Krankheitsbild in der Folge als *De Toni-Debré-Fanconi-Syndrom* — bzw. als *renale Rachitis mit Phospho-gluco-amindiabetes* — bezeichnet [DE TONI (2)].

Schon 1937 erkannten BEUMER und WEPLER, daß Beziehungen zwischen diesem Syndrom und der 1924 von LIGNAC beschriebenen *Cystinspeicherkrankheit* bestanden, bzw. daß diese Züge des „nephrotisch-glykosurischen Zwergwuchses“ (wie FANCONI seine Fälle bezeichnete) zeigte, und 1943 stellten McCUNE, MASON und CLARKE bei einer vergleichenden Analyse von insgesamt 39 bis dahin bekannt gewordenen einschlägigen Fällen fest, daß 28 die Kombination Rachitis und renale

Glucosurie, 10 die Kombination Rachitis und Cystinose und 5 eine Kombination von Rachitis, Cystinose und renaler Glucosurie aufwiesen. Später hat sich vor allem BICKEL mit den Beziehungen zwischen dem „Fanconi-Syndrom" (wie es in der angloamerikanischen Literatur kurz genannt wurde) und der Cystinspeicherkrankheit beschäftigt und für die Kombination von Cystinose, Hyperaminoacidurie und Zwergwuchs die Bezeichnung *Lignac-Fanconische Krankheit* vorgeschlagen. Gleichzeitig stellte er aber auch fest, daß gewisse Befunde mit der Auffassung einer tubulären Nierenfunktionsstörung im Widerspruch standen, und heute ist man ziemlich allgemein der Ansicht, daß die einschlägigen Krankheitsbilder wohl in die Gruppe der vorwiegend tubulär bedingten Nephropathien eingereiht werden können, die dabei vorhandenen Nierenfunktionsstörungen aber nur einen Teil einer umfassenderen Stoffwechselanomalie darstellen (KUHLENCORDT; ROSENKRANZ und SWOBODA).

Im Gegensatz zur genuinen Vitamin D-refraktären Rachitis und zur pseudohypovitaminotischen, Vitamin D-resistenten Osteomalacie des Erwachsenen besteht beim DeToni-Debré-Fanconi-Syndrom außer einer tubulären Rückresorptionsstörung für Phosphat stets auch eine solche für Zucker und für verschiedene Aminosäuren, oft aber auch eine Einschränkung der Rückresorption von Kalium und Wasser sowie eine mangelhafte Wasserstoffionenexkretion und Ammoniaksynthese. Im *Blut* findet sich eine mäßige *Hypophosphatämie*, manchmal auch eine Hypokaliämie, eine *hyperchlorämische Acidose*, eine Vermehrung verschiedener organischer Säuren, insbesondere der Aminosäuren, eine mehr oder weniger starke *Vermehrung der alkalischen* Phosphatase, jedoch keine Erhöhung des Blutzuckers. Im *Harn* besteht keine Verminderung der Calciumausscheidung, sondern eher eine Vermehrung derselben, und die Reaktion des Harnes ist neutral oder alkalisch. Dazu kommt eine mehr oder weniger starke und in ihrer Kombination von Fall zu Fall wechselnde *Hyperaminoacidurie*, die geradezu das Kriterium der Zuordnung eines einschlägigen Krankheitsbildes zum Formenkreis des „Fanconi-Syndroms" darstellt.

Knochenveränderungen stellen bei diesem Syndrom ein zwar wichtiges, jedoch — im Gegensatz zu den bisher geschilderten renalen Osteopathien — kein obligates Merkmal dar. Bei relativ guter Längenwachstumstendenz der Knochen entwickelt sich etwa ab dem zweiten Lebensjahr eine („Vitamin D-resistente") *Rachitis*; ist hingegen der Eiweiß- und Aminosäurenstoffwechsel stärker gestört, dann steht eine *allgemeine Dystrophie* meist so im Vordergrund, daß die Rachitis weniger oder gar nicht zum Ausdruck kommt. Röntgenologisch kann man entweder nur eine stärkere Osteoporose mit verzögerter Knochenreifung oder typische Rachitiszeichen finden, die allerdings meist nicht so schwere Grade erreichen, wie bei der genuinen Vitamin D-refraktären Rachitis (ASTLEY, TEALL und BICKEL). Eine gleichzeitig vorhandene *Cystinose* ist relativ leicht an den typischen Kristalleinlagerungen im Knochenmark oder in der Augenbindehaut zu erkennen (BICKEL, SMALLWOOD, SMELLIE, BAAR und HICKMANS; DOUGLAS und BICKEL).

Die *Diagnose* wird freilich in erster Linie auf Grund des Harnbefundes und der serumchemischen Veränderungen gestellt (s. Tabelle 5). Ein papierchromatographischer Nachweis der Hyperaminoacidurie ist dabei von entscheidender Bedeutung (s. Abb. 29). Zur Erfassung einer Cystinose läßt sich auch eine Lymphknotenbiopsie heranziehen (BAAR und BICKEL).

Die *Ätiologie* des Syndroms ist noch immer nicht hinreichend geklärt. Obwohl beim Kind in erster Linie ein genetisch verankerter Stoffwechselfehler als Ursache anzunehmen wäre, lassen sich ein familiäres Auftreten und ein Erbgang nur bei einem Teil der Fälle nachweisen. Von klinisch recht ähnlichen Fällen bei Erwachsenen weiß man aber, daß erworbene Nierenschäden vom Typus einer interstitiellen Nephritis die Symptomatik des „Fanconi-Syndroms" weitgehend imitieren können (DRAGSTEDT und HJORTH; GROSS), und schließlich konnten

Harrison und Harrison durch Injektion von Maleinsäure bei Tieren eine renale Glucosurie, Phosphaturie und Aminoacidurie auslösen. Unter diesen Umständen erscheinen heute verschiedene, eine Zeitlang mit großem Interesse aufgenommene morphologische Abnormitäten an den Nierentubuli (Clay, Darmady und Hawkins) eher fragwürdig. Für das Vorliegen einer tief im Stoffwechsel verankerten, angeborenen Störung spricht hingegen die bei Kindern überaus häufige Kombination des erwähnten tubulären Nierensyndroms mit einer in nahezu allen Organen und Geweben vorhandenen Ansammlung von Cystinkristallen. Bei Erwachsenen wurde diese Kombination allerdings bisher nie beobachtet. Man muß deshalb an-

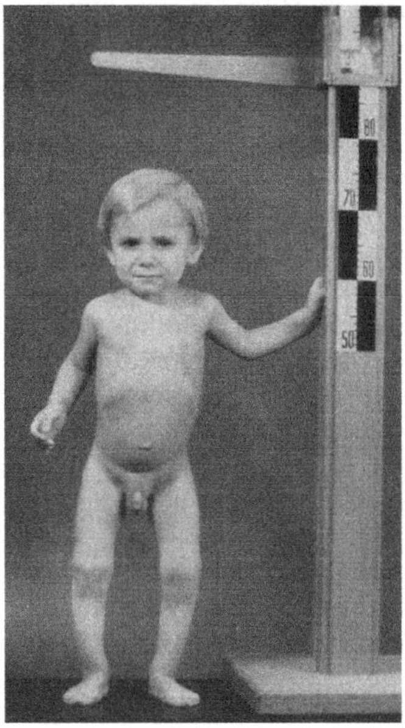

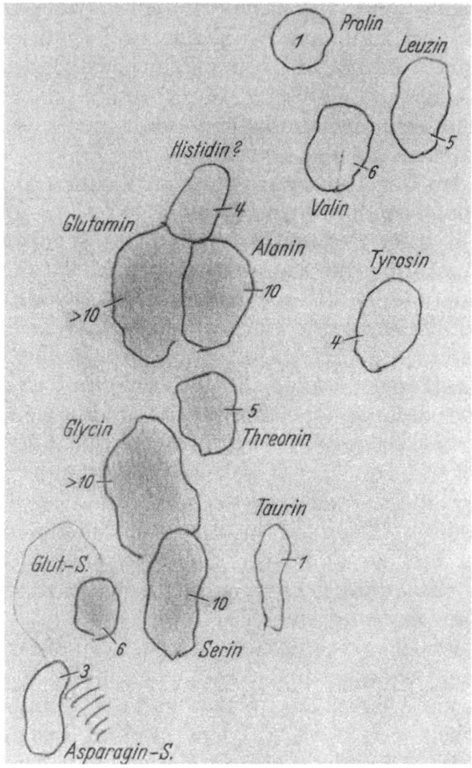

Abb. 28 Abb. 29

Abb. 28. Dreijähriger Knabe mit De Toni-Debré-Fanconi-Syndrom. (Aus Rosenkranz und Swoboda)

Abb. 29. Papierchromatogramm der Aminosäurenausscheidung des Falles von Abb. 28. Hochgradige Hyperaminoacidurie mit Ausscheidung einiger atypischer Aminosäuren. (Aus Rosenkranz und Swoboda)

nehmen, daß das De Toni-Debré-Fanconi-Syndrom auf verschiedene Weise verursacht werden kann und die sog. Lignac-Fanconische Krankheit nur einen Spezialfall darstellt (Illig und Prader).

Die komplette Stoffwechselstörung beeinträchtigt das Gedeihen der Kinder zumeist beträchtlich. Es entwickelt sich ein *dystrophischer Kleinwuchs* (s. Abb. 28), und viele dieser Kranken sterben schon im frühen Kindesalter. Todesursachen sind akzidentielle Erkrankungen, schwere Elektrolytstörungen oder zu den vorhandenen Nierenveränderungen hinzutretende Harnwegsinfektionen.

Wegen der komplizierten Verhältnisse ist auch die *Therapie* weniger aussichtsreich als bei der genuinen Vitamin D-refraktären Rachitis. Ein wichtiger Teil ist der Ausgleich einer stärkeren Acidose. Hierbei hat sich einerseits die sog. *Shohlsche Lösung*[1] und andererseits ein *alkalisches Mischpulver*, bestehend aus

[1] Shohlsche Lösung: Acid. citr. 140,0, Natr. citr. 98,0, Aqua fontis ad 1000,0. In mehreren Einzelportionen bis zu einer Tagesmenge von 50—100 cm³ zu geben.

gleichen Teilen von Natrium citricum, Kalium citricum, Natrium bicarbonicum und Kalium bicarbonicum (bzw. bei Kaliumverlusten mit Überwiegen der Kaliumsalze) bewährt. Daneben muß Vitamin D in größeren Dosen als Dauermedikation verabfolgt werden. Die notwendigen Mengen liegen zwar gewöhnlich etwas niedriger als bei der genuinen Vitamin D-refraktären Rachitis, dafür ist aber die Überwachung schwieriger, da man sich nicht nach der Calciumausscheidung im Harn richten kann, und damit das Risiko einer Überdosierung steigt. Man kann es zwar durch Gaben von Dihydrotachysterin anstelle von Vitamin D etwas

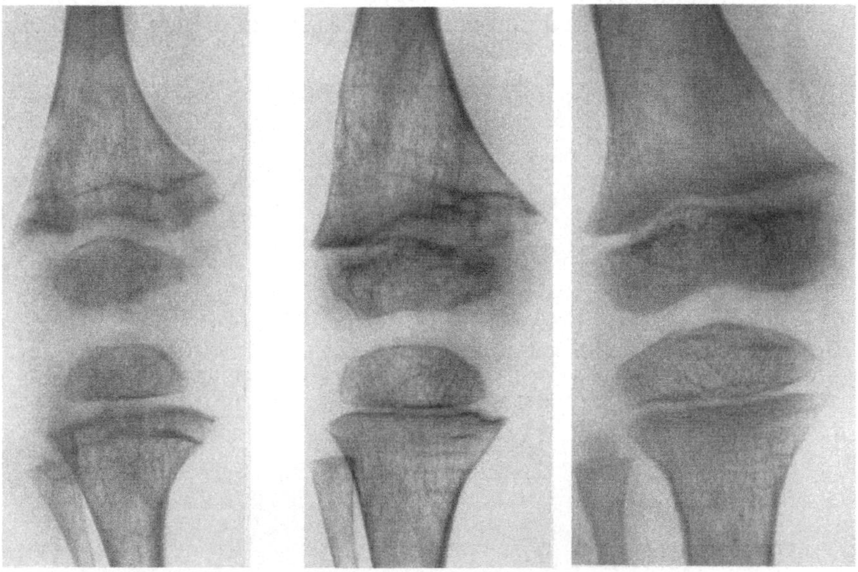

a b c

Abb. 30a—c. Röntgenbilder des Falles von Abb. 28. a Vor Beginn der Behandlung; b nach 5 Monate dauernder Vitamin D-Alkalibehandlung; c nach mehr als dreijähriger Behandlung. Vollständige Heilung der Rachitis. Trotzdem konnte der bei dem Kind vorhandene Minderwuchs damit nicht beseitigt werden. (Aus ROSENKRANZ und SWOBODA)

einschränken, doch bleibt die Möglichkeit von Calciumablagerungen in den Harnwegen auch dann bestehen, zumal die Reaktion des Harnes dem entgegenkommt. Nicht zuletzt deshalb muß der Verhütung bzw. Bekämpfung von Harnwegsinfektionen ein besonderes Augenmerk zugewendet werden.

Durch eine kombinierte Dauerbehandlung mit Vitamin D oder Dihydrotachysterin in Dosen von etwa 1 mg täglich per os und antiacidotischen Maßnahmen gelingt es zumeist, die Rachitis zu beherrschen (s. Abb. 30). Das Wachstum und Gedeihen der Kinder wird allerdings dadurch nicht gewährleistet, und vielfach bleibt das vorhandene Defizit unverändert bestehen. Es empfiehlt sich deshalb, zusätzlich Anabolica zu verabreichen (ROSENKRANZ und SWOBODA).

Die *Prognose* des Leidens wird unterschiedlich beurteilt. Sie ist jedoch — eine entsprechende ärztliche Betreuung vorausgesetzt — wahrscheinlich nicht so schlecht, wie man zunächst annahm, und zumindest ein Teil der Fälle erreicht das Erwachsenenalter in einem erträglichen Allgemeinzustand (ILLIG und PRADER).

4. Die glucosurische Osteopathie (das sog. Fanconi-Syndrom beim Erwachsenen)

Ähnlich wie bei der „Vitamin D-resistenten Rachitis" gibt es auch beim DeToni-Debré-Fanconi-Syndrom eine Spielart beim Erwachsenen, die einige

Besonderheiten aufweist und von der entsprechenden Erkrankung beim Kind abzugrenzen ist. KUHLENCORDT hat dieses Krankheitsbild näher studiert und dafür die Bezeichnung *glucosurische Osteopathie* vorgeschlagen. Ob ein solcher Name das Wesentliche trifft, mag dahingestellt bleiben; ziemlich sicher handelt es sich jedoch um die Folge einer tubulären Nierenfunktionsstörung, und zwar anscheinend um eine primäre, und nicht um eine im Rahmen einer umfassenderen Stoffwechselanomalie auftretende Veränderung. Deshalb verdient das Krankheitsbild im hiesigen Zusammenhang Interesse.

Das Leiden beginnt zwischen der Pubertät und der Altersklasse um die Fünfzig, wobei nach den bisherigen Erfahrungen (und im Gegensatz zu verwandten Osteo-

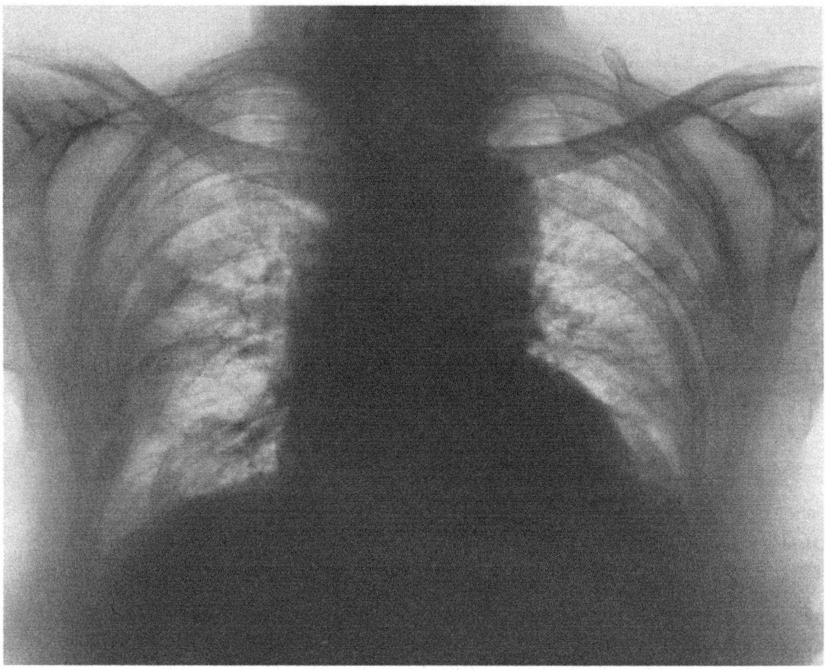

Abb. 31. „Glockenthorax" bei einer 68jährigen Frau mit glucosurischer Osteopathie. Trotz jahrelanger Behandlung und zeitweiser Besserung ging die Kranke schließlich an ihrem Leiden zugrunde

pathien) Männer eher häufiger als Frauen befallen werden. Es zeigt sich jedoch keine Erblichkeit und keine familiäre Häufung, und es bestehen auch keine Beziehungen zu einer früher durchgemachten Rachitis. Meist ist überhaupt keine Knochenerkrankung vorausgegangen, und auch über andere Krankheiten, die mit dem Leiden in Zusammenhang gebracht werden könnten, wird in der Regel nichts berichtet. Trotzdem hat man den Eindruck, daß es sich um eine *erworbene Störung* handelt und daß diese, soweit sie die Niere betrifft, am ehesten dem Typus einer interstitiellen Nephritis entspricht.

Die ersten *Symptome* sind uncharakteristisch: Die Kranken klagen über ein Schwächegefühl im Rücken und über Schmerzen im Ansatzgebiet der Muskeln am Beckenring. Die Beschwerden werden anfangs zumeist als „rheumatisch" gedeutet und zu behandeln versucht, freilich stets ohne Erfolg. Mit der Zeit nehmen die Schmerzen zu und äußern sich besonders beim Gehen, aber auch beim Husten und Niesen. Es entwickelt sich allmählich ein „Watschelgang", schließlich ist ein Gehen nur mehr mit Krücken möglich, und eines Tages kommt es aus einem nichtigen Anlaß zu einer Schenkelhalsfraktur, die den Kranken vollends gehunfähig macht.

Bei äußerer Betrachtung fällt eine abnorme Krümmung der Wirbelsäule auf, und die meisten Kranken geben an, daß sie im Laufe ihres Leidens kleiner geworden sind. Wird eine *Röntgenuntersuchung* des Skeletes durchgeführt, findet man anfangs nur eine uncharakteristische, diffuse Verminderung der Knochendichte, später jedoch zunehmend Zeichen einer *Osteomalacie* in Form von Looserschen Umbauzonen, Knochendeformierungen und ähnlichem, sowie eventuell auch Frakturen, die aus solchen hervorgegangen sind (s. Abb. 31 und 32)[1].

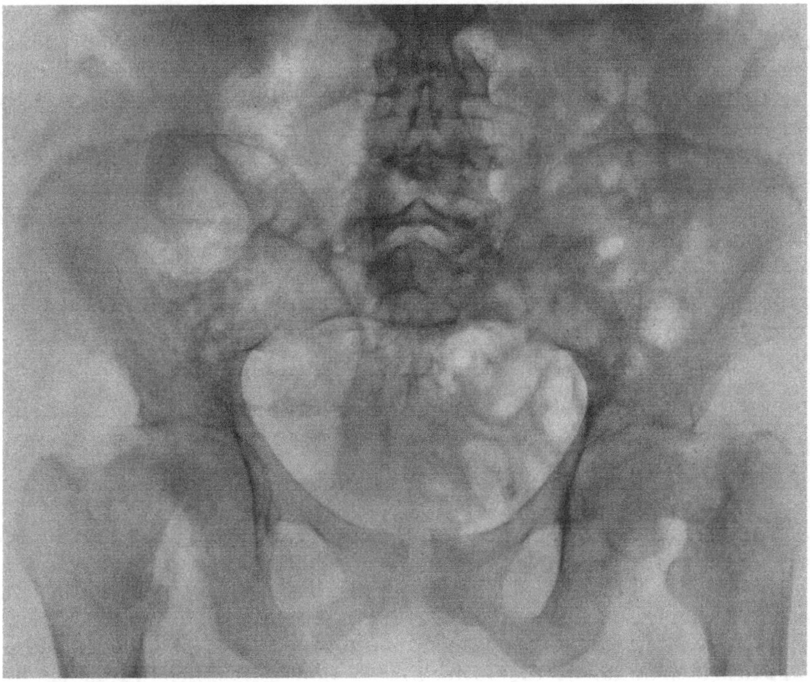

Abb. 32. Becken der Frau von Abb. 31. An beiden Schenkelhälsen durchgebrochene Umbauzonen

Blutchemisch ergibt sich in der Regel ein *normales* oder an der unteren Grenze der Norm stehendes *Calcium*, eine — zumeist deutliche — *Hypophosphatämie*, ein normaler Reststickstoff, oft eine *Verminderung der Alkalireserve* und manchmal sogar eine hyperchlorämische Acidose. Die Aktivität der alkalischen Phosphatase im Serum ist der Schwere der Osteopathie entsprechend erhöht, so daß insgesamt die Befundkombination einer *Osteomalacie* vorliegt.

Das erscheint insofern von Bedeutung, als *histologisch* nicht immer eine Osteomalacie, sondern oft nur eine — allerdings zumeist schwere — *Osteoporose* nachweisbar ist (KUHLENCORDT), was nicht nur mit den chemischen, sondern auch mit den radiologischen Veränderungen im Widerspruch steht, ganz abgesehen davon, daß sich das Leiden klinisch immer als eine Osteomalacie und nicht als eine Osteo-

[1] Auch der seinerzeit von MILKMAN beschriebene Fall von „multiplen, spontanen, idiopathischen, symmetrischen Frakturen“, der in Mißachtung des europäischen Schrifttums (McCANCE) später als „Milkman-Syndrom“ Bedeutung erlangte, wird heute hierher gerechnet (WALLIS und ENGLE; KUHLENCORDT).

porose präsentiert. Man muß deshalb daran denken, daß die von verschiedenen Untersuchern als osteoporotisch angesprochenen Knochenveränderungen tatsächlich osteomalacisch waren, die entsprechenden histologischen Kriterien jedoch infolge der bekannten Schwierigkeit, intra vitam gewonnenen Knochen so kontrastreich wie Leichenknochen zu färben, nicht deutlich genug hervortraten (Dettmer, Schmidt-Rhode und Haberich).

Im *Harn* ist der zunächst auffallendste Befund das *Fehlen einer Hypocalciurie.* Dazu kommt als ein weiteres charakteristisches — wenn auch nur zeitweise vorhandenes — Zeichen eine *Glucosurie ohne Blutzuckersteigerung*, ein verminderter Bicarbonatgehalt des Harnes und nur bei manchen Fällen eine *vermehrte Aminosäurenausscheidung*, die jedoch niemals die für die Lignac-Fanconische Krankheit charakteristische Zusammensetzung zeigt (Kuhlencordt).

Mit Clearanceuntersuchungen läßt sich eine Verminderung der tubulären Phosphatrückresorption nachweisen. Zeichen einer intestinalen Calciumaufnahmestörung finden sich jedoch nicht, obwohl die blutchemischen und radiologischen Veränderungen auf Vitamin D nur in hohen Dosen (und auch dann nur äußerst zögernd) ansprechen. Der pathogenetische Mechanismus der glucosurischen Osteopathie ist also wahrscheinlich ein anderer als der der pseudo-hypovitaminotischen Osteomalacie des Erwachsenen (s. S. 946), und zwar offenbar so, daß nur die tubuläre Nierenfunktionsstörung maßgebend ist.

Die *Diagnose* ergibt sich somit aus der Kombination einer hypophosphatämischen Osteomalacie ohne Hypocalciurie, jedoch mit zeitweiser renaler Glucosurie und einer eventuell vorhandenen Hyperaminoacidurie. Wichtig ist, daß Osteopathie, Glucosurie und Hyperaminoacidurie dabei in keiner fixen Koppelung stehen. So kann die Glucosurie schon sehr früh (Kuhlencordt), aber auch erst nach Jahren (eigene Beobachtung) in Erscheinung treten, und das gleiche gilt allem Anschein nach für die Hyperaminoacidurie sowie auch für allfällige Störungen der Acido- und Ammoniogenese.

Das bedeutet jedoch, daß die Zeichen einer tubulären Nierenfunktionsstörung nicht nur zu irgendeinem Zeitpunkt zwischen der Pubertät und dem Präsenium auftreten, sondern auch im Verlaufe des Leidens zunehmen können. Wenn man dazu in Rechnung setzt, daß die Mehrzahl der bisher bekannt gewordenen Fälle erst nach 1947 zur Beobachtung gelangten, dann spricht alles dafür, daß es sich bei der in Rede stehenden Osteopathie um die Folge einer erworbenen, tubulären Niereninsuffizienz handelt, die fortschreiten und schließlich durch ein totales Nierenversagen zum Tod führen kann. Es liegt nahe, ätiologisch auch eine Schädigung durch Medikamente in Betracht zu ziehen (Gross) und sich den Mechanismus etwa so vorzustellen, daß entsprechende Stoffe in die tubulären Austauschvorgänge einbezogen werden, dabei bestimmte Fermentsysteme zunächst reversibel, später irreversibel stören und so zu jenen Veränderungen führen, die sich schließlich an der Niere funktionell und morphologisch nachweisen lassen. Das gleiche könnte auch durch andere, zur Zeit noch nicht bekannte Noxen geschehen (Wallis und Engle). Stets würde es sich jedoch um eine *erworbene* Schädigung handeln, die sich grundsätzlich von jenem „inborn error of metabolism" unterscheidet, dem das DeToni-Debré-Fanconi-Syndrom beim Kind und die (bei Erwachsenen bisher nie beobachtete) Lignac-Fanconische Krankheit entspringt.

Die *Behandlung* der glucosurischen Osteopathie ist prinzipiell die gleiche, wie die des kindlichen DeToni-Debré-Fanconi-Syndroms (s. S. 952). Die *Prognose* ist nicht schlecht, aber trotzdem zweifelhaft. Eindeutige therapeutische Erfolge wurden bisher nur vereinzelt erzielt (Kuhlencordt), die Mehrzahl der Kranken ging hingegen nach längerem Leiden an Hinfälligkeit, an einer interkurrierenden

Erkrankung oder an einer Niereninsuffizienz zugrunde. Trotzdem erscheint es nicht ausgeschlossen, daß sich die Situation durch eine frühzeitig begonnene und konsequent durchgeführte Behandlung bessern läßt. Erfahrungen darüber liegen allerdings zur Zeit noch nicht vor.

5. Die renale tubuläre Acidose

1935 berichtete LIGHTWOOD erstmals über eine Erkrankung des frühen Kindesalters, die durch ein schlechtes Gedeihen, Obstipation, Anorexie, Erbrechen und Dehydratation gekennzeichnet war und bei der sich auffallende Kalkablagerungen in den Sammelröhrchen der Nieren fanden, ohne daß eine Vitamin D-Überdosierung oder eine andere damals bekannte Störung als Erklärung hierfür herangezogen werden konnte. Im Jahr darauf berichteten BUTLER, WILSON und FARBER über weitere Fälle dieser Art und stellten dabei das Vorhandensein einer Hyperchlorämie und Acidose fest. 1939 erkannte HARTMANN, daß diese Acidose auf eine Unfähigkeit der Nieren, Wasserstoffionen auszuscheiden, zurückzuführen war.

Handelte es sich dabei stets um sehr junge Kinder, so beobachteten ALBRIGHT, CONSOLAZIO, COOMBS, SULKOWITCH und TALBOT 1940 erstmals die Erkrankung bei einem älteren Mädchen, das klinisch das Bild eines Zwergwuchses, einer Vitamin D-resistenten Rachitis und einer Nephrocalcinose bot. Später wurde ein entsprechendes Syndrom auch verschiedentlich bei Erwachsenen festgestellt (BAINES, BARCLAY und COOKE; PINES und MUDGE; MILNE, STANBURY und THOMSON; SMITH und SCHREINER), und heute weiß man, daß die verantwortliche Störung jenseits des Säuglingsalters zu rachitisch-osteomalacischen Skeletveränderungen führt, die sich durch die häufige Kombination mit calciumhaltigen Harnwegskonkrementen auffallend von anderen Formen der chronischen, Vitamin D-resistenten Rachitis und Osteomalacie unterscheiden.

Nach der 1946 von ALBRIGHT, BURNETT, PARSON, REIFENSTEIN und ROOS gegebenen Interpretation soll die Störung damit beginnen, daß die Nierentubuli die Fähigkeit verlieren, Säuren in der üblichen Weise auszuscheiden und Ammoniak zu bilden. Das führt zu einer ungenügenden oder fehlenden Acidität des Harnes und zu einer Calciumablagerung in den Harnwegen. Da der basenerhaltende Mechanismus der Niere nicht funktioniert, werden zur Säureausscheidung in erhöhtem Maße Kalium und Calcium herangezogen, wodurch einerseits ein Basenverlust und andererseits eine Hyperkaliurie und eine Hypercalciurie entsteht. Im Serum kommt es zu einem Anstieg der Chloride, zu einer Verminderung des Kaliums und zu einer Reduktion der Alkalireserve. Da aber neben Kalium auch Calcium verlorengeht, wird durch die sich daraus ergebende Tendenz zur Hypocalcämie ein sekundärer Hyperparathyreoidismus ausgelöst (s. S. 916), der für die bei derartigen Kranken stets vorhandene Hypophosphatämie und Konzentrationsschwäche der Niere verantwortlich sein soll.

Diese Interpretation ist zwar bestechend, aber sicherlich nicht zutreffend. So erklärt sie wohl das Zustandekommen der hyperchlorämischen Acidose und der mitunter beträchtlichen Hypokaliämie, nicht aber das klinische und histologische Bild der Skeletveränderungen, die durchaus einer Rachitis oder einer Osteomalacie, nicht jedoch einer hyperparathyreotischen Osteopathie entsprechen. Man hat sich deshalb im Laufe der Zeit zunehmend von der Auffassung ALBRIGHTs distanziert und andere Mechanismen in Erwägung gezogen (SMITH und SCHREINER). Ein abschließendes Urteil ist zur Zeit nicht möglich; vieles spricht jedoch dafür, daß der tubuläre Funktionsfehler komplizierter ist als man zunächst annahm.

Die Unfähigkeit der Niere, Wasserstoffionen regelrecht auszuscheiden, steht außer Zweifel. Worauf diese Unfähigkeit jedoch beruht, ist nicht ohne weiteres klar.

So gehört z. B. zu den häufigen Symptomen dieser Störung eine Hypokaliämie. Eine derartige Veränderung hemmt nun erfahrungsgemäß die renale Wasserstoffionenausscheidung, und es könnte deshalb sein, daß nicht die Störung der Acidogenese, sondern ein abnormer renaler Kaliumverlust das Primäre, und die Verminderung der Wasserstoffionenexkretion das Sekundäre ist (P. FOURMAN). Aber selbst im umgekehrten Falle könnte die Hypokaliämie die Neigung zur Acidose verstärken.

Die bei dem Krankheitsbild gelegentlich vorhandene Hypercalciurie wurde von ALBRIGHT als eine Folge der Acidose angesehen. Bemerkenswerterweise verringert sich die renale Calciumausscheidung jedoch nicht, wenn die Acidose durch Gaben von Natriumbicarbonat beseitigt wird (P. FOURMAN und McCANCE). Man muß deshalb annehmen, daß die Hypercalciurie eine von der Acidose unabhängige Störung ist, etwa von der Art, wie sie bei der idiopathischen Hypercalciurie (siehe S. 960) vorkommt.

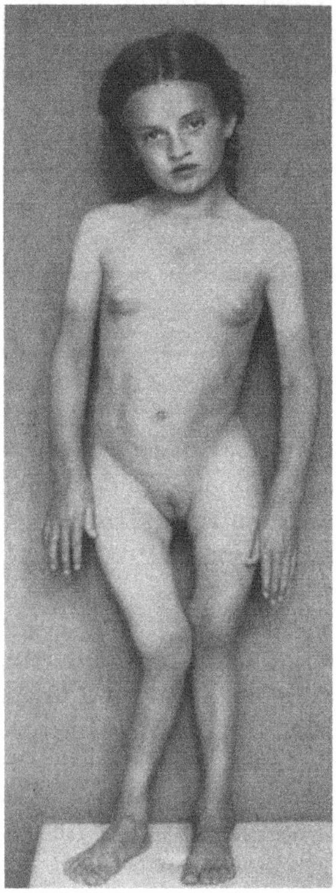

Abb. 33. 14jähriges Mädchen mit renaler tubulärer Acidose. Größe 119 cm, Gewicht 24,8 kg (Soll: 155/22,3). Chronische Vitamin D-resistente Rachitis und Nephrocalcinose. (Aus ZWEYMÜLLER und RÖSSLER)

Wenn das aber so ist, dann würde das bedeuten, daß dem Krankheitsbild der renalen tubulären Acidose *multiple tubuläre Defekte* zugrunde liegen, und dann wäre es auch möglich, daß die dabei stets vorhandene Hypophosphatämie nicht die Folge eines sekundären Hyperparathyreoidismus, sondern die einer weiteren tubulären Störung ist, ebenso wie die bei derartigen Kranken häufig zu beobachtende Polyurie und die bereits von HARTMANN festgestellte vermehrte Bicarbonatausscheidung.

Die der tubulären Acidose zugrunde liegende Nierenfunktionsstörung kann nach heutiger Auffassung angeboren sein oder früher oder später erworben werden (RENDLE-SHORT; FOSS, PERRY und WOOD; HUTH, WEBSTER und ELKINTON). So erscheint es auch nicht überraschend, daß die wesentlichen Kennzeichen des Krankheitsbildes, nämlich die Acidose, die Hypokaliämie, eine Nephrocalcinose oder/und Nephrolithiasis sowie rachitisch-osteomalacische Skeletveränderungen, früher oder später auftreten können und in keiner festen Beziehung zueinander stehen. Im frühen Kindesalter ist die Nephrocalcinose bzw. die Unfähigkeit, einen sauren Harn zu produzieren, das führende Symptom. Beide Veränderungen können einer Osteopathie lange vorausgehen und müssen nicht mit einer allgemeinen Acidose vergesellschaftet sein. Beim älteren Kind wird das klinische Bild oft durch einen Minderwuchs, eine Vitamin D-resistente Rachitis und Nierenkonkremente bestimmt (s. Abb. 33). Beim Erwachsenen können hingegen akute Kaliummangelerscheinungen ebenso führend sein wie eine Osteomalacie, eine Nephrocalcinose oder eine Nephrolithiasis, oder das eine und das andere zusammen (HADORN; PINES und MUDGE; MILNE, STANBURY und THOMSON; SMITH und SCHREINER). Im hiesigen Zusammenhang wichtig ist, daß eine Osteopathie nur eine mögliche, jedoch keine obligate Folge einer renalen tubulären Acidose darstellt.

Sofern das der Fall ist, findet man *blutchemisch* ein *normales Serumcalcium*, eine *Verminderung des anorganischen Serumphosphors* und eine (mehr oder weniger starke) *Vermehrung der alkalischen Serumphosphatase*. Der Chloridspiegel ist erhöht und die Alkalireserve sowie der Serumkaliumgehalt mehr oder weniger stark vermindert. Bei durch eine schwerere Pyelonephritis komplizierten Fällen findet sich auch eine Reststickstoffsteigerung sowie nicht selten eine (in ihrer Genese nicht ganz klare) Hypercalcämie (CARRÉ, WOOD und SMALLWOOD; eigene Beobachtung).

Im *Harn* ist die Calciumausscheidung normal oder etwas vermehrt, die Reaktion neutral oder alkalisch (s. Tabelle 5). Eine Glucosurie oder Hyperaminoacidurie besteht nicht. Hingegen liegt das maximale spezifische Gewicht häufig unter der Norm. Der Ammoniumgehalt wechselt von Fall zu Fall; er ist jedoch im allgemeinen um so geringer, je stärker die Acidose ist. Obligat erhöht ist hingegen der Bicarbonatgehalt des Harnes.

Röntgenologisch finden sich einerseits die Zeichen einer chronischen Rachitis oder Osteomalacie und andererseits eine Nephrocalcinose oder einer Nephrolithiasis oft beträchtlichen Grades (PINES und MUDGE; ZWEYMÜLLER und RÖSSLER). Bis zu einem gewissen Grade charakteristisch für die Knochenver-

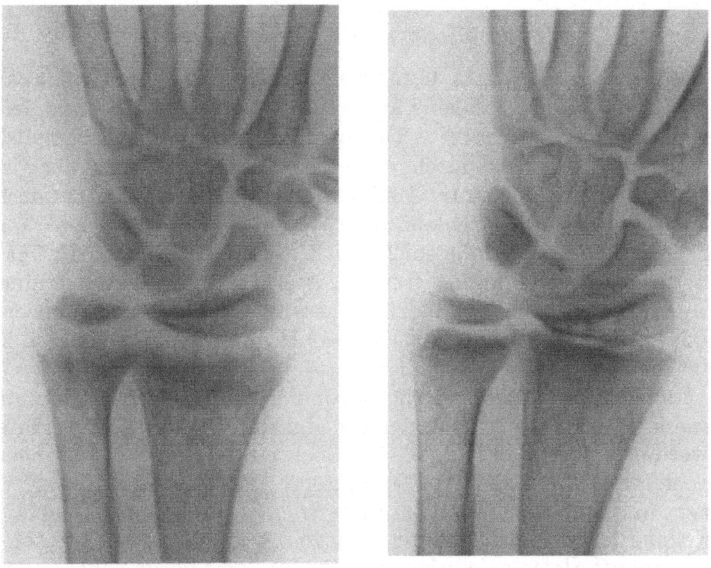

a b

Abb. 34a u. b. Erfolg einer Vitamin D-Alkalibehandlung bei dem Fall von Abb. 33. a (8. 10. 49) floride Rachitis; b (16. 6. 50) Rachitis geheilt. (Aus ZWEYMÜLLER und RÖSSLER)

änderungen ist es, daß sie überraschend gut auf eine Kombination antiacidotischer Maßnahmen mit Vitamin D ansprechen (s. Abb. 34).

Die *Diagnose* dieser renalen Osteopathie ergibt sich somit aus der eigenartigen Kombination von chemischen, radiologischen und klinischen Befunden, wobei die fehlende und auch durch Gaben von Ammoniumchlorid kaum steigerungsfähige Acidität des Harnes besonders charakteristisch ist.

Die *Behandlung* der renalen tubulären Acidose ist ähnlich der des DeToni-Debré-Fanconi-Syndroms (s. S. 952) und besteht ebenfalls in einer Bekämpfung der Acidose und Gaben von Vitamin D. Wie bereits erwähnt, sprechen die Knochenveränderungen sehr gut auf eine entsprechende Medikation an, doch nehmen die Calciumablagerungen in den Nieren häufig unter einer solchen zu (MILNE, STANBURY und THOMSON). Auf der anderen Seite ist mit antiacidotischen Maßnahmen allein in der Regel kein befriedigender Erfolg zu erzielen, wahrscheinlich deshalb, weil zur Recalcifizierung des Skelets Calcium notwendig ist und dieses ohne Gaben von Vitamin D nicht ausgiebig genug aus dem Darm zur Aufnahme gelangt. Der einzig mögliche Ausweg aus diesem Dilemma besteht darin,

Vitamin D in nicht zu großen Mengen und nur so lange zu verabfolgen, bis eine Recalcifizierung röntgenologisch erkennbar ist. Als kompensatorische Dauerbehandlung nach Sanierung der Osteopathie genügt nach heutiger Auffassung eine Gabe alkalischer Mischpulver. Eine entsprechende Kontrolle des Blut- und Harnchemismus ist freilich auch dann notwendig, um Störungen anderer Art zu verhüten.

Die *Prognose* des Leidens ist grundsätzlich besser als die anderer renaler Osteopathien, sofern die geschilderten Behandlungsprinzipien eingehalten werden. Trotzdem handelt es sich um eine ernst zu nehmende Veränderung, deren Schicksal vom Zustand der Niere bestimmt wird. Als allgemeine Regel kann gelten, daß die Aussichten in erster Linie davon abhängen, wieweit es gelingt, die dabei zumeist vorhandene Pyelonephritis zu beherrschen.

6. Die idiopathische Hypercalciurie

1930 beschrieben GARGILL, GILLIGAN und BLUMGART die Krankheit einer jüngeren Frau, die klinisch als eine ausgeprägte Osteomalacie imponierte, jedoch mit keiner der bis dahin bekannten Ursachen in Zusammenhang gebracht werden konnte und unter anderem durch ein eigenartiges Verhalten der Calciumausscheidung im Harn auffällig war. 1940 machte FLOCKS darauf aufmerksam, daß bei der Entwicklung von Nierenkonkrementen eine reichliche renale Calciumausscheidung eine bedeutende Rolle spielt, auch wenn ihre Ursache oft unklar bleibt. Einige Zeit später beobachteten SUTPHIN, ALBRIGHT und MCCUNE einen Jungen mit kryptogenetischer Nebenschilddrüseninsuffizienz, der — nachdem er zunächst, wie solche Kranke in der Regel, neben einer Hypocalcämie auch eine Hypocalciurie gezeigt hatte (s. S. 915) — im Verlaufe einer interkurrierenden Staphylokokkenpyelonephritis trotz Weiterbestehen der Hypocalcämie eine ausgeprägte *Hypercalciurie* entwickelte, die wieder verschwand, als die Harnweginfektion beherrscht werden konnte. Zurück blieb jedoch ein Nierenstein, der sich während der Hypercalciurie gebildet hatte. 1945 unterzogen ALBRIGHT, BURNETT, PARSON, REIFENSTEIN und ROOS den von GARGILL, GILLIGAN und BLUMGART beschriebenen Fall einer neuerlichen Untersuchung und gelangten dabei zu der Überzeugung, daß die permanente Hypercalciurie, bzw. die durch sie verursachte Calciumbilanzstörung, als Ursache der Osteomalacie anzusehen sei. Da diese jedoch auf keine ersichtliche übergeordnete Störung, wie etwa auf einen primären Hyperparathyreoidismus oder einen osteolytischen Prozeß, zurückgeführt werden konnte, nannten sie sie *idiopathische Hypercalciurie* und nahmen als Ursache eine unzureichende Calciumrückresorption in den Nierentubuli an. Diese Auffassung wird heute allgemein geteilt [SHERMAN; JESSERER (2); ZETTERSTRÖM; HENNEMAN, BENEDICT, FORBES und DUDLEY; KLOTZ, TUTIN und ROBEL; ROYER, MATHIEUX, GERBEAUX, FRÉDERICH, RODRIGUEZ-SORIANO, DARTOIS und CUISINIER; A. FANCONI].

Als Ursache einer Osteopathie wurde die Störung zunächst nur bei Erwachsenen beobachtet; sie kann jedoch auch schon in der Kindheit zu Skeletveränderungen führen.

Was diese betrifft, so können sie sich als ein *Minderwuchs*, als eine generalisierte *Osteoporose* oder als eine *Rachitis* präsentieren, während allgemein klinisch ein schlechtes Gedeihen der Kinder auffällt. Sie können mit einer Nephrocalcinose oder mit einer Nephrolithiasis vergesellschaftet sein, und sie sind um so ausgeprägter, je früher die Störung einsetzt. Bei älteren Kindern scheinen Skeletveränderungen auf Grund einer idiopathischen Hypercalciurie jedenfalls selten zu sein und eher Harnwegkonkremente vorzukommen (ZETTERSTRÖM; ROYER,

Mathieux, Gerbeaux, Fréderich, Rodriguez-Soriano, Dartois und Cusinier; Gentil, Habib, Le Tan Vinh, Colin, Gabilan, Courtecuisse, Alagille und Lelong; A. Fanconi). Das gleiche ist auch beim Erwachsenen der Fall.

Eine medikamentöse Auslösung der Hypercalciurie (etwa durch eine übermäßige Vitamin D-Medikation) oder eine andere Ursache (Playoust und Dale) lassen sich nicht finden. Hingegen sind Harnweginfektionen bei dem Krankheitsbild so häufig, daß an einen Zusammenhang mit der Nierenfunktionsstörung gedacht werden muß, zumal sich kein Hinweis auf eine Heredopathie ergibt.

Die pathogenetisch offenkundig maßgebende Störung äußert sich in einer *abnorm reichlichen Calciumausscheidung im Harn*, die sich auch unter einer calciumarmen Ernährung kaum vermindert. Im Gegensatz zu den Verhältnissen beim Erwachsenen findet man bei Kindern jedoch häufig auch eine vom Grad der Hypercalciurie unabhängige *Proteinurie* vom tubulären Typ (Butler und Flynn) sowie eine *Konzentrationsschwäche der Niere*, die freilich auch eine Folge der Hypercalciurie sein könnte (Royer u. Mitarb.). Eine Glucosurie, Hyperphosphaturie oder Hyperaminoacidurie wurde hingegen hierbei nie beobachtet. Sofern sich die Gelegenheit ergibt, morphologische Untersuchungen an den Nieren solcher Kinder durchzuführen, findet sich häufig eine mehr oder weniger schwere *interstitielle Nephritis.*

Bei der chemischen Untersuchung ist der auffallendste Befund ein *normales Serumcalcium trotz deutlicher Hypercalciurie*. Der Serumphosphor ist nur geringfügig vermindert, die alkalische Serumphosphatase über die dem jeweiligen Alter entsprechenden Werte nur dann erhöht, wenn rachitische Veränderungen vorliegen. Es besteht keine Reststickstofferhöhung, keine Acidose, und auch die Wasserstoffionenexkretion nach Säurebelastung ist einwandfrei.

Über den Verlauf der Osteopathie im Kindesalter ist wenig bekannt. Rachitische Erscheinungen können sich auf hohe Dosen von Vitamin D bessern (Gentil u. Mitarb.), über die Beeinflussung der sonstigen Veränderungen liegen noch keine hinreichenden Erfahrungen vor.

Therapeutisch wurde unter anderem *Hydrochlorothiazid* versucht, nachdem Lamberg und Kuhlbäck sowie Lichtwitz, Parlier, De Sèze, Hioco und Miravet eine Reduktion der renalen Calciumausscheidung unter der Einwirkung entsprechender Diuretica bei Gesunden beobachtet hatten. Die Ergebnisse sind jedoch noch zu uneinheitlich, um ein Urteil zu gestatten (A. Fanconi). Trotzdem sollte diese Möglichkeit weiter geprüft werden, da sie einer kausalen Therapie gleichkäme und die Gefahr einer sekundären Nierenschädigung durch Calciumablagerungen in den Harnwegen vermindern könnte.

Besser bekannt ist die idiopathische Hypercalciurie bei Erwachsenen. Auch hier führt sie einerseits zu Nierenkonkrementbildungen und andererseits zu Knochenveränderungen, obschon betont werden muß, daß sie auch lange Zeit ohne irgendwelche klinische Erscheinungen bestehen kann. Ob das eine oder das andere der Fall ist, hängt einerseits vom Grad der Störung und andererseits von bestimmten Begleitumständen ab. So ist es z.B. fraglich, ob eine vermehrte Calciumausscheidung im Harn für sich allein zur Ursache einer Nephrocalcinose oder einer Nephrolithiasis werden kann. Sicher ist jedoch, daß sich ein derartiger renaler Calciumverlust durch eine vermehrte Calciumaufnahme aus dem Darm kompensieren läßt, sofern dort entsprechende Bedingungen herrschen (Jackson und Dancaster). Besteht diese Möglichkeit nicht — oder nicht in hinreichendem Maße — dann wird das Defizit aus dem Bestande des Skelets gedeckt. Die Folge davon ist ein allmählich fortschreitender Knochenschwund oder eventuell auch eine Mineralisationsstörung des Knochengewebes, je nachdem, wie die Bilanzsituation im einzelnen beschaffen ist und wie sich die jeweilige Versorgung mit Vitamin D verhält [NORDIN (1)].

In jedem Falle muß die Störung jedoch lange dauern, um zu klinisch und röntgenologisch faßbaren Veränderungen zu führen. Die subjektiven Beschwerden — in Form von Rückenschmerzen, unter Umständen aber auch von Husten- oder Marschfrakturen (s. Abb. 35) — gehen dabei den objektiven Erscheinungen oft voraus. Im Laufe der Zeit treten freilich auch solche auf, so daß sich schließlich ein Bogen von einem noch normalen Röntgenbefund über mehr oder weniger

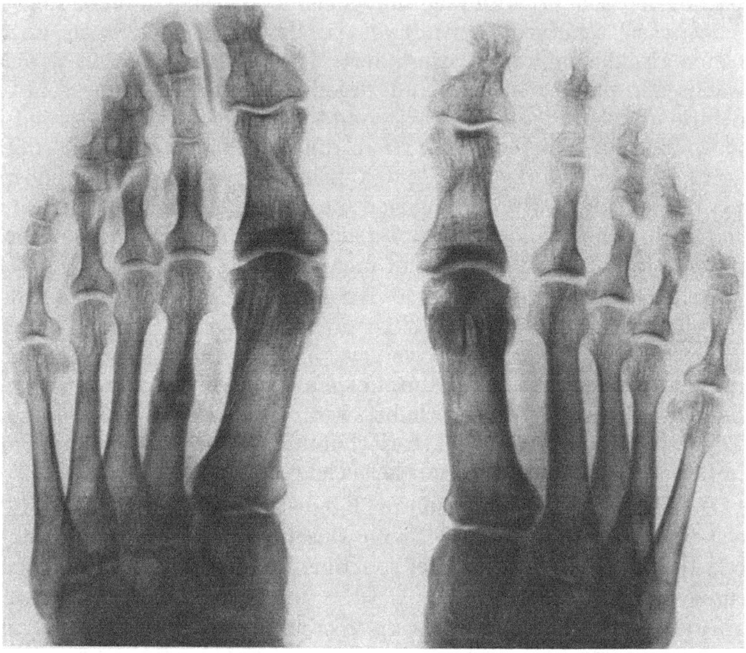

Abb. 35. „Marschfraktur" bei einem 56jährigen Mann mit schwerer generalisierter Osteoporose infolge idiopathischer Hypercalciurie

schwere *osteoporotische* bis zu schwersten *osteomalacischen Skeletveränderungen* spannen kann (SHERMAN). Das gleiche gilt für die Histologie dieser Osteopathie.

Chemisch findet man in solchen Fällen stets einen *normalen Serumcalciumspiegel* und einen etwas *verminderten Serumphosphorgehalt* neben einer immer deutlich positiven (+++ bis ++++) Sulkowitch-Probe im Harn, was zumindest bei Vorliegen einer Osteomalacie auffallen muß (s. Tabelle 5). Alle übrigen Befunde sind normal, lediglich die alkalische Serumphosphatase ist bei osteomalacischen Veränderungen mehr oder weniger stark vermehrt.

Bei quantitativer Bestimmung des Calciums im Harn ergeben sich ständig über der Norm liegende Mengen, die sich auch unter einer calciumarmen Probekost kaum verringern (s. Tabelle 2 und 3). Darin, sowie im Fehlen einer zur Hypercalciurie führenden extrarenalen Veränderung (wie etwa ein primärer Hyperparathyreoidismus, eine Hyperthyreose, eine Knochencarcinose, eine Immobilisierung oder ähnliches) liegt auch das diagnostische Kriterium der Erkrankung, als deren Ursache eine primäre tubuläre Rückresorptionsstörung für Calcium angesehen wird (s. S. 918).

Hinsichtlich ihres genaueren Mechanismus wurden verschiedene Vermutungen geäußert (KLOTZ, TUTIN und ROBEL; A. FANCONI und ROSE), ohne daß freilich die eine oder die andere hätte bewiesen werden können. Ziemlich sicher scheint hingegen zu sein, daß die Störung irgendwann *erworben* wird, wobei offenbar Infektionen der Harnwege eine Rolle spielen. Ganz sicher ist das allerdings auch nicht, da deutlichere pyelitische Erscheinungen praktisch nur bei Kranken mit Nephrolithiasis beobachtet werden, und dann schwer zu entscheiden ist, was davon das Primäre ist. Trotzdem spricht einiges dafür, daß Infektionen mit *Staphylococcus albus* (unter Umständen klinisch blander Art) zumindest eine mögliche Ursache einer idiopathischen Hypercalciurie sein können (ALBRIGHT, HENNEMAN, BENEDICT und FORBES).

Die *Behandlung* einer durch eine solche Störung hervorgerufenen Osteopathie besteht im Prinzip darin, die negative Calciumbilanz durch eine Steigerung der Aufnahme positiv und in weiterer Folge ausgeglichen zu gestalten.

Bestehen *osteomalacische Veränderungen*, geht man dabei so vor, daß man zunächst 60 mg Vitamin D in öliger oder alkoholischer Lösung per os oder in wäßriger intramuskulär verabfolgt und sodann in anfangs zweiwöchigen, später in drei- bis vierwöchigen Intervallen je 30 mg zuführt (s. Tabelle 3). Zur Beschleunigung der Remineralisation soll gleichzeitig Calcium verabreicht und im übrigen allfällige, die intestinale Calciumresorption beeinträchtigende Faktoren, wie Anacidität, Störungen des Gallenflusses oder ähnliches, nach Möglichkeit ausgeschaltet werden. Anstelle von Vitamin D läßt sich auch Dihydrotachysterin verwenden, das den (bei einer Dauermedikation wichtigen) Vorzug besitzt, weniger zur Kumulierung zu neigen.

Bei rein *osteoporotischen Veränderungen* genügt es nach heutiger Auffassung, das Calciumangebot in der Nahrung entsprechend zu erhöhen [NORDIN (1)] und die Knochengewebsneubildung durch Gaben von Anabolica zu fördern. Im übrigen gelten die allgemeinen Regeln einer Osteoporosebehandlung.

Der Erfolg einer Behandlung zeigt sich klinisch in einem Verlust der Schmerzen und in einer Steigerung der Leistungsfähigkeit, röntgenologisch in einer Zunahme der Knochendichte sowie in einem Verschwinden von Umbauzonen und Frakturen. Eine endgültige Heilung osteomalacischer Veränderungen läßt sich an der Normalisierung der alkalischen Phosphatase im Serum erkennen. Das Verhalten dieses Befundes ist im übrigen auch der Indicator für die Dauer einer Vitamin D-Medikation, die grundsätzlich nicht länger als notwendig erfolgen soll, um nicht über eine dadurch gesteigerte Calciurie die bei dem Leiden ohnehin schon bestehende Neigung zur Harnwegkonkrementbildung noch zu fördern.

Ungewöhnliche Krankheitsbilder und Befundkombinationen

Neben diesen mehr oder weniger typischen „renalen Osteopathien“ tubulärer oder tubulo-glomerulärer Genese sieht man gelegentlich Krankheitsbilder, die sich auf Grund ihrer speziellen Befundkombination keiner der bekannten Typen zuordnen lassen. Fälle dieser Art wurden bei Kindern von LOWE, TERREY und MACLACHLAN, BICKEL und THURSBY-PELHAM sowie von ROSENKRANZ (3) beschrieben. Sie kommen aber — wenngleich in etwas variierter Form — auch bei Erwachsenen vor (HENNEMAN, DEMPSEY, CAROLL und HENNEMAN), und strenggenommen zeigt jeder Einzelfall gewisse Besonderheiten, die ihn vom klassischen Typ unterscheiden, selbst wenn es sich nur um das Verhalten gegenüber therapeutischen Maßnahmen handelt. Wir teilen deshalb die Ansicht von ROSENKRANZ (3), daß es unnötig und untunlich ist, jeder neu auftauchenden und erstmals publizierten Kombination einen eigenen Namen zu geben. Bei aller Anerkennung der Nützlichkeit gewisser Leitbilder und Schemen glauben wir vielmehr, daß nur eine streng individuelle Analyse des Einzelfalles zu einer optimalen Therapie und zu einer richtigen prognostischen Beurteilung führen kann.

Darüber hinaus sind wir überzeugt, daß eine Reihe weiterer, bislang unbekannter Befundkombinationen und Krankheitsbilder in der Zukunft deshalb auftauchen werden, weil durch Medikamente und biologische Veränderungen Störungen in enzymatisch gesteuerten Reaktionen gesetzt werden, die gerade im Bereich der Niere besonders empfindlich oder auch nur außergewöhnlich exponiert sind. So werden auch die verschiedenen renal bedingten Osteopathien in der Zukunft eher zu- als abnehmen.

Literatur

Albright, F., C.H. Burnett, W. Parson, E.C. Reifenstein, and **A. Roos:** Osteomalacia and late rickets. The various etiologies met in the United States with emphasis on that resulting from a specific form of renal acidosis, the therapeutic indications for each etiological subgroup, and the relationship between osteomalacia and Milkman's syndrome. Medicine (Baltimore) **25**, 399 (1946). — **Albright, F., C.H. Burnett, P.H. Smith,** and **W. Parson:** Pseudohypoparathyroidism. An example of "Seabright-Bantam-Syndrome". Report of three cases. Endocrinology **30**, 922 (1942). — **Albright, F., A.M. Butler,** and **E. Bloomberg:** Rickets resistant to vitamin D therapy. Amer. J. Dis. Child. **54**, 529 (1937). — **Albright, F., W.V. Consolazio, F.S. Coombs, H.W. Sulkowitch,** and **J.H. Talbott:** Metabolic studies and therapy in a case of nephrocalcinosis with rickets and dwarfism. Bull. Johns Hopk. Hosp. **66**, 7 (1940). — **Albright, F., T.G. Drake,** and **H.W. Sulkowitch:** Renal osteitis fibrosa cystica; report of a case with discussion of metabolic aspects. Bull Johns Hopk. Hosp. **60**, 377, (1937). — **Albright, F., Ph. Henneman, P.H. Benedict,** and **A.P. Forbes:** Idiopathic hypercalciuria (a preliminary report). Proc. roy. Soc. Med. **46**, 1077 (1953). — **Albright, F.,** and **E.C. Reifenstein:** Parathyroid glands and metabolic bone disease. Baltimore 1948. — **Anderson, W.W., J.B. Mann, N. Kenyon, J.J. Farell,** and **A.G. Hills:** Subtotal parathyroidectomy in azotemic renal osteodystrophy. New Engl. J. Med. **268**, 575 (1963). — **Astley, R., C.G. Teall,** and **H. Bickel:** The radiology of Lignac-Fanconi disease. Acta paediat. (Uppsala) **42**, Suppl. 90, 98 (1952).

Baar, H.S., and **H. Bickel:** Morbid anatomy, histology and pathogenesis of Lignac-Fanconi disease. Acta paediat. (Uppsala) **42**, Suppl. 90, 171 (1952). — **Baines, G.H., J.A. Barkley,** and **W.T. Cooke:** Nephrocalcinosis associated with hyperchloremia and low plasma-bicarbonate. Quart. J. Med., N.S. **14**, 113 (1945). — **Berner, A.:** Les ostéodystrophies d'origine rénale (étude systématique du squelette dans 138 cas des maladies rénales). Helv. med. Acta **11**, 961 (1944). — **Bernstein, D., C.R. Kleeman,** and **M.H. Maxwell:** The effect of calcium infusions, parathyroid hormone, and vitamin D on renal clearance of calcium. Proc. Soc. exp. Biol. (N.Y.) **112**, 353 (1963). — **Bernstein, D., C.R. Kleeman, R. Rockney, J.T. Dowling,** and **M.H. Maxwell:** Studies on the renal clearance of phosphate and the role of the parathyroid glands in its regulation. J. clin. Endocr. **22**, 641 (1963). — **Berthoud, E., B. Courvoisier** et **G. Zahnd:** Action de l'hormone parathyreoidienne sur le clearance rénale du phosphore dans l'hypoparathyreoidisme. Helv. med. Acta **24**, 524 (1957). — **Bettge, S.,** u. **G. Feigel:** Ein Beitrag zur Pathogenese und Therapie der renalen Osteopathie (renale Rachitis). Fortschr. Röntgenstr. **78**, 689 (1953). — **Beumer, H.,** u. **W. Wepler:** Über die Cystinkrankheit der ersten Lebenszeit. Klin. Wschr. **16**, 8 (1937). — **Beveridge, B.B., F. Vaughan,** and **M.N.I. Walters:** Primary hyperparathyroidism and secondary renal failure with osteosclerosis. J. Fac. Radiol. (Lond.) **10**, 97 (1959). — **Bickel, H.:** (1) Zur Klinik und Pathogenese des Fanconi-Syndroms an Hand von 7 kürzlich beobachteten Fällen. Mschr. Kinderheilk. **99**, 32 (1951). ~ (2) Die Entwicklung der biochemischen Läsion bei der Lignac-Fanconischen Krankheit. Helv. paediat. Acta **10**, 259 (1955). — **Bickel, H., W.C. Smallwood, J.M. Smellie, H.S. Baar,** and **E.M. Hickmans:** Cystine storage disease with aminoaciduria and dwarfism (Lignac-Fanconi disease). Acta paediat. (Uppsala) **42**, Suppl. 90, 9 (1952). — **Bickel, H.,** and **D.C. Thursby-Pelham:** Hyperamino-aciduria in Lignac-Fanconi disease, in galactosaemia and in an obscure syndrome. Arch. Dis. Childh. **29**, 224 (1954). — **Bock, H.E.:** Differentialdiagnostik des sekundären Hyperparathyreoidismus bei Nierenleiden. Ärztl. Wschr. **12**, 977 (1957). — **Brandenberger, E.,** u. **H.R. Schinz:** Über die Natur der Verkalkungen bei Mensch und Tier und das Verhalten der anorganischen Knochensubstanz im Falle der hauptsächlichen menschlichen Knochenkrankheiten. Helv. med. Acta **12**, Suppl. 16 (1945). — **Brookfield, R.W., E.L. Rubin,** and **M.K. Alexander:** Osteosclerosis in renal failure. J. Fac. Radiol. (Lond.) **7**, 102 (1955). — **Buchs, S.,** u. **Th. Goppelsroeder:** Über die Phosphatausscheidung nach Parathormon in den verschiedenen Lebensaltern. Mod. Probl. Pädiat. **1**, 812 (1954). — **Buckner, B.,** and **J.E. Nellor:** Parathyroid hormone-like activity in the sera of rats with induced hyperparathyroidism. Endocrinology **67**, 82 (1960). — **Büngeler, W.,** u. **W. Dontenwill:** Hormonell ausgelöste geschwulstartige Hyperplasien, hyperplasiogene Geschwülste und ihre Verhaltensweisen. Dtsch. med. Wschr. 84, 1885 (1959). — **Butler, A.M., J.L. Wilson, and S. Farber:** Dehydration and acidosis with calcification at renal tubules. J. Pediat. 8, 489 (1936). — **Butler, E.A., and F.V. Flynn:** The proteinuria of renal tubular disorders. Lancet **1958 II**, 978.

Carré, I.J., B.S.B. Wood, and W.C. Smallwood: Idiopathic renal acidosis in infancy. Arch. Dis. Childh. **29**, 326 (1954). — **Clareaux, A.E.:** Renal osteodystrophy. J. Path. Bact. **65**, 291 (1953). — **Clay, R.D., E.M. Darmady, and M. Hawkins:** The nature of renal lesion in the Fanconi syndrome. J. Path. Bact. **65**, 551 (1953). — **Copp, D.H.:** Calcium and phosphorus metabolism. Amer. J. Med. **22**, 275 (1957). — **Copp, D.H., E.C. Cameron, B.A. Cheney, A.G.F. Davidson, and K.G. Henze:** Evidence for calcitonin—a new hormone from the parathyroid that lowers blood calcium. Endocrinology **70**, 638 (1962). — **Copp, D.H., and G.F. Davidson:** Direct humoral control of parathyroid function in the dog. Proc. Soc. exp. Biol. (N.Y.) **107**, 342 (1961). — **Cottrel, G.W.:** Renal osteitis fibrosa superimposed on senile osteoporosis. J. Bone Jt Surg. **29**, 491 (1947). — **Courvoisier, B., E. Kuhn et E. Martin:** Ostéomalacie et rein. Helv. med. Acta **18**, 503 (1951). — **Crawford, J.D., M.M. Osborne, N.B. Talbot, M.L. Terry, and M.F. Morrill:** The parathyroid glands and phosphorus homeostasis. J. clin. Invest. **29**, 1448 (1950). — **Crawford, T., C.E. Dent, P. Lucas, N.H. Martin, and J.R. Nassim:** Osteosclerosis associated with chronic renal failure. Lancet **1954 II**, 981.

Davis, J.G.: The osseus findings of chronic renal insufficiency. Radiology **60**, 406 (1953). — **Debré, R., J. Marie, F. Cléret et R. Messimy:** Rachitisme tardit coexistent avec une néphrite chronique et une glycosurie. Arch. Méd. Enf. **37**, 597 (1934). — **Dent, C.E.:** Rickets and osteomalacia from renal tubule defects. J. Bone Jt Surg. B **34**, 266 (1952). — **Dent, C.E., Ch.M. Harper, and G.R. Philpot:** The treatment of renal-glomerular osteodystrophy. Quart. J. Med., N.S. **30**, 1 (1960). — **DeToni, G.:** (1) Remarks on the relations between renal rickets (renal dwarfism) and renal diabetes. Acta paediat. (Uppsala) **16**, 479 (1933). ~ (2) Renal rickets with phospho-gluco-amino renal diabetes. Ann. paediat. (Basel) **187**, 42 (1956). — **Dettmer, N., J.M. Schmidt-Rhode u. F.J. Haberich:** Über histologisch und mikrodensiometrisch nachweisbare postmortale Veränderungen der Knochengrundsubstanz. Virchows Arch. path. Anat. **328**, 324 (1956). — **Douglas, A.A., and H. Bickel:** The ophthalmology of Lignac-Fanconi disease. Acta paediat. (Basel) **42**, Suppl. 90, 106 (1952). — **Dragstedt, P.J., and N. Hjorth:** Fanconi's syndrome. Osteomalacia due to decreased renal reabsorption of phosphate with other tubular functional defects. Acta med. scand. **146**, 317 (1953).

Eger, W.: (1) Über den nephrogenen Hyperparathyreoidismus. Medizinische **21**, 1120 (1952). (2) Nebenschilddrüsen, Nieren und Skeletsystem. Med. Klin. **51**, 822 (1956). — **Ellegast, H.:** Zur Röntgensymptomatologie der Osteomalazie. Radiologia austriaca **11**, 85 (1961). — **Ellegast, H., u. H. Jesserer:** Der röntgenologische Aspekt der renalen Osteopathie. Fortschr. Röntgenstr. **89**, 450 (1958). — **Elliot, A.:** Advanced vitamin D resistant osteomalacia with Looser-Milkman's syndrome. Acta med. scand. **152**, 195 (1955). — **Epstein, F.H., D. Beck, F.A. Carone, H. Levitin, and A. Manitius:** Changes in renal concentrating ability produced by parathyroid extract. J. clin. Invest. **38**, 1214 (1959). — **Erhart, O.:** Über das Vorkommen der hypovitaminotischen Osteomalazie in Friedenszeiten. Klin. Med. **54**, 1910 (1959).

Fanconi, A.: Idiopathische Hypercalciurie im Kindesalter. Helv. paediat. Acta **18**, 306 (1963). — **Fanconi, A., and G.A. Rose:** The ionized, complexed and proteinbound fractions of calcium in plasma. Quart. J. Med., N.S. **27**, 463 (1958). — **Fanconi, G.:** (1) Der nephrotisch-glykosurische Zwergwuchs und hypophosphatämische Rachitis. Dtsch. med. Wschr. **62**, 1169 (1936). ~ (2) Der frühinfantile nephrotisch-glykosurische Zwergwuchs und hypophosphatämische Rachitis. Jb. Kinderheilk. **147**, 299 (1936). — **Fanconi, G., u. E. de Chastonay:** Die D-Hypervitaminose im Säuglingsalter. Helv. paediat. Acta **5**, Suppl., 5 (1950). — **Fanconi, G., u. P. Girardet:** Familiärer persistierender Phosphatdiabetes mit D-vitamin-resistenter Rachitis. Helv. paediat. Acta **7**, 14 (1952). — **Fanconi, G., P. Girardet, B.E. Schlesinger, N.R. Butler u. J.A. Block:** Chronische Hypercalcämie kombiniert mit Osteosklerose, Hyperazotämie, Minderwuchs und kongenitalen Mißbildungen. Helv. paediat. Acta **7**, 314 (1952). — **Fanconi, G., u. A. Prader:** Renaler Zwergwuchs. Schweiz. med. Wschr. **83**, 186 (1953). — **Field, M.H., and E. Reiss:** Vitamin D-resistant rickets: the effect of calcium infusion on phosphate reabsorption. J. clin. Invest. **39**, 1807 (1960). — **Fletcher, R.F.:** A case of osteosclerosis with hypercalcemia and renal failure. Arch. Dis. Childh. **32**, 245 (1957). — **Flocks, R.H.:** Prophylaxis and medical management of calcium urolithiasis: the role of the quantity and precipitability of the urinary calcium. J. Urol. (Baltimore) **44**, 183 (1940). — **Fordham, C.C., and T.F. Williams:** Brown tumor and secondary hyperparathyroidism. New Engl. J. Med. **269**, 129 (1963). — **Foss, G.L., C.B. Perry, and F.J.Y. Wood:** Renal tubular acidosis. Quart. J. Med., N.S. **25**, 185 (1956). — **Fourman, J.:** Two distinct forms of experimental nephrocalcinosis in the rat. Brit. J. exp. Path. **40**, 464 (1959). — **Fourman, P.:** Calcium metabolism and the bone. Oxford 1960. — **Fourman, P., and R.A. McCance:** Tetany complicating the treatment of potassium deficiency in renal acidosis. Lancet **1955 I**, 329. — **Frame, B., and S. Carter:** Pseudohypoparathyroidism. Clinical picture and relation to convulsive seizures. Neurology **5**, 297 (1955). — **Frame, B., and R.W. Smith:** Phosphate diabetes. A case study of osteomalacia. Amer. J. Med. **25**, 771 (1958). — **Frame, B., R.W. Smith, J.L. Fleming,** and **G. Manson:** Oral phosphates in vitamin-D-refractory rickets and osteomalacia. Amer. J. Dis. Child. **106**, 147 (1963).

Gargill, S.L., D.R. Gilligan, and **H.L. Blumgart:** Metabolism and treatment of osteomalacia. Its relation to rickets. Arch. intern. Med. **45**, 879 (1930). — **Gentil, C., R. Habib, Le Tan Vinh, J. Colin, J.C. Gabilan, V. Courtecuisse, D. Alagille** et **M. Lelong:** Nanisme avec rachitisme, hypercalciurie et protéinurie. Deux observations. Sem. Hôp. Paris **38**, 784 (1962). — **Gentili, A.,** et **E. Bottone:** Pseudo-hypoparathyreoidisme. Helv. paediat. Acta **15**, 115 (1960). — **Gershberg, H.:** Renal effects of parathyroid extract. Trans. N.Y. Acad. Sci., Ser. II **24**, 273 (1962). — **Goldberg, E.,** and **R.M. Thorack:** Combined primary and secondary hyperparathyroidism: two reports and a review. Ann. intern. Med. **52**, 87 (1960). — **Goldman, R.,** and **S.H. Basset:** Effect of intravenous calcium gluconate upon the excretion of calcium and phosphorus in patients with idiopathic hyperparathyroidism. J. clin. Endocr. **14**, 278 (1954). — **Goldschmied, A.:** Diagnostic significance of urinary calcium concentration in renal insufficiency. Israel med. J. **20**, 22 (1961). — **Gordan, S.G., H.F. Loken, A. Blum,** and **J.S. Teal:** Renal handling of calcium in parathyroid disorders. Metabolism **11**, 94 (1962). — **Greenberg, B.G., R.W. Winters,** and **J.B. Graham:** The normal range of serum inorganic phosphorus and its utility as a discriminant in the diagnosis of congenital hypophosphatemia. J. clin. Endocr. **20**, 364 (1960). — **Gribetz, D.,** and **B.S. Wolf:** Idiopathic hypercalcemia. Amer. J. Med. **26**, 936 (1959). — **Gross, J.M.:** Fanconi syndrome (adult type) developing secondary to ingestion of outdated tetracycline. Ann. intern. Med. **58**, 523 (1963). — **György, P.:** (1) Über renale Rachitis und renalen Zwergwuchs. Jb. Kinderheilk. **120**, 266 (1928). ~ (2) Die Behandlung und Verhütung der Rachitis und Tetanie. Ergebn. inn. Med. Kinderheilk. **36**, 752 (1929).

Hadorn, W.: Osteomalacie mit paroxysmaler hypokaliämischer Muskellähmung; ein neues Syndrom. Schweiz. med. Wschr. **78**, 1238 (1948). — **Hamilton, J.B., L. Bunch,** and **A. Hirschman:** Serum inorganic phosphorus levels in males and females at progressive ages, with concomitant measurements of urinary ketosteroids and androgens in man. J. clin. Endocr. **16**, 463 (1956). — **Hamperl, H.,** u. **K. Wallis:** Über renalen Zwergwuchs ohne und mit renaler Rachitis. Ergebn. inn. Med. Kinderheilk. **45**, 589 (1933). — **Handler, J.S.:** A study of renal phosphate excretion in the dog. Amer. J. Physiol. **202**, 787 (1962). — **Handler, Ph.,** and **D.V. Cohn:** Effect of parathyroid extract on renal function. Amer. J. Physiol. **169**, 188 (1952). — **Harrison, A.R.:** Clinical and metabolic observations on osteomalacia following ureterosigmoidostomy. Brit. J. Urol. **30**, 455 (1958). — **Harrison, H.E.,** and **H.C. Harrison:** Experimental production of renal glycosuria, phosphaturia and aminoaciduria by injection of maleic acid. Science **120**, 606 (1954). — **Hartmann, A.F.:** Clinical studies in acidosis and alcalosis: Use and abuse of alkali in states of bicarbonate deficiency due to renal acidosis and sulfonilamide alcalosis. Ann. intern. Med. **13**, 940 (1939). — **Hastings, A.B.,** and **C.B. Huggins:** Experimental hypocalcemia. Proc. Soc. exp. Biol. (N.Y.) **30**, 458 (1933). — **Haust, M.D., B.H. Landing, K. Holmstrand, G. Currarino,** and **B.S. Smith:** Osteosclerosis of renal disease in children. Comparative pathologic and radiographic studies. Amer. J. Path. **44**, 141 (1964). — **Henneman, Ph., P.H. Benedict, A.P. Forbes,** and **H.R. Dudley:** Idiopathic hypercalcuria. New Engl. J. Med. **259**, 802 (1958). — **Henneman, Ph., E.F. Dempsey, E.L. Caroll,** and **D.H. Henneman:** Acquired vitamin D-resistant osteomalacia: a new variety characterized by hypercalcemia, low serum bicarbonate and hyperglycinuria. Metabolism **11**, 103 (1962). — **Hiatt, H.H.,** and **D.D. Thompson:** Some effects of intravenously administered calcium on inorganic phosphate metabolism. J. clin. Invest. **36**, 573 (1957). — **Hindemith, H.,** u. **H. Reinwein:** Diabetes insipidus, Kleinwuchs, Infantilismus, Mißbildung der ableitenden Harnwege. Wien. med. Wschr. **100**, 139 (1950). — **Hövels, O.,** u. **U. Stephan:** Das Krankheitsbild der „idiopathischen" Hypercalcämie, eine chronische Vitamin-D-Intoxikation. Ergebn. inn. Med. Kinderheilk., N.F. 18, 118 (1962). — **Howard, P.J., W. Wilde,** and **R.L. Malvin:** Localisation of renal calcium transport; effect of calcium loads and of glucon anion on water, sodium and potassium. Amer. J. Physiol. **197**, 337 (1959). — **Huth, E.J., G.D. Webster,** and **J.R. Elkinton:** The renal excretion of hydrogen ion in renal tubular acidosis. III. An attempt to dedect latent cases in a family; comments on nosology, genetics and etiology of the primary disease. Amer. J. Med. **29**, 586 (1960). — **Huth, K.:** Sekundärer Hyperparathyreoidismus bei chronischer Nephritis. Dtsch. Arch. klin. Med. **208**, 463 (1963).

Illig, R., u. **A. Prader:** Primäre Tubulopathien. II. Ein Fall von idiopathischem Gluko-Amino-Phosphat-Diabetes (DeToni-Debré-Fanconi-Syndrom). Helv. paediat. Acta **16**, 622 (1961).

Jackson, A., G.C. Bates, M. Slavin, and **D. McFarland:** Renal osteodystrophy associated with diabetes mellitus. Arch. intern. Med. **85**, 11 (1950). — **Jackson, R.,** and **R. Munkittrick:** Secondary hyperparathyroidism in chronic renal disease with metastatic skin calcification. Canad. med. Ass. J. **87**, 745 (1962). — **Jackson, W.P.U.,** and **C. Dancaster:** A consideration of the hypercalciuria in sarcoidosis, idiopathic hypercalciuria, and that produced by vitamin D.

J. clin. Endocr. **19**, 658 (1959). — **Jackson, W.P.U., E. Dowdle,** and **G.C. Linder:** Vitamin D-resistant osteomalacia. Brit. med. J. **1958**, 1269. — **Jacobs, E.,** and **M. Verbanck:** The renal action of the parathyroid hormone in man. Acta med. scand. **145**, 143 (1953). — **Jesserer, H.:** (1) Die Grundlagen der Therapie mit D-Vitaminen. Ther. d. Gegenw. **97**, 131 (1958). ~ (2) Das Krankheitsbild der idiopathischen Hyperkalkurie. Dtsch. med. Wschr. **82**, 943 (1957). ~ (3) Zur Frage der Berechtigung der Bezeichnung „renale Rachitis" bzw. „renale Osteomalacie". Dtsch. Arch. klin. Med. **204**, 37 (1957). ~ (4) Tetanie. Stuttgart 1958. ~ (5) Knochenveränderungen bei Nierenfunktionsstörungen. Med. Klin. **56**, 293 (1961). ~ (6) Stoffwechselprobleme des Knochens. Münch. med. Wschr. **104**, 27 (1962). ~ (7) Parathyreogene Osteopathien. Dtsch. Arch. klin. Med. **208**, 279 (1962). ~ (8) Kalziumstoffwechselstörungen als Folge längerdauernder Durchfallsleiden. Wien. Z. inn. Med. **43**, 293 (1962). ~ (9) Hyperparathyreoidismus. Internist **5**, 192 (1964). — **Jores, A.:** Hypophyse und Hypophysenzwischenhirnsystem. In: Handbuch der inneren Medizin, Bd. VII/1, S. 118. Springer: Berlin-Göttingen-Heidelberg 1955.

Kähler, H. J.: Schleichende Spontanfrakturen und renale Osteopathie. Langenbecks Arch. klin. Chir. **281**, 192 (1955). — **Kaye, M., J.E. Pritchard, G.W. Halpenny,** and **W. Light:** Bone disease in chronic renal failure with particular reference to osteosclerosis. Medicine (Baltimore) **39**, 157 (1960). — **Klein, R.,** and **R.C. Gow:** Interaction of parathyroid hormone and vitamin D on the renal excretion of phosphate. J. clin. Endocr. **13**, 271 (1953). — **Klotz, H.P., M. Tutin** et **P. Robel:** L'hypercalciurie idiopathique. Sem. Hôp. Paris **34**, 2553 (1958). — **Kuhlencordt, F.:** Die glucosurische Osteopathie (das sog. Fanconi-Syndrom beim Erwachsenen). Ergebn. inn. Med. Kinderheilk., N.F. **9**, 622 (1958).

Lamberg, B.A., and **B. Kuhlbäck:** Effect of chlorothiazide and hydrochlorothiazide on the excretion of calcium in urine. Scand. J. clin. Lab. Invest. **11**, 351 (1959). — **Lavender, A.R., I. Aho, H. Rasmussen,** and **Th.N. Pullman:** Evidence for a direct renal tubular action of parathyroid extract. J. Lab. clin. Med. **54**, 916 (1959). — **Lichtwitz, A., R. Parlier, S. de Sèze, D. Hioco** et **L. Miravet:** L'effet hypocalciurique des sulfamides diurétique. Sem. Hôp. Paris **37**, 2350 (1961). — **Lichtwitz, A., S. de Sèze, D. Hioco, Ph. Bordier, R. Parlier** et **M. Strauss:** Le métabolisme phosphocalcique dans les Néphrites avec lésions du squelette. Sem. Hôp. Paris **34**, 915 (1958). — **Lichtwitz, A., S. de Sèze, R. Parlier, Ph. Bordier** et **M. Strauss:** Les explorations fonctionelles du squelette dans les néphrites rétentionelles sans lésions osseuses apparentes. Sem. Hôp. Paris **34**, 346 (1958). — **Lightwood, R.:** Calcium infarction of kidneys in infants. Arch. Dis. Childh. **10**, 205 (1935). — **Lignac, G. O.E.:** Über Störung des Cystinstoffwechsels bei Kindern. Dtsch. Arch. klin. Med. **145**, 139 (1924). — **Lindquist, B.:** Idiopathic hypercalcemia. A disorder of the calcium homeostatic mechanism. Acta paediat. (Uppsala) **51**, Suppl. 135, 144 (1962). — **Loeschke, A.:** Der sogenannte renale Zwergwuchs. Dtsch. med. Wschr. **86**, 1554 (1961). — **Lowe, Ch.U., M. Terrey,** and **E.A. MacLachlan:** Organic aciduria, decreased ammonia production, hydrophthalmos and mental retardation. Amer. J. Dis. Child. **83**, 164 (1952).

Mach, R.S., et **E. Rutishauser:** Les ostéodystrophies rénales. Ètude expérimentale et anatomoclinique des lésions osseuses au cours des néphrites. Helv. med. Acta **4**, 423 (1937). — **Mann, J.B., S. Alterman,** and **A.G. Hills:** Albright's hereditary osteodystrophy comprising pseudohypoparathyroidism and pseudopseudohypoparathyroidism: Report of two cases representing the complete syndroms occurring in successive generations. Ann. intern. Med. **56**, 315 (1962). — **Martin, E.,** et **E. Rutishauser:** (1) Reins et métabolisme calcique. 1. Pathogénie et conséquences du déséquilibre phosphocalcique des néphropathies. Bull. schweiz. Akad. med. Wiss. **2**, 70 (1946). ~ (2) Ostéomalacie et rein. Bull. Soc. méd. Hôp. Paris **67**, 958 (1951). — **McCance, R.A.:** Osteomalacia with Looser's nodes (Milkman's syndrome) due to a raised resistance to vitamin D acquired about the age of 15 years. Quart. J. Med., N.S. **16**, 33 (1947). — **McCune, D.J., H.H. Mason,** and **H.T. Clarke:** Intractable hypophosphatemic rickets with renal glycosuria and acidosis (the Fanconi syndrome). Amer. J. Dis. Child. **65**, 81 (1943). — **McLean, F.C.,** and **M.R. Urist:** Bone. An introduction to the physiology of skeletal tissue. Chicago 1955. — **Milkman, L.A.:** (1) Pseudofractures (hunger osteopathy, late rickets, osteomalacia). Report of a case. Amer. J. Roentgenol. **24**, 29 (1930). ~ (2) Multiple spontaneous idiopathic symmetrical fractures. Amer. J. Roentgenol. **32**, 622 (1934). — **Milne, M.D., S.W. Stanbury,** and **A.E. Thomson:** Observations on the Fanconi syndrome and renal hyperchloremic acidosis in the adult. Quart. J. Med., N.S. **21**, 61 (1952). — **Moldover, A., E. Gechman, D. Friedman,** and **I. Snapper:** Hyperparathyreoidism caused by four parathyroid adenomas in two patients with congenital renal disease. Metabolism **7**, 681 (1958). — **Mosebach, H.:** Multiple Epiphysenstörungen als Ausdruck einer renalen Rachitis. Z. Orthop. **79**, 571 (1950). — **Myers, W.P.L.:** Studies of serum calcium regulation. Advanc. intern. Med. **11**, 163 (1962).

Neuman, W.F., and **W.M. Neuman:** The chemical dynamics of bone mineral. Chicago 1958. — **Nichols, G., St. Schartum,** and **G.M. Vaes:** Some effects of vitamin D and parathyroid hormone on the calcium and phosphorus metabolism of bone in vitro. Acta physiol. scand. **57**,

51 (1963). — **Nordin, B.E.C.:** (1) Osteomalacia, osteoporosis and calcium deficiency. Clin. Orthop. **17**, 235 (1960). ~ (2) Biochemical aspects of parathyroid function and of hyperparathyroidism. Advanc. clin. Chem. **4**, 275 (1961).

Parade, G.W.: Kalkstoffwechselstörungen; Hyper- und Hypoparathyreoidismus. In: Klinik der Gegenwart, Bd. VI, 303. München-Berlin 1958. — **Parsons, L. G.:** The bone changes occuring in renal and coeliac infantilism, and their relationship to rickets. Arch. Dis. Childh. **2**, 1 (1927). — **Pedersen, H.E.,** and **H.R. McCarroll:** Vitamin-resistant rickets. J. Bone Jt Surg. A **33**, 203 (1951). — **Pendergrass, E.P.,** and **F.P. Brooks:** Report of a case of osteonephropathy with vascular calcification in infancy. Radiology **62**, 227 (1954). — **Pines, K.L.,** and **G.H. Mudge:** Renal tubular acidosis with osteomalacia. Amer. J. Med. **11**, 302 (1951). — **Playoust, M.R.,** and **N.E. Dale:** Metabolic balance studies in a patient with Wilson's disease and hypercalciuria. Metabolism **10**, 304 (1961). — **Poniedel, C.:** Calcium deposits in the iris in a case of secondary hyperparathyroidism. Brit. med. J. **1947**, 691. — **Prader, A., R. Illig** u. **E. Heierli:** Eine besondere Form der primären Vitamin-D-resistenten Rachitis mit chronischer Hypokalzämie und autosomal-dominanter Vererbung: die hereditäre Pseudo-Mangelrachitis. Helv. paediat. Acta **16**, 452 (1961).

Rasmussen, H.: Parathyroid hormone. Nature and mechanism of action. Amer. J. Med. **30**, 112 (1961). — **Reinwein, D.,** u. **H. Lins:** Zur Analyse des Pseudo-Hypoparathyreoidismus. Internist **1**, 416 (1960). — **Rendle-Short, J.:** Idiopathic renal acidosis in twins. Alkalosis resulting from overdosage of citrate mixture. Arch. Dis. Childh. **28**, 55 (1953). — **Rippmann-Homberger, Ch.:** Über den sekundären Hyperparathyreoidismus im Kindesalter. Inaug.-Diss. Zürich 1952. — **Rosenkranz, A.:** (1) Die Ausscheidung von Calcium durch die Niere bei Nephropathien im Kindesalter. Neue österr. Z. Kinderheilk. **2**, 341 (1957). ~ (2) Pathophysiologie und Klinik der tubulären Nierenerkrankungen im Kindesalter. Wien. klin. Wschr. **71**, 282 (1959). ~ (3) Ein eigenartiges Syndrom tubulärer Nierenstörungen mit Urolithiasis beim Säugling. Über die biologische Vielfalt der tubulären Nierenaffektionen im Kindesalter, Helv. paediat. Acta **13**, 455 (1958). — **Rosenkranz, A.,** u. **W. Swoboda:** Zur Klinik und Biochemie des idiopathischen DeToni-Debré-Fanconi-Syndroms. Neue österr. Z. Kinderheilk. **6**. 321 (1961). — **Royer, P., H. Mathieux, S. Gerbeaux, A. Fréderich, J. Rodriguez-Soriano, A.M. Dartois** et **P. Cuisinier:** L'hypercalciurie idiopathique avec nanisme et atteinte rénale chez l'enfant. Sem. Hôp. Paris **38**, 767 (1962). — **Rupp, W.,** u. **W. Swoboda:** Therapeutische Möglichkeiten bei chronischer Niereninsuffizienz mit Wachstumsstörung im Kindesalter. Wien. klin. Wschr. **67**, 695 (1955).

Samiy, A.H., P.F. Hirsch, A.G. Ramsay, C. Giordano, and **J.P. Merrill:** Localisation of the renal tubular action of parathyroid hormone. Endocrinology **67**, 266 (1960). — **Samiy, A.H., P.F. Hirsch,** and **A.G. Ramsay:** Localisation of renal tubular effect of parathyroid hormone. J. clin. Invest. **40**, 1078 (1961). — **Sarre, H.:** Nierenkrankheiten, 2. Aufl. Stuttgart 1959. — **Schwarz, G.:** Die Pathophysiologie der Nebenschilddrüsenfunktionen. Internist **5**, 187 (1964). — **Seidel, M.:** Ein Beitrag zu renal bedingten Knochenveränderungen im Kindesalter. Frankfurt. Z. Path. **65**, 259 (1954). — **Sherman, M.:** Osteomalacia. J. Bone Jt Surg. A **32**, 193 (1950). — **Smith, L.H.,** and **G.E. Schreiner:** Studies on renal hyperchloremic acidosis. J. Lab. clin. Med. **43**, 347 (1954). — **Spencer, H., V. Vankinscott, I. Levin,** and **D. Laszlo:** Removal of calcium in man by ethylendiaminetetraacetic acid. A metabolic study. J. clin. Invest. **31**, 1023 (1952). — **Stanbury, S.W.:** Azotemic renal osteodystrophy. Brit. med. Bull. **13**, 57 (1957). — **Stanbury, S.W., G.A. Lumb,** and **W.F. Nicholson:** Elective subtotal parathyroidectomy for renal hyperparathyroidism. Lancet **1960 I**, 793. — **Sutphin, A., F. Albright,** and **D.J. McCune:** Five cases (three in siblings) of idiopathic hypoparathyroidism associated with moniliasis. J. clin. Endocr. **3**, 625 (1943). — **Swoboda, W.:** (1) Die genuine vitamin-D-resistente Rachitis. Wien 1956. ~ (2) Renal-bedingte Osteopathien beim Kind. Neue Z. ärztl. Fortbild. **49**, 581 (1960). ~ (3) Vitamin-D-refraktäre Rachitis. In: Erbliche Stoffwechselkrankheiten, herausgeg. von F. Linneweh. München u. Berlin 1962. — **Swoboda, W.,** u. **W. Rupp:** Das klinische Bild der Vitamin-D-resistenten Rachitis (Typus „Phosphatdiabetes"). Fortschr. Röntgenstr. **81**, 582 (1954). — **Symon, L.,** and **I.M. Bett:** Idiopathic hypoparathyroidism with normal urinary calcium. Brit. med. J. **1959**, 1451.

Talmage, R.V.: Studies on the maintenance of serum calcium levels by parathyroid action on bone and kidney. Ann. N.Y. Acad. Sci. **64**, 326 (1956). — **Theopold, W.:** Über die renale Osteopathie (sog. renale Rachitis). Mschr. Kinderheilk. **99**, 452 (1951). — **Tobler, R., A. Praden** u. **W. Taillard:** Die familiäre primäre vitamin-D-resistente Rachitis (Phosphatdiabetes). Helve paediat. Acta **11**, 209 (1956).

Uehlinger, E.: (1) Nieren, Skelett und Kalziumstoffwechsel. Wien. klin. Wschr. **61**, 417 (1949). ~ (2) Renale Osteodystrophia fibrosa und renale Osteomalacie. Schweiz. Z. allg. Path. **16**, 997 (1953). ~ (3) D-Avitaminose und renale Osteomalazie. Schweiz. med. Wschr. **85**, 521 (1955). ~ (4) Pathogenese des primären und sekundären Hyperparathyreoidismus und der renalen Osteomalazie. Verh. dtsch. Ges. inn. Med. **62**, 369 (1956).

Verbanck, M., M. Kraytman, P. Sibille et **R. Heyman:** Ostéomalacie par pyelonéphrite. Acta clin. belg. **13**, 261 (1958).

Wallis, L. A., and **R. L. Engle:** The adult Fanconi syndrome. Review of eighteen cases. Amer. J. Med. **22**, 12 (1957). — **Walser, M.:** The separate effects of hyperparathyroidism, hypercalcemia of malignancy, renal failure, and acidosis on the state of calcium, phosphate, and other ions in plasma. J. clin. Invest. **41**, 1454 (1962). — **Weelens, P.,** et **M. Persyn:** A propos de deux cas d'ostéodystrophie rénale. J. belge Radiol. **35**, 603 (1952). — **Weinreich, M.:** Multiple Epiphysenlösungen bei Hyperparathyreoidismus. Bruns' Beitr. klin. Chir. **203**, 248 (1961). — **White, J. E., Ch. C. Binford, R. R. Robinson,** and **W. G. Blackard:** Familial hypophosphatemia. Clinical course and necropsy. Arch. intern. Med. **111**, 460 (1963). — **Widrow, S. H.,** and **N. G. Levinsky:** The effect of parathyroid extract on renal tubular calcium reabsorption in the dog. J. clin. Invest. **41**, 2151 (1962). — **Winters, R. W.,** and **J. B. Graham:** Multiple genetic mechanism in vitamin resistant rickets. Pediatrics **25**, 932 (1960). — **Winters, R. W., J. B. Graham,** and **V. W. McFalls:** "Sporadic" hypophosphatemia and vitamin D resistant rickets. Pediatrics **25**, 959 (1960). — **Winters, R. W., J. B. Graham, T. F. Williams, V. W. McFalls,** and **C. Burnett:** A genetic study of familial hypophosphatemia and vitamin D resistant rickets with a review of the literature. Medicine (Baltimore) **37**, 97 (1958). — **Wolf, H. L.,** and **J. V. Denko:** Osteosclerosis in chronic renal disease. Amer. J. med. Sci. **235**, 33 (1958).

Zeffren, J. L., and **H. O. Heinemann:** Reversible defect in renal concentrating mechanism in patients with hypercalcemia. Amer. J. Med. **33**, 54 (1962). — **Zeisel, H.:** Die sogenannte idiopathische Hyperkalzämie des Kindes. Wien. klin. Wschr. **72**, 665 (1960). — **Zetterström, R.:** Idiopathic hypercalcemia and hypercalcuria. Mod. Probl. Pädiat. **3**, 478 (1957). — **Zimmerman, H. B.:** Osteosclerosis in chronic renal disease. Report of 4 cases associated with secondary hyperparathyroidism. Amer. J. Roentgenol. 88, 1152 (1962). — **Zweymüller, E.,** u. **H. Rössler:** Chronische vitamin-D-resistente Rachitis mit Nephrocalcinose. Helv. paediat. Acta **9**, 28 (1954).

Renal bedingte Störungen des Säure-Basenhaushaltes

Von

F. Krück

Mit 28 Abbildungen

Zu den physiko-chemischen Voraussetzungen für den Ablauf vitaler Prozesse gehört neben der Konstanz der Wasser- und Ionenverteilung (Isotonie, Isoionie) und einer optimalen Temperatur (Isothermie) auch die Wahrung der Wasserstoffionenkonzentration in den Körperflüssigkeiten (Isohydrie). Durch die Summe der Stoffwechselprozesse erfährt diese Homoiostase kontinuierliche Störeinflüsse, denen der Organismus durch die Fähigkeit, eventuelle Überschüsse an Säuren oder Basen zu eliminieren, begegnen kann. Mit dieser Aufgabe sind Lunge und Niere betraut. Die Lunge kann zwar durch Änderung der CO_2-Spannung augenblicklich einen Ausgleich herstellen, sie ist aber nicht in der Lage, z.B. ein vermehrtes Angebot an Wasserstoffionen endgültig auszuscheiden. Über eine solche Möglichkeit verfügt allein die Niere, die mit Hilfe tubulärer Regulationsvorgänge das sog. Säure-Basengleichgewicht aufrechterhält.

Wenn bei chronischen renalen Erkrankungen oder bestimmten tubulären Funktionsstörungen diese Fähigkeit ganz oder teilweise aufgehoben wird, dann treten Änderungen im Haushalt der Säuren und Basen auf, die von einem bestimmten Ausmaß an den Ablauf lebenswichtiger Vorgänge im Organismus schädigen.

Physikalisch-chemische Vorbemerkungen

Im Gegensatz zur älteren Nomenklatur, die Säuren mit Anionen und Basen mit Kationen gleichsetzte, wird heute nach Brønsted (1923) und Lowry (1923) ein Molekül oder Ion, das Wasserstoffionen (Protonen) abgeben kann, als „Säure" bezeichnet („Protonen-Donator"), während die Benennung „Base" den Molekülen oder Ionen zukommt, die Wasserstoffionen aufnehmen können („Protonen-Acceptor"). Die Säure- oder Baseneigenschaft einer Verbindung muß daher von der Ladung, die die Wanderungsrichtung im elektrischen Feld bestimmt, unterschieden werden.

Alle Anionen sind Basen, da sie ein oder mehrere Elektronenpaare besitzen, die zur Anlagerung von Protonen befähigt sind. Durch eine solche Anlagerung entsteht aus der Base eine Säure:

$$A^- + H^+ \rightleftharpoons HA$$
$$(\text{Base}) + (\text{Proton}) \rightleftharpoons (\text{Säure})$$

Säuren dissoziieren in wäßriger Lösung in H^+ und A^-. Im Gleichgewicht gilt nach dem Massenwirkungsgesetz:

$$k_1 [HA] = k_2 [H^+] [A^-]$$

oder

$$\frac{[H^+] [A^-]}{[HA]} = \frac{k_1}{k_2} = k_s$$

bzw.

$$H^+ = k_s \frac{[HA^-]}{[A^-]} ; \; k_s/\gamma = k' \,*$$

$$H^+ = k' \frac{[HA^-]}{[A^-]}$$

Nach HENDERSON kann für praktische Zwecke angenommen werden, daß in biologischen Flüssigkeiten, in denen die Säuren geringgradig, die Salze vollständig dissoziiert sind, alle H^+-Ionen den Säuren (HA) und alle Anionen den Salzen (BA) entstammen. Daher gilt

$$[H^+] = k' \frac{[HA]}{[BA]} \text{ (Henderson-Gleichung).}$$

Diese Gleichung läßt sich nach HASSELBALCH in ihre negative logarithmische Form überführen:

$$\log \frac{1}{[H]} = \log \frac{1}{k'} + \log \frac{[BA]}{[HA]} .$$

Da $\log \frac{1}{H}$ als pH und $\log \frac{1}{k'}$ als pk' definiert ist, ist

$$pH = \log \frac{[BA]}{[HA]} + pk' \text{ (Henderson-Hasselbalch-Gleichung).}$$

Die aktuelle Reaktion des arteriellen Plasma eines gesunden Menschen entspricht einer Wasserstoffionenkonzentration von 36—44 milli-mikro Äq/l (=nano-Äq/l), bzw. einem pH-Bereich von 7,44—7,36 mit einem Mittelwert von 7,40. Im physiologischen Bereich stehen die beiden Ziffern des pH-Wertes hinter dem Dezimalpunkt mit der absoluten H^+-Ionenkonzentration numerisch in Beziehung: Ein pH-Wert von 7,40 entspricht einer H^+-Ionenkonzentration von 40 nano-Äq/l. Bei Änderung des pH-Wertes um je 0,01 verschiebt sich die H^+-Ionenkonzentration um je 1 nano-Äq/l in entgegengesetzter Richtung.

Puffersysteme

Wenn mehrere schwache Säuren mit ihren korrespondierenden Basen in einer gemeinsamen Lösung vorhanden sind, dann gilt ein Gleichgewichtszustand:

$$pH = pk' + \log \frac{[A_1^-]}{[HA_1]} = pk_2' + \log \frac{[A_2^-]}{[HA_2]} = pk_3' + \log \frac{[A_3^-]}{[HA_3]} \text{ etc.}$$

Für das pH der Körperflüssigkeiten ist in erster Linie die Relation der Konzentration der Basen $[HCO_3^-]$, $[HPO_4^{--}]$, $[Prot^-]$, und [Hb] zu der der korrespondierenden Säuren $[H_2CO_3]$, $[H_2PO_4^-]$, [HProt], und [HHb] verantwortlich. Die beiden Partner eines solchen Reaktionspaares, starke Base und schwache Säure, sind entsprechend den Prinzipien des Massenwirkungsgesetzes in der Lage, bei Zugabe oder Entnahme von H^+-Ionen, diese Relation aufrechtzuerhalten. Dadurch wird eine Änderung des pH-Wertes vermieden. Dieser Vorgang, der durch Reaktion zwischen Base und Säure gewährleistet wird, wird als Pufferung, die beteiligten Substanzen als Puffersubstanzen bezeichnet.

* Die Konstanten k_1 und k_2 determinieren zwei einander entgegengerichtete Vorgänge, die die Tendenz zur Bildung von undissoziierter Säure bzw. Dissoziation in H^+ und A^- wiedergeben. Der Quotient zwischen beiden entspricht der Säure-Dissoziationskonstante k_s; da im physiologischen Bereich statt Konzentrationen chemische Aktivitäten eingesetzt werden müssen, wird k_s mit dem Aktivitätskoeffizienten γ korrigiert. Die wahre Säure-Dissoziationskonstante k' ergibt sich daher aus $k_s\gamma$.

Ein Puffersystem ist am wirksamsten im Mittelpunkt seiner Titrationskurve, wenn *pk'* dem pH-Wert identisch ist (Abb. 1).

Einen der wichtigsten Puffer im Extracellulärraum stellt das Bicarbonat-Kohlensäurepuffersystem dar, dessen Dissoziationskonstante 6,1 beträgt. Die Henderson-Hasselbalch-Gleichung

$$pH = pk' + \log \frac{[BA]}{[HA]}$$

läßt sich daher als

$$\begin{aligned} pH &= 6{,}1 + \log \frac{[HCO_3^-]}{[H_2CO_3]} \\ &= 6{,}1 + \log \frac{27 \text{ mÄq/l}}{1{,}35 \text{ mÄq/l}} \\ &= 6{,}1 + \log 20 \\ &= 6{,}1 + 1{,}301 \\ &= 7{,}401 \end{aligned}$$

ausdrücken.

Bei Änderungen der HCO_3^--Konzentration reagiert das pH gleichsinnig, bei Verschiebungen im H_2CO_3-Gehalt bzw. pCO_2 in entgegengesetzter Richtung. In-

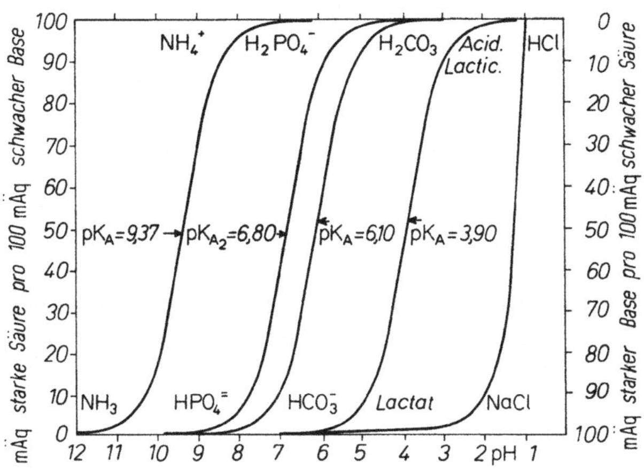

Abb. 1. **Puffertitrationskurven.** Von links nach rechts: Titration schwacher Basen mit starken Säuren. Von rechts nach links: Titration schwacher Säuren mit starken Basen (Pitts 1963)

folge Beteiligung der übrigen Puffersysteme jedoch ist der Anstieg oder Abfall der extracellulären HCO_3^--Konzentration immer etwas geringer, als sich durch Zugabe von Base oder Säure errechnen läßt.

Wenn umgekehrt H_2CO_3 bei einer Änderung des CO_2-Partialdruckes (pCO_2) variiert und die übrigen Komponenten konstant gehalten werden, dann muß nach der Henderson-Hasselbalch-Gleichung auch eine pH-Verschiebung eintreten, die aber infolge der Beteiligung der übrigen Puffersysteme ebenfalls geringer ist als bei einer reinen Bicarbonatlösung (Parsons 1920).

Die aktuelle Reaktion der extracellulären Flüssigkeit wird demnach durch aufeinander abgestimmte Funktionen von Lunge und Niere aufrechterhalten:

1. $[H_2CO_3]$ im Plasma, normal 1,25—1,35 mÄq/l, ist die Resultante aus Produktion und Abatmung von CO_2, die durch die Respiration so einreguliert ist, daß bei Gesunden ein CO_2-Partialdruck (pCO_2) von 40 mm Hg besteht*.

* pCO_2 läßt sich mit einer für klinische Zwecke ausreichenden Genauigkeit aus der Wasserstoffionenkonzentration, $[H^+]$, dem CO_2-Gehalt und dem Produkt der Lösungs- und Dissoziationskonstante für CO_2 (= 23,8) nach der Formel

2. Die Bicarbonatkonzentration, $[HCO_3^-]$, im Plasma normal 25—27 mÄq/l, wird durch tubuläre Reabsorption bzw. Ausscheidung in der Niere gesteuert (PITTS 1950).

Störungen des Säure-Basenhaushaltes. Acidose und Alkalose

Störungen des Säure-Basenhaushaltes sind an Abweichungen vom physiologischen pH-Bereich des arteriellen Blutes (7,36—7,44) zu erkennen. Bei pH-Werten unter 7,36 (Anstieg der Wasserstoffionenkonzentration) liegt eine *Acidose* (korrekter, aber weniger gebräuchlich: Acidämie), bei Werten über 7,44 (Abfall der Wasserstoffionenkonzentration eine *Alkalose* (Alkaliämie) vor. Die Genese der Störung wird durch zusätzliche Bestimmung der Pufferkomponenten HCO_3^- und H_2CO_3 festgelegt. pH-Änderungen durch primäre Zu- oder Abnahme der Plasma-HCO_3^--Konzentration sind durch pathologische Stoffwechselvorgänge bedingt und werden als *metabolisch* bezeichnet; wenn sie durch eine abnorme Lungenfunktion mit Verschiebungen des CO_2-Partialdruckes hervorgerufen werden, spricht man von *respiratorischen* Alkalosen oder Acidosen. Solange durch eine funktionelle Anpassung der Atmung bzw. renalen Reabsorptionssteuerung bei primär metabolischen oder primär respiratorischen Abweichungen die Relation von Puffer—Base zu Puffer—Säure erhalten bleibt, und der pH-Wert daher keine Änderung erfährt, ist die Acidose bzw. Alkalose *kompensiert.* Wenn diese Kapazität überschritten wird, kommt es zur Dekompensation der Störung des Säure-Basenhaushaltes (kompensierte bzw. dekompensierte metabolische oder respiratorische Acidosen bzw. Alkalosen).

Daraus geht hervor, daß die Analyse pathologischer Änderungen nur durch Bestimmung von zwei der drei Parameter der Henderson-Hasselbalch-Gleichung vorgenommen werden kann (Einzelheiten über Methodik siehe SCHWAB u. WISSER 1958, DULCE 1964).

Als Parameter für metabolische Störungen des Säure-Basenhaushaltes führten SINGER u. HASTINGS (1948) das Konzept der „Gesamt-Puffer-Basen" des Blutes ein, die der Summe der Pufferkapazität von HCO_3^- und Phosphat in Plasma und Erythrocyten sowie von Hämoglobin und Plasmaproteinen entspricht. Die normale Konzentration beträgt 40—50 mÄq/l, von denen Hämoglobin und HCO_3^- den Hauptanteil ausmachen. Sie ändert sich jedoch nur bei Zugabe oder Verlust nicht flüchtiger Säuren und reagiert nicht auf Abweichungen der CO_2-Konzentration.

ASTRUP, JØRGENSEN, ANDERSEN (1960), ASTRUP (1961) inaugurierten zur Erfassung metabolischer Säure-Basenstörungen den Begriff des Standardbicarbonates, definiert als HCO_3^--Konzentration im Plasma nach Äquilibration des volloxygenierten Blutes mit einem pCO_2 von 40 mm Hg bei 38° C. Dadurch wird der Einfluß der Respiration auf die HCO_3^--Konzentration ausgeschaltet. Die Normalwerte betragen 21—25 mÄq/l (im Mittel 23 mÄq/l). Durch Multiplikation mit dem empirischen Faktor 1,2, der dem Puffergehalt der Erythrocyten Rechnung trägt, kann nach ASTRUP, JØRGENSEN u. ANDERSEN (1960) ein „Basenüberschuß" bzw. ein „Basendefizit" errechnet werden. Basenüberschuß ist als positiver oder negativer Wert ein Äquivalent für die Abweichung der „Gesamt-Puffer-Base" von den Normwerten und berücksichtigt ebenso wie das Konzept von SINGER u. HASTINGS (1948) nicht die respiratorischen Einflüsse.

$$pCO_2 \approx \frac{[H^+]\,[\text{Gesamt-}CO_2]}{23{,}8}$$

festlegen. [KASSIRER, J.P., and H.L. BLEICH: Rapid estimation of plasma carbon dioxide tension from pH and total carbon dioxide content. New Engl. J. Med. **272**, 1067 (1965)].

Beide Methoden sind zwar einfach und schnell durchzuführen, jedoch nach der Ansicht von SCHWARTZ u. RELMAN (1963) aus den genannten Gründen für die Diagnostik von Störungen des Säure-Basenhaushaltes nicht so umfassend wie die klassische Bestimmung von pH und Gesamt-CO_2, der auch heute noch der Vorrang gebührt.

Endogene Produktion von Säure

Im Laufe eines Tages entstehen durch die Gesamtheit der Stoffwechselprozesse beim erwachsenen Menschen etwa 13000 mmol CO_2 (ca. 10 mmol/min), zu deren Neutralisation 13 Liter normaler NaOH-Lösung erforderlich wären, wenn das pH bei 7,4 gehalten werden soll. Kohlensäure wird rasch in das flüchtige Anhydrid CO_2 umgewandelt und in dieser Form durch die Lunge entfernt. Außerdem dient sie zusammen mit ihrer starken Konjugat-Base HCO_3^- als Puffer der extracellulären Flüssigkeit.

Bei gemischter Kost überschreiten die potentiellen Säuren, die bei der intracellulären Oxydation von Nährstoffen freigesetzt werden, die verfügbaren Basen um 30—80 mÄq/Tag. Die dabei anfallenden Wasserstoffionen werden momentan durch Pufferreaktion neutralisiert; das freigesetzte CO_2 wird abgeatmet:

$$H^+ + HCO_3^- \rightleftharpoons H_2CO_3 \rightleftharpoons \overset{\nearrow}{CO_2} + H_2O\,.$$

Das dabei verbrauchte HCO_3^- kann im Stoffwechsel nicht regeneriert werden, solange erneut H^+-Ionen aus stark dissoziierten Säuren hinzukommen. Erst die Elimination dieser überschüssigen H^+-Ionen, die nur durch die Niere möglich ist, gestattet die Neubildung von Bicarbonat-Ion (siehe unten).

Der Säure- bzw. Basengehalt der zugeführten Nahrung wurde früher als Differenz zwischen mineralischen Kationen und dem Gehalt an Chlorid, Phosphor und Schwefel im Ascherückstand errechnet. Diese Anschauung läßt sich mit der Definition der Säuren als Protonen-Donatoren nicht vereinbaren (RELMAN 1954, CHRISTENSEN 1959). Außerdem besteht keine Korrelation der auf diese Weise errechneten „Säurezufuhr" zur renalen Ausscheidung von Säure. Nach heutiger Auffassung entstammt die Säuremenge, die der Organismus zur Wahrung der Homoiostase zu bewältigen hat,

1. der Oxydation organischen Schwefels zu Sulfat,
2. der Hydrolyse von Phosphorestern,
3. der Bildung von nicht umgesetzten organischen Säuren.

HUNT (1956) vertritt die Meinung, daß die Oxydation des organischen Schwefels aus schwefelhaltigen Aminosäuren (Methionin, Cystein) zu Sulfat den Hauptanteil, unter Umständen sogar die alleinige Quelle nicht flüchtiger Säuren im Urin darstellt:

$$\text{Methionin} + O_2 \rightarrow \text{Harnstoff} + CO_2 + SO_4^{=} + 2\,H^+$$

Die Arbeitsgruppe um RELMAN dagegen ist der Ansicht, daß neben der Schwefeloxydation auch Endprodukte aus dem Stoffwechsel organischer Phosphatverbindungen wesentlichen Anteil an der endogenen Säureproduktion haben (LEMANN u. RELMAN 1959, RELMAN, LENNON u. LEMANN 1961).

HPO_4^{--} kommt präformiert in den Phosphatgruppen der Phosphorlipoide, Phosphorproteine und Phosphorester vor, wird dort freigesetzt und kann per se als Puffer für H^+-Ionen der Schwefelsäure dienen (LEMANN u. RELMAN 1959). Fast der gesamte Phosphor in den natürlichen Nahrungsmitteln liegt bereits in oxydierter Form als Kalium-, Magnesium-, Calcium- oder Natriumsalz organischer Phosphorsäure-Monoester vor, deren Hydrolyse zur Bildung von vorwiegend neutralem anorganischem Phosphat ohne wesentliche Freisetzung von Protonen führt (HUNT 1956, CHRISTENSEN 1957, 1959). Die Säurebildung der Phosphorester hängt allerdings von deren Natur und pH ab (LENNON, LEMANN u. RELMAN 1962). Die Orthophosphat-Monoester-Residuen liefern nur dann zusätzliche Säure, wenn das pH, in dem sie existieren, unter dem der Körperflüssigkeiten liegt, Pyrophosphat und Di-ester-Phosphat dagegen bei jedem pH-Wert. Die exakte Menge wird vom pH des Milieus bestimmt, in dem die Hydrolyse vor sich geht (RELMAN 1964).

Neutrale Komponenten der Diät bewirken nur eine vorübergehende Freisetzung, aber keine Nettoproduktion von Wasserstoffionen, jedoch sind gelegentlich Produktion und Entfernung von H^+-Ionen im Stoffwechsel zeitlich dissoziiert. Auch nicht metabolisierbare, d.h. nicht vollständig zu CO_2 und H_2O oxydierte organische Säuren, z.B. Harnsäure u.a., können an der renalen Säureausscheidung Anteil haben (RELMAN, LENNON u. LEMANN 1961).

Renale Regulation des Säure-Basenhaushaltes

Die respiratorische Regulation des Säure-Basenhaushaltes erfolgt sehr rasch, die renale Adaptation kann dagegen mehrere Tage in Anspruch nehmen. Während dieser Zeit wird das aktuelle physiologische pH durch die Puffer in Blut und Gewebe sowie durch Austausch von Wasserstoffionen mit Kationen aus den Knochen aufrechterhalten (BERGSTROM 1956).

Durch die Produktion eines sauren Urins trotz vorhandener Urinpuffer wird das chemische Gleichgewicht der Neutralität laufend auf normalen Bedingungen gehalten und der lebende Organismus gegen eine Invasion von Säure geschützt. Basierend auf den Vorstellungen, die bereits von HENDERSON (1914/15) geäußert waren, läßt sich nach PITTS die renale Regulation des Säure-Basenhaushaltes in drei Teilprozesse gliedern:

1. Reabsorption von Bicarbonat,
2. Ausscheidung von titrierbarer Säure,
3. Ausscheidung von Ammonium.

Durch die unter 2. und 3. genannten Vorgänge werden gleichzeitig äquivalente HCO_3^--Mengen regeneriert und dem Blut wieder zugeführt. Dadurch erhält das Blut der Vena renalis einen erhöhten HCO_3^--Gehalt. Die Niere kann also als ein Organ angesehen werden, das in das Tubuluslumen Säure, in das peritubuläre Blut aber Base abgibt. Mittels beider Funktionen bleibt das pH der Körperflüssigkeiten in engen und optimalen Grenzen erhalten. Die an diesem Austausch beteiligten Mechanismen sind im einzelnen noch nicht bekannt, jedoch steht fest, daß Natrium vom Lumen aus aktiv in das Plasma transportiert wird (GIEBISCH 1961a), während Wasserstoffion in entgegengesetzter Richtung wandert. Der Austausch von Natrium aus dem Tubuluslumen gegen Wasserstoffion aus der Zelle (PITTS u. ALEXANDER 1945, BERLINER 1952) ist der gemeinsame Nenner dieser drei für die Konstanthaltung des Säure-Basenhaushaltes verantwortlichen tubulären Prozesse.

Das von der Tubuluszelle sezernierte Wasserstoffion entstammt der Reaktion

$$CO_2 + H_2O \overset{CAH}{\rightleftharpoons} H_2CO_3 \rightleftharpoons HCO_3^- + H^+;$$

die durch das Enzym Carboanhydrase (ROUGHTON 1935, VAN GOOR 1948) katalysiert wird. Carboanhydrase (CAH) findet sich neben den Erythrocyten in solchen Zellen und Geweben in besonders hoher Konzentration, zu deren Funktion die Errichtung von pH-Gradienten gehört: Magenschleimhaut, Pankreas und Nierenrinde (DAVENPORT u. WILHELMI 1941). Sie ist ein zinkhaltiges Metallprotein mit einem Molekulargewicht von etwa 30000, das gleichzeitig von MELDRUM u. ROUGHTON (1932) und STADIE u. O'BRIEN (1933) erstmals dargestellt wurde.

Die tubuläre Reabsorption von Bicarbonat

Die normale Plasma-Bicarbonatkonzentration beträgt 25—27 mÄq/l. Unter physiologischen Bedingungen werden täglich etwa 5000 mÄq HCO_3^- im Glomerulum filtriert, jedoch bei Urin-pH-Werten unter 6,0 nur 1—2 mÄq/24 Std im Urin ausgeschieden; mehr als 99,9% werden tubulär reabsorbiert (PITTS 1952).

Die tubuläre HCO_3^--Reabsorptionskapazität ist durch einen „Schwellenwert" Tm_{HCO^-} begrenzt: Bis zu dieser Größe wird das filtrierte HCO_3^- quantitativ reabsorbiert, ein eventueller Überschuß wird ausgeschieden. Das Maß für $Tm_{HCO_3^-}$

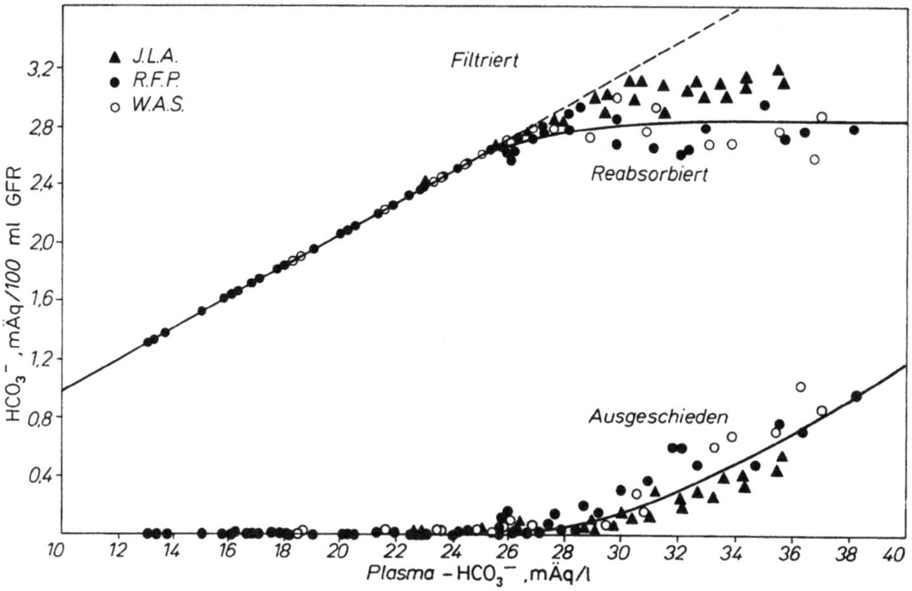

Abb. 2. Filtration, Reabsorption und Ausscheidung von Bicarbonat als Funktion der Plasma-HCO_3^--Konzentration bei gesunden Versuchspersonen (PITTS, AYER u. SCHIESS 1949)

entspricht der Plasmakonzentration und beträgt beim Menschen 2,8 mÄq HCO_3^-/ *100 ml GFR* (PITTS, AYER u. SCHIESS 1949) (Abb. 2), beim Hund 2,6 mÄq HCO_3^-/ 100 ml GFR (PITTS und LOTSPEICH 1946a). Die maximale Reabsorptionskapazität für HCO_3^-, $Tm_{HCO_3^-}$, ist also durch die HCO_3^--*Konzentration* im Filtrat bestimmt und unterscheidet sich dadurch grundlegend von der für Glucose, Tm_G. Von einem Glucosemehrangebot an die Reabsorptionsstellen wird *die* Menge ausgeschieden, die ungeachtet der Filtrationsgröße, die Glucose-Reabsorptionsfähigkeit in der Zeiteinheit überschreitet. Das Tm_G ist daher in mmol/*min* festgelegt. Wenn für HCO_3^- ebenfalls ein zeitabhängiges *Tm* bestünde, könnte eine gleichzeitige Steigerung der Plasma-Bicarbonatkonzentration *und* der glomerulären Filtrationsrate zu unerwünschten Verlusten führen (PITTS 1963). Tatsächlich wird aber bei intakter Nierenfunktion nur die HCO_3^--Menge im Urin ausgeschieden, die über die *Konzentration* des „Schwellenwertes" hinausgeht.

Regulation der tubulären HCO_3^--Reabsorption

Bei Anstieg des arteriellen pCO_2 nimmt kompensatorisch auch die HCO_3^--Konzentration bis zu einem gewissen Grade zu, so daß infolge des vermehrten tubulären Angebotes eine gesteigerte Bicarbonatausscheidung erwartet werden müßte, da das *Tm* überschritten wird. Dennoch ist in diesem Zustand der Urin sauer und frei von Bicarbonat; denn bei akuter Verdoppelung des arteriellen pCO_2 steigt das $Tm_{HCO_3^-}$ von 2,8 auf 3,5 an (DORMAN, SULLIVAN, PITTS 1954). Die tubuläre HCO_3^--Reabsorption nimmt weiter zu, wenn pCO_2 über längere Zeit experimentell erhöht bleibt (SULLIVAN u. DORMAN 1955), sie geht dagegen zurück, wenn pCO_2 durch Hyperventilation gesenkt wird (RELMAN, ETSTEN u. SCHWARTZ 1953). Da in diesen Experimenten die aktuelle extracelluläre H^+-Ionenkonzentration konstant gehalten wurde, ist der Schluß berechtigt, daß die tubuläre HCO_3^--Reabsorption nicht durch das pH, sondern durch den CO_2-Partialdruck, pCO_2, der extracellulären Flüssigkeit gesteuert wird (PITTS 1952/53, RELMAN, ETSTEN, SCHWARTZ 1953, BRAZEAU u. GILMAN 1953, DORMAN, SULLIVAN, PITTS 1954). Nach neuester Vorstellung von PITTS (1963) kann jedoch die H^+-Ionenkonzentration der Tubuluszellen, die über den intracellulären pCO_2 dem arteriellen pCO_2 direkt korreliert ist, als eigentlicher Stimulus der Bicarbonatreabsorption angesehen werden.

Mechanismus und Lokalisation der tubulären HCO_3^--Reabsorption

Der tubulären Reabsorption des filtrierten Bicarbonats liegt ein Austausch von Natrium gegen Wasserstoffion zugrunde (Abb. 3). Zunächst diffundiert Natrium,

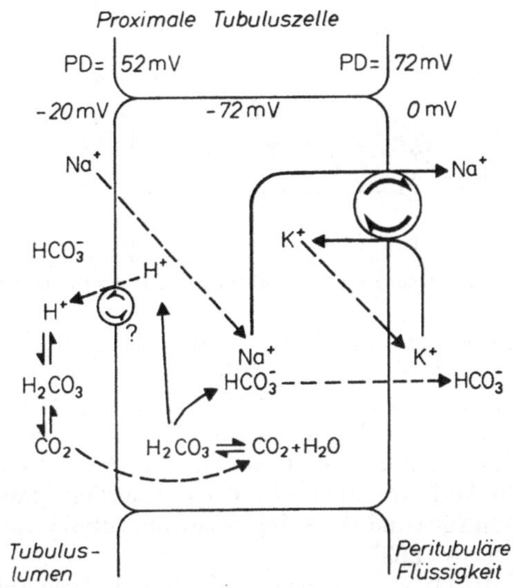

Abb. 3. Schematische Darstellung der HCO_3^--Reabsorption in der proximalen Tubuluszelle (PITTS 1963)

dessen intracelluläre Konzentration durch einen aktiven Transportmechanismus an der peritubulären Zellseite niedrig gehalten wird, entsprechend dem Konzentrationsgradienten in die Zelle. Im Austausch gelangt Wasserstoffion in das Tubuluslumen und reagiert dort mit HCO_3^- zu H_2CO_3. Die entstandene Kohlensäure, H_2CO_3, zerfällt in CO_2 und H_2O. CO_2 diffundiert in die Zelle zurück, wird dort unter dem Einfluß von CAH wiederum hydratisiert (HÖBER 1942), so daß Wasserstoffion für den gleichen Prozeß wieder zur Verfügung steht (Abb. 3). Nach Mikropunktionsuntersuchungen (BANK 1962) erfolgt die tubuläre H^+-Ionenabgabe der proximalen Tubuluszelle entlang dem transtubulären Potentialgradienten, so daß ein aktiver H^+-Ionen-Transportmechanismus hier nicht angenommen werden muß.

Die Voraussetzungen für eine HCO_3^--Reabsorption sind im proximalen und im distalen Nephron vorhanden. In der proximalen Tubulusflüssigkeit ist die Chloridkonzentration um 30—40% höher als im Plasma (Walker, Bott, Oliver, MacDowell 1941, Giebisch, Windhager, Pitts 1960, Gottschalk 1963), während Natrium und Osmolalität plasmaisoton bleiben. Daraus läßt sich unter Berücksichtigung des Prinzips der Elektroneutralität auf eine wesentliche proximale Bicarbonatreabsorption schließen. Beim Hund sinkt am Ende des mittleren Drittels des proximalen Tubulus die Bicarbonatkonzentration um 5—6 mÄq/l ab.

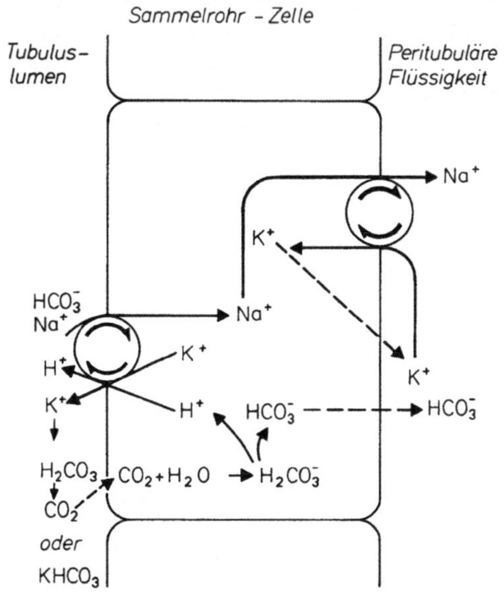

Abb. 4. Schematische Darstellung der HCO_3^--Reabsorption in der Sammelrohrzelle (Pitts 1963)

Da während Antidiurese bis zu diesem Punkt das Volumen des Primärharnes bereits auf etwa 40% verringert ist, ergibt sich eine etwa 75%ige Bicarbonatreabsorption im proximalen Tubulus (Clapp, Watson, Berliner 1963).

Allgemein kann man unter der Annahme einer freien Permeabilität der Zellen für CO_2 im proximalen Tubulus eine Reduktion der HCO_3^--Konzentration um mindestens etwa 10 mÄq/l errechnen, die bei Berücksichtigung der dort ablaufenden Volumenreduktion für rund 90% der gesamten tubulären HCO_3^--Reabsorption verantwortlich ist (Pitts 1963).

Änderungen der HCO_3^--Konzentration in der Tubulusflüssigkeit gehen entsprechend der Henderson-Hasselbalch-Gleichung mit gleichgerichteten pH-Verschiebungen einher:

$$pH = 6{,}10 + \log \frac{[HCO_3^-]}{f \cdot pCO_2}$$

(f = Lösungskonstante für CO_2).

Wenn HCO_3^--Reabsorption und Volumenreduktion einander Schritt halten, die HCO_3^--Konzentration also unverändert bleibt, tritt keine pH-Änderung ein; wenn jedoch HCO_3^- in größerem Umfang reabsorbiert wird, fällt die Konzentration ab und das pH geht zurück (Rector, Bloomer, Seldin 1964). Der Einfluß der HCO_3^--Reabsorption auf das pH der Tubulusflüssigkeit ist daher, im Gegensatz zu dem der anderen Urinpuffer, vom Volumen abhängig.

Im distalen Nephron steigt die Konzentration der Phosphatpuffer an, während die des [HCO_3^-] wesentlich verringert ist. Die tubuläre Wasserstoffionensekretion führt hier überwiegend zur Bildung von titrierbarer Acidität und zur Ammoniumproduktion (s. dort). Dadurch wird das pH der tubulären Flüssigkeit erniedrigt. In diesem Bereich müssen Wasserstoffionen gegen einen hohen Gradienten in das Lumen transportiert werden. Die übrigen Vorgänge, aktiver Natriumtransport, Bildung von H_2CO_3 aus $NaHCO_3$ im Austausch von Natrium gegen H^+-Ionen, Entstehung und Rückdiffusion von CO_2, entsprechen denen im proximalen Tubulus (Abb. 4). Auch hier wird die H^+-Ionen-Bereitstellung durch CAH katalysiert.

Abhängigkeit der tubulären HCO_3^--Reabsorption von der Elektrolytzusammensetzung des Filtrates

Die tubuläre HCO_3^--Reabsorption wird durch Änderungen der Kaliumkonzentration im Filtrat beeinflußt: Eine Zunahme verringert (Roberts, Magida, Pitts 1953, Fuller, Macleod, Pitts 1955, Orloff u. Davidson 1959), eine Abnahme der Kaliumkonzentration steigert die H^+-Ionensekretion und somit die Kapazität zur HCO_3^--Reabsorption (Kennedy, Winkler u. Dunning 1949, Seldin, Rector, Carter u. Copenhaver 1954, Jacobellis, Muntwyler, Griffin 1954, Giebisch, Macleod, Pitts 1955). Bei HCO_3^--Infusion (Roberts, Magida, Pitts 1953) und akuter respiratorischer Alkalose (Stanbury u. Thomson 1952, Barker, Singer, Elkinton u. Clark 1957) steigt umgekehrt die renale Kaliumausscheidung an.

Hierfür wurde zunächst eine Kompetition von H^+- und K^+-Ionen um einen distal-tubulären Sekretionsmechanismus angenommen (Berliner, Kennedy, Orloff 1951, 1954). Dieses Postulat ließ sich aber durch neuere Untersuchungen nicht bestätigen; denn einerseits kann der Effekt einer Kaliumbelastung auf die HCO_3^--Reabsorption durch Zunahme der H^+-Ionenkonzentration bei respiratorischer Acidose nicht aufgehoben werden (Rector, Buttram u. Seldin 1962), andererseits wird die Ausscheidung *beider* Ionen im distalen Tubulus gleichzeitig gesteigert, wenn Natriumsalze nicht permeabler Anionen infundiert werden (Sullivan, Wilde, Malvin 1960).

Bei Alkalose durch Kaliummangel wird proximal mehr HCO_3^- reabsorbiert als sich nach dem physiologischen Tm_{HCO_3} annehmen läßt, so daß die tubuläre distale Flüssigkeit praktisch HCO_3^--frei ist (Rector, Bloomer u. Seldin 1964). Da der proximale Tubulus kein Kalium sezerniert (Marsh, Ullrich u. Rumrich 1963, Bloomer, Rector u. Seldin 1963, Malnic, Klose u. Giebisch 1964), kann in diesem Abschnitt keine kompetitive Sekretion zwischen Kalium- und Wasserstoffionen angenommen werden. Es ist vielmehr wahrscheinlich, daß bei Kaliummangel die H^+-Ionenkonzentration in der Tubuluszelle ansteigt, und daß auf nicht kompetitivem Weg eine verstärkte H^+-Sekretion zustande kommt, als deren Folge eine vermehrte HCO_3^--Reabsorption eintritt (Rector, Bloomer u. Seldin 1964, Ramsay 1964).

Umgekehrt steigert eine akute durch Hyperventilation hervorgerufene pCO_2-Senkung vorwiegend die distale Kaliumsekretion (Ramsay 1964) und behält die unter physiologischen Bedingungen (Pitts, Gurd, Kessler u. Hierholzer 1958) vorhandene reziproke Beziehung zur H^+-Sekretion im distalen Tubulus bei. Proximal wird diese Relation dagegen vermißt, so daß zumindest dort kein gemeinsamer Trägermechanismus vorhanden sein kann (Clapp, Watson, Berliner 1963, Ramsay 1964).

Auch Änderungen im Chloridhaushalt wirken sich auf die renale Bicarbonatausscheidung aus: Hypochlorämie steigert, Hyperchlorämie senkt die tubuläre HCO_3^--Reabsorption. Die Auswirkungen des Chloridgehaltes im Filtrat auf die

H^+-Sekretion und HCO_3^--Reabsorption sind durch den Effekt auf den transtubulären Potentialgradienten zu erklären. Die Chloridreabsorption im proximalen Tubulus erfolgt passiv entlang dem Gradienten, der durch den aktiven Natriumtransport erzeugt (Giebisch 1958, 1961b, Giebisch u. Windhager 1963) und durch Zunahme der Chloriddiffusion vermindert wird. Bei erniedrigter Chloridreabsorption, z.B. bei Hypochlorämie, steigt umgekehrt der Potentialgradient an und begünstigt die H^+-Ionenabgabe und somit die HCO_3^--Reabsorption (Bank 1962) (Abb. 3).

Titrierbare Acidität des Urins

Die Acidifikation des Urins auf einen pH-Wert, der in Extremfällen 4,0 beträgt, im Mittel aber meist um 5,0 liegt, ist theoretisch entweder durch Reabsorption der basischen Pufferkomponenten (Sendroy, Seelig u. van Slyke 1934) oder durch Sekretion von Säure in den Tubulusurin (McCallum u. Campbell 1929, Brodsky u. Carrasquer 1960) möglich.

Beide Theorien könnten die Säureabgabe unter normalen Umständen erklären; sie erweisen sich aber als unzureichend bei Acidose, wenn die ausgeschiedene Säuremenge die filtrierte überschreitet (Pitts, Lotspeich, Schiess u. Ayer 1948). Bei Infusion einer neutralen Natriumphosphatlösung während Ammoniumchloridacidose steigt z.B. die titrierbare Acidität des Urins proportional zur Phosphatausscheidung an (Pitts u. Lotspeich 1946b). Die Berechnung ergibt, daß eine Reabsorption von dibasischem Phosphat nur 10%, von Bicarbonat nur 21—26,5% der tatsächlichen Acidifikation erklären könnte (Pitts, Lotspeich, Schiess u. Ayer 1948). Die Ansäuerung des Urins kann daher nur durch eine tubuläre Abgabe von Säure (Smith 1937) an die Urinpuffer bedingt sein (Pitts u. Alexander 1945, Pitts 1948, Pitts, Lotspeich, Schiess u. Ayer 1948). Diesem Vorgang liegt ebenfalls ein Austausch von Natrium- gegen Wasserstoffion zugrunde, das in der Tubuluszelle mit Hilfe der CAH aus der Reaktion

$$CO_2 + H_2O \overset{CAH}{\rightleftharpoons} H_2CO_3 \rightleftharpoons HCO_3^- + H^+$$

entsteht (Pitts 1945, 1948, 1950).

Die Menge an Wasserstoffionen, die durch die Puffersysteme der Tubulusflüssigkeit bei den Acidifikationsvorgängen aufgenommen werden, läßt sich quantitativ bestimmen, wenn der saure Urin zum Plasma-pH rücktitriert wird. Sie wird als titrierbare Acidität (TA) des Urins bezeichnet und beträgt bei gemischter Ernährung 10—30 mÄq/24 Std (Henderson 1914/15). Im Gegensatz zum pH, das ein Maß für die in einer Lösung frei vorhandenen Wasserstoffionen darstellt, unterrichtet die Bestimmung der titrierbaren Acidität über die Summe der ionisierten und der potentiell ionisierbaren H^+-Ionen der Lösung. Die titrierbare Acidität ist demnach lediglich von der Konzentration einer Säure, nicht aber von ihrer Dissoziationskonstante abhängig (Krück 1958).

Das Ausmaß der titrierbaren Urinacidität hängt von der Konzentration der Urinpuffer, die in der Lage sind, Wasserstoffionen aufzunehmen (Pitts u. Lotspeich 1946b), deren Dissoziationskonstante pk', dem transtubulären Potentialgradienten und dem Grad der Acidose ab (Bank u. Schwartz 1960). Wenn Phosphat der Hauptpuffer im Urin ist, wird das theoretische Maximum für titrierbare Acidität bei einem Abfall des Urin-pH auf 5,5 erreicht; denn bei diesem pH-Wert liegen mehr als 95% des Phosphates in $H_2PO_4^-$-Form vor. Dies erklärt sich daraus, daß der Wirksamkeitsbereich eines Puffersystems durch die pH-Werte definiert wird, die vom pk'-Wert nach beiden Seiten nicht mehr als 1,0 pH-Einheit entfernt sind. Beim gesunden Menschen beträgt der Anteil der Phosphatpuffer an der gesamten Titrationsacidität je nach dem pH des Urins 31—86%, im Mittel 60% (Abb. 5). In den physiologischen Urin-pH-Bereichen nimmt daher der Phosphatpuffer ($pk' = 6{,}85$) pro mmol mehr Wasserstoffionen auf als z.B.

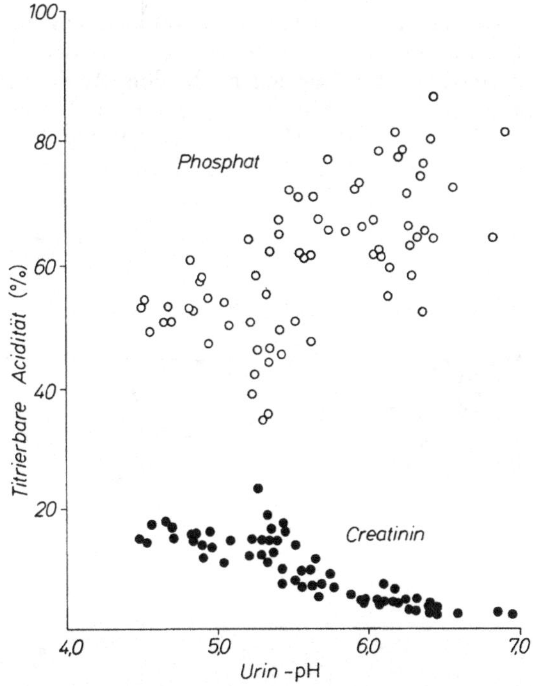

Abb. 5. Anteil von Phosphat und Kreatinin an der titrierbaren Acidität bei normaler Nierenfunktion (WRONG u. DAVIES 1959)

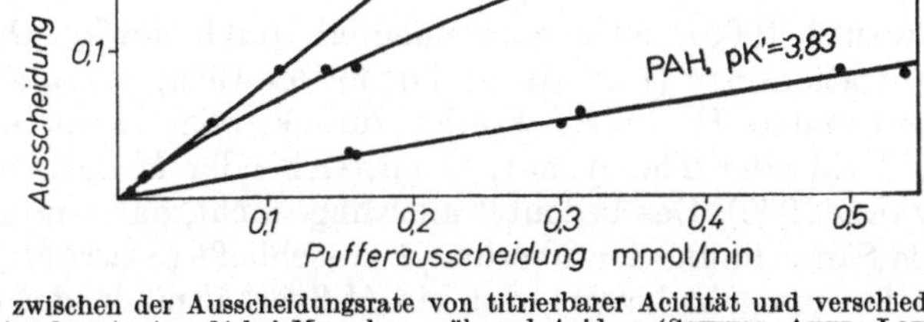

Abb. 6. Beziehung zwischen der Ausscheidungsrate von titrierbarer Acidität und verschiedenen Puffern, sowie der Pufferdissoziationskonstante pk' bei Menschen während Acidose (SCHIESS, AYER, LOTSPEICH, PITTS 1948)

Kreatinin mit einem pk' von 4,97 oder eine Fremdsubstanz wie PAH mit pk' von 3,83 (SCHIESS, AYER, LOTSPEICH, PITTS 1948) (Abb. 6). Bei niedrigerem Urin-pH dagegen kann Kreatinin bis zu 20% der titrierbaren Acidität ausmachen (WRONG u. DAVIES 1959). 30% der titrierbaren Acidität werden durch andere Urinpuffer (außer Phosphat und Kreatinin) repräsentiert.

Für die elektrische Potentialdifferenz durch lebende Membranen ist in erster Linie das Ausmaß des aktiven Natriumtransportes verantwortlich (Ussing u. Zehran 1951, Leaf, Anderson u. Page 1958). Die begleitenden Anionen können den Potentialgradienten je nach ihrem Permeationsvermögen beeinflussen (Solomon 1957, Giebisch 1958). Leicht reabsorbierbare Anionen senken, schwer reabsorbierbare steigern den Gradienten, der seinerseits die tubuläre H^+-Ionenabgabe bestimmt. So kann intensive Urinsäuerung auch ohne Acidose eintreten, wenn Natrium mit einem nicht reabsorbierbaren Anion, z.B. Sulfat, infundiert (Schwartz, Jenson u. Relman 1955, Epstein, Kleemann, Lamdin u. Rubini 1956) und die Natriumreabsorption z.B. durch diätetische Kochsalzrestriktion

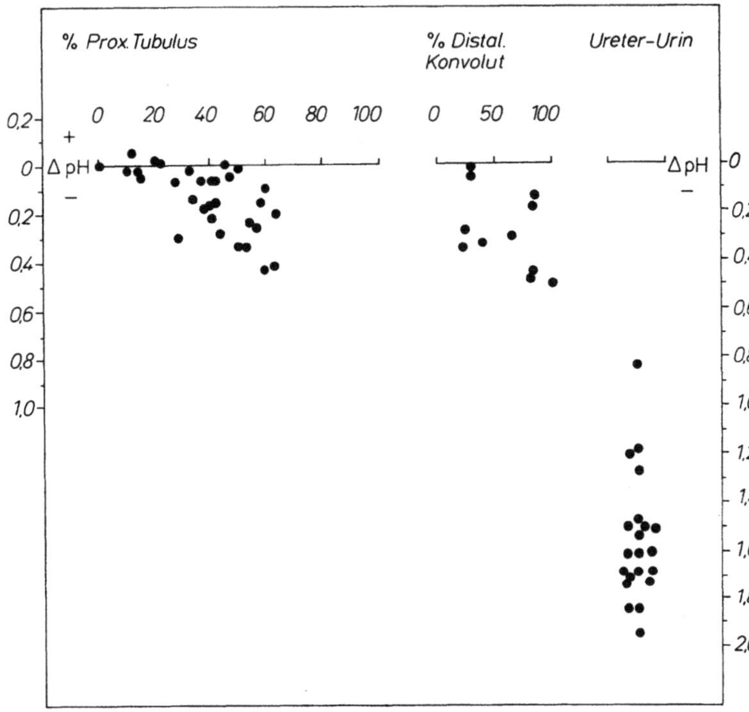

Abb. 7. pH-Änderungen der Tubulusflüssigkeit in verschiedenen Abschnitten des Nephrons. Ergebnisse aus Mikropunktionsanalysen (Gottschalk, Lassiter, Mylle 1960)

(Bank u. Schwartz 1960), oder experimentell durch starke Drosselung der glomerulären Filtrationsrate (Lauson u. Thompson 1958) stimuliert wird. Umgekehrt geht die tubuläre H^+-Ionensekretion zurück, wenn leicht reabsorbierbare Anionen, wie Chlorid oder Thiocyanat, in ausreichender Menge vorhanden sind (Bank u. Schwartz 1960). Das bedeutet allerdings nicht, daß eine große Chloridausscheidung die Säureelimination überhaupt ausschließt (Sartorius, Roemmelt u. Pitts 1949). Daraus geht hervor, daß ein Mißverhältnis in der Reabsorption von Natrium und dem entsprechenden Anion den kritischen Faktor für den H^+-Ionengradienten zwischen Blut und Urin und die Rate der Ausscheidung titrierbarer Acidität darstellt. Außerdem sind aber noch andere Faktoren, z.B. niedriges intracelluläres pH, reduzierter cellulärer Kaliumgehalt oder Änderung der Chloridpermeabilität der Zellmembran zu berücksichtigen (Bank u. Schwartz 1960). An der Säugetierniere sind die Prozesse der H^+-Ionenabgabe nicht auf das distale Segment beschränkt, sondern können im ganzen Nephron ablaufen (Abb. 7)

(GOTTSCHALK, LASSITER u. MYLLE 1960, GIEBISCH, WINDHAGER u. PITTS 1960, BANK 1962). Im proximalen Segment, in dem die HCO_3^--Reabsorption überwiegt, muß diese H^+-Ionensekretion einen nur geringen Gradienten überwinden; im Sammelrohr dagegen ist der Gradient größer. Dort findet vorwiegend die Ansäuerung der Puffer statt, deren Konzentration als Folge der Volumenreduktion inzwischen größer geworden ist. Eine Korrelation der renalen Ausscheidung von HCO_3^- und HPO_4^{--} ist unter physiologischen Bedingungen bei gesunden Versuchspersonen bis zu einer HCO_3^--Ausscheidung von 2,0 mmol/24 Std von KRÜCK u. VARELA (1960) beschrieben.

Die von der Tubuluszelle zur Bildung von titrierbarer Acidität und von Ammoniumion sezernierten H^+-Ionen entstammen der Reaktion

$$CO_2 + H_2O \overset{CAH}{\rightleftharpoons} H_2CO_3 \rightleftharpoons HCO_3^- + H^+$$

Jedes in das Lumen abgegebene Wasserstoffion läßt somit in der Zelle ein neu entstandenes HCO_3^--Ion zurück, das über die peritubuläre Flüssigkeit dem Blut der V. renalis und dem Extracellulärraum zugeführt wird. Diese tubuläre HCO_3^--Regneration verhindert während des kontinuierlichen Angebotes endogener und exogener Säuren den Abfall der extracellulären HCO_3^--Konzentration.

Die Ammoniumausscheidung

Starke Säuren mit niedriger Dissoziationskonstante können nicht in Form von titrierbarer Acidität ausgeschieden werden (PITTS 1945). Wenn ihr Kation nicht dem Organismus verlorengehen soll, müssen sie auf andere Weise im Urin neutralisiert werden. Bereits HENDERSON (1914/15) beobachtete, daß Ammoniumionen im Urin als Substituenten für körpereigene Kationen fungieren und erkannte somit deren Bedeutung für die Erhaltung der Zusammensetzung der Körperflüssigkeiten.

Die Base Ammoniak (NH_3) nimmt Wasserstoffion auf und bildet dadurch die Säure Ammoniumion (NH_4^+)

$$NH_3 + H^+ \rightleftharpoons NH_4^+ .$$

Während das ladungsfreie NH_3 dank seiner Lipoidlöslichkeit schnell durch Zellmembranen diffundiert, kann NH_4^+ die Membranen nur mit Schwierigkeit durchdringen (JACOBS 1940).

Die Rolle des Ammoniums als Urinpuffer ist im Prinzip die gleiche wie die des Phosphates, jedoch mit dem Unterschied, daß es erst am Ort der Acidifikation in die Tubulusflüssigkeit gelangt, während Phosphat bereits im Filtrat enthalten ist.

NH_3 diffundiert aus der Zelle in den Primärharn und bindet ein ebenfalls gegen Natrium ausgetauschtes H^+-Ion unter Bildung von NH_4^+, das nicht mehr rückdiffundieren kann (ORLOFF u. BERLINER 1956). Durch diese Protonenbindung wird die Entwicklung eines zu hohen, die weitere Wasserstoffabgabe limitierenden H^+-Ionengradienten verhindert, gleichzeitig ständig ein Diffusionsgefälle für NH_3 aufrechterhalten (PITTS u. ALEXANDER 1945, PITTS 1945, 1952/53). Auch bei dieser H^+-Ionensekretion entsteht in der Tubuluszelle ein neues HCO_3^--Ion, das der Extracellulärflüssigkeit zugeführt wird.

Bei intakter Nierenfunktion und auch bei schwerer metabolischer Acidose ist Ammonium der Hauptpuffer im Urin und bewerkstelligt $^2/_3$ bis $^3/_4$ der renalen Wasserstoffionenelimination, während die titrierbare Acidität nur zu $^1/_3$ bis $^1/_4$ beteiligt ist (PITTS 1948). Die absoluten Mengen der NH_4^+-Ausscheidung im Urin des gesunden Erwachsenen betragen bei gemischter Ernährung 30—50 mÄq/24 Std (PITTS 1945).

Im Gegensatz zu den anderen Urinpuffern wird NH_3 in den renalen Tubuluszellen selbst gebildet (Nash u. Benedict 1921). Als hauptsächlichste Quellen gelten die Amino- und Amidogruppe (Owen u. Robinson 1963, Pitts, de Haas u. Klein 1963, Shalhoub, Webber, Glabman, Canessa-Fischer, Klein, de Haas u. Pitts 1963) des Glutamins (van Slyke, Phillips, Hamilton, Archibald, Futscher u. Hiller 1943), während andere Aminosäuren eine nur geringe Rolle spielen (Pitts 1964).

Mechanismus der Ammoniumsekretion

Es ist zwar nicht mit Sicherheit auszuschließen, daß Ammonium bereits als Ion NH_4^+ von der Zelle gegen H^+-Ion ausgetauscht wird (Ryberg 1948, Rector, Seldin, Roberts u. Copenhaver 1954, Ullrich, Hilger, Klümpner 1958), jedoch wurde das bereits früher geäußerte Konzept der „nonionic diffusion", also der NH_3-Diffusion, durch die Beobachtung, daß NH_3 je nach dem H^+-Ionengradienten (Ferguson 1951, Owen, Tyor, Flanagan u. Berry 1960) in beiden Richtungen durch die Tubuluswand diffundieren kann, durch neueste Untersuchungen wiederum bestätigt (Balagura u. Pitts 1962, Sullivan u. McVaugh 1963, Denis, Preuss u. Pitts 1964, Owen u. Robinson 1965).

Die renale Ammoniumsekretion hängt neben der Produktion und dem Antransport auch von der intracellulären Verfügbarkeit des Substrates, der Enzymaktivität (Rector, Seldin u. Copenhaver 1955) und der cellulären Ammoniumkonzentration (Pitts 1964, Denis, Preuss u. Pitts 1964) ab.

An der Bildung von NH_3 aus den Vorstufen sind in der Hundeniere vorwiegend zwei Enzyme beteiligt: Glutaminase I, die unter Abspaltung von Amidstickstoff aus Glutamin Glutaminsäure und NH_3 entstehen läßt (Krebs 1935, Richterich-van Baerle, Goldstein u. Dearborn 1957, Sayre u. Roberts 1958, Klingman u. Handler 1958) und Glutaminase II, die den α-Amino-N des Glutamins auf die aktivierenden Ketosäuren überträgt und somit die Bildung von Aminosäure und α-Ketoglutarat bewirkt (Meister 1956, Goldstein, Richterich-van Baerle u. Dearborn 1957). Bei verschiedenen Tierspecies, insbesondere bei der Ratte (Rector, Seldin u. Copenhaver 1955) ist die in vitro meßbare Aktivität der Glutaminase I der Größe der renalen NH_3-Ausscheidung direkt korreliert (Richterich, Goldstein u. Dearborn 1957). Zu ihrer Steigerung bei Acidose sind mehrere Stunden bis wenige Tage erforderlich. An der Hundeniere dagegen reicht auch während metabolischer Acidose die Enzymaktivität, die schon normalerweise höher als bei der Ratte ist (Richterich u. Goldstein 1958), für die NH_3-Produktion aus, so daß bei diesem Tier eine Glutaminaseadaptation nicht notwendig erscheint (Mattenheimer u. Pollak 1964, Pollak, Mattenheimer, de Bruin u. Weinman 1965).

Da dem Verbrauch von Glutamin, der der Zunahme der NH_4^+-Ausscheidung direkt korreliert ist, kein äquivalenter Anstieg von Glutaminsäure beim Durchgang durch die Niere folgt (Owen u. Robinson 1963, Shalhoub, Webber, Glabman, Canessa-Fischer, Klein, de Haas u. Pitts 1963), muß geschlossen werden, daß nicht nur der Amidstickstoff des Glutamins vermittels Glutaminase, sondern auch der Aminostickstoff durch Vermittlung der Glutaminsäure-Dehydrogenase zur Ammoniumfreisetzung herangezogen wird (Hodler 1964b).

Regulation der Ammoniumausscheidung

Die tubuläre NH_3-Diffusion wird in erster Linie durch das pH der Tubulusflüssigkeit determiniert (Abb. 8) (Pitts 1948, Clarke, Evans, MacIntyre u. Milne 1955, Schwartz, Jenson u. Relman 1955, Orloff u. Berliner 1956,

MILNE, SCRIBNER, CRAWFORD 1958): Mit zunehmender H^+-Ionenkonzentration steigt die NH_4^+-Ausscheidung an, bei schneller Alkalinisierung sistiert die Ammoniumabgabe aus den Zellen; dabei kommt eine Umschaltung der Sekretion in das peritubuläre Blut zustande (OWEN, TYOR, FLANAGAN u. BERRY 1960).

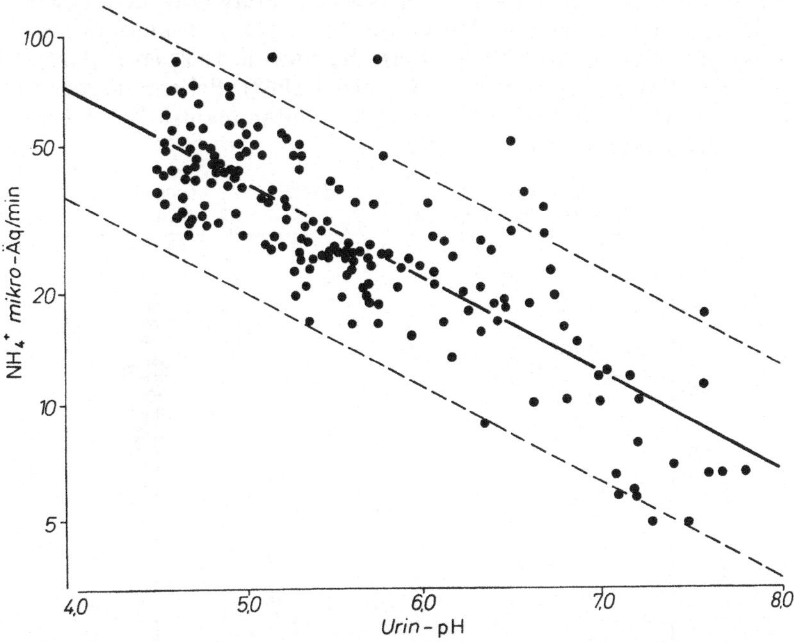

Abb. 8. Beziehung zwischen renaler Ammoniumausscheidung und Urin-pH bei normaler Nierenfunktion (WRONG u. DAVIES 1959)

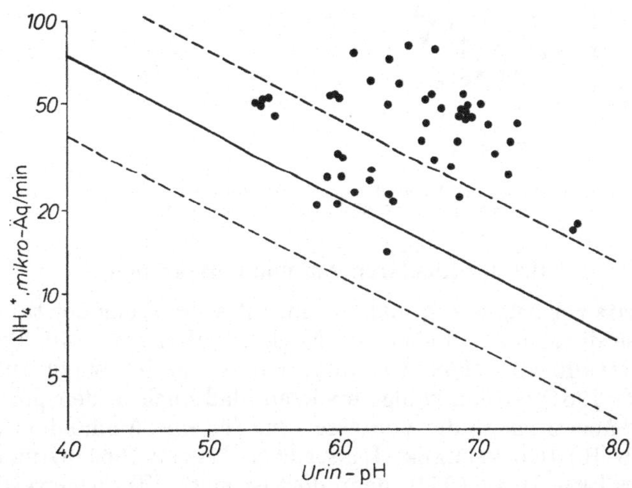

Abb. 9. Beziehung zwischen renaler Ammoniumausscheidung und Urin-pH bei schwerem Kaliummangel (WRONG u. DAVIES 1959)

Theoretisch ist demnach der Logarithmus der Ammoniumkonzentration im Urin dem Urin-pH umgekehrt proportional (ORLOFF u. BERLINER 1956, MILNE, SCRIBNER, CRAWFORD 1958). Da noch andere Faktoren, wie die Bildung von NH_3 in den Zellen, intracelluläres pH oder Änderung der Permeabilität der Zellmembran an der Regulation der Ammoniakabgabe beteiligt sind, besteht keine absolute Übereinstimmung beider Größen.

Unabhängig vom Säuregrad des Urins steigt die NH_4^+-Ausscheidung bei Kaliummangel an (Abb. 9) und geht bei Wiederauffüllung der Kaliumbestände auf Werte zurück, die dem Urin-pH entsprechen (SCHWARTZ u. RELMAN 1953, CLARKE, EVANS, MACINTYRE u. MILNE 1955, KRÜCK, LIEBERMAN, SLADE u. LUETSCHER 1958, KRÜCK 1959, 1960; HUTH, SQUIRES u. ELKINTON 1959, WRONG u. DAVIES 1959, BAERTL, SANCETTA u. GABUZDA 1963). Bei chronischer Kaliumverarmung wird an der Ratte ein Anstieg der Glutaminaseaktivität beobachtet (IACOBELLIS, MUNTWYLER, GRIFFIN 1955).

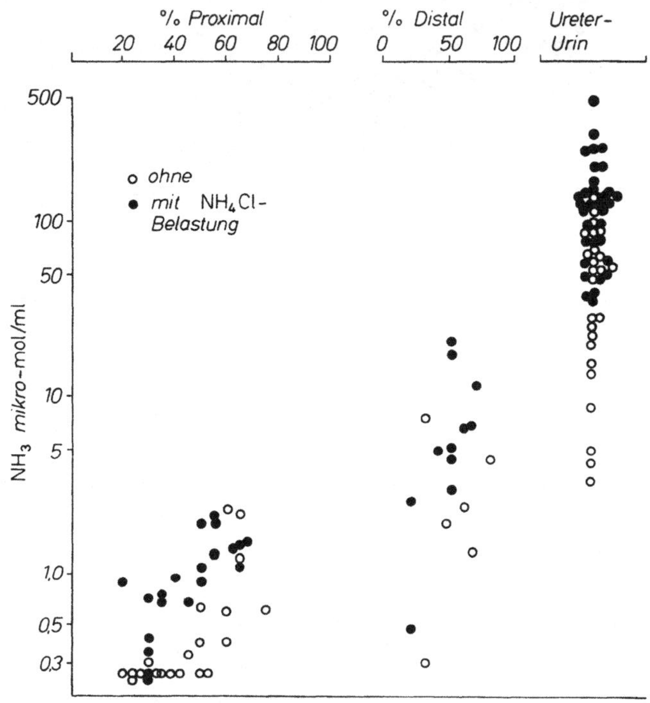

Abb. 10. Ammoniumkonzentrationen der Tubulusflüssigkeit und des Ureterurins bei normalen und acidotischen Ratten (GLABMAN, KLOSE u. GIEBISCH 1963)

Ort der tubulären Ammoniumsekretion

Im Gegensatz zur früheren Annahme einer Beschränkung der tubulären NH_3-Abgabe auf die distalen Abschnitte des Nephron (WALKER 1940, PITTS, GURD, KESSLER u. HIERHOLZER 1958, ULLRICH, HILGER u. KLÜMPER 1958, BROWN, SAMIY u. PITTS 1961) ist neuerdings erwiesen, daß auch in den proximalen Abschnitten der Säugetierniere die Voraussetzung für eine Ammoniumsekretion gegeben ist (Abb. 10) (GOTTSCHALK, LASSITER u. MYLLE 1960, GIEBISCH, WINDHAGER u. PITTS 1960, BANK 1962); denn dort ist mehr NH_4^+ nachweisbar, als sich aus arterieller Konzentration und Filtrationsrate errechnen läßt (GLABMAN, KLOSE, u. GIEBISCH 1963).

Da die Flüssigkeit im Beginn des proximalen Tubulus noch das gleiche pH wie das Plasma hat, das Volumen aber wesentlich geringer ist als das des umgebenden Blutes, stellt sich von der Zelle ein Diffusionsgleichgewicht leichter zur tubulären Flüssigkeit als zum peritubulären Blut ein. Mit zunehmender Länge des proximalen Tubulus und progredienter Acidität kann NH_3 rasch in den angesäuerten Primärurin diffundieren und sich dort als NH_4^+ anhäufen (Glabman, Klose u. Giebisch 1963). Über 50% der gesamten NH_4^+-Produktion, bei chronischer Acidose 60—72%, werden bei der Ratte durch die Zellen dieses Abschnittes geliefert (Hayes, Mayson, Owen u. Robinson 1964). Im distalen Segment, in dem durch Wasserreabsorption die NH_4^+-Konzentration ansteigt, wird NH_4^+ ebenfalls noch sezerniert. Das Sammelrohr trägt nach neueren Untersuchungen zur NH_4^+-Sekretion (Hayes, Mayson, Owen u. Robinson 1964) und

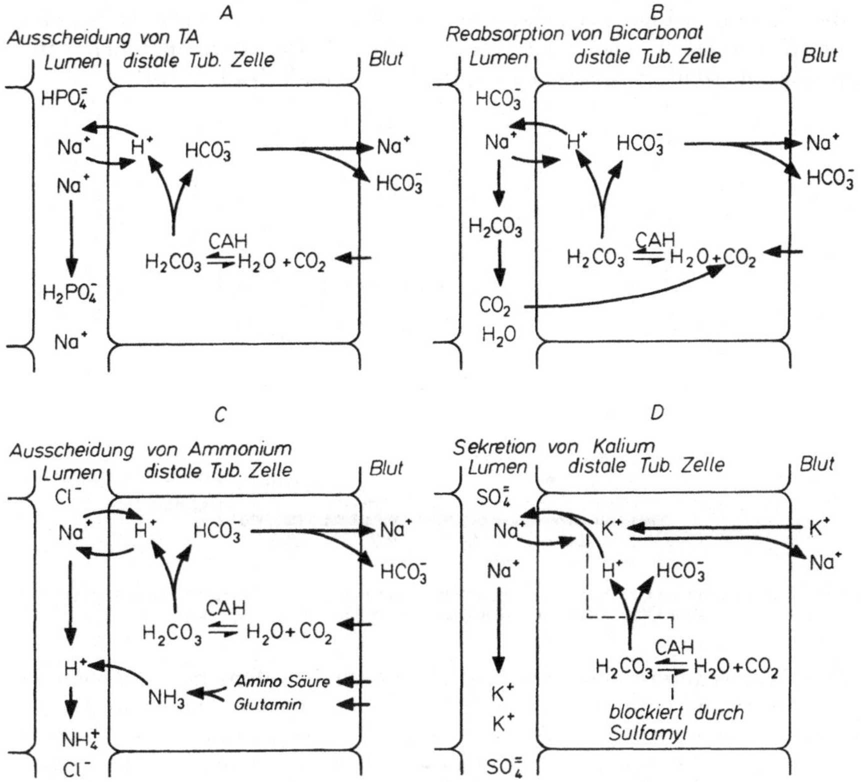

Abb. 11. Reabsorption von Bicarbonat, Ausscheidung von Wasserstoff- und Kaliumionen durch die Tubuluszelle (nach Pitts).

zur Bildung von titrierbarer Acidität (Bloomer, Rector u. Seldin 1963) — im Gegensatz zu früheren Beobachtungen von Ullrich, Hilger u. Klümper (1958) wenig bei. Unter Umgehung des distalen Tubulus kann ein Teil des proximal sezernierten Ammoniums von den Henleschen Schleifen aus direkt in die Sammelrohre gelangen (Gottschalk, Lassiter u. Mylle 1960, Glabman, Klose u. Giebisch 1963). Durch die H^+-Ionensekretion in den Sammelrohren und die Wasserabgabe aus dem Schleifenschenkel wird die Interstitialflüssigkeit in der Papillengegend relativ alkalisch, so daß hier die freie Base NH_3 in höherer Konzentration vorliegt als in den corticalen intestitiellen Abschnitten. Dadurch steigt der Konzentrationsgradient zum Lumen und ermöglicht im Sammelrohr eine limitierte NH_3-Sekretion.

Die tubulären Prozesse der Urinacidifikation einschließlich der HCO_3^--Reabsorption und der Kaliumsekretion sind in Abb. 11 zusammengefaßt.

Die Abhängigkeit der Säureausscheidung von der renalen Hämodynamik

Die renale Säureausscheidung wird auch durch Änderungen der Nierendurchblutung beeinflußt. Bei Übergang von aufrechter Haltung in die Horizontale nehmen Natriumausscheidung und osmotische Clearance zu, titrierbare Acidität und Ammoniumelimination gehen zurück; das Urin-pH steigt leicht an (THOMAS 1957, STEINMETZ u. BANK 1963) (Abb. 12). Eine plötzliche Abnahme des renalen Plasmastromes und der glomerulären Filtrationsrate dagegen z. B. beim Aufstehen aus dem Liegen, bei partieller Okklusion der A. renalis, bei pharmakologisch induzierter Hypotension oder auch bei manchen Verlaufsformen einer kardialen Stauungsinsuffizienz resultiert häufig in einem Abfall des Urin-pH.

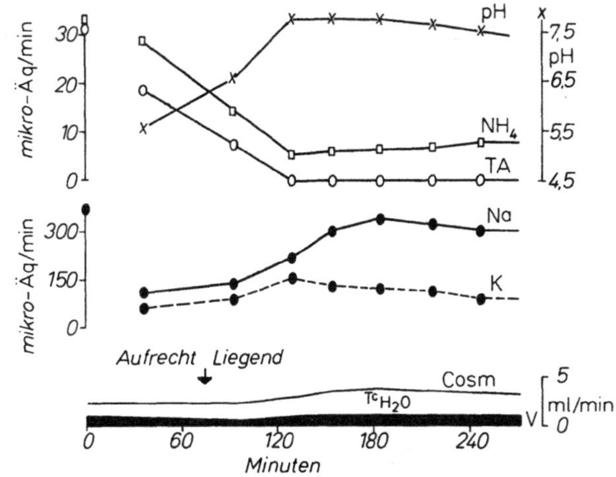

Abb. 12. Verhalten der renalen Säure- und Elektrolytausscheidung beim Übergang von aufrechter Haltung zum Liegen (gesunde Versuchsperson) (STEINMETZ u. BANK 1963)

Eine Wasserdiurese führt am liegenden gesunden Menschen zu einem geringfügigen Rückgang (Abb. 13), am stehenden oder sitzenden zu einem Anstieg des Urin-pH (NUTBOURNE u. DE WARDENER 1961, STEINMETZ u. BANK 1963). Diese pH-Änderung läßt sich in vitro nicht durch Verdünnung auf die osmotische Konzentration des Urins bei Wasserdiurese reproduzieren, so daß kein reiner physiko-chemischer Effekt vorliegen kann. Es ist möglich, daß bei steigendem Urin-pH durch die Zunahme des Harnzeitvolumens eine Abnahme der NH_4^+-Sekretion unterbunden wird (ORLOFF u. BERLINER 1956). Auch die Verteilung der tubulären H^+-Ionenabgabe auf die einzelnen Abschnitte des Nephron kann durch den Diuresestatus beeinflußt werden (PITTS 1964).

Eine osmotische Diurese bewirkt konstant eine Vermehrung der Säureausscheidung (EGGLETON 1947, BECK 1958), die sich durch die Zunahme des Harnzeitvolumens *allein* nicht erklären läßt. Sie muß vielmehr, wie aus Ergebnissen von Mikropunktionsstudien hervorgeht, noch durch andere Faktoren, wie gesteigerte „nonionic“-Diffusion, Intensivierung des Na^+-H^+-Ionenaustausches durch vermehrtes Natriumangebot und/oder eine verstärkte Ansäuerung des Filtrates im proximalen Tubulus bedingt sein (GOTTSCHALK, LASSITER, MYLLE 1960, BANK 1962, BLOOMER, RECTOR, SELDIN 1963a, STEINMETZ u. BANK 1963).

Bei saurem Urin ist die Ammoniumausscheidung vom Harnzeitvolumen relativ unabhängig, die NH_4^+-Konzentration demnach dem Urinfluß umgekehrt proportional korreliert (ORLOFF u. BERLINER 1956, MACKNIGHT u. ROBINSON 1962, STEINMETZ u. BANK 1963). Im Segment, in dem die osmotische Konzentrierung erfolgt, erhält die Tubulusflüssigkeit eine hohe Wasserstoffionenkonzentration, die die NH_3-Diffusion stimuliert. Wenn allerdings die Reduktion des Volumens relativ stärker ausgeprägt ist als der Anstieg der H^+-Ionenkonzentration, kann aus dem konzentrierten Urin wieder etwas NH_3 reabsorbiert werden. Im umgekehrten Fall diffundiert NH_3 noch zusätzlich in das Lumen. Diese Prozesse spielen bei stark saurem Urin und hoher Ammoniumkonzentration keine wesentliche Rolle. Bei nur schwach saurem, neutralem oder alkalischem Urin dagegen sind die geringen Ammoniumsekretionsgrößen vom Harnzeitvolumen abhängig. In diesem Fall hat die freie Base NH_3 einen großen Anteil an der gesamten Ammoniumausscheidung.

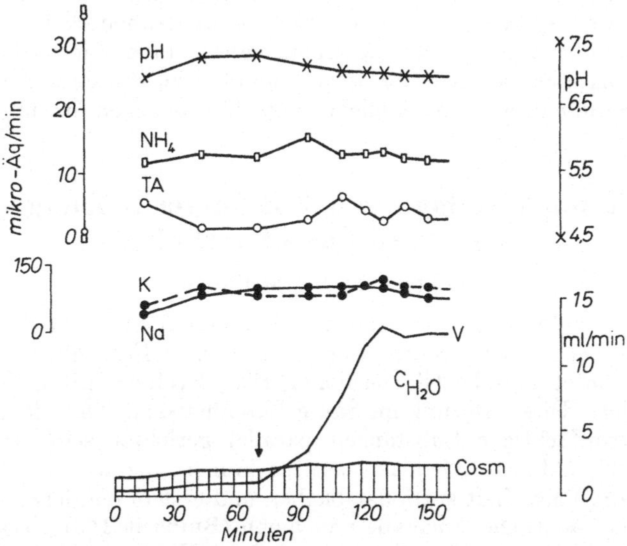

Abb. 13. Renale Säureausscheidung während Wasserdiurese durch Infusion einer 3%igen Glucoselösung (↓) am gesunden Menschen im Liegen (STEINMETZ u. BANK 1963)

Alternativauffassung der Säure-Basenregulation

Der geschilderten Theorie der Pittsschen Schule stellen BRODSKY u. CARRASQUER (1961) die früher bereits geäußerte Meinung, daß die renale Acidifikation in einer tubulären Sekretion von molekularer Säure oder einer Reabsorption von Basen (NaOH, $NaHCO_3$) bestehe (MENAKER 1948, BRIGGS, WAUGH, HARMS u. FINDLEY 1961), erneut entgegen. Das aktiv reabsorbierte Natriumion reagiert nach dieser Ansicht in der Zelle mit Bicarbonation und/oder Hydroxylion, das der Ionisation von Wasser entstammt. Durch Bereitstellung von HCO_3^- aus OH^- und CO_2 für eine schnelle Permeation katalysiert Carboanhydrase auch indirekt den Na-Transport durch die Basalmembran in die peritubuläre Flüssigkeit, während die Anionen im Urin mit dem Proton, das aus der Dissoziation von Wasser „de novo" entsteht, ausgeschieden werden sollen.

Ein Teil der Säure, die bei der Natriumkonservierung entsteht, wird durch NH_3-Base neutralisiert, die die Aufgabe hat, den H^+-Ionengradienten zwischen Tubuluslumen und Zelle zu verringern (PITTS 1948). BRIGGS, WAUGH, HARMS u. FINDLEY (1961) sehen die Ammoniumexkretion als eine einfache (adaptative?) Manifestation an eine steigende H^+-Ionenkonzentration an, die durch Reabsorption von Natrium bedingt ist (BRIGGS 1934).

Nach dieser Auffassung hätte die Niere selbst wenig mit der Ausscheidung von Protonen zu tun. Die starken metabolischen Säuren müssen vielmehr mit den Bicarbonatpuffern der Gewebsflüssigkeit zur Bildung von H_2CO_3 reagieren, deren Anhydrid CO_2 durch die Lunge eliminiert wird. Nach PITTS (1963) lassen sich aber die Vorgänge der renalen Acidifikation bei Acidose durch diese Theorie nicht erklären.

Organische Säuren und Urinacidität

Organische Säuren führen zu einem stärkeren Abfall des Urin-pH als die anorganischen, wenn beide vergleichsweise zur Produktion einer metabolischen Acidose verwendet werden und durch Ventilation das arterielle pCO_2 konstant gehalten wird. Umgekehrt erzeugt bei metabolischer Alkalose $NaHCO_3$ einen stärkeren pH-Anstieg im Urin als organische Verbindungen, hat aber weniger Einfluß auf die Ausscheidung von titrierbarer Acidität und NH_4^+ als die organischen Basen. Diese Basen scheinen eine größere Pufferkapazität zu besitzen, aber keine spezifische Wirkung auf die H^+-Ionensekretion oder die HCO_3^--Reabsorption auszuüben. Der Effekt der organischen Säuren dagegen scheint in einer direkten Beeinflussung der Wasserstoffionensekretion zu bestehen (Simmons 1961). Außerdem haben metabolische Säure-Basenstörungen mehr Einfluß auf die renale Säureausscheidung als respiratorische; denn wenn bei experimenteller Induktion einer metabolischen Störung des Säure-Basenhaushaltes durch Ventilationsadaptation das arterielle pH konstant gehalten wird, kommt es zu stärkeren Änderungen der renalen Säureelimination als nach alleinigen respiratorischen Störungen (Simmons 1961).

Pathophysiologie renal bedingter Störungen des Säure-Basenhaushaltes

Allgemeine Betrachtungen

Neben der Azotämie gehört eine metabolische Acidose zu den wichtigsten Stoffwechselstörungen fortgeschrittener generalisierter Erkrankungen des Nierenparenchyms, wie chronische Glomerulonephritis, Pyelonephritis, Nephrosklerose oder Cystenniere. Diese Störung im Säure-Basenhaushalt kann dem Ausmaß der Retention harnpflichtiger Substanzen parallel gerichtet sein (Hodler 1961, Elkinton 1962) (Abb. 14), jedoch ist nicht immer eine strenge Korrelation zu finden. Sie kann lange Zeit stationär bleiben und erst in den letzten Stadien der Erkrankung beträchtliche Ausmaße annehmen (Bricker 1961). Dann allerdings ist sie eines der klinischen Hauptprobleme bei der Niereninsuffizienz.

Früher wurde diese Acidose im Verlauf chronischer renaler Erkrankungen meist einer Retention „saurer Anionen", vorwiegend Phosphat und Sulfat, infolge einer Verringerung der glomerulären Filtrationsrate, zugeschrieben (sog. „Phosphatstau"). Sulfat, Chlorid und dibasisches Phosphat sind jedoch keine Säuren, sondern Basen. Der Anstieg ihrer Konzentration im extracellulären Flüssigkeitsraum kann daher nicht die Ursache einer acidotischen Stoffwechsellage sein (Schwartz u. Relman 1957, Schwartz, Hall, Hays u. Relman 1959). Infusionen mit gepufferten Lösungen von Natriumsulfat oder Natriumphosphat steigern zwar die entsprechenden Anionenkonzentrationen im Serum, führen aber nicht zu Änderungen des Säure-Basenhaushaltes (Schwartz u. Relman 1957). Eine „Chloridretention" kann ebenfalls nicht zur Erklärung des Entstehungsmechanismus herangezogen werden. Bei Alkalose oder Acidose kann die extracelluläre Chloridkonzentration hoch, normal oder niedrig sein.

Auch ein Natriumverlust, fälschlicherweise als Verlust „fixer Basen" bezeichnet (Schwartz u. Polak 1960), darf nicht für die Entstehung einer Acidose verantwortlich gemacht werden, da Natrium Protonen weder aufnimmt noch abgibt und somit nicht in den Säure-Basenhaushalt eingreift (Schwartz u. Relman 1957). Dem entspricht auch die klinische Beobachtung, daß Patienten mit Hyponatriämie häufig nicht acidotisch sind, während umgekehrt eine schwere Acidose bei Azotämie durchaus mit normalen Serum-Natriumkonzentrationen einhergehen kann. Auf der anderen Seite kann sich eine „urämische Acidose" ohne weiteres entwickeln, wenn bei der Ödembildung Natrium maximal retiniert wird. Eine Ödemausschwemmung wiederum braucht nicht mit Störungen im Säure-Basenhaushalt kombiniert zu sein.

Über den Mechanismus der renalen Acidifikation nimmt allerdings Natrium durch den Austausch gegen H^+-Ion in geringem Ausmaß auch an der Regulation des Säure-Basenhaushaltes teil. Wenn Säureelimination oder Bicarbonatreabsorption gestört sind, dann kommt es zu einer geringfügigen Zunahme der Natriumausscheidung, die jedoch, gemessen an den Gesamtnatrium-Reabsorptionsprozessen, nicht ins Gewicht fällt.

Der gleiche Terminus eines „Verlustes fixer Basen" im Sinn von Kationenverlust wird manchmal fälschlicherweise auch für die Erklärung der „renalen

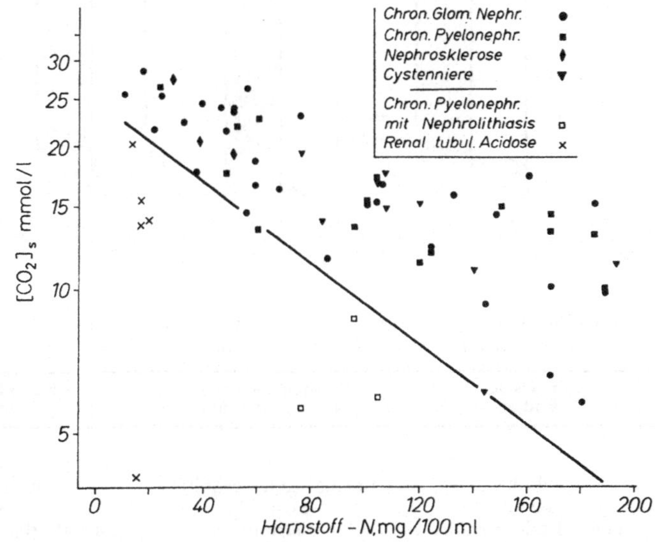

Abb. 14. Beziehung zwischen metabolischer Acidose und Grad der Azotämie bei Patienten mit verschiedenartigen renalen Erkrankungen (ELKINTON 1963)

tubulären Acidose" angenommen, obwohl feststeht, daß Kationenverluste per se nicht direkt für eine Acidose verantwortlich sein können. Ob unter dem Stimulus einer maximalen Natriumreabsorption, d. h. einer streng kochsalzfreien Kost, diese Natriumverluste erhalten bleiben, ist übrigens bisher kaum geprüft.

Acidoseformen bei verschiedenen Nierenerkrankungen

Alle Acidosen, die bei Nierenerkrankungen auftreten, sind durch eine nicht ausreichende Elimination von Wasserstoffionen hervorgerufen. Da die Regulation des Säure-Basenhaushaltes in Form der Bildung von titrierbarer Acidität und Ammonium durch tubuläre Funktionen erfolgt, muß eine Störung der Abgabe von H^+-Ionen und/oder der Reabsorption von HCO_3^- der gemeinsame Nenner aller renal bedingten Acidosen sein. Infolge mangelhafter HCO_3^--Regeneration fällt die extracelluläre HCO_3^--Konzentration ab und bewirkt eine Senkung des tubulären $Tm_{HCO_3^-}$. Jede Reduktion dieser tubulären Reabsorptionsschwelle führt zu weiteren Bicarbonatverlusten im Urin, die den Schweregrad der Acidose verstärken.

Diese Überlegungen sind die Basis für die Annahme von Schwartz u. Relman (1957), daß alle Störungen des sog. Säure-Basengleichgewichtes renaler Genese als „tubuläre Acidosen" zu bezeichnen seien und daß trotz des Unterschiedes in der

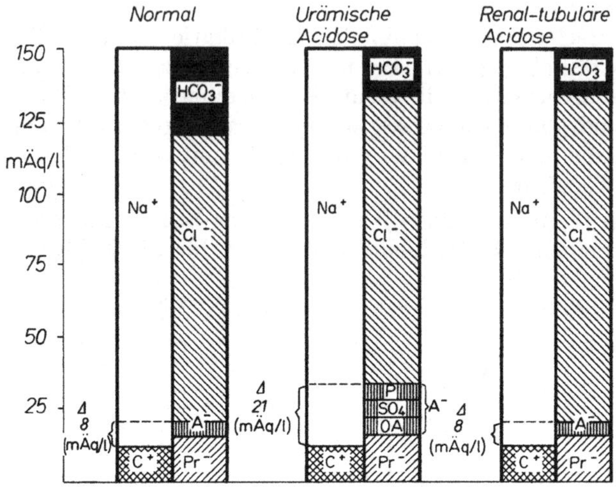

Abb. 15. Plasma-Ionogramm im Normalzustand und bei renal bedingten Acidoseformen. Die Bezeichnung Δ entspricht den Anionen, die bei klinischen Routinebestimmungen nicht gemessen werden: Phosphat, Sulfat, organische Anionen (sog. Anionenrest oder „undefinierte" Anionen) (Relman 1964)

Tabelle 1. *Vergleich der Störungen des Säure-Basenhaushaltes und der Serumelektrolyte bei den verschiedenen Formen der renal bedingten Acidose*

	Urämische Acidose	Hyperchlorämische Acidose ohne Urämie	Renal-tubuläre Acidose
Serum:			
[Rest-N]	erhöht	normal (oder erhöht)	normal
[Na^+]	normal	normal	normal
[K^+]	normal oder erhöht	erhöht	normal oder erniedrigt
[HCO_3^-]	erniedrigt	erniedrigt	erniedrigt
[Cl^-]	normal	erhöht	erhöht
[P^{--}]	normal bis erhöht	normal	erniedrigt
[A_u^-] *	erhöht	normal	normal
Urin:			
pH	sauer	sauer	neutral oder alkalisch
$U_{TA}V$ **	normal	normal oder erniedrigt	erniedrigt
$U_{NH_4^+}V$	erniedrigt	erniedrigt	normal
$U_{H^+}V$ ***	erniedrigt	erniedrigt	erniedrigt
Tubuläre HCO_3^--Regeneration	erniedrigt	erniedrigt	erniedrigt

* [A_u^-] = „undeterminierte" Anionen, Sulfat, organische Anionen u.dgl.
** $U_{TA}V$ = Gesamtmenge der titrierbaren Acidität.
*** $U_{H^+}V$ = gesamte renale Wasserstoffionenausscheidung.

exakten Natur der tubulären Dysfunktion bei den verschiedenen renalen Acidoseformen eine fundamentale Differenzierung nicht vorgenommen werden könne.

Obwohl diese Ansicht prinzipiell nicht zu bezweifeln ist, erscheint es für praktische Zwecke und insbesondere zur diagnostischen Einordnung gerechtfertigt, zwischen den einzelnen Formen zu unterscheiden, deren Begleiterscheinungen sehr different sein können und die zum Teil auch verschiedenartige Therapiemaßnahmen erfordern.

Je nach Entstehung und Verlaufsform lassen sich bei renalen Erkrankungen drei verschiedene Typen einer metabolischen Acidose differenzieren:

1. Die urämische oder nephritische Acidose,
2. die hyperchlorämische Acidose ohne Urämie,
3. die renal-tubuläre Acidose (RTA) (Tabelle 1 und Abb. 15).

1. Urämische Acidose

Die Störung der renalen Wasserstoffionenausscheidung bei chronischer azotämischer Niereninsuffizienz betrifft in erster Linie die Ammoniumelimination (HENDERSON 1911, PALMER u. HENDERSON 1915, HENDERSON u. PALMER 1915,

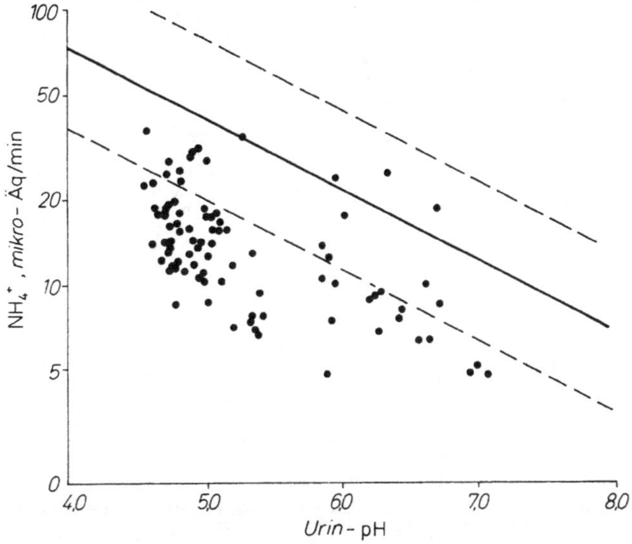

Abb. 16. Beziehung zwischen renaler Ammoniumausscheidung und Urin-pH bei chronischer Niereninsuffizienz (WRONG u. DAVIES 1959)

VAN SLYKE, LINDER, HILLER, LEITER u. MCINTOSH 1926). Auch die Kapazität, die NH_4^+-Ausscheidung im Urin als Reaktion auf eine Acidose zu steigern, ist begrenzt (HENDERSON 1911, PALMER u. HENDERSON 1915, HENDERSON u. PALMER 1915, GAMBLE, BLACKFAN u. HAMILTON 1925, VAN SLYKE, LINDER, HILLER, LEITER u. MCINTOSH 1926). Die titrierbare Acidität ist weniger stark beeinträchtigt, so daß eine wesentliche Einschränkung der Urinacidifikation nicht zu beobachten ist. Das Urin-pH kann 5,0—5,5 erreichen (Abb. 16).

Ammonium, das normalerweise mit 50—60% und bei metabolischer Acidose extrarenaler Genese mit über 75% an der renalen Elimination von H^+-Ionen beteiligt ist, macht bei Urämie trotz niedrigem Urin-pH weniger als ein Drittel der gesamten Säureausscheidung aus. In der Spätphase einer Niereninsuffizienz werden selbst bei schwerer Acidose knapp 10 mÄq NH_4^+/24 Std, bei Säurebelastung im Mittel 12 mÄq NH_4^+/24 Std ausgeschieden (SCHWARTZ, HALL, HAYS u. RELMAN 1959). Daraus resultiert eine Verringerung der gesamten renalen Säureabgabe mit Retention von Protonen im Organismus.

Da die titrierbare Acidität nur mäßig oder kaum eingeschränkt ist, kann der Defekt der NH_4^+-Ausscheidung bei urämischen Patienten nicht einer unzureichenden H^+-Ionensekretion zugeschrieben werden. Es läßt sich vielmehr zeigen, daß die grundlegende Störung in einer Abnahme der Fähigkeit zur Ammoniakproduktion in den Zellen bestehen muß (Relman 1964).

Bei chronischer Niereninsuffizienz geht die Reduktion der Ammoniumausscheidung dem Abfall der Harnstoffclearance (van Slyke, Linder, Hiller, Leiter u. McIntosh 1926) bzw. der glomerulären Filtrationsrate (Wrong u. Davies 1959, Morrin, Bricker u. Kime 1960, Morrin, Bricker, Kime, Newmark u. Gedney 1960) etwa parallel (Abb. 17). Daraus ergibt sich bereits der Verdacht, daß diese Einschränkung die Folge einer Verringerung funktionierenden Nierengewebes bzw. des Blutflusses mit Limitation des Substrates für die Ammoniumbildung sein könne. Die Einschränkung der NH_4^+-Ausscheidung bei Azotämie ist also weniger ein Hinweis auf eine spezifische tubuläre Funktionsstörung als vielmehr ein Zeichen einer allgemeinen renalen Schädigung.

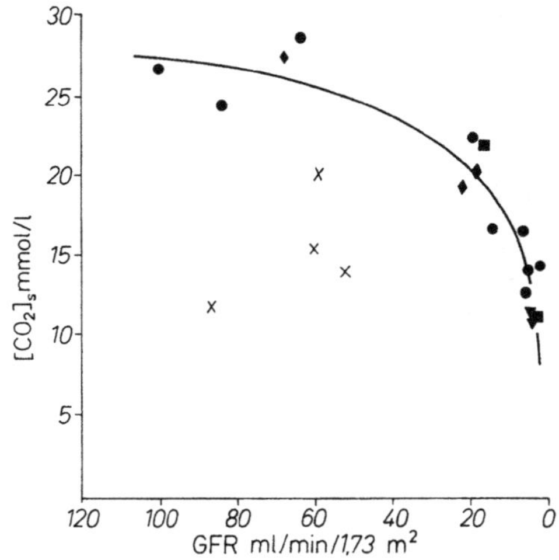

Abb. 17. Beziehung zwischen dem Ausmaß einer metabolischen Acidose und der Einschränkung der glomerulären Filtrationsrate (Elkinton 1963)

Nach der Hypothese von Platt (1952) lassen sich viele der Störungen bei chronischer Niereninsuffizienz durch eine funktionelle Überlastung der erhalten gebliebenen Nephren erklären („intact nephron hypothesis"), denen allein die Ausscheidung und Regulation des Wasser-, Elektrolyt- und Säure-Basenhaushaltes obliegt, wenn ein großer Teil des Nierengewebes ausgefallen ist (Bricker, Morrin, Kime 1960, Morrin, Bricker u. Kime 1960, Morrin, Bricker, Kime, Newmark u. Gedney 1960). Als Maß für die noch intakten Funktionseinheiten wird allgemein die glomeruläre Filtrationsrate angenommen.

Bei Vergleichsuntersuchungen der renalen Acidifikationskapazität an Patienten mit chronisch-azotämischer Nephritis und Gesunden nach Belastung mit Ammonium-monohydrogenphosphat finden Briggs, Waugh, Harms u. Findley (1961) und Briggs, Harms u. Findley (1964) keinen Unterschied im Urin-pH und der Ausscheidung von titrierbarer Acidität, Sulfat und Phosphat, sondern lediglich eine Herabsetzung der Ammoniumausscheidung auf 60% der Norm.

Gemessen an der Plasmakreatininkonzentration ist dabei die mittlere Anzahl der noch funktionierenden Nephren auf weniger als 20% der Kontrollgruppe vermindert. Daraus ergibt sich, daß bei der nephritischen Acidose jedes der restierenden Einzelnephren dreimal mehr NH_4^+ ausgeschieden haben muß als ein Nephron der Kontrollgruppe. Die *Kapazität* zur NH_4^+-Produktion der einzelnen

Nephren ist daher auch bei urämischer Acidose *nicht* eingeschränkt. Die auf diese Weise errechnete NH_4^+-Ausscheidung ist mit 30—60% an der Gesamtsäureelimination beteiligt.

Patienten mit urämischer Acidose haben häufig trotz starker Verminderung des funktionierenden Gewebes ein größeres Urinvolumen als Nierengesunde. Demnach muß das tubuläre Angebot pro Nephron deutlich gesteigert sein; denn die gesamte Elektrolytausscheidung ist im Mittel bei beiden Gruppen gleich groß. Da häufig bei Niereninsuffizienz Hypertrophie und Dilatation der Tubuli eintreten, ist für die vermehrte Flüssigkeitsmenge oft weniger Kontaktfläche der reabsorbierenden Epithelien vorhanden. Auf der Basis der „intact nephron hypothesis" lassen sich fast alle Funktionseinschränkungen bei chronischer Niereninsuffizienz einschließlich der metabolischen Acidose erklären (Briggs, Waugh, Harms u. Findley 1961).

Bei erhöhter Konzentration osmotisch wirksamer Substanzen im Tubulus kommt es bei Mensch (Beck 1958) und Hund (Orloff u. Berliner 1956) vermutlich durch ein großes Natriumangebot an die NH_3-sezernierenden Stellen (Villamil, Yeyati, Enero, Alvarez u. Taquini 1963) zur Steigerung der Ammoniumausscheidung. Auf gleichem Weg kann im Verlauf einer chronischen Niereninsuffizienz eine Mehrbelastung der noch funktionstüchtig gebliebenen Nephren auftreten, so daß pro Nephron eine normale oder sogar relativ erhöhte NH_4^+-Ausscheidung resultiert (Villamil, Yeyati, Enero, Alvarez u. Taquini 1963).

Die Abhängigkeit der NH_4^+-Ausscheidung von der Filtrationsrate läßt sich durch die Tatsache erklären, daß auch die tubulären Funktionen von der Integrität der Glomerula, die dem Nephron sowohl den Urin als auch das Blut liefern, determiniert werden. So muß auch die experimentell beobachtete Einschränkung der NH_4^+-Ausscheidung bei Natriumverarmung als Auswirkung eines reduzierten renalen Plasmastromes mit verringertem Angebot von potentiellem Substrat für die Ammoniumsynthese angesehen werden (Clarke, Evans, MacIntyre, Milne 1955).

Auch bei Kaliummangel tritt, gemessen an dem meist nur schwach sauren Urin-pH, häufig ein Anstieg der NH_4^+-Exkretion ein, insbesondere wenn Mineralocorticoide verabreicht werden (Huth, Squires, Elkinton 1959), oder wenn ein primärer Aldosteronismus vorliegt (Eales u. Linder 1956, Milne, Muehrcke, Aird 1957, Krück, Lieberman, Slade u. Luetscher 1958, Krück 1959, Schmuziger, Pfisterer, Bächtold u. Truniger 1961). Es ist möglich, daß eine Aktivitätszunahme der Glutaminase, vielleicht infolge Zunahme der intracellulären H^+-Ionenkonzentration oder des intracellulären pCO_2, für diesen Befund verantwortlich ist (Rector, Seldin, Roberts, Copenhaver 1954, Rector, Seldin, Copenhaver 1955). Eine spezifische Wirkung mineralaktiver Steroide wird dagegen nach Ansicht mehrerer Arbeitsgruppen als Ursache für die vermehrte NH_4^+-Elimination ausgeschlossen (Schwartz u. Relman 1953, Clarke, Evans, McIntyre u. Milne 1955, Womersley u. Darragh 1955, Squires u. Huth 1959).

Im Gegensatz zur Ammoniumausscheidung ist bei chronischer Niereninsuffizienz die Bildung von titrierbarer Acidität fast nicht oder nur wenig beeinträchtigt, so daß das Urin-pH nicht wesentlich von der Norm abweicht (Henderson u. Palmer 1915, van Slyke, Linder, Hiller, Leiter u. McIntosh 1926). Mit 18 mÄq/24 Std kann die titrierbare Acidität zu fast zwei Dritteln an der gesamten renalen Wasserstoffionenelimination beteiligt sein. Dadurch erreicht das Urin-pH meist Werte unter 5,5 (Abb. 16) (Schwartz, Hall, Hays u. Relman 1959, Wrong u. Davies 1959), so daß das gesamte Phosphat im Urin als titrierbare Säure, $H_2PO_4^-$ vorliegt. In diesen Zuständen ist jedoch meist die Maximalkapazität zur Acidifikation des Urins erreicht; denn eine weitere Reduktion der Plasma-HCO_3^--Konzentration führt häufig nicht mehr zur Zunahme der Säureausscheidung.

Allerdings ist bei urämischen Patienten zur Stimulierung der maximalen Pufferansäurerung ein stärkerer Grad einer Acidose erforderlich als bei Gesunden: Bei Azotämie wird das minimale Urin-pH erst erreicht, wenn die Plasma-HCO_3^--Konzentration auf 18—10 mÄq/l gesunken ist (SCHWARTZ, HALL, HAYS u. RELMAN 1959). Gesunde können dagegen nach NH_4Cl-Belastung auch bei extracellulären Bicarbonatkonzentrationen von 25—20 mÄq/l einen Urin mit gleichem pH ausscheiden (GAMBLE, BLACKFAN u. HAMILTON 1925, SARTORIUS, ROEMMELT u. PITTS 1949, SCHWARTZ, JENSON u. RELMAN 1954, WOOD 1955, ELKINTON, HUTH, WEBSTER u. MCCANCE 1960).

Eine relativ erhöhte Elimination von titrierbarer Acidität bei gleichbleibender NH_4^+-Ausscheidung findet sich bei Gesunden während einer Phosphatinfusion (PITTS, LOTSPEICH, SCHIESS u. AYER 1948a und b). Das charakteristische Säurespektrum im Urin bei chronischem Nierenversagen kann demnach mit dem Zustand einer dauernden Phosphatbelastung verglichen werden (PITTS 1963).

Bei zunehmender renaler Funktionseinschränkung steigt die Plasma-Phosphatkonzentration erst an, wenn die Filtrationsrate unter 25—30 ml/min abfällt. Bis zu diesem Punkt wird parallel zur Abnahme der Glomerulumfunktion ein immer größerer Teil des filtrierten Phosphates ausgeschieden (GOLDMAN u. BASSET 1954). Unterhalb dieses Grenzwertes kann selbst die Elimination einer höheren Phosphatfraktion die Homoiostase nicht mehr aufrechterhalten, so daß die Plasma-Phosphatkonzentration so lange ansteigt, bis wieder ein Gleichgewicht hergestellt ist.

Die maximale tubuläre Reabsorptionskapazität für Phosphat, Tm_P, die schon bei Gesunden sehr variabel ist (PITTS, ALEXANDER 1944, THOMPSON u. HIATT 1957), wird durch eine Acidose nicht spezifisch beeinflußt (PITTS u. ALEXANDER 1944). Da sie aber in direkter Relation zur Reduktion der Filtrationsrate abnimmt (REISS, BRICKER, KIME u. MORRIN 1961), ist zu schließen, daß bei renaler Insuffizienz der steigende U_P/F_P-Quotient einen adaptativen Vorgang darstellt, der von der Lumenseite her noch lange Zeit die Fähigkeit zur Acidifikation des Urins gewährleistet; denn sekundäres Phosphat repräsentiert im Primärharn den hauptsächlichsten H^+-Ionenacceptor.

Mit weiterer Abnahme funktionierender Nephren geht auch die Filtration von Phosphatpuffern zurück, so daß jetzt auch das Angebot von Wasserstoffacceptoren vermindert sein kann (GOLDMAN u. BASSET 1954, REISS, BRICKER, KIME u. MORRIN 1961). Da der Gehalt an Natriumsalzen nicht reabsorbierbarer Anionen in der Tubulusflüssigkeit ebenfalls abnimmt, bleibt das Urin-pH höher als unter gleichen Umständen beim Normalen; denn die tubuläre H^+-Ionensekretion variiert direkt mit dem transtubulären Potentialgradienten, der durch Zunahme nicht-reabsorbierbarer Anionen von Natriumsalzen vergrößert, bei deren Abnahme jedoch reduziert wird (BANK u. SCHWARTZ 1960, RECTOR u. SELDIN 1962, RECTOR, CLAPP u. SELDIN 1962).

Somit trägt auch die Verminderung der nicht reabsorbierbaren Anionen im Lumen infolge Abfalles der glomerulären Filtrationsrate vorübergehend zum Rückgang der titrierbaren Acidität bei, der die Acidose verstärken kann. Mit weiterer Einschränkung der Filtration steigt aber die Konzentration dieser Anionen im Plasma, Filtrat und der Tubulusflüssigkeit wieder an. Durch Änderung des transtubulären Potentialgradienten tritt jetzt erneut eine vermehrte H^+-Ionensekretion ein, und die Ausscheidung von titrierbarer Acidität nimmt wieder zu. Die Ammoniumelimination wird von diesen Vorgängen nicht betroffen (SELDIN, CARTER u. RECTOR 1963). Eine dauernde Beeinflussung des Säure-Basenhaushaltes durch mangelnde Aufnahmefähigkeit von Protonen, wie sie von ELKINTON (1962) postuliert wird, kann somit nicht als Ursache der Acidose angesehen werden (RELMAN 1964).

Darüber hinaus ist es vorstellbar, daß die endogene osmotische Diurese bei Niereninsuffizienz ein vermehrtes Flüssigkeitsangebot an die Acidifikationsstellen des Nephron nach sich zieht. Infolge des starken Urinflusses kann kein sehr intensiver Na^+-H^+-Ionenaustausch ablaufen. Die titrierbare Acidität wird deshalb geringer, die Wasserstoffionenretention führt zur metabolischen Acidose. Experimentelle Beweise für diese Annahme liegen allerdings nicht vor.

Bedeutung der Bicarbonatreabsorption bei urämischer Acidose

Bei einseitiger Hydronephrose ist während der Acidose die Relation der Wasserstoffionenausscheidung zur Filtrationsrate ebenso groß wie die der gesunden kontralateralen Niere (MORRIN, BRICKER u. KIME 1960). Wenn aber die Serum-HCO_3^--Konzentration normalisiert oder erhöht wird, scheidet die erkrankte Niere eine größere Fraktion des filtrierten Bicarbonats als die gesunde aus; d.h. die tubuläre HCO_3^--Reabsorption ist herabgesetzt. Eine mäßige Verringerung der Filtrationsrate auf der erkrankten Seite durch partielle Constriction der Nierenarterie bewirkt wieder einen Rückgang der HCO_3^--Ausscheidung. Daraus ist zu entnehmen, daß in diesem experimentellen Modell die glomeruläre Filtrationsrate der geschädigten Niere, bezogen auf das Einzelnephron, größer ist als die der gesunden (BRICKER, KIME, MORRIN u. ORLOWSKI 1960). Da die HCO_3^--Konzentration im Filtrat jedoch beiderseits gleich ist, wird in der hydronephrotischen Niere dem einzelnen Nephron mehr Bicarbonat angeboten als im intakten Organ.

Bei Reduktion der Glomerulumfunktion werden diese Differenzen zwischen beiden Nieren wieder ausgeglichen. Daher ist anzunehmen, daß bei Patienten mit $1^1/_2$—2fachem Anstieg der mittleren GFR pro Einzelnephron die Reabsorptionskapazität für Bicarbonat überschritten wird, wenn die Serumkonzentration ansteigt.

Im Gegensatz dazu berichten ROBERTS, RANDALL, VANAMEE u. POPPELL (1956), daß bei urämischen Patienten mit Acidose während HCO_3^--Belastung die tubuläre Reabsorptionskapazität für Bicarbonat nicht verringert sein soll. Die Bestimmung der $Tm_{HCO_3^-}$ ist allerdings eine relativ unempfindliche Methode, bei der leichtere Reabsorptionsdefekte gelegentlich übersehen werden können, wenn nur eine HCO_3^--Belastung vorgenommen wird. Einen besseren Einblick gibt die Kontrolle der renalen HCO_3^--Ausscheidung zu einem Zeitpunkt, an dem die Plasma-HCO_3^--Konzentration spontan unter Normalwerte abfällt (SCHWARTZ, HALL, HAYS u. RELMAN 1959, WRONG 1962). Dies tritt z.B. ein, wenn eine HCO_3^--Substitution plötzlich unterbrochen wird. Dabei kann in manchen Fällen selbst bei Rückgang der Plasma-HCO_3^--Konzentration noch eine signifikante renale Bicarbonatausscheidung für einige Tage bestehen bleiben (Abb. 18) und erst bei weiterem Abfall, wenn die Plasmakonzentration am oder unter dem neuen Schwellenwert für die Reabsorption liegt, abklingen. Dieser Reabsorptionsdefekt führt nicht nur zu Bicarbonatverlusten, sondern erhöht auch das pH der Tubulusflüssigkeit und limitiert dadurch, zumindest temporär, die Ausscheidung von titrierbarer Acidität und Ammonium. Er ist allerdings nur bei einem kleinen Teil der Patienten vorhanden, kann in seinem Ausmaß variieren und weist keine Korrelation zum Schweregrad der renalen Erkrankung auf. Bei schrittweiser Steigerung der HCO_3^--Konzentration im Plasma von erniedrigten Werten, z.B.

von 10 auf 35 mÄq/l durch $NaHCO_3$-Infusion tritt eine größere Bicarbonatausscheidung erst wieder ein, wenn das $Tm_{HCO_3^-}$ erreicht ist. In dieser Hinsicht besteht also kein Unterschied zwischen Gesunden und Patienten mit urämischer Acidose ohne Hyperchlorämie (SELDIN, CARTER u. RECTOR 1963).

Obwohl die Ursache für die von SCHWARTZ, HALL, HAYS u. RELMAN (1959) beobachteten und von WRONG (1962) bestätigten HCO_3^--Verluste nicht völlig geklärt ist, muß in Rechnung gestellt werden, daß auch eine Beeinträchtigung der tubulären Carboanhydraseaktivität, ähnlich wie bei der pharmakologischen Enzymhemmung durch Acetazolamid (LEAF, SCHWARTZ u. RELMAN 1954, COUNIHAN, EVANS u. MILNE 1954, KRÜCK 1960) den tubulären HCO_3^--Reabsorptionsprozeß limitieren kann. Unter diesen Umständen fällt die Plasmakonzen-

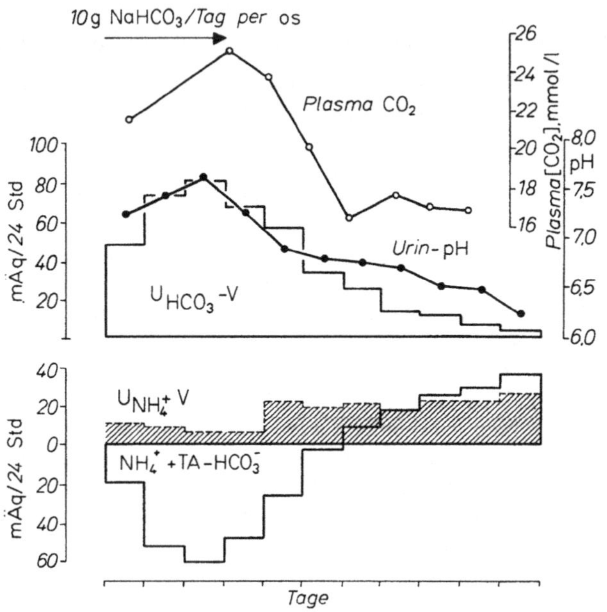

Abb. 18. Tubulärer Bicarbonatreabsorptionsdefekt, erkennbar an der Persistenz der HCO_3^--Ausscheidung im Urin trotz Abfalles der Plasma-CO_2-Konzentration (WRONG 1962)

tration als Folge einer verstärkten HCO_3^--Ausscheidung ab, bis sich ein neues Gleichgewicht zwischen noch vorhandener Enzymaktivität und tubulärem HCO_3^--Angebot eingestellt hat. SCHWARTZ, FALBRIARD u. RELMAN (1958) nehmen an, daß die Reabsorptionsrate für HCO_3^- bei partieller CAH-Hemmung eine Funktion der Plasma-HCO_3^--Konzentration sei und daß daher in den Versuchen von ROBERTS, RANDALL, VANAMEE u. POPPELL (1956) das zugeführte Bicarbonat durch Steigerung der Plasmakonzentration die erniedrigte Reabsorptionsschwelle maskiert haben könne. Direkte Analysen der renalen Carboanhydraseaktivität in bioptisch entnommenem Material sind zwar nur in geringem Umfang durchgeführt, jedoch konnte bei einigen Patienten mit tubulären HCO_3^--Reabsorptionsdefekten eine eindeutige Minderung der Enzymwirksamkeit nachgewiesen werden (HOLMGARD 1962). Auch bei kritischster Beurteilung dieser Ergebnisse muß doch eine enzymatische Störung in Betracht gezogen werden.

Ein Teil der *Natriumverluste* bei chronischen renalen Erkrankungen kann ebenfalls durch die mangelhafte HCO_3^--Reabsorption geklärt werden, der ein Austausch von Natrium gegen Wasserstoffion zugrunde liegt. Allerdings sind teilweise auch dann noch Natriumverluste zu beobachten, wenn HCO_3^- wieder quantitativ reabsorbiert wird (SCHWARTZ, HALL, HAYS u. RELMAN 1959), so daß die Einschränkung der Gesamtnephrenzahl mit Überlastung der noch funktionierenden Einheiten bei chronischem Nierenversagen in erster Linie für diesen Befund verantwortlich gemacht werden muß (STANBURY u. MAHLER 1959).

Da bei fortgeschrittener Niereninsuffizienz die Ammoniumausscheidung nicht mehr steigerungsfähig und die Bildung von titrierbarer Acidität auch ohne exogene Belastung nahezu maximal ist, überrascht nicht, daß Patienten mit Urämie nicht in der Lage sind, eine zusätzliche Säuregabe regelrecht auszuscheiden, sondern mit einer weiteren Senkung der extracellulären HCO_3^--Konzentration reagieren, ohne daß die Nierenfunktion zu diesem Zeitpunkt eine progrediente Einschränkung zu erleiden braucht. Klinisch gewinnt dieser Vorgang vor allem bei interkurrenten Störungen des Säure-Basenhaushaltes, wie Fieber, Hungeracidose oder Bicarbonatverlusten bei Diarrhoe eine besondere Bedeutung.

Wenn bei urämischer Acidose das Säure-Basengleichgewicht trotz erniedrigter extracellulärer HCO_3^--Konzentration stabilisiert werden soll, dann muß die renale Säureelimination der Säureproduktion Schritt halten. Der exakte Mechanismus ist zwar noch nicht geklärt, doch bestehen theoretisch zwei Möglichkeiten: Einerseits macht das geringere tubuläre HCO_3^--Angebot für die Bildung von titrierbarer Acidität und Ammonium mehr H^+-Ionen verfügbar. Andererseits kann der Anstieg der H^+Ionenkonzentration in den Körperflüssigkeiten, wenn auch in geringerem Maß als unter physiologischen Umständen, die tubuläre H^+-Ionenabgabe stimulieren, so daß letzten Endes doch ein Ausgleich der Bilanz erreicht werden kann (SCHWARTZ u. RELMAN 1957). Es ist außerdem möglich, daß bei metabolischer Acidose auch Puffer aus dem Knochensystem zur Neutralisation beitragen. Für die sog. renal-tubuläre Acidose ist dieser Vorgang nachgewiesen (ALBRIGHT u. REIFENSTEIN 1948); bei urämischer Acidose haben jedoch bisher Analysen des Skeletsystems hierfür noch keinen eindeutigen Beweis geliefert (PELLEGRINO u. FARBER 1958). Allerdings ist bekannt, daß bei lange bestehender, chronischer Niereninsuffizienz, besonders in der Kindheit, häufig schwere Demineralisationen des Knochensystems auftreten (STANBURY 1957), jedoch ist noch nicht entschieden, zu welchem Ausmaß die Acidose ursächlich beteiligt ist.

Säure-Basenhaushalt und Kalium bei renaler Insuffizienz

Exogen zugeführtes Kalium wird beim Gesunden rasch intestinal reabsorbiert und in die Zellen aufgenommen. Bei ausgeglichenem Kaliumhaushalt wird es durch die Zellen des distalen Tubulus in das Lumen sezerniert, nachdem das filtrierte Kalium im proximalen Segment nahezu quantitativ wieder reabsorbiert wurde (BERLINER u. KENNEDY 1948). Auf diese Weise werden 50—100% der zugeführten Menge innerhalb 3 Std wieder ausgeschieden (KEITH u. OSTERBERG 1946, FENN, NOONAN, MULLINS u. HAEGE 1941). Die extracelluläre Kaliumkonzentration wird durch eine verstärkte Kaliumzufuhr nicht oder nur vorübergehend beeinflußt. Zur Filtrationsrate zeigt die renale Kaliumclearance keine direkte Korrelation (MUDGE, FOULKS u. GILMAN 1948, BERLINER, KENNEDY u. HILTON 1950a).

Bei renaler Insuffizienz dagegen wird eine Standard-Kaliumbelastung infolge Störung der tubulären Funktionen nur langsam ausgeschieden (WINKLER, HOFF u. SMITH 1941, KEITH u. OSTERBERG 1947), so daß eine Hyperkaliämie mit teilweise tödlichen Folgen resultieren kann (KEATING, WEICHSELBAUM, ALANIS, MARGRAF u. ELMAN 1953). Wenn allerdings ein intracellulärer Kaliummangel bestanden hatte, dann bleibt selbst bei Kaliumgabe der Anstieg der Serumkonzentration aus

(KEITH u. OSTERBERG 1947, ORLOFF, KENNEDY u. BERLINER 1953), da Kalium in die Zellen eindringt. Demnach wird bei Niereninsuffizienz das Auftreten einer Hyperkaliämie durch die Aufnahmefähigkeit der cellulären Kaliumspeicher mitbestimmt (CARROLL u. FARBER 1964).

Die Serumkaliumkonzentration ist darüber hinaus auch vom pH-Wert der Extracellulärflüssigkeit abhängig (SCRIBNER, FREEMONTH-SMITH u. BURNELL 1955, SCRIBNER u. BURNELL 1956). Schon bei normaler Nierenfunktion führt der Anstieg der extracellulären Wasserstoffionenkonzentration zur Freisetzung von intracellulärem Kalium (SCRIBNER u. BURNELL 1956). Bei geschädigter Nierenfunktion kann dieses vermehrte Kaliumangebot nicht vollständig ausgeschieden werden. Aus der Gesamtheit dieser Vorgänge resultieren bei fortgeschrittener

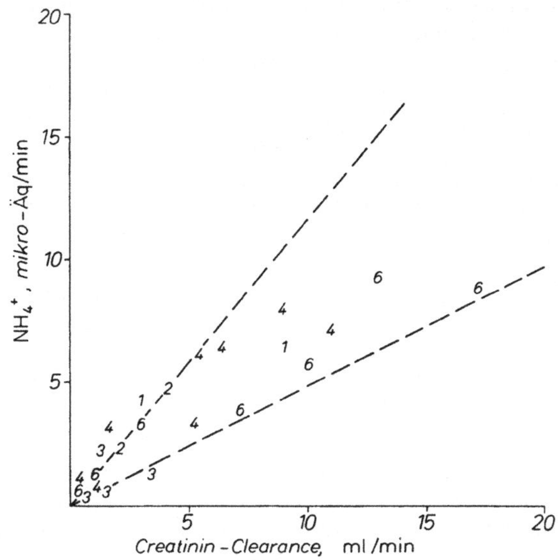

Abb. 19. Beziehung zwischen renaler Ammoniumausscheidung und endogener Kreatininclearance während der Erholungsphase nach akutem Nierenversagen (DE LUNA, METCALFE-GIBSON u. WRONG 1964)

Niereninsuffizienz nicht selten Serumkaliumkonzentrationen um und über 7,0 mÄq/l (KEITH, KING u. OSTERBERG 1943, ELKINTON, TARALL u. PETERS 1949, KEITH u. BURCHELL 1949, SCHWARTZ 1955).

Wasserstoffionenbilanz bei akutem Nierenversagen

Eine metabolische Acidose tritt auch bei akutem Nierenversagen auf (DE LUNA, METCALFE-GIBSON u. WRONG 1964). Sie ist ebenfalls durch eine mangelnde Ausscheidung von H^+-Ionen bedingt. Davon ist vor allem die Ammoniumelimination betroffen, deren Einschränkung bei vielen Fällen plötzlichen Ausfalls der Nierenfunktion eine enge Korrelation zur Reduktion der Filtrationsfunktion aufweist (Abb. 19). Dies stimmt mit der neueren Ansicht überein, daß der pathogenetische Mechanismus des akuten Nierenversagens in erster Linie einer Schädigung der Filtrationsfunktion besteht (ALLEN 1962, FINKH 1962). Die Bildung von titrierbarer Acidität ist bei manchen Patienten ausreichend, so daß normale pH-Werte im Urin erreicht werden (BYWATERS u. DIBLE 1942, FRANKLIN u. MERRILL 1960), in anderen Fällen (DE OLIVEIRA 1953) ist aber auch diese Form der H^+-Ionenabgabe herabgesetzt (DAVIES u. WRONG 1959, DE LUNA, METCALFE-GIBSON u. WRONG 1964).

Der Säure-Basenhaushaltsstörung beim akuten Nierenversagen liegen demnach die gleichen Mechanismen zugrunde wie der chronischen renalen Insuffizienz. Mit der Beseitigung der Oligurie tritt allmählich wieder eine Normalisierung der renalen Acidifikationsfunktion ein (Abb. 20).

Pathogenese der urämischen Acidose nach der Alternativansicht über die Regulation des Säure-Basenhaushaltes

Bei der Erklärung der Pathogenese einer urämischen Acidose kommen BRIGGS, WAUGH, HARMS u. FINDLEY (1961), BRIGGS, FINDLEY u. HARMS (1964) neuerdings wieder auf die Retention von Anionen (Phosphat und Sulfat) zurück. Sie stützen sich dabei auf die Kor-

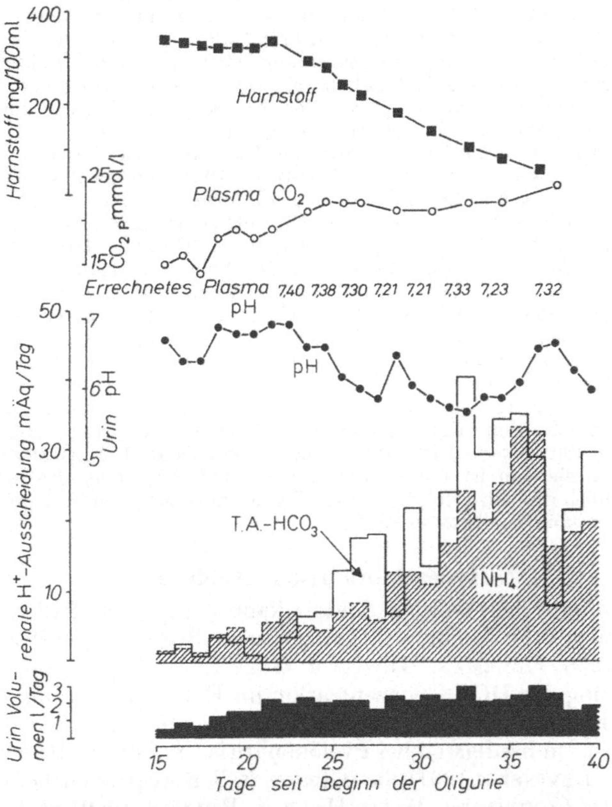

Abb. 20. Renale Säureausscheidung, Blutharnstoff und Plasma-CO_2-Konzentration in der Erholungsphase nach akutem Nierenversagen (DE LUNA, METCALFE-GIBSON 1964)

relation zwischen der Zunahme der Anionenkonzentration und dem Rückgang des Bicarbonatgehaltes im Plasma bei fortgeschrittener Niereninsuffizienz (BRIGGS 1932, 1947, GREENE, WAKEFIELD, POWER u. KEITH 1932). In der Aufnahme von Protonen aus dem Sulfat- und Phosphatstoffwechsel durch die Bicarbonatpuffer sehen sie die Ursache für den Abfall der HCO_3^--Konzentration. Aus der Reaktion der „metabolischen Säuren" mit HCO_3^- entsteht H_2CO_3, die mittels des Carboanhydrasemechanismus in den Erythrocyten als CO_2 durch die Lunge entfernt wird. Im Tubulusurin sollen nach dieser Ansicht bei der Reabsorption von Natrium aus den Salzen dieser Säuren Protonen „de novo" entstehen. Diese Säureausscheidung ist aber nach der genannten Auffassung lediglich eine zufällige Nebenerscheinung bei der tubulären Regeneration von HCO_3^-. Eine defekte H^+-Ionensekretion wird als Ursache der urämischen Acidose abgelehnt (BRIGGS, WAUGH, HARMS u. FINDLEY 1961, BRIGGS, FINDLEY u. HARMS 1964). Der alkalinisierende Effekt aus der renalen Regeneration von HCO_3^- soll dabei durch die Bindung von Protonen und die Pufferwirkung des extracellulären Bicarbonats, nicht aber durch eine renale Sekretion von H^+-Ionen bedingt sein. Dieser Mechanismus bleibt bei Urämie intakt, da eine Säurebelastung zu einer (nahezu) normalen Produktion von Protonen im Urin führt (BRIGGS, WAUGH, HARMS u. FINDLEY 1961, BRIGGS, FINDLEY u. HARMS 1964). Die hohe Kaliumausscheidung, die häufig bei urämischer Acidose zu beobachten ist, wird von BRIGGS, WAUGH, HARMS u. FINDLEY (1961) als ein möglicher Kompensationsmechanismus einer weiter proximal ablaufenden Natriumreabsorption mit intensiverem Natrium-Kaliumaustausch in den mehr distalen Partien des Nephron angesehen. In ihren Untersuchungen (BRIGGS, WAUGH, HARMS u. FINDLEY 1961) ist nämlich bei den nephritischen Patienten die Kationenausscheidung auf Kosten der Kaliumelimination größer als bei den normalen Kontrollen. Über das Ausmaß der tubulären Natrium-Bicarbonatregeneration gibt nach dieser Ansicht die Summe $[TA + NH_4^+ + K^+] - HCO_3^-$ im Urin Auskunft (BRIGGS u. FINDLEY 1963).

Diese Theorie stellt gleichzeitig in Frage, daß die Kaliumreabsorption im proximalen Tubulus tatsächlich quantitativ erfolgt. Sie stützt sich dabei auf eine Mitteilung von LICHTFIELD u. BOTT (1962), daß in Mikropunktionsuntersuchungen an der Ratte am Ende des proximalen Segmentes ein TF/P-Quotient von 1,0 für Kalium gefunden wurde. Es wird die Möglichkeit diskutiert, daß die Kaliumausscheidung, stimuliert durch Faktoren, die das extracelluläre pH senken oder die Kaliumkonzentration steigern (TOUSSAINT u. VEREERSTRAETEN 1962), nach unvollständiger proximaler Reabsorption vielmehr durch selektive Wasserreabsorption in den distalen Partien erfolgen könne.

Eine Säurebelastung bewirkt bei nephritischen Patienten einen Anstieg der Plasma-Kaliumkonzentration (GAMBLE, BLACKFAN u. HAMILTON 1925, LINDER 1927, PITTS 1952/53). Dadurch soll gleichzeitig eine $KHCO_3$-Sekretion in das Lumen des distalen Nephron stimuliert werden, die eine äquivalente Menge von Säure neutralisiert. Ohne Säurebelastung scheiden in den Untersuchungen von BRIGGS, WAUGH, HARMS u. FINDLEY (1961) Gesunde und Patienten mit urämischer Acidose etwa gleich große Mengen Natrium, Kalium, Chlorid, $H_2PO_4^-$ und SO_4^{--} aus. Mit verminderter $KHCO_3$-Sekretion und deshalb verringerter Neutralisation der im Lumen freigesetzten Säure sollte die Summe von titrierbarer Acidität $+ NH_4^+$ bei nephritischen und gesunden Patienten identisch sein (FINDLEY u. BRIGGS 1963).

Da aber bei chronischer Niereninsuffizienz die Acidose schon vor der „Anionenretention" eintritt und außerdem unabhängig von der Anionenkonzentration variieren kann, läßt sich dieser Prozeß als Ursache der Störung des Säure-Basenhaushaltes ausschließen. Darüber hinaus kann selbst der Konzentrationsanstieg dieser Anionen, wie bereits dargestellt, nicht zur Acidose führen (CHRISTENSEN 1952, SCHWARTZ u. RELMAN 1957, SCHWARTZ, FALBRIARD u. RELMAN 1958). Außerdem ist nicht nachgewiesen, daß der Abfall des extracellulären Bicarbonats tatsächlich deshalb erfolgt, weil H^+-Ionen zusammen mit fixen Anionen nicht ausgeschieden werden können (RELMAN 1964).

2. Hyperchlorämische Acidose

Eine renal bedingte metabolische Acidose kann in manchen Fällen renaler Erkrankungen schon als Frühmanifestation vor dem Beginn einer Azotämie auftreten (LATHEM 1958, KLEEMAN, HEWITT u. GUZE 1960). Dabei geht der charakteristischen Senkung der HCO_3^--Konzentration im Extracellulärraum ein Anstieg der Chlorid- und häufig auch der Kaliumkonzentration parallel. Diese hyperchlorämische Acidose ist am häufigsten bei Pyelonephritis (KLEEMAN, HEWITT u. GUZE 1960, RELMAN u. LEVINSKY 1961), in seltenen Fällen aber auch bei chronischer Glomerulonephritis (SCHWARTZ, HALL, HAYS u. RELMAN 1959) und bei Hydronephrose (ZELLERSTRÖM, ERCSON u. WINBERG 1958) zu beobachten. Die Serumchloridkonzentration erreicht Werte bis 124 mÄq/l, die des Kalium bis zu 7,2 mÄq/l, während die Bicarbonatkonzentration im Mittel auf 15 mÄq/l abnimmt (LATHEM 1958).

Als Krankheitseinheit läßt sich die hyperchlorämische Acidose bei Pyelonephritis sowohl gegen die renal-tubuläre (s. d.) als auch gegen die urämische Acidose durch folgende Kriterien abgrenzen (LATHEM 1958): Die renal-tubuläre Acidose ist eine Erkrankung, die nur im Kindesalter und bei jungen Erwachsenen auftritt, während die hyperchlorämische Verlaufsform meist Patienten mittleren und höheren Alters befällt. Calcium- und Phosphathaushaltstörungen und Skeletanomalien, die für die renal-tubuläre Acidose charakteristisch sind, fehlen häufig bei Pyelonephritis. Die renal-tubuläre Acidose zeigt eine Tendenz zu Hypokaliämie (PIEL 1957, MILNE, STANBURY u. THOMSON 1952), die pyelonephritische

Acidose dagegen zur Hyperkaliämie, die schon vor dem Eintreten einer Azotämie ein beträchtliches Ausmaß annehmen kann. Wenn auch eine Zunahme der extracellulären Wasserstoffionenkonzentration per se bereits zum Anstieg des Serumkaliums führt (BURNELL, VILLAMIL, UYENO u. SCRIBNER 1956), wird in diesem Fall eine spezifische Kaliumeliminationsstörung verantwortlich gemacht.

Bei chronischer Pyelonephritis treten die tubulär bedingten Störungen, wie Acidose, Hyperchlorämie und Hyperkaliämie, *vor* Beginn der Azotämie und vor dem Anstieg der Konzentration von Phosphat und „undeterminierten" (d.h. Sulfat- und Anionen organischer Verbindungen) Anionen auf. Dies stimmt mit den pathologisch-anatomischen Befunden überein, daß die Tubuli, denen die Regulation der Konzentration von Wasserstoffionen, Chlorid und Kalium obliegt, bei dieser Erkrankung schon sehr früh stark ausgeprägte morphologische Veränderungen zeigen.

Beim Vergleich von Patienten mit Pyelonephritis, Glomerulonephritis und Nephrosklerose, die alle eine Einschränkung der glomerulären Filtrationsrate auf Werte unter 30 ml/min und eine annähernd gleich große Retention harnpflichtiger Substanzen aufweisen, ist die Acidose bei der Pyelonephritis intensiver als bei den anderen Formen renaler Erkrankungen (HODLER 1961). Die gesamte Säureelimination (titrierbare Acidität $+NH_4^+ - HCO_3^-$) ist geringer, das Urin-pH höher als bei Patienten mit Glomerulonephritis oder Nephrosklerose. Am meisten ist die Ammoniumausscheidung eingeschränkt. Das Reabsorptionsmaximum für Bicarbonat liegt in der Terminalphase ohne Rücksicht auf die Art der Erkrankung unter 2,4 mÄq/100 ml Glomerulumfiltrat.

Untersuchungen an 441 Nierenkranken ergaben, daß die Regression zwischen „Alkalireserve" als Maß für den Säure-Basenhaushalt und glomerulärer Filtrationsrate für alle drei Gruppen nicht linear ist und auch in den Einzelgruppen nicht parallel verläuft (HODLER u. SCHWARZENBACH 1963). Die Tatsache, daß trotz gleich großer Funktionseinschränkung bei chronischer Pyelonephritis eine stärkere Acidose als bei den anderen renalen Krankheitsgruppen besteht, die außerdem nicht zur Filtrationsrate korreliert ist, wird von HODLER u. SCHWARZENBACH (1963) als Hinweis auf eine spezifisch gestörte Ausscheidungsfähigkeit von H^+-Ionen bei Pyelonephritis gedeutet, zumal diese Erkrankung fast die einzige Situation ist, bei der gleichzeitig eine Hyperchlorämie auftritt (FEY u. LEGRAIN 1956, RICHET u. ARDAILLOU 1957, LATHEM 1958). Diese Ansicht steht jedoch zur Auffassung von MORRIN, BRICKER, KIME, NEWARK und GEDNEY (1960) im Gegensatz, nach der die geschädigte Niere, ungeachtet der Genese der Erkrankung, in ihrer Leistung nur gemäß der Verminderung ihrer Funktionselemente quantitativ eingeschränkt sei, qualitativ jedoch normal funktioniere.

Erklärungsversuche des Entstehungsmechanismus müssen aber davon ausgehen, daß diese Funktionsstörung in erster Linie auf strukturellen morphologischen Läsionen bestimmter Abschnitte im Tubulussystem basiert. Dabei ist ein spezifischer Defekt der tubulären HCO_3^--Reabsorption (KLEEMAN, HEWITT u. GUZE 1960) am wenigsten wahrscheinlich; denn das filtrierte Bicarbonat wird unter physiologischen Umständen und bei normaler Serumbicarbonatkonzentration zum überwiegenden Teil im proximalen Tubulus reabsorbiert (PITTS 1963, CLAPP, WATSON u. BERLINER 1963, RECTOR, BLOOMER u. SELDIN 1964). Wenn eine Beeinträchtigung der tubulären HCO_3^--Reabsorption infolge einer anatomischen Schädigung die Ursache der hyperchlorämischen Acidose wäre, dann müßte gefordert werden, daß die morphologische Läsion vorwiegend in der Rinde liege. Tatsächlich ist sie aber meist im Mark zu finden.

Ein Enzymdefekt muß ebenfalls in Erwägung gezogen werden. Allerdings dürfte er nicht generalisiert, sondern müßte isoliert auf die Rinde beschränkt sein, da die übrigen Komponenten der H^+-Ionenausscheidung meist ungestört ablaufen, wenn sich die Acidose entwickelt hat (BRICKER 1961).

Bei chronischer pharmakologischer Carboanhydrasehemmung kommt es am Gesunden ebenfalls zu einer hyperchlorämischen Acidose, bei der zunächst ein alkalischer, bicarbonathaltiger Urin ausgeschieden wird (COUNIHAN, EVANS, MILNE 1954, HOFFMEISTER u. KRÜCK 1956). Mit zunehmender Dauer der Enzymhemmung jedoch und entsprechend niedriger extracellulärer HCO_3^--Konzentration sistieren die Bicarbonatverluste und das Urin-pH fällt in den sauren Bereich ab. Dieser Endzustand nach Carboanhydrasehemmung entspricht den Verhältnissen bei hyperchlorämischer Acidose einer chronischen Pyelonephritis (LATHEM 1958). Die Hyperkaliämie paßt allerdings nicht zum Zustand einer Hemmung der tubulären Carboanhydraseaktivität.

Bei urämischer Acidose, deren Entstehung in erster Linie durch eine Verminderung der tubulären Ammoniumproduktion bedingt ist, kann die extracelluläre Chloridkonzentration trotz Abnahme der Bicarbonatkonzentration meist nicht ansteigen, da infolge der Filtrationsstörung die sog. „undeterminierten“ Anionen in vermehrter Konzentration vorhanden sind. Die Möglichkeit zur Entwicklung einer hyperchlorämischen Acidose ist dagegen bei Nierenerkrankung immer dann gegeben, wenn die Einschränkung der tubulären H^+-Ionensekretion relativ stärker ausgeprägt ist als die der glomerulären Funktion (LATHEM 1958). Die H^+-Ionenabgabe durch die Tubuluszelle hängt neben aktiven Mechanismen auch von dem transtubulären Potentialgradienten ab, dessen Ausmaß durch das Verhältnis der Reabsorptionsfähigkeit von Natrium und Anion bestimmt ist (BANK u. SCHWARTZ 1960). Eine Verringerung der tubulären H^+-Ionensekretion durch krankhafte Prozesse, z.B. bei Entzündung, muß nicht unbedingt mit der Natriumreabsorption interferieren; denn Natrium kann, wenn der Austausch gegen Wasserstoffion defekt wird, in vermehrtem Maß an anderen Stellen des Tubulus mit Chlorid reabsorbiert werden. Durch diesen Vorgang, bei dem die Chloridreabsorption intensiver verläuft als unter normalen Umständen, ist die Entstehung der Hyperchlorämie zum Teil zu erklären.

Aus der Minderung der H^+-Ionensekretion, die vor allem die NH_4^+-Ausscheidung betrifft, während die titrierbare Acidität kaum in Mitleidenschaft gezogen wird, resultiert gleichzeitig eine mangelhafte tubuläre HCO_3^--Regeneration, die ebenfalls an der Entstehung der Acidose mitbeteiligt ist. Da bei noch erhaltener Filtrationsrate „undeterminierte“ Anionen nicht in größerer Menge retiniert werden, wird die Elektroneutralität im extracellulären Flüssigkeitsraum durch das vermehrt reabsorbierte Chlorid kompensiert (LATHEM 1958).

Nach dieser Auffassung ist also die hyperchlorämische Acidose durch einen spezifischen tubulären Defekt bedingt, durch den sich auch die Kaliumretention verstehen läßt. Andererseits kann die Hyperchlorämie, die bei Pyelonephritis in Kombination mit der Acidose auftritt, auch als Folge einer exzessiven Filtration in den restlichen Nephren gedeutet werden. Da die Kapazität zur Ammoniumsekretion stark reduziert ist, verbrauchen die auf diese Weise nicht ausgeschiedenen „undeterminierten“ Anionen vorwiegend die extracellulären HCO_3^--Pufferbestände und gelangen als Natriumsalze in das Filtrat. Während unter normalen Umständen Natrium nach Austausch gegen Wasserstoffion mit HCO_3^- wieder in das peritubuläre Blut gelangt, die Anionen, die durch Natrium neutralisiert waren, mit NH_4^+ eliminiert werden, kommt es beim Sistieren der NH_4^+-Produktion zu Natriumverlusten in den Urin. Da Natrium zusammen mit Wasser ausgeschieden wird, entsteht eine Verkleinerung des extracellulären Volumens, die eine tubuläre Retention von Natrium zusammen mit Chlorid stimuliert. Bei dieser NaCl-Retention steigt mit Wiederausdehnung des Volumens die extracelluläre Chloridkonzentration relativ stärker an, da das physiologische Na:Cl-Verhältnis im Serum 1,4:1 beträgt. Welcher dieser möglichen pathogenetischen Mechanismen zutrifft, ist noch nicht geklärt.

Mit dem Fortschreiten der Erkrankung, mit zunehmender Destruktion ganzer Nephren und progredienter Retention harnpflichtiger Substanzen, tritt allmählich ein gradueller Ausgleich ein, so daß glomeruläre und tubuläre Funktionen in gleichem Ausmaß eingeschränkt werden. Wenn ein spezifischer tubulärer Defekt die alleinige Ursache für die hyperchlorämische Acidose wäre, dann müßte mit dem Auftreten einer „Urämie" ein Abfall der extracellulären Chloridkonzentration erwartet werden. Dies ist in manchen Fällen auch tatsächlich beobachtet worden (SCHWARTZ u. POLAK 1960, RELMAN u. LEVINSKY 1961), jedoch können bei dieser Erkrankung Chlorid- und Harnstoffkonzentrationen auch gleichzeitig ansteigen (CARROLL u. FARBER 1964).

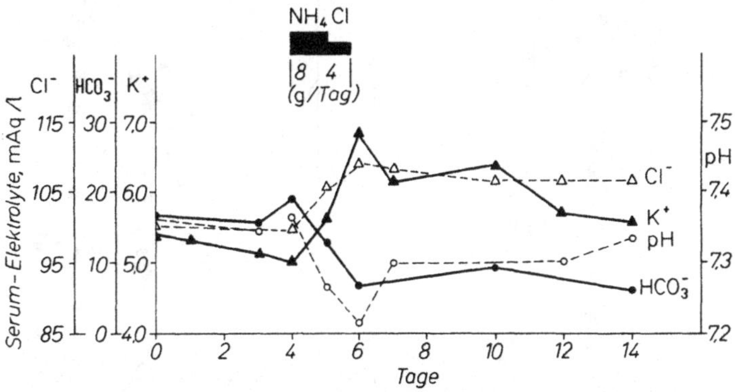

Abb. 21. Induktion einer hyperchlorämischen, hyperkaliämischen Acidose durch Verabreichung von 12 g Ammoniumchlorid über 2 Tage (CARROLL u. FARBER 1964)

Da eine NH_4-Cl-Belastung bei Pyelonephritis eine hyperchlorämische Acidose induzieren oder verstärken kann (Abb. 21), liegt der Schluß nahe, daß sich diese Patienten so verhalten, als müßten sie dauernd etwa gleich große Mengen NH_4Cl im Urintrakt an solchen Stellen reabsorbieren, an denen durch Dilatation eine Stase oder Strömungsverlangsamung des Urins zustande kommt (z.B. in erweiterten Tubuli, Pelvis, Ureter oder Blase) (CARROLL u. FARBER 1964). Ein solcher Mechanismus ist für Zustände nach Uretero-Enterostomie nachgewiesen (PARSONS, POWELL u. PYRAH 1952), er könnte die fluktuierende Natur der Hyperchlorämie auf der Basis von Schwankungen der Ammoniumreabsorption aus dem Urintrakt und auch die Persistenz hoher extracellulärer Chloridkonzentrationen bei solchen Patienten erklären, bei denen sich die hyperchlorämische Acidose auf eine bestehende urämische Acidose aufpfropft (CARROLL u. FARBER 1964).

Diese Annahme paßt zu den Beobachtungen einer verminderten renalen Ammoniumausscheidung nach NH_4Cl-Belastung (BERLYNE 1961) bei Patienten mit Hydronephrose. Allerdings tritt dabei nicht immer eine Acidose auf, sondern häufiger ein Zustand, den WRONG und DAVIES (1959) als „inkomplette renaltubuläre Acidose" bezeichnen. Bezogen auf die noch erhaltene Anzahl der Einzelnephren jedoch ist auch bei Hydronephrose die Ammoniumausscheidung normal, zum Teil sogar erhöht (BERLYNE 1961) (Abb. 22 und 23). Demnach ist es wahrscheinlich, daß bei dieser Erkrankung der renale Acidifikationsdefekt ebenfalls der quantitativen Reduktion funktionierender Nephren zugeschrieben werden kann (BERLYNE 1961).

Experimentell läßt sich eine hyperchlorämische Acidose durch Ableiten des Urins in das Colon oder den oberen Rectumaneil erzeugten (Hayward, Wakim, Remine u. Grindley 1961), wenn eine große Mucosafläche dem Urin ausgesetzt wird. Klinisch werden derartige Eingriffe gelegentlich bei Obstruktion des Ureters durch Entzündung oder Neoplasma, bei Kontraktur der Blase, bei Fisteln des unteren Harntraktes u. dgl. erforderlich.

Nach Uretero-Sigmoidostomie kommt es in 33—50% zur Pyelonephritis (Carke u. Leadbetter 1955, Harvard u. Thompson 1951), bei langem Bestehen teilweise auch zu renaler Insuffizienz (Jacobs u. Stirling 1952). In etwa 50—75% tritt ein Abfall der Plasma-HCO_3^--Konzentration mit reziproker Erhöhung des Plasmachlorids im Sinne einer hyperchlorämischen Acidose ein (Cordonnier u.

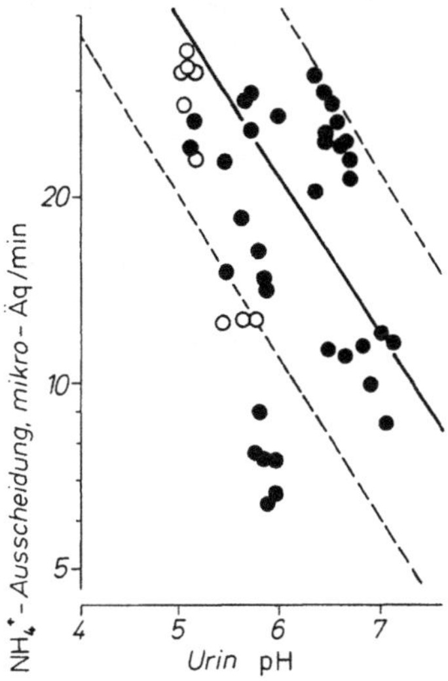

Abb. 22

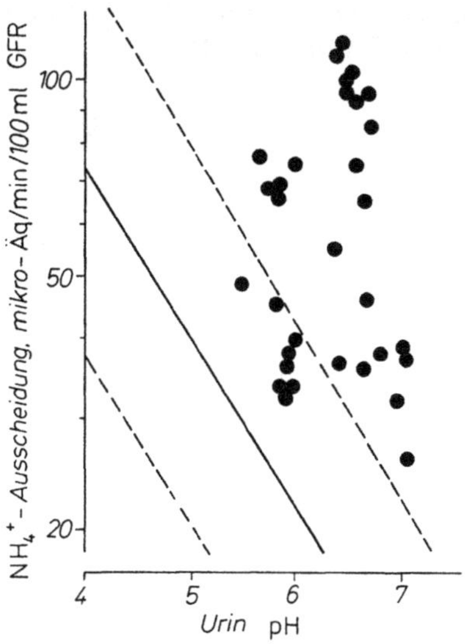

Abb. 23

Abb. 22. Beziehung zwischen renaler Ammoniumausscheidung und Urin-pH bei Hydronephrose nach NH_4Cl-Belastung (○ = Wert nach Prostatektomie) (Berlyne 1961)

Abb. 23. Beziehung zwischen renaler Ammoniumausscheidung und Urin-pH bei Hydronephrose nach Korrektur mit der jeweiligen GFR (Berlyne 1961)

Lage 1951, Ferris u. Odel 1950). Eine Hypokaliämie als Folge intestinaler Kaliumverluste wird in einem Drittel der Fälle beobachtet.

Die Flüssigkeit, die vom Colon sezerniert wird, ist alkalisch und hat einen höheren Bicarbonat- (70—90 mÄq/l), aber einen niedrigeren Chloridgehalt (60 bis 90 mÄq/l) als das Serum (de Beer, Johnston u. Wilson 1935, Watten, Morgan, Singkhla, Vanikati u. Philipps 1959). Wenn ihre Komposition durch Zugabe von isotoner Kochsalzlösung in das Lumen gestört wird, dann setzt, vermutlich durch aktiven Bicarbonattransport (Cooperstein u. Brockman 1959), sofort eine erneute Alkalinisierung ein, so daß bei gleichbleibender Anionenkonzentration eine Verarmung des Organismus an Bicarbonat die Folge ist (d'Agostino, Leadbetter u. Schwartz 1953). Dies ist auch der Fall, wenn der Urin in das Colon abgeleitet wird (Annis u. Alexander 1952, Parsons, Powell u. Pyrah 1952).

Schon normalerweise ist die Ammoniumkonzentration in den Venen des Sigmoid 5—20mal höher als im peripheren Blut (Silen, Harper, Mawdsley u. Weirich 1955); sie steigt bei der Verpflanzung des Ureters in das Colon noch weiter an (Rosenberg 1953, Mathisen, Whitmore, Randall u. Roberts 1957), zumal die Permeabilität der Colonwand für NH_4^+ sehr groß ist (Boyce u. Vest

1952). Da bei der Bildung von Harnstoff durch die Leber aus dem reabsorbierten Ammonium Wasserstoffionen frei werden, kommt es zu einer weiteren Reduktion der Plasma-HCO_3^--Konzentration. Bei Uretero-Ileostomie dagegen tritt eine hyperchlorämische Acidose weniger oft ein.

3. Renal-tubuläre Acidose (RTA)

Diese relativ seltene Form einer metabolischen Acidose, bei Kindern erstmals von LIGHTWOOD (1935) und von BUTLER, WILSON und FARBER (1936), bei Erwachsenen von BAINES, BARCLAY und COOKE (1945) beschrieben, ist durch die Unfähigkeit der Niere, das Urin-pH unter 6,0 zu senken und titrierbare Acidität in ausreichender Menge zu produzieren (MUDGE 1958), charakterisiert. Die Ammoniumausscheidung ist normal oder leicht erniedrigt (MILNE, STANBURY u. THOMSON 1952, DAVIES u. WRONG 1957). Häufig treten trotz subnormaler Plasma-HCO_3^--Konzentrationen Bicarbonatverluste im Urin auf (STAPLETON 1949, LATNER u. BURNARD 1950, MILNE, STANBURY u. THOMSON 1952, SCHREINER, SMITH u. KYLE 1953, WRONG u. DAVIES 1959). Die Serumchloridkonzentration ist erhöht (hyperchlorämische Acidose); eine Retention harnpflichtiger Substanzen gehört nicht zu diesem Symptomenkomplex. Ähnliche Befunde werden beim Fanconi-Syndrom, vereinzelt auch bei der Wilsonschen Erkrankung beobachtet (BEARN, YÜ u. GUTMAN 1957). Daneben kommen tubuläre Transportstörungen von Glucose, Phosphat, Kalium und Aminosäuren vor (PINES u. MUDGE 1951, SCHREINER, SMITH u. KYLE 1953, PIEL 1957). Sekundäre Änderungen des Calciumhaushaltes (s. u.), die sich auf die tubuläre An- bzw. Hypacidogenese zurückführen lassen, sind ebenfalls typisch für dieses klinische Bild.

Da eine wesentliche Abnahme der funktionierenden Nephren nicht nachzuweisen ist, muß eine tubuläre Schädigung als primäre Ursache angenommen werden. Von PINES und MUDGE (1951) wurde daher die Bezeichnung „renal-tubuläre Acidose" (RTA) vorgeschlagen. Im Gegensatz zur ursprünglichen Mitteilung von ALBRIGHT, CONSOLAZIO, COOMBS, SULKOWITCH und TALBOTT (1940), die diese Erkrankung als „tubuläre Insuffizienz ohne glomeruläre Insuffizienz" beschrieben, lassen Untersuchungen an einer größeren Patientenzahl aber nicht selten eine Einschränkung der glomerulären Filtrationsrate um 15—50% der Norm erkennen (PINES u. MUDGE 1951, REYNOLDS 1958, WRONG u. DAVIES 1959).

Im Vordergrund der Untersuchungsergebnisse einer sehr eingehenden Studie an Patienten mit renal-tubulärer Acidose von WRONG und DAVIES (1959) steht eine erhebliche Reduktion der Ausscheidung von titrierbarer Acidität, die für Abnahme der gesamten Säureelimination verantwortlich ist. 80% der noch vorhandenen titrierbaren Acidität im Urin werden durch Phosphat repräsentiert. Bei intravenöser Infusion mit isotoner neutraler Natriumphosphatlösung (pH 7,4) bleibt das Urin-pH mit 6,63 gegenüber 6,69 unverändert, jedoch nimmt, entsprechend der ansteigenden Phosphatausscheidung, die titrierbare Acidität deutlich zu; sie erreicht aber nicht die gleichen Werte wie bei Gesunden.

Nach Belastung mit Ammoniumchlorid (0,1 g/kg) wird ebenfalls kein Abfall des Urin-pH erzielt. Selbst die Infusion von Natriumsalzen schwer reabsorbierbarer Anionen in Kombination mit diätetischem Natriumentzug und der Verabreichung von 9-α-Fluorohydrocortison zur Stimulierung der Natriumreabsorption, die physiologischerweise durch Beeinflussung des transtubulären Potentialgradienten zur maximalen Urinacidifikation führt, ist bei RTA nicht in der Lage, das Urin-pH unter 6,2 zu senken.

Eine häufig beobachtete geringfügige Zunahme der HCO_3^--Ausscheidung kann nicht als Erklärung der Pathogenese der Acidose herangezogen und darf vor allem nicht als Ausdruck eines HCO_3^--Reabsorptionsdefektes gewertet werden. Sie ist vielmehr als Folge des relativ erhöhten Urin-pH und somit des fixierten pCO_2 im Urin anzusehen, der etwa dem des Blutes entspricht. Nach der Henderson-Hasselbalch-Gleichung bleibt daher auch eine entsprechende Menge HCO_3^- im Lumen

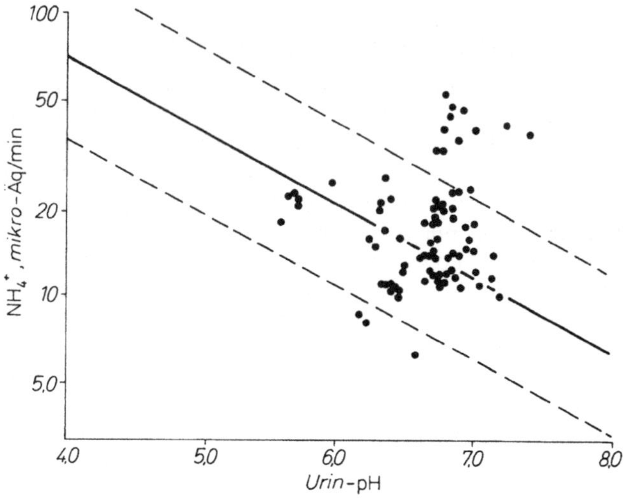

Abb. 24. Beziehung zwischen renaler Ammoniumausscheidung und Urin-pH bei renal tubulärer Acidose (Wrong u. Davies 1959)

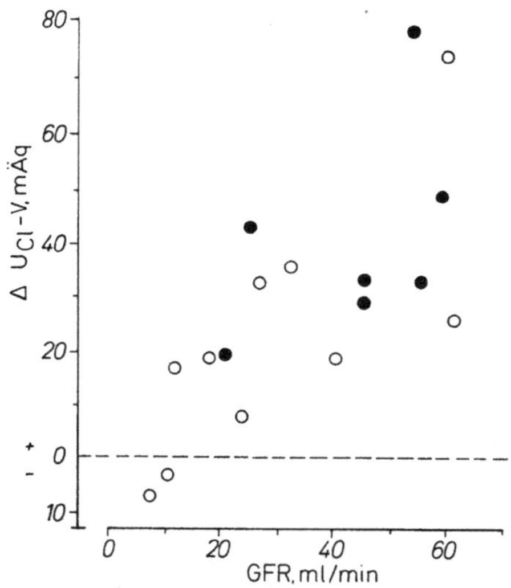

Abb. 25. Beeinflussung der renalen Chloridausscheidung durch Ammoniumchloridbelastung bei • chronischer Niereninsuffizienz, o renal tubulärer Acidose (Wrong u. Davies 1959)

zurück, die als NH_4HCO_3 im Urin ausgeschieden wird (Seldin, Rector, Portwood u. Carter 1961). Sobald das Urin-pH aber über 6,0 ansteigt, finden sich größere Bicarbonatmengen im Urin.

Die absolute Ammoniumausscheidung erscheint in manchen Fällen herabgesetzt. Sie entspricht aber meist dem Urin-pH und kann sogar höher sein, als es nach dem Aciditätsgrad des Tubulusurins anzunehmen ist (Abb. 24) (Wrong u. Davies 1959). Bei stärkerer Minderung, die mehr von der Intensität als vom Typ der Erkrankung abhängt, zeigt sie eine deutliche Korrelation zur Einschränkung der Filtrationsrate (MILNE, STANBURY u. THOMSON 1952, REYNOLDS 1958, WRONG u. DAVIES 1959), so daß eine spezifische Störung dieser Komponente der tubulären Acidifikation nicht anzunehmen ist.

Die Hyperchlorämie ist nicht die Folge einer mangelhaften Chloridausscheidung; denn nach NH_4Cl-Belastung tritt der gleiche Anstieg in der Chloridexkretion wie bei generalisiertem Nierenversagen ein (WRONG u. DAVIES 1959) (Abb. 25). Der Zunahme der extracellulären Chloridkonzentration liegen im Prinzip dieselben Mechanismen zugrunde, wie sie für die hyperchlorämische Acidose der Pyelonephritis diskutiert wurden (s. d.), wenn auch die Auslösungsfaktoren unterschiedlich sind. Das filtrierte Natrium kann nicht gegen H^+-Ion aus der Tubuluszelle ausgetauscht werden, sondern wird zum Teil mit dem Anion eliminiert, zum anderen Teil aber gegen Kalium aus der Zelle reabsorbiert. Dadurch werden nur ungenügende Bicarbonatmengen regeneriert. Somit gehen relativ größere Mengen an Natrium und HCO_3^- verloren, als der Chloridausscheidung entspricht; daraus erklären sich Hyperchlorämie und Acidose, die noch verstärkt werden, wenn in diesem Zustand Kalium*chlorid* gegeben wird.

Kationenausscheidung bei RTA

Bei RTA können exzessive Kaliumverluste auftreten und zu schweren Kaliummangelzuständen (ALBRIGHT, BURNETT, PARSON, REIFENSTEIN jr. u. ROOS 1946) mit kardiovasculären Symptomen, wie Arrhythmien und typischen EKG-Veränderungen und neuromuskulären Funktionsstörungen, einschließlich Lähmung der Atemmuskulatur (OWEN u. VERNER 1960) führen. Im Adoleszentenalter ist die Kaliumverarmung auch für Hemmungen der Entwicklung verantwortlich (COHEN, SCHWARTZ u. WALLACE 1952, OWEN u. VERNER 1960), zumal bekannt ist, daß Kalium die Proteinsynthese in den Geweben beeinflußt (FRAZIER u. HUGHES 1952).

Die Ursachen der renalen Kaliumverluste bei RTA sind noch nicht ganz geklärt. Die gesteigerte Kaliumausscheidung ist zu einem Teil die Folge der mangelhaften H^+-Ionensekretion in den distalen Tubuluszellen, so daß in diesem Zustand große Natriummengen gegen Kalium ausgetauscht werden. Außerdem kann, induziert durch den Natriumverlust mit intravasculärer Hypovolämie, ein sekundärer Aldosteronismus ausgelöst werden, der die tubuläre Kaliumsekretion verstärkt (BARTTER 1956). Es ist erwiesen, daß eine hyperchlorämische Acidose per se die Ausscheidung von Aldosteron beim Menschen steigert (KOCZOREK, V. BUBNOFF u. RIECKER 1962). Ein Teil der Kaliumverluste wird somit auch durch sekundären Mineralocorticoidexzeß hervorgerufen.

Bei Kaliummangel extrarenaler Genese reagiert zwar die tubuläre H^+-Ionensekretion nach NH_4-Cl-Belastung häufig nicht so intensiv wie im Normalzustand (CLARKE, EVANS, MACINTYRE u. MILNE 1955), jedoch ist teilweise auch ein leichter Anstieg der titrierbaren Acidität und insbesondere der Ammoniumausscheidung beschrieben (RUBINI, BLYTHE, HERNDON u. MERONEY 1957). Darüber hinaus liegen zahlreiche Hinweise vor, daß eine extrarenal ausgelöste Kaliumverarmung die Acidifikationsfähigkeit der intakten Niere nicht oder nur kaum herabsetzt (CHALMERS, FITZGERALD, JAMES u. SCARBOROUGH 1956, RELMAN u. SCHWARTZ 1957). Wenn der Kaliumverlust eine bestimmte Grenze erreicht hat, nimmt vielmehr die intracelluläre H^+-Ionenkonzentration zu und stimuliert die tubuläre Säuresekretion (ANDERSON u. MUDGE 1955, IRVINE, SAUNDERS, MILNE u. CRAWFORD 1961). Das $Tm_{HCO_3^-}$ wird erhöht, so daß der Urin weniger Bicarbonat enthält als nach der Serumkonzentration zu erwarten ist. Dadurch entsteht eine metabolische Alkalose (COOKE, SEGAR, REED, ETZWILER, VITA, BRUSILOW u. DARROW

1954, van Goidsenhoven, Gray, Price u. Sanderson 1954, Giebisch, Macleod u. Pitts 1955, Fitzgerald u. Fourman 1955, Kleeman, Rubini, Lamdin, Kiley u. Bennett jr. 1955), während der ein saurer Urin ausgeschieden wird. Es tritt eine sog. „paradoxe Acidurie" ein (Cooke, Segar, Cheek, Coville u. Darrow 1952, Black u. Milne 1952, Evans, Hughes-Iones, Milne u. Steiner 1954, Giebisch, Macleod u. Pitts 1955, Womersley u. Darragh 1955, Mudge u. Hardin 1956, Squires u. Huth 1959). Die Natriumreabsorption führt also bei extrarenal bedingtem Kaliummangel durch den Ionenaustauschmechanismus zu einer relativ größeren H^+-Ionen- und geringeren K^+-Ionensekretion, die der Konservierung von Kalium dient (Schwartz u. Relman 1953, Relman u. Schwartz 1956, Dunning u. Plum 1956).

Eine hohe renale Kaliumausscheidung trotz Kaliummangel und Hypokaliämie ist dagegen ein typischer Befund bei RTA (Albright, Burnett, Parson, Reifenstein u. Roos 1946) und gleichzeitig auch bei primärem Aldosteronismus (Foye u. Feichtmeir 1955, Mader u. Iseri 1955, Conn 1955, Crane, Vogel, Richland 1956, Eales u. Linder 1956, Hellem 1956, Holten u. Petersen 1956, Hollander 1957, Brooks, McSwiney, Prunty u. Wood 1957, Krück, Lieberman, Slade u. Luetscher 1958, Liebermann, Slade, Krück u. Luetscher 1958, Barrett, Bayless u. Rees 1958, Krück 1959). Bei beiden Zuständen ist der Urin im Gegensatz zur Kaliumverarmung extrarenaler Genese nur schwach sauer oder alkalisch. Die titrierbare Acidität ist vermindert, während die Ammoniumausscheidung nicht wesentlich eingeschränkt zu sein braucht (Krück, Lieberman, Slade u. Luetscher jr. 1958). Während aber der primäre Mineralocorticoidexzeß wie auch die meisten anderen Kaliummangelzustände durch eine hypokaliämische metabolische Alkalose charakterisiert ist, liegt bei der RTA die relativ seltene Kombination einer Hypokaliämie mit einer Acidose vor.

Zum klassischen Bild einer RTA gehört außerdem eine verstärkte Calciumausscheidung, als deren Folgen Hypocalciämie und Osteomalacie auftreten (Albright, Burnett, Parson, Reifenstein jr. u. Roos 1946). In etwa 73% der Fälle werden Nephrocalcinosis und Nephrolithiasis beobachtet (Wrong u. Davies 1959).

Da Calciumsalze in alkalischem Milieu unlöslich sind, kann das relativ hohe Urin-pH bei renaler An- (oder Hyp-)acidogenese als Teilfaktor für die Nephrocalcinose verantwortlich gemacht werden (Fourman u. McCance 1955). Auch die Reduktion der renalen Citratausscheidung, die unter anderem bei Carboanhydrasehemmung zu beobachten ist (Harrison u. Harrison 1955), begünstigt die Calciumausfällung, da Citrat mit Calcium unlösliche und undissoziierbare Komplexe bildet (Neuman u. Neuman 1960). Unter normalen Umständen ist die Citratmenge des 24 Std-Urins mit 850 mg (=4,4 mmol) ausreichend, Calcium (150 mg/24 Std = 3,75 mmol/24 Std) in Chelatform zu binden (Nordin 1959). Bei Patienten mit RTA dagegen liegt häufig eine verminderte Citratausscheidung vor (Fourman u. Robinson 1953, Harrison 1954, Bauld, MacDonald u. Hill 1958, Frick, Rubini u. Meroney 1958, Wrong u. Davies 1959, Dedmon u. Wrong 1962). Ob diesem Befund eine pathogenetische Bedeutung zukommt, ist noch nicht klar; sicherlich spielen Citratdefekte bei Nephrocalcinose anderer Genese keine Rolle (Dedmon u. Wrong 1962).

Inkomplette renale Acidose

Trotz Fehlens von Acidose oder Hypercalciurie kann bei verschiedenen Patienten die Kapazität zur Ausscheidung von titrierbarer Acidität nach NH_4Cl-Belastung eingeschränkt sein. In diesen Fällen muß an eine inkomplette Form einer renal-tubulären Acidose gedacht werden. Häufig gibt eine diffuse renale Calcifikation im Bereich der renalen Markpapillen, die den Veränderungen bei primärem Hyperparathyreoidismus und einer Vitamin D-Intoxikation sehr ähnlich ist, röntgenologisch die ersten Hinweise auf eine solche Funktionsstörung (WRONG u. DAVIES 1959).

Selbst hochdosierte NH_4Cl-Belastungen (23 g/Tag oder 34 g in 4 Tagen) bewirken bei inkompletter RTA nur eine leichte temporäre metabolische Acidose. Durch Phosphatinfusion läßt sich ebenfalls wie beim klassischen Bild der tubulären Acidose die Ausscheidung der titrierbaren Acidität wesentlich steigern, die demnach keiner Limitation unterworfen sein kann. Die Regressionslinie verläuft aber steiler als bei der renal-tubulären Acidose, so daß anzunehmen ist, daß bei dieser partiellen Funktionsstörung die Urinpuffer besser ausgenützt werden. Ammonium wird dagegen in Korrelation zum Urin-pH ausgeschieden.

Patienten mit Hypercalciämie verschiedener Genese [primärer Hyperparathyreoidismus, Hyperthyreose (HUTH, MAYOCK u. KERR 1959), Vitamin D-Intoxikation, Plasmocytom] ohne manifeste Acidose sind teilweise ebenfalls nicht in der Lage, nach NH_4Cl den Urin maximal zu acidifizieren. Am stärksten ist die Störung bei gleichzeitiger (symptomloser) Hypokaliämie ausgeprägt. Eine röntgenologisch nachweisbare Nephrocalcinose kann dabei auch vermißt werden (WRONG u. DAVIES 1959).

Pathogenese der renal-tubulären Acidose

Die eigentliche Ursache der RTA als Krankheitseinheit ist noch nicht geklärt, wenn auch verschiedene auslösende Faktoren in Erwägung gezogen werden. Die Störung kann primär ohne nachweisbare Vorerkrankung auftreten, eventuell erblich bedingt sein, oder sich sekundär im Anschluß an eine Pyelonephritis, Nephrosklerose, Nephrocalcinose oder auch eine Glomerulonephritis entwickeln.

Auf der Basis einer Analyse von 162 Fällen mit primärer RTA nehmen HUTH, WEBSTER und ELKINTON (1960) an, daß je nach Alter, Geschlecht, Prognose und eventueller hereditärer Entstehung mindestens zwei verschiedene Formen vorkommen können: Bereits im ersten Lebensjahr manifestiert sich die sog. infantile Verlaufsform, die vorwiegend das männliche Geschlecht betrifft und eine große Tendenz zur spontanen Rückbildung zeigt. Ein gehäuftes familiäres Vorkommen ist nicht nachweisbar, so daß ein genetischer Defekt, wenn ein solcher überhaupt in Frage kommt, recessiver Natur sein müßte. Auch eine Reifungsstörung der Nierenfunktion wird als Ursache diskutiert. Eine zweite Gruppe wird erst nach Beendigung des ersten Lebensjahres beobachtet; sie zeigt keine Neigung zur Restitution und befällt zu zwei Dritteln das weibliche Geschlecht. Für diese Gruppe kann möglicherweise eine dominante Vererbung als Ursache angesehen werden.

Diese Auftrennung der primären RTA wird von LIGHTWOOD und BUTLER (1963) als unzweckmäßig bezeichnet. Statt dessen wird von diesen Autoren eine Aufschlüsselung in vorübergehende und persistierende Formen vorgeschlagen. Es ist aber noch nicht klar, ob die RTA lediglich eine funktionelle Störung als Folge verschiedener pathologischer Prozesse im Bereich der Tubuli oder aber eine spezifische Form einer erworbenen oder angeborenen tubulären Erkrankung darstellt.

Möglichkeiten tubulärer Dysfunktionen bei RTA

NH_4^+-Ausscheidung

Die ursprüngliche Ansicht von ALBRIGHT, CONSOLAZIO, COOMBS, SULKOWITCH und TALBOTT (1940), daß eine Störung der Wasserstoffionen- und Ammoniumabgabe durch die Tubuluszellen die Ursache einer RTA sei, läßt sich nicht mehr aufrechterhalten, seit erwiesen ist, daß der NH_4^+-Gehalt im Urin, gemessen am Urin-pH und/oder der eventuellen Einschränkung der Filtrationsrate, meist der Norm entspricht bzw. sogar relativ erhöht sein kann (MILNE, STANBURY u. THOMSON 1952, REYNOLDS 1958, WRONG u. DAVIES 1959). Eine defekte Ammoniumsynthese liegt daher nicht vor, zumal auch die renale Glutaminase nicht erniedrigt zu sein braucht (YAFFE, CRAIG u. FELLERS 1960).

Ausscheidung von HCO_3^-

LATNER und BURNARD (1950) vertraten die Meinung, daß die Einschränkung der Acidifikation bei RTA durch einen Defekt der tubulären HCO_3^--Reabsorption

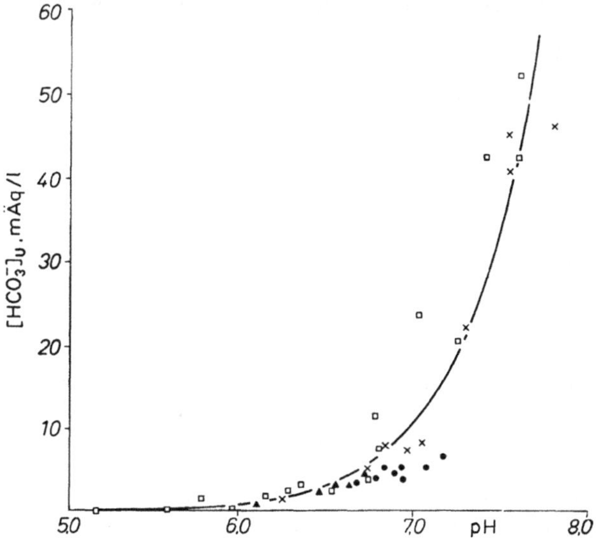

Abb. 26. Beziehung zwischen HCO_3^--Konzentration im Urin und Urin-pH bei □ gesunden Versuchspersonen, • Patienten mit renal tubulärer Acidose, ▲ Patienten mit inkompletter renal tubulärer Acidose, × Patienten mit Kaliummangel (WRONG u. DAVIES 1959)

hervorgerufen sei. Diese Annahme wurde durch die Beobachtung entkräftet, daß eine Erhöhung des tubulären HCO_3^--Angebotes um 35% die renale Bicarbonatausscheidung bei RTA nicht zunehmen läßt (SMITH u. SCHREINER 1954). Auch das Tm_{HCO_3} wird, wie aus Untersuchungen mit Bicarbonatinfusionen hervorgeht, nicht wesentlich beeinflußt (ROBERTS, RANDALL, VANAMEE u. POPPELL 1956). Im Gegensatz zu den meisten Fällen mit urämischer Acidose, bei der die tubuläre HCO_3^--Reabsorption vollständig wird, wenn die Plasma-HCO_3^--Konzentration auf niedrigere Werte abgefallen ist, findet sich bei RTA, ungeachtet der Abnahme des tubulären Bicarbonatangebotes, ein konstanter, wenn häufig auch nur geringer HCO_3^--Verlust im Urin (RELMAN 1964). Er wid aber durch Normalisierung der Plasmakonzentration nicht erheblich verstärkt (RELMAN 1964).

Dieser geringe Defekt ist nicht die Ursache, sondern eher die Folge der typischen Funktionsstörungen einer RTA. Er läßt sich durch folgende Überlegungen erläutern (SELDIN, CARTER, RECTOR 1963):

Im Zustand einer RTA kann das Urin-pH nicht unter 6,0—6,5 gesenkt werden. Von den Komponenten der Henderson-Hasselbalch-Gleichung, die dieses pH bedingen, ist pk' konstant und die H_2CO_3-Konzentration als fixiert anzusehen, da ein Gleichgewicht von pCO_2 zwischen Blut und Urin besteht. Somit bleibt die HCO_3^--*Konzentration* im Urin direkt vom pH abhängig (Abb. 26):

$$pH = pk' + \log \frac{[HCO_3^-]}{[H_2CO_3]}.$$

Da das bei RTA relativ hohe Urin-pH jedoch ziemlich nahe dem Wert der Pufferdissoziationskonstante pk', bzw. dem Mittelpunkt der Titrationskurve des Kohlensäure-Bicarbonatpuffersystems (6,1) liegt, wird eine bestimmte Bicarbonatmenge im Urin ausgeschieden. Bei gleichbleibender Konzentration variiert somit die absolute Ausscheidungsgröße für HCO_3^- direkt mit dem Urinvolumen. Dies gilt auch für die renale Ammoniumabgabe, für die sich bei pH 6,2 ebenfalls ein Gleichgewicht zwischen Tubuluszelle und Tubulusinhalt einstellt (ORLOFF u. BERLINER 1956).

Der direkte Beweis für diese Auffassung ist durch die Induktion einer Wasserdiurese bei Patienten mit RTA in einer Größenordnung zwischen 0,5 und 5,0 durch SELDIN, CARTER u. RECTOR (1963) geliefert. Daraus ist zu schließen, daß Bicarbonatverlustsyndrom bei dieser Krankheitseinheit nicht für die metabolische Acidose verantwortlich ist (SELDIN, RECTOR, PORTWOOD u. CARTER 1961).

Ausscheidung von Kalium

Quecksilberdiuretica führen generell zu hyperchlorämischer Alkalose und zur Ausscheidung eines sehr sauren Urins (SCHWARTZ u. WALLACE 1951, PITTS 1959). Eine gleichartige Wirkung auf die renale Acidifikation mit Abfall des Urin-pH, Anstieg von titrierbarer Acidität und Ammonium, und somit der Gesamt-H^+-Ionenausscheidung auf nahezu doppelte Werte wird nach einmaliger Gabe von 2,0 ml Mersalyl i.m. an zwei Patienten mit RTA von DAVIES (1962) berichtet, für die die bekannte Hg-Wirkung im Sinne einer Verminderung der tubulären Kaliumsekretion (BERLINER, KENNEDY, ORLOFF 1951; 1954) als Erklärung herangezogen wird. Darauf basiert das Postulat, daß eine primäre verstärkte tubuläre Kaliumsekretion die Ursache für eine verminderte H^+-Ionenabgabe sei (DAVIES 1962). Dagegen spricht allerdings, daß bei verschiedenen Patienten mit RTA kein Kaliummangel vorliegt und doch die renale Acidifikationsstörung deutlich ausgeprägt ist (MUDGE 1958, RELMAN u. LEVINSKY 1961). Bei Kaliumverarmung aus anderer Ursache ist die renale Säureabgabe nie so stark eingeschränkt wie bei RTA (RELMAN 1964).

Ausscheidung von titrierbarer Acidität

Auch die titrierbare Acidität läßt sich durch Infusionen oder sogar orale Gabe von neutralem Phosphat als Protonenacceptor bei RTA bis fast zu Normalwerten steigern (REYNOLDS 1958, LATNER u. BURNARD 1950, WRONG u. DAVIES 1959). Daraus ist ersichtlich, daß die Gesamtkapazität der Tubuluszellen zur H^+-Ionenabgabe nicht absolut limitiert sein kann. Da dennoch das Urin-pH bei Werten um 6,0—6,5 fixiert bleibt, ist eine Beschränkung der Kapazität, einen maximalen pH-Gradienten zwischen Plasma und Tubulusurin zu bilden (MUDGE 1958, REYNOLDS 1958, WRONG u. DAVIES 1959), am ehesten als mögliche Ursache der Acidifikationsstörung anzusprechen.

Während die gesunde Niere noch entgegen einem Gradienten von 125—800:1 Wasserstoffionen von der Tubuluszelle in das Lumen abgeben kann, ist bei der RTA dieser Gradient auf eine Größenordnung zwischen 2,5—50:1 reduziert. Daraus erklären sich die typischen Befunde mit relativ hohem Urin-pH und Verringerung der titrierbaren Acidität. Eine Steigerung des transtubulären Potentialgradienten (BANK 1961) durch Stimulierung der Natriumreabsorption bei gleichzeitiger Infusion von Natriumsalzen schwer resorbierbarer Anionen kann bei der intakten Niere zu einer maximalen Sekretion von H^+-Ionen führen (SCHWARTZ, JENSON u. RELMAN 1955). Bei RTA wird dagegen durch diese Versuchsanordnung das Urin-pH nicht unter 6,2 gesenkt (SELDIN, RECTOR, PORTWOOD u. CARTER 1961).

Somit ist, zumindest beim klassischen Typ dieser Krankheitseinheit (mit ausgeprägter Systemacidose und relativ alkalischem Urin) ein Defekt der Errichtung eines H^+-Ionengradienten als Teilursache anzusehen. Dieser Vorgang soll aber nicht für alle Fälle von RTA zutreffen, bei manchen kann auch der Protonenacceptorprozeß unzureichend sein (WEBSTER, HUTH, ELKINTON u. MCCANCE 1960); denn ungenügende Puffermengen im Tubulusurin können zumindest theoretisch für eine mangelnde Acidifikation verantwortlich gemacht werden ELKINTON, HUTH, WEBSTER u. MCCANCE 1960). Ein definitiver Beweis für diese Annahme liegt aber noch nicht vor.

Lokalisation der Störung bei RTA

Die physiologische tubuläre H^+-Ionensekretion läuft zwar über das ganze Nephron ab, jedoch führt sie im proximalen Tubulus (s. Abschn. Physiologie) in überwiegendem Maß zur HCO_3^--Reabsorption und erst in den distalen Abschnitten zu einem stärkeren pH-Abfall. Daraus läßt sich entnehmen, daß die Störung der H^+-Ionenabgabe entgegen einem Konzentrationsgradienten vorwiegend in den distalen Abschnitten lokalisiert sein muß. Ob es sich dabei um Abweichungen der Membranpermeabilität, etwa im Sinn einer Rückdiffusion bereits sezernierter H^+-Ionen, oder um intracelluläre Stoffwechselanomalien handelt, muß noch offen bleiben

Celluläre Mechanismen

Im Verlauf der letzten Jahrzehnte wurden Störungen des tubulär-cellulären Stoffwechsels als Ursache der RTA diskutiert. In erster Linie wurde an eine Aktivitätsminderung der Carboanhydrase gedacht (GREENSPAN 1949), zumal eine pharmakologische Hemmung dieses Enzyms zum Teil ähnliche Aciditätsänderungen wie die RTA bewirkt: Metabolische Acidose mit alkalischem Urin (GASCH u. KRÜCK 1953, ISRAELIS, DELORY u. GOURLEY 1954, ORLOFF u. BERLINER 1956, MUDGE 1958), der bis zu 30—80% des filtrierten Bicarbonates enthalten kann (SCHWARTZ u. RELMAN 1954, HANLEY, JOWETT, KILPATRICK u. PLATTS 1959). Aus der Größe der möglichen Bicarbonatausscheidung nach pharmakologischer Carboanhydrasehemmung geht hervor, daß das Enzym die HCO_3^--Reabsorption in sämtlichen Nephronabschnitten beeinflußt und zusätzlich noch Pufferansäuerung und Kaliumabgabe steuert (PITTS 1958). Da jedoch bei der pharmakologischen Blockade größere HCO_3^--Verluste auftreten und die NH_4^+-Abgabe stärker beeinträchtigt ist als bei den schwersten Formen der RTA, wird eine Störung der Carboanhydraseaktivität als pathogenetischer Faktor sehr unwahrscheinlich.

Darüber hinaus ist erwiesen, daß HCO_3^--Ausscheidung und Urin-pH bei Patienten mit RTA durch den Carboanhydraseinhibitor Acetazolamid noch gesteigert werden können (ELKINTON, HUTH, CLARK, BARKER u. SELIGSON 1957, KAYE 1955, REYNOLDS 1958, FRICK, RUBINI u. MERONEY 1958), so daß eine CAH-Aktivitätsstörung, falls eine solche überhaupt zu diskutieren ist, bei dieser Erkrankung nicht vollständig sein kann. WEBSTER, HUTH, ELKINTON und MCCANCE (1960) heben jedoch hervor, daß der Nachweis einer noch möglichen pharmakologischen Fermenthemmung einen Aktivitätsmangel der Carboanhydrase als Ursache einer RTA nicht mit Sicherheit ausschließe, und daß die quantitativen Aspekte der renalen Reaktion auf Acetazolamid bei RTA noch nicht ausreichend untersucht seien. Direkte Analysen, die bei dieser Krankheitseinheit zwar nur in geringem Ausmaß vorliegen, ließen weder im Nierengewebe nach Biopsie (YAFFE, CRAIG u. FELLERS 1960) noch in den Erythrocyten (OWEN u. VERNER 1960) eine Aktivitätsminderung des Enzyms erkennen.

Bei Anstieg des arteriellen pCO_2 während respiratorischer Acidose kann sich eine pharmakologische Carboanhydrasehemmung im allgemeinen nicht mehr auf die renale H^+-Ionenausscheidung auswirken (BRAZEAU u. GILMAN 1953, GILMAN 1958, KRÜCK 1960). Auch bei metabolischer Acidose hat Acetazolamid in der üblichen Dosierung keinen Effekt auf die HCO_3^--Elimination (KAYE 1955, MAREN, WADSWORTH, YALE u. ALONSO 1954, HOFFMEISTER u. KRÜCK 1956), obwohl höhere Dosen am Hund selbst bei den schwersten Acidosegraden noch wirksam sein können (SCHWARTZ, FALBRIARD u. RELMAN 1958). Daraus ist zu schließen, daß bei einer Serum-HCO_3^--Konzentration unter 25 mÄq/l in Abwesenheit von CAH-Inhibitoren die Reabsorption des gesamten HCO_3^- vom tubulären HCO_3^--Angebot als Substrat gesteuert wird; in Gegenwart von CAH-Inhibitoren jedoch ist das Enzym der limitierende Faktor. Eine endgültige Beurteilung einer CAH-Aktivitätshemmung als pathogenetischer Faktor der RTA ist demnach noch nicht möglich (WEBSTER, HUTH, ELKINTON u. MCCANCE 1960).

Als ein weiterer Hinweis auf einen intracellulären Stoffwechseldefekt bei RTA wird die teilweise auch typische Verringerung der renalen Citratausscheidung aufgefaßt (DEDMON u. WRONG 1962). Sie tritt immer dann auf, wenn, wie z.B. bei Kaliummangel (FOURMAN u. ROBINSON 1953, CLARKE, EVANS, MACINTYRE u. MILNE 1955, EVANS, MACINTYRE, MACPHERSON u. MILNE 1957) oder bei pharmakologischer Carboanhydrasehemmung eine Senkung des intracellulären pH angenommen werden kann (MILNE, SCRIBNER u. CRAWFORD 1958, CRAWFORD, MILNE u. SCRIBNER 1959). Eine intracelluläre Acidose ist auch bei RTA wahrscheinlich, da bei hochgradiger H^+-Ionenretention das pH der Zelle ebenfalls meist erniedrigt ist (SWAN u. PITTS 1955).

Von allen organischen Säuren im Urin, die an der Regulation der Hydrogenbilanz beteiligt sind, ist die Citronensäure am labilsten. Sie steigt z.B. in Gegenwart von Oestrogenen an, nimmt mit Überwiegen von Androgen ab (SHORR, BERNHEIM u. TAUSSKY 1942). Das Ausmaß der Citratsynthese aus Oxalat und Coenzym A reagiert sehr empfindlich auf Änderungen des Aciditätsgrades der Zelle (STERN, OCHOA u. LYNEN 1952). Die Beseitigung der Acidose durch Alkalisubstitution und Wiederauffüllung der Kaliumbestände führt in den Untersuchungen von DEDMON und WRONG (1962) bei Patienten mit RTA zum Anstieg, aber nicht zu völliger Normalisierung der renalen Citratausscheidung. Eine intracelluläre Acidose kann daher nicht allein die Ursache des Citrateliminationsdefektes sein (DEDMON u. WRONG 1962). Da α-Ketoglutarat, eine weitere Komponente des Cyclus, bei RTA im Urin vermindert, dagegen Pyruvat, das dem Cyclus nicht angehört, vermehrt vorhanden ist, wird der Schluß gezogen, daß eine genetische oder erworbene Enzymstörung im Citronensäurecyclus ebenfalls für die Pathogenese in Betracht kommen könne (DEDMON u. WRONG 1962).

Dieser Ansicht wird allerdings von MORRISEY, OCHOA, LOTSPEICH und WATERHOUSE (1963) widersprochen, denen es gelang, die bei RTA reduzierte Citratausscheidung durch Substitution mit Kaliumbicarbonat oder Anwendung von Trispuffer (Trishydroxymethylaminomethan, THAM), nicht aber durch Kaliumchlorid, zu normalisieren (Abb. 27). Ein direkter Beweis, daß eine mangelhafte Citratbildung die renale Säureausscheidung abschwächt, liegt aber nicht vor (HUTH, WEBSTER u. ELKINTON 1960).

Dennoch muß eine defekte Energiebereitstellung aus dem Krebs-Cyclus der Tubuluszelle als Ursache für die Unfähigkeit einer regulären H^+-Ionenabgabe in das Lumen auch weiterhin in Betracht gezogen werden. Durch Injektion von Malonsäure nämlich, die in vitro sulfhydrylhaltige Enzyme, vorwiegend Succinatdehydrogenase, im Krebs-Cyclus hemmt, gelingt es im Experiment, vorübergehend ein Syndrom mit metabolischer Acidose und alkalischem Urin, allerdings auch mit Glucosurie, Phosphaturie und Aminoacidurie, d.h. der gesamten Symptomatik des Fanconi-Syndroms, zu erzeugen (Berliner, Kennedy u.

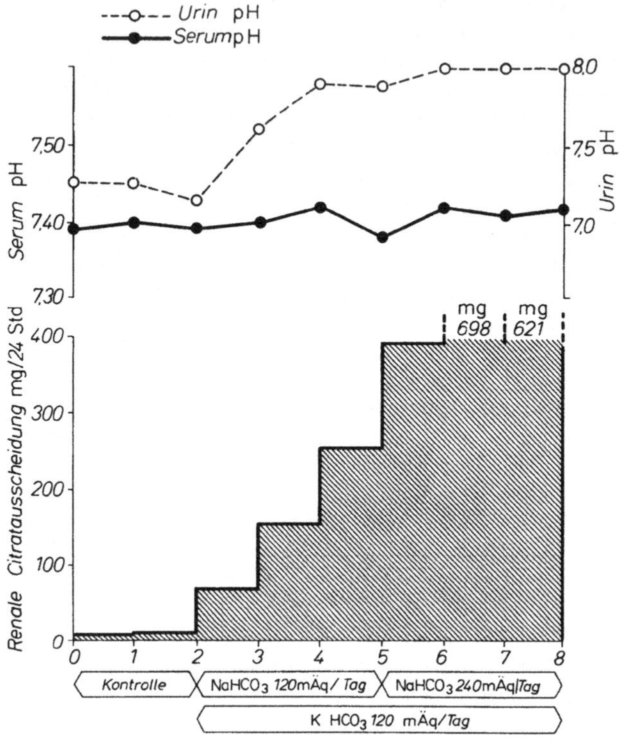

Abb. 27. Beeinflussung der renalen Citratausscheidung durch orale Verabreichung von Natrium- und Kaliumbicarbonat (Morrissey u. Mitarb. 1963)

Hilton 1950b, Harrison u. Harrison 1954). In einem einzigen Fall wurde außerdem die Triphosphopyridin-Nucleotid-Diaphorase, die zur Isocitratat-Dehydrogenase des Tricarbonsäurecyclus Beziehungen aufweist, bei histochemischen Untersuchungen bioptisch aus der Niere einer Patientin mit RTA entnommenen Materials, erniedrigt gefunden (Yaffe, Craig u. Fellers 1960). Eine Störung der Energiebereitstellung ist dabei wahrscheinlicher als ein spezifischer Enzymdefekt.

Hydrogenbilanz bei renal bedingten Acidosen

Bei allen Formen einer renal bedingten Acidose ist die gesamte Säureausscheidung

$$(NH_4^+ + TA - HCO_3^-)$$

reduziert, die Hydrogenbilanz daher positiv. Nach den Kenntnissen über die potentielle Acidifikation läßt sich für praktische Zwecke der Anfall von H^+-Ionen im Stoffwechsel durch folgende Berechnung festlegen:

Summe des anorganischen Sulfates und der organischen Säuren im *Urin* (in mol) plus

Menge des Phosphors (in mol) in der *Diät*, die mit dem empirischen Faktor 1,8, gewonnen aus Experimenten mit Phosphoproteinbelastung (LENNON, LEMANN u. RELMAN 1962) multipliziert werden muß.

Physiologische Verhältnisse (Abb. 28) und typische Störungen sind aus der Tabelle 2 zu ersehen (RELMAN 1964).

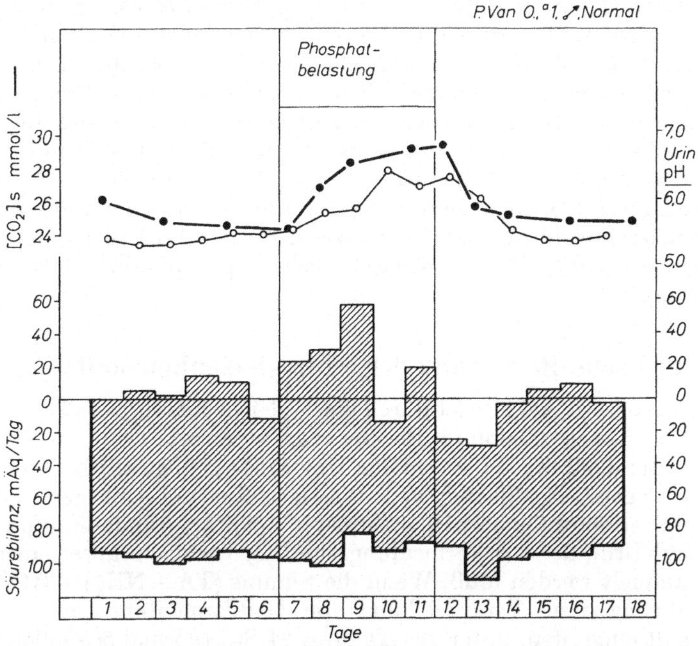

Abb. 28. Die Wirkung einer oralen Belastung mit 94 mmol/Tag neutralem Orthophosphat auf die Säurebilanz, die Serum-CO_2-Konzentration und das Urin-pH (RELMAN u. Mitarb. 1961)

Tabelle 2. *Produktion und Ausscheidung nicht flüchtiger Säure* (nach RELMAN 1964)

	normal	Acidose	
		urämisch	renal-tubulär
Plasma			
Kreatinin mg/100 ml	0,9	9,0	1,1
HCO_3^-, mÄq/l	29	16	20
anorg. Phosphat mg/100 ml	2,6	7,3	3,5
Säureproduktion mÄq/kg/Tag:			
SO_4^{--}	0,42	0,51	0,48
organische Säuren	0,51	0,51	0,58
Gesamt	0,93	1,02	1,06
Urin-pH	5,4	5,0	6,7
Pufferausscheidung mmol/kg/Tag:			
Phosphat	0,17	0,20	0,15
Kreatinin	0,23	0,22	0,21
Säureausscheidung mÄq/kg/Tag:			
NH^+	0,68	0,39	0,77
TA	0,26	0,36	0,15
HCO_3^- (netto)	—	—	(0,10)
Säurebilanz mÄq/kg/Tag:	—0,01	+0,27	+0,24

Da Phosphat in diesen Experimenten in neutraler Form verabreicht wurde, setzt sich die Säureproduktion unter den genannten Bedingungen nur aus Sulfat und organischen Säuren zusammen. Während konstanter Diät entstehen bei Patienten mit urämischer und renal-tubulärer Acidose im Stoffwechsel die gleichen Säuremengen wie bei Gesunden. Auch die 24 Std-Ausscheidung von Phosphat und Kreatinin weicht bei den Acidosen nicht von der Norm ab. Ein Defekt in der Protonenaufnahme, der von Elkinton (1962) angenommen wird, läßt sich daher nicht bestätigen (Relman 1964). Die Nettoabgabe von H^+-Ionen durch die Niere ist bei urämischer Acidose durch die Verminderung der Ammoniumausscheidung, bei RTA durch die Abnahme der titrierbaren Acidität beeinträchtigt. In beiden Fällen ist der Rückgang der Säureelimination bei gleich großer Produktion für die positive Säurebilanz verantwortlich. Daß dennoch dieser Prozeß auf die Dauer nicht zur völligen Erschöpfung der extracellulären Pufferbestände führt, ist der Tatsache zu verdanken, daß die retinierten H^+-Ionen zum Teil auch durch Salze aus dem Skeletsystem neutralisiert werden. Dadurch sind zum Teil die bekannten Knochenstoffwechselstörungen bei chronischer renaler Acidose bedingt (Albright u. Reifenstein 1948). (Siehe Kapitel: Calciumphosphathaushalt bei Nierenerkrankungen).

Diagnostische Bewertung der Säure-Basenhaushaltstörungen

Eine metabolische Acidose ist durch einen gleichzeitigen Abfall des pH-Wertes und der HCO_3^--Konzentration im Plasma charakterisiert.

Zur Klärung der Frage eines renalen Ursprungs genügt selbst dann, wenn Zufuhr und endogene Produktion von Wasserstoffionen nicht gemessen werden können, die Bestimmung von pH, titrierbarer Acidität, Ammonium und Bicarbonat im 24 Std-Urin, der zur Vermeidung von CO_2-Verlusten unter einer Paraffinschicht gesammelt werden muß. Wenn die Summe $(TA + NH_4^+) - HCO_3^-$ bei normaler Ernährung ohne Verabreichung von Medikamenten, die in den Säure-Basenhaushalt eingreifen, unter 20—25 mÄq/24 Std (normal 50—80 mÄq/24 Std) liegt, ist eine renale Genese der Acidose wahrscheinlich. Falls eine Differenzierung nicht bereits durch die Anamnese und das klinische Bild möglich ist, spricht eine überwiegende Einschränkung des Ammoniumgehaltes mit Reduktion der normalen NH_4^+/TA-Relation von 1,0—2,5 (Pitts 1945) auf 0,2—1,5 bei niedrigem Urin-pH für eine „urämische" oder eine „hyperchlorämische" Acidose. Eine renal-tubuläre Acidose muß dagegen angenommen werden, wenn die titrierbare Acidität unter einen Grenzwert von 10 mÄq/24 Std zurückgegangen ist und die Ammoniumausscheidung noch in normaler oder allenfalls leicht subnormaler Größenordnung liegt. Das Urin-pH ist in diesen Zuständen relativ erhöht, der NH_4^+/TA-Quotient über 3,0 gesteigert.

Bei der Beurteilung des Anteils der renalen Mechanismen an Störungen des Säure-Basenhaushaltes ist es wichtig, die Netto-Säuresekretion als Summe von $(TA + NH_4^+) - HCO_3^-$ festzulegen und die Menge an Bicarbonat zu berücksichtigen, die der tubulären Reabsorption entgangen ist. Für die H^+-Ionenbilanz ist der renale Verlust eines HCO_3^--Ion ein positives Maß; denn auf diese Weise wird ein Wasserstoffion im Organismus retiniert. Da titrierbare Acidität und Ammonium Äquivalente des regenerierten HCO_3^- darstellen, ist die Einbeziehung des ausgeschiedenen Bicarbonates für die Berechnung der gesamten Säure-Basenbilanz von Bedeutung. Diese Größe darf aber nicht als Maß für die Kapazität der Tubuli zur Acidifikation verwendet werden; denn unter normalen Bedingungen wird ein großer Teil der sezernierten H^+-Ionen für die Reabsorption von HCO_3^- verwendet. Andererseits können auch bei relativ beschränkter Fähigkeit zur renalen H^+-

Ionensekretion noch große Mengen von titrierbarer Acidität produziert werden, wenn die HCO_3^--Reabsorption z.B. bei niedriger Serum-HCO_3^--Konzentration herabgesetzt ist. Da HCO_3^- bei Urin-pH-Werten unter 6,2 den Kreislauf nur vorübergehend in das Glomerulumfiltrat verläßt, erscheint es bei alleiniger Beurteilung des Urins nicht in der Bilanz.

Wenn trotz einer noch normalen „Basalausscheidung" der Verdacht auf eine renal bedingte Störung des Säure-Basenhaushaltes besteht, dann können sich Belastungstests als nützlich erweisen. Dies gilt vor allem, wenn es erforderlich wird, einen Defekt der renalen Bicarbonat-Reabsorption zu entdecken; denn beim Vorliegen einer solchen Störung kann der Urin erst maximal acidifiziert werden, wenn die Plasma-HCO_3^--Konzentration entsprechend erniedrigt ist. Auf diese Weise läßt sich erkennen, ob eine RTA besteht oder ob ein HCO_3^--Verlust eine wesentliche Komplikation einer allgemeinen renalen Insuffizienz darstellt.

Bei Patienten mit eindeutiger Symptomatik einer RTA genügt der Nachweis einer erniedrigten HCO_3^--Konzentration und eines erniedrigten pH-Wertes im Plasma bei relativ neutralem oder alkalischem Urin. Bei intermittierenden oder weniger stark ausgeprägten Senkungen der HCO_3^--Konzentration ist es erforderlich, die potentielle Reserve des renalen Acidifikationsmechanismus zu prüfen. Deshalb liegt der Hauptwert einer Säurebelastung in der Erkennung von Grenzfällen.

Wrong und Davies (1959) schlagen eine einmalige Gabe von 0,1 g/kg NH_4Cl per os mit anschließender Urinsammlung über 8 Std vor. Bei intakter Acidifikationsfähigkeit fällt unter diesen Bedingungen das Urin-pH in 3—8 Std scharf ab. Wenn keine Senkung des Urin-pH auf 5,5 erreicht wird, dann besteht der Verdacht, daß die Niere nicht in der Lage ist, H^+-Ionen entgegen dem Konzentrationsgradienten an die Urinpuffer abzugeben. Dieser Befund ist typisch für RTA. Die gleiche Belastung bewirkt bei Patienten mit generalisierter Niereninsuffizienz meist einen Rückgang des Urin-pH auf Werte unter 5,3.

Dieser Test ist zwar zur Prüfung der Acidifikationsfähigkeit des Urins geeignet. Er führt aber auch bei Gesunden mit 33—75 microÄq/min nicht zur maximalen Stimulierung der NH_4^+-Ausscheidung, die bei längerer Belastung Werte von 105—180 microÄq/min erreichen kann (Sartorius, Roemmelt, Pitts 1949). Hierfür ist eine Acidose von 3—7tägiger Dauer erforderlich (Gamble, Blackfan u. Hamilton 1925). Die langsame Zunahme der NH_4^+-Elimination ist möglicherweise auf eine allmähliche Aktivitätssteigerung der renalen Glutaminase zu beziehen, die zumindest bei der Ratte nachgewiesen ist (Davies u. Yudkin 1952, Rector, Seldin u. Copenhaver 1955).

Durch den Kurztest lassen sich minimale Funktionseinschränkungen nicht immer nachweisen (Elkinton, Huth, Webster u. McCance 1960). Hierzu wird der von Albright, Burnett, Parson, Reifenstein jr. und Roos (1946) inaugurierte 5 Tage-Test erforderlich, der die Zunahme der renalen Säureausscheidung ($TA + NH_4^+ — HCO_3^-$) nach 6,0 g NH_4Cl (= 112 mÄq) täglich zum Kriterium hat.

Wenn unter einer Diät mit neutralem Ascherückstand nach einer derartigen Ammoniumbelastung der Anstieg der NH^4-Ausscheidung über den Ausgangswert 112 mÄq nicht erreicht, dann ist ein Defekt der renalen Säureausscheidung anzunehmen. Allerdings findet sich bei der Auswertung der Ergebnisse eine Überlagerung zwischen Gesunden und Patienten mit RTA (Elkinton, Huth, Webster u. McCance 1960), so daß auch dieser Test nicht immer völlig eindeutig ist.

Elkinton, Webster u. McCance (1960) wenden eine Belastung mit 98 bis 195 mÄq NH_4^+/Tag/1,73 m^2 Körperoberfläche über 3—5 Tage an und richten sich im Einzelfalle nach dem Zustand des Patienten mit der Dosierung. Bei bereits bestehender Acidose wird eine geringere Menge empfohlen. Besondere Bedeutung kommt der Verteilung der Einzeldosen auf die gesamte 24 Std-Periode zu. Die letzte Tages-Teildosis sollte mindestens 7 Std vor Abschluß der Sammelperiode gegeben werden.

Die Korrelation der Rate der Ausscheidung zum Grad der Retention von Wasserstoffionen im Organismus nach dem Clearancekonzept $\frac{U \times V}{P}$ wird von Elkinton (1962, 1963) als zuverlässigster Test zur Diagnose von Störungen der Acidifikationskapazität angesehen. Da die Plasma-HCO_3^--Konzentration abfällt, ihr reziproker Wert also ansteigt, wenn Wasserstoffion bei metabolischer Acidose retiniert wird, kann sie als Äquivalent für den H^+-Ionengehalt der extracellulären Flüssigkeit verwendet werden.

Während die tubuläre Reabsorption von HCO_3^- eine Funktion des extracellulären pCO_2 ist, wird die Ausscheidung von Bicarbonat und Wasserstoffion durch das pH festgelegt (Barker, Singer, Elkinton u. Clark 1957); denn bei metabolischer Acidose mit Reduktion der HCO_3^--Konzentration wird kein HCO_3^- ausgeschieden, obwohl die gesamte HCO_3^--Reabsorption mit kompensatorischer Abnahme des pCO_2 ebenfalls zurückgeht.

Der H^+-Ionen-Clearanceindex errechnet sich demnach aus der Formel:

$$C_H = \frac{U_H + V}{1/[CO_2]_P} = U_H + V \times [CO_2]_P .$$

(Für $[CO_2]_P$ kann auch $[HCO_3^-]_P$ eingesetzt werden. $U_H + V$ entspricht der Summe ($U_{TA}\, V + U_{NH_4^+}\, V$) mÄq/min/1,73 m² Körperoberfläche.)

Die Normalwerte liegen zwischen 1,4 und 3,4. Bei renaler Säureretention, gleichgültig welcher Genese, geht der Wert signifikant zurück (Elkinton 1963). Villamil, Yeyati, Enero, Alvarez und Taquini (1963) schlüsseln das Ergebnis noch zusätzlich nach der Clearance der Komponenten TA und NH_4^+ auf und beziehen vor allem den H^+-Ionen-Clearanceindex auf die Filtrationsfunktion (C_{H^+}/C_P). Dieser mit der Filtrationsgröße korrigierte H^+-Ionen-Clearanceindex ist in den meisten Fällen von urämischer Acidose, entsprechend der Einschränkung der glomerulären Funktion erhöht, bei renal-tubulärer Acidose dagegen eingeschränkt (Elkinton 1963). Sein Informationswert ist aber nach der Auffassung von Relman (1964) nicht größer als der einer einfachen pH-Bestimmung.

Zur Erkennung spezifischer tubulärer HCO_3^--Reabsorptionsdefekte, die bei den verschiedenen Formen renal bedingter Acidosen vorkommen können, ist die Kontrolle der Bicarbonatausscheidung während eines plötzlichen spontanen Rückganges der Plasma-HCO_3^--Konzentration geeignet (Schwartz, Hall III, Hays u. Relman 1959). Zu diesem Zweck wird die Acidose zunächst durch eine exogene Alkaliapplikation völlig kompensiert. Wenn nach Absetzen der Substitution und Wiederauftreten der Acidose mit Rückgang der Plasma-HCO_3^--Konzentration unter 24 mÄq/l die renale HCO_3^--Ausscheidung noch längere Zeit anhält, kann eine spezifische HCO_3^--Reabsorptionsstörung angenommen werden (Relman 1964).

Klinisches Bild und therapeutische Prinzipien bei renal bedingten Acidosen

Während gesunde Versuchspersonen bei länger dauernder experimentell induzierter metabolischer Acidose über Schwäche und Müdigkeit, Appetitlosigkeit und Nausea sowie eine beträchtliche Belastungsdyspnoe klagen, wenn der Gesamt-CO_2-Gehalt des Plasma unter 18 mÄq/l abfällt, können Patienten mit chronischer Nierenerkrankung häufig eine Acidose noch stärkeren Ausmaßes ertragen, ohne daß schwere subjektive Beschwerden auftreten (RELMAN 1964). Dies bestätigt die Ansicht, daß eine nephrogene Acidose nicht immer zwangsläufig zu schweren Allgemeinerscheinungen führen muß, und auch nicht unbedingt die Ursache eines urämischen Koma darstellt, wie früher häufig angenommen wurde (HODLER 1964a).

Dennoch sollen alle Faktoren, die bei Patienten mit chronischer Niereninsuffizienz den Säure-Basenhaushalt stören, nach Möglichkeit ausgeschaltet werden. Hierzu gehört insbesondere eine übermäßige Belastung mit sauren Restbestandteilen in der Ernährung, die infolge der NH_4^+-Eliminationsstörung nicht regulär ausgeschieden werden können. Bei Neigung zur Acidose muß daher die Zufuhr von Protein, das die Hauptquelle der Sulfate und Phosphate darstellt, eingeschränkt werden (KOLFF 1952). Eine ausreichende Calorienzufuhr wird durch Zulagen von Kohlenhydraten sichergestellt.

Bei leichteren Graden einer nephritischen Acidose ist es weder nötig noch sinnvoll, eine Behandlung einzuleiten, zumal in diesem Zustand eine Alkalizufuhr gelegentlich zu Übelkeit, Erbrechen und Durchfall und somit zu einer weiteren Verschlechterung des Stoffwechsels führen kann. Außerdem muß berücksichtigt werden, daß Patienten mit renaler Insuffizienz nicht selten auf eine Normalisierung des Säure-Basenhaushaltes mit Tetanie reagieren, die trotz Hypocalciämie vermißt wird, solange die Stoffwechsellage nicht völlig ausgeglichen ist.

Die eigentlichen subjektiven Symptome einer metabolischen Acidose mit Übelkeit und Nausea, Schwindel und Dyspnoe treten häufig erst ein, wenn die Plasma-HCO_3^--Konzentration auf 15 mÄq/l abgesunken ist, sie sind aber ausnahmslos bei allen Patienten zu beobachten, die Werte unter 10 mÄq/l aufweisen.

Dann erst ist eine absolute Indikation zur Alkalisubstitution gegeben; denn es ist nicht das Ziel dieser Therapie, unter allen Umständen pH oder HCO_3^--Konzentration des Plasma zu normalisieren, sondern die subjektiven Beschwerden zu beseitigen. Ohne Rücksicht auf das absolute Ausmaß der Senkung der extracellulären Bicarbonatkonzentration jedoch erfordern folgende Komplikationen einer nephrogenen Acidose eine Korrektur durch medikamentöse Maßnahmen:

1. Auftreten subjektiver Beschwerden, die wie Übelkeit und Appetitlosigkeit, auf Säure-Basenhaushaltsstörungen bezogen werden können, selbst wenn die Serum-HCO_3^--Konzentration noch nicht sehr stark abgesunken ist.
2. Anstieg der extracellulären Kaliumkonzentration.
3. Akzelerierte Calciumverluste im Urin bei hyperchlorämischer Acidose.
4. Hyperventilation.

Der Acidosegrad, bei dem subjektives Mißempfinden auftritt, ist individuell verschieden, so daß sich die Behandlung in erster Linie nach dem klinischen Befund zu richten hat.

Wenn neben der Acidose gleichzeitig eine Hyperkaliämie vorliegt, kann eine Therapie von besonderem Wert und manchmal lebensrettend sein; denn durch die Beseitigung der Säure-Basenhaushaltsstörung wird schon innerhalb 1—2 Std eine signifikante Senkung der Kaliumkonzentration erzielt, mit der auch die gefährlichen Symptome der Kaliumintoxikation (Arrhythmie, EKG-Veränderungen u.dgl.) abklingen. Meist ist dabei kein Anstieg der renalen Kaliumausscheidung zu beobachten, da die Alkalinisierung zur Pufferung der cellulären Wasserstoffionen und zum Rückströmen von Kalium in die Zelle führt.

Wenn dagegen bei metabolischer Acidose eine normale Serumkaliumkonzentration vorliegt, dann muß ein Kaliummangelzustand angenommen werden. In diesem Fall führt die Alkalitherapie, ebenfalls durch Abwanderung von Kalium in die Zellen, zur Hypokaliämie mit neuromuskulären und kardialen Symptomen. Patienten mit Digitalismedikation sind dabei besonders gefährdet.

Wenn auch die Beziehungen zwischen Säure-Basenhaushalt und Knochenerkrankungen noch keineswegs eindeutig geklärt sind, so liegen doch Hinweise vor, daß besonders bei Kindern und im Wachstumsalter eine chronische Acidose nachteilige Folgen auf das Skelet haben kann (COOKE, BOYDEN u. HALLER 1960). Unter diesen Umständen ist ebenfalls die Indikation zur Therapie gegeben.

Die Hyperventilation, die bei Abfall der Plasma-HCO_3^--Konzentration zur Kompensation der Acidose auftritt, äußert sich meist nur durch eine unmerklich vertiefte Atmung, weniger durch eine Steigerung der Respirationsfrequenz (HODLER 1964a). Dabei werden gleichzeitig größere Mengen Flüssigkeit durch die Atemluft abgegeben, deren Verlust auf die Dauer wesentlich zur Dehydratation der Patienten beitragen kann. Die subjektiven Auswirkungen der Hyperventilation bestehen in vermehrter Ermüdbarkeit und zentralnervösen Symptomen mit Kopfschmerz und Schwindel, Benommenheit und teilweise auch Erregung. Es ist aber noch nicht ganz klar, in welchem Ausmaß diese cerebrale Symptomatik als direkte Folge der Acidose auf die cerebrale Sauerstoffversorgung angesehen werden muß.

Alkalisubstitution

Eine kausale Behandlung renal bedingter Acidosen ist nicht möglich; immer nur läßt sich eine symptomatische Therapie mittels Alkalisubstitution vornehmen. Dadurch können die HCO_3^--Bestände auch bei nephrogener Acidose rasch wieder aufgefüllt werden. Manchmal bleibt diese Normalisierung selbst nach Absetzen der Substitution erhalten, bis ein weiteres interkurrentes Ereignis die endogene Säurebelastung wieder steigert. Wenn sich nach Beendigung der Therapie die Stoffwechsellage wieder verschlechtert, so kann auf einfache Weise durch eine Dauersubstitution erneut jede gewünschte HCO_3^--Konzentration, die den Hiatus zwischen Säureanfall und Säureausscheidungsfähigkeit ausgleicht, aufrechterhalten werden. Voraussetzung ist allerdings, daß kein spezifischer HCO_3^--Reabsorptionsdefekt vorliegt. In diesem Falle wird das zugeführte Alkali praktisch quantitativ im Urin gefunden.

a) Orale Alkalisubstitution

Zur oralen Behandlung der chronischen Acidose stehen Natriumbicarbonat und die Natriumsalze verschiedener organischer Vorstufen des Bicarbonat, wie Natriumlactat, -citrat, gluconat oder -acetat zur Verfügung. Wie Bicarbonat sind auch die Anionen der genannten Natriumsalze nach Oxydation des organischen Anteils Protonacceptoren in Form äquimolarer Mengen von HCO_3^-, die die überschüssigen Wasserstoffionen neutralisieren können. Am besten geeignet ist z. B. eine 10%ige Natriumcitratlösung, die in Wasser oder Fruchtsaft zu jeder Mahlzeit eingenommen wird. Selbstverständlich erfüllt Natriumbicarbonat als Pulver oder in Tablettenform den gleichen Zweck, jedoch wird die Citratlösung bei oraler Aufnahme von den Patienten meist als angenehmer empfunden, zumal nach Bicarbonat häufig abdominelle Beschwerden auftreten können.

Besonders bewährt hat sich die Shohlsche Lösung (SHOHL 1937):

Rp.	Acid. citric.	140,0
	Natr. citric.	98,0
	Aqua	ad 1000,0
	M. f. sol. D. ad vitrum	

Diese Lösung enthält 1,0 mÄq Na^+/ml mit dem entsprechenden Citratanion und soll ebenfalls verdünnt in Wasser oder Fruchtsaft verabreicht werden.

Die *Dosierung* muß individuell, dem Grad der Acidose und der subjektiven Beschwerden angepaßt, erfolgen. Geringere Dosen als 30 mÄq Alkali/Tag sind bei Erwachsenen meist ohne Effekt, fast nie ist eine Tagesdosis über 80—100 mÄq erforderlich. In den meisten Fällen sind 40—80 mÄq/Tag, aufgeteilt in mehrere Portionen, ausreichend, die Gesamtheit der endogenen H^+-Ionenproduktion zu neutralisieren und sogar eventuelle renale Bicarbonatverluste zu ersetzen. Zur Vermeidung von Ödem oder metabolischer Alkalose müssen während einer solchen Behandlung Körpergewicht und Plasma-HCO_3^--Konzentration in regelmäßigen Abständen kontrolliert werden.

Wenn gleichzeitig eine kardiale Stauungsinsuffizienz vorliegt oder sich während dieser Therapie entwickelt, wird die Substitution problematisch; denn dann kann durch den Natriumgehalt des verabreichten Alkali iatrogen eine Zunahme der Flüssigkeitsretention bis zum Lungenödem provoziert werden. Eine strenge Kochsalzeinschränkung in der Diät mit kleineren Gaben von Natriumbicarbonat oder -citrat führt manchmal zum therapeutischen Erfolg, jedoch lassen sich dadurch keine größeren HCO_3^--Anstiege erzielen. Eine Basenverabreichung in Form von Kaliumsalzen in größeren Mengen verbietet sich meist in fortgeschrittenen Stadien einer renalen Funktionseinschränkung, in denen ohnehin eine Neigung zur Hyperkaliämie besteht. Dagegen kann die Acidose in diesem Zustand ausnahmsweise durch Saluretica, die durch Mehrausscheidung von Chlorid zusammen mit Natrium die extracelluläre Bicarbonatkonzentration zunehmen lassen (Krück 1959), gelegentlich günstig beeinflußt werden. Allderdings ist die saluretische Wirkung bei Niereninsuffizienz im ganzen häufig eingeschränkt. Die Anwendung von Saluretica zur Behebung einer renal bedingten Acidose ist aber *nur* bei hydropischen Patienten gestattet. Wenn kein Ödem vorliegt, führt sie zu unerwünschten Kationenverlusten und zur Dehydratation.

b) Parenterale Alkalisubstitution

Wenn der Allgemeinzustand des Patienten eine orale Substitution nicht zuläßt, oder wenn eine Sofortwirkung erzielt werden soll, dann muß die Alkaliverabreichung durch intravenöse Infusion erfolgen. Auch hierfür wird am zweckmäßigsten sterile isotone HCO_3^--Lösung (1,3%) verwendet, die mit den neueren Aufbereitungsmethoden ohne pH-Verschiebung und ohne größeren Carbonatgehalt sterilisiert werden kann. Da es noch vor einigen Jahrzehnten unmöglich war, sterile Bicarbonatlösungen ohne diese genannten Nebenerscheinungen herzustellen, wurde 1932 von Hartmann und Senn die Applikation von Lactat als 1/6 molare Na-Lactatlösung bei metabolischer Acidose zur Infusion propagiert. In neuester Zeit ist jedoch bekannt geworden, daß bei ungenügender Metabolisierung des Lactat im Organismus, sei es durch zirkulatorische Insuffizienz (Huckabee 1961a und b), Hypoxie, Kohlenhydrat- und Fettstoffwechselstörungen, hepatische Glykogenose (Mason u. Anderson 1955), akuter Leberinsuffizienz (Leppla, Kumposcht u. Keller 1964), oder auch spontan (Huckebee 1961b) durch Lactatakkumulation zu einer schweren, eventuell tödlichen Acidose kommen kann. Die i.v. Lactatapplikation sollte daher beim Verdacht auf derartige Störungen nur mit Vorsicht vorgenommen werden.

Citrat bindet bei parenteraler Zufuhr Calcium und bewirkt auf diese Weise schwere Gerinnungsstörung. Es ist also zur Infusionstherapie renal bedingter Acidosen nicht geeignet. Somit bleibt nach den neuesten Erkenntnissen die isotone Natriumbicarbonatlösung das beste Mittel zur Beseitigung einer schweren Stoffwechselacidose (Schwartz u. Waters 1962). Da das Verteilungsvolumen des infundierten Alkali größer als das der Extracellulärflüssigkeit, aber etwas geringer als des Gesamtkörperwassers ist, läßt sich die erforderliche Menge aus der

Plasma-HCO_3^--Konzentration nicht exakt vorausberechnen. Deshalb besteht bei ungenügender klinischer Kontrolle leicht die Möglichkeit einer Überhydrierung und manchmal auch eines Blutdruckanstieges.

Wegen der Gefahr eines Manifestwerdens von Tetaniesymptomen bei Normalisierung des Säure-Basenhaushaltes ist es zweckmäßig, diesen Infusionen 20 ml 10%iger Calciumgluconatlösung zuzusetzen.

Elkinton (1963) schlägt neuerdings wieder Lactat zur Substitution vor. Er verwendet 80 ml einer molaren Natrium-Lactatlösung, die bei oligurischen Patienten in 500 ml, bei polyurischen Patienten in 1000 ml mit isotoner 5%iger Glucoselösung infundiert werden soll. Beiden Lösungen werden ebenfalls 20 ml einer 10%igen Calciumgluconatlösung zugesetzt.

Beispiel:

Rp.	Natr. lactic., sol. mol.	80,0
	Calc. gluconic., sol. 10%	20,0
	Sol. Glucose, 5%	ad 1000,0
		bzw. 500,0
	M. f. sol. Sterilisa	

Natriumbicarbonat läßt sich jedoch nicht in einer solchen Kombination verwenden, da seine Sterilisation zusammen mit Glucose nicht möglich ist. Wenn eine mit Glucose verdünnte HCO_3^--Lösung erforderlich wird, dann muß das Alkali in konzentrierter Form der Glucoselösung unter sterilen Kautelen zugesetzt werden. Zu diesem Zweck sind molare Natriumbicarbonatlösungen (8,4%), die pro ml 1,0 mÄq HCO_3^- enthalten, verfügbar.

In den vergangenen Jahren wurde mit THAM (Trishydroxymethylaminomethan) eine organische Puffersubstanz entwickelt (Nahas, Jordan u. Ligou 1959), deren Anwendung auch bei schweren urämischen Acidosen gerechtfertigt erscheint. THAM ist ein basisches Amin, das in wäßriger Lösung mit CO_2 unter der Bildung von HCO_3^- reagiert und somit ebenfalls Protonen aufnehmen kann:

$$(CH_2OH)_3\,C{-}NH_2 + HA \leftrightarrows (CH_2OH)_3\,C{-}NH_3^+ + A^-.$$

Der Verteilungsraum dieser Substanz entspricht einer Ausdehnung von 27—37% des Körpergewichtes. Er ist somit größer als der Inulinraum, so daß auch eine Pufferwirkung im Zellinnern wahrscheinlich ist (Robin, Wilson u. Bronberg 1961, Nahas 1962). THAM wird als isotone 0,3 molare Lösung in einer Dosis von etwa 2,5 mmol/kg/Std infundiert (Moore 1963, Zimmermann 1964). Da es mit dem tubulären Kationenaustausch interferieren kann (Samiy, Oken, Rees, Robin u. Merrill 1961), muß auf mögliche Hyperkaliämien während der Infusion geachtet werden (Nahas 1963). Außerdem können bei größeren Dosen Hypoglykämien, eventuell bedingt durch eine Stimulierung der insulinabhängigen Glucoseaufnahme in den Geweben der Peripherie (Buse, Buse, McMaster u. Krech 1964), induziert werden. Dieses Risiko läßt sich durch gleichzeitige Glucoseinfusion umgehen.

Substitution bei RTA

Eine renal-tubuläre Acidose soll immer kompensiert werden. Dabei müssen zusätzlich die Kationenverluste, die zum klinischen Bild dieser Erkrankung gehören, mit berücksichtigt werden. Die einfachste Möglichkeit ist die orale Gabe von Natrium bicarbonicum, das aber, vor allem bei längerer Dauer, zu abdominellen Beschwerden führen kann. Neben der bei der urämischen Acidose bereits genannten Shohlschen Lösung kommt hier die kombinierte Natrium-Kalium-

Citratlösung folgender Zusammensetzung zur oralen Applikation in Frage, die besser verträglich ist als Bicarbonat:

Rp.	Natr. citric.		300,0
	Kal. citric.		200,0
	Aqua	ad	1800,0
	M. f. sol.		

Diese Lösung enthält 1,70 mÄq Natrium und 1,03 mÄq Kalium pro ml. Die mittlere Tagesdosis, die ebenfalls auf mehrere Portionen verteilt werden muß, liegt bei etwa 60 ml. Auf diese Weise werden zusätzlich zum Protonenacceptor Citrat 102 mÄq Natrium und 62 mÄq Kalium zugeführt. Die aktuelle Dosis muß jedoch auf die Minimalmenge eingestellt werden, die erforderlich ist, die Serum-HCO_3^--Konzentration normal zu erhalten. Bei schwerer Knochenbeteiligung wird außerdem Calcium als Gluconat oder Lactat (20 ml einer 10%igen Lösung) in Kombination mit kleinen (10000—50000 E) Dosen Vitamin D (ELKINTON 1963) per os verabreicht.

Metabolische Alkalose und Nierenerkrankungen

Eine metabolische Alkalose ist der Ausdruck eines primären Wasserstoffionendefizits und eines Anstieges der HCO_3^--Konzentration im arteriellen Plasma. Nur selten tritt diese Störung als direkte Folgeerscheinung renaler Erkrankungen auf. Wenn sie dennoch beobachtet wird, handelt es sich meist um Sekundärkomplikationen der Auswirkungen einer Niereninsuffizienz. So kann z.B. ein hochgradiger enteraler Kaliumverlust, hervorgerufen durch Erbrechen oder Durchfall im Verlauf einer Urämie, zu hypokaliämischer Alkalose führen.

Selbst durch Alkalibelastung gelingt es bei normaler Nierenfunktion nicht (COOKE, SEGAR, REED, ETZWILER, VITA, BRUSILOW u. DARROW 1954, VAN GOIDSENHOVEN, GRAY, PRICE u. SANDERSON 1954, GIEBISCH, MACLEOD u. PITTS 1955, BLACK u. MILNE 1952, FITZGERALD u. FOURMAN 1955, KLEEMAN, RUBINI, LAMDIN, KILEY u. BENNETT jr. 1955), das Säure-Basengleichgewicht für längere Zeit in Richtung Alkalose zu verschieben, da die renale Kapazität zur Bicarbonatausscheidung mindestens dreimal höher ist als die Fähigkeit, Wasserstoffionen zu eliminieren (WRONG 1962).

Die Beobachtung, daß Ulcuspatienten während Behandlung mit großen $NaHCO_3$-Gaben über längere Zeit bei renaler Funktionseinschränkung eher eine alkalotische Stoffwechsellage entwickeln sollen als bei intakter Nierenfunktion (SELLARDS 1914), darf nicht als Hinweis für eine primäre Schädigung der Basenelimination durch die erkrankte Niere angesehen werden; denn meist stimuliert der durch die Therapie induzierte HCO_3^--Überschuß die Kaliumausscheidung. Erst wenn daraufhin eine Kaliumverarmung eingetreten ist, kann sich eine Alkalose entwickeln (ROBERTS, MAGIDA, PITTS 1953, LEAF u. SANTOS 1961). Kaliummangel per se kann allerdings in gewissem Ausmaß zu weiteren renalen Funktionseinschränkungen führen (RELMAN u. SCHWARTZ 1956).

Eine durch Hypokaliämie ausgelöste metabolische Alkalose läßt sich nicht durch Gaben von Ammoniumchlorid beseitigen (LEAF u. SANTOS 1961, EICHENHOLZ, MULHAUSEN u. BLUMENTALS 1964). Da der Kaliumverlust primär auch für die Störung im Säure-Basenhaushalt verantwortlich ist, muß versucht werden, das Defizit, das nicht selten 1000 mÄq beträgt, auszugleichen. Obwohl bei eingeschränkter Nierenfunktion auch die renale Kaliumausscheidung in Mitleidenschaft gezogen ist, werden bei vorsichtiger Substitution, die eine Dosis von 3—5 mÄq Kalium/kg Körpergewicht/24 Std nicht überschreiten soll, keine Nebenwirkungen im Sinne einer Kaliumintoxikation beobachtet (Eichenholz, Mulhausen u. Blumentals 1964). Dabei ist es wichtig, in kürzeren Abständen Kontrollen der Serumkaliumkonzentration und des pH-Wertes vorzunehmen.

Wenn die Alkalitherapie mit großen Mengen Milch kombiniert wird, wie z.B. bei der Sippy-Kur, dann ist die Gefahr des Auftretens eines sog. Milch-Alkalisyndroms (Burnett, Commons, Albright und Howard 1949) gegeben. Dieses Syndrom muß pathogenetisch als eine durch den Milchgenuß verursachte Hypercalciämie mit Nephrocalcinose und mangelnder Konzentrationsfähigkeit der Niere (Epstein 1960), Flüssigkeitsverlusten und dadurch bedingter Hypovolämie mit den Folgen einer verringerten glomerulären Filtrationsrate, mangelhafter renaler Durchblutung und Azotämie aufgefaßt werden. Es ist somit durch metabolische Alkalose, Hypercalciämie und Retention harnpflichtiger Substanzen bei deutlicher Nierenfunktionseinschränkung gekennzeichnet und setzt aber keineswegs eine schon bestehende renale Schädigung voraus (Pyrah u. Raper 1955).

Literatur

Albright, F., C.H. Burnett, W. Parson, E.C. Reifenstein jr., and A. Roos: Osteomalacia and late rickets. The various etiologies met in the United States from a specific form of renal acidosis, the therapeutic indications for each etiological sub-group, and the relationship between osteomalacia and Milkman's syndrome. Medicine (Baltimore) **25**, 399 (1946). — **Albright, F., W.W. Consolazio, F.S. Coombs, H.W. Sulkowitch, and J.H. Talbott:** Metabolic studies and therapy in a case of nephrocalcinosis with rickets and dwarfism. Bull. Johns Hopk. Hosp. **66**, 7 (1940). — **Albright, F., and E.C. Reifenstein jr.:** The parathyroid glands and metabolic bone disease. Baltimore: Williams & Wilkins Co. 1948. — **Allen, A.C.:** The kidney, 2nd ed. London: Churchill 1962. — **Anderson, H.M., and G.H. Mudge:** The effect of potassium on intracellular bicarbonate in slices of kidney cortex. J. clin. Invest. **34**, 1691 (1955). — **Annis, D., and M.K. Alexander:** Differential absorption of electrolytes from the large bowel in relation to ureterosigmoid anastomosis. Lancet **1952 II**, 603. — **Astrup, P.:** New approach to acid-base metabolism. Clin. Chem. **7**, 1 (1961). — **Astrup, P., K. Jørgensen, and O. Siggard Andersen:** Acid-base metabolism: new approach. Lancet **1960 I**, 1035.

Baertl, J.M., S.M. Sancetta, and G.J. Gabuzda: Relation of acute potassium depletion to renal ammonium metabolism in patients with cirrhosis. J. clin. Invest. **42**, 696 (1963). — **Baines, G.H., A.J. Barclay, and W.T. Cooke:** Nephrocalcinosis associated with hyperchloraemia and low plasma-bicarbonate. Quart. J. Med. **14**, 113 (1945). — **Balagura, S., and R.F. Pitts:** Excretion of ammonia injected into renal artery. Amer. J. Physiol. **203**, 11 (1962). — **Bank, N.:** The effect of buffer loading upon ammonium excretion in the dog. J. clin. Invest. **40**, 573 (1961). ~ Relationship between electrical and hydrogen ion gradients across rat proximal tubules. Amer. J. Physiol. **203**, 577 (1962). — **Bank, N., and W.B. Schwartz:** The influence of anion penetrating ability on urinary acidification and the excretion of titrable acid. J. clin. Invest. **39**, 1516 (1960). — **Barker, E.S., R.B. Singer, J.R. Elkinton, and J.K. Clark:** The renal response in man to acute experimental and respiratory alkalosis and acidosis. J. clin. Invest. **36**, 515 (1957). — **Barrett, P.K.M., R.I.S. Bayliss, and J.R. Rees:** Conn's syndrome. Proc. roy. Soc. Med. **51**, 720 (1958). — **Bartter, F.C.:** The role of aldosterone in normal homeostasis and in certain disease states. Metabolism **5**, 369 (1956). — **Bauld, W.S., S.A. MacDonald, and M.C. Hill:** Effect of renal tubular acidosis on calcium excretion. Brit. J. Urol. **30**, 285 (1958). — **Bearn, A.G., T.F. Yü, and A.B. Gutman:** Renal function in Wilson's disease. J. clin. Invest. **36**, 1107 (1957). — **Beck, R.N.:** Osmotic diuresis and the base sparing function of the kidney. Clin. Sci. **17**, 37 (1958). — **Beer, E.J. de, C.G. Johnston, and D.W. Wilson:** The composition of intestinal secretions. J. biol. Chem. **108**, 113 (1935). — **Bergstrom, W.H.:** The skeleton as an electrolyte reservoir. Metabolism **5**, 433 (1956). — **Berliner, R.W.:** Renal secretion of potassium and hydrogen ions. Fed. Proc. **11**, 695 (1952). — **Berliner, R.W., and T.J. Kennedy jr.:** Renal tubular secretion of potassium in normal dog. Proc. Soc. exp. Biol. (N.Y.) **67**, 542 (1948). — **Berliner, R.W., T.J. Kennedy jr., and J.G. Hilton:** Renal mechanisms for excretion of potassium. Amer. J. Physiol. **162**, 348 (1950). ~ Effect of maleic acid on renal function. Proc. Soc. exp. Biol. (N.Y.) **75**, 791 (1950). — **Berliner, R.W., T.J. Kennedy jr., and J. Orloff:** Relationship between acidification of the urine and potassium metabolism. Amer. J. Med. **11**, 274 (1951). ~ Factors affecting the transport of potassium and hydrogen ions by the renal tubules. Arch. int. Pharmacodyn. **97**, 299 (1954). — **Berlyne, G.M.:** Distal tubular function in chronic hydronephrosis. Quart. J. Med., N.S. **30**, 339 (1961).— **Black, D.A.K., and M.D. Milne:** Experimental potassium depletion in man. Clin. Sci. **11**,

397 (1952). — **Bloomer, H.A., F.C. Rector jr., and D.W. Seldin:** Micropuncture study of the contributions of proximal convolution, distal convolution and collecting duct to titratable acid formation. Clin. Res. **11**, 67 (1963). — **Boyce, W.H., and S.A. Vest:** Role of ammonia reabsorption in acid-base unbalance following ureterosigmoidostomie. J. Urol. (Baltimore) **67**, 169 (1952). — **Brazeau, P., and A. Gilman:** Effect of plasma CO_2 tension on renal tubular reabsorption of bicarbonate. Amer. J. Physiol. **175**, 33 (1953). — **Bricker, N.S.:** Chronic progressive renal disease: Pathological physiology and its relation to treatment. Progr. cardiovasc. Dis. **4**, 170 (1961). — **Bricker, N.S., S.W. Kime jr., P.A.F. Morrin, and T. Orlowski:** The influence of glomerular filtration rate, solute excretion and hydration on the concentrating mechanism of the experimentally diseased kidney in the dog. J. clin. Invest. **39**, 864 (1960). — **Bricker, N.S., P.A. Morrin, and W.S. Kime:** The pathologic physiology of chronic Bright's disease. An exposition of the "intact nephron" hypothesis. Amer. J. Med. **28**, 77 (1960). — **Briggs, A.P.:** The acidosis of nephritis: Its clinical significance. Arch. intern. Med. **49**, 56 (1932). ~ Excretion of ammonia and neutrality regulation. J. biol. Chem. **104**, 231 (1934). ~ The doubtful importance of alkali loss as a cause of nephritic acidosis. Exp. Med. Surg. **5**, 128 (1947). — **Briggs, A.P., and T. Findley:** The disposal of strong metabolic acid protons. Metabolism **12**, 969 (1963). — **Briggs, A.P., T. Findley, and W.S. Harms:** Further observations on the renal production of acid in uremia. Metabolism **13**, 107 (1964). — **Briggs, A.P., W.H. Waugh, W.S. Harms, and T. Findley:** Pathogenesis of uremic acidosis as indicated by urinary acidification on a controlled diet. Metabolism **10**, 762 (1961). — **Brodsky, W.A., and G. Carrasquer:** Effect of acid and alkaline K phosphate on acid and electrolyte excretion in dogs. Amer. J. Physiol. **199**, 1232 (1960). ~ Mechanisms of acidification of the urine. Progr. cardiovasc. Dis. **4**, 105 (1961). — **Brønsted, J.N.:** The conception of acids and bases. Rec. Trav. chim. Pays-Bas **42**, 718 (1923). — **Brooks, R.V., R.R. McSwiney, F.T.G. Prunty, and F.J.Y. Wood:** Potassium deficiency of renal and adrenal origin. Amer. J. Med. **23**, 391 (1957). — **Brown, J.L., A.H. Samiy, and R.F. Pitts:** Localization of amino nitrogen reabsorption in the nephron of the dog. J. Physiol. (Lond.) **200**, 370 (1961). — **Burnell, J.M., M.F. Villamil, B.T. Uyeno, and B.H. Scribner:** Effect in humans of extracellular pH change on relationship between serum potassium concentration and intracellular potassium. J. clin. Invest. **35**, 935 (1956). — **Burnett, L.H., R.R. Commons, F. Albright, and J.E. Howard:** Hypercalciemia without hypercalciuria or hypophosphatemia, calcinosis and renal insufficiency. New Engl. J. Med. **240**, 787 (1949). — **Buse, M.G., J. Buse, J. McMaster, and L.H. Krech:** The effect of tris (hydroxymethyl) aminomethane on glucose utilisation of sceletal muscle. Metabolism **13**, 339 (1964). — **Butler, A.M., J.L. Wilson, and S. Farber:** Dehydration and acidosis with calcification of renal tubules. J. Pediat. **8**, 489 (1936). — **Bywaters, E.G.L., and H.S. Dible:** The renal lesion in traumatic anuria. J. Path. Bact. **54**, 111 (1942).

Carke, B.G., and W.F. Leadbetter: Ureterosigmoidostomie: collective review of results in 2897 reported cases. J. Urol. (Baltimore) **73**, 999 (1955). — **Carroll, H.J., and D.H. Farber:** Hyperkalemia and hyperchloremic acidosis in chronic pyelonephritis. Metabolism **13**, 808 (1964). — **Chalmers, T.M., M.G. Fitzgerald, A.H. James, and H. Scarborough:** Conn's syndrome with severe hypertension. Lancet **1956 I**, 127. — **Christensen, H.N.:** Control of the hydrogen ion. New Engl. J. Med. **247**, 174 (1952). ~ Anions versus cations. Amer. J. Med. **23**, 163 (1957). ~ Diagnostic biochemistry; quantitative distributions of body constituents and their physiological interpretation. New York: Oxford Univ. Press 1959. — **Clapp, J.R., J.F. Watson, and R.F. Berliner:** Osmolality, bicarbonate concentration, and water reabsorption in proximal tubule of the dog nephron. Amer. J. Physiol. **205**, 273 (1963). — **Clarke, E., B.M. Evans, I. MacIntyre, and M.D. Milne:** Acidosis in experimental electrolyte depletion. Clin. Sci. **14**, 421 (1955). — **Cohen, J., R. Schwartz, and W.W. Wallace:** Lesions of epiphyseal cartilage and skeletal muscles in rats on a diet deficient in potassium. Arch. Path. **54**, 119 (1952). — **Conn, J.W.:** Primary aldosteronism, a new clinical syndrome. J. Lab. clin. Med. **45**, 3 (1955). — **Cooke, R.E., D.G. Boyden, and E. Haller:** Relationship of acidosis and growth retardation. J. Pediat. **57**, 326 (1960). — **Cooke, R.E., W.E. Segar, D.B. Cheek, F.E. Coville, and D.C. Darrow:** The extrarenal correction of alkalosis associated with potassium deficiency. J. clin. Invest. **31**, 798 (1952). — **Cooke, R.E., W.E. Segar, C. Reed, D.D. Etzwiler, M. Vita, S. Brusilow, and D.C. Darrow:** The role of potassium in the prevention of alkalosis. Amer. J. Med. **17**, 180 (1954). — **Cooperstein, I.L., and S.K. Brockman:** The electrical potential difference generated by the large intestine: its relation to electrolyte and water transfer. J. clin. Invest. **38**, 435 (1959). — **Cordonnier, J.J., and W.J. Lage:** An evaluation of uterosigmoid anastomosis by mucosa to mucosa method after two and one-half years experience. J. Urol. (Baltimore) **66**, 565 (1951). — **Counihan, T.B., B.M. Evans, and M.D. Milne:** Observations on the pharmacology of the carbonic anhydrase inhibitor ("Diamox"). Clin. Sci. **13**, 583 (1954). — **Crane, M.G., P.J. Vogel, and K.J. Richland:** Observations on a presumptive case of primary aldosteronism. J. Lab. clin. Med. **48**, 1 (1956). — **Crawford, M.A., M.D. Milne, and B.H. Scribner:** The effects of changes in acid-base balance on urinary citrate in the rat. J. Physiol. (Lond.) **149**, 413 (1959).

D'Agostino, A., W.F. Leadbetter, and **W.B. Schwartz:** Alterations in the ionic composition of isotonic saline solution instilled in the colon. J. clin. Invest. **32**, 444 (1953). — **Davenport, H.W.,** and **A.E. Wilhelmi:** Renal carbonic anhydrase. Proc. Soc. exp. Biol. (N.Y.) **48**, 53 (1941). — **Davies, H.E.F.:** Renal tubular acidosis. Excretion of acid urine by patients given Mersalyl. Lancet **1962 I**, 565. — **Davies, B.M.A.,** and **J. Yudkin:** Studies in biochemical adaption. The origin of urinary ammonia as indicated by the effect of chronic acidosis and alkalosis on some renal enzymes in the rat. Biochem. J. **52**, 407 (1952). — **Davies, H.E.F.,** and **O. Wrong:** Acidity of urine and excretion of ammonium in renal disease. Lancet **1957 II**, 625. — **Dedmon, R.E.,** and **O. Wrong:** The excretion of organic anion in renal tubular acidosis with particular reference to citrate. Clin. Sci. **22**, 19 (1962). — **Denis, G., H. Preuss,** and **R.F. Pitts:** The pNH_3 of renal tubular cells. J. clin. Invest. **43**, 571 (1964). — **Dorman, P.J., W.J. Sullivan,** and **R.F. Pitts:** The renal response to acute respiratory acidosis. J. clin. Invest. **33**, 82 (1954). — **Dulce, H.J.:** Untersuchungen des Säure-Basen-Haushaltes. Internist **5**, 51 (1964). — **Dunning, M.F.,** and **F. Plum:** Potassium depletion by enemas. Amer. J. Med. **20**, 789 (1956).

Eales, L., and **G.C. Linder:** Primary aldosteronism. Some observations on a case in a cape coloured woman. Quart. J. Med. **25**, 539 (1956). — **Eggleton, M.G.:** Some factors affecting the acidity of urine in man. J. Physiol. (Lond.) **106**, 456 (1947). — **Eichenholz, A., R.O. Mulhausen,** and **A. Blumentals:** Management of metabolic alkalosis in patients with azotemia. Arch. intern. Med. **114**, 236 (1964). — **Elkinton, J.R.:** Hydrogen ion turnover in health and renal disease. Ann. intern. Med. **57**, 660 (1962). ~ Renal acidosis: diagnosis and treatment. Med. Clin. N. Amer. **47**, 935 (1963). — **Elkinton, J.R., E.J. Huth, J.K. Clark, E.S. Barker,** and **D. Seligson:** Renal tubular acidosis with organic aciduria during paraldehyde ingestion. Six year study of an unusual case. Amer. J. Med. **23**, 977 (1957). — **Elkinton, J.R., E.J. Huth, G.D. Webster,** and **R.A. McCance:** The renal excretion of hydrogen ion in renal tubular acidosis. I. Quantitative assessment of the response to ammonium chloride as an acid load. Amer. J. Med. **29**, 554 (1960). — **Elkinton, J.R., R. Tarail,** and **J.P. Peters:** Transfers of potassium in renal insufficiency. J. clin. Invest. **28**, 378 (1949). — **Epstein, F.H.:** Calcium and the kidney. J. chron. Dis. **11**, 255 (1960). — **Epstein, F.J., C.R. Kleeman, E. Lamdin,** and **M.E. Rubini:** Studies of the antidiuresis of quiet standing: Observations upon electrolyte and acid-base excretion during sulfate diuresis. J. clin. Invest. **35**, 308 (1956). — **Evans, B.M., N.C. Hughes-Iones, M.D. Milne,** and **S. Steiner:** Electrolyte excretion during experimental potassium depletion in man. Clin. Sci. **13**, 305 (1954). — **Evans, B.M., I. MacIntyre,** and **C.R. MacPherson:** Alkalosis in sodium and potassium depletion (with special reference to organic acid excretion). Clin. Sci. **16**, 53 (1957).

Fenn, W.D., R.T. Noonan, L.J. Mullins, and **L. Haege:** The exchange of radioactive potassium with body potassium. Amer. J. Physiol. **135**, 149 (1941). — **Ferguson jr., E.B.:** A study of the regulation of the rate of urinary ammonia excretion in the rat. J. Physiol. (Lond.) **112**, 420 (1951). — **Ferris, D.O.,** and **H.M. Odel:** Electrolyte pattern of the blood after bilateral ureterosigmoidostomie. J. Amer. med. Ass. **142**, 634 (1950). — **Fey, B.,** et **M. Legrain:** Hyperchlorémie plasmatique et lithiase rénale. Rev. franç. Ét. clin. biol. **1**, 406 (1956). — **Findley, T.,** and **A.P. Briggs:** Uremic acidosis: Some alternative views. Amer. Heart J. **66**, 142 (1963). — **Finkh, E.S.:** The pathogenesis of uraemia in acute renal failure. Lancet **1962 II**, 330. — **Fitzgerald, M.G.,** and **P. Fourman:** The renal factor in the alkalosis of potassium deficiency. Lancet **1955 II**, 848. — **Fourman, R.,** and **R.A. McCance:** Tetany complicating the treatment of potassium deficiency in renal acidosis. Lancet **1955 I**, 329. — **Fourman, P.,** and **J.R. Robinson:** Diminished urinary excretion of citrate during deficiencies of potassium in man. Lancet **1953 II**, 656. — **Foye jr., L.V.,** and **T.V. Feichtmeir:** Adrenal cortical carcinoma producing solely mineralocorticoid effect. Amer. J. Med. **19**, 966 (1955). — **Franklin, S.S.,** and **J.P. Merrill:** Acute renal failure. New Engl. J. Med. **262**, 711 (1960). — **Frazier, E.,** and **R.H. Hughes:** Influence of potassium on tissue protein synthesis. Metabolism **1**, 49 (1952). — **Frick, P.G., M.E. Rubini,** and **W.H. Meroney:** Recurrent nephrolithiasis associated with an unusual tubular defect and hyperchloremic acidosis. Amer. J. Med. **25**, 590 (1958). — **Fuller, G.R., M.B. Macleod,** and **R.F. Pitts:** Influence of administration of potassium salts on the renal tubular reabsorption of bicarbonate. Amer. J. Physiol. **182**, 111 (1955).

Gamble, J.L., K.D. Blackfan, and **B.A. Hamilton:** A study of the diuretic action of acid producing salts. J. clin. Invest. **1**, 359 (1925). — **Gasch, J.,** u. **F. Krück:** Die Diurese unter Carboanhydratase-Hemmung. Klin. Wschr. **31**, 285 (1953). — **Giebisch, G.:** Electrical potential measurements on single nephrons of necturus. J. cell. comp. Physiol. **51**, 221 (1958). ~ The contribution of measurement of electrical phenomena to our knowledge of renal electrolyte transport. Progr. cardiovasc. Dis. **3**, 463 (1961). ~ Measurements of electrical potential differences on single nephrons of the perfused "Necturus" kidney. J. gen. Physiol. **44**, 659 (1961). — **Giebisch, G., M.B. Macleod,** and **R.F. Pitts:** Effect of adrenal steroids on renal tubular reabsorption of bicarbonate. Amer. J. Physiol. **183**, 377 (1955). — **Giebisch, G.,** and **E.E. Windhager:** Characterization of renal tubular transport of sodium chloride and water as studied in single nephrons. Amer. J. Med. **34**, 1 (1963). — **Giebisch, G., E.E. Windhager**, and **R.F. Pitts:** Mechanism of urinary acidification. In: Biology of Pyelonephritis (E.L. Quinn and E.H. Kass, ed.). Boston: Little, Brown & Co. 1960. — **Gillman, A.:** The mechanism of diuretic action on the carbonic anhydrase inhibitors. Ann. N.Y. Acad. Sci. **71**, 355 (1958). — **Glabman, S., R.M. Klose**, and **G. Giebisch:** Micropuncture study of ammonia excretion in the rat. Amer. J. Physiol. **205**, 127 (1963). — **Goidsenhoven, G.M.T. van, O.V. Gray, A.V. Price**, and **P.H. Sanderson:** The effect of prolonged administration of large dosis of bicarbonate in man. Clin. Sci. **13**, 383 (1954). — **Goldman, R.**, and **S.H. Bassett:** Phosphorus excretion in chronic renal failure. J. clin. Invest. **33**, 1623 (1954). — **Goldstein, L., R. Richterich-van Baerle**, and **E.H. Dearborn:** Kidney glutaminase. II. The glutamine α-keto and transamination-deamination system of the guinea pig. Enzymologia **18**, 261 (1957). — **Goor, H. van:** Carbonic anhydrase; its properties distribution and significance for carbon dioxide transport. Enzymologia **13**, 75 (1948). — **Gottschalk, C.W.:** Renal tubular function: Lessons from micropuncture. Harvey Lect. **58**, 99 (1963). — **Gottschalk, C.W., W.E. Lassiter**, and **M. Mylle:** Localization of urine acidification in the mammalian kidney. Amer. J. Physiol. **198**, 581 (1960). — **Greene, C.H., E.G. Wakefield, M.H. Power**, and **N.M. Keith:** The electrolyte distribution and the acid-base equilibrium in the serum in cases of nephritis and nephritic acidosis. Biochem. J. **26**, 1377 (1932). — **Greenspan, E.M.:** Hyperchloremic acidosis and nephrocalcinosis: the syndrome of pure "lower nephron" insufficiency. Arch. intern. Med. **83**, 271 (1949).

Hanley, T., G.H. Jowett, R. Kilpatrick, and **M.M. Platts:** The role of carbonic anhydrase in renal reabsorption of bicarbonate. J. Physiol. (Lond.) **145**, 277 (1959). — **Harrison, H.E.:** Mechanism of action of vitamin D. Pediatrics **14**, 285 (1954). — **Harrison, H.E.**, and **H.C. Harrison:** Experimental production of renal glucosuria, phosphaturia and aminoaciduria by injection of maleic acid. Science **120**, 606 (1954). ~ Inhibition of urine citrate excretion and the production of renal calcinosis in the rat by acetazoleamide (Diamox) administration. J. clin. Invest. **34**, 1662 (1955). — **Hartmann, A.F.**, and **M.J.E. Senn:** Studies in the metabolism of sodium r-lactate. I. Response of normal human subjects to the intravenous injection of sodium r-lactate. J. clin. Invest. **11**, 327 (1932). — **Harvard, B.M.**, and **G.J. Thompson:** Congenital exstrophy of the urinary bladder: late results of treatment by the Coffey-Mayo method of uretero-intestinal anastomosis. J. Urol. (Baltimore) **65**, 223 (1951). — **Hayes jr., C.P., J.S. Mayson, E.E. Owen**, and **R.R. Robinson:** A micropuncture evaluation of renal ammonia excretion in the rat. Amer. J. Physiol. **207**, 77 (1964). — **Hayward, R.H., K.G. Wakim, W.H. ReMine**, and **J.H. Grindley:** An experimental study of the role of the kidney in hyperchloremic acidosis. Surg. Gynec. Obstet. **112**, 600 (1961). — **Hellem, A.J.:** Primary aldosteronism (Report of a case). Acta med. scand. **155**, 271 (1956). — **Henderson, L.J.:** A critical study of the process of acid secretion. J. biol. Chem. **9**, 403 (1911). ~ The excretion of acid in health and disease. Harvey Lect. **10**, 132 (1914/15). — **Henderson, L.J.**, and **W.W. Palmer:** On the several factors of acid secretion in nephritis. J. biol. Chem. **21**, 37 (1915). — **Höber, R.:** Effect of some sulfonamides on renal secretion. Proc. Soc. exp. Biol. (N.Y.) **49**, 87 (1942). — **Hodler, J.:** Étude de l'acidose au cours de pyélonéphrites, de glomérulonéphrites et de néphroscléroses avancées. Compt. rend. du 1er Congr. int. Néphrol., p. 611. Basel: S. Karger 1961. ~ Die Behandlung der durch Nierenkrankheiten bedingten metabolen Azidosen. Praxis (Bern) **53**, 421 (1964). ~ Die Aktivität der Glutaminase I, der Transaminasen sowie der Glutaminsäure- und Milchsäuredehydrogenase in der erkrankten Niere des Menschen. Schweiz. med. Wschr. **94**, 11 (1964). — **Hodler, J.**, u. **F.H. Schwarzenbach:** Über die Intensität der metabolischen Blutacidose in fortgeschrittenen Stadien der menschlichen Pyelonephritis. Schweiz. med. Wschr. **93**, 1075 (1963). — **Hoffmeister, W.**, u. **F. Krück:** Die Bedeutung der Azidose bei der Carboanhydrase-Hemmungsdiurese. Klin. Wschr. **34**, 394 (1956). — **Hollander jr., W.:** The effect of potassium depletion on the kidneys. N. C. med. J. **18**, 505 (1957). — **Holmgard, A.:** Quantitative analysis of enzymes in normal and diseased kidney tissue. Scand. J. clin. Lab. Invest. **14**, Suppl. (1962). — **Holten, C.**, and **V.P. Petersen:** Malignant hypertension with increased secretion of aldosterone and depletion of potassium. Lancet **1956 II**, 918. — **Huckabee, W.E.:** Abnormal resting blood lactate. I. The significance of hyperlactatemia in hospitalized patients. Amer. J. Med. **30**, 833 (1961a). ~ Abnormal resting blood lactate. II. Lactic acidosis. Amer. J. Med. **30**, 840 (1961b). — **Hunt, J.N.:** The influence of dietary sulphur on the urinary output of acid in man. Clin. Sci. **15**, 119 (1956). — **Huth, E.J., R.L. Maycock**, and **R.M. Kerr:** Hyperthyroidism associated with renal tubular acidosis. Amer. J. Med. **26**, 818 (1959). — **Huth, E.J., R.D. Squires**, and **J.R. Elkinton:** Experimental potassium depletion in normal human. II. Renal and hormonal factors in the development of extracellular alkalosis during depletion. J. clin. Invest. **38**, 1149 (1959). — **Huth, E.J., G.D. Webster**, and **J.R. Elkinton:** The renal excretion of hydrogen ion in renal tubular acidosis. II. Quantitative response to the carbonic anhydrase inhibitor, acetazolamide. Amer. J. Med. **29**, 576 (1960).

Irvine, R.O.H., S.J. Saunders, M.D. Milne, and **M.A. Crawford:** Gradients of potassium and hydrogen ion in potassium-deficient voluntary muscle. Clin. Sci. **20**, 1 (1961). — **Israels, S., G.E. Delory**, and **B. Gourley:** Induced renal hyperchloremic acidosis. Pediatrics **13**, 64 (1954).

Jacobellis, M., E. Muntwyler, and G.E. Griffin: Encyme concentration changes in the kidneys of protein- and/or potassium-deficient rats. Amer. J. Physiol. **178**, 477 (1954). ~ Kidney glutaminase and carbonic anhydrase activity and tissue electrolyte composition in potassium deficient dogs. Amer. J. Physiol. **183**, 395 (1955). — **Jacobs, A.,** and **W.B. Stirling:** The late results of ureterocolic anastomosis. Brit. J. Urol. **24**, 259 (1952). — **Jacobs, M.H.:** Some aspects of cell permeability to weak electrolytes. Cold Spr. Harb. Symp. quant. Biol. 8, 30 (1940).

Kaye, M.: The effect of a single oral dose of the carbonic anhydrase inhibitor, acetazoleamide, in renal disease. J. clin. Invest. **34**, 277 (1955). — **Keating, R.E., T.E. Weichselbaum, T.E. Alanis, H.W. Margraf,** and **R. Elman:** The movement of potassium during experimental acidosis and alkalosis in the nephrectomized dog. Surg. Gynec. Obstet. **96**, 323 (1953). — **Keith, N.M.,** and **H.B. Burchell:** Clinical intoxication with potassium: its occurrence in severe renal insufficiency. Amer. J. Med. Sci. **217**, 1 (1949). — **Keith, N.M., H.E. King,** and **A.E. Osterberg:** Serum concentration and renal clearance of potassium in severe renal insufficiency in man. Arch. intern. Med. **71**, 675 (1943). — **Keith, M.M.,** and **A.E. Osterberg:** The human tolerance for potassium. Proc. Mayo Clin. **21**, 385 (1946). ~ The tolerance for potassium in severe renal insufficiency: A study of ten cases. J. clin. Invest. **26**, 773 (1947). — **Kennedy jr., T.J., J.H. Winkler,** and **M.F. Dunning:** Gastric alkalosis with hypokalemia. Amer. J. Med. **6**, 790 (1949). — **Kleeman, C.R., W.L. Hewitt,** and **L.B. Guze:** Pyelonephritis. Medicine (Baltimore) **39**, 3 (1960). — **Kleeman, C.R., M.E. Rubini, E. Lamdin, R.F. Kiley,** and **I.L. Bennett jr.:** Interrelationship of acute alkalosis and potassium metabolism. Metabolism **4**, 238 (1955). — **Klingman, J.D.,** and **P. Handler:** Partial purification and properties of renal glutaminase. J. biol. Chem. **232**, 369 (1958). — **Koczorek, Kh.R., M. v. Bubnoff** u. **G. Riecker:** Acidose und Aldosteron. Klin. Wschr. **40**, 113 (1962). — **Kolff, W. J.:** Forced high caloric. Low protein diet and the treatment of uremia. Amer. J. Med. **12**, 667 (1952). — **Krebs, H.A.:** Metabolism of amino acids. IV. The synthesis of glutamine from glutamic acid and ammonia and the encymatic hydrolysis of glutamine in animal tissues. Biochem. J. **29**, 1951 (1935). — **Krück, F.:** Titrierbare Urinacidität und Ammonium-Ausscheidung bei Störungen der Hydrogenbilanz. Klin. Wschr. **36**, 946 (1958). ~ Klinische Untersuchungen zum Wirkungsmechanismus neuer Saluretika. Dtsch. med. Wschr. **84**, 1216 (1959). ~ Hormonale und enzymatische Regulation der Hydrogenbilanz. Habil.-Schr. Heidelberg 1960. — **Krück, F., A.H. Lieberman, C.I. Slade** u. **J.A. Luetscher jr.:** Veränderungen der renalen Tubulusfunktion beim primären Aldosteronismus. Verh. dtsch. Ges. inn. Med. **64**, 418 (1958). — **Krück, F.,** u. **J. Lopez-Varela:** Korrelation der renalen Ausscheidung von Bicarbonat und Phosphat. Dtsch. Arch. klin. Med. **206**, 291 (1960).

Lathem, W.: Hyperchloremic acidosis in chronic pyelonephritis. New Engl. J. Med. **258**, 1031 (1958). — **Latner, A.L.,** and **E.D. Burnard:** Idiopathic hyperchloraemic renal acidosis of infants (Nephrocalcinosis infantum). Observations of the site and nature of the lesion. Quart. J. Med. **19**, 285 (1950). — **Lauson, H.D.,** and **D.D. Thompson:** Effects in dogs of decrease in glomerular filtration rate on cation excretion during intravenous administration of unreabsorbable anions. Amer. J. Physiol. **192**, 198 (1958). — **Leaf, A., J. Anderson,** and **L.B. Page:** Active sodium transport by the isolated toad bladder. J. gen. Physiol. **41**, 657 (1958). — **Leaf, A., J. Anderson,** and **L.B. Page:** Active sodium transport by the isolated toad bladder. **Leaf, A.,** and **R.F. Santos:** Physiologic mechanism in potassium deficiency. New Engl. J. Med. **264**, 335 (1961). — **Leaf, A., W.B. Schwartz,** and **A.S. Relman:** Oral administration of a potent carbonic anhydrase inhibitor ("Diamox"). I. Changes in electrolyte and acid base balance. New Engl. J. Med. **250**, 759 (1954). — **Lemann jr., J.,** and **A.S. Relman:** The relation of sulfur metabolism to acid-base balance and electrolyte excretion. J. clin. Invest. **38**, 1149 (1959). — **Lennon, E.J., J. Lemann jr.,** and **A.S. Relman:** Effect of phosphoproteins on acid balance in normal subjects. J. clin. Invest. **41**, 637 (1962). — **Leppla, W., H. Kumposcht** u. **H.E. Keller:** Untersuchungen zur Biochemie und Klinik der Milchsäureacidose. Verh. dtsch. Ges. inn. Med. **70**, 446 (1964). — **Lichtfield, J.B.,** and **P.A. Bott:** Micropuncture study of renal excretion of H_2O, Na, K, and Cl, in the rat. Amer. J. Physiol. **203**, 667 (1962). — **Lieberman, A.H., C.I. Slade, F. Krück,** and **J.A. Luetscher:** Secretion of corticosteroids other than aldosterone in Conn's syndrome. Clin. Res. **6**, 93 (1958). — **Lightwood, R.:** Ca-infarction of the kidneys. Arch. Dis. Childh. **10**, 205 (1935). — **Lightwood, R.,** and **N. Butler:** Decline in primary infantile renal acidosis: aetiological implications. Brit. med. J. **1963 I**, 855. — **Linder, G.C.:** The effect of mineral acid on acid-base regulation in health and nephritis. Quart. J. Med. **20**, 285 (1927). — **Lowry, T.M.:** The uniqueness of hydrogen. Chem. and Ind. **42**, 43 (1923). — **Luna, M.B. de, A. Metcalfe-Gibson,** and **O. Wrong:** Urinary excretion of hydrogen-ion in acute oliguric renal failure. Nephron **1**, 3 (1964).

Macallum, A.B., and **W.R. Campbell:** The secretion of "acid" by the kidney. Amer. J. Physiol. **90**, 439 (1929). — **MacKnight, A.D.C., J.M. MacKnight,** and **J.R. Robinson:** The effect of urinary output upon the excretion of ammonia in man. J. Physiol. (Lond.) **163**, 314 (1962). — **Mader, I.J.,** and **L.T. Iseri:** Spontaneous hypopotassemia, hypomagnesemia, alkalosis and tetany due to hypersecretion of corticosterone like mineralocorticoid. Amer. J. Med. 19, 976 (1955). — **Malnic, G., R.M. Klose, and G. Giebisch:** Micropuncture study of renal potassium excretion in the rat. Amer. J. Physiol. **206**, 674 (1964). — **Maren, T.H., B.C. Wadsworth, E.K. Yale, and L.G. Alonso:** Carbonic anhydrase inhibition. III. Effects of Diamox on electrolyte metabolism. Bull. Johns Hopk. Hosp. **95**, 277 (1954). — **Marsh, D.J., K.J. Ullrich, and G. Rumrich:** Micropuncture analysis of the behavior of potassium ions in rat renal cortical tubules. Pflügers Arch. ges. Physiol. **277**, 107 (1963). — **Mason, H.H., and D.H. Anderson:** Glykogen disease of the liver (von Gierke's disease) with hepatomata. Case report with metabolic studies. Pediatrics **16**, 785 (1955). — **Mathisen, W., W.F. Whitmore, H.T. Randall, and K.E. Roberts:** Renal function in dogs following transplantation of the ureters to an isolated sigmoid pouch. J. Urol. (Baltimore) **77**, 27 (1957). — **Mattenheimer, H., and V.E. Pollak:** The quantitative encymatic basis of ammonia production by the dog kidney. (Abstract.) J. Lab. clin. Med. **64**, 885 (1964). — **Meister, A.:** Metabolism of glutamine. Physiol. Rev. **36**, 103 (1956). — **Meldrum, N.U., and F.W.J. Roughton:** Some properties of carbonic anhydrase, the carbon dioxide enzyme present in the blood. J. Physiol. (Lond.) **75**, 15 P (1932). — **Menaker, W.:** Buffer equilibria and reabsorption in the production of urinary acidity. Amer. J. Physiol. **154**, 174 (1948). — **Milne, M.D., R.C. Muehrcke, and B.E. Aird:** Potassium deficiency and the kidney. Brit. med. Bull. **13**, 15 (1957). — **Milne, M.D., B.H. Scribner, and M.A. Crawford:** Non-ionic diffusion and the excretion of weak acids and bases. Amer. J. Med. **24**, 709 (1958). — **Milne, M.D., S.W. Stanbury, and A.E. Thomson:** Observations on the Fanconi syndrome and renal hyperchloraemic acidosis in the adult. Quart. J. Med. **21**, 61 (1952). — **Moore, F.D.:** Tris buffer, mannitol and low viscous dextran: three new solutions for old problems. S. Clin. N. Amer. **43**, 577 (1963). — **Morrin, P.A.F., N.S. Bricker, and S.W. Kime jr.:** An evaluation of the acidifying capacity of the chronically diseased kidney in the experimental animal. (Abstract.) J. clin. Invest. **39**, 1013 (1960). — **Morrin, P.A.F., N.S. Bricker, S.W. Kime jr., L.N. Newmark, and W.B. Gedney:** Bicarbonate reabsorption in the dog with unilateral experimental pyelonephritis. (Abstract.) J. Lab. clin. Med. **56**, 931 (1960). — **Morrissey, J.F., M. Ochoa, W.D. Lotspeich, and C. Waterhouse:** Citrate excretion in renal tubular acidosis. Ann. intern. Med. **58**, 159 (1963). — **Mudge, G.H.:** Clinical patterns of tubular dysfunctions. Amer. J. Med. **24**, 785 (1958). — **Mudge, G.H., J. Foulks, and A. Gilman:** The renal excretion of potassium. Proc. Soc. exp. Biol. (N.Y.) **67**, 545 (1948). — **Mudge, G.H., and B. Hardin:** Response to mercurial diuretics during alkalosis: A comparison of acute metabolic and chronic hypokalemic alkalosis in the dog. J. clin. Invest. **35**, 155 (1956).

Nahas, G.G.: The pharmacology of Tris (hydroxymethyl)aminomethane (THAM). Pharmacol. Rev. **14**, 447 (1962). ~ The clinical pharmacology of THAM. J. clin. Pharmacol. Therap. **4**, 784 (1963). — **Nahas, G.G., E.C. Jordan, and J.C. Ligou:** Effects of a "CO_2 buffer" on hypercapnia of apneic oxygenation. Amer. J. Physiol. **197**, 1308 (1959). — **Nash, T.P., and S.R. Benedict:** The ammonia content of blood and its bearing on the mechanism of acid neutralization in the animal organism. J. biol. Chem. **48**, 463 (1921). — **Neuman, W.F., and M.W. Neuman:** The chemical dynamics of bone mineral. Chicago: Chicago University Press 1960. — **Nordin, B.E.C.:** The estimation of "free" calcium in urine and its relevance to calculus formation. Brit. J. Urol. **31**, 404 (1959). — **Nutbourne, D.M., and H.E. de Wardener:** The effect of water diuresis on the urinary excretion of hydrogen ions in man. Clin. Sci. **20**, 63 (1961).

Oliveira, H. de: Excretion of ammonium in cases of acute tubular necrosis with acidosis and alkaline urine. Metabolism **2**, 36 (1953). — **Orloff, J., and R.W. Berliner:** The mechanism of the excretion of ammonia in the dog. J. clin. Invest. **35**, 223 (1956). — **Orloff, J., and D.G. Davidson:** The mechanism of potassium excretion in the chicken. J. clin. Invest. **38**, 21 (1959). — **Orloff, J., T.G. Kennedy, and R.W. Berliner:** The effect of potassium in nephrectomized rats with hypokalemic alkalosis. J. clin. Invest. **32**, 538 (1953). — **Owen, E.E., and R.R. Robinson:** Amino acid extraction and ammonia metabolism by the human kidney during the prolonged administration of ammonium chloride. J. clin. Invest. **42**, 263 (1963). ~ Renal ammonia release during ammonium chloride acidosis. Amer. J. Physiol. **208**, 58 (1965). — **Owen, E.E., M.B. Tyor, J.F. Flanagan, and J.N. Berry:** The kidney as a source of blood ammonia in patients with liver disease: the effect of acetazolamide. J. clin. Invest. **39**, 288 (1960). — **Owen, E.E., and J.V. Verner:** Renal tubular disease with muscle paralysis and hypokalemia. Amer. J. Med. **28**, 8 (1960).

Palmer, W.W., and L.J. Henderson: A study of the several factors of acid excretion in nephritis. Arch. intern. Med. **16**, 109 (1915). — **Parsons, T.R.:** The reaction and carbon dioxide carrying power of the blood. J. Physiol. (Lond.) **53**, 340 (1920). — **Parsons, F.M., F.J.N. Powell, and L.N. Pyrah:** Chemical imbalance following ureterocolic anastomosis. Lancet **1952 II**, 599. — **Pellegrino, E.D., and S.J. Farber:** Human bone electrolytes in various disease states. Clin. Res. **6**, 259 (1958). — **Piel, C.F.:** Diseases of renal tubules in childhood. Pediatrics **20**, 337 (1957). — **Pines, K.L., and G.H. Mudge:** Renal tubular acidosis with osteomalacia: report of 3 cases. Amer. J. Med. 11, 302 (1951). — **Pitts, R.F.:** The renal regulation of acid-base balance with special reference to the mechanism for acidifying the urine. Science **102**, 49, 81 (1945). ~ The renal excretion of acid. Fed. Proc. 7, 418 (1948). ~ Acid-base regulation by the kidneys. Amer. J. Med. **9**, 356 (1950). ~ Modern concepts of acid-base regulation. Arch. intern. Med. **89**, 864 (1952). ~ Mechanisms for stabilizing the alkaline reserves of the body. Harvey Lect. **48**, 172 (1952/53). ~ The physiological basis of diuretic therapy. Springfield: Ch.C. Thomas Publ. 1959. ~ Physiology of kidney and body fluids. Chicago: Year Book Med. Publ. Inc. 1963. ~ Renal production and excretion of ammonia. Amer. J. Med. **36**, 720 (1964). — **Pitts, R.F.,** and **R.S. Alexander:** The renal absorptive mechanism for inorganic phosphate in normal and acidotic dogs. Amer. J. Physiol. **142**, 648 (1944). ~ The nature of the renal tubular mechanism for acidifying the urine. Amer. J. Physiol. **144**, 239 (1945). — **Pitts, R.F., J.L. Ayer,** and **W.A. Schiess:** The renal regulation of acid-base balance. III. The reabsorption and excretion of bicarbonate. J. clin. Invest. **28**, 35 (1949). — **Pitts, R.F., R.S. Gurd, R.H. Kessler,** and **K. Hierholzer:** Localization of acidification of urine, potassium and ammonia secretion and phosphate reabsorption in the nephron of the dog. Amer. J. Physiol. **194**, 125 (1958). — **Pitts, R.F., J. de Haas,** and **J. Klein:** Relation of renal amino and amido extraction to ammonia production. Amer. J. Physiol. **204**, 187 (1963). — **Pitts, R.F.,** and **W.D. Lotspeich:** Bicarbonate and the renal regulation of acid-base bilance. Amer. J. Physiol. **147**, 138 (1946). ~ Factors governing the rate of excretion of titrable acid in the dog. Amer. J. Physiol. **147**, 481 (1946). — **Pitts, R.F., W.D. Lotspeich, W.A. Schiess,** and **J.L. Ayer:** The renal regulation of acid base balance in man. I. The nature of the mechanism for acidifying the urine. J. clin. Invest. **27**, 48 (1948). ~ The renal regulation of acid-base balance in man. II. Factors affecting the excretion of titrable acid by the normal human subject. J. clin. Invest. **27**, 57 (1948). — **Platt, R.:** Structural and functional adaptation in renal failure. Brit. med. J. **1952 I**, 1313. — **Pollak, V.E., H. Mattenheimer, H. de Bruin,** and **K.J. Weinman:** Experimental metabolic acidosis: The encymatic basis of ammonia production by the dog kidney. J. clin. Invest. **44**, 169 (1965). — **Pyrah, L.N.,** and **F.P. Raper:** Renal calcification and calculus formation. Brit. med. J. **1955 I**, 333.

Ramsay, A.G.: Stop-flow analysis of the influence of pCO_2 on renal tubular transport of K and H. Amer. J. Physiol. **206**, 1355 (1964). — **Rector jr., F.C., H.A. Bloomer,** and **D.W. Seldin:** Effect of potassium deficiency on the reabsorption of bicarbonate in the proximal tubule of the rat kidney. J. clin. Invest. **43**, 1976 (1964). — **Rector jr., F.C., H. Buttram,** and **D.W. Seldin:** An analysis of the mechanism of the inhibitory influence of K^+ on renal H^+ secretion. J. clin. Invest. **41**, 611 (1962). — **Rector jr., F.C., J.R. Clapp,** and **D.W. Seldin:** Effect of unreabsorbed anions on proximal and distal transtubular potentials in rats. Amer. J. Physiol. **202**, 781 (1962). — **Rector jr., F.C.,** and **D.W. Seldin:** Influence of unreabsorbed anions on renal treshold and Tm for bicarbonate. Amer. J. Physiol. **202**, 313 (1962). — **Rector jr., F.C., D.W. Seldin,** and **J.H. Copenhaver:** The mechanism of ammonia excretion during ammonium chloride acidosis. J. clin. Invest. **34**, 20 (1955). — **Rector jr., F.C., D.W. Seldin, A.D. Roberts jr.,** and **J.H. Copenhaver:** Relation of ammonia excretion to pH. Amer. J. Physiol. **179**, 353 (1954). — **Reiss, E., N.S. Bricker, S.W. Kime,** and **P.A.F. Morrin:** Observations on phosphate transport in experimental renal disease. J. clin. Invest. **40**, 165 (1961). — **Relman, A.S.:** What are "acids" and "bases"? Amer. J. Med. **17**, 435 (1954). ~ Renal acidosis and renal excretion of acid in health and disease. Advanc. intern. Med. **12**, 295 (1964). — **Relman, A.S., B. Etsten,** and **W.B. Schwartz:** The regulation of renal bicarbonate reabsorption by plasma carbon dioxide tension. J. clin. Invest. **32**, 927 (1953). — **Relman, A.S., E.J. Lennon,** and **J. Lemann:** Endogenous production of fixed acid and the measurement of the net balance of acid in normal subjects. J. clin. Invest. **40**, 1621 (1961). — **Relman, A.S.,** and **N.G. Levinsky:** Kidney disease: Acquired tubular disorders. Ann. Rev. Med. **12**, 93 (1961). — **Relman, A.S.,** and **W.B. Schwartz:** Nephropathy in potassium depletion. New Engl. J. Med. **255**, 195 (1956). ~ Electrolyte balance and acid-base metabolism in primary aldosteronism. J. clin. Invest. **36**, 923 (1957). — **Reynolds, T.B.:** Observations on the pathogenesis of renal tubular acidosis. Amer. J. Med. **25**, 503 (1958). — **Richet, G.,** et **R. Ardaillou:** Acidose rénale. Rev. Prat. (Paris) **7**, 621 (1957). — **Richterich, R.W.,** and **L. Goldstein:** Distribution of glutamine metabolizing encymes and production of urinary ammonia in the mammalian kidney. Amer. J. Physiol. **195**, 316 (1958). — **Richterich-van Baerle, R., L. Goldstein,** and **E.H. Dearborn:** Kidney glutaminase. I. Glutaminase I in guinea pig kidney. Enzymologia **18**, 190 (1957). — **Roberts, K.E., M.G. Magida,** and **R.F. Pitts:** Relationship between potassium and bicarbonate in blood and urine. Amer. J. Physiol. **172**, 47 (1953). — **Roberts, K.E., H.T. Randall, P. Vanamee,** and **J.W. Poppell:** Renal mechanism involved in bicarbonate adsorption. Metabolism **5**, 404 (1956). — **Robin, E.D., R.J. Wilson,** and **P. Bronberg:** Intracellular acid-base relations and intracellular puffers. Ann. N.Y. Acad. Sci. **92**, 539 (1961). — **Rosenberg, M.L.:** The physiology of hyperchloremic acidosis following ureterosigmoidostomy: a study of urinary reabsorption with radioactive isotopes. J. Urol. (Baltimore) **70**, 569 (1953). — **Roughton, F.W.J.:** Recent work on carbon dioxide transport by the blood. Physiol. Rev. **15**,

241 (1935). — **Rubini, M.E., W.B. Blythe, E.G. Herndon,** and **W.H. Meroney:** Influence of potassium deficiency on response to an acidifying salt. (Abstract.) Clin. Res. Proc. **5**, 193 (1957). — **Ryberg, C.:** The importance of sodium ions for the excretion of ammonium and hydrogen ions in the urine. Acta physiol. scand. **15**, 161 (1948).

Samiy, A.H., E.D. Oken, S.B. Rees, E.D. Robin, and **J.P. Merrill:** Effect of 2-amino-2-hydroxy-methyl-1.3-propanediol on electrolyte excretion. Ann. N.Y. Acad. Sci. **92**, 570 (1961). — **Sartorius, O.W., J.C. Roemmelt,** and **R.F. Pitts:** The renal regulation of acid-base balance in man. IV. The nature of the renal compensations in ammonium chloride acidosis. J. clin. Invest. **28**, 423 (1949). — **Sayre, F.W.,** and **E. Roberts:** Preparation and some properties of a phosphate activated glutaminase from kidneys. J. biol. Chem. **233**, 1128 (1958). — **Schiess, W.A., J.L. Ayer, W.D. Lotspeich,** and **R.F. Pitts:** The renal regulation of acid-base balance in man. J. clin. Invest. **27**, 57 (1948). — **Schmuziger, P., R. Pfisterer, H. Bächtold** u. **B. Truniger:** Die renale tubuläre hyperchlorämische Acidose (Syndrom von Lightwood-Butler-Albright). Schweiz. med. Wschr. **91**, 506 (1961). — **Schreiner, G.E., L.H. Smith,** and **L.H. Kyle:** Renal hyperchloremic acidosis: familial occurence of nephrocalcinosis with hyperchloremia and low serum bicarbonate. Amer. J. Med. **15**, 122 (1953). — **Schwab, M.,** u. **H. Wisser:** Die Bestimmung des Bicarbonatgehalts im Plasma und seine klinische Bedeutung. Klin. Wschr. **36**, 741 (1958). — **Schwartz, W.B.:** Potassium and the kidney. New Engl. J. Med. **253**, 601 (1955). — **Schwartz, W.B., A. Falbriard,** and **A.S. Relman:** An analysis of bicarbonate reabsorption during partial inhibition of carbonic anhydrase. J. clin. Invest. **37**, 744 (1958). — **Schwartz, W.B., P.W. Hall III, R.M. Hays,** and **A.S. Relman:** On the mechanism of acidosis in chronic renal disease. J. clin. Invest. **38**, 39 (1959). — **Schwartz, W.B., R.L. Jenson,** and **A.S. Relman:** The disposition of acid administered to sodium-depleted subjects: The renal response and the role of the whole body buffers. J. clin. Invest. **33**, 587 (1954). ~ Acidification of the urine and increased ammonium excretion without change in acid-base equilibrium: Sodium reabsorption as a stimulus to the acidifying process. J. clin. Invest. **34**, 673 (1955). — **Schwartz, W.B.,** and **A. Polak:** Electrolyte disorders in chronic renal disease. J. chron. Dis. **11**, 319 (1960). — **Schwartz, W.B.,** and **A.S. Relman:** Metabolic and renal studies in chronic potassium depletion resulting from overuse of laxatives. J. clin. Invest. **32**, 258 (1953). ~ The dependence of renal sodium reabsorption on hydrogen exchange. J. clin. Invest. **33**, 965 (1954). ~ Acidosis in renal disease. New Engl. J. Med. **256**, 1184 (1957). ~ A critique of the parameters used in the evaluation of acid-base disorders. New Engl. J. Med. **268**, 1382 (1963). — **Schwartz, W.B.,** and **W.M. Wallace:** Electrolyte equilibrium during mercurial diuresis. J. clin. Invest. **30**, 1089 (1951). — **Schwartz, W.B.,** and **W.C. Waters, III.:** Lactate versus bicarbonate. A reconsideration of the therapy of metabolic acidosis. Amer. J. Med. **32**, 831 (1962). — **Scribner, B.H.,** and **J.M. Burnell:** Interpretation of the serum potassium concentration. Metabolism **5**, 468 (1956). — **Scribner, B.H., K. Freemonth-Smith,** and **J.M. Burnell:** The effect of acute respiratory acidosis on the internal equilibrium of potassium. J. clin. Invest. **34**, 1276 (1955). — **Seldin, D.W., N.W. Carter,** and **F.C. Rector jr.:** Consequences of renal failure and their management. In: Diseases of the kidney (M.B. Strauss and L.G. Welt, ed.). Boston: Little, Brown & Co. 1963. — **Seldin, D.W., F.C. Rector jr., N. Carter,** and **J. Copenhaver:** The relation of hypokalemic alkalosis induced by adrenal steroids to renal acid secretion. (Abstract.) J. clin. Invest. **33**, 965 (1954). — **Seldin, D.W., F.C. Rector, R. Portwood,** and **N. Carter:** Pathogenesis of hyperchloremic acidosis in renal tubular acidosis. Proc. 1st int. Congr. Nephrol., p. 725. Basel: S. Karger 1961. — **Sellards, A.W.:** The essential features of acidosis and their occurence in chronic renal disease. Bull. Johns Hopk. Hosp. **25**, 141 (1914). — **Sendroy jr., J., S. Seelig,** and **D.D. van Slyke:** Studies of acidosis. XXIII. The carbon dioxide tension and acid-base balance in human urine. J. biol. Chem. **106**, 479 (1934). — **Shalhoub, R., W. Webber, S. Glabman, M. Canessa-Fischer, J. Klein, J. de Haas,** and **R.F. Pitts:** Extraction of amino acids from and their addition to blood plasma. Amer. J. Physiol. **204**, 181 (1963). — **Shohl, A.T.:** The effect of acid-base content of the diet upon the production and cure of rickets with special reference to citrates. J. Nutr. **14**, 69 (1937). — **Shorr, E., A.R. Bernheim,** and **H. Taussky:** The relation of urinary citric acid excretion to the menstrual cycle and the steroidal reproductive hormones. Science **95**, 606 (1942). — **Silen, W., H.A. Harper, D.L. Mawdsley,** and **W.L. Weirich:** Effect of antibacterial agents on ammonia production within the intestine. Proc. Soc. exp. Biol. (N.Y.) 88, 138 (1955). — **Simmons, D.H.:** A study of factors influencing renal acid excretion. Proc. 1st int. Congr. Nephrol., p. 709. Basel: S. Karger 1961. — **Singer, R.B.,** and **A.B. Hastings:** An improved clinical method for the estimation of disturbances of the acid-base balance of human blood. Medicine (Baltimore) **27**, 223 (1948). — **Slyke, D.D. van, G.C. Linder, A. Hiller, L. Leiter,** and **J.F. McIntosh:** The excretion of ammonia and titrable acid in nephritis. J. clin. Invest. **2**, 255 (1926). — **Slyke, D.D. van, R.A. Phillips, P.B. Hamilton, R.M. Archibald, P.H. Futcher,** and **A. Hiller:** Glutamine as source material of urinary ammonia. J. biol. Chem. **150**, 481 (1943). — **Smith, H.W.:** The physiology of the kidney. New York: Oxford University Press 1937. — **Smith jr., L.H.,** and **G.E. Schreiner:** Studies on renal hyperchloremic acidosis. J. Lab. clin. Med. **43**, 347

(1954). — **Solomon, S.:** Transtubular potential differences of rat kidney. J. cell. comp. Physiol. **49**, 351 (1957). — **Squires, R. D.,** and **E. J. Huth:** Experimental potassium depletion in normal human subjects. I. Relation of ionic intakes to the renal conservation of potassium. J. clin. Invest. **38**, 1134 (1959). — **Stadie, W. C.,** and **H. O'Brien:** The catalysis of the hydration of carbonic dioxide and dehydration of carbonic acid by an enzyme isolated from the red blood cells. J. biol. Chem. **103**, 521 (1933). — **Stanbury, S. W.:** Azotaemic renal osteodystrophy. Brit. med. Bull. **13**, 57 (1957). — **Stanbury, S. W.,** and **R. F. Mahler:** Salt-wasting renal disease. Quart. J. Med. **28**, 425 (1959). — **Stanbury, S. W.,** and **A. E. Thomson:** The renal response to respiratory alkalosis. Clin. Sci. **11**, 357 (1952). — **Stapleton, T.:** Idiopathic renal acidosis in an infant with excessive loss of bicarbonate in the urine. Lancet **1949** I, 683. — **Steinmetz, P. R.,** and **N. Bank:** Effects of acute increases in the excretion of solute and water on renal acid excretion in man. J. clin. Invest. **42**, 1142 (1963). — **Stern, J. R., S. Ochoa,** and **F. Lynen:** Encymatic synthesis of citric acid. V. Reaction of acetyl coencyme A. J. biol. Chem. **198**, 313 (1952). — **Sullivan, L. P.,** and **M. McVaugh:** Effect of rapid and transitory changes in blood and urine pH on ammonia excretion. Amer. J. Physiol. **204**, 1077 (1963). — **Sullivan, L. P., W. S. Wilde,** and **R. L. Malvin:** Renal transport sites for K, H, and NH_3. Effect of impermeant anions on their transport. Amer. J. Physiol. **198**, 244 (1960). — **Sullivan, W. J.,** and **P. J. Dorman:** The renal response to chronic acidosis. J. clin. Invest. **34**, 268 (1955). — **Swan, R. C.,** and **R. F. Pitts:** Neutralization of infused acid by nephrectomized dogs. J. clin. Invest. **34**, 205 (1955).

Thomas, S.: Some effects of change of posture on water and electrolyte excretion by the human kidney. J. Physiol. (Lond.) **139**, 337 (1957). — **Thompson, D. D.,** and **H. H. Hiatt:** Renal reabsorption of phosphate in normal human subjects and in patients with parathyroid disease. J. clin. Invest. **36**, 550 (1957). — **Toussaint, C.,** and **P. Vereerstraeten:** Effects of blood pH changes on potassium excretion in the dog. Amer. J. Physiol. **202**, 768 (1962).

Ullrich, K. J., H. H. Hilger u. **J. D. Klümper:** Sekretion von Ammoniumionen in den Sammelrohren der Säugetierniere. Pflügers Arch. ges. Physiol. **267**, 244 (1958). — **Ussing, H. H.,** and **K. Zehran:** Active transport of sodium as the source of electric current in the short-circuited isolated frog skin. Acta physiol. scand. **23**, 110 (1951).

Villamil, M. F., N. Yeyati, M. A. Enero, C. C. P. Alvarez, and **A. C. Taquini:** Renal excretion of hydrogen ion in chronic renal failure. Helv. med. Acta **30**, 47 (1963).

Walker, A. M.: Ammonia formation in the amphibian kidney. Amer. J. Physiol. **131**, 187 (1940). — **Walker, A. M., P. A. Bott, J. Oliver,** and **M. C. MacDowell:** The collection and analysis of fluid from single nephrons of the mammalian kidney. Amer. J. Physiol. **134**, 580 (1941). — **Watten, R. H., F. M. Morgan, Y. N. Singkhla, B. Vanikati,** and **R. A. Philipps:** Water and electrolyte studies in cholera. J. clin. Invest. **38**, 1879 (1959). — **Webster, G. D., E. J. Huth, J. R. Elkinton,** and **R. A. McCance:** The renal excretion of hydrogen ion in renal tubular acidosis. Amer. J. Med. **29**, 2, 576 (1960). — **Winkler, A. W., H. E. Hoff,** and **P. K. Smith:** The toxicity of orally administered potassium salts in renal insufficiency. J. clin. Invest. **20**, 119 (1941). — **Womersley, R. A.,** and **J. H. Darragh:** Potassium and sodium restriction in the normal human. J. clin. Invest. **34**, 456 (1955). — **Wood, F. J. Y.:** Ammonium chloride acidosis. Clin. Sci. **14**, 81 (1955). — **Wrong, O. M.:** Tests of renal function. In: Renal disease (D. A. K. Black, ed.), p. 440. Oxford: Blackwell Sci. Publ. 1962. — **Wrong, O.,** and **H. E. F. Davies:** The excretion of acid in renal disease. Quart. J. Med., N.S. **28**, 259 (1959).

Yaffe, S. J., J. M. Craig, and **F. X. Fellers:** Studies on renal enzymes in a patient with renal tubular acidosis. Amer. J. Med. **29**, 168 (1960).

Zellerström, R., N. O. Ercson, and **J. Winberg:** Separate renal function studies in predominantly unilateral hydronephrosis. Acta paediat. (Uppsala) **47**, 540 (1958). — **Zimmermann, W. E.:** Anwendung und Wirkung von Trishydroxymethylaminomethan (THAM). Pharm. Z. **1964**, 692.

Abgeschlossen am 30. April 1965

Die Immunologie der Nephropathien und Nierentransplantation

Von

E. F. Pfeiffer, K. Federlin und F. Wahlig

Mit 37 Abbildungen

I. Einleitung

Pathogenetische Probleme hatten von jeher für die Nierenerkrankungen eine praktisch wichtige Bedeutung. Der beste Beweis ist die schnelle Anerkennung, die das „Pathogenetische System der Brightschen Nierenkrankheiten" von VOLHARD und FAHR (1913) schon bald nach seiner Aufstellung gefunden hat. Erst nach dieser Klassifizierung der Nierenkrankheiten in degenerative, entzündliche und arteriosklerotische Leiden war es möglich, feste morphologische Begriffe mit den funktionellen Symptomen der Klinik zu verbinden. Prognostische Aussagen wurden möglich.

In unseren Tagen erbrachte die Nierenbiopsie den für VOLHARD und FAHR noch undenkbaren Fortschritt, bereits am Krankenbett den klinischen Befund durch das Gewebssubstrat kontrollieren zu können. Eine umfassende kritische Revision der traditionellen Vorstellungen auf dem Boden der bioptischen Untersuchung, unter Einschluß aller modernen elektronenoptischen, immunhistologischen und histologischen Techniken, wartet auf ihren Autor.

Immunologische Vorgänge nahmen schon früh in der Pathogenese der Nierenkrankheiten einen hervorragenden Platz ein. Dies gilt vor allem für die diffusen Glomerulonephritiden. Es ist richtig, daß auch bei der zahlenmäßig so viel häufigeren Pyelonephritis immunologische Faktoren beteiligt sein können (UEDA, TAKASU und SAKAI, 1966). Die interstitiellen Veränderungen der chronischen Pyelonephritis sind nicht an die kontinuierliche Anwesenheit von Bakterien gebunden (BROD und PRAT, 1966). Das interstitielle Nierengewebe wird aber durch so viele verschiedenartige und gewiß nicht immunologische Faktoren alteriert [Schwermetalle, Mineralhaushaltsstörungen, Medikamente (Analgetika)], daß Antigen-Antikörper-Reaktionen schwerlich eine wesentliche Bedeutung zuerkannt werden kann. Schließlich wird die akute Pyelonephritis im Experiment nahezu ausschließlich durch die hämatogene Bakterieninoculation, in der Klinik durch die von der Blase aufsteigende Bakterieninvasion, direkt und unmittelbar, hervorgerufen (HEPTINSTALL, 1966). Durch rechtzeitige antibiotische Behandlung können in Experiment und Klinik kurzfristig alle Symptome zum Verschwinden gebracht werden. Dies rückt für die Pyelonephritis die bakterielle Ätiologie derart in den Vordergrund, daß immunologische Mechanismen, wenn überhaupt, nur eine untergeordnete Rolle spielen können. Die Immunologie der Pyelonephritis soll daher im folgenden außer acht gelassen werden.

Ganz anders liegen die Verhältnisse für die akute hämatogene diffuse Glomerulonephritis. Schon die attributive Bezeichnung „postinfektiös" wies darauf hin, daß das Auftreten der Nierenentzündung *nach* einer Streptokokkeninfektion, und nicht auf dem Höhepunkt des durch Keimaktivität gekennzeichneten akuten Infekts, erfolgte. Zahllose bakteriologische und serologische Untersuchungen machten deutlich, daß eine Invasion des Nieren- und Harntraktes mit *lebenden* Erregern zum Zeitpunkt der ersten nephritischen Symptome nicht vorlag.

Aber auch eine simple Schädigung des Nierengewebes mit Streptokokkenbestandteilen oder -toxinen nach Abklingen des Infektes war mit der massiven entzündlichen Gewebsreaktion schlecht in Einklang zu bringen. Erst der Vergleich mit der menschlichen Serumkrankheit schien weiterzuhelfen (ESCHERICH und SCHICK, 1906). Die Streptokokkenvorkrankheit wurde mit der Antigenzufuhr, das Intervall zwischen Infekt und Ausbruch der Nephritis mit dem zur aktiven Antikörperbildung erforderlichen Zeitraum identifiziert. Mit einer gewissen Eintönigkeit versucht die klinische Forschung seit nunmehr mehr als einem halben Jahrhundert, die Partner der so wahrscheinlichen Immunreaktion näher zu definieren und die Voraussetzungen der zwangsläufig glomerulären Reaktion zu klären. Trotz wesentlicher Fortschritte und erstaunlicher Anstrengungen sind die eigentlichen Modalitäten der die Nephritis auslösenden Antigen-Antikörper-Reaktion nach wie vor nicht bekannt.

Bedeutende Impulse erhielt die Nephritisforschung ebenfalls seit Beginn dieses Jahrhunderts durch das Experiment. Der gegen die älteste Form der experimentellen Nephritis, die Nephrotoxin- (LINDEMANN, 1900) oder Masugi-Nephritis vorgebrachte Einwand, daß ihr pathogenetischer Mechanismus, die Erzeugung einer passiven Anaphylaxie durch Injektion heterologer Anti-Nieren-Antikörper, einen Vergleich mit der menschlichen Nephritis notwendigerweise ausschlösse, ist heute nicht mehr gültig. Es liegen überzeugende Beweise dafür vor, daß die heterologen Antikörper im wesentlichen die Funktion eines an Glomerulus oder Basalmembran der Glomeruluscapillaren fixierten Antigens ausüben; ihre Rolle kann auch von anderen heterologen Serumproteinen oder Proteinfraktionen mit essentieller Nierenaffinität übernommen werden. Entscheidend ist nach einmal stattgehabter Nierenfixation die Antikörperproduktion des sensibilisierten Individuums. Sie kann auch dann zur Nephritis führen, wenn körpereigene oder heterologe Glomeruli oder Basalmembranen zur Sensibilisierung verwandt wurden. Nach anfänglicher Skepsis gegenüber der klinisch und morphologisch von der menschlichen Glomerulonephritis recht verschiedenen Autoimmunnephrose, die auf diesem Wege erzeugt worden war (HEYMANN et al., 1962), haben wir unsere Einstellung ändern müssen. Die bei bestimmten Species (Schaf) durch Autoimmunisierung hervorgerufenen Glomerulonephritiden gleichen den schwersten akuten Glomerulonephritiden des Menschen (STEBLAY und RUDOFSKY, 1966).

Eine besondere Variante der experimentellen Nephritisforschung entwickelte sich aus einer fast vergessenen Beobachtung zu Anfang dieses Jahrhunderts. Es gelang erneut der Nachweis der schädlichen Wirkung löslicher Antigen-Antikörper-Komplexe, die sich am Gefäßbindegewebe der Nieren fixieren (GERMUTH und McKENNON, 1957; DIXON, FELDMAN und VAZQUEZ, 1961). Entzündliche Reaktionen rufen sie vor allem dann hervor, wenn das Antigen, gegen das der endogene Antikörper gebildet wurde, im Überschuß vorliegt. Bei mangelhafter Antikörperproduktion kommt der pathogene Prozeß nicht zur Ruhe. Bei ausreichender Antikörperbildung bleibt es bei der akuten Nierenentzündung mit Ausheilung. Damit soll das Phänomen auch eine plausible Erklärung für das Fortschreiten der akuten Entzündung in die chronische bieten (DIXON, 1966).

Für das Verständnis der Pathogenese der Glomerulonephritis schlechthin lieferte das Experiment somit zwei Mechanismen: Einerseits die Entstehung von Antikörpern, die sich gegen exogene Antigene richten, die zuvor *an* der Basalmembran der Glomeruli fixiert wurden, oder gar mit dem endogenen Antigen *in* der Basalmembran reagieren, nachdem sie durch homologe (allogene) oder heterologe Sensibilisierung auf den Plan gerufen wurden. Dieser Mechanismus ist als nierenspezifisch anzusprechen. Andererseits die pathogene Wirkung von löslichen Antigen-Antikörper-Komplexen, die wegen der besonderen Eigenschaften des Gefäßbindegewebes der Nieren in den Glomeruli zur Ablagerung kommen. Dieser Mechanismus ist als unspezifisch zu bezeichnen. Übergänge zwischen beiden Mechanismen scheinen möglich. Ein nephrotoxisches Anti-Nieren-Serum enthält zwei Typen von Antikörpern: Einen schnell fixierenden, stark nierenaffinen und -aviden, und einen langsam lokalisierenden, weniger spezifisch nierenfixierenden und -aviden. Der zweite Antikörpertyp weist erhebliche extrarenale Lokalisationen auf und dissoziiert immer wieder von seinen Gewebsbindungsstellen. Er läßt sich sowohl mittels radioaktiv markierter Nephrotoxine (Unanue und Dixon, 1965; Unanue, Dixon und Lee, 1966) als auch fluorescenzoptisch am Modell der einseitigen Nephritis demonstrieren (Pfeiffer und Federlin, 1966; Federlin et al., 1966). Es ist denkbar, wenn auch noch nicht bewiesen, daß auch derartige, vom renalen und extrarenalen Gewebe abdissoziierende Antikörper, die von dem injizierten Versuchstier als Antigen empfunden werden müssen, mit ihrem (Anti-) Antikörper zirkulierende Komplexe bilden und sekundär Nierenschädigungen auslösen.

Es soll die Aufgabe der drei folgenden Abschnitte sein, die im Experiment konstruierten Modell-Mechanismen bei der spontanen Glomerulonephritis des Menschen wieder aufzufinden. Besonders wird auf die im Experiment und in der Klinik beobachteten Übertragungen der Glomerulonephritis vom kranken auf ein gesundes Tier (Pfeiffer et al., 1954; Hess, Ashworth und Ziff, 1962; u.a.), oder, wie bei der Nierentransplantation, von der erkrankten auf eine gesunde (isologe) menschliche Niere (Murray et al., 1958; Pfeiffer und Merrill, 1962), eingegangen werden. Der Abschnitt über den derzeitigen Stand der Nierentransplantation stellt daher eine notwendige Ergänzung der Ausführungen über die Immunologie der experimentellen und menschlichen Nephritis dar. Auf keine andere Weise läßt sich die Bedeutung krankheitserregender, cellulärer und humoraler Antikörper oder Faktoren überzeugender deutlich machen als durch das freiwillige oder unfreiwillige Übertragungsexperiment. Es kann schließlich den Schlüssel für das Verständnis der mysteriösen Vorgänge liefern, die von der akuten Glomerulonephritis über die chronische bis zur Schrumpfniere führen.

Literatur

Brod, J., u. V. Prat: Pyelonephritis. III. Internat. Congr. Nephrol. Washington 1966, Abstr. S. 99.

Dixon, F. J.: Pathogenesis of immunologically induced glomerulonephritis. III. Intern. Congr. Nephrol. Washington 1966, Abstr. S. 59. — **Dixon, F. J., J. D. Feldman,** and **J. J. Vazquez:** Experimental glomerulonephritis. The pathogenesis of a laboratory model resembling the spectrum of human glomerulonephritis. J. exp. Med. **113**, 889 (1961).

Federlin, K., W. Marx, S. Crespien, K. H. Ostner, W. Menzel u. **E. F. Pfeiffer:** Studien zur „Übertragung" der Masugi-Nephritis der Ratte. X. Versuche zur Erzeugung einer einseitigen Nephritis bei der Ratte und zum Problem der Nierenfixation des heterologen Antikörpers. Z. Immun.-Forsch. **131**, 480 (1966).

Heptinstall, R. H.: Experimental pyelonephritis: Profit and loss. III. Intern. Congr. Nephrol. Washington 1966, Abstr. S. 60. — **Hess, E., C. T. Ashworth,** and **M. Ziff:** Transfer of an autoimmune nephrosis in the rat by means of lymph node cells. J. exp. Med. **115**, 421 (1962). — **Heymann, W., B. Hackel, W. Hunter,** and **F. Cuppage:** Transfer of experimental autoimmune nephrosis in rats. Proc. Soc. exp. Biol. (N.Y.) **111**, 568 (1962).

Lindemann, W.: Sur le mode d'action de certains poisons rénaux. Ann. Inst. Pasteur **14**, 49 (1900).

Murray, J. E., J. P. Merrill, and **J. H. Harrison:** Kidney transplantation between seven pairs of identical twins. Ann. Surg. **148**, 343 (1958).

Pfeiffer, E. F., and K. Federlin: Experimental chronic glomerulonephritis: Role of nephritogenic cells and circulating kidney fixing antibodies in its immunologic mechanism. III. Intern. Congr. Nephrol. Washington 1966, Abstr. S. 63 (im Druck). — **Pfeiffer, E. F.,** u **J. P. Merrill:** Die Autoaggression in der Pathogenese der diffusen Glomerulonephritis. Dtsch. med. Wschr. **87**, 934 (1962). — **Pfeiffer, E. F., K. Schöffling, W. Sandritter, J. Schröder, K. Steigerwald** u. **L. Wolf:** Studien zur „Übertragung" der Masugi-Nephritis der Ratte. I. Die Übertragung durch kurzdauernde Parabiose. Z. ges. exp. Med. **124**, 471 (1954).

Steblay, R. W., and **M. Rudofsky:** Transfer of nephritis in sheep by sheep plasma containing antibodies reacting with sheep glomerular basement membrane (G.M.B.). III. Intern. Congr. Nephrol. Washington 1966, Abstr. S. 278.

Ueda, Y., T. Takasy, and **O. Sakai:** The study of experimental pyelonephritis: The effect of E. coli endotoxin in the progression of chronic pyelonephritis. III. Intern. Congr. Nephrol. Washington 1966, Abstr. S. 61. — **Unanue, E. R.,** and **F. J. Dixon:** Experimental glomerulonephritis: V. Studies on the interaction of nephrotoxic antibodies with tissues of the rat. J. exp. Med. **122**, 697 (1965). ~ Experimental glomerulonephritis: VI. The autologous phase of nephrotoxic serum nephritis. J. exp. Med. **122**, 715 (1965). — **Unanue, E. R., F. J. Dixon,** and **S. Lee:** Experimental glomerulonephritis: VIII. The in vivo fixation of heterologous nephrotoxic antibodies to, and their exchange among tissues of the rat. Int. Arch. Allergy **29**, 140 (1960).

Volhard, F., u. **Th. Fahr:** Die Bright'sche Nierenkrankheit. Klinik, Pathologie und Atlas. Berlin: Springer 1913.

II. Die Immunologie der experimentellen Nephropathie

A. Die akute Nephrotoxin-Nephritis

1. Allgemeines über Cytotoxine und die sogenannte Masugi-Nephritis

Die Cytotoxinforschung begann mit der Entdeckung der Erythrocytenhämolysine durch BORDET im Jahre 1897 und fand ihre Fortsetzung in der Erzeugung von Antiseren gegen praktisch jedes Gewebe, so daß RÖSSLE anfangs der 30er Jahre schon die ironische Empfehlung aussprach, man müsse nur noch ein Antiserum gegen Nabelschnüre herstellen, um nun auch wirklich alles durchprobiert zu haben. Die experimentelle Immunologie nahm in der Tat durch die Ausdehnung derartiger Versuche auf die verschiedensten Gewebe und Species einen damals ungeahnten Aufschwung und von einer Erschöpfung dieses fruchtbaren Gedankens aus der Zeit um die Jahrhundertwende kann auch heute noch keine Rede sein. Einen frühen Höhepunkt erreichte diese Forschungsrichtung unmittelbar im Anschluß an die Beobachtungen BORDETS zu Beginn des Jahrhunderts in Paris, wo sich unter der Ägide METCHNIKOFFs eine Reihe von jungen Forschern am Pasteur-Institut nur mit Cytotoxinen beschäftigte, zu einer Zeit also, als man über die Gesetze der Immunitätsforschung wenig oder nichts wußte.

Mit vom Schaf gewonnenen Cytotoxinen gegen Kaninchenhirnsubstanz erzeugte man Encephalitiden (CENTANNI, 1904—1907), mit nephrotoxinhaltigem Meerschweinchenserum bei Kaninchen eine Nephritis (LINDEMANN, 1900), mit Hepatotoxinen schwere Leberparenchymschäden (DELECZENNE, 1900).

Entsprechend dem Lysisbegriff des Bordetschen Hämolysins brauchte man häufig für die Organantikörper noch den Ausdruck Nephro- oder Hepatolysin (ASCOLI u. FIGARI, 1902). Er entsprach der damals herrschenden Vorstellung über die Art der Cytotoxinschäden, die man in der Auflösung der Parenchymzelle (Cytolyse) des betroffenen Organs erblickte.

Für die Niere bedeutete dies das Primat der degenerativen Tubulusveränderungen, die von den französischen und anderen Autoren der damaligen Zeit ganz in den Vordergrund gestellt wurden (LINDEMANN, NEFEDIEFF, BIERRY, CASTAIGNE u. RATHERY, ASCOLI u. FIGARI, PEARCE). Die Glomeruli fand man nur gering verändert und die spärlichen Angaben über Eiweißaustritte in den Kapselraum wurden nicht für eine primäre Schädigung der Glomeruli gewertet. Das Krankheitsbild war in der Regel schwer und die Tiere gingen meist 3—5 Tage nach der Injektion des Antiserums an Urämie zugrunde. Es ist merkwürdig, daß nach diesen intensiven Bemühungen eine der menschlichen Glomerulonephritis ähnliche experimentelle Nierenentzündung zu erzeugen, das Interesse an diesem Problem über Jahrzehnte hin erloschen war. Erst als MASUGI um 1930 seine Versuche über die Nephrotoxin-Nephritis veröffentlichte, interessierte dieses Thema bis zur Gegenwart dermaßen, daß diese Form der experimentellen Nierenentzündung im deutschen Sprachbereich die Bezeichnung Masugi-Nephritis behielt. Dabei hatte LINDEMANN diese Methode 30 Jahre zuvor inauguriert und war das Verfahren auch in der Zwischenzeit von einzelnen anderen Autoren immer wieder beschrieben worden (WILSON u. OLIVER, 1920; TAKEDA, 1928). Die Verbindung des Namens des japanischen Forschers MASUGI mit der Nephrotoxin-Nephritis entspricht jedoch durchaus seinen Verdiensten. Er war es, der

1. mit Sicherheit nachwies, daß der primäre Schaden des Nephrotoxins am Gefäßapparat des betreffenden Organs ansetzt und die Parenchymzelle, d. h. der tubuläre Apparat, nur sekundär betroffen wird, und

2. die morphologischen Auswirkungen seiner anti-Nieren- und anti-Leberseren mit den Gewebsveränderungen verglich, die beim aktiv-allergischen Geschehen auftreten und in klassischer Weise von RÖSSLE und seiner Schule sowie von LETTERER (1959) beschrieben wurden (vgl. KRECKE, 1954; BOHLE et al., 1954). Hierdurch fühlte sich MASUGI zu dem Schluß berechtigt, denjenigen Anschauungen beizupflichten, die die akute Nierenentzündung auf eine allergische Gewebsreaktion zurückführten.

Die ersten Arbeiten publizierte MASUGI zum Teil zusammen mit TOMIZUKA (1928—1931) in schwer zugänglichen japanischen Zeitschriften. Sie werden zum größten Teil noch von den Vorstellungen über die Cytolyse der Parenchymzelle beherrscht. Erst 1933 erschien seine später so bekannt gewordene Veröffentlichung über die durch ein anti-Rattennierenserum des Kaninchens hervorgerufene Nephritis der Ratte, die praktisch eine Zusammenfassung seiner früheren Mitteilungen darstellt. Jetzt wurden auch die Autoren, die über Fibrinthrombenbildung in den Glomerulusschlingen und über Herzhypertrophie mit sekundärer Schrumpfniere berichtet hatten (PEARCE, 1904; BIERRY, 1901; SATA, 1906), berücksichtigt, und, analog den Ansichten von WILSON u. OLIVER (1920) sowie TAKEDA (1928), die „vasculäre Läsion“ einer Anerkennung gewürdigt.

Als glomeruläre Frühveränderungen, die innerhalb 4—5 Std nach Injektion des Serums zu beobachten sind, beschrieb MASUGI drei verschiedene Grade der Gewebsreaktion:

1. Leukocytenansammlungen, Hypertrophie und Hyperplasie der Endothelien, Erythrocytenarmut in den Capillaren.

2. Fibrinthrombenbildung in den Glomerulusschlingen, denen sich innerhalb von 24 Std Hypertrophie und Hyperplasie der Knäuelepithelien anschließen kann.

3. Eine nur nach Injektion weniger „starker“ Seren auftretende Stase, eine strotzende Erythrocytenanschoppung der Glomeruli, die sich bis zu einer Dauerstase im Sinne von RICKER auswuchs.

Für die Manifestation der einen oder anderen Form machte MASUGI sowohl die Reaktionsweise des serumempfangenden Tieres als auch die Stärke des nephrotoxischen Antikörpers verantwortlich. Die mitunter beobachtete Granulombildung des glomerulären Vas efferens wird mit Entartung der Wandelemente „als Ausdruck nur verschiedener Grade der Durchtränkungserscheinungen der Gefäßwand mit plasmatischen Bestandteilen des Blutes“ erklärt und dieselbe Permeabilitätssteigerung auch für die Histiogenese der tubulären Veränderungen durch „Rückresorption“ des ausgeschiedenen Eiweißes durch die Kanälchenepithelien verantwortlich gemacht. Die „Cytolyse“ der Parenchymzelle wurde hiermit endgültig verlassen und die mit spezifischen Funktionen ausgestattete Gefäßschlinge völlig in den Vordergrund gerückt.

MASUGI und TOMIZUKA (1931) müssen auch als die ersten angesehen werden, die die cytotoxische Organschädigung als Ausdruck einer lokalen umgekehrten anaphylaktischen Reaktion ansahen und damit dem Begriff des Cytotoxins nur noch historische Bedeutung zuwiesen. Entscheidend für diese Begriffsbildung was die Beobachtung tödlicher anaphylaktischer Schocks bei Ratten, denen ein nicht ganz reines, d. h. lediglich gegen Nierengewebe gerichtetes, sondern auch Antikörper gegen Rattenerythrocyten und Rattenserumbestandteile enthaltendes Antiserum injiziert wurde. MASUGI sah hier richtig die Parallele zu der umgekehrten Anaphylaxie des Meerschweinchens, dem ein heterogenetisches Forssmannsches Antiserum injiziert wird (FORSSMANN, 1911; REDFERN, 1928).

MASUGI verglich die Ergebnisse seiner Untersuchungen nach Injektion eines nephrotoxischen Serums einerseits mit denen, die RÖSSLE, GERLACH u. KLINGE (1930) bei hochsensibilisierten Tieren erhielten, andererseits mit den von FRÖHLICH (1914) am Froschmesenterium durchgeführten Untersuchungen. FRÖHLICH (1914) hatte als Ausdruck der schweren Capillarschädigung die „Plasmastase", als Ausdruck einer schwächeren Capillarreaktion die „Plasmalücke" beschrieben. MASUGI kam aufgrund dieser Untersuchungen zu der folgenden grundsätzlichen Feststellung:

„Aufgrund solcher Untersuchungen scheint mit großer Wahrscheinlichkeit der allgemeine Schluß erlaubt, daß die Antigen-Antikörperreaktion, die sich in einem Organismus abspielt, gleichgültig, ob der Antikörper durch vorherige Sensibilisierung in den Zellen präexistiert und das Antigen der Vorbehandlung den antikörperhaltigen Zellen nachträglich zugeführt wird (normale allgemeine oder lokale Anaphylaxie) oder ob die Zellen selbst antigenhaltig sind und der Antikörper dann hinzukommt (umgekehrte Anaphylaxie oder cytotoxische Organläsion), im Wesen gleiche Wirkungen hervorruft. Diese Vorstellung spricht ja dafür, daß einzig und allein die von DOERR vertretene celluläre Theorie der Anaphylaxie zu Recht besteht" (MASUGI, 1933).

1934 berichtete MASUGI dann über analoge Untersuchungen an der Nephritis des Kaninchens, wobei er sich der Kombination Kaninchen-Ente bediente. Er ließ somit bei einer ganz anderen Tierspecies, einer Vogelart, das Anti-Nierenserum entstehen. Bei dieser Nephritis fiel nun auf, daß die spezifische Albuminurie im Gegensatz zur Rattennephritis erst nach einem Latenzstadium von 6—9 Tagen auftrat. Die Blutdrucksteigerung ging dagegen den Nierensymptomen zeitlich voraus. Histologisch waren im Gegensatz zur Ratte beim Kaninchen degenerative Veränderungen der Tubuli seltener anzutreffen, Halbmondbildungen an den Glomeruli wurden dagegen häufig gefunden, ebenso die bei der subchronischen und chronischen menschlichen Nephritis nie fehlende Verödung einzelner Nierenkörperchen. Im ganzen ähnelten diese Bilder noch mehr den Veränderungen, wie sie bei der typischen diffusen Glomerulonephritis des Menschen gefunden werden. Bemerkenswerterweise war bei beiden Tierarten eine primäre diffuse Nierenentzündung nur nach Injektion ausreichender Mengen von Antiserum zu beobachten. Nach Gabe kleinerer Dosen dominierten die Bilder der Herdnephritis. Hiermit wurde nicht nur gezeigt, daß auch die herdförmige Nephritis zum großen Teil auf allergisch bedingten Schlingenläsionen beruht, sondern daß auch das Mengenproblem eine wesentliche Rolle spielt. Fehlt der Antikörper in einem Teil der Glomeruli, so wird eben nur der besetzte Teil der Nierenkörperchen von der Entzündung befallen.

Es unterliegt keinem Zweifel, daß mit der Methode der nephrotoxischen Nephritis erstmals eine der menschlichen akuten diffusen Glomerulonephritis sowohl in morphologischer als auch in klinischer Beziehung weitgehend gleichende primär diffuse Nierenentzündung hervorgerufen worden war. Es erkrankten unter plötzlichem, akutem Beginn gleichzeitig alle Glomeruli in der typischen Weise, es waren alle funktionellen Symptome vorhanden und es kam auch in der Mehrzahl der Fälle und bei Verwendung eines genügend potenten Antiserums zu der unaufhaltbaren Progredienz der Nierenerkrankung mit ihren charakteristischen Bildern. Die Unterschiede in der Entwicklung und in der Morphologie der experimentellen Nephritis nach dem Modell von MASUGI bei der Ratte bzw. beim Kaninchen weisen auf speciesbedingte Unterschiede im pathogenetischen Mechanismus der Nephritis hin, auf die später noch eingegangen wird.

2. Die Spezifität des Antigens und des nephrotoxischen Antikörpers

Immunisiert man eine Tierspecies mit dem Gewebe einer anderen Tierart, so richten sich die gebildeten Antikörper gegen sämtliche in irgend einer Weise antigen wirkenden Bestandteile des injizierten Gewebes. Hierbei handelt es sich einerseits um streng organ-spezifische Antikörper, andererseits um Antikörper, die sich gegen Bindegewebs- und Gefäßantigene sowie gegen Reste von Serum oder Erythrocyten richten und schließlich um artspezifische Antikörper. Unter Umständen kommt auch noch ein sog. Forssmann-Antikörper hinzu, falls die das Antiserum liefernde Species kein Forssmann-Antigen enthält und mit Forssmann-positivem Material immunisiert wurde. Abgesehen von diesen Unterschieden in der Zusammensetzung einer Nierenzellsuspension kommt nun noch die Vielzahl der einzelnen Antigene aus dem Zellinneren hinzu, die bei der Aufbereitung der zur Immunisierung benutzten Nieren frei werden. Es ist also ganz unmöglich, bei der Diskussion der Masugischen Experimente von einem oder *dem* Nierenantigen zu sprechen. Denn ebenso wenig handelt es sich nicht nur um einen nephrotoxischen Antikörper, sondern um eine Vielzahl. Obgleich ROTHER und SARRE mit Recht Einwände gegen die Bezeichnung „Nephrotoxin“ erhoben und dafür den Ausdruck „nephrotrope Antikörper“ vorschlugen, ist auch diese Wortschöpfung nicht sehr glücklich, da einerseits kein eigentlicher Tropismus vorliegt und zum anderen nicht zum Ausdruck kommt, daß der Antikörper zu einer Schädigung der Niere führt.

Der fast isolierte Befall der Glomeruli bei der durch Antikörper erzeugten Nephritis, d. h. das Bild der Glomerulitis, ließ bereits früh daran denken, daß das eigentliche Antigen oder zumindest die „Antigene der engeren Wahl“ im Glomerulus selbst zu suchen seien (SMADEL, 1936/37). Wesentlich früher fand PEARCE (1904), daß nur die Nierenrindensubstanz nötig ist, um ein genügend potentes Antiserum zu liefern. SOLOMON et al. (1949) zeigten dann fast ein halbes Jahrhundert später auf indirekte Weise, durch Absättigung der nephrotoxischen Antikörper, daß das Antigen in den Glomeruli zu finden ist. HEYMANN, GILKEY und SALEHAR (1950) bestätigten diese Ergebnisse. Schließlich beobachteten GREENSPON und KRAKOWER (1950), daß mit Glomeruli aus Hundenieren bei Kaninchen ein sehr potentes Nephrotoxin erzeugt werden konnte. KRAKOWER und GREENSPON fanden 1951 in Fortsetzung ihrer Untersuchungen, daß die Basalmembran die wesentliche Antigenstruktur der Glomeruli darstellt. Interessanterweise nimmt die Potenz des Nephrotoxins ab, wenn die Basalmembran isoliert, also ohne Endothelzellen und Deckepithelien, zur Immunisation benutzt wird.

Die bisherigen Versuche, die antigenen Substanzen der Niere bzw. des Glomerulus biochemisch und immunochemisch näher zu definieren, brachten keine großen Fortschritte. EISEN und PRESSMAN (1950) zeigten, daß man das Antigen weder mit Aceton noch mit Äther aus der Nierenemulsion von Ratten extrahieren kann. Auf der anderen Seite scheint es aber mit bestimmten Verfahren doch zu gelingen, auch das gewöhnlich unlösliche Gefäßantigen in einer löslichen Form mit tatsächlich neutralisierender Wirkung darzustellen. Auf diese Möglichkeit wurde bereits 1950 von MÖLLER und PFEIFFER hingewiesen. Wie SWIFT und SMADEL (1937) es mit Nierengewebssuspensionen zeigten, so gelang es MÖLLER und PFEIFFER, die spezifischen, nierenschädigenden Antikörper durch *zellfreie* Niereneiweißlösungen zu neutralisieren. Da Substanzen mit Reninwirkung auch aus anderen Gefäßprovinzen als denen der Niere gewonnen werden können (JIMINEZ-DIAZ, 1948), zeigt dieser Befund besonders deutlich, daß das verantwortliche Gefäßantigen auch auf diese Weise von dem unlöslichen Gefäßmaterial abgetrennt werden kann, und die basalotropen Antikörper abzubinden vermag. COLE, CROMARTIE und WATSON (1951) vermuteten, daß es sich bei dem Antigen um Protein-Polysaccharide bzw. Lipoidverbindungen handeln müsse, zumal es ihnen wie MÖLLER u. PFEIFFER sowie auch BAXTER (1953) gelang, nephrotoxische Seren mittels Niereneiweißkomplexen zu neutralisieren.

Im Gegensatz zu älteren Theorien, daß die Basalmembran der Glomeruli Folge einer Polymerisation von Grundsubstanzmaterial sei, sprechen neue Untersuchungen von MIDGLEY und PIERCE (1963) dafür, daß zumindest bei der Maus die Basalmembran ein Sekretionsprodukt der epithelialen Deckzellen ist. Diese Hypothese wird durch die bereits erwähnten Befunde von GREENSPON und KRAKOWER (1951) gestützt, aus denen hervorging, daß die Antigenität der Basalmembran nachläßt, wenn die Epithelzellen entfernt werden.

Andererseits versuchte man schon früh, den eigentlichen Antigenbestandteil des Nierengewebes durch Absättigungsversuche zu erfassen. SWIFT und SMADEL (1937) zeigten, daß durch Vorspritzen einer Nierenzellsuspension unmittelbar vor Injektion des nephrotoxischen Serums die gegen die Niere gerichteten Antikörper im Kreislauf der Ratte abgefangen und neutralisiert wurden; die Nephritis blieb aus.

Von großer Bedeutung war es, daß bei derartigen Versuchen kein Eiweißextrakt als Antigen verwandt werden durfte, sondern nur Gewebspartikel („The midzone of the sediment" der Nierenemulsion) zur Absorption benutzt werden konnten. Hieraus war schon der Schluß zu ziehen, daß die organspezifischen Antikörper immer nur durch unlösliche Gewebsbestandteile abgebunden werden. Dieses Ergebnis erklärt aber auch die Tatsache, daß entgegen den Ansichten von MASUGI (1933), von TSUJI (1936/37) und von KAY (1940/42) paradoxerweise keine Möglichkeit besteht, aus der Höhe des Antikörpertiters gegen einen Niereneiweißextrakt eine Aussage über die Stärke der geweblichen Veränderungen zu machen, die durch Injektion des betreffenden nephrotoxischen Serums hervorgerufen werden. Dementsprechend werden auch gute Erfolge erzielt, wenn ein intaktes Organ von einem nephrotoxischen Antiserum durchströmt wurde. So ließ KAY (1942) nephrotoxisches Entenserum durch isolierte Kaninchennieren perfundieren und vermochte dann mit dem Perfusat keine Nephritis mehr auszulösen.

Während nun einerseits die Frage nach der eigentlichen Natur des Nierenantigens nicht beantwortet werden konnte, ist andererseits schon lange bekannt, daß auch extrarenal gelegene Antigene benutzt werden können, um nephrotoxische Antikörper herzustellen. So hatten MASUGI, SATO und TODO (1935) mit einem Anti-Herz, TSUJI (1936) mit einem Anti-Muskel, SMADEL (1936/37) mit einem Anti-Hirn-Serum, ROTHBARD und WATSON (1961) mit einem durch die Immunisierung mit Sehnen gewonnenen Antiserum eine Nephritis erzeugen können. SPÜHLER, ZOLLINGER und ENDERLIN (1951) konnten die früheren und noch ältere Befunde von MASUGI u. a. bestätigen. Sie benutzten ebenfalls Leber, Hirn und Muskel erfolgreich als Antigen. Besonders wirkungsvolle Antiseren konnten dabei durch Verwendung von Lungengewebe erhalten werden. Diese Ergebnisse stehen in völliger Übereinstimmung mit CHIKAMITSU (1940),

Hill, Cruickshank und Crossland (1953), sowie Pressman (1953), die ebenfalls mit Anti-Lungen-Seren arbeiteten. Lassen sich schon diese Ergebnisse nur damit erklären, daß es die in allen Organen enthaltenen Gefäße sind, die als Antigen die Bildung des nephrotoxischen Antikörpers bewirken, so hatte man inzwischen durch Verwendung der gefäßreichen Placenta sowie der Aorta als Antigen und die daher rührende Bildung nephrotoxischer Antiseren den Beweis für diese Vermutung erbringen können (Seegal und Loeb, 1946; Loeb et al., 1949, und Strehler, 1950).

Unter Einbeziehung der Resultate von Krakower und Greenspon ist es somit überaus wahrscheinlich, daß es das dem gesamten Gefäßsystem eigene Grundhäutchen ist, das als Basalantigen nicht nur die Bildung des nephrotoxischen Antikörpers anregt, sondern umgekehrt auch die Lokalisation des basalotropen Antikörpers bedingt (Pfeiffer und Bruch, 1953). Dennoch sind keineswegs alle Gefäßprovinzen in ihrer Antigenwirkung gleichrangig. Dies wird schon daraus erkennbar, daß es nach intravenöser Injektion beispielsweise eines Anti-Rattennieren-Serums vom Kaninchen bei der Ratte vorübergehend auch zum Niederschlag des Nephrotoxins in anderen Organen als der Niere kommt (Leber, Milz, Nebenniere), wie durch Untersuchungen von Müller-Ruchholtz et al. (1965) gezeigt werden konnte. Zu einer Schädigung kommt es lediglich an den Capillaren der Niere, d. h. an den Glomeruli. Hier ist die Haftfähigkeit des Nephrotoxins besonders groß. Der heterologe Antikörper konnte nach Untersuchungen von Ortega und Mellors (1956) noch nach 90 Tagen in der Niere nachgewiesen werden, fluorescenzoptische Untersuchungen von Seegal et al. (1962) erbrachten den Nachweis des Nephrotoxins sogar nach 290 Tagen. Ein gleichzeitig mitinjizierter Anti-Rattenlungen-Antikörper fand sich nach den Experimenten von Triedeman et al. (1962) dagegen nurmehr zu einem Bruchteil nach insgesamt 259 Tagen an der Basalmembran haftend.

Die fortdauernde Haftung des Kaninchenantikörpers an den Nierencapillaren und die sich successive entwickelnde Schädigung mit Abänderung der ursprünglichen morphologischen Struktur dürften ihre Ursache nicht zuletzt darin haben, daß die Glomeruluscapillaren eine Organfunktion mit höchster Differenzierung ausüben (Sarre, 1959). Der Versuch, körperfremdes Protein zu eliminieren, könnte die Ursache dafür sein, daß der heterologe Antikörper sich im Gegensatz zu dem Capillargebiet anderer Organe, auf dem er sich vorübergehend niedergeschlagen hat, nicht wieder lösen kann. Auf diesen Punkt werden wir an anderer Stelle (S. 1100ff.) anhand neuerer Untersuchungen noch zurückkommen.

a) Antigen und Antikörper

Lange Zeit war man von einer hohen Speciesspezifität des Antigens überzeugt, da die das nephrotoxische Antiserum liefernde Tierart nach der Einverleibung des artfremden Nierenantigens selbst nicht erkrankte. Simonsen (1953), der Kaninchen mit Hundenieren immunisierte, stellte lediglich fest, daß eine Komplementbindung nicht nur bei Reaktionen zwischen dem Kaninchenantikörper und dem Hundeantigen, sondern auch bei einer Reaktion zwischen dem Kaninchenantikörper und dem Nierengewebe des antikörperbildenden Tieres selbst stattfand, allerdings ohne dabei morphologische Nierenveränderungen hervorzurufen. Versuche von Staadsbaeder (1959) hatten gezeigt, daß Ratten, die mit Affennieren immunisiert worden waren, keine Antikörper gegen die Nieren einer anderen Species, beispielsweise gegenüber Kaninchen, aufwiesen. Die Folgerung war naheliegend, daß eine Autoimmunisation noch viel weniger wahrscheinlich sei, wenn schon die Immunisierung mit speciesfremden Nierengeweben an der eigenen Niere keine Reaktionen herbeiführte.

Derartige Vorstellungen, die sich offensichtlich auf eine viel zu schmale Basis der untersuchten Tierspecies gründeten, mußten nach neueren Untersuchungen entscheidend revidiert werden. So konnte STEBLAY (1962/63) bei Schafen und Affen eine Glomerulonephritis durch relativ kleine Dosen heterologen oder sogar homologen (hier war allerdings die Reaktion schwächer) Materials aus glomerulärer Basalmembran mit komplettem Freundschem Adjuvans erzeugen. Das Serum solcher Schafe induzierte aber auch eine Nephritis bei der Species, die das Nierenantigen geliefert hatte, z. B. beim Hund oder Kaninchen. Hierbei ist lediglich unklar, ob die Schädigung der Niere des sensibilisierten Tieres ebenfalls durch einen Serumantikörper oder aber durch einen zellgebundenen Antikörper bzw. sensibilisierte Zellen erfolgt (vgl. S. 1102ff.). Schließlich ließen sich auch bei Kaninchen nach Sensibilisierung gegen heterologes Nierengewebe nicht nur Antikörperbildung gegen das homologe Nierengewebe verfolgen, sondern auch die Entwicklung glomerulonephritischer Läsionen (UNANUE, 1966).

Bei allen diesen Untersuchungen wurde jedoch Freundsches Adjuvans zur Verstärkung der Immunisierung benutzt. Hiermit wurde dann das Gebiet der sog. Kombinationsimmunisierung betreten, auf das noch gesondert eingegangen werden soll (vgl. S. 1070ff.).

b) Grundsätzliches zur Lokalisation des nephrotoxischen Antikörpers

Zur Lokalisation des injizierten nephrotoxischen Antikörpers benutzte man einerseits Isotopen (^{131} und ^{125}J, ^{45}S und ^{3}H = Tritium), andererseits Fluorescein-Iso-Thio-Cyanat und Ferritin. PRESSMAN und KEIGHLEY hatten schon 1948 mit radioaktiven Antiseren nicht nur die schnelle Ansammlung der Antikörper in den Glomeruli gezeigt, sondern auch die Lokalisationsfähigkeit des Antikörpers mit der gewebsschädigenden Wirkung identifiziert. SCHWIEGK et al. (1954) haben diese Resultate dann mit modifizierter Technik bestätigt. Wiederum waren nur die unlöslichen Teile des Nierenhomogenats in der Lage, die lokalisierenden Antikörper zu binden. Auch auf diesem Weg wurde die Diskrepanz zwischen Antikörpertiter gegen Eiweißextrakte und nierenschädigender Wirkung verständlich. Wurde der lokalisierende radioaktive Antikörper durch Erhitzen vom Sediment abgesprengt, so ließ sich eine deutlich gesteigerte Lokalisationswirkung beobachten, d. h. die selektive Absorption hatte eine „Reinigung" des nephrotoxischen Serums bewirkt (PRESSMAN und SHERMAN, 1951).

Waren diese Untersuchungen primär mit Antinierenseren durchgeführt worden, so ergaben Antiseren gegen andere Organe ein prinzipiell gleichartiges Verhalten. Durch Absorption in vitro und in vivo, Absprengung und Wiederinjektion gelang es dabei, neben den sich in der Niere lokalisierenden Antikörpern noch solche darzustellen, die eine gewisse Spezifität zu dem Organ erkennen ließen, das ursprünglich als Antigen benutzt worden war. Es hatte also den Anschein, als ob neben dem universellen Anti-Gefäßantikörper, der vornehmlich für die nephrotoxische Wirkung derartiger Seren verantwortlich ist, noch Antikörper existieren, die von der organspezifischen Natur des jeweiligen Gefäßbettes bestimmt werden.

Prinzipiell gleiche Resultate erzielten HILL et al. (1953), die sich der von COONS und KAPLAN (1950) ausgearbeiteten Technik der Markierung des Antikörpers mittels fluorescierender Farbstoffe bedienten (vgl. Abb. 10). Während radioaktiv markiertes Serum dem lebenden Tier injiziert wird, um dann in seiner Verteilung studiert zu werden, gibt man das fluoresceinmarkierte Antiserum im allgemeinen erst auf einen Gewebsschnitt, um es als einen selektiven Farbstoff wirken zu lassen. Bei der Verwendung derart markierter nephrotoxischer Seren ließ sich dann ein Antigen in den Basalmembranen der Glomeruli und eines in den Tubuli sichtbar machen. Injiziert man den Antikörper intravenös, so kommt es praktisch nur zur Bindung an das in der Basalmembran gelegene Antigen (ORTEGA und MELLORS, 1956). Die unterschiedliche Lokalisation des Antikörpers bei intravenöser Injektion und bei Inkubation mit einem unfixierten Gewebsschnitt läßt sich auch durch die intravenöse Injektion eines fluoresceinmarkierten Nephrotoxins demonstrieren (FEDERLIN et al., 1966d). Hierbei kommt es im Bereich der Nieren nur zum Niederschlag des Antikörpers an der Basalmembran. Auf anderem Weg stellt dieses Ergebnis eine Bestätigung dafür dar, daß neben dem lokalisierenden Antikörper, dessen Antigen in der unlöslichen Fraktion des Nierengewebshomogenats enthalten ist und durch die im gesamten Gefäßgebiet vorhandene Basalmembran repräsentiert wird, noch der präcipitierende oder komplementbindende Antikörper gegen die eigentlichen löslichen Zellantigene existiert. Es wurde bereits erwähnt, daß keine Korrelation zwischen dem Titer des präzipitierenden bzw. komplementbindenden Antikörper und der ausgelösten Nierenschädigung besteht. Auf der anderen Seite scheint es aber mit bestimmten Verfahren doch zu gelingen, auch das gewöhnlich unlösliche Gefäßantigen in einer löslichen Form mit neutralisierender Wirkung darzustellen. Auf derartige Untersuchungen von MÖLLER und PFEIFFER (1950) und SWIFT und SMADEL (1937) wurde bereits früher hingewiesen (vgl. S. 1042).

c) Spezifität des nephrotoxischen Antikörpers

Wie schon PRESSMAN und SHERMAN (1950) feststellen konnten, läßt sich mit Hilfe der radioaktiven Markierung oder der direkten oder indirekten Fluorescenzmethode von COONS und KAPLAN (1950) der heterologe Antikörper nach intravenöser Injektion nicht nur in den Nieren, sondern auch in Leber und Lunge des Empfängertieres nachweisen, beispielsweise bei intravenöser Injektion von Kaninchen-Anti-Rattennieren-Serum bei Ratten. Untersuchungen von MÜLLER-RUCHHOLTZ et al. (1965) zeigten, daß nicht unbeträchtliche Mengen von Nephrotoxin zumindest für Wochen auch in der Nebenniere und Leber, weniger lange in der Milz abgelagert wurden (vgl. auch S. 1114). Während bei diesen Versuchen der heterologe Antikörper auf den Gefäßband niedergeschlagen war, fanden SEEGAL, HSU, ROTHENBERG und CHAPEAU (1962) Spuren der heterologen Antikörper auch in den Zellen der Milz und Nebennieren nach einem Zeitraum von 5 Monaten. Die Verlaufsstudien über einen Zeitraum von 4 Wochen von MÜLLER-RUCHHOLTZ et al. (1965) ließen weiterhin erkennen, daß ein Abstrom des Antikörpers aus den extrarenalen Gefäßprovinzen erfolgt. Dieser Niederschlag des Nephrotoxins auch in extrarenalen Gefäßabschnitten hat jedoch noch einen weiteren interessanten Aspekt: Injizierte man beispielsweise ein in der Leber fixiertes Nephrotoxin erneut einem Versuchstier, so war die Affinität zum Gefäßsystem der Leber größer als zuvor (PRESSMAN und SHERMAN, 1950).

Unter Berücksichtigung der z. T. erwähnten Kreuzreaktionen kann man somit eine gewisse Korrelation zwischen Spezifität des Antigens und Spezifität der Lokalisation des Antikörpers im nephrotoxischen Serum erkennen. Läßt sich doch mit einem Anti-Lungenserum eine Nephritis auslösen und lassen sich andererseits Anti-Nierenserumteile in den Lungen nachweisen, wenn sie dort auch keine Organschädigung auslösen. Von einer absoluten Spezifität kann somit keine Rede sein. Im übrigen ist es schwer, bei den verschiedenen Nachweismethoden Sicherheit darüber zu erhalten, daß der nachgewiesene Teil des Antikörpers auch tatsächlich der nephrotoxische Anteil ist. In neuester Zeit konnten UNANUE und DIXON (1965) in Fortführung früherer Versuche von BLAU, PRESSMAN und DAY (1957) nachweisen, daß alle gegen die Niere gerichteten Antikörper, die im Kaninchen erzeugt werden, einer einzigen Gammaglobulinfraktion angehören, daß andererseits die nephrotoxischen Entenantikörper in zwei trennbaren Fraktionen zu finden sind, wovon sich die eine sofort in der Niere niederschlägt, die andere, nach ihrer Meinung weniger avide, einen beträchtlichen Zeitraum in der Zirkulation verbleibt. VOGT (1966) isolierte 3,5 S-Bruchstücke aus nephrotoxischen Antiseren und fand sie mit verschiedenen Methoden immer in der Basalmembran.

Es ist nicht nur denkbar, sondern auch wahrscheinlich, daß das Antikörpermolekül im fremden Organismus Veränderungen unterliegt, z. B. in Bruchstücke zerlegt wird. Diese wirken, wie es aus den Versuchen von VOGT (1965) deutlich wird, speciesspezifisch antigenetisch und lassen sich mit einem fluoresceinmarkierten Anti-Antikörper nachweisen. Ähnliches gilt für radioaktives Material, das ursprünglich injiziert und später autoradiographisch wieder aufgefunden wurde, oder ferritinmarkierte Antikörper, die elektronenoptisch nachgewiesen wurden. Je größer der Abstand vom Zeitpunkt der Injektion, umso geringer ist die Wahrscheinlichkeit, daß das im Gewebe strahlende Material in der Tat noch der unversehrte Antikörper ist und nicht ein immunologisch mehr oder weniger bedeutungsloses Bruchstück.

d) Dauer der Bindung des Nephrotoxins

Untersuchungen über die Dauer der Bindung des injizierten Nephrotoxins an die Basalmembran der Glomeruli bzw. an die Gefäßwand auch anderer Organe haben recht verschiedenartige Ergebnisse erbracht. Zunächst schien diese Frage eine einfache Lösung zu finden. SARRE und WIRTZ (1942) hatten mit der eleganten Technik einer vorübergehenden vorsichtigen Abklemmung einer Nierenarterie, die später noch eingehend zu besprechen ist, beim Kaninchen erreicht, daß das während dieser Zeit injizierte Nephrotoxin bei einer Reihe von Tieren lediglich zu einer Entzündung in der nicht abgeklemmten Niere führte. Nach ihren Angaben war der Nierenantikörper innerhalb von 20—30 min in der Niere gebunden. PRESSMAN und EISEN (1950) hatten mit radioaktiv markiertem Nephrotoxin gefunden, daß bereits die einmalige Passage der Niere zu seiner fast völligen Eliminierung aus dem Kreislauf genügt. ROTHER und SARRE (1961) wiesen mittels Präzipitationsuntersuchungen nach, daß der Schwund der Nierenantikörper zunächst eine steil abfallende Kurve zeigt, die dann asymptotisch verläuft. Nach 40 min befindet sich noch $^{1}/_{10}$ der ursprünglichen Antikörpermenge in der Zirkulation. Die Untersuchungen basieren auf der Versuchsanordnung Ente-Kaninchen. Immunelektrophoretische Studien von DITSCHUNEIT, OHEBSCHALON und PFEIFFER (1961)) hatten bei Versuchen mit der Kombination Kaninchen-Ratte ein ähnliches Ergebnis. Die Befunde von SARRE und WIRTZ (1942) an Tieren mit doppelseitig abgeklemmten Nierenarterien, bei denen beide Nieren nur gering oder gar nicht erkrankten, hatten indes bereits darauf hingewiesen, daß nicht nur kleine, sondern auch große Mengen von Nephrotoxin in anderen Organen niedergeschlagen und gebunden werden. Nichtsdestoweniger stellen natürlich die Glomeruli beider Nieren im Normalfall den Ort mit dem maximalen Niederschlag von Nephrotoxin dar.

Nach PRESSMAN (1957) sollte auch bei Annahme von zwei verschieden schnell lokalisierenden Fraktionen in einem Antiserum eine Durchströmungsdauer beider Nieren von 3 Std ausreichend sein, um sämtliches Nephrotoxin aus dem zirkulierenden Blut herauszubinden. Inzwischen haben eigene ausgedehnte Untersuchungen erwiesen, daß einerseits auch noch nach Ablauf von 3 Std post injectionem Nephrotoxin bei der Ratte zirkuliert, und daß andererseits Nephrotoxin nicht nur nach vorübergehender Absiedelung aus anderen Organen wieder in die Zirkulation einströmt, sondern möglicherweise auch aus der Niere selbst frei wird (FEDERLIN et al., 1966d). Hierzu wird bei der Besprechung der einseitigen Nephritis noch eingehend Stellung genommen werden (vgl. S. 1102ff.).

Darüber hinaus konnten UNANUE und DIXON (1965) zeigen, daß zwischen den gebundenen Antikörpern der Niere und solchen, die sich frei in der Zirkulation befinden, ein Gleichgewicht besteht. Sie diskutieren dabei die Möglichkeit, daß es die weniger aviden Antikörper sind, die sich auch von der Niere wieder lösen können und sich dann entsprechend dem Gleichgewicht frei in der Zirkulation befinden.

3. Unterschiede der Nephrotoxin-Nephritis bei verschiedenen Species

a) Beziehungen zwischen Antigen, Antikörper und Nierenläsion

Experimentelle Glomerulonephritiden nach der Masugi-Methode sind bei verschiedensten Species erzeugt worden.

Die Herstellung des Nierenantigens erfolgt in der Weise, daß blutfrei gespülte Nieren mit einem Homogenisator zerkleinert und mit physiologischer Kochsalz-

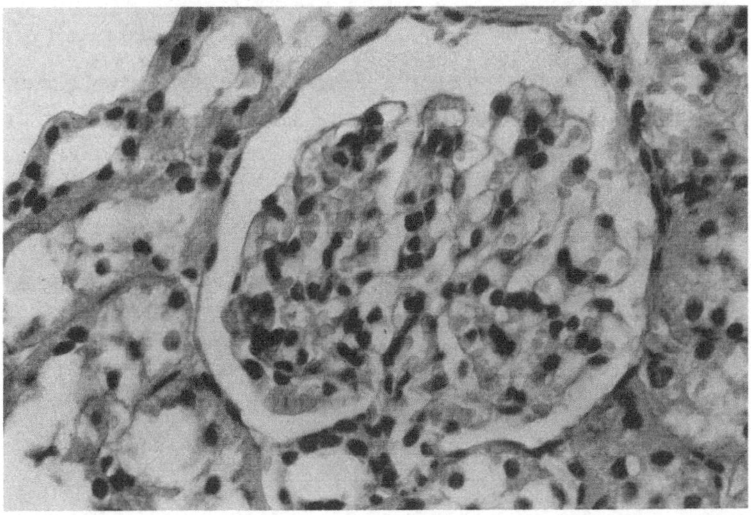

Abb. 1. Normale Histologie des Glomerulus der Kaninchenniere. HE-Färbung, Vergr. 500fach. (Aus STROH, Inaug.-Diss. Frankfurt 1964)

lösung mehrfach gewaschen werden. Anschließend werden Bindegewebsteile entfernt und die nunmehr weitgehend homogene Suspension, in einem Verhältnis von 1:5 mit Kochsalz verdünnt, dem zu immunisierenden Tier (z. B. Ente oder Kaninchen) intraperitoneal injiziert. In eigenen Versuchen erhielten die Kaninchen zwischen 20 und 30 Injektionen (zweimal wöchentlich je 2 ml Nierenemulsion). 7—10 Tage nach der letzten Injektion wurden die Tiere aus der Arteria carotis oder aus der Arteria femoralis entblutet, das Serum nach Inaktivierung (Inkubation für 30 min bei +56° C) in Ampullen eingeschmolzen und eingefroren. Die Einzelseren wurden dann an mehreren Ratten auf ihre nephrotoxische Wirkung durch klinische und histologische Untersuchungen überprüft. Eingefrorene Seren konnten bei Temperaturen unter 20° C über mehrere Jahre gelagert werden. Die Wirksamkeit dieser nephrotoxischen Seren ließ dabei nicht nach, im Gegenteil, sie nahm sogar nach längerer Lagerung noch zu (PFEIFFER, 1955;

Heymann et al., 1952). Die Dekomplementierung ist nicht unbedingt erforderlich, wie eigene Untersuchungen gezeigt haben, die Nephrotoxicität dieser Seren ist weder stärker noch schwächer als ohne Dekomplementierung. Eine eingehende

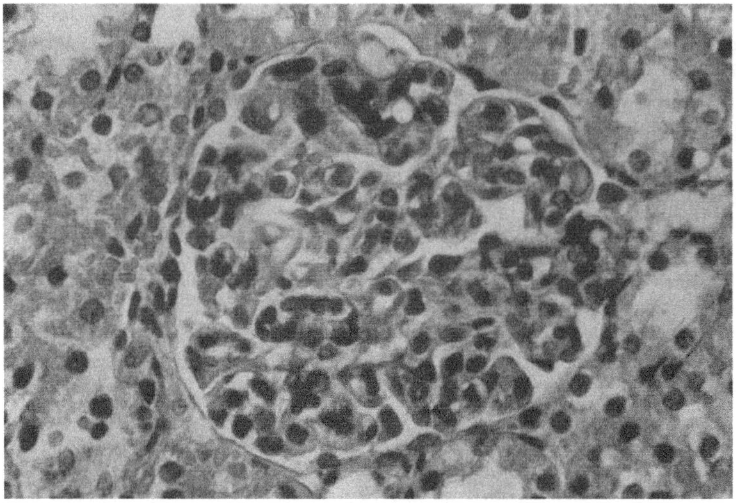

Abb. 2. Kaninchenniere 6 Tage nach intravenöser Injektion des nephrotoxischen Serums. HE-Färbung, Vergr. 480fach

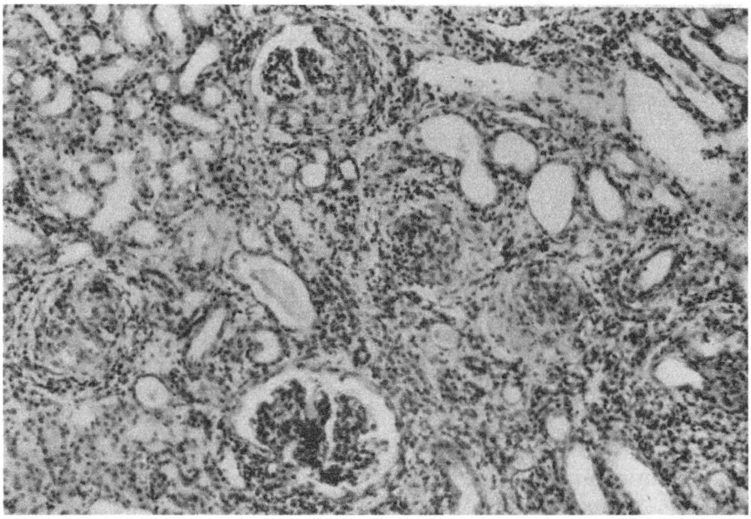

Abb. 3. Kaninchenniere 46 Tage nach intravenöser Injektion des nephrotoxischen Serums. HE-Färbung, Vergr. 60fach

Vorschrift für die Herstellung von nephrotoxischen Entenseren findet sich bei Rother und Sarre (1961).

Zur Standardisierung der Seren sind verschiedene Methoden angegeben worden. Beispielsweise können die Seren einheitlich auf eine bestimmte Eiweißmenge eingestellt werden, so daß berechnet werden kann, wieviele Milligramm Eiweiß pro Gramm bzw. Kilogramm Körpergewicht beim Versuchstier oder wieviele Milligramm pro Flächeneinheit Glomeruluscapillare zur Erzeugung einer

Nephritis erforderlich sind. Ebenso ist es möglich, die Menge an Nephrotoxin in Milliliter anzugeben, die nach den histologischen Kriterien zu einer ausreichend starken Glomerulonephritis führt. Auf die Eigenheiten der verschiedenen Tier-

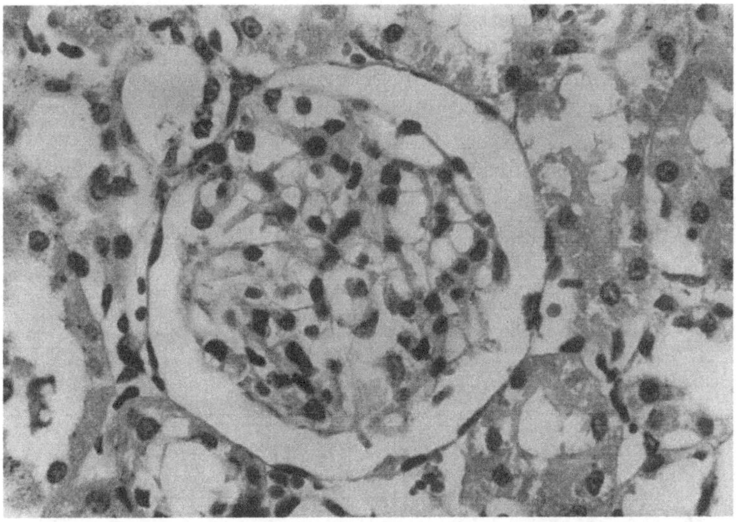

Abb. 4. Normale Histologie des Glomerulus der Rattenniere. HE-Färbung, Vergr. 480fach

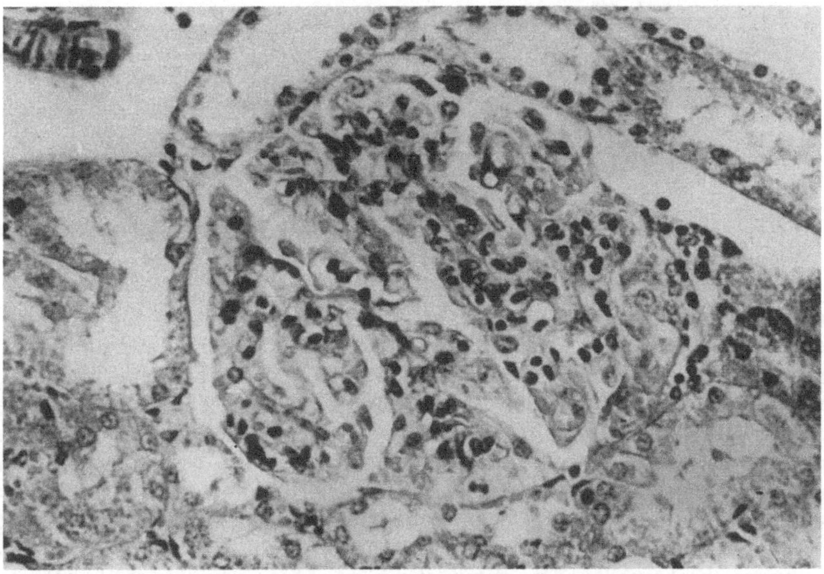

Abb. 5. Rattenglomerulus im Stadium der akuten Masugi-Nephritis. HE-Färbung, Vergr. 480fach

species bei der Entwicklung der experimentellen Nephritis wird im folgenden eingegangen.

Die durch Antiseren hervorgerufene Glomerulonephritis ist besonders eingehend beim Kaninchen und der Ratte studiert worden (vgl. Abb. 1—6). Hier liegen auch die meisten eigenen Erfahrungen vor.

Grundsätzlich kann festgestellt werden, daß ein genügend potentes Serum bei dem Empfänger eine diffuse Glomerulonephritis unter Beteiligung sämtlicher Glomeruli erzeugt. Schwache Seren oder eine zu geringe Dosierung stärkerer Seren führen entweder nur zu einer schwachen Beteiligung aller Glomeruli oder aber zur herdförmigen Nephritis mit Befall einer oder weniger Schlingen im Glomerulus. Sehr potente Antiseren oder aber auch überdosierte „normalpotente" Antiseren rufen eine Nephritis mit nephrotischen Einschlag hervor, wie sie EHRICH (1936—1937) bei der Ratte und MOENCH (1956) beim Kaninchen beobachten konnte.

An den Glomeruli laufen in zeitlicher Reihenfolge Vorgänge ab, die bei der Ratte von SANDRITTER und PFEIFFER (1959) und FEDERLIN et al. (1963) eingehend beschrieben und quantitativ analysiert wurden. Es kommt in unterschied-

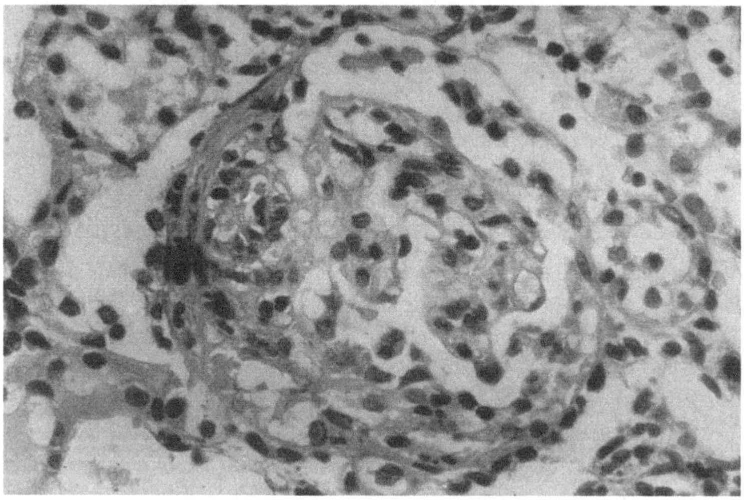

Abb. 6. Rattenglomerulus im Stadium der chronischen Masugi-Nephritis (46 Tage nach Injektion des nephrotoxischen Serums). HE-Färbung, Vergr. 480fach

lichem zeitlichem Abstand nach einer Nephrotoxininjektion zur Hyperämie, Schwellung und Ausdehnung der Glomerulusschlingen, anschließend zur Vergrößerung der Mesoangiumzellen sowie der Endothelien und der Deckepithelzellen, zur Verbreiterung und Quellung der Basalmembran, bis schließlich in den meisten Fällen die weitgehend miteinander verklebten Schlingen den Bowanschen Kapselraum ausfüllen und die parietale Kapselwand berühren. Im Bowmanschen Kapselraum finden sich gelegentlich Erythrocyten, seltener Leukocyten und auch Eiweiß. Im Lumen der Tubuli contorti liegen mehr oder weniger reichlich krümelige, teilweise auch hyaline Eiweißmassen, die mitunter auch von den Hauptstückepithelien gespeichert werden. Das Interstitium weist keine nennenswerten Veränderungen auf, nur bei sehr potenten Seren finden sich lymphocytäre Elemente in der Rinde. In solchen Fällen werden auch Intimaverquellungen der Vasa afferentia und perivasculäre Lymphocyteninfiltrate beobachtet. Im Verlauf der nächsten Wochen geht die Zellzahl der Glomeruli wieder zurück, das Schlingenbündel wird kleiner, zunehmende Vermehrung von Bindegewebe führt schließlich zur Verödung der Schlingen und zur hyalinen Narbe. Wucherungen des parietalen Kapselblattes mit der für die chronische Form der menschlichen Glomerulonephritis typischen Halbmondbildung liegt bei der Nephritis des Kaninchens sehr häufig, nur selten jedoch bei der Rattennephritis vor.

Während die histologischen Veränderungen am Glomerulus des Kaninchens mit exsudativen und deutlich proliferativen Reaktionen das Bild einer Entzündung wiederspiegeln, sind diese Veränderungen an der Rattenniere weit diskreter. Dies wurde von einer Reihe anderer Untersucher bestätigt (Cavelti, 1948; Hemprich, 1935; Jimenez-Diaz, 1948; Kay, 1940; Moers, 1939; More und Wough, 1949; Reubi, 1945; Rother und Sarre, 1961; Sarre und Wirtz, 1942; Weiss, 1935, Tsuji, 1936/37). Einige Autoren, wie Hieronymi, Bohle und Hartmann (1952) haben daher Zweifel geäußert, ob ein Vergleich mit der menschlichen Glomerulonephritis überhaupt möglich sei. Nach ihren Untersuchungen gilt dies zumindest für die histologischen Veränderungen nur sehr bedingt, während die Serumeiweißveränderungen bei der Ratte im Rahmen der nephrotoxischen Nephritis denen bei der akuten menschlichen Glomerulonephritis weitgehend entsprechen. In der Tat sind die Glomerulusveränderungen an der Rattenniere nach Injektion eines nephrotoxischen Serums nicht so leicht zu beurteilen wie beispielsweise beim Kaninchen. Die Reaktion am glomerulären Schlingenbündel ist weitaus „eintöniger“. Bei genügender Erfahrung lassen sich jedoch entzündliche von nichtentzündlichen Veränderungen auseinanderhalten. Untersucht man die Nieren von unbehandelten Laboratoriumsratten, so findet man in einem unterschiedlich großen Prozentsatz (10—30%) Veränderungen, die man an der menschlichen Niere als krankhaft ansprechen würde, und die auch bei anderen Laboratoriumstieren wesentlich seltener sind z. B. beim Kaninchen und Meerschweinchen. Es handelt sich vorwiegend um Unregelmäßigkeiten in der Kerngröße der Mesoangiumzellen und um herdförmige Verbreiterung bzw. Verquellungen der Basalmembran, wodurch oft auch eine Vergrößerung des gesamten Schlingenbündels hervorgerufen wird. Derartige Veränderungen können nach der Gabe von Fremdproteinen ohne Antikörpercharakter besonders häufig beobachtet werden. Sie müssen aber, um eine klare Begriffstrennung zu ermöglichen, in Übereinstimmung mit Fahr (1935) und Zollinger (1945) als *Glomerulonephrose* bezeichnet werden. Die durch ein Antiserum erzeugte echte Glomerulonephritis der Ratte läßt sich hiervon eindeutig abgrenzen (Federlin et al., 1963).

Zur Erzeugung einer eher proliferativen Form der Rattennephritis darf keine zu schwache und keine zu starke Dosis des Antiserums benutzt werden, da im ersten Falle eine glomeruläre Reaktion völlig ausbleiben kann (Vogt, 1966), und im zweiten Fall die oben erwähnte nephrotische Verlaufsform mit hochgradiger Eiweißausscheidung resultiert. Hier steht die Läsion der Basalmembran bzw. des glomerulären Filterapparates eindeutig im Vordergrund, es können deshalb bei Überdosierung des Antiserums bei der Rattenniere Bilder auftreten, die der membranösen Nephritis des Menschen oder aber einer Glomerulonephrose ähneln.

b) Klinische Zeichen der Tiernephritis

Klinische Symptome der experimentellen Glomerulonephritis treten auf, wenn die histologischen Veränderungen an den Nieren ein bestimmtes Ausmaß erreicht haben. Speciesbedingte Unterschiede, die im folgenden Abschnitt behandelt werden, sind die Ursache dafür, daß es bei der Ratte sofort nach Injektion des Nephrotoxins zur Entwicklung der Nierenerkrankung kommt (Masugi, 1933; Smadel, 1936; Smadel und Farr, 1937; Swift und Smadel, 1937; Schloss, 1945; Heymann und Lund, 1951; Heymann und Hackel, 1952; Heymann et al., 1952; Hieronymi et al., 1952; Lipmann und Jacobs, 1952; Pfeiffer et al., 1954a; Seegal, 1957; Schöffling et al., 1962; Vogt, 1965). Ödeme,

Oligurie und Verschlechterung des Allgemeinzustands stellen sich in den ersten 3 Tagen post injectionem ein, Cholesterin und Phospholipide sind bereits nach 6—8 Std erhöht (Heymann und Hackel, 1952). Die Proteinurie ist nach 48 Std schon deutlich ausgeprägt und steigt manchmal um den 9. Tag noch weiter an. Während einige Autoren bei der Masugi-Nephritis der Ratte eine Blutdrucksteigerung beobachteten, wie Möller und Pfeiffer (1950), Dutz, Rossa und Voigt (1954), Fishberg (1954), Pfeiffer et al. (1954b), konnten andere Untersucher, wie Schloss (1945), Knowlton (1946/49), Heymann und Lund (1948/51), sowie Lipmann, Marti und Campbell (1952), keine oder nur eine sehr geringe Erhöhung des Blutdrucks beobachten. Lotz (1963) aus unserer Arbeitsgruppe fand mit der von Breuninger (1956) beschriebenen unblutigen Blutdruckmessung mit Hilfe des von Brecht und Boucke (1953) entwickelten Infraton-Pulsabnehmers ebenfalls eine signifikante Erhöhung des diastolischen Blutdruckwerts, während die systolische Erhöhung in den Bereich des statistischen Zufalls fiel.

An der Kaninchenniere kommt es dagegen erst 5—6 Tage nach Injektion des nephrotoxischen Serums zu morphologischen Veränderungen. Auch die Blutdrucksteigerung setzt etwas verzögert ein, wie Masugi (1933/34); Arnold et al. (1937); Ehrich (1937); Hamori und Koranyi (1938); Sarre und Wirtz (1939/42) feststellten. Da sie aber bereits 2—3 Tage nach der Seruminjektion beginnt, also zu einem Zeitpunkt, zu dem an den Nieren lediglich eine geringe Hyperämie und eine beginnende Kernvermehrung und Schwellung der Glomerulusschlingen zu beobachten ist, kann nach Rother und Sarre (1961) die Blutdrucksteigerung nicht Folge der anatomischen Nierenveränderungen oder der Verlegung bzw. der Drosselung der Nierenblutbahn sein. Sarre hatte zur Nachprüfung der angiospastischen Theorie der Genese der akuten Nephritis von Volhard mit verschiedenen Methoden die Durchblutung der Niere bei der Masugi-Nephritis untersucht. Er konnte dabei in keinem Stadium die lang diskutierte sog. „Blutleere“ der Niere feststellen, vielmehr war die Gesamtdurchblutung des Organs gut. Während Rother und Sarre (1963) auch beim Kaninchen keine Augenhintergrundsveränderungen beobachten konnten, wurde bei unseren Untersuchungen an Ratten bei der länger bestehenden Masugi-Nephritis fast stets auch eine Retinopathie gesehen (Sandritter et al., 1960).

c) Histologisches Bild der Nephritis verschiedener Species

Für die vergleichenden Untersuchungen experimenteller Nephritiden mit der menschlichen Glomerulonephritis ist es notwendig, die histologischen Nierenveränderungen bei den verschiedenen Species zu kennen, die durch Antiseren bzw. durch gegen Niere gerichtete Antikörper hervorgerufen werden.

Kaninchen. Während der ersten 3 Tage nach der intravenösen Injektion des Antiserums von der Ente sieht man praktisch keine Veränderungen am Glomerulus. Am 4. Tage beginnt eine Vermehrung der Endothelien, vom 5.—7. Tag erkennt man zunehmende proliferative und exsudative Veränderungen verschiedener Stärke (bis zur Schlingennekrose reichend) mit hyalinen Thromben im Lumen und Eiweißablagerungen im Bowmanschen Kapselraum. Auch die Deckepithelien nehmen an Zahl und Größe zu. Einige Glomeruluszellen (einschließlich der Mesoangiumzellen) enthalten PAS-positive Tropfen. Die Basalmembran ist zunächst noch nicht verbreitert. Vom 8.—16. Tag findet man die Entwicklung PAS-positiver Fasern im parietalen Blatt der Bowmanschen Kapsel sowie im Mesoangium zwischen den Glomeruluszellen (Axialzellen). Die Basalmembran ist nunmehr deutlich verdickt, Versilberungsmethoden zeigen Doppelkonturierungen. In der letzten Phase schließlich (etwa vom 16. Tage an) nimmt die Zellzahl der Glomeruli wieder ab, der Bowmansche Kapselraum ist mit proliferierenden Zellen weitgehend ausgefüllt. Nebeneinander findet man Ausheilungs- und Vernarbungsvorgänge. Restzustand kann vor allem bei chronisch progredienten Verläufen eine typische Schrumpfniere sein, bei der die Glomeruli zu kleinen zellarmen hyalinen Knötchen umgewandelt sind (vgl. Abb. 1—3).

Die Tubuli weisen in den ersten 4 Tagen keine Läsionen auf. Vom 5.—7. Tage an zeigen sie PAS-positive Tropfen in den proximalen Anteilen, Eiweißzylinder in den Lumina der distalen Tubuli und eine Abnahme der Mitochondrien sowie beginnende Degenerationen und Atrophie der Tubulusepithelien. Vom 8.—16. Tage werden die Epithelien weiter flacher, die hyalinen Tropfen verringern sich ebenso wie Zahl und Größe der Mitochondrien bei gleichzeitiger Erweiterung des Lumens und herdförmiger Verdickung der tubulären Basalmembran. Weitere Einzelheiten finden sich in den zum Teil älteren Arbeiten von Masugi (1934); Hemprich (1935); Weiss (1935); Tsuji (1937); Ehrich, Wolf und Bartol (1938); Jones (1953), Brunson, Thomas und Gamble (1955); Wachstein und Lange (1958); Noltenius et al. (1962a); Noltenius (1962b).

Ratten. Die histologischen Veränderungen an der Rattenniere nach intravenöser Injektion von Kaninchen-anti-Rattennierenserum sind eintöniger. Die Erkrankung beginnt klinisch und morphologisch zwar sofort nach der Injektion des Antikörpers, erreicht ihren Höhepunkt jedoch erst zwischen dem 7. und 15. Tag. In den Anfangsstadien (bis zu 30 Tagen) sind die Glomeruli im allgemeinen vergrößert, der Kapselraum ist oft vollständig ausgefüllt. Die Endothelzellkerne sind vermehrt und vergrößert, sie besitzen ein dichtes Chromatin, ganz vereinzelt sieht man degenerative Kernveränderungen. Auch die Kerne des Mesoangiums sind vergrößert und zahlenmäßig vermehrt. In geringerem Maße gilt das gleiche für die Deckepithelien. Sandritter und Pfeiffer (1959) fanden bei Zellzählungen eine statistisch einwandfreie Zunahme der Zellkerne bei gleichzeitiger Verkleinerung. Weiterhin ist die Basalmembran der Glomeruli deutlich verdickt und das Mesoangium verbreitert. Die Schlingenlumina sind vielfach eingeengt, vereinzelt sieht man Verklebungen der Schlingen untereinander. Die meisten Glomeruluscapillaren enthalten Erythrocyten. Plasmastasen sind seltener, gelegentlich sieht man schwach fibrinpositive Thromben in den Capillaren. Im Gegensatz zur Kaninchennephritis sind Reaktionen des parietalen Kapselblattes äußerst selten, und wenn, dann nur geringfügig ausgeprägt. Im Kapselraum sind häufig körnige oder homogene Eiweißmassen zu beobachten, die Hauptstückepithelien enthalten hyalintropfige Einschlüsse unterschiedlichen Ausmaßes (vgl. Abb. 3—6).

Im zweiten Stadium nimmt die Schlingengrundmembran an Dicke zu, die Endothelzellen vergrößern sich noch mehr, dagegen geht die Zellzahl nach und nach zurück. Gelegentlich verwachsen Schlingen mit dem parietalen Kapselblatt und veröden mehr oder weniger vollständig. Die Grundmembran zeigt auch oft knopfförmige Hyalinosen. Deck- und Endothelzellen sind unregelmäßig groß und haben entweder kleine chromatinreiche oder große helle Kerne mit feinkörnigem Chromatin. Kerngrößenmessungen von Sandritter und Pfeiffer (1959) bestätigten die große Streuungsbreite der Kernflächen und die Verminderung der Zellzahlen. Schließlich kommt es zur narbigen Einziehung der Nierenoberfläche durch Kanälchenatrophie im Bereich der vollständig verödeten Glomeruli. Die Rattennephritis ist, wie von Hieronymi, Bohle und Hartmann (1952) festgestellt, bereits weniger mit der menschlichen Nephritis vergleichbar als die des Kaninchens. Die Autoren betonen als Kriterien der Rattennephritis

a) eine stärker betonte nephrotische Komponente als beim Kaninchen,
b) fehlende Hämaturie,
c) fehlende proliferative Veränderungen wie Halbmondbildung,
d) starke Ausheilungstendenz.

Histologische Untersuchungen über die Rattennephritis sind wesentlich seltener durchgeführt worden als bei der Kaninchennephritis (vgl. auch Smadel und Farr, 1937; Swift und Smadel, 1937).

Hund. Greenspon und Krakower (1950) riefen beim Hund durch die Injektion eines Kaninchen-anti-Hundenierenserums eine schwere Nephritis hervor. Es handelte sich um eine typische Glomerulitis mit erheblicher Zellvermehrung und Vergrößerung aller Typen, Einengung des Schlingenlumens, Vergrößerung des Schlingendurchmessers, Fibrinthromben im Capillarlumen und gelegentlich auch Schlingennekrosen, Eiweißablagerungen im Bowmanschen Kapselraum und reichlich Eiweißzylindern in den Tubuli. Gelegentlich wurden auch interstitielle Zellinfiltrate beobachtet. Das parietale Kapselblatt zeigte jedoch nur eine geringfügige Reaktion. Ineressant ist, daß Steblay und Lepper (1961) beim Hund eine entsprechende Veränderung der Nieren durch die Verabfolgung eines gegen menschliche Basalmembran gerichteten Antiserums vom Kaninchen erzeugen konnten.

Frosch. Letterer und Seybold (1950) konnten mittels eines Kaninchen-anti-Froschnierenserums beim Frosch eine Glomerulonephritis erzeugen, die sich durch Verquellung des Mesoangiums, Ablagerung hyalintropfiger Eiweißkugeln in Schlingendeckzellen, Bowman-Epithelien und Tubuluszellen, Proliferation der Mesoangium- und Deckepithelzellen sowie durch die Vermehrung der Leukocyten im Glomerulus auszeichnete. Quantität und Qualität waren für die Stärke der Veränderungen ausschlaggebend.

Der Vollständigkeit halber soll hier auch kurz das histologische Bild der Glomerulonephritis beim Schaf und Rhesusaffen angeführt werden, wenn diese Entzündung auch auf eine andere Weise zustande kam, wie später noch ausführlich berichtet wird.

Schaf. Die Nierenveränderungen beim Schaf zeichnen sich vor allem durch eine hochgradige fibroepitheliale Proliferation des parietalen Bowmanschen Kapselblattes mit Halbmondbildung aus. Die Proliferationstendenz ist so stark, daß es oft schwierig ist, die Schlingen von dem sie umgebenden interstitiellen Bindegewebe zu unterscheiden. Reichlich Eiweißzylinder in den Tubuli und ausgedehnte rundzellige interstitielle Infiltrate vervollständigen das Bild.

Rhesusaffe. Die Glomerulonephritis zeichnet sich bei dieser Tierart durch Vergrößerung der Capillarschlingen und deutliche Lappung sowie eine Zellvermehrung (Zunahme der Endothelien und Mesoangiumzellen) aus. Gelegentlich kommt es zu Verdickung der Basalmembran und Halbmondbildung des parietalen Bowmanschen Kapselblattes. Diese Veränderungen sind unterschiedlich stark ausgebildet, gelegentlich sind die Läsionen so ausgeprägt wie bei der subakuten Glomerulonephritis des Menschen.

In neuerer Zeit wurden die mit dem Elektronenmikroskop faßbaren ultrastrukturellen Veränderungen der frühen und späten Masugi-Nephritis der Ratte besonders von Feldman et al. (1963) bearbeitet. Ihre nähere Diskussion überschritte das Ziel dieses Kapitels.

d) Pathogenetische Einzelheiten der experimentellen Nephritis Die Hypothese von Kay, ihre Kritik und heutige Stellung

Lange Zeit war der Einblick in die pathogenetischen Zusammenhänge bei der Masugi-Nephritis durch vielfältige Ungewißheiten getrübt und mit zahlreichen Hypothesen belastet. Am immunologischen Charakter der Entzündung herrschte zwar wenig Zweifel, da man nach der intravenösen Injektion des Antikörpers einen Abfall des Serumkomplementspiegels beobachtete (Pfeiffer, Schöffling,

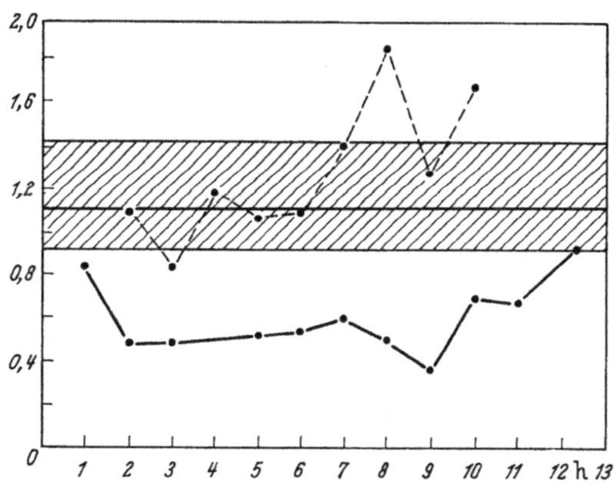

Abb. 7. Komplementverlauf unmittelbar nach Injektion nephrotoxischen Kaninchenserums (untere ausgezogene Linie, zwölf Ratten) und des Serums eines nicht sensibilisierten Kaninchens (obere, gestrichelte Linie, zehn Ratten). [Pfeiffer et al., Verh. dtsch. Ges. inn. Med. **59**, 453 (1953)]

Bruch und Spielmann, 1953), später auch durch fluorescenzoptische Untersuchungen einen „Komplementhunger" der Glomeruli nachweisen konnte (Klein und Burkholder, 1959) (vgl. Abb. 7, 8) und schon früh der Antikörper an Nierensuspension (Swift und Smadel, 1937) und Niereneiweißextrakte (Möller und Pfeiffer, 1950) adsorbiert und neutralisiert werden konnte. Es standen jedoch verschiedene Widersprüche einer lückenlosen Klärung im Wege. Masugi (1933) und andere Untersucher nahmen zunächst an, die Reaktion des Nephrotoxins, also des Antikörpers, mit seinem Antigen in der Basalmembran der Glomeruli sei die alleinige Ursache der Entzündung. Zweifel mußten jedoch bald deshalb entstehen, weil bei der Ratte nach Injektion des Kaninchenserums sofort eine Nephritis entstand, beim Kaninchen aber, dem Entenserum injiziert wurde, diese erst nach einer Latenzzeit von 5—6 Tagen auftrat. KAY (1940) stellte eine neue Hypothese auf, die den Ablauf der Nephritis in zwei Phasen trennte (vgl. Abb. 9). Nach dieser Hypothese kommt es im ersten Abschnitt lediglich zur Fixation des heterologen Antikörpers auf der Basalmembran des Glomerulus. Dieser Vorgang führt nach KAYS Ansicht noch nicht zur Nierenentzündung. Erst im zweiten Abschnitt, der die Bildung humoraler Antikörper der Ratte gegen das injizierte Kaninchenprotein beinhaltet, soll die Erkrankung ihren Ausgang

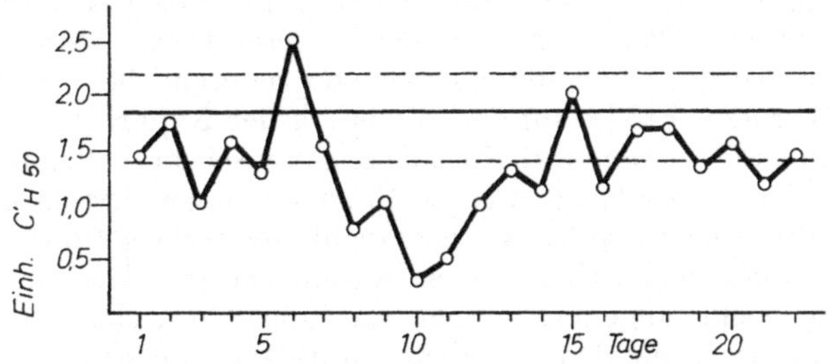

Abb. 8. Verhalten des Serumkomplements der Ratte nach intravenöser Gabe von anti-Rattennierenserum. Abfall des Komplementspiegels entsprechend dem zeitlichen Ablauf der Immunreaktion. [Aus SCHÄFER u. SCHÄFER, Mat. Med. Nordmarck 158 (1965)]

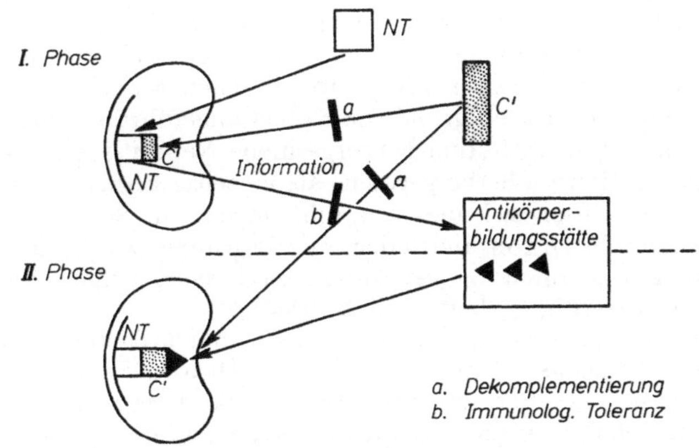

Abb. 9. Immunbiologische Vorgänge bei der Masugi-Nephritis und die Möglichkeiten zur Verhinderung der I. und II. Phase. *a* Hemmung der ersten Phase durch Dekomplementierung; *b* Hemmung der zweiten Phase bei immunologischer Toleranz gegenüber Kaninchenglobulin

nehmen. KAY (1940) konnte seine Theorie dadurch stützen, daß er bei den Ratten die Bildung humoraler Antikörper gegen das heterologe Protein durch Röntgenbestrahlung verhindern konnte; es kam nicht zur Manifestation der Nierenerkrankung. Wurde andererseits dem gleichen Tier der humorale Antikörper gegen Rattenglobulin parenteral zugeführt, so stellte sich prompt die zuvor verhinderte Nierenerkrankung ein. Entsprechend konnte der Ausbruch der Nephritis durch die Unterdrückung der Antikörperbildung mittels Stickstoff-Lost (GERMUTH, 1953) und hohe Cortison-Dosen (SPÜHLER, ZOLLINGER und ENDERLIN, 1951) verhindert werden.

Gegen den Teil der Kayschen Theorie, der besagt, daß in der zweiten Phase ein allgemeiner, gegen Entenglobulin gerichteter Antikörper entsteht, sprechen vor allem die Untersuchungsergebnisse von LANGE, WENK und NOBLE (1958). Sie inkubierten ein Enten-Anti-Kaninchennierenserum mit homogenisiertem Material von Kaninchenniere. Damit konnten sie denjenigen Anteil des Entenserums entfernen, der sich in den Nieren niederschlägt. Die intravenöse Injektion dieses Extraktes (localizing antigenic antibody) rief bei gesunden Kaninchen nach einem Intervall von 4 Tagen eine typische Nephritis hervor. Im Serum dieser Tiere konnte ein zirkulierender Antikörper gegen diese Fraktion des Entenserums nachgewiesen werden. Wurde das Serum nephritischer Kaninchen auf gesunde übertragen, so entstand keine Nierenerkrankung. Wurde dagegen das Serum eines erkrankten Kaninchens auf ein Tier übertragen, das zuvor mit der Entenantikörperfraktion behandelt wurde, so kam es ohne Latenzzeit zum Ausbruch der Nephritis. Dagegen konnte der Krankheitsbeginn verzögert werden, wenn ein Teil des spezifischen Enten-anti-Kaninchennierenserums durch einfaches Entenserum ersetzt wurde. Auch die Zugabe von menschlichem Normalserum hatte diesen verzögernden Effekt auf den Ausbruch der Nephritis. Auch konnte bei Kaninchen, die mit Enten-anti-Kaninchennierenserum behandelt worden waren, durch Injektion eines allgemein gegen Entenserum gerichteten Kaninchenserums kein sofortiger Ausbruch der Nierenerkrankung herbeigeführt werden.

Damit war bewiesen, daß sich der vom Kaninchen gebildete Antikörper in der zweiten Phase nicht allgemein gegen Entenprotein richtet, sondern als spezifischer Antikörper gegen den „localizing antigenic antibody“ aufzufassen ist. Mit fluoresceinmarkierten Antikörpern gegen Kaninchen-Gammaglobulin wurde dessen Lokalisation nach Ablauf der ersten 5—6 Tage erkannt. Erst nach dieser Zeitspanne bedeckte das so nachweisbare Kaninchen-Gammaglobulin den in der Niere niedergeschlagenen Enten-anti-Kaninchennierenantikörper.

Während bereits vorher PFEIFFER et al. (1953) aufgrund ihrer Komplementstudien von der ein- und zweizeitigen Nephritis sprachen, schlossen LANGE, WENK und NOBLE (1958) nun auch aufgrund ihrer oben angeführten Untersuchungen, daß die durch ein Vogel-Antiserum hervorgerufene Nephritis als zweizeitig, die durch ein Säuger-Antiserum hervorgerufene als einzeitig anzusehen sei. ROTHER und SARRE (1961) schlossen sich diesen Anschauungen an. Später jedoch wurde durch die Arbeiten von DIXON und seiner Arbeitsgruppe, wie auch VOGT (1965) gezeigt, daß auch die durch Säuger-Antiserum hervorgerufene Nierenentzündung im Prinzip zweizeitig verläuft (vgl. S. 1058).

Eine wesentliche Stütze für die Kaysche Theorie brachten die Untersuchungen von ORTEGA und MELLORS (1956), sowie die von DIXON, FELDMANN und VAZQUEZ (1961), die mit Hilfe der Immunfluorescenz die Ansammlung von specieseigenem Gammaglobulin in den Glomerulusschlingen der Ratte nachweisen konnten. Die Ablagerung dieser endogenen Antikörper entsprach in der Lokalisation genau dem ebenfalls durch Immunfluorescenz nachweisbaren Niederschlag des Kaninchenantikörpers (vgl. Abb. 10). Obgleich die Kongruenz der Ablagerungen von Kaninchenglobulin und Rattenglobulin bereits darauf hinwies, daß es sich um Globuline von Antikörpercharakter handelte, hafteten dieser Interpretation bis vor kurzem dennoch die Gefahren eines Analogieschlusses an. SHERWIN, LENZNOFF, RICHTER und ROSE (1963) konnten erst eindeutig beweisen, daß es sich bei diesen Rattenglobulinen tatsächlich um Antikörper handelt. Sie sensibilisierten Tiere, die Kaninchennephrotoxin erhalten hatten, gleichzeitig gegen andere Proteine, z. B. gegen Ovalbumin. Antikörper gegen diese Proteine fanden sich zwar mit hohem Titer im Serum, jedoch nicht in der Basalmembran der Glomeruli.

Der Allgemeingültigkeit der Zweiphasentheorie der Masugi-Nephritis stand jedoch die bereits erwähnte Latenzzeit bei der Entstehung der Nephritis nach Injektion eines Vogelantiserums im Wege, die bei der Verwendung von Säuger-Antiserum fehlt. Die Klärung dieses Unterschieds brachte die Entdeckung des

Unvermögens von Vogelantikörpern, Säugerkomplement zu binden (PRESSMAN, KORNGOLD und HEYMANN (1953). Während PFEIFFER, SCHÖFFLING, BRUCH und SPIELMANN (1953/54) bei Ratten einen sofortigen Komplementsturz nach Injektion des Kaninchen-Anti-Rattennierenserums nachweisen konnten, gelang dies in gleicher Weise nicht bei Verwendung von Vogelseren. OGAWA und SATO (1938) hatten bereits beschrieben, daß der Komplementschwund beim Kaninchen nach Injektion von Enten-Anti-Kaninchennierenserum erst nach einigen Tagen eintritt und mit dem Auftreten der autologen Kaninchenantikörper zeitlich übereinstimmt. HEYMANN, LUND und HACKEL (1952) konnten die Unfähigkeit des Entenantikörpers zur Komplementfixation auch an der Ratte bestätigen. Unter diesen Bedingungen trat die Nephritis erst nach einer Latenzzeit auf. Dementsprechend verhielten sich auch die Latenzzeiten bei Ratten, Kaninchen und

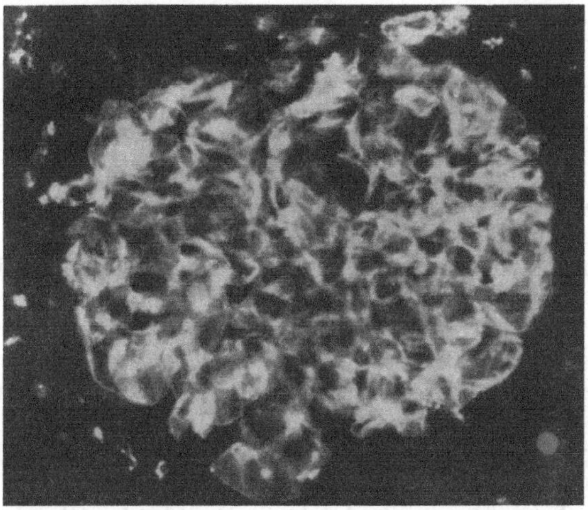

Abb. 10. Nachweis des auf der Basalmembran präcipitierten Kaninchenantikörpers bei der Ratte mit Hilfe eines FITC-markierten Schaf-anti-Kaninchenglobulins. Vergr. 500fach

Hunden, wenn ihnen ein von Ente oder Huhn stammendes Nephrotoxin verabreicht wurde (HASSON und SEEGAL, 1954). Die Latenzzeit fehlte hingegen, wenn ein Säuger-Nephrotoxin verwendet wurde.

Interessant ist der Hinweis von ROTHER und SARRE (1961), daß die Latenzzeit durch den Modus der Nephrotoxingewinnung beeinflußt werden kann: Auch bei Entennephrotoxin soll die Latenzzeit fehlen, wenn das Antiserum durch intraperitoneale Injektionen bei der Ente erzeugt wurde, dagegen soll sie bei intramuskulärer Verabreichung nach wie vor vorhanden sein. Diese Beobachtung wurde bislang noch nicht bestätigt.

STAVITSKY, HEYMANN und HACKEL (1956) untersuchten die Komplementverhältnisse im Serum von Ratten nach Gabe von Entennephrotoxin in verschiedenen Variationen. Ihre Ergebnisse sind jedoch sehr widerspruchsvoll und lassen sich nicht auf einen allgemeinen Nenner bringen. Trotz intraperitonealer Sensibilisierung führte das so gewonnene Nephrotoxin nur bei einem kleinen Teil der Tiere zu einer sofortigen Nephritis ohne Latenz, andere Tiere erkrankten ohne Komplementfixation, andere schließlich zeigten zwar einen Komplementabfall im Serum, jedoch kam es nicht zum Ausbruch der Nephritis. Eingehende Studien von DIXON, FELDMAN und VAZQUEZ (1961); HAMMER und DIXON (1963); UNANUE und DIXON (1964), sowie VOGT (1965) haben hier in den letzten Jahren eine wenn auch nicht erschöpfende, so doch weitgehende Klärung gebracht. Sie konnten zeigen, daß auch bei der Ratte die Nierenentzündung in zwei Phasen abläuft, gleichgültig, ob der Antikörper vom Kaninchen oder der Ente stammte. Die erste Phase besteht im Niederschlag des heterologen Antikörpers auf der Basalmembran (Abb. 10), sie geht bei Verwendung von Kaninchenantikörpern mit einem deutlichen Komplementabfall im Serum (PFEIFFER et al., 1953/54) und mit Komplementfixation an der Basalmembran (SCHÄFER und SCHÄFER, 1965; VOGT, 1965) einher. Auch nach Gabe von Entenantiserum tritt bei entsprechender Dosierung die Nierenerkrankung sofort auf, allerdings ohne Komplementbeteiligung. Unklar bleibt in diesem Zusammenhang zunächst noch die Frage, welche Komponente des Entenserums die glomeruläre Läsion herbeiführt.

Eine weitere Stütze der Kayschen Theorie erbrachten HAMMER und DIXON (1963) dadurch, daß sie Ratten durch neonatale Injektionen von Kaninchenglobulin gegenüber diesem Eiweiß tolerant machten. Injizierte man diesen Ratten dann später das Kaninchen-Nephrotoxin, so trat entsprechend den Versuchen von KAY (1940): GERMUTH (1953) und SPÜHLER, ZOLLINGER und ENDERLIN (1951) nur die erste Phase der Glomerulonephritis ein, d. h. es kam nur vorübergehend zur Proteinurie und histologischen Nierenveränderung. Die klinischen Symptome gingen ebenso wie die histologischen Veränderungen nach 2—3 Wochen völlig zurück, da die zweite Phase der ratteneigenen Antikörperbildung gegen das heterologe Globulin in den Capillarschlingen unterblieb. Umgekehrt konnte bei Ratten durch die Dekomplementierung mit hitzeaggregiertem Gammaglobulin die erste Phase der Nephritis verhindert werden. Unter diesen Umständen führte die intravenöse Gabe von Kaninchennephrotoxin zwar zum Niederschlag dieser Eiweißkörper auf der Basalmembran, nennenswerte morphologische Veränderungen traten jedoch am Glomerulus nicht auf. (Es wurde lediglich eine geringe Zellvermehrung beobachtet.) Auch stellte sich die Proteinurie als Hinweis auf eine Capillarschädigung nicht ein. Erst nach Ablauf von einigen Tagen wurde die Nierenentzündung mit dem Beginn der endogenen Antikörperbildung manifest. Nunmehr wurde das typische Bild der Glomerulitis mit Endo- und Epithelzellvermehrung, mit Läppchenbildung der einzelnen Schlingen und entsprechenden Basalmembranveränderungen beobachtet (vergl. Abb. 9).

VOGT (1965) konnte die gleichen Verhältnisse sehr eindrucksvoll an seinem Modell der passiven nephrotoxischen Nephritis demonstrieren. Er injizierte der Ratte monovalente 3,5-S-Bruchstücke nephrotoxischer Antikörper, die zwar in der Lage sind, sich noch spezifisch an die Basalmembran zu binden, andererseits aber infolge der Monovalenz kein Komplement mehr binden können. Es findet also die für die erste Phase der Glomerulonephritis der Ratte notwendige Antigen-Antikörperreaktion, nur ohne Komplementbindung, statt. Entsprechend kommt es dabei auch nicht zu histologischen Veränderungen oder klinischen Symptomen. Gab er dem gleichen Versuchstier homologe Antikörper, die gegen die Antikörperbruchstücke gerichtet sind, so kam es zur vollständigen Reaktion dieses Anti-Antikörpers mit dem Bruchstück und Komplement. Mit dieser zweiten Reaktion ließ sich die typische Nephritis auslösen.

Die durch ein Entenantiserum bei der Ratte hervorgerufene Nierenentzündung unterliegt anscheinend anderen Gesetzen, worauf zuvor bereits hingewiesen wurde. UNANUE und DIXON (1964) prüften neuerdings die früheren, von STAVITSKY, HEYMANN und HACKEL (1956) erhobenen Befunde. Sie immunisierten Enten nach den Angaben von HASSON und SEEGAL (1954) durch intramuskuläre Injektion des Nierenantigens plus Adjuvans. Während die Fixation des Kaninchenglobulins sofort mit einem Komplementabfall im Serum einherging, kam es nach Injektion des Entenantiserums erst nach 24 Std zu einem ganz geringen

Komplementschwund, der möglicherweise nur durch die Proteinurie hervorgerufen wurde, also keineswegs einer Fixation an einen Antigen-Antikörperkomplex entsprach. An Gefrierschnitten konnte Komplement bei diesen Tieren nur in geringstem Umfang nachgewiesen werden, auch die Inkubation von behandeltem Nierengewebe mit Komplement vom Meerschweinchen in vitro zeigte keine Komplementbindung an den Glomeruli.

Während für die erste Phase der Nephrotoxinnephritis Unterschiede hinsichtlich des Komplementverbrauchs bestehen, verhalten sich die beiden Systeme — Ente/Kaninchen und Kaninchen/Ratte — in der zweiten Phase gleich. Obwohl PFEIFFER et al. (1953/54) keinen zweiten Komplementabfall um den 7. Tag herum beobachtet hatten, wiesen UNANUE und DIXON (1964) sowie SCHÄFER und SCHÄFER (1965) etwa bei der Hälfte ihrer Versuchstiere einen zweiten Komplementabfall am 5.—7. Tag nach Nephrotoxin-Injektion nach, zu dem Zeitpunkt also, an dem die tiereigene Antikörperbildung einsetzt. Daß sich dieses Komplement an der Basalmembran, der Stelle, die vom heterologen Antikörper besetzt ist, niederschlägt, konnten fluorescenzoptische Untersuchungen von SCHÄFER und SCHÄFER (1965) sowie VOGT (1965) demonstrieren. Der entsprechende Nachweis gelang auch in vitro. Diese zweite Komplementbindungsfähigkeit im Bereich der Basalmembran endet 2—3 Wochen nach der Nephrotoxininjektion. Offenbar ist zu diesem Zeitpunkt die Antikörperbildung der Ratte gegen das heterologe Globulin bereits zum Stillstand gekommen. Von diesem Zeitpunkt an wird Komplement in vitro nicht mehr gebunden. Der heterologe Antikörper, ratteneigenes Gammaglobulin und Komplement sind jedoch noch monatelang an der Basalmembran nachweisbar.

Von den sehr ausgedehnten Untersuchungen der Gruppe um DIXON sind noch folgende Details erwähnenswert:

Benutzten HAMMER und DIXON (1963) besonders große Mengen von Kaninchennephrotoxin, so war auch bei diesem System kein Komplement zur Auslösung der ersten Phase notwendig. Die Nephritis begann unter solchen Umständen auch bei dekomplementierten Ratten ebenso wie nach Entenserum sofort. UNANUE und DIXON (1954) studierten fernerhin den zeitlichen Ablauf der ratteneigenen Gammaglobulinbindung. Sie fanden schon unmittelbar nach der Nephrotoxininjektion (Enten- oder Kaninchenantikörper) kleine Mengen von Gammaglobulin in den Glomeruli abgelagert, obwohl zu dieser Zeit eine nennenswerte antologe Antikörperbildung noch nicht angelaufen war. Die Ablagerungen betrafen aber vorwiegend die Mesoangiumbezirke und folgten nicht dem Verlauf der Capillarwand.

Bei dieser Art der Ablagerung von Gammaglobulinen scheint es sich um einen unspezifischen, nicht immunologisch bedingten Vorgang zu handeln. Er hängt u. U. mit der Stärke der Proteinurie zusammen. UNANUE und DIXON (1964) konnten nämlich mit Aminonucleosid Nierenschädigungen herbeiführen, die ebenfalls eine mesangiale Lokalisation von Gammaglobulinen, Komplement und Fibrinogen aufwiesen. Soweit bisher bekannt, handelt es sich bei dieser Art von Nierenschädigung um rein toxische und nicht immunologische Mechanismen (DUBACH und RECANT, 1960; BOROWSKI et al., 1961). Erst die 5—8 Tage nach Nephrotoxingabe auftretende Antikörperbildung der Ratte zeigt einen spezifischen, dem Verlauf der Basalmembran folgenden Niederschlag von Gammaglobulinen, d. h. von eigenen Antikörpern. Eine weitere interessante Beobachtung machten UNANUE und DIXON (1964) bei dem Versuch, vor der Injektion von Kaninchennephrotoxin den Ratten aggregiertes menschliches Gammaglobulin zu injizieren (dieses Prinzip wurde bereits auf S. 1058 erwähnt). Es kam hierdurch zur Bindung des Komplements an die Gammaglobulin-Aggregate und deshalb nur zu geringfügigen Nierenveränderungen, nicht aber zur Nephritis. Wurde jedoch gleichzeitig aggregiertes Gammaglobulin vom Menschen und Kaninchennephrotoxin injiziert, so resultierte eine besonders schwere Glomerulonephritis. (Auf die Bedeutung von Antigen-Antikörperkomplexen wird später noch eingegangen.) Schließlich wiesen die Autoren auf eine wesentliche Diskrepanz bei der Komplementbindung hin. Die in-vitro-Fixation ist nämlich oft stärker als die in-vivo-Fixation, d. h. bei Ratten, die im Serum keinen Komplement-Abfall erkennen ließen, bestand in vitro bei der künstlichen Zufuhr von Meerschweinchenkomplement trotzdem ein deutlicher „Komplementhunger" = Bindungsfähigkeit für Komplement. — Ein typisches Beispiel hierfür stellten die chronischen Stadien der experimentellen Nephritis bei der Ratte dar, bei denen keine in-vivo-Bindung von Meerschweinchenkomplement, aber deutliche in-vitro-Fixation beobachtet wurde. Auf ähnliche Diskrepanzen haben vorher bereits VOGT und KOCHEM (1961) sowie LACHMANN et al. (1962) hingewiesen.

Bemerkenswert sind ferner quantitative Studien von UNANUE und DIXON (1965). Sie erbrachten eine direkte Beziehung zwischen der Menge der in der Niere gebundenen Antikörper und der renalen Schädigung. Um eine sofortige Proteinurie hervorzurufen, ist ein mindestens 45%iger Besatz der filtrierenden Nierenoberfläche mit dem entsprechenden Enten- oder Kaninchenantikörper erforderlich, unabhängig von den mit dem Komplement zusammenhängenden Fragen.

Der Nachweis von Komplement in vitro spricht somit für einen Immunprozeß, kann aber andererseits keine Aussage über dessen Aktivität machen. Dies ist besonders deshalb bemerkenswert, weil der Kliniker den Komplementnachweis an bioptisch gewonnenem Nierenmaterial gerne als Kriterium für die immunologische Aktivität und dadurch bedingte Progredienz einer Nephritis ansieht. Die Ursache für die mehrtägige Latenzzeit bis zum Ausbruch der Nephritis beim Kaninchen nach Gabe von Entenantikörpern findet eine Erklärung in dem Unvermögen des Entenantikörpers, Säugerkomplement zu binden, ist damit aber doch noch nicht erschöpfend geklärt.

4. Der Ablauf der Nephrotoxin-Nephritis unter verschiedenen Bedingungen

a) Tieralter

Die morphologische und funktionelle Unreife verschiedener Organe im Neugeborenen-Organismus ließ ebenso wie der Mangel an ausreichender Antikörperbildung erwarten, daß hier die experimentelle Nephritis anders verläuft wie beim erwachsenen Tier. HEYMANN und LUND (1951) beobachteten bei jungen Long-Evans-Ratten nach Injektion nephrotoxischen Serums ein Bild, das der Lipoidnephrose des Menschen sehr ähnlich war. MOENCH und ROTHER (1956) fanden an Jungkaninchen (4—6 Wochen alt) diffuse Glomerulonephritiden nach Gabe von Enten-Antiserum auch ohne in vitro nachweisbare präzipitierende Antikörper gegen Enteneiweiß. ERDMANN (1958) konnte zeigen, daß nach Gabe von Entenantiserum bei 50 Tage alten Kaninchen die exsudativen Veränderungen an den Glomeruli gegenüber den proliferativen überwogen. Ferner waren nicht alle Glomeruli erkrankt. Bei 16—29 Tage alten Tieren fand er einen bevorzugten Befall der reiferen, marknahen Glomeruli, während die peripheren jüngeren wesentlich schwächer befallen waren. Zur Erzeugung histologischer Veränderungen mußten dabei ausnehmend hohe Serumdosen (4—5 ml/kg Körpergewicht) gegeben werden. ERDMANN (1958) erörtert dabei folgende Erklärungsmöglichkeiten:

1. Mangelhafte oder fehlende Bindung der heterologen Proteine an die noch unreifen Glomeruli (Ausfall der ersten Nephritisphase).

2. Mangelhafte endogene Antikörperbildung gegen die im Glomerulus niedergeschlagenen Fremdglobuline (Ausfall der zweiten Nephritisphase).

Mit Hilfe der Fluorescenztechnik gelang es jedoch CALCAGNO et al. (1963) zu zeigen, daß auch bei neugeborenen Ratten der heterologe Kaninchenantikörper in den Glomeruli fixiert wird. Die Gabe von Nephrotoxin führte auch bei nur 3 Std alten Tieren zu Glomerulusschädigungen, vor allem in der inneren Rindenschicht. Sie rief jedoch nicht das gleiche klinische bzw. biochemische Bild hervor, das bei der erwachsenen Ratte beobachtet wird. Drei Wochen nach der Injektion waren lediglich geringe histologische Veränderungen nachweisbar. Dabei fiel auf, daß die sich in der Rinde in der Zwischenzeit entwickelnden Glomeruli keinen Schaden erlitten hatten. Außerdem konnte bei Jungtieren keine chronische Nierenerkrankung erzeugt werden. HAMMER et al. (1963) konnten in ähnlichen Versuchen zeigen, daß sich prompt nach der intravenösen Injektion von Kaninchennephrotoxin bei der neugeborenen Ratte der Kaninchenantikörper ebenso wie Rattenkomplement mit der Fluorescenztechnik an der Basalmembran lokalisieren läßt. Hierbei handelte es sich jedoch nur um die reifen Glomeruli der inneren Rindenschicht und nicht um die der peripheren Anteile der Rinde. Sie ziehen daraus den Schluß, daß das Nierenantigen, das in der Basalmembran lokalisiert ist, offensichtlich in den reifen Glomeruli bei der Geburt bereits ausreichend differenziert ist. Im Gegensatz zu CALCAGNO et al. (1963) fanden HAMMER et al. (1963), daß diejenigen Glomeruli, die durch den Kaninchenantikörper bzw. durch die eigene Antikörperproduktion kurz nach der Geburt geschädigt wurden, sich nicht mehr erholten und ins subakute und chronische Stadium einer Nierenentzündung übergingen. Allerdings war die Entwicklung etwas langsamer als bei erwachsenen Ratten. Ursache hierfür dürfte die zunächst geringe und langsam sich entwickelnde Antikörperbildung gegen das Kaninchenglobulin bei jungen Tieren sein.

Da in der Humanpathologie verschiedene Berichte darüber existieren, daß eine Nierenentzündung der Mutter möglicherweise auf die Kinder diaplacentar übertragen wird (VOLHARD, 1931) und auch FANCONI et al. (1951) über Nephritiserkrankungen berichtete, die bereits bei der Geburt bestanden oder innerhalb der ersten 4—21 Lebenstage auftraten, war es naheliegend, derartige Übertragungsmechanismen in der Schwangerschaft tierexperimentell zu studieren.

ERDMANN (1959) injizierte einem schwangeren Kaninchen ein Enten-Anti-Kaninchennierenserum und sah bei fünf Jungtieren, die am 3., 10. und 49. Tag getötet wurden, keine Nierenveränderungen, während das Muttertier an einer typischen massiven Nephritis erkrankte. SCHÖFFLING et al. (1960) fanden bei 16 Mutter- und 104 fetalen Ratten, daß eine diaplacetare Übertragung der Masugi-Nephritis bei der Ratte nicht stattfindet. Da bei Nagetieren der Übertritt von Immunantikörpern durch die Placenta hämochorialis bzw. durch die Eihäute und die Milch schon von EHRLICH (1892) nachgewiesen und durch FENNER (1948) und v. MAYERSBACH (1958) gesichert wurde, dürfte das negative Ergebnis tatsächlich auf die noch fehlende immunologische Spezifität des unausgereiften Nierengewebes der Feten zurückzuführen sein. STEBLAY (1963) erzeugte durch Immunisierung mit heterologer glomerulärer Basalmembran und Freundschem Adjuvans bei Schafen eine schwere Nephritis im letzten Drittel der Schwangerschaft. Bei den neugeborenen Tieren traten jedoch keinerlei histologische Nierenveränderungen auf, so daß STEBLAY annahm, der Antikörper könne entweder nicht diaplacentar übertragen werden oder das fetale Nierengewebe nicht angreifen. Auch ist eine Übertragung durch die Muttermilch nicht beobachtet worden.

Diese Ergebnisse stimmen mit den Versuchen bei anderen experimentellen Immunerkrankungen überein. So konnte beispielsweise SCLARE (1961) zeigen, daß die Injektion von homologem Schilddrüsenextrakt mit Freundschem Adjuvans bei trächtigen Meerschweinchen zu einer Thyreoiditis bei den Muttertieren und zirkulierenden Antikörpern gegen Schilddrüsengewebe, jedoch nicht zu einer dauernden Schädigung bei den Neugeborenen führte. Da Schafe nach den Untersuchungen von HEMMINGS (1961) in utero keine nennenswerten Mengen von Gammaglobulinen diaplacentar auf den Feten übertragen, kann angenommen werden, daß auch ein spezifischer Autoantikörper diese Schranke nicht überschreiten kann. Hingegen wäre eine Übertragung durch Colostrum eher möglich. Unwahrscheinlich ist allerdings, daß auf diesem Wege auch ausreichend sensibilisierte Zellen (in der Annahme eines zellgebundenen Autoantikörpers) auf das neugeborene Tier übertragen werden. So bleibt auch für diese negativ verlaufenden Versuche, eine Autoimmun-Nephritis zu übertragen, als Erklärung lediglich die immunologische Toleranz des fetalen Organismus bzw. die noch mangelnde Spezifität des Nierenantigens.

b) Diät

Schon früh hatten FARR und SMADEL (1939) über Diäteinflüsse berichtet, als sie einen schwereren Verlauf der Masugi-Nephritis bei eiweißreicher Kost beobachten konnten. STREHLER und SOLLBERGER (1950) sowie STREHLER et al. (1951) konnten beim Kaninchen zeigen, daß die Nephritis unter cholesterin- und ölreicher Diät einen leichteren Verlauf nahm. DUTZ et al. (1956a) untersuchten den Einfluß verschiedener Kostformen auf die Rattennephritis und fanden, daß ein durch die Nephrotoxingabe vorgeschädigtes Nierenparenchym auf zusätzliche Schäden, die durch fettreiche, eiweißreiche oder kochsalzreiche Kost hervorgerufen werden, mit wesentlich stärkeren pathologischen Veränderungen reagierte als ein normales. Sie fanden im übrigen, daß diese Kostform schon bei Normaltieren Glomerulusveränderungen im Sinne einer Glomerulonephrose zur Folge hatte. LOOSEN et al. (1958) untersuchten die Einwirkung von Fleisch- und Milcheiweiß sowie Aminosäuren einerseits, einer Obst-Gemüsekost andererseits auf die Rattennephritis. Die mit Fleisch gefütterten Tiere überstanden die Nephritis besser als die mit Milch oder mit Aminosäuren gefütterten. Obst- und Gemüsekost führt zu einem schweren, deletär verlaufenden Krankheitsbild, wobei jedoch möglicherweise ein zu reichlicher Kaliumgehalt der Nahrung eine wesentliche Rolle spielte.

c) Verschiedene Medikamente

Angeregt durch die älteren Arbeiten von VEIL und STURM (1946) sowie METALNIKOW (1932), die auf den Einfluß des zentralen und peripheren Nervensystems auf die Immunitätslage hingewiesen hatten, versuchten DUTZ, ROSSA und VOIGT (1954), die Ratten-Nephritis durch Barbiturate zu beeinflussen. Sowohl klinisch als auch pathologisch-anatomisch wurde eine leichtere Verlaufsform der Nephritis bei den behandelten als bei den unbehandelten Tieren beobachtet. Die Wirkung wurde auf eine Verminderung der allergisch-entzündlichen Erscheinungen und eventuell auch auf eine Beeinflussung der Antikörperbildung durch zentralnervöse Mechanismen zurückgeführt.

Andere Untersucher versuchten, die immunologische Reaktion am Glomerulus durch Antihistaminkörper zu unterdrücken. REUBI (1945) konnte mit hohen Antistin-Dosen die Masugi-Nephritis des Kaninchens positiv beeinflussen. Eine Besserung sah er bei akuter und chronischer Verlaufsform. Während ähnliches auch von BIRO (1948); GRÜMER (1948) und ACCEVEDO et al. (1949) mitgeteilt wurde, lehnen HALPERN (1949) sowie HEINTZ und LOSSE (1950) einen derartigen Einfluß von Antihistaminica auf die Nephritis ab. WINTERNITZ und HACKEL (1951) zeigten, daß mit Pyribenzaminen bei der experimentellen Nephritis der Eintritt der Albuminurie zwar verzögert war, die histologischen Nierenveränderungen jedoch unbeeinflußt blieben. Auch WELSH et al. (1960) fanden bei Ratten keine Beeinflussung der Nephrotoxin-Nephritis durch Antihistaminkörper.

Auf der Basis einer capillar abdichtenden Wirkung sowie möglicherweise über einen zentral angreifenden Mechanismus via Hypophyse-Nebennierenrinde erklärt ERDMANN (1952) den Effekt des Thiosemicarbacons (Tebetion) auf die experimentelle Nephritis. Es gelang ihm, mit hohen Dosen die Erkrankung zu unterdrücken oder wenigstens abzuschwächen.

TUSCH (1955) gab Kaninchen Phenergan-Alodan und Largactil bei gleichzeitiger Unterkühlung auf Temperaturen zwischen 28 und 32° C. Nach Injektion von Nephrotoxin kam es bereits am 2. und 3. Tag zum klinischen Bild einer Glomerulonephritis mit Hämaturie, Albuminurie und Azotämie, ohne daß histologisch eine Nephritis nachweisbar war. Der Untersucher vermutete, daß die Unterkühlung auch zur Unterdrückung entzündlicher Reaktionen geführt habe.

Sehr klar ist der Einfluß von Heparin auf die Masugi-Nephritis gezeigt worden. HALPERN et al. (1965) behandelten Kaninchen mit einem potenten nephrotoxischen Entenserum und erhielten dabei praktisch bei allen Tieren schwere Glomerulonephritiden mit entsprechenden histologischen Veränderungen an ca. 80% aller Glomeruli. Ausgeprägt waren auch die klinischen Symptome wie Proteinurie, Rest-N-Anstieg und erhöhter Blutdruck. Wurde den Tieren aber gleichzeitig Heparin injiziert, so fehlten, abgesehen von einer leichten initialen Proteinurie, die klinischen Zeichen, und auch die histologischen Veränderungen waren wesentlich geringer ausgeprägt und auf nur 1—5% der Glomeruli beschränkt. Nach der Ansicht von HALPERN et al. (1965) verhindert Heparin die Glomerulonephritis einerseits durch seine gerinnungshemmende Wirkung — Verhinderung von Thrombembolien in den Arteriolen —, andererseits durch seine Anti-Komplement-Aktivität. Durch Hemmung des Komplements wird der eigentlich pathogenetisch wirksame Immunmechanismus an der Basalmembran verhindert. Dies kann durch den raschen Wiederanstieg des Komplementspiegels nach initialem Abfall unter Heparin gestützt werden, da es ohne Heparin nicht wieder zum Anstieg des Serumkomplementspiegels kommt.

d) Hormone

Es war naheliegend, eine immunologisch bedingte Erkrankung wie die experimentelle Nephritis auch mit Cortison-Präparaten zu beeinflussen. Dabei ist zu unterscheiden, einerseits zwischen dem entzündungshemmenden Effekt des Cortisons, und andererseits der Unterdrückung der Antikörperbildung durch Steroide, die allerdings wesentlich höhere Dosen erfordert. Weiterhin scheinen speciesbedingte Unterschiede eine gewisse Rolle zu spielen, da beispielsweise die Antikörperbildung von Kaninchen wesentlich leichter zu unterdrücken ist als die von Meerschweinchen oder Ratten (GERMUTH et al., 1952). Die Cortisonversuche führten darüber hinaus zu recht unterschiedlichen Ergebnissen, die teils mit der Potenz und der Menge des benutzten Antiserums, teils mit der verwendeten Steroiddosis erklärt werden müssen. Während KNOWLTON et al. (1949) keinen Effekt von Cortison auf die durch ein Kaninchen-Anti-Rattennierenserum hervorgerufene Nephritis bei der Ratte beobachten konnten, fanden SPÜHLER et al. (1951) eine günstige Beeinflussung der durch ein Entenserum beim Kaninchen hervorgerufenen Nierenentzündung mit einer Dosis von 25 mg Cortison pro

Kilogramm Körpergewicht. Ähnliche Ergebnisse hatten LANGE et al. (1957). LIPMAN et al. (1954) fanden hingegen eine schwere Verlaufsform der Nephritis bei Verwendung von Cortison. LANGE et al. (1960) nahmen frühere Untersuchungen ihres Arbeitskreises wieder auf und fanden, daß Cortisonacetat und Triamcinolon die Antikörperbildung gegen den nierenlokalisierenden Faktor des Entenantikörpers beim Kaninchen, d. h. also die eigentliche nephritische Phase, verhindern. Während die Transfusion von Blut nephritiskranker Kaninchen bei Tieren, die 24 Std zuvor den Entenantikörper erhalten hatten, sofort zum Ausbruch der Nephritis bei diesen Tieren führte — das Serum enthielt den eigentlichen nephritiserzeugenden eigenen Antikörper —, blieb die Gabe von Blut cortisonbehandelter Spender ohne Effekt beim Empfängertier; dessen Nephritis entstand erst nach dem üblichen zeitlichen Intervall von 5—7 Tagen, d. h. erst nach Anlaufen der eigenen Antikörperproduktion. Die Untersucher konnten ferner zeigen, daß die Cortisonwirkung sich spezifisch auf die nierenlokalisierende Fraktion des Entenantikörpers richtet und nicht gegen das Entenserum allgemein. SCHWAPPACHER (1962) gelang es dagegen nicht, mit Hilfe von Cortison den Übergang der Masugi-Nephritis von einem nephritischen auf einen primär gesunden Parabiosepartner zu verhindern.

Geschlechtsspezifische Unterschiede beim Verlauf der Masugi-Nephritis führten dazu, Sexualhormone in ihrem Einfluß auf den Ablauf der Nierenentzündung zu untersuchen. Normalerweise verläuft nämlich die Masugi-Nephritis bei männlichen Tieren schwerer als bei weiblichen (MOENCH und VOGT, 1958). ARENDS (1960) und FREUDEMANN (1960) beobachteten nach Gabe von Oestradiol bei männlichen Tieren eine deutliche Besserung des histologischen Nierenbefundes, der Proteinurie und der Hypoproteinämie, während bei den weiblichen Tieren kein Einfluß des Hormons festzustellen war. Andererseits zeigte sich, daß die Gabe von Cyren-B beim Männchen zu einer Verschlechterung führte, während die weiblichen Tiere eine Besserung zeigten. Durabolin (19-Nor-Androstenolonphenylpropionat) führte sowohl bei weiblichen als auch bei männlichen Versuchstieren zu einer schweren Nephritis. Prednisolon kombiniert mit Oestradiol hatte bei den weiblichen Tieren einen günstigen Effekt, während bei den männlichen eine Verschlechterung zu beobachten war. DUTZ et al. (1956b) fanden bei männlichen Ratten nach Gabe von Testosteron eine günstige Beeinflussung der tubulären Veränderungen, während der allgemeine klinische Verlauf und die Mortalität unbeeinflußt blieben. Bei weiblichen Tieren fanden DUTZ et al. nach Gabe von Folikelhormon eine Verminderung der glomerulären entzündlichen Reaktion, während hier die tubulären Veränderungen sowie der klinische Verlauf und die Blutdruckkurven gegenüber der unbehandelten Nephritis-Kontrollserie keine Unterschiede zeigten. Gaben von Wachstumshormon bewirkten eine erhöhte Mortalität und eine deutliche Verstärkung der glomerulären entzündlichen Veränderungen im Vergleich zu den nicht behandelten Nephritiskontrolltieren.

e) Röntgenbestrahlung

Bereits von KAY (1940/42) wurden Röntgenbestrahlungen zur Verhinderung der zweiten Phase der Masugi-Nephritis durchgeführt. Es war ihm gelungen, bei sieben Kaninchen durch die Gabe von 480 r am 3. Tage vor der Seruminjektion die Antikörperproduktion zu hemmen, so daß es nicht mehr zur Entwicklung einer Nephritis kam. Injizierte er dann derartig vorbehandelten Tieren am 5. bis 7. Tag nach der Nephrotoxingabe das Serum von Kaninchen, die gegen Entenserumeiweißkörper sensibilisiert worden waren, so entstand auch in den bestrahlten Tieren eine Glomerulonephritis. Diese Versuche konnten nicht vollständig reproduziert werden. SPÜHLER et al. (1951) sowie auch RATHE (1955) kamen vielmehr zu der Ansicht, daß nur dann der die Manifestation verhindernde Effekt der Röntgenbestrahlung aufgehoben werden kann, wenn das nachgegebene Kaninchenserum von Tieren stammte, die mit einem nephrotoxischen Entenserum, und nicht mit normalem Entenserum behandelt worden waren. Die gleiche Ansicht vertraten LANGE et al. (1960).

Diese Beobachtungen an der Nephritis des Kaninchens nach Gabe von Enten-Antiserum wurden durch die Untersuchungen mit der sog. Gammaglobulin-Nephritis gestützt. HAWN und JANEWAY (1947) hatten festgestellt, daß auch durch Injektionen großer Mengen (1 g/kg) von Rinder-Gammaglobulin bei Kaninchen eine proliferative Glomerulonephritis hervorgerufen werden kann. Diese Nierenentzündung manifestiert sich ebenso wie bei der Verwendung von Enten-Antiserum erst am 7.—10. Tag und geht ebenso wie die echte Masugi-Nephritis mit einem Komplementabfall und endogener Antikörperbildung gegen das niedergeschlagene Fremdprotein einher (SCHWAB et al., 1950). Es gelang diesen Untersuchern auch mit Hilfe von Stickstoff-Lost und Röntgenstrahlen, diese Form der experimentellen Nephritis zu verhindern.

ARHELGER et al. (1961) versuchten zu klären, welche Phase der Masugi-Nephritis am Kaninchen durch Röntgenbestrahlung beeinträchtigt werden kann. Sie fanden zunächst, daß bei einer Dosis von 2280 r 36 Std vor der Injektion des Nephrotoxins die Nephritis in einem hohen Prozentsatz verhindert wurde, wenn die gleiche Dosis 18 Std vor der Serumgabe, oder auch nur die halbe Strahlendosis, d. h. 1140 r, 36 Std vor Nephrotoxingabe verabfolgt wurde. Es ließen sich zwar dennoch Läsionen nachweisen, doch waren sie deutlich abgeschwächt. Geringere Dosen wie 570 r hatten keinen Effekt, ebensowenig eine der Bestrahlung vorausausgehende Seruminjektion. Die Unterdrückung der entzündlichen Reaktion an den Glomeruli konnte einerseits durch Verhinderung der Antikörperbildung gegen das niedergeschlagene Enteneiweiß, also durch einen das gesamte antikörperbildende System betreffenden Effekt bedingt sein, andererseits bestand auch die Möglichkeit, daß lediglich eine Reaktion zwischen injiziertem Antikörper, der sich auf der Basalmembran niedergeschlagen hatte, und den nunmehr gebildeten eigenen Antikörpern ausbleiben konnte; möglicherweise infolge fehlenden Komplements. Es konnte nun gezeigt werden, daß bei Kaninchen, die 36 Std vor der Injektion des Entenantikörpers 2280 r erhalten hatten, mit der Fluorescenztechnik kein Entenprotein in den Glomeruli gefunden wurde. Es wird deshalb die Möglichkeit einer Hinderung der Antikörperfixation auf der Basalmembran diskutiert. Diese Annahme läge dem Versuch zufolge näher als die Unterdrückung des gesamten antikörperproduzierenden Systems. Es muß allerdings betont werden, daß lediglich eine abdominale, und nicht eine Ganzkörperbestrahlung vorgenommen wurde. EINHOFF (1963) konnte durch Ganzkörperbestrahlung den Ausbruch der Rattennephritis nicht verhindern (sie benutzte Antikörper vom Kaninchen), ebensowenig die Entwicklung der Nephritis in einem primär gesunden Parabiose-Partner. Die Röntgenbestrahlung des nephritischen Tieres beeinflußte somit den Übergang des „nephritisauslösenden Faktors" nicht, der sehr wahrscheinlich zellgebunden auch bei dem primär gesunden Empfängertier eine Nierenerkrankung hervorruft (s. S. 1094 ff.).

1956 hatten BENJAMIN und SLUKA gezeigt, daß nach Röntgenbestrahlung die Bildung präzipitierender Antikörper gegenüber artfremdem Eiweiß unterbleibt. Sie beobachteten gleichzeitig einen Leukocytensturz. Später wurden ähnliche Beobachtungen von LENNOX et al. (1952); FITCH et al. (1956); TALIAFERRO (1957) und UHR und SCHARFF (1960) mitgeteilt, die die Antikörperbildung gegen BCG-Vaccine, Typhuskeime, Schaferythrocyten, Diphtherietoxin und andere Antigene mit Röntgenstrahlen verhinderten.

f) Thymektomie

Untersuchungen von ARANSON et al. (1961) hatten ergeben, daß bei Ratten durch Entfernung des Thymus bei der Geburt die Entwicklung einer autoallergischen Encephalomyelitis und auch die verzögerte Immunität vom Typ der Tuberkulinreaktion verhindert wird, Hauthomotransplantate verzögert abgestoßen werden und schließlich die Produktion präzipitierender und hämagglutinierender Antikörper unterbleibt. Auf dieser Basis versuchten FISHER und FISHER (1964) den Ablauf der Masugi-Nephritis an bei Geburt thymektomierten Ratten zu beeinflussen. Die Entfernung des Thymus hatte jedoch keinerlei Einfluß auf den klinischen, biochemischen und morphologischen Ablauf der nephrotoxischen Nephritis. Auch chronische Stadien blieben nicht aus, was die Verfasser in ihrer Ansicht bestärkt, eine in der Ratte entwickelte Antikörperbildung gegen das niedergeschlagene Kaninchen-Globulin oder aber gegen verändertes Nierengewebe könne für die Chronizität der Nephritis nicht verantwortlich gemacht werden.

Sie sehen in ihren Ergebnissen einen Widerspruch zu den Untersuchungen von HAMMER und DIXON (1963), die das Ausbleiben der zweiten Phase der Rattennephritis beobachteten, wenn die Tiere gegenüber Kaninchenglobulin bei der Geburt tolerant gemacht wurden. Im Gegensatz zur Ansicht von FISHER und FISHER (1964) bedingt die Thymektomie bei der Geburt aber noch keineswegs eine Immuntoleranz gegenüber jedwedem heterologen Protein. Abgesehen davon, daß bei den meisten Tierarten dieser Eingriff auch nur zu einer starken Reduzierung und nicht vollkommenen Unterdrückung zirkulierender Antikörper führt, wird durch die Thymektomie auch die Entwicklung zellgebundener Antikörper bzw. Lymphocyten nicht vollkommen unterbunden. Sessile Antikörper bzw. sensibilisierte Zellen können aber nach eigenen Untersuchungen als eigentliche Ursache der Chronizität experimenteller Nephritiden bzw. für die erfolgreiche Übertragung mit Hilfe der Parabiose, der Kreuztransfusion und Lymphocyten angesehen werden (vgl. Abschnitt G, S. 1086ff.).

g) Nierenextrakt und Nierengewebszellen

1937 konnten SWIFT und SMADEL zeigen, daß Extrakte aus Rattennieren, die gleichzeitig mit dem nephrotoxischen Kaninchenserum intravenös injiziert wurden, den nephrotoxischen Antikörper binden und damit den Ausbruch der Masugi-Nephritis verhindern können. MÖLLER und PFEIFFER (1950) konnten den gleichen Effekt mit der Verwendung einer zellfreien Niereneiweißlösung (Renin) erzielen. Die Verabreichung von artfremdem Nierenmaterial (Nierentrockenzellen nach NIEHANS) hatten nach den Versuchen von VORLAENDER et al. (1954) einen ungünstigen Einfluß auf die Rattennephritis. Unter bestimmten zeitlichen Bedingungen kam es zu einer Verstärkung der histologischen Veränderungen. Über die Ursache dieses verstärkenden Effekts lassen sich allerdings nur Vermutungen anstellen. Da die Untersucher mitteilen, daß es sogar bei alleiniger Injektion von artfremden Nierentrockenzellen bei der Ratte zu einer Nierenschädigung kommen kann, handelt es sich möglicherweise bei der Verstärkung der Masugi-Nephritis durch diese Zellen um einen zusätzlichen immunologischen Vorgang mit Antikörperbildung gegen das in den Nieren fixierte Fremdeiweiß der Trockenzellen.

B. Die experimentelle Glomerulonephritis durch bakterielle Antigene

Neben der durch einen gegen Nierengewebe gerichteten Antikörper hervorgerufenen sog. Masugi-Nephritis existieren seit mehr als 50 Jahren noch andere experimentelle Modelle zur Erzeugung einer Glomerulonephritis beim Versuchstier. Hierbei handelt es sich um Versuche einer Sensibilisierung gegen die verschiedensten Erreger: Streptokokken, Staphylokokken, Bact. coli, Tuberkelbakterien u. a. Sie sollten dazu dienen, den beim Menschen vorliegenden Infektionsmodus, als dessen Folge eine Nierenentzündung auftritt, im Tierexperiment nachzuahmen. Neben lebenden und abgetöteten Erregern kamen auch Autolysate, Filtrate oder Toxine bei verschiedenen Tierarten zur Anwendung. Einige besondere Varianten und Modifikationen der Arbeitstechnik sollen hier kurz angeführt werden, im übrigen sei auf die detaillierten Angaben in den älteren Arbeiten von Patrassi (1932), Ahlström (1936) und auf das Übersichtsreferat von Kobernick (1952) sowie auf die Versuche von Wood und White (1956) verwiesen.

Die Mehrzahl der Untersucher konnte herdförmige und interstititielle Nephritiden mit fließenden Übergängen zu Nierenabscessen bei Verwendung lebender Erreger beobachten (Le Count und Jackson, 1914; Ophüls, 1917 und Kuczynsky, 1919/25). Durch wiederholte Injektion des Antigens ließen sich die Veränderungen verstärken und ebenso durch Injektion der Erfolgsdosis nach vorangegangener Sensibilisierung direkt in die Nierenarterie (Coulter und Pappenheimer, 1916; Lukens, 1931; Lukens und Longcope, 1931; McLeod und Finnay, 1932). Deuteten diese Resultate auf die Bedeutung der Quantität des injizierten Antigens hin, das die Niere erreicht, so machten die folgenden Versuche die Rolle der Faktoren Zeit und Reaktionslage deutlich. So beobachteten Bell und Clawson (1931) nach vorhergehenden gemeinsamen Versuchen mit Hartzell (1925) bei der Sensibilisierung eines Affen über einen Zeitraum von 4 Jahren mit Kulturen von Streptococcus viridans nach dem Auftreten von Albuminurie und Hämaturie schließlich den Spontantod an chronischem Nierenversagen. Lukens und Longcope (1931) sensibilisierten Kaninchen gegen hämolytische Streptokokken mittels Hautinfektionen und injizierten anschließend abgetötete Streptokokkenkulturen in die linke Nierenarterie. Dieselbe Erfolgsinjektion erhielten zur Kontrolle auch nicht vorbehandelte Kaninchen. Bei den zuvor sensibilisierten Tieren fanden sich dann bei 74%, bei den einfachen Kontrolltieren nur bei 27,5% herdförmig ausgebreitete Glomerulusveränderungen in Form hyaliner Thromben, Nekrosen, Leukocytenansammlungen, Halbmondbildung und Exsudat im Kapselraum. Obwohl bei diesen Versuchen keine diffuse Glomerulonephritis, sondern nur eine diffuse Herdnephritis erzeugt worden war, sind sie doch von prinzipieller Bedeutung. Sie führen die Abhängigkeit des Ausmaßes auch der herdförmigen Nephritis von der erfolgten oder unterbliebenen Immunreaktion zahlenmäßig eindrucksvoll vor Augen.

Masugi und Isibasi (1936) gelang es, durch kontinuierliche Gabe von lebenden und abgetöteten Erregern (Bact. coli, Strepto- und Staphylokokken) bei Kaninchen eine proliferative diffuse Glomerulonephritis hervorzurufen. Die Gewebsreaktionen waren nicht an die Virulenz der Keime gebunden, sondern ebenso mit der Vaccine zu erzielen. Sie beleuchteten damit die Antigennatur der Keime in Parallele zu den verschiedenen Formen der Serumallergie. In der Regel waren die nephritischen Läsionen mit anderen hyperergischen Gewebsreaktionen an Endokard sowie Arterien kombiniert. Hierbei schien die Beschaffenheit des Antigens den Typ der geweblichen Reaktion in bestimmter Weise zu beeinflussen. So ließ sich nach Sensibilisierung mit Colikeimen ähnlich wie bei der Serumallergie beobachten, daß den Glomerulusveränderungen vorausgehend perivasculäre Rundzellinfiltrate zur Ausbildung kamen und die „allergische Reaktion sozusagen den Gefäßen entlang nur allmählich in die Capillaren hineinkriecht“. Lediglich nach Verwendung von Streptokokkenantigen schien sie „von vornherein von den Glomeruli, also dem Capillargebiet der Nieren, ihren Ausgang zu nehmen“. Sie trat aber auch hier wieder mit Endokarditis und Periarteriitis zusammen auf. Die Beziehungen zwischen glomerulonephritischen und periarteriitischen Veränderungen werden auf die folgende Art zusammengefaßt:

„In Bestätigung unserer Annahme, die auf den Ergebnissen der Cytotoxinversuche und der Eiweißallergie aufgebaut wurde, hat also die vorliegende Untersuchung mit Bakterien uns die Gewißheit gegeben, daß im Laufe der Allgemeininfektion bei sensibilisiertem Organismus eine von ihrer Spezifität ganz unabhängige Wirkung der Bakterien sich geltend macht, die ihre Entstehung der mit der Antikörperbildung zusammenhängenden Allergie verdankt und daß die diffuse Glomerulonephritis und die Periarteriitis nodosa die Manifestation solcher irgendwie im Körper entstandenen Allergie darstellen.“

Die Ergebnisse von MASUGI und ISIBASI (1936) werden allgemein auch pathologisch anatomisch als Glomerulonephritis anerkannt (vgl. FISHBERG, 1939; FREY und KOBERNICK, 1952). Sie zeigen, daß es bei entsprechend intensivem Sensibilisierungsmodus gelingt, über das Stadium der Herdnephritis hinauszukommen. Leider fehlen diesen Mitteilungen Angaben über die klinische Sympto-

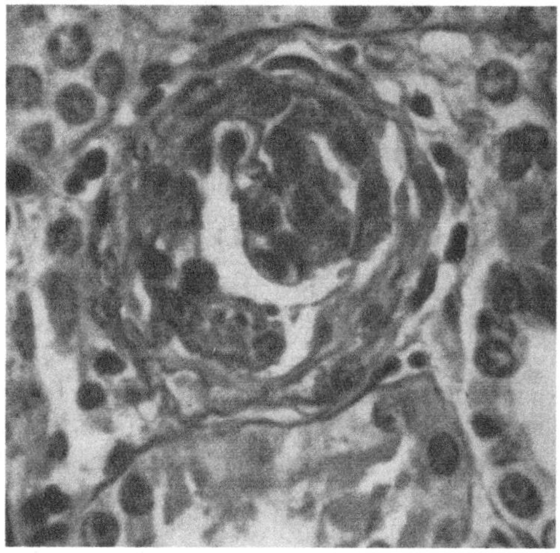

Abb. 11. Chronische Glomerulonephritis des Rhesusaffen 78 Tage nach täglicher Injektion von Polypeptidfraktionen aus beta-hämolytischen Streptokokken, Gruppe B, Typ 12. PAS-Färbung. Vergr. 1700fach. [Aus REED and MATHESON, J. infect. Dis. **106**, 245 (1960)]

matik, die allein den Beweis liefern könnten, daß nun auch tatsächlich akut eine Nierenentzündung im Sinne der menschlichen diffusen Glomerulonephritis erzeugt wurde.

Später haben TEILUM et al. (1951) mit Pfeiffer-Bacillen nach monatelanger Sensibilisierung bei Kaninchen eine diffuse Glomerulonephritis hervorrufen können. WOOD und WHITE (1956) gelang bei Mäusen die Erzeugung einer Glomerulonephritis mit Proteus mirabilis. BELL und CLAWSON (1931) war schon früher beim Affen mit Hilfe von Streptococcus viridans die Erzeugung einer Glomerulonephritis gelungen.

Die Untersuchungen mit Toxinen alleine ergaben im Prinzip die gleichen Resultate wie bei Verwendung von Bakterien. KELLY und WINN (1958) benutzten Diffusionskammern, die bei Mäusen intraperitoneal eingenäht wurden. Die Kammern enthielten Streptokokken, deren Toxine die semipermeable Membran durchdringen konnten, während die Bakterienkörper stets innerhalb der Kammern blieben. Auch MATHESON und REED (1959) konnten mit einer nephritogenen Substanz von Typ-12-Streptokokken, die aus den Bakterienkörpern isoliert wurde, Nierenveränderungen beim Kaninchen erzeugen. Diese nephritogene Substanz wurde mit einer in gleicher Weise von Typ-17-Streptokokken gewonnenen Fraktion verglichen. Beide hatten Peptidcharakter und zeigten physikalisch und chemisch ein identisches Verhalten. Das histologische Bild der durch diese Bakterientoxine hervorgerufenen Nierenveränderungen war jedoch mit denen der akuten menschlichen Glomerulonephritis nur sehr bedingt, vielfach gar nicht vergleichbar. Meistens handelte es sich um herdförmige Nierenentzündungen. REED und MATHESON (1960) konnten allerdings in Fortsetzung ihrer früheren Versuche 24—42 Tage nach intravenöser Injektion einer aus Streptokokken Typ 12 hergestellten Polypeptidfraktion bei Rhesusaffen eine Glomerulonephritis erzeugen, die mit der des Menschen durchaus vergleichbar war (Abb. 11). Es fanden sich Basalmembranverdickung, Kapselepithelproliferation, später Halbmondbildung und Hyalinose.

MARKOWITZ et al. (1960) führten ebenfalls Versuche mit Typ-12-Streptokokken in der Diffusionskammer durch. Diese Streptokokkenbehälter wurden für 72 Std in den Peritonealraum von Ratten gebracht, jedoch konnten anschließend keine Nierenveränderungen nachgewiesen werden. Wurde dagegen durch vorherige Mäusepassage eine Virulenzsteigerung der Streptokokken erzielt, und diese dann in der oben genannten Versuchsanordnung Ratten appliziert, so konnten etwa nach 4 Wochen leichte Nierenveränderungen wie Zellödem, Erythrocyten- und Leukocytenaustritt aus den Glomeruluscapillaren beobachtet werden.

Die Typenspezifität der Streptokokken der Gruppe A wurde von KANTOR und COLE (1959) und KANTOR (1961) untersucht. Sie glauben, daß die Wirkung dieser Bakterien vom M-Antigen abhängig ist, das nach TODD und LANCEFIELD (1928) ausschlaggebend für die Virulenz sein soll und die Phagocytose verhindert. Sie hatten zeigen können, daß das M-Protein in vitro Fibrinogen ausfällt. Wurde das M-Protein Mäusen intravenös injiziert, so konnten bereits nach 24 Std Nierenläsionen (Schwellung der Glomeruli, fibrinoide Massen in den Capillarlumen, Nekrosen und entzündliche Reaktionen mit Leukocyteninfiltration) nachgewiesen werden. Ferner fanden sich Lungen- und Herzinfarkte. Histochemische Untersuchungen ergaben, daß die Capillarthromben aus Komplexen von M-Protein und Fibrinogen bestanden. Frühere Untersuchungen von KAPLAN (1958) hatten gezeigt, daß sich intravenös verabreichtes M-Protein im Glomerulus lokalisiert. Die Untersucher halten es für möglich, daß die M-Proteinablagerung in den Capillaren der Glomeruli einen initialen Effekt für die Auslösung der Glomerulonephritis darstellt.

ARHELGER et al. (1961) untersuchten den Einfluß von Endotoxin aus Escherichia coli auf den Ablauf der Masugi-Nephritis der Ratte. Gab man Nephrotoxin und Endotoxin gleichzeitig, so starben die Tiere sämtlich an einem generalisierten Schwartzman-Phänomen innerhalb von 48 Std. Gleichzeitig kam es zu einem starken Abfall der durch Heparin präzipitierbaren Fibrinfraktionen, ein Vorgang, der wahrscheinlich dadurch zustandekommt, daß bei der Bildung fibrinoider Nekrosen Fibrinogen verbraucht wird. Wurden dagegen das Endotoxin und Nephrotoxin zu verschiedenen Zeiten gegeben, so starben um so weniger Tiere, je größer das Intervall zwischen beiden Injektionen war. War der Zeitraum größer als 10 Tage, so überlebten praktisch sämtliche Tiere.

VORLAENDER et al. (1959) verabreichten Kaninchen verschiedene Präparationen von Typ-12-Streptokokken. Sie konnten keine Glomerulonephritis hervorrufen. Lediglich toxische Veränderungen waren nachweisbar. Wurden dagegen die Tiere gegen nicht dem Typ 12 angehörende, weniger nephrotoxische Streptokokken immunisiert, so konnten alle Übergänge von der akuten bis zur chronischen Glomerulonephritis nachgewiesen werden. Sie schlossen aus ihren Untersuchungen, daß die glomerulären Veränderungen um so deutlicher hervortreten, je höher der „Immunisierungsgrad“ des betreffenden Tieres war. Ihre negativen Ergebnisse bei Verwendung der hochgradig nephrotoxischen beta-hämolytischen Streptokokken Gruppe A Typ 12 erklären sie damit, daß es mit diesen Erregern nicht gelang, einen ausreichend hohen „Immunisationsgrad“ zu erreichen.

Einen anderen Weg zur Erklärung der nephritogenen Eigenschaften bestimmter Streptokokken schlugen MARKOWITZ und LANGE jr. (1964) ein. Sie vermuteten gemeinsame antigene Eigenschaften derartiger Streptokokken und der menschlichen Niere. Mit Hilfe verschiedener immunologischer Methoden untersuchten sie einerseits Fraktionen nephritogener Streptokokken Gruppe A Typ 12, andererseits Präparationen aus menschlichen Glomeruli, teils isoliert, teils gepoolt. Hierbei konnten sie tatsächlich eine Kreuzreaktion zwischen den beiden verschiedenen Fraktionen feststellen. Sie verglichen diese gemeinsamen antigenen Eigenschaften mit dem universellen Forssman-Antigen, das ebenfalls bereits in Mikroben nachweisbar ist. Ähnliche Beziehungen zwischen Streptokokken und Herzgewebe fand KAPLAN (1963). Fluorescenzoptisch erhoben MARKOWITZ und LANGE jr. (1964) einen weiteren interessanten Befund: Sie fanden, daß normalerweise nur einzelne Glomeruli mit dem gegen sie gerichteten Antikörper beladen waren, daß aber andererseits alle Glomeruli mit dem Antikörper reagierten, wenn sie von einem Kranken mit chronischer Glomerulonephritis stammten.

C. Die experimentelle Glomerulonephritis durch kombinierte Immunisierung mit Nierengewebe und Bakterien bzw. mit Nierengewebe und Adjuvans

1. Frühere Versuche

Die französische Arbeitsgruppe um METSCHNIKOW warf zuerst die Frage auf, ob nicht ein autologer nephrotoxischer Antikörper, das „Nephrolysin“, für das Zustandekommen *und* die Progression der menschlichen Nierenentzündung verantwortlich sei. Der Vorgang der Autoallergisierung wurde in der Folgezeit auf folgende Weise hypothetisch dargestellt: Während der Infektion mit Streptokokken, die der menschlichen Glomerulonephritis vorausgeht, wird ein normalerweise als Hapten vorliegender nierenspezifischer Eiweißkomplex durch die „Schleppwirkung“ der Streptokokken in ein Vollantigen verwandelt, das dann die Antikörperbildung auszulösen vermag. Der auf diese Weise entstandene Autoantikörper müßte dann theoretisch in der Lage sein, auch bisher unverändertes Nierengewebe anzugreifen und damit ursächlich für das Entstehen der menschlichen akuten Glomerulonephritis verantwortlich sein. Diese These liegt im wesentlichen den Vorstellungen von SCHWENTKER und COMPLOIER (1939) zugrunde. Tatsächlich konnte dann auch BURKEY (1934) Antikörper gegen das eigene Muskelgewebe beim Kaninchen hervorrufen, wenn er diese Tiere mit einem Gemisch aus Staphylokokkentoxin und homologer Muskelemulsion immunisierte. SCHWENTKER und RIVERS (1934) fanden komplementbindende Anti-Kaninchenhirn-Antikörper, wenn sie die Tiere mit einer Kombination aus homologem Hirnbrei und Staphylokokken behandelten. SCHWENTKER und COMPLOIER (1939) fanden nach Immunisierung mit Staphylokokkentoxin und Nierenemulsion komplementbindende homologe Kaninchen-Antinieren-Antikörper. Über histologische Nierenveränderungen bei ihren Untersuchungen teilen die Untersucher jedoch nichts mit.

Umfangreiche Untersuchungen zum Nachweis pathologisch-anatomischer Veränderungen an den Nieren und zur Bestätigung des serologischen Auto-Antikörpernachweises gegen die Nieren wurden dann von Cavelti und Staehelin-Cavelti (1945) durchgeführt. In ihren Versuchen verwendeten sie nicht nur Wirkstoffe von Strepto- und Staphylokokken, sondern den lebenden oder abgetöteten Erreger selbst als Ganzes. Das Auftreten von Auto-Antikörpern wurde mit der Collodiumpartikel-Agglutination nachgewiesen. Sie konnten weder bei Kaninchen noch bei Ratten, denen homologes Nierenmaterial allein injiziert wurde, gegen die Nieren gerichtete Antikörper nachweisen. Desgleichen waren die Versuche mit Strepto- oder Staphylokokken allein negativ. Benutzten sie allerdings zur Immunisierung sowohl homologe Nierenemulsion als auch Strepto- oder Staphylokokken, so waren die Ergebnisse positiv. Neben den gegen das eigene Nierengewebe gerichteten Antikörpern fanden sie regelmäßig solche gegen die mit verwandten Erreger selbst. Jedoch entsprach der Nieren-Antikörpertiter nicht der Höhe des gegen den Erreger gerichteten.

Die These, daß die auf diese Weise gebildeten Auto-Antinieren-Antikörper auch tatsächlich in der Lage sind, das eigene Nierengewebe anzugreifen, schien ebenfalls durch Cavelti und Staehelin-Cavelti (1945) bestätigt. Von 208 Ratten, die auf diese kombinierte Weise immunisiert wurden, boten 85 klinisch und histologisch das Bild einer überwiegend diffusen Glomerulonephritis. Ein Teil dieser Tiere, denen während 4—10 Tagen größere Mengen des kombinierten Antigens verabreicht wurde, verstarb im akuten Stadium, bei einem anderen Teil heilten die Veränderungen, nachdem klinisch vorübergehend eine Glomerulonephritis diagnostiziert worden war, folgenlos ab. Bei einem weiteren Teil fand sich der Übergang in ein subakutes bzw. chronisch-progredientes Stadium der Glomerulonephritis. In einer anderen Versuchsreihe mit insgesamt 83 Kaninchen konnten die Untersucher trotz hoher Anti-Nierenantikörpertiter lediglich bei einem einzigen Tier, das einen extrem hohen Antikörpertiter gezeigt hatte, klinische und pathologisch-anatomische Zeichen einer schweren Nephritis nachweisen. Sie berichten ferner, daß von insgesamt 61 Ratten mit nachweisbarem Auto-Antinieren-Antikörpertiter 44 Tiere an Glomerulonephritis erkrankten. Die glomerulonephritischen Veränderungen setzten gleichzeitig mit oder kurz nach dem Erscheinen des Antikörpers im Blut ein. Auf der anderen Seite berichten sie aber auch von Tieren, die eine Glomerulonephritis ohne serologisch nachweisbaren Antikörper hatten. Dies wurde jedoch nach Bohle et al. (1954) sowie auch nach Sarre und Wirtz (1939/42) damit erklärt, daß der gebildete Antinierenantikörper besonders rasch in den Nieren niedergeschlagen werde und sich so eventuell einem serologischen Nachweis entziehen könne. Das histologische Bild der der von Cavelti und Staehelin-Cavelti (1945) bei Ratten herbeigeführten Glomerulonephritis soll sich durch den Befall aller Glomeruli ausgezeichnet haben. Sie beschreiben ferner exsudative und proliferative glomeruläre Veränderungen.

Die Fähigkeit der durch Kombinationsimmunisierung hervorgerufenen Auto-Antikörper, tatsächlich homologes Gewebe angreifen zu können, wurde unter einer anderen Fragestellung mehrfach bestätigt. Kabat, Wolff und Bezer (1947) sowie Morgan (1947) konnten am Affen, Freund, Stern und Pisani (1947) am Kaninchen eine allergische Encephalomyelitis erzeugen, wenn diesen Tieren homologer Hirnbrei kombiniert mit abgetöteten Tuberkelbacillen injiziert wurde.

Zahlreiche Nachuntersucher versuchten, die Ergebnisse von Cavelti und Staehelin-Cavelti (1945) mit unterschiedlichem Erfolg zu reproduzieren. Während Humphrey (1948) und Middleton et al. (1953) auf die von Cavelti und Staehelin-Cavelti (1945) angegebene Weise keinerlei Nierenveränderungen nachweisen konnten, hatten Donozo et al. (1949); Frick (1950) und Sprunt et al. (1950/51) bei Ratten eine Glomerulonephritis erzeugen können. Bohle et al.

(1954) hielten sich exakt an die Versuchsanordnung von Cavelti und Staehelin-Cavelti (1945). Sie fanden an den Rattennieren schwerste Thrombosierungen der Glomerulusschlingen bis zur Rindennekrose neben glomerulonephrotischen Bildern (Abb. 12). Nur bei einem einzigen Tier ließen sich jedoch morphologische Veränderungen nachweisen, die dem Frühstadium einer leichten Masugi-Nephritis ähnelten. Kontrollversuche zeigten, daß nach Immunisierung mit homologem Nierenbrei allein keinerlei Nierenveränderungen auftraten, demgegenüber aber mit Streptokokken allein mäßig schwere glomerulonephrotische Bilder auftraten.

Entsprechend schwere Thrombosierungen mit hyalinen und fibrinoiden Nekrosen der Glomerulusschlingen beschrieben bereits Klinge und Knepper (1935), die Kaninchen mit einem Gemisch aus Schweineserum und homologem Nierenbrei immunisiert hatten. Sie, wie auch später Bohle et al. (1954), folgerten, daß beide

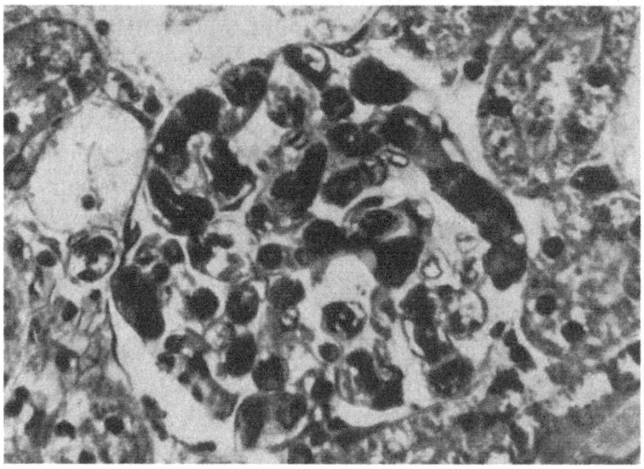

Abb. 12. Rattenglomerulus nach Injektion von homologem Nierengewebe und abgetöteten Streptokokken. Ausgedehnte Thrombosierung der Schlingenlumina, fortgeschrittene Nekrobiose der Tubulusepithelien. Goldner-Trichrom-Färbung, Vergr. 500fach. [Aus Bohle et al., Arch. Kreisl.-Forsch. 21, 245 (1954)]

Faktoren, der homologe Nierenbrei einerseits, Schweineserum bzw. Streptokokken andererseits, notwendige Voraussetzung für das Entstehen des morphologischen Substrats seien. Nach Klinge und Knepper (1935) kommt dabei dem homologen Nierenbrei der Lokalisationseffekt der allergischen Reaktion zu. Nach Pfeiffer (1955) ist das Cavelti-Experiment als Beispiel einer Kombinationsimmunisierung mit der Folge der Organlokalisation einer heterologen anaphylaktischen Reaktion aufzufassen.

Es muß in diesem Zusammenhang noch erwähnt werden, daß alle am Kaninchen gewonnenen positiven Auto-Antikörpernachweise noch zusätzlich durch die Tatsache belastet sind, daß bei dieser Tierart schon normalerweise „natürliche homologe Organantikörper“ ohne pathologisch-anatomische Veränderungen an den entsprechenden Organen existieren (Kidd und Friedewald, 1942). Nach Furth und Kabat (1941), sowie Henle, Chambers und Groupé (1941) und Simonson (1953) läßt sich die Bildung dieser homologen Organantikörper anscheinend durch Immunisierung mit Geweben anderer Tiere forcieren, es kommt dabei jedoch nicht zur Organschädigung. Übereinstimmend mit dieser Eigentümlichkeit des Kaninchens hatten auch weder Schwentker und Comploier (1939) noch Cavelti und Staehelin-Cavelti (1945/48) trotz positivem serologischem Auto-Iso-Antikörpernachweis bei diesen Tieren eine Nephritis hervorrufen können.

Aus allen Untersuchungen läßt sich folgern, daß artgleiches Gewebe qualitativ gleichartig, quantitativ jedoch in geringerem Ausmaß die Bildung von Gewebsantikörpern hervorruft, die letztlich unter bestimmten Bedingungen auch gewebsschädigend wirken können. Während das von CAVELTI und STAEHELIN-CAVELTI (1945/48) angegebene Verfahren zur Erzeugung einer der menschlichen Glomerulonephritis ähnlichen Rattennephritis noch nicht hinreichend gesichert ist, hat sich andererseits das Verfahren der Kombinationsimmunisierung mit besonderen Adjuvantien (FREUND und MCDERMOTT, 1942) auch in Verbindung mit homologem Gewebe wie bei der experimentellen Encephalomyelitis sehr bewährt (KOPELOFF und KOPELOFF, 1944/47; KABAT et al., 1946/51; MORGAN, 1947; FRICK, 1949 u. a.).

STEBLAY (1962/63/65) erzeugte durch Kombinationsimmunisierung mit heterologer Basalmembran und Freundschem Adjuvans schwere Glomerulonephritiden beim Schaf, Rhesusaffen und Hund. Er wies besonders darauf hin, daß der Schweregrad der entstehenden Nierenschädigung jeweils von dem heterologen Antigen (Basalmembran von Kaninchen, Ratte, Hund und Mensch) abhing, das zur Immunisierung verwendet wurde. Detailliert beschreibt er beispielsweise, daß beim Schaf bei Verwendung von Basalmembranen, die vom Kaninchen stammen, eine um das 60fache höhere Wirkung des Serums erzielt wurde, wenn es dann einem gesunden Empfänger injiziert wurde, als wenn zur Immunisierung Basalmembranen vom Menschen benutzt wurden. Interessant ist bei diesen Versuchen, daß Schafserum nach Immunisierung gegen menschliche Basalmembran auch beim Kaninchen eine Nephritis auslöste, so daß auf Antigengemeinsamkeiten zwischen dem Nierengewebe verschiedener Species geschlossen werden muß.

LERNER und DIXON (1966) fanden inzwischen, daß 90% „gesunder“ Schafe aus den verschiedensten Regionen der USA im Alter von mehr als einem Jahr eine proliferative Glomerulonephritis besitzen mit Proteinurie und Ablagerung von Gammaglobulin und Beta-1-C-Proteinen auf der Basalmembran. Diese Beobachtungen machen die Möglichkeit einer Fehlinterpretation tierexperimenteller Ergebnisse sehr deutlich.

2. Die Autoimmunnephrose

Weitere Hinweise für die Existenz von Anti-Aggressionsfaktoren bei experimentellen Nierenerkrankungen brachten ausgedehnte Untersuchungen der Gruppe um HEYMANN. HEYMANN et al. (1959) gelang es erstmalig, eine Nierenläsion bei der Ratte hervorzurufen, wenn das Tier gegen seine zuvor entnommene eigene Niere zusammen mit Freundschem Adjuvans immunisiert wurde. Von insgesamt sieben immunisierten Tieren entwickelten fünf ein schweres nephrotisches Syndrom, während Kontrolltiere, denen nur Freundsches Adjuvans injiziert wurde, lediglich eine milde Nephrose aufwiesen. Wurde das eigene Nierengewebe durch Leber ersetzt, so entstand bei 3 von 21 Ratten eine leichte Nierenläsion, bei Verwendung von Lungen- oder Muskelsuspension dagegen kam es in Verbindung mit Freundschem Adjuvans zu keinerlei Nephrosezeichen. Die schwere Nephrose bei den Tieren, die gegen ihr eigenes Nierengewebe immunisiert worden waren, zeichnete sich durch Verdickung der Basalmembran, leichte Endothelzellschwellung, geringe glomeruläre Epithelzellproliferation, erweiterte Tubuli mit PAS-positiven Zylindern und trübe Schwellung der Tubulusepithelien aus[1]. Die gleichen Veränderungen wie bei den Versuchstieren, jedoch in weit

[1] Histologisch ist dieses Bild von der Nephrotoxinnephritis, die wesentlich stärkere Proliferationszeichen haben kann, deutlich abzugrenzen und entspricht eher dem der Glomerulonephrose (ZOLLINGER, 1945; 1966; FEDERLIN et al., 1963; SCHÖFFLING, 1963). Nur mit massiven Dosen eines Antinierenserums läßt sich diese nephrotische Form der Nierenläsion ähnlich auslösen.

geringerem Ausmaß fanden sich aber auch an den Nieren der Tiere, die lediglich Freundsches Adjuvans erhalten hatten. Hier fehlten jedoch klinische Nephrosezeichen.

HEYMANN et al. (1959) folgerten aus ihren Untersuchungen, daß für das Zustandekommen der Auto-Immunnephrose, die sich nach ihnen histologisch als membranöse Glomerulonephritis, vergesellschaftet mit den klinischen Zeichen des nephrotischen Syndroms darstellt, iso- und autoallergische Mechanismen eine Rolle spielen. Diese Annahme stützt sich ferner noch auf den Nachweis präzipitierender und agglutinierender Antikörper im Serum und der Ascitesflüssigkeit dieser Tiere (HUNTER, HACKEL und HEYMANN, 1960). Bei insgesamt 80% von 140 Ratten, die auf die von HEYMANN et al. (1959) angegebene Weise behandelt worden waren, konnten derartige Nierenveränderungen festgestellt werden. Das Nierenmark war dabei als Antigen weniger wirksam, es konnten damit bei nur 31% der Tiere Nierenveränderungen hervorgerufen werden (HEYMANN et al., 1963). Verwandten sie verschiedene Fraktionen der Nierenrinde, so konnten auch hier unterschiedliche Antigenwirkungen festgestellt werden. Die Fraktion, sie sich aus den Basalmembranen, den Nucleoli und Bindegewebe zusammensetzte (low speed residue) wirkte weniger stark als die Fraktionen, die Mitochondrien und Mikrosomen enthielt. Die aktiven Komponenten entstammen somit dem nicht löslichen Nierenrindenmaterial.

Mittels der Fluorescenztechnik konnte auch die Ablagerung autologen Gammaglobulins nachgewiesen werden, das bereits 6 Tage nach Beginn der Proteinurie schon reichlich, insgesamt über 5 Monate nachweisbar war. Dabei imponierte die Fluorescenz durch autologes Gammaglobulin nicht als kontinuierliches, homogenes Band entlang der Basalmembran, sondern als fleckförmiges und körniges Leuchten.

HEYMANN et al. (1962a) zeigten weiterhin, daß die Autoimmunnephrose durch ACTH und Cortison zum Teil verhindert werden konnte. Verwendeten sie Tiere, die gegenüber homologer Nierengewebssuspension immunologisch tolerant waren, so erkrankten nur 29% statt 80% an einer Nephrose nach Immunisierung mit homologem Nierengewebe und Freundschem Adjuvans. Bei immunologischer Toleranz sollte jedoch ein völlig negatives Ergebnis erwartet werden. Doch bestand keine Toleranz gegen das Adjuvans, das nach HEYMANN et al. (1959) auch allein in der Lage ist, leichtere nephrotische Veränderungen hervorzurufen. Aus dem Absinken der Erkrankungsrate bei immunologisch toleranten Tieren schlossen HEYMANN et al. (1963), daß der von ihnen hervorgerufenen Nephrose ein immunologischer Vorgang zugrunde liegt, bei dem Antikörper gegen das eigene Nierengewebe der Ratte auftreten.

D. Die experimentelle Glomerulonephritis durch heterologe Proteine

1. Nierenveränderungen bei der experimentellen Serumkrankheit

Zahlreichen Untersuchern gelang es, im Versuchstier durch Injektion von artfremdem Eiweiß oder Serum diffuse Nierenentzündungen hervorzurufen. Diese Nierenveränderungen konnten nicht nur nach mehrmaligen Injektionen (MASUGI und ISIBASI, 1936; MCLEAN et al., 1951), sondern auch durch eine einmalige Gabe größerer Mengen von artfremdem Eiweiß beobachtet werden (HAWN und JANEWAY, 1947; MOORE und WOUGH, 1949a und b; HALPERN et al., 1959).

LONGCOPE (1913) versuchte, die langanhaltende Albuminurie im Rahmen der menschlichen Serumkrankheit experimentell zu klären. Er injizierte den Versuchstieren mehrfach Pferdeserum und Eiereiweiß und fand herdförmige Schäden an den Glomeruli und den Tubulusepithelien, nur selten Proliferationen von

Schlingenendothelien und Deckzellen. LONGCOPE (1921/29) faßte diese Nierenveränderungen als Folge der Sensibilisierung gegen Fremdeiweiß auf.

Diese Hypothese wurde von einigen Nachuntersuchern zunächst abgelehnt (BELL und HARTZELL, 1919; GERLACH, 1923; KLINGE, 1930; VAUBEL, 1933; APITZ, 1933; STAEMMLER, 1935). Sie kamen zu der These, daß artfremdes Eiweiß über die Nieren aus dem Kreislauf eliminiert wird, dabei in den Tubuli Zylinder bildet, vermehrt in den Tubuluszellen gespeichert wird und die Läsionen im Bereich des proximalen Tubulus und Glomerulus Folge der so entstehenden „inneren Hydronephrose“ seien.

Weitere Klärung brachten die Untersuchungen von MASUGI und SATO (1934), die Kaninchen mit kleinen und großen Dosen von Pferdeserum und Eiweiß zum Teil nach vorhergehender einseitiger Nephrektomie intravenös sensibilisierten. Nach kleinen Dosen kam es bereits zu Rundzellinfiltraten des Gefäßbindegewebes; nach großen Dosen konnte in der Mehrzahl der Glomerulusschlingen eine erythrocytenarme, plasmatische Eiweißmasse nachgewiesen werden, die Schlingenwände waren ödematös verdickt, die Endothelkerne hypertrophisch und hyperplastisch. Im Kapselraum und in den Kanälchen fand sich Eiweiß. Die Tiere mit dem höchsten Antikörpertiter gegen das Fremdeiweiß wiesen die schwersten morphologischen Veränderungen in Form generalisierter Gefäßentzündungen an Herz, Leber, Milz, Lunge und selbst an den Gelenken auf.

In einer weiteren Versuchsserie zeigten MASUGI und SATO (1934), daß die direkte Injektion von Fremdeiweiß in die Nierenarterie bei einem bereits sensibilisierten Tier zu einer Plasmastase im Sinne einer schweren allergischen Capillarreaktion führte, daß diese jedoch nicht bei Tieren auftrat, die zuvor nicht sensibilisiert worden waren. Aufgrund dieser Versuche konnte auch gezeigt werden, daß durch die direkte Gabe des Antigens in die Nierenstrombahn eines bereits umgestimmten Organismus das Prinzip des Arthus-Phänomens, d. h. die Reaktion zwischen gewebslokalisiertem Antikörper und zirkulierendem Antigen, nachgeahmt werden kann.

Einen weiteren Beweis für die allergisch-hyperergische Natur der Reaktion an den Glomeruluscapillaren erbrachten die Untersuchungen von LETTERER und SEYBOLD (1950). Sie beobachteten die Reaktion am Gefäßsystem der Niere am lebenden Tier nach Verabreichung des Antigens. An der in vivo isolierten Niere eines vorher sensibilisierten Frosches fanden sie nach Auftropfen des Antigens Hyperämie und Stase der Glomerulusschlingen. Weitere Stützen der angenommenen Antigen-Antikörper-Reaktion stellen die Untersuchungen von HAWN und JANEWAY (1947) und MOORE und WOUGH (1949) dar, die durch eine einmalige Gabe einer großen Menge bovinen Gammaglobulins Glomerulonephritiden hervorriefen; ferner die Versuche von GERMUTH jr. (1953) mit Rinderalbumin, und die von HALPERN et al. (1959), die nach einer einmaligen Gabe von Hühner- oder Humanalbumin nach einem bestimmten zeitlichen Intervall Nierenentzündungen hervorriefen.

Alle diese Autoren nehmen als Ursache der Nierenläsion die Bildung präzipitierender Antikörper gegen das Fremdeiweiß an (Abb. 13). Es wird aber auch die Einwirkung des Fremdeiweißes an sich auf die Capillarpermeabilität erwogen und auf entsprechende Untersuchungen von LAKE et al. (1933) verwiesen.

Das Bild einer akuten, diffusen Glomerulonephritis wurde von BEREGI (1957) durch Immunisierung von Kaninchen mit Pferdeserum unter gleichzeitiger Gabe von Pilocarpin und in Verbindung mit Kältereizen produziert. Ein Teil ihrer Versuchstiere soll auch histologisch das Bild einer subakuten, proliferativen Glomerulonephritis geboten haben. Tatsächlich kommt es nach MOORE und WOUGH (1952) durch Kälteeinwirkung, nach SALOMONSEN und MADSEN (1948),

BELÁK et al. (1931) und ILLENYI und BORSÁK (1938) durch Pilocarpin zu einer Steigerung der Antikörperproduktion. Dies wird auch dadurch bekräftigt, daß eine Reihe der Versuchstiere BEREGIS im Laufe der Behandlung unter den Zeichen des allgemeinen anaphylaktischen Schocks verstarb.

Prinzipiell kann also im Rahmen der experimentellen Serumkrankheit eine Nierenschädigung auftreten, doch handelt es sich hierbei nur um ein Teilgeschehen der allgemeinen allergischen Reaktion im Bereich des renalen Gefäßsystems.

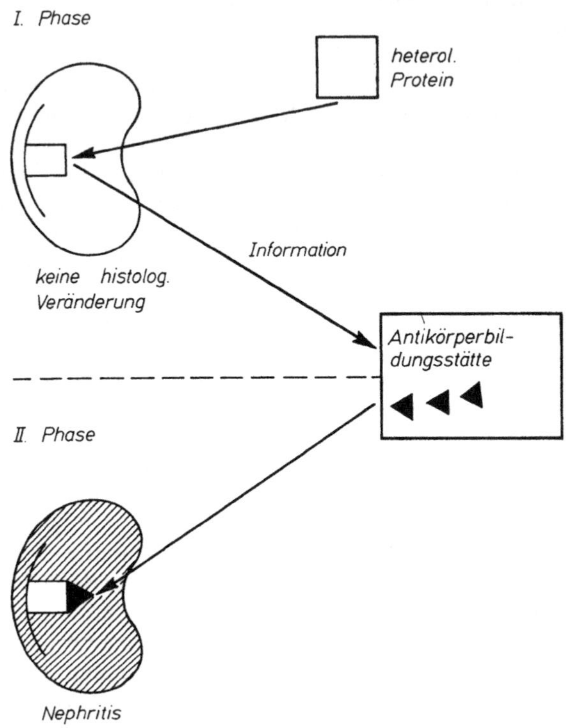

Abb. 13. Schematische Darstellung der immunbiologischen Vorgänge bei der Fremdeiweiß-Nephritis

2. Gezielte Lokalisation der Schädigung durch Kombinationseffekte

Im Zusammenhang mit der Cavelti-Nephritis wurde die Möglichkeit des „Einlenkens" einer heterologen anaphylaktischen Reaktion in das Capillargebiet der Niere bereits erwähnt. AUER (1920) beschrieb erstmals, daß es in mechanisch geschädigten Gefäßgebieten beim sensibilisierten Kaninchen zu besonders schweren nekrotisierenden Entzündungen nach Gabe der Erfolgsinjektion kommt. BIEHLING (1930) berichtete über hyperergische Gewebsreaktionen bei Pferden, die er regelmäßig zur Serumgewinnung immunisierte, an den Stellen, die mechanisch am stärksten beansprucht werden, wie Endokard und Gelenken. Durch leichte thermische Reize gelang es RATSCHOW (1950), endangitische Prozesse aller Stadien bei sensibilisierten Kaninchen auszulösen. Besonders eindrucksvoll ist das Ergebnis der Versuche von AHLSTRÖM (1936): durch Schädigung der Glomerulusendothelien mittels Staphylokokkentoxin gelang es ihm beim Kaninchen, eine Serumallergie in die Niere zu lokalisieren. Histologisch fand sich eine über die ganze Niere ausgedehnte Herdnephritis, die teilweise die morphologischen Kriterien der echten diffusen Nierenentzündung aufwies. Die Lokalisation ins Capillargebiet der Niere gelang mit nur der Hälfte der Staphylokokkentoxin-

Dosis, die sonst erforderlich ist, eine toxische Schädigung der Nephrone zu erzeugen. Dadurch wurde eine Kombination der Effekte von Serumhyperergie und unspezifischer Reizeinwirkung durch Staphylokokkentoxin im Sinne der anamnestischen Reaktion unwahrscheinlich. AHLSTRÖM (1936) vertrat die Auffassung, daß die minimale Dosis des Staphylokokkentoxins eine morphologisch nicht faßbare Auflockerung der Zellmembran bewirkt, wodurch die anaphylaktische Reaktion im Gefäßgebiet der Niere zur Haftung gebracht wird. In diesem Zusammenhang sind auch die Untersuchungen von KLINGE und KNEPPER (1935) anzuführen, die im Rahmen der Cavelti-Nephritis bereits besprochen wurden (s. S. 1072).

Damit kann es als gesichert angesehen werden, daß eine an sich nicht organspezifische Antigen-Antikörperreaktion durch bestimmte Kombinationseffekte in eine bestimmte Gefäßprovinz „eingelenkt" werden kann.

3. Das Antigen als Lokalisationsfaktor

Die Möglichkeit multipler Antigen-Antikörperreaktionen war geringer, wenn nicht das vollständige heterologe Serum, sondern nur bestimmte Serumfraktionen zur Immunisierung verwendet wurden. Dabei fiel auf, daß die histologischen Veränderungen bei Immunisierung mit einzelnen Serumeiweißfraktionen im wesentlichen auf die Niere beschränkt blieben. So gelang es z.B. HAWN und JANEWAY (1947), am Kaninchen nach Ablauf eines Intervalls von etwa einer Woche eine primär diffuse intracapilläre Glomerulonephritis hervorzurufen, wenn sie dem Tier eine einmalige große Dosis bovinen Gammaglobulins injizierten. Dagegen erzeugten sie bei Verwendung bovinen Albumins eine intimale und subintimale Arteriitis der großen Lungengefäße. In ihren Versuchen wurde der zeitliche Zusammenhang zwischen dem Verschwinden des Antigens aus der Zirkulation, dem Auftreten der Antikörper und dem Auftreten der Gefäßläsionen offenbar. Bei einem Teil ihrer Versuchstiere wurden aber auch Gefäßschäden im Bereich der Leber, des Herzens und der Gelenke gefunden.

Wesentlich stärker auf die Niere beschränkt waren die Veränderungen, die MOORE und WOUGH (1949) an einseitig nephrektomierten Kaninchen erzielen konnten, wenn sie den Tieren zweimal bovines Gammaglobulin im Abstand von 10 Tagen verabfolgten. Sie fanden an den Nieren unter anderem intracapilläre Thromben, endotheliale Proliferation, Verdickung und Aufsplitterung der Basalmembran, bei einem kleinen Teil der Versuchstiere auch typische Halbmondbildung. Als einzige extrarenale Manifestation wurden bei der Hälfte der Tiere herdförmige Infiltrationen an den Herzklappen beschrieben (MOORE et al., 1949b).

Die immunbiologischen Vorgänge dieser Form der Serumkrankheit wurden eingehend von SCHWAB et al. (1950) untersucht. Sie konnten die zeitlichen Beziehungen zwischen dem Verschwinden des Antigens aus der Zirkulation, dem Auftreten der Antikörper und dem Eintritt der Gewebsveränderungen erneut bestätigen. Der Komplementabfall zu dem Zeitpunkt, zu dem das Antigen zwar aus der Zirkulation verschwindet, der Antikörper aber noch nicht nachweisbar ist, andererseits aber bereits die ersten Gewebsveränderungen feststellbar sind, weist auf die vitale Rolle des Komplements bei allergisch bedingten Gewebsschädigungen hin. Wurde durch Röntgenbestrahlung oder Lost das Auftreten von Antikörpern unterbunden, so stellte sich nach der Gammaglobulininjektion keinerlei Gewebsveränderung ein. Es konnte somit auch hier erneut der Beweis der allergischen Reaktion erbracht werden.

MOLL und HAWN (1952) wiesen ihrerseits auf die Abhängigkeit des Ausmaßes der Gewebsläsion von der Menge des primär injizierten Antigens hin, auch berichteten sie, daß der Titer des zirkulierenden Antikörpers als Index für die nach dem Verbrauch im Gebiet der anaphylaktischen Reaktion noch in der Zirkulation befindlichen überschüssigen Antikörper anzusehen ist.

Ergänzt wurden diese Untersuchungen durch COONS et al. (1950/51), die fluorescenzoptisch die Haftung von Gammaglobulin in den Glomeruli der Nieren nachweisen konnten. In Vergleichsexperimenten zeigten sie, daß 8 Tage nach der Injektion nurmehr Gammaglobulin in den Nierenkörperchen vorhanden ist. Für dieses unterschiedliche Verhalten machen sie die differente Molekülgröße verantwortlich. Sie nehmen an, daß es dem kleinmolekularen Albumin möglich ist, die Poren der Capillarwand zu passieren, während das großmolekulare Gammaglobulin die Zellmembran passieren muß. Diese Vorstellung rührt damit an die verschiedenen Theorien über die Bildung von Antikörpern schlechthin, die von der Aufgabe der phagocytierenden Uferzellen der Capillaren zur Auflösung des Antigeneiweiß (HARRIES und EHRICH, 1946) über die Bedeutung der Antikörperproduktion am Ort der Resorption (BJERNEBOE und GORMSEN, 1943; FAGREUS, 1948), bis schließlich zur Hypothese der cytoplasmatischen Gen-Modifikation von BURNET und FENNER (1949) reichen.

In diesem Zusammenhang sind auch noch die Versuche von ROTHER und SARRE (1961) zu nennen, die annehmen, daß die Bindung der Globuline in der Niere viel lockerer ist, da es sich nicht um spezifische, gegen das Glomerulusendothel gerichtete Antikörper handelt. Dem entspricht, daß es ROTHER und SARRE (1961) nicht gelang, durch Abklemmen der einen Nierenarterie während der Gammaglobulininjektion eine einseitige Nierenschädigung zu erzeugen. Entsprechend nehmen sie an, daß sich das heterologe Gammaglobulin nicht entsprechend dem Nephrotoxin binnen kürzester Zeit an den Basalmembranen bindet, sondern dieser Vorgang wesentlich mehr Zeit in Anspruch nimmt.

Hier sind auch die Untersuchungen anzuführen, die im Hinblick auf die These RANDERATHs (1937/41/47), nach der jede Nephrose durch eine Störung oder Änderung des Filtrationsprozesses ursächlich bedingt sein soll, auch wenn lichtoptisch am Glomerulus keine Veränderungen nachzuweisen sind, von BOHLE et al. (1959); MILLER und BOHLE (1956) und SITTE (1959) mit Hilfe der Elektronenmikroskopie durchgeführt wurden. Sie fanden, daß unmittelbar nach einer Fremdeiweißinjektion eine Verdickung der glomerulären Basalmembran auftritt, andererseits Endothelbläschen und dunkle Massen im Epithel, die sich auch im Normaltier finden, statistisch signifikant häufiger auftreten. SITTE (1959) gibt an, daß bereits 1 Std nach der Fremdeiweißgabe die Mitochondrien vermehrt, das endoplasmatische Reticulum stärker ausgebildet und die Endothel- und Epithelzellen deutlich gequollen sind.

Es läßt sich somit bei Verwendung isolierter Serumeiweißfraktionen eine diffuse, alle Glomeruli zum gleichen Zeitpunkt erfassende allergische Capillarentzündung erzielen. Dies beruht auf der durch die physikalische und chemische Natur dieser Antigene bedingten bevorzugten Lokalisation im Capillargebiet der Niere. Das Antigen selbst ist somit der bestimmende Faktor der Verteilung der Organveränderungen. Demzufolge kann die Antigen-Antikörperreaktion, die die histologisch faßbaren Veränderungen zur Folge hat, nur auf einer Reaktion zwischen dem im Gewebe fixierten Antigen und dem nach einem Intervall gebildeten Antikörper beruhen. Die von KELLET (1936) aufgestellte These einer aktiven, inversen Anaphylaxie kann für diese Form der experimentellen Serumkrankheit, ebenso wie für die Masugi-Nephritis, als bewiesen angesehen werden. Die Voraussetzung für eine diffuse Gewebsschädigung ist der gleichmäßige, diffuse Besatz des Capillargebiets mit dem Antigen zu dem Zeitpunkt, zu dem ein entsprechender Antikörperspiegel in der Zirkulation besteht.

Bei der Fremdeiweiß-, speziell auch der Gammaglobulin-Nephritis, besteht keine ausgesprochene Nierenspezifität, immer wieder kommt es auch zu extrarenaler Manifestation des allergischen Geschehens. Extrarenale Läsionen treten jedoch immer nur in Verbindung mit entsprechenden Nierenveränderungen auf, während Nierenveränderungen häufig isoliert anzutreffen sind. Wesentliche Faktoren, die zu dieser Lokalisation beitragen, sind jedoch nicht zuletzt auch die starke Durchblutung und die besondere Ausscheidungsfunktion dieses Organs.

Nach SCHWAB et al. (1950), SARRE (1952/54) und PFEIFFER und BRUCH (1953/54) kann für die Pathogenese der Fremdeiweißnephritis wie auch der nephrotoxischen Nierenentzündung des Kaninchens ein identischer Mechanismus angenommen werden. In der ersten Phase wird das Antigen in den Nierenglomeruli fixiert, dabei ruft es lokal nur unspezifische Veränderungen hervor. In der zweiten Phase werden gegen das heterologe Eiweiß Antikörper gebildet, so daß die Nierenentzündung erst in dieser Phase durch die spezifische Antigen-Antikörperreaktion entsteht (Abb. 13).

4. Glomerulonephritis durch Antigen-Antikörper-Komplexe

Entsprechende Nierenveränderungen wie bei den vorgenannten Formen der Fremdeiweiß-Nephritis lassen sich auch unter bestimmten Bedingungen mit Antigen-Antikörper-Komplexen hervorrufen. FRIEDBERGER und FRIEDEMANN (1909) wiesen als erste darauf hin, daß anaphylaktische Reaktionen in einem gesunden Tier durch die Gabe des spezifischen Antigens zusammen mit dem Serum des sensibilisierten Tieres hervorgerufen werden können. Die Infusion von in vitro zusammengestellten Komplexen rief im gesunden Versuchstier Glomerulonephritis, Endokarditis, Arteriitis und Arthritis hervor (MCCLUSKY und BENACERRAF, 1958; MILLER et al., 1960; BENACERRAF et al., 1963). MCLEAN (1961) und DIXON (1961) hielten durch tägliche Gabe von Humanalbumin einen großen Teil der gebildeten Komplexe durch den stets vorhandenen Antigenüberschuß bei einem schlechten Antikörperbildner, dem Kaninchen, in Lösung. Mit diesem Modell gelang es, chronisch progressive Erkrankungen im Bereich der Niere auszulösen. Die pathogenetischen Einzelheiten von Antigen-Antikörper-Komplexen werden noch ausführlich erörtert werden (s. S. 1119ff.).

E. Nephrose — Nephritis durch Aminonucleoside und andere Substanzen

Im folgenden soll die Möglichkeit erörtert werden, mit Hilfe bestimmter chemisch genau definierter Substanzen Nierenveränderungen hervorzurufen, die denen der Masugi-Nephritis und gewissen Formen der menschlichen Nierenentzündung ähnlich sind.

FRENK et al. (1955) gelang es, bei Ratten mit Aminonucleosid (2-6-Dimethylamino-purin-3-amino-d-ribose), einer Substanz, die sich vom Puromycin herleitet und chemisch dem Adenosin sehr nahe steht, ein nephrotisches Syndrom hervorrufen. WILSON et al. (1958) beschrieben eine chronische, proliferative Glomerulonephritis, die bei Ratten durch perorale oder subcutane Zufuhr dieser Substanz entstand. WACHSTEIN und LANGE (1960) fanden histologisch eine Vergrößerung der glomerulären Epithelzellen durch Eiweißtröpfchenspeicherung, andererseits Eiweißzylinder in den Tubuluslumina, vermehrte Proteinspeicherung in den Tubuluszellen, Degeneration in den proximalen Tubulusabschnitten.

Entsprechend den Angaben von DUBACH und RECANT (1960) waren mit Ausnahme der Nieren alle anderen Organe histologisch unauffällig. Elektronenoptisch stellten HARKIN und RECANT (1960), VERNIER et al. (1958); FARQUAHR et al. (1957) und THIEL (1958) noch vor Auftreten der Proteinurie Verschmelzung und Verdickung der Fußfortsätze der glomerulären Endothelzellen fest. KÖRTGE et al. (1963) konnten diesen Befund bestätigen. Bereits 6 Std nach intravenöser Gabe von Aminonucleosid fanden sie die Veränderungen an den Fußfortsätzen. Tubulusveränderungen traten dagegen erst nach 24 Std auf. Die Tubuluszellen unterscheiden sich vom Normalbefund nur durch den höheren Gehalt an Vacuolen, Zelleinschlüssen und pinocytotischen Bläschen. BOROWSKI et al. (1961) machten auf den Zusammenhang zwischen histologischem Befund und zeitlichem Abstand der Untersuchung aufmerksam. Je später die Tiere untersucht wurden, desto mehr standen die glomerulären Veränderungen im Vordergrund: deutliche Zellproliferation und je nach Zeitpunkt sogar Halbmondbildung und Hyalinose der Glomeruli. Dabei waren bei einzelnen Tieren nur vereinzelte Glomeruli, bei anderen dagegen sämtliche Glomeruli betroffen.

Für das Zustandekommen dieser Nierenveränderungen werden im wesentlichen zwei Möglichkeiten diskutiert:

1. Aminonucleosid wirkt als Hapten; der Beweis hierfür konnte aber nicht erbracht werden. Es gelang HEYMANN (1961) weder eine Antikörperbildung gegen Aminonucleosid nachzuweisen, noch ließ sich die Aminonucleosid-Nephrose durch Steroide oder Röntgenbestrahlung verhindern. Die von FERREBEE (1957) angenommene immunologische Genese der Aminonucleosid-Nephrose dürfte somit nicht zutreffen.

2. Aminonucleosid wirkt als chemische Noxe. Wegen der chemischen Verwandtschaft mit Adenosin kommt ein kompetitiver Mechanismus als Entstehungsursache in Frage (DUBACH und RECANT, 1960; BOROWSKI et al., 1961). Nach den eingehenden Untersuchungen von BARTLET et al. (1959, 1964) und WACHSTEIN und LANGE (1960), sowie FELDMANN und FISHER (1959) ist die Aminonucleosid-Nephrose die Folge einer metabolisch bedingten Hemmung von Fermenten, die zur Nucleotidsynthese nötig sind. Diese Enzymsysteme sind in den Fußfortsätzen der glomerulären Epithelien oder in der filtrierenden Membran lokalisiert.

Nach BOROWSKI et al. (1961) ist die chronische Glomerulonephritis aufgrund elektronenoptischer Befunde eventuell Folge der Podocytenschwellung. Wenn sie in ausreichendem Maß besteht, bedingt sie Kapselschwellung, Verklebung der Schlingen und schließlich Fibrose des Glomerulus. Die andere Möglichkeit der Entstehung chronisch glomerulonephritischer Veränderungen sehen sie in einem Tubulusverschluß durch Eiweißzylinder und in der auf diese Weise entstehenden inneren Hydronephrose. Die pharmakotoxische Genese wird auch dadurch wahrscheinlich, daß nach BOROWSKI et al. (1958) nur Aminonucleosid und seine Muttersubstanz Puromycin eine Nephrose hervorrufen, andererseits durch Zugabe von Adenin bei Ratten ein Teilschutz vor einer Aminonucleosid-Nephrose gewährt werden kann (HARTMANN et al., 1959). Wenn auch die Genese der Nierenveränderungen durch Aminonucleosid noch nicht im einzelnen aufgeklärt ist, so läßt sich dennoch mit diesem Verfahren bei einer ganzen Reihe von Versuchstieren eine chronische, proliferative Glomerulonephritis hervorrufen.

BARNET et al. (1948) beschrieben ein nephrotisches Syndrom beim Menschen nach langdauernder Therapie des „petit mal" mit Tridione (Trimetatione: 3-5-Trimethyloxacolidin-2-4-dion). Sie beobachteten, daß diese Erkrankung erst nach einem Intervall von 4 Monaten bis zu 2 Jahren auftrat. Wurde dann das Medikament abgesetzt, kam es zum Verschwinden der nephrotischen Symptomatik, nach Wiedereinnahme war die Latenzzeit auf etwa $4^1/_2$ Wochen verkürzt. Sie beschrieben auch den günstigen Einfluß von Cortison auf dieses Krankheitsbild.

OHLHAGEN und SWANBORG (1953) versuchten nun, durch Tridione-Gaben bei Ratten, Meerschweinchen und Kaninchen experimentell eine Nephrose zu erzeugen. Sie gaben dieses Medikament ihren Versuchstieren 6 Wochen lang, konnten jedoch bei der anschließenden histologischen Untersuchung der Nieren in keinem Fall typische Veränderungen nachweisen. Lediglich bei einem einzigen Tier, das länger als 6 Monate behandelt wurde, konnten sie die morphologischen Zeichen der Nephrose beobachten. HEYMANN et al. (1960) wiederholten diese Untersuchungen von OHLHAGEN und SWANBORG (1953) über einen Zeitraum von 6—16$^1/_2$ Monaten mit hohen Dosen von Tridione. Unabhängig von klinischen Symptomen wiesen sämtliche Tiere, die länger als 6 Monate behandelt wurden, histologische Nierenveränderungen auf: stellenweise Verdickung der Basalmembran, einzelne Capillaren des Glomerulus hyalin obliteriert, Tubuluserweiterung, PAS-positive Tröpfchen in den Tubuluszellen. Interstitiell sah man eine geringe lympho- und plasmacelluläre Infiltration. Obwohl die Serumkomplementwerte während der Untersuchungen im Normbereich lagen und die Hämagglutinationsreaktion auf Antikörper negativ blieb, halten sie einen immunologischen Mechanismus für möglich.

Auch mit Polyvinylalkohol lassen sich Nierenschädigungen hervorrufen. HUEPER (1939) fand erstmals, daß Ratten, Kaninchen und Hunde nach entsprechender Behandlung mit der Ausbildung einer Atheromatose in den Arterien reagierten. HALL und HALL (1962) injizierten Ratten Polyvinylalkohol subcutan und fanden histologisch die Glomeruli der Niere stark vergrößert, Schlingen und Kapsel teilweise hyalinisiert, Endothelzellproliferation, teilweise die Zeichen interstitieller Nephritis sowie hyaline und granulierte Zylinder in den Tubuluslumina. Die Endothel- und Epithelzellen im Bereich des Glomerulus waren teilweise in Schaumzellen, die Polyvinylalkohol enthielten, umgewandelt. Solche Veränderungen der Endothelzelle wurden bei den gleichen Tieren jedoch auch in der Milz, der Leber, dem Pankreas, dem Herzen und dem Nebennierenmark angetroffen. Wurde den Versuchstieren niedermolekularer Polyvinylalkohol gegeben, so kam es praktisch zu keinen klinischen oder morphologischen Veränderungen, bei hochmolekularem dagegen waren sie umso deutlicher ausgeprägt, je höher das Molekulargewicht des Polyvinylalkohols war (HALL und HALL, 1963).

HUEPER (1942/44) fand bei Hunden nach oraler Darreichung von Methylcellulose vereinzelt hyalinisierte Glomeruli und subintimale Verdickung der Wand der mittelgroßen Arterien. Auch andere Organe werden durch Methylcellulose zum Teil erheblich geschädigt. PALMER et al. (1953) und TEOH (1961) beschrieben bei Ratten, die Methylcellulose intravenös oder intraperitoneal erhielten, ein komplexes Syndrom: Splenomegalie, Knochenmarkshyperplasie, Anämie, Reticulocytenvermehrung, Leukopenie, Ascites und Infiltration verschiedener Gewebe und Organe mit Makrophagen, die Methylcellulose enthielten. HODGE et al. (1950) konnten im Gegensatz zu HUEPER (1942/44) durch perorale Verabreichung von Methylcellulose bei Hunden und Ratten keine histologischen Veränderungen nachweisen. HALL und HALL (1962) untersuchten die Wirkung subcutan injizierter Methylcellulose bei einseitig nephrektomierten Ratten. Während es nach intravenöser und intraperitonealer Gabe in den oben genannten Versuchen zur Ablagerung von Methylcellulose in verschiedenen Gefäßprovinzen kam, konnten sie bei subcutaner Injektion lediglich Veränderungen an den Nierengefäßen durch Methylcelluloseablagerung in den Endothelien feststellen. Mit zunehmendem Zeitintervall kam es zur Schaumzellenbildung, Verdickung der Basalmembran, Kapselepithelproliferation und schließlich zur Halbmondbildung, teilweise fibrinoider „Degeneration" der glomerulären Capillare, Verdickung auch der tubulären Basalmembran, Speicherung von PAS-positiven Tröpfchen in den Tubuluszellen. Entsprechende Substanzen waren auch im Bowmanschen Raum und den Kapselepithelien nachweisbar. Granulierte und hyaline Zylinder wurden in den proximal stark erweiterten Tubuli gefunden. Während Methylcellulose lediglich im Bereich der Niere nachweisbar war, in Form der Schaumzellenbildung, fanden sich jedoch auch hyalinisierte Gefäße am Herzen, Pankreas, Ovar und der Lunge. Für die Entstehung dieser Glomerulonephritis diskutierten die Untersucher einerseits den Untergang des Nephrons als Folge einer Alterierung der Capillarpermeabilität mit folgenden Ernährungsstörungen der Tubuluszellen; andererseits erörtern sie die Möglichkeit von Autoantikörpern gegen die durch die Methylcellulose geschädigte Basalmembran.

F. Schlußfolgerungen

Bei dem Überblick über die aufgeführten Methoden zur Erzeugung einer experimentellen Nierenläsion werden für die Masugi-Nephritis mehrere Sondersituationen offenbar. Der sog. nephrotoxische Antikörper ist ein universeller Gefäßantikörper, der nur infolge der besonderen anatomischen und funktionellen Situation der Nierenglomeruli die so typische Erkrankung der Niere auslöst. Der Gefäßantikörper benötigt zur sofortigen Reaktion mit dem Antigen das Komplement des Serumempfängers. Wenn durch mangelnde Komplementspezifität diese Komplettierung nicht erfolgen kann, kommt es nur zum Kontakt ohne immunologische Reaktion, erst die gegen das an der Kontaktstelle fixierte Fremdeiweiß gebildeten Antikörper vermögen unter gleichzeitiger Komplementfixation die Antigen-Antikörperreaktion in Gang zu bringen. Es ergibt sich somit, daß nur dann von einer echten nephrotoxischen Nierenentzündung gesprochen werden kann, wenn bei passender Tierkombination (z. B. Kaninchen/Ratte) sofort eine komplette immunologische Reaktion zwischen dem Antigen der Glomeruluscapillarwand und seinem heterologen Antikörper unter Komplementbeteiligung stattfindet. Die erst nach einem Intervall ablaufende, zweizeitige Nephritis (z. B. Ente/Kaninchen) sollte deshalb von der echten Nephrotoxin-Nephritis abgetrennt und als experimentelle Serumkrankheit auf dem Boden nierenspezifischer Antigene angesehen werden. Diese Aufteilung der Masugi-Nephritis hat für die angestrebte Parallele mit den Verhältnissen der menschlichen Nephritispathogenese zweierlei Konsequenzen: einerseits ist es nicht möglich, den Beginn der Nierenentzündung beim Menschen mit dem Mechanismus der echten Nephrotoxin-Nephritis zu vergleichen, da beim Menschen keine passive anaphylaktische Reaktion vorliegt, zum anderen hat dieser Mechanismus der Masugi-Nephritis für die menschlichen Verhältnisse nur dann Bedeutung, wenn eine Schädigung des Nierengewebes seine Umwandlung in ein Antigen zur Folge hat und sekundär gebildete Antikörper das eigene Organ angreifen. Sehr wohl aber kann man die zweizeitige Masugi-Nephritis mit der Glomerulonephritis des Menschen vergleichen, wenn man die Tatsache in Betracht zieht, daß diese zweizeitige Masugi-Nephritis auf aktiv anaphylaktischen Vorgängen beruht. Auch bei der menschlichen Glomerulonephritis ist an ein nierenspezifisches Antigen zu denken, das bevorzugt in den Glomeruli der Niere lokalisiert ist, dort bis zum Abschluß der autologen Antikörperbildung fixiert bleibt und so die hyperergische Gewebsreaktion, die die typische akute, diffuse Nephritis zur Folge hat, einleitet.

Aus den Untersuchungen von Burkey (1934); Schwentker und Comploier (1939); Cavelti und Staehelin-Cavelti (1945); Freund, Stern und Pisani (1947); Morgan (1947) und Bohle et al. (1954) sowie Heymann et al. (1959/60, 1962/63) u. v. a. läßt sich folgern, daß auch homologes Gewebe die Bildung von Gewebsantikörpern sowie individualspezifischer Antikörper hervorruft, die letztlich auch gewebsschädigend wirken können. Die pathogenetische Bedeutung von sekundär entstandenen Auto-Antikörpern gegen das eigene Nierengewebe haben jedoch die Untersuchungen mit Hilfe der Kombinationsimmunisierung nicht eindeutig klären können. So hat die Kombinationsimmunisierung keinen sicheren Beweis dafür erbringen können, daß die serologisch nachweisbaren Antinieren-Antikörper nach dem Mechanismus der einzeitigen echten nephrotoxischen Nephritis eine typische, akute diffuse Glomerulonephritis einleiten können. Diese Methode vermochte es nicht, die Grenzen zu überschreiten, die ganz allgemein den Experimenten gesetzt sind, mit nicht nierenspezifischen bakteriellen oder Eiweißantigenen auf anaphylaktischem Weg eine Nephritis zu erzeugen. Tierversuche mit Serum oder bakteriellem Antigen in einmaliger Zufuhr ergaben prinzipiell eine herdförmige Nephritis, die als Reaktion des normergischen Organismus auf die Erstinfektion aufgefaßt werden muß (Frey, 1951). Durch mehrmalige Gabe des Antigens werden Ausmaß und Frequenz des Befalls an herdförmiger Nephritis klar gesteigert und weisen auf den Einfluß der geänderten Reaktionslage hin (Lukens und Longcope, 1931). Durch die weitere Steigerung des Immunisierungsvorgangs ist ein fließender Übergang von der Herdnephritis in eine diffuse Nierenentzündung zu erzielen (Bell und Clawson, 1931; Masugi und Isibasi, 1936; Teilum et al., 1951). Dabei besteht eine klare Abhängigkeit der Nierenentzündung von der Dosis des Antigens, das nach Sensibilisierung das Nierencapillarsystem erreicht. Die direkte Injektion des Antigens in die Nierenarterie stellt das Beispiel eines organgebundenen Arthus-Phänomens dar (Long und Finner, 1928; Klinge, 1930).

Nach Allgemeinsensibilisierung ließ sich mit den verschiedensten Antigenen zwar eine gewisse Nierenspezifität von Streptokokken und Eiweißantigenen feststellen, das Capillargebiet der Niere blieb aber dennoch kaum der alleinige Ort der entzündlichen Reaktion. Im Augenblick, in dem eine allgemeine hyperergische Reaktionslage erreicht ist, kann mit jedem löslichen oder korpuskulären Antigen eine entzündliche Reaktion auch im Capillargebiet der Niere erzeugt werden. Die entstandene Nephritis ist dann nur als Teilgeschehen einer generalisierten hyperergischen Reaktion aller betroffenen Endothelbezirke anzusehen. Freilich besteht auch hier die Möglichkeit, daß Antigen-Antikörper-Komplexe für alle pathogenen Immunreaktionen im Organismus, darunter auch für die in der Niere ablaufenden, verantwortlich sind.

Bei der Verwendung bakterieller Antigene war eine echte, akute Glomerulonephritis im Sinne der Klinik, gleichgültig wie sehr die morphologischen Veränderungen einander gleichen können, nicht zu erzeugen. Nicht die Spezifität eines Erregers war das wesentliche, sondern die besonders von Gruber (1923) für die Periarteriitis nodosa hervorgehobene Gleichförmigkeit der entzündlichen Capillarreaktion, nachdem ein Zustand der generalisierten Hyperergie erreicht war. Das Ausbleiben einer absolut führenden akuten Glomerulonephritis im Sinne der menschlichen Pathoglogie weist darauf hin, daß auch eine hochgradige hyperergische Reaktionslage allein nicht imstande ist, ein derartiges Krankheitsbild zu verursachen.

Eine allergische Capillarentzündung, die gleichzeitig alle Glomeruli ergriff, wurde nur bei Verwendung reiner Serumeiweißfraktionen hervorgerufen. Dies beruht anscheinend auf der physikalischen und chemischen Natur dieser Antigene, die die bevorzugte Lokalisation in den Capillaren der Glomeruli bewirkt.

Es lassen sich somit folgende immunbiologische Schlüsse ableiten:

a) die Antigen-Antikörperreaktion, die die histologischen Veränderungen zur Folge hat, findet nur an den Stellen statt, wo sich Antigen am Gewebe fixiert. Die Fixation und lokale Verteilung des Antigens ist somit die Voraussetzung für die Verteilung der Organläsionen. Die gewebsschädigende immunologische Reaktion findet erst nach einem freien Intervall zwischen der Gewebsfixation und dem gegen dieses Antigen gebildeten Antikörper statt. Die von KELLET schon 1936 aufgestellte Hypothese einer aktiven, inversen, anaphylaktischen Reaktion kann somit für die experimentelle Serumkrankheit ebenso wie für die Masugi-Nephritis als bewiesen angesehen werden (vgl. Abb. 9).

b) Die gleichmäßig alle Glomeruli erfassende Entzündung basiert auf der zum Zeitpunkt eines ausreichenden Antikörperspiegels ausreichend vorhandenen Antigenmenge in den Schlingenwänden aller Glomeruli. Die quantitative Verteilung des Antigens entscheidet somit in stärkerem Ausmaß über den Grad der Gewebsveränderung als die Antikörperbildungsfähigkeit des Versuchstiers. Da bei der experimentellen Serumkrankheit neben der Niere auch andere Capillargebiete das Antigen fixieren, kann nur von einer weitgehenden Nierenspezifität des Antigens gesprochen werden. Extrarenale Gewebsläsionen kommen nur in Verbindung mit entsprechenden Nierenveränderungen vor, aber diffuse Nierenentzündungen sind allein bei einer ganzen Reihe von Versuchstieren anzutreffen. Es ist in diesem Zusammenhang auch hervorzuheben, daß die morphologischen Veränderungen besonders am Mesoangium und durch endotheliale Proliferation hervortreten (ZOLLINGER, 1945; SEIFTER, EHRICH, BEGANI und WARREN, 1950; EHRICH, FORMANN und SEIFTER, 1952).

Versuche mittels pharmakotoxischer Substanzen, wie Aminonucleosid, Polyvinylalkohol und Methylcellulose eine Glomerulonephritis zu erzeugen, ergaben keine Parallele zu der menschlichen Erkrankung. Hier wurde im wesentlichen eine Nephrose hervorgerufen, die erst im Spätstadium in eine chronische, proliferative Glomerulonephritis überging.

Andererseits läßt sich mit Antigen-Antikörperkomplexen eine chronische Glomerulonephritis erzeugen, wenn lösliche Komplexe im Antigenüberschuß gebildet werden. Hypothetisch könnte in diesem Zusammenhang auch ein solcher Mechanismus für die menschliche Glomerulonephritis angenommen werden. Bei einer Antikörperbildung gegen eigenes, durch Antigen verändertes Nierengewebe könnten lösliche Komplexe gebildet werden, da Antigenüberschuß besteht.

Allein mit dem Verfahren der Nephrotoxin-Nephritis läßt sich gesetzmäßig bei verschiedenen Tierarten eine akute, diffuse Glomerulonephritis mit den typischen klinischen und morphologischen Symptomen erzeugen. Aus ihrer Problematik sind die Überlegungen abzuleiten, die auch für die Pathogenese der menschlichen Nephritis von Bedeutung sind. Hinter der scheinbar einheitlichen Pathogenese stehen immunbiologisch grundverschiedene Mechanismen. Einerseits können gegen das Gefäßantigen gerichtete Antikörper sofort unter Komplementbeteiligung eine Nephritis auslösen, andererseits kommt es bei Fehlen der Komplementspezifität nur zu einer gerichteten Absiedelung der heterologen Antikörper in den Nierenglomeruli. Sie wirken als nierenspezifische Antigene, gegen die erst autologe Antikörper im Empfängertier gebildet werden, die dann unter Komplementnutzung durch die folgende anaphylaktische Gewebsreaktion, also in einem zweizeitigen Vorgang die Nephritis auslösen. Nach Untersuchungen der Gruppe um DIXON ist auch bei vorhandener Komplementspezifität für die volle Entwicklung der Nierenentzündung nicht die erste, sondern die zweite Phase, d.h. die autologe Antikörperbildung gegen das in der Glomerulusschlinge präcipitierte heterologe Protein ausschlaggebend. Bei Verhinderng der zweiten Phase heilen die in der ersten entstandenen Nierenläsionen wieder aus.

Immunbiologisch handelt es sich somit bei der Nephrotoxin-Nephritis der Ratte um die Folge einer einerseits passiven — andererseits einer aktiven inversen anaphylaktischen Reaktion. Bei der verzögerten Nephritis des Kaninchens liegt dagegen nur die inverse aktive Anaphylaxie vor. Das Verfahren der Kombinationsimmunisierung nach CAVELTI und STAEHELIN-CAVELTI (1945) erbrachte die Möglichkeit mit Hilfe von Auto-Iso-Antikörpern eine allergische Reaktion in die Niere zu dirigieren. Eine echte diffuse Glomerulonephritis war damit nicht zu erzeugen. Dies entspricht den Versuchen, die durch Kombinationseffekte mechanischer oder thermischer Natur eine selektive Lokalisation der heterologen anaphylaktischen Reaktion in der Niere zur Folge hatten. Morphologisch stehen die Bilder der herdförmigen Nephritis bei praktisch allen Versuchen — außer der nephrotoxischen Nephritis — im Vordergrund, die durch aktive Sensibilisierung mit den verschiedensten bakteriellen oder Fremdeiweißantigenen eine diffuse Glomerulonephritis hervorzurufen versuchen. Es kommt bei anfänglich noch normergischem Organismus zu gering ausgeprägten, nach erreichter Hyperergie zu diffus ausgebreiteten Herdnephritiden. Erst nach einer den gesamten Organismus erfassenden Umstimmung der Reaktionslage mit gesteigerter Aktivierung

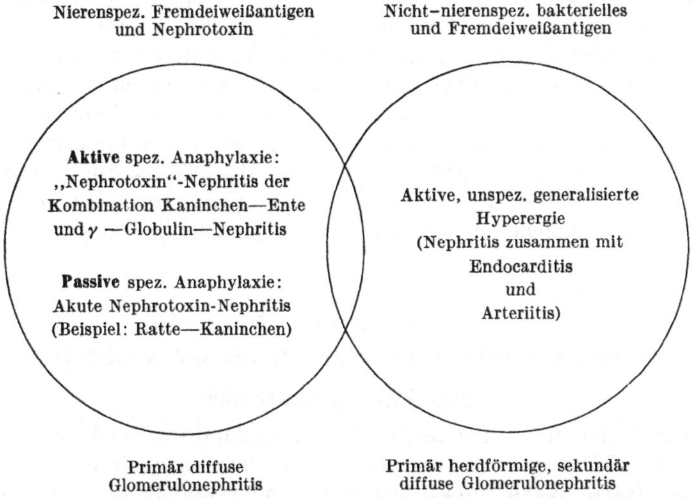

Abb. 14. Schematische Darstellung des pathogenetischen Mechanismus der experimentellen Glomerulonephritis. [Aus PFEIFFER, Regensburg. Jb. ärztl. Fortbild. **11**, H. 1 (1963)]

des Endothelsystems konnte schließlich in wenigen Fällen eine diffuse Glomerulonephritis als Teilgeschehen der am Gefäßsystem manifest gewordenen generalisierten Hyperergie beobachtet werden. Auch bei maximal hyperergischer Immunitätslage des Organismus ist keine typische akute diffuse Glomerulonephritis zu erzeugen, wenn nicht noch ein besonderer Umstand hinzutritt. Dieser besondere Umstand, die Fähigkeit bestimmter Antigene sich selektiv an den Schlingenwänden der Glomeruli — entsprechend dem Mechanismus der „verzögerten Masugi-Nephritis" — zu lokalisieren, geht aus den Versuchen mit gereinigten Serumeiweißfraktionen hervor. Bei der hier zu nennenden Gammaglobulin-Nephritis konnte aufgrund der weitgehenden Nierenspezifität nach autologer Antikörperbildung eine diffuse Glomerulonephritis erzeugt werden.

Somit können die auf aktiv anaphylaktischen Vorgängen beruhenden tierexperimentellen diffusen Glomerulonephritiden einerseits in primär diffuse Nierenentzündungen nach Verwendung nierenspezifischer Antigene und andererseits in sekundär diffuse Glomerulonephritiden nach Gabe nicht nierenspezifisch lokalisierender antigener Substanzen eingeordnet werden. Bei der ersten Gruppe wird nahezu selektiv die Niere betroffen, bei der zweiten stellt die entzündliche Reaktion der Glomeruli nur das Teilgeschehen einer generalisierten hyperergischen Reaktion des gesamten Endothelsystems dar. In der ersten Gruppe wird dementsprechend die Situation vorwiegend vom Antigen, in der zweiten Gruppe hauptsächlich von der Reaktionslage des Organismus bestimmt. Eine Herdnephritis tritt auch bei Verwendung nierenspezifischer Antigene oder sofort wirksamer nephrotoxischer Antikörper auf, wenn die injizierte Menge des nephrotropen Antigens nicht ausreicht, um alle Glomeruli gleichmäßig zu besetzen (Abb. 14).

Es soll abschließend noch zu der Frage Stellung genommen werden, inwieweit grundsätzlich eine tierexperimentelle Nierenentzündung mit der menschlichen Erkrankung verglichen werden kann. Eine entsprechende Spontannephritis in der Tierpathologie existiert mit nur wenigen Ausnahmen (Schafe: LERNER u. DIXON, 1966; Affen: WAHLIG et al., 1966) nicht. Es wurde deshalb immer wieder der Einwand erhoben, daß hierfür die andersartige Reaktionsweise des Tierorganismus verantwortlich zu machen sei und alle im Experiment erzielten Ergebnisse hierdurch belastet seien (ROTH und BLOSS, 1922; BOHLE et al., 1954, und KRECKE, 1954). Es ist aber fraglich, ob dieser Umstand noch allzu hoch bewertet werden kann, nachdem mit dem Verfahren der Masugi-Nephritis eindeutig die Möglichkeit für den Tierorganismus nachgewiesen wurde, weitgehend analog dem Verhalten des Menschen zu reagieren. Durch eine auf aktiver Anaphylaxie beruhende typische akute diffuse Glomerulonephritis, die nur auf dem Boden selektiv in der Niere lokalisierender Antigene zu erzeugen war, zeigt sich aber auch von dieser Seite her, daß nicht die Reaktionslage oder Reaktionsweise das wesentliche Moment darstellt, sondern der ätiologische Faktor die grundsätzliche Bedeutung hat. Sinngemäß das gleiche gilt von der lokalisierenden Eigenschaft echter nephrotoxischer Antikörper.

G. Das Problem der Chronizität immunologisch bedingter experimenteller Nephropathien

1. Die Autoimmuntheorie

Als Prototyp der der menschlichen Nierenentzündung am meisten ähnelnden experimentellen Nierenentzündung erwies sich die Masugi-Nephritis des Kaninchens und der Ratte. Nach Injektion ausreichender Mengen des heterologen Antiserums kam es zur Entwicklung einer primär diffusen akuten Glomerulonephritis, bei kleineren Dosen dominierte das Bild der Herdnephritis. Bei Verwendung eines genügend potenten Serums konnte eine unaufhaltsame Progredienz der Nierenentzündung bis zur chronischen Glomerulonephritis und entzündlichen Schrumpfniere hin oftmals beobachtet werden.

Es fragte sich, welche immunologischen Mechanismen für dieses Fortschreiten der Entzündung verantwortlich sind. War es allein der biphasische Mechanismus, der, in Übereinstimmung mit KAY (1940), die akute Nephrotoxin-Nephritis auslöste?

Andererseits konnten die für die menschliche Nephritis erwogenen Mechanismen, die sich entsprechend den Vorstellungen der Volhardschen Schule (VOLHARD, 1931) um den unheilvollen Circulus vitiosus zwischen „renal bedingter, humoral bewirkter" Blutdrucksteigerung als Folge der eingeschränkten Nierendurchblutung und dem dadurch bedingten Untergang noch intakter Sekretionselemente bewegten, für die experimentelle Glomerulonephritis nie bewiesen werden. Die entscheidenden Untersuchungen wurden an anderen experimentellen Modellen vorgenommen (BOHN, 1930; HARTWICH, 1932; GOLDBLATT et al., 1934). Es schien nicht sehr sinnvoll, die nur mit umstrittener Blutdrucksteigerung und starker nephrotischer Verlaufsform einhergehende Masugi-Nephritis der Ratte, wenn sie nicht ausheilte, auf derartige Mechanismen zurückzuführen.

Auf der anderen Seite erwog bereits zu Beginn des Jahrhunderts METCHNIKOFF die Möglichkeit der sekundären Auto-Antikörperbildung gegen das körpereigene Nierengewebe als Folge einer anderweitig ausgelösten primären Nierenschädigung.

Die einmal gebildeten Auto-Antikörper sollten dann in einem tödlichen Kreislauf zwischen fortlaufender Schädigung des Nierengewebes und der durch untergehende Nierenelemente aktivierten Auto-Antikörperbildung die Ausbreitung der Organentzündung bewirken. Lediglich mit dieser Theorie, die sich in den Denkschemen der damaligen Zeit um den Begriff des „Cytotoxins" rankten, begründete man ja das Interesse an der Wirkung von Substanzen, die in anderen Tierarten nach Injektionen heterologer Gewebe entstanden (Abb. 15).

Schließlich wurde in den letzten 10 Jahren besonders die Rolle von Antigen-Antikörperkomplexen bearbeitet, die nach DIXON (1961/65) in geeigneter Versuchsbedingung ebenfalls chronische Glomerulonephritiden hervorrufen können.

Besonders faszinierte die Vorstellung der Autoantikörperbildung gegen das eigene, zum Antigen gewordene Nierengewebe. Von klinischer Seite existieren

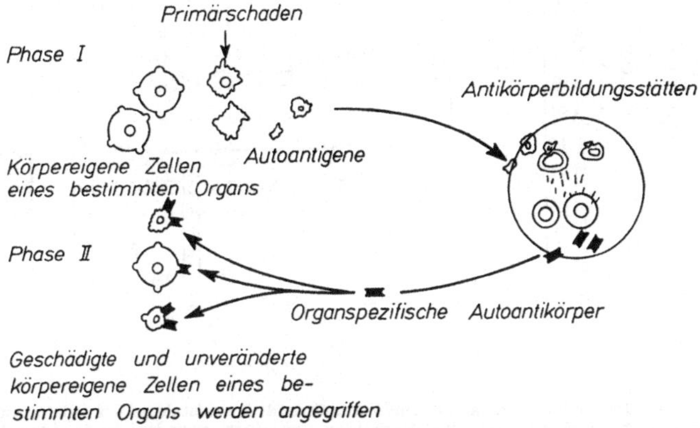

Abb. 15. Schematische Darstellung der Autoantikörper-Entstehung. [Aus PFEIFFER, Regensburg. Jb. ärztl. Fortbild. 11, H. 1 (1963)]

zahlreiche Beiträge über den gelungenen oder nicht gelungenen Nachweis derartiger Antikörper gegen menschliche Nierenextrakte. Auf sie wird bei Besprechung der Immunologie der menschlichen Glomerulonephritis näher eingegangen werden (s. S. 1143).

Die im akuten Tierexperiment erhobenen Befunde wurden bereits im Vorstehenden diskutiert (s. S. 1082 ff.). Eine klare Unterscheidung zwischen akuter und chronischer Nephritis wurde meist nicht vorgenommen.

Die pathogenetische Bedeutung aller dieser Auto-Antikörpernachweise konnte darüber hinaus niemals eindeutig geklärt werden. Jegliche weitere Diskussion erforderte deshalb den klaren Nachweis der überhaupt entzündungserregenden Wirkung des Blutes nephritiskranker Tiere oder Menschen. Dies konnte nur im biologischen Versuch geschehen. Ähnlich wie ein heterologer Antinieren-Antikörper im Masugi-Experiment das Nierengewebe des Empfängertieres erkranken läßt, so mußte das Blut eines nephritiskranken Tieres oder Menschen gesundes Nierengewebe erkranken lassen.

War diese nephritisauslösende Wirkung erst einmal bewiesen, dann spielte es keine Rolle mehr, ob es sich um einen Auto-Antikörper im Sinne der Definition oder einen irgendwie gearteten Mechanismus handelte, der in seiner Auswirkung dem Effekt eines Autoaggressionsgeschehens gleichkam.

a) Die Übertragung der Nephrotoxin-Nephritis der Ratte mittels Parabiose

Als Modell bot sich aus vielen Gründen die Masugi-Nephritis vornehmlich der Ratte an, als Methode die Vereinigung eines nephritiskranken Tieres mit einem gesunden in Parabiose (PFEIFFER et al., 1954a).

Sie wurde erstmals von BERT (1864), später von SAUERBRUCH und HEYDE (1908) zur Klärung anderer Fragestellungen benutzt. Für derartige Parabiose-Experimente eignen sich besonders weibliche Ratten. Bei männlichen Tieren findet durch das Verbeißen der Tiere ineinander ein zu großer Verlust des Ausgangsmaterials statt.

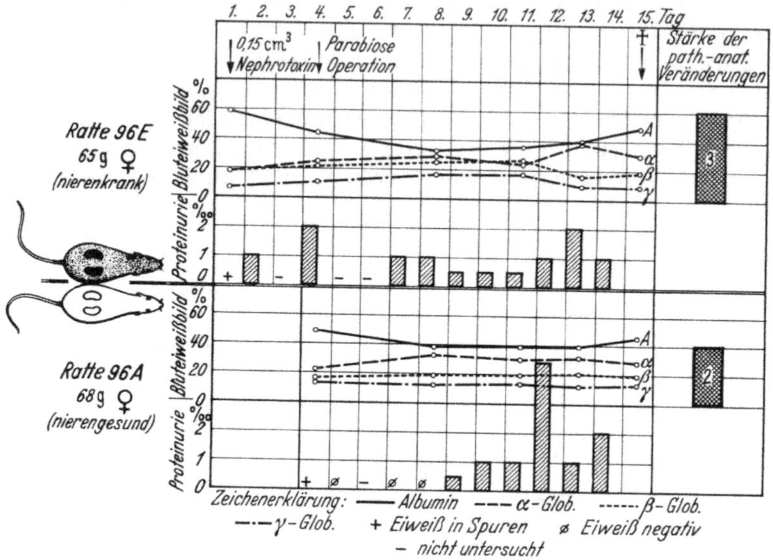

Abb. 16. Schematische Darstellung des klinischen Verlaufs und der histologischen Nierenveränderungen bei Parabiose zwischen einer an Masugi-Nephritis erkrankten und einer gesunden Ratte. [Aus PFEIFFER et al., Z. ges. exp. Med. 124, 471 (1954)]

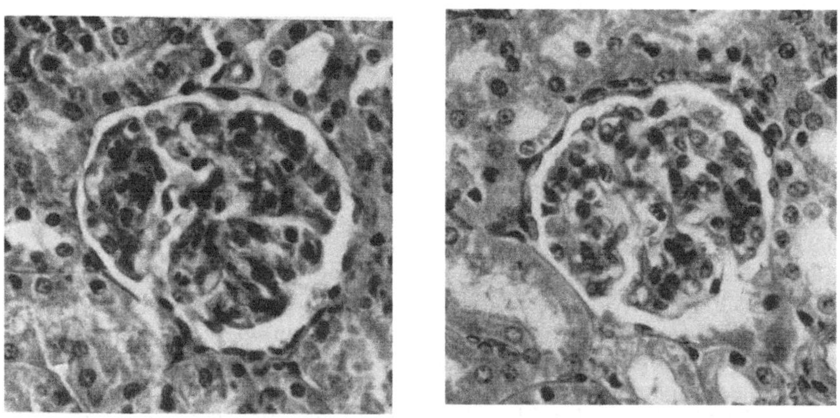

a b

Abb. 17a u. b. Histologische Veränderungen am Rattenglomerulus. a Primär nephritisches Tier; b primär gesundes Tier. HE-Färbung, Vergr. 500fach. [Aus PFEIFFER et al., Z. ges. exp. Med. 124, 471 (1954)]

Die gebräuchliche Technik ist die von BUNSTER und MEYER (1933). Die Tiere werden an den seitlichen Bauchrändern nach vorhergehender Spaltung der Bauchdecken fest miteinander vernäht. Es findet keine offene Peritoneal-kommunikation statt. Die vorangegangene Incision der Bauchdecken und der Bauchmuskulatur dient nur der besseren Capillarisierung. Sie läßt sich nach 4—5 Tagen in der sog. Parabiosebrücke beobachten und auch histologisch gut darstellen. Über die Capillarbrücke kommt ein kontinuierlicher Blutaustausch zwischen den beiden Partnern zustande, der etwa 0,1 ml/min beträgt (HILL, 1931). Über das Funktionieren der Parabiosebrücke kann man sich durch den Austausch von harnfähigem Farbstoff schnell nach Ingangkommen des Experimentes orientieren. Das Auseinanderreißen der Tiere wird am besten durch die Vernähung der Schulterblätter mit Seide verhindert.

aa) Versuche bei genetisch differenten Ratten

Durch die kontinuierliche, 15 Tage dauernde Vereinigung einer gesunden weiblichen Ratte mit einem an akuter Nephrotoxin-Nephritis erkrankten Partnertier des gleichen Stammes konnten PFEIFFER et al. (1954) die Masugi-Nephritis auf das primär gesunde Tier übertragen.

Die Entwicklung der Glomerulonephritis im vorher gesunden Parabiosepartner wurde sowohl durch klinische als auch durch histologische Untersuchungen verfolgt (Abb. 16, 17). Nach Ausbildung der Parabiosebrücke und funktionierendem Blutaustausch kam es schnell zur Proteinurie und Dysproteinämie auch des primär gesunden Parabionten. Nach 12—14tägiger Dauer der parabiotischen Verbindung waren bei dem primär gesunden Partner die gleichen, wenn auch etwas geringer ausgeprägten glomerulonephritischen Veränderungen in den Nieren nachweisbar wie beim primär nephritischen Parabionten. Wurden zwei gesunde Tiere vereinigt, so waren keine vergleichbaren Nierenschädigungen zu sehen. Nur mitunter waren regressive Veränderungen festzustellen.

bb) Parabioseversuche mit genetisch identischen Ratten

Die gelungene Übertragung der Nephrotoxin-Nephritis der Ratte konnte jedoch erst dann als Beweis für die spezifisch Nephritis erzeugende Wirkung des Blutes nephritiskranker Tiere angesehen werden, wenn Gewebsveränderungen durch individualspezifische Antikörper ausgeschlossen waren. Genetische Differenzen zwischen Tieren der gleichen Species können nach Art der Transplantationsimmunität (BILLINGHAM, BRENT und MEDAWAR, 1956) an der Auslösung der Nierenentzündung beim gesunden Parabiosepartner beteiligt sein. Die langgehegte Vermutung ist heute als gesichert anzusehen, daß nämlich die Parabiose als Extremfall einer Transplantation aufzufassen ist, bei der jeweils ein ganzer Organismus auf einen anderen übertragen wird (MÜLLER-RUCHHOLTZ, 1966). Histoinkompatibilitäten, von RANZI und EHRLICH (1909) als „Parabiosevergiftung“ bezeichnet, sind bei der Vereinigung genetisch differenter Tiere zu erwarten. Sie äußern sich in unterschiedlichem Wachstum der Parabionten, in Hypertrophie und Hyperämie des einen, Kachexie und Anämie des anderen Partners. Entzündliche Veränderungen an den Gefäßen von Herz, Niere und Mesenterium sind bei derartigen Fällen verzeichnet worden. Sie werden möglicherweise durch Gefäßantikörper hervorgerufen, die zwischen dem 5. und 15. Tage der funktionierenden Parabiose auftreten (HALL und HALL, 1951). Derartige Gefäßveränderungen reichen bis zu dem Bild der Hyalinisierung und Sklerosierung und sind mitunter mit perivasculären Infiltraten vergesellschaftet.

Derartige Parabioseinkompatibilitäten wurden von MAYEDA (1921) auf hämolytische Vorgänge zurückgeführt, die bei dem einen der Tiere zu beobachten sind, von SCHMIDT (1922) als Folge anaphylaktischer Vorgänge angesehen, von HERMANNSDORFER (1923) einfach als unspezifische Reaktion auf die Kachexie, von SAUERBRUCH und KNAKE (1936) auf die wechselseitige Stoffwechselintoxikation und schließlich auf die bei Ratten häufige Bartonelleninfektion zurückgeführt. Da die beiden Parabiosepartner ihre individuellen Blutdruckwerte aufrechterhalten, und die bei der Parabioseintoxikation bestehende Hypertonie des einen Tieres besonders stark mit den normalen oder sogar niedrigen Blutdruckwerten des Partners kontrastiert, wurde eine einseitige Blutverschiebung als besonders wesentlicher Faktor empfunden (HALL und HALL, 1956). Erst FINERTY und PANHOS (1951); ZECKWER (1952); TURIAF, ZIZINE und SORS (1954) brachten die Unverträglichkeitserscheinungen mit dem Auftreten individualspezifischer homologer Antikörper in Verbindung. Derartige Antikörper wurden dann auch von CHUTE und SOMMERS (1952) und von MÜLLER-RUCHHOLTZ (1966) nachgewiesen. Hiermit steht in Übereinstimmung, daß bei Inzuchtratten, die mehr als 50 Generationen in Bruder/Schwester-Inzucht gehalten waren, keine Parabioseintoxikationen mehr nachweisbar sind (VAN DYKE und HUFF, 1949).

Tabelle 1. *Tabellarische Zusammenfassung der klinischen und histologischen Befunde bei 9 Parabiosepaaren mit vorausgegangener akuter Masugi-Nephritis des einen Parabionten.* [Aus E. F. PFEIFFER et al., Z. ges. exp. Med. **132**, 436 (1960)]

Paar Nr.	Nephritisdauer in Tagen		Proteinurie während der Parabiose (mg/ml Urin)					Stärkegrad der Augenhintergrundsbefunde		Stärkegrad histologischer Nierenbefunde	
	vor	nach	primär nierenkrankes Tier		primär nierengesundes Tier						
	Parabiose		Mittelwert	Max. Wert	Nephr.-beginn	Mittelwert	Max. Wert	primär nierenkrank	primär nierengesund	primär nierenkrank	primär nierengesund
1	10	10	0,92	1,10	4 (14)	0,51	0,62	—	—	3	3
2	8	11	1,29	1,58	9 (17)	0,41	0,70	—	—	3	2
3	5	12	0,36	0,88	9 (14)	0,53	1,00	∅	∅	3	2
4	5	14	1,75	1,80	7 (12)	0,33	0,62	—	—	3	3
5	6	15	1,34	1,48	9 (15)	0,43	0,80	++	++	3	2
6	7	15	1,08	1,85	8 (15)	0,32	0,45	+++	∅	3	2
7	8	19	1,76	1,83	7 (15)	0,40	0,60	+++	+++	3	2
8	10	20	1,83	1,90	8 (18)	1,06	1,58	+++	++	3	2
9	6	30	1,47	1,78	4 (10)	0,88	1,62	++	+	3	3

Nephritisbeginn: (Zahl = Tage nach der Nephrotoxininjektion, Zahl = Tage nach der parabiotischen Vereinigung, — = nicht untersucht.

Der Versuch der Übertragung der Nephrotoxin-Nephritis der Ratte wurde daher von PFEIFFER et al. (1960) unter Verwendung von Ratten aus langdauernder Bruder-Schwester-Inzucht wiederholt. Bei derartigen Tieren besteht freilich keine völlige genetische Identität, sondern nur eine Annäherung an den Idealfall, der im Laboratorium an üblichen Laboratoriumstieren bisher nur für die Maus einwandfrei erreicht wurde. In der Tat konnten Parabioseintoxikationen klinisch und histologisch bei derartigen Inzuchttieren nicht mehr nachgewiesen werden. Es fehlten Gewichtsunterschiede zwischen den Partnern und Veränderungen der Gefäße einschließlich der Capillaren der Niere. Die weitgehend erreichte genetische Annäherung zeigte sich auch dadurch, daß die Vereinigung nunmehr bis zu 77 Tagen und mehr bei den Kontrollen aufrechterhalten werden konnte, während bei genetisch differenten Tieren eine Parabiose mit effektivem Blutaustausch zwischen den Partnern nur für einen wesentlich kürzeren Zeitraum zu erreichen ist. Hier unterbricht die beginnende Abstoßungsreaktion bereits nach 10—15 Tagen die Gefäßbrücke (MÜLLER-RUCHHOLTZ, 1966).

Auch mit dieser Versuchsanordnung gelang es ohne Schwierigkeiten, die Nephritis des primär nierenkranken Tieres A auf das primär gesunde Partnertier B zu übertragen. Damit mußte die Übertragungsreaktion als spezifische Folge der Einwirkung des Blutes des primär erkrankten Tieres auf das gesunde Nierengewebe des Partners angesehen werden (Tabelle 1). Für die spezifische nierenschädigende Wirkung des Übertragungsfaktors sprechen schließlich auch die ebenfalls durch Parabiose gelungenen Übertragungen anderer immunologischer Erkrankungen wie der isoallergischen Encephalomyelitis (LIPTON und FREUND, 1953), der allergischen Panophthalmitis (PFEIFFER et al., 1959), sowie schließlich der sog. Autoimmunnephrose (HEYMANN et al., 1962).

cc) *Die Übertragung der chronischen Nephrotoxin-Nephritis der Ratte*

Bemerkenswerterweise war es auch möglich, die chronische Nephrotoxin-Nephritis der Ratte durch Parabiose auf gesunde Tiere zu übertragen. SAND-

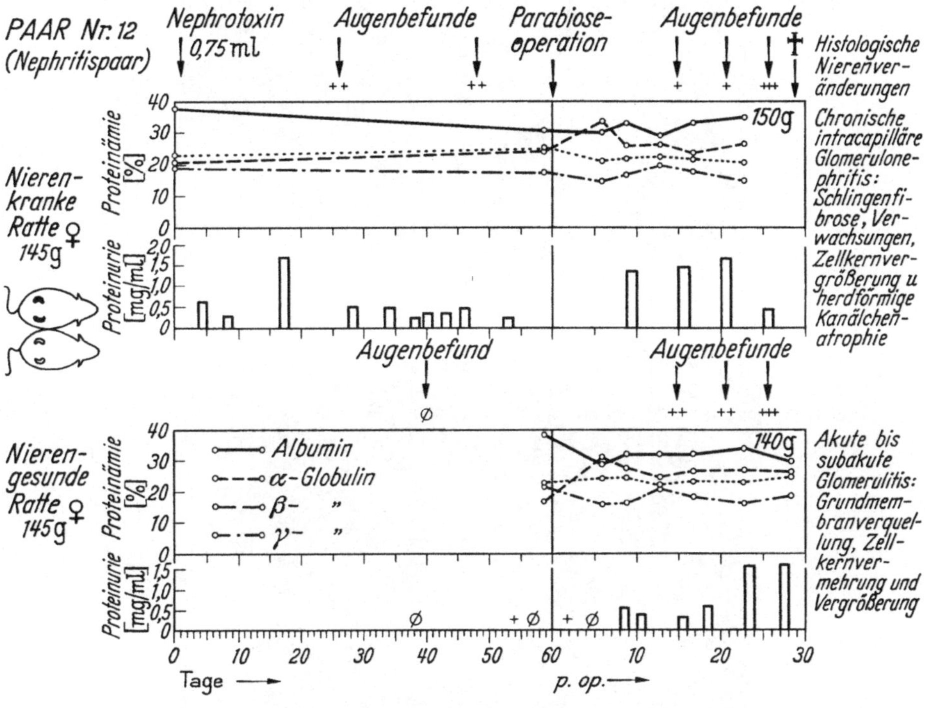

Abb. 18. Schematische Darstellung des klinischen Verlaufs und der histologischen Befunde an den Nieren bei Parabiose zwischen einer Ratte mit *chronischer* Masugi-Nephritis und einem gesunden Tier. [Aus SANDRITTER et al., Z. ges. exp. Med. **132**, 453 (1960)]

RITTER et al. (1960) warteten 71 Tage als Maximum, LANGE, WACHSTEIN und MCPHERSON (1961) sogar 128 Tage nach der Nephrotoxininjektion in das primär nephritische Tier, bis sie die Parabiose herstellten. Auch bei diesen Serien kam es prompt nach Funktionieren des Blutaustausches durch die Parabiosebrücke zur Entwicklung der Nierenentzündung im primär gesunden Partnertier. Das gleiche Resultat erzielte MELLI (1964).

Die Nierenläsionen der beiden Parabionten waren histologisch nur insofern voneinander verschieden, als in der Regel beim primär nephritischen Tier eine *chronische* Glomerulonephritis vorlag, im primär gesunden Tier dagegen die histologischen Kriterien der *akuten* Nierenentzündung das Bild beherrschten (Abb. 18, 19). Dauerte die Parabiose längere Zeit an, dann waren auch am Augenhintergrund beider Tiere die bei Ratten üblichen Zeichen der fortgeschrittenen Nierenentzündung zu verfolgen.

b) Die Übertragung der Nephrotoxin-Nephritis der Ratte mittels Kreuztransfusion

Dem Verfahren der Parabiose zur Herstellung eines kontinuierlichen Blutaustausches zwischen zwei Tieren haften wesentliche Nachteile an:

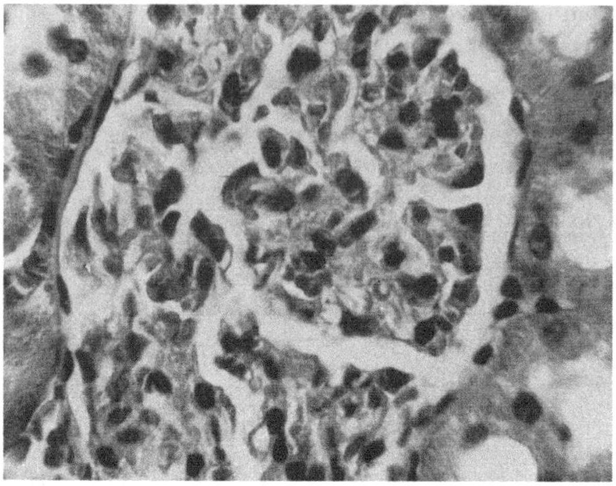

a

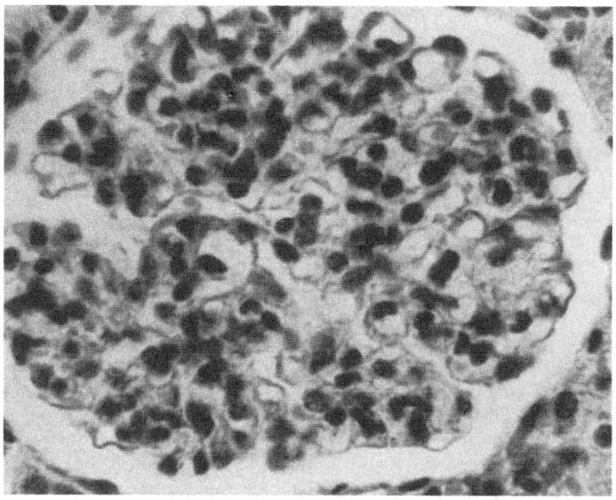

b

Abb. 19. Histologische Veränderungen am Glomerulus des primär an chronischer Masugi-Nephritis erkrankten Parabiosepartners (a) und Veränderungen im Sinne der subakuten Nephritis am Glomerulus des primär gesunden Partnertieres (b). HE-Färbung, Vergr. 500fach. [Aus SANDRITTER et al., Z. ges. exp. Med. **132**, 453 (1960)]

1. der Blutaustausch über die Gefäßbrücke der Parabiose ist verhältnismäßig klein. Er beträgt nach VAN DYKE, HOFF und EVANS (1948) bestenfalls das zehnfache des Blutvolumens des Einzeltieres pro Tag, das sind etwa 50—100 ml.

2. Die Verbindung der beiden Kreisläufe läßt sich nicht nach Belieben herstellen, unterbrechen oder in ihrem Ausmaß regulieren.

3. Das Ausmaß der Gefäßverbindung schwankt auch bei Inzuchtratten beträchtlich und ist nur mit verhältnismäßig großem Aufwand meßbar.

4. Bei Verwendung genetisch differenter Ratten kann u. U. die Ausbildung der Anastomosen unzureichend sein, sich verzögern oder überhaupt nicht zustande kommen.

Eine Methode, die die aufgeführten Nachteile ausschloß und darüber hinaus noch den Vorteil bot, beide zeitweise miteinander verbundenen Tiere getrennt

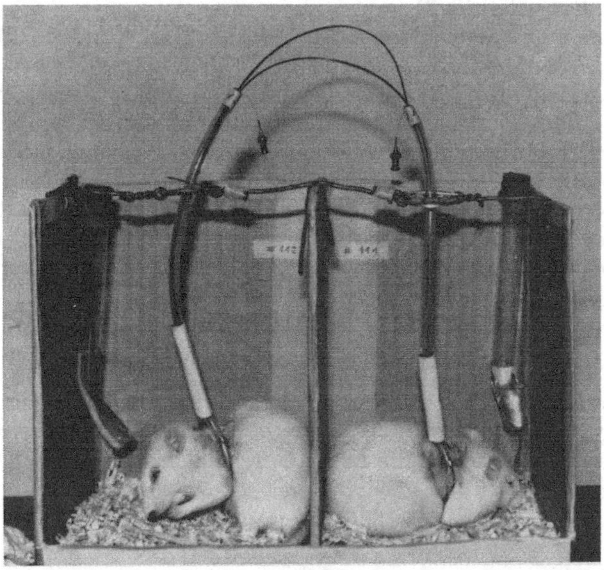

Abb. 20. Versuchsanordnung der kontinuierlichen Kreuztransfusion. Bilaterale A. carotis und V. jugularis-Anastomose. [Müller-Ruchholtz et al., Klin. Wschr. **39**, 1195 (1961)]

untersuchen zu können, entwickelten Müller-Ruchholtz, Dettwyler und Pfeiffer (1962/62 b). Sie stellten zwischen Arteria carotis des einen und Vena jugularis des anderen Tieres eine Shuntverbindung mit Hilfe von Plastikkathetern her. Zur Verhinderung der Blutgerinnung erhielten die Tiere regelmäßig Heparin. Die

Tabelle 2. *Tabellarische Zusammenfassung der Versuchsergebnisse der Übertragung der Masugi-Nephritis der Ratte auf einen gesunden Partner mit Hilfe der kontinuierlichen Kreuztransfusion.* [Aus W. Müller-Ruchholtz et al., Klin. Wschr. **40**, 1258 (1962)]

Gruppe	Dauer der Kreuztransfusion (Tage)	Tage nach Injektion des NTS in die Nephritisspender	Primär gesunde Empfänger		
			Überlebenszeit nach Blutaustausch	Tierzahl	Nephritis
A	1	17—54	14—28	21	1
B	2,5—4	22—34	8—26	22	7
C	3,5—4	kein NTS	6—32	17	0

jetzt leicht meßbaren Austauschmengen bewegten sich zwischen 2,5 und 3 Litern pro Tag in jeder Richtung (Abb. 20).

Auch mit dieser kontinuierlichen Kreuztransfusion gelang es, die experimentelle Masugi-Nephritis der Ratte auf gesunde Partner zu übertragen (Müller-Ruchholtz et al., 1962 a). Die Shuntverbindung blieb verschieden lange Zeit bestehen, einmal um die Zeitdauer bestimmen zu können, während der der Übertragungsfaktor auf gesundes Nierengewebe einwirken mußte, um eine Nephritis hervorzurufen, zum anderen, um quantitative Einblicke in die zur Nephritisübertragung notwendige Blutmenge zu gewinnen. Wurde der Shunt 24 Std lang offengehalten, so erkrankte von insgesamt 17 primär gesunden Tieren nur eines. Blieb er $2^1/_2$—4 Tage bestehen, so erkrankten 7 von 21 primär gesunden Tieren an Glomerulonephritis. Das nephrotoxische Kaninchenserum hatten die primär nephritischen Tiere dieser Reihe 17—54 Tage vor der Herstellung der Kreuztransfusion erhalten (Tabelle 2).

Aus dem Resultat ließ sich schließen, daß es weniger auf die Menge übertragenen Blutes ankommt — die während 24 Std Kreuztransfusion ausgetauschte Blutmenge entspricht der Quantität, die während 50—60tägiger Parabiose ausgetauscht wird — als vielmehr auf die Zeit, während der der nephritisauslösende Faktor auf sein Target-Organ, d.h. die Glomeruli der gesunden Niere, einwirken kann. Eine übermäßig starke Affinität für sein Antigen scheint ihm nicht zuzukommen. Dieser Befund wird uns noch an anderer Stelle beschäftigen.

Mit analoger Technik gelang es dann später auch Rudofsky und Steblay (1966), eine bei Schafen mit Hilfe der Kombinationsimmunisierung erzeugte Glomerulonephritis auf gesunde Tiere zu übertragen.

c) Die Übertragung der Nephrotoxin-Nephritis durch Lymphocyten

Alle bisher aufgeführten Versuche sprechen für einen im Blute nephritiskranker Tiere vorhandenen Faktor, der in einem anderen Tier eine Nierenentzündung auslösen kann. Sie erlauben nicht, die Frage zu entscheiden, ob dieser Faktor humoraler oder cellulärer Natur ist. Die Bedeutung der cellulären Immunität ist bekanntlich erst in den letzten 10—20 Jahren insbesondere durch die Arbeiten von

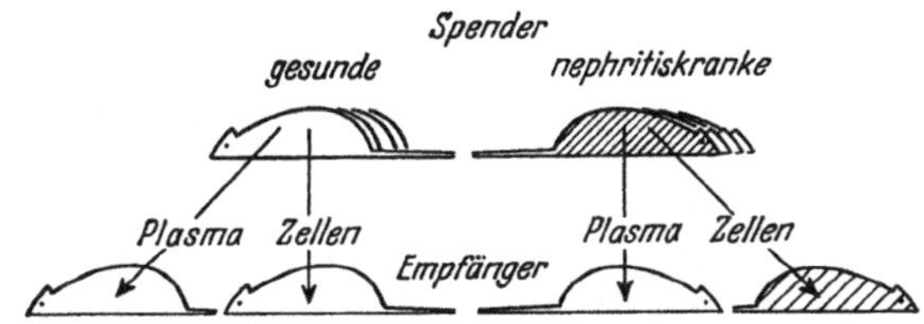

18	34	Gesamtzahl	33	37
0	0	erkrankt	1	5

Abb. 21. Versuch der Übertragung der Masugi-Nephritis der Ratte mit Plasma und weißen Blutzellen. [Aus Pfeiffer, Verh. dtsch. Ges. inn. Med. 68, 413 (1962)]

Chase und Landsteiner (1945) und von Lawrence (1959, 1963) über die Übertragung der Tuberkulinreaktion mit Hilfe von Lymphocyten von einem gegen Tuberkulin sensibilisiertes auf ein unsensibilisiertes Tier in ihrer Bedeutung erkannt worden. Die Übertragung von Immunreaktionen mittels Zellen wird heute allgemein mit dem Begriff der sog. verzögerten Überempfindlichkeit oder der zellgebundenen oder cellulären Immunität identifiziert. Für die nach Kombinationsimmunisierung hervorgerufenen sog. Autoimmunleiden hatte Paterson (1960) am Beispiel der isoallergischen Encephalomyelitis erstmalig das Prinzip der cellulären Übertragbarkeit demonstriert. Es ist von besonderem Interesse, daß die ohne Freundsches Adjuvans auf ganz anderem immunologischem Wege erzeugte Nephrotoxin-Nephritis der Ratte ebenfalls durch Zellen übertragen werden kann.

Zunächst versuchten Pfeiffer et al. (1962) sowie Müller-Ruchholtz et al. (1962a) die Übertragung der Nephritis mittels zellfreien Plasmas nephritischer Tiere (Abb. 21). Wurden ca. 10—35 ml Plasma auf ein gesundes Tier übertragen,

Tabelle 3. *Versuche zur Übertragung der nephrotoxischen Nephritis der Ratte: Positive Ergebnisse*

Übertragungsmodus	Übertragenes Material	verabreichte Menge	Dauer von Parabiose, Kreuztransfusion, Infusion (Tg.) Zahl der Injektionen	Erkrankungsdauer des Spenders vor der Übertragung (Tage)	Überlebenszeit nach Übertragung (Tage)	Erkrankungsrate	Literatur
Parabiose	Vollblut	50—100 ml/d	10—30	5—10	—	9/9	PFEIFFER et al. (1954/1960)
Parabiose	Vollblut	50—100 ml/d	9—89	28—71	—	19/19	SANDRITTER et al. (1960)
Kreuztransfusion	Vollblut	25—30 l/d	1	17—54	14—28	1/21	MÜLLER-RUCHHOLTZ et al. (1962 a)
Kreuztransfusion	Vollblut	25—30 l/d	2,5—4	22—34	8—26	7/22	MÜLLER-RUCHHOLTZ et al. (1962 a)
I.v. Infusion oder Injektion	gewaschene periphere weiße Blutzellen	210—450 × 10⁶	täglich mehrere Stunden oder 3mal täglich eine Injektion über 17 Tage	14—46	8—28	8/46	PFEIFFER et al. (1962) MÜLLER-RUCHHOLTZ et al. (1962 a)
Injektionen	D. thoracicus-Lymphe	200—300 × 10⁶	4—13 (5 Tage)	12—16	10	3/12	FEDERLIN et al. (1966 a)
		300—500 × 10⁶	4—13 (5 Tage)	12—16	10	3/9	LEINWEBER (1966)
Injektionen	gewaschene D. thoracicus-Lymphocyten	200—300 × 10⁶	2—9mal in 5 Tagen	12—16	10	4/12	LEINWEBER (1966)
Injektionen	Perirenale Lymphknotenzellen	100—500 × 10⁶	4—12mal in 5 Tagen	70—92	10—15	3/6	FEDERLIN et al. (1966 b) KRIEGBAUM (1966)
Injektionen	periphere Lymphknotenzellen	700—1000 × 10⁶	4—12mal in 5 Tagen	70—92	10—15	4/10	FEDERLIN et al. (1966 b) KRIEGBAUM (1966)

so bot lediglich ein einziges von 33 Tieren histologisch die Zeichen der Masugi-Nephritis. Von 31 Ratten jedoch, denen zwischen 210—450 $\times 10^6$ peripherer weißer Blutzellen intravenös infundiert oder injiziert wurden, erkrankten fünf Tiere an einer Nierenentzündung. Die weißen Blutkörperchen waren den nephritischen Spendertieren 14—46 Tage nach Nephrotoxininjektion entnommen worden (Tabelle 3). Spätere Übertragungsversuche mit derselben Zellzahl ergaben bei acht von 46 Empfängertieren ein positives Resultat (PFEIFFER et al. 1962). Histologisch entsprachen die Veränderungen in den Nieren denen, die bei den Übertragungen mittels Parabiose und Kreuztransfusion schon vorher beobachtet worden waren. Ihre Kriterien wurden von SANDRITTER und PFEIFFER (1959) sowie FEDERLIN et al. (1963) eingehend beschrieben und als sog. Sekundärnephritis bezeichnet. Aufgrund

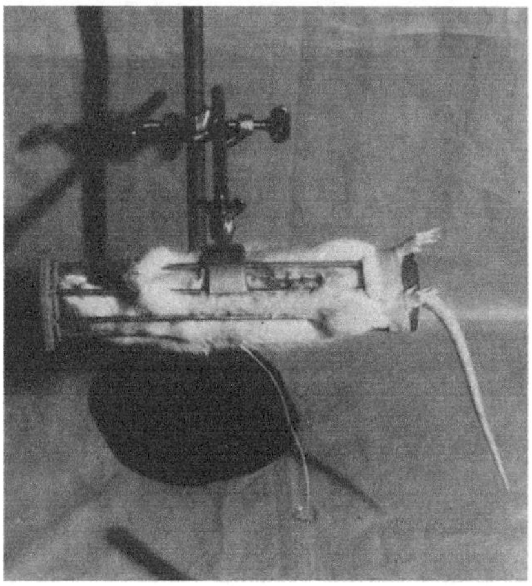

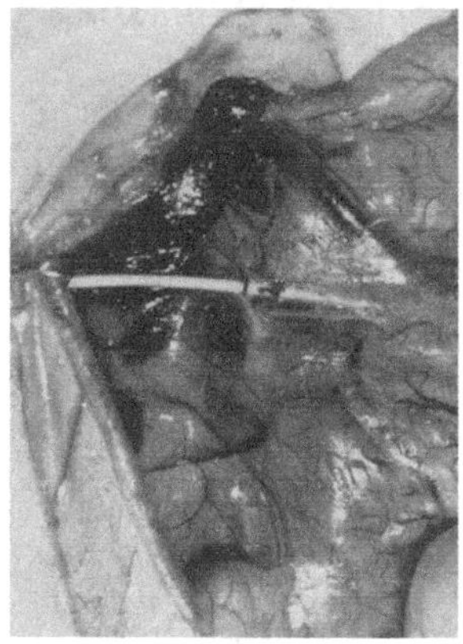

Abb. 22 Abb. 23

Abb. 22. Versuchsanordnung zur Gewinnung reiner Lymphocytenpräparationen durch Kanulierung des Ductus thoracicus der Ratte

Abb. 23. Operationssitus. Kanulierter Ductus thoracicus

histologischer, histochemischer sowie cytophotometrischer Untersuchungen handelt es sich einwandfrei um zwar etwas „schwächere", aber eindeutig um entzündliche Veränderungen, die sich von den unspezifischen Nierenveränderungen, z.B. der Glomerulonephrose (ZOLLINGER, 1945), abgrenzen lassen. Da die peripheren weißen Blutkörperchen der Ratte zum größten Teil aus Lymphocyten bestehen, lag es nahe, die Übertragung der Glomerulonephritis mit den Lymphocyten in Verbindung zu bringen. Zur Gewinnung reiner Lymphocytenkonzentrationen erwies sich die Kanulierung des Ductus thoracicus nach BOLLMAN, CAIN und GRINDLEY (1948) als wertvoll. Aus technischen Gründen wurde der Katheter in das große Lymphgefäß eingelegt, das die Arteria mesenterica superior begleitet (Abb. 23). Von den fixierten Spendern ließen sich 8—16 ml Lymphe in 24 Std gewinnen (Abb. 22). Sie wurden gesunden Empfängerratten in 4—13 Portionen über die Dauer von 5 Tagen intravenös injiziert. Die Nephritis der Spendertiere war 12—16 Tage vorher durch Nephrotoxin vom Kaninchen hervorgerufen worden.

Diese von FEDERLIN, LEINWEBER und PFEIFFER (1966a) sowie LEINWEBER (1967) vorgenommenen Untersuchungen ergaben nur dann ein positives Resultat, wenn die Empfängertiere insgesamt mehr als 200 Mill. Lymphocyten erhielten. Mit kleineren Quantitäten von 70—200 Mill. Zellen kam keine Übertragung zustande. Nach Injektionen von 200—300 Mill. Lymphocyten erkrankten dagegen 4 von 12, nach Gabe von 300—500 Mill. Zellen 3 von 9 Tieren (Tabelle 3 und 4). Lymphflüssigkeit ohne celluläre Bestandteile ergab niemals ein positives Ergebnis. Das gleiche gilt von den Kontrollen.

Andere Aspekte ergaben sich aus den vielfältigen Untersuchungen der gleichen Arbeitsgruppe, mittels Lymphknotenzellen experimentelle Nephritiden zu übertragen.

Während bei den bisher angeführten Übertragungsversuchen mit Zellen die Nierenentzündung der Spendertiere 12—46 Tage, im Durchschnitt 2 Wochen, an-

Tabelle 4. *Versuche zur Übertragung der nephrotoxischen Nephritis der Ratte: Negative Ergebnisse*

Übertragungs-modus	Übertragenes Material	Erkrankungs-dauer des Spenders vor der Übertragung (Tage)	Zahl der behandelten Empfänger	Literatur
I.v. Injektion oder Infusion	Plasma 10—35 ml zellfreies Plasma	14—46	33	MÜLLER-RUCHHOLTZ et al. (1962a) PFEIFFER et al., 1962
I.v. Injektion	7—16 ml zellfreie D. thoracic.-Lymphe	12—16	20	FEDERLIN et al. (1966a) LEINWEBER (1966)
I.v. Injektion	100—200 × 10⁶ Zellen enth. D. thoracicus-Lymphe	12—16	6	LEINWEBER (1966)
I.v. Injektion	70—200 × 10⁶ gewaschene D. thoracicus-Lymphocyten	12—16	10	LEINWEBER (1966)
I.v. und i.p. Injektion	100—300 × 10⁶ Peritonealhöhlen- und Milzzellen	11—29	23	QUINODOZ (1964)
I.v. Injektion	356—2700 × 10⁶ Milzzellen	14—92	22	FEDERLIN et al. (1966b) KRIEGBAUM (1966)
I.v. Injektion	480—4400 × 10⁶ Thymuszellen	14—92	10	FEDERLIN et al. (1966b) KRIEGBAUM (1966)
I.v. Injektion	58—1700 × 10⁶ periphere Lymphknotenzellen	11—52	64*	FEDERLIN et al. (1966b) KRIEGBAUM (1966)
I.v. Injektion	400—700 × 10⁶ periphere Lymphknotenzellen	70—92	7*	FEDERLIN et al. (1966b) KRIEGBAUM (1966)
I.p. Injektion	Partikel oder Homogenate 14—43 von 1,5—7 Nieren mit oder ohne vorherige Ultraschallbehandlung und Histaminbeigabe	14—43	73	MÜLLER-RUCHHOLTZ et al. (1964)

* Empfänger teilweise splenektomiert und/oder heminephrektomiert, einzelne Spender splenektomiert.

gedauert hatte, bevor das Übertragungsmaterial gewonnen wurde, ließen sich Übertragungsversuche mit Lymphknotenzellen nur dann positiv gestalten, wenn die Nierenentzündung der Spendertiere 70—92 Tage bestand (FEDERLIN, KRIEGBAUM und PFEIFFER, 1966b; KRIEGBAUM, 1966). Auch die Menge des übertragenen Zellmaterials mußte variiert werden. So wurden mit den peripheren Lymphknotenzellen chronisch nephritiskranker Ratten nur dann positive Resultate erzielt, wenn 700—1000 $\times 10^6$ Zellen injiziert worden waren. Jetzt erkrankten vier von zehn Empfängertieren. Handelte es sich dagegen um die lokalen, perirenalen Lymphknotenzellen, so genügten bereits 100—500 Mill. Zellen, um bei 3 von 6 Empfängerratten eine Nephritis hervorzurufen. Das notwendige Zellmaterial wurde bei diesen Versuchen von je 15 nephritiskranken Spendertieren einem Empfängertier geliefert (vgl. Tabelle 3).

Die Gesamtheit der *positiv* verlaufenden Übertragugsversuche ist in Tabelle 3 zusammengefaßt. Ihre Bedeutung ergibt sich aus den zahlreichen negativ verlaufenden Versuchen derselben Autoren, die Nephrotoxin-Nephritis der Ratte zu übertragen (Tabelle 4). Es ergeben sich zwei Typen der Unfähigkeit des verschiedenen Gewebs- und Zellmaterials nephritiskranker Tiere, im gesunden Empfängerorganismus nephritogen zu wirken: Zellfreies Blutplasma und zellfreie Lymphflüssigkeit, nach Paraffininjektion gewonnene peritoneale Exsudatzellen, hauptsächlich Monocyten und Lymphocyten, Milz- und Thymuszellen sowie schließlich das als Homogenat oder nach Ultraschallbehandlung injizierte nephritiskranke Nierengewebe selbst waren unter keinen Umständen, und auch nicht nach erheblicher Erhöhung der injizierten Quantitäten (bis zu 4 Mrd. Thymuszellen!), in der Lage, eine Nephritis bei den gesunden Empfängern auszulösen (PFEIFFER, MÜLLER-RUCHHOLTZ, FEDERLIN, 1962; MÜLLER-RUCHHOLTZ et al., 1962b; FEDERLIN, LEINWEBER und PFEIFFER, 1966a; LEINWEBER, 1966; QUINODOZ, 1964; FEDERLIN, KRIEGBAUM und PFEIFFER, 1966b; KRIEGBAUM, 1966). Bei diesen Überträgerstoffen kann von einem absoluten Mangel an nephritogener Kapazität gesprochen werden.

Eine nur relative Unfähigkeit zur Übertragung der Nephrotoxin-Nephritis wiesen dagegen kleine Mengen von Ductus thoracicus-Lymphocyten auf, d.h. 70—200 Mill. gewaschener oder in der Lymphflüssigkeit enthaltener Zellen (FEDERLIN, LEINWEBER und PFEIFFER, 1966a); ebenso wie große Mengen peripherer Lymphknotenzellen, von denen bis zu 1,7 Mrd. Zellen pro Empfäger dann unwirksam blieben, wenn sie von Spendern stammten, deren Nephritis nicht mehr als 52 Tage angedauert hatte (FEDERLIN, KRIEGBAUM und PFEIFFER, 1966b; KRIEGBAUM, 1966). Durch Erhöhung der übertragenen Zellquantitäten oder durch die Übertragung von Zellen, die von Spendern mit chronischer Nierenentzündung gewonnen worden waren, ließen sich die negativen Resultate in positive verwandeln (vgl. Tabelle 3). Handelte es sich um eine relativ frische Nierenentzündung und als Überträgermaterial um periphere zirkulierende Lymphocyten, dann war die kritische, nephritogen wirksame Grenze bei 200 Mill. erreicht. Bei den aus den peripheren Lymphknoten gewonnenen Zellen waren erst Mengen oberhalb von 700×10^6 wirksam, aber auch wiederum nur dann, wenn es sich um eine chronische Nephritis bei den Spendertieren handelte.

Daraus ergibt sich, daß die nephritiserzeugende Kapazität bei der Nephrotoxin-Nephritis der Ratte eher und im stärkeren Ausmaß von den peripheren zirkulierenden Lymphocyten erworben wird als von den peripheren Lymphknotenzellen. Leider wurde das Verhalten der regionären, lokalen perirenalen Lymphknotenzellen noch nicht vollständig untersucht. Bisher wurde nur sichergestellt, daß $100—500 \times 10^6$ Zellen dieser Population ausreichen, um die chronische Nephrotoxin-Nephritis zu übertragen. Sollte auch die frische Masugi-Nephritis durch kleine Mengen der regionären Lymphknotenzellen übertragbar sein, dann wäre daran zu denken, daß die unbekannte immunologische nephritiserzeugende Information zuerst von den erkrankten Nieren her die regionären Lymphknoten erreicht und von dort schnell in die zirkulierenden Lymphocyten des lymphatischen Systems und des peripheren Blutes geleitet wird. Erst sekundär werden dann die peripheren Lymphknoten allgemein im Körper in den immunologischen Prozeß mit einbezogen. Von den kleinen zirkulierenden Lymphzellen ist es bekannt, daß sie als Überträger immunologischer Informationen wirken können (GOWANS, 1959; CAFFREY, RIEKE, EVERETT, 1962; GOWANS, MCGREGOR, COWEN,

1963). Sie sollten daher, besteht diese Vorstellung zu Recht, nach der Übertragung in der Lage sein, das immunologisch kompetente Zellsystem des Empfängers ebenfalls zu informieren. Mit Hilfe fortlaufender Passageübertragungen der Nephrotoxin-Nephritis sollte sich dieser Mechanismus verfolgen lassen. Versuche in dieser Richtung mit Hilfe der sog. Dreifach-Parabiose ergaben bisher jedoch keine hinreichend gesicherten positiven Resultate (Dunker et al., 1967).

Über die Natur dieses cellulären sekundär Nephritis auslösenden oder nephritogenen Faktors im Blute von Ratten mit kurzfristiger, kurzdauernder (akuter) und langdauernder (chronischer) Nephrotoxin-Nephritis läßt sich zusammenfassend sagen: Die gelungene Übertragung der Masugi-Nephritis auf gesunde Tiere beweist die Existenz eines aktiv nephritogenen und immunologischen Faktors im Blute nierenkranker Ratten. Dieser Faktor kann nicht zu den konventionellen humoralen Antikörpern des Serums gehören, da Injektionen oder Infusionen von nephritischem Serum und Plasma einheitlich nicht in der Lage waren, eine Nephritis beim Empfänger hervorzurufen. Alle Befunde weisen auf die celluläre oder zellgebundene Natur dieses Faktors hin, dessen nephritiserzeugende Wirkung damit als weiteres Beispiel einer immunologischen Reaktion vom Typ der verzögerten Überempfindlichkeit aufzufassen ist. Damit ist jedoch nicht entschieden, ob die „sensibilisierten" Zellen des Spenders direkt auf das Nierengewebe des Empfängers wirken, ob die nephritischen Veränderungen im Empfänger durch konventionelle Antikörper hervorgerufen werden, die die immunologisch kompetenten Zellen produzieren und möglicherweise lokal und in hoher Konzentration im Zielorgan des Empfängers in Freiheit setzten, oder ob schließlich allein die immunologische Information, wie bereits erwähnt, vom Spender auf den Empfänger übertragen wird.

Alle diese Möglichkeiten wurden auch in Verbindung mit ähnlichen Zellübertragungen einer Reihe sog. experimenteller Auto-Immunkrankheiten, wie z.B. der allergischen Encephalomyelitis, Thyreoiditis (Paterson, 1960; Felix-Davies und Waksman, 1961) und, was besonders im Hinblick auf die Nierenkrankheit interessiert, der sog. Auto-Immunnephrose (Hess, Ashworth und Ziff, 1962), erwogen. Wie die Nephrotoxin-Nephritis, so wurde auch die Auto-Immunnephrose durch Parabiose und Kreuztransfusionen erfolgreich übertragen (Heymann et al., 1962; Steblay, 1964; Glassock und Watson, 1966). Das Bild dieser Versuche wird allerdings kompliziert durch die Tatsache, daß Rudofsky und Steblay (1966) kürzlich die Auto-Immunnephritis der Schafe mit Plasma übertragen konnten, was bei Ratten verschiedenen Untersuchern nicht gelungen war. Allgemein nimmt man heute an, daß bei den angeführten Beispielen ein Auto-Antikörper sich jeweils gegen das Organ von Spender und Empfänger richtet, gegen das er durch Sensibilisierung hervorgerufen wurde, und damit auch mit dem Übertragungsfaktor gleichzusetzen ist.

Es scheint jedoch nicht gerechtfertigt, die durch eine Antigen-Antikörperreaktion zwischen heterologem, nierenlokalisierendem Antikörper und reaktiv gebildetem autologem Antikörper entstandene Nephrotoxin-Nephritis mit dieser Gruppe von experimentellen Auto-Immunerkrankungen zu identifizieren, bei denen jeweils die kombinierte Immunisierung mit Freundschem Adjuvans und den entsprechenden Geweben angewandt worden war. Bei der Übertragung der Nephrotoxin-Nephritis muß sich das Interesse vielmehr auf die Frage richten, ob die ursprünglich injizierten heterologen nephrotoxischen Antikörper an dem Übertragungsphänomen beteiligt sind.

d) Zur Kritik der Übertragung der Nephrotoxin-Nephritis der Ratte

Mit der Frage nach einer Beteiligung der den nephritischen Spendertieren injizierten heterologen Anti-Nieren-Antikörper ist die Kritik der geschilderten

Versuche zum Nachweis eines sekundären nephritogenen Faktors im Blute von Tieren, die an Nephrotoxin-Nephritis erkrankt waren, angeschnitten. Ein wesentliches Argument stellt die Existenz der einseitigen Nephrotoxin-Nephritis dar. Auf beide Einwände, die eng miteinander verflochten sind, soll im folgenden eingegangen werden.

aa) Die Beteiligung des primär injizierten nephrotoxischen Antikörpers an der Übertragungsreaktion. Es erscheint angebracht, die Beteiligung der den primär nephritischen Spenderratten injizierten Anti-Nieren-Antikörper in zwei Abschnitten zu diskutieren. Einerseits sollen die bei der Übertragung der Nephrotoxin-Nephritis mittels Vollblut erhobenen Befunde aufgeführt werden, andererseits die bei der Übertragung mittels Zellen erzielten Ergebnisse.

α) Die bei der Nephritisübertragung mittels Vollblut erhobenen Befunde. *αα) Das Intervall zwischen Nephrotoxininjektion und Übertragungsexperiment.* Wie bereits erwähnt, ließ sich die chronische Nephrotoxin-Nephritis ebenso wie die akute, durch Parabiose übertragen. SANDRITTER et al. (1960) warteten 71, LANGE et al. (1961) sogar 128 Tage, ehe sie die nephritiskranken Ratten nach Injektion des nephrotoxischen Antiserums mit gesunden Partnern in Parabiose vereinigten. Nach allen bis zu diesem Zeitpunkt vorliegenden Untersuchungen war es nicht wahrscheinlich, daß sich bei Herstellung der Parabioseverbindung noch Mengen von Kaninchenglobulin im Kreislauf der nephritiskranken Ratten befanden, die ausgereicht hätten, um eine Nephritis im gesunden Partner auszulösen (SARRE u. WIRTZ, 1939/42; PRESSMAN u. KEIGHLEY, 1948; PRESSMAN u. SHERMAN, 1951; SCHWIEGK et al., 1954).

ββ) Serologische, immunhistologische und radioimmunologische Untersuchungen zum Nachweis des injizierten Nephrotoxins. In der Tat konnten auch die speziell zur Beantwortung der Frage nach der Beteiligung heterologer Nephrotoxine im Übertragungsversuch vorgenommenen Untersuchungen keinen Anhalt für den Übertritt der Kaninchenantikörper vom nephrititischen auf den gesunden Partner erbringen. Ebenso wie ROTHER (1963) mittels einer Präcipitationsreaktion fanden auch DITSCHUNEIT et al. (1961) mittels Immunelektrophorese einen schnellen Abfall des Antikörperglobulins nephrotoxischer Kaninchenseren innerhalb von 30 min nach der Injektion. Allgemein ließ sich die Elimination von Kaninchenglobulinen aus dem Kreislauf von Ratten mit einer Exponentialgleichung erfassen. Die Untersuchungen von DITSCHUNEIT et al. (1961), die sich über 18 Tage erstreckten, ergaben, daß die Elimination von toxisch wirksamem Gammaglobulin nicht parallel der Elimination von normalem Kaninchenglobulin verläuft. Es wird wesentlich schneller aus der Zirkulation entfernt. Dies wurde mit der schnellen Bindung des Antikörpers an sein Antigen während der ersten 30 min nach der Injektion erklärt. Das restliche, frei zirkulierende Gammaglobulin wird wie normales Kaninchen-Gammaglobulin mit einer konstanten Halbwertzeit aus dem Kreislauf eliminiert. Hinzu kommt, daß die geschädigte Niere eine Proteinurie aufweist, die ihrerseits zur beschleunigten Elimination der heterologen Proteine beiträgt. Innerhalb von 16 Tagen post injectionem waren nach Gabe jeder Art von Kaninchenglobulinen im Blut von Ratten nur noch Reste des heterologen Proteins zu erfassen, die weniger als $^1/_{10}$ μg Gammaglobulin/ml Rattenserum entsprachen. Weniger konnte die verwandte Methode der Immunelektrophorese nicht erfassen. Diese Menge hätte jedoch nach allem Bekanntem nicht ausgereicht, um eine Nephrotoxin-Nephritis bei gesunden Ratten auszulösen. Für die Übertragung der *chronischen* Nephrotoxin-Nephritis nach Intervallen von mehreren Monaten zwischen Antiseruminjektion und Herstellung der Parabiosevereinigung war es gänzlich unwahrscheinlich, daß die ursprünglich injizierten Nephrotoxine noch eine Rolle spielen könnten.

In der Tat konnten von verschiedenen Untersuchern mittels der Fluorescenztechnik keine Kaninchenglobuline in den Glomeruli der primär gesunden Parabionten nachgewiesen werden (PFEIFFER et al., 1959/60/64; LANGE, 1961; LANGE, WACHSTEIN u. MCPHERSON, 1961; MOSLER, 1964; MELLI, 1964; MÜLLER-RUCHHOLTZ et al., 1965). In den Nieren der nephritiskranken Partner fand sich in jedem Fall die deutlichste Fluorescenz.

Während heterologe Globuline in den Glomeruli der primär gesunden, sekundär nephritischen Ratten nicht nachweisbar waren, fanden LANGE et al. (1961) fluorescenzoptische Hinweise für die membranspezifische Präcipitation sowohl von autologen Ratten-Gammaglobulinen als auch von zugefügtem Meerschweinchenkomplement. Sie führen ihre Befunde auf Auto-Antikörperbildung entweder gegen die Basalmembranen der Glomeruluscapillaren oder gegen den nierenspezifisch lokalisierten Antigen-Antikörperkomplex zurück. Beide Deutungen werden als sekundäre Erscheinungen einer anderweitigen Erkrankung aufgefaßt. Weniger deutliche Befunde zugunsten einer Präcipitation autologer Globuline der Ratten beim primär gesunden Parabionten erhoben PFEIFFER (1963) sowie MÜLLER-RUCHHOLTZ et al. (1965). Sie lassen die pathogenetische Bedeutung dieser Hinweise auf eine nierenspezifische Präcipitation autologer Rattenglobuline offen und weisen auf die Unterschiede zu den deutlichen „membranösen" Lokalisationen heterologer Anti-Nieren-Antikörper hin.

Wurden nephrotoxische Kaninchenseren mit Tritium markiert und die Organe von nephritischen und gesunden Parabionten auf ihre Aktivität mittels Zählung der Gewebshomogenate und Autoradiographie untersucht, so ergaben sich ebenfalls keine höheren Werte oder gar positive Radiophotogramme in den Nieren der primär gesunden Partner, die es erlaubt hätten, auf den späteren Übertritt des heterologen Nephrotoxins vom nierenkranken auf den gesunden Parabionten zu schließen (BRAUN, 1966). Zu diesem Resultat ist jedoch zu sagen, daß die Art der Markierung des Proteins und die Länge des Versuchs die Möglichkeit des Einbaus von ^{3}H in andere Proteine nicht ausschließen ließ, ebensowenig wie das „Wandern" von Proteinbruchstücken.

Im Gegensatz zu diesen Ergebnissen konnte SEEGAL (1963) in den Nieren der primär gesunden Partner der Parabiosenversuche spezifische Fluorescenz für Kaninchenglobuline beobachten. Ebenso wiesen UNANUE et al. (1965) fluorescenzoptisch Kaninchenglobuline in den Glomeruli der Nieren der primär gesunden Parabionten nach. Die beobachtete Fluorescenz im gesunden Partnertier war zwar teilweise so geringfügig, daß SEEGAL keine Mikrophotographien anfertigen konnte, oder ließ sich nur bei einigen Empfängerparabionten einer Versuchsgruppe feststellen, wenn sie nicht sogar ganz fehlte (UNANUE et al., 1965). Es ist also nicht ausgeschlossen, daß der verwandte Rattenstamm Einflüsse auf die Nachweisbarkeit der Kaninchen-Antikörper-Globuline im zweiten Parabionten ausübt. In der Tat handelte es sich bei den von PFEIFFER et al. vornehmlich verwandten Sprague-Dawley-Ratten um dasselbe Tiermaterial, das auch bei UNANUE nur in Ausnahmefällen den Niederschlag des heterologen Nephrotoxins beim primär gesunden Partner feststellen ließ.

An der Tatsache der nachgewiesenen Übertragung, wenn auch kleinster Nephrotoxinquantitäten, vom nephritischen auf den gesunden Parabionten läßt sich heute jedoch kaum mehr zweifeln. Hierfür sprechen außerdem folgende Beobachtungen: Einerseits konnten UNANUE, DIXON u. LEE (1966) mit Hilfe von ^{131}J- und ^{125}J-markierten nephrotoxischen Kaninchenglobulinen den Übergang von Tier zu Tier im Parabioseversuch noch einmal verfolgen, und auch die Präcipitation der Nephrotoxine in den Glomeruli der gesunden Parabionten. Andererseits ließ sich die Anwesenheit kleinster Nephrotoxinmengen im Nierengewebe der gesunden

Partner auch bei Fehlen der fluorescenzoptischen Nachweisbarkeit dadurch evident machen, daß die vorher gesundgebliebenen Tiere nach zusätzlicher Sensibilisierung gegen Kaninchenglobulin an Nephritis erkrankten (UNANUE et al., 1965). Entsprechend der Kayschen Vorstellung von der Pathogenese der Nephrotoxin-Nephritis war dieser Befund nur mit der durch den Überschuß an autologen Anti-Kaninchen-Globulin-Antikörpern erzwungenen Antigen-Antikörperreaktion mit den an den Glomeruluscapillaren haftenden Kaninchenglobulinen zu erklären. Nach vorausgegangenen Versuchen reichten für den derart biologisch geführten Nachweis des in den Nieren lokalisierten Nephrotoxinanteils, der auch in diesen Versuchen dem immunhistologischen Nachweis entging, 2 µg γ-Globulin aus (UNANUE u. DIXON, 1965).

β) Die bei der Nephritisübertragung mit Zellen erhobenen Befunde. Die Möglichkeit der Aufnahme oder Bindung von heterologen Kaninchen-Nephrotoxinen durch oder an weiße Blutzellen wurde von FEDERLIN et al. (1966c) in der Erwartung untersucht, den im Serum nephritiskranker Ratten vergeblich gesuchten Passageweg der Nephrotoxine vom kranken zum gesunden Tier nunmehr durch den Nachweis der Transportfunktion nephritogen wirkender Blutzellen finden zu können. Das mit Fluorescein (Isothiocyanat) markierte nephrotoxische Kaninchenglobulin wurde ebenso wie fluorescierendes Humanserum oder auch die Fluoresceinlösung selbst sowohl in vitro als auch in vivo von Leukocyten gebunden. Nach intravenöser Injektion von markiertem Nephrotoxin war der Anteil fluoresceierender Zellen immer geringer als nach Gabe der Kontrollösungen; darüber hinaus verschwanden die Nephrotoxin transportierenden Leukocyten, wie sich durch laufende Blutentnahmen aus dem Augenvenenplexus *derselben* Ratte verfolgen ließ, innerhalb von 24 Std aus dem peripheren Blut, während die Humanserum oder Fluoresceinlösung transportierenden Leukocyten bis zum 15. Tage nach der Injektion nachweisbar blieben. Es lag nahe, dieses unterschiedliche Verhalten mit der bekannt schnellen Gewebsfixation der Nephrotoxine an ihrem Nierenantigen zu erklären.

Ein anderes Resultat ergab sich, wenn die Leukocyten durch totales Entbluten von einzelnen nephritischen Ratten gewonnen wurden. Jetzt ließen sich durch das aufgenommene markierte Nephrotoxinglobulin fluorescierende Zellen in meist höherem Prozentsatz bis zum 31. Tag nach der Injektion nachweisen, wenn auch keinesfalls bei jedem Tier.

Da auch die zur Übertragung der Nephrotoxin-Nephritis verwandten peripheren weißen Blutkörperchen durch Entbluten entnommen worden waren, erhebt sich die Frage, ob das durch Leukocyten transportierte Antiserum quantitativ ausgereicht haben könnte, um eine Nierenentzündung bei den Empfängern hervorzurufen.

Eine kurze Überschlagsrechnung ergibt, daß dies, wenn überhaupt, nur unter besonderen Versuchsbedingungen der Fall sein könnte: Unter der doppelten Voraussetzung, daß alle von Zellen transportierten Kaninchenglobuline aus nierenspezifisch lokalisierenden Antikörperglobulinen bestünden, und darüber hinaus das Volumen jedes einzelnen Leukocyten vollständig mit Kaninchenglobulinen gefüllt wäre, dann könnten immer noch nicht mehr als 0,4 µg nephrotoxisches Kaninchen-Gamma-Globulin von den maximal 4% der 200 Mill. weißen Blutkörperchen transportiert werden, die bei gesunden Empfängern nach Injektion eine Nephritis hervorrufen. Diese Menge reicht schwerlich zur schnellen Auslösung einer Nierenentzündung beim Empfänger aus, hierfür wären mindestens 150—200 µg nephrotoxisches Gamma-Globulin erforderlich (UNANUE und DIXON, 1965). Sie liegt bestenfalls im Bereich der 2 µg nierenfixierender Kaninchenglobuline, die nach zusätzlicher aktiver Sensibilisierung gegen Kaninchenglobulin bei Einzelratten und den primär gesunden Parabionten der Übertragungsversuche eine Nephritis auslösten (UNANUE und DIXON, 1965; UNANUE et al., 1965). Dieser Überlegung ist jedoch entgegenzuhalten, daß bei den Zellübertragungen keine zusätzlichen Maßnahmen erforderlich waren, um die Empfänger nephritischer Blutzellen an Nierenentzündung erkranken zu lassen.

Trotzdem zwingt der Nachweis der Nephrotoxinfixation an Leukocyten des nierenkranken Spendertieres zum Nachdenken. Er erinnert uns an die zahlreichen Hinweise auf eine erhebliche extrarenale Fixierung von Kaninchennephrotoxinen nach der Injektion, auf die schon verschiedentlich eingegangen wurde (MELLORS et al., 1955; SEEGAL, 1957/59; PRESSMAN et al., 1958; SEEGAL et al., 1962; SEEGAL, 1963; UNANUE und DIXON, 1965; MÜLLER-RUCHHOLTZ et al., 1965). Im

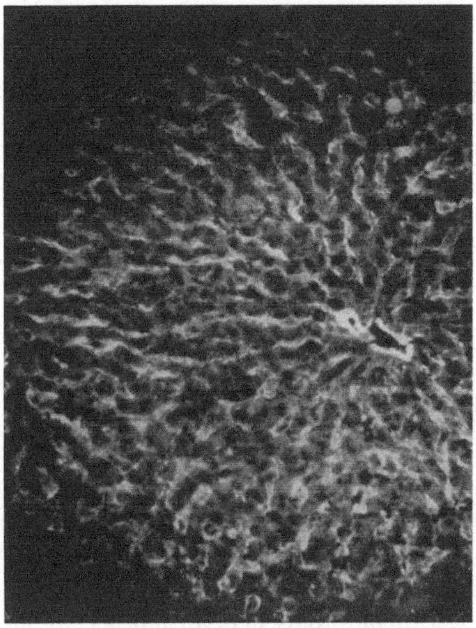

Abb. 24. Fluorescenzoptischer Nachweis von extrarenal fixiertem Nephrotoxin am Gefäßsystem der Rattenleber. Inkubation mit markiertem Anti-Kaninchenglobulin. [Aus MÜLLER-RUCHHOLTZ et al., Z. Immun.- u. Allergie-Forsch. 128, 137 (1965)]

eigenen Laboratorium konnten bis zu 35 Tage nach der Injektion von nephrotoxischen Kaninchenseren Kaninchenglobuline in Leber (Abb. 24) und Nebennierenrinde nachgewiesen werden, wohingegen in den regionären perirenalen Lymphknoten fluorescenzoptisch kein Kaninchenglobulin zu finden war (MÜLLER-RUCHHOLTZ et al., 1965; FEDERLIN, KRIEGBAUM und PFEIFFER, 1966 b). Es ist durchaus denkbar, daß zumindest einige der nephrotoxischen Kaninchenglobuline entweder unmittelbar nach der Injektion im strömenden Blut oder auch nach vorangegangenem Niederschlag im peripheren Gewebe von den weißen Blutkörperchen fixiert und bei der Entblutung wieder aus den Stellen der cellulären Absiedelung zur Absprengung gebracht worden sind.

Darüber hinaus wurde die Abspaltung von nephrotoxischen Kaninchenglobulinen von den Stellen der primären extrarenalen und möglicherweise sogar renalen Lokalisation, und ihre sekundäre Fixierung an gesundes Nierengewebe inzwischen mehrfach (UNANUE und DIXON, 1965; UNANUE et al., 1965; UNANUE, DIXON und

LEE, 1966), u.a. auch in dem eigenen Laboratorium, beobachtet. Eine zwangsläufig Nephritis auslösende Wirkung konnten wir diesen Dissoziations-Assoziationsvorgängen jedoch nicht zuschreiben. Zu diesem Schluß kamen wir durch die nähere Untersuchung der immunologischen Vorgänge, die zur sog. einseitigen experimentellen Nierenentzündung führen.

bb) Die einseitige Nephrotoxin-Nephritis des Kaninchens und der Ratte. Die Übertragung der experimentellen Nephrotoxin-Nephritis durch Vollblut oder Zellen erfordert zwangsläufig eine Besprechung der immunologischen Mechanismen, die zur Ausbildung der einseitigen Nephrotoxin-Nephritis führen. Besondere Umstände mußten dafür verantwortlich sein, daß einerseits eine Nephrotoxin-Nephritis von einem erkrankten auf ein gesundes Individuum überging, während in ein und demselben Organismus eine gesunde Niere dann von dem

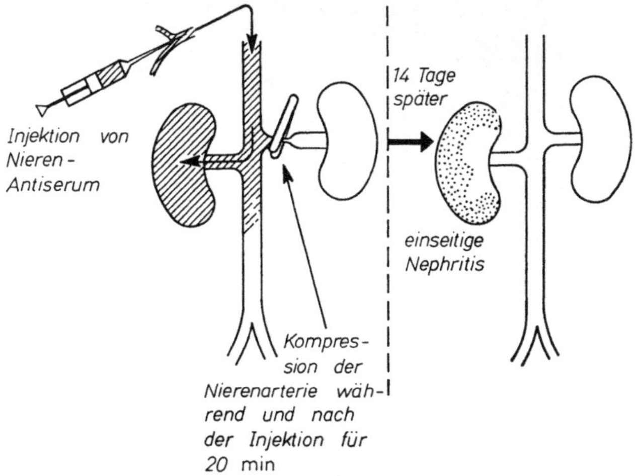

Abb. 25. Versuchsanordnung zur Erzeugung einer einseitigen Masugi-Nephritis der Ratte und des Kaninchens durch Abklemmen der Nierenarterie der einen Seite während der Nephrotoxininjektion. [Aus SARRE u. WIRTZ, Klin. Wschr. **1939**, 1548]

nephritischen Prozeß in dem Organ der Gegenseite unberührt blieb, wenn primär die Fixation heterologer nephrotoxischer Antikörper in ihren Glomeruli verhindert worden war.

Bekanntlich hatten SARRE und WIRTZ 1939 und 1942 bei Kaninchen eine derartige einseitige Nephrotoxin-Nephritis dadurch hervorgerufen, daß sie die Nierenarterie der einen Seite während und 20 min nach der Injektion von Enten-Anti-Kaninchen-Nieren-Antikörpern abklemmten (Abb. 25). Tiere, die anschließend 8—21 Tage überlebten, wiesen in der unbehindert durchbluteten rechten Niere eine Glomerulonephritis wechselnder Stärke auf, während in der linken, vorübergehend ausgeschalteten Niere keine oder nur geringe entzündliche Veränderungen zu erkennen waren (Abb. 26). Die Versuche wurden am Kaninchen (SPÜHLER, ZOLLINGER und ENDERLIN, 1951; SCHÖFFLING et al., 1962) und an der Ratte (HEYMANN, 1954; NADIMI, 1964) reproduziert.

Das Experiment ließ sich auch bei chronisch nierenkranken Tieren durchführen (ROTHER und SARRE, 1962). Hatten die Kaninchen bis zu $1^1/_2$ Jahren überlebt, so fand sich auch hier bei einem Teil eine nur einseitige chronische Glomerulonephritis. Im einzelnen wies ein Kaninchen eine einseitige, chronische Glomerulonephritis auf, drei Tiere eine einseitige Schrumpfniere, während auf der abgeklemmten Seite nur eine leichte und teilweise vernarbte Nephritis bestand. Bei fünf Tieren allerdings fand sich eine doppelseitige, chronische Nephritis.

Die Existenz der einseitigen Nephrotoxin-Nephritis wird allgemein und besonders von den Autoren SARRE und ROTHER (1962), SARRE (1965) als Beweis dafür angesehen, daß a) eine schnelle, komplette und permanente Fixierung der heterologen Nephrotoxine in oder an den Glomeruli der freigebliebenen Niere erfolgt, falls die injizierte Menge des Antiserums nur entsprechend klein gewählt

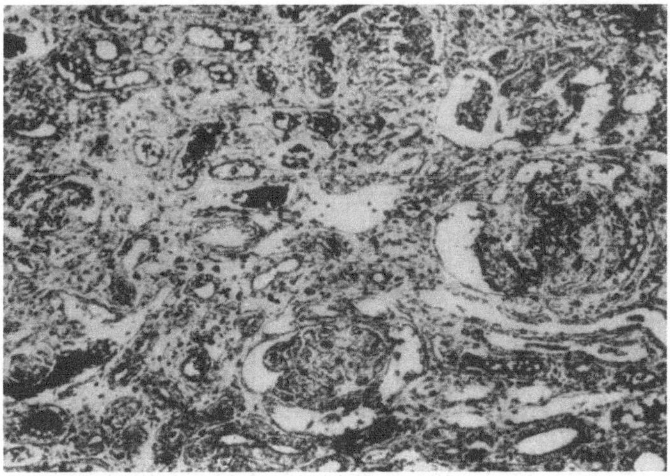

a

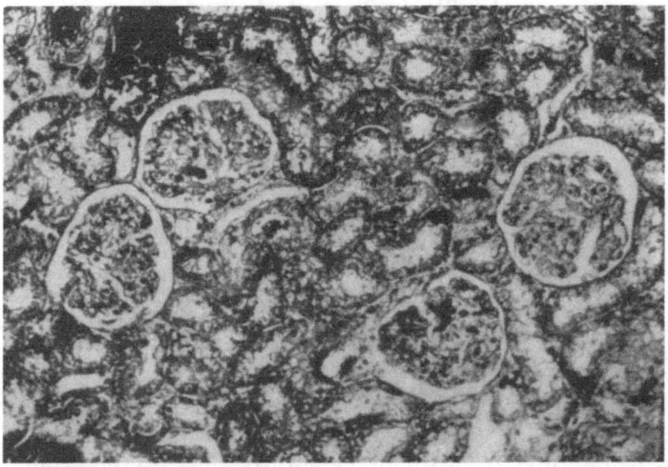

b

Abb. 26a u. b. Histologische Veränderungen bei einseitiger Masugi-Nephritis des Kaninchens. a Schwere Glomerulonephritis 11 Tage nach Antiseruminjektion in der freien Niere. b Nur leichte Zeichen der Masugi-Nephritis in der während der Nephrotoxininjektion abgeklemmten Niere. Azan-Färbung, Vergr. 125fach. (Aus ROTHER u. SARRE, in: MIESCHER u. VORLAENDER, Immunpathologie in Klinik und Forschung. Stuttgart: Georg Thieme 1957)

wird, und daß b) die Existenz der einseitigen Nephrotoxin-Nephritis gegen jede Art von irgendwelchen selbstzerstörerischen, nierenschädigenden Immunmechanismen, und insbesondere solcher autoaggressiver Natur, gewertet werden müsse.

Eingehende Untersuchungen neueren Datums zur Klärung des immunologischen Pathogenesemechanismus der einseitigen Nephrotoxin-Nephritis stellen diese Schlußfolgerungen in Frage. Sie dienen gleichzeitig dazu, die lange Zeit gültigen Anschauungen über Verbleib und Schicksal der injizierten nephrotoxischen Antikörper im Organismus auch von seiten des in *einem* Individuum vorgenommenen Experimentes an dem Doppelorgan Niere in einem neuen Licht zu sehen. Gleichzeitig eröffnen sie Einblicke in die biologische Wertigkeit immunhistologischer Untersuchungen.

Die von Schöffling et al. (1962) sowie Stroh (1964) begonnenen und von Federlin et al. (1966b) fortgeführten Untersuchungen an der einseitigen Nephritis von Kaninchen und Ratte zerfallen in drei Kategorien: In der ersten

Tier Nr.	Versuchs-dauer Tage	Histologische Veränderungen		Fluoresc. Darst. v. Entenglobulin	
		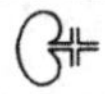	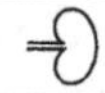	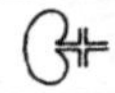	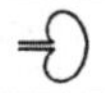
1	1	1	1	+	+
2	2	2	2	+	+
3	3	2	2	+	+
4	4	2	2	+	+
5	5	2	2	+	+
6	6	2	2	+	+
7	7	3	3	+	+
8	8	3	3	+	+
9	9	1	2	+	+
10	10	2	3	+	+
11	10	2	3	+	+
12	10	3	3	+	+
13	10	2	3	+	+
14	10	3	3	+	+
15	10	3	3	+	+
16	10	2	3	+	+
17	10	1	2	+	+
18	10	3	3	+	+
19	13	2	3	+	+
20	15	2	3	+	+
21	15	2	3	+	+
22	15	2	3	+	+
23	20	2	3	+	+
24	20	2	3	+	+
25	22	2	3	+	+
26	27	1	2	+	+
27	38	1	2	+	+

Abb. 27. Fluorescenzoptische und histologische Untersuchungen zum Nachweis des heterologen Nephrotoxins in der „freien“ und „abgeklemmten“ Niere (Aus Stroh, Inaug.-Diss. Frankfurt 1964)

Gruppe von Untersuchungen wurde das Verfahren von Sarre und Wirtz (1939/42) angewandt. Wurde der linke Nierengefäßstiel jedoch nur während der Dauer von 30 min abgeklemmt und 0,5—1,0 ml nephrotoxisches Entenserum injiziert, so fand sich bei allen 27 Tieren nach 1—38 Tagen eine doppelseitige Nierenentzündung. Hierbei wiesen 12 Tiere eine auf beiden Seiten gleichstark ausgebildete, 15 Tiere auf der abgeklemmten Seite eine leichtere Nierenentzündung auf. Fluorescenzoptisch ließ sich bei allen Kaninchen in beiden Nieren das heterologe Enten-Nephrotoxin nachweisen (Abb. 27).

Wurde die Dosis des nephrotoxischen Antiserums auf 0,025 ml/kg Körpergewicht des Kaninchens reduziert und wiederum nur 30 min abgeklemmt, dann zeigten alle Tiere nach 15tägiger Dauer des Versuches weder in der abgeklemmten noch in der offengebliebenen Niere histologische Gewebsveränderungen. Das heterologe Entenserum konnte jedoch in der rechten, offengebliebenen Niere nachgewiesen werden.

Wurden während einer Abklemmdauer der linken Niere von 60 min 0,25 ml/kg nephrotoxisches Entenserum gegeben, dann wiesen die Tiere, die 15 Tage nach der Operation getötet wurden, im wesentlichen das gleiche histologische Bild auf, wie es von ROTHER und SARRE (1962) beschrieben wurde. Fünf der acht Tiere zeigten eine einseitige, eines eine doppelseitige Glomerulonephritis, zwei wiesen nur eine doppelseitige leichte Glomerulonephrose auf. Fluorescenzoptisch ließ sich bei mehreren der Kaninchen mit einseitiger Glomerulonephritis der Niederschlag des heterologen nephrotoxischen Entenglobulins sowohl in der abgeklemmten als auch in der offen gebliebenen Niere verfolgen.

Überlebten die Tiere 100—180 Tage die Operation, so fand sich bei der Hälfte eine einseitige chronische Glomerulonephritis, bei der anderen Hälfte waren überhaupt keine histologischen Nierenveränderungen nachweisbar. Die Immunfluorescenz für Entenglobuline war nunmehr auch bei den Tieren, die eine einseitige, chronische Nephritis aufwiesen, in der abgeklemmten Niere nicht mehr nachweisbar. Sie war durch den Nachweis der autologen Globuline des Kaninchens ersetzt worden.

Damit ergibt sich aus diesen Untersuchungen, daß der komplette biphasische immunologische Mechanismus der Nephrotoxin-Nephritis des Kaninchens nach Injektion von Enten-Antikörpern (KAY, 1940) auch in der abgeklemmten Niere abläuft, obwohl es nicht zu histologisch faßbaren Gewebsveränderungen kommt. Heterologes Entenglobulin ließ sich sowohl in der abgeklemmten als auch in der offen gebliebenen Niere jedoch nur dann nachweisen, wenn die Tiere innerhalb eines Zeitraumes von 15 Tagen nach der Injektion untersucht wurden. Wurde 100—180 Tage gewartet, so waren in der abgeklemmten Niere überhaupt keine heterologen Antikörper mehr nachzuweisen, hingegen waren bei 9 von 10 Tieren die Glomeruluscapillaren von autologen Antikörpern besetzt. Sie hatten offensichtlich die Fremdproteine auf den Basalmembranen der Glomeruli beider Nieren, in besonders starkem Ausmaß in der abgeklemmten Niere, überschichtet und optisch zum Verschwinden gebracht. Ein derartiges Überdecken kleiner Mengen von heterologen nierenfixierenden Antikörpern durch autologe Antikörperglobuline, wie es fluorescenzoptisch auch hier wieder beobachtet wurde, ist bereits früher verschiedentlich beschrieben worden (MELLORS, 1955; SEEGAL, 1957; LANGE, 1961).

SCHÖFFLING et al. (1962) ziehen zur Erklärung ihrer Befunde die von BLAU, DAY und PRESSMAN (1957) durchgeführten Untersuchungen mit radioaktiv markierten nephrotoxischen Kaninchenantikörpern heran. Nach BLAU et al. soll ein nephrotoxisches Serum zumindest aus zwei Komponenten bestehen, einer großen Fraktion, die sich schnell innerhalb von 4—8 min nach der Injektion an ihrem Nierenantigen niederschlägt, und einer kleinen, die nur langsam innerhalb von 80—160 min nach der Injektion an den Glomeruli präcipitiert. Die langsam fixierende Antikörperfraktion mußte sich immer noch in der Zirkulation befunden haben, wenn auch nach 1 Std der einseitige Verschluß der Nierengefäße wieder eröffnet wurde. Sie mußten sich dann an den antigen wirkenden Zellstrukturen der „freien" Niere fixieren.

In weiteren Untersuchungen versuchten daher FEDERLIN et al. (1966c), den Niederschlag der heterologen Nephrotoxine tatsächlich auf die eine „freie" Niere zu beschränken. Dies sollte durch eine Verlängerung der Periode erreicht werden, während der einseitig eine Niere aus dem Körperkreislauf ausgeschaltet wurde. Bei einer Ausdehnung dieser Periode auf 3 Std mußten sich nach den Befunden von BLAU et al. alle nephrotoxischen Antikörper an ihrem Gewebsantigen fixiert haben und im Blute kein Nephrotoxin mehr zur nachträglichen Besetzung der ausgeschalteten Niere vorhanden sein. Da eine Verlängerung dieser Ausschaltungsperiode bis zu 3 Std durch einfaches Abklemmen nicht erreicht werden konnte, wurde die Durchblutung der linken Niere durch Katheterverbindung mit dem Blutstrom eines anderen gesunden Tieres gesichert.

Abb. 28 gibt die von FEDERLIN et al. (1966c) verwandte Versuchsanordnung wieder. Die linke Nierenarterie des Versuchstieres wurde nach Kanulierung mit der Arteria carotis des als Blutspender wirkenden gesunden Tieres, die linke Nierenvene des Versuchstieres mit der Vena jugularis des gesunden Spenders verbunden. Diese Versuche wurden an Ratten durchgeführt. Während und für die Dauer von 3 Std nach der Injektion von nephrotoxischem Kaninchenserum wurde die linke Niere des Versuchstieres ausschließlich vom Spendertier ernährt. Aus dem Fehlen des Niederschlages von Kaninchen-Nephrotoxinen in den Nieren dieser gesunden Spenderratte mußte geschlossen werden können, daß das System dicht geblieben und eine tatsächliche vollständige Trennung der beiden Kreisläufe erreicht worden

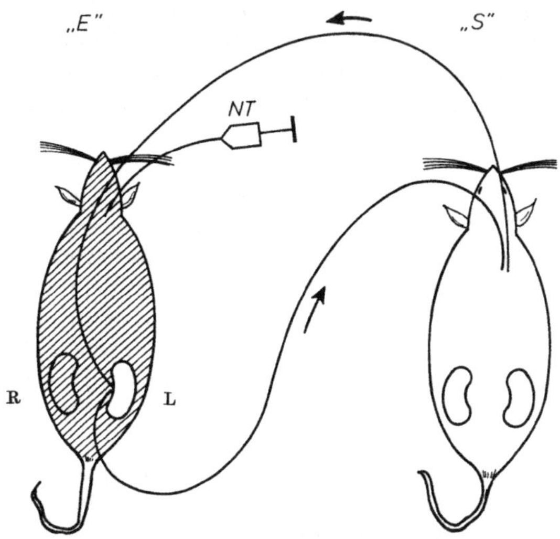

Abb. 28. Versuchsanordnung zur Ausschaltung der Niere aus dem eigenen Kreislauf während und längere Zeit nach der Nephrotoxininjektion. Anastomose zwischen A. carotis des Tieres „S" und der Nierenarterie des Tieres „E", sowie zwischen Nierenvene von „E" und V. jugularis von „S". (Aus FEDERLIN et al., 1966c)

war. Umgekehrt mußte sich eine deutliche Fixation der nephrotoxischen Antikörper in allen Organen mit Ausnahme der linken Niere des Versuchstieres nach Injektion von nephrotoxischem Antiserum feststellen lassen müssen.

Im Gegensatz zu den Vorstellungen von PRESSMAN (1957) und BLAU et al. (1957) reichte jedoch die Herausnahme einer Niere aus dem eigenen Körperkreislauf für die Dauer von 3 Std nicht aus, um alle injizierten nephrotoxischen Antikörper aus dem zirkulierenden Blut zu entfernen. Auch noch nach 3 Std fanden sich bei Ratten, die 24 Std den Versuch überlebten, bei einem erheblichen Prozentsatz der Tiere fluorescenzoptische Hinweise für die Fixation von heterologem Nephrotoxin auch in der vorübergehend ausgeschalteten Niere (Tabelle 5). Darüber hinaus nahmen Intensität und Häufigkeit der Fluorescenz für heterologes Kaninchenglobulin in der linken Niere in Parallele zu der Überlebenszeit zu. Eine derartige Verstärkung der Fluorescenz für heterologes Kaninchen-Nephrotoxin in den Nieren nephritischer Ratten war schon früher Monate nach der Injektion des Antiserums beschrieben worden (ORTEGA und MELLORS, 1956). Die anhaltende fluorescenzoptische Gegenwart der Kaninchenglobuline auf der Basalmembran der Glomeruli nephritiskranker Ratten Tage, Wochen und Monate nach der Gabe des Antiserums hatte man immer wieder, da ein so deutlicher Gegensatz zu den Verhältnissen beim Kaninchen nach Gabe von nephrotoxischem Entenserum bestand, vermerkt (SEEGAL, 1957/63; SEEGAL et al., 1962; LANGE, 1961; MÜLLER-

RUCHHOLTZ et al., 1965). Man neigt dazu, diese Befunde auf das sekundäre Abströmen heterologer Nephrotoxine aus den verschiedensten Geweben, wo sich die Antikörperglobuline niedergeschlagen hatten, zurückzuführen.

Im Gegensatz zu BLAU et al. (1957) und vollständig in Übereinstimmung mit UNANUE und DIXON (1965a, b; UNANUE et al., 1965) haben die angeführten Untersuchungen mit der verlängerten Periode der einseitigen Nierenausschaltung während und nach Injektion des nephrotoxischen Antiserums ergeben, daß einerseits eine gewisse Menge des nephrotoxischen Kaninchenglobulins nach 3 Std noch nicht organfixiert ist (sei es in der Niere oder anderswo), während andererseits

Tabelle 5. *Tabellarische Zusammenfassung der Ergebnisse fluorescenzoptischer und histologischer Untersuchungen nach Ausschaltung der li. Niere des Tieres E während und nach Nephrotoxininjektion.* (Aus FEDERLIN et al., 1966c).

Versuch Nr.	NT-Dosis ml	Künstlicher Nierenkreislauf Std	Überlebenszeit Tage	Fluorescenzmikroskopischer Nachweis von NT in den Nieren				Histologische Nierenbefunde	
				E. re.	E. li.	Sp. re.	Sp. li.	E. re.	E. li.
29	0,3	3	1	+++	∅	∅	∅	Gl. nephrose	Tubul. nekrosen
43	0,3	3	3	+++	+++	(+)	(+)	Gl. nephritis	Niereninfarkte
45	0,3	3	9	+++	+++	∅	∅	Gl. nephritis	Nephrohydrose*
35	0,3	3	10	+++	++	+	+	Gl. nephritis	Nephrohydrose*
30	0,3	3	14	∅	∅	∅	∅	Nephrohydrose	Nephrohydrose*
25	0,3	3	20	+++	(+)	∅	∅	Gl. nephrose	Nephrohydrose*
22	0,3	3	22	+++	++	∅	∅	Gl. nephritis	Nephrohydrose*
17	0,3	3	22	+++	∅	∅	∅	Gl. nephritis	Niereninfarkte
23	0,3	3	26	+++	++	∅	∅	Gl. nephritis	Nephrohydrose*
28	0,3	3	28	+++	+++	∅	∅	Gl. nephritis	Nephrohydrose*

Zeichenerklärung der Fluorescenzstärke in den Glomeruli: ∅ fehlende Fl., (+) sehr schwache nur auf einzelne Schlingen beschränkte Fl., + schwache, aber alle Schlingen betreffende Fl., ++ mittelstarke Fl., +++ sehr starke Fl.

* Einschließlich schwerer glomerulärer Schädigungen (s. Text).

nephrotoxische Kaninchenglobuline, die unmittelbar nach Injektion im peripheren Gewebe zur Fixation gekommen waren, wieder dissoziieren. Während die nach 3 Std noch zirkulierende Antikörperfraktion unmittelbar nach der Wiedereinführung der ausgeschalteten Niere in den eigenen Körperkreislauf das antigen wirkende Nierengewebe wieder besetzt, wandert die primär peripher fixierte Fraktion langsam und in steigenden Mengen über Tage und Wochen in das Capillarsystem der manipulierten Niere ein.

Beide Prozesse setzen damit die vorübergehend geschützte Niere der gesamten Kette der immunologischen Vorgänge aus, die wir als Teile des biphasischen pathogenetischen Mechanismus der nephrotoxischen Glomerulonephritis kennen — ohne jedoch eine Nierenentzündung auszulösen. Es besteht daher wenig Aussicht, jemals in einem Organismus eine echte einseitige Nephrotoxin-Nephritis studieren zu können, bei der dann eine progressive Glomerulonephritis nur eine Niere befällt, das Organ der Gegenseite dagegen von allen immunologischen Geschehnissen unberührt bleibt. Mit anderen Worten, niemals wird sich der möglicherweise nephritisauslösende Einfluß einer Glomerulonephritis als solcher auf tatsächlich „*jungfräulichem*" Nierengewebe *eines* Individuums verfolgen lassen.

Mit einem dritten Experiment versuchten FEDERLIN et al. (1966c) die Frage anzugehen, ob auch die primär an ihrem eigentlichen Nierenantigen fixierten Antikörper zur Dissoziation fähig sind und sich auf der vorübergehend ausgeschalteten Niere der Gegenseite niederschlagen können.

Das nephrotoxische Kaninchenserum wurde direkt in die linke Nierenarterie injiziert. Hierzu wurde ein Katheter von der Arteria carotis bis zur linken Nierenarterie vorgeschoben, während ein Venenkatheter das venöse Blut dieser Niere nach außen ableitete (Abb. 29). Mit der gleichen Geschwindigkeit, mit der das venöse Blut abtropfte, wurde 4—5 min lang nephrotoxisches Kaninchenserum infundiert. Durch nachfolgende Kochsalzspülung über 12 min sollte das nicht unmittelbar an der Basalmembran fixierte Kaninchenglobulin herausgespült werden. Anschließend wurde die so behandelte Niere wieder mit dem eigenen Kreislauf verbunden. Im Gegensatz zu den vorher angeführten Experimenten sollte damit die gesamte Antikörperfixierung in der einen Niere stattfinden, während alle anderen Organe des Körpers vorübergehend von dem Einfluß der nephrotoxischen Antikörper verschont blieben. Die kontralaterale Niere sollte hingegen als Indicator der sekundären Freisetzung von Antikörpern und ihrer nierenspezifischen Präcipitation dienen.

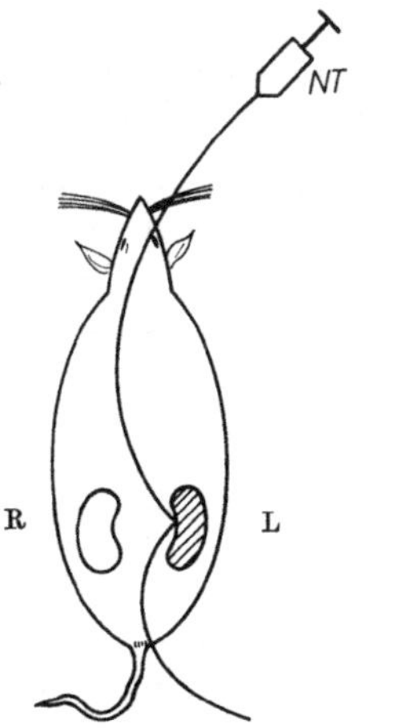

Abb. 29. Versuchsanordnung zur direkten Injektion des nephrotoxischen Serums in die Nierenarterie unter Ausschluß des übrigen Kreislaufs. Kanulierung von A. renalis und Ableitung des venösen Blutes durch einen Katheter in der V. renalis. (Aus FEDERLIN et al., 1966c)

Wie sich aus der Tabelle 6 ergibt, fand jedoch auch jetzt eine Dissoziation der nierenfixierenden Kaninchen-Antikörper von ihren Nieren-Antigenen statt. Das fluorescenzoptische Bild in der rechten „Indicatorniere" war jedoch im Gegensatz zu den vorhergegangenen Untersuchungen keinesfalls eindrucksvoll. Nur bei einigen wenigen Tieren war die Fluorescenz im Bereich beider Nieren praktisch gleich intensiv stark, bei anderen Ratten war sie nur auf einzelne Schlingen der „freien" Niere beschränkt. Eine Zunahme der Intensität und der Stärke der Fluorescenz in dem vorübergehend von dem Einfluß des nephrotoxischen Antikörpers „verschonten" Organ aufgrund der Überlebenszeit war nicht festzustellen. Das fluorescenzoptische Bild erfuhr über die gesamte Versuchsdauer praktisch keine Veränderung. Bei 2 Tieren blieb jedoch noch bei längerer Überlebenszeit die rechte Niere frei von dem Niederschlag des heterologen Antikörpers. Umgekehrt wies eine Ratte, die nur 30 min nach dem Eingriff überlebt hatte, keinen Niederschlag nephrotoxischen Kaninchenglobulins in der rechten Niere auf.

Leider kann die biologische Bedeutung der extrarenalen und renalen Fixation, Dissoziation und neuerlichen Präcipitation der nephrotoxischen Kaninchen-Antikörper nach den Untersuchungen von FEDERLIN et al. nicht befriedigend beurteilt werden. Schwerste glomerulonephrotische Läsionen, Nephrohydrose und Gefäßveränderungen ähnlich denen bei Endangiitis obliterans, traten in allen katheterisierten Nieren auf und werden von den Autoren als Folge der Anoxämie und der Manipulation des Gefäßsystems aufgefaßt. Diese Veränderungen wurden offensichtlich durch das Anti-Nieren-Antiserum, das in die linke Nierenarterie in den zuletzt geschilderten Versuchen injiziert wurde, wesentlich verstärkt. Es kam zu Veränderungen, die die Kathetereinbindung nicht allein bewirkt hatte. Aber auch sie waren von den unspezifischen Veränderungen nicht zu trennen.

Lediglich die rechten Nieren, die bei der dritten Versuchsgruppe ohne weiteren Eingriff von dem Effekt des Antiserums primär verschont geblieben waren, lassen sich auswerten. Hier lagen glomerulonephritische Läsionen vom Typ der Masugi-Nephritis vor, allerdings nur in grober Parallele zu der Stärke der für Kaninchen-Globulin spezifischen Fluorescenz.

Dieser Befund ist lediglich insofern bemerkenswert, als bei der schwachen, nur geringen Menge von Kaninchenglobulin entsprechenden Fluorescenz, keine nephritischen Gewebsveränderungen zu erwarten gewesen wären. Eine einseitige Nephritis ist somit mit dieser Versuchsanordnung gewiß nicht erzeugt worden.

Es ergibt sich damit für die Versuche zur Aufklärung des Pathogenesemechanismus der einseitigen Nephrotoxin-Nephritis: Auch nach erheblicher Verlängerung der Zeit, in der eine Niere eines Versuchstieres dem Zugriff der im eigenen Blute zirkulierenden heterologen nephrotoxischen Antikörper entzogen wird, kommt es noch zum Niederschlag der Nephrotoxine in dem vorübergehend geschützten Organ. Auch noch nach einer, ja sogar nach 3 Std haben sich erhebliche Quantitäten der heterologen Nephrotoxine noch nicht erschöpfend an den

Tabelle 6. *Tabellarische Zusammenfassung der Ergebnisse nach Injektion des heterologen Nephrotoxins in die kanulierte li. Nierenarterie unter Ausschaltung des übrigen Kreislaufs.* (Aus K. Federlin et al., 1966c)

Versuch Nr.	Dauer der NT/NaCl-Perfusion	Überlebenszeit	Nierenfluorescenz		Histologischer Befund	
			re.	li.	re.	li.
3	6/13 min	30 min	?	?	o. B.	Nephrohydrose
4	4/12 min	30 min	∅	++	o. B.	geringe Glomerulonephrose
7	5/12 min	1 Tg	++	++	Gl. nephrose	Nekrobiose der gesunden Niere, Arteriitis*
1	4/12 min	2 Tg	++	++	Gl. nephrose	Nephrohydrose, Tubulusnekrosen*
13	6/12 min	5 Tg	(+)	+++	Gl. nephrose	Nephrohydrose, Tubulusnekrosen, Arteriitis*
14	6/12 min	6 Tg	(+)	+++	Gl. nephrose	Nephrohydrose, Tubulusnekrosen, Arteriitis*
6	5/12 min	14 Tg	?	?	Gl. nephritis	große anäm. Infarkte schwere Arteriitis*
9	6/12 min	20 Tg	∅	+	o. B.	Anäm. Infarkte, Arteriitis*
12	6/12 min	20 Tg	+	+	Gl. nephritis	schwere Arteriitis, Nephrohydrose*
10	6/12 min	21 Tg	∅	+	Gl. nephrose	schwere Arteriitis, Nephrohydrose
11	6/12 min	21 Tg	(+)	+	Gl. nephrose	Arteriitis, Nephrohydrose*
5	5/12 min	22 Tg	(+)	++	Nephrohydrose	Nephrohydrose*
16	/18 min	23 Tg	—	—	Gl. nephrose	Gl. nephrose
15	/18 min	24 Tg	—	—	Gl. nephrose	geringe Nephrohydrose

Zeichenerklärung der Fluorescenzstärke in den Glomeruli: ∅ fehlende Fl., (+) sehr schwache, nur auf einzelne Schlingen beschränkte Fl., + schwache aber alle Schlingen betreffende Fl., ++ mittelstarke Fl., +++ sehr starke Fl.

* Einschließlich schwerer glomerulärer Schädigungen (s. Text).

Antigenreceptoren der zugängig gebliebenen Niere adsorbiert. Da die einseitige Nephrotoxin-Nephritis immer nur mit sehr geringen Quantitäten der heterologen Nephrotoxine zu erzeugen ist, erscheint es ganz unwahrscheinlich, daß diese mangelhafte Fixierung eines Teiles der nephrotoxischen Antikörper auf eine schon stattgehabte „Blockade" der Antigenreceptoren der „offen" gebliebenen Niere zurückzuführen ist. Hinsichtlich Nierenaffinität und -avidität scheinen echte Unterschiede zwischen den nephrotoxischen Antikörpern eines Anti-Nierenserums zu bestehen.

Die noch im Blute kreisenden, von dem plötzlich zugänglich werdenden Capillarbett der manipulierten Niere „angezogenen" Antikörper werden entsprechend dem zweizeitigen oder biphasischen Mechanismus der Masugi-Nephritis von den inzwischen gebildeten autologen Antikörpern gegen die heterologen Proteine bis zum optischen Verschwinden überdeckt. Dies gilt besonders für die

Kombination Ente—Kaninchen. Die immunhistologischen Befunde an der vorübergehend abgeklemmten Niere unterscheiden sich somit prinzipiell nicht von denen, die an der intakten Niere erhoben wurden. Lediglich quantitative Differenzen werden ersichtlich: Heterologes Entenglobulin läßt sich bei einer Versuchsdauer von bis zu 15 Tagen nur bei der Hälfte der Tiere in der abgeklemmten Niere nachweisen, nach dem 15. Tag überhaupt nicht mehr. An der intakten Niere sind die Fremdglobuline bei kurzer Versuchsdauer dagegen immer nachzuweisen, und erst bei einem Teil der Kaninchen kommt es bei Beobachtungszeiten von 100—180 Tagen zum optischen Verschwinden.

Dies ist, wie bereits gesagt, in Übereinstimmung mit MELLORS (1955), SEEGAL (1957), LANGE (1961) auf das „Überdecken" der heterologen Globuline durch die autologen Antikörper des Versuchstieres zurückzuführen. Die Akkumulation von autologen Anti-Fremdglobulin-Antikörpern läßt sich praktisch *immer* finden. Sie zeigt die Fixation heterologer Anti-Nieren-Antikörper auch dann an, wenn diese mit dem Auge nicht mehr gesehen werden können. Dies ist vor allem in der vorübergehend abgeklemmten Niere der Fall, in der erheblich geringere Mengen von Enten-Nephrotoxinen zum Niederschlag kamen. Es bestehen jedoch zwischen den fluorescenzoptischen Befunden an den beiden Nieren eines Tieres oftmals keine Unterschiede, schon gar nicht, wenn es sich um die Präcipitation von autologen Antikörperglobulinen handelte. An derartige Befunde sollte man sich bei der Bewertung der Immunhistologie in der menschlichen Nierenpathologie erinnern.

Histologisch lagen beim Kaninchen in Übereinstimmung mit SARRE und WIRTZ sowie SARRE und ROTHER die eindeutigsten Unterschiede in Form des völligen Fehlens aller Veränderungen in der abgeklemmten, bei deutlicher Glomerulonephritis in der „offenen" Niere vor.

Ein anderes Bild ergab sich aus den Versuchen an der 3 Std aus dem eigenen Kreislauf entfernten, vom Blut einer normalen Ratte versorgten Niere. Auch hier siedelten sich nach der Rückkehr dieser Niere in den eigenen Kreislauf die inzwischen injizierten Kaninchen-Nephrotoxine innerhalb Stunden ab, wenn auch mit erheblichen quantitativen Unterschieden im Vergleich mit dem Organ der Gegenseite (Tabelle 5). Es kam nicht zu einem Überdecken der heterologen Antikörperglobuline mit den eigenen Anti-Kaninchen-Globulin-Antikörpern. Im Gegenteil, ab dem 3. Tag nach dem Experiment war eine Zunahme der für Kaninchenglobuline charakteristischen Fluorescenz festzustellen, die bis zur völligen Identität der immunhistologischen Bilder in beiden Nieren reichte. Auch dieser Befund war schon früher erhoben worden (ORTEGA und MELLORS, 1956; SEEGAL, 1957/63; LANGE, 1961; MÜLLER-RUCHHOLTZ et al., 1965), allerdings nicht an einer Niere, die der primären Absiedelung injizierter Nephrotoxine vorübergehend entzogen wurde. Man erklärt ihn mit der Dissoziation weniger nierenaffiner und -avider Anti-Nieren-Antikörper, die sich primär in anderen extrarenalen Organen fixierten, und dann allmählich nach Ablösung von der peripheren Lokalisation, sich an ihren Nierenantigenen wieder fixierten. Es mußte für dieses Experiment offengelassen werden, ob auch die primär an der Niere der Gegenseite niedergeschlagenen Nephrotoxine an diesem Prozeß der Dissoziation—Präcipitation beteiligt waren.

Die direkte Injektion von Nephrotoxin des Kaninchens in die eine Nierenarterie einer Ratte plus mechanischer Entfernung aller primär nicht erschöpfend fixierten Anti-Nieren-Antikörper sollte diese Frage beantworten (Tabelle 6). Die auch hier vorhandene Fluorescenz für Kaninchenglobuline in der gegenseitigen Niere läßt in der Tat nur den Schluß zu, daß auch renal fixierte nephrotoxische Antikörper noch zur Abspaltung und neuerlichen Fixation an ihren Nierenantigenen fähig sind. Dieser Vorgang scheint jedoch bald zum Stillstand zu kommen, da keine Zunahme des fluorescenzoptischen Nachweises in der als Indicator dienenden Niere der Gegenseite bis zum 22. Tag erfolgte.

Zusammenfassend läßt sich feststellen:

1. In einem nephrotoxischen Enten-Anti-Kaninchen- und Kaninchen-Anti-Rattenserum müssen zwei Fraktionen von Antikörpern vorhanden sein. Die eine Antikörperpopulation fixiert sich sofort nach Injektion an ihren glomerulären Antigenen, die andere zirkuliert zumindest noch nach Stunden im Blute, *ohne die durchaus vorhandene Möglichkeit* zur erschöpfenden Nierenfixierung zu nutzen.

2. Die verzögert fixierende Fraktion schlägt sich noch nach Tagen und Wochen (15 Tage beim Kaninchen der Kombination Ente-Kaninchen, bis zu 28 Tagen bei der Ratte der Kombination Kaninchen-Ratte) an den Glomeruli der anfänglich dem Angriff des gesamtnephrotoxischen Antiserums entzogenen Niere nieder. Dieser Vorgang läßt sich besonders gut an der Ratte verfolgen. Offensichtlich handelt es sich bei den sekundär präcipitierenden Antikörpern vornehmlich um solche, die nach längerem Verbleib im Kreislauf sich im peripheren extrarenalen Gewebe lokalisiert hatten und dann wieder ins Blut zurückströmten.

3. Es ist nicht ausgeschlossen, sondern recht wahrscheinlich, daß sogar primär fixierte nephrotoxische Antikörper an diesem Vorgang der Dissoziation-Präcipitation teilhaben. Dieser Prozeß scheint jedoch einige Zeit nach der Injektion des Antikörpers zum Stillstand zu kommen.

4. Die Präcipitation der verzögert lokalisierenden nephrotoxischen Antikörper kann bereits nach kurzer Zeit zum Teil, in jedem Fall aber nach mehrmonatiger Beobachtung durch den Niederschlag der autologen Antikörper des serumempfangenden Tieres gegen die Fremdproteine bis zum optischen Verschwinden überdeckt werden. Dies gilt besonders für die Kombination Ente-Kaninchen. Der Nachweis des autologen Gammaglobulins wird damit zum Indicator des unsichtbar bleibenden heterologen Nephrotoxins.

5. Da es keine permanente Fixierung von nephrotoxischen Antikörpern, weder extrarenaler nocht renaler Art gibt, wird sich auch niemals in *einem* Organismus der Einfluß einer einseitigen Glomerulonephritis auf eine von allen immunologischen Geschehnissen tatsächlich verschont gebliebene Niere der Gegenseite studieren lassen. Auf dem Boden der einfachen immunhistologischen Beobachtung laufen bei den Versuchen zur Herstellung einer einseitigen Nephritis die gleichen Vorgänge an beiden Nieren ab.

6. Die unterschiedliche pathogenetische Bedeutung dieser gleichartigen immunbiologischen Vorgänge geht aus den geschilderten Untersuchungen nur unvollständig hervor. Beim Kaninchen entsteht an der vorübergehend ausgeschalteten Niere trotz des Ablaufs des gesamten Kayschen Mechanismus in beiden Nieren eine einseitige Nephritis. Dies läßt sich nur mit der unterschiedlichen biologischen Avidität der beiden Antikörperkomponenten in einem Antiserum erklären: die verzögert fixierende Fraktion ruft auch nach stärkster Reaktion mit ihrem Anti-Antikörper keine Nephritis hervor, die sofort fixierende eine deutliche Nierenentzündung.

Bei den analogen Versuchen an der Ratte läßt sich die Situation bei den Tieren, deren linke Niere für 3 Std extrakorporal durchblutet wurde, nicht beurteilen. Die Katheterisierung hatte zu unspezifischen Veränderungen an der manipulierten Niere geführt.

Lediglich bei den Tieren mit einseitiger Nephrotoxininjektion liegen verwertbare histologische Ergebnisse für die gegenseitige Niere vor. Trotz relativ schwacher Fluorescenz für Kaninchen-Nephrotoxin kam es zur deutlichen Nephrotoxin-Nephritis. Da bei dieser Serie das sekundär in die verschont gebliebene Niere eingewanderte Nephrotoxin nur aus der Antikörperfraktion bestehen konnte, die sich sofort renal (in der Gegenseite) fixiert hatte, läßt sich die Nephritis auslösende Wirkung dieser Antikörper verstehen.

Damit läuft das Ergebnis der eigenen Untersuchungen an der einseitigen Masugi-Nephritis darauf hinaus, daß die verzögert lokalisierende Fraktion der nephrotoxischen Antikörper keine, die schnell fixierende Fraktion eine deutliche nephritogene Kapazität besitzt.

cc) Noch einmal das Problem der Lokalisation, Fixation, Dissoziation und Repräcipitation der Nephrotoxine. In ihren ersten Untersuchungen hatten SCHÖFFLING et al. (1962), NADIMI (1964) und STROH (1964) ihre Befunde mit den Ergebnissen von BLAU, DAY und PRESSMAN zu erklären versucht. Diese hatten als erste bereits 1957 anhand von Untersuchungen mit ^{131}J-markierten nephrotoxischen Antiseren auf die Existenz zweier Komponenten hingewiesen: Einer schnell innerhalb 4—6 min an den Nierenglomeruli lokalisierenden Fraktion und einer anderen, die erst zwischen der 80. und 160. min nach Injektion lokalisierte. Diese Ergebnisse veranlaßten FEDERLIN et al. (1966c) zu dem Versuch, die eine Niere über 3 Std vor dem Niederschlag auch der zweiten Fraktion zu schützen, ein Versuch, der fehlgeschlagen ist.

Inzwischen waren die Pressmanschen Versuche erneut von DIXON und seinen Mitarbeitern aufgegriffen worden. An Einzeltieren (Ratten) konnten UNANUE und DIXON (1965a) zeigen, daß innerhalb 10 min nach intravenöser Injektion 60—80% der nephrotoxischen Antikörper an den Nieren fixiert sind, und etwa 90% innerhalb 1 Std nach i.v. Gabe. 10% des Nephrotoxins blieben jedoch 24 Std und länger im Kreislauf, obwohl keine Blockade der Antigenreceptoren der Nierenglomeruli durch vorhergegangenen Antikörperbesatz angenommen werden konnte. Nach Reinjektion der Seren nephritischer Tiere in gesunde Empfänger war eine bedeutend geringere Nierenavidität dieser langsam lokalisierenden Fraktion festzustellen, die umgekehrt von sekundär fixierten Nieren dissoziierte.

Im extrarenalen Gewebe konnte die Restfraktion bis zu 30 Tagen in Leber und Lunge, bis zu 20 Tagen in der Nebenniere nachgewiesen werden. Diese Werte decken sich genau mit den von SEEGAL et al. (1962) sowie MÜLLER-RUCHHOLTZ et al. (1965) mitgeteilten Ergebnissen. UNANUE und DIXON (1965a) nehmen an, daß die noch im Serum feststellbare Restfraktion sich aus beiden Anteilen, den echt noch zirkulierenden, und den vom extrarenalen und auch renalen Gewebe dissoziierten Antikörpern zusammensetze. Die weniger aviden nephrotoxischen Antikörper sollen beim Fortschreiten der Nephrotoxin-Nephritis möglicherweise in wesentlichem Maße beteiligt sein.

Die sekundäre Fixierung und Freisetzung der weniger aviden Antikörper mußte sich nach den Untersuchungen derselben Gruppe auch auf die Versuche von PFEIFFER u. Mitarb. zur Übertragung der Nephrotoxin-Nephritis auswirken.

Mit umgekehrtem Vorzeichen wurden Transplantationsversuche von UNANUE et al. (1965b) durchgeführt. Sie übertrugen eine an Masugi-Nephritis erkrankte Rattenniere auf einen gesunden Empfänger. Im gesunden Milieu wurde durch Dissoziation die Menge der heterologen Antikörper geringer und der histologische Befund des Transplantates besserte sich. Wurde diese Niere wieder dem Spender retransplantiert, verschlechterte sich das histologische Bild, andererseits fanden sich vermehrt heterologe Antikörper im Transplantat.

Nur bei einem Teil der gesunden Ratten, die mit nephritischen Tieren in Parabiose gebracht worden waren, konnten UNANUE et al. (1965), wie bereits gesagt, fluorescenzoptisch und radiologisch Kaninchen-Nephrotoxin, das den nephritischen Ratten vorher injiziert worden war, in den Nieren nachweisen. Aber auch dann, wenn kein Nephrotoxin in den Nieren der primär gesunden Parabionten gefunden wurde, konnte seine Existenz indirekt nachgewiesen werden. Die zusätzliche Immunisierung der scheinbar gänzlich gesunden Tiere gegen Kaninchenglobulin rief in Übereinstimmung mit vorher gemachten Erfahrungen an Einzeltieren (UNANUE und DIXON, 1965b) eine Nephritis hervor. Der autologe Antikörperüberschuß hatte somit durch wahrscheinlich wiederholte Reaktion mit den minimalen Quantitäten der heterologen Globuline in den Nieren der gesunden Parabionten diese Reaktion zustande gebracht.

Mit Hilfe von Isotopenuntersuchungen zeigten dann UNANUE, DIXON und LEE (1966), welche Verhältnisse quantitativ bei der Dissoziation der fixierten Nephrotoxine herrschen. Sie riefen in einem Versuchstier mit ^{125}J-markiertem Nephrotoxin eine Masugi-Nephritis hervor und pflanzten ihm die Niere eines anderen Tieres ein, bei dem die Nephritis mit ^{131}J-markiertem Nephrotoxin erzeugt worden war. Nach einer Woche fanden sich 62% des ^{131}J-markierten Antikörpers in der Empfängerniere, während 36,1% ^{125}J-markiertes Material am Transplantat nachzuweisen war.

Durch Nephrektomie der primär nephritischen Ratten einer Parabioseserie konnten sie die Dissoziation der primär extrarenal fixierten Nephrotoxinglobuline und den Übertritt dieser weniger aviden Antikörper in den Partner wahrscheinlich machen. Dieser Antikörpertyp fixierte sich zwar in den Nieren der Partner, dissoziierte aber relativ schnell wieder ab.

Auf der anderen Seite ergab sich, daß die primär in den Nieren der nephritischen Parabionten lokalisierten Antikörper zwar ebenfalls zum Dissoziieren fähig sind, jedoch wieder von dem eigenen Nierengewebe abgefangen werden, ehe sie zum Partner hinüberwechseln können. Bei den tatsächlich zum gesunden Parabionten hinüberwechselnden, weniger nierenaffinen und -aviden Nephrotoxinen handelte es sich praktisch ausschließlich um solche, die zu zwei Drittel von der Leber, zu einem Drittel von anderen, extrarenalen Geweben geliefert wurden.

Die biologische Kapazität sowohl der schnell nierenlokalisierenden als auch der langsam fixierenden Antikörper lassen UNANUE et al. offen. Sie ziehen diese Befunde lediglich zur Stütze der von DIXON vertretenen pathogenen Wirkung von Antigen-Antikörper-Komplexen heran (s. S. 1119ff.), mit der auch das Fortschreiten der Nephrotoxin-Nephritis erklärt wird.

Über die bisher vorliegenden Hinweise auf verschiedenartig nierenspezifisch lokalisierende Antikörperfraktionen in einem nephrotoxischen Serum hinaus haben somit diese auf quantitative Basis gestellten Versuche die fortlaufende Abspaltung renal und extrarenal fixierender Anti-Nieren-Antikörper demonstrieren können. Mit einem Übertritt derartiger Antikörper, und zwar allein der weniger nierenspezifisch wirkenden, primär extrarenal lokalisierten, vom nephritischen auf den gesunden Partner ist auch bei der Interpretation der Parabioseversuche fest zu rechnen.

Allen Versuchen, mit einem derartigen Vorgang die Übertragung der Nephrotoxin-Nephritis zu erklären, ist jedoch entgegenzuhalten: Wie kann ein derartiger Mechanismus in einem anderen Individuum eine Nephritis hervorrufen, wenn noch nicht einmal in einem Individuum der nachgewiesene Niederschlag primär nicht lokalisierender Antikörper über Wochen und Monate hinaus eine Nephritis hervorruft?

Dieser von SARRE wiederholt den Versuchen von PFEIFFER entgegengebrachte Einwand (SARRE u. ROTHER, 1963), der sich gegen die Autoimmuntheorie richtete, gilt in vollem Umfang auch für die Modifikation der Antigen-Antikörperkomplex-Theorie, wie sie von DIXON u. Mitarb. zur Erklärung der Übertragungsversuche und der Chronizität der Nephrotoxin-Nephritis vorgetragen wird. Es gibt auch noch nicht einmal die Möglichkeit, die unterschiedliche Nierenaffinität der verschiedenen Antikörperfraktionen eines nephrotoxischen Serums zur Erklärung der verschiedenartigen Befunde heranzuziehen. In einem Tier mußte sich sogar die schnell an der freien Niere lokalisierte Antikörperfraktion von ihrem Antigen abgespalten und in den frei gewordenen Glomeruli der gegenseitigen Niere niedergeschlagen haben.

Bei dieser Lage der Dinge gibt es zur Zeit nur zwei Möglichkeiten, die verschiedenartigen Befunde zu erklären: entweder man sieht die Existenz der einseitigen Nephrotoxin-Nephritis als Beweis dafür an, daß kein wie auch immer gearteter Mechanismus existieren könne, der, von einer erkrankten Niere ausgehend, ein gesundes Organ befällt. Gegen eine derartige Interpretation sprechen allein die Erfahrungen aus der menschlichen Pathologie, wo, wie noch zu besprechen sein wird (s. Teil III, S. 1146), jetzt schon bei 10 von 24 Transplantationen gesunder menschlicher Nieren auf die an chronischer Urämie leidenden, genetisch identischen Zwillingsgeschwister die Entwicklung einer subakuten, subchronischen und chronischen Glomerulonephritis in dem primär gesunden Transplantat beobachtet worden war (MERRILL, 1965; vgl. auch MURRAY, MERRILL und HARRISON, 1958; PFEIFFER und MERRILL, 1962). Erst seitdem man dazu übergegangen ist, systematisch alle Empfänger derartiger Transplantate, und zwar auch solche die genetisch identisch sind, mit immunosuppressiven Maßnahmen zu behandeln, wurde in keinem Fall die Entwicklung einer Glomerulonephritis im Transplantat gesehen. Oder man anerkennt die Möglichkeit, eine Nephrotoxin-Nephritis sowohl im Experiment als auch eine menschliche Glomerulonephritis, wie eben gesagt, in der Klinik zu „übertragen" und sucht nach einem Mechanismus, mit dem man sowohl die Entstehung der einseitigen Nierenentzündung als auch die Übertragung der diffusen Glomerulonephritis verstehen kann.

dd) Interferenz zwischen cellulärer und humoraler Immunreaktion? Ein derartiger Mechanismus bietet sich in dem Phänomen des sog. „immunologischen Enhancement" an, das zuerst von KALISS (1957/62) bei der Transplantation von Tumoren auf Inzuchtmäuse beobachtet worden war. Eine verzögerte Abstoßung oder sogar ein weiteres progressives Wachstum des transplantierten Tumors wurde im Gegensatz zu der sonstigen beschleunigten Abstoßung dann beobachtet, wenn die Tiere vorher gegen das Gewebe der Tumorlieferanten oder das Tumorgewebe selbst immunisiert worden waren. Derselbe Effekt ließ sich auch durch isologe oder heterologe Antiseren erzielen, die sich gegen das Tumorgewebe richteten und passiv den Empfängern der Tumoren injiziert wurden. Das Phänomen des „Enhancement" derartiger Tumortransplantate war sogar in stärkerem Ausmaß dann zu beobachten, wenn die Tiere passiv mit Iso- oder Hetero-Antiseren behandelt wurden, als wenn man sie aktiv vorher zur Antikörperbildung gegen das Tumorgewebe oder das Gewebe der Tiere, auf denen die Tumoren gewachsen waren, gebracht hatte.

Unter den verschiedenen Theorien, mit denen eine derartig veränderte immunologische Abwehrlage erklärt wird, hat besonders diejenige Anhänger gefunden, die den humoralen Anti-Tumor-Globulinen eine besondere Schutzfunktion gegenüber dem Angriff cellulärer oder zellgebundener Antikörper, den Trägern der Transplantationsimmunität, verleiht (GORER, 1961; MÖLLER, 1963). Man stellt sich vor, daß das Tumorgewebe durch die humoralen Globuline gewissermaßen „eingehüllt" wird und die cellulären Antikörper oder sensibilisierten Zellen keinen Zugang mehr zu den Antigenreceptoren des Tumorgewebes finden (KALISS, 1965).

Auch die Möglichkeit einer Schutzfunktion der humoralen Anti-Tumor-Antikörper gegenüber einem besonderen Antigen-Antikörper-Komplex wurde bereits von GORER (1961) diskutiert. In gleicher Weise soll ja auch die verzögerte Immunitätsreaktion, hervorgerufen durch sensibilisierte Zellen, immer dann zum

Verschwinden gebracht werden, wenn das Antigen durch überschüssige Bildung humoraler Antikörper ihrem Zugriff schwerer zugängig gemacht wird (Möller, 1963).

Es herrscht heute Übereinstimmung darüber, daß dieses Phänomen des immunologischen Enhancement nicht auf die Tumorpathologie beschränkt ist. Gorer (1960) hat auf seine Bedeutung für das Gebiet der Infektionskrankheiten hingewiesen. Andere Beispiele, die in diesem Zusammenhang mehr interessieren, sind die Verhinderung der Entwicklung einer isoallergischen Encephalomyelitis — einer ebenfalls durch sensibilisierte Zellen hervorgerufenen experimentellen Krankheit — durch vorangegangene passive Immunisierung der Versuchstiere mit den Seren von anderen Tieren der gleichen Species, die bereits eine Encephalomyelitis durchgemacht hatten (Paterson, Harwin und Didakow, 1961). Paterson nimmt eine Schutzfunktion nach Art des Enhancement für die humoralen Antikörper an. Der „blockierende humorale Antikörper" soll sich harmlos mit dem Gewebsantigen des Gehirns verbinden und damit den eigentlichen Effektoren des Krankheitsprozesses, den sensibilisierten Zellen, cytotoxischen Antikörpern oder anderen unbekannten Faktoren den Zugang verwehren.

Es ist hier nicht der Ort, auf das Phänomen des Enhancement näher einzugehen. Auf die kürzlich erfolgten Literaturübersichten von Kaliss (1965) sowie Paterson (1966) wird verwiesen. Wesentlich erscheint auf jeden Fall, daß humorale, zirkulierende Antikörper, auch wenn sie sich in erheblichen Quantitäten nachweisen lassen, nicht notwendigerweise zur Gewebsschädigung führen müssen, sondern umgekehrt sogar das Gewebe schützen können.

Am Beispiel der Nephrotoxin-Nephritis läßt sich erkennen, daß sogar die komplette Absiedelung humoraler Antikörper im erkrankten Gewebe, ihre Absprengung und Wiederansiedelung mit allen immunologischen Folgeerscheinungen nicht ausreichen, um pathogen zu wirken.

e) Die Übertragung der Autoimmunnephrose

Ebenso wie die Nephrotoxin-Nephritis nach Masugi ist die sog. Autoimmunnephrose nach Heymann et al. (1959) Ausgangspunkt für zahlreiche Versuche geworden, die Erkrankung auf ein primär gesundes Tier zu übertragen und damit ihren Autoaggressionscharakter zu beweisen. Dazu wurden die gleichen Techniken benutzt, nämlich die Parabiose und die Injektion von immunologisch kompetenten Zellen des lymphatischen Systems. Während bei den Übertragungsversuchen mit der Nephrotoxin-Nephritis darauf zu achten war, daß die im Sekundärtier hervorgerufene Nierenläsion nicht durch Übertritt bzw. Injektion kleiner Mengen des Kaninchenantikörpers verursacht wurde, galt es bei der Autoimmunnephrose, die Beteiligung des dem Primärtier injizierten Nieren-Adjuvansgemisches an der Erkrankung des Partners auszuschließen.

Heymann et al. (1962b) beschrieben auch bald ihre ersten mittels Parabiose erfolgreichen Übertragungsversuche. Bei 9 Versuchspaaren trat ebenfalls im Partnertier eine Nierenläsion auf, die mit der des primär kranken Tieres vergleichbar war. Es handelte sich um den Typ der membranösen Glomerulonephritis mit den klinischen Zeichen eines nephrotischen Syndroms. Auf die morphologischen Unterschiede dieser Art experimenteller Nierenschädigung im Vergleich zur Nephritis infolge eines heterologen nierenspezifischen Antikörpers wurde bereits früher hingewiesen (Schöffling et al., 1963; Federlin et al., 1963). Während man bei den „Übertragungsversuchen" der Masugi-Nephritis die Beteiligung des Kaninchenantikörpers mit Hilfe der Immunfluorescenz überprüfen kann, besteht diese Möglichkeit für die Sekundärerkrankung bei der Autoimmunnephrose nicht.

Heymann et al. versuchten daher auf indirekte Weise, die Beteiligung des dem ersten Tier injizierten Materiales für die Erkrankung des zweiten Tieres dadurch auszuschließen, daß sie es subcutan und intramuskulär verabreichten. Im Gegensatz zur intraperitonealen Gabe ließ sich hierdurch keine Nierenläsion hervorrufen, nur in ganz wenigen Fällen führte die intravenöse Injektion zu Nierenschäden. Die Autoren halten es deswegen für unwahrscheinlich, daß über die Capillarbrücke antigenes Material in den Organismus des Parabionten gelangt. Der gleichen Gruppe gelang es dann auch, die Autoimmunnephrose mit Hilfe von intravenösen Injektionen von Lymphocytensuspensionen aus Milzgewebe zu übertragen. Die Empfänger waren vorher gegen Lymphocyten des Spenders immuntolerant gemacht worden.

Eine weitere Stütze für die Autoimmunhypothese der Erkrankung fanden Heymann et al. (1963) darin, daß eine bei der Geburt induzierte Immuntoleranz gegen isologes und heterologes Nierengewebe die Erkrankungsrate nach Injektion des Nieren-Adjuvansgemisches von 80 auf 29% senkte.

Ferner konnten Hess, Ashworth und Ziff (1962) die Autoimmunnephrose durch Lymphknotenzellen auf Ratten übertragen, die immuntolerant gegen diese Zellart der prospektiven Spender waren. Fluorescenzoptische Studien zeigten den Niederschlag von Ratten-Gammaglobulin auf der glomerulären Basalmembran sowohl der Lymphocytenspender wie der der Empfänger. Versuche, die Autoimmunnephrose durch Plasma auf gesunde Tiere zu übertragen, schlugen fehl.

Neuere Versuche von Glassock und Watson (1966) aus der Gruppe von La Jolla bestätigen die Ergebnisse der oben genannten Autoren nur teilweise. Die Autoimmunnephrose — hier ,,kidney-in-adjuvant nephritis" genannt — konnte bei einer Parabiosedauer von 11 Tagen nicht übertragen werden. Dies gelang erst, wenn die Tiere 30 Tage lang Blut austauschten und dann auch nur in der Hälfte der Versuche. Eine zusätzliche Übertragung auf weitere ,,Sekundärtiere" im Sinne einer Parabioseserie schlug fehl. Es war Glassock und Watson auch nicht möglich, die Erkrankung mit Lymphocyten zu übertragen. Sie erreichten mit dieser Versuchsanordnung lediglich eine Proteinurie im Empfänger, wenn dieser zusätzlich kleine Mengen von Nierengewebe mit Freundschem Adjuvans in die Fußsohle bzw. intraperitoneal injiziert bekam.

Einen direkten cytotoxischen Effekt der Lymphocyten von Ratten mit einer Autoimmunnephrose konnte Holm (1966) in Versuchen mit der Gewebekultur zeigen. Blutlymphocyten sowie Zellen aus Lymphknoten und Milz führten 18 Std nach Inkubation einer Kultur von Rattennierengewebe zur Schädigung dieser Zellen, die sich in Freigabe von ^{14}C-Thymidin äußerte. Lymphocyten von Tieren, die mit Lebergewebe sensibilisiert worden waren, zeigten die gleiche cytotoxische Wirkung. Die Immunisierung der Spendertiere mit anderen Geweben wie Lunge oder Milz bzw. mit Freundschem Adjuvans allein war dagegen erfolglos. Die Seren der nephrotischen Ratten schädigten die Zellkultur nicht.

Zusammenfassend läßt sich sagen, daß bei der Autoimmunnephrose die Verhältnisse trotz der unterschiedlichen Ätiologie ähnlich liegen wie bei der Nephrotoxin-Nephritis. Während die Erkrankung mit immunologisch kompetenten Zellen auch in einem zunächst gesunden Partner ausgelöst werden kann, hat Serum diese Wirkung nicht. Ein zirkulierender humoraler Antikörper ist anscheinend zumindest für die Zweiterkrankung nicht direkt verantwortlich. Ob die übertragenen Zellen später einen solchen Antikörper produzieren, bleibt zunächst Vermutung. Die von Hess et al. (1962) fluorescenzoptisch gefundene Ablagerung von ratteneigenem Gammaglobulin auf der glomerulären Basalmembran bei Primär- und Sekundärtier kann, muß aber nicht für einen Antikörper sprechen.

2. Die Antigen-Antikörper-Komplextheorie

Nachdem sich die experimentelle Nierenforschung lange Zeit mehr oder weniger isoliert mit dem Studium der Wirkung von Antikörpern gegen Nierengewebe und mit dem Nierenantigen beschäftigt hatte, haben in den letzten Jahren Untersuchungen Aufmerksamkeit erregt, die sich mit der Wirkung von Antigen-Antikörper-Komplexen befassen. Sie stellen die heute aktuellste Variante der schon traditionellen Fremdeiweiß-Nephritis dar. Zum Verständnis des Wirkungsmechanismus sind einige Vorbemerkungen unerläßlich.

Schon 1909 hatten FRIEDBERGER und FRIEDEMANN gefunden, daß die Injektion einer Mischung aus dem Serum eines immunisierten Tieres mit dem spezifischen Antigen beim gesunden Tier zu anaphylaktischen Reaktionen führt. Inzwischen erkannte man, daß es sich um die Wirkung von Antigen-Antikörper-Komplexen handelt. KULKA (1942); TRAPANI (1958); GERMUTH u. MCKENNON (1957); GERMUTH u. POLLAK (1958); ISHIZAKA und CAMPBELL (1958); MCCLUSKY und BENACERRAF (1959); COCHRANE u. WEIGLE (1958) sowie ISHIZAKA, ISHIZAKA und CAMPBELL (1959) konnten unter anderem folgende Beobachtungen machen: Antigen-Antikörper-Komplexe induzieren die Kontraktion glatter Muskulatur, führen zu Hautreaktionen und zum Anstieg der Gefäßpermeabilität, sie können mit Komplement reagieren und die Freisetzung pharmakologisch aktiver Substanzen wie Fibrinolysin, Bradykinin, Anaphylatoxin u.a. bewirken. Diese Reaktionen können wahrscheinlich sowohl in der Zirkulation als auch lokal im Gewebe stattfinden. Hier haben Komplexe die Fähigkeit zur Mastzelldegranulation, zur Reaktion mit Leukocyten und Thrombocyten unter Bildung von Agglutinaten, zur Freisetzung von Histamin aus den Plättchen, zur Proliferation des Endothels und zum chemotaktischen Reiz auf Granulocyten. ISHIZAKA, ISHIZAKA und CAMPBELL (1959) fanden ferner, daß sich die optische Drehung des Antikörpermoleküls nach der Verbindung mit dem Antigen ändert. Offenbar muß das Antikörpermolekül, um biologisch wirksam zu werden, Struktur- oder Stellungsänderungen erfahren. Interessanterweise verhalten sich durch chemische oder thermische Einflüsse aggregierte Gammaglobuline von Mensch und Kaninchen in vivo qualitativ und quantitativ ähnlich wie immunologische Antigen-Antikörper-Komplexe. Möglicherweise spielen in irgendeiner Weise schon in vivo alterierte Gammaglobuline eine pathogenetische Rolle.

In der Mitte der Äquivalenzzone (Präcipitation der Antikörper, so daß weder freie Antikörper, noch freies Antigen vorhanden sind) entstehen die großen Komplexe, im starken Antigenüberschuß (entfernt der Äquivalenzzone) bilden sich die kleinen Komplexe. Diese sind die immunologisch aktiven. Sie bleiben länger in der Zirkulation, binden Komplement und fixieren sich unter Umständen am Gewebe, während die großen Komplexe rasch über Leber, Lunge, Milz und vielleicht auch phagocytierende Blutzellen eliminiert werden.

Komplexe im Antikörperüberschuß sind immunologisch ebenfalls weitgehend inaktiv. Auf weitere Einzelheiten muß hier verzichtet werden (Näheres s. WEIGLE und DIXON, 1961).

Die bei der Serumkrankheit des Menschen zu beobachtenden Reaktionen treten, wie man heute weiß, dann auf, wenn der Organismus Antikörper zu bilden beginnt, während noch Antigen in Blut und Gewebe vorhanden ist. DIXON, VAZQUEZ und WEIGLE (1958) konnten beim Kaninchen nach einmaliger Gabe von bovinem Serumalbumin zum Zeitpunkt der beginnenden Läsionen der Serumkrankheit zirkulierende Antigen-Antikörper-Komplexe nachweisen. Ihr Anstieg begann am 7. Tag, sie erreichten ein Maximum am 11. Tag, um dann wieder abzufallen (Immunclearance). Mit dem Auftreten der Komplexe kam es zum

Komplementabfall im Serum und zur Glomerulonephritis, Endokarditis, Arteriitis und Arthritis. Die Autoren konnten fluorescenzoptisch die Komplexe im Bereich der Gewebsläsion nachweisen. Die Infusion von in vitro gebildeten Komplexen führte zu gleichartigen Schädigungen (MCCLUSKEY u. BENACERRAF, 1953; MILLER et al., 1960; BENACERRAF und MILLER, 1963). Bei diesem experimentellen Modell der einmaligen Zufuhr von Fremdprotein („one-shot-serum-sickness“ nach DIXON), das der klassischen Serumkrankheit entspricht, kommt es nach Abtransport der Komplexe wieder zur Heilung. Ein experimentelles Modell mit über längere Zeit zirkulierenden Antigen-Antikörper-Komplexen suchten erstmals MCLEAN et al. (1961) und DIXON (1961) zu schaffen. Tägliche Injektionen von Humanalbumin führten beim Kaninchen nach allerdings lang anhaltenden Sensibilisierungen zu folgenden Ergebnissen: Teilweise bildeten die Tiere sehr zahlreiche Antikörper, die jederzeit in der Zirkulation nachweisbar waren, bei denen jedoch niemals gleichzeitig frei zirkulierende Komplexe gefunden werden konnten. Ein anderer Teil der Tiere reagierte überhaupt nicht auf die Antigengabe; eine dritte Gruppe bildete relativ wenig Antikörper im Verhältnis zur Antigenmenge. Hier bestand also ein Antigenüberschuß und es kam zur Bildung löslicher Komplexe, die in der Zirkulation blieben und während sämtlicher Intervalle zwischen den täglichen Injektionen dort nachgewiesen werden konnten. Bei Tieren mit starker Antikörperbildung fanden sich zirkulierende Komplexe für wenige Tage. Auch hier kam es zu den typischen Zeichen der Serumkrankheit mit akut entzündlichen Erscheinungen am Herzen, an den Gefäßen und den Nieren. Die Komplexe konnten in den Läsionen nachgewiesen werden. Soweit diese Tiere ausreichend Antikörper gebildet hatten, um einen Antikörperüberschuß aufrechtzuerhalten, wurde jede Antigeninjektion sofort zu unlöslichen Antigen-Antikörper-Aggregaten inkorporiert und rasch aus dem Kreislauf entfernt. Kaninchen dagegen, die nur eine schwache Antikörperbildung zeigten, d.h. zu kleine Mengen, um Antigen ausreichend zu eliminieren, aber genügend, um Komplexe zu bilden, entwickelten chronisch-progressive Erkrankungen. Das Fortschreiten solcher chronischer Erkrankungen konnte jedoch unterbrochen werden, wenn man die Balance zwischen Antikörper und Antigen entweder stark zugunsten des Antikörpers oder des Antigens veränderte. Wurde aber eine Antigendosis gewählt, die die Bildung löslicher Komplexe hervorrief, so setzte sich die Erkrankung wieder fort.

Im Gegensatz zur „one-shot-serum-sickness“ fand man bei lange zirkulierenden Komplexen die Manifestation der Erkrankung nur im Bereich der Nieren, gekennzeichnet durch die typischen klinischen Symptome der chronischen Nephritis und histologisch durch Verdickung der Basalmembran, seltener durch proliferative Veränderungen. Bei geringen Mengen löslicher Komplexe entwickelte sich meist das Bild der membranösen Nephritis. Fluorescenzoptisch wurde Antigen, eigenes Gammaglobulin und Komplement in der verdickten Basalmembran gefunden. Da die zirkulierenden Komplexe weder bei der „one-shot“-Serumkrankheit, noch bei der „daily-injections“-Serumkrankheit Hinweise für immunologische Beziehungen zu dem geschädigten Gewebe erkennen lassen, scheinen die Faktoren, die bestimmte Organe für eine Schädigung durch Komplexe prädisponieren, nicht immunologischer Natur zu sein. Die Nierenläsionen lassen sich mit dem hohen Blutdurchfluß und mit der normalen Filterfunktion des Organs erklären. Die Ablagerung von Komplexen auf der äußeren Seite der Basalmembran, die fluorescenzoptisch wie elektronenoptisch nachgewiesen werden konnte, könnte damit zusammenhängen, daß Komplexe, während sie die Basalmembran durchwandern, eine Tendenz zur Aggregation haben, als Folge des verringerten Antigenüberschusses in der Umgebung weniger löslich werden und somit an dieser Stelle präcipitieren. DIXON (1963) vertritt die Ansicht, daß Antigen-

Antikörper-Komplexe dann pathogen wirken, wenn sie in einem bestimmten quantitativen Verhältnis von Antigen zu Antikörper entstehen. Diese Annahme wird durch die Tatsache gestützt, daß gute Antikörperbildner gewöhnlich zu anaphylaktischen Zuständen neigen, während chronische Erkrankungen, verursacht durch lange Exposition gegenüber kleinen Mengen endogener oder exogener Antigene, häufiger bei solchen Individuen gefunden werden, die schlechte Antikörperbildner sind, bei denen also lösliche Antigen-Antikörper-Komplexe im Antigenüberschuß gebildet werden.

Damit ist die Schädigung eines Organismus durch Komplexe abhängig von ihrem physikalischen Charakter, ihrer chemischen Konfiguration, von der Dauer ihrer Anwesenheit in der Zirkulation, aber auch von lokalen anatomischen und biochemischen (histochemischen) Faktoren, nicht dagegen von immunologischen Beziehungen zwischen Komplex und Gewebe. Daneben können sie aber auch immunologische Reaktionen im Sinne eines Adjuvans verstärken, während sie allein unwirksam geblieben wären. So kommt es bei der Kombination kleiner, an sich unwirksamer Dosen von Antinierenserum mit hitzeaggregiertem Gammaglobulin, oder Serum von Rheumatikern, das Komplexe enthält, welche ebenfalls für sich alleine nicht pathogen sind, zu schweren Glomerulonephritiden. Beide Komponenten lassen sich dabei in den Glomeruli nachweisen (Dixon, 1963).

In elektronenoptischen Untersuchungen bei akuter, subakuter und chronischer Glomerulonephritis sowie bei Lipoidnephrose und Lupusnieren fand Dixon „elektronenoptisch dichte“ Ablagerungen auf der Außenfläche der Basalmembran befallener Glomeruli, die von solchen bei komplexinduzierter chronischer Nephritis nicht zu unterscheiden waren. Dagegen konnte er sie bei der Nephrotoxin-Nephritis und der Autoimmunnephrose nicht beobachten. Ob allerdings vom elektronenoptischen Bild her auf ein einheitliches pathogenetisches Geschehen bei diesen lichtmikroskopisch so verschiedenen Nierenerkrankungen geschlossen werden kann, erscheint auch Dixon fraglich. Kürzlich teilte Dixon (1965) mit, daß die durch Antigen-Antikörper-Komplexe erzeugten Nephritiden nicht mit Lymphocyten im gesunden Empfänger ausgelöst werden können. Auch darin zeigt sich eine Sonderstellung dieser experimentell erzeugten Nierenläsionen. In jedem Falle bedeuten die Untersuchungen über die Bedeutung von Antigen-Antikörper-Komplexen einen wesentlichen Impuls für die weitere experimentelle Nierenforschung.

H. Zusammenfassung

Das der menschlichen Glomerulonephritis sowohl in klinischer als auch morphologischer Hinsicht ähnlichste Modell im Tierexperiment stellt die Masugi-Nephritis vornehmlich der Ratte und des Kaninchens dar. Pathogenetisch liegen ihr zwei Mechanismen zugrunde: Einerseits der Niederschlag des heterologen, nephrotoxischen Gammaglobulins am spezifischen Antigen, der Basalmembran der Niere, teils mit (Ratte), teils ohne Komplementbeteiligung (Kaninchen). Diese erste Phase wird durch eine zweite mit Bildung autologer Antikörper gegen das Fremdprotein abgelöst. Die aus der folgenden Antigen-Antikörper-Reaktion resultierende akute diffuse Nierenentzündung kann ausheilen, kann aber auch zur chronischen, progressiv verlaufenden Entzündung werden. Welche Mechanismen für die Chronizität verantwortlich sind, ist noch nicht geklärt. Einerseits werden Autoantikörper gegen das eigene Nierengewebe verantwortlich gemacht, andererseits nierenschädigend wirkende Antigen-Antikörper-Komplexe. Die Übertragung der chronischen nephrotoxischen Nephritis allein mit Hilfe von Lymphocyten wurde gezeigt. Dies läßt an die Einwirkung cellulärer oder zellgebundener

Antikörper denken. Auch ist eine Beteiligung der primär injizierten, heterologen nephrotoxischen Antikörper und die Rolle der verschiedenen Fraktionen des nephrotoxischen Antiserums zu diskutieren, insbesondere der Fraktion, die Stunden nach der Injektion noch nicht am spezifischen Antigen fixiert ist oder wieder abgespalten wurde.

Außer der Erzeugung einer experimentellen Nephritis durch heterologe Nephrotoxine lassen sich Nephritiden und Nephrosen im Tierexperiment durch fortlaufende Injektionen von Fremdserum oder Bakterien, durch einmalige Injektion großer Mengen von Fremdserum, durch die kombinierte Immunisierung mit homologem oder heterologem Nierengewebe oder Basalmembranen und Freundschem Adjuvans, sowie schließlich durch bestimmte pharmakotoxische Substanzen hervorrufen. Die meisten dieser immunologisch oder toxisch bedingten Nephropathien weisen klinisch und morphologisch gewisse Züge der entzündlichen oder degenerativen Nierenerkrankungen des Menschen auf, selten eine vollständige Identität. Trotzdem ist eine gewisse Charakteristik möglich: Bei der Masugi-Nephritis und der Autoimmun-Nephrose-Nephritis lassen sich elektronenoptisch und fluorescenzmikroskopisch bandartige Auflagerungen von Immunglobulinen und Komplement auf der inneren Seite der Basalmembran demonstrieren, bei der Nephritis im Rahmen der experimentellen Serumkrankheit einschließlich ihrer durch Immunkomplexe hervorgerufenen Spielart dagegen klumpen- oder knötchenförmige Auflagerungen subepithelialer Lokalisation. Die Klärung der pathogenetischen Bedeutung dieser am Anfang stehenden Immuntopographie steht noch aus.

Literatur

Acevedo, D., O. Gonzalez y **J. Safian:** Acción de los antihistaminicos en la evolución de la glomerulonefritis experimental. Rev. méd. Chile **77**, 741 (1949). — **Ahlström, G. C.:** Zur Pathogenese der akuten diffusen Glomerulonephritis. Experimentelle Untersuchungen über die allergische Gewebsreaktion der Niere. Acta path. microbiol. scand., Suppl. **29—32**, 1 (1936/37). — **Apitz, K.:** Über anaphylaktische Organveränderungen bei Kaninchen. Virchows Arch. path. Anat. **289**, 46 (1933). — **Aranson, B. G., B. D. Jankovic, B. H. Waksman,** and **C. Wennersten:** Zit. nach R. Fischer u. B. Fischer, Nephrotoxic serum nephritis in thymectomized rats. J. exp. Med. **116**, 177 (1961). — **Arends, E.:** Die experimentelle Nephritis-Nephrose bei männlichen und weiblichen Sprague-Dawley-Ratten und ihre Beeinflussung durch verschiedene Hormone, insbesondere durch Stilben und Östradiol. Darstellung der Geschlechtsunterschiede. Inaug.-Diss. Freiburg 1960. — **Arhelger, R. B., J. G. Brunson, R. A. Good,** and **R. L. Vernier:** Influence of gram-negative endotoxin on pathogenesis of nephrotoxic serum nephritis in rats. Lab. Invest. **10**, 669 (1961). — **Arhelger, R. B., P. N. Smith, B. L. Walker, W. M. Fant,** and **J. G. Brunson:** Influence of local abdominal radiation on response of rabbits to nephrotoxic serum. Amer. J. Path. **39**, 631 (1961). — **Arnolt, W. Z., R. J. Kellar,** and **G. D. Mathew:** Hypertension associated with experimental nephritis. Edinb. med. J. **44**, 205 (1937). — **Ascoli, G.,** u. **F. Figari:** Über Nephrose. Berl. klin. Wschr. **560**, 634 (1902). — **Auer, J.:** Local autoinoculation of the sensitized organism with foreign proteins as a cause of abnormal reactions. J. exp. Med. **32**, 427 (1920).

Barnett, H., D. Simons, and **R. Wells jr.:** Nephrotic syndrome occurring during tridione therapy. Amer. J. Med. **4**, 760 (1948). — **Bartlett, P., J. Keegan,** and **H. Schaefer:** Mechanism of aminonucleoside-induced nephrosis in rats. Kidney mitochondrial phosphorylation and dephosphorylation activity. Proc. Soc. exp. Biol. (N.Y.) **112**, 96 (1963). — **Bartlett, P., H. Schaefer,** and **J. Keegan:** Mechanism of aminonucleoside-induced nephrosis in the rat. The metabolism of tritiated aminonucleoside. Proc. Soc. exp. Biol. (N.Y.) **102**, 499 (1959). ~ Mechanism of aminonucleoside-induced nephrosis in the rat. Hepatic mitochondriae oxydative phosphorylation. Proc. Soc. exp. Biol. (N.Y.) **117**, 248 (1964). — **Baxter, J.:** In: Proc. 5th. Ann. Conf. on the Nephrotic Syndrome 1953, Nat. Nephr. Found, Inc. New York. Zit. nach E. F. Pfeiffer: Habil.-Schr. Frankfurt 1955. — **Belak, A.,** u. **J. Siegler:** Vegetatives Nervensystem und Immunität. IV. Mitt. Z. ges. exp. Med. **75**, 443 (1931). — **Bell E. T.,** and **B. J. Clawson:** Experimental glomerulonephritis in a monkey. Amer. J. Path. **7**, 57 (1931). — **Bell, E. T.,** and **B. T. Hartzell:** Effect of foreign protein on the kidney. J. infect. Dis. **24**, 618

(1919). — **Benacerraf, B., L. Potter, R. McCluskey,** and **F. Miller:** The pathologic effects of intravenously administered soluble antigen-antibody-complexes. II. Acute glomerulonephritis. J. exp. Med. **111,** 195 (1960). — **Benjamin, E.,** u. **E. Sluka:** Antikörperbildung nach experimenteller Schädigung des hämatopoetischen Systems durch Röntgenstrahlen. Wien. klin. Wschr. **21,** 1896 (1956). — **Beregi, E.:** Eine neue Methode zur Herbeiführung der experimentellen Glomerulonephritis. Virchows Arch. path. Anat. **330,** 391 (1957). — **Bert, P.:** J. Anat. (Paris) **1,** 69 (1864). Zit. nach E. F. Pfeiffer u. Mitarb. Z. ges. exp. Med. **132,** 436 (1960). — **Bialestock, D.:** Further investigations into aetiology of glomerulonephritis. Med. J. Aust. **1,** 835 (1953). — **Biehling, R.:** Herdinfektion und Immunität. Verh. dtsch. Ges. inn. Med. **42,** 438 (1930). — **Bierry, H.:** Recherches sur les injections de sang et de serum néphrotoxique au chien. C.R. Soc. biol. (Paris) **53,** 839 (1901). ~ Zit. nach E. F. Pfeiffer, Habil.-Schr. Frankfurt 1955. — **Billingham, H. E., L. Brent,** and **P. B. Medawar:** Antigenic stimulus in transplantation immunity. Nature (Lond.) **178,** 514 (1956). — **Biro, L.:** Behandlung der akuten Nephritis mit synthetischem Antihistamin. Wien. med. Wschr. **98,** 193 (1948). — **Bjorneboe, F. M.,** and **H. Gormsen:** The role of plasma cells as antibody producers. Acta pathl. microbiol. scand. **20,** 649 (1943). — **Blau, M., E. D. Day,** and **D. Pressman:** The rate of localization of anti-rat kidney antibodies. J. Immunol. **79,** 330 (1957). — **Bohle, A., H. T. Krecke, H. Kleinmeier** u. **K. Goergen:** Über die tierexperimentelle Glomerulonephritis unter besonderer Berücksichtigung der sogenannten Cavelti-Nephritis. Arch. Kreisl.-Forsch. **21,** 245 (1954). — **Bohle, A., F. Miller, H. Sitte** u. **A. Yolac:** Frühveränderungen bei der Masugi-Nephritis der Ratten, elektronenoptische Untersuchungen. In: Grabar-Miescher, Immunpathologie. Basel u. Stuttgart: Benno Schwabe & Co. 1959. — **Bohn, H.:** Mechanismus des blassen Hochdrucks. Verh. dtsch. Ges. inn. Med. **42,** 198 (1930). — **Bollmann, J. L., J. C. Cain,** and **J. H. Grindlay:** Techniques for the collection of lymph from the liver, small intestine or thoracic duct of the rat. J. Lab. clin. Med. **33,** 1349 (1948). — **Bordet:** Ann. Inst. Pasteur **14,** 257 (1900). Zit. nach E. F. Pfeiffer, Habil.-Schr. Frankfurt 1955. — **Borowski, B. A., D. Kessner, W. Hartroft,** and **L. Recant:** Aminonucleoside-induced chronic glomerulonephritis in rats. J. Lab. clin. Med. **57,** 512 (1961). — **Borowsky, B. A., D. M. Kessner,** and **L. Recant:** Structural analogues of puromycin in production of experimental nephrosis in rats. Proc. Soc. exp. Biol. (N.Y.) **97,** 857 (1958). — **Braun, K.:** Inaug.-Diss. 1966 (in Vorb.). — **Brecht, H.,** u. **P. Boucke:** Ein neuer Pulsabnehmer für Kleintiere. Naunyn-Schmiedebergs Arch. exp. Path. Pharmak. **217,** 399 (1953). — **Brent, L., J. B. Brown,** and **P. B. Medawar:** Biological problems of grafting. Symposion de l'Université de Liège 1959, p. 64. — **Breuninger, H.:** Methode zur unblutigen Messung des Blutdruckes an Kleintieren. Arzneimittel-Forsch. **6,** 222 (1956). — **Brunson, J. G., L. Thomas,** and **C. N. Gamble:** Morphologic changes in rabbits following the intravenous administration of meningococcal toxin. II. Two appropriately spaced injections; the role of fibrinoid in the generalized Schwartzman reaction. Amer. J. Path. **31,** 655 (1955). — **Bunster, E.,** and **R. K. Meyer:** An improved method of parabiosis. Anat. Rec. **47,** 339 (1933). — **Burkey, E. L.:** Production in rabbit of hypersensitive reactions to lens, rabbit muscle and low ragweed extracts by action of staphylococcus aureus. J. Allergy **5,** 466 (1934). — **Burnet, F. M.,** and **F. Fenner:** The production of antibodies. 2d ed. Macmillan: Melbourne 1949.

Caffrey, R. W., W. O. Rieke, and **N. B. Everett:** Radioautographic studies of small lymphocytes in the thoracic duct of the rat. Acta haemat. (Basel) **28,** 145 (1962). — **Calcagno, P. L., J. M. Rubin, P. K. Mukherji,** and **K. L. Terplan:** Response to nephrotoxic serum in the newborn rat. Proc. Soc. exp. Biol. (N.Y.) **114,** 124 (1963). — **Castaigne, J.,** et **F. Rathéry:** Lésions des reins produites par injection d'emulsion rénale ou de sérum néphrotoxique. C. R. Soc. Biol. (Paris) **54,** 563 (1902). — **Chase, M. W.,** and **Landsteiner:** The cellular transfer of cutaneous hypersensitivity of tuberculin. Proc. Soc. exp. Biol. N.Y.) **59,** 134 (1945). — **Cavelti, P. A.:** Experimentelle Studien über die Pathogenese des fieberhaften Rheumatismus (Polyarthritis acuta rheumatica). Schweiz. med. Wschr. **78,** 83 (1948). — **Cavelti, Ph. A.:** Über die Bedeutung von Gewebsantikörpern bei der Glomerulonephritis. Internat. Allergie-Kongr. Zürich 1951. — **Cavelti, Ph. A.,** and **E. Staehelin-Cavelti:** Production of autoantibodies to kidney in experimental animals. Arch. Path. **39,** 148 (1945). ~ Production of glomerulonephritis in rats by means of autoantibodies to kidneys. Arch. Path. **40,** 158 (1945). ~ Clinical and pathological aspect of experimental glomerulonephritis produced in rats by means of autoantibodies to kidney. Arch. Path. **40,** 163 (1945). — **Centanni, E.:** Über die Autopraecipitine und eine allgemeine Form derselben. Zbl. Bakt. **35,** 91 (1904). ~ Über die Autopraecipitine. Untersuchungen über ein Hepatopraecipitin bei Distomatose. Zbl. Bakt. **43,** 508 (1907). — **Chikamitsu, H.:** Experimentelle Studien über immuncytotoxische Glomerulonephritis. Folia endocr. jap. **16,** 85 (1940). — **Chute, R. N.,** and **S. C. Sommers:** Hemolytic disease and polycythemia in parabiosis intoxication. Blood **7,** 1005 (1952). — **Cochrane, C. G.,** and **W. O. Weigle:** The cutaneous reaction to soluble antigen-antibody complexes. A comparison with the Arthus phenomenon. J. exp. Med. **108,** 591 (1958). — **Cole, L., R. Cromartie,** and **D. W. Watson:** Specific soluble substance involved in nephrotoxic nephritis. Proc. Soc. exp. Biol. (N.Y.) 77, 498 (1951). — **Coons, A. H.,** and **M. H. Kaplan:** Localization of antigen in tissue cells. II. Improvements in a method for detection of antigen by means of fluorescent antibody. J. exp. Med. **91**, 1 (1950). — **Coons, A. H., E. H. Leduc,** and **M. H. Kaplan:** Localization of antigen in tissue cells. VI. The fate of injected protein in the mouse. J. exp. Med. **93**, 173 (1951). — **Coulter, C. B.,** and **Pappenheimer:** Proc. N.Y. path. Soc. **16**, 80 (1916). Zit. nach E. F. Pfeiffer, Habil.-Schr. Frankfurt 1955.

Delezenne, C.: Sérums nephrotoxiques. Ann. Inst. Pasteur **14**, 686 (1900). — **Ditschuneit, H., R. Ohebschalon** u. **E. F. Pfeiffer:** Studien zur Übertragung der Masuginephritis der Ratte. V. Die Kinetik der Elimination von Kaninchen-anti-Rattennierenglobulin, Kaninchen-γ-Globulin, Humanalbumin und Human-γ-Globulin bei der Ratte. Z. ges. exp. Med. **134**, 148 (1961). — **Dixon, F. J.:** The role of antigen-antibody complexes in disease. Harvey Lect. **58**, 21 (1962/63). ~ Immunpathology of the kidney. 4th Symposium on Immunpathology. Monte Carlo 1965. Basel: Benno Schwabe & Co. 1965. — **Dixon, F. J., J. D. Feldman,** and **J. J. Vazquez:** Experimental glomerulonephritis. The pathogenesis of a laboratory model resembling the spectrum of human glomerulonephritis. J. exp. Med. **113**, 889 (1961). — **Dixon, F. J., J. J. Vazquez, W. C. Weigle,** and **C. G. Cochrane:** Pathogenesis of serum sickness. Arch. Path. **65**, 18 (1958). — **Donoso, J., H. Rodriguez** y **A. Steiner:** Estudios experimentales de la patogenia de la glomerulonephritis. Rev. méd. Chile **77**, 498 (1949). — **Dubach, U.,** u. **L. Recant:** Aminonucleosid-Nephrose. Versuch einer biochemischen Erklärung ätiologisch verschiedener Nephroseformen. Klin. Wschr. **38**, 1177 (1960). — **Dunker, S., K. Federlin** u. **E. F. Pfeiffer:** 1967 (in Vorbereitung). — **Dutz, H., H. J. Rossa** u. **K. Voigt:** Über die Beeinflussung des Verlaufes der experimentellen Rattennephritis durch Phenylaethylbarbitursäure. Z. ges. inn. Med. **9**, 502 (1954). — **Dutz, H., K. Voigt** u. **J. Wendler:** Über die Beeinflussung der experimentellen Rattennephritis durch Testosteron, Östradiol, Kastration und somatotropes Hormon. Z. ges. inn. Med. **11**, 1115 (1956b). — **Dutz, H., K. Voigt, J. Wendler, E. Schindowski** u. **S. Arcona:** Die Beeinflussung der experimentellen Rattennephritis durch verschiedene Kostformen. Z. ges. inn. Med. **11**, 823 (1956a).

Ehrich, W. E.: Cytotoxic glomerular nephritis in rabbits on allergic condition. Proc. Soc. exp. Biol. (N.Y.) **35**, 576 (1937). — **Ehrich, W. E., C. W. Forman,** and **J. Seifter:** Diffuse glomerular nephritis and lipid nephrosis. Arch. Path. **54**, 463 (1952). — **Ehrich, W. E., R. E. Wolf,** and **G. M. Bartol:** Acute experimental glomerular nephritis in rabbits: a correlation of morphological and functional changes. J. exp. Med. **67**, 769 (1938). — **Ehrlich, P (1892):** Zit. nach E. F. Pfeiffer, Habil.-Schr. Frankfurt a.M. 1955. — **Einhoff, A. M.:** Der Einfluß von Röntgenstrahlen auf die Manifestation und Übertragung der experimentellen Rattennephritis. Inaug.-Diss. Frankfurt a.M. 1963. — **Eisen, H. N.,** and **D. Pressman:** The zone of localization of antibodies. VIII. Some properties of the antigen responsible for the renal localization of anti-kidney-serum. J. Immunol. **64**, 487 (1950). — **Erdmann, G.:** Der Einfluß des Thiosemicarbazonderivates „Tebethion" auf die Masugi-Nephritis. Dtsch. Gesundh.-Wes. **7**, 850 (1952). ~ Experimentelle Nephritis des Jungtieres. Mschr. Kinderheilk. **106**, 151 (1958). ~ Altersunterschiede der immunopathologischen Befunde bei experimenteller Nephritis. In: P. Grabar u. P. Miescher, Immunpathologie. 1. Internat. Symposium Basel/Seelisberg 1958. Basel: Benno Schwabe & Co. 1959.

Fagraeus, A.: Antibody production in relation to development of plasma cells; in vivo and in vitro experiments. Acta med. scand. (Suppl. 204) **130**, 3 (1948). — **Fahr, Th.:** Beiträge zur Frage der experimentellen Glomerulonephritis. Verh. dtsch. path. Ges. **47**, 179 (1935). — **Fanconi, G., C. Kousmine** u. **W. Frischknecht:** Die konstitutionelle Bereitschaft zum Nephrosesyndrom. Helv. paediat. Acta **6**, 199 (1951). — **Farquahr, M. G., R. L. Vernier,** and **R. A. Good:** Studies on familial nephrosis. II. Glomerular changes observed with electron microscope. Amer. J. Path. **33**, 791 (1957). — **Farr, L. E.,** and **J. E. Smadel:** The effect of dietary protein on the course of nephrotoxic nephritis in rats. J. exp. Med. **70**, 615 (1939). — **Federlin, K., D. Kriegbaum** u. **E. F. Pfeiffer:** (In Vorbereitung) (1966b). — **Federlin, K., W. Leinweber** u. **E. F. Pfeiffer:** Studien zur „Übertragung" der Masugi-Nephritis der Ratte. X. Die Übertragung durch Lymphozyten aus Lymphgefäßdrainage. Z. Immun.-Forsch. **130**, 380 (1966a). — **Federlin, K., W. Marx, S. Crespin, K. H. Ostner, W. Menzel** u. **E. F. Pfeiffer:** Versuche zur Erzeugung einer einseitigen Nephritis bei der Ratte und zum Problem der Nierenfixation des heterologen Antikörpers. Z. Immun.-Forsch. **131**, 480 (1966c). — **Federlin, K., W. Sandritter, W. Müller-Ruchholtz** u. **E. F. Pfeiffer:** Beitrag zur Morphologie der primären und sekundären experimentellen Glomerulonephritis der Ratte. Verh. dtsch. Ges. inn. Med. **69**, 203 (1963). — **Federlin, K., F. Wahlig, M. Öttinger** u. **E. F. Pfeiffer:** (1966d) (in Vorbereitung). — **Feldman, J. D.:** Pathogenesis of ultrastructural glomerular changes induced by immunologic means. In: III. Internat. Symposium on Immunopathology, d. 263 (ed. by P. Grabar and P. Miescher). Basel: Benno Schwabe & Co. 1963. — **Feldman, J. D.,** and **E. R. Fisher:** Renal lesions of aminonucleoside nephrosis as revealed by electron microscopy. Lab. Invest. **8**, 371 (1959). — **Felix-Davies, D.,** and **B. H. Waksman:** Passive transfer of experimental immune thyroiditis in the guinea pig. Arthr. and Rheum. **4**, 416 (1961). —

Fenner, F.: Epizootic behaviour of mousepox (infections ectromelia). Brit. J. exp. Path. **29**, 69 (1948). — **Ferrebee, J.:** In: J. Metcoff, Proc. of the 8th Ann. Conf. on the Nephrotic Syndrome, No 4, 1957, p. 93. Zit. nach A. B. Borowski, D. Kessner, W. Hartroft, and L. Recant. J. Lab. clin. Med. **57**, 512 (1961). — **Finerty, J. C.,** and **T. C. Panos:** Parabiosis intoxication. Proc. Soc. exp. Biol. **76**, 833 (1951). — **Fishberg, A. M.:** Hypertension and nephritis. Philadelphia: Lea & Febiger 1939 3d Ed. u. 1944 4th Ed. — **Fishberg, A. M.:** Hypertension and nephritis, 5th ed., p. 558. London: Baillier, Tindall & Cox 1954. — **Fisher, R.,** and **B. Fisher:** Nephrotoxic serum nephritis in thymectomized rats. Proc. Soc. exp. Biol. (N.Y.) **115**, 156 (1964). — **Fitch, F. W., W. Wissler, M. La Via,** and **P. Barker:** The timing of antigen injection relative to whole body x-irradiation and the development of circulating antibody and the splenic histologic reaction in the rat. J. Immunol. **76**, 151 (1956). — **Forssman, J. J.:** Die Herstellung hochwertiger spezifischer Schafhämolysine ohne Verwendung von Schafblut. Ein Beitrag zur Lehre von der heterologen Antikörperbildung. Biochem. Z. (1911) 78. Zit. nach E. F. Pfeiffer, Habil.-Schr. Frankfurt a. M. 1955. — **Frenk, S., J. Antonowicz, J. Craig,** and **J. Metcoff:** Experimental nephrotic syndrome induced in rats by aminonucleoside. Renal lesions and body electrolytic composition. Proc. Soc. exp. Biol. (N.Y.) **98**, 424 (1955). — **Freudemann, H.:** Die experimentelle Nephritis-Nephrose beim Kaninchen und ihre Beeinflussung durch Steroidhormone, insbesondere von Östradiol und Stilben. Inaug.-Diss. Freiburg 1960. — **Freund, J.,** and **K. McDermott:** Sensitization to horseserum by means of adjuvans. Proc. Soc. exp. Biol. (N.Y.) **49**, 548 (1942). — **Freund, J., E. R. Stern,** and **T. M. Pisani:** Isoallergic encephalomyelitis and radiculitis in guinea-pigs after one injection of brain and mycobacteria in water-in-oil emulsion. J. Immunol. **57**, 179 (1947). — **Frey, W.:** Nieren und ableitende Harnwege. In: Handbuch der inneren Medizin, 4. Aufl., Bd. VIII. Berlin-Göttingen-Heidelberg: Springer 1951. — **Frick, E.:** Antikörper nach Injektion homologen und heterologen Hirnbreis im Tierexperiment. Dtsch. Z. Nervenheilk. **103**, 72 (1949). ~ Nephritis durch Nierenautoantikörper. Z. Immun.-Forsch. **107**, 411 (1950). — **Friedberger, E.:** Weitere Mitteilung über die Anaphylaxie. III. Erwiderung zur Arbeit von Kraus und Novotny: Zur Theorie Friedberger über Anaphylaxie. Z. Immun.-Forsch. **3**, 692 (1909). — **Friedemann, U.:** Weitere Untersuchungen über den Mechanismus der Anaphylaxie. Z. Immun.-Forsch. **2**, 591 (1909). — **Fröhlich, A.:** Über lokale gewebliche Anaphylaxie. Z. Immun.-Forsch. **20**, 476 (1914). — **Furth, J.,** and **E. A. Kabat:** Immunological specificity of material sedimentable at high speed present in normal and tumor tissues. J. exp. Med. **74**, 247 (1941).

Gerlach, W.: Allergie und Morphe. Virchows Arch. path. Anat. **247**, 294 (1923). — **Germuth jr., F. G.:** Comparative histologic and immunologic study in rabbits of induced hypersensitivity of serum sickness type. J. exp. Med. **97**, 257 (1953). — **Germuth jr., F. G.,** and **G. E. McKennon:** Studies on the biological properties of antigen-antibody-complexes. I. Anaphylactic shock induced by soluble antigen-antibody complexes in unsensitized normal guinea pigs. Bull. Johns Hopk. Hosp. **101**, 13 (1957). — **Germuth jr., F. G., B. Ottinger,** and **J. Oyama:** Influence of cortisone on experimental hypersensitivity and circulating antibody in guinea-pig. Proc. Soc. exp. Biol. (N.Y.) **80**, 88 (1952). — **Germuth jr., F. G.,** and **A. D. Pollak:** The production of lesions of "serum-sickness" in normal animals by the presence of antigen. Bull. Johns Hopk. Hosp. **102**, 245 (1958). — **Glassock, R. J.,** and **J. J. Watson:** Studies on the pathogenesis of kidney-in-adjuvant-nephritis in rats. Fed. Proc. **25**, 659 (1966). — **Goldblatt, H., J. Lynch, R. F. Hanzal,** and **W. D. Summerville:** Studies on experimental hypertension; production of persistant evaluation of systolic blood pressure by means of renal ischemia. J. exp. Med. **59**, 347 (1934). — **Gorer, P. A.:** Interactions between sessile and humoral antibodies. In: Ciba Foundation Symp. on Cellular Aspects of Immunity, p. 330—343. Boston: Little, Brown & Co. 1960. ~ The antigenic structure of tumors. Advanc. Immunol. **1**, 345—393 (1961). — **Gowans, J. L.:** The recirculation of lymphocytes from blood to lymph in the rat. J. Physiol. (Lond.) **146**, 54 (1959). — **Gowans, J. L., D. D. McGregor,** and **D. M. Cowen:** The role of small lymphocytes in the rejection of homografts of skin. The immunologically competent cell. Ciba Foundation, Study Group No 16, 20 (1963). — **Greenspon, S. A.,** and **C. A. Krakower:** Direct evidence for antigenicity of glomeruli in production of nephrotoxic serums. Arch. Path. **491**, 291 (1950). — **Gruber, G. B.:** Zur pathologischen Anatomie der Periarteriitis nodosa. Virchows Arch. path. Anat. 245 (1923). Zit. nach E.F. Pfeiffer, Habil.-Schr., Frankfurt a.M. 1955. — **Grümer:** Inaug.-Diss. Frankfurt a.M. 1948. Zit. nach H. Dutz, H. J. Rossa u. K. Voigt. Z. ges. inn. Med. **9**, 502 (1954).

Hall, C. E., and **O. Hall:** Relationship of sodium intake to hypertensive hyalinosis syndrome produced in rat by parabiosis. Hypertensive cardiovascular disease. Texas Rep. Biol. Med. **9**, 714 (1951). ~ Categories of parabiotic intoxication: Further evidence that the condition results from unequal cross transfusion. Amer. J. Physiol. **184**, 155 (1956). ~ Glomerulonephritis and hypertension produced by parenteral administration of methylcellulose. Amer. J. Path. **40**, 167 (1962). ~ Macromolecular hypertension and associated pathologic changes resulting from treatment with polyvinyl alcohol. Amer. J. Path. **41**,

247 (1962). — **Hall, E. E.,** and **O. Hall:** Polyvinyl alcohol nephrosis (Relationship of degree of polymerization to pathophysiologic effects). Proc. Soc. exp. Biol. (N.Y.) **112,** 86 (1963). — **Halpern B., G. Lagrue, P. Samarcq** et **A. Brannelec:** Néphropathies éxperimentales par administration de protéines étrangéres chez le lapin. C. R. Soc. Biol. (Paris) **153,** 965 (1959). — **Halpern, B., P. Milliez, G. Lagrue, A. Fray,** and **C. Morard:** Protective action of heparin in experimental immune nephritis. Nature (Lond.) **205,** 257 (1965). — **Halpern, J. W.,** u. **M. Trolliet:** Acta allerg. (Kbh.) **2,** 150, 191 (1949). Zit. nach H. Dutz, H. J. Rossa u. K. Voigt. Z. ges. inn. Med. **9,** 502 (1954). — **Hammer, D. K.,** and **F. J. Dixon:** Experimental glomerulonephritis. II. Immunologic events in the pathogenesis of nephrotoxic serum nephritis in the rat. J. exp. Med. **117,** 1019 (1963). — **Hammer, D. K., J. J. Vazquez,** and **F. J. Dixon:** Nephrotoxic serum nephritis in newborn rats. Lab. Invest. **12,** 8 (1963). — **Hamori, A.,** u. **A. Koranyi:** Der Einfluß der Entnervung der Nieren auf die Masugi-Nephritis. Z. Klin. Med. **133,** 722 (1938). — **Harkin, J.,** and **L. Recant:** Pathogenesis of experimental nephrosis; electron microscopic observations. Amer. J. Path. **36,** 303 (1960). — **Harris, T. N.,** and **W. E. Ehrich:** Fate of injected particulate antigens in relation to formation of antibodies. J. exp. Med. **84,** 157 (1946). — **Hartman, M. E., G. C. Hartman,** and **R. C. Baldridge:** Proc. Soc. exp. Biol. (N.Y.) **100,** 152 (1959). Zit. nach U. C. Dubach u. L. Recant. Klin. Wschr. **38,** 1177 (1960). — **Hartwich, A.:** Demonstrationen zum klinischen Referat über Kreislaufwirkungen körpereigener Stoffe. Verh. dtsch. Ges. inn. Med. **44,** 76 (1932). — **Hartzell (1925):** Zit. nach E. T. Bell, and B. J. Clawson. — **Hasson, M. W.,** and **B. C. Seegal:** Nephrotoxic nephritis in the rat produced by duck antirat-kidney-serum. I. Occurrence of a latent period. Fed. Proc. **13,** 431 (1954). — **Hayman jr., J. M.,** and **J. W. Martinjo:** Acute nephritis: Review of 77 cases. Amer. J. med. Sci. **200,** 505 (1940). — **Hawn, C., V. Z.,** and **C. A. Janeway:** Histological and serological sequences in experimental hypersensitivity. J. exp. Med. **85,** 571 (1947). — **Heintz, R.,** u. **Losse:** Zur Behandlung der experimentellen Nephritis (Masugi-Nephritis) und des anaphylaktischen Schockes mit Benadryl (β-Dimethylaminoäthylbenzhydryläther). Z. ges. exp. Med. **115,** 597 (1950). — **Hemmings, W. A.,** and **F. W. Brambell:** Protein transfer across the foetal membranes. Brit. med. Bull. **17,** 96 (1961). — **Hemprich, R.:** Zur Frage der experimentellen Glomerulonephritis. Z. ges. exp. Med. **95,** 304 (1935). — **Henle, W., L. A. Chambers,** and **W. Groupé:** Serological specifity of particulate components derived from various normal mammalian organs. J. exp. Med. **74,** 495 (1941). — **Hermannsdorfer, A.:** Dtsch. Z. Chir. **178,** 289 (1923). Zit. nach E. F. Pfeiffer u. Mitarb. Z. ges. exp. Med. **132,** 436 (1960). — **Hess, E. V., C. T. Ashworth,** and **M. Ziff:** Transfer of an autoimmune nephrosis in the rat by means of lymphnode cells. J. exp. Med. **115,** 421 (1962). — **Heymann, W.:** Nephrosis experimental. Rec. cub. Pediat. **26,** 65 (1954). ~ Persönliche Mitteilung 1955. Zit. nach W. Sandritter u. Mitarb Z. ges. exp. Med. **132,** 453 (1960). ~ Pathogenesis of the nephrotic syndrome: Considerations based on clinical and experimental studies. J. Pediat. **58,** 609 (1961). — **Heymann, W., C. Gilkey,** and **M. Salehar:** Antigenic property of renal cortex. Proc. Soc. exp. Biol. (N.Y.) **73,** 385 (1950). — **Heymann, W.,** and **D. B. Hackel:** The early development of anatomic and blood chemistry changes in the nephrotic syndrome in rats. J. Lab. clin. Med. **39,** 429 (1952). — **Heymann, W., D. B. Hackel, S. Horwood, S. G. F. Wilson,** and **J. L. P. Hunter:** Production of nephrotic syndrome in rats by Freund's adjuvants and rat kidney suspension. Proc. Soc. exp. Biol. (N.Y.) **100,** 660 (1959). — **Heymann, W., D. B. Hackel,** and **J. L. P. Hunter:** Trimethadione (tridione) nephrosis in rats. Pediatrics **25,** 112 (1960). — **Heymann, W., D. B. Hackel, W. Hunter,** and **F. Cuppage:** Transfer of experimental auto-immune nephrosis in rats. Proc. Soc. exp. Biol. (N.Y.) **111,** 568 (1962b). — **Heymann, W., J. L. P. Hunter,** and **D. B. Hackel:** Experimental auto-immune nephrosis in rats. J. Immunol. 88, 135 (1962a). — **Heymann, W., E. P. Kmetec, O. Okuda,** and **F. P. Cuppage:** Experimental autoimmune renal disease in rats. Excerpta Med. (Amst.) Internat. Congr. **78,** 499 (1963). — **Heymann, W.,** and **H. Z. Lund:** Nephrotic syndrom in rats. Pediatrics **7,** 691 (1951). — **Heymann, W., H. Z. Lund,** and **D. B. Hackel:** The nephrotic syndrom in rats, with special reference to the progression of the glomerular lesion and to the use of nephrotoxic sera obtained from ducks. J. Lab. clin. Med. **39,** 218 (1952). — **Hieronymi, G., A. Bohle** u. **F. Hart-mann:** Morphologische und elektrophoretische Untersuchungen bei der Masugi-Nephritis der Ratten. Arch. Kreisl.-Forsch. **18,** 34 (1952). — **Hill, A. G. S., B. Cruickshank,** and **A. Grossland:** A study of antigenic components of kidney tissue. Brit. J. exp. Path. **34,** 27 (1953). — **Hill, R. T.:** Exchange of oestrin and corpus luteum hormones in parabiotic female rats. Proc. Soc. exp. Biol. (N.Y.) **28,** 866 (1931). — **Hodge, H. C., E. A. Maynard, W. G. Welt jr., H. J. Blanchet jr.,** and **R. X. Hyatt:** Chronic oral toxicity of a high gel point methyl-cellulose (methocel HG) in rats and dogs. J. Pharmacol. exp. Ther. **99,** 112 (1950). — **Hoff, F.,** u. **J. Wendlberger:** Vortrag Naturwissenschaftl. Ges. Steiermark Okt. 1943. Vortrag Ärzteverein Steiermark Febr. 1945. Zit. nach F. Hoff, Medizinische Klinik, ein Fortbildungskurs für Ärzte, Monographie. Stuttgart: Georg Thieme 1948. — **Holm, G.:** In vitro cytotoxic effects of lymphoid cells from rats with experimental autoimmune nephritis. Clin. exp. Immunol. **1.** 45 (1966). —

Hueper, W. C.: Organic lesions produced by polyvinyl alcohol in rats and rabbits; a toxicopathologic investigation of experimental thesaurosis. Arch. Path. **28**, 510 (1939). ~ Experimental studies in cardiovascular pathology. IV. Methylcellulose atheromatosis and thesaurosis. Arch. Path. **33**, 1 (1942). ~ Macromolecular substances as pathogenic agents. Arch. Path. **33**, 267 (1942). ~ Reactions of blood and organs of dogs after intravenous injections of solutions of methylcelluloses of graded molecular weights. Amer. J. Path. **20**, 737 (1944). — **Hume, D. M., J. P. Merrill, B. J. Miller,** and **G. W. Thorn:** Experiences with renal homotransplantation in human. Report of 9 cases. J. clin. Invest. **34**, 327 (1955). — **Humphrey, J. H.:** The pathogenesis of glomerulonephritis: A reinvestigation of the autoimmunisation hypotheses. J. Path. Bact. **60**, 211 (1948). — **Hunter, J. L. B., D. B. Hackel,** and **W. Heymann:** Nephrotic syndrome in rats produced by sensitization to rat kidney proteins: Immunologic studies. J. Immunol. **85**, 319 (1960).

Illenyi, L., u. **L. Borsák:** Der Einfluß des Vegetativtonus auf die Bildung des Hämolysins. Z. Immun.-Forsch. **94**, 79 (1938). — **Ishizaka, K.,** and **D. H. Campbell:** Biological activity of soluble antigen antibody complexes. I. Skin reactive properties. Proc. Soc. exp. Biol. (N.Y.) **97**, 635 (1958). — **Ishizaka, K., T. Ishizaka,** and **D. H. Campbell:** The biological activity of soluble antigen-antibody complexes. II. Physical properties of soluble complexes having skin-irritating activity. J. exp. Med. **109**, 127 (1959).

Jimenez-Diaz, C.: Schweiz. med. Wschr. **1948**, 920. Zit. nach E. F. Pfeiffer 1955. — **Jones, D. B.:** Glomerulonephritis. Amer. J. Path. **29**, 33 (1933).

Kabat, E. A., A. Wolf, and **A. E. Bezer:** Rapid production of acute disseminated encephalomyelitis in rhesus monkeys by injection of brain tissues with Adjuvants. Science **104**, 362 (1946). ~ Studies on acute disseminated encephalomyelitis produced experimentally in rhesus monkeys. J. exp. Med. **8**, 417 (1947). — **Kabat, E. A., A. Wolf, A. E. Bezer,** and **J. P. Murray:** Studies in acute disseminated encephalomyelitis produced experimentally in rhesus monkeys. Changes in cerebrospinal fluid proteins. J. exp. Med. **93**, 615 (1951). — **Kaliss, N.:** The survival of homografts in mice pretreated with antisera to mouse tissue. Ann. N.Y. Acad. Sci. **64**, 977 (1957). ~ The elements of immunologic enhancement: a consideration of mechanisms. Ann. N.Y. Acad. Sci. **101**, 64 (1962). ~ Immunological enhancement. The immunologically induced prolongation of tumor homograft survival. Proc. 10th Congr. int. Soc. Blood Transf., Stockholm 1964, 91—103 (1965). — **Kaliss, N.,** and **B. F. Bryant:** Factor determining homograft destruction and immunological enhancement in mice receiving successive tumor macula. J. Nat. Cancer Inst. **90**, 691 (1958). — **Kantor, F. S.:** Renal glomerular lesions in mice following injection of streptococcal M-protein. Yale J. Biol. Med. **34**, 70 (1961). — **Kantor, F.S.,** and **R. M. Cole:** A fibrinogen precipitating factor (FPF) of group A streptococci. Proc. Soc. exp. Biol. (N. Y.) **102**, 146 (1959). — **Kaplan, M. H.:** Localization of streptococcal antigens in tissue. I. Histologic distribution and persistence of M-protein, types 1, 5, 12, and 19 in the tissues of the mouse. J. exp. Med. **107**, 341 (1958). ~ Immunologic relations of streptococcal and tissue antigens. I. Properties of an antigen in certain strains of group A streptococci exhibiting an immunologic cross-reaction with human heart tissue. J. Immunol. **90**, 595 (1963). — **Kay, C. F.:** Mechanism by which experimental nephritis is produced in rabbits injected with nephrotoxic duck-serum. J. exp. Med. **72**, 559 (1940). ~ Blood pressure in experimental nephritis produced by injection of nephrotoxic serum. Arch. Path. **29**, 57 (1940). ~ The mechanism of a form of glomerulonephritis. Nephrotoxic nephritis in rabbits. Amer. J. med. Sci. **204**, 483 (1942). — **Kellet, C. E.:** Complement titre in acute nephritis with special reference to causation by reversed anaphylaxis. Lancet **1935 II**, 1262. — **Kelly, D. K.,** and **J. F. Winn:** Renal lesions produced by group A type 12 streptococci. Science **127**, 1337 (1958). — **Kidd, J. G.,** and **W. Friedewald:** Natural antibody that reacts in vitro with a sedimentable constituent of normal tissue cells. J. exp. Med. **76**, 543 (1942). — **Klein, P.,** u. **P. Burkholder:** Ein Verfahren zur fluoreszenzoptischen Darstellung der Complementbindung und seine Anwendung zur histoimmunologischen Untersuchung der experimentellen Nierenanaphylaxie. Dtsch. med. Wschr. **84**, 2001 (1959). — **Klinge, F.:** Die Eiweißüberempfindlichkeit der Gelenke: Experimentelle pathologisch-anatomische Studie zur Pathogenese des Gelenkrheumatismus. Beitr. path. Anat. **83**, 185 (1930). — **Klinge, F.,** u. **R. Knepper:** Nephrotoxine und hyperergische Nephritis. Verh. dtsch. Ges. Path. **63**, 181 (1935). — **Knowlton, A., E. N. Loeb, H. C. Stoerk,** and **B. Seegal:** The development of hypertension and nephritis in normal and in adrenalectomized rats treated with cortisone. Proc. Soc. exp. Biol. (N.Y.) **72**, 722 (1949). — **Kobernick, S. D.:** Experimental rheumatic carditis, periarteriitis nodosa and glomerulonephritis. Amer. J. med. Sci. **224**, 329 (1952). — **Körtge, P., J. Merker, G. Palme** u. **K. Blum:** Tubuläre Veränderungen im Licht- und elektronenmikroskopischen Bereich bei der Aminonucleosid-Nephrose der Ratte. Z. ges. exp. Med. **137**, 276 (1963). — **Kopeloff, C. M.,** and **N. Kopeloff:** Production of antibrain antibodies in monkey. J. Immunol. **48**, 297 (1944). ~ Neurologic manifestations in laboratory animals produced by organ (adjuvant) emulsions. J. Immunol. **57**, 229 (1947). — **Krakower, C. A.,** and **S. A. Greenspon:** Localization of nephrotoxic antigen within isolated renal glomerulus. Arch. Path. 51, 629 (1951). — **Krecke, H. J.:** Über die tierexperimentelle Glomerulonephritis unter besonderer Berücksichtigung der sogenannten Cavelti-Nephritis. Diss. Heidelberg 1954. — **Kriegbaum, D.:** Inaug.-Diss. Frankfurt 1966 (in Vorb.). — **Kuczynski, M. H.:** Nephritis. Virchows Arch. path. Anat. 227, 186 (1919). ~ Von den ersten Anzeichen und der Heilung der Glomerulonephritis. Krankheitsforsch. 1, 287 (1925). — **Kulka, A. M.:** Studies on antibody-antigen mixtures. I. Effect on normal living excised tissue. J. Immunol. 43, 273 (1942).

Lachman, D. T., H. J. Müller-Eberhard, H. G. Kunkel, and **F. Paronetto:** The localization of in vivo bound complement in tissue sections. J. exp. Med. 115, 63 (1962). — **Lake, J., W. Simmonds,** and **A. Steinbeck:** Aust. J. exp. Biol. med. Sci. 31, 55 (1933). Zit. nach Halpern u. Mitarb. C. R. Soc. Biol. (Paris) 153, 965 (1959). — **Lange, K.:** Über den immunologischen Mechanismus der akuten und chronischen Glomerulonephritis, S. 232. Internat. Nierensymposium Würzburg 1961. — **Lange, K., Demoleas,** and **E. J. Wenk:** The effect of cortisone and triamcinolone on the immunologic background and the course of experimental glomerulonephritis. Amer. J. med. Sci. 240, 96 (1960). — **Lange, K., M. M. A. Gold, D. Weiner,** and **V. Simons:** Auto-antibodies in human glomerulonephritis. J. clin. Invest. 28, 50 (1949). — **Lange, K., R. Strang, L. B. Slobody,** and **E. J. Wenk:** The treatment of the nephrotic syndrome with steroids in children and adults. Arch. intern. Med. 99, 760 (1957). — **Lange, K., M. Wachstein,** and **S. E. McPherson:** Immunologic mechanism of transmission of experimental glomerulonephritis in parabiotic rats. Proc.. Soc. exp. Biol. (N.Y.) 106, 1316 (1961). — **Lange, K., E. J. Wenk,** and **J. Noble:** Mechanism of biphasic experimental glomerulonephritis produced in rabbits by avian sera. Fed. Proc. 17, 1745 (1958). — **Lawrence, H. S.:** The transfer of hypersensitivity of the delayed type in man. In: Cellular and humoral aspects of the hypersensitive states, p. 279. New York: Paul B. Hoeber Inc. 1959. ~ General perspectives. Conference on cell-bound antibodies, p. 3. Philadelphia: Wistar Institute Press 1963. — **Le Count,** and **Jackson:** Experimental streptococcal nephritis in rabbits. J. infect. Dis. 15, 389 (1914). — **Leinweber, W.:** Inaug.-Diss. Frankfurt 1967 (in Vorb.). — **Lennox, B., W. J. Dempster,** and **J. W. Boag:** Suppression of tuberculin reaction in rabbits by total body irradiation with X-rays. Brit. J. exp. Path. 33, 380 (1952). — **Lerner, R. A.,** and **F. J. Dixon:** Induced and spontaneous glomerulonephritis in sheep. Fed. Proc. 25, 660 (1966). — **Letterer, E.:** Allgemeine Pathologie. Stuttgart: Georg Thieme 1959. ~ Die Morphologie der immunopathischen Reaktionen. In: Handb. allg. Path. Berlin-Heidelberg: Springer 1967. — **Letterer, E.,** u. **G. Seybold:** Bioptische und histologische Studien zur Masugi-Nephritis am Frosch. Virchows Arch. path. Anat. 318, 451 (1950). — **Lindemann, W.:** Sur le mode d'action de certains poisons rénaux. Ann. Inst. Pasteur 14, 49 (1900). — **Lipman, R. W.,** and **E. E. Jacobs:** Nephrotoxic globulin nephritis. Arch. Path. 54, 169 (1952). — **Lipman, R. W., H. U. Marti,** and **D. H. Campbell:** Nephrotoxic globulin nephritis. Arch. Path. 53, 1 (1952). — **Lipman, R. W., H. M. Marti, E. E. Jacobs,** and **D. Campbell:** Nephrotoxic globulin nephritis. V. Effect of adrenal steroid administration or adrenalectomy. Arch. Path. 57, 405 (1954). — **Lipton, M. M.,** and **J. Freund:** The transfer of experimental allergic encephalomyelitis in the rat by means of parabiosis. J. Immunol. 71, 380 (1953). — **Liu, C. T.:** Proc. 9th Ann. Conf. Nephr. Syndr. Bethesda, Md, 24.—26. Oct. 1957, p. 74. — **Liu, C. T.,** and **W. W. McCrory:** Autoantibodies in human glomerulonephritis and nephrotic syndrome. J. Immunol. 81, 942 (1958). — **Loeb, E. N., A. J. Knowlton, H. C. Stoerk,** and **B. C. Seegal:** Observations on the pregnant rat injected with nephrotoxic anti-rat-placenta serum and desoxycorticosteronacetate. J. exp. Med. 89, 287 (1949). — **Long, E. R.,** and **Finner:** Experimental glomerulonephritis produced by intrarenal tuberculin reactions. Amer. J. Path. 4, 571 (1928). — **Longcope, W. T.:** The production of experimental nephritis by repeated protein intoxication. J. exp. Med. 18, 678 (1913). ~ Protein hypersensitivism and its importance in the etiology of disease. J. Amer. med. Ass. 5. 77 (1921). ~ Pathogenesis of glomerular nephritis. Bull. John Hopk. Hosp. 45, 335 (1929). ~ Observations of patients suffering from streptococcal infections, rheumatic fever and acute and chronic hemorrhagic nephritis. J. clin. Invest. 15, 269 (1936). — **Loosen, H., G. Steingaß, K. Müller** u. **H. Grünberg:** Über den Einfluß differenter Diätformen auf den Verlauf der experimentellen Rattennephritis. Dtsch. Z. Verdau.- u. Stoffwechselkr. 18, 8 (1958). — **Lotz, W.:** Blutdruckmessungen an gesunden und nephritiskranken Ratten im Einzelexperiment und im Parabioseversuch. Inaug.-Diss. Frankfurt a.M. 1963. — **Lukens, F. O. W.:** Acute experimental glomerulitis following repeated injections of hemolytic streptococci into the renal artery. Bull. Johns Hopk. Hosp. 49, 312 (1931). — **Lukens, F. O. W.,** and **W. T. Longcope:** Experimental acute glomerulonephritis. J. exp. Med. 53, 511 (1931).

Markowitz, A. S., S. H. Armstrong, and **D. S. Kushner:** Immunological relationship between the rat glomerulus and nephritogenic streptococci. Nature (Lond.) 187, 1095 (1960). — **Markowitz, A. S.,** and **C. F. Lange jr.:** Streptococcal related glomerulonephritis. I. Isolation, immunochemistry and comparative chemistry of soluble fractions from type 12 nephritogenic streptococci and human glomeruli. J. Immunol. 92, 565 (1964). — **Masugi, M.:** Über das Wesen der spezifischen Veränderungen der Niere und Leber durch das Nephrotoxin bzw. das Hepatoxin. Zugleich ein Beitrag zur Pathogenese der Glomerulonephritis und der eklamptischen Lebererkrankung. Beitr. path. Anat. **91**, 82 (1933). ~ Über die experimentelle Glomerulonephritis durch das spezifische Antinierenserum. Ein Beitrag zur Pathogenese der diffusen Glomerulonephritis. Beitr. path. Anat. **92**, 429 (1934). — **Masugi, M., u. T. Isibasi:** Über allergische Vorgänge bei Allgemeininfektion vom Standpunkt der experimentellen Forschung. Zugleich ein Beitrag zur Pathogenese der diffusen Glomerulonephritis und der Periarteriitis nodosa. Beitr. path. Anat. **96**, 391 (1936). — **Masugi, M., u. Y. Sato:** Über die allergische Gewebsreaktion der Niere. Zugleich ein Beitrag zur Pathogenese der diffusen Glomerulonephritis und der Periarteriitis nodosa. Virchows Arch. path. Anat. **293**, 615 (1934). — **Masugi, M., Y. Sato u. Todo:** Über die Veränderungen des Herzens durch das spezifische Antiherzserum. Experimentelle Untersuchungen über die allergischen Gewebsschäden des Herzens. Trans. jap. path. Soc. **25**, 211 (1935). — **Masugi, M., and Y. Tomizuka:** Trans. jap. path. Soc. **21**, 329 (1931). Zit. nach E. F. Pfeiffer, Habil.-Schr. Frankfurt a.M. 1955. — **Matheson, B. H., and R. W. Reed:** Experimental nephritis due to type specific streptococci. III. Biological, chemical and physical studies on type 12 nephritogenic substance. J. infect. Dis. **104**, 213 (1959). — **Mayeda, T.:** Dtsch. Z. Chir. **167**, 295 (1921). Zit. nach E. F. Pfeiffer u. Mitarb. Z. ges. exp. Med. **132**, 436 (1960). — **Mayersbach, H.:** Zur Frage des Proteinübergangs von der Mutter zum Foeten. I. Befunde an Ratten am Ende der Schwangerschaft. Z. Zellforsch. **48**, 479 (1958). — **McCluskey, R., B. Benacerraf, and F. Miller:** Passive acute glomerulonephritis induced by antigen-antibody complexes solubilized in hapten excess. Proc. Soc. exp. Biol. (N.Y.) **111**, 764 (1963). — **McCluskey, R. T., and B. Benacerraf:** Localization of colloidal substances in vascular endothelium. A mechanism of tissue damage. II. Experimental serum sickness with acute glomerulonephritis induced passively in mice by antigen-antibody complexes in antigen excess. Amer. J. Path. **35**, 275 (1959). — **McLean, C. J. R., J. D. Fitzgerald, O. Z. Vongos-Banad, and J. G. Hamilton:** Arch. Path. **51**, 1 (1951). Zit. bei K. Rother u. H. J. Sarre in Miescher-Vorlaender, Immunpathologie in Klinik und Forschung. Stuttgart: Georg Thieme 1961. — **McLean, C. R., J. D. L. Fitzgerald, O. Z. Younghusband, and J. D. Hamilton:** Diffuse glomerulonephritis induced in rabbits by small intravenous injections of horse serum. Arch. Path. **51**, 1 (1961). — **McLeod, N., and G. G. Finney:** Acute experimental glomerulitis following injection of streptococcus viridans in the renal artery. Bull. Johns Hopk. Hosp. **51**, 300 (1932). — **Melli, G.** (1964): Zit. nach Müller-Ruchholtz, Immunologische Folgen fortgesetzter Kreuztransfusionen. Habil.-Schr. Kiel 1966. — **Mellors, R. C.:** Histochemical demonstration of in vivo localization of antibodies: antigenic components of kidney and pathogenesis of glomerulonephritis. J. Histochem. Cytochem. **3**, 284 (1955). — **Mellors, R. C., J. Arias-Stella, M. Siegel, and D. Pressmann:** Analytical pathology. II. Histopathologic demonstration of glomerular-localizing antibodies in experimental glomerulonephritis. Amer. J. Path. **31**, 687 (1955). — **Merrill, J. P.:** Persönliche Mitteilung 1957. Zit. E. F. Pfeiffer u. Mitarb. Z. ges. exp. Med. **132**, 436 (1960). ~ Persönliche Mitteilung 1965. — **Metalnikow, S.:** Die Rolle des Nervensystems und der psychischen Faktoren in der Immunität. Z. ges. exp. Med. **84**, 89 (1932). — **Middleton jr., E., E. B. Middleton, and B. C. Seegal:** Effect of injecting rats with homologous renal tissue mixed with adjuvants or streptococci. Arch. Path. **56**, 125 (1953). — **Midgley jr., A. R., and G. B. Pierce:** Immunhistochemical analysis of basement membranes of the mouse. Amer. J. Path. **43**, 929 (1963). — **Miller, E., B. Benacerraf, R. McCluskey, and L. Potter:** Production of acute glomerulonephritis in mice with soluble antigen-antibody complexes prepared from homologous antibody. Proc. Soc. exp. Biol. (N.Y.) **104**, 706 (1960). — **Miller, F., u. A. Bohle:** Vergleichende Licht- und elektronenmikroskopische Untersuchungen an der Basalmembran der Glomerulumcapillaren der Maus bei experimentellem Nierenamyloid. Klin. Wschr. **34**, 1204 (1956). — **Möller, G.:** Studies on the mechanism of immunological enhancement of tumor homograft. III. Interaction between humoral isoantibodies and immune lymphoid cells. J. Nat. Cancer Inst. **30**, 1205 (1963). — **Moeller, J., u. E. F. Pfeiffer:** Masugi-Nephritis und Renin. Z. klin. Med. **147**, 101 (1950). — **Moench, A., u. K. Rother:** Monophasische Immunopathogenese der experimentellen Nephritis-Nephrose bei Jungtieren. Naunyn-Schmiedebergs Arch. exp. Path. Pharmak. **229**, 469 (1956). — **Moench, A., u. A. Vogt:** Studien zur Frage der Hormonbehandlung bei experimenteller Nephritis-Nephrose der weißen Ratte. Verh. dtsch. Ges. inn. Med. **64**, 527 (1958). — **Moers, H.:** Das Krankheitsbild der tierexperimentellen Nephritis im akuten Stadium. Dtsch. Arch. klin. Med. **189**, 475 (1939). — **Moll, F. C., u. C. V. Hawn:** Experimental hypersensitivity, relationship of dosage to serological and pathological response following injection of heterologous protein. Proc. Soc. exp. Biol. (N.Y.) **80**, 77 (1952). — **Moore, R. H., and D. Wough:** Diffuse glomerulonephritis produced in rabbits by massive injections of bovine serum-gamma-globuline. J. exp. Med. **89**. 541 (1949a). — **Moore, R. H., and D. Wough:** Effects of exposure to cold and dietary restriction upon globulin nephritis in rabbits. Proc. Soc. exp. Biol. (N.Y.) **79**, 593 (1952). — **Moore, R. S., D. Wough, and S. D. Kobernik:** Cardial lesions produced in rabbits by massive injections of bovine serum gamma-globuline. J. exp. Med. **89**, 555 (1949b). — **Morgan, J. M.:** Allergic encephalomyelitis in monkey in response to injection of normal monkey nervous tissue. J. exp. Med. 85, 131 (1947). — **Mosler, I.:** Inaug.-Diss. Frankfurt 1964. — **Müller-Ruchholtz, W.:** Immunologische Folgen fortgesetzter Kreuztransfusionen. Habil-Schr. Kiel 1966. — **Müller-Ruchholtz, W., W. Dettwyler** u. **E. F. Pfeiffer:** Kontinuierlicher Blutaustausch zwischen unnarkotisierten Ratten mittels doppelter arterio-venöser Kreuztransfusion. Z. ges. exp. Med. **135**, 368 (1962b). — **Müller-Ruchholtz, W., K. Federlin, A. Schneider, G. Schmitt, G. Rahlwes, K. Oster** u. **E. F. Pfeiffer:** Übertragungsversuche zur Lokalisation eines nephritisauslösenden Faktors bei Ratten. Verh. dtsch. Ges. inn. Med. **68**, 553 (1962a). — **Müller-Ruchholtz, W., E. Kraus, K. Federlin, J. Mosler** u. **E. F. Pfeiffer:** Studien zur Übertragung der Masuginephritis der Ratte. VII. Weitere fluoreszenzmikroskopische Untersuchungen an Parabionten und nephritischen Einzeltieren. Z. Immun.-Forsch. **128**, 137 (1965). — **Murray, J. E., J. P. Merrill,** and **J. H. Harrison:** Kidney transplantation between seven pairs of identical twins. Ann. Surg. **148**, 343 (1958).

Nadimi, G.: Über die einseitige experimentelle Nierenentzündung bei der Ratte. Diss. Frankfurt 1964. — **Néfédieff, U.:** Ann. Inst. Pasteur **15**, 17 (1901). Zit. nach Pfeiffer, Habil.-Schr. 1955 — **Noltenius, H., K. Miyasaki** u. **O. v. Deimling:** Untersuchungen zur Genese der Proteinurie bei der experimentellen Glomerulonephritis junger Kaninchen. Beitr. path. Anat. S. 254 (1962b). — **Noltenius, H., K. Miyasaki** u. **W. Oehlert:** Histoautoradiographische Untersuchungen mit ^{3}H-Thymidin an der Kaninchenniere bei akuter experimenteller Glomerulonephritis. Beitr. path. Anat. S. 232 (1962a). — **Nossal, G. J.:** How cells make antibodies. Sci. Amer. **211**, 106 (1964).

Öttinger, M.: Inaug.-Diss. Frankfurt 1966 (in Vorb.) —**Ogawa, S. H.,** u. **Y. Sato:** Über das Verhalten des Komplementgehaltes im Serum im Laufe der experimentellen Glomerulonephritis. Trans. Soc. Path. jap. **28**, 212 (1938). — **Ohlhagen, B.,** and **A. Svanborg:** Attempts to produce experimental lipid nephrosis with tridione. Scand. J. clin. Lab. Invest. **5**, 146 (1953). — **Ophüls, W.:** The etiology and development of nephritis. J. Amer. med. Ass. p. 1223 (1917). Zit. nach E. F. Pfeiffer, Habil.-Schr. Frankfurt a.M. 1955. — **Ortega, L. G.,** and **R. C. Mellors:** Analytical pathology. IV. The role of localized antibodies in the pathogenesis of nephrotic nephritis in the rat. J. exp. Med. **104**, 151 (1956).

Palmer, J. G., E. Eichwald, G. Cartwright, and **M. Wintrobe:** The experimental production of splenomegaly, anemia and leucopenia in albino rats. Blood 8, 72 (1953). — **Paterson, Ph. Y.:** Transfer of allergic encephalomyelitis in rats by means of lymph node cells. J. exp. Med. **111**, 119 (1960). ~ Allergic encephalomyelitis. In: Advances in immunology, ed. by Dixon and Humphrey. New York and London: Academic Press 1966. — **Paterson, Ph. Y., S. M. Harwin,** and **N. C. Didakow:** Acquired resistance to allergic encephalomyelitis and the role of a serum factor. J. clin. Invest. **40**, 1069 (1961). — **Patrassi, G.:** Über die durch Diphtheriebakterien experimentell hervorgerufene umschriebene Glomerulonephritis. Krankheitsforsch. **9**, 340 (1932). — **Pearce, R. M.:** Experimental study of nephrotoxin. Univ. Penn. med. Bull. **16**, 217 (1904). — **Pfeiffer, E. F.:** Die Bedeutung der tierexperimentellen Glomerulonephritis für das Verständnis der menschlichen Nephritispathogenese. Habil.-Schr. Frankfurt a.M. 1955. ~ Die Bedeutung des Parabioseversuchs für das Autoallergieproblem. (A) Ber. Dtsch. Ophthal. Ges. Heidelberg **61**, 90 (1957). ~ (B) Proc. 9th Amer. Conf. Nephr. Syndr. 1958, p. 64. ~ Nachweis, Natur und klinische Bedeutung eines nephritisauslösenden Faktors bei Nierenerkrankungen (Ref.), Verh. dtsch. Ges. inn. Med. **68**, 413, (1962). ~ Demonstration of and evidence for the lymphocyte bound nature of a secondary nephritis producing factor in nephrotoxic glomerulonephritis in rats. Immunopath. III. Int. Symp. La Jolla. Basel: Benno Schwabe & Co. 1963, S. 220. — **Pfeiffer, E. F.,** u. **H. Bruch:** Autoantikörper gegen menschliches Nierengewebe. Verh. dtsch. Ges. inn. Med. **56**, 189 (1950). ~ Über den Nachweis von Autoantikörpern gegen menschliches Nierengewebe bei Nieren- und Hochdruckkranken mit der Kollodium-Partikelreaktion. Dtsch. Arch. klin. Med. **199**, 613 (1952). ~ Die Autoallergie in der Pathogenese der diffusen Glomerulonephritis. Ergebn. inn. Med. Kinderheilk., N.F. **4**, 670 (1953). — **Pfeiffer, E. F., H. Ditschuneit, I. Otto, W. Menk, W. Sandritter** u. **O. Schöffling:** Der immunologische Mechanismus der Übertragung von experimenteller Glomerulonephtitis und Panophthalmitis mit Hilfe des Parabioseversuchs. Verh. dtsch. Ges. inn. Med. **65**, 450 (1959). — **Pfeiffer, E. F.,** u. **J. P. Merrill:** Die Autoaggression in der Pathogenese der diffusen Glomerulonephritis. Dtsch. med. Wschr. **87**, 934 (1962). — **Pfeiffer, E. F., J. Mosler** u. **K. Federlin:** Studien zur Übertragung der Masuginephritis der Ratte. VI. Die Beschränkung der Lokalisation des heterologen Kaninchen-Anti-Rattennieren-Serums auf die Glomerula der primär nephritischen Parabionten. Z. ges. exp. Med. **138**, 385 (1964). — **Pfeiffer, E. F., W. Müller-Ruchholtz,** and **K. Federlin:** Transfer of nephrotoxic glomerulonephritis in rats by means of white blood cells. Nature (Lond.) **195**, 718 (1962). — **Pfeiffer, E. F., W. Sandritter, K. Schöffling, G. Treser, E. Kraus, W. Menk** u. **M. Herrmann:** Studien zur Übertragung der Masuginephritis der Ratte. II. Die Übertragung durch Parabiose genetisch gleichartiger Partner. Z. ges. exp. Med. **132**, 436 (1960). — **Pfeiffer, E. F., K. Schöffling, J. Bachrach, W. Menk, E. Kraus, J. Otto,** and **W. Sandritter:** Transfer of experimental panophthalmitis in rats by parabiosis. Proc. Soc. exp. Biol. (N.Y.) **100**, 467

(1959). — **Pfeiffer, E. F., K. Schöffling, W. Sandritter, J. Schröder, H. Steigerwald u. L. Wolf:** Studien zur Übertragung der Masuginephritis der Ratte. I. Die Übertragung durch kurzdauernde Parabiose. Z. ges. exp. Med. **124**, 471 (1954a). — **Pfeiffer, E. F., K. Schöffling, J. H. E. Bruch u. W. Spielmann:** Masugi-Nephritis und Serumkomplement der Ratte. Z. exp. Med. **122**, 446 (1954b). — **Piel, C. F.:** Experimental renal disease as observed by electron microscopy. Fed. Proc. **17**, 453 (1958). — **Pressman, D.:** The zone of activity of antibodies as determined by the use of radioactive tracers. Trans. N.Y. Acad. Sci. **11**, 203 (1949). ~ Proc. 5th Amer. Conf. on the Nephrotic Syndrome, **1953**, Nat. Nephrosis Fond. Inc. N.Y. ~ Current status of the tissue localization of J^{131} labeled antitissue antibodies. Ann. N.Y. Acad. Sci. **70**, 72 (1957). — **Pressman, D.,** and **H. Eisen:** Zone of localization of antibodies; attempt to saturate antibody binding sites in mouse kidney. J. Immunol. **64**, 273 (1950). — **Pressman, D.,** and **G. Keighley:** The zone of activity of antibodies as determined by the use of radioactive tracers. The zone of activity of nephrotoxic antikidney serum. J. Immunol. **58**, 141 (1948). — **Pressman, D., L. Korngold,** and **W. Heymann:** Localizing properties of anti-rat-kidney serum prepared in ducks. Arch. Path. **55**, 347 (1953). — **Pressman, D.,** and **B. Sherman:** The zone of localization of antibodies: XI. The in vivo purification of kidney localizing anti-kidney-antibody. J. Immunol. **67**, 15 (1951).

Quinodoz, J. V.: Essai de transfer de la glomérulonéphrite "néphrotoxique" au moyen de l'exsudat péritoneal aséptique et du broyat de rate. Path. et Biol. **12**, 412 (1964).

Randerath, E.: Die Entwicklung der Lehre von den Nephrosen in der pathologischen Anatomie. Ergebn. allg. Path. path. Anat. **32**, 91 (1937). ~ Nephrose-Nephritis. Klin. Wschr. **20**, 281, 305 (1941). ~ Nephritis-Nephrose. In: E. Becher, Nierenkrankheiten, Bd. 2. Jena: Gustav Fischer 1947. ~ Zur Frage der Abgrenzung Neprose — Nephritis. Regensburg. Jb. ärztl. Fortbild. **1**, 95 (1949). — **Ranzi, E.,** u. **H. Ehrlich:** Über die Wirkung von Toxinen und die Bildung von Antikörpern bei parabiotischen Tieren. Z. Immun.-Forsch. **3**, 38 (1909). — **Rathe, J.:** Die Masuginephritis unter Röntgenbestrahlung. Helv. med. Acta **22**, 133 (1955). — **Ratschow, M.:** Über den Lokalisatoreffekt im sensibilisierten Organismus. Neue med. Welt **1950**, 1308. — **Redfern, W. W.:** Microscopic changes of heterophile skin reaction; pathology of heterophile skin reactions. Arch. Path. **6**, 585 (1928). — **Reed, R. W.,** and **B. H. Matheson:** Experimental nephritis due to type specific streptococci. IV. The effect of type 12 nephrotoxin in monkeys. J. infect. Dis. **106**, 245 (1960). — **Reubi, F.:** L'influence des antihistaminiques de synthèse sur le développement et l'évolution de la néphrite expérimentale. Helv. med. Acta **12**, 547 (1945). — **Rössle, Gerlach** u. **Klinge** (1930): Zit nach E. F. Pfeiffer 1955. — **Roth, E.,** u. **K. Bloss:** Über die experimentelle Nephritis (Glomerulonephritis). Zugleich ein Beitrag zur Nephritis bei Schweinerotlauf. Virchows Arch. path. Anat. **238**, 325 (1922). — **Rother, K.:** Über die Pathogenese verschiedener Formen experimenteller Nephritis. Naunyn-Schmiedebergs Arch. exp. Path. Pharmak. **220**, 448 (1953). ~ Aktuelle Probleme der Autosensibilisierung bei Glomerulonephritis. Int. Arch. Allergy **22**, 306 (1963). — **Rother, K.,** u. **H. J. Sarre:** Immunologische Untersuchungen bei Nieren- und Gefäßerkrankungen. In: P. Miescher u. K. Vorlaender, Immunpathologie in Klinik und Forschung. Stuttgart: Georg Thieme 1961. ~ Untersuchungen zur pathogenetischen Bedeutung der Autoantikörper. Einseitige experimentelle chronische Glomerulonephritis. Klin. Wschr. **40**, 429 (1962). — **Rothbard, S.,** and **R. F. Watson:** Antigenicity of rat collagen. Reverse anaphylaxis induced in rats by anti-rat-collagen serum. J. exp. Med. **103**, 57 (1956). ~ Renal glomerular lesions induced by rabbit anti-rat-collagen serum in rats, prepared with adjuvans. J. exp. Med. **109**, 633 (1959). ~ Antigenicity of rat-collagen. J. exp. Med. **113**, 1041 (1961). — **Rudofski, U.,** and **R. W. Steblay:** Studies on autoimmune nephritis in sheep. II. Passive transfer of nephritis in sheep by plasma. Fed. Proc. **25**, 659 (1966).

Salomonsen, J., u. **D. Madsen:** Zit. nach Beregi. Virchows Arch. path. Anat. **330**, 391 (1957). — **Sandritter, W., E. Kraus, G. Treser, W. Menk, M. Herrmann, K. Schöffling** u. **E. F. Pfeiffer:** Studien zur Übertragung der Masuginephritis der Ratte. III. Die Übertragung der „chronischen" Glomerulonephritis durch Parabiose genetisch glaichartiger Partner. Z. ges. exp. Med. **132**, 453 (1960). — **Sandritter, W.,** u. **E. F. Pfeiffer:** Morphologische Beobachtungen zur Übertragung der akuten und chronischen Masugi-Nephritis der Ratte im Parabioseversuch. Verh. dtsch. Ges. Path. **43**, 213 (1959). — **Sarre, H.:** Nierenkrankheiten, 2. Aufl. Stuttgart: Georg Thieme 1959. — **Sarre, H.,** u. **K. Rother:** Die Autoaggression in der Pathogenese der diffusen Glomerulonephritis. Bemerkungen zur Interpretation unserer Arbeiten durch E. F. Pfeiffer u. J. P. Merrill in dieser Wschr. 87, 934 (1962). Dtsch. med. Wschr. 88, 1802 (1963). — **Sarre, H. J.:** Diskussionsbemerkung. In: Verh. dtsch. Ges. inn. Med. **60**, 413 (1954). — **Sarre, H. J.,** u. **K. Rother:** Allergische Erkrankungen der Niere. In K. Hansen, Allergie. Stuttgart: Georg Thieme 1957. — **Sarre, H. J.,** u. **H. Wirtz:** Geschwindigkeit und Ort der „Nephrotoxin"-Bindung bei der experimentellen Glomerulonephritis. Klin. Wschr. **18**, 1948 (1939). ~ Geschwindigkeit und Ort der Antigen-Antikörper-Reaktion bei der experimentellen Nephritis. Dtsch. Arch. klin. Med. **189**, 1 (1942). — **Sata** (1906): Zit. nach E. F. Pfeiffer, Habil.-Schr. Frankfurt 1955. — **Sauerbruch, F.:** Münch. med. Wschr. **70**, 866 (1923). Zit. nach E. F. Pfeiffer et al. Z. ges. exp. Med. **132**, 436 (1960). — **Sauerbruch, F.,**

u. **M. Heyde:** Münch. med. Wschr. **1908 I**, 153. Zit. nach E. F. Pfeiffer, Habil.-Schr. Frankfurt a.M. 1955. — **Sauerbruch, F.,** u. **E. Knake:** Über die Bedeutung der Milz bei Parabiosetieren. Klin. Wschr. **15**, 884 (1936). — **Schäfer, H. E.,** u. **A. Schäfer:** Zur Pathogenese der glomerulären Nierenerkrankungen. Materia med. Nordmark **1965**, 158ff. — **Schloss, G.:** Der Regulationsapparat am Gefäßpol des Nierenkörperchens bei der Masugi-Nephritis-Ratte. Helv. med. Acta **12**, 777 (1945). — **Schmidt, G.:** Dtsch. Z. Chir. **171**, 141 (1922). Zit. nach E. F. Pfeiffer et al. Z. ges. exp. Med. **132**, 436 (1960). ~ **Schöffling, K.:** Über die iso- und autoallergische Glomerulonephritis der Ratte. III. Internistentgg Halle-Jena-Leipzig, Oktober 1960. Leipzig: VEB Georg Thieme 1963, S. 161. — **Schöffling, K., F. Kemper, W. Sandritter** u. **E. F. Pfeiffer:** Studien zur Übertragung der Masuginephritis der Ratte. IV. Versuch der diaplacentaren Übertragung. Z. ges. exp. Med. **133**, 43 (1960). — **Schöffling, K., E. F. Pfeiffer, K. Retiene, K. Federlin, H. Stroh, G. Nadimi, R. Heintz** u. **W. Sandritter:** Transport und Bindung nephritisauslösender Faktoren bei einseitiger experimenteller Nierenentzündung. Verh. dtsch. ges. inn. Med. **68**, 557 (1962). — **Schwab, L., F. C. Moll, T. H. Hall, M. Bolan, M. Kirk, C. V. Z. Hawn,** and **C. A. Janeway:** Experimental hypersensitivity in the rabbit, effect of inhibition of antibody formation by X-radiation and nitrogen mustard on the histologic and serologic sequences, and on the behaviour of serum complement following single large injections of foreign proteins. J. exp. Med. **91**, 505 (1950). — **Schwappacher, W.:** Der Einfluß einer Cortisondauerbehandlung auf die Übertragung der experimentellen Nierenentzündung der Ratte. Inaug.-Diss. Frankfurt a.M. 1962. — **Schwentker, F.,** and **F. Comploier:** Production of kidney antibodies by injection of homologous kidney plus bacterial toxins. J. exp. Med. **70**, 223 (1939). — **Schwentker, F.,** and **T. M. Rivers:** Antibody response of rabbits to injections of emulsions and extracts of homologous brain. J. exp. Med. **60**, 559 (1934). — **Schwiegk, H., N. Lang, H. Jahrmärker, K. H. Bässler, J. Schmidt** u. **M. Hertl:** Untersuchungen über radioaktiv markierte Organantikörper. Verh. dtsch. Ges. inn. Med. **60**, 266 (1954). — **Sclare, G.,** and **G. Taylor:** Experimental thyreoiditis and the placentar transfer of auto-antibodies. J. Path. Bact. **82**, 29 (1961). — **Seegal, B. C.:** Usefulness of the fluorescent antibody technic in the study of experimental nephritis. Its possible uses for comprehension of the pathogenesis of some human kidney diseases. Rass. Fisiopat. clin. ter. **31**, 1063 (1959). ~ III. Internat. Symp. on Immunpathology, La Jolla 1963, edit. by Grabar u. Miescher. Basel Benno Schwabe & Co. 1964. — **Seegal, B. C.,** and **M. Bevans:** The production of glomerulonephritis by immunologic methods. J. chron. Dis. **5**, 153 (1957). — **Seegal, B. C., K. C. Hsu, E. Fiaschi** e **G. Andres:** La tecnica degli anticorpi fluorescenti applicata allo studio della patogenesi della nefrite umana. Rass. Fisiopat. clin. ter. **31**, 1 (1959). — **Seegal, B. C., K. C. Hsu, M. S. Rathenburg,** and **M. L. Chapeau:** Studies on the mechanism of experimental nephritis with fluorescein labeled antibody. II. Localization and persistance of injected rabbit or duck anti-rat-kidney serum during the course of nephritis in rats. Amer. J. Path. **41**, 183 (1962). — **Seegal, B. C.,** and **E. N. Loeb:** The production of chronic glomerulonephritis in rats by injection of rabbit anti-rat-placenta-serum. J. exp. Med. **84**, 211 (1946). — **Seifter, J., W. Ehrich, J. A. Begani,** and **G. H. Warren:** Effects of cortisone, hyaluronidase, desoxycorticosterone and artisone on experimental serum disease in rabbits. Proc. Soc. exp. Biol. (N.Y.) **75**, 337 (1950). — **Sherwin, A. C., A. Leznoff, M. Richter,** and **B. Rose:** Studies on the immunological specificity of autologous gamma-globulin in the glomeruli of rabbits with experimentally induced glomerulonephritis. Canad. J. Biochem. **41**, 897 (1963). — **Simonsen, M. M.:** Biological incompatibility in kidney transplantation in dogs. Acta path. microbiol. scand. **32**, 36 (1953). ~ Studies on the pathogenesis of experimental glomerulonephritis. Acta path. microbiol. scand. **32**, 85 (1953). — **Sitte, H.:** Veränderungen im Glomerulum der Rattenniere nach Fremdeiweißgaben und hypothetische Erklärung der glomerulären Ultrafiltration. Verh. dtsch. Ges. Path. **43**, 225 (1959). — **Smadel, J. E.:** Experimental nephritis in rats by injections of anti-kidney-serum I. Preparation and immunological studies of nephrotoxin. J. exp. Med. **64**, 921 (1936). ~ Pathological studies of the acute and chronic disease. J. exp. Med. **65**, 541 (1937). — **Smadel, J. E.,** and **L. E. Farr:** Experimental nephritis in rats induced by injection of anti-kidney-serum. II. Clinical and functional studies. J. exp. Med. **65**, 527 (1937). — **Solomon, D. H., J. W. Gardella, H. Fanger, F. M. Dethier,** and **J. W. Ferrebee:** Nephrotoxic nephritis in rats, evidence for the glomerular origin of the kidney antigen. J. exp. Med. **90**, 267 (1949). — **Sprunt, D. H.,** and **A. D. Dulaney:** Effects of autolytic changes on antigenic properties of kidney preparation. Fed. Proc. **10**, 419 (1951). — **Sprunt, D. H., W. R. Rogers,** and **A. D. Dulaney:** Fed. Proc. **9**, 344 (1950). — **Spühler, O., H. U. Zollinger** u. **M. Enderlin:** Zum Mechanismus der Masugi-Nephritis. Schweiz. med. Wschr. **81**, 904 (1951). — **Staadsbaeder, S.:** L'auto-immunisation en pathologie. Thèse université catholique de Louvain, Brüssel 1959. — **Staemmler, M.:** Disk.-Bemerkung in Verh. dtsch. Ges. Path. **1935**, 184. ~ Die Harnorgane. In: Kaufmann, Spezielle pathologische Anatomie, 11. u. 12. Aufl., Bd. II, Teil 1 (Herausgeber: M. Staemmler). Berlin: W. de Gruyter & Co. 1957. — **Stavitsky, A. B., W. Heymann,** and **D. B. Hackel:** Relation of complement fixation to renal disease in rats injected with duck antikidney serum. J. Lab. clin. Med. **47**, 349 (1956). — **Steblay, R. W.:**

Glomerulonephritis induced in sheep by injection of heterologous glomerular basement membrane and Freund's complete adjuvant. J. exp. Med. **116**, 253 (1962). ~ Glomerulonephritis induced in monkeys by injections of heterologous glomerular basement membrane and Freund's adjuvant. Nature (Lond.) **197**, 1173 (1963). ~ Effect of injecting heterologous glomerular basement membrane preparations in pregnant sheep. Proc. Soc. exp. Biol. (N.Y.) **112**, 15 (1963). ~ Transfer of nephritis from sheep with autoimmune nephritis to recipient sheep by artery-to-artery cross circulation. Fed. Proc. **23**, 449 (1964). ~ Some immunologic properties of human glomerular basement membrane. IV. Immediate or delayed nephritis induced in rabbits by sheep antihuman glomerular basement membrane sera. J. Immunol. **95**, 517 (1965). — **Steblay, R. W.,** and **M. H. Lepper:** Some immunological properties of human and dog glomerular basement membrane. J. Immunol. **87**, 636 (1961). — **Strehler, E.:** Glomerulonephritis und Endocarditis bei Kaninchen nach Injektion von Immunseren gegen Aorta. Verh. dtsch. Ges. inn. Med. **56**, 188 (1950). — **Strehler, E.,** u. **H. Sollberger:** Helv. med. Acta (Ser. A) **1**, 79 (1950). Zit. nach H. Dutz et al. Z. ges. inn. Med. **11**, 1 (1956). — **Strehler, E. K., D. Hunziker, D. Staehelin** u. **Balli:** Helv. med. Acta **1**, 54 (1951). Zit. nach H. Dutz et al. Z. ges. inn. Med. **11**, 1 (1951). — **Stroh, H.:** Transport und Bindung von Nephrotoxinen und nephritisauslösenden Faktoren bei der einseitigen Nierenentzündung des Kaninchens. Inaug.-Diss. Frankfurt a.M. 1964. — **Swift, H. E.,** and **J. E. Smadel:** Experimental nephritis in rats induced by injections of antikidney serum: Prevention of injurious effects of nephrotoxin in vivo by kidney extract. J. exp. Med. **65**, 557 (1937).

Takeda (1928): Zit. nach E. F. Pfeiffer. Habil.-Schr. Frankfurt 1955. — **Taliaferro, W. H.:** Modification of the immunresponse by radiation and cortisone. Ann. N.Y. Acad. Sci. **69**, 745 (1957). — **Teilum, G., H. C. Engbaek, N. Harboe,** and **M. Simonson:** Effects of cortisone on experimental glomerulonephritis. J. clin. Path. **4**, 301 (1951). — **Teoh, T. B.:** The effects of methyl cellulose in rats; with special reference to splenomegaly, anaemia and the problem of hypersplenism. J. Path. Bact. **81**, 33 (1961). — **Thiel, A.:** Licht- und elektronenmikroskopische Studie über das Nierenkörperchen der griechischen Landschildkröte (Testudo graeca L.). Z. Zellforsch., Abt. Histochem. **47**, 288 (1958). — **Todd, E. W.,** and **R. C. Lancefield:** Variants of hemolytic streptococci; their relation to type-specific substance, virulence and toxin. J. exp. Med. **48**, 751 (1928). — **Tomizuka** (1928, 1931): Zit. nach E. F. Pfeiffer. Habil.-Schr. Frankfurt a.M. 1955. — **Trapani, J. L., J. S. Garvey,** and **D. H. Campbell:** Stimulating action of soluble antigen-antibody complexes on normal guinea pig smooth muscle. Science **127**, 700 (1958). — **Triedeman, R. S., H. Metzger, K. C. Hsu, M. Rothenberg, B. C. Seegal,** and **A. Urquhart:** Studies of the mechanism of experimental nephritis with fluorescein-labeled antibody. I. Localization and persistence of injected duck-anti-rat-lung serum during the course of nephritis in rats. Amer. J. Path. **41**, 95 (1962). — **Tsuji, S.:** Ein Betrag zur Frage der immuncytotoxischen Glomerulonephritis. Beitr. path. Anat. **98**, 425 (1936/37). — **Turiaf, J., L. Zizine** et **Ch. Sors:** L'hypertension artérielle et les lésions vasculo-humorales du rat en parabiose. Presse méd. **62**, 57 (1954). — **Tusch, E.:** Über die Beeinflussung des Verlaufes der Masuginephritis durch Hibernation. Wien. klin. Forsch. **961** (1955).

Uhr, J. W., and **Scharff:** Delayed hypersensitivity. The effect of X-irradiation on the development of delayed hypersensitivity and antibody formation. J. exp. Med. **112**, 65 (1960). — **Unanue, E.,** and **E. J. Dixon:** Experimental glomerulonephritis. IV. Participation of complement in nephrotoxic nephritis. J. exp. Med. **119**, 965 (1964). — **Unanue, E. R.:** Immunpathology of rabbits immunized to kidney fractions. Scripps Clin. and Res. Found. La Jolla Calif. No 92037, 1965. — **Unanue, E. R.,** and **F. J. Dixon:** Experimental glomerulonephritis. V. Studies on the interaction of nephrotoxic antibodies with tissues of the rat. J. exp. Med. **122**, 697 (1965a). ~ Experimental glomerulonephritis. VI. The autologous phase of nephrotoxic serum nephritis. J. exp. Med. **122**, 715 (1965b). — **Unanue, E. R., F. J. Dixon,** and **S. Lee:** Experimental glomerulonephritis. VIII. The in vivo fixation of heterologous nephrotoxic antibodies to, and their exchange among, tissues of the rat. Int. Arch. Allergy **29**, 140 (1966). — **Unanue, E. R., S. Lee, F. J. Dixon,** and **J. D. Feldman:** Experimental glomerulonephritis. VII. The absence of an autoimmunic antikidney response in nephrotoxic serum-nephritis. J. exp. Med. **122**, 565 (1965).

Van Dyke, D. C., and **R. L. Huff:** Epilation in non irradiated member of parabiotically united rats. Proc. Soc. exp. Biol. (N.Y.) **72**, 266 (1949). — **Van Dyke, D. C., R. L. Huff,** and **H. M. Evans:** Efficiency of vascular union in parabiosis. Stanf. med. Bull. **6**, 271 (1948). — **Vaubel, E.:** Die Eiweißüberempfindlichkeit (Gewebshyperergie) des Bindegewebes. Beitr. path. Anat. **89**, 374 (1933). — **Veil** u. **Sturm:** Pathologie des Stammhirnes. Jena 1946. — **Vernier, R. J., B. Papermaster,** and **R. A. Good:** Light and electronmicroscopic pathology of experimental aminonucleoside nephrosis: Relation to nephrosis in man. Fed. Proc. **17**, 463 (1958). — **Vogt, A.:** Ein Beitrag zur Immunologie der Masugi-Nephritis. Habil.-Schr. Freiburg 1965. — **Vogt, A.,** and **H. G. Kochem:** Immediate and delayed nephrotoxic nephritis in rats. The role of complement fixation. Amer. J. Path. **39**, 379 (1961). ~ Ein Beitrag zur Immunologie der Masugi-Nephritis. Verh. dtsch. Ges. Path. **45**, 302 (1961). — **Volhard, F.:**

Die doppelseitigen haematogenen Nierenerkrankungen. In: Handbuch der inneren Medizin, Bd. 6, II. Berlin: Springer 1931. — **Vorlaender, K. O.:** Die Bewertung von Auto-Immunisierungsnachweisen bei klinischen Erkrankungen und ihre Abhängigkeit von der Methodik. Klin. Wschr. **31**, 748 (1953). — **Vorlaender, K. O., W. Fitting** u. **D. Gierlich:** Der Einfluß heterologer Gewebszellen (Nierentrockenzellen, nach Niehans) auf die Masugi-Nephritis der Ratte. Klin. Wschr. **32**, 1065 (1954). — **Vorlaender, K. O., G. Hellwig** u. **G. Liesenfeld:** Experimentelle Untersuchungen zur Pathogenese der durch hämolytische Streptokokken der Gruppe A, Typ 12, hervorgerufenen Nervenentzündung. Allergie u. Asthma **5**, 13 (1959).

Wachstein, M., and **K. Lange:** Histologic and histochemical studies of the rabbit glomerulonephritis produced by specific anti-kidney duck serum. Amer. J. Path. **36**, 835 (1958). ~ Proteinuria and tubular atrophy in the rat. Lab. Invest. **9**, 371 (1960). — **Wagner, V.,** u. **E. Holeckova:** Der Einfluß nephrotoxischer Sera auf Nierenexplantation in vitro. Schweiz. Z. allg. Path. **14**, 163 (1951). — **Walther, D.:** Ein Beitrag zur Insuffizienz der proximalen Nierentubuli und zur Deutung der Nephrohydrose. Münch med. Wschr. **105**, 1370 (1963). — **Weigle, W. O., C. G. Cochrane,** and **F. J. Dixon:** Anaphylactogenic properties of soluble antigen-antibody complexes in the guinea pig and rabbit. J. Immunol. **85**, 469 (1960). — **Weigle, W. O.,** u. **F. J. Dixon:** Die biologischen Eigenschaften von Antigen-Antikörper-Komplexen und ihre pathogene Bedeutung. In: Miescher-Vorlaender, Immunpathologie in Klinik und Forschung. Stuttgart: Georg Thieme 1961. — **Weiss, A.:** Weitere Beiträge zur Frage der experimentellen Glomerulonephritis. Beitr. path. Anat. **96**, 111 (1935). — **Welsh, J., G. Ward,** and **W. McFadden jr.:** Effect of an antihistamine (Chlorprophenpyridamine maleate) on experimental nephrotoxic nephritis in rats. Int. Arch. Allergy **17**, 39 (1960). — **Wilson, G. W.,** and **J. Oliver:** Experiments of production of specific antisera for infections of unknown course. III. Nephrotoxins: Their specifity as demonstrated by method of selective absorption. J. exp. Med. **32**, 183 (1920). — **Wilson, S., D. Hackel, S. Harwood, G. Nash,** and **W. Heyman:** Aminonucleoside nephrosis in rats. Pediatrics **21**, 963 (1958). — **Winternitz, W. W.,** and **D. B. Hackel:** Effect of antihistaminics on experimental nephritis in rats. Proc. Soc. exp. Biol. (N.Y.) **78**, 294 (1951). — **Wood, C.,** and **R. G. White:** Experimental glomerulonephritis produced in mice by subcutaneous injections of heat-killed proteus mirabilis. Brit. J. exp. Path. **37**, 49 (1956).

Zeckwer, J.: Cardiovascular lesions as result of joining rats in parabiosis. Arch. Path. **54**, 84 (1952). — **Zollinger, H. U.:** Die klinische und experimentelle Glomerulonephrose. Helv. med. Acta **12**, 23 (1945).

III. Die Immunologie der menschlichen Nephropathie

A. Die Immunologie der akuten diffusen Glomerulonephritis

1. Die Ätiologie der akuten diffusen Glomerulonephritis

Mit außerordentlicher Gleichförmigkeit findet sich in Statistiken, die sich mit den Vorkrankheiten der diffusen akuten Glomerulonephritis befassen (VOLHARD und FAHR, 1913; LICHTWITZ, 1921, FISHBERG, 1939, HEYMAN und MARTIN, 1940; ADDIS, 1948; SARRE, 1961; PFEIFFER, 1963), ein die oberen Luftwege betreffender Streptokokkeninfekt. Bereits SCHICK (1907) erwog für die nach Scharlach auftretende Glomerulonephritis eine allergische Reaktion, die sich im Bereich der Nierenkörperchen abspiele. Hierfür sprachen einerseits die bei fast allen Fällen beobachtete bestimmte Vorkrankheit [neben Scharlach findet man nach VOLHARD (1931) praktisch bei 75% der an diffuser akuter Glomerulonephritis erkrankten Patienten in der Vorgeschichte eine Angina], andererseits das Intervall zwischen Streptokokkeninfekt und Ausbruch der eigentlichen Nierenerkrankung, in der Regel zwischen 10—14 Tagen. Aufschlußreich waren Beobachtungen an großem Patientenmaterial, die von KEMPE, OHMSTED und CURNEN (1951), RAMMELKAMP und WEAVER (1953) und zahlreichen anderen Untersuchern mitgeteilt wurden. Der Nachweis einer allergischen Reaktion als Ursache der akuten, diffusen Glomerulonephritis kann jedoch nur anhand der Identifizierung des spezifischen Antigens und der Antigen-Antikörper-Reaktion geführt werden. Das wohl mit Recht auf die Streptokokkengenese der akuten diffusen Glomerulonephritis gerichtete Interesse darf jedoch nicht daran vorbeigehen, daß als Vorkrankheit auch

Infektionen mit Staphylokokken, Tuberkelbakterien und Viren vorkommen können. Unter ihnen erfordern die Viren deswegen besondere Aufmerksamkeit, weil sie die Ätiologie der in beiden Weltkriegen so häufigen und zunächst in ihrer Entstehung recht unklaren Feldnephritis erklären sollten. Epidemiologische Beobachtungen hatten schon GUTZEIT und ASSMANN dazu geführt, eine Virusätiologie anzunehmen. Diese Ansicht ist heute weitgehend verlassen. Für die Virusätiologie sprachen erst wieder die Untersuchungen einer jugoslawischen Arbeitsgruppe (RISTIC et al., 1950). Es gelang ihr, mit Blut und Harn erkrankter Personen beim Tier eine hämorrhagische Nephritis auszulösen.

2. Die nähere Identifizierung des Antigens

Während es die allgemeine medizinische Erfahrung erlaubt, die Vorkrankheiten der akuten diffusen Nierenentzündung als Streptokokkeninfekt anzusehen, müssen wir zur näheren Identifizierung des spezifischen bakteriellen Antigens bei der akuten diffusen Glomerulonephritis die Ergebnisse der Mikrobiologie zu Hilfe nehmen.

Es war ja gerade die Tatsache, daß aus Urin und Nierengewebe der Nephritiskranken nur selten Bakterien zu züchten waren, daß schon früh eine allergische Pathogenese betont wurde. Der häufige Befund positiver Bakteriennachweise in Niere und Urin dagegen bei allgemein septischen Prozessen wies umgekehrt bei fehlendem Auftreten einer diffusen Glomerulonephritis darauf hin, daß die direkte Streptokokkenwirkung für die Nephritisgenese keine alleinige Rolle spielen kann. Das bedeutete für die bakteriologische Seite der akuten Nierenentzündung, am Sitz der Vorkrankheit Keime durch Abstrich zu gewinnen und dann entsprechend der Gruppen- und Typendifferenzierung näher zu charakterisieren. Die Entwicklung führte dann auch von der allgemeinen Feststellung der Bedeutung überwiegend beta-hämolytischer Streptokokken (LONGCOPE et al., 1936), wie wir sie als die human-pathogenen Erreger von Angina, Scharlach, Erysipel, Otitis u.a. kennen, über die weitere Eingruppierung in die Gruppe A nach der Einteilung von LANCEFIELD (1928—1934) bis zur erfolgreichen Beobachtung spezifischer „nephritogener“ Streptokokkenstämme des Typs 1, 4, 12 und 49 (GRIFFITH, 1935; SWIFT, WILSON und LANCEFIELD, 1943) bei der klassischen, akuten diffusen Glomerulonephritis (RAMMELKAMP und WEAVER, 1953). Dabei ließ sich diese Beziehung zwischen bestimmten Typen beta-hämolytischer Streptokokken der Gruppe A und der akuten Glomerulonephritis nicht nur durch den Nachweis dieser Stämme bei Nephritikern, sondern auch durch die Isolierung bei „Nephritisepidemien“ nachweisen. Dabei überwog stets die nephritogene Bedeutung des Typs 12 (LANGMUIR et al., 1949; KEMPE, OHMSTEDT und CURNEN, 1951; MANSER und WILSON, 1952; REED, 1953; RAMMELKAMP und WEAVER, 1953; REUBI und LÖFFLER, 1954). WAHL (1955) nimmt nach umfangreichen Untersuchungen an, daß etwa 80% aller Patienten mit akuter diffuser Glomerulonephritis eine Infektion mit beta-hämolytischen Streptokokken der Gruppe A überstanden. Da nun aber umgekehrt bei mehr als 2000 Soldaten, die an einer A-Streptokokkeninfektion erkrankt waren, Stamm 1, 4, 12 oder 49 nicht isoliert werden konnte, und kein einziger Soldat an Nephritis erkrankte (RAMMELKAMP und WEAVER, 1953), gewinnt die Annahme einer spezifischen Nephritisätiologie als Voraussetzung für die Entwicklung des Vollbildes der typischen, akuten diffusen Nierenentzündung sehr an Wahrscheinlichkeit.

Mit ihr ließe sich eine Reihe von klinischen und bakteriologischen Tatsachen in Übereinstimmung bringen: Die unterschiedliche Morbiditätsrate der Nephritis nach Scharlach (CAIGER, 1898; STEINER und JOHANESSEN, 1906; KELSEY und SCHOLES, 1941; JENNINGS und DE LAMATH, 1947) und Angina (LOMNITZ, 1929;

KAYSER-PETERSEN und SCHWAB, 1922) ist mit dem Fehlen oder Vorliegen von nierenspezifischen Streptokokkenstämmen als Infektionserreger erklärt. Sie schwankt zwischen 3 und 33%. Im Gegensatz hierzu fehlt beim akuten Rheumatismus bei klinisch gleicher Ätiologie die Schwankung der Erkrankungsrate. Unabhängig von zeitlichen, klimatischen oder rassischen Faktoren erkranken gleichmäßig etwa 3% der Patienten nach einer Angina an akutem Rheumatismus (RAMMELKAMP, DENNY und WANNEMAKER, 1952). Bakteriologisch besteht keine Beziehung zu bestimmten Streptokokkenstämmen, im Gegensatz zur Nephritis kommen alle Typen in Frage. Die Frage, warum eine Angina einmal von einer Nephritis, das andere Mal von einem Rheumatismus gefolgt ist, ist mit der Annahme einer spezifischen Streptokokkenätiologie befriedigend beantwortet.

Der konstante Nachweis beta-hämolytischer Streptokokken der Gruppe A, Typ 12, evtl. auch Typ 1, 4 und 49, bei der akuten diffusen menschlichen Glomerulonephritis gab den Anstoß zu Versuchen, mittels dieser Streptokokken im Tier eine dem menschlichen Krankheitsbild vergleichbare Nierenveränderung hervorzurufen. VORLAENDER, HELLWIG und LIESENFELD (1959) versuchten vergeblich, durch intravenöse, intraperitoneale oder intramuskuläre Injektion dieses Streptokokkenstammes bei Kaninchen eine Glomerulonephritis hervorzurufen (vgl. auch Abschnitt II, S. 1066ff.). Es gelang ihnen zwar zu verschiedenen Zeitpunkten der direkte Nachweis des Erregers in den Nierenkörperchen, doch konnten außer rein toxischen Veränderungen keine der menschlichen Erkrankung vergleichbaren Nierenveränderungen beobachtet werden. Die bei der intravenösen Gabe festgestellten toxischen Veränderungen an den Capillarschlingen der Niere sind als Zeichen der hohen Toxicität der beta-hämolytischen Streptokokken der Gruppe A, Typ 12, gegen die Nierenrinde zu werten. Dagegen konnten VORLAENDER, HELLWIG und LIESENFELD (1959) tatsächlich diffuse glomerulonephritische Veränderungen dann hervorrufen, wenn sie das Tier gegenüber abgeschwächten Streptokokken der gleichen Gruppe und des gleichen Typs immunisierten. Sie beobachteten dabei ferner, daß der Immunisierungsgrad eines Tieres weit höher gegen den toxischen Erreger ist, je weniger toxisch das verwendete Antigen ist, daß andererseits die glomerulonephritischen Veränderungen um so ausgeprägter sind, je höher der Immunisierungsgrad des Tieres ist.

MATHESON und REED befaßten sich 1959 mit speziellen biologischen, chemischen und physikalischen Eigenschaften des Streptokokkenantigens. Sie fanden, das das antigenwirksame Material, die nephritogene Substanz der beta-hämolytischen Streptokokken der Gruppe A Typ 12, nicht von der Bakterienzellmembran dargestellt wird, daß sie bis 60° C stabil bleibt und erst bei 100° C zerstört wird, und wegen der Dialysierbarkeit ein Molekulargewicht von unter 10000 haben muß. Die nephritogene Substanz ist mit Ammoniumsulfat bei einem Sättigungsgrad von 65—70% ausfällbar, und muß, da auch die Lipidfraktion inaktiv war, Polypeptidcharakter haben. Durch chemische und physikalische Untersuchungen mit Ultrazentrifuge, Papierchromatographie, Infrarot- und UV-Absorption läßt sich die nephritogene Substanz nicht gegenüber einer gleichartigen, biologisch aber inaktiven Substanz von beta-hämolytischen Streptokokken der Gruppe A Typ 17 abtrennen.

Im Tierversuch gelang es REED und MATHESON (1960) mittels einer Polypeptidfraktion, die sie von Typ 12 isolierten, durch intravenöse Gabe beim Rhesusaffen entsprechende diffuse Glomerulonephritiden zu erzeugen. Die eigentliche nephritogene oder nephrotoxische Wirkung der Streptokokken Gruppe A Typ 12 hängt nach den Untersuchungen von MARKOWITZ, ARMSTRONG und KUSHNER (1960) nicht zuletzt auch von der Virulenz der Erreger ab. Sie zeigten, daß erst nach Virulenzsteigerung der Streptokokken durch Mäusepassage bei

Mäusen eine glomeruläre Alteration auftrat, wenn den Tieren beta-hämolytische Streptokokken in einer Diffusionskammer für einen bestimmten Zeitraum intraperitoneal implantiert wurden. Sie erreichte jedoch niemals das Ausmaß, wie es beim Menschen gefunden wird.

Kantor (1961) und Miller (1961) zeigten, daß sich M-Protein in den Glomeruli lokalisiert und dort die Bildung von Fibrinthromben und entzündlichen Reaktionen auslösen kann. Nach Todd und Lancefield (1928) ist dieses M-Protein für die Virulenz der Streptokokken ausschlaggebend, es verhindert die Phagocytose. Kantor und Cole (1959) fanden ferner, daß diese Substanz auch in vitro Fibrinogen ausfällen kann.

Interessant sind die Untersuchungen von Kaplan (1963) sowie Markowitz und Lange jr. (1964). Mit der Doppeldiffusionsagaranalyse, der passiven cutanen Anaphylaxie und der passiven Hämagglutination fanden sie immunologische Beziehungen zwischen Streptokokken und menschlicher glomerulärer Basalmembran. Wenn auch Kreuzreaktionen vorlagen, so wies doch der unterschiedlich hohe Antikörpertiter bei Verwendung homologer Systeme auf unterschiedliche antigene Strukturen hin. Nach diesen Untersuchungen handelt es sich sowohl bei dem Streptokokken- als auch bei dem Basalmembran-Antigen um Glykoproteine, die sich untereinander durch verschiedenen Kohlenhydratgehalt unterscheiden. Im Basalmembranextrakt fanden sich: Galaktosamin, Glucosamin, Galaktose und Glucose sowie eine Spur Fructose und Mannose, im Streptokokkenextrakt dagegen: Rhamnose, wenig Ribose, Glucose, Galaktose, Glucosamin und Galaktosamin. Es bestand nach Trennung beider Fraktionen durch Sephadex G 75 ein unterschiedliches Molekulargewicht: Basalmembranantigen: ca. 20000, Streptokokkenantigen ca. 8500. Weitere Unterschiede bestanden in der Auftrennung der beiden Fraktionen durch die Ultrazentrifuge sowie im physikalischen Verhalten, besonders im Hinblick auf die unterschiedliche Löslichkeit und Ausfällbarkeit. Ähnliche antigene Beziehungen hatte früher schon Kaplan (1963) zwischen Streptokokken und Herzmuskel nachweisen können. Interessant sind auch fluorescenzoptische Untersuchungen, die von Markowitz und Lange jr. (1964) durchgeführt wurden. Isolierte gepoolte menschliche Glomeruli zeigten, wenn sie mit einem gegen menschliche Glomeruli gerichteten Kaninchenantiserum inkubiert wurden, das zuvor mit Fluoresceinisothiocyanat markiert worden war, nicht einheitlich spezifische Fluorescenz. Nur an einzelnen Glomeruli fand sich das Kaninchenserum angelagert. Die Glomeruli von Patienten, die an einer chronischen Glomerulonephritis erkrankt waren, leuchteten dagegen alle spezifisch.

Zusammenfassend ergab sich, daß als spezifisches Antigen bei der akuten diffusen Glomerulonephritis des Menschen nur bestimmte Typen von beta-hämolytischen Streptokokken der Gruppe A angesehen werden können, nämlich Typ 1, 4, 12 und 49.

3. Die allergische Reaktion und ihr Nachweis

a) Der Nachweis der Antikörperbildung gegen Streptokokken

Als erste konnten Friedemann und Deicher (1928) bei Kranken mit postscarlatinöser Nephritis in der dritten Krankheitswoche einen bedeutend höheren Antikörpertiter gegen Streptokokken finden als bei Scharlachrekonvaleszenten ohne Nierenkomplikationen. Da nun bei Scharlachkranken mit septischen Zuständen keine erhöhte Antikörperbildung nachweisbar war, kamen sie zu der Überzeugung, daß die ausgeprägte Antikörperproduktion die maßgebliche Ursache für die Entstehung der renalen „Nachkrankheit“ ist.

Mit diesen Antikörpernachweisen leiteten Friedemann und Deicher (1928) eine Forschungsrichtung auch für die anderen Nephritiden nach Angina ein, die bis heute noch nicht zum Stillstand gekommen ist, die die verschiedensten Nachweismethoden wie Hautreaktionen nach Art des Schick-Tests (1907) und verfeinerte Agglutinationstechniken einschloß (HANSEN-PRUSS, LONCOPE und O'BRIEN, 1929; THULIN und BERGLUND, 1947) und besonders in Form des Nachweises von Antikörpern gegen die von Streptokokken gebildeten Fermente, wie Antistreptolysin-„0" (TODD, 1932), Antistreptokinase (TILLET und GARNER, 1933) und Antihyaluronidase (FRIOU und WENNER, 1947) eine außergewöhnliche Verbreitung erlangt hat. Hatte man früher nur den Befund hoher Antistreptolysintiter bei akuter Glomerulonephritis als Indicator für die Streptokokkengenese des vorhergegangenen Infektes, gewissermaßen nur als Stütze des bakteriologischen Resultats, benutzt (SEEGAL und LITTLE, 1933), verstärkte sich später der Eindruck, daß Unterschiede in der Titerhöhe zwischen den durch Nephritis komplizierten Tonsillitiden und den ohne Folgekrankheit abheilenden Streptokokkeninfekten vorhanden sind, ja sogar eine deutliche Relation zwischen Höhe des Antikörpertiters und der Schwere der Nierenerkrankung beim Einzelfall bestehen kann (LONGCOPE, 1936; LYTTLE, SEEGAL, LOEB und JOST, 1938; KALBAK, 1942).

Diese von SCHEIFFARTH et al. (1951/53), CHRIST (1953) und CHRIST und HAUSS (1952) bestätigten Befunde zeigten eine Antikörperbildung als Reaktion des Organismus gegen die antigen wirkenden Keime und ihre Stoffwechselprodukte, bemerkenswerterweise ganz in Übereinstimmung mit der Streptokokkenätiologie, auch bei der Nephritis ohne typische Vorkrankheit.

Diese Antikörpernachweise können jedoch nicht als spezifisch für die akute diffuse Glomerulonephritis angesehen werden, da mit ihnen nicht die einzelnen Erregertypen, sondern ganze Gruppen erfaßt werden (WINBLAD, 1941; KALBAK, 1942; SCHMIDT, 1951). Der positive Befund mit diesen Nachweismethoden unterscheidet sich bei der akuten Glomerulonephritis nicht von dem bei Rheumatismus oder manchen Fällen von Panarteriitis nodosa nach Anginen geführten. Hierzu ist eine Nachweisreaktion der spezifisch nephritogenen beta-hämolytischen Streptokokken der Gruppe A Typ 1, 4, 12 und 49 erforderlich.

Nach LANCEFIELD unterscheidet man zwischen den nicht typenspezifischen *extracellulären* Antigenen, gegen die Antikörper gebildet werden (Antistreptolysin-0-, Antistreptokinase und Antihyaluronidase), und den *intracellulären* typenspezifischen Antigenen: dem M- und T-Protein. Interessant ist der Befund, daß typenspezifische M-Protein-Antikörper erst später im Verlauf der akuten Glomerulonephritis auftreten, aber über Jahre hinaus nachweisbar sind.

Darüber hinaus bestehen auch Unterschiede in der Antikörperbildung gegenüber Streptokokken, die, vom Antigen unabhängig, ihre Ursache in der unterschiedlichen Reaktionsweise des einzelnen Individuums haben. Bekannt sind gute und schlechte Antikörperbildner, so daß auch von dieser Seite unterschiedliches Verhalten resultieren kann. Nach den bereits genannten Untersuchungen von MARKOWITZ und LANGE jr. (1964) ist auch mit lokalen Unterschieden am Erfolgsorgan zu rechnen, reagierten doch gepoolte Glomeruli verschiedener Menschen nicht einheitlich mit dem gegen menschliche Basalmembran gerichteten Tierserum.

b) Der Nachweis der anaphylaktischen Reaktion

α) Serologische Komplementuntersuchungen. Als Verfahren zur Objektivierung eines akuten allergischen Geschehens hat sich seit den Untersuchungen von VEIL und BUCHHOLZ (1932) die Beobachtung des Komplementschwunds auch beim Menschen bei bestimmten Krankheiten bewährt. Der Komplementschwund wurde erstmalig von diesen Untersuchern auch bei der akuten Nephritis und beim akuten Rheumatismus festgestellt und für beide infektallergische Erkrankungen mit der akuten anaphylaktischen Gewebsreaktion erklärt. Ihr Befund blieb jedoch nicht unwidersprochen, da es Nachuntersuchern nicht gelang, die Senkung des Komplementspiegels bei akuter Polyarthritis zu bestätigen (GARA und GOLDBERG, 1948; FISCHEL, PAULI und LESH, 1949). Andererseits konnten auch bei schweren Lebererkrankungen niedrige Komplementspiegel nachgewiesen werden, die man mit der gestörten Eiweiß- bzw. Komplementsynthese erklärte (GOLDNER, 1929; ECKER, SEIFTER, DOZOIS und BARR, 1946; OHLHAGEN, 1945). Der erniedrigte Komplementspiegel konnte auch durch die Eigenhemmung des Patientenserums vorgetäuscht werden (THOMAS und DINGLE, 1943; DAVIS, KABAT, HARRIS und MOORE, 1944). Für die Komplementänderungen beim Nierenkranken mußte schließlich noch berücksichtigt werden, daß im Rahmen der Proteinurie Komplement ausgeschieden wird (SEIFTER und ECKER, 1936).

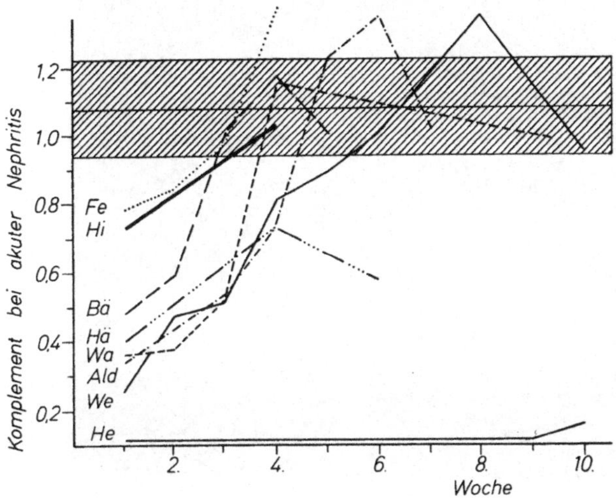

Abb. 30. Komplementsturz bei akuter Glomerulonephritis. [Aus PFEIFFER et al., Verh. dtsch. Ges. inn. Med. **60**, 277 (1954)]

Die Klärung der Komplementverhältnisse war erst durch die exakte quantitative Methode zur Erfassung des Komplementgehaltes (MAYER, OSLER, BIER und HEIDELBERGER, 1946/48) sowie fortlaufende Untersuchungen des Komplementspiegels bei einzelnen Kranken und einem großen Kollektiv möglich. KELLET (1936/52), THOMSEN et al. (1939), LANGE et al. (1951/54), PFEIFFER, SPIELMANN und BRÜCKNER (1954), PFEIFFER (1955) sowie FISCHEL und GAJDUSEK (1952) fanden konstant bei der akuten diffusen und subakuten Glomerulonephritis im Serum einen Komplementschwund für die Dauer von 3—5 Wochen. Das Komplement normalisierte sich bereits zu einem Zeitpunkt wieder, zu dem die akute Nephritis noch nicht ausgeheilt war (Abb. 30). Beim Einzelfall kommt es oftmals parallel zur Normalisierung des Komplementspiegels zum Verschwinden der pathologischen Symptome. Diese Ergebnisse konnten später von Nachuntersuchern bestätigt werden (SCHÄFER und SCHÄFER, 1963), auch finden sie ihre Bestätigung durch entsprechende Untersuchungen im Tierexperiment (vgl. Abschnitt II, S. 1054ff.). Bei der nephrotoxischen Nephritis konnte akut und mit Beginn der zweiten Phase der autologen Antikörperbildung ein Komplementsturz im Versuchstier nachgewiesen werden.

β) Fluorescenzoptische Untersuchungen. Aufschlußreich für die Pathogenese der akuten Glomerulonephritis waren die Verlaufsbeobachtungen mittels der immunhistologischen Verfahren, die durch die Einführung der Nierenbiopsie ermöglicht wurden. Es gelang, nach Abfall des Komplementspiegels im Serum auch den Ort der Komplementfixation auszumachen. LANGE, TRESER, SAGEL, TY und WASSERMANN (1966) konnten den Niederschlag von Komplement entlang der Basalmembran der Niere eindeutig bestätigen. Die fluorescenzoptische Darstellung des Komplements war während des akuten Stadiums der Glomerulonephritis besonders stark ausgeprägt (Abb. 31), sie nahm aber im Verlauf der Krankheit, wenn sie ausheilte, mehr und mehr an Intensität ab. Einheitlich ließ sich dieses Phänomen bei allen Patienten (29), die von LANGE et al. (1966) mit dieser Methode untersucht wurden, reproduzieren. Die Fluorescenz war nur entlang der Basalmembran, nicht im Bereich des Mesoangiums nachzuweisen. Entgegen den Untersuchungen von MILLER (1961), der im glomerulonephritisch veränderten

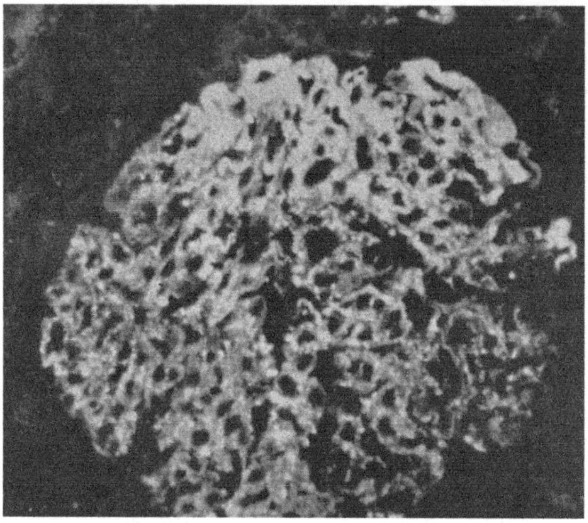

Abb. 31. Fluorescenzoptischer Nachweis von Komplement auf der Basalmembran der Niere bei akuter Glomerulonephritis des Menschen. FITC-markiertes anti-Human-Komplement-Serum. Vergr. 250fach. [Aus LANGE et al., Ann. intern. Med. **64**, 25 (1966)]

Glomerulus M-Protein fand und daraus auf den Haptencharakter dieses Streptokokkenantigens schloß, konnten LANGE et al. (1966) mit dieser empfindlichen immunhistologischen Technik keine entsprechenden Substanzen in diesem Bereich feststellen.

Weitere Untersuchungen, die sich mit der Frage der Antigen-Antikörper-Reaktion bei der akuten diffusen Glomerulonephritis des Menschen befaßten, suchten den dritten Reaktionspartner, den Antikörper gegen das spezifische Antigen, darzustellen. Ebenfalls mit Hilfe der Immunfluorescenz konnten MELLORS und ORTEGA (1956), FREEDMAN, PETERS und KARK (1960), BURKHOLDER (1961), FRIEDMAN und MARKOWITZ (1962), SCHÄFER und SCHÄFER (1963), MICHAEL, DRUMMOND, VERNIER und GOOD (1964) und LANGE et al. (1966) die Ablagerung von autologem Gammaglobulin im Bereich der Basalmembran nachweisen. LANGE et al. (1966) fanden bei der akuten Glomerulonephritis einheitlich entlang der gesamten Basalmembran Antikörper mit einem gegen 7S-Gammaglobulin des Menschen gerichteten Antikörper von Kaninchen.

4. Zusammenfassung der Pathogenese der akuten diffusen Glomerulonephritis des Menschen

Alle Indizien deuten auf eine Antigen-Antikörper-Reaktion hin, die die menschliche Glomerulonephritis nach einer Streptokokkeninfektion verursacht.

Die an einer solchen allergischen Reaktion beteiligten Faktoren konnten indirekt nachgewiesen werden. Es fand sich in den beta-hämolytischen Streptokokken der Gruppe A Typ 1, 4, 12 und 49 ein spezifischer Erreger, der extracelluläre und intracelluläre Antigene liefert, wobei für die pathogenetische Wirkung wohl nur die intracellulären T- und M-Antigene von Bedeutung sein dürften, weiterhin autologes 7-S. Gammaglobulin von Antikörpercharakter und schließlich auch das für die Reaktion erforderliche Komplement.

Nach den gegenwärtigen Auffassungen von der Pathogenese ist die akute diffuse Glomerulonephritis als die Folge einer allergischen Reaktion im Bereich der Glomeruli anzusehen, wobei als Antigen ein an den Glomeruli fixierter Streptokokkenanteil fungiert (LIPPMAN, 1950; MILLER, 1961).

B. Die Immunologie der chronischen Glomerulonephritis des Menschen

1. Unspezifische Hinweise auf ein immunologisches Geschehen

Während die immunologischen Verhältnisse der akuten diffusen Glomerulonephritis des Menschen im wesentlichen als geklärt angesehen werden können, stehen sich bei der chronischen Glomerulonephritis verschiedene Anschauungen gegenüber. Zahlreiche Ergebnisse tierexperimenteller Untersuchungen wurden auf die Pathogenese der menschlichen Glomerulonephritis übertragen. Man schließt aus ihnen auf ein immunologisches Geschehen als Ursache der chronischen Entzündung. Da jedoch das spezifische Antigen noch nicht bekannt ist, ergeben sich unterschiedliche Möglichkeiten für die Interpretation der Befunde.

a) Die Immunhistologie der chronischen Glomerulonephritis

Mit Hilfe der Immunfluoreszenz gelang es einer Reihe von Untersuchern (MELLORS und ORTEGA, 1956; FREEDMAN, PETERS und KARK, 1960; FREEDMAN und MARKOWITZ, 1962; SCHÄFER und SCHÄFER, 1963; KOFFLER und PARONETTO,

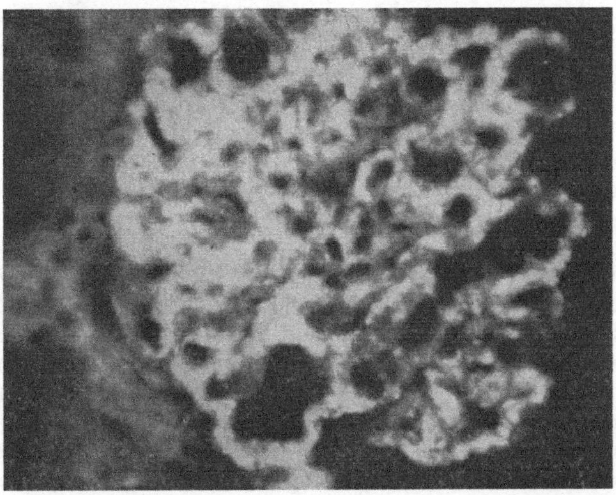

Abb. 32. Fluorescenzoptischer Nachweis von Komplement bei chronischer Glomerulonephritis des Menschen. FITC-markiertes anti-Human-Komplement-Serum. Vergr. 250fach. [Aus LANGE et al., Ann. intern. Med. **64**, 25 (1966)]

1965 und LANGE et al., 1966) auch bei der chronischen Glomerulonephritis im Bereich der glomerulären Basalmembran und des Mesoangiums die Fixation von autologem Gammaglobulin nachzuweisen. Im Unterschied zur akuten und subakuten Glomerulonephritis war die Ablagerung hier jedoch mehr herdförmig verteilt

KOFFLER und PARONETTO (1965) und LANGE et al. (1966), sowie TRESER, SAGEL und LANGE (1964) wiesen bereits darauf hin, daß es sich mit großer Wahrscheinlichkeit nicht um einen Nachweis von Gammaglobulin im Rahmen der Proteinurie handelt, sondern daß diese im Bereich der Basalmembran und des Mesoangiums nachweisbaren Gammaglobuline als Teile von Antigen-Antikörper-Reaktionen anzusehen sind. So konnte beispielsweise bei einem Patienten mit multiplem Myelom, der eine massive Ausscheidung von Albumin und Gammaglobulin im Harn aufwies, keine fluorescenzoptische Darstellung dieses Eiweißkörpers im Bereich der Basalmembran oder des Mesoangiums erreicht werden.

Die Ansicht, daß es sich bei dem niedergeschlagenen Gammaglobulin um Eiweiße von Antikörpercharakter handelt, wurde durch den Nachweis von Komplement in gleicher Lokalisation von den genannten Untersuchergruppen weiter gestützt (Abb. 32). Auch konnte bei dem oben geschilderten Fall von multiplem Myelom kein Komplement nachgewiesen werden. Die Untersucher schließen aus dem stets gemeinsamen Nachweis von Gammaglobulin und Komplement an den Glomeruli von Nierenbiopsien, daß es sich dabei um den indirekten Beweis für immunologisch aktive Substanzen handelt.

b) Das Verhalten des Serumkomplements

Während sich die fluoreszenzoptischen Komplementbefunde — wenn auch quantitativ etwas geringer — bei der chronischen Glomerulonephritis ähnlich wie bei der akuten und subakuten Verlaufsform der menschlichen Glomerulonephritis verhielten, unterschied sich dieses Krankheitsbild doch wesentlich von den vorgenannten hinsichtlich des Komplementspiegels im Serum. LANGE et al., 1951/60; PFEIFFER, SPIELMANN und BRÜCKNER (1954), SCHÄFER und SCHÄFER (1963) und WEST et al. (1965) wiesen in ihren an zahlreichen Patienten unternommenen Untersuchungen einheitlich normale bis hochnormale Komplementspiegel im Serum von Patienten mit chronischer Glomerulonephritis nach. Lediglich WEST et al. (1965) beobachteten auch einzelne Fälle mit erniedrigtem Serumkomplement. Stets trat jedoch auch bei ihnen ein Komplementsturz auf, wenn sich eine akute Exacerbation der chronischen Entzündung entwickelte. SCHÄFER (1964) sah den konstant bei akuter und subakuter Glumerulonephritis zu beobachtenden Komplementsturz als Folge eines überstürtzten Verbrauchs an, der nicht sogleich wieder ausgeglichen werden kann. Bei der chronischen Glomerulonephritis würde daher die Annahme eines geringeren Komplementverbrauchs, wie er auch fluorescenzoptisch nachweisbar ist, die normalen bzw. hochnormalen Komplementspiegel erklären.

2. Spezifische Hinweise auf ein immunologisches Geschehen

Während die vorhergehenden Untersuchungen, wie fluorescenzoptischer Nachweis von Gammaglobulin und Komplement und das Verhalten des Serumkomplements, nur als indirekte Hinweise für ein immunologisches Geschehen angesehen werden — SCHÄFER (1964) bezeichnet diese Untersuchungen als Indizienbeweise für die allergische Reaktion — kann der spezifische Nachweis des gesuchten Antikörpers als direkter Hinweis gewertet werden. Entsprechend den Ergebnissen im Tierversuch mußten sich dazu zwei Möglichkeiten ergeben: einen Antikörper gegen exogenes Streptokokkenantigen und einen gegen menschliches Nierengewebe nachzuweisen.

a) Der Nachweis von Antikörpern gegen Streptokokken

Die serologischen Untersuchungen zum Nachweis extracellulärer Streptokokkenantigene wie Streptolysin-O, Hyaluronidase und Streptokinase verlaufen bei der chronischen Glomerulonephritis praktisch negativ. Während CHRIST (1953) beispielsweise unter 33 akuten Glomerulonephritiden 28mal einen stark erhöhten Titer für Streptokokkenantikörper im Serum fand, war dies bei 34 chronischen Glomerulonephritiden nur zweimal der Fall. Lediglich gegen das intracelluläre M-Protein ist noch Jahre nach einer akuten Glomerulonephritis auch bei der chronischen Nierenentzündung serologisch eine Antikörperbildung nachweisbar, von der RAMMELKAMP (1963) annimmt, daß sie normalerweise sogar nach Ausheilung einer akuten Glomerulonephritis einen gewissen Schutz vor Wiedererkrankung biete. KAPLAN (1958), SEEGAL et al. (1959) und MILLER (1961) fanden dieses M-Protein in den Glomeruli bei akuter Glomerulonephritis mit der Fluorescenztechnik, doch gelang es LANGE et al. (1966) nicht, diesen Befund zu bestätigen. Dennoch ist die Persistenz solcher heterologer Keimantigene an der Basalmembran nicht mit Sicherheit auszuschließen. Sie könnten für eine andauernde Stimulierung der Antikörperbildung verantwortlich sein und die Progression der Glomerulonephritis verursachen. Dies würde mit der Annahme von EARLE und JENNINGS (1959) übereinstimmen, die einen direkten Zusammenhang zwischen der Schwere des primären Insults und der folgenden chronischen Erkrankung annehmen.

b) Der Nachweis von Autoantikörpern gegen menschliches Nierengewebe

Zahlreiche Tierversuche ließen für die Progredienz der Nierenentzündung an den möglichen Effekt eines gegen das eigene Nierengewebe gerichteten Autoantikörpers denken (vgl. Abschnitt II. Probleme der Chronizität S. 1086ff). Es

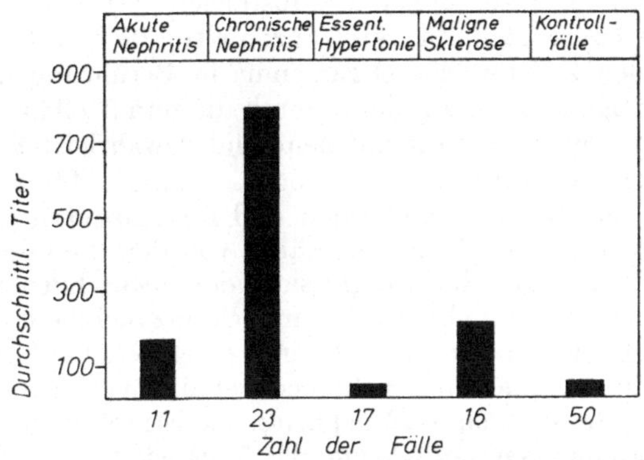

Abb. 33. Nachweis von Autoantikörpern gegen Nierengewebe bei verschiedenen Nierenerkrankungen des Menschen mit Hilfe der Collodium-Partikel-Reaktion. [Aus PFEIFFER u. BRUCH, Verh. dtsch. Ges. inn. Med. **56**, 189 (1950)]

lag nahe, auch im Serum des nephritiskranken Menschen nach Autoantikörpern zu suchen. Als ersten gelang es LANGE et al. (1949) sowie PFEIFFER und BRUCH (1950/52) mittels der Collodium-Partikel-Reaktion (Abb. 33), VORLAENDER (1952) mittels der Komplementbindungsreaktion, solche Autoantikörperbildung nachzuweisen. Positive Ergebnisse wurden später mit Hilfe der Hämagglutinationstechnik von LIU und MC CRORY (1958), durch Komplementfixation von GAJDUSEK (1958), BROD et al. (1958), WAGNER et al. (1959), CHODUMEL und JEZKOVA (1961) und mittels der Latexpartikel-Reaktion von KRAMER et al. (1961) mitgeteilt. Im Gegensatz zu diesen Untersuchungen konnten SPIELMANN, PFEIFFER und BRUCH (1954) mit der Komplementbindungsreaktion keine Autoantikörper nachweisen. Desgleichen teilten KAY, LUCCHESI und RUTHERFORD (1941) mit, daß es ihnen im Serum von Patienten mit einer Nephritis nach Scharlach nicht gelang, durch

Komplementfixation einen solchen Autoantikörper zu finden. In diesem Zusammenhang sind auch die negativen Versuche von CRUICKSHANK (1959) anzuführen. Auffallend bei den positiven Autoantikörpernachweisen ist die Tatsache, daß sie sich meist in Fällen chronischer Nierenentzündung feststellen ließen, bzw. daß die Titer bei chronischer Entzündung höher lagen. Dies entspricht auch dem Ergebnis der Untersuchungen von HOFF und WENDLBERGER (1943), die im Serum von chronischen Nephritiskranken einen eigenartigen, gegen Ovalbumin gerichteten Antikörper demonstrierten. Die Möglichkeit der parallergischen Reaktion eines Autoantikörpers findet eine Stütze auch in den Beobachtungen von MÖLLER (1955), der Anaphylaxien nach Injektion des großmolekularen Dextrans bei Patienten mit chronischer Nierenentzündung beschrieb. Als weiterer Hinweis für die pathogene Wirkung von Autoantikörpern könnte die Beobachtung dienen, daß Kranke mit nicht mehr frischer und chronischer Glomerulonephritis bei Zufuhr von menschlichem Niereneiweiß (Renin) anaphylaktische Reaktionen zeigen können (MÖLLER, 1949/52). Aufschlußreich ist schließlich noch ein einzelner Fall von Nierenallergie, den LÜBBERS und SUDEK (1960) beobachteten. Bei einem Allergiker mit einer Nephritis fanden sie im Hauttest nicht nur eine Reaktion gegen Schweine- und Rinder-, sondern auch gegenüber menschlichem Nierengewebe. Dies ist umso bemerkenswerter, als der Patient — von der Nahrung abgesehen — keine Sensibilisierung im üblichen Sinn durchmachte. Außer einer leichten Hämaturie bot er keine weiteren klinischen Symptome.

α) Die Entstehung des Autoantikörpers. Streng genommen, soll nach VORLAENDER (1952) nur in solchen Fällen von „Autoantikörpern“ gesprochen werden, wenn sie gegen unveränderte körpereigene Substanzen gerichtet sind, wie Spermatozoen, Linse oder Thyreoglobulin, Substanzen also, die gewöhnlich nicht mit den antikörperbildenden Zentren des Organismus in Berührung kommen. Dies trifft für die Nierenantigene nicht zu, denn durch die unmittelbare Einschaltung in die Blutbahn ist ein steter Kontakt mit dem Blut gewährleistet. Die Abwandlung der körpereigenen Substanz wird als Voraussetzung dafür angesehen, daß sie vom Organismus als „fremd“ empfunden und ihr Auftreten immunologisch beantwortet wird. PFEIFFER (1963) spricht daher von dem „sekundär nephritisauslösenden Faktor“, der für die Progression der menschlichen Glomerulonephritis verantwortlich sein soll. Es wäre demnach anzunehmen, daß das Autoantigen sekundär als Folge der Einwirkung eines exogenen Faktors entsteht. In diesem Zusammenhang sind die Untersuchungsergebnisse von BERNHEIMER et al. (1957) erwähnenswert, die belegen, daß nephritogene Streptokokken Diphosphopyridinnucleotidase produzieren, ein Enzym, das fähig ist, intakte Zellen zur Auflösung zu bringen. WILSON (1954) hatte einen entsprechenden Befund. KELLNER et al. (1958) konnten einen Antikörper gegen dieses Enzym nachweisen und so den Beweis dafür erbringen, daß das Antigen auch in das Immunsystem gelangt. Es liegt nahe anzunehmen, daß durch einen derartigen Mechanismus bei der akuten Glomerulonephritis bzw. während des Infekts mit nephritogenen Streptokokken besonders reichlich Zellabbausubstanzen in die Zirkulation gelangen oder sogar autologes Eiweiß verändert wird und antigenen Charakter annehmen kann. Man darf jedoch nicht vergessen, daß bei jeder Entzündung im Organismus Zellabbau stattfindet, ohne daß stets „Autoantikörper“ entstehen.

β) Die klinische Bedeutung der Autoantikörper. Die Bedeutung serologisch nachweisbarer Autoantikörper bei der chronischen Nierenerkrankung muß noch so lange als unklar angesehen werden, bis das spezifische Antigen klar definiert ist. Über ihre pathogenetische Bedeutung bestehen unterschiedliche Auffassungen. Während ihnen einerseits eine richtungweisende Beeinflussung des schon angelaufenen Krankheitsgeschehens zugesprochen wird, wird andererseits die Anschauung vertreten, daß die nachweisbaren Serum-Autoantikörper nur immunologisches Begleitphänomen eines entzündlichen Geschehens nach Art des Wassermann-Antikörpers gegen Lipoide sind. Hohe Organantikörpertiter gegen Thyreoglobin ohne entsprechendes pathologisch anatomisches Substrat weisen auf diese Möglichkeit hin. Auf der anderen Seite sind aber die Befunde von Lipman, Cameron und Campbell (1950) anzuführen, die zeigten, daß das Serum von Nephritikern embryonale Nierenzellen in ihrem Wachstum hemmen kann. Auch Kramer et al. (1961) weisen auf Korrelationen zwischen Titer des Autoantikörpers und Prognose und Verlauf der Nierenentzündung hin.

3. Aktuelle Gesichtspunkte zur Immunologie der chronischen Glomerulonephritis

Aufgrund von Indizien, wie Komplementverbrauch, Gammaglobulinfixation an den Glomeruli und Nachweis von Autoantikörpern gegen die Niere kann mit großer Sicherheit auf die pathogenetische Bedeutung immunologischer Vorgänge bei der chronischen Glomerulonephritis geschlossen werden, doch ist bei fehlender Kenntnis des spezifischen Antigens der pathogenetische Mechanismus der chronischen Nierenerkrankung nur mit Hypothesen zu erklären. Unabhängig von der Frage, ob es sich um ein exogenes Streptokokkenantigen, eine Antigengemeinsamkeit zwischen Niere und Streptokokken oder um ein Autoantigen handelt, ist die Frage ungeklärt, ob die entstehende Nierenläsion durch zirkulierende Antikörper, Antigen-Antikörper-Komplexe, oder aber durch sensibilisierte Zellen hervorgerufen wird.

a) Die Antigen-Antikörper-Komplextheorie

Entsprechend den tierexperimentellen Untersuchungen von McLean et al. (1951), McCluskey und Benacerraf (1958), Dixon et al. (1958), Dixon, Feldman und Vazquez (1961) u. a. sind zirkulierende Antigen-Antikörper-Komplexe in der Lage, Gewebsläsionen im Bereich der Niere hervorzurufen (vgl. Abschnitt II, S. 1119ff.). Die Voraussetzung für lösliche, zirkulierende Komplexe ist jedoch der Antigenüberschuß. Übertragen auf die Verhältnisse bei der akuten menschlichen Glomerulonephritis ist die Bildung löslicher Komplexe zumindest im Anfang der Erkrankung durchaus möglich, wenn als Antigen eine Substanz der nephritogenen Streptokokken angenommen wird. Während es nun Dixon et al. (1961) durch Zufuhr kleiner Mengen von Fremdproteinen im Tierexperiment gelang, eine chronische Nephritis auf der Basis von Antigen-Antikörper-Komplexen hervorzurufen, fällt es wesentlich schwerer, hierzu eine Parallele für die Vorgänge bei der chronischen Nephritis des Menschen zu sehen. Ein Streptokokkenantigen, das über längere Zeit im Überschuß zirkuliert, kommt als Ursache für eine AG-AK-Komplexbildung in Analogie zu den Experimenten von Dixon kaum in Betracht. Der fehlende Antikörpernachweis gegen Streptokokkensubstanzen bei der chronischen Nephritis spricht jedenfalls sehr dagegen. Im Hinblick auf die von Markowitz et al. (1960) sowie von Markowitz und Lange jr. (1964) erkannten Antigengemeinschaften zwischen Streptokokkenbestandteilen und der glomerulären Basalmembran des Menschen könnte man — allerdings recht spekulativ — die Niere selbst als den „Lieferanten“ von antigenem Material ansehen. Lange et al. (1966) konnten allerdings mit einem gegen Streptokokken gerichteten Serum keine Kreuzreaktion mit glomerulären Bestandteilen feststellen. Auch spricht die geringe immunologische Aktivität der Niere während einer chronischen Nephritis (z.B. Komplementbindung und nur langsamer morphologischer Umbau am Glomerulus) im allgemeinen jedenfalls gegen eine cyto-histotoxische Wirkung von ständig neu auszuscheidenden AG-AK-Komplexen. In welcher Weise die Niere möglicherweise doch als Antigen (Autoantigen) wirken könnte, geht aus den Versuchen hervor, die zu diesem Thema im Kapitel über die experimentelle Nephropathie beschrieben wurden.

b) Die Autoantikörperhypothese

Hinreichend gesicherte Befunde für die Existenz eines Autoantikörpers als Ursache der Chronizität menschlicher Glomerulonephritiden existieren bisher nicht, unbeschadet der Tatsache, daß rein serologisch Nachweise von Autoantikörpern vorliegen (s. Abschnitt 2b). Es wurden bisher lediglich Analogieschlüsse aus Tierexperimenten gezogen. Ansatzpunkte zu einer direkten Prüfung entsprechender Hypothesen liegen nur in geringem Umfange beispielsweise in Versuchen an Affen (s. Abschnitt 4b) vor.

c) Nicht immunologisch gestützte Hypothesen zur Erklärung der Progredienz

Von dieser früher recht umfangreichen Gruppe ist lediglich die Auffassung VOLHARDs (1931) zu erwähnen, welche die Ursache des Fortschreitens der Nierenentzündung in dem circulus vitiosus von Nephritis — Hochdruck — hochdruckbedingte Nierenschädigung — sah. Auch SARRE (1959) hält die funktionelle Belastung der erkrankten Niere für wesentlich im Hinblick auf den Übergang von der akuten in die chronische Form. In der Tat sollte man wohl trotz der verschiedenen immunologischen Erklärungsversuche derartige Faktoren nicht gänzlich unbeachtet lassen, wenngleich sie u. E. nicht ausschlaggebend sind.

4. Die Übertragung der menschlichen Glomerulonephritis

a) Erfahrungen bei der Transplantation von Zwillingsnieren auf Kranke mit chronischer Glomerulonephritis

Nicht nur im Tierexperiment wurde eine Übertragung der chronischen Glomerulonephritis auf einen gesunden Partner (SANDRITTER et al., 1960) beobachtet. Es kam auch beim Menschen zum Übergang der Nierenentzündung auf eine gesunde Niere, und zwar bei Nierentransplantaten. Dabei konnte eine Schädigung im Sinne der Homotransplantationsreaktion von vornherein durch die Übertragung zwischen genetisch identischen, eineiigen Zwillingen ausgeschlossen werden (PFEIFFER und MERRILL, 1962). Von insgesamt 24 Transplantationen, die zwischen eineiigen Zwillingen vorgenommen wurden, wurde der Übergang der ursprünglichen Krankheit, also der chronischen Glomerulonephritis, auf das gesunde Transplantat bei zehn Patienten beobachtet (MERRILL, 1966). Besonders eindrucksvoll wurde dies am Beispiel eines 14jährigen Mädchens mit subakuter Glomerulonephritis geschildert (Abb. 34 und 35). Es war der erste Fall dieser Art, bei dem der Übergang der Nierenentzündung auf das Transplantat mit Bewußtsein erlebt wurde. Am 1. September 1957 wurde dieser Patientin die gesunde Niere der Zwillingsschwester zusätzlich unter vorläufiger Belassung der beiden kranken Nieren transplantiert. Nach sofortiger Normalisierung von Diurese und Blutharnund Stickstoff wurden nach 7 und 10 Wochen die beiden kranken Nieren entfernt. Ein Rezidiv ließ sich nicht verhindern und das junge Mädchen starb knapp 4 Monate nach der Transplantation an Urämie. Histologisch lag in den körpereigenen kranken Nieren 8 bzw. 6 Wochen vor dem Tode eine zu diesem Zeitpunkt bereits chronisch gewordene Glomerulonephritis vor. In dem Nierentransplantat fand sich bei der Biopsie 4 Tage vor dem Tode dagegen eine subakute bis subchronische Glomerulonephritis (vgl. Abb. 35).

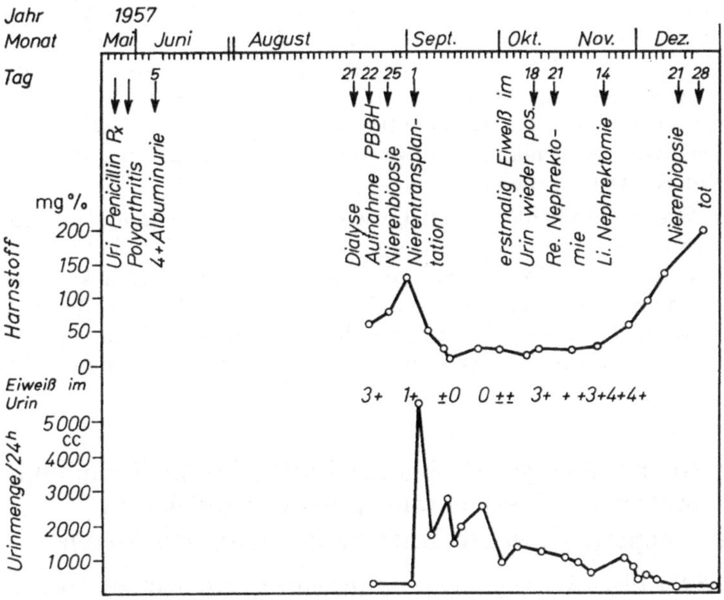

Abb. 34. Schematische Darstellung des Krankheitsverlaufes bei einer Patientin mit chronischer Glomerulonephritis vor und nach Nierentransplantation. [MURRAY et al., Ann. Surg. **148**, 343 (1958)]

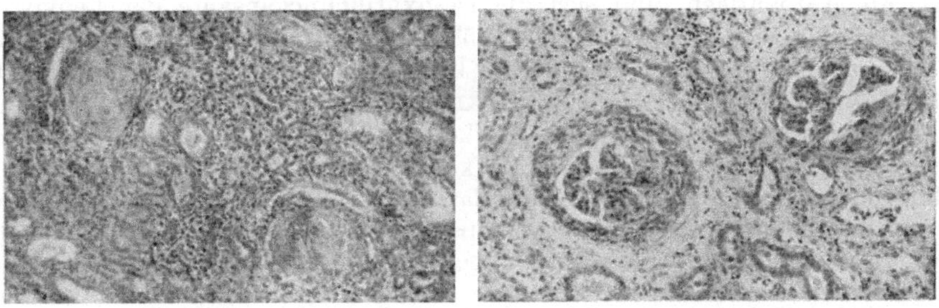

a b

Abb. 35a u. b. Übertragung einer Glomerulonephritis auf das gesunde isologe Nierentransplantat (Fall Dolores H., 14 Jahre). a Primär erkrankte Niere. Bereits weitgehend hyalinisierte Glomeruli. Dichte lymphocytäre Infiltration des Interstitiums. Einzelne atrophische Harnkanälchen, darunter Schaltstücke mit Eiweißzylindern. Diagnose: Chronische Glomerulonephritis, Übergang in Schrumpfniere. b Transplantierte Niere: Beginnende Schrumpfung der Glomeruli mit verwachsenen Schlingen. Zell- und Faservermehrung des parietalen Bowmanschen Kapselblattes (Halbmondbildung). Einzelne lymphocytäre Infiltrate im Interstitium. Diagnose: Subakute bis subchronische Glomerulonephritis. [Aus PFEIFFER u. MERRILL, Dtsch. med. Wschr. **87**, 934 (1962)]

b) Die Übertragung weißer Blutzellen chronisch nephritischer Menschen auf Affen

Versuche zur Übertragung der chronischen Glomerulonephritis des Menschen auf Rhesusaffen ergaben bisher kein endgültig verwertbares Resultat (WAHLIG, FEDERLIN und PFEIFFER, 1966). Aus einem Liter Blut von Patienten mit chronischer Glomerulonephritis wurden 1—2 Mrd. weißer Blutzellen isoliert. Es zeigte sich, daß diese Leukocyten von indischen Rhesusaffen im Gegensatz zu anderen Affenarten ohne Vorbehandlung toleriert wurden. Im Vergleich zum Körpergewicht entsprach die übertragene Menge von weißen menschlichen Blutzellen etwa der Hälfte der Zellzahl, die bei den Übertragungsversuchen an Ratten im gesunden Empfänger eine Glomerulonephritis auslösen konnte. Die schweren glomerulonephritischen Veränderungen, die bei praktisch allen Empfängeraffen 3—4 Wochen nach Abschluß der Injektionsbehandlung zu beobachten waren, konnten jedoch nicht als Hinweis für eine gelungene Übertragung der menschlichen Glomerulonephritis angesehen werden. Sie waren auch an den Nieren derjenigen Affen nachweisbar, die Leukocyten von gesunden Menschen erhalten hatten. Darüber hinaus fand man sie teilweise sogar an den Nieren von Affen, die als unbehandelte Kontrollen dienten.

Mit großer Wahrscheinlichkeit sind diese Nierenveränderungen auf simienspezifische Virusinfekte zurückzuführen, von denen bekannt ist, daß sie Schädigungen an Niere, Leber und zentralem Nervensystem hervorrufen können. Die Versuche zeigten immerhin, daß derartige Experimente am Rhesusaffen möglich sind und Unverträglichkeitsreaktionen auch bei wiederholten Leukocyteninjektionen nicht beobachtet wurden. Serologische Untersuchungen wurden nicht vorgenommen.

C. Der Glomerulonephritis analoge immunhistologische und serologische Beobachtungen bei generalisierten immunopathologischen Erkrankungen an den Nieren

Bei nahezu 80% aller Fälle von Lupus erythematodes disseminatus (L.E.D.) besteht nach BOCK (1954) eine Beteiligung der Nieren. Das entscheidende Kriterium des L.E.D. ist das sog. L.E.-Zellphänomen, dem eine Autoantikörperbildung gegenüber leukocytären Kernelementen zugrunde liegt (vgl. MIESCHER und VORLAENDER, 1961). Als Autoantigen fand sich die Desoxyribonucleinsäure der Leukocyten (HOLMAN und KUNKEL, 1957; FRIOU, 1958). Der spezifische Antikörper gehört zu den Gammaglobulinen, die regelmäßig beim L.E.D. erhöht gefunden werden. Nach HOLMAN und KUNKEL (1957), WILKINS, DRESCHLER und LARSON (1958) u.a. handelt es sich dabei um einen 7 S-Antikörper. Durch die Reaktion dieses Antikörpers mit dem Kernantigen der Leukocyten kommt es zum Absterben des Leukocyten, zu seiner Phagocytose und damit zur L.E.-Zellen-Bildung. Die Untersuchungen von VORLAENDER und NÜSSGENS (1957) sowie HELLER, JAKULIS und ZIMMERMANN (1953) ergaben neben den gegen DNS gerichteten Antikörpern auch solche, die mit Kernsubstanzen von Gewebszellen reagierten. Der Nachweis eines speziell gegen die Basalmembran gerichteten Autoantikörpers schlug fehl. So gelang es nicht, eine spezifische Affinität der aus Nieren von Kranken mit L.E.D. eluierten Gammaglobuline, die nach fluorescenzoptischen Untersuchungen Antikörpercharakter hatten (PARONETTO und KOFFLER, 1965; LANGE et al., 1966), zur Basalmembran der Niere nachzuweisen (FREEDMAN und MARKOWITZ, 1962). Die Reaktion dieser Gammaglobuline mit DNS wurde andererseits nachgewiesen.

Seit bekannt ist, daß in der verdickten Basalmembran beim L.E.D. auch DNS vorhanden ist, können die zum Teil schweren Nierenläsionen bei dieser Erkrankung durch die Reaktion zirkulierender Antigen-Antikörper-Komplexe erklärt werden, die entsprechend den Untersuchungen von DIXON et al. (1961) die Gewebsschädigung auslösen können. Die DNS als Autoantigen gewährleistet den für die Anwesenheit zirkulierender Antigen-Antikörper-Komplexe notwendigen Antigenüberschuß. Die Nierenläsion kommt bei diesem Krankheitsbild durch die spezifische Nierenfunktion als Ausscheidungsorgan und nicht durch spezifisch gegen die Niere selbst gerichtete Autoantikörper zustande. Als Parallelen zu den gegen DNS gerichteten Antikörpern sind die gegen Nucleoproteide der Leberzellkerne gerichteten Antikörper, die GOODMAN et al. (1959) beschrieben, und ferner die regelmäßig beim L.E.D. nachzuweisende Wassermann-Antikörper gegen

Lipoide zu nennen. Hinweisend auf die immunologische Reaktion ist auch beim L.E.D. der konstant erniedrigte Komplementspiegel (LANGE et al., 1966).

Das zweite große klinische Krankheitsbild, bei dem nach PORTWICH (1959) eine Nierenbeteiligung in 70—80% der Fälle anzunehmen ist, das andererseits in seiner Prognose wesentlich mehr von der Nierenbeteiligung bestimmt wird und bei dem klinisch ebenfalls der konstante Komplementschwund im Serum auffällt, ist die Periarteriitis nodosa. In pathogenetischer Hinsicht ergeben sich Parallelen zu der Pathogenese, die für die chronische Glomerulonephritis angenommen wird, es besteht lediglich der Unterschied, daß bei diesem Krankheitsbild nicht spezifische Autoantikörperbildung gegen die Niere, sondern ein universeller Autoantikörper gegen das Gefäßsystem angenommen wird. Als auslösende Ursache existiert auch hier eine allergische Vorkrankheit, die durch einen bakteriellen Infekt, Nahrungsmittelallergie, Pilze, Parasiten oder eine Vielzahl von Medikamenten verursacht sein kann (ROSE und SPENCER, 1957). Durch die Annahme eines sekundär entstehenden Autoantikörpers gegen ein universelles Gefäßantigen finden die Nierenveränderungen wie auch die andernorts beobachteten Gefäßveränderungen möglicherweise ihre Erklärung in der Wirkung zirkulierender Antigen-Antikörper-Komplexe.

D. Die herdförmige Glomerulitis

Herdförmige Nephritiden, d.h. entzündliche Veränderungen einzelner Schlingen an wenigen oder nahezu allen Glomerula oder auch herdförmig in der Niere lokalisierten Läsionen des gesamten Schlingenbündels werden — abgesehen von der hier nicht zu besprechenden rein eitrigen Form im Rahmen einer Pyämie — bei verschiedenen Erkrankungen beobachtet, die immunologisch bedingt sind. Die Deutung von Ätiologie und Pathogenese ist jedoch bis heute problematisch geblieben, wenngleich gegenüber der alten Einteilung von VOLHARD und FAHR (1913) in herdförmige Nephritis = intrainfektiös, diffuse Glomerulonephritis = postinfektiös eine genauere Klassifizierung möglich geworden ist. Die Bemerkung ZOLLINGERs (1966) vom Stiefkind der Nierenpathologie für die glomerulären Herdnephritiden besteht aber sicherlich zu Recht und ein Grund mag in der oft schwierigen Interpretation der Beobachtungen liegen.

Die Frage nach der Ursache dafür, warum im einen Falle diffus alle Nierenkörperchen erkranken und im anderen nur einzelne bzw. ein Schlingenteil von ihnen, war der Ausgangspunkt für zahlreiche Experimente. Mit Antinierenseren nach dem Modell von MASUGI (1933, 1934) konnten bei kleinen Dosen bzw. schwachem Antikörpertiter herdförmige Nephritiden hervorgerufen werden, während die Normaldosis zu einer diffusen Glomerulonephritis führte. Die Situation war hier jedoch den Verhältnissen bei der menschlichen Nephritis wenig analog. So wurde versucht, mit den verschiedensten Erregern sowie mit Fremdeiweißen eine Nephritis zu erzeugen. Dabei stellte sich heraus, daß das Resultat einmaliger Injektion fast stets eine Herdnephritis war, während wiederholte Injektionen teilweise zu diffusen Nephritiden führten, allerdings teilweise erst nach großen Antigenmengen bzw. außergewöhnlich langer Immunisierung [BELL und CLAWSON, (1931) injizierten bei einem Affen 4 Jahre lang Streptococcus viridans!]. Ein prinzipieller Unterschied zur akuten diffusen menschlichen Nephritis bestand jedoch in dem verzögerten Auftreten und dem Fehlen aller für diese Erkrankung so charakteristischen Symptome (plötzlicher Beginn, Ödembildung, Hypertonie). Andererseits zeigte sich, daß die Niere nicht allein erkrankte, sondern Entzündungen der Herzklappen und der Gefäßwände gleichzeitig auftraten, woraus auf eine erheblich gesteigerte hyperergische Reaktionslage des Gefäßsystems generell geschlossen werden konnte. Hier sei an die älteren Versuche von Kucynski (1919, 1925), von Domagk und Neuhaus (1927) sowie von Dietrich und Siegmund (1926) erinnert. Auch mit Kombinationseffekten wie mechanischer oder toxischer Schädigung der Nierencapillaren bei gleichzeitiger Sensibilisierung mit homologem Nierengewebe (Klinge und Knepper, 1935) gelang es nicht, eine Schädigung der Niere allein zu erreichen. Dies hoben auch Vorlaender und Lüchtrath (1956) bei ihren Versuchen zur künstlichen Lokalisation eines tuberkulösen Infektes in der Rattenniere hervor.

So läßt sich seitens der experimentellen Befunde sagen, daß eine diffuse Glomerulonephritis bei Anwendung nierenspezifischer Antigene und eine primär herdförmige, allenfalls sekundär diffuse Nierenentzündung nach Gabe nicht-nierenspezifischer Antigene hervorgerufen wurde. Hier stellte die entzündliche Reaktion am Glomerulum nur das Teilgeschehen einer generalisierten hyperergischen Reaktion des gesamten Endothels dar.

Klinische Beobachtungen ergaben nun, daß für diese experimentellen Befunde Parallelen beim Menschen bestehen. Es handelt sich um die vielfältigen Beobachtungen bei Erkrankungen, die man zwar dem rheumatischen Formenkreis mehr oder weniger zurechnet, die jedoch nicht von nephritogenen Streptokokken hervorgerufen werden. Krankengeschichten und Autopsieprotokolle von Patienten mit Panarteriitis nodosa, Lupus erythematodes und Endocarditis lenta zeigten, daß primär Herdnephritis und erst sekundär diffuse Nephritis oder aber beide noch gemeinsam nachgewiesen werden konnten (Pfeiffer, 1963b). Die diffuse Glomerulitis bei generalisierter Entzündung des arteriellen Gefäßsystems und des Endocards hob sich dabei aus dem sonst üblichen Bild der diffusen Nephritis heraus. Vor allem konnte histologisch ein direkter Übergang der herdförmigen in die subakute-subchronische diffuse Glomerulonephritis unter Überspringen des Stadiums einer echten akuten diffusen Entzündung sehr wahrscheinlich gemacht werden. Der Übergang von der Herdnephritis in die morphologisch subakute Nephritis war im übrigen von Klinge bereits 1933 für die akute diffuse Nierenentzündung bei akutem Rheumatismus und Panarteriitis beschrieben worden. Die Herdnephritis bei Panarteriitis stellt dabei ebenso wie die fokale Nierenentzündung nach Sensibilisierung mit Fremdeiweiß im Experiment den Schlüsselbefund für das Verständnis der Löhleinschen Herdnephritis bei Endokarditis dar. Hier ist die nur mechanische Vorstellung der bakteriellen Capillarembolien zugunsten der Annahme einer zumindest teilweisen hyperergischen Pathogenese seit den Untersuchungen von Albertini und Grumbach (1937) sowie von Brass (1949) allgemein aufgegeben worden. Die Läsion wird von Zollinger (1966) als Thrombocapillaritis bezeichnet (s. auch Pachter, 1955). Auch bei der Endocarditis lenta ist die Entwicklung der diffusen Glomerulonephritis aus der herdförmigen heraus zu verfolgen. Das Gros der entzündlichen Nierenveränderungen wurde von den Herdnephritiden bestimmt (mit und ohne thrombotischem Einschlag). Wie bei den Panarteriitiden geht dann der Weg weiter über die Mischform von herdförmiger und diffuser zur schließlich allein noch diffusen Nephritis, ohne daß es zu einer „stürmischen" Verlaufsart derselben gekommen wäre. Es besteht somit eine eindeutige innere Beziehung zwischen der einfachen hämorrhagischen über die thrombotische Herdnephritis Löhleins zur atypischen diffusen Glomerulonephritis der verschiedenen genannten generalisierten Gefäßleiden. Trotz der Unspezifität der dabei in Frage kommenden Antigene führt die hyperergische Reaktion am Endothel nach und nach von der herdförmigen zur sekundär diffusen Nierenentzündung. Von der frischen hyperergischen Reaktion der akuten diffusen Glomerulonephritis bei nierenspezifischer Streptokokkenätiologie unterscheidet sie sich freilich in charakteristischer (oben beschriebener) Weise. Beide Formen sind im folgenden Kreisschema dargestellt, wobei die Überschneidung der beiden Kreise einerseits für die Möglichkeit steht, daß eine Herdnephritis nach unzureichender Besetzung mit nierenspezifischen Antigenen, z. B. nephritogenen Streptokokken, auftritt und andererseits für den Sonderfall der rheumatischen Purpura, die mitunter auch zu einer primär diffusen Glomerulonephritis führen kann, ohne daß bisher nierenspezifische Streptokokken als ätiologisches Agens gesichert werden konnten (Abb. 36).

Ob die intrainfektiöse Herdnephritis, welche in den ersten Tagen bei den verschiedensten Infekten (Staphylokokken, Streptokokken, Enterokokken, Salmonellen, Viren) auftritt, als ein toxisches Geschehen an den Glomerulusschlingen aufzufassen ist oder ob Antigen-Antikörper-Mechanismen bereits eine Rolle spielen, ist ungewiß. Die für eine immunologische Reaktion meist typische Latenz

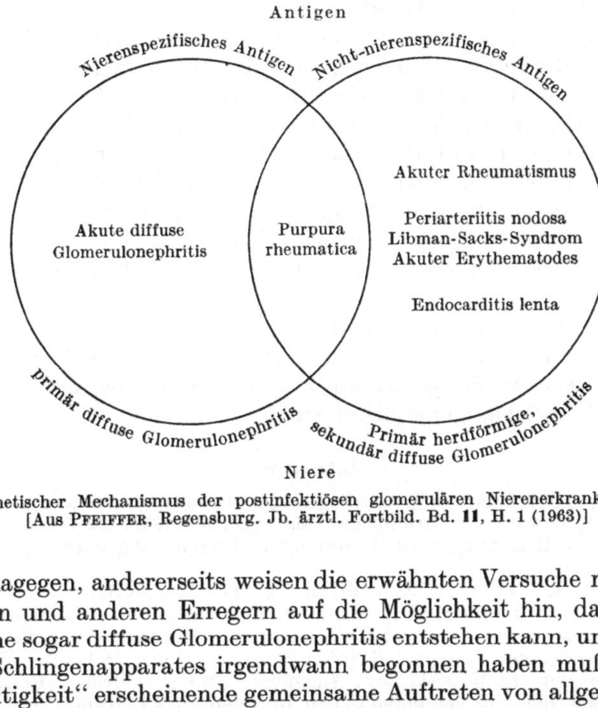

Abb. 36. Pathogenetischer Mechanismus der postinfektiösen glomerulären Nierenerkrankung des Menschen. [Aus PFEIFFER, Regensburg. Jb. ärztl. Fortbild. Bd. 11, H. 1 (1963)]

spricht hier dagegen, andererseits weisen die erwähnten Versuche mit Injektionen von Bakterien und anderen Erregern auf die Möglichkeit hin, daß auch daraus schließlich eine sogar diffuse Glomerulonephritis entstehen kann, und die Sensibilisierung des Schlingenapparates irgendwann begonnen haben muß. Das klinisch als „Gleichzeitigkeit" erscheinende gemeinsame Auftreten von allgemeinen Infektsymptomen und Harnbefund muß nicht unbedingt bedeuten, daß die Erreger ebenfalls erst kurzfristig vorhanden sind. Eine Sensibilisierung könnte im symptomfreien Intervall stattgefunden haben. Dennoch sollte zunächst diese Form der Herdnephritis von der bei Endokarditis etc. abgegrenzt werden.

Der Kreis von Erkrankungen, bei denen ein nierenspezifisches Antigen nicht vorliegt und die dennoch zu Herdnephritiden oder aber sekundär zu diffuser Glomerulonephritis führen können, umfaßt neben den schon genannten bekannten Leiden wie Endocarditis lenta, Erythematodes und Panarteriitis auch Allergien gegen verschiedene Antigene (Fremdeiweiße, Medikamente). Hier sind es wohl zellfixierte Antikörper im Gewebe (u. a. im Glomerulus), die bei weiterer Zufuhr des Antigens die lokalen Reaktionen verursachen. Die Antigennatur kann recht verschiedenartig sein, wie aus einer Beobachtung von HEINTZ (1964) mit Trockenzellen hervorgeht. Weitere Erkrankungen, die mit glomerulären Herdnephritiden einhergehen und eine rein proliferative Form zeigen, die nach ZOLLINGER (1966) von solchen mit Kapselepithelproliferation über kollabierten ischämischen oder nekrotischen Schlingen, wie z. B. bei der Panarteriitis nodosa abgegrenzt werden sollten, sind neben der schon kurz erwähnten Purpura Schönlein-Hennoch die idiopathische Lungenhämosiderose, und das von GOODPASTURE beschriebene Syndrom der Lungenblutung mit Glomerulonephritis. Hier werden allergische Reaktionen vermutet, die Lungen-Haut- und Glomeruluscapillaren betreffen (PARKIN et al., 1955; ZOLLINGER und HEGGLIN, 1958; SARRE et al., 1964) ohne daß Einzelheiten hierzu bekannt sind. Schließlich wird auch bei der Wegenerschen Granulomatose eine Herdglomerulitis beobachtet, eine Erkrankung, bei der man eine Sensibilisierung gegen Bakterien annimmt (KESSELRING und ZOLLINGER, 1961).

E. Zusammenfassung

Die postinfektiöse akute diffuse Glomerulonephritis ist Ausdruck einer Reaktion zwischen humoralen Antikörpern vom 7 S-Typ und an den Glomeruli fixiertem Streptokokkenantigen. Dabei handelt es sich sehr wahrscheinlich um intracelluläres Material beta-hämolytischer Streptokokken der Gruppe A, und hier der Typen 1, 4, 12 und 49. Möglicherweise spielen Antigengemeinschaften zwischen Teilen der glomerulären Basalmembran und Bakterienprotein eine zusätzliche Rolle für die Lokalisation dieser Antigen-Antikörperreaktion. Sie läuft unter Komplementverbrauch ab und führt zu struktureller und funktioneller Schädigung der Glomeruli. Nach Ausheilung der akuten Entzündung scheint — im Gegensatz zu anderen Streptokokkeninfektionen — eine weitgehende Immunität zurückzubleiben. Die Genese der chronischen Glomerulonephritis ist noch ungeklärt. Verschiedene Befunde sprechen für immunologische — von Streptokokkenantigenen wahrscheinlich nicht beeinflußte — Mechanismen. Es werden dabei auf Grund experimenteller Befunde zellständige Antikörper gegen Nierengewebe und Antigen-Antikörper-Komplexe als wesentliche ursächliche Momente für die glomeruläre Schädigung diskutiert.

Literatur

Addis, Th.: The glomerular nephritis, diagnosis and treatment. New York: Macmillan Co. 1948. — **Albertini, A. v.,** u. **A. Grumbach:** Die experimentellen Streptokokkeninfekte des Kaninchens und ihre Beziehungen zu Herdinfekten. Ergebn. allg Path. path. Anat. **32**, 314 (1937).

Bell, E. T., and **B. I. Clawson:** Experimental glomerulonephritis in a monkey. Amer. J. Path. **7**, 57 (1931). — **Bernheimer, A. W., P. D. Lazarides,** and **A. T. Wilson:** Diphosphopyridine nucleotidase as an extracellular product of streptococcal growth and its possible relationship to leucotoxicity. J. exp. Med. **106**, 27 (1957). — **Bock, H. E.:** Ref. Verh. dtsch. Ges. inn. Med. **60** (1954), zit. in: M. Ratschow, Angiologie. Stuttgart 1959. — **Brass, K.:** Über die Pathogenese der sog. nichteitrigen embolischen Herdnephritis Löhleins. Frankfurt. Z. Path. **61**, 42 (1949). — **Brod, J., L. Paukova, V. Fenel, Z. Heye,** and **E. Krathova:** Influence of fasting on the immunological reactions and course of acute glomerulonephritis. Lancet **1958 I**, 760. — **Burkholder, P. M.:** Complement fixation in diseased tissues. I. Fixation of guinea pig complement in sections of kidney from humans with membraneous glomerulonephritis and on kidney of rats injected with anti-rat kidney serum. J. exp. Med. **114**, 605 (1961). — **Burnet, F. M.:** The clonal selection theory of aquired immunity. Cambridge: Cambridge University Press 1959. — **Burnet, F. M.,** and **F. Fenner:** The production of antibodies. Melbourne: Macmillan 1949.

Caiger: In: Albutt's System Med. (N.Y.) **2**, 159 (1898). Zit. Rammelkamp u. Weaver. — **Christ, P.:** Serologische Untersuchungen bei Streptokokkeninfektionen. Vortrag 29. Kolloqu. Paul-Ehrlich-Institut 17. 3. 1953, H. 51 der Arbeiten aus dem Paul-Ehrlich-Institut, Frankfurt a. M. Stuttgart: Gustav Fischer 1953. ~ Untersuchungen mit der Antistreptokinase-, der Antihyaluronidase- und der Antistreptolysin-Reaktion. Z. Rheumaforsch. **12**, 141 (1953). — **Christ, P.,** u. **W. H. Hauss:** Über die klinische Bedeutung des Antistreptokinase- und Antihyaluronidasetiters. Z. Rheumaforsch. **3/4**, 84 (1952). — **Chodumel, V.,** and **Z. Jezkova:** Determination of antibodies to kidney tissue. Lancet **1961 I**, 965. — **Cruickshank, B.:** The role of "Auto-antibodies" in human glomerulonephritis. Immunpath. 1st Intern. Symp. Basel Seelisberg 1958, S. 98. Benno Schwabe & Co. 1959.

Davis, B. D., E. A. Kabat, A. Harris, and **A. D. Moore:** The anticomplementary activity of serum-gamma-globulin. J. Immunol. **49**, 223 (1944). — **Dietrich, A.,** u. **H. Siegmund:** Handbuch der speziellen pathologischen Anatomie, Bd. VIII. Berlin: Springer 1926. — **Dixon, F. J., J. D. Feldman,** and **I. J. Vazquez:** Experimental glomerulonephritis. The pathogenesis of a laboratory model resembling the spectrum of human glomerulonephritis. J. exp. Med. **113**, 889 (1961). — **Dixon, F. J., J. J. Vazquez, W. C. Weigle,** and **C. G. Cochrane:** Pathogenesis of serum sickness. Arch. Path. **65**, 18 (1958). — **Domagk, G.,** u. **C. Neuhaus:** Die experimentelle Glomerulonephritis. Virchows Arch. path. Anat. **264**, 522 (1927).

Earle, D. P., and **R. B. Jennings:** Studies on poststreptococcal nephritis and other glomerular diseases. Ann. intern. Med. **51**, 851 (1959). — **Ecker, E. E., S. Seifter, T. F. Dozois,** and **L. Barr:** Complement in infectious diseases in man. J. clin. Invest. **25**, 800 (1946).

Federlin, K., W. Leinweber u. **E. F. Pfeiffer:** Studien zur „Übertragung" der Masugi-Nephritis der Ratte. X. Die Übertragung mit Lymphocyten aus Lymphgefäßdrainage. Z. Immun.-Forsch. **130**, 380 (1966). — **Federlin, K., H. Mentzel** u. **E. F. Pfeiffer:** In Vorbereitung (1966). — **Felix-Davies, D.,** and **B. H. Waksman:** Arthr. and Rheum. **4**, 416 (1961). — **Fischel, E. E.,** and **D. C. Gajdusek:** Serum complement in acute glomerulonephritis and other renal diseases. Amer. J. Med. **12**, 190 (1952). — **Fischel, E. E., R. H. Pauli,** and **J. Lesh:** Serological studies in rheumatic fever. J. clin. Invest. **28**, 1127 (1949). — **Fishberg, A. M.:** Hypertension and nephritis. Philadelphia: Lea & Febiger 1939, 3. ed., and 1944, 4. ed. — **Freedman, P.,** and **A. S. Markowitz:** Isolation of antibodylike gammaglobulin from lupus glomeruli. Brit. med. J. **1962 I**, 1175. ~ Gammaglobulin and complement in the diseased kidney. J. clin. Invest. **41**, 328 (1962). — **Freedman, P., J. H. Peters,** and **R. M. Kark:** Localisation of gamma globulin in the diseased kidney. Arch. intern. Med. **105**, 524 (1960). — **Friedmann, U.,** u. **H. Deicher:** Weitere klinische und experimentelle Untersuchungen über den Scharlach. Die Pathogenese der Scharlachnephritis. Z. klin. Med. **108**, 727 (1928). — **Friou, G. F.:** The significance of lupus erythematosus globulin reaction against human tissue antigens in certain acute and chronic diseases. Ann. intern. Med. **101**, 9 (1958). — **Friou, G. J.,** and **H. A. Wenner:** On occurrence in human serum of inhibitary substance to hyaluronidase produced by strain of hemolytic streptococcus. J. infect. Dis. **80**, 185 (1947).

Gajdusek, D. C.: An autoimmune reaction against human tissue antigen in certain acute and chronic diseases. Arch. intern. Med. **101**, 9 (1958). — **Gara** u. **Goldberg** (1948): Zit. E. F. Pfeiffer, W. Spielmann u. H. Brückner. — **Goldner, M.:** Untersuchungen um das Komplement bei Leberkranken. Dtsch. med. Wschr. **55**, 390 (1929). — **Goodman, H. C. R., R. A. Malmgren, I. L. Fably,** and **G. Brecher:** Separation of factors in lupus erythematosus serum reacting with components of cell nuclei. Lancet **1959**, No 7099, 382. — **Griffith, F.:** The serological classification of streptococcus pyogenes. J. Hyg. (Lond.) **34**, 542 (1935).

Hansen-Pruss, C., W. T. Longcope, and **D. P. O'Brien:** Skin reactions to filtrate of hemolytic streptococci in acute and subacute nephritis. J. clin. Invest. **7**, 543 (1929). — **Hayman jr., I. M.,** and **J. W. Martin jr.:** Acute nephritis: Review of 77 cases. Amer. J. med. Sci. **200**, 505 (1940). — **Heintz, R.:** Nierenfibel, S. 170. Stuttgart: Georg Thieme 1964. — **Heller, P., V. I. Jakulis,** and **H. I. Zimmermann:** Antigenicity of connective tissue extracts. Proc. Soc. exp. Biol. (N.Y.) **101**, 509 (1953). — **Hess, E. V., C. T. Ashworth,** and **M. Ziff:** Transfer of an autoimmune nephrosis in rat by means of lymphnode cells. J. exp. Med. **115**, 421 (1962). — **Hoff, F.,** u. **Wendlberger:** Vortrag Naturwiss. Ges. Steiermark, Okt. 1943. — **Holm, G.:** In vitro cytotoxic effects of lymphoid cells from rats with experimental autoimmun-nephrosis. Clin. exp. Immunol. **1**, 45 (1960). — **Holman, H. R.,** and **H. G. Kunkel:** Affinity between the lupus erythematosus serum factor and cell nuclei and nucleiprotein. Science **126**, 162 (1957).

Jennings, R., and **E. D. De Lamath:** Penicillin-therapy of scarlet fever and the streptococcus carrier. Amer. J. Med. **2**, 1 (1947).

Kalbak, K.: Experimentelle og Kliniske Underogelser vo̅n "0"-Streptolysin og Forekomsten af "0"-Antistreptolysin i Serum. Kopenhagen: Munksgaards 1942. — **Kantor, F. S.:** Renal glomerular lesions in mice following injection of streptococcal M-protein. Yale J. Biol. Med. **34**, 70 (1961). — **Kaplan, M. H.:** Localisation of streptococcal antigens in tissue. I. Histologic distribution and persistence of M-protein, types 1, 5, 12, and 19 in the tissues of the mouse. J. exp. Med. **107**, 341 (1958). ~ Immunologic relation of streptococci and tissue antigens. I. Properties of an antigen in certain strains of group A streptococci exhibiting an immunologic cross-reaction with heart tissue. J. Immunol. **90**, 595 (1963). — **Kay, C. F., P. F. Lucchesi,** and **R. B. Rutherford:** Experimental investigation of immunologic mechanism as cause of glomerulonephritis. J. Immunol. **42**, 369 (1941). — **Kayser-Petersen, J. E.,** u. **E. Schwab:** Über Nierenerkrankungen nach Angina. Münch. med. Wschr. **69**, 580 (1922). — **Kellet, C. E.:** Complement titre in acute nephritis, with special reference to causation by reversed anaphylaxis. Lancet **2**, 1262 (1936). ~ Complementary activity of the blood in acute nephritis with special reference to prognosis. Lancet **2**, 911 (1952). — **Kellner, A., E. B. Freeman,** and **A. S. Carlson:** Neutralizing antibodies of streptococcal diphosphopyridine nucleotidase in serum of experimental animals and human beings. J. exp. Med. **108**, 299

(1958). — **Kelsey, H.,** and **F. V. Scholes:** Streptococcal types in scarlet fever. The association of change of streptococcal type with complications. Med. J. Aust. 1. 728 (1941). — **Kempe, C. H., R. W. Olmsted,** and **E. C. Curnen:** Outbreak of acute nephritis in adolescent school boys. Pediatrics 8, 393 (1951). — **Kesselring, F.,** u. **H. U. Zollinger:** Die Wegnersche Granulomatose. Ergebn. inn. Med. Kinderheilk., N.F. **16**, 41 (1961). — **Klinge, F.:** Der Rheumatismus. Ergebn. allg. Path. path. Anat. **27**, 242 (1933). — **Klinge, F.,** u. **R. Knepper:** Nephrotoxine und hyperergische Nephritis. Verh. dtsch. Ges. Path. **63**, 181 (1935). — **Koffler, D.,** and **F. Paronetto:** Immunfluorescent localisation of immunglobulins, and fibrinogen in human diseases. II. Acute, subacute and chronic glomerulonephritis. J. clin. Invest. **44**, 1665 (1965). — **Kramer, N. C., M. F. Watt, J. Howe,** and **A. E. Parrish:** Circulating antihuman kidney antibodies in human renal disease. Amer. J. Med. **30**, 39 (1961). — **Kriegbaum, D.:** Inaug.-Diss. Frankfurt 1966 (in Vorbereitung). — **Kucynski, M. H.:** Nephritisstudien. Virchows Arch. path. Anat. **227**, 186 (1919). ~ Von den ersten Anfängen und der Heilung der Glomerulonephritis. Krankheitsforsch. **1**, 287 (1925).

Lancefield, R. C.: Antigenic complex of streptococcus hemolyticus. Chemical and immunological properties of species-specific substance. J. exp. Med. **47**, 481, 843, 857 (1928). ~ Serological differentiation of specific types of bovine hemolytic streptococci (group B). J. Exp. Med. 59, 441 (1934) — **Lange, K., M. M. A. Gold, D. Weiner,** and **V. Simon:** Autoantibodies in human glomerulonephritis. J. clin. Invest. **28**, 50 (1949). — **Lange, K., L. Slobody, F. Craig, G. Ogur, J. Oberman,** and **F. Lo Casto:** Serum complement in acute glomerulonephritis and the nephrotic syndrome. Pediatrics 8, 814 (1951). — **Lange, K., R. Strang,** and **L. Slobody:** The significance of serum complement levels for the diagnosis and prognosis of acute and subacute glomerulonephritis. Bull. N.Y. Acad. Med. **30**, 315 (1954). — **Lange, K., G. Treser, J. Sagel, A. Ty,** and **E. Wassermann:** Routine immunhistology in renal diseases. Ann. intern. Med. **64**, 25 (1966). — **Lange, K., E. Wassermann,** and **L. Slobody:** The significance of serum complement levels for the diagnosis and prognosis of acute and subacute glomerulonephritis and lupus erythematosus disseminatus. Ann. intern. Med. **53**, 636 (1960). — **Langmuir, A. D., C. Richardson,** and **C. A. Perry:** The agglutination of autoclaved hemolytic streptococci by serum from patients with rheumatic fever and other conditions. J. clin. Invest. **28**, 331 (1949). — **Lichtwitz, L.:** Die Praxis der Nierenkrankheiten, 1., 2. u. 3. Aufl. Berlin: Springer 1921, 1925, 1934; ~ Nephritis. New York 1942. — **Lipman, R. W., G. Cameron,** and **D. H. Campbell:** The specifity of anti-kidney-antibody determined by its effect upon tissue culture explants. Proc. nat. Acad. Sci. (Wash.) **36**, 576 (1950). — **Liu, C. T.,** and **W. McCrory:** Autoantibodies in human glomerulonephritis and nephrotic syndrome. J. Immunol. **81**, 492 (1958). — **Lomnitz:** Zit. Volhard. — **Longcope, W. T.:** Observations of patients suffering from streptococcal infections, rheumatic fever and acute and chronic hemorrhagic nephritis. J. clin. Invest. **15**, 269 (1936). — **Lübbers, P.,** u. **G. Sudeck:** Nephritis bei Nierenallergie. Acta allerg. (Kbh.) **15**, 344 (1960). — **Lyttle, J. D., D. Seegal, N. E. Loeb,** and **E. L. Jost:** The serum antistreptolysin titre in acute glomerulonephritis. J. clin. Invest. **17**, 631 (1938).

Manser, R. W., and **M. M. Wilson:** An epidemic of hemolytic streptococcal (group A) infection associated with a considerable incidence of acute nephritis. Med. J. Aust. **2**, 339 (1952). — **Markowitz, A. S., S. H. Armstrong,** and **D. S. Kushner:** Immunological relationship between the rat glomerulies and nephritogenic streptococci. Nature (Lond.) **187**, 1095 (1960). — **Markowitz, A. S.,** and **C. F. Lange jr.:** Streptococcal related glomerulonephritis. I. Isolation, immunochemistry and comparative chemistry of soluble fractions from type 12 nephritogenic streptococci and human glomeruli. J. Immunol. **92**, 565 (1964). — **Masugi, M.:** Über das Wesen der spezifischen Veränderungen der Niere und der Leber durch das Nephrotoxin bzw. das Hepatotoxin. Zugleich ein Beitrag zur Pathogenese der Glomerulonephritis und der eklamptischen Lebererkrankung. Beitr. path. Anat. **91**, 82 (1933). ~ Über die experimentelle Glomerulonephritis durch das spezifische Antinierenserum. Ein Beitrag zur Pathogenese der diffusen Glomerulonephritis. Beitr. path. Anat. **92**, 429 (1934). — **Matheson, B. H.,** and **R. W. Reed:** Experimental nephritis due to type specific streptococci. III. Biological, chemical and physical studies on type 12 nephritogenic substance. J. infect. Dis. **104**, 213 (1959). — **Mayer, M. M., A. G. Osler, O. G. Bier,** and **M. Heidelberger:** The activating effects of magnesium and other cations on the hemolytic function of complement. J. exp. Med. **84**, 535 (1946). ~ Quantitative studies of complement fixation. J. Immunol. **59**, 195 (1948). — **McCluskey, R.,** and **B. Benacerraf:** The production of experimental serum sickness with acute glomerulonephritis in mice by soluble antigen-antibody-complex. Immunpath. 1st Intern. Sympos. Basel/Seelisberg 1958. Benno Schwabe & Co. 1959, p. 318. — **McLean, C. R., J. D. L. Fitzgerald, O. Z. Younghusband,** and **J. D. Hamilton:** Diffuse glomerulonephritis induced in rabbits by small intravenous injections of horse serum. Arch. Path. **51**, 1 (1961). — **Mellors, R. C.,** and **L. G. Ortega:** New observations on the pathogenesis of glomerulonephritis, lipid nephrosis, periarteriitis nodosa and secondary amyloidosis in man. Amer. J. Path, **2**, 455 (1956). — **Merrill, J. P.:** Persönliche Mitteilung 1966. — **Michael, A. F., K. N. Drummond, R. L. Vernier,** and **R. A. Good:** Immunologic basis of renal disease. Pediat. Clin. N. Amer. **11**,

685 (1964). — **Miescher, P., u. K. O. Vorlaender:** Immunpathologie in Klinik und Forschung. Stuttgart: Georg Thieme 1961. — **Miller, F.:** Renal localisation and persistence of type 12 streptococcal M-protein. Proc. Soc. exp. Biol. (N.Y.) **108**. 539 (1961). — **Moeller, J.:** Renininjektionen bei Nephritikern. Klin. Wschr. **27**, 540 (1949). ~ Humorale Faktoren in der Pathogenese des menschlichen Hochdruckes. Arch. Kreisl.-Forsch. **18**, 249 (1952). ~ Überempfindlichkeit gegen Dextran bei renalem Hochdruck. Dtsch. med. Wschr. **80**, 565 (1955). — **Müller-Ruchholtz, W., W. Dettwyler u. E. F. Pfeiffer:** Kontinuierlicher Blutaustausch zwischen unnarkotisierten Ratten mittels doppelter arterio-venöser Kreuztransfusion. Z. ges. exp. Med. **135**, 368 (1962). — **Müller-Ruchholtz, W., K. Federlin, A. Schneider, G. Schmitt, G. Rahlwes, K. Ostner u. E. F. Pfeiffer:** Übertragungsversuche zur Lokalisation eines nephritisauslösenden Faktors bei Ratten. Verh. dtsch. Ges. inn. Med. **68**, 553 (1962).

Ohlhagen, B.: Studies on thermostabile anticomplementary human sera. Acta med. scand., Suppl. 162 (1945).

Pachter, M. R.: Die Herdnephritiden, ihre Häufigkeit, Histologie, Klinik und Pathogenese. Schweiz. Z. Path. 18, 198 (1955). — **Parkin, Th., I. E. Rusted, H. B. Burchell,** and **J. F. Edwards:** Hemorrhagic and interstitial pneumonitis with nephritis. Amer. J. Med. 18, 220 (1955). — **Paronetto, F.,** and **D. Koffler:** Immunfluorescent-localisation of immunglobulins, complement, and fibrinogen in human diseases. I. Systemic lupus erythematosus. J. clin. Invest. **44**, 1657 (1965). — **Paterson, Ph. Y.:** Transfer of allergic encephalomyelitis in rats by means of lymphnode cells. J. exp. Med. **111**, 119 (1960). — **Pfeiffer, E. F.:** Die Bedeutung der tierexperimentellen Glomerulonephritis für das Verständnis der menschlichen Nephritispathogenese. Habil.-Schr. Frankfurt 1955. ~ Demonstration of and evidence for the lymphocyte bound nature of a secondary nephritis producing factor in nephrotoxic glomerulonephritis in rats. Immunpath. IIIrd Intern. Symp. La Jolla Calif. 1963. Basel: Benno Schwabe & Co. 1963a). ~ Die Gefährdung der Nieren durch Herdinfekte. Regensburg. Jb. ärztl. Fortbild. **11**, 1, 45 (1963b). — **Pfeiffer, E. F., u. M. E. Bruch:** Autoantikörper gegen menschliches Nierengewebe. Verh. dtsch. Ges. inn. Med. **56**, 189, 1950. — Über den Nachweis von Autoantikörpern gegen menschliches Nierengewebe bei Nieren- und Hochdruckkranken mit der Kollodiumpartikel-Reaktion. Dtsch. Arch. klin. Med. **199**, 613 (1952). — **Pfeiffer, E. F., u. J. P. Merrill:** Die Autoaggression in der Pathogenese der diffusen Glomerulonephritis. Dtsch. med. Wschr. **87**, 934 (1962). — **Pfeiffer, E. F., W. Spielmann u. H. Brückner:** Vergleichende Bestimmung von Serumkomplement und Bluteiweißkörpern bei entzündlichen Gefäßerkrankungen und anderen internen Krankheitsbildern. Verh. dtsch. Ges.in n. Med. **60**, 274 (1954). — **Portwich, F.:** Periarteriitis nodosa. Ergebn. inn. Med. **12**, 428 (1959).

Rammelkamp, C. H.: Aetiology of glomerulonephritis. In: Renal disease, chapt. 8, p. 173. Oxford: Blackwell Sci. Publ. 1963. — **Rammelkamp, C. H., F. W. Denny,** and **L. W. Wannemaker:** Studies on the epidemiology of rheumatic fever in the armed services. In: Rheumatic fever, a Symposium, (ed. L. Thomas) p. 72. Minneapolis: University of Minnesota Press 1952. — **Rammelkamp, C. H.,** and **R. S. Weaver:** Acute glomerulonephritis. The significance of the variation in the incidence of the disease. J. clin. Invest. **32**, 345 (1953). — **Reed, R. W.:** An epidemic of acute nephritis. Canad. med. Ass. J. **68**, 448 (1953). — **Reed, R. W.,** and **B. H. Matheson:** Experimental nephritis due to type specific streptococci. IV. The effect of type 12 nephrotoxin in monkeys. J. infect. Dis. **106**, 245 (1960). — **Reubi, F.,** et **H. Löffler:** La signification du streptocoque hémolytique du group A, type 12 pour le développement de la glomérulonéphrite. Schweiz. med. Wschr. **84**, 1239 (1954). — **Ristec, L., B. Jacsik** u. **M. Jockovic:** Virus glomerulo-nephritis. Acta med. jugosl. 4, 250 (1950). — **Rose, G. A.,** and **H. Spencer:** Periarteriitis nodosa. Brit. med. J. **1957 II**, 1148.

Sandritter, W., E. Kraus, G. Treser, W. Menk, H. Herrmann, K. Schöffling u. **E. F. Pfeiffer:** Studien zur Übertragung der Masugi-Nephritis der Ratte. III. Die Übertragung der „chronischen" Glomerulonephritis durch Parabiose genetisch gleichartiger Partner. Z. ges. exp. Med. **132**, 453 (1960). — **Sarre, H.:** Nierenkrankheiten, II. Aufl. Stuttgart: Georg Thieme 1959. ~ Das Nierenödem. Med. Klin. **56**, 594 (1961). — **Sarre, H., H. Sieberth** u. **H. Noltenius:** Das Goodpasture-Syndrom. Glomerulonephritis und Lungenblutungen. Dtsch. med. Wschr. **89**, 2405 (1964). — **Schäfer, H. E.:** Untersuchungen über die Bedeutung des Serumkomplementes bei experimenteller und humaner Glomerulonephritis. Z. klin. Med. **158**, 221 (1964). — **Schäfer, H. E.,** u. **A. Schäfer:** Diagnostische Bedeutung der Serumkomplementaktivität bei Nierenerkrankungen. Verh. dtsch. Ges. inn. Med. **69**, 725 (1963). — **Scheiffarth, F.,** u. **A. Bulitta:** Zur Verwertbarkeit verschiedener Methoden der Aktivitätsdiagnostik bei Fokalinfektionen. Z. Laryng. Rhinol. **32**, 65 (1953). — **Scheiffarth, F.,** u. **F. Legeler:** Serologische und klinische Erfahrungen mit der Antistreptolysin-Reaktion bei akutem und chronischem Gelenkrheumatismus. Ärztl. Wschr. **6**, 660 (1951). — **Schick, B.:** Die Nachkrankheiten des Scharlach. J. Kinderheilk. **65**, 132 (1907). — **Schmidt, H.:** Fortschritte der Serologie. Darmstadt: Dr. Dietrich Steinkopff 1951. — **Seegal, B. C., K. C. Hsu, E. Fiaschi** e **G. Anders:** La tecnica degli anticorpi fluorescenti applicata allo studio della pathogenesi della nefrite umana. Rass. Fisipat. clin. ter. **31**, 1 (1959). — **Seegal, D.,** and **I. D. Lyttle:** Antistreptolysin titre of the serum in acute glomerulonephritis. Proc. Soc. exp. Biol. (N.Y.) **31**, 211 (1933). — **Seifter, S.,** and **E. E. Ecker:** Complement and isoagglutinins in urinary proteins. J. clin. Invest. **25**, 809 (1946). — **Spielmann, W., E. F. Pfeiffer** u. **H. E. Bruch:** Zur Problematik des Nachweises von Autoantikörpern gegen gesundes und krankes Nierengewebe bei Nierenkranken mittels Komplementbindungsreaktionen. Z. ges. exp. Med. **123**, 236 (1954). — **Steiner** u. **Johannessen:** Zit. in Langstein, Pfaundler und Schlossmanns Handbuch für Kinderkrankheiten, 2. Aufl. Leipzig 1906. — **Swift, H. F., A. T. Wilson,** and **R. C. Lancefield:** Typing group A hemolytic streptococci by the precipitin reaction in capillary pipettes. J. exp. Med. **78**, 127 (1943).

Thomas, L., and **I. H. Dingle:** Investigations of meningococcal infection; bactericidal action of normal and immune sera for meningococcus. J. clin. Invest. **22**, 375 (1943). — **Thomson, S., W. M. Arnott,** and **G. D. Matthew:** Blood complement in acute glomerulonephritis and toxaemia of pregnancy. Lancet **1939 II**, 734. — **Thulin, K. H.,** and **E. Berglund:** Occurrence of streptococcus 0 agglutinin in serum from cases of chronic and acute nephritis. Nord. Med. **34**, 889 (1947). — **Tillet, W. S.,** and **R. L. Garner:** The fibrinolytic activity of hemolytic streptococci. J. exp. Med. **58**, 485 (1933). — **Todd, E. W.:** Antigenic streptococcal hemolysin. J. exp. Med. **52**, 267 (1932). — **Todd, E. W.,** and **R. C. Lancefield:** Variants of hemolytic streptococci; their relation to type-specific substance, virulence and toxin. J. exp. Med. **48**, 751 (1928). — **Treser, G., I. Sagel,** and **K. Lange:** Specificity of immunofluorescence in experimental and human renal disease. Proc. Soc. exp. Biol. (N.Y.) **117**, 842 (1964).

Veil, W. H., u. **B. Buchholz:** Der Komplementschwund im Blute. Eine bedeutsame immunobiologische Reaktion beim rheumatischen Infekt und ihre Beziehung zur allgemeinen Pathologie des Rheumatismus. Klin. Wschr. **11**, 2019 (1932). — **Volhard, F.:** Die doppelseitigen hämatogenen Nierenerkrankungen. In: Handbuch der inneren Medizin, 2. Aufl., Bd. 6, Teil I u. II. Berlin: Springer 1931. — **Volhard, F.,** u. **Th. Fahr:** Die Brightsche Nierenkrankheit, Klinik, Pathologie und Atlas. Berlin: Springer 1913. — **Vorlaender, E.:** Über den Nachweis komplementbindender Auto-Antikörper bei Nieren- und Lebererkrankungen. Z. ges. exp. Med. **118**, 352 (1952). — **Vorlaender, K. O., K. W. Fritz** u. **H. J. Braun:** Rheumatismus und Nierenentzündung. Münch. med. Wschr. **101**, 150 (1959). — **Vorlaender, K. O., G. Hellweg** u. **G. Liesenfeld:** Experimentelle Untersuchungen zur Pathogenese der durch hämolytische Streptokokken der Gruppe A, Typ 12 hervorgerufenen Nierenentzündungen. Allergie u. Asthma **5**, 13 (1959). — **Vorlaender, K. O.,** u. **H. Nüssgens:** Die Gefäßveränderungen beim visceralen Erythematodes und ihre immunologischen Grundlagen. Z. Immun.-Forsch. **114**, 353 (1957). — **Vorlaender, S., K. O. Vorlaender** u. **H. Lüchtrath:** Versuche zur künstlichen Lokalisation eines Infektes auf die Rattenniere. Klin. Wschr. **1956**, 1069.

Wagner, V., V. Zavazal, V. Kasalovad, V. Maly, A. Mecla. and **J. Prokop:** Immunology of toxemias of pregnancy, I. Findings of organ specific antibodies. Experientia (Basel) **15**, 24 (1959). — **Wahl, R.:** Presse méd. **63**, 1366 (1955). Zit. nach Vorlaender, Fritz u. Braun 1959. — **Wahlig, F., K. Federlin** u. **E. F. Pfeiffer:** In Vorbereitung (1966). — **West, C. D., A. I. McAdams, J. M. McConville, Ch. B. Neil, C. Davis,** and **N. H. Holland:** Hypocomplementemic and normocomplementemic persistent (chronic) glomerulonephritis. Clinical and pathologic characteristics. J. Pediat. **67**, 1089 (1965). — **Wilkins, R. F., M. Dreschler,** and **D. L. Larson:** Proc. Soc. exp. Biol. (N.Y.) **99**, 645 (1958). — **Wilson, A. T.:** The leucotoxic action of streptococci. J. exp. Med. **105**, 463 (1954). — **Winblad, S. T.:** Studies in hemolytic streptococcus fibrinolysin, antifibrinolysin and antistreptolysin. Lund 1941.

Zollinger, H. U.: Niere und ableitende Harnwege. In: Doerr-Uehlinger, Spezielle pathologische Anatomie, S. 366. Berlin-Heidelberg-New York: Springer 1966. — **Zollinger, H. U.,** u. **R. Hegglin:** Die idiopathische Lungenhaemosiderose als pulmonale Form der Purpura Schönlein-Henoch. Schweiz. med. Wschr. 88, 439 (1958).

IV. Nierentransplantation

Schon vor mehr als 50 Jahren teilte ULLMANN (1902) erste Ergebnisse über tierexperimentelle Nierentransplantationen mit. Nach jahrzehntelangem Stillstand hat die Transplantationsforschung und darunter vor allem das Gebiet der Nierentransplantation nunmehr einen gewaltigen Aufschwung genommen. Dieser liegt vor allem in der besseren Kenntnis immunologischer Reaktionen begründet, die bei jeder Transplantation zwischen genetisch differenten Organismen auftreten. Die wissenschaftlichen Mitteilungen aus dem weiten Gebiet der experimentellen Transplantationsforschung sind so zahlreich, daß es kaum dem Fachmann möglich ist, sie zu überblicken. Um auf einem klinisch so wichtigen Einzelgebiet wie dem der Nierentransplantation die Übersicht zu behalten, veröffentlicht die Forschergruppe um MURRAY in Boston in mehrmonatigen Abständen zusammenfassende Berichte der mit ihr in Verbindung stehenden nephrologischen Zentren in aller Welt. Diese Art von Unterricht ist allein den raschen wissenschaftlichen Fortschritten adäquat. Die Verfasser der vorliegenden Übersicht betrachten es daher nicht als ihre Aufgabe, im alten Sinne eines Handbuch-Artikels in jeglicher Hinsicht erschöpfend darzustellen. Sie fühlen sich weder genügend kompetent noch zeitlich dazu in der Lage. Hierzu wird auf die kürzlich im anglo-amerikanischen Schrifttum erschienenen Monographien von STARZL (1964) und von CALNE (1964) sowie auf die deutsche Publikation von BROSIG und NAGEL (1965) verwiesen. Es wurde dennoch der Bitte des Herausgebers entsprochen, im Rahmen der Immunologie der Nephropathien auch die Nierentransplantation zu behandeln, da sich beide Themen an einigen Stellen berühren. Zum besseren Verständnis der sehr komplexen Vorgänge bei der Nierentransplantation seien im folgenden die Grundzüge der allgemeinen Transplantationsimmunologie erörtert.

A. Allgemeine Transplantationsimmunologie

1. Nomenklatur

In der Transplantationsimmunologie werden in jüngerer Zeit nach Vorschlag verschiedener Autoren (GORER et al., 1961; SNELL, 1964) neue Bezeichnungen benutzt. In Publikationen findet man aber teilweise noch die alte Terminologie. Es erscheint daher geboten, alte und neue Bezeichnungen hier aufzuführen, um Klarheit bei der Definition der verschiedenen Transplantationssituationen zu gewährleisten.

a) Transplantation von einer Körperstelle auf eine andere beim gleichen Organismus: Autotransplantat, autogen, autoplastisch (bisher: Autotransplantat, autolog).

b) Transplantation zwischen genetisch identischen Individuen (z. B. eineiigen Zwillingen), zwischen Angehörigen eines reinen Inzuchtstammes oder zwischen F_1-Hybriden bei Kreuzung reiner Inzuchtstämme: Isotransplantat, isogen, syngen (bisher: Isotransplantat, isolog).

c) Transplantation zwischen genetisch differenten Individuen der gleichen Species: Allotransplantat, Homotransplantat, allogen (bisher: Homotransplantat, homolog).

d) Transplantation zwischen Individuen zweier verschiedener Species: Xenotransplantat, xenogen (bisher: Heterotransplantat, heterolog).

2. Auto-Iso-Allo-Xenotransplantat

In langjährigen Versuchen mit Hauttransplantaten wurden vor allem von MEDAWAR (1944—1948) die Gesetzmäßigkeiten erkannt, nach denen der tierische und menschliche Organismus ein ihm eingepflanztes Gewebsstück annimmt oder abstößt. Während die Transplantation eines Hautstückes von einer Stelle des gleichen Individuums zu einer anderen (Autotransplantation) oder zwischen zwei eineiigen, d. h. erbgleichen Zwillingen (Isotransplantation) mit dauerhaftem Erfolg gelingt, wird das Transplantat eines anderen Individuums der gleichen Species (Allotransplantat, Homotransplantat) oder einer fremden Species (Xenotransplantat) nach vorübergehender Einheilung wieder abgestoßen. Diese Reaktion gegenüber einem ersten Transplantat wird nach MEDAWAR (1944) als „first set reaction“ bezeichnet. Erhält der gleiche Organismus einige Zeit später nochmals ein Transplantat des gleichen Spenders, so erfolgt die Abstoßung nunmehr wesentlich rascher (sog. „second set reaction"). Bei mehrfacher aufeinanderfolgender Transplantation kann diese „anamnestische" Reaktion sogar so stark sein, daß gar keine Vascularisierung des Transplantates mehr eintritt und dieses als sog. weißes Transplantat („white graft") abgestoßen wird. Der veränderte Reaktionsablauf beim Zweittransplantat ließ MEDAWAR erkennen, daß in der Zwischenzeit eine Sensibilisierung stattgefunden hatte und an der immunologischen Natur der Homotransplantationsreaktion kein Zweifel mehr herrschen konnte. Das gleiche gilt naturgemäß für die Xenotransplantation. Die genetische Verschiedenheit zweier Individuen der gleichen Rasse ist ausgedrückt in unterschiedlicher chemischer Struktur des Zellmaterials. Es handelt sich um bestimmte Stellen in den verschiedenen Geweben, die diese Transplantations-Antigene tragen. Während BILLINGHAM, BRENT, MEDAWAR u. SPARROW (1954) das antigen wirkende Material nur in Zellkernfraktionen vermuteten, da sie mit Cytoplasmafraktionen keine Transplantationsimmunität hervorrufen konnten, weiß man inzwischen, daß auch kernlose Zellen, wie z. B. Thrombocyten, derartige Antigene beherbergen (EBBE et al., 1962). Es darf angenommen werden, daß die Transplantationsantigene an den verschiedensten Strukturen der Zelle (Kern, Cytoplasma, Zellmembran) lokalisiert sind, ohne daß bestimmte Regionen bevorzugt sind (DAVIES, 1964). Ebenso sind sämtliche Zellen des Organismus Träger von Transplantationsantigenen. Diese werden sehr wahrscheinlich durch zahlreiche allele Gene kontrolliert, die im Chromosom bestimmte Lokalisation besitzen (sog. H-Loci, d. h. Histokompatibilitätsloci). Besondere Aufmerksamkeit wurde dem H-2-Locus der Maus entgegengebracht (SNELL et al., 1964). Man erkannte, daß es sog. starke und schwache Histokompatibilitätsgene gibt, welche das Ausmaß der immunologischen Abwehrreaktion zwischen den Geweben zweier Organismen bestimmen. Differieren beispielsweise zwei Tierstämme in dem erwähnten H-2-Locus, so werden Hauttransplantate besonders rasch abgestoßen. Die ursprünglich strenge Unterscheidung zwischen sog. T-Antigenen, die vorwiegend für die Transplantationsimmunität verantwortlich sein und nur die Bildung cellulärer Antikörper bewirken sollten, von sog. H-Antigenen, die für die Bildung humoraler Antikörper verantwortlich gemacht wurden, scheint inzwischen nicht mehr zu gelten. Ein weiterer Gen-Locus ist möglicherweise das Y-Chromosom, da bei verschiedenen Tierarten die Weibchen Isotransplantate von Männchen abstoßen. Es wurde jedoch auch ein an das X-Chromosom gebundenes Histokompatibilitätsgen bei F_1-Hybriden entdeckt (BAILEY, 1963). Beim Menschen werden 15 bis 20 Histokompatibilitätsgene an verschiedenen H-Loci vermutet, über deren chemische Natur noch nichts bekannt ist. Für den bisher am besten erforschten H-2-Locus der Maus nimmt man als chemischen Träger einen Lipoproteinkomplex an. Gerade auf dem Gebiet der chemisch-physikalischen Struktur der Histokompatibilitätsgene sind zahlreiche neue Erkenntnisse zu erwarten. Die Verhältnisse scheinen wesentlich komplizierter zu sein als ursprünglich angenommen wurde. Beispielsweise ist es kürzlich gelungen, eine Überempfindlichkeit gegen allogenetische Hauttransplantate beim Meerschweinchen durch Injektion hitzegetöteter A-Streptokokken oder von Staphylokokken zu erzeugen (CHASE u. RAPAPORT, 1965). Dies bedeutet eine Partial-Antigen-Gemeinschaft zwischen Meerschweinchengewebe und den genannten Bakterien, d. h. eine Antigengemeinschaft, die weder individualspezifisch noch speciesspezifisch ist.

Ein enger Zusammenhang besteht auch zwischen Histokompatibilitätsantigenen und den Blutgruppensubstanzen. Sehr wahrscheinlich werden beide durch ein gemeinsames Gen determiniert. Daher hat sich in der Praxis der Nierentransplantation eine Übereinstimmung der Hauptblutgruppen des A-B-0-Systems zwischen Spender und Empfänger als wichtig erwiesen (STARZL, 1964; STARZL et al., 1963). Dennoch kann eine solche Genkoppelung auch fehlen, weswegen der Grad der Blutgruppenübereinstimmung kein sicheres Maß für die zu erwartende Stärke der Abstoßungsreaktion ist. Eine engere Beziehung zur Histokompatibilität besteht bei den Leukocyten. Ihre wesentlich stärkere Antigenität konnte in verschiedenen Kompatibilitätstesten genutzt werden (s. später). Der Antigen-Charakter der Zellen eines Individuums entwickelt sich mehr oder weniger früh in der Embryonalzeit. Bei der Maus beispielsweise ist er erst einige Tage nach der Geburt vollendet. Der Zeitpunkt ist von Bedeutung für die Erzeugung immunologischer Toleranz (s. später). Beim Menschen ist er noch nicht genau bekannt.

3. Die Natur der Allotransplantationsreaktion

Die Allotransplantationsreaktion wird dadurch eingeleitet, daß die Transplantationsantigene das lymphatische System des Empfängerorganismus erreichen. Wie Versuche mit Hauttransplantaten gezeigt haben, ist hierzu nicht die Ausbildung direkter Lymphbahnen vom Transplantat zum Empfänger notwendig. Eine Immunisierung erfolgt nämlich auch dann, wenn das Transplantat von einer ersten Stelle wieder abgelöst und auf eine zweite Stelle verpflanzt wird, so daß anscheinend lediglich der Kontakt mit dem Empfänger genügt, um die Transplantationsantigene über die Gewebslymphe eindringen zu lassen (CONVERSE, 1961). Bei der Nierentransplantation liegen die Verhältnisse anders, da hier ein sofortiger Anschluß an das Blutgefäßsastem des Empfängers hergestellt wird.

Die genaue Reihenfolge der nunmehr im Empfängerorganismus ablaufenden Reaktionen ist noch nicht bekannt. Histologische Untersuchungen zeigten, daß bei Allotransplantaten nach etwa 3—4 Tagen eine Infiltration der Kontaktstelle (bzw. im Inneren des transplantierten Organes) mit mononucleären Zellen stattfindet. Hierbei handelt es sich um Histiocyten. Gleichzeitig treten in den regionären Lymphknoten typische Veränderungen auf. Sie schwellen an, und zeigen mikroskopisch zunehmend große, sog. pyroninophile Zellen (ANDRÈ et al., 1962). Diese von manchen Autoren als „Hämocytoblasten" bezeichneten Elemente (ANDRÈ-SCHWARZ, 1964) haben sich bei elektronenoptischen Untersuchungen als besonders reich an Ribosomen erwiesen. Weitere Bezeichnungen sind: Übergangszelle, große lymphoide Zelle, Lymphoblast, basophile Stammzelle, Germinoblast. Die verschiedenen Namen spiegeln die in der Hämatologie seit langem übliche Sprachverwirrung wider. Im deutschen Schrifttum haben sich besonders LENNERT und REMMELE (1958, 1959) mit den Schwierigkeiten einer einheitlichen Nomenklatur der Lymphzellen bei den Lymphknotenveränderungen befaßt. Erst gegen Ende der Abstoßungsreaktion werden im Transplantationsbett auch Plasmazellen gefunden. Veränderungen an den Blutgefäßen (Stase, Thrombose) treten bei einer Erst-Transplantation relativ spät auf (ALTMAN, 1963). Die dadurch bedingte Minderdurchblutung ist aber letzten Endes die Ursache für das Absterben des transplantierten Hautstückes.

Anders verlaufen die Reaktionen bei einer zweiten Transplantation zwischen beiden Individuen. Das morphologische Bild wird nunmehr von neutrophilen Leukocyten und Plasmazellen beherrscht. Die Gefäßreaktionen sind wesentlich foudroyanter. Es kommt zu Hämorrhagien, und damit zu Veränderungen wie sie beim Arthus-Phänomen beobachtet werden. Man nimmt daher an, daß bei der sog. „second set reaction" auch humorale Antikörper beteiligt sind. — Es sprechen aber nicht nur morphologische Beobachtungen am Transplantationsort selbst dafür, daß celluläre Mechanismen im Mittelpunkt der Allotransplantationsreaktion stehen. Von wenigen Ausnahmen abgesehen, ist es bisher nicht gelungen, die

Transplantationsimmunität durch Serum sensibilisierter Tiere auf unbehandelte Empfänger zu übertragen. Dies gelingt nur mit den sog. „immunologisch kompetenten Zellen" (MEDAWAR, 1958), die vorwiegend durch die kleinen Lymphocyten repräsentiert werden (GOWANS, MCGREGOR u. COWEN, 1963). Es handelt sich bei ihnen sehr wahrscheinlich um den Zelltyp, der die Hauptmasse der lymphatischen Zellen in den ruhenden Lymphknoten sowie im peripheren Blut ausmacht und wohl auch zur Zirkulation befähigt ist. Aus ihm entsteht bei Stimulation durch antigene Reize die sog. pyroninophile Zelle.

Neben den Übertragungsversuchen bewiesen Experimente mit sog. Diffusionskammern die Bedeutung der immunologisch kompetenten Zellen für die Transplantationsreaktionen. Solche in den Organismus eingebrachte Kammern sind zwar für Serum, nicht jedoch für Zellen durchlässig. Eingeschlossenes Gewebe kann daher auf humoralem Wege erreicht (ernährt, aber auch angegriffen) werden. Ein Allotransplantat wird somit in einer Diffusionskammer innerhalb des Empfängerorganismus überleben. Andererseits geht es zugrunde, wenn es gemeinsam mit immunologisch kompetenten Zellen, d. h. mit sensibilisierten Zellen in einer Diffusionskammer transplantiert wird, und zwar auch dann, wenn der Empfänger genetisch identisch ist (ALGIRE, WEAVER u. PREHN, 1954, 1957).

Es ist noch unbekannt, auf welchem Wege die immunologisch kompetenten Zellen und auch die aus ihnen hervorgegangenen pyroninophilen Zellen im Transplantationsbett oder im transplantierten Organ schädigend wirken. Es wäre naheliegend, die Abgabe eines Antikörpers anzunehmen. Dieser könnte einerseits produziert und abgegeben, andererseits aber lediglich auf der Zelloberfläche transportiert werden. Ein derartiger noch hypothetischer humoraler Antikörper müßte dann jedoch entweder bereits in geringster Konzentration aktiv oder aber nur lokal am Ort seiner Abgabe wirksam sein und dort sofort fixiert werden. Andernfalls wäre es nicht verständlich, warum die Transplantationsimmunität mit Serumantikörpern nicht übertragen werden kann. Bisher weiß man lediglich aus verschiedenen Versuchen, daß immunologisch kompetente Zellen mit ihrem Antigen reagieren und in der Gewebekultur zerstörend bzw. wachstumshemmend wirken können (ROSENAU, 1963; ROSE *et al.*, 1963; weitere Literatur s. MÜLLER-RUCHHOLTZ, 1966). Die Rolle humoraler Antikörper bei den Transplantationsreaktionen ist noch unklar. Gänzlich unbeteiligt scheinen sie trotz mangelhafter Beweise nicht zu sein. HASEK (1962) konnte nämlich bei Verwendung speciesfremder Spender die Transplantationsimmunität auf humoralem Wege übertragen. Aber auch innerhalb der gleichen Species ließ sich zeigen, daß humorale Antikörper unter bestimmten Bedingungen zu einer rascheren Abstoßung eines Transplantates führen. Dies konnte beispielsweise nach wiederholter Verpflanzung von Nieren bei Hunden beobachtet werden (ALTMAN u. SIMONSEN, 1964).

Humorale Antikörper sind aber bei der Transplantation nicht generell cytotoxisch, sondern unter Umständen im entgegengesetzten Sinne wie beim Phänomen des „Enhancements" protektiv beteiligt. Der von KALISS (1957) geprägte Begriff besagt, daß Tumoren, aber auch normale Gewebe durch humorale Antikörper sensibilisierter Tiere vor der Abstoßung geschützt werden können bzw. ihr erst verzögert unterliegen.

Zusammengefaßt könnte man die Abstoßung eines Transplantates in folgende Schritte einteilen: Freisetzung von Histokompatibilitätsantigenen aus dem Transplantat — Reaktion mononucleärer Wanderzellen des Empfänger-RES mit dem aufgenommenen Antigen (oder aber direkter Kontakt der eingeschleusten Transplantationsantigene in Lymphknoten mit immunologisch kompetenten Zellen) — Wanderung dieser Zellen zu den Lymphknoten und Übergabe der immunologischen Information an deren reaktive Zentren — Bildung „aktivierter" kleiner

Lymphocyten aus großen pyroninophilen Vorstufen — Wanderung antikörperbildender (?) Lymphocyten und Plasmazellen zum Ort des antigenen Reizes — Infiltration, Schädigung und Abstoßung des Transplantates eventuell unter Mitwirkung humoraler Antikörper (WOLFF, 1966).

Schließlich muß noch darauf hingewiesen werden, daß die Allotransplantation, wie sie am Beispiel der Haut erörtert wurde, auch noch von der Art des Transplantates und vom Ort der Transplantation abhängig ist. Der Unterschied zwischen einem Hauttransplantat und einer Nierentransplantation besteht in der so unterschiedlichen Kommunikation zwischen Transplantat und Empfängerorganismus. So wird trotz fehlender Lymphdrainage bei der Nierentransplantation der Empfänger dennoch sensibilisiert (HUME u. EGDAHL, 1955) und zwar schon innerhalb von einigen Stunden (NATHAN, 1964).

Bestimmte Organe (Leber, Niere) werden rascher abgestoßen als andere (Ovar). Auch Menge und Art des Antigens scheinen eine Rolle bei dem Ausmaß der Abstoßungsreaktion zu spielen. Ortsgebundene Eigentümlichkeiten der Transplantationsreaktion werden daran deutlich, daß transplantierte Organstückchen in der vorderen Augenkammer, auf der Cornea, im Gehirn und im Hoden länger überleben. Man führte diese Tatsache zunächst darauf zurück, daß die genannten Orte eine nur geringe oder sogar fehlende Vascularisation haben und daher einerseits Transplantationsantigene nur abgeschwächt oder verzögert den Wirtsorganismus erreichen, andererseits immunologisch kompetente Zellen nur schwer zum Transplantat vorstoßen können. Dennoch überleben Transplantate verlängert auch in der Wangentasche des Hamsters (BILLINGHAM u. BOSWELL, 1953), wo sie rasch vascularisiert werden. Es müssen also noch unbekannte Ortsfaktoren existieren.

4. Aufhebung der Histoinkompatibilität

a) Immuntoleranz

Eine natürlich vorkommende Immuntoleranz ist die gleichzeitige Anwesenheit zweier verschiedener Erythrocytenarten bei dizygoten Kalbszwillingen, die 1945 von OWENS entdeckt wurde. Durch Gefäßanastomosen in der Placenta war es während der fetalen Periode zum Übertritt von Blutstammzellen aus dem einen in den anderen Zwillingspartner gekommen. Da der Organismus zu diesem Zeitpunkt noch nicht zwischen „selbst" und „nicht selbst" unterscheiden kann, tolerieren derartige dizygote Zwillinge auch im ausgereiften Zustand beide Erythrocytenarten. Es handelt sich um sog. Blutgruppenchimären (s. später). Beim Menschen wurden derartige Verhältnisse im Blut dizygoter Zwillinge erstmals von DUNSFORD et al. (1953) beschrieben. Es handelt sich dabei sowohl im Tierreich als auch beim Menschen um außerordentlich seltene Beobachtungen. Ihre Bedeutung liegt vor allem darin, daß nunmehr versucht werden konnte, einen Zustand der immunologischen Toleranz künstlich hervorzurufen (BILLINGHAM, BRENT u. MEDAWAR, 1953). Dabei konnte gezeigt werden, daß nach Injektionen von Zellen verschiedener Organe während der Fetalperiode (bei Mäusen sogar noch nach der Geburt) eine Toleranz nicht nur für die betreffenden Organe, sondern auch für die Hauttransplantate erzeugt werden konnte. Später gelang es auch durch Injektion nichtcellulärer Antigene, z. B. verschiedener Eiweißarten eine Immuntoleranz gegenüber diesen Substanzen hervorzurufen (Literatur s. MÜLLER-RUCHHOLTZ, 1966).

Die Möglichkeit, eine Immuntoleranz aktiv zu erzeugen, scheint jedoch nicht auf die Fetalperiode beschränkt zu sein. Eine, wenn auch nur vorübergehend anhaltende Toleranz konnten DIXON u. MAURER (1955a und b) bei erwachsenen

Tieren durch die Gabe extrem hoher Antigenmengen erreichen, wobei sie Rinderserumalbumin benutzten. Teilweise gelang bei immunologisch reifen Tieren sogar eine Toleranzerzeugung gegenüber Zellmaterial. Hierzu wurden jedoch besonders große Zellmengen benötigt. Andererseits durfte die genetische Differenz zwischen Spender und Empfänger nicht allzu groß sein, sonst war die Immunbarriere nicht zu durchbrechen. Kleine Antigendosen sensibilisierten den gleichen Organismus, der bei Anwendung großer Antigendosen (u.U.) reaktionsloser, d. h. immunologisch tolerant oder paralysiert blieb. Beim Menschen liegen hierzu praktisch noch keine Erfahrungen vor. Lediglich WOODRUFF (1957) versuchte, bei zwei Neugeborenen durch die Injektion von 3000 Mill. Leukocyten der Väter eine Toleranz zu erzeugen, was jedoch nicht gelang. Andererseits brachte das Krankheitsbild der Erythroblastose des Neugeborenen die Möglichkeit zum späteren Studium einer durch die notwendigen Bluttransfusionen eventuell erzeugten aktiven Immuntoleranz gegenüber Geweben der Blutspender. In der Tat wurde bei einigen Kindern eine teilweise erheblich verlängerte Überlebungszeit von Hauttransplantaten der Blutspender beobachtet, wenn auch keine dauerhafte Toleranz erzeugt worden war (ALBERT et al., 1959; FOWLER et al., 1960).

Aktiv erzeugte Immuntoleranz kann vorübergehend oder lebenslänglich anhalten. Die Gründe hierfür sind nur teilweise bekannt. Sehr wahrscheinlich spielt die Persistenz des Antigens im toleranten Organismus dabei keine unwesentliche Rolle. Direkte Beziehungen zwischen der Menge des persistierenden Antigens und dem Grad der Toleranz bestehen allerdings wohl nicht (MITCHINSON, 1964). Immunologische Toleranz läßt sich leichter beim immunologisch unreifen Organismus erzeugen als zu einem späteren Zeitpunkt. Ein grundsätzlicher Unterschied für die Erzeugung aktiver Toleranz in beiden Perioden existiert aber nicht. Der Mechanismus der Toleranzinduktion ist noch unbekannt. Welche Veränderungen sich beispielsweise im noch unreifen lymphatischen Zellsystem eines Organismus in der Fetalperiode unter der Einwirkung großer Antigenmengen abspielen, ist bisher lediglich Spekulationen unterworfen (s. MÜLLER-RUCHHOLTZ, 1966).

Erwähnt sei hier nur die Hypothese von TALMAGE u. CLAMAN (1964), nach der ein Zustand der Toleranz durch forcierte Reifung von Stammzellen zu funktionsfähigen aber nicht mehr vermehrungsfähigen Elementen ermöglicht werden könne. Die reifen Zellen wären dann zwar in der Lage, Antikörper zu bilden; die sog. „memory cells", welche das immunologische Gedächtnis beherbergen könnten sich jedoch nicht mehr teilen und Anstoß zur Abwehrreaktion geben.

b) Immunsuppression

Unter den verschiedenen chirurgischen Versuchen, die Transplantationsreaktionen hemmend zu beeinflussen (Entfernung regionärer Lymphknoten, Splenektomie, Appendektomie) hat lediglich die neonatale Thymektomie im Tierexperiment eine gewisse Bedeutung erlangt (MILLER, 1962, 1965). Da angenommen wird, daß vom Thymus aus die Besiedlung der lymphatischen Organe mit Lymphocyten erfolgt, versprach man sich von der Thymektomie eine weitgehende Verhinderung der Abstoßung allogener Transplantate. Der Eingriff ist jedoch mit einem erheblichen Mortalitätsrisiko belastet und hat bei älteren Tieren nur noch wenig Erfolg. Die Thymektomie beim Menschen zur Unterdrückung der Abstoßungsreaktion ist wieder weitgehend verlassen worden. Eine im Tierexperiment und auch dort nur partiell wirksame Maßnahme zur Verhinderung der Abstoßungsmechanismen ist die Anwendung von Antilymphocytenseren (SACKS et al., 1964). Ferner sei die Ableitung der Lymphe aus dem Ductus thoracicus (DUMONT et al., 1964) erwähnt.

Ein weiterer Weg zur Überwindung der Immunbarriere wurde mit Röntgenbestrahlungen und mit direkten Einwirkungen von radioaktiv markiertem Material auf das lymphatische Gewebe beschritten. Die Bestrahlungen erfolgten teils auf den ganzen Körper, teils auf die regionären Lymphknoten. CRONKITE et al. (1962) konnten mit der eleganten Methode einer extrakorporalen Röntgenbestrahlung von Lymphocyten (das Blut wurde nach außen in eine Spirale abgeleitet, dort bestrahlt und anschließend wieder in den Körper zurückgeführt) im Tierexperiment die Zahl der Lymphocyten deutlich reduzieren und den Abstoßungsmechanismus abschwächen.

Für die Transplantationspraxis sind diese physikalischen Maßnahmen jedoch ebenfalls ohne nachhaltigen Erfolg geblieben. Weit wirkungsvoller war die Anwendung chemischer Mittel. Zunächst machte man sich die Wirkung des Cortisons (Hemmung der Antigenaufnahme, der Antigen-Antikörperreaktion und der Phagocytose) zunutze. BILLINGHAM et al. (1951) zeigten, daß Allotransplantate unter Cortisongabe länger überlebten. Diese Wirkung der Steroide ist jedoch allein nicht ausreichend. Wie vor allem die Erfahrung bei Nierentransplantationen zeigte, ist eine Kombination mit Cytostatika notwendig. Unter ihnen haben sich vor allem Azathioprin (Imuran®), Cyclophosphamid (Endoxan®), Actinomycin C (Sanamycin®) bewährt.

Ihre Wirkungsprinzipien sind: Hemmung der Synthese der zur Übermittlung der immunologischen Information und zur Ausbildung der cellulären und humoralen Abwehrreaktion benötigten Desoxyribonucleinsäure, Ribonucleinsäure und lebensnotwendiger Proteine (BERENBAUM, 1965; WOLFF, 1966). Mit diesen Substanzen gelingt es sowohl im Tierexperiment als auch beim Menschen, die Abstoßung von allogenen Transplantaten (z. B. Nieren) hinauszuschieben. Da aber nicht nur die immunologische Reaktion gegen das Transplantat, sondern auch gegen alle anderen Antigene wie z. B. Infektionserreger unterdrückt wird, kann die chemische Immunblockade keineswegs als Dauerlösung angesehen werden.

Abschließend seien hier noch die ersten Versuche erwähnt, die Immunbarriere mit Hilfe der sog. Antigenkonkurrenz zu überwinden. Möglicherweise läßt sich nämlich das immunologische Phänomen nutzen, daß die Reaktion des Organismus gegenüber einem Antigen durch gleichzeitige Gabe hoher Dosen eines anderen Antigens oder sogar mehrerer anderer Antigene abgeschwächt wird (ABRAMOFF u. WOLFE, 1956; ADLER, 1963). Andere Hoffnungen werden an die Ausschaltung des bei den meisten Antigen-Antikörperreaktionen beteiligten und für die Cytolyse notwendigen Serumkomplementes bzw. eines seiner verschiedenen Faktoren geknüpft. Theoretisch wäre jedenfalls denkbar, die Reihenfolge der Komplementfaktoren so zu unterbrechen, daß die Abwehr gegen Infektionserreger nicht gestört wird, die Abstoßung eines Transplantates aber unterbleibt.

5. Reaktionen des Transplantates gegen den Empfängerorganismus

(graft versus host reaction, runt-disease)

Ein mit der Erzeugung immunologischer Toleranz eng verbundenes Problem ist die Reaktion der injizierten immunologisch kompetenten Zellen gegen den Organismus des Empfängers. Während sie einerseits dazu dienen sollen, die Reaktion des Empfängerorganismus zu unterdrücken, werden sie unter Umständen selbst durch die Antigene ihrer neuen Umgebung aktiviert. BILLINGHAM u. BRENT (1957) beobachteten bei jungen Mäusen nach der Injektion allogener Lymphzellen Gewichtsverlust, Minderwuchs, schwere Durchfälle, Dermatitis und Haarausfall. Wegen des Minderwuchses der Tiere wurden die Erscheinungen als „runt-disease“ bezeichnet. Eng damit verbunden ist das Krankheitsbild der sog. „secondary oder homologous disease", das auftritt, wenn reife Tiere durch Röntgenbestrahlungen ihren Immunmechanismus verlieren und immunologisch kompetente Zellen eines speciesgleichen, aber stammesdifferenten Tieres transplantiert erhalten. Es entstehen die gleichen Symptome wie bei der „runt-disease" mit dem Unterschied, daß ein Minderwuchs fehlt, da es sich hier um erwachsene Tiere handelt. Runt-disease und homologous-disease können verschiedene Schweregrade je nach dem Ausmaß der genetischen Differenz zwischen den Zellen des Spenders und des Empfängers erreichen, d. h. der Empfängerorganismus kann zugrunde gehen, aber auch überleben. Wodurch jedoch letztlich der Tod des Empfängers solcher immunologisch-kompetenten Zellen eintritt, ist noch unklar. Man weiß lediglich, daß sich die injizierten Zellen (vor allem die kleinen Lymphocyten) in den lymphatischen Geweben ansiedeln und zu einer Schwellung von Milz und Lymphkboten führen (Gowans u. McGregor, 1965). Aber auch in anderen Organen werden z. T. schwere Schädigungen entzündlicher Art beobachtet (Leber, Darm, Pankreas, Nieren, Herz, Gelenke).

Der naheliegende Schluß, die durch die transplantierten Zellen hervorgerufenen Schädigungen und Veränderungen im lymphatischen System hätten eine verminderte Abwehrleistung gegenüber exogenen z. B. bakteriellen Schädigungen zur Folge, konnte bisher nicht bestätigt werden (Stastny et al., 1965). Interessanterweise ist aber bei der Proliferation lymphoider Zellen in den lymphatischen Organen auch der Empfängerorganismus beteiligt, so daß es sich nicht nur um eine graft versus host reaction, sondern auch um eine host versus graft reaction, d. h. um eine Allotransplantationsreaktion, eben den zu erwartenden Abstoßungsmechanismus, handelt.

Abschließend sei der in der Transplantationsimmunologie gerne benutzte Begriff der „Chimäre" erwähnt. Dieses aus der griechischen Mythologie entliehene Bild (Fabelwesen mit zwei verschiedenen Köpfen) wurde vor allem für die Situation benutzt, bei der tatsächlich zwei genetisch differente Zellsysteme im gleichen Organismus in gegenseitiger Toleranz leben. Als natürliches Beispiel hierfür wurde schon die sog. Kalbszwillings-Chimäre von Owen (1945), erwähnt, bei der beide Partner zwei verschiedene Blutgruppen besitzen. Ein häufig zum Studium von Transplantationsfragen benutztes Modell ist die sog. Radiations-Chimäre, bei der nach Zerstörung des lymphatischen Apparates durch Bestrahlung die Transplantation von Knochenmarks- oder anderen lymphatischen Zellen dazu führt, daß der Organismus mit Hilfe eines „entliehenen" Immunsystems weiterleben kann. Da im Grunde jedoch die Transplantation zum Zustand der Chimäre führt, ein Organismus, der sein Transplantat später abstoßen wird, vorübergehend also ebenfalls als Chimäre bezeichnet werden müßte, hat man auch von primären (echten, lebenslangen) und sekundären (vorübergehenden) Chimären gesprochen.

6. Organtransplantation

Obgleich die vorwiegend am Beispiel der Haut erkannten Gesetzmäßigkeiten der Transplantationsimmunität prinzipiell für alle Gewebe gültig sind, gibt es in deren Verhalten doch Unterschiede. Zunächst grenzt man sog. „homostatische" Transplantate, wie Blutgefäße, Knochen, Knorpel und Nerven von „homovitalen" wie Niere, Leber, Lunge und endokrinen Drüsen ab (Longmire et al., 1954). Homostatische Transplantate erfüllen vorwiegend Halte- und Leitfunktionen. Sie werden später meist durch Einwandern von Zellen des Empfängers ersetzt, haben aber vom klinischen Standpunkt her dennoch ihre Funktion erfüllt. Der auch hier ablaufende Abstoßungsmechanismus ist daher von geringerer Bedeutung. Hinzu kommt, daß diese z. T. bradytrophen Gewebe eine geringere Antigenwirkung besitzen als andere. Sie wird noch reduziert, wenn die Gewebe nicht vital, sondern nach besonderer Präparation (Fixation mit chemischen Substanzen) übertragen werden. Bei den homovitalen Organen ist die Antigenität dagegen viel größer. Unter ihnen werden Lunge und Leber besonders rasch wieder abgestoßen, während Niere und endokrine Organe zunächst nach der Vascularisierung ihre Funktion trotz beginnender Abstoßungsmechanismen auch ohne immunsuppresive Therapie u. U. Wochen bis Monate erfüllen können. Grundsätzliche Unterschiede zwischen homostatischen und homovitalen Organen bestehen im Hinblick auf die Transplantationsimmunität nicht.

Bei der Transplantation ganzer Organe liegen die Verhältnisse naturgemäß etwas anders als bei der Hauttransplantation, worauf besonders WOODRUFF (1965) hingewiesen hat. Während die Transplantationsantigene beim freien Transplantat in den Empfänger diffundieren und dann über Gewebs- oder Lymphspalten zum nächsten Lymphknoten abgeleitet werden, erfolgt der Eintritt vom antigenen Material bei der Nierentransplantation über den venösen Abfluß. Weiterhin wird bei der Revascularisierung eines freien Transplantates ein großer Teil des Gefäßendothels sehr wahrscheinlich durch Endothelzellen des Empfängers ersetzt, eine Situation, die wohl beim Anschluß der Nierengefäße an die Gefäße des Empfängers nicht eintritt. Außerdem übersteigt die Menge an antigenem Material z. B. eines Nierentransplantates bei weitem die eines Hauttransplantates, so daß der Empfängerorganismus hier innerhalb kurzer Zeit mit viel größeren Antigenmengen überschwemmt wird als beim Kontakt mit einem freien Hauttransplantat. Schließlich kommt es bei einem freien Transplantat infolge der an vielen Stellen unterbrochenen Durchblutung und ungenügenden Revascularisierung zu Nekrosen, die wiederum bei einem transplantierten Organ kaum in diesem Maße auftreten.

Besonderes Interesse hat längere Zeit die Transplantation endokriner Organe beansprucht (Lit. s. WOODRUFF, 1960) zumal man annahm, die Antigenität sei geringer als die der Haut, beispielsweise beim Ovar (KROHN, 1959). Ähnliche Erwartungen wurden an die Allotransplantation von Nebennieren geknüpft, nachdem gewisse Anzeichen für eine Hormonsekretion beobachtet wurden (BROSTER u. GARDNER-HILL, 1946; BROOKS et al., 1960). GAILLARD (1954) berichtete über erfolgreiche Transplantationen von Epithelkörperchen. Strenger Nachprüfung, ob endokrine Organe tatsächlich ein anderes Verhalten bei der Abstoßungsreaktion zeigen, halten sämtliche Mitteilungen jedoch nicht stand (MERRILL, 1965).

B. Spezieller Teil

Die mittelalterliche Darstellung unter dem Schutz des Hl. Damian und Hl. Cosmas, einem verwundeten Soldaten anstelle des amputierten Beines das eines toten Mauren anzusetzen, läßt erkennen, daß die Transplantationsidee schon recht früh zumindest bildlich Gestalt gewonnen hatte. Die eigentliche historische Entwicklung der Nierentransplantation beginnt um die Jahrhundertwende mit ULLMANN (1902) und v. DECASTELLO (1902), die beide Auto-, Allo- und Xenotransplantationen im Tierversuch durchführten. Im Vordergrund ihres Interesses stand damals zunächst ein technisches Problem, nämlich die Gefäßverbindung zwischen Transplantat und Empfänger. CARREL u. GUTHRIE (1906) lösten es durch die Einführung der direkten Gefäßanastomose. CARREL führte auch als erster die serienmäßige Nierentransplantation bei Tieren durch, wobei bemerkenswert ist, daß der Autor 1909 über eine $2^1/_2$ Jahre lang erfolgreiche Allotransplantation beim Hund berichten konnte, dem allerdings noch eine gesunde Niere im

Organismus verblieben war. Er beobachtete jedoch, daß in den meisten Fällen das transplantierte Organ ödematös wurde und eine starke rundzellige Infiltration aufwies. Auch UNGER (1909) stellte derartige Nierenveränderungen fest und fand, daß die Glomeruli daran unbeteiligt waren. Zur gleichen Zeit und in den folgenden Jahren wurden zahlreiche weitere Versuche vorgenommen, aus denen deutlich wurde, daß Transplantationen zwischen Tieren gleicher und fremder Species letztlich erfolglos waren. Im Gegensatz dazu fand ZAAIJER schon 1908, daß bei Autotransplantationen das verpflanzte Organ ordnungsgemäß funktionierte und bis zu 4 Jahren überlebte.

INGEBRIGSTEN (1914) dachte wohl als erster daran, durch Isoagglutininteste die Verträglichkeit zwischen Spender und Empfänger zu prüfen, da er biologische Unterschiede als Grund für das Mißlingen der Allotransplantation vermutete. Vor ihm hatten schon BORST und ENDERLEN (1910) biochemische Unterschiede angeschuldigt. Echte Fortschritte wurden jedoch bis etwa 1950 nicht erzielt. Eine neue Ära begann erst mit den Arbeiten von SIMONSEN (1949), DEMPSTER (1953), HUME und EGDAHL (1955) als die Kenntnisse der Transplantationsimmunität, welche am Beispiel der Haut gewonnen worden waren, genutzt und auch auf die Niere angewendet werden konnten. Nur wenig bekannt ist, daß der deutsche Chirurg K. H. BAUER bereits 1927 die Parallele zwischen Autotransplantat und Transplantation bei eineiigen Zwillingen erkannte, als er sah, daß Hauttransplantate zwischen ihnen überlebten.

1. Technik der Nierentransplantation

Voraussetzung für die Funktion einer transplantierten Niere ist neben der exakten chirurgischen Technik eine möglichst kurzdauernde Ischämie des zu übertragenden Organs und eine Lokalisation, die Verletzungen von außen verhindert. Mit Hilfe der von CARREL und GUTHRIE (1906) eingeführten direkten Gefäßanastomose wurde beim Menschen erstmals von KÜSS et al. (1951) die Muskelloge am Oberschenkel als Transplantationsort gewählt. Die Gefäße des Nierenhilus wurden mit denen des Oberschenkels anastomosiert und das Transplantat durch Hautlappen gedeckt. Der Ureter mündet dabei in die Haut des Oberschenkels. Technisch war dieses Verfahren deshalb vorteilhaft, weil der Eingriff geringfügig war. Andererseits bestanden Nachteile in der nach außen ungeschützten Lage und der Gefahr einer aufsteigenden Infektion durch den Ureter. Die gegenwärtig benutzte Standardmethode nach Empfehlungen der Gruppe um MERRILL und MURRAY in Boston besteht darin, daß die linke Niere des Spenders in die rechte Fossa iliaca bzw. umgekehrt die rechte Niere in die linke Fossa eingepflanzt wird. Das Transplantat wird dabei in einer künstlich geschaffenen extraperitonealen Tasche fixiert, die A. renalis wird mit der A. hypogastrica End-zu-End-anastomosiert und die V. renalis erhält eine seitliche Verbindung mit der V. iliaca. Der Ureter wird frei in die Blase implantiert oder eventuell auch mit dem Ureter des Empfängers vereinigt. Vor jeder Transplantation wird die Nierenkapsel gespalten, um einer Rindennekrose vorzubeugen, die durch die starke Schwellung des Organes nach dem Anschluß an den neuen Kreislauf entstehen könnte. Zur Verhinderung von Thrombosen ist eine Heparin-Behandlung notwendig. Um die unvermeidliche Unterbrechung der Nierendurchblutung während des Eingriffes teilweise zu kompensieren, wird der Organismus des Spenders unterkühlt und die von Blut frei gespülte Niere mit Elektrolyt- und Nährlösungen bei niedrigen Temperaturen behandelt. Dennoch kommt es allen Vorsichtsmaßnahmen zum Trotz noch zu Schwierigkeiten, die durch Gefäßanomalien, ausgedehnte Arteriosklerose des Empfängers und Thrombosen hervorgerufen werden (WOODRUFF, 1964). Infektionen des meistens durch eine chronische Glomerulonephritis stark beeinträchtigten Empfängerorganismus machen eine antibiotische Therapie generell unumgänglich. So hängt der Erfolg einer Nierentransplantation zwar vorwiegend von den immunologischen Bedingungen, zu einem kleinen Teil jedoch auch noch von technischen und allgemein medizinischen Problemen ab.

2. Transplantation bei eineiigen Zwillingen

Der günstige Umstand eines eineiigen Zwillings als Nierenspender wurde bisher in 36 Fällen genutzt. Die erste derartige Transplantation führten 1954 MERRILL et al. (1956) durch. Nach den Regeln der allgemeinen Transplantationsimmunologie durfte erwartet werden, daß die transplantierte Niere bei eineiigen Zwillingen vom Empfänger toleriert wird und nun die renale Ausscheidungsfunktion für diesen Organismus übernimmt. Dennoch sind keineswegs alle derartigen Empfänger am Leben geblieben. Ursachen für einen letalen Ausgang waren verschiedene Ereignisse (Hydronephrose infolge einer Abflußstauung im Bereich der Ureterimplantation in die Blase, chronische Pyelonephritis, Nierenbeckenausgußstein, Glomerulonephritis). Das Auftreten einer Glomerulonephritis in der transplantierten Niere wurde zunächst darauf zurückgeführt, daß sich die beiden erkrankten Nieren noch im Organismus befanden. Es wurde daher auch inzwischen zur Regel erhoben, die kranken Nieren des Empfängers entweder vor oder während des Eingriffes der Transplantation der Spenderniere zu entfernen. In einigen Fällen entwickelte sich jedoch trotz vorheriger Entfernung der kranken Empfängernieren in der zunächst gesunden Spenderniere eine Glomerulonephritis. Dies spricht sehr für die Existenz eines (an Lymphocyten gebundenen ?) sekundär Nephritis auslösenden Faktors, wie er von uns selbst aufgrund von Erfahrungen bei der experimentellen Glomerulonephritis postuliert wird (PFEIFFER und MERRILL, 1962).

Über eine Neuinfektion mit Streptokokken, die theoretisch möglich wäre, ist nach dem Wissen der Verfasser nichts bekannt geworden. Der Erfolg einer Nierentransplantation stellt sich nach gelungenem technischen Eingriff relativ rasch ein. Hochdruck und Augenhintergrundveränderungen bilden sich ebenso zurück wie die Zeichen der Niereninsuffizienz, die innerhalb von Tagen bereits verschwindet. Wieweit der Organismus des Empfängers einer gesunden Niere anschließend wieder belastbar ist, zeigt die Beobachtung von MURRAY et al. (1963) zweier komplikationsloser Schwangerschaften bei der gleichen Patientin. Die bisher bekannten Überlebenszeiten sind im Abschnitt über die Ergebnisse aufgeführt.

3. Transplantation bei zweieiigen Zwillingen und anderen Verwandten

Wie aus Abb. 37 hervorgeht, ist die Toleranzchance für eine transplantierte Niere nach den Verhältnissen bei eineiigen Zwillingen am nächstgrößten bei zweieiigen Zwillingen. Die Transplantationsreaktion verläuft um so schwächer je enger die genetische Verwandtschaft zwischen beiden ist. Seit der ersten derartigen Transplantation 1959 durch die Arbeitsgruppe von MERRILL wurden inzwischen weitere Fälle operiert. Einige von ihnen haben eine mehrjährige Überlebenszeit erreicht, so daß sie sogar den Ergebnissen bei eineiigen Zwillingen praktisch gleichgestellt werden könnten (Einzelheiten s. BROSIG u. NAGEL, 1965). Wie aus Abb. 37 hervorgeht, zeigen die Fälle mit Eltern als Nierenspender anfangs ähnliche Überlebenszeiten wie bei dicygoten Zwillingen. Bei Zeiträumen über

1 Jahr hinaus ist die Abstoßungsrate jedoch wesentlich höher und nähert sich den Verhältnissen bei nichtverwandten Spendern.

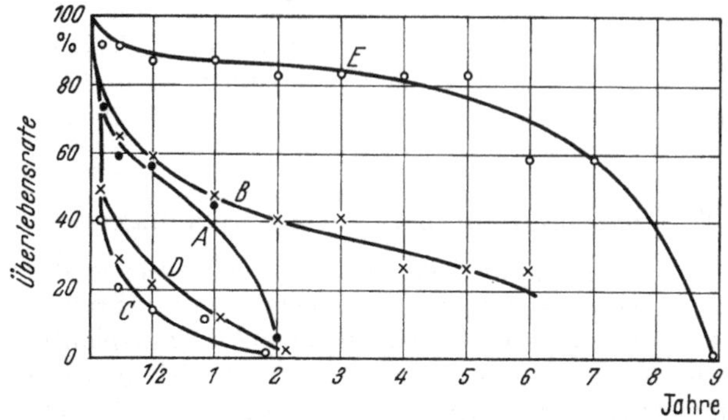

Abb. 37. Überlebenszeiten der bis zum 15. 3. 65 registrierten Nierentransplantate unter Berücksichtigung der Spender (nach BARNES, 1965). *E* eineiiger Zwilling, *B* zweieiiger Zwilling, *A* Eltern, *D* und *C* nichtverwandter Spender

4. Transplantation bei nichtverwandten Empfängern

Der erste Versuch einer Allotransplantation (Homotransplantation) beim Menschen wurde 1934 unternommen (VORONY). Es handelte sich dabei allerdings um eine Leichenniere, wie auch bei den später von LANDSTEINER u. HUFNAGEL (1945) sowie von LAWLER et al. (1950) mitgeteilten Fällen. Von 1951—1953 wurden von HUME et al. neun Allotransplantationen durchgeführt und dabei erstmals gründlichere Untersuchungen durchgeführt. Aus den bis zu $5^1/_2$ Monaten reichenden Überlebenszeiten war zu erkennen, daß der Abstoßungsmechanismus weniger heftig war als man von den Tierexperimenten her erwartete. Dennoch konnte die Methode ohne irgendwelche Modifikationen nicht zur Behandlung einer chronischen Niereninsuffizienz benutzt werden. Die immunologische Barriere in Gestalt der Homotransplantationsreaktion stellte zunächst ein nicht zu überwindendes Hindernis dar.

Die klinischen Erscheinungen des Abstoßungsmechanismus (im Verlauf einer immunosuppressiven Therapie als Rejektionskrise bezeichnet) treten je nach dem Ausmaß der genetischen Differenz zwischen Spender und Empfänger sehr rasch oder, wie in den meisten Fällen, erst nach der 2. oder 3. Woche ein. Als Ausnahme wurde schon in den ersten Stunden nach der Operation eine Anurie beobachtet, während bei den anderen Patienten erst nach Monaten entsprechende Erscheinungen auftraten (STARZL et al., 1964). Klinisch treten die Symptome Kopfschmerzen, Abgeschlagenheit, Appetitlosigkeit, Schmerzen in der Nierengegend, Blutdruckanstieg und Rückgang der Urinproduktion verbunden mit Ödemen und Gewichtszunahme in Erscheinung. Um ein objektives Maß für das Ausmaß der Reaktion zu bekommen und sie vor allem frühzeitig zu erfassen, werden seit einigen Jahren Silberclips in die Nierenkapsel eingenäht, deren röntgenologisches Auseinanderweichen die Schwellung des Organes anzeigen. Es kommt zur Proteinurie und im Sediment findet man Zylinder, Lymphocyten (KAUFFMAN et al., 1964), Erythrocyten und Leukocyten. Sogar Makrohämaturien wurden beobachtet (Einzelheiten s. BROSIG und NAGEL, 1965), die Osmolarität nimmt ab und die Natriumausscheidung geht zurück.

Die Nierendurchblutung ist verschlechtert, was durch das Isotopennephrogramm festgestellt werden kann. Die Kreatininclearence nimmt ab, im Blut steigen Rest-Stickstoff und Kreatinin an. Ursache dafür sind morphologische Nierenveränderungen, deren Kenntnis für das Verständnis des Abstoßungsvorganges außerordentlich wichtig ist.

5. Morphologische Veränderungen im Nierentransplantat

Während die Niere bei einer Autotransplantation nur ganz vorübergehend leichte Schädigungszeichen aufweist, kommt es bei der Allotransplantation zu charakteristischen Veränderungen im Transplantat, die die Funktion des Organs entscheidend beeinflussen. Sie sind besonders eingehend von PORTER (1965) beschrieben worden, dessen Darstellung wir im wesentlichen folgen. Aus naheliegenden Gründen ist die Übertragung einer menschlichen Niere auf einen gesunden menschlichen Empfänger bisher nicht beschrieben worden. Die ersten genaueren Einblicke in die Reihenfolge der bei der Homotransplantation in der Niere ablaufenden Veränderungen stammen von Nierentransplantationen beim Hund (DEMPSTER, 1953; SIMONSON et al., 1953; HUME u. EGDAHL, 1955). Erste Veränderungen, die bereits wenige Stunden nach der Transplantation beobachtet werden, zeigen kleine Lymphocyten in engem Kontakt mit dem Endothel der peritubulären und intertubulären Capillaren und kleinen Venen. 2—3 Tage später tauchen pyroninophile Zellen auf, die gleiches Verhalten zeigen. Diese Zellen, die offenbar mit der Fixation an das Gefäßendothel die später das Bild beherrschende celluläre Infiltration der Niere einleiten, lassen in ihrer Ultrastruktur zwei Typen erkennen: 1. lymphocytenähnliche Elemente, 2. plasmazellähnliche Elemente (PORTER et al., 1964a). An einigen Stellen konnte beobachtet werden, daß sich die Grenzen zwischen der lymphoiden Zelle aus dem Blutstrom und der Endothelzelle verwischen (KOUNTZ et al., 1963). Wenig später kommt es zum Einstrom von Flüssigkeit und zum Auftreten erster Zellen im Interstitium. Mit Hilfe von radioaktiv-markiertem Thymidin konnte gezeigt werden, daß 4% der infiltrierenden Zellen aktiv DNS synthetisieren und sich teilen. In späteren Stadien herrscht bei den Zellinfiltraten der Typ der Plasmazellen vor. Zunehmend wird die Wand der peritubulären Capillaren und kleinen Venen durchlässiger für Flüssigkeit und Zellen. Hierdurch kommt es klinisch zur Anschwellung des Organs, zu einer Verminderung der Durchblutung und zur Oligurie. Zahlreiche Tubuluszellen werden nekrotisch, während an den Glomeruli zunächst nur geringfügige Veränderungen zu beobachten sind. Später und im Endstadium besteht ein ausgedehntes interstitielles Ödem neben einer erheblichen Infiltration mit polymorphkernigen Leukocyten und Makrophagen. Das Endothel der Vasa afferentia und der kleinen Arterien ist nunmehr geschwollen, vereinzelt findet man fibrinoide Nekrosen der Gefäßwand (DEMPSTER et al., 1964). Auch endotheliale Zellwucherungen können beobachtet werden. Häufig ist das Lumen der kleinen Arterien durch Fibrin, Thromben und pyroninophile sowie lymphoide Zellen ausgefüllt (HUME u. EGDAHL, 1955).

In einigen Fällen wurde bei Hunden die transplantierte Niere länger als erwartet toleriert (ZUKOSKI et al., 1961). Nun wurde eine ausgedehnte Atrophie der Tubuli, eine starke interstitielle Fibrose und erstaunlicherweise nur geringe celluläre Infiltration des interstitiellen Gewebes gefunden. Zahlreiche peritubuläre Capillaren, Arteriolen und kleine Arterien waren obliteriert und auch die großen Gefäße zeigten eine deutliche Verdickung der Intima.

Wurde nun auch die andere Niere des Spenders auf den gleichen Empfänger transplantiert, so kam es bei der „second set reaction" zu wesentlich stärkeren Veränderungen. Bereits innerhalb der ersten 12 Std zeigten die Glomeruli und peritubulären Capillaren erhebliche Blutfülle, im Interstitium fanden sich kleine Hämorrhagien, jedoch noch keine celluläre Infiltration. Nach einem Tag wurden tubuläre Nekrosen und Eiweißzylinder, Erythrocyten und Epithelien im Lumen der Tubuli gefunden. Die Rinde zeigte nunmehr fokale Infarkte. Später nahmen die interstitiellen Blutungen zu, die Glomeruli zeigten fibrinoide Nekrosen ebenso wie die Gefäßwände der Vasa afferentia und der intertubulären Arterien. Die zellige Infiltration des Interstitiums war ausgeprägt und bestand im Gegensatz zu den Verhältnissen bei einem ersten Transplantat vorwiegend aus neutrophilen Leukocyten.

Um eine parallele Situation zu den Verhältnissen beim Menschen herzustellen, wurden auch Versuche an nierenkranken Hunden durchgeführt. Sie zeigten, daß in den transplantierten Nieren grundsätzlich die gleichen Veränderungen ablaufen wie bei nierengesunden Empfängern, die celluläre Infiltration jedoch später eintritt und die Gefäßveränderungen geringfügiger sind (MICHON et al., 1953). Es zeigte sich auch beim Menschen, daß bei chronischer Niereninsuffizienz die Überlebenszeit eines Nierentransplantates länger als erwartet ist. HUME et al. (1955) sahen bei einem derartigen Fall noch ohne immunosuppressive Therapie eine Urinproduktion über 176 Tage. Histologisch zeigte die Niere eine Atrophie der Tubuli, eine interstitielle Fibrose, herdförmige Infiltrate von Plasmazellen und eine hochgradige Einengung der Gefäße durch Intimawucherungen. Offenbar wird die Transplantationsreaktion durch die schwere Allgemeinerkrankung abgeschwächt. Die zur Verhinderung einer Abstoßung der transplantierten Niere eingesetzten immunosuppressiven Substanzen verändern naturgemäß auch das histologische Bild. Da es mit ihrer Hilfe im allgemeinen gelingt, die in der ersten oder zweiten Woche nach der Transplantation auftretenden Abstoßungskrisen zu überwinden, existieren nur spärliche Untersuchungen über die morphologischen Veränderungen in der Niere zu diesem Zeitpunkt. Tritt eine Abstoßung zu einem späteren Zeitpunkt ein, so findet man Schwellungen der Endothelzellen in den Vasa afferentia, Ablagerungen von γ-Globulin in den arteriellen Gefäßwänden und gelegentlich herdförmige fibrinoide Gefäßnekrosen (PORTER et al., 1964b). Im übrigen bestehen ein ausgeprägtes interstitielles Ödem und eine starke celluläre Infiltration, obgleich diese in manchen Fällen auffällig gering sein kann. Dauert der Zustand einer Abstoßungskrise über längere Zeit an, so greifen die fibrinoiden Gefäßwandnekrosen auch auf die intertubulären Arterien über (KINCAID-SMITH, 1964).

Durch wiederholte Nierenbiopsien konnte der Einfluß immunosuppressiver Substanzen direkt studiert werden. Histologisch ließ sich erkennen, wie die Schwellung der Endothelzellen nachließ, das Ausmaß der fibrinoiden Nekrosen zurückging, Fibrin und Thrombocytenablagerungen auf der Arterienwand durch Endothel bedeckt wurden und in die Intima inkorporiert wurden. Häufig fand man fettbeladene Makrophagen, die wahrscheinlich die Reste der Thrombocyten abräumten. In Nierentransplantaten, die eine Abstoßungskrise vor längerer Zeit überstanden hatten, wurden reichlich arterielle Gefäßeinlagerungen gefunden. Derartige Veränderungen können später zu ischämischen Nierenveränderungen und zum Hochdruck führen. Folgen einer Ganzkörper-Röntgenbestrahlung an der transplantierten Niere wurden in Gestalt von interstitiellen Ödemen, cellulärer Infiltration, Gefäßnekrosen und Arterienwandveränderungen, wie sie bereits geschildert wurden, beobachtet. Einige Nieren zeigten auch ausgedehnte Blutungen im Interstitium (HAMBURGER et al., 1962; MURRAY et al., 1962).

Nur in einigen wenigen Fällen von Nierentransplantationen beim Hund und beim Menschen wurden auch glomeruläre Veränderungen beobachtet (KRIEG et al., 1960; HAMBURGER et al., 1963; PORTER et al., 1964b). Es handelte sich um eine Verdickung der Basalmembran, Vergrößerung der Endothelzellen und gelegentlich auch um Halbmondbildungen. Die Veränderungen wurden im allgemeinen als Reaktion des Empfängers gegenüber dem Transplantat und z. T. auch als Niederschlag von Antigen-Antikörper-Komplexen gedeutet.

Bei zwei Fällen beeinflußte möglicherweise auch eine starke progressive Glomerulonephritis vom Typ Ellis I der Empfängernieren das Nierentransplantat (Hume et al., 1955; Porter, 1964). Sogar aus den Beobachtungen an eineügen Zwillingen geht hervor, daß diese Möglichkeit nicht auszuschließen ist (Murray et al., 1962; Pfeiffer u. Merrill, 1962). Es erkrankten nämlich in 10 von 24 Fällen die zunächst gesunden Nieren eineiiger Spender an der Grundkrankheit des Nierenempfängers, obgleich die kranken Nieren z. T. vor der Transplantation entfernt worden waren (Merrill, 1966). Derartige Zweiterkrankungen sind nach Angaben von Merrill seltener geworden, nachdem auch die Empfänger der Niere eines genetisch identischen Spenders mit immunosuppressiven Medikamenten behandelt werden. Hier richtet sich diese Therapie jedoch nicht gegen eine (aus Gründen der Histokompatibilität gar nicht zu erwartende) Transplantationsreaktion des Empfängers, sondern gegen immunologisch kompetente Zellen des lymphatischen Systems, die allem Anschein nach für die Glomerulonephritis der transplantierten Niere verantwortlich sind. Eine Streptokokkenerkrankung, wie sie am Beginn der Nierenerkrankung des Empfängers stand, konnte ausgeschlossen werden.

Diese Beobachtungen sind eine starke Stütze für die seit Jahren von uns vertretene These eines an Lymphocyten gebundenen sekundär nephritisauslösenden Faktors (s. Abschnitt: Experimentelle Glomerulonephritis).

6. Veränderungen in anderen Organen

Große pyroninophile Zellen wurden abgesehen von den Nieren auch in den ableitenden Lyphknoten sowie in der Milz gefunden (Porter et al., 1964b). Hamburger et al. (1963) beobachteten das eigenartige Krankheitsbild einer Hepatosplenomegalie verbunden mit einer Hypergammaglobulinämie und Fieber. Im übrigen kommt es infolge der immunosuppressiven Therapie — trotz antibiotischer Behandlung — zu den verschiedensten Infekten und deren Folgezuständen, beispielsweise auch zu Candidainfektionen und zu Tuberkulose.

7. Immunosuppressive Maßnahmen

Die Maßnahmen zur Unterdrückung der Allotransplantationsreaktion lassen sich grob in solche einteilen, die bereits vor der Nierenverpflanzung durchgeführt werden und solche, die im Anschluß daran notwendig sind. Zur ersten Gruppe gehörte die inzwischen wieder weitgehend verlassene Röntgenganzkörperbestrahlung. Obgleich bei einigen wenigen Fällen festzustellen war, daß der Abstoßungsmechanismus verzögert eintrat, haben andererseits Agranulocytose und Sepsis als unerwünschte Folgen der Bestrahlung wieder zur Aufgabe dieser Methode geführt. Auch die von Starzl (1964) empfohlene Entfernung des Thymus und der Milz ist wieder weitgehend verlassen worden. Die gedankliche Basis für die Thymektomie stellte die Theorie von Miller (1965) dar, daß vom Thymus aus die Differenzierung der lymphoiden Stammzellen zu immunologisch kompetenten Zellen gesteuert wird. Die mit diesem Eingriff beim Menschen gemachten Erfahrungen lassen bisher keinen günstigen Effekt auf die Überlebenszeit des Nierentransplantates erkennen. Die Ansicht einiger Autoren, eine infolge der Splenektomie erhöhte Leukocytenzahl des Patienten ermögliche eine höhere Dosis an immunosuppressiven Substanzen, womit wiederum die Abstoßungsmechanismen besser unterdrückt werden könnten, hat ebenfalls nicht dazu geführt, den Eingriff als Routine-Methode bei der Nierentransplantation anzuwenden.

Zur zweiten Gruppe gehören die Maßnahmen, die nach erfolgter Nierentransplantation eine Abstoßung verhindern sollen. Im Mittelpunkt stehen chemische

Substanzen, die, wie im allgemeinen Teil bereits aufgeführt, die Allotransplantationsreaktion auf verschiedenstem Wege hemmen (Hemmung der DNS-Synthese, der Antigenaufnahme, der Phagocytose und Antigen-Antikörperreaktionen, eventuell Lymphocytolyse). Es zeigte sich, daß weder durch eine Behandlung mit Cortisonabkömmlingen alleine noch durch Kombination mit den verschiedenen Antimetaboliten (Azathioprin, Azaserin, Methotrexat) oder mit Cyclophosphamid (Endoxan) Abwehrreaktionen verhindert werden konnten. Gegenwärtig scheint die am meisten geeignete Therapie eine Kombination zwischen Cortison und Antimetaboliten zu sein, wobei vor allem in den ersten Tagen hohe Steroid-Dosen notwendig sind. Auch genügt es nicht, diese Therapie erst nach der Nierentransplantation durchzuführen. Einige Autoren beginnen damit bereits am Tage vor der Operation, STARZL et al. (1964) schon 8—10 Tage vorher, um mit niedrigen Dosen von Azathioprin die Antikörperbildung zum Zeitpunkt der Transplantation gehemmt zu haben. Auf exakte Dosisfragen einzugehen, würde den Rahmen der Darstellung überschreiten, zumal sich gerade in diesem Punkt die Ansichten der Autoren teilweise widersprechen und ganz persönliche Erfahrungen jeweils den Ausschlag sowohl für die Wahl eines Medikamentes als auch für die Dosis geben. Im übrigen ist zu erwarten, daß weitere Cytostatica mit größerer Wirksamkeit, aber geringerer Toxicität die gegenwärtig zur Verfügung stehenden Substanzen verdrängen werden.

8. Indikationsstellung zur Nierentransplantation

Gewisse Richtlinien müssen eingehalten werden, um den für Spender wie für Empfänger noch risikoreichen Eingriff sinnvoll zu machen. Es sollte beim Empfänger einer Niere keine Grundkrankheit bestehen, welche die Niere sekundär miterfaßt hat und dementsprechend auch bald auf die transplantierte Niere übergreifen wird (z.B. Amyloidose, Plasmacytom, Lupus erythematodes, ausgedehnte metastasierte Malignome). Auch schwere kardiale, vasculäre und neurologische Komplikationen die dem Patienten nur eine geringe Lebenserwartung geben, können noch nicht eine Transplantation rechtfertigen. Schließlich sollte der Empfänger nicht zu alt (unter 45 Jahren) sein. Selbstverständlich müssen schwere Infektionen des Empfängers, aber auch operativ zu beseitigende Abflußbehinderungen im Harnwegsystem vorher behandelt werden. Dies gilt vor allem dann, wenn eine chronische Pyelonephritis mit Niereninsuffizienz den Grund für die geplante Nierentransplantation darstellt.

Naturgemäß müssen vor allem auch beim Spender einer Niere „gesunde urologische Verhältnisse" vorliegen, d. h. es müssen durch eingehende funktionelle und bakteriologische Prüfungen bereits vorhandene Schädigungen der Spenderniere ausgeschlossen werden. Dennoch liegen hier die geringsten Hindernisse bei der Durchführung einer Nierentransplantation. Diese sind vielmehr in der Histoinkompatibilität begründet.

9. Immunologische Probleme der Spenderwahl

Da nur in den allerseltensten Fällen der günstige Umstand vorliegt, daß ein eineiiger Zwilling als Spender zur Verfügung steht, war es notwendig, Klarheit über die Eignung anderer Spender zu gewinnen. Die genetische Differenz zwischen Spender und Empfänger nimmt in der Reihenfolge zweieiiger Zwillinge — Eltern — Geschwister — nichtverwandter Spender zu. Unter den nichtverwandten Spendern wiederum sind solche mit naher genetischer Verwandtschaft und solche mit starker Differenz zu erwarten. Abgesehen davon, daß auch bei Familienmitgliedern als Spender der Grad der genetischen Gleichheit bzw. Differenz genau bestimmt werden muß, sind solche Untersuchungen vor allem für die Spender

„freier Nieren“ wichtig. Es wird zunächst eine Übereinstimmung mit den Hauptblutgruppen gefordert (STARZL, 1964). Als verträgliche Kombination gelten: AB → AB, A → A, A → AB, B → B, B → AB, 0 → 0, B, A oder AB. Bei diesen Blutgruppenkonstellationen ist mit einer Wiederaufnahme der Nierenfunktion in 45% der Fälle zu rechnen. Als unverträgliche Kombinationen gelten: AB → A, A → 0, B → 0, B → A. Dennoch wurden auch hier in 15% der Fälle günstige Ergebnisse beobachtet (WOLFF, 1966). Da die verschiedensten Gewebszellen Blutgruppensubstanzen enthalten und daher von allogenetischen Transplantaten die Bildung von Isohämagglutininen ausgehen kann (ausführliche Literatur bei MÜLLER-RUCHHOLTZ, 1966), war es naheliegend, bei völliger oder weitgehender Übereinstimmung der Blutgruppen zwischen Spender und Empfänger keine oder nur geringe Abstoßungsreaktion zu erwarten. Es zeigte sich jedoch, daß der Antikörpertiter gegen Blutgruppensubstanzen nicht dem Sensibilisierungsgrad der Tiere gegen Gewebe parallel verlief. So ist es durchaus möglich, daß weitgehende Übereinstimmung in den Blutgruppen besteht, die Histokompatibilitätsantigene dagegen nicht vom gleichen Genort aus determiniert sind. Entsprechende Beobachtungen wurden beim Menschen gemacht (CEPELLINI et al., 1964; RAPAPORT, 1965). Im Gegensatz zu den Verhältnissen bei den Erythrocyten scheinen engere Beziehungen zwischen der Histokompatibilität und den Leukocyten zu existieren. So wurden verschiedene Tests entwickelt, die mit Hilfe von Leukocyten bzw. Lymphocyten die voraussichtliche Verträglichkeit der Gewebe von Spender und Empfänger prüfen sollen.

Die „typing reaction“ von BRENT und MEDAWAR (1963) besteht darin, daß Lymphocyten des voraussichtlichen Nierenempfängers verschiedenen prospektiven Spendern intracutan injiziert werden. Die Intensität der Hautreaktion nach 24—48 Std war ein Gradmesser für die Stärke der Abstoßungsreaktion von Transplantaten der eventuellen Nierenspender bei dem zu untersuchenden Empfänger. Es handelt sich dabei im Grunde um eine „graft versus host reaction“. Während der Test im tierexperimentellen Versuch als brauchbar angesehen werden konnte, waren die Ergebnisse beim Menschen uneinheitlich (GOLDSMITH, 1965). Im übrigen birgt der Test die Gefahr der Übertragung von Hepatitis-Viren oder anderen Infektionserregern in sich.

Ein weiterer Kompatibilitätstest wurde von DAUSSET u. COLOMBANI (1962) mitgeteilt. Die Autoren beobachteten eine Leukocytenagglutination in vitro bei starker genetischer Differenz von Spender und Empfänger.

BACH und HIRSCHHORN (1964) kultivierten Lymphocyten aus dem strömenden Blut von Spender und Empfänger miteinander. Sie beobachteten dabei eine höhere Miktoseaktivität und eine raschere morphologische Transformation der Lymphocyten bei starker genetischer Differenz und umgekehrt geringere Zellaktivität bei geringeren genetischen Unterschieden zwischen Spender und Empfänger. Als zuverlässigster Test für die Histokompatibilität gilt nach MERRILL (1965) der Lymphocyten-Cytotoxicitätstest von TERASAKI et al. (1965). Hierbei wird die lymphocytolytische Wirkung von verschiedenen menschlichen Antilymphocytenseren auf die Lymphocyten von Empfängern und prospektiven Spendern in vitro untersucht.

Keiner der bisher entwickelten Teste ist jedoch zuverlässig genug, um die de facto-Histokompatibilität für eine Nierentransplantation vorauszusagen. Im übrigen ist ihre Anwendung bei der Benutzung von Leichennieren, die sofort im Anschluß an den Tod entnommen und transplantiert werden, aus zeitlichen Gründen nicht mehr möglich. Dagegen werden Histokompatibilitätsteste vor einer geplanten Transplantation von speciesfremden Spendern (z. B. Affen oder Pavianen) besondere Bedeutung gewinnen.

10. Ethische und juristische Fragen

Das Gelingen einer Nierentransplantation und die damit verbundene neue Lebenshoffnung für den vorher todkranken Patienten hat bisher manche Probleme im Hintergrund gehalten, deren Lösung oder zumindest eingehende Erörterung bei zunehmender Zahl von Transplantationen unbedingt notwendig ist. Hierbei handelt es sich zunächst um die Transplantation von Leichennieren. Abgesehen von den technischen Problemen kommt es zu der fragwürdigen Situation, daß der Verstorbene in gewisser Hinsicht wieder belebt wird, da sofortige künstliche Beatmung, Herzmassage etc. in Gang gesetzt werden müssen, um die Durchblutung der Niere zu gewährleisten. Es wäre durchaus denkbar, daß sich unter diesen Maßnahmen echte Wiederbelebungszeichen einstellen, mögen sie zunächst auch sehr spärlich sein. Der beobachtende Arzt wird dabei vor schwerste Entscheidungen gestellt. Soll er u. U. einen „zweiten" Tod willkürlich herbeiführen, um die geplante Nierentransplantation vornehmen zu können oder aber macht er durch Überbewertung der erneuten Lebenszeichen des Verstorbenen, die sich später als nicht real erweisen, die Chance der Nierenverpflanzung zunichte, da die Niere in der Zwischenzeit selbst zu sehr geschädigt wurde?

Zivilrechtlich gesehen handelt es sich bei Leichenteilen um herrenlose Dinge, deren Aneignung unzulässig ist (BALLHORN, 1963), wobei ferner die Hinterbliebenen Einwirkungen dritter Personen auf die Leiche oder Teile von ihr rechtswirksam untersagen können. Bei einem Unfalltod könnte die notwendige amtliche Sektion die rasche Entfernung eines Organs verhindern.

Weitere Probleme entstehen, wenn der Nierenspender noch nicht großjährig ist und die Eltern Entscheidungen zu treffen haben, die sie selbst nur schwer verantworten können und derentwegen sie eventuell später zur Rechenschaft gezogen werden (weitere Einzelheiten s. BROSIG und NAGEL, 1965).

11. Xenotransplantation

Obgleich schon vor einem halben Jahrhundert erstmals artfremde Nieren auf den Menschen übertragen wurden, sind die Erfolge bei Xenotransplantaten heute kaum größer als damals. Die Immunbarriere zwischen Empfänger- und Spenderorgan ist naturgemäß wesentlich höher, wobei nach NAGEL (1963) neben den cellulären Abwehrreaktionen vor allem auch humorale Antikörper wirksam sind. Jedenfalls sind die Abstoßungsmechanismen derart heftig, daß sie selbst durch größte Dosen immunsuppressiver Substanzen kaum zu beeinflussen sind. Nach den Untersuchungen von REEMTSMA et al. (1964) und von STARZL et al. (1964b) sind die Veränderungen in den abgestoßenen Nieren qualitativ denen bei Allotransplantationsreaktionen sehr ähnlich, quantitativ jedoch wesentlich stärker. Nach vorübergehend guter Funktion der transplantierten Niere kommt es sehr rasch zu Rejektionskrisen. Die längste Überlebenszeit bei einem der sechs Fälle von STARZL et al. (1964b) betrug 60 Tage, es handelte sich um die Nieren von Pavianen. Man hatte sie gewählt, weil Schimpansen, wie sie von REEMTSMA et al. (1964) benutzt wurden, zu den schnell aussterbenden Tierarten gehören, teuer sind und weniger Blutgruppen besitzen. Dennoch scheinen solche Affennieren geeigneter zu sein, da in den Nieren der Paviane nach der Abstoßung wesentlich stärkere celluläre Infitrationen gefunden wurden als bei den Schimpansennieren. Ob die Xenotransplantation später einmal wesentliche praktische Bedeutung für die Nierentransplantation beim Menschen gewinnen wird, ist gegenwärtig noch nicht abzusehen.

12. Bisherige Ergebnisse und Zusammenfassung

Die Transplantationsforschung befindet sich im vollen Fluß. Neue Erkenntnisse aus der allgemeinen Transplantationsimmunologie und zusätzliche klinische Erfahrungen bei den inzwischen neu durchgeführten Nierentransplantationen werden beim Erscheinen dieser Abhandlung wohl ein weiteres Kapitel geschrieben haben. Daher sei für die Orientierung über den jeweils gegenwärtigen Stand auf das in der Zeitschrift „Transplantation“ regelmäßig in mehrmonatigen Abständen von MURRAY redigierte „Kidney transplant registry“ hingewiesen.

Tabelle 7. *Zusammenstellung der bis März 1965 durchgeführten Nierentransplantationen des „kidney transplant registry“* (nach MURRAY et al., 1965)

Spender	Gesamtzahl	vor 1963	1965 fkt.	1963—1964	1965 fkt.	1964—1965	1965 fkt.
Eineiige Zwillinge	36	27	19	5	4	4	4
Zweieiige Zwillinge	9	3	3	3	—	3	1
Bruder	54	11	2	24	15	17	11
Schwester	48	9	3	22	15	17	12
Mutter	127	15	2	56	24	56	37
Vater	50	10	1	23	11	17	12
Verwandte	12	2	1	6	4	4	2
Ehepartner	13	5	—	5	1	3	1
Fremde	38	6	—	18	3	14	7
„freie Nieren“	44	20	—	14	3	10	1
Leichennieren	241	45	1	63	10	133	59
	672	153	32	239	89	278	147

Die im Frühjahr 1965 nach MURRAY et al. vorgenommene Zusammenstellung aller bisher durchgeführten Nierentransplantationen ist gering modifiziert in Tabelle 7 dargestellt. Sie läßt die zunehmende Tendenz der Gesamtzahl an Transplantationen in verschiedenen Zeitabschnitten der letzten Jahre deutlich erkennen. Aus ihr geht aber auch hervor, daß die Überlebenszeit eines Allotransplantates durchschnittlich nach $^1/_2$—1 Jahr rasch abnimmt. Noch deutlicher zeigt

Tabelle 8. *Gesamtstand der Nierentransplantationen im März 1965* (nach BROSIG und NAGEL, 1965)
Überlebenszeit von Patienten, denen eine Niere transplantiert wurde (Stand vom 15. 3. 65).

Spender	Gesamtzahl	Am Leben	1 Jahr nach Transplantation	mehr als 1 Jahr	Maximale Überlebenszeit
Eineiige Zwillinge	36	27	23	32	9 Jahre (2 Pat.)
Zweieiige Zwillinge	9	4	3	6	$6^1/_2$ Jahre (2 Pat.)
Geschwister	102	57	34	66	$3^3/_4$ Jahre (2 Pat.)
Verwandte	189	94	43	112	3 Jahre (3 Pat.)
Fremde	95	16	7	68	
Leichennieren	241	70	11	108	$2^1/_2$ Jahre (2 Pat.)
Insgesamt	612	268	121	392	

dies Tabelle 8 (aus: BROSIG und NAGEL, 1965). Nur 31% der Patienten waren 1 Jahr nach der Nierentransplantation noch am Leben. Ungleich günstiger liegen die Verhältnisse erwartungsgemäß bei den eineiigen Zwillingen. Dennoch hat sich, wie bereits erwähnt, nach MERRILL (1966) bisher bei einer großen Zahl solcher, der Transplantationsabwehr nicht unterliegenden Nieren sekundär eine Glomerulonephritis entwickelt, die — wenn auch erstaunlicherweise z. T. erst nach Jahren — den Erfolg der Transplantation zunichte machte. Hier, wie auch in den Fällen von Allotransplantaten, die nicht mehr funktionieren, erhebt sich die Frage nach einer Zweittransplantation. Eine solche wurde bisher bei 44 Patienten durchgeführt. Die längsten bisher beobachteten Überlebenszeiten betrugen 12—20 Monate (nach BROSIG und NAGEL, 1965). Ganz vereinzelt wurden auch Drittransplantate vorgenommen. Theoretisch gesehen hat jede dieser weiteren Nieren, da sie stets von einem anderen Spender stammen, die gleichen Überlebenschancen, denn vom Empfänger werden sie immer wie Ersttransplantate empfunden. Bei geringerer genetischer Differenz könnte daher eine dritte transplantierte Niere besser funktionieren als die erste. Dennoch stellen die Transplantationen als Eingriffe, die lange immunsuppressive Therapie mit ihren Gefahren und der dann durch wiederholte Stadien der Niereninsuffizienz stark geschwächte Organismus Faktoren dar, die die Überlebenschance bei wiederholter Transplantation nicht erhöhen, sondern verringern.

Eine Aufstellung der verschiedenen Todesursachen oder Komplikationen (Tabelle 9) vom September 1964 ergibt bei 485 Gesamtfällen, daß der Tod inzwischen bei 276 Patienten eingetreten war. Darunter waren 52mal technische

Tabelle 9. *Todesursachen und Komplikationen (Stand vom September 1964)* (nach Brosig und Nagel, 1965)

Todesursache und Komplikationen bei 485 Nierentransplantationen.

Spender	Zahl	Tot	Technisches Versehen	Abwehr mit Zellinfiltration	Abwehr ohne Zellinfiltration	Sepsis, Intoxikationen	Gefäßprozeß	Originalkrankheiten im Transplantat	Nicht renale Ursache	Andere Ursachen
Eineiige Zwillinge	33	8	3					5	1	
Zweieiige Zwillinge	8	1			1		1			
Bruder . . .	44	20	1	1	4	3	3		5	
Schwester . .	37	13		1	2	2	1		4	3
Mutter . . .	99	49	8	9	9	6	8	2	14	9
Vater	39	17	6	1	4	2	2		6	
Verwandte .	8	2			1		1			
Ehepartner	11	9	1	1	1	3	1		2	2
Fremde . . .	29	22	2	3	5	6	4		2	7
„freie Nieren"	37	34	5	10	6	4	2		3	11
Leichennieren	140	101	26	17	9	7	14	3	25	26
	485	276	52	43	42	33	37	10	62	58

Fehler die Ursache, 85mal die Abwehrreaktion, 33mal eine Sepsis, 37mal Gefäßprozesse, 10mal wurde die „Originalkrankheit", d. h. die Glomerulonephritis im Transplantat beobachtet (wobei die Unterscheidung zur Abwehrreaktion nicht immer ganz leicht ist), 62mal lag die Todesursache extrarenal und 58mal kamen sonstige, nicht näher aufgeführte Gründe in Betracht.

Es ist anzunehmen, daß diese Aufstellung bei Zunahme der Nierentransplantationen Wandlungen erfahren wird. Sie zeigt jedoch, daß das Problem der Nierentransplantation zwar hauptsächlich, jedoch noch nicht allein, ein immunologisches ist.

Abschließend seien immungenetische Hypothesen erwähnt, die kürzlich von Simonsen (1966) aufgestellt wurden. Abgesehen davon, daß erst weitere Ergebnisse der Nierentransplantation seine Erwartungen unterstützen, nimmt er an, daß a) das Überleben des Transplantates im ersten Jahr abhängig ist von einem Genlocus mit drei oder vier sehr starken Allelen, b) das Ausbleiben einer Reaktion des Empfängers gegen das Transplantat in dieser Periode genügt, um das Überleben desselben zu sichern, c) die Überlebenszeit des Transplantates nach einem Jahr allmählich durch allogene Hemmung verringert wird und schließlich nur syngene (= genetisch identische) Transplantate weiter überleben, d) der gleiche Genlocus zusätzliche Allele von geringerer Stärke enthalten könnte, die der Immunsuppression widerstehen, wenn das Transplantat doppelt inkompatibel ist, und dann selbst bei der Transplantation von einem nichtverwandten Spender im Vordergrund stehen.

Literatur

Abramoff, P., and **H.R. Wolfe:** Precipitin production in chickens. XIII. A quantitative study of the effect of simultaneous injections in two antigens. J. Immunol. **77**, 94 (1956). — **Adler, F.L.:** Competitions of antigen, ed. by Kallos and B.H. Waksman. Progr. Allergy **8**, 41 (1963). — **Albert, F., G. Lejeune-Ledand, P. Moureau**, and **A. André:** Does a total transfusion done shortly after birth indicate a state of tolerance in receptor? Biological problems of grafting. Les congrès et colloques de l'universite de Liège **12**, 369 (1959). — **Algire, G.H., J.M. Weaver**, and **R.T. Prehn:** Growth of cells in vivo in diffusion chambers. I. Survival of homografts in immunized mice. J. nat. Cancer Inst. **15**, 493 (1954). ~ Studies on tissue homotransplantation in mice using diffusion-chamber methods. Ann. N.Y. Acad. Sci. **64**, 1009 (1957). — **Altman, B.:** Tissue transplantation: Circulating antibody in the homotransplantation of kidney and skin. Ann. roy. Coll. Surg. Engl. **33**, 79 (1963). — **Altman, B.**, and **M. Simonsen:** Cytotoxic antibody and hemagglutinin in canine homotransplantation. Ann. N.Y. Acad. Sci. **120**, 28 (1964). — **André, J.A., R.S. Schwartz, W.J. Mitus**, and **W. Dameshek:** The morphologic responses of the lymphoid system to homografts. I. First and second set responses in normal rabbits. Blood **19**, 313 (1962). — **André, J.A.**, and **R.S. Schwarz:** The morphologic responses of the lymphoid system to homografts. III. Electron microscopy study. Blood **24**, 113 (1964).

Bach, F., and **K. Hirschhorn:** Lymphocyte interactions: a potential histocompatibility test in vitro. Science **143**, 813 (1964). — **Bailey, D.W.:** Histoincompatibility associated with the X-chromosome in mice. Transplantation **1**, 70 (1963). — **Ballhorn, H.:** Ist ein Arzt berechtigt zum Zwecke der Hautverpflanzung Fremdhaut von Leichen, Leichenteilen oder abgetrennten Gliedmaßen zu entnehmen? Med. Klin. **58**, 111 (1963). — **Barnes, B.A.:** Survival data of renal transplantations in patients. Transplantation **3**, 812 (1965). — **Bauer, K.H.:** Homoiotransplantation von Epidermis bei eineiigen Zwillingen. Bruns' Beitr. klin. Chir. **141**, 442 (1927). — **Berenbaum, M.C.:** Immunosuppresive agents. Brit. med. Bull. **21**, 140 (1965). — **Billingham, R.E.**, and **T. Boswell:** Studies on problems of corneal homografts. Proc. roy. Soc. B **141**, 392 (1953). — **Billingham, R.E.**, and **L. Brent:** A simple method for inducing tolerance of skin homografts in mice. Transplant. Bull. **4**, 67 (1957). — **Billingham, R.E., L. Brent**, and **P.B. Medawar:** Actively acquired tolerance of foreign cells. Nature (Lond.) **172**, 603 (1953). — **Billingham, R.E., L. Brent, P.B. Medawar**, and **E.M. Sparrow:** Quantitative studies on tissue transplantation immunity; survival times of skin homografts exchanged between members of different inbred strains of mice. Proc. Soc. Roy. Med. **143**, 43 (1954). — **Billingham, R.E., P.L. Krohn**, and **P.B. Medawar:** Effect of cortisone on survival of skin homografts in rabbits. Brit. med. J. **1951 I**, 1157. — **Borst, W.**, u. **E. Enderlen:** Über Transplantation von Gefäßen und ganzen Organen. Dtsch. Z. Chir. **99**, 54 (1909). — **Brent, L.**, and **P.B. Medawar:** Tissue transplantation: a new approach to the "typing" problem. Brit. med. J. **1963 II**, 269. — **Brooks, J.R., S.H. Sturgis**, and **G.J. Hill:** An evaluation of endocrine tissue homotransplantation in the millipore chamber with a note on tissue adaption to the host. Ann. N.Y. Acad. Sci. 87, 487 (1960). — **Brosig, W.**, u. **R. Nagel:** Nierentransplantation. Berlin: W. de Gruyter & Co. 1965. — **Broster, L.R.**, and **H. Gardner-Hill:** A case of Addison's disease successfully treated by a graft. Brit. med. J. **1946 II**, 570.

Calne, R.Y.: Renal transplantation. Baltimore: Williams & Wilkins Co. 1963. — **Carrel, A.:** Nephrektomie und Reimplantation einer Niere. Langenbecks Arch. klin. Chir. 88, 379 (1909). — **Carrel, A.**, and **C. Guthrie:** Functions of a transplanted kidney. Science **22**, 473 (1905). — **Ceppellini, R., F. Celada, P.L. Mattiuz**, and **A. Zanalda:** Study of the possible correlation between blood antigens and histocompatibility in man. I. Production of leucoagglutinins by repeated transfusions from one donor. Ann. N.Y. Acad. Sci. **120**, 335 (1964). — **Chase, R.M.**, and **F.P. Rapaport:** The bacterial induction of homograft sensitivity. I. Effects of sensitization with group A streptococci. J. exp. Med. **122**, 721 (1965). — **Converse, J.M.:** Reaction of the body to homografts. N.Y. St. J. Med. **61**, 3239 (1961). — **Cronkite, E.P., C.R. Jansen, G.C. Mather, N.O. Nielsen, A.E. Usenick, E.R. Adamik**, and **C.R. Sipe:** Studies on lymphocytes. I. Lymphopenia produced by prolonged extracorporal irradiation of circulating blood. Blood **20**, 203 (1962).

Dausset, J., and **J. Colombani:** Isoanticorps antileucocytaires sérologie et importance pratique en particulier pour les greffes, p. 324. Basel and New York 1962. Int. Soc. Blood Transf., Tokio 1960. — **Davies, D.A.L.:** Some properties of mouse histocompatibility antigens: H-2, NON-H-2, X(Leucemic) and Y (sex linked). Ann. N.Y. Acad. Sci. **120**, 230 (1964). — **Decastello, A. v.:** Über experimentelle Nierentransplantation. Wien. klin. Wschr. **15**, 317

(1902). — **Dempster, W. J.:** A toxic syndrome observed in dogs with transplanted kidneys. Acta med. scand. **144**, 361 (1953). ~ The relationship between the antigens of skin and kidney of the dog. Brit. J. plast. Surg. **5**, 228 (1953). — **Dempster, W. J., C.V. Harrison,** and **R. Shackman:** Rejection processes in human homotransplated kidneys. Brit. med. J. **1964 II**, 969. — **Dixon, F. J.,** and **P.H. Maurer:** Effects of large infusions of heterologous serum proteins on the serum protein metabolism of rabbits. J. exp. Med. **101**, 233 (1955a). ~ Immunologic unresponsiveness induced by protein antigens. J. exp. Med. **101**, 245 (1955b). — **Dumond, A.E., D. J. Mayer,** and **J.H. Mulholland:** The suppression of immunologic activity by diversion of thoracic duct lymph. Ann. Surg. **160**, 41 (1964). — **Dunsford, J., C.C. Bowley, A.M. Hutchinson, J.S. Thompson, R. Sanger,** and **R.R. Race:** A human blood-group chimera. Brit. med. J. **2**, 81 (1953).

Ebbe, S., M. Baldini, and **W. Dameshek:** The antigenic structure of blood platelets. I. Demonstration in the rabbit of antigens in common between skin and blood platelets. Blood **19**, 537 (1962).

Fowler jr., R., W.K. Schubert, and **C.D. West:** Acquired partial tolerance to homologous skin grafts in the human infant at birth. Ann. N.Y. Acad. Sci. **87**, 403 (1960).

Gaillard, P. J.: Transplantation of cultivated parathyroid gland tissue in man. In: Preservation and transplantation of normal tissues. Ciba Found. Sympos. (ed. G. E.W.Wolstenholme). Boston: Little, Brown & Co. 1954. — **Goldsmith, K.L.G.:** Donor selection and compatibility typing. Brit. med. Bull. **21**, 162 (1965). — **Gorer, P.A., J.F. Loutit,** and **H.S. Micklem:** Proposed revisions of "transplantese". Nature (Lond.) **189**, 1024 (1961). — **Gowans, J.L.,** and **D.D. McGregor:** The immunological activities of lymphocytes. Progr. Allergy **9**, 1 (1965). — **Gowans, J.L., D.D. McGregor,** and **D.M. Cowen:** The role of small lymphocytes in the rejection of homografts of skin. In: The immunological competent cell (ed. G.E.W. Wolstenholme and J. Knight), p. 20. London: Churchill 1963.

Hamburger, J., J. Vaysse, J. Crosnier, J. Auvert et **J. Dormont:** Résultats de quatorze transplantations rénales chez l'homme. Bull. Soc. med. Hôp. Paris **114**, 225 (1963). — **Hamburger, J., J. Vaysse, J. Crosnier, J. Auvert, C.M. Lalanne,** and **J. Hopper:** Renal homotransplantation in man after radiation of the recipient. Amer. J. Med. **32**, 854 (1962). — **Hasek, M.M.:** Zit. nach Brosig u. Nagel. Folia biol. (Praha) 8, 57 (1962). — **Hume, D.M.,** and **R.H. Egdahl:** Progressive destruction of renal homografts isolated from the regional lymphatics of the host. Surgery **38**, 194 (1955). — **Hume, D.M., J.P. Merrill, B.F. Miller,** and **G.W. Thorn:** Experiences with renal homotransplantation in the human: report of nine cases. J. clin. Invest. **34**, 327 (1955).

Ingebrigsten, R.: Homoioplastische Nierentransplantation. Zbl. Chir. **2**, 1740 (1914).

Kaliss, M.: The survival of homografts in mice pretreated with antisera to mouse tissue. Ann. N.Y. Acad. Sci. **64**, 977 (1957). — **Kaufman jr., H.M., R.F. Clark, J.H. Magee, M.S. Rittenbury, C.M. Goldsmith, G.R. Prout jr.,** and **D.M. Hume:** Lymphocytes in urine as an aid in the early detection of renal homograft rejection. Surg. Gynec. Obstet. **119**, 25 (1964). — **Kincaid-Smith, P.:** Vasculat changes in homotransplants. Brit. med. J. **1964 I**, 178. — **Kountz, S.L., M.A. Williams, P.M. Williams, C. Kapros,** and **W. J. Dempster:** Mechanism of rejection of homotransplanted kidneys. Nature (Lond.) **199**, 257 (1963). — **Krieg, A.F., R.P. Bolande, W.D. Holden, C.A. Hubay,** and **L. Persky:** Membranous glomerulonephritis occuring in a human renal homograft. Amer. J. clin. Path. **34**, 155 (1960). — **Krohn, P.L.:** Ovarian transplantation in mice. In: Biological problems of grafting, ed. by F. Albert and P.B. Medawar. Oxford: Blackwell Sci. Publ. 1959. — **Küss, R., J. Teinturier** et **P. Milliez:** Quelques essais de greffes du rein chez l'homme. Mém. Acad. chir., Paris **77**, 755 (1951).

Landsteiner, E., and **C.A. Hufnagel:** Zit. nach Brosig u. Nagel. — **Lawler, R.H., J.W. West, P.H. McNulty, E.J. Clancy,** and **P.R. Murphy:** Homotransplantation of the kidney in the human. J. Amer. med. Ass. **144**, 844 (1950). — **Lennert, K.,** u. **W. Remmele:** Karyometrische Untersuchungen an Lymphknotenzellen des Menschen. Acta haematol. (Basel) **19**, 99 (1958). ~ Karyometrische Untersuchungen an Lymphknotenzellen des Menschen. III. Basophile Stammzellen, Plasmazellen und Gewebszellen. Acta haemat. (Basel) **21**, 139 (1959). — **Longmire, W.P., J.A. Cannon,** and **R.A. Weber:** General surgical problems of tissue transplantation. In: Preservation and transplantation of normal tissues. London: Churchill 1954.

Medawar, P.B.: Behaviour and fate of autografts and homografts in rabbits. J. Anat. (Lond.) 78, 176 (1944). ~ A second study of the behaviour and fate of skin homografts in rabbits. J. Anat. (Lond.) **79**, 157 (1945). ~ Immunity to homologous grafted skin. I. The suppression of cell division in grafts transplanted to immunized animals. Brit. J. exp. Path. **27**, 9 (1946a). ~ Immunity to homologous grafted skin. II. The relationship between antigens of blood and skin. Brit. J. exp. Path. **27**, 15 (1946b). ~ Immunity to homologous grafted skin III. The fate of skin homografts transplanted to the brain, to subcutaneous tissue and to the anterior chamber of the eye. Brit. J. exp. Path. **39**, 58 (1948a). ~ Tests by tissue culture methods on the nature of immunity to transplanted skin. Quart. J. micr. Sci. **89**, 239

(1948b). ~ The immunology of transplantation. Harvey Lectures, p. 144 (1956/57). New York: Academic press 1958. — **Merrill, J.P.:** Homografts rejection. In: Immunological diseases (ed. M. Samter and H.L. Alexander). London: Churchill (1965). ~ Persönliche Mitteilungen 1966. — **Merrill, J.P., J.E. Murray, J.H. Harrison,** and **W.R. Guild:** Successful homotransplantation of the human kidney between identical twins. J. Amer. med. Ass. **160,** 277 (1956). — **Michison, N.A.:** La tolérance acquise et la tolérance naturelle à l'égard de substances antigéniques défines. 1963. Colloques internat. de Centre National de la Recherche Scientifique, No 116. Transplantation **2,** 450 (1964). — **Michon, L., J. Hamburger, N. Oeconomos, P. Delinotte, G. Richet, J. Vaysse** et **B. Antoine:** Une tentative de transplantation rénale chez l'homme, aspects médicaux et biologiques. Presse méd. **61,** 1419 (1953). — **Miller, J.F.A.P.:** Role of thymus in transplantation immunity. Ann. N.Y. Acad. Sci. **99,** 340 (1962). ~ The thymus and transplantation immunity. Brit. med. Bull. **21,** 111 (1965). — **Müller-Ruchholtz, W.:** Immunologische Folgen fortgesetzter Kreuztransfusionen. Habil.-Schr. Universität Kiel 1966. — **Murray, J.E., R. Gleason,** and **A. Bartholomay:** Fourth report of human kidney transplant registry: 16 September 1964 to 15 March 1965. Transplantation **3,** 684 (1965). — **Murray, J.E., J.P. Merrill, G.J. Dammin, J.B. Delly jr., G.W. Alexandre,** and **J.H. Harrison:** Kidney transplantation in modified recipients. Ann. Surg. **156,** 337 (1962). — **Murray, J.E., D.E. Reid, J.H. Harrison,** and **J.P. Merrill:** Successful pregnancy after human renal transplantation. N. Engl. J. Med. **269,** 341 (1963).

Nagel, R.: Tierexperimentelle Untersuchungen über die medikamentöse Beeinflussung der Immunreaktion bei Homotransplantation von Nieren. Habil.-Schr. Freie Universität Berlin 1963. — **Nathan, P.:** Antigen release from the transplanted dog kidney. Ann. N.Y. Acad. Sci. **120,** 548 (1964).

Owen, R.D.: Immunogenetic consequences of vascular anastomoses between bovine twins. Science **102,** 400 (1945).

Pfeiffer, E.F.: Nachweis, Natur und klinische Bedeutung eines nephritisauslösenden Faktors bei Nierenerkrankungen. Verh. dtsch. Ges. inn. Med. **68,** 413 (1962). — **Pfeiffer, E.F.,** u. **J.P. Merrill:** Die Autoaggression in der Pathogenese der diffusen Glomerulonephritis. Dtsch. med. Wschr. **87,** 934 (1962). — **Porter, K.A.:** Pathological changes in transplanted kidneys. In: T.E. Starzl, Experience in renal transplantation, p. 299. Philadelphia: W.B. Saunders & Co. 1964. ~ Morphological and clinical aspects of organ transplantation. Brit. med. Bull. **21,** 171 (1965). — **Porter, K.A., N.H. Joseph, J.M. Rendall, C. Stolinski, R.J. Hoehn,** and **R.Y. Calne:** The role of lymphocytes in the rejection of canine renal homotransplants. Lab. Invest. **13,** 1080 (1964a). — **Porter, K.A., W.S. Peart, J.R. Kenyon, N.H. Joseph, R.J. Hoehn,** and **R.Y. Calne:** Rejection of kidney homotransplants. Ann. N.Y. Acad. Sci. **120,** 472, (1964b).

Rapaport, F.T.: In: Histocompatibility testing, p. 101. Publication 1229. Washington: Nat. Acad. Sci. 1965. Zit. nach Müller-Ruchholtz. — **Reemtsma, K., B.H. McCracken, J.U. Schlegel, M.A. Pearl, C.W. Pearce, C.W. de Witt, P.E. Smith, R.L. Hewitt, R.L. Flinner,** and **O. Creech jr.:** Reversal of early graft rejection after renal heterotransplantation in man. Ann. Surg. **160,** 384 (1964). — **Rose, N.R., J.H. Kite, T.K. Doebbler,** and **R.C. Brown:** In vitro reactions of lymphoid cells with thyroid tissue. In: Cell bound antibodys (ed. B. Amos and H. Koprowski), p. 19. Philadelphia: Wistar Institute Press 1963. — **Rosenau, W.:** Interaction of lymphoid cells with target cells in tissue culture. In: Cell-bound antibodies, ed. by B. Amos and H. Koprowski. p. 75. Philadelphia: Wistar Institute Press 1963.

Sacks, J.H., D.R. Fillippone, and **D.M. Hume:** Studies of immune destruction of lymphoid tissue. I. Lymphocytotoxic effect of rabbit-anti-rat-lymphocyte antiserum. Transplantation **2,** 60 (1964). — **Simonsen, M.:** Kidney transplantation. Scand. J. clin. Lab. Invest. **1,** 350 (1949). ~ Immunogenitical speculations on human kidney transplants. Transplantation **4,** 354 (1966). — **Simonsen, M., J. Buemann, A. Gammeltoft, F. Jensen,** and **K. Jorgensen:** Biological incompatibility in kidney transplantation in dogs. I. Experimentel and morphological investigations. Acta path. microbiol. scand. **32,** 1 (1953). — **Snell, G.D.:** The terminology of tissue transplantation. Transplantation **2,** 655 (1964). — **Snell, G.D., G. Hoecker, D.B. Amos,** and **J.H. Stimpfling:** A revised nomenclature for the histocompatibility—2 locus of the mouse. Transplantation **2,** 777 (1964). — **Starzl, T.E.:** Experience in renal transplantation. Philadelphia and London: W.B. Saunders Co. 1964. — **Starzl, T.E., T.L. Marchioro, G. Hermann, R.S. Brittain,** and **W.R. Wadell:** Renal homografts in patients with major donor recipient blood group incompatibilities. Surg. Forum **14,** 214 (1963). — **Starzl, T.E., T.L. Marchioro, G.N. Peters, C.H. Kirkpatrick, W.E.C. Wilson, K.A. Porter, D. Rifkind, D.A. Ogden, C.R. Hirchcock,** and **W.R. Waddell:** Renal heterotransplantation from baboon to man; experience with 6 cases. Transplantation **2,** 752 (1964). — **Stastny, P., V.A. Stembridge, T. Vischer,** and **M. Ziff:** Homologous disease in the adult rat, a model for autoimmune disease. II. Findings in the joints, heart and other tissues. J. exp. Med. **122,** 681 (1965).

Talmage, D.W., and **H.N. Claman:** Cell potential: Its mutation and selection. A theory of differentiation based on antibody production. (ed R.A. Good and A.E. Gabrielsen), p. 49.

New York: Harper & Row 1964. — **Terasaki, P.I., T.L. Marchioro,** and **T.E. Starzl:** Histocompatibility testing. Proc. nat. Acad. Sci. (Wash.) 83 (1965) Monograph. Zit. nach Wolff.

Ullmann, E.: Experimentelle Nierentransplantation. Vorläufige Mitt. Wien. klin. Wschr. **15**, 281 (1902). — **Unger, E.:** Über Nierentransplantationen. Berl. klin. Wschr. **46**, 1056 (1909).

Vorony, U.U.: Zit. nach Brosig u. Nagel.

Wolff, H.P.: Ergebnisse und Probleme der Nierentransplantation. Dtsch. med. Wschr. **91**, 738 (1966). — **Woodruff, M.F.A.:** Can tolerance to homologous skin be induced in the human infant at birth? Transplant. Bull. **4**, 26 (1957). ~ The transplantation of tissues and organs. Springfield (Ill.): Ch.C. Thomas 1960. ~ Human kidney transplant conference (Washington 1963). Transplantation **2**, 581 (1964). ~ Biological and clinical aspects of organ transplantation. Brit. med. Bull. **21**, 176 (1965).

Zaaijer, J.H.: Nierentransplantation. Dtsch. med. Wschr. **34**, 1777 (1908). — **Zukoski, C.F., H.M. Lee,** and **D.H. Hume:** Prolonged functional survival of a secondary renal homotransplant in the dog. Surgery **50**, 926 (1961).

V. Diskussion der aktuellen Situation bei Abschluß des Manuskriptes

Stärker als jede andere Publikation leidet ein Lehrbuch oder gar ein Handbuch unter dem unaufhaltsamen und immer rapideren Fortschritt der wissenschaftlichen Erkenntnis. Bei Erscheinen ist ein Artikel wie der vorstehende meist überholt.

Die Immunologie der menschlichen Nephropathien macht hier keine Ausnahme. Im Gegenteil, nachdem im Experiment die Techniken einmal erarbeitet worden waren, die, wenn auch nur in Annäherung, die immun-pathologischen Vorgänge bei den Nierenerkrankungen zu erfassen erlaubten, hat die Klinik schnell nachgezogen. In immer mehr Laboratorien und Zentren werden die Methoden angewandt, die am Krankenbett bereits eine möglichst vollständige Analyse der pathogenetischen Situation anstreben. Im wesentlichen handelt es sich hierbei um die Auswertung der Nierenbiopsie. Erste Ansätze zu einer kausalen Therapie und eine Korrelation von immunologischem Befund in Blut und Gewebe und therapeutischen Maßnahmen bei der progressiven chronischen Glomerulonephritis werden sichtbar.

Die gleichen Untersuchungsmethoden kamen den isogenen und allogenen Nierentransplantaten zugute. Die oft verwirrende Vielfalt der Befunde erfährt eine beginnende Klärung.

Der im Herbst 1966 in Washington abgehaltene III. Internationale Nephrologie-Kongreß gab eine Übersicht des aktuellen Standes der Forschung auf diesem Gebiet. Die wesentlichen klinisch-immunologischen Ergebnisse dieser Zusammenkunft, die nach Abschluß dieses Manuskriptes stattfand, sollen daher vor dem Hintergrund der gegebenen Detaildarstellung im Abriß geschildert werden. Spätere Auflagen dieses Handbuches werden dann leicht den Fortschritt erkennen lassen, der zwischen der Situation des Jahres 1966 und dem dann aktuellen Termin eingetreten sein wird.

A. Elektronenoptische Verlaufsuntersuchungen bei der menschlichen Glomerulonephritis

Der einheitlichste Befund fand sich bei der akuten diffusen postinfektiösen Glomerulonephritis. Hier lagen strahlendichte, klumpenartige („hump-like") Einlagerungen zwischen Basalmembran und Deckepithel vor (Kimmelstiel, 1966; Good et al., 1966; Earle und Jennings, 1966; Burkholder, 1966). Sie waren auch bei Epidemien von akuter Glomerulonephritis nachzuweisen und verschwanden nach Ausheilung (POTTER et al., 1966). Dann waren lediglich noch Einlagerungen in das Mesangium und in die Epithelzellen nachweisbar, deren pathogenetische Bedeutung vorerst zweifelhaft ist (WASSERMAN et al., 1966).

„Lumpy-bumpy deposits" fehlten von Anfang an lediglich bei besonders schwerer Eiweißausscheidung. Sie waren selten nach der 6. Krankheitswoche nachweisbar (EARLE und JENNINGS, 1966). Nur vereinzelt konnten derartige Depots bei der akuten postinfektiösen Glomerulonephritis in der Basalmembran selbst oder auf ihrer inneren Seite nachgewiesen werden (KIMMELSTIEL, 1966; SPARGO, 1966).

Die gleiche epitheliale Lokalisation von „lumpy-bumby deposits" wurde jedoch, wenn auch von einheitlicherer Struktur und in kleinerem Ausmaß, bei der Glomerulonephritis des Lupus erythematodes sowie bei Kindern und Erwachsenen mit subakuter und chronischer Nierenentzündung festgestellt (GOOD et al., 1966; LANGE et al., 1966; BURKHOLDER, 1966). Veränderungen oder Einlagerungen in der Basalmembran selbst bestanden dagegen in der Regel nur bei der sog. idiopathischen Lipoidnephrose (SPARGO, 1966). Herdförmige Verdickungen der Basalmembran und Schwellungen und Proliferationen des Endothels wurden bei Frauen mit Eklampsien während der Schwangerschaft und noch einige Zeit danach gesehen. Sie stehen möglicherweise mit dem Fortschreiten der Schwangerschaftsnephropathie in die chronische Nierenerkrankung in Beziehung (FIASCHI und NACCARATO, 1966). Ganz andere Veränderungen wiesen dagegen einige Patienten mit membranöser Glomerulonephritis und einheitlich alle Patienten mit sog. Goodpasture's-Syndrom (hämorrhagische oder interstitielle Pneumonie oder Lungenpurpura mit Glomerulonephritis) auf. Es fand sich eine lineare, bandartige Verdichtung auf der inneren oder endothelialen Seite der Basalmembran (GOOD et al., 1966).

Die beschriebenen Verdichtungen oder Einlagerungen auf der äußeren oder inneren Seite der Basalmembran, teils von klumpenartigem, teils von bandförmigem Typ, waren bei allen anderen untersuchten chronischen Nierenerkrankungen wie der Cystenniere, der chronischen Pyelonephritis oder auch der sog. progressiven familiären Nephritis ebensowenig wie bei der reinen Lipoidnephrose zu beobachten.

B. Neuere immunologische und immunhistologische Befunde bei der menschlichen Glomerulonephritis

Eine nähere immunchemische Analyse der elektronenoptischen Veränderungen bei der menschlichen Nephritis-Nephrose machte die fluorescenzoptische Betrachtung des bioptisch gewonnenen Materials möglich.

Bei der akuten postinfektiösen Glomerulonephritis [mit nahezu gesetzmäßiger Erniedrigung des gesamten hämolytischen Komplements (C^1) und des der dritten Komponente entsprechenden beta-1-C-Globulins (C^3) (HUMAIR et al., 1966)] lagen an den Stellen der „lumpy-bumby deposits" im Elektronenmikroskop auf der äußeren Seite der Basalmembran Depots von menschlichem γ-Globulin (IgG), β-1-C-Globulin (B-1 C) sowie Fibrinogen vor (VERNIER et al., 1966; GOOD et al., 1966; BURKHOLDER, 1966; LANGE et al., 1966; POTTER et al., 1966). Sie verschwanden nach Ausheilung. Gleichartige subepitheliale, epimembranöse Lokalisationen von Immunglobulinen und Komplement bzw. Komplementfixierung in vitro fanden sich wie bei der elektronenoptischen Untersuchung bei Kindern und Erwachsenen mit subakuter und chronischer Glomerulonephritis mit und ohne nephrotisches Syndrom und auch der Lupus-Nephritis, wenn es sich nicht beim Lupus erythematodes um Kombinationen von knötchenartiger und linearer Präcipitation von Immunglobulinen und Komplement handelte (VERNIER et al., 1966; GOOD et al., 1966; LANGE et al., 1966; BURKHOLDER, 1966). Auch die elektronenmikroskopisch dichten Einlagerungen in der Basalmembran bei der membranösen Glomerulonephritis der Erwachsenen mit sog. idiopathischem nephrotischem Syndrom bestanden aus Komplement fixierenden Immunglobulinen (BURKHOLDER, 1966).

Bei den meisten Kindern mit idiopathischer Nephrose waren hingegen keine Anhaltspunkte für eine immunologische Erkrankung der Nieren gegeben. Die glomerulären Membranen enthielten keine Depots von γ-Globulin oder Komplement und zeigten auch keine Avidität für Komplement in vitro. Die Komplementaktivität oder die Komponenten des Komplementes im Serum waren normal. Lediglich bei einigen Kindern und Erwachsenen mit nephrotischem Syndrom in Verbindung mit proliferativer und membranöser Nephritis waren Anhaltspunkte für immunologische Komplexe auf der epithelialen Seite der glomerulären Basalmembran vorhanden. Bei diesen Kranken lagen niedrige Komplementtiter im Serum vor. Bei Kranken mit ,,Goodpasture's Syndrom" und gelegentlich Patienten mit membranöser Lupus-Nephritis fanden sich hingegen Depots von IgG und β-1-C in linearer Ausbreitung entlang der endothelialen Seite der Basalmembran. ,,Lumpy-bumpy deposits" fehlten (VERNIER et al., 1966; GOOD et al., 1966; BURKHOLDER, 1966).

C. Die aktuelle immunologische Deutung der ultrastrukturellen und immunhistologischen Gewebsbefunde

Die naheliegende und vereinfachende Erklärung dieser Befunde zieht die tierexperimentellen Nephritiden zum Vergleich heran. Sie schließt, daß die elektronenoptischen Verdichtungen zumindest zum Teil aus Antikörperglobulinen der Kranken bestünden, die bei subepithelialer Lokalisation auf der äußeren Seite der Basalmembran den Veränderungen glichen, die nach einmaliger Gabe einer großen Quantität von Fremdserum oder nach dauernder Zufuhr von Immunkomplexen bei Kaninchen entstünden. Damit müßte die akute postinfektiöse Glomerulonephritis des Menschen und die Lupus-Nephritis den durch Immunkomplexe, möglicherweise nach Aggregation von Komplement komplettiert, verursachten Erkrankungen entsprechen. Diese Ansicht wird von GOOD et al. (1966) und natürlich von DIXON (1966) vertreten.

Die beim Goodpasture-Syndrom oder der subakuten und chronischen Glomerulonephritis beobachteten bandartigen Präcipitationen von Immunglobulinen = Antikörperglobulinen und Komplement zwischen Basalmembran und Endothel, also auf der inneren Seite der Membran, werden dagegen mit den identischen Bildern nach Injektion von heterologen Anti-Nieren-Antiseren oder Auto-Sensibilisierung gegen Nierengewebe (Masugi- und Steblay-Nephritis) verglichen. Die Möglichkeit einer autoimmunologischen Pathogenese durch Anti-Nieren-Antikörper wird aus den morphologischen Charakteristika abgeleitet (GOOD et al., 1966; DIXON, 1966). Neuerliche Nachweise von zirkulierenden Anti-Nieren-Antikörpern bei der menschlichen Glomerulonephritis, und zwar nur der progressiv verlaufenden, werden in diesem Sinne verwertet (KRAMER et al., 1966).

Gegen eine derart simplifizierende Darstellung spricht jedoch die außerordentliche Vielfalt auch der elektronenoptischen und immunchemischen Befunde bei einer ätiologisch identischen oder zumindest sehr ähnlichen Erkrankung wie der chronischen Glomerulonephritis. Auch wenn man die eindrucksvolle Unterscheidung der Lokalisation der Immunglobuline auf der äußeren oder inneren Seite der Basalmembran in den Vordergrund stellt, so scheinen doch Übergänge oder Mischformen bei der subakuten und chronischen Glomerulonephritis sowie der Glomerulonephritis des Lupus erythematodes häufiger zu sein als die reinen Formen. Darüber hinaus wurden bei Übergängen von einfacher Herdnephritis in die diffuse die linearen Fluorescenzen entlang der Basalmembran mittels Anti-Human-γ-Globulinen oder β-1-C-Globulinen in derselben Weise beobachtet wie beim Goodpasture-Syndrom (Goldmann et al., 1966). Ob es sich hier um einen autoimmunologischen Vorgang handelt, bleibt offen. Auch ohne deutliche glomeruläre Lokalisation von Immunglobulinen oder Komplement-Komponenten wurden nach scheinbar unkomplizierter Streptokokkeninfektion innerhalb eines Jahres Übergänge in die chronische Glomerulonephritis gesehen (Freedman et al., 1966).

Schließlich ist nicht nur die epimembranöse oder subendotheliale Lokalisation von Immunglobulinen von Bedeutung. Eine Beteiligung des Mesangiums soll nach den Untersuchungen von Lange et al. (1966) sowie Wasserman et al. (1966) für die Beurteilung der Aktivität und der Progressionsneigung eines nephritischen Prozesses nicht minder wichtig sein.

Die Entscheidung auch dieser Fragen wird somit von dem Erfolg der am morphologischen und immunhistologischen Befund ausgerichteten Therapie getroffen werden. Sie soll im nachfolgenden Abschnitt besprochen werden (s. S. 1184).

Zum jetzigen Zeitpunkt ist der in der Tat eindrucksvolle einheitliche Befund der besonders lokalisierten Immunkomplexe bei der akuten postinfektiösen Glomerulonephritis hervorzuheben. Er spricht für eine von den anderen, späteren Nephritisformen gänzlich verschiedenartige Pathogenese. Trotz dieses so einheitlichen Befundes haben Versuche zur Identifikation des schließlich verantwortlichen Antigens im Gebiet der nephritischen Läsionen Seltenheitswert. Lediglich Hill, Guerra und Rosenberg (1966) führten bei Kindern mit eindeutiger akuter Glomerulonephritis bis zu 150 Tagen nach Beginn der Erkrankung Nierenbiopsien durch und klärten mit Hilfe von Antiseren gegen Streptokokken der Gruppe A die Natur der einzelnen Typen. Nach Zugabe von Antiseren ließen sich in den Geweben menschliches Globulin und Fibrinogen bei fast allen Kranken nachweisen. Bei 93% der Fälle rief allein der Antikörper gegen Streptokokken der Gruppe A Fluorescenz hervor. Bei über 50% der Kranken waren Streptokokken des Typs 12 durch ihre Antikörperbindung zu demonstrieren. Pneumokokkenantigene ließen sich im Gewebe nur bei einem Fall feststellen. Damit wäre unseres Wissens erstmalig der Nachweis der Bindung von Produkten der Leibesbestandteile einer bestimmten Gruppe nephritogener hämolytischer Streptokokken der Gruppe A bei der akuten Glomerulonephritis des Menschen gelungen. Dieser Befund bedarf der Bestätigung (vgl. Lange et al., 1966).

Ebenso eindrucksvoll sind umgekehrt die Hinweise auf das Fehlen einer immunologischen Komponente bei der sog. idiopathischen Nephrose des Kindes. Hier waren nur ganz selten glomeruläre Entzündungen oder die Präcipitation von Immunkomplexen nachzuweisen, elektronendichte Verklumpungen im Bereich der mitunter verdickten Basalmembran zeigten keine Komplementbindung und auch der Erfolg der Therapie (s. unten) sprach gegen eine immunologische Pathogenese (Vernier et al., 1966).

Bei allen anderen Nierenerkrankungen und vor allem bei der progressiven Glomerulonephritis primärer oder sekundärer Art lag dagegen ein buntes Bild der verschiedensten immunhistologischen Reaktionen vor, das bisher noch kein endgültiges Urteil erlaubt. Nur die routinemäßig betriebene Darstellung auch der anderen Immunglobuline (IgA sowie IgM) sowie des Fibrinogens dürfte im Zusammenhang mit den schon eingeführten Nachweismethoden an einer großen, über lange Zeiträume regelmäßig verfolgten Zahl von Fällen die pathogenetisch bedeutsamen Gesetzmäßigkeiten erkennen lassen. Es ist gut möglich, daß die heterogene Zusammensetzung und Lokalisation der Immunkomplexe ebenso wie die Intensität der immunologischen Gewebsreaktion eine Erklärung für die seit langem vertrauten morphologischen Bilder und schließlich den klinischen Verlauf bieten wird (vgl. PIRANI und POLLAK, 1966).

D. Die morphologische und immunhistologische Verlaufsbeobachtung der menschlichen Nephritis-Nephrose unter Behandlung mit Steroiden und Immunosuppression

Die bisher vorliegenden Resultate erlauben eine erste Übersicht. Dies gilt auch dann, wenn man die mitunter stark divergierenden Ergebnisse berücksichtigt.

So läßt sich heute bereits erkennen, daß die Steroidbehandlung allein nur beim mehr oder minder reinen nephrotischen Syndrom mit minimalen glomerulären Läsionen ein günstiges Ergebnis in mehr als der Hälfte der Fälle erwarten läßt (ADAMS u. MAXWELL, 1966; HARDWICKE et al., 1966; ROSS, 1966; WOOD et al., 1966). Bei der chronischen membranösen Glomerulonephritis der nephrotischen Verlaufsform erzielten nur ADAMS u. MAXWELL tragbare Ergebnisse. Andere Autoren beobachteten dagegen in keinem einzigen Fall eine günstige Wirkung (HARDWICKE et al., 1966) oder nur höchst selten eine Besserung (ROSS, WOOD et al., 1966). Das gleiche mehr oder minder negative Urteil wird über die Prednisonbehandlung der chronischen proliferativen Glomerulonephritis gesprochen; hier lagen bei den steroidbehandelten Kranken morphologisch und klinisch nach Beendigung der Therapie oft schlechtere Bilder vor als bei den unbehandelten Kontrollen (WOOD et al., 1966; HARDWICKE et al., 1966; ARNEIL u. LAM, 1966; ROSS, 1966). Wechselnd waren die Ergebnisse der Steroidtherapie beim nephrotischen Syndrom des Lupus erythematodes (ADAMS u. MAXWELL, 1966). Einheitlich negativ wird der Effekt der Steroide bei der eigentlichen progressiv verlaufenden chronischen Glomerulonephritis beurteilt.

Die begrenzten und im Prinzip unbefriedigenden Resultate der Steroidbehandlung der chronischen Nierenentzündung nephrotischer Verlaufsart legten den Versuch der eingreifenderen Hemmung der Antikörperproduktion mittels der modernen Mitosehemmer vom Typ des Stickstoff-Lost und der modifizierten Mercaptopurine nahe. In der Regel bildete die Steroidresistenz die Indikation zu ihrer Anwendung. Den negativen Erfahrungen von PEARL, OELSNER u. BURCH (1966) mit der Imurantherapie des nephrotischen Syndroms bei membranöser, poliferativer und Lupus-Nephritis stehen die hervorragenden Ergebnisse von GOOD et al. (1966), VERNIER et al. (1966), VAN PELT (1966), ZEGARRA-PUPPI (1966) gegenüber. Besonders die Lupus-Nephritis reagierte auf die in der Regel kombinierte Therapie mit Imuran und Steroiden mit günstigen bis exzellenten Resultaten. Wiederholte Nierenbiopsien zeigten einen Rückgang der proliferativen Veränderungen an den Glomeruli und ein Verschwinden der präcipitierten Immunglobuline und des Komplementes, und zwar bei etwa 70% der gesamten Gruppe (VERNIER et al., 1966; GOOD et al., 1966). Im Serum kam es bei diesen und anderen Fällen von chronischer Glomerulonephritis mit Proteinurie zu einem Anstieg des gesamten Komplementtiters und auch von B-1-C-Globulin sowie zu einer Verbesserung der Nierenclearance (GOOD et al., 1966; VAN PELT, 1966). Trotzdem ergaben die Nierenbiopsien bei einigen Kranken fortschreitende Vernarbungen der Glomeruli (GOOD et al., 1966). Nach POST und ALOUSI (1966), ZEGARRA-PUPPI (1966) soll sogar jede Korrelation zwischen morphologischem und immunhistologischem Gewebsbild und therapeutisch beeinflußtem Verlauf der Erkrankung fehlen.

Es wird somit von der zukünftigen Entwicklung und der Ausdehnung der immunologisch kontrollierten, immunosuppressiven Therapie an genau analysierten Fällen abhängen, ob die Klinik diese Form der Behandlung von bisher unbeeinflußbaren, tödlich verlaufenden Krankheitsbildern der Nephrologie als Standardtherapie akzeptieren wird oder nicht. Die theoretische Basis dieser Behandlungsform ist wohl begründet. Die Hemmung der Antikörperproduktion greift unmittelbar in das pathogenetische Geschehen ein. Das letzte Wort hat die Empirie.

E. Das elektronenoptische und immunhistologische Bild der Transplantatabstoßung und der Transplantatnephritis

Die großzügigere Anwendung von Steroiden und cytostatischen Substanzen bei der Behandlung der chronischen Glomerulonephritiden resultierte keineswegs aus einer allgemeinen Begeisterung für die vornehmlich auf dem Tierexperiment beruhenden Vorstellungen über die immunologische Pathogenese dieser Krankheiten. Sie wurde nachdrücklich von den Erfolgen dieser Therapie bei der Allotransplantation von menschlichen Nieren angeregt. Abschließend sollen daher die neueren und zum Teil originellen elektronenmikroskopischen und fluorescenzoptischen Verlaufsuntersuchungen bei allogener Nierentransplantation besprochen werden. Hierbei ist besonders auf die frühesten Veränderungen im Transplantat und die Pathogenese der Entwicklung einer Glomerulonephritis in der überpflanzten Niere einzugehen, einem u.E. immer noch zu wenig beachteten Phänomen. Auf die an anderer Stelle (S. 1146 u. 1171) niedergelegten ersten Erfahrungen bei der Nierentransplantation wird verwiesen. Die kürzlich mitgeteilten, mehr als 200, zum Teil bis zu $2^1/_2$ Jahren beobachteten Patienten hatten sämtlich Prednison und Imuran erhalten (Hamburger, Crosnier und Dormont, 1966; Hume et al., 1966; Porter et al., 1966).

Lichtmikroskopische Untersuchungen menschlicher Homo- oder Allotransplantate hatten die Bedeutung vasculärer Läsionen vom Charakter der fibrinoiden Nekrose, der Verdickung der Intima und ihre Infiltration mit Rundzellen sowie die interstitielle Nephritis mit massiver Zellinfiltration bis zu 4 Monaten nach der Transplantation hervorgehoben. Von dieser Liste kann die Lokalisation der ersten Auseinandersetzung zwischen Transplantat und Empfänger in das Gefäßsystem hinein auch nach dem Ergebnis des Tierversuchs uneingeschränkt bejaht werden. Eine deutliche Beeinträchtigung des Blutdurchflusses war unter Umständen bereits Stunden, spätestens Tage nach der Verpflanzung bei Hunden und Ratten zu objektivieren, eine Herabsetzung der tubulären Leistung hingegen erst sehr viel später (Kountz, Knudsen u. Cohn, 1966; Truniger et al., 1966; Guttman et al., 1966).

Diese primäre Phase einer vasculären Reaktion war schon im Lichtmikroskop mit offenen Capillarlumina und ohne wesentliche endotheliale Zellschwellung einhergegangen. Dieser Befund wurde auch im Elektronenmikroskop bestätigt; deutliche Veränderungen der Basalmembran ließen sich jedoch mittels der elektronenoptischen Untersuchung nachweisen (Fish et al., 1966). Überlebten die Kranken längere Zeit, so waren bei gut der Hälfte neben Schlängelung, Verdickung und Verlust der Struktur eine ganz dichte subendotheliale Anhäufung von feinem granulärem Material auf der Basalmembran festzustellen (Porter et al., 1966; Fish et al., 1966). Subepitheliale, d.h. auf der äußeren Seite gelegene elektronenoptisch dichte Depots fanden sich nur bei Einzelfällen. Die naheliegende Vermutung, daß es sich bei diesen Depots um Antigen-Antikörper-Komplexe handeln könne, hielt der Nachprüfung nicht stand. β-1-C-Globulin war fluorescenzoptisch nur innerhalb der Basalmembran nachzuweisen, Immunglobulin IgG nur bei einem Kranken auf der inneren Seite der Basalmembran; bei allen übrigen Fällen fehlten Hinweise auf eine Präcipitation von IgG, IgM, IgA oder Fibrin (Fish et al., 1966).

Hamburger, Crosnier und Dormont (1966) möchten diese Spätveränderungen, die durch die kombinierte Therapie mit Steroiden und Immunosuppression nicht völlig zu unterdrücken waren, in drei Stadien einteilen: 1. Minimale glomeruläre Veränderungen hauptsächlich der Basalmembran; 2. Arteriopathien aller Gefäße im Transplantat mit dem Endstadium der endarteriitischen Fibrose, 3. interstitielle progressive Nephritis, die auch noch Jahre nach scheinbar erfolgreicher Überpflanzung zum Tode in Urämie führen kann.

Welcher Art die immunologischen Vorgänge sind, die, wenn auch durch die Therapie gehemmt, zu derartigen Veränderungen führen, ist heute so unklar wie zuvor. Festgehalten werden muß an der Rolle der Lymphocyten, die bereits eingehend beschrieben wurde. Eine massive Lymphocyturie mit Maximalwerten zum Zeitpunkt der beginnenden Abstoßung des Transplantates wurde quantitativ gemessen (Spencer, Petersen und Fjeldborg, 1966). Ein neuer Antikörpertyp von niedrigem Molekulargewicht und besonderen Eigenschaften ließ sich nach der Abstoßung des Transplantates von den peripheren Lymphocyten und regionalen Lymphknoten beim Hund isolieren (Hager, Hampers und Kolker, 1966). Er wirkt offenbar mit anderen Immunglobulinen zusammen, die aus abgestoßenen Nieren zu isolieren waren (Kolker et al., 1966). Da mehrfache Bluttransfusionen oder Schwangerschaften vor der Transplantation zur hyperakuten Abstoßung der überpflanzten Niere führen können und komplementfixierende Antikörper gegen Nierengewebe, Leukocyten und Thrombocyten bei derartigen Empfängern von Leichennieren nachgewiesen wurden (Kissmeyer-Nielsen et al., 1966), ist auch die Rolle cytotoxischer Serumantikörper nicht zu vernachlässigen.

Alle diese Befunde, Veränderungen im Sinne einer Glomerulonephritis im homologen oder allogenen Transplantat auf der einen, der Nachweis von Cytotoxinen und anderen Immunglobulinen im Serum und wiederum im transplantierten Nierengewebe auf der anderen Seite, erschweren die Diskussion des für die Pathogenese der chronischen Glomerulonephritis vielleicht wesentlichsten Befundes, nämlich der Übertragung der Glomerulonephritis auf das gesunde überpflanzte Transplantat. Verhältnismäßig einfach ist die Situation hier nur bei der bereits mehrfach erwähnten Übertragung der Glomerulonephritis auf genetisch identische, isologe Nieren von eineiigen Zwillingen, wie sie erstmals von Murray, Merrill und Harrison (1958) sowie Pfeiffer und Merrill (1962) beobachtet worden war. Trotz Entfernung der beiden erkrankten Nieren des Empfängers vor der Transplantation und ausgedehnter, wenn auch nicht immer ganz konsequent fortgesetzter Anwendung der immunosuppressiven Therapie auch bei diesen Transplantationen von Zwillingsnieren, wo die Gefahr der Abstoßungsreaktion nicht zu befürchten war, mußte 1966 die Entwicklung der Grundkrankheit bereits bei 10 von 24 technisch gelungenen Nierentransplantationen dieser Art registriert werden (Merrill, 1966).

Ähnliche Beobachtungen wurden inzwischen aber auch von anderen Autoren bei Allotransplantaten in steigender Zahl gemacht. Die erste Beobachtung dieser Art schilderten Hume et al. (1955) an Hand eines Falles von Periarteriitis nodosa, bei dem sich in einer Kadaverniere eine subakute extracapilläre Glomerulonephritis mit Halbmondbildung entwickelt hatte. Unter 60 homologen Nierentransplantationen beobachteten Hamburger, Crosnier und Dormont (1966) die Entwicklung einer chronischen Glomerulonephritis. Ähnliche Beobachtungen machten Porter et al. (1966). Petersen et al. (1966) teilten eine Beobachtung mit, bei der zur gleichen Zeit beide Nieren und die Milz entfernt worden waren und dann die Niere der Mutter überpflanzt wurde. Bei dem Patienten hatte eine maligne verlaufene akute Glomerulonephritis vorgelegen, die nach einer Streptokokkeninfektion und einer akuten diffusen Nierenentzündung im Verlaufe von 6 Monaten bis zur Anurie fortgeschritten war. Eine massive Hämaturie trat einige Tage nach der Transplantation auf und blieb ebenso wie eine schwere Proteinurie während des ganzen Verlaufes der Krankheit bestehen. Der Patient verstarb 4 Monate später in der Niereninsuffizienz. Im Allotransplantat zeigte sich die typische subakute Glomerulonephritis mit Halbmondbildung und zusätzlich mit Gefäßverschlüssen, wie sie bei dem Empfänger der Nieren vorgelegen hatte. Klinischer Verlauf und Gewebsbild des Transplantates entsprachen auch in diesem Fall von homologer Allotransplantation bis in die Einzelheiten dem Bild, wie es bei dem Übergang einer subakuten Glomerulonephritis auf ein Isotransplantat beobachtet worden war (Pfeiffer und Merrill, 1962).

Es wurde somit genau die gleiche Übertragung der Nierenentzündung des Empfängers, der malignen, subakuten Form der progressiven Glomerulonephritis, auf ein genetisch identisches Isotransplantat gesehen wie auf ein genetisch differentes Allotransplantat. Transplantationsimmunologische Vorgänge können bei den Isotransplantationen nicht entscheidend gewesen sein, sondern der die Grundkrankheit des Empfängers unterhaltende immunologische oder gar autoimmunologische Prozeß.

Auf der anderen Seite wurde die Entwicklung von eindrucksvollen proliferativen Glomerulonephritiden in Homo- und Allotransplantaten von Hamburger, Crosnier und Dormont sowie Porter et al. auch bei niereninsuffizienten Kranken verzeichnet, die nicht an einer Glomerulonephritis gelitten hatten. Folgt man Hume (1966), so sollen bei derartigen Komplikationen die Veränderungen immer vom Arteriensystem ausgegangen sein, gleichsam als ob sie in die Glomeruli hineinkriechen würden. Auch Hamburger faßt die glomerulären Veränderungen als Folge der primären Arteriopathie auf.

Handelt es sich um eine Glomerulonephritis in einem Homo- oder Allotransplantat und zusätzlich noch um eine Nierenerkrankung außerhalb des Bereichs der glomerulären Erkrankungen, so muß diese bemerkenswerte Reaktion eindeutig auf einen immunologischen Prozeß zurückgeführt werden, der im Bereich der Transplantationsimmunologie zu suchen ist. Die auf dem Boden der modernen Untersuchungen getroffenen Einteilungen in Veränderungen der Basalmembran, Arteriopathien und interstitielle Nephritiden sollte die Zuordnung erleichtern. Von der Übertragung einer Glomerulonephritis kann in diesen Fällen nicht gesprochen werden.

Liegt dagegen eine progressiv verlaufende Glomerulonephritis beim Empfänger vor und konnte eine Isotransplantation vorgenommen werden, so wird an der nierenspezifischen immunologischen Pathogenese dieser echten Übertragungsnephritis nicht zu zweifeln sein. Der hohe Prozentsatz derartiger Reaktionen noch Jahre nach der scheinbar erfolgreich verlaufenen Überpflanzung ist erschreckend und muß dazu mahnen, eine immunosupressive Therapie als rein prophylaktische Maßnahme noch über Jahre fortzusetzen.

Kam es dagegen in einem Homo- oder Allotransplantat kurzfristig nach der Transplantation bei schwerer, rapide progressiv verlaufender Glomerulonephritis des Empfängers, z.B. der subakuten, extracapillären Form, ebenfalls zu einer subakuten Nierenentzündung in dem Transplantat, so wird auch hier an der spezifischen nephritischen Pathogenese nicht zu zweifeln sein. Die morphologischen Bilder dieser Erkrankung unterscheiden sich deutlich von den oben beschriebenen (vgl. Hamburger et al., 1966). Ebenso sollte bei im Vordergrund stehendem arteriellem Befall die Analogie zur Periarteriitis nodosa und die

Divergenz von der echten Glomerulonephritis in Betracht gezogen und an eine unspezifische immunologische Folge der Transplantation als Ursache gedacht werden. Die endgültige Klärung kann auch hier nur die laufende elektronen- und fluorescenzoptische Untersuchung des bioptisch gewonnenen Transplantatmaterials unter Berücksichtigung der therapeutisch verwandten Maßnahmen bringen.

Literatur

Adams, D. A., and **M. H. Maxwell:** Current therapy on the nephrotic syndrome in adults. III. Intern. Congr. Nephrol. Washington, 25—30. Sept. 1966 (im Druck). — **Arneil, G. C.,** and **C. N. Lam:** Long term results from intensive steroid treatment of idiopathic nephrosis in children. III. Intern. Congr. Nephrol. Washington, 25.—30. Sept. 1966 (im Druck).

Burkholder, P. M.: Light, immunofluorescence and electron microscopy of extra-cellular glomerular deposits in renal diseases of probable immunologic origin. III. Intern. Congr. Nephrol. Washington, 25.—30. Sept. 1966 (im Druck).

Dixon, F. J.: Pathogenesis of immunologically induced glomerulonephritis. III. Intern. Congr. Nephrol. Washington, 25.—30. Sept. 1966 (im Druck).

Earle, D. P., and **R. B. Jennings:** Glomerulonephritis. III. Intern. Congr. Nephrol. Washington, 25.—30. Sept. 1966 (im Druck).

Fiaschi, E., and **R. Naccarato:** Renal histopathology in toxemia. Light and electron microscopic and immunohistologic studies during pregnancy puerperium and at some distance from delivery. III. Intern. Congr. Nephrol. Washington, 25.—30. Sept. 1966 (im Druck). — **Fish, A. J., R. C. Herdman, W. D. Kelly,** and **R. A. Good:** Long term pathological alteration in well-functioning human renal homotransplants. III. Intern. Congr. Nephrol. Washington, 25.—30 Sept. 1966 (im Druck). — **Freedman, P., P. Meister, Bun S. Co, C. Aseron, A. S. Markowitz,** and **A. Dubin:** Streptococcal infection and the kidney. III. Intern. Congr. Nephrol. Washington, 25.—30. Sept. 1966 (im Druck).

Goldman, R., C. Costa, B. Tinglof, and **J. Wilkerson:** Focal glomerulonephritis and the nephrotic syndrome. III. Intern. Congr. Nephrol. Washington, 25.—30. Sept. 1966 (im Druck). — **Good, R. A., A. F. Michael jr., R. C. Herdman, H. Gewurz, R. J. Pickering, K. N. Drummond, A. J. Fish,** and **R. L. Vernier:** Immunological dissection of diffuse renal diseases of man. III. Intern. Congr. Nephrol. Washington, 25.—30. Sept. 1966 (im Druck). — **Guttmann, R. D., R. R. Lindquist, R. M. Parker, C. B. Carpenter,** and **J. P. Merrill:** Renal transplantation under controlled immunogenetic conditions. III. Intern. Congr. Nephrol. Washington, 25.—30. Sept. 1966 (im Druck).

Hager, E. B., C. L. Hampers, and **P. Kolker:** Transplantation antibodies. III. Intern. Congr. Nephrol. Washington, 25.—30. Sept. 1966 (im Druck). — **Hamburger, J., J. Crosnier** et **J. Dormont:** Les maladies du rein transplanté. III. Intern. Congr. Nephrol. Washington, 25.—30. Sept. 1966 (im Druck). — **Hardwicke, J., I. D. Blainey, D. B. Brewer,** and **J. F. Soothill:** The nephrotic syndrome. III. Intern. Congr. Nephrol. Washington, 25.—30. Sept. 1966 (im Druck). — **Hill, L. L., S. Guerra,** and **H. S. Rosenberg:** Immunopathologic studies of acute glomerulonephritis in children. III. Intern. Congr. Nephrol. Washington, 25.—30. Sept. 1966 (im Druck). — **Humair, L. M., E. V. Potter, D. P. Earle, T. Poon-King, I. Mohammed,** and **R. Cox:** Serum levels of beta-c-globulin in epidemic acute glomerulonephritis. III. Intern. Congr. Nephrol. Washington, 25.—30. Sept. 1966 (im Druck). — **Hume, D. M.:** Persönliche Mitteilung 1966. — **Hume, D. M., G. M. Williams, H. M. Lee, H. J. O. White, J. Ferre,** and **J. S. Wolf:** Experiences with 100 consecutive non-twin renal homotransplants in man. III. Intern. Congr. Nephrol. Washington, 25.—30. Sept. 1966 (im Druck). — **Hume, D. M., J. P. Merrill, B. J. Miller,** and **G. W. Thorn:** Experiences with renal homotransplantation in human. Report of 9 cases. J. clin. Invest. **34**, 327 (1955).

Kolker, P.: Immunoglobulin feedback and allotransplant tolerance: Use of 6-mercaptopurine and anti-typhoid sera. III. Intern. Congr. Nephrol. Washington, 25.—30. Sept. 1966 (im Druck). — **Kimmelstiel, P.:** Some glomerular lesions by electron microscopy. III. Intern. Congr. Nephrol. Washington, 25.—30. Sept. 1966 (im Druck). — **Kissmeyer-Nielsen, F., O. Fjeldborg, S. Olsen,** and **V. P. Petersen:** Complement fixing kidney antibodies in human kidney transplantation. III. Intern. Congr. Nephrol. Washington, 25.—30. Sept. 1966 (im Druck). — **Kountz, S. L., D. F. Knudsen,** and **R. Cohn:** The pathophysiology of renal allotransplant rejection. III. Intern. Congr. Nephrol. Washington, 25.—30. Sept. 1966 (im Druck). — **Kramer, N. C., P. G. Cohen, M. F. Watt, D. J. Hand,** and **A. E. Parrish:** An immunological factor in the prognosis of glomerulonephritis. III. Intern. Congr. Nephrol. Washington, 25.—30. Sept. 1966 (im Druck).

Lange, K., G. Treser, R. Ores, A. Ty, and **E. Wassermann:** Histologic and immunologic features of acute, subacute and chronic glomerulonephritis. III. Intern. Congr. Nephrol. Washington, 25.—30. Sept. 1966 (im Druck).

Merrill, J. P.: Persönliche Mitteilung (1966). — **Murray, J. E., J. E. Merrill,** and **J. E. Harrison:** Kidney transplantation between seven pairs of identical twins. Ann. roy. Coll. Surg. Engl. **23**, 343 (1958).

Pearl, M. A., T. Oelsner, and **R. Burch:** Immunosuppressive drug therapy in the nephrotic syndrome. III. Intern. Congr. Nephrol. Washington, 25.—30. Sept. 1966 (im Druck). — **Pfeiffer, E. F.,** u. **J. P. Merrill:** Die Autoaggression in der Pathogenese der diffusen Glomerulonephritis. Dtsch. med. Wschr. **87**, 934 (1962). — **Pirani, C. L.,** and **V. E. Pollak:** Longitudinal studies of renal biopsies. III. Intern. Congr. Nephrol. Washington, 25.—30. Sept. 1966 (im Druck). — **Porter, K. A., J. Dossetor, W. S. Peart, J. M. Rendall,** and **T. E. Starzl:** Deposits on the glomerular capillary basement membranes of long-surviving renal allografts. III. Intern. Congr. Nephrol. Washington, 25.—30. Sept. 1966 (im Druck). — **Post, R. S.,** and **M. A. Alousi:** Classification of nephrotic syndromes of unknown etiology by thin section: Histologic and immunohistochemical studies. III. Intern. Congr. Nephrol. Washington, 25.—30. Sept. 1966 (im Druck). — **Potter, E., A. Siegel, L. Humair, R. Jennings, P. Herdson,** and **T. Poon-King:** Further definition of the epidemic nephritis in Trinidad by means and renal biopsies. III. Intern. Congr. Nephrol. Washington, 15.—30. Sept. 1966 (im Druck).

Ross, E. J.: Effect of long-term steroid therapy in adults. III. Intern. Congr. Nephrol. Washington, 25.—30. Sept. 1966 (im Druck).

Spargo, B. H.: Electron microscopy of the diseased kidney. III. Intern. Congr. Nephrol. Washington, 25.—30. Sept. 1966 (im Druck). — **Spencer, E. S., V. P. Petersen,** and **O. Fjeldborg:** Lymphocyturia and the renal allograft reaction: The magnitude of lymphocyte excretion as an index of the activity of the renal allograft reaction. III. Intern. Congr. Nephrol. Washington, 25.—30. Sept. 1966 (im Druck).

Truniger, E., S. M. Rosen, H. Kriek, D. E. Oken, J. P. Merrill, and **J. E. Murray:** Rejection and intrarenal hemodynamics of the homotransplanted dog kidney. III. Intern. Congr. Nephrol. Washington, 25.—30. Sept. 1966 (im Druck).

Van Pelt, W.: Nitrogen mustard in the treatment of steroid-resistant nephrotic syndrome in children. III. Intern. Congr. Nephrol. Washington, 25.—30. Sept. 1966 (im Druck). — **Vernier, R. L., B. Tinglof, R. Urizar, N. Litman,** and **F. G. Smith:** Immunofluorescence studies in renal diseases. III. Intern. Congr. Nephrol. Washington, 25.—30. Sept. 1966 (im Druck).

Wassermann, E., G. Treser, T. Ehrenreich, R. Ores, and **K. Lange:** Glomerular changes in clinically healed acute glomerulonephritis. Correlation of light microscopy, electron microscopy and immunohistology. III. Intern. Congr. Nephrol. Washington, 25.—30. Sept. 1966 (im Druck). — **Wood, C.:** A controlled study of prednisone treatment of patients with nephrotic syndrome and particular histologic types of glomerulonephritis. III. Intern. Congr. Nephrol. Washington, 25.—30. Sept. 1966 (im Druck).

Zegarra-Puppi, J.: Nephrotic syndrome-treatment and follow-up with serial renal biopsies. III. Intern. Congr. Nephrol. Washington, 25.—30. Sept. 1966 (im Druck).

VI. Zusammenfassung

Nach den Beobachtungen der Klinik und den Ergebnissen des Laboratoriums liegt der postinfektiösen, akuten diffusen Glomerulonephritis des Menschen ein immunologischer Mechanismus zugrunde, der im Tierexperiment reproduziert werden kann.

Der Immunmechanismus läuft in zwei aufeinanderfolgenden Phasen ab: In der ersten Phase wird ein heterologes Antigen (beim Menschen nephritogenes Streptokokkenantigen, im Tierversuch im Rahmen der Masugi- und Serum-Nephritis heterologes Gammaglobulin) auf der Basalmembran niedergeschlagen. Diese erste Phase verläuft beim Menschen zunächst ohne, im Tierversuch teils mit, teils ohne Komplementbeteiligung ab. Morphologisch faßbare Veränderungen treten in diesem Stadium kaum in Erscheinung. In der zweiten Phase werden gegen die auf der Basalmembran fixierten heterologen Proteine autologe Antikörper gebildet. Sie lösen dann unter Komplementnutzung die Antigen-Antikörper-Reaktion mit den daraus resultierenden morphologischen und klinischen Veränderungen aus. Die Bestätigung dieses zweizeitigen Immunmechanismus erbrachten serologische, sowie fluorescenz- und elektronenoptische Untersuchungen bei der experimentellen und menschlichen Nephritis.

Dieser zweizeitige Mechanismus ist entscheidend für die Pathogenese sowohl der menschlichen akuten, diffusen Glomerulonephritis als auch der tierexperimentellen Modelle der Masugi- und Fremdeiweißnephritis, insbesondere der experimentellen Nephritis im Rahmen der Serumkrankheit. Dieser Mechanismus ist jedoch nicht auf die Autoimmun-Nephrose-Nephritis zu übertragen. Hier wird durch die Sensibilisierung gegen das eigene Nierengewebe (Basalmembran) ein Autoantikörper hervorgerufen. Vor allem aber zeigt dieses Modell einer Nierenentzündung, daß durch Autoantikörper gesundes Nierenparechym alteriert werden kann. Für die Chronizität experimenteller als auch menschlicher Nierenerkrankungen kann dies von Bedeutung sein.

Die erfolgreiche Therapie dieser Erkrankungen mit immunsuppressiven Substanzen weist darauf hin, daß überhaupt immunologische Vorgänge für die Chronizität verantwortlich sein können.

Auch die Entwicklung einer progressiven, bösartigen Glomerulonephritis in gesunden isologen Nierentransplantaten bei niereninsuffizienten Kranken, deren eigene erkrankte Nieren entfernt worden waren, weist in die gleiche Richtung. Die Natur der immunologischen Vorgänge ist jedoch noch nicht geklärt. Das schuldige Antigen ist unbekannt. Neben den humoralen Auto-Antikörpern sind Antigen-Antikörper-Komplexe zu diskutieren, aber auch zellgebundene Antikörper oder sensibilisierte Zellen. Auf ihre wichtige Rolle weist die erfolgreiche Übertragung nicht nur der Autoimmun-Nephrose, sondern auch der chronischen nephrotoxischen Nephritis (sekundär Nephritis auslösender Faktor) durch Lymphocyten hin.

Der Übergang der Grundkrankheit sogar auf das isologe Nierentransplantat, der nach den bisherigen Erfahrungen bei zahlreichen Fällen zu beobachten ist, trübt die Prognose sogar der primär Erfolg versprechenden Transplantation von genetisch identischen Nieren auf niereninsuffiziente Empfänger. Ähnliche Beobachtungen wurden auch an Allotransplantaten gemacht, wenn der Empfänger an einer schweren, rapide progressiv verlaufenden Glomerulonephritis litt. Zusätzlich wurde bei Allotransplantaten die Entwicklung einer eigentümlichen, von den Arterien ausgehenden chronischen Glomerulonephritis im Transplantat aber auch dann beobachtet, wenn die Niereninsuffizienz nicht durch eine Glomerulonephritis herbeigeführt worden war. Für die Nierentransplantation ergibt sich in jedem Fall neben dem Problem der Transplantatabstoßung, das bei Allotransplantationen eine durchschnittliche Überlebenszeit von nur $^1/_2$—$1^1/_2$ Jahren erwarten läßt, noch das Problem des Übergangs der immunologisch bedingten Grundkrankheit Glomerulonephritis auf das gesunde überpflanzte Organ.

An therapeutischen Möglichkeiten steht zur Hemmung der Abstoßungsreaktion, zur Vermeidung der Übertragung der Grundkrankheit auf das Nierentransplantat, aber auch zur Behandlung der chronischen Glomerulonephritis als solcher die rigorose und kontinuierliche Verabreichung immunsuppressiver Substanzen zur Verfügung. Die bisher vorliegenden Erfahrungen sind ermutigend. Sie machen ex juvantibus die Rolle immunologischer Vorgänge in der Pathogenese der menschlichen Glomerulonephritis deutlich.

GPSR Compliance

The European Union's (EU) General Product Safety Regulation (GPSR) is a set of rules that requires consumer products to be safe and our obligations to ensure this.

If you have any concerns about our products, you can contact us on ProductSafety@springernature.com

In case Publisher is established outside the EU, the EU authorized representative is:

Springer Nature Customer Service Center GmbH
Europaplatz 3
69115 Heidelberg, Germany

Batch number: 10606455

Printed by Printforce, the Netherlands